팔체질로
암(癌)·간(肝)·당뇨
혈압·대장염
다스린다

저자는 이 책의 내용이 널리 알려져 건강에 도움이 되기를 원합니다.

따라서 저자의 승인을 받아 사용처나 용도를 알려주고 일부 내용을 이용할 수 있습니다.

편리하게 이용하고 싶다면 www.gan.co.kr에서 발췌할 수 있으며,

010-5044-7582나 health999@naver.com로 요청하면 파일로 제공해 줄 수도 있습니다.

단 조건은 다음과 같이 출처를 표시해야 합니다.

'출처: 팔체질로 암 간 당뇨 혈압 대장염을 다스린다. 임근택 지음,

도서출판 좋은땅 및 www.gan.co.kr 송산팔체질건강연구소'

팔체질로
암(癌)·간(肝)·당뇨
혈압·대장염
다스린다

ⓒ 임근택, 2023

개정판 1쇄 발행 2023년 1월 23일

지은이	임근택
펴낸이	이기봉
편집	좋은땅 편집팀
펴낸곳	도서출판 좋은땅
주소	서울특별시 마포구 양화로12길 26 지월드빌딩 (서교동 395-7)
전화	02)374-8616~7
팩스	02)374-8614
이메일	gworldbook@naver.com
홈페이지	www.g-world.co.kr

ISBN   979-11-388-1587-1 (03510)

최신개정판

팔체질로
암(癌)·간(肝)·당뇨
혈압·대장염
다스린다

송산팔체질건강연구소
임근택 지음

좋은땅

머리말

독자 여러분, 모두 체질로 장생하시기를 진심을 담아 기원합니다. 그간 베풀어주신 성원에 깊이 감사의 말씀을 올립니다. 절판 된지 오랜 시간이 지나 이제야 개정 재판을 출판하게 되어 송구합니다. 권도원 선생께서는 팔체질이천명야(八體質而天命也) 즉 이 세상에서 "팔체질은 하늘의 명령이 자 뜻입니다." 부디 팔체질 섭생법으로 장생하시기 빕니다.

팔체질은 이 세상에서 내 건강을 다스리는 가장 탁월한 최상위 장생법입니다. 팔체질 섭생 원리 보다 더 좋은 건강법은 없습니다. 식사, 운동, 한방 및 건강식품 화장품의 선택, 주거지의 선택, 실내 장식, 목욕, 호흡, 옷의 색상 등 생활 전반에 팔체질 원리를 적용하면 다른 어떤 건강법과도 견줄 수 없는 최고의 건강관리를 하는 것입니다. 때문에 여러분이 팔체질을 만난 것은 행복입니다.

100여 년 전 동무 이제마 선생께서는 탁월한 식견으로 오장육부상의 강약허실과 장부의 길항 관 계를 밝혀 사상의학이라는 초유의 체질의학 시대를 열었습니다. 권도원 선생은 뛰어난 의학적 혜안 으로 사상의학을 기초로 팔체질을 완성하였습니다. 인간의 체질은 음양과 고유의 장부의 강약을 밝혀내어, 체질은 8개의 체질로 나뉘며 그 이상도 그 이하도 없음을 명확히 하였습니다. 어떤 이들 은 10, 16, 32, 64체질을 주장하기도 하여 좀 더 자세한 체질론을 펴는 것 같으나 체질의 장부의 강 약에 관한 장부론은 명확히 정립되어 있지도, 검증되지도 않았습니다. 오로지 인간은 여덟 체질만 존재합니다. 참으로 우리 후학들은 이 위대한 두 분 의성(醫聖)의 업적을 받들어 계승 발전시켜 나 갈 뿐입니다.

현재 이 팔체질의학을 기초로 한의학 분야에서 팔체질침구술, 팔체질한방의약으로 질병을 치료하 고 인명을 구제하고 있습니다. 체질과 섭생이라는 대체보완의학도 나날이 발전하고 있습니다. 그러 나 아쉬운 부분은 서양의학 분야에서 치료와 의약품 처방에 팔체질 원리를 적용한다면 엄청난 인 술로서 고귀한 생명을 더 구제할 수 있을 것입니다(예를 들면, 아스피린은 금토체질에는 유익하나 목수체질에는 해로움). 언젠가는 그런 인재가 나타나 이 역할을 해낼 날이 오기를 고대해봅니다.

저는 팔체질의 이해의 폭을 계몽시킴과 동시에 주요 질병과 팔체질 섭생법, 나아가 생활전반(건축, 주거지, 목욕법, 운동법, 업무방위표, 의상패션의 색상 등)에 걸쳐 체질의학을 적용하여 건강을 더 효과적으로 다스리는 방법 등 보완대체의학 부분에 관하여 약간의 연구를 했습니다. 그 결과 두 의성이 이루어 낸 팔체질의학 업적으로부터 더 많은 유익을 얻도록 내부 장식에 부족하지만 감히 조금 손을 댔습니다. 글을 써 놓고도 여러 해를 망설이다가 결심하고 막상 책으로 펴내게 되니 부족함을 많이 느낍니다. 이 책이 일반적인 대체의학 책이라면 어떤 이에게는 유익도 주고 다른 이에게는 해로움도 주게 될 것이 분명하니 펴낼 엄두를 내지 못했을 것입니다.

하지만 이 책은 이제마, 권도원 두 의성의 체질의학을 바탕으로 하여 썼기에 모든 사람들에게 유익합니다. 아무쪼록 이 책이 여러분의 건강에 도움이 되기를 간절히 바랍니다. 내 몸에 꼭 맞는 섭생법으로 건강을 돌보도록 새로운 건강 세계를 열어놓으신 체질 의학사상 가장 위대한 의성 두 분에게 깊은 존경과 무한한 감사를 드립니다.

2023년 1월 9일 깊은 밤, 개정판을 내면서

松山 林 根澤

松山八體質健康研究所 靑松白鶴 松山 林根澤
(송산팔체질건강연구소 청송백학 송산 임근택)

⚬ 2장 팔체질의 모든 것 ⚬

❧ 3장 팔체질 한방 ❧

⟡ 6장 당뇨 ⟡

❦ 7장 고혈압 저혈압 심장병 그리고 뇌졸중과 부정맥 ❦

✎ 8장 궤양성 대장염 및 크론병 ✎

❧ 9장 운동 및 대체요법 ❧

❧ 10장 부록 ❧

1장
팔체질

사상의학과 팔체질

1. 참 건강의 길을 찾아 나서다

안녕하십니까? 송산팔체질건강연구소 송산(松山) 임근택(林根澤)입니다. 팔체질의학을 통해 건강한 생활을 누리기를 진심으로 바랍니다. 준비한 자료를 홈페이지에 올린 지 오래됐습니다. 이제 이 글을 책으로 펴냅니다. 모자라는 부분이 많지만 지도편달을 해주시면 기쁘게 받겠습니다. 아무쪼록 내내 건강하시기를 빌면서 글을 열겠습니다.

건강할 때에는 그 가치를 모릅니다. 늙고 병들어 거동하기 어렵고, 기력이 달리고 마음대로 활동할 수 없게 되면 그제야 건강의 소중함을 느낍니다. 활기 넘치던 지난날들이 꿈만 같고 한편으로는 그리워집니다. 좀 더 건강관리에 힘을 쏟았더라면 지금보다 훨씬 건강했을 텐데 하면서 후회도 해봅니다. 뒤돌아보지 않고 옆도 안 보고 앞만 보고 열심히 뛰었는데, 건강은 제대로 돌보지 못했던 것입니다. 생각보다 몸이 많이 쇠약해지고 이제는 병도 깊어졌습니다. 이제라도 할 수 있는 데까지는 몸을 추슬러 봐야겠다고 다짐합니다.

한편, 이제껏 건강을 위해 온갖 노력을 기울여 왔다 하더라도 현 세상에서는 생로병사(生老病死)는 피할 수 없습니다. 누구를 막론하고 생자필멸(生者必滅)이니 천수를 만족하게 누리고 생명의 원기가 다하여 자연사(自然死)하면 다행스러운 일입니다. 그렇지만 오늘날은 영양은 풍부하되 식품과 공기와 물이 오염되어 암을 비롯한 수많은 질병에 걸리지 않을 수 없습니다. 현대 의학 치료로 건강한 삶의 질이 향상되었지만, 현대 의학으로도 어찌할 수 없는 병과 건강 문제들이 여전히 남아 있습니다. 때문에 우리들 모두는 자신을 포함하여 소중한 가족이나 친지 그리고 사랑하는 사람들이 질병에 걸리는 불행한 현실을 비껴갈 수 없습니다.

이렇게 늦게나마 건강을 찾아 나섭니다. 주위 사람들의 조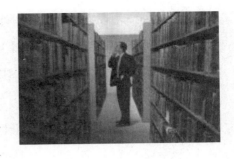
언도 들어서 식이요법을 실천도 해봅니다. 텔레비전 건강
프로그램에서 의학박사, 한의사, 대체의학가, 식이요법가,
영양학자 등 전문가들이 아주 좋은 말씀을 전해 줍니다.
하라는 대로 해봅니다. 한편 서점에 가서 보니, 아니, 건강
서적이 가득 쌓여 있습니다. 한참을 뒤적이다가 몇 권 골
라 집으로 돌아옵니다. 이제는 회복할 수 있겠구나 하는 자신감으로 기대에 부풀어 단숨에 건강을
회복시켜 보려는 마음을 단단히 먹고 읽어 갑니다. 정말이지 전문적이고 좋은 건강 지식이 많이 들
어 있습니다. 건강 서적을 읽어보면, 그대로 하면 모든 병이 낫는다고 쓰여 있습니다. 어떤 병에는 어
떤 차와 식품과 음식이 좋고, 특정 증상에는 어떤 한방제가 효과 있다고 말합니다. 목욕은 어떻게
하면 좋다고 쓰여 있습니다. 소개된 특정 음식, 모든 식이요법이 모든 사람에게 다 효과가 있는 것으
로 설명합니다. 체험담까지 곁들여서 말입니다.

그러나 결과는 모두가 만족할 수 없습니다. 굳건한 확신을 가지고 철저하게 실천합니다. 그 결과
효과를 보고 건강을 회복한 사람들이 있습니다. 그런가 하면 처음에는 효과가 있는 것 같다가 시간
이 흐르면서 느낌이 없어지는 사람도 있습니다. 계속해서 먹어보니 나중에는 왠지 몸이 무거워지는
것 같습니다. 효과를 봤다고 해서 그것을 믿고 먹어봤으나 자신은 그렇지가 않은 것입니다. 남들은
먹고 좋다는데, 나는 왜 효과가 없을까? 하고 의아하게 생각합니다.

이렇게 같은 것을 먹으면 똑같이 좋은 결과가 나와야 하는데, 어떤 사람은 좋아지는가 하면, 다른
사람은 불편한 현상이 나타납니다. 한 밥상에서 같은 반찬을 먹었는데, 한 사람은 기운이 나고 좋은
데, 반대로 다른 사람은 배탈이 납니다. 참살이 식품이라 좋을 줄 알았는데, 반드시 그런 것만은 아
닙니다.

■ 왜 이런 차이가 날까요?

꿀과 인삼 가루를 함께 섞어 먹어서 몸도 따뜻해지고 손발도 냉증이 없어져 좋은 효과를 보는 사

람이 있습니다. 그런가 하면 몸이 추워서 고생하는 것을 보고 주위에서 권해 꿀을 먹어봤더니 하루 이틀은 좋은 듯하다가 기분 나쁜 열이 나더니만 결국에는 힘이 빠지고 머리가 아프기 시작합니다. 눈이 충혈 되고 두통이 심해 더 이상 참고 먹을 수가 없습니다. 똑같은 음식과 약인데, 개개인마다 다른 결과가 나옵니다.

비타민C가 좋다고 해서 먹어보니 정말 기운도 나고 몸이 상쾌합니다. 혈관이 약해서 다리에 정맥류가 있었는데 도움이 되었습니다. 더욱이 그것을 먹은 뒤에는 감기도 잘 안 걸리고 겨울을 편히 지냈습니다. 오후가 되면 피곤해서 힘들었는데, 그것을 먹은 뒤로는 지내기 한결 나아졌습니다. 그 말을 들은 친구도 사서 먹어봅니다. 얼마 후에 궁금해서 친구에게 물어봅니다. 그런데 아니 글쎄, 이 친구는 먹는 것을 중단했습니다. 설사를 하고 자꾸 힘이 떨어지더라는 것이었습니다. 뿐만 아니라 눈이 충혈되고, 전에 치료됐었던 위염까지 도로 재발했다고 합니다. 그 후로는 빈속에 위산이 과도하게 분비되어 자주 속이 쓰립니다. 중단하자 서서히 회복이 되기는 했으나 지금도 좀 불편합니다.

비타민C의 효능을 전 세계에 알리는데 공헌이 가장 큰 생화학자 라이너스 폴링 박사 부부는 빠짐없이 비타민C를 평생 동안 먹다가 끝내는 본인도 부인도 다 암으로 사망하였습니다. 이 분은 노벨상을 두 번이나 수상한 유명한 과학자였습니다. 현재 비타민C의 효능에 관하여 그분의 제자들의 견해는 찬반이 엇갈리고 있습니다. 이처럼 누구에게나 필요한 영양소라고 해서 이름 붙여진 비타민이 이렇게 사람마다 차이가 날 수 있다니 이해가 안 갑니다.

간염에 걸린 사람이 녹즙을 먹으면 피곤도 없어지고 혈색도 돌아오면서 회복이 잘 됩니다. 실제로 간이 체질적으로 약하

기능성 원료	보유질환	발생가능한 부작용 증상
홍삼	당뇨	혈당 상승
	당뇨	신장 기능 이상, 시력 저하
	아토피	아토피 악화
	당뇨, 고혈압	혈압 상승
인삼	암, 당뇨	가슴 답답
	아토피	위통, 피부염
	당뇨	혈당 상승
	불면증	간 기능 이상
효소	아토피	아토피 악화, 가려움
	관절염	수면 이상, 통증
	기타(심장질환)	구토, 마비, 어지러움
	고지혈증	설사, 구토, 속쓰림, 수면 이상, 어지러움, 쇼크, 기타 (저나트륨 혈증)
식물추출물 발효	기타(심장질환)	혈변, 신장 기능 이상, 갑상선 이상
	갑상선질환	간 기능 이상, 신장 기능 이상, 갑상선 이상
	기타(림프선염)	위염, 피부발진, 부종
	당뇨	통증
	아토피	아토피 악화
	기타(만성피로)	가려움, 황달
식이섬유	임신	태아의 갑상선 이상
	고지혈증	설사, 구토, 속쓰림, 수면 이상, 어지러움, 쇼크, 기타 (저나트륨 혈증)
레시틴	당뇨, 신장질환	가려움, 두드러기
	고지혈증	혈압상승

게 태어난 사람에게는 좋습니다. 서점에서 책을 보면 녹즙이 암과 간에 좋다는 경험담이 쓰여 있습니다. 이것을 보고 마음먹고 녹즙기도 사고 신선초와 케일 등을 사서 녹즙을 짜 먹어봅니다. 먹어보니 눈이 떠지고 힘이 나고 경쾌하고 좋습니다. 그런데 며칠 지나자 왠지 몸이 무겁고 아침에 일어나려면 용을 써야 합니다. 갈수록 피곤해집니다. 가만히 생각해보니 녹즙 먹은 뒤부터 그런 것 같습니다. 그래도 설마 녹즙이 그럴 리야 없겠지 하고 계속 먹습니다. 그러나 이제는 도저히 몸을 가누기가 힘듭니다. 전에는 이런 일이 한 번도 없었습니다. 새로 먹은 것은 녹즙밖에 없는지라 녹즙을 끊어 봅니다. 그러자 몸이 서서히 예전으로 돌아옵니다. 시간이 흐르자 몸이 정상을 회복합니다. 참 이상하구나 하면서 이렇게 속으로 말합니다. '친구는 먹고 분명 좋다고 했는데 왜 나는 먹으면 더 나빠졌을까?'

간단히 두세 가지 예를 들었습니다. 그러나 그것은 빙산(氷山)의 일각(一角)에 지나지 않습니다. 그중에는 양파즙, 포도엑기스, 호박중탕, 물고기중탕, 비타민, 홍삼, 청국장, 꿀, 비타민, 알로에, 석류, 오가피, 글루코사민, 크로렐라, 스피룰리나, 오메가-3, 칼슘, 현미, 검정콩, 검정깨, 건강식품, 개소주, 물고기중탕, 육미지황탕, 사물탕, 십전대보탕 등 종류와 그 수는 헤아릴 수 없이 많습니다. 대개 위에 언급된 것들을 포함하여 참살이 식품이라고 알려진 모든 것들은 누구나 먹으면 좋을 것이라고 생각합니다.

그렇지만 절대적으로 누구에게나 다 잘 맞는 식품은 없습니다. 위에 언급된 것들은 사람에 따라 이롭게도 작용하고, 반대로 해롭게도 작용합니다. 어쩌면 어떤 독자도 이 중에서 어떤 것을 먹고 효과를 본 경험도 있고, 다른 분은 오히려 몸이 불편해지는 증상이 있

건강기능식품 부작용 사례 신고 현황 (단위: 건)

연도	2013	2014	2015	2016	총계
신고현황	136	1733	502	326	2,697

건강기능식품 부작용 증상별 사례 현황 (단위: 건)

	위장관	피부	간/신장/비뇨기	뇌신경/정신관련	심혈관/호흡기	대사성장애	기타	총계
2013	69	57	28	40	17	9	27	247
2014	1,019	689	93	236	140	94	445	2,716
2015	288	191	67	88	74	38	166	912
2016.6	249	138	16	56	33	15	62	569
총계	1,625	1,075	204	420	264	156	700	4,444

* 자료제공 : 더불어민주당 김철민 의원실(안산상록을), 식품의약품안전처 자료 재구성

어 먹다 중단한 경우도 있을지 모릅니다. 똑같은 음식이나 한약 또는 건강기능 식품을 먹어도, 어떤 사람은 효과를 보는 반면, 다른 사람은 바로 그것을 먹었는데 탈이 납니다.

특히 암과 같은 중병에 걸린 경우는 온갖 노력을 기울입니다. 이제 생존과 회복을 위한 건강 지식과 실용적 식이요법을 찾습니다. 종합적으로 노력을 경주합니다. 물론 다행히 건강을 회복하는 좋은 결과를 보기도 합니다. 하지만 그런 좋은 결실은 모두가 보지는 못하는 것이 현실입니다. 안타깝게도 노력과 정성을 기울였음에도 불구하고 물거품이 되고 마는 일이 허다합니다. 그토록 많은 노력과 정성을 기울여 식이요법, 건강식품, 건강기구, 기타 대체 의학 요법을 동원해 보지만, 좋아지는 것 같다가 결국은 악화되는 경우가 대부분입니다. 어떤 사람에게 좋다는 것을 자신이 먹어보면, 불편해도 인내심을 가지고 계속 먹어볼수록 더 나빠져만 갑니다. 또는 먹어 봐도 자신에게는 좋다는 느낌이 오지를 않습니다. 운동요법, 건강기구를 이용한 요법도 마찬가지입니다.

똑같은 음식이나 한약 또는 건강 기능 식품을 먹어도 어떤 사람은 효과를 보는 반면, 다른 사람은 탈이 납니다. 왜 어떤 이에게는 효과가 있는데 다른 이에게는 해로움이 나타날까요? 그 이유는 무엇일까요? 식품을 포함한 치유 방법 중에서 자신에게 가장 적합한 것을 알아내는 체계적인 방법은 없을까요? 있다면, 그것은 무엇일까요? 그것을 어떻게 알아낼 수 있습니까?

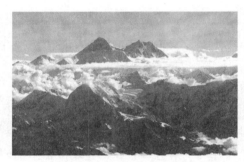

세계에서 가장 높은 8848m의 에베레스트산

2. 건강한 삶은 힘이 넘친다

건강해야 삶을 즐길 수 있습니다. 산을 오를 수 있는 힘이 없다면 운해(雲海) 아래 펼쳐지는 웅장한 산세를 감상할 수 있겠습니까? 웅대한 산, 빼어난 바위, 쭉 뻗어 치솟는 푸른 소나무, 흰 물보라를 만들면서 쏟아지는 폭포, 흘러내리는 계곡 물, 이처럼 자연은 힘을 아름답게 뿜어냅니다. 그러나 산을 오르지 않으면, 즐길 수도 누릴 수도 없습니다. 건강한 사람은 자연과 함께 즐

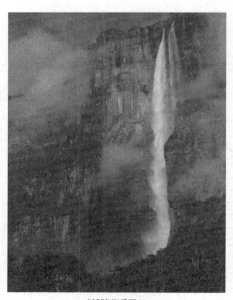

앙헬(앤젤)폭포
고도 1283m, 전체 길이 979m, 최고 낙하 807m

기고 체력을 단련하니 더욱더 강해집니다. 이렇게 우리는 천연에서 기를 받아 살아갑니다. 여행할 수 있는 건강이 있어야만 이 세상 도처에 있는 아름다운 자연을 사랑하는 사람들과 함께 즐기고 감상할 수 있습니다. 또한 지칠 줄 모르는 체력이 있으면 자신의 세계에 있는 예술, 음악, 학문, 문학, 스포츠 분야를 전문화 내지는 심화(深化)시킬 수 있습니다. 직업과 자신이 몰두하는 분야에서 성공하여 인류의 행복을 증가시킬 수 있습니다.

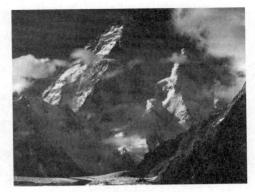

에베레스트산 근경

심신이 건강한 사람은 삶을 사랑하고, 함께하는 이에게 삶의 향기를 더해 줍니다. 자연과 하나되어 건강을 만끽하고 싶습니까? 이어지는 다음 이야기를 귀 기울여 들어보시기 바랍니다. 실감나도록 대화체로 엮어 봤습니다.

■ 건강을 찾고 싶어요!

돌이 엄마가 권합니다. "순이 엄마, 이것 먹어봐요. 난 너무 좋아요." 기대에 부풀어 순이 엄마는 하라는 대로 구입해서 열심히 먹어 봅니다. 그 후 혼자 말합니다. "왜 이럴까? 처음에는 좋은 것 같았는데, 계속 먹어보니 잘 모르겠어, 요즘은 몸이 왠지 찌뿌둥한 것 같고."

그래도 좋아지겠거니 하고 계속 먹어봅니다. 그러나 생각대로 되지 않습니다. "이상한 일이구나. 이럴 게 아니라 건강 공부 좀 해 봐야겠구나." 하면서 서점에 들러서 건강서적도 사보고, 건강 프로그램도 시청하고 심지어 한방 책까지 공부해 봅니다. 너무도 좋은 내용으로 가득 차 있습니다. "이제 됐다." 하면서 기대에 부풀어 실행에 옮겨봅니다. 그런데 맘먹은 대로 생각대로 잘 안 됩니다. "정말 이상한 일이네?! 책에는 이렇게 하면 이런 효과가 난다고 쓰여 있는데 나는 왜 안 되지? 이해가 안되네……" 아무리 생각해봐도 모릅니다. 알 수 없는 일입니다.

■ 이해되지 않는 일이 일어나고 있습니다

돌이 엄마는 클로렐라를 먹으면서 반신욕을 하여 효과를 봤습니다. 그러나 순이 엄마는 오히려 힘이 빠지고 예전보다 추위를 더 탑니다. 이런 비슷한 일은 많습니다. 갑돌이는 홍삼을 먹고 몸도 따뜻해지고 힘도 생겼습니다. 그래서 몹시 피곤해하는 친구 돌석이에게 권합니다. "자네, 홍삼 좀 먹어봐. 정말 좋다네." 돌석이는 일전에 홈쇼핑에서 인삼은 안 맞는 사람이 있어도 홍삼은 누구나 다 좋다는 말을 상기하면서 대답합니다. "고맙네, 먹어 보겠네." 정성스럽게 먹었습니다. 잠시 힘이 생기는 것 같았습니다. 그러나 시간이 좀 지나자마자 힘은 나기는커녕 기분 나쁜 열이 나고 결국에는 머리가 아프기 시작합니다. 얼굴에 열이 나고 혈압이 오릅니다. 참다못해 끊어 봅니다. 며칠 지나자 좀 괜찮아집니다. 속으로 말합니다. "나에겐 안 맞는가 봐."

한편, 정성이 엄마는 큰맘 먹고 직장에서 야근까지 겹쳐 고생하는 애 아빠를 위해 한의원에서 비싼 녹용이 든 약을 지어 드립니다. "여보, 먹고 힘내요." 정성이 아빠는 "고마워요. 가족을 위해 힘을 내야지!" 말하면서 먹습니다. 아내의 정성인지 힘이 생기는 듯합니다. 그런데 얼마 뒤 눈이 침침해지더니 급기야는 얼굴이 화끈거리기 시작합니다. 피곤하기는 마찬가지입니다.

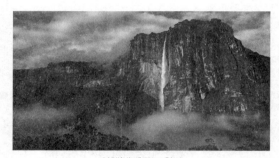

앙헬(앤젤)폭포 원경

그러나 그 약을 먹게 된 것은 슬기 엄마가 녹용이 든 약을 슬기 아빠에게 지어 준 뒤 정성이 엄마에게 해준 이 말 때문이었습니다. "역시 보약으로는 녹용이 좋기는 좋아요. 녹용이 최고예요. 밤에도 낮에도 효과 만점이에요!" 하지만 기대와는 달리 정성이 집에는 약상자가 먼지가 낀 채로 지금도 한쪽에 박혀 있습니다. 같은 약이라도 사람마다 결과가 다른 것입니다.

■ 체질 때문입니다

식품 그 자체에는 모두 다 유익한 영양 성분이 들어 있습니다. 각종 영양분은 전체적으로 볼 때 인간에게 모두 필요한 영양소로서 유익합니다. 그러나 엄격히 말하자면 모든 음식이 누구에게나 다 유익하게 작용하지는 않습니다. 인간이 단명한 것도 알고 보면, 실은 내 몸의 차가움과 더움을 구별 못하여 찬 것, 더운 것 가리지 않고 마구 먹고, 내 자신의 장부 중 어느 것이 센지 약한지 모르고, 모든 음식은 다 좋은 것이니 가리지 않고 무조건 다 먹고 살아온 탓입니다. 그러니 몸이 찬 사람은 더 차가워지는 반면, 몸이 더운 사람은 더 뜨거워져 인체의 음양(陰陽)의 조화가 깨져 질병이 발원하는 것입니다. 게다가 자신의 센 장부는 항진된 기운을 사(瀉)해주는 음식을 먹고 약한 장부를 보강(補强)하는 식품과 약재를 섭취해야 하건만, 일생을 장부의 기를 조절하는 음식을 선택적으로 섭취하지 않으니, 뿌린 대로 거두는 법! 생로병사의 진행속도를 가속화시킨 결과, 때 이른 죽음에 이르게 되는 것입니다.

■ 영양성분만을 중시한 결과

서양 영양학은 영양 성분 또는 영양소 그 자체를 중요시합니다. 영양성분은 누구에게나 똑같이 유익한 건강을 증진한다고 합니다. 이러한 개념이 건강관리법의 주류를 이루고 있기에 원하는 건강을 잃거나 건강에 도달하기 어려운 것입니다. 판매되는 건강식품은 어떤 영양소가 이러저러한 작용을 하니 건강에 좋다고 판매합니다. 언제나 한결같이 영양성분만을 강조합니다. 누구에게나 다 좋다는 것입니다.

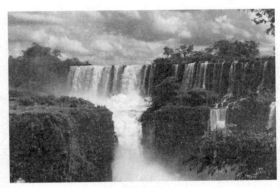

이구아수폭포
높이70m 길이2.7km 브라질, 아르헨티나

그러나 정작 중요한 것인 식품 속에 함유한 고유의 성질, 즉 차갑거나 덥거나 습하거나 건조하거나 또는 이 원재료는 어느 장부로 귀경하는지 즉 간으로 가는지, 폐로 가서 폐열을 식히는지 덥히는지, 위를 덥히는지 아니면 위열을 식히는지, 그래서 어떤 사람은 먹어서는 안 되는지 되는지 설명이 없습니다. 물론 파는 사람이나 사먹는 사람이나 그런 개념이 없습니다. 이러니 진정으로 모두에게 다 적합한 건강식품을 공급할 수 없습니다.

그러나 한약재를 설명하는 본초학을 보면, 약초의 성질과 귀경과 쓰면 되는 사람과 안 되는 사람 등 상세한 설명이 나옵니다. 영양성분도 중요하지만 그보다 더 중요한 요소는 눈에 보이지 않는 기와 성질과 귀경(특정 식물의 기운이 특정 장부로 들어가서 그 장부의 기능을 조절하는 성능)입니다. 이런 새로운 관점에서 설명을 해봅니다.

예를 들어 특정 식물과 그 식물이 함유하고 있는 사포닌 게르마늄 두 가지 영양성분에 관해 생각해보겠습니다. 사포닌과 유기게르마늄은 산소공급작용과 반도체작용(체내 세포의 전자 흐름 조절 작용), 면역력 강화와 인터페론(바이러스의 증식저지작용을 나타내는 물질) 형성, 통증제거 역할, 제독작용과 체내 중금속 배출작용, 자연 치유력 증강작용 등 다양하게 인체에 유익하게 작용합니다. 이 성분들은 인삼과 영지, 알로에, 마늘, 구기자, 신선초 등에 많이 함유되어 있습니다. 그것이 인삼에 들어 있든 영지에 함유되어 있든 신선초에 들어 있든지 어느 식물에 들어 있느냐에 관계없이, 영양학자들은 그 성분 자체로서 다 같이 누구에게나 다 좋은 영양소라고 합니다. 정말 영양소로 봐서는 어떤 식품이든지 사람에게 다 유익할 것만 같습니다. 그러나 동양의학(한국에서는 한의학(韓醫學), 중국에서는 중의학(中醫學), 북한에서는 조의(朝醫))에서는 영양소만을 고집하지 않고, 현미경으로도 보이지 않는 식품의 고유의 성질을 가장 중요시합니다. 이것이 현미경적으로 분석되는 영양성분보다 더 중요한 요소입니다. 실로 보이지 않는 바로 이 기운이 건강을 좌우합니다.

그러면 인삼에 함유된 사포닌 게르마늄은 성질이 어떨까요? 인삼의 더운 성질과는 무관하게 누구에게나 유익하게 작용할까요? 그렇지 않습니다. 인삼에 들어 있는 게르마늄은 성질이 덥고 위장의 기운을 따뜻하게 해 주기에 본질적으로 몸이 차가운 사람들(사상학적으로는 소음인)에게 적합합니다. 반면에 체열이 강한 사람(소양인, 태양인)에게는 해롭게 작용합니

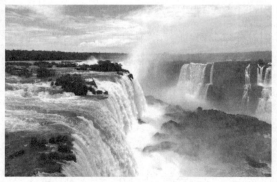

이구아수폭포(나이아가라 빅토리아폭포와 더불어 세계 3대 폭포 중 하나)

다. 위염을 유발하거나 열이 과도하게 발생하여 건강이 더 나빠집니다.

한편 영지가 함유한 사포닌 게르마늄은 성질은 아주 차갑고 그 기운은 더운 폐열을 식혀 주고 폐를 윤택하게 해주므로 체열이 뜨거운 사람 중 소양인(토체질)에게만 매우 좋습니다. 그러나 따뜻한 태양인을 비롯하여 몸이 찬 태음인과 소음인은 전혀 유익이 없을 뿐만 아니라 몸이 상합니다. 사포닌 게르마늄을 함유한 신선초는 성질이 서늘하여 양의 기운이 강한 체질의 열을 내려 조절해주고 간의 기운을 북돋아줍니다. 물론 몸이 서늘하거나 차가운 체질에게는 신선초는 저체온을 유발하며 간 기능이 손상됩니다.

이렇게 유익한 게르마늄 성분이 많이 함유된 식품들이지만, 특정 식품 또는 식물이 품고 있는 고유의 성질과 귀경에 따라 그리고 각 개인의 체질생리에 따라서 상반된 결과가 나타나는 것입니다.

따라서 게르마늄이라고 해서 다 같은 게르마늄이 아닙니다. 성질이 다 다릅니다. 원래의 식물이 품고 있는 성질을 따라 그 속에 들어있는 사포닌과 게르마늄도 그대로 성질을 닮게 되므로 비록 사포닌과 게르마늄 화학 분자 구조는 같을지라도 체질마다 다 다르게 작용하는 것입니다. 이처럼 식물의 영양 성분은 건강을 개선하는 핵심 요소가 아니며, 현미경으로도 보이지 않는 성질과 기운이 본질적으

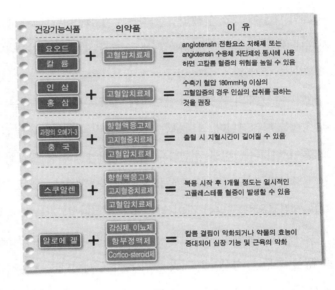

로 건강을 좌우합니다. 사람은 식물의 영양이 아니라 내 몸에 맞는 식품의 기를 먹고 살아야 기운이 증강되고 장생하게 되는 것입니다.

유황이라는 광물에 대해서 보고 들은 적 있을 것입니다. 노란색을 띤 유황은 특히 대장을 덥혀주고 냉증을 해소하고 몸을 따뜻하게 해줍니다. 그러나 독성이 있어 법제를 해서 한의사들이 유용하게 사용합니다. 이 약재는 짐작하겠지만 더운 사람에게는 해롭고, 오로지 몸이 찬 체질에게는 몸을

덥히는 데 대단히 효과가 좋습니다.

그런데 유황이 천연적으로 유기 유황 형태로 존재하는 것이 있습니다. 바로 소나무 송진에서 추출한 MSM이라는 유기 유황입니다. 설명에 의하면 산중의 새들이 몸에 상처가 나면 환부에 송진을 묻혀 자가 치유한답니다. 필자는 예전에 몸이 너무 차가워 늘 고생해 온 터라 독성 없는 유기 유황이니 얼마나 좋을까 하고 생각 없이 섭취했습니다. 대략 20~30일 정도는 얼굴이 거울처럼 윤기와 광택이 나면서 너무 좋았습니다. "아니, 세상에! 이렇게도 좋은 유황이 있다니!" 그저 감탄했습니다.

그런데 이게 웬일입니까? 보세요! 한 20일쯤 지나자 점차 얼굴이 빛을 잃어가더니만 검어지기 시작하고, 결국에는 얼굴색이 말이 아니게 간경화 환자의 얼굴색으로 변해 버렸습니다. 처음에 너무 좋았던 기억 때문에 그것을 빨리 알아차리지 못했습니다. 그래서 돌이켜 곰곰이 생각을 더듬어 보니, 그 사이에 새로 먹기 시작한 식품은 바로 그 유황밖에 없었습니다. 그래서 일단 유황을 끊어 봤습니다. 그러자 한 주가 좀 지나자 얼굴색이 차츰차츰 돌아오기 시작했습니다. 회복되기는 했지만 좀 고생했습니다. 이 문제의 유황은 소나무 송진에서 추출했기에 더운 성질을 띤 광물 유황과는 달리 소나무의 성질을 따라갑니다. 소나무는 가지가 드리워져 있으니 당연히 성질은 차갑습니다. 그 기운은 간으로 들어가서 더운 간을 시원하게 해주고 허약한 간을 활성화시킵니다. 그래서 오로지 간 기능이 약한 태양인체질에만 유익하게 작용하고 나머지 체질에는 모두 해롭습니다. 태양인을 제외한 나머지 체질은 체질적으로는 약한 간이 없습니다. 이러니 간 기능이 강하고 몸이 냉한 소음인 체질에, 당연하게도, 끝내는 해롭게 작용하게 되었던 것입니다. 유황이라고 해서 다 같은 유황이 아니었던 것입니다. 즉 광물 유황은 성질이 뜨거워 몸이 차가운 사람에게는 좋지만 더운 사람은 해로우며, 반대로 송진에서 추출한 유황은 오직 간이 약하고 더운 체질에만 유익하지 나머지 사람은 해롭다는 것입니다.

물론 영양학에서는 결코 이런 말은 통하지 않습니다. 하지만 실제 결과는 이렇게 나타납니다. 결국 학자들이 밝힌 영양성분의 효능대로 작용하는 것은 아니라는 것입니다. 이렇게 지상에 있는 모든 동물, 식물, 광물은 개개인 각자 누구에게나 모두에게 다 유익하게 작용하는 것은 아닙니다.

* 위에 쓴 소위 소나무 추출 유황이라고 쓴 것은 실은 잘못된 글이다. 그러나 삭제하지 않고 그대로 둔 것은 독자의 이해의 폭을 넓히기 위함이다. MSM은 실제로 소나무에서 추출한 것은 아니다. 한국인에게 친숙한 소나무

를 연관시킨 것은 상업적 아이디어이며 동남아시아 열대지역의 나무 펄프에서 추출 표백한 황 성분으로, 열성 광물 유황처럼 차가운 대장을 덥히는 물질로 볼 수 없다. 왜냐하면 열대 수목은 각각의 나무 성질에 따라 더운 것도 있고 차가운 것도 있으나 수체질에 맞는 나무수종은 극히 제한되어 있어 해롭다고 판단된다. MSM은 수체질에 유익이 없다. 유황성분이라 해서 섭취해서는 안 된다.

＊ 뼈 형성에 관여하는 칼슘을 구별 없이 섭취하거나, 내 몸에 안 맞으면 뼈가 더 손상된다. 나에게 맞는 칼슘 섭취가 절실하다.

＊ 체질적으로 해로운 식품도 개개인의 건강 편차에 따라 한시적으로 유익하게 작용하는 기간은 다 다르다. 건강이 충실한 사람은 더 오랫동안 유익하게 작용하는 것처럼 보이며 장부가 강한 사람은 치유효과도 있을 수 있다. 이 경우는 다른 장기의 손상이 있을 수 있다. 따라서 처음 얼마간 섭취한 식품이 좋게 느껴진다고 해서 반드시 좋다는 것은 아니다. 체질침의 경우에도 마찬가지로 얼마간 치유효과가 있다고 해서 반드시 그 체질임을 증명하는 것은 아닐 수 있다.

동양의학에서는 눈에 보이지 않는 식품의 기미(氣味, 차고 덥고 서늘하고 따뜻한 기운 등과 달거나 쓰거나 매운맛 등)와 귀경(歸經, 특정 식물의 자양분과 기(氣)가 특정 장부(臟腑)나 경락(經絡)에 영향을 끼친다는 한의학적 이론)이 다르기 때문에 작용의 결과도 다르다고 합니다. 고추나 겨자처럼 덥고 매운 맛이 나서 폐로 귀경하여 폐를 이롭게 하는 식품도 있고, 모과처럼 차고 간으로 들어가 활성화시키는 식품도 있으며, 위장으로 귀경하여 그 성질로 위를 따뜻하게 하고 소화력을 돕는 생강도 있습니다. 조금 서늘한 복분자나 산수유는 허약한 신장을 윤택하게 해줍니다. 이상의 식품은 귀경 장부가 체질적으로 약한 경우에만 유익하게 작용하는 것이며, 섭취한 사람의 장부가 센 경우에는 해롭게 작용합니다. 예를 들면 겨자나 매운 고추나 마늘 그리고 카레의 원료가 되는 강황 등은 폐를 따뜻하게 보강해주는 식품이지만, 현재 폐질환이 있다할지라도, 태어날 때 폐가 체질적으로 강하게 태어난 사람은 심지어 몸이 차가운 사람(소음인 중 수양체질)이라 할지라도 해롭게 작용합니다. 폐가 강한 태양인의 경우에는 인후와 기도에 염증이 생기거나 목에 이물감이 있기도 하고 구강과 인후 건조증이 유발되며 피부가 건조해지고 심지어는 두통, 기억력 감퇴, 뇌혈관질환 등의 원인이 되기도 합니다.

결론은 인간이 최상의 건강을 누리기 위해서는 자신의 몸이 더운지 차가운지를 먼저 알아야 하고, 다음으로 나의 오장육부 각각의 허실을 알아내는 것입니다. 다음으로 내 몸의 상태와 대칭되는 성질을 품은 식품을 섭취하는 것입니다. 즉 몸이 차가운 사람은 더운 성질의 음식을, 몸이 더운 사람은 차가운 성질의 음식을 섭취하는 것입니다. 나아가 강한 장부는 그대로 두고, 자신의 허한 장부를 보강하는 음식을 먹는 것입니다. 이 원칙은 야채, 과일, 곡류, 생선, 육류, 건강식품, 한방, 심지어 화장품에 이르기까지 다 적용되는 것입니다. 특히 한방은 체질에 맞는 약재로만 처방이 되어야 효과를 거두게 되며, 몸이 병약한 경우에는 더욱 그러합니다. 이 원칙을 벗어나면 약성이 강한 만큼 부작용도 큽니다. 특정장부에 병이 났다고 해서 무조건 보강하는 약재나 음식을 먹으면 안 되고 먼저 병 난 장부의 체질적 허실강약을 알아낸 뒤에 그 장부를 보강 또는 기운을 덜어내는 섭생법 즉 보사법(補瀉法)을 해야 부작용 없는 효율적인 건강관리가 가능한 것입니다.

> * 화장품의 부작용은 체질에 맞지 않는 원재료가 들어갈 때이므로 성분을 잘 꼼꼼히 살펴서 골라 쓰면 문제를 피할 수 있다. 하지만 복합원료인 경우는 현실적으로 정확히 맞는 것은 없고 단일 원료일 경우는 선택 가능하다.

3. 체질에 건강의 길이 있다

식품의 성질이 다 다른 것처럼 사람도 개인마다 체질이 다릅니다. 그 때문에 똑같은 약이나 식품을 먹어도 효과를 보는 사람이 있는가 하면, 다른 한편에서는 오히려 건강이 악화되기도 하는 것입니다. 숨겨진 의문은 체질에 있었던 것입니다. 체질은 오장육부(五臟六腑)의 기능 강약 또는 허실(虛實)에서 발현되는 생리 현상입니다. 사람은 제각기 다른 혈액형을 지니고 태어나며 평생 변치 않는 것처럼, 각 개인은 고유의 평생 불변의 체질로 태어납니다.

그런데 개인마다 각 장부의 기능의 강약 허실이 다 다릅니다. 게다가 식품의 기미(氣味)와 기향(氣香)이 다 다릅니다. 그래서 각자의 체질에 따라 유익한 식품과 해로운 음식이 다 다릅니다. 건강식품, 비타민, 효소제품, 한방 등 이 모두가 내 체질에 맞게 조성된 것이라야 비로소 내 몸에 약이 되는 것입니다. 이와 같이 체질을 알고 맞는 섭생법을 따를 때에 건강은 비로소 증진되기 시작합니다. 이어지는 내용을 숙지하여 체질에 대한 이해의 폭을 좀 더 넓혀 보시기 바랍니다.

(1) 체질적 관점에서 살펴본 식물

■ 연꽃

연 뿌리를 잘라 보면 물속에서 썩지 않고 성장하도록 수분대사를 위해 빈 공간이 있음을 볼 수 있습니다. 각각의 식물은 토양, 기온, 습도, 수분, 일조, 지대 등과 관련하여 적합한 환경에서 잘 자랍니다. 말 못하는 식물이라고 해서 아무데서나 무턱대고 자라는 것은 아닙니다. 특정 식물의 생물학적 구조와 어울리는 토양이나 환경에서 잘 자랍니다. 연못 물속에서 넓은 잎을 드리우면서 화려한 자태를 발하는 연꽃을 생각해 보세요. 연꽃은 반드시 물속에서만 자라도록 설계되어 있습니다. 잎은 원형으로 지름이 약 40cm가 될 정도로 넓어 연못에서 빨아들인 수분을 이용하여 햇볕을 받아 광합성 작용을 합니다. 넓은 잎을 이용하여 왕성한 탄소 동화 작용을 하는 덕택으로 우리 인간은 비타민K가 다량 함유된 연근을 섭취하여 혈관을 튼튼하게 하는 데 도움을 받습니다.

잎은 물방울이 스며들지 않게 해 잎이 썩는 것을 방지합니다. 잎자루는 속이 빈 관으로 되어 있으며 이것은 뿌리의 빈 관과 연결되어 있습니다. 이런 식물학적 구조를 가지고 있기에 오로지 물속에서만 왕성한 성장력을 발휘합니다. 그렇지만 물기 없는 마른 모래땅에 심으면 말라 죽게 됩니다. 넓은 잎을 통해서 증발되는 엄청난 수분을 뿌리는 감당할 수 없어 금방 말라 죽습니다. 더욱이 잎자루와 뿌리는 빈 관으로 되어있기에 수분 소

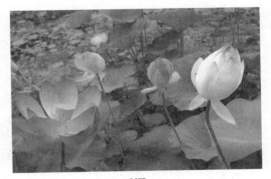

연꽃

뿌리를 캐보면 물속에서 썩지 않고 성장하도록 수분대사를 위한 빈 공간을 볼 수 있다.

모량이 많아 그 역시 고사하고 맙니다. 이러므로 연꽃을 사막에 심어 기르는 것은 생각할 수 없는 일입니다. 연은 반드시 물이 많은 못에서만 자라기에 보통 못에는 연을 심어 운치도 더하고 식품도 취하고 오염도 해소해 왔습니다. 그래서 연꽃이 없는 못도 지금은 그냥 덤으로 연못이라 불러 줍니다. 이처럼 아무리 생명 유지에 필요한 물이라도 과도하면 선인장에는 죽음을 가져오고, 물속에서만 자라야 하는 연꽃은 조금만 물이 부족해도 말라 죽고 맙니다.

이처럼 사람도 연꽃처럼 생리에 따라 물을 충분히 마셔할 사람이 있고, 선인장처럼 물을 적게 마셔할 사람이 따로 있습니다. 만일 이 자연 순리를 거스르면, 끝내는 건강을 잃게 됩니다. 보통 신장과 혈액정화를 위해 하루 2L 정도의 물을 마시도록 권장되고 있는데, 그 정도의 양을 마시면 도움이 되는 체질도 있는가 하면, 반대로 냉증이 유발되고 신장은 기능이 손상되어 빈뇨, 잔뇨감, 전립선비대, 신장과 방광의 염증이 유발되는 반대 체질도 있습니다.

주거지 관점에서 보면 몸이 건조한 사람은 해변이나 호반 강변 계곡과 같이 습기나 안개가 많은 지역이 좋고, 건조한 지역은 피하는 것이 좋으며, 고층의 일터나 집은 피하고, 지면에서 높지 않은 층이 좋습니다.

한의학에서는 물은 불에 상극하는 개념으로 보고, 따라서 물은 본질이 차갑고 신장은 본질상 차갑기에 물은 신장에 배속됩니다(원래 신장은 차가운 상태일 때 제 기능을 발휘합니다. 여성의 배란기는 체온이 가장 낮을 때이며, 남성의 성 기능이 왕성하려면 고환이 건조하고 차가워야 합니다). 그래서 오행에서 신장을 신수(腎水)라 하고, 불은 뜨겁고 심장은 본질이 뜨거워서, 불은 심장에 배속되므로 심화(心火)라 칭합니다. 바다와 호수와 강과 지면의 물은 수증기로 화하여 위에 있는 하늘로 올라가고 태양의 빛의 열기는 아래로 내려와 지면의 물을 덥혀주는 것처럼, 건강이 좋을 때는 신수(腎水)의 기운은 위로 상승하여 심화를 식혀주고 심화는 아래로 하강하여 신수를 덥혀주어 온몸의 기혈순환이 순행하여 정상 건강을 유지합니다. 이런 인체 조화 기능을 수화공제(水火共濟, 수화기제(水火旣濟)) 또는 수승화강(水昇火降)이라 한답니다.

예로부터 조상들은 머리는 차게 하고 발은 따뜻하게 보존해야 한다고 말한 두한족열(頭寒足熱)의 원리와도 일치하는 것입니다. 인체의 이 기능이 깨지면, 즉 머리에 열증이 쌓이면 불면, 정서불안, 우울증, 조울증, 뇌졸중 등의 원인 중 하나로 작용하기도 합니다. 물을 포함한 평생의 식습관이 결국 건강과 질병을 좌우하는 것입니다.

■ 선인장

반대로 비가 거의 내리지 않는 마른 사막에서 오히려 잘 생장하는 선인장을 연못에 심으면 썩어서 죽게 됩니다. 선인장은 가시는 있으나 잎은 없습니다. 가시에는 구멍이 없기 때문에 수분의 손실 문제는 없습니다. 선인장의 표피는 마치 플라스틱 제품 포장지로 덮인 듯 밀랍과 같은 물질이 입혀져 있어 수분의 손실을 막아 줍니다. 선인장의 줄기는 수분을 저장하고 광합성을 하는 곳입니다. 이렇기 때문에 선인장은 비가 거의 내리지 않는 사막지대에

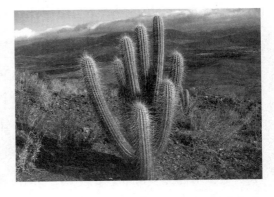

서도 생존이 가능할 뿐만 아니라 사막 여행자들의 갈증을 해소해주는 수분을 제공하기까지 합니다.

이렇게 연꽃과 선인장의 대조적인 자연 환경을 식물 구조상으로 조명해보았습니다. 사실 설명을 하지 않아도 독자는 더 잘 압니다. 선인장은 물속에서 살 수 없고, 연꽃은 마른 사막에서 살 수 없다는 것을. 마치 선인장이 건조한 사막에 사는 것처럼, 몸이 습한 사람은 해변이나 호반, 강변, 계곡과 같이 습기나 안개가 많은 지역을 피해, 건조한 들판이나 햇볕이 잘 드는 산중이 살기에 좋습니다.

■ 난초

난초의 질긴 생명력, 그것도 물 없이 긴긴 날을 버티고 살아남은 난초 이야기를 하겠습니다. 저의 사무실 옆 가게에 부도를 낸 사람이 기르던 서양란을 그냥 두고 떠나갔습니다. 창문이 내려진 채로 햇볕도 전혀 들지 않는 상태로 약 6~7개월이 지났습니다. 저는 속으로 그 난초가 죽었을 것이라고 생각하였습니다. 이후 정리가 되어 새로운 가게가 입주하게 되었습니다. 저는 보지 못하는 난초에 늘 관심이 있었습니다. 때마침 그때 제가 그 자리에 있게 되어 샤시 문이 열리자 난초를 보게 되었습니다. 그런데 아니, 보세요! 난이 이때까지 살아 있었습니다. 물론 원래의 잎은 죽었습니다. 그런데 죽은 그 자리 옆에서 새순이 나오고 있었습니다. 어두운 암흑 속에서 물 한 방울도 없는 상황에서 반년이 넘도록 생명을 지탱하였습니다. 그러면 이 난초는 어떻게 생존이 가능했을까요? 그 서양란은 정상적인 수분을 공급받을 수 없었기에 공기 중에 있는 습기를 빨아들여 생명에 필요한 수분을 조달하였던 것입니다. 그것을 보고 정말 경탄하였습니다. 첫째는 그 난초의 질긴 생명력이었고 둘째는 오로지 난초만이 공기 중의 습기를 흡수하여 최소한의 습기로 그렇게 오랫동안 버틸 수 있도

록 만들어진 생존 본능이었습니다.

　이렇게 난초는 습기가 없어도 살아갈 능력이 있기에 또한 물이 많으면 수분을 너무 빨아들여 썩어 버리기 때문에, 물에 뜨는 구멍 뚫린 작은 돌 사이에 심는 것입니다. 공기가 잘 드나들어야 하는 것입니다. 이것도 다 자연이 정해준 식물의 체질 섭리인 것입니다. 그러나 이런 난초도 진흙에 심고 부지런히 물을 매일 주면 어떻게 될 것인지는 독자는 잘 압니다. 그렇습니다. 난초는 물 없이 반 년 이상을 견딜 수는 있어도, 부지런히 주는 물에는 한 달을 못 버티고 죽고 맙니다. 난초는 이처럼 지나친 물기에는 견디지 못하며, 물이 잘 빠지며 공기 소통이 잘 되는 그런 환경에서 생장하고 질긴 생명력으로 인해 한 달은 보통이고 무려 두세 달 동안이나 꽃을 피우는 것입니다. 화무십일홍(花無十日紅)이라는 말처럼, 일반 화초가 꽃을 며칠밖에 피우지 못하는 것과 비교해 보면 매우 놀라운 것입니다. 모든 식물은 이와 같이 자신의 생물학적 환경에 맞게 살아가야 합니다.

　* 난초는 성질이 차갑다. 따라서 몸이 본질상 차가운 사람은 난이 꽃을 피워 난향이 나는 동안에는 가까이 하면 기력이 손상된다. 두통도 유발되니 조심해야 한다. 목, 수체질은 난초를 기르지 않는 편이 건강에 더 좋다.

　우리 인간 생체도 예외가 아닙니다. 마찬가지로 몸이 건조한 사람은 물가에서, 몸이 차고 습한 사람은 따뜻하고 건조한 주거지에서 살면 더 좋은 건강을 지킬 수 있습니다. 사람도 자신의 체질에 맞는 식품과 생리에 따라 살아야만 무병장수합니다.

■ **오가피와 인삼**

　성질이 서늘한 오가피는 햇볕을 많이 쬘수록 잘 자라 그만큼 약효가 뛰어납니다. 그러나 같은 오가피 과에 속한 인삼은 성질이 열성(熱性)이어서 바로 햇볕을 쬐면 죽어버립니다. 그래서 검은 천막으로 햇빛을 가려 줍니다. 인삼은 뿌리나 잎이나 눈에 보이지는 않으나 열 결정체입니다. 식물들은 제각기 적절한 환경이 주어질 때에 비로소 왕성한 성장력을 발휘합니다.

　햇볕을 좋아하는 식물도 있고, 싫어하는 식물도 있는 것처럼 사람도 햇볕을 적게 쬐면 좋은 사람이 있는가 하면, 충분히 쬐여주면 더 좋은 사람이 있습니다. 사람도 겉보기에는 같아 보여도 체질적으로 보면, 몸이 차갑고 습기가 많은 사람이 있습니다. 그런가 하면 몸이 덥고 건조한 사람이 있습니다. 열이 많아 체열(體熱)을 식혀주어야 하는 사람도 있는 반면, 몸이 차가워 몸을 덥혀 주어야 하는 사람도 있습니다.

오로지 동물 중에서 사람에게만 존재하는 이러한 체질적 차이 때문에 섭생, 주거, 생활방식 등을 개개인마다 다르게 보완하여 살아가는 것이 필요합니다. 식물이 자신의 생리에 맞는 환경에서 잘 자랄 수 있듯이 사람도 자신의 생리에 맞추어 살면, 일생을 건강하게 살아갈 수 있습니다. 식물은 자신에게 필요한 조건을 스스로 만들 수 없습니다. 그러나 사람은 그와는 달리 건강에 관한 지식과 지혜를 얻고 최적의 건강법인 팔체질을 실천하면, 최고의 건강을 누릴 수 있습니다.

(2) 동물

꽤 오래전에, 영국에서 발생한 광우병 때문에 세계적으로 공포에 떨던 때가 있었습니다. 당시 대다수가 쇠고기를 먹는 것에 대해 두려움을 가진 적이 있었습니다. 소가 왜 광우병에 걸렸습니까? 소는 초식동물인데도 불구하고, 발육을 촉진시킨다고 동물(육식) 사료를 먹였기 때문입니다. 그런데 육식동물인 호랑이는 고기만 먹어도 광우병이 오지 않는데, 왜 소는 암보다 무서운 광우병에 걸려 죽을까요? 사육하는 사슴이나 소에게 육류를 먹이면, 어떤 일이 일어날까요?

■ 초식동물은 폐가 강하고 간이 약하다

사슴, 말, 소는 폐와 대장이 가장 강한 장기이며 간과 담낭은 가장 약한 장기입니다. 이들의 큰창자를 보세요. 대장이 자리 잡고 있는 대장 부위는 육식동물의 아랫배에 비해

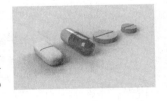

비타민은 과유불급(過猶不及)?
다다익선(多多益善)?
비타민 D는 지용성 비타민이기 때문에 몸에 축적되기 쉬워서 하루 필요량의 5배 이상이 되지 않도록 해야 하고, 특히 임산부가 비타민 D를 과량 섭취할 경우 체내 칼슘이 축적되거나 신장에 결석, 신장 기능 이상이 생길 수 있어서 임산부는 비타민 D 영양제를 드시지 않는 것이 좋습니다.
그밖에 고용량을 섭취했을 때 크게 문제가 되는 것이 비타민 A영양제를 들 수 있는데, 보통 성인에게 골반 골절 위험이 40%까지 증가될 수 있다는 보고가 있습니다. 일반적으로 하루 필요량의 10배 정도에 해당하는 양을 수 주 또는 수 개월 복용했을 때 문제가 된다고 알려져 있습니다. | 서울대학교 병원 제공

훨씬 큽니다. 큰창자가 크고 깁니다. 또한 이들은 폐활량이 좋아 소는 하루 종일 쟁기질을 해도 그리 지치지 않습니다. 말 역시 폐활량이 탁월해 가장 오래 잘 달리는 동물에 속할 것입니다. 마라톤

선수처럼 폐활량이 최고입니다. 폐의 센 기운을 주체하지 못해 그 기운은 아름다운 갈기로 뻗어납니다. 뿔 달린 가젤이나 사슴을 보세요. 그들은 잘 달리는 것은 물론이고 머리에 이고 있는 우아하고 웅장한 뿔을 보면 폐의 기운이 강해 뿔로 뻗어난 것을 알 수 있습니다. 이렇게 초식동물들은 대개 폐가 무척 강합니다. 체질학적으로 이들은 폐가 아주 셉니다.

따라서 폐를 보강하는 육류를 먹으면, 폐 기능이 주체할 수 없을 정도로 너무나도 이상 항진되어 폐 기능이 실은 더 약해집니다. 그 결과 폐활량이 떨어져 체내 세포에 산소 공급이 부족해지고 이산화탄소 배출이 원활치 못해 독소가 쌓입니다. 그러면 길항장기인 간도 동반하여 기능이 자연히 떨어지게 되니 간의 해독력이 급격하게 저하됩니다. 담낭의 기능도 약해집니다. 육류를 소화하기 위한 담즙 분비가 잘 안 됩니다. 때문에 고기를 먹으면 쓸개의 기능에 무리가 갑니다. 또한 몸에 맞지 않는 고기를 대사시켜야 하는 간도 당연히 무리가 가기 마련입니다. 간의 해독 기능이 떨어져 육식으로 인한 독이 쌓이는데도 노폐물을 해독할 수 없습니다. 결국 광우병에 걸리게 되는 것입니다.

사슴이나 말은 풀만 먹는 초식동물입니다. 실제로 이들의 간은 크기가 체구에 비해서 작습니다. 그래서 겁이 많습니다. 그러므로 약한 간 기능을 활성화시키는 풀만 먹으면, 살찐 건강한 소로 자랍니다. 소의 아랫배는 창자가 유난히 길어 섬유질 풀을 소화하기에 적합한 구조입니다. 이렇게 자연의 동물들은 스스로 자신의 몸에 맞는 식품만을 취합니다. 초식동물이 골고루 먹지 않는다고 해서 병에 걸리는 일도, 단백질 부족과 같은 영양실조도 없습니다. 오히려 초식동물은 육식동물보다 살이 더 잘 찌고 통통합니다.

■ 육식동물은 간은 강하고 폐는 약합니다

반면, 사자, 호랑이, 치타, 표범 등과 같은 육식동물은 말 그대로 고기만 먹고 삽니다. 간이 강하고 셉니다. 그러기에 자기보다 몸집이 훨씬 큰 동물을 사냥해도 두려움이 없습니다. 간이 큽니다. '간 큰 남자'라는 말이 무슨 뜻인지 잘 아시죠? 그림에 보이는 이 사냥꾼이야 말로 간이 큰 겁니다. 때문에 이들은 간은 세기에 더 이상 간을 보강하는 풀이나 야채는 필요하지 않습니다. 동물들의 간은 비교적 초식동물의 간에 비해 훨씬 큽니다. 그것은 간의 기능이 강함을 나타냅니다. 그러기에 육류의 단백질과 지방을 분해하기 위한 담즙 분비가 왕성합니다. 이렇게 육식동물은 강한 장기의 힘을 빌려 소화한 영양소를 약한 폐로 보내 보강합니다. 이런 식으로 자연 순리에 순응하여 살아갑니다.

사실 병들거나 상처 난 육식동물들이 먹잇감을 구하지 못해 굶어 죽는 일도 있습니다. 그런 경우에도 그들은 지천에 널린 풀 한 포기 입에 대지 않습니다. 그것은 먹을 수도 없지만, 먹는다 해도, 몸에 맞는 음식이 아니라는 것을 본능적으로 알고 있기 때문

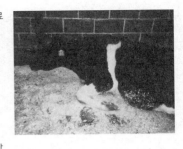

광우병은 진전병에 걸린 양을 동물성 사료로 만들어 초식 동물인 소에게 사료로 먹이면서 감염된 것으로 추정되고 있다. 이러한 동물성사료의 광우병 인자에 노출된 소는 2~8년의 잠복기를 거쳐 발병하였다고 추정된다. 광우병에 걸린 소들은 서로 다른 증상을 보이는 데, 신경질적이고 공격적인 행동을 보이기도 하며, 자세가 비정상적이며, 걸을 때에는 중심을 잡지 못하고 앉았다가 일어서지 못한다. 우유의 생산량이 줄어들고, 식욕은 정상인데 무게는 줄어든다. 이러한 증세가 2주~6개월 정도 계속되다가 결국엔 죽게 된다.

입니다. 그러나 이 육식동물들은 폐가 약합니다. 〈동물의 왕국〉 프로그램에서 이들이 초식동물 사냥 중에 선제공격에 실패하면 결국은 놓치고 숨을 헐떡거리는 장면을 보신 적이 있을지 모릅니다. 그림에 보이는 가젤과 같은 초식 동물을 사냥하는 포식자는 그보다 몸집은 더 크고 다리도 더 길지만 단숨에 잡지 못하면 그 사냥은 실패입니다. 육식동물은 폐활량이 약해 충분한 산소공급을 할 수 없기 때문입니다. 그 결과 계속 달리면 체내온도가 급상승하여 더 이상 견딜 수 없게 됩니다.

한편 초식동물은 폐가 강하기에 그럴 염려가 없습니다. 육식동물은 육류가 소장에서 거의 소화 흡수되는 까닭에 대장이 그리 필요하지 않습니다. 그래서 이들은 아무리 많이 먹어도 아랫배는 여전히 바람 빠진 자동차 바퀴와 같습니다. 때문에 큰창자의 길이가 초식동물의 그것에 비해 짧은 것은 당연한 것입니다. 이들은 폐와 대장이 약하기에 섬유질이 많은 풀이 아닌 폐를 보강하는 육류만 섭취하면 됩니다.

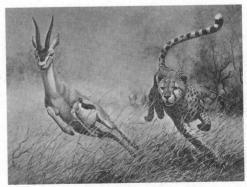

이 치타는 가젤과 같은 육류 외에는 먹을 수 없다. 때문에 안간힘을 다하여 사냥하는 것이다.

육류가 폐를 보강한다는 말이 이해가 잘 안 됩니까? 30여 년 전, 못 먹고 살던 시절 시골에서는

폐병 환자가 동네마다 한두 명씩은 있었습니다. 당시에는 고기를 필요로 하는 체질이 고기를 못 먹어 폐가 약해져 폐결핵을 많이 앓았습니다. 폐 기능을 보충하기 위해 개고기와 같은 육 고기나 들에서 개구리, 뱀 등을 닥치는 대로 잡아먹어 영양을 보충했습니다. 이것을 보면 육 고기가 폐를 보강하는 기능이 있음을 알 수 있습니다. 이 폐병 환자들은 폐를 위해 신선한 야채를 먹지 않았습니다. 그것은 경험에 의해 폐를 돕는 음식이 아님을 알았던 것입니다.

그럼에도 불구하고 육식동물이 풀을 먹지 않는다고 해서 비타민, 엽록소, 미네랄, 기타 영양소 부족으로 영양실조가 오거나 성인병이라 부르는 당뇨, 고혈압, 협심증, 심근경색, 심장병, 간장병에 걸리는 일은 더욱이나 없습니다. 오로지 고기만 먹고, 야채나 과일은 조금도 안 먹어도, 자연 환경에서 사자는 고혈압, 당뇨, 심장병, 암에 걸리지 않습니다. 야채는 사실은 필요하지 않습니다. 오히려 해롭습니다. 일생을 고기 한 점 먹지 않고 풀만 먹어도, 소는 단백질 부족으로 허약하지 않으며 오히려 힘은 세고, 인간에게 흔하디 흔하게 생기는 성인병(?)에 걸리지 않습니다. 반대로 살은 통통하게 찝니다.

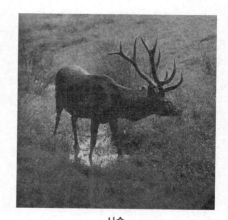

사슴

약한 간을 보강하기 위해 푸른 풀만 먹는다. 그래도 폐가 너무 강하기에 주체할 수 없는 기운은 화려하고 아름다운 뿔이 되어 나온다. 이 뿔은 폐 기운이 강해 휘날리는 말의 갈기와 원인이 같다.

이렇게 동물들은 제각기 취약한 장부(臟腑)를 강하게 해주는 식품을 먹으면서, 과강한 장부를 더 강하게 하는 식품은 입도 대지 않음으로써 건강을 지키는 것입니다. 편식을 하면 튼튼하지 못하다는 생각과는 달리, 편식(偏食)을 해도 영양실조는 없습니다. 실로 이 동물들은 본능적으로 체질에 맞는 식사만 하면서 살아가고 있는 것입니다.

(3) 오로지 사람에게만 존재하는 체질 생리

초식동물처럼 간이 약하고 폐가 강한 체질(태양인, 금양, 금음체질)이 있습니다. 이런 사람은 냉성 야채를 충분히 섭취하고 육류를 삼가면, 건강이 날로 증진됩니다. 그러므로 간장병이 발생했을 때 에 이 체질의 간의 기능을 강화하는 냉성야채나 녹즙을 먹으면 간질환 치료에 효과가 아주 좋습니 다. 이들은 초식동물의 장부의 기능의 강약 구조와 비슷합니다. 간장병에는 녹즙이 좋다는 말이 있 는 것처럼, 푸른 야채와 풀은 간(肝氣)을 주로 보강합니다. 바로 이런 배경에서 간에는 녹즙이 좋다 는 말이 생겨났습니다.

다른 한편 육식동물과 같이 간 기능이 강하고 폐 기능이 약한 체질이 있습니다. 태양인과 반대되 는 체질인 태음인(목양, 목음체질)이라 부르는 이 체질은 간이 몹시 세기 때문에 녹즙이 전혀 필요하 지 않습니다. 푸른 생야채를 주식하면 간 기능이 지나치게 항진되어 비만, 안구충혈, 노안, 뇌졸중, 치매, 기억력 감퇴 등에 노출될 위험성이 높아집니다. 아니, 해롭습니다. 병을 치료하기는커녕 오히 려 병을 악화시킵니다. 육식동물처럼 채소보다는 육류를 먹어야 건강합니다. 그러면 약한 폐가 보강 되어 장부의 기능이 강해집니다.

'그래도 골고루 먹으라고 했는데……' 하면서 이해를 못하는 분들이 많습니다. 오늘날에는 상식 아 닌 건강 상식이 너무 오랫동안 사람들의 머릿속에 박혀 있기에 진정한 지식을 알려주어도 그것을 분간을 잘 못하는 것입니다. 사람들은 이렇게 말합니다. "성인병을 예방하려면 되도록 육식을 피하 고, 과일과 야채를 골고루 많이 먹고 단백질로는 생선을 고루 많이 먹어라." 여기에 해당되는 사람도 있지만 절대적으로 모든 사람에게 해당되는 것은 결코 아닙니다.

물론 이런 식사법이 꼭 필요한 체질의 사람이 있습니다. 이런 체질은 따르면 그만큼 좋은 결과가 따릅니다. 그런데 이런 종류의 식사법을 따라야 할 사람이 반대의 식사법, 즉 육식 위주로 살게 되 면 성인병이 오는 것은 자명한 사실입니다. 그래서 그런 말이 생겨난 것입니다. 그러니 그런 체질은 성실하게 지키면 무병장수합니다.

그러나 이 말은 절대적으로 모두에게 다 맞는 것은 아닙니다. 육식과 뿌리채소를 위주로 먹어야 건강해지는 그런 체질의 사람들도 존재합니다. 이런 사람들은 고기를 먹으면 힘도 나고 건강합니다.

마치 사자나 호랑이가 고기만 먹고 위풍당당하게 동물의 제왕으로 군림하는 것과 같은 이치입니다. 이런 사람들은 병원에 갈 일이 없습니다.

그런데 문제는 유식한 분들이 사방에서 과일과 야채와 생선을 위주로 해서 고루고루 먹으라고 외칩니다. 요즘 TV나 신문과 같은 공신력 있는 전달매체에서 제공하는 건강프로그램 내용은 여과 없이 무조건 받아들입니다. 절대적입니다. 여과할 필요조차 없다고 생각합니다. 심지어 체질에 대해 얼마간 숙지한 사람들도 흔들립니다. 그런 전달 매체는 사람들에게 전설 속의 인물을 뛰어넘어 신화 속의 신격화된 존재들 같습니다. 그들의 말대로 할 수밖에 없어요. 멀쩡한 사람이 병이 납니다. 성인병에 좋다는 식품과 음식은 골고루 먹어야지 어느 한쪽에 편중된 식사법은 해롭다는 생각이 음식 문화 저변에 깔려 있습니다.

저희 연구소에서 고기, 뿌리채소 등이 유익한 체질로 감별되면, 당사자는 대개가 이렇게 말합니다.

"성인병을 예방하려면 이런 걸 먹지 말고 야채와 과일을 고루 많이 먹으라고 했는데…… 이렇게 먹으면 영양실조에 안 걸릴까요?"

저는 대답합니다. "한 달만 해보고 나서 봅시다."

그 후 얼굴에 혈색이 돕니다. "속 편하고 좋아요." 이렇게 말하고는 그 뒤부터는 진지하게 따릅니다. 요지는 자신의 체질을 알고 자신에 맞는 식사법을 따라야지 부화뇌동해서는 안 된다는 것입니다.

종합병원의 처방약은 그 병원 내과의사가 가장 잘 알고, 한방병원의 한약은 한의사가 가장 잘 아는 법입니다. 또한 팔체질의학을 하는 한의사가 팔체질침과 팔체질 한방을 잘 알기 마련입니다. 체질대체의학 전문가가 체질음식, 체질건강식품, 체질약용식물, 체질식이요법을 가장 잘 아는 법입니다. 그런데 역설적이게도 환자들은 한약에 대해 양의사에게 물어보고, 양약에 대하여는 한의사에게 묻는 일도 있습니다. 식품이나 식이요법에 대해서는 전문분야가 아닌 양의사에게 자문을 구합니다. 그러면 나름 답을 해줍니다.

나름대로 그들의 관점에서 대답해주지만 전문성이 얼마나 있을까요? 자기의 전문분야에서조차 백퍼센트 완전 진료는 접근하기 어려운 경지입니다. 실수는 있기 마련이죠. 그렇다고 비전문 분야의 전문가의 말을 신뢰하는 것이나 묻는 사람이나 자신을 좀 성찰해볼 필요성이 있다고 봅니다.

한편 일반적으로 베풀어지는 양방처방과 한방처방이나 대체의학 식이요법이 체질과 무관하게 진행되는 연고로 유익할 수도 있고 반대로 나빠질 수도 있는 것이 현실입니다. 그러다 보니 신뢰할 수 없어 발생하는 서글픈 현실입니다. 그러므로 의문이 생기면 직접 해당 전문가에게 물어서 자료를 분석 판단할 줄 알아야 합니다. 확실하다면 굳건하게 팔체질 전문가의 지도를 따름으로 궁극적으로 소원하는 건강을 얻게 됩니다.

이런 설명에 대해 슬기 엄마가 고개를 갸우뚱하면서 묻습니다. "음식은 골고루 먹어야 건강해진다고 하는데, 선생님, 제 몸에 맞는 음식을 가려 골라 먹으라는 뜻이에요?"

필자가 답합니다. "잘 이해했어요!"

그러나 지금은 식품의 성분 분석으로 영양성분 위주로 권장되고 있습니다. 그 결과 어떤 식품이라면 무엇이든지 모두에게 유익하다는 견해가 널리 퍼져 있습니다. 이렇게들 유식

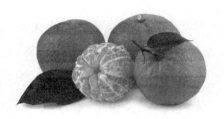

귤은 성질이 차다. 근본이 차가운 사람은 자주 먹으면 몸이 차가워진다.

하게 격려하지요. "이 과일에는 칼슘, 철분, 비타민A, D 특히 C가 듬뿍 들어 있어 감기에 좋으니 많이 먹으렴."

그렇지만 실은 감기는 더 오래 갑니다. 낫지를 않습니다. 감기바이러스는 몸이 차가우면 더 세집니다. 거기에다 생과일의 생냉(生冷)한 기는 먹은 만큼 몸을 차게 하므로 감기가 깨끗하게 떨어지지 않습니다. 더구나 비타민C는 서늘한 체질에는 해롭습니다. 설령 따뜻한 체질이라 해도 감기 기운이 있을 때에는 모든 음식을 익혀 먹어 몸을 따뜻하게 해야 감기가 빨리 낫습니다. 생과일을 먹으면 몸이 차가워집니다. 감기가 떨어지지 않습니다.

* 귤껍질은 한방에서 진피라고 하며 성질은 따뜻하며 비위의 기능을 좋게 한다. 이런 연유로 어떤 한의사는 과육인 귤도 역시 따뜻하다고 믿고 몸이 찬 사람에게 좋은 식품으로 권장한다. 그러나 껍질은 더우나 속은 차가운 성질을 품고 있다는 것을 모르고 하는 말이다. 생강은 반대로 살은 뜨겁고 껍질(생강피)는 차다. 특이하게 속과 겉의 성질이 다른 식품이 몇 가지 있다. 귤과 오렌지는 성질이 차가우니 냉 체질은 평소에도 삼가야 한다.

* 감기바이러스는 찬 데서 잘 번식하는 성질이 있으므로 설사 몸이 더운 체질이라도 감기가 나을 때까지는 식품을 데쳐먹고 생으로 먹지 않도록 주의해야 한다.

그러므로 사람의 체질은 다 다르고 식품 또한 성질이 다 다르니 절대적으로 모든 사람에게 다 좋은 음식은 거의 없습니다. 식품은 물론 모든 물질이 다 상대적입니다. 이 사람에게 좋은 음식이 저 사람에게는 해롭게 작용할 수 있습니다. 진실은 이러하니 무조건 생각 없이 먹지 말고, 이제부터는 자신의 체질을 바로 알고 체질 따라 섭생하는 지식과 지혜를 배워야 합니다. 체질에 꼭 맞는 식품을 선택하기 위하여, 영양 성분보다 더 중요한 것으로 눈에 보이지 않는 식품의 기미(氣味)와 음양(陰陽: 서늘함과 따뜻함), 귀경(歸經)을 살필 줄 알아야 합니다. 동시에 자신의 체질의 음양과 장부의 기능의 허실(虛實) 또는 강약(强弱)을 숙지해야 합니다(귀경: 특정 식물의 자양분과 기(氣)가 특정 장부(臟腑)나 경락(經絡)에 영향을 끼친다는 한의학적 이론).

　흔들림 없이 체질식사법을 따름으로써 건강을 누리고 나이 들면 찾아오는 반갑지 않은 성인병들을 피할 수 있습니다. 이미 병으로 고생하고 있다면 가장 효과적으로 빨리 회복할 수 있습니다. 이제 체질이 유래하게 된 경위를 설명합니다.

4. 체질의 유래

　인간 생명은 우연히 생겨나지 않았습니다. 지금으로부터 약 6040여 년 전, 즉 기원전 4026년 하느님에 의해 인간은 체질에 관계없이 모든 음식을 거리낌 없이 섭취해도, 완전한 건강을 누리면서 영원히 살도록 창조되었습니다. 모든 천지만물이 그렇듯, 인체에는 질서와 조화와 지성이 나타나 있습니다. 이것은 지성적 근원에 의해 인간 생명체가 창조되었음을 증명합니다. 성경 창세기 1:28은 이러합니다. "하느님이 자신의 형상대로 사람을 창조하기 시작하셨으니, 곧 하느님의 형상대로 사람을 창조하셨다. 그분은 그들을 남성과 여성으로 창조하셨다."

　처음 인간 부부는 완전하게 창조되었습니다. 이것은 인간생명을 추동(推動)하는 오장육부(五臟六腑)의 기능이 완전하였음을 뜻합니다. 어느 장부도 넘치거나 모자라지 않았습니다. 간, 심장, 비장, 폐, 신장 등 모든 장부가 최상의 상태를 유지하였습니다. 어떤 상황 아래서도 특정 장부가 이상 항진되거나 기능 저하나 기능 부전이 없었습니다. 성서의 말입니다. "하느님이 만드신 모든 것을 보시니, 보라! 그것이 아주 좋았다"(성서 창세기 1:28)

한편 하느님께서는 앞서 삶을 누릴 최적의 환경은 물론 완전한 건강을 유지할 식품을 공급하기 위해 표본으로 이 땅과 에덴동산에 과일, 야채, 곡류, 뿌리채소, 열매 열리는 나무 등의 모든 것을 지으셨습니다.

그중에는 간신(肝腎)을 보강하는 차가운 검정콩, 비폐(脾肺)를 따뜻하게 북돋는 흰콩과 사과, 위장을 따뜻하게 하는 벼(현미), 더운 열을 식혀주는 밀과 보리 배추, 차가운 몸을 따뜻하게 하고 원기를 보충하는 인삼, 폐와 대장의 열을 내려주면서 허리와 하체를 튼튼하게 해주는 오가피, 간의 기운을 채워주는 포도와 무화과, 폐와 인후를 따뜻하게 하면서 호흡을 원활하게 하는 도라지, 더덕, 무, 신장과 콩팥을 견고하게 하는 산딸기, 폐를 보하고 폐와 인후를 이롭게 하는 배나무 등 이루 헤아릴 수 없이 많은 식품들이 포함되어 있습니다.

창세기 2:9은 이렇게 말합니다. "여호와 하느님은 보기에 탐스럽고 먹기에 좋은 모든 나무를 땅에서 자라게 하시고" 이처럼 에덴동산에는 온갖 다양한 식품들이 마련되어 있었으며, 동시에 첫 인간 부부는 완전하였기에 이 모든 식품들을 거리낌 없이 맛을 즐기면서 섭취해도 아무런 건강상의 문제가 없었습니다. 오히려 특정 기능을 지닌 식품들을 골고루 섭취함으로 모든 장부(臟腑)가 완전한 기능을 발휘할 것이었습니다. 결국 어떤 식품이든지 영원한 생명을 향유하게 할 영양소가 될 것이었습니다.

그러나 찬란한 전망은 인간 첫 조상의 범죄로 인해 산산이 부서지고 말았습니다. 그 결과 그들과 후손들의 건강은 세월의 흐름 속에 어두운 먹구름 아래 깔리어 신음하게 되었습니다. 음식을 잘못 섭취하는 것도 완전하게 작용했던 오장육부가 이제는 어떤 장부는 지나치게 세지는 반면, 다른 장기(臟器)는 몹시 약해지는 등 장기의 기능 이상, 즉 기능항진 또는 기능저하 또는 장부의 허실(虛實) 강약 현상의 원인 중 하나로 작용하게 되었습니다.

차가운 사람에게는 따뜻하게 하고 원기를 보충해주는 인삼이 몸이 더운 사람에게는 먹게 되면 열이 너무 심해져 고혈압, 당뇨, 심장질환 등 질병의 원인이 되었습니다. 도라지, 더덕 등은 폐가 차갑고 허약한 사람에는 폐를 따뜻하게 하고 힘을 돋우는 음식이지만, 폐가 지나치게 센 사람이 먹으면 기관지, 천식, 마른기침 등을 유발하는 질병 유발 식품으로 바뀌었습니다. 그리하여 예전에 완전했었던 때에는 유익하게만 작용했던 모든 음식이 각 개인의 장부의 기능 강약 또는 허실 여부에 따라 유익하게 혹은 해롭게 작용하는 일이 생겼습니다.

이와 같이 장구한 세월이 흐르면서 지리, 기후, 음식문화 등과 함께 유전에 의해, 각 개인마다 각 장부의 기능 허실(강약)이 모두 다르게 나타났습니다. 이러한 체질의 형성은 완전한 장부에서 불완전한 장부로 변질된 것으로 인간 불완전성의 단면을 극명하게 보여주는 것입니다. 그러므로 동물에게는 없는, 오로지 인간에게만 존재하게 된 여덟 가지 체질은 생로병사로 종국에 죽음을 맞이하는 인간의 불완전성을 드러내 주는 것이었습니다.

이러한 체질의 비밀은 수천 년 동안 깊은 수면 아래 묻혀 밝히지 못한 채 지나쳐 왔습니다. 그러다 약 100년 전 이제마 선생께서 사상의학을 발견하여 여기에 대처하는 방법을 처음으로 제시하였고, 권도원 선생은 사상의학을 기반으로 팔체질의학의 근간을 완성하여 이 신비를 드디어 벗겨냈습니다. 모든 인간은 여덟 체질로 구분되고 각 체질마다 장부의 기능강약의 차이를 밝혀냈습니다. 그리하여 자신의 체질을 확인하여 자신의 약한 장부에는 힘을 보태주고, 강한 장부는 그 힘을 덜어내는 방식으로 섭생할 수 있도록 팔체질의학을 완성하였습니다. 이것은 인류 의학 사상 가장 위대한 발견입니다.

만일 반대로 허약한 장부의 힘은 빼내고 강한 장부에 힘을 넘치게 하는 섭생을 하면, 오장육부의 기능은 약해져 건강은 나빠질 수밖에 없습니다. 현세에서는 장부의 기능 조절을 위해, 체질에 맞는 식품을 가려 먹을 수밖에 없습니다. 인체의 음양이 조화되고 장부의 허실이 없어지고 한열(寒熱)이 정상이 되고 장부가 화평(和平)되어, 즉 황제내경에서 말하는 음양화평지인(陰陽和平之人)이 되어 완전한 건강을 회복하고 영원한 생명을 누릴 새로운 세상이 오면, 그때에는 어떤 음식이든 생명을 위한 유익한 음식이 될 것입니다. 어떤 음식도 가리지 않고 허용되는 식품은 무엇이든지 생체에 활력을 줄 것입니다. 불완전성의 표현인 체질은 없어질 것입니다. 그 후로는 더 이상 체질을 고려할 필요가 전혀 없어, 아니, 체질이 사람 몸에 없어 완전하니, 어느 것을 가리지 않고 섭취해도 될 것입니다.

5. 체질이란 무엇인가?

이에 대한 답을 구하기에 앞서 먼저 오장(五臟) 육부(六腑)에 대해 살펴보겠습니다. 오장은 간, 심장, 췌장, 폐, 신장을 말하고, 육부는 담낭, 소장, 위장, 대장, 방광, 무형장기인 삼초를 말합니다. 이들 생체의 주요장부들의 기능의 정도에 따라 건강의 척도가 결정됩니다. 체질을 크게 둘로 나누면, 몸이 차가워지려는 편향의 사람과 더워지려는 편향의 사람, 즉 음(陰)체질과 양(陽)체질로 나누어집니다. 다음 모든 체질은 네 개의 장부는 강하게, 두 개의 장부는 중간 평장부로, 나머지 네 장부는 약하게 태어납니다. 모든 사람은 모든 장부가 다 강하게 태어나지 못하기에 한 장부가 최강(最强)하면, 길항장부는 반드시 최약(最弱)합니다.

예를 들면 폐가 가장 강한 체질은 필시 간이 가장 약하기 마련이며, 위가 가장 강한 체질은 신장이 틀림없이 약합니다. 반대로 간이 가장 강한 체질은 폐가 가장 약하다는 것은 재론할 것이 없습니다. 장부의 길항 관계를 사상의학자 이제마 선생께서 처음으로 규명하셨습니다. 이것은 체질의학사상 필적할 수 없는 위대한 업적입니다. 폐도 가장 강하고 동시에, 간도 가장 강한 장기로 태어날 수 없습니다. 또 신장이 가장 강한 사람의 경우에는 위장이 너무 약해 늘 조심하지 않으면 위장병으로 고생하기 마련입니다.

이렇게 개개인마다 장부들의 기능에 강약(强弱) 또는 허실(虛實)의 차이가 있다는 것입니다. 어떤 사람은 폐가 강해서 감기도 잘 안 걸리고 걸린다 해도 잘 낫고, 달리기나 수영도 폐활량이 좋아 잘 하는 사람이 있는가 하면, 반대로 폐가 약해 감기도 잘 걸리고 낫기도 쉽지 않고 달리기 하면 늘 뒤에서 헐떡거리며 겨우 달려와 꼴등하는 사람도 있습니다.

그런가 하면 위장이 강한 사람은 더운 것, 찬 것 가리지 않고 아무리 많이 먹어도 탈 없이 소화가 잘 됩니다. 그러나 위장이 허약한 사람은 찬 것을 먹거나 조금만 과식해도 속이 불편하고 심지어는 체증으로 고생을 합니다. 이와 같이 한두 가지 예만 들어봐도 사람마다 장기의 기능이 세고 약함이 다 다른 것을 알 수 있습니다.

다시 위장의 예를 들어 더 말합니다. 위염이나 위궤양이 발병한 사람이 있습니다. 그 중 한 체질은 위장이 가장 강한 체질이 위염에 걸린 경우입니다. 열은 상승하는 기질이 있어 과열된 열은 위장 상부에 쌓이고 그곳에 병증을 만드는 경향이 있어, 위염이나 궤양, 위암은 주로 위장의 상부나 또는 식도와 위장의 접합부에 해당하는 분문 부위에 발생하기 쉽습니다. 그러므로 위장이 가장 강한 사람은 위에 열이 많으며, 그렇기 때문에 닭고기, 인삼이나 꿀과 같은 열성 식품을 금해야 합니다.

그렇지 않으면 열이 성하여 위염, 위궤양이 더 심해지기 쉽고 먹을수록 위가 항진되고 강해져 식사량이 증가하고 동반해서 비만이 오고 당뇨와 같은 성인병을 원치 않은 선물로 무겁게 받습니다. 그러나 이런 체질은 그런 열성 음식을 삼가고 대신에 차가운 성질을 지닌 생야채나 생선과 위열을 내리는 석고, 지모 등의 약재를 쓰면, 위장이 열이 성해 위염과 궤양이 생겼기에 위장 열이 식혀지면서 식욕도 정상으로 돌아오고 궤양도 자연스레 낫습니다.

이번에는 반대로 위장이 가장 차갑고 약한 체질로 위염이 발생한 경우입니다. 이 체질은 냉기는 하강하는 성질에 따라 냉기가 서려 있는 위장의 하부에 발생합니다. 위장 근육도 약해서 위축성 위염과 위하수가 동반되는 경우도 많습니다. 조금만 과식해도 체중기가 생기거나 부대낍니다. 이 체질의 경우는 위장도 약하고 차가운데 그동안 너무 찬 음식을 먹었고, 그리고 어쩌면 위장 기능에 비해 지나치게 절제하지 못하고 과식을 한 탓입니다. 따라서 생야채나 생과일과 성질이 차가운 음식을 끊고 위를 따뜻하게 보강하는 닭고기, 미역국이나 성질이 따뜻한 식사와 몸을 덥히는 한약을 체질에 맞게 쓰면 위장병은 절로 낫습니다.

장부의 기능 강약 또는 허실에 관계없이 건강이 나빠졌을 때, 병에 해당되는 음식이나 건강식품 또는 한약을 그냥 먹기만 해서 낫게 된다면 사실상 체질도 체질의학도 필요치 않습니다. 사실 자신의 장부와 어울리고 조화되는 것들을 먹어야 병이 치료가 됩니다. 즉 자신의 장부 중에서 센 장기에는 더 이상 강하게 하는 것을 먹지 않고, 대신 약한 장부에 대하여는 보강하는 음식을 먹는 것입니다.

우리가 체질을 알고자 하는 목적은 어떤 음식과 식품 또는 어떤 약재가 내 자신의 건강에 유익이 되고 해가 되는가를 체계적으로 구분하여 유익한 음식만을 선택적으로 섭취하기 위해서입니다. 그러면 개개인 각자에게 적합성의 여부를 판단하는 근거는 무엇입니까? 그것은 섭취하는 특정 식품이 생명의 영위를 가능케 하는 오장육부 각각의 생리적인 기능 강약, 즉 각 개인의 체질에 부합되는지의 여부에 달려 있습니다.

자동차의 엔진의 구조와 적합한 연료 사용을 예를 들어 생각해 보겠습니다. 엔진이 옳게 작동해야 동력이 나옵니다. 엔진 피스톤의 왕복 운동은 회전 운동으로 변환되어 바퀴가 돌아가고 자동차의 운행이 가능합니다. 자동차 엔진을 구동하기 위해서는 그 엔진 구조에 맞는 연료를 주입해야 합니다. 연료를 점화하여 동력을 얻어내는 가솔린 엔진에는 점화가 잘 되는 휘발유를 사용합니다. 그러나 450~500도 압축한 공기의 폭발력에 연료를 분사하여 큰 힘을 필요로 하는 디젤엔진에는 반드시 중유만을 써야 합니다. LPi 엔진은 LPG 가스만을 쓰도록 설계되어 있습니다. 디젤에 휘발유를, 가솔린엔진에 경유를 쓸 수 없는 것입니다. 연료비를 아낀다고 가솔린엔진에 신나를 주입하면, 엔진이 고장 나는 것은 자명한 일입니다. 아무거나 가리지 않고 쓰게 되면 우리의 장부는 쉽게 고장나 병이 생겨 폐차(?) 처리가 때 이르게 찾아오는 것입니다. 사람이 엔진과도 같은 오장육부의 기능을 정상 발휘하여 생명 활동을 제대로 영위하려면, 제 몸에 맞는 식품을 섭취해야 합니다. 잘 맞는 연료(식품)를 주입해 장부의 기능을 정상화하여 운행(생활)하는 것이 최상의 건강법입니다.

그러므로 건강의 중심은 근육 단련에 있는 것이 아니고, 장부의 기능 조화에 달려 있습니다. 실은 장기가 건강하지 못하면 신체 내부 또는 외부에 그 결과로 병증이 나타나는 것입니다. 장부가 튼튼한데 몸의 지체에 병이 날 리가 없는 것입니다. 그렇지만 사람들은 이것을 잘 모르는지 아픈 데만 고치려 듭니다. 병든 장부를 고치지 않았으니, 도로 병이 납니다. 오늘날의 모든 성인병, 즉 당뇨병, 고혈압, 심장병, 간장병, 암, 갑상선질환, 류마티스

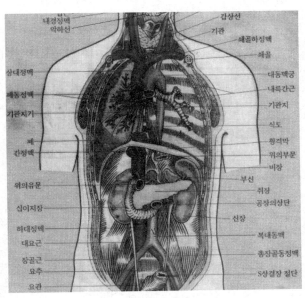

인체해부도 후면

등 이 모든 것이 장부의 허실 또는 강약에서 시작됩니다. 그러나 그 근본 원인을 알 수 없기에 조절만 가능할 뿐 병의 뿌리는 뽑지 못하는 것입니다. 하지만 근본 원인 따라 필요한 시간을 두고 치료, 중병이 아닌 이상 못 고칠 병은 별로 없을 것입니다.

한편 사람이 태어날 때에 모든 장부가 다 기능을 좋게 타고 나면, 병도 없고 어떤 음식을 먹든지 간에 다 몸에 유익하게만 할 것입니다. 그러나 사람은 센 장부가 있으면 필시 허약한 장부를 동시에 갖고 태어납니다. 어느 누구도 완전한 장부를 지니고 태어나지 못합니다. 이런 순리를 현재 우리 인간이 겸허하게 받아들여야 비로소 진정한 건강에 눈을 뜨게 됩니다. 이 말은 체질의학을 알기 전에는 진정한 건강의 길에 관하여는 무지함을 뜻하는 것입니다.

그러므로 무엇을 먹어야 건강을 지킬 수 있는가에 대한 답은 자기 자신의 각 장부의 기능 강약 또는 허실을 바로 알아 어울리고 조화로운 음식을 선택적으로 섭취하는 데 달려 있습니다. 논증의 요지를 이제 아셨을 것입니다. 바로 체질은 오장육부의 기능 강약에서 발현되는 생리적 현상입니다. 식품과 관련하여 체질을 올바로 이해한다는 것은 자신의 약한 장부들에 대하여는 보강하는 것을 섭취하고, 강한 장부에 대하여는 센 기운을 내려주는 것을 섭취하여 전체 장부의 기능을 원만하게 조절하여 최상의 건강상태를 유지해나가는 것을 의미합니다.

팔체질의학은 각 체질의 생리적 현상을 체계적으로 통합하여 식품, 음식, 한약, 약재 등은 말할 것도 없고, 더 나아가 운동, 목욕, 주거지, 실내장식, 잠자리, 집터, 집짓기 등 건강과 관련된 모든 분야에 대해 진정으로 최상의 맞춤 건강 지침을 제공합니다. 개개인의 음양과 장부 허실을 근거로 여덟 체질이 존재하며 적합한 음식, 한방, 광물, 운동, 주거 등이 각자의 체질에 따라 이롭게 또는 해롭게 작용하는 것들이 정해져 있습니다. 본격적으로 체질을 논해보겠습니다.

6. 사상의학, 미완(未完)의 체질의학

체질론에 관하여는 동서양을 막론하고 의료인들이 체질 분류를 시도해 왔습니다. 그러나 실용의학으로 자리매김할 만한 체질의학은 없었습니다. 그러나 한문화권의 동양의학은 체질학에 있어 서양보다 뛰어납니다. 그것은 인체의 추동기관인 장부에 초점을 맞추어 발전되었기 때문입니다. 한의학의 최고 경전인『황제내경(皇帝內徑)』을 보면 음양이십오인론(陰陽二十五人論)과 오태인론(五太人論)이 나옵니다. 오행에 배속되는 오장(五

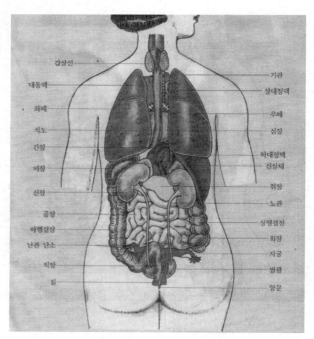

인체해부도 전면

臟), 즉 다섯 장기 중에 사람마다 한 특정 장기가 최강 장기가 되어 다섯으로 나뉘고 거기서 세분하여 다섯씩 더 나눠진다고 믿었습니다. 즉 신장이 강한 신장체질, 간이 가장 강한 간장체질, 심장이 강한 심장체질, 이런 식으로 분류했습니다. 물론 실용성 있는 이론정립은 없습니다. 장경악도 음양인(陰陽人)론을 소개하였습니다. 그러나 추상적이고 체계가 서지 않았던 것으로 치료에 응용할 정도의 실용의학은 되지 못했습니다.

그러다가 수천 년의 역사가 흐른 뒤 조선왕조 말기에 이제마라는 탁월한 인물이 출현하여 드디어 사상의학이라는 장부의 기능 허실에 초점을 맞춘 체질의학이 빛을 보게 되었습니다. 이 사상의학은 인류 역사 최초로 장부와 장부 사이에 존재하는 길항관계를 규명하였으며, 동시에 그것을 근거로 사상체질을 분류하는 가히 경탄할 만한 체계적인 체질론을 세상에 내놓았습니다. 장부 중에 간이 가장 세면 폐는 반드시 약하고, 위장이 가장 강하면 신장이 가장 약하다는 장부의 길항관계가 있다는 경이로운 사실을 처음으로 밝혔습니다.

더욱이 사상의학은 한의학 처방이 음양오행(陰陽五行)의 상생(相生)원리에 따라 보사(補瀉, 기운을 보강하거나 기운을 쏟아버리는 것)가 이루어지던 기존의 전통적 한방 처방법을 따르지 않고, 장부의 허실에 따라 실한 것은 사하고, 허한 것은 보한다는 훨씬 뛰어난 치료법칙을 명확히 제시하고, 연구를 거듭하여 뛰어난 한방처방 방제를 마련하였습니다. 드디어 실용성 있는 체질의학이 나타난 것입니다.

물론 이런 체질의학이 태동하게 된 데에는 당시의 이제마 선생의 건강문제와 함께 정치적 사회적인 배경도 한몫을 했습니다. 조선조에는 성리학(性理學)이 발달했는데, 중기 이후에는 지나치게 비현실적인 이론으로만 치닫는 경향이 심했습니다. 여기에 반해서 정약용, 박지원 등 뜻있는 실학자들이 나타나 실생활에 도움이 되는 의학, 농경 등을 연구하여 실학(實學)을 발전시켰습니다.

이런 배경에서 이제마 선생은 독자적으로도 한의학 연구에 몰두하여 사상 초유의 사상체질의학을 발견하게 되었습니다. 59세에 동의수세보원이라는 책을 저술하여 네 체질로 나누어 체질마다 치료법을 달리하는 법을 공표했습니다. 의학사에 길이 남을 위대한 의성(醫聖)의 업적이었습니다.

■ 최초의 체질의학 '사상의학'을 살펴봅니다

사상의학은 사람의 체질을 태음인, 태양인, 소음인, 소양인의 네 가지로 분류하여 각자의 체질적 특성에 따라 질병을 치료합니다. 한의학에서 말하는 장부(臟腑) 중에서 장(臟)은 주로 저장 기능을 맡은 장기를 말하며 간(肝), 심(心), 비(脾), 폐(肺), 신(腎)의 다섯 장기가 이에 속합니다. 부(腑)는 주로 방출하는 기능을 맡은 장기를 말하며 위장, 소장, 대장, 담낭, 방광이 이에 속합니다.

이 열 장부의 기능 강약 허실에 따라 각자의 체질이 결정됩니다. 이제마 선생은 사람의 체질을 판별함에 있어서 이러한 열 개의 장부의 기능 강약 순서를 모두 다는 파악하지 못하고 상호 길항작용을 일으키는 간장과 폐장, 그리고 신장과 췌장의 기능 강약만 판별하였습니다. 그리하여 간장의 기능이 다른 장기들 중에서 제일 강하고 폐장의 기능이 다른 장기들 중에서 제일 약한 사람을 태음인, 폐장의 기능이 제일 강하고 간장의 기능이 제일 약한 사람을 태양인, 신장의 기능이 제일 강하고 비장의 기능이 제일 약한 사람을 소음인, 비장의 기능이 제일 강하고 신장의 기능이 제일 약한 사람을 소양인이라 했습니다. 이렇게 최강장부와 최약장부를 밝힘과 동시에 이 두 장부가 길항장기이며, 두 장부는 동시에 강장기가 될 수 없다는 경이로운 발견을 하였습니다. 이리하여 한방과 자연의학의 기초를 마련하였습니다. 이를 바탕으로 강한 장기는 사(瀉)하고 약한 장기는 보(補)하는 방법으로 처방하여 한의학의 일대 약진을 가져왔습니다.

그러나 확인되지 않은 나머지 장부에 대하여는 기능 강약을 알 수 없으므로 체질식이요법 체질침법 한약처방 체질에 맞는 한약재의 정확한 활용법 또는 치료에 정확한 보사법(補瀉法)을 완벽하게는 활용할 수가 없었습니다. 때문에 완전한 치료법이 되지 못했습니다. 하지만 가장 뛰어난 최초의 체질 업적이었습니다.

사상의학의 체질 및 장부 강약허실 분류표

	최강 장부	차약 장부	평 장부	차강 장부	최약 장부
태양인	폐 대장	?	?	?	간 담낭
태음인	간 담낭	?	?	?	폐 대장
소양인	비 위장	?	?	?	신장 방광
소음인	신장 방광	?	?	?	비 위장

7. 팔체질, 체질의학의 완성

권도원 선생은 사상의학에서 발견한 최강장부와 최약장부 외에 밝혀내지 못한 각 체질의 나머지 장부들의 강약 허실을 여덟 개의 체질별로 모두 찾아 밝혀냈습니다. 이렇게 미완의 사상체질을 완전한 팔체질의학으로 완성하였습니다. 의성(醫聖) 이제마 선생께서는 비위장이 가장 강한 체질은 더운 체질인 소양인(少陽人) 및 폐 대장이 가장 강한 체질은 따뜻한 체질인 태양인(太陽人), 이 두 체질을 몸이 더운 양(陽)체질로 분류하였습니다. 권도원 선생께서는 소양인을, 오행에서 토(土)가 비위장에 배속되기 때문에 즉 비위장이 가장 강한 장부인 토체질로 명명하였습니다. 또한 태양인은 오행에서 금(金)이 폐, 대장에 배속되므로 폐 대장이 가장 강한 장부인 금체질로 명명하였습니다.

이제마 선생께서는 간, 담낭이 가장 강한 서늘한 체질을 태음인(太陰人), 그리고 신장, 방광이 가장 센 차가운 체질을 소음인(少陰人), 그리고 이 둘을 몸이 차가운 음체질로 분류하였습니다. 권도원 선생께서는 오행에서 목(木)이 간에 배속되므로 목체질이라 부르고, 수(水)는 신장에 배속되기에 수체질이라 칭하였습니다. 이제마 선생께서는 음양의 관점에서 체질을 명명하였고, 권도원 선생께서는 최강 장부에 중심을 두고 명명하였다는 것을 알 수 있습니다. 이같이 사람은 먼저 크게 음과 양으로 체질이 대별됩니다.

다음으로 센 장부와 약한 장부가 구별됩니다. 사람의 체질을 분류함에 있어서 제일 강한 장부(최강 장부)와 제일 약한 장부(최약 장부)뿐만 아니라 여타 장부(차강 장부, 평 장부, 차약 장부)의 기능 강약 순위도 완벽하게 구분하여 사람은 여덟 체질로 분류된다는 것을 밝혔습니다.

즉 **태음인**은 간장의 기능이 다섯 장기 중에서 제일 강하고 폐장의 기능이 다섯 장기 중에서 제일 약하지만, 태음인 중에서도 간장, 심장이 강하고, 췌장 위장은 중간 평 장부이고, 신장과 폐장은 약한 장부로 기능 강약이 정해지는 목음(木陰)체질이 있으며, 간장, 신장, 심장, 췌장, 폐장의 순서로 기능 강약이 정해지는 목양(木陽)체질 둘로 나누어집니다. 목양과 목음과의 가장 큰 차이점은 목양은 신, 방광이 강해 대체로 뼈와 하체가 튼실하나 위 기능이 약한 편이고, 목음은 신, 방광이 약해 위 기능은 원만한 편이나 뼈와 하체

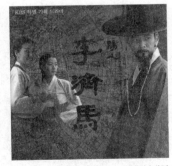

사상체질의학을 바탕으로 방영된 '태양인 이제마' MBC 드라마

가 대개 부실합니다.

　　태양인은 폐장의 기능이 제일 강하고 간장의 기능이 제일 약한데, 태양인 중에서도 폐장, 신장이 강하고 비장은 평장기이고 심장, 간장은 기능이 약한 금음(金陰)체질이 있으며, 폐장, 비장이 강하고 신장, 간장의 기능이 약한 금양(金陽)체질이 있습니다. 금음체질은 신장이 강해 하체와 골수기능이 원만하나, 금양은 신 방광이 허해서 뼈와 하체가 부실해지기 쉽습니다.

　　또한 **소음인**은 신장의 기능이 제일 강하고 비장의 기능이 제일 약하지만 소음인 중에서도 신장 간장이 강하나 폐장 비장이 약해 무기력과 소화 장애로 고생하는 수음(水陰)체질이 있으며, 심장 비장이 약하나 소화력은 원만하여 가리지 않고 다식하는 까닭에 냉증과 잔병치레가 많은 수양(水陽)체질이 있습니다.

팔체질의학의 체질 및 강약허실 분류

	최강(最强)장부	강(强)장부	평(平)장부	약(弱)장부	최약(最弱)장부
금음	대장 폐	방광 신장	위장 비장	소장 심장	담낭 간장
금양	폐 대장	비장 위장	심장 소장	신장 방광	간장 담낭
목음	담낭 간장	소장 심장	위장 비장	방광 신장	대장 폐
목양	간장 담낭	신장 방광	심장 소장	비장 위장	폐 대장
수음	방광 신장	담낭 간	소장 심장	대장 폐	위장 비장
수양	신장 방광	폐 대장	간장 담낭	심장 소장	비장 위장
토음	위장 비장	대장 폐	소장 심장	담낭 간장	방광 신장
토양	비장 위장	심장 소장	간장 담낭	폐 대장	신장 방광

　　소양인은 비위장의 기능이 제일 강하고 신장의 기능이 제일 약하지만 소양인 중에서도 비위장, 폐장, 심장, 간장, 신장의 순서로 기능강약이 정해지는 토음(土陰)체질이 있고 비위장, 심장, 간장, 폐장, 신장의 순서로 기능강약이 정해지는 토양(土陽)체질이 있습니다. 이 체질은 정량보다도 더 다식하는 경향 때문에 체력은 늘 좋은 편이나 당뇨나 고혈압, 위암 등 큰 병으로 고생하는 사람이 많은 편입니다. 이처럼 각 체질에 따른 장부의 강약과 체질적 특징이 모두 밝혀졌습니다.

각 개인의 전체 장부를 체온과 성질로 살펴보면, 토체질의 위장은 뜨겁거나 덥고 그래서 전체 장부는 열성입니다. 금체질의 폐는 따뜻하고 그래서 주군 장기인 폐의 지배를 받아 모든 장기가 건조하고 온성입니다. 목체질의 간은 서늘하고 간의 지배를 받는 다른 모든 장기는 습하고 서늘합니다. 수체질의 신장은 차갑습니다. 그래서 최강 장기인 신장의 지배를 받아, 수음체질은 모든 장부는 습하고 차갑습니다. 수양은 모든 장기가 건조하고 냉합니다.

한편 과일, 채소, 곡류, 육류, 생선 등 모든 식품과 건강식품, 한약재, 금속, 광물질, 즉 모든 물질은 귀경(歸經)하는 장부가 정해져 있습니다. 따라서 체질과 어울리는 맞는 물질을 적용하거나 섭취하면 장부의 기능을 강화하지만 잘못 쓰면 장부의 기능이 떨어집니다. 이렇게 체질을 정확히 알고 물질의 정체를 제대로 이해하면, 각 체질마다 부작용과 시행착오 없이 완벽한 식품처방과 식이요법 및 운동법, 생활건강, 한방처방 등을 할 수 있게 되었습니다.

* 귀경(歸經): 식품이나 약재가 특정 장부(臟腑)에 영향을 미쳐 그 장부의 기운을 더해주거나 빼내는 등 생리적 조절기능을 발휘한다는 한의학적 이론

예를 들어 설명합니다. 기침과 가래가 함께하는 감기에 걸렸을 때 흔히 도라지(길경)를 달여 마십니다. 도라지는 폐의 기능을 보강하고 기침을 가라앉히고 가래를 삭여 줍니다. 기관지 염증을 없애고 폐허(肺虛)로 인한 천식, 코 막힘, 비염 등에 효과가 있습니다. 때문에 폐가 나쁘거나 감기에 걸리면 상식적으로 도라지를 이용합니다. 그런데 효과를 보는 사람도 있고, 더 악화되는 사람도 있습니다. 그러나 식품과 각 개인과의 비밀에 감추어진 순리는 아무도 모릅니다.

그러나 팔체질의학에서는 명료한 답을 제시합니다. 폐가 체질적으로 허약한 장기일 때에는 효과를 보지만, 폐가 비록 현재 기능은 약한 상태이지만 체질적으로 강하게 태어난 사람이라면 더 나빠집니다. 그러나 대부분의 한의사들이 체질을 배제한 상황에서 감기로 제 증상이 나타나면 폐를 보하는 약재처방을 하게 되니 모두가 효과를 볼 수는 없는 것입니다.

8. 팔체질과 식품과의 관계

체질을 모르고 좋다는 산삼을 먹고 겪게 된 불행한 일화를 소개합니다. 오래전의 MBC 드라마 〈명성황후〉에서, 명성황후가 임신하자 대원군은 귀한 산삼 두 뿌리를 선물합니다. 인삼은 아래에서 설명하는 바와 같이 더운 식품입니다. 산삼을 드신 중전마마는 열 달을 채우지 못하고 그만 낙태하고 맙니다.

고종황제가 어의에게 하문합니다. "어찌하여 산삼을 먹고 낙태하였는고?" 어의는 답합니다. "중전마마는 열이 많은 소양인 체질인지라 그러하옵니다." 그 뒤 대원군은 또 산삼을 선물하지만 중전은 그것을 내팽개칩니다. 명성황후는 둘을 더 낳았으나, 산삼의 후유증으로 결국 둘 다 죽었습니다.

■ 따뜻한 기를 가지고 있는 인삼

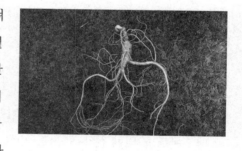

차를 타고 충청도를 지나면서 인삼밭에 검은 천막을 쳐 놓은 것을 본 적이 있지요? 인삼은 더운 식물이기에 햇볕을 바로 쬐면, 잎이 빨갛게 말라 죽습니다. 이런 이치로 산삼도 햇볕이 내리 쬐는 벌거숭이산이 아니라, 숲이 우거지고, 그래서 그늘지고 떨어진 나뭇잎이 썩어 거름지고, 물 빠짐이 좋은 바람이 잘 통하는 환경에서 자라는 것입니다. 햇빛을 싫어하는 것을 보면 인삼이나 산삼은 성질이 덥다는 것을 짐작할 수 있겠지요? 이런 이유로 위장이 차갑고 허약한 체질에게 원기를 크게 보충합니다.

반대로 폐와 위가 세면서 더운 체질은 사약(死藥)이 될 수 있습니다. 그런데 본질적으로 같은 따뜻한 기를 가진 홍삼은 모든 체질에 관계없이 다 좋다고 알려져 그리 믿고 먹다가 결국은 알게 모르게 건강이 상하는 경우가 많습니다. 물론 인삼에는 게르마늄, 사포닌, 진세노사이드Rg 시리즈 등 인체 면역과 장부의 기능 회복에 도움이 되는 희귀한 약리성분이 많이 들어 있습니다. 그러나 이러한 영양소는 어디까지나 폐(肺)와 위(胃)가 약하고 차가운 체질에만 유익한 것이지, 맞지 않는 체질이 욕심내어 먹게 되면 고통만 따르게 될 뿐입니다. 요즘 산삼 관련 홍보물에서 허약한데 좋다고 광고하는 것에 대해 무조건 현혹되는 것을 조심해야 할 것입니다.

귀 기울여 듣던 순이엄마가 이런 설명을 듣고 의아한 듯 묻습니다. "그리 좋은 산삼도 체질에 맞지 않으면, 위험하기까지 하다는 뜻인지요?"

그렇습니다. 약효가 강한 만큼 해도 큽니다. 산삼은 차가운 비위(脾胃)와 허약한 폐의 기능을 북돋는 더운 최고의 약재인데, 더운 비위와 뜨거운 심장 열이 있는 소양인에게 먹였으니 그럴 수밖에요.

■ 예로부터 즐겨 먹어온 청국장과 요구르트

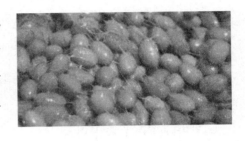

흰콩은 따뜻한 성질을 띠고 있어 차가운 소음체질(수음, 수양)과 태음체질(목음, 목양)의 폐와 위를 따뜻하게 해주어 좋습니다. 따뜻한 체질인 태양인(금음, 금양)과 더운 소양인(토음, 토양)에는 해롭습니다. 우유는 육류가 해로운 태양인(금양 금음)과 수양체질을 빼고는 다 좋습니다.

그런데 흰콩을 발효시켜 청국장을 만들고 우유를 발효시켜 요구르트를 만들면, 그 기(氣)가 바뀝니다. 허약한 대장을 보강하는 식품이 됩니다. 그래서 이제는 대장 기능이 약한 소양인 중 토양체질, 목음, 목양, 소음인 중 수음체질의 대장을 튼튼하게 하는데 유익합니다. 그러나 나머지 대장기능이 센 체질은 해롭습니다. 심지어 대장이 세면서 차가운 수양체질도 마찬가지입니다. 장에 변비나 설사기가 있다고 먹다보면 더 나빠집니다. 조상이 물려준 참살이 식품이라 하여 무조건 먹어서는 안 됩니다.

슬기엄마가 이 말을 듣고 동조합니다. "대장이 나빠서 요구르트를 먹었는데 오히려 더 나빠졌어요. 체질감별을 받고 대장이 센 금음체질이라는 것을 알고 그것을 중단하고 대장을 강하게 하는 음식을 끊었더니 개선되더군요."

■ 식생활에 빠질 수 없는 배추와 열무

배추는 잎이 넓고 뿌리는 몸집에 비해 몹시 작습니다. 뿌리와 잎의 부피를 비교해 보면 매우 균형이 어긋나 있습니다. 왜 그럴까요? 배추는 차가운 식물로 따뜻한 햇볕을 많이 받으려고 넓은 잎을 무수히 냅니다. 서늘한 땅 기운이 싫어, 흙 속에 뿌리내리는 것이 싫어서 뿌리는 잎에 비해 아주 작습니다. 배추는 찹니다. 때문에 원래 따뜻하거나 더운 체질은 기를 내려주고 열을 식혀주기에 어울리는 식품이 됩니다. 하지만 서늘하거나 차가운 체질은 배추를 먹게 되면 기는 더 가라앉고 장부는 더 차가워집니다. 기력이 떨어지고 사지에 냉증이 생깁니다. 그래서 음체질은 식단에서 배추김치를 내려놔야 건강이 시작됩니다.

무는 반대입니다. 잎을 보세요. 잎은 좁은데 그것도 모자라 갈라져 있습니다. 이는 좀 더 잎의 면적을 작게 하려는 것입니다. 이렇게 해야만 조금이라도 햇볕을 덜 받을 수 있습니다. 열무는 더운 식물입니다. 더운 열을 식히려고 서늘한 흙 속에 뿌리를 깊이 내립니다. 무를 먹어보면 열기(熱氣) 때문에 매운 맛이 나고 얼굴과 코에 땀이 납니다. 폐를 따뜻하게 합니다. 그래서 무는 폐가 약하게 태어난 체질에 유익합니다. 하지만 폐가 강한 금음, 금양체질과 수양체질은 해롭습니다. 잎은 따뜻하여 수음, 수양체질만 유익하고 나머지 체질은 해롭습니다.

■ 날마다 먹는 쌀과 보리

아무리 맛있는 음식을 먹어도 쌀밥을 먹지 않으면 뱃속이 서운합니다. 농촌에서 봄에 못자리에 볍씨를 뿌리기에 앞서 물을 채운 항아리에 여러 날 볍씨를 담급니다. 싹을 틔우려면 물속에서도 오래 걸리는데 만일 더운 봄에 마른 볍씨를 못자리에 바로 뿌리면 햇볕과 볕에 데워진 물 때문에 싹을 제대로 틔우지 못합니다. 볍씨는 뜨거운 열기(熱氣)로 가득 차 있기 때문입니다. 햇빛이 들지 않는 서늘한 항아리에서 시간이 꽤 흘러야 겨우 싹을 내는 것입니다. 더운 열을 식혀야 하기에 자라는 동안 내내 논에 물이 가득 차 있어야 합니다. 그리하여 모가 되고 나락으로 영글게 됩니다.

낱알을 자세히 들여다보세요. 알이 톡톡 불거져 모가 나 있고, 위아래로 마치 혈기왕성한 사내의 혈관과도 같은 줄(경락)들이 힘차게 튀어 나와 위아래로 뻗어 있습니다. 겉껍질을 벗겨 보면 물기를 거세게 방어하는 왁스 층과 솟아 오른 줄이 있어, 표면에 양기(陽氣)가 넘칩니다. 밖으로 튀어나오고 모가 나고 각이 있는 것은 양(陽)과 열(熱)입니다. 그런 이유로 현미는 차가운 위장을 따뜻한 열기를 불어 넣어 줍니다. 따라서 현미는 위장이 차갑고 약한 소음인(수음, 수양체질)과 태음인 중 위장이 약한 목양체질에 유익합니다.

그러나 나머지 강하거나 평(平)한 위장을 지닌 체질은 장복하면 위염이 생기거나 식도나 인후에 염증이 생길 수 있습니다. 그런 이유로 선조들은 도정을 하여 열이 많은 겉껍질을 벗겨내 모두가 먹을 수 있는 평(平)식품으로 바꿔 섭취했습니다. 물론 현미의 껍질에는 휘친산이라는 해독성분이 많아서 원래 체질이 위장이 차갑고 약한 사람에게는 금상첨화입니다.

　그러나 휘친산의 해독 효능만 영양학적으로 알고 있지, 휘친산의 뜨거운 해독성분이 차가운 위장의 냉성에 효능을 발휘하는 반면, 차가운 음식을 먹어도 불편이 없는 따뜻한 위장을 지닌 사람에게는 오히려 위장의 열을 과중하게 하여 관련 장기에 염증과 암을 유발합니다. 유식한 영양학자들의 말만 믿고, 영양성분상 참살이 식품이라고 하여 체질과 무관하게 먹게 됨으로 오히려 건강이 나빠지는 결과를 초래하였습니다.

* 현미는 옥수수와 더불어 소음인에 가장 좋은 식품이나 껍질의 왁스 층은 소화가 몹시 힘들어 섭취 시 양 조절에 신중해야 한다.

　육안이나 현미경으로 보이는 성분보다 더 중요한 것이 눈에 보이지 않는 기미향(氣味香)입니다. 냉장고에 있는 인삼을 차가운 상태 그대로 먹는다고 해서 몸 안에서도 차갑게 작용하는 것이 아닙니다. 어떤 방법으로 먹어도 여전히 본질적으로 그 기미(氣味)는 덥기에 몸도 더워집니다. 40도 되는 양주는 아무리 차게 먹어도, 몸에서는 열이 납니다. 양주의 기(氣)는 뜨겁기 때문입니다. 식품의 보이지 않는 기를 볼 줄 아는 지혜와 통찰력이 있어야 건강을 볼 수 있습니다.

■ 차가운 음기(陰氣)로 가득한 보리와 밀

　밀과 보리는 물속에서는 자라지 못하고 썩어 버립니다. 농사를 지어본 분이라면 수확기에 물기 있는 땅에 보리알이 떨어지면 금방 싹이 나는 것을 기억하실 것입니다. 보리는 차갑고 음습(陰濕)한 식물입니다. 보리와 밀을 자세히 살펴보면 아름다운 타원형으로 한가운데에 파여진 줄이 나있습니다. 보리는 일엽편주 모양으로 아름다운 곡선미를 날씬하게 드러내면서 정중앙에 정교하게 줄이 오목하게 나 있습니다. 이것은 암컷의 생식기 겉모양과 닮아 있습니다. 안으로 들어가고 부드럽고 원만(圓滿)한 것은 음(陰)과 냉(冷)입니다. 보리는 차갑기에 여름철의 더위를 식히기 위해 해열제로 미숫가루를 만들 때 씁니다. 특히 여름에 보리차를 마시는 것은 열을 식히기 위함입니다. 그래서 열이 많은 체질에는 위, 폐, 간열을 내리는 데 좋은 식품입니다. 그러나 위장이 차가운 체질은 심지어 여름에도 몹시 해로운 식품이므로 삼가야 합니다. 계속 먹으면 배탈이 나고 배가 차가워집니다.

  * 수체질은 가난했던 옛 시절에 조밥, 보리밥을 주식하여 원기부족과 위장병이 많았다.

■ 흰콩과 검정콩의 차이

콩에는 양질의 단백질이 40%나 함유되어 있는데다 필수아미노산이 골고루 들어 있습니다. 철분, 뼈를 튼튼하게 해주는 칼슘, 뇌세포의 주요 구성성분인 레시틴이 있으며, 한방에서는 감초와 흑태로 조성된 감두탕(甘豆湯)이라는 해독탕제가 있는데, 여기에 검정콩이 해독성분이 있어 해독제로 쓰여 왔습니다. 그래서 그런지, 아니면 콩팥과 검은 머리칼에 좋다고 믿기 때문인지 검은콩은 참살이 식품으로 알려져 왔고, 심지어 '약콩'으로까지 불리며 사랑받고 있고, 건강 좀 안다는 분은 검정콩을 늘 가까이 두고 먹고 있습니다.

그러나 이 검정콩이 사람을 살리기도 죽이기도 하는 것은 모르고 무조건 좋은 줄 알고 먹습니다. 이제부터라도 똑바로 알고 드실 때가 되었습니다. 흰콩과 검정콩은 영양성분상으로는 특별한 차이는 없으나, 사실 알고 보면 엄청난 차이가 있습니다.

먼저 **흰콩**에 관해 설명합니다. 흰색은 빛을 반사합니다. 흰콩은 따뜻한 식품이기에 빛을 싫어합니다. 때문에 따뜻한 햇볕을 받아들이기 싫어 흰옷을 입고 햇볕을 거절합니다. 그래서 흰콩은 폐와 위를 따뜻하게 하고 기운을 보강합니다. 따라서 흰콩은 체질이 차갑고 서늘한 체질에 유익하고, 폐나 위에 열이 많은 체질에는 고혈압과 당뇨, 심장질환의 원인이 됩니다.

검정콩은 검은색은 빛을 흡수하는 성질이 있는 것처럼 차가운 몸에 따뜻한 햇볕을 더 받아 빨아들이려고 검정색으로 옷을 입고 있는 것입니다. 그래서 검정콩은 서늘한 간과 차가운 신장으로 그 기운이 들어가서 힘을 보태 줍니다. 때문에 열이 많고 따뜻한 양(陽)체질에 적합하며 열 체질의 열독(熱毒)을 해독하는 데 유효합니다. 따라서 차가운 음(陰)체질의 차가운 냉독(冷毒)에는 소용이 없습니다. 원수입니다. 그러나 차갑고 따뜻한 기운은 껍질의 색소(플라보노이드)에 주로 함유되어 있기에 껍질을 제거한 후 만드는 두부로 먹을 때는 화평한 식품이 되어 모든 체질에 유익한 영양분이 됩니다.

이처럼 같은 종류의 콩이라 하더라도 표피의 색소에 따라서 음양이 다르고, 귀경하여 보강하는 장부도 다른 것입니다. 이런 자연 순리를 알고 자신의 음양과 반대되는 식품을 섭생함으로써 건강 백세를 누릴 수 있습니다. 이상은 늘 식탁에 오르는 식품에 대한 설명이었습니다.

* 흰콩의 더운 기운과 검정콩의 차가운 기운은 껍질의 흰 색소와 검은 색소에 주로 존재한다. 그래서 껍질을 벗겨 만든 두부는 모든 체질에 유익하다. 한국인은 검정서리태가 약콩이라고 하여 상식하나, 양체질에 아주 좋고, 음체질에는 아주 해롭다.

■ 한약재로는 '갈근'이라고 하는 칡

이번에는 친근한 칡을 예를 들어 보겠습니다. 여름에 산에 가본 적이 있다면 나무를 휘감고 올라가는 칡넝쿨을 보셨을 것입니다. 아무튼 올라갈 수 있는 데까지 뻗어 올라가서는 더 이상 오를 데가 없으면, 나무언저리에서 칭칭 감아 돌면서 하늘을 향해 넝쿨 순 끝을 쳐들고 있습니다. 왜 이럴까요? 칡은 상승하는 기운이 많아 마치 물을 끓이면 수증기가 위로 올라가듯 위로 자꾸만 올라가는 것입니다.

그러나 잎이 넓은 것을 보면 차가운 기운도 숨어 있습니다. 또한 상승하는 기운이 있기에 반동력으로 뿌리는 땅속 깊이 파고 들어갑니다. 그래서 갈근의 기는 인체상부에 위치한 폐로 들어가 보강합니다. 전분과 당분이 많아 소화 작용이 좋고 감기로 열이 오를 때 해열에 효과가 있으며, 뇌와 관상동맥의 혈액 흐름을 늘려 줍니다. 폐가 허한 목체질, 토양체질에 적합하며, 다른 체질은 섭취 시, 고혈압, 두통, 눈의 충혈 등의 문제가 발생하며, 특히 폐가 과강한 금체질(태양인)은 주의해야 합니다. 수음체질에는 서늘하므로 해롭습니다. 이렇게 넝쿨로 뻗어 올라가거나 뿌리가 깊이 내리는 약용 식물은 주로 상승작용이 있기에 폐를 보강하여 가라앉는 기를 올려 힘을 솟아나게 하는 승양익기(升陽益氣) 작용을 합니다.

■ 개나리

한방에서는 연교(連翹)라고 하여 씨와 껍질을 약재로 씁니다. 추운 겨울이 지나고 맨 먼저 봄소식을 알리려고 급하게 달려와 줄 서서 길 따라 화사하게 노란 색으로 피어 길손을 맞이합니다. 움츠려 있던 우리네 마음도 봄볕에 찬란하게 빛나는 순 황금 색깔을 보노라면, 모든 시름을 던져 버리고 새로운 생명의 시작을 함께하고 싶어집니다. 그런데 개나리의 가지의 모양새를 자세히 보면, 약재의 성질을 짐작할 수 있습니다. 높은 언덕 위에 심어진 개나

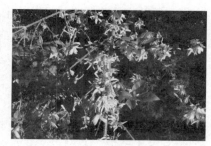

개나리

리는 자라면서 가지를 위로 솟구치면서 크지 않고, 아래로 뻗어 내리면서 큽니다. 결국 땅에 내려와서도 땅바닥을 기어갑니다(위로 뻗는 종류도 있지만, 원래의 개나리는 아래로 뻗어 내림).

왜 이럴까요? 개나리는 기운이 너무 차가워 위로 가지를 뻗어 올라갈 수 없습니다. 마치 차가운 공기는 아래로 내려가는 이치와 같습니다. 에어컨을 가동할 때 바람의 방향(날개)을 위로 하는 이유는 차가운 공기는 아래로 내려가기에 전체 공간을 고루 냉방하기 위한 목적입니다. 때문에 연교라는 약재는 두면(頭面)과 목과 위, 가슴 상부의 열을 해소하여 아래로 끌어내리고 흩어버려 소산(疏散)시키는 공능이 있습니다. 연교는 위와 심장의 열을 풀어헤치는 작용을 합니다. 너무 차갑기에 체열이 극열한 토양체질 외에는 모두 부적합합니다.

■ 구기자를 본 적이 있습니까?

시골에 가면, 인가(人家)에서 담 대신 구기자로 울타리를 두른 것을 보았을 것입니다. 새끼줄처럼 연속해서 휘감아 길 잡아 주는 대로 자라갑니다. 그러나 위로는 뻗어 올라가지 못합니다. 아래로 늘어져 뻗어갑니다. 개나리의 예에서 알 수 있듯 차가운 성질을 지니고 있음을 알겠지요? 그래서 인체 하부에 위치한 신장으로 들어가서 콩팥의 음기(陰氣) 즉 자양분을 더해줍니다. 뿌리는 지골피(地骨皮)라고 하여 신장과 폐의 열을 식혀 주면서 자양(滋養)작용을 합니다. 때문에 신폐(腎肺)가 허약한 토양, 목음체질에 유익합니다. 대체로 차가운 성질을 띤 식물은 차가운 신장의 기를 보사하는 약재로, 서늘한 기를 지닌 식물은 서늘한 간의 기를 조절하는 약재로 쓰입니다.

■ 대추는 어떤 성질을 품고 있을까요?

이번에는 뜨거운 성질을 지닌 열성(熱性) 식물을 생각해봅니다. 가을에 그리도 무수히 주렁주렁 달려 힘에 겨워 그만 가지가 찢어질 것만 같은 대추나무를 보고 있노라면 풍요로움 그 자체를 느낍니다. 그 붉은 차돌 같은 열매는 한방에서 대조라는 약재로 불리며 단맛은 위장을 따뜻하게 하고 여러 약들을 조화시키고 보혈합니다. 얼굴 혈색이 좋으면 예부터 대춧빛 얼굴이라고 빗대어 말했습니다. 그런데 개나리와는 달리, 가장 늦은 봄에 초여름에 가까워질 때에 꽃부터 핍니다. 대추나무는 햇볕의 양기를 많이 흡수해서 몸을 덥혀야만 꽃을 피울 수 있기에 초여름 무렵에 드디어 생명활동을 시작합니다. 잎은 나중에 피어납니다.

대추나무 가지를 유심히 보면, 매끈하게 쭉 뻗은 개나리와는 달리, 마치 용트림하는 양, 가지를 비틀면서 용의 뿔처럼 가시를 솟구쳐 내면서 자랍니다. 이런 현상은 무엇을 암시할까요? 뜨거운 양의 기운이 마치 혈기왕성한 젊은이가 힘쓸 데가 없어 몸부림치는 형상 그대로입니다.

대추는 뜨거운 기운을 간직한 식물인데, 뜨거운 꽃을 피우는 데는 보통 이상의 열기가 필요하기에 봄철 내내 양기를 넉넉히 흡수한 뒤에 비로소 열화(熱花, 뜨거운 꽃)를 피우고 그 기운을 살려 붉은 화실(火實, 불기운이 가득한 열매)을 맺는 것입니다. 때문에 대추는 오로지 신장의 기가 극냉하여 몸과 위장이 몹시 차가운 수음 수양체질(소음인)에만 맞고 다른 체질은 해롭습니다.

※ 대추는 보혈재이나 지나치게 섭취하면 습열이 많아서 소화 장애와 더부룩한 증상이 나타날 수 있다.

■ 고구마와 감자

또 예를 들면, 너무 차가워 오로지 토양체질의 더운 몸과 위열을 식혀주는 유익한 고구마가 있습니다. 반면 너무 열기가 많아서 위장을 덥히기에 다른 체질에는 해롭게 작용하나, 차가운 위장을 가진 목양, 수양, 수음체질의 위장을 따뜻하게 덥혀주는 감자가 있습니다. 두 식품을 영양 성분 관점에서 보면, 전분, 당분 등으로 구성되어 있어 별반 차이가 없습니다. 그러나 보이지 않는 성질은 판이하게 다르고 기운 역시 달리 작용합니다. 한방에서는 영양적인 측면도 중요시하지만 더 중요시하는 점은 사용되는 약재의 보이지 않는 기미(氣味)입니다. 진정한 에너지나 기운은 눈에 보이는 것보다 눈에는 보이지 않는 것에 있습니다.

독자들의 체질과 식품과의 관계를 알기 쉽게 몇 가지 예를 들어 써 보았습니다. 나름대로 풀어 써 보았으나 어쩌면 이해하기 어려운 점들도 있을 것입니다. 몇 차례 읽어 가면 인식이 깊어질 것입니다 (식품과 체질과의 관계는 뒤에 다른 항목에서 설명이 계속됩니다).

9. 제일 중요한 것은 팔체질 식이요법

고혈압, 암, 당뇨, 심장병, 간장병 등 질병을 치유함에 있어 체질을 알고 병의 원인을 명확히 분별해 낸 다음 원인을 제거하고 원인의 결과인 현재의 병증을 개선하는데 적합한 체질에 맞는 식이요법이 절실합니다. 이런 체질섭리는 식품 섭취, 생활방식, 건강문화 등 모든 면에 작용합니다.

곡류, 야채, 과일, 육류, 생선, 해조류, 한약, 건강식품, 광물질, 목욕법, 운동법, 반신욕, 족탕요법, 요료(尿療)법, 단전호흡법, 녹즙, 잠자리, 침구류, 전지(轉地)요법, 집터 잡기, 가옥 구조, 심지어 새싹채소, 허브식물에 이르기까지 건강에 영향을 줍니다. 각자의 체질에 맞추어 병증에 대한 식이요법을 꾸준히 생활해 나가면 건강증진을 누릴 수 있습니다.

다음은 식이요법을 선택함에 있어 간장질환을 앓고 있는 한 환자분의 고뇌가 묻어나는 이메일 내용입니다.

"우려하였던 것은 선생님께서도 잘 아시다시피 구강을 통해 섭취한 모든 것은 결국 간장에서 대사 작용, 해독 등 약 500가지 이상의 일을 한다고 합니다. 제 기억으로는 약용식물이 20가지 이상이 포함된다고 하는 말씀으로 기억되는데, 이같이 많은 식물이 포함됨으로써 간에 무리를 주는 것은 아닌지 하는 염려됩니다. 물론, 이를 처방하시는 분은 당연 무리가 없다고 보기 때문에 처방하셨겠지만 환자의 마음은 다르다는 것이죠.

사람을 불신하는 것이 아니라, 과학적 뒷받침이 되지 않는 상황에서 약리작용에 대한 불안이었겠지요. 세상은 참으로 혼돈스럽습니다. 한의사가 본인이 간경화 환자였는데, 완치되었다며 그 사례를 가지고 광고를 하여 환자를 모으는가 하면, 또 어느 한의원에서는 6명 정도의 환자 표본사례를 가지고, 투약한 결과 항체가 생겼다고 광고하는 것을 보고 참으로 안타깝다는 생각뿐이었습니다. 이 같은 분들의 가장 큰 목적은 진정으로 인술이 아니라, 영리 목적이 최대의 초점이 맞추어져 있다 하지 않을 수 없습니다.

그런데 매우 중요한 것은 잘못된 즉, 실패한 사례들은 얘기하지 않는다는 것입니다. 수백 명을 대상으로 나름대로의 치료를 하고 그중에 성공한 케이스가 있다면 이를 부각시켜서 간질환 환자들을 현혹시키고 있다는 점입니다. 그렇다고 대체의학을 하시는 모든 분들이 그렇다는 의미는 아닙니다. 저 역시 20년을 넘는 투병생활 속에서 얼마나 많은 고통이 뒤따랐겠습니까? 고견 부탁드립니다. 항상 좋은 일만 많이 있으시기를 기원합니다."

필자가 답변한 글입니다.

"Y 교수님의 글을 읽고 새삼 환자분들의 고충에 대해 다시 생각을 해봤습니다. 말씀하신 대로, 치유된 사례만 내세워 모두가 치료되는 것처럼 홍보하며 실패한 경험은 드러내지 않으며 아예 실패는 없는 일처럼 말합니다. 맞는 말입니다.

이 경우 제품을 파는 사람은 먹고 좋아진 경험담만을 광고합니다. 사실 스피룰리나를 파는 사람은 모두가 그것만 먹으면 다 나을 것처럼 선전합니다. 홍삼은 체질에 관계없이 누구나 먹으면 기력을 보강한다고 권장합니다. 그러나 알다시피 체질에 맞지 않으면 장기 복용 시 끝내는 몸이 상하게 됩니다. 하지만 언급한 식품을 먹고 효과를 보는 분들도 많습니다. 때문에 모두가 동일한 식품을 먹고 다 효과를 볼 수 없는 것입니다. 오로지 인간에게만 존재하는 체질이라는 자연 치유순리를 따르지 않았기 때문입니다.

그러면 문제의 핵심은 어디에 있습니까? 만약 판매자가 체질에 맞게 판매한다면 실패하지 않을 것입니다(물론 체질감별에 따라 식품을 처방하는 사례는 없음). 이와 마찬가지로 간장병 치유 영역도 그렇습니다. 어떤 한의원이나 대체요법가들이 간장병을 치유한 사례가 종종 있습니다. 그러나 이 경우에는 체질과 무관하게 치료하기에, 제공하는 처방이 우연히 그 환자의 체질과 잘 맞아 떨어져 치유효과를 보게 된 것입니다. 그 처방과 맞지 않는 체질을 가진 환자의 경우에는 치료가 되지 않습니다. 체질의학을 떠나서는 모든 사람들에게 절대적으로 유익 또는 치유효과를 가져오는 대체요법은 존재할 수 없는 것입니다.

치유됐다는 사실은 임상 사례상 중요한 의미를 지니는 것은 분명하나 더 중요한 진실은 치유 원리입니다. 특정 식품이 어떤 이에게는 유익하게 작용하지만 다른 사람에게는 해롭게 작용하는 것처럼, 특정대체요법도 유익하게 작용하는 사람도 있는 반면 해롭게 작용하여 치유되지 않을 수 있기 때문입니다.

반면 팔체질요법은 개개인마다 해롭게 작용하는 것은 일절 배제하고 유익하게 작용하는 것만을 활용하기에 모든 사람들이 요법으로 인해 악화되는 일은 전혀 없을 뿐만 아니라 오로지 치유기능만 증강됩니다. 때문에 팔체질의학은 의학 중 최고의 의학원리입니다. 건강한 사람이 실천하면 질병과 노화를 지연시킬 수 있으며, 허약한 사람이 지키면 건강회복의 지름길을 걷게 되며, 더 나은 건강을 누릴 수 있기 때문입니다.

특히 간장병의 경우에는 Y 교수님도 잘 인지하는 바와 같이 해독하는 간 기능이 대부분 취약하기 때문에 대체요법을 했을 때, 효과를 보기보다는 부작용이 많습니다. 한방약재(허브)를 사용하는 경우에 한약재는 약리작용이 강해 체질에 맞으면 좋은 효과가 다른 식품에 비해 훨씬 우수한 반면, 체질에 맞지 않으면 부작용은 그만큼 반비례하여 일반 식품보다 크게 나타납니다.

예를 들어 부자나 초오라는 약재는 독성이 있으나 체질에 맞고 적절한 양을 사용하면, 오히려 체내 냉독(冷毒)을 해소하고 회양(回陽, 냉증을 없애고 몸을 덥혀 따뜻한 체온으로 회복되는 것)시키며, 인체의 생리기능상 최적온도인 36.5~37도에 도달하게 하는 효과가 있습니다. 그러나 독성이 전혀 없는 인삼이나 홍삼도 체질에 맞지 않은 사람이 섭취하면, 음기가 모자라지고 양기가 태과(太過)되어 장기의 기능실조로 질병이 유발됩니다. 치유의 관건은 체질에 근거를 둔 처방입니다.

체질을 확실하게 검증하고 체질에 맞는 방제학에 의거하여 처방된 처방은 간장과 신장독성을 유발하지 않습니다. 그러나 체질과 무관한 처방은 장기 복용 시 간신(肝腎)증후군을 필연적으로 유발합니다. 맞지 않는 약재는 그 자체로는 독성이 없을지라도 간을 무력화시킵니다. 때문에 단기 투여하는 급성질병에는 일반 한방처방이 별무리가 없으나 장기적으로 치료를 요하는 간장병이나 암의 경우에는 신장독성이 유발되어 치료에 실패하게 되는 것입니다. 게다가 이런 부류의 환자들의 간은 해독력이 더 약하기 때문에 더욱 그러합니다. 그러므로 간신(肝腎)증후군을 유발하지 않는 치유를 하려면 체질에 근거해야 하는 것입니다.

참고로 저희 연구소의 경우, 장기간 체질추출물을 고객들이 섭취해도 GOT/PT를 포함한 간 기능검사상 악화되는 사례가 없습니다. 오히려 간 기능이 개선되고 e항체(B형간염 항체)가 생기고 HBV-DNA(B형간염 바이러스 유전자)가 음성으로 전환됩니다. 심지어 간경변증 말기 환자로 40%

미만의 간만 남아 있고 영양대사가 안 되어 구토하고 음식을 삼키기 어려운 경우에도 불구하고 체질추출물이 도움이 되었습니다. 이 경우 체질에 맞지 않는 재료가 조금이라도 사용되면 그것은 그 환자의 간에 치명적인 의료사고를 일으킬 수 있습니다. 원만한 결과를 가져오는 것은 오로지 체질에 따라 요법을 실행하기에 가능한 일입니다.

그렇지 않고 간염이나 간경화 합병증은 장기적으로 당연히 체질과 무관하게 처방하여 약재를 쓰면 처음에는 좋은 것 같다가 나빠지는 경우도 있으며, 처음부터 또는 얼마의 시간이 지나면 몸은 더 나빠집니다. 왜냐하면 체질에 맞지 않는 약재는 결국에는 간의 해독 기능에 무리를 주기 때문입니다. 때문에 장기적인 치료를 요하는 간질환의 경우 간염항체를 만들거나 간염바이러스유전자를 제거할 수 없는 것입니다.

저는 지금까지 대체의학의 여러 다양한 분야에서 공부도 하고 실천도 해보았으며, 경험을 토대로 마침내 인류역사상 최고의 의학 팔체질의학에 귀일(歸一)하였습니다. 이제마 선생께서는 당시 사상의학을 펼치면서 모든 의학이 체질의학으로 귀일(歸一)할 때를 기대하였습니다.

Y 교수님께서 B형간염 바이러스 완치에 있어 현대의학으로는 현재 불가능함을 잘 아십니다. 간염은 체내 자체면역을 증강해야 가능함을 잘 아십니다. 이것은 대체의학으로만 가능합니다. 그러면 어떤 대체요법을 선택해야 할 것입니까? 자연섭리에 어긋나지 않고 자연 순리와 함께 순행하는 요법이어야 할 것입니다. 체질의학이 순리에 맞는 것인지에 대해 저희 웹사이트(www.gan.co.kr)의 내용을 진지하게 검토해보시기 바랍니다. 팔체질의학이 자연의 이치에 어긋나는 것이라면, 다시 자연 순리에 맞는 대체요법을 찾아 나서야 합니다. 결정은 Y교수님의 선택에 달려 있습니다. 누구나 죽을병에 걸리지 않은 이상, 한 번은 자신을 고쳐줄 사람을 만난다고 합니다. 고쳐줄 사람을 분별하고 선택하는 일은 당사자의 몫입니다. 감사합니다."

병은 머뭇거리는 사람을 기다려주지 않습니다. 가만히 있는다고 해서 치유되는 것도 아닙니다. 시간이 흐르면 몸만 더 나빠집니다. 아무런 희생도 대가도 치르지 않고 거저 건강을 도로 찾을 수는 없는 일입니다. 건강이 나쁜 만큼 피나는 노력과 희생을 더 바쳐야 합니다. 올바른 식이요법을 찾기 위해 시간을 바쳐 열심히 탐구하고, 확실한 것을 발견하면 쓸 데 없는 갈등을 떨쳐버리고 곧바로 매진하실 것을 권합니다.

체질의 존재 입증

1. 시작하는 글

본 내용은 체질에 대한 인식이 부족한 사람들의 이해력을 높이기 위함입니다. 또한 이제 막 체질 의학에 접하였으나 확신이 부족한 사람들에게 믿음을 심어주기 위해서입니다. 아직은 체질에 따른 식사법을 따르는 사람들이 많지 않습니다. 더욱이 대중매체에서 제공되는 건강정보는 대부분이 체질의학과 무관하기에 체질을 믿는다고 해도, 그런 매체를 접하면, 그들은 혼란과 갈등을 겪을 수 있습니다. 호소력 있게 제공되는 그런 종류의 건강지식은 체질 원리를 접어버리고 그것을 따르고 싶은 충동과 뿌리치기 어려운 유혹을 불러일으킵니다. 그리하여 체질을 알았음에도 불구하고 때로는 체질과 무관한 건강정보를 받아들여 실행한 결과 건강이 상하는 경우도 있습니다. 이어서 설명되는 내용들은 그런 시행착오를 범하지 않도록 인식을 높여주고 초지일관 체질원리를 따르도록 격려가 될 것입니다.

가능하면 알기 쉽게 자세히 풀어 쓰려고 힘쓰겠습니다. 주의 깊게 되풀이 하여 읽어보면 이해하기 어려운 부분도 풀리게 됩니다. 참을성을 가지고 읽어주시길 바랍니다. 그러면 독자는 진정한 건강의 길을 찾아 자신과 가족의 건강을 가장 효율적으로 돌볼 수 있게 되며, 나아가서는 이웃의 건강에도 참된 조언과 정보를 주어, 그들로 하여금 헛된 노력을 기울이지 않도록 도와 줄 수 있습니다. 여기서 는 식사법보다는 체질의 입증에 중점을 두고 설명합니다.

"어떤 음식이든지 조물주께서 주신 음식인데 못 먹을 음식이 어디 있겠는가? 음식은 가리지 말고 고루 먹어야 건강하지!" 흔히들 쉽게 이렇게 말합니다. 음식을 골고루 먹어야 필요한 영양분 모두를 모자람 없이 섭취하게 돼 건강해진다고 믿는 것입니다. 서양영양학은 각 식품에 들어 있는 영양분을 성분 분석을 통해 특정 영양분의 성분과 비율을 알아내 특정 건강문제 또는 질병극복에 도움이 되는 유익한 정보를 제공하였습니다.

반면 그런 지식은 영양성분에 따라서 음식을 섭취하기만 하면 아무 문제없이 건강문제를 해결할 수 있다는 영양에만 편중하여, 식품이 함유하고 있는 고유의 성질과 기운을 배제한 모자라는 정보를 전달하게 되었습니다. 그런 생각의 밑뿌리에는 체질의학에 대한 개념이 전혀 없습니다. 체질의학은 영양성분 자체도 중요하지만 식품의 기(氣)를 더 중요시합니다. 그 이유는 식품 속에 함유된 기운이 개개인에게 미치는 영향이 영양성분보다 더 크게 작용하며 그러기에 장부에 끼치는 영향이 더 큽니다.

한편 사람마다 오장육부의 기능의 세기가 달라 그것에 맞추어 섭생을 해야 한다고 말하면, 그것을 부정하는 사람들이 많습니다. 그저 골고루 먹으면 됐지 뭘 그리 따져 먹을 필요가 있느냐고들 말합니다. 오히려 그 체질식이 더 사람을 피곤하게 하고, 스트레스를 받아 건강이 더 나빠진다고도 말합니다. 자기의 생활방식에 따라 살다보니 자신의 특정장기가 강해지거나 약해진 것이지 타고 나는 것은 아니라고 말합니다. 이렇게 말하는 것은 어느 정도 건강이 양호하기 때문일 것입니다.

그러나 보름달도 차면 기울고, 점차 작아져 초승달이 되며, 해도 뜰 때가 있고 질 때가 있는 법입니다. 아무리 건강해도 세월에는 당할 자 없어 결국에는 병들기 마련입니다. 노쇠와 죽음 앞에는 재물도 지위도 명예도 학식도 힘을 발휘하지 못하며, 단지 파도에 이리저리 밀려가는 나뭇잎과 같은 무력한 인간 생명일 뿐입니다. 남자는 세 명 중 한 명이, 여자는 네 명 중 한 명이 암으로 죽어갑니다. 자신은 관계없다고 장담할 수 없습니다. 물론 생로병사에 비굴하게 굴 필요는 없지만, 그렇다고 귀하디귀한 생명을, 쓰레기 버리듯 무모하게 죽음 앞에 내던질 수는 없는 일입니다. 할 수 있다면 최상의 건강을 유지하여 삶의 질을 향상시켜야 합니다. 사실이지 정작 심각한 건강문제에 부딪히면 그때는 생각이 달라지기 마련입니다. 지금은 건강을 챙길 때입니다. 고로 겸허하게 열린 마음으로 읽어 주시기 바랍니다.

체질이란 오장육부(五臟六腑)의 기능 강약의 편차에서 발현되는 생리적 현상입니다. 체질의 존재를 가능한 알기 쉽게 설명해 보겠습니다. 재차, 참을성을 가지고 곰곰이 생각해보면서 읽어볼 것을 권합니다. 참고로 다음 글은 절대적인 내용으로 받아들여서는 안 된다는 점을 미리 밝힙니다. 왜냐하면 사람이 살면서 건강을 잘못 관리함에 따라 자신의 센 장기가 약해질 수도 있고, 반대로 잘 관리하면 허약한 장기도 제 기능을 발휘할 수 있기 때문입니다. 체질의 전형적인 특징을 강조해서 포괄적으로 체질의 존재를 깨닫도록 하는 데 그 목적이 있습니다.

2. 위장 기능의 강약허실

위장을 예로 들어 생각해 봅니다. 자신이나 주위 사람들 가운데 소화 기능이 강하여 어떤 음식을 먹든지, 얼마든지, 아무 때나 심지어 야심한 밤에 먹어도 거뜬히 소화를 잘 시키는 사람이 있습니다. 반면 차가운 음식을 먹으면 변통이 좋지 않거나, 조금만 과식하거나, 제 몸에 맞지 않는 음식을 먹으면 소화가 안 되거나, 위하수로 인한 체증으로 평생 고생하는 사람이 있습니다. 이런 상황은 거의 평생 지속됩니다.

바꾸어 말하면 위장이 강한 사람은 한평생 강하고, 위가 허약한 사람은 언제까지나 약하기 일쑤입니다. 위장 기능은 체질적으로 타고나기 때문입니다. 바꿀 수가 없습니다. 위장에 열이 많은 사람은 평생 위열이 강해 소화가 잘 되는 반면, 위가 차가운 사람은 평생 찬 음식을 조심하고 과식하지 않고 살아야만 몸을 보전할 수 있습니다. 위가 약한 사람이 노력하면 어느 정도는 개선은 되지만, 강한 위장을 가진 사람처럼 아주 강해지지는 않습니다. 위가 좋아져도 여전히 찬 것을 탐하거나 과식하면 탈나는 것은 평생을 두고 변하지 않습니다. 타고난 위장의 원래의 성질은 무덤에 갈 때까지 갑니다. 이런 점들은 무엇을 의미할까요?

사람은 태어날 때 어떤 사람은 강한 위장의 기운을 지니고, 어떤 사람은 허약한 위장의 기운을 가지고 나옵니다. 위장의 기능이 강하고 약한 체질의 차이점은 대나무와 버들나무의 대조적인 성질과 유사한 점이 있습니다. 버들나무는 유약하여 바람 부는 대로 가지가 이리저리 흔들리지만 꺾이지는 않습니다. 위가 약한 사람은 음식 조심하면 큰 위장병에는 걸리지 않습니다. 그러나 대나무는 바람이 심하게 불어도 휘어지지 않지만 꺾일 수 있습니다. 언제나 강한 위장을 타고난 사람은 강한 위열이 있어 무엇이나 소화시켜 평생 동안 소화 장애로 고생하는 일이 없습니다. 그러나 거침없이 가리지 않고 먹고 살면 결국에 위암에 잘 걸립니다.

이는 금양 토체질에 주로 나타납니다. 위장이 열이 많고 강한 체질은 강하지만 부러지기 쉬운 대나무처럼 위암과 같은 병에 걸리기 쉽습니다. 그 이유는 어떤 음식이든지 먹는 대로 소화도 잘 되고 불편한 느낌이 없기 때문에 대개가 식사량이 많고 위장이 항진되어 위장 내에 열이 많아 열증으로 인한 위염, 위궤양 유병률이 높습니다. 위장 내에 열이 심해 염증부위 출혈이 심하고 면역이 떨어져 자연치유가 잘 안 됩니다. 위산분비가 식사 시 외에는 잘 안 되기 때문에 모르고 지나치기 쉽고, 열성 음식 섭취는 위장병을 부채질합니다. 그래서 소화가 잘 되던 사람이 이상이 생겨

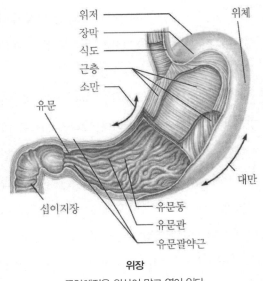

위장
금양체질은 위산이 많고 열이 있다.
위를 서늘하게 하는 냉성 야채가 좋다.

병원에 가보면 위암이라는 진단이 나옵니다. 물론 위암 진단을 받은 뒤에도 여전히 소화는 한동안 왕성합니다. 이런 경우는 열은 위로 올라가는 상승작용이 있기에 위암도 주로 식도의 맨 끝에 있는 열증이 과도하게 몰려있는 분문(噴門) 부위나 위장 상부에 발생합니다. 원인이 과도한 열증에서 비롯되었기에 치유법은 위를 덥히는 인삼, 당귀, 천궁과 같은 더운 식품이나 약재를 사용해서는 안 되고, 열증을 풀어주는 체질에 적합한 서늘한 쇠비름, 대청엽 등을 쓰는 것이 마땅합니다.

반면 유약한 위장을 유전 받은 사람은 위장이 차가워 조금만 차거나, 몸에 맞지 않거나, 과식하면 소화 불량으로 힘이 들고 체증이 생기는 등 평생 동안 고생합니다. 그러면서도 먹으면 불편한 음식을 삼가고 탐식하지 않기에 바람 부는 대로 흔들려도 꺾이지 않는 버들처럼 잔병치레는 할지언정 큰 병 없이 잘 살아가는 사람도 있습니다.

하지만 이런 체질도 음식을 가리지 않고 무조건 섭취하면 위장에 냉증과 습기가 쌓여 냉적(冷積)이 생기고 위장이 무력해져 연동운동이 힘들고 자주 체증이 생깁니다. 냉증으로 인한 위염이 발생하고 냉기로 인해 혈액순환이 안 되니 자연적으로 위암이 발생합니다. 위장의 냉기는 하강하는 성질이 있어 위장 아래 부위가 가장 차가운 취약점으로 위암이 발생하기 가장 쉽습니다. 이때는 체질에 맞는 더운 약재를 써야지 일반적으로 암에 좋다고 알려진 것을 무조건 섭취하면 오히려 악화됩

니다. 체질적으로 아주 강하거나 약한 위장에 대한 양 극단의 원인과 치유 원칙을 간단히 설명해봤습니다. 건강식품을 쓸 때에도 원칙은 동일하니 원인을 제거해주고, 회복시키는 것을 써야 합니다.

이러한 위장 기능의 강약의 편차는 그 자신으로서는 어찌할 수 없습니다. 토, 금양체질은 센 위장 기능을 가지고 태어납니다. 그다지 노력을 기울이지 않아도 소화력이 좋은 사람은 늘 위장이 편합니다. 위장 기능은 체질적으로 타고나는 것입니다. 이 체질들은 평생 동안 소화로 고생하는 일이 어지간히 혹사시키지 않고서는 거의 없습니다. 반면에 수음, 목양, 수양체질의 대부분이 위장장애가 있어 일생을 음식 조심하면서 살 수밖에 없습니다. 조금만 과식하거나 차가운 것을 먹으면 속이 부대끼고 기운이 떨어집니다. 물론 노력하면 어느 정도는 개선되기야 하겠지만 체질적 한계를 벗어날 수 없습니다. 위가 허약한 사람은 애를 써도 약하기는 매한가지입니다.

* 수양체질은 위가 차갑고 약해도 폐의 건조한 기운 덕에 위장이 건조해서 소화력에 문제가 생기지 않는 경우가 많다. 소화력은 위장의 열과 건조성에 의존한다. 그러나 섭취한 식품의 냉기는 몸에 적체되어 병을 만든다.

이렇게 위장 기능에서 강약의 편차가 존재함을 살펴봤습니다. 이것은 체질원리를 배제하고는 설명과 이해가 불가능합니다. 한번 타고난 위장을 포함한 장기의 강약은 일생동안 강하거나 약한 상태로 변함없이 그대로 거의 유지됩니다.

3. 신장(콩팥) 기능의 강약허실

■ 신장이 약한 체질

이번에는 콩팥(신장)을 예로 들어 말합니다. 신장 기능이 약한 사람은 다음과 같은 현상이 나타납니다. 주로 토, 금

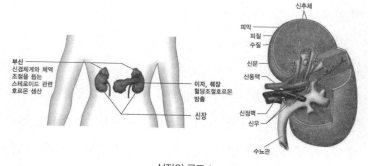

신장의 구조 1

양, 목음체질에서 나타납니다. 어떤 사람은 소변을 참지 못하고 자주 보며, 밤에도 화장실에 한두 번은 소변 때문에 들락거립니다. 살이 빠지면 엉덩이 살이나 넓적다리 살부터 먼저 빠집니다. 그 부위에는 살이 별로 없습니다. 특히 몸이 허약해지거나 나이 들어 병약해지면 없던 엉덩이 살마저 다 빠져 볼품이 없습니다. 하체가 약해 걷는 것을 싫어합니다. 대개 하체 근육을 주로 사용하는 등산 등을 싫어하는 편입니다. 이런 사람은 하체운동을 하고 정력을 강화하는 식품이나 약을 먹어도 그때뿐이거나 효과가 별로 나지 않습니다. 그나마 하체운동을 하지 않으면 하체가 약해져 무릎관절염, 퇴행성 관절, 무릎에 물이 차는 증상 등의 무릎 관절질환이 나이 들면 특히 흔해집니다. 넘어지면 뼈가 약해 잘 부러집니다. 골밀도가 낮습니다.

게다가 건강해도 성적인 면으로 이성에 별반 관심이 없습니다(생식능력이 왕성한 짝짓기 시기는 제외합니다). 체력은 좋아도 성생활에는 별로 관심이 없습니다. 성관계를 가져도 별로 오래하는 것을 좋아하지 않습니다.

이런 체질은 어여쁜 여인을 봐도 순간만 예쁘다고 생각할 뿐, 그다지 오래 마음에 두지 않는 편입니다. 바람을 잘 피우지도 않습니다. 아름다운 여성 보기를 돌을 보듯 하기도 합니다. 오히려 이성보다는 동성과 즐겁게 지내는 편이 더 좋습니다. 여성의 경우에는 남성이 건전하게 친구처럼 지내는 것 같다가, 속내를 드러내 성적으로 접촉하려고 하면 불쾌하게 생각하고 다시는 만나려 하지 않습니다. 이런 신장이 약한 아내는 남편이 따뜻한 마음과 돈만 주고 바람만 피우지 않으면, 집에 들어오지 않아도 별로 개의치 않거나 집에 들어오지 않으면 더 좋아라고 하는 여인들도 있습니다.

이 체질들은 상대방 배우자보다는 자녀에 대한 애정이 더 지극합니다. 그러므로 똑같이 신장이 허약한 체질일 경우에는 자녀를 애지중지 키우다보면 자녀가 자기중심적인 성격으로 잘못 성장할 수 있는 문제점을 안고 있습니다. 부부 둘 다 신장이 약하면, 부부 사이에 성적 갈등도 없습니다. 이런 사람은 체질적으로 신장이 약합니다. 선천적으로 신장과 콩팥이 허약한 상태로 태어나기에 보완하지 않는 한 일생동안 신장, 방광의 기능 허약으로 고생하게 됩니다. 체질적으로 약한 콩팥과 오줌보를 타고 났기 때문입니다. 설령 보완한다 해도 크게 강화되지는 않습니다. 신장이 약한 관계로 일생을 두고, 요실금, 요도염, 관절염, 신우신염, 조루증, 성 기능 저하, 하체무력 등에 노출되기 쉽습니다. 한편 이 체질과 살고 있는 신장이 센 체질의 배우자는 상대방 배우자가 자녀에게 과도하게 애정을 쏟는다고 불만을 가집니다. 또한 이 체질들이 정상적인 건강을 가진 경우에는, 잘못하면 성적인 골이 깊어질 수 있습니다. 그러므로 허약한 신장 기능을 가진 배우자는 상대방에 대한 성 기능 능력을 발전시키려는 노력이 절실합니다. 그러나 사람은 자기중심적이어서 상대방이 너무 그런 면으로 지나치다고 생각하고 발전시키기보다는 부담을 느낍니다.

　중요한 점은 성 기능을 주관하는 신장이 강해야 장수한다는 사실입니다. 적절한 주기에 따른 성관계는 사람을 덜 늙고 더 젊게 합니다. 이 모든 현상은 신장이 체질적으로 약하게 태어났기 때문입니다. 한 번 타고난 신장이 약한 체질적 현상은 본인으로서도 어찌할 수 없습니다. 타고난 체질은 불변입니다.

■ 신장이 강한 체질

　이번에는 신장이 체질적으로 강한 경우를 생각해 봅니다. 이런 체질은 소변을 별로 자주 보지 않으며, 상황이 여의치 않을 때에는 오줌보가 빵빵해도 그리 힘들지 않게 잘 참아냅니다. 대체로 허벅지와 엉덩이에 살이 많은 편입니다. 하체가 튼튼합니다. 넘어져도 뼈가 잘 부러지지 않습니다. 신장이 강하니 자연히 뼈가 튼튼합니다. 골밀도(骨密度)도 대개 높습니다.

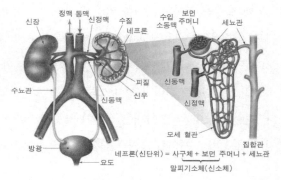

신장의 구조 2

다른 데에 병은 생겨도, 관절은 어느 정도만 관리를 해주면 별로 병이 없습니다. 밤에 특별히 음료를 많이 마시지 않는 한, 자다가 화장실에 가는 일은 없습니다.

　이 체질은 정력이 약해져 정력제를 먹으면, 처음에는 효과를 보는 듯하다가 나중에는 기별도 없거니와 결국에는 몸만 상합니다. 예컨대, 남자화장실 벽에 광고전단지에서 적극 권장하는 산수유, 복분자도 해당 사항이 없습니다. 도리어 몸만 버립니다. 역시 그것으로 담근 술이 좋다고 먹어보면 그것도 재미를 보지 못합니다. 다른 장기가 약해 동반해서 신장이 약해져서 그렇게 된 것이지 본래 거기가 약한 것은 아니었습니다. 최고로 약한 장부가 좋아지면 자동적으로 그곳도 좋아집니다. 그러니 진정 관심 가져야 할 장기는 허약 장부입니다. 몸이 건강할 때는 성생활을 즐기며, 몸이 약해져도 마음만은 늘 거기에 있습니다. 몸이 따라주지 않아 한스러울 뿐입니다. 이성의 아름다움에 대해 감성이 넘칩니다. 자녀에 대한 애정도 좋지만, 부부 사이의 금슬을 더 중요시합니다. 그러나 이 체질이 허약해지면 성 능력도 약해지는 것은 어쩔 수 없지만, 몸이 회복되기 시작하면 다른 데보다 성 기능부터 좋아지기 시작합니다. 아무쪼록 이 체질은 똑같이 신장의 기(氣)가 강한 사람끼리 만난다면 금상첨화입니다. 만일 신장의 기운이 약한 사람을 만난다면 얼마간 성 기능을 억제하는 일이 필요할지 모릅니다.

위에 설명한 내용은 콩팥이 센 체질에 관한 내용으로 일생동안 그대로 변함없이 지속됩니다. 이처럼 강한 신장은 그 성질을 간직한 채로 평생을 보냅니다. 개개인에게 존재하는 신장의 기능 강약은 평생 지속됩니다. 한 번 받은 신장 기능은 내 맘대로 바꿀 수가 없습니다. 체질은 타고나기 때문입니다. 고로 체질은 존재합니다.

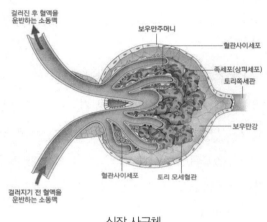

신장 사구체

* 신장 기능이 강한 체질도 허약하게 태어나 평생 병치레를 하거나, 살다가 몸이 부실해지면 기능이 약해져 정상 기능이 나타나지 않는다. 반대로 신장이 약한 체질이라도 건강관리를 잘 하여 보완하면 원만한 기능이 나온다.

4. 간 기능의 강약허실

■ 간이 강한 체질

주로 목체질에서 나타납니다. 사진을 찍어보면 다른 사람에 비해 간이 큽니다. 간은 피를 저장하고 영양분을 모아둡니다. 그런 기능을 너무 과하게 발휘하다 보니, 간이 센 체질은 우선 살이 잘 찝니다. 물론

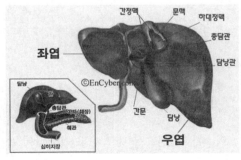

간

다른 체질도 비만과의 전쟁이 심한 경우도 있지만, 이 체질이야말로 평생을 두고 비만과 싸워야 하는 운명이 아닌 체질을 타고 났습니다. 이 체질은 물만 먹어도 살이 찐다고 할 정도로 밥을 조금만 잘 먹으면 금방 살이 쪄 오릅니다.

이 체질은 하늘은 맑고 습기 없는 가을날을 제일 좋아합니다. 바람결에 한들한들 춤추는 코스모스도, 열매가 주절이 달려 금방이라도 찢어질 듯한 감나무 가지도, 사방팔방으로 화살촉을 한꺼번에 날릴 기세로 입을 벌려 윤나는 알밤을 토해내는 밤송이도, 습기 없는 청명한 가을날이기에 가슴 시원하게 감상할 수 있습니다. 만약 무더운 여름날이면 그런 감흥이 일어날까요? 그렇지 못합니다.

이 체질은 피부가 부드럽고 촉촉한 사람이 많고, 해변의 습한 공기에 노출되어 살면 얼굴에 기미나 주근깨가 많이 생깁니다. 피부가 무릅니다. 여름에 살이 겹치는 오금, 겨드랑이 부위에 습으로 인한 피부병이 발생합니다. 눈이 충혈이 잘 되고 노안(老眼)이 많으며, 정수리에 냉기가 있기도 하고 통증도 있으며 무감각하기도 합니다. 두통과 편두통이 자주 있습니다. 수술시 마취에서 너무 일찍 깨어나 곤욕을 치르기도 합니다. 추위는 타면서도 여름에 더위를 잘 이기지 못합니다. 간에 허열이 많은 것입니다.

> * 목체질은 본디 장부가 서늘한 체질이기에 엄밀히 간에 실열이 있다고 하기 어렵다. 때문에 아주 차가운 황련 같은 약재로 열을 해소해서는 안 되고 황금 같은 서늘한 약재를 써서 간열을 제거해야 한다.

온탕에서 적당히 땀을 흘리면 몸이 가볍고 기혈이 순환이 잘 됩니다. 채식 위주로 살면 간의 기능 이상항진으로 간장병에 잘 걸립니다. 채소를 많이 먹으면 몸이 무거워지고, 환각 공상 망상증이 생기며, 비현실적이 되기도 합니다. 육식을 하면 소화도 잘 되며 힘도 생기고 몸이 가벼워집니다. 이런 현상은 일생을 두고 유지됩니다. 간이 센 장기를 지니고 태어났기 때문입니다. 일생을 두고 위의 점들을 유의하면서 살아가는 지혜가 필요합니다.

■ **간이 약한 체질**

이 역시 사진으로 대조해서 보면 간이 유별나게 작습니다. 간은 근육을 원활하게 작용하도록 돕는 일을 합니다. 때문에 간이 허약한 체질로 태어난 사람은 젊을 때는 괜찮다가, 나이가 들어가면 근육이 약해져갑니다. 걷는 도중에 갑자기 뒷다리 근육이 풀려 땅바닥에 주저앉거나 넘어지기도 하고, 가벼운 경우에는 다리 근육의 맥이 풀리는 느낌이 가끔씩 발생해 활동이 불편합니다. 수술 시간이 지나도 마취에서 깨어나지 못하기도 합니다. 유독 이 체질만 병원의 신약을 장기복용하면 간의 GOT, GPT 수치가 정상치를 초과합니다. 간의 해독기능이 약해 화학약물의 독성을 제대로 해독하지 못한 결과입니다.

역시 간이 약해 간염 바이러스에 취약하여 단연 간장병에 가장 많이 걸리는 체질입니다. 육식을 즐기면 간에는 지방간이, 심장에는 지질과 콜레스테롤이 관상동맥혈관을 막아버려 끝내는 심장병을 피할 수 없습니다. 쓸개즙 분비가 약해 육류의 지방과 단백질을 제대로 분해 대사시키지 못한 결과입니다. 고기를 먹으면 변통이 나쁘고 냄새가 나기도 합니다.

생선회와 차가운 성질을 품은 야채를 먹으면 변이 상쾌하고 몸은 경쾌합니다. 이와 같이 간이 약한 체질은 늘 이런 현상 중 일부가 나타납니다. 약한 간은 한번 타고 나면, 바뀌지 않습니다. 아무리 노력해도 일생 허약한 테두리 안에서 벗어날 수 없습니다. 단지 보완할 수 있을 뿐입니다. 이 말은 허약한 간을 보강하는 체질식을 하지 않으면, 쉽게 허물어진다는 것입니다. 사는 날 동안 내내 슬기롭게 간을 지키는 것이 장수의 비결입니다. 약한 간의 기능은 이 세상에서는 결코 변하지 않습니다.

5. 폐 기능의 강약허실

■ 폐(허파)가 센 체질

주로 수양 금체질에서 나타납니다. 폐가 강한 사람은 실제로 사진을 찍어보면 폐가 큽니다. 윗가슴이 큽니다. 폐활량이 커서, 여름날 저수지나 개울가에서 물장구 치고 놀면서, 물

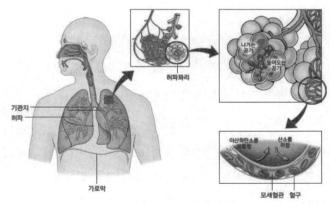

호흡기계부터 폐포까지 나뉘는 모식도

속에서 오래도록 숨을 안 쉬고 견디기 시합을 하면 언제나 이 체질이 이깁니다. 특별히 운동신경이 둔하지 않는 한, 달리기를 하면 등수 안에 들고 오래 달리기를 하면 맨 앞에서 의기양양하게 달려 들어옵니다. 이봉주나 황영조 같은 육상선수는 모두 이 체질입니다. 다른 사람보다 허파가 큽니다.

피곤해도 노래방에서 노래하면 찌뿌둥하고 무거웠던 몸이 자기도 모르게 풀려 언제 그랬냐는 듯, 깃털처럼 가벼워집니다. 그것은 폐 속에 갇혀 있던 뭉친 기를 풀어냈기 때문입니다. 피부는 얼굴 말고는 건성입니다. 가을엔 피곤합니다. 비 내리는 축축한 날이 오히려 감성도 좋고 기분도 만점입니다. 햇볕에 잘 탑니다. 다른 사람보다 금방 얼굴이 검게 때로는 붉게 탑니다. 폐가 강한 체질은 차가운 음료를 여러 잔 마음 놓고 마셔도 아무렇지 않은데 유독 우유만 차갑게 마시면 설사기가 있습니다. 육식을 하면 변통이 좋지 않고 냄새가 심하게 나기도 합니다. 이런 특징을 가진 폐가 강한 사람은 나서 죽을 때까지 그대로입니다. 체질은 죽을 때 끝납니다. 체질은 확실히 존재합니다.

■ 폐가 약하게 태어난 체질

이 체질로 태어난 사람은 폐활량이 형편없습니다. 때문에 단거리 혹은 장거리 달리기를 하면 꼴등을 면할 수 없습니다. 일등을 결코 할 수 없습니다. 수영도 속도를 내거나 안 쉬고 계속 달릴 수 없습니다. 숨이 가쁩니다. 호기성 운동에 아무리 노력을 기울여도 다른 사람에 비해 발전성이 없습니다. 피부가 촉촉합니다. 여름에 살이 무릅니다. 피부가 겹치는 부위에 피부염이 곧잘 생깁니다. 어깨가 뻐근하고 견갑통이 잘 생깁니다. 폐가 약하기에 어깨와 목 부위에 기가 순환이 안 되어 생기는 현상입니다. 어깨와 팔 부위의 힘이 당연히 약합니다. 무거운 것을 잘 들지 못합니다.

겨울이 되면, 기린처럼 선이 예쁘고 긴 목을 내놓고 한껏 자랑하고 싶지만, 목과 기관지가 차가워 따뜻하게 싸매어 가릴 수밖에 없는 딱한 처지가 됩니다. 감기에 약합니다. 걸리면 잘 낫지도 않습니다. 가을 되면 목이 차갑다가 조금만 찬 데 있다 보면 목이 아프고, 다음날에는 감기에 걸려 있습니다. 심지어

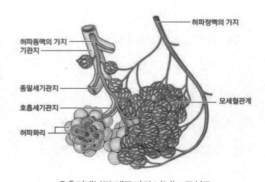

호흡기계부터 폐포까지 나뉘는 모식도

는 가을이 되자마자, 반갑지도 않은 감기가 찾아와 안방(폐)에 자리 잡고 물러갈 생각도 않다가, 이듬해 봄이 되서야 못이긴 듯 겨우 물러가는 것을 그것도 다행으로 여기는 체질이랍니다. 이 체질에게는 감기야말로 당해낼 수 없는 동방불패입니다.

6. 심장 기능의 강약 차이

■ 센 심장을 가진 체질

심장을 말하면, 가슴이 뭉클합니다. 젊기 때문입니다. 인간 역사 이래로 심장은 그 사람의 온 생명을, 아니, 뜨거운 정열과 사랑을 상징합니다. 육체 중에서 가장 고귀한 것을 상징합니다. 그렇게 믿었기에 고대인들은 신들에게 심장을 재물로 바쳤습니다. 지금도 현대인들은 사랑한다는 표현을 심장마크(♡)로 대신합니다. 심장에서 사랑이 싹튼다고 믿는 것입니다. 심장을 노래합니다.

하지만 이런 중요한 생명활동을 영위하는 심장에 대해 생리적인 측면에서 보면, 사실이지 쉴 새 없이 일만 시켜먹고 보수는 한 푼도 주지 않는 인간의 야박한 면이 없지 않아 있습니다. 그것은 심장병으로 죽는 사람이 사인(死因)의 세 번째라는 사실에서도 알 수 있는 것입니다. 이제부터라도 심장에 고마움을 갖고 각자 체질에 맞는 심장에 이로운 음식과 운동으로 답례하시길 바랍니다(결국은 자신이 그 공덕을 돌려받기는 합니다만).

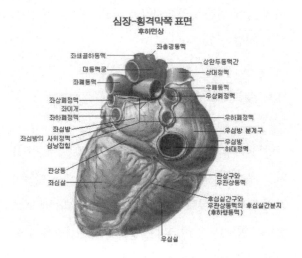

체질적으로 말하면, 원래 심장은 기능이 중간인 평(平) 장기에 속해야 하건만, 여덟 체질 중에서 네 체질만 순리대로 기능상 중간 순위에 있고 나머지 네 체질 중 두 체질이 과도하게 센 쪽에 있습니다. 다음은 바로 이 체질에 관한 얘기입니다.

■ 토양체질의 강한 심장

심장이 강한 이 체질들은 항상 가슴 한가운데가 답답하고 뭔가 뭉쳐있어 좀 옥죄는 듯합니다. 정확히 말하면 양 젖꼭지의 중간의 조금 들어간 가슴뼈 즉 전중혈을 누르면 압통이 옵니다. 여성은 유두 약간 위 양쪽을 연결 시 가슴 정중선과 겹치는 부위입니다. 또한 명치(검상돌기)의 바로 옆 왼쪽을 손가락으로 안쪽으로 올리는 듯 누르면 상당히 아픕니다. 물론 이 체질이 아니라도 속을 많이 태워 심장에 화가 차면 그 부위가 아프기 마련입니다만 이 체질은 유독 통증이 더 심합니다. 그것은 심장이 과열되어 있기 때문입니다.

심장이 너무 세다 보니 피가 정맥을 타고 미처 들어오기도 전에, 심지어 들어오기가 무섭게 좌심방과 좌심실에서는 자꾸만 대동맥으로 뿜어내려고만 합니다. 공회전이 생기려 하고 균형이 안 맞는 겁니다. 자동차 바퀴가 수렁에 빠져, 엑셀레이터를 밟으면 헛바퀴 돌면서 열이 발생하는 것과 비슷합니다. 과부하가 걸린 것입니다. 대정맥을 통해 심장에 유입되는 혈액의 양과 대동맥으로 송출하는 피의 양에 연결이 끊어지려고 하고 자꾸 편차가 생기려고만 하는 데서 열이 발생하지요. 과잉 항진하는 경향이 있습니다.

■ 목음체질의 심장

한편 반대로 작동하는 경우도 있습니다. 대정맥을 타고 우심방과 우심실로 수월하게 들어오는 혈액이 좌심방과 좌심실로 들어간 뒤 그곳에서 대동맥으로 힘차게 뿜어내지 못합니다. 그러니까 우심방과 우심실의 피를 빨아 들이는 힘은 강한 반면에, 좌심방과 좌심실의 혈액을 내 보내는 힘은 약합니다. 이렇게 심장 안의 좌우 심방 심실의 기능 편차로 인해 열이 발생할 수밖에요. 피는 성질이 덥고, 자연히 피가 몰려 있는 심장은 뜨거워질 수밖에 없는 까닭입니

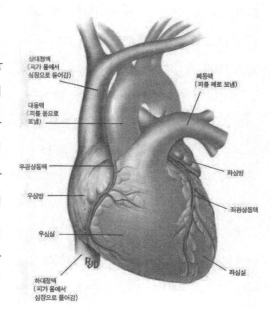

다. 그래서 가슴이 답답합니다. 압박을 받으면 다른 체질보다 심장이 더 스트레스를 받습니다.

한편 이 체질의 독특한 점은 이처럼 심장은 열대의 초원에 내리쬐는 햇볕처럼 열기가 가슴에 가득 차지만, 배꼽 아래 아랫배는 북극의 설원처럼 냉기가 휩쓸고 다닙니다. 게다가 격에 맞지 않게 하체는 차갑고 때로는 저리고 다리가 아픕니다. 결과 위장을 경계로 하여 위로 가슴에는 열대, 아래로 대장에는 빙하가 공존합니다.

때문에 이 두 체질은 가정이 아무리 화목하다 해도 대개가 가슴이 답답하고 막힌 듯한 느낌을 떨쳐 낼 수 없습니다. 옛날 가슴앓이라고 하는 병이 있는데, 벙어리처럼 숨죽이고 말 한마디 제대로 못해보고 살다가 눈을 감은 착한 여인들 중 이 체질이 이 병에 잘 걸렸습니다.

한편 이 체질 중 장부로 또는 여장부로 태어났으나, 세상을 잘못 만나 맘대로 그 뜻 한번 펼쳐 보지도 못하고, 세상을 뜬 여인들 가운데 이 병에 걸린 사람이 적지 않습니다. 심장 열이 많아 격한 성격의 소유자가 많습니다. 그러나 욱하고 성질은 잘 내도 뒤끝은 개운하고 후회하고 뒤탈은 없는 편입니다. 그러니 이 체질은 간장의 열을 해소해주면 심장 자체의 열을 식혀주는 효과가 있으므로 훨씬 편하고 감정조절이 잘 됩니다.

이처럼 심장이 정상보다 더 강하게 태어난 사람은 일생을 두고 감정이 격발하지 않도록 각별한 노력을 경주해야 합니다. 왜냐하면 센 심장은 풀무처럼 열이 나와 쌓이기 때문입니다.

7. 자율신경계
– 교감신경과 부교감신경의 상호 길항작용에 의해 조절

이 내용은 신경계와 관련되는 체질의 특징을 이해하는데 도움이 되는 예비지식이므로 숙지해주시기 바랍니다. 그 점을 설명하기에 앞서 먼저 자율신경계와 교감 및 부교감신경계에 대해 이해를 돕겠습니다.

우리의 의지에 따라 자유로이 운동하는 수의(隨意) 운동은 뇌척수신경이 지배하며, 이 신경계를 뇌척수신경계 또는 동물신경계라고 합니다. 반대로 우리의 의식과 관계없이 운동하는 것, 예를 들면 위장의 연동운동이나 심장의 박동의 증가나 감소 운동은 불수의(不隨意) 운동이라고 하며, 이 운동을 지배하는 신경계를 식물 혹은 자율신경계라고 합니다. 이 자율신경계는 우리의 감정이나 행동에 밀접한 관련이 있고 장기나 혈관의 운동, 장기나 피부의 선의 분비작용을 지배하며 내분비나 대사에 큰 영향을 주는 점에서 생체의 중요한 기능을 영위하고 있습니다. 자율신경계는 알다시피 교감(交感)신경계와 부교감신경계 둘로 나뉘어져 있고, 신체 장기는 두 신경의 길항(拮抗) 또는 협조 아래 생체활동이 지배를 받고 있습니다.

길항이란 장기나 세포가 생체기능을 영위함에 있어 양대 신경계에 의해 촉진과 억제, 증가와 감소와 같은 반대의 작용을 하여 정상적 기능을 유지하게 하는 생리 기능을 말합니다. 예를 들면, 교감신경의 흥분에 의해 심장 박동이 촉진되지만, 부교감신경의 흥분에 의해 심장 박동은 억제됩니다. 이렇게 두 신경계의 길항 작용에 의해 생체기능이 조절되어 기능을 영위합니다.

교감신경계는 에너지 발산의 역할을 담당합니다. 예를 들면, 싸우거나 도망칠 때 활성화되는 신경 체계로 몸 안의 심박수도 증가하고 혈당 수치도 증가하고 스테로이드 호르몬이 콸콸 쏟아져 나와서 우리 몸이 즉시 최고치의 운동을 할 수 있도록 만듭니다. 교감신경계는 동공(瞳孔)의 산대(散大), 심장의 고동(鼓

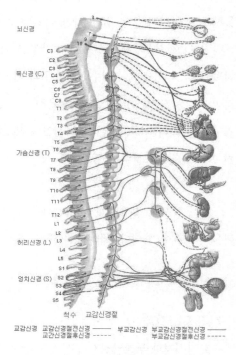

자율신경계

動) 및 촉진, 안면 창백, 심장관상동맥의 확장, 혈당 혈압의 상승, 소화 기능의 억제, 위액분비의 억제, 점성(粘性) 침 분비, 결장 방광의 운동의 이완, 피부혈관이나 입모근(立毛筋)의 수축, 눈물이나 한선(汗腺) 즉 땀샘의 분비의 촉진으로 손 발바닥의 발한, 갑상선, 부신, 수질, 췌장 등의 내분비에 관계합니다.

체액은 산성으로 기웁니다. 척주(脊柱)운동을 하고 육류, 곡류, 생선, 달걀을 먹으면 산성 음식이기에 체액이 산성으로 기울게 하고, 차가운 물에 목욕하고 하산(下山)하고 분노하고 슬퍼하고 불안하고우는 것은 교감신경을 긴장시킵니다. 이 신경계가 흥분하면 카테콜아민(아드레날린, 노르아드레날린)이 분비되어 생체는 격렬한 활동 상태를 나타냅니다. 교감신경억제제를 쓰면 혈관확장작용이 있으며,심장의 기능을 억제하는 프로프라노롤을 쓰면 고혈압 부정맥 등에 치료 효과가 있습니다.

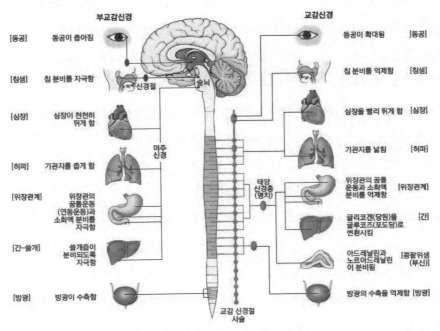

교감신경과 부교감신경의 길항과 역할

부교감(미주)신경계는 반대로 작용합니다. 에너지 소비보다는 에너지 저축과 보존, 예를 들면, 소화작용 등이 활발히 일어나게 하는 신경계입니다. 쇼파 위에 누워서 쉴 때 활성화되는 신경입니다. 다시 말하면 동공의 축소, 심박수 억제, 기관지 수축, 위 장관의 운동과 분비의 항진, 묽은 침 등에 관계합니다. 또한 체액이 알칼리성으로 기웁니다. 야채, 과일, 우유는 알칼리성으로 먹으면 알칼리성체액으로 기울게 됩니다. 따뜻한 물에 목욕하고 복부운동을 하고 즐거워하고 마음이 안정되고 웃고등산하는 것은 부교감신경을 긴장시킵니다. 이 신경이 흥분하면 아세틸콜린이 분비됩니다. 부교감신경의 작용을 억제하기 위해 이 신경이 흥분했을 때 분비되는 아세틸콜린(신경전달물질)을 억제하는아트로핀 주사를 놓으면 진정작용, 침샘의 분비 억제, 혈압상승작용 등의 효과가 납니다. 복어독인테트로도톡신은 이 부류에 들지 않지만 아세틸콜린의 억제작용이 있습니다.

8. 위산 과다와 속 쓰림

위장의 위산분비에 대해 말씀드리겠습니다. 위장을 잘 관리하면 위장병이 생기지 않으므로 위산 분비과다로 인한 문제는 발생하지 않을지 모릅니다. 그러나 살다 보면 위장 기능이 나빠져 제 기능이 발휘되지 않고, 위산 과다와 같은 문제가 생길 수 있습니다. 그중에는 위장을 아무리 혹사해도 위산과다로 비롯된 문제가 없는 사람도 있는가 하면, 조금만 잘못되면 과도한 위액 분비로 위염 같은 위장장애를 겪는 부류의 사람들도 있습니다. 물론 위산이 식사 때만 분비되는 사람은 의당 그런가보다 하고 무심코 넘어 갑니다. 그런가 하면, 또 다른 사람은 "왜 나는 이렇게 위산과다로 고생을 하지" 하고 속으로 생각하면서 살아갑니다.

그러나 사실을 알고 보면, 체질에 따라 위산분비가 잘되는 사람은 위가 나빠지면, 아무 때나 분비가 돼 평생 동안 위산분비 과다형으로 유지됩니다. 그런가 하면 아무리 위장을 혹사해도 위산이 분비가 식사 때 외에는 위액분비가 거의 안 되는 그런 체질이 있습니다.

■ 위산이 과다분비 되는 체질

위산분비가 과다한 사람은 평생 동안 거의 유지됩니다. 제때에 밥을 먹지 않으면 위산이 분비되어 속이 쓰립니다. 물론 위염이나 궤양이 있으면 위산이 상처를 자극하여 통증을 느끼게 됩니다. 체질에 해로운 음식을 먹거나 몸이 약해질수록 더 심해집니다. 찬물을 마셔도 속이 쓰리는 경우도 있습니다. 밤에 친구들과 거침없이 술을 맘껏 마시면 새벽에 속이 쓰려 잠이 깹니다. 따뜻한 물을 마시면 그 증상이 사라집니다. 그래서 이런 증상 때문에 위염과 위궤양을 바로 알아낼 수 있습니다. 심하면 제산제를 먹습니다. 그래야 위염과 궤양치료가 됩니다.

이런 체질은 교감신경 긴장형으로 위장을 잘 관리하지 못하면, 위산분비가 시도 때도 없이 일생 동안 지속됩니다. 한편 위산이 많으면 암 발생 억제 효과가 있습니다. 일생동안 이런 현상이 나타나며, 위장을 잘못 관리하면 언제든지 위액이 과다분비 되는 현상을 피할 수 없습니다. 금음, 금양, 수양, 수음체질은 일생동안 조심하지 않으면, 과도한 위산의 분비로 인해 위염과 궤양이 악화될 우려가 있습니다. 한번 타고난 체질이라 어쩔 수 없습니다.

■ 위산이 과다분비가 되지 않는 체질

반면에 위산분비가 식사 때만 되는 사람이 있습니다. 이 체질은 부교감신경 긴장형으로 식사 때 말고는 위산이 나오지 않습니다. 이런 사람은 위염이나 위궤양을 앓고 있어도 위산분비로 인한 속 쓰림과 통증은 없습니다. 왜냐하면 음식 먹을 때만 위액이 분비되기에 실제로 위염이나 궤양이 있어도 위산이 직접 상처부위에 도달하여 자극할 수 없기 때문입니다. 교감신경 긴장형 체질과는 달리, 자정이 넘도록 위장에 가득 술을 들이 부어도, 다음날 새벽이든 아침이든 속 쓰림은 일절 없습니다. 위산이 식사 중에만 분비되고, 음식이 위에 들어오지 않으면 전혀 분비되지 않는 것입니다.

그러나 위염이나 궤양이 있는 사람은 과음하거나 체질에 어긋난 음식을 먹거나 잘못 먹었을 때에는 식사 중이거나 식후 얼마 지나지 않아 위장에 통증은 느낄 수 있습니다. 그런 연고로 위장의 염증

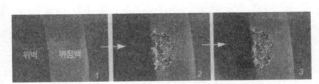

헬리코박터균이 위 점막을 뚫고 위벽에 상처를 낸다.
거기에 염증세포가 몰려와 위염을 일으킨다.

이나 궤양이 심해도 모르는 경우가 대부분입니다. 설령 심하다 해도 토양체질의 경우에는 소화는 여전히 전혀 문제없이 잘 됩니다. 실은 이런 점이 병을 키우는 원인이 되기도 합니다. 위장 장애가 느껴져 병원에 가서 위내시경과 같은 검사를 해보고 나서야 위장병을 알게 됩니다. 그것도 병원의 의사가 그렇게 진단하니까 인정하는 것이지 당사자인 본인은 아무런 느낌도 없습니다. 심지어는 위암과 같은 중병에 걸려도 일찍 알아낼 수 없습니다.

그러므로 이 체질들은 정기검사를 통해 그런 증상을 알게 되면 방심하지 말고 서둘러 치료를 해야 더 큰 병을 막을 수 있습니다. 특히 토양, 토음체질은 설사 궤양이 심각한 정도에 이르러도 여전히 소화는 왕성하게 잘 됩니다. 제산제를 먹을 필요는 전혀 없습니다. 이 체질에 속하는 사람들은 위장에 문제가 없다고 과신하지 말고 검진을 통해 미리 조처하는 지혜가 필요합니다. 빨간 신호등은 결코 보이지 않는 것입니다.

여기에 속하는 체질로 토양, 토음, 목양, 목음체질이 있으며, 죽을 때까지 위산은 식사 시에만 분비됩니다. 따라서 위염과 궤양이 심각하다 해도 알아챌 수 없으므로, 첫째 선택적으로 이로운 음식을

섭취해야 합니다. 사는 날 동안 이와 같이 위산이 잘 나오지 않는 현상은 계속됩니다. 좋지 않은 점은 산이 식사 때 빼고는 분비가 안 되는 까닭에 위암에 걸려도 잘 모르다가 뒤늦게 발견하는 경우가 이 체질에 있는 편입니다. 토양, 토음, 목음, 목양체질은 일생을 두고 이런 현상이 지속됩니다. 그러므로 이상이 있다 싶으면 정기검진을 통해 이상 유무를 알아내고 치유를 게을리 해서는 안 됩니다.

9. 산성 체질과 알칼리성 체질

우리 대부분은 주로 알칼리식품과 알칼리 물을 먹는 것이 건강에 좋다고 들어왔습니다. TV나 신문 등 주요 전달매체들은 온통 그런 종류의 것들을 섭취하도록 칭송합니다. 물론 전문영양학자들은 알칼리와 산성의 비율이 잘 조정된 식품이나 그것을 조합하여 먹도록 계몽해줍니다.

그러나 모든 사람에게 알칼리성 식품이나 물이 다 좋게 작용하지는 않는다는 것입니다. 아마 이 글을 읽는 독자도 이 말에 매우 의구심을 가질지 모릅니다. 본론에 들어가기 전에 알칼리성 식품이 무슨 의미를 가지고 있는지 살펴보겠습니다. 알칼리는 산(酸)을 중화시키는 성질을 가진 화합물로서 물에 녹는 물질을 일컬으며, 식물의 재로서 주성분이 탄산칼륨이나 탄산나트륨으로 강한 염기성(鹽基性)을 나타냅니다. 잿물과 비슷한 맛이 있고, 유지류를 세척하는 작용이 있습니다. 식품의 알칼리도(度)는 식품의 무기질(미네랄) 조성이 나타내는 것을 말하며 식품의 신맛의 유무에 관계가 없습니다. 예컨대 식초가 신맛을 낸다고 산성식품이 아닌 것과 같습니다. 특정 식품을 태워서 생긴 회분(재) 중에 염소, 인, 황과 같은 원소 등에서 생기는 산의 양과 나트륨, 칼륨, 칼슘, 마그네슘과 같은 원소 등에서 생기는 알칼리의 양을 비교하여, 알칼리가 산보다 더 많으면 그것을 알칼리식품이라 하고, 산이 더 많으면 산성식품이라고 합니다.

그러나 실질적으로는 주로 칼슘과 칼륨의 양의 비중이 얼마나 높은가에 따라 결정됩니다. 칼슘의 함량이 많으면 알칼리성이 강해지고, 적으면 산성이 강해집니다. 따라서 강알칼리성식품은 알칼리의 함량이 아주 많은 식품을 가리킵니다. 물의 알칼리도(度) 측정은 얼마만큼의 칼슘을 함유하는가에 따라 결정됩니다. 그러므로 산성식품이라고 하여 기피할 것이 없습니다. 체질에 맞는 것 중에서 약알칼리성 즉 수소이온농도 pH7.2–7.4로 조정하는 방식으로 요리를 할 수 있습니다. 그러나 엄격히 말하자면 체질음식 분류표를 따르면 되는 것이지, 알칼리성 여부를 따지는 것은 전혀 의미가 없습니다. 그러니 이제부터는 식품의 체질 적합성을 중시하고 알칼리성 여부는 머리에서 지우면 편합니다. 특히 금, 수체질은 전혀 이 문제를 따질 필요가 없습니다.

■ 산성물이 어울리는 체질

이제 본론으로 들어갑니다. 금양, 금음, 수양, 수음체질은 체액이 알칼리성으로 환원하려는 편향성(偏向性)이 있습니다. 반대로 토양, 토음, 목양, 목음체질은 산성체액으로 환원하려는 편향성이 있습니다. 0–6까지는 산성, 7은 중성으로 물이며, 7.2–7.4는 약알칼리성으로 이상적인 체액상태이며, 8이상 14까지 알칼리성입니다. 체액이 알칼리성으로 편향하는 수체질은 육식을 하고 운동을 하면 체액이 산성으로 변할 수 있습니다. 그러나 시간이 지나 건강이 정상이면 자연히 알칼리성으로 도로 돌아옵니다. 설령 회귀가 안 된다고 해도 그대로 둬야 합니다. 마치 열체질이 추위를 탄다고 해서 더운 약재를 써서는 안 되는 이치와 같습니다.

냉체질이 열이 난다고 해서 냉한 약을 써서 허열을 내리려고 할 필요가 없는 것과 같습니다. 문제가 전혀 안 됩니다. 정상으로 체액이 알칼리로 돌아오지 않더라도 그 때문에 일부러 전기분해로 해리된 알칼리 물을 먹을 필요가 없는 것입니다. 먹게 되면 생체 기능만 더 약해질 뿐입니다. 또한 굳이 알칼리성 유무를 따져서 음식을 섭취할 필요는 없습니다. 그보다는 체질에 맞는지의 여부를 따져 식품을 섭취하는 것이 더 좋습니다. 그렇게 해도 이 체질들은 산증(酸症)이 잘 생기지 않습니다.

그럼에도 불구하고 체질에 맞지 않는 알칼리 물을 먹게 되면 위산은 과도하게 분비되고 장부는 기능이 약해지고 생체세포는 비활성화 됩니다. 가장 먼저 눈에 띄게 나타나는 현상은 위산과다로 속 쓰림이 심해지고, 계속되면 궤양이 끝내는 생깁니다. 이 체질들은 위산과다 분비형으로 알칼리 수를 계속 마시면 자율신경 실조현상이 나타나 위산이 식사 때가 아닌 경우에도 비정상적으로 분비되기 때문입니다. 동시에 신체가 무력해집니다. 아주 약한 알칼리 물은 큰 부작용은 없으나, 알칼리 도가 높으면 그만큼 해로움은 큽니다.

그런 연유로 행여 마음이 흔들려 알칼리수를 먹는 일이 있어서는 안 됩니다. 금양, 금음, 수양체질은 실은 전기 분해 해리과정을 통해 얻은 산성수를 마시면 속이 그렇게 편하고 기분이 좋아집니다. 건강이 증진되는 것은 말할 것도 없습니다. 산성수는 살균성이 있어 식기소독 피부질환에 활용하는 정도로만 알고 있는데, 그것이 아닙니다. 그들에게는 생명수입니다. 이 체질은 병들고 늙고 죽을 때까지 체액이 알칼리성 편향성을 고수하기 때문입니다. 이 체질적 특징은 평생 갑니다.

수음체질도 알칼리성 편향성 체액 체질이므로 물론 알칼리수를 먹어서는 안 됩니다. 그러나 수음체질은 그 편향성이 조금 약합니다. 그래서 수양체질과 함께 알칼리성도 산성도 아닌 자연수가 좋습니다. 산성수는 다소 자극이 갑니다. 그래서 가끔 수양체질은 사람에 따라 때로는 산성수가, 보통은 자연수가 좋습니다. 알칼리 물 언제나 꼭 좋은 것만은 아니라는 사실, 해로운 체질이 존재하고 있음을 잊지 마시기 바랍니다.

■ 알칼리성 물이 몸에 좋은 체질

체액이 산성 편향성을 나타내는 체질로 토양, 토음, 목양, 목음체질이 있습니다. 이 체질은 알칼리수를 먹으면 건강에 좋습니다. 알칼리 물을 광고할 때 찬양하는 체험담을 쓴 사람들은 모두 이 체질에 속합니다. 인체가 노동하고 과로하고 피로하면 체액이 산성으로 변하는데, 그것을 중화시켜 알칼리성 상태로 바꿔주는 것이 바로 알칼리입니다. 이런 상태를 산염기성(酸鹽氣盛) 평형(平衡)이라고 합니다. 여기에 착안해서 모든 사람이 몸이 지치면 산을 중화하면 생리활성이 원활해지겠다는 발상에서 알칼리수가 상품으로 등장하였습니다. 이 체질들은 체액이 산성 편향성을 가지고 있으므로 약알칼리를 유지하는 것이 쉬운 일이 아닙니다. 그래서 산증에 잘 걸리는 편입니다. 고로 이 체질에 속한 사람들은 알칼리수를 음용하면 체액을 알칼리로 유지하는 데 도움이 됩니다. 그 결과 피곤도 줄어들고 활력이 생깁니다.

이렇게 알칼리성 산성수는 다 좋은 것도, 그렇다고 다 해로운 것이 아니며 체질에 따라 유용성이 다 다르니 선택적으로 맞게 음용하시고 나아가 음식도 알칼리성 여부를 논하지 말고 체질적합 여부를 따져 섭취하시기 바랍니다.

10. 끝맺는 글

이 글을 읽는 동안, 독자는 장부의 기능 중 적어도 한두 가지에 대해서는 "내 자신에게도 맞는 말이구나!" 하고 공감하실 것입니다. 책장을 열고 마음도 열면, 새로운 건강의 길이 드디어 눈에 보입니다. 100년 전 이제마 선생께서는 체질의학의 문을 열었고, 권도원 선생께서는 미완의 체질의학을 팔체질의학으로 완성하였습니다. 이분들의 업적은 의학적 측면에서 볼 때 이 세상에서 그 무엇과도 비길 수 없이 위대합니다. 완성된 팔체질의학은 현재 이 지상에서 베풀어지고 있는 모든 의학의 기초와 정상이 되어 마땅합니다. 그리만 된다면 엄청난 의학의 진보가 이루어질 것입니다. 노벨의학상으로도 그 가치를 평가할 수 없는 위대한 업적입니다. 세월이 흐를수록 그 빛은 밝아져 수많은 사람들의 건강의 등불이 되었습니다.

그러나 아직도 그 진가는 대중적으로 널리 인정받지 못하고 있는 안타까운 현실입니다. 체질의학은 아직도 비주류입니다. 저는 체질의학 지도를 하면서 유익을 얻는 분들을 통해 의미를 발견하면서도, 한편으로는 상당한 사람들이 체질식과 식이요법에 확신을 두지 못하고 또 다시 세찬 파도에 이리저리 흔들리는 나뭇잎처럼 여기저기 헤매는 것을 보아 왔습니다. 생각 끝에 "어떻게 하면 이분들의 인식을 깊게 해줄 수 있을까" 고민하다가 위와 같은 글을 써보았습니다. 아무쪼록 독자가 팔체질 건강법에 굳건한 확신을 갖는 데 도움이 되기를 바라는 바입니다.

팔체질 감별

1. 팔체질 감별과 검증

체질감별은 팔체질 건강법의 핵심이며 시작입니다. 문제는 오판 없이 정확하게 감별하고 검증하는 일입니다. 그러나 체질감별은 생각만큼 간단하지 않으며 매우 신중을 요하는 부분입니다. 권도원 선생께서 팔체질의학을 발표하기 전부터 사상체질의 체질 진단에 있어 맥진법이 일찍부터 시도되었습니다. 여러 뜻있는 사상의학 한의학자들에 의해 좌우 요골동맥을 눌러 네 체질에 대한 체계적인 맥상도(脈象圖)를 만들기 위해 노력을 기울여 왔습니다. 하지만 자세히 살펴보면 그것만으로 체질을 확증하기에는 미흡하다는 결론을 내릴 수밖에 없었습니다.

체질이란 인체의 오장육부의 기능의 강약 또는 허실로부터 발현되는 생체 에너지의 구성 체계를 말합니다. 그러므로 모든 장부의 원래의 기능 강약을 파악해야만 체질을 알 수 있습니다. 체형, 성격, 현재의 건강상태, 혈액형 등이 판별에 이용되기도 하나 결정적 수단은 아닙니다. 또한 팔체질에는 혼합형 체질은 존재하지 않습니다. 예를 들면 태음인을 한성태음인, 열성태음인 등의 명칭으로 나누어 사용하여 마치 좀 더 전문적으로 세분화한 느낌을 주고 있으나, 실은 오장육부의 강약이 모두 밝혀지지 않은 사상의학에 기초한 것으로 한방처방이나 섭생법에 응용할 수 없어 실용성이 없는 것입니다. 각 장부의 강약허실이 명확하지 않은 체질 이론은 처방과 섭생법에 활용할 수 없기 때문입니다. 한성태음인인 경우 위장과 신장의 허실이 밝혀져 있지 않기에 관련 장부를 다스리려 할 경우에 보사법(補瀉法)에 원칙이 없는 것입니다. 다른 세분화된 16, 32, 64체질도 모든 장부의 기능의 허실강약이 없는 사상의학을 기반으로 하였기에 단지 이론일 뿐 응용은 안 되는 것입니다.

사람은 자라는 배경, 교육, 환경 그리고 수양과 직업, 종교, 부모로부터 받은 유전되는 성격과 성품 등이 결합되어 한 인격체를 구성하므로 체질 분류에 대한 보편성 지식이 절대적인 잣대가 되지 못합니다. 사실 대부분의 체질서적을 보면 변치 않는 체질생리적인 면보다는 다소 추상적인 점들을 통해서 체질을 확인하려는 시도가 있어 왔습니다. 이런 연유로 정확해야 할 체질감별에 실수가 있을 수밖에 없었습니다.

또한 건강 상태도 일생을 통해 많은 변화를 거치기 때문에 현재의 상태가 원래 장부의 기능 허실을 제대로 반영하지 못할 수 있습니다. 특히 건강이 악화된 상황에서는 그러합니다. 어려서는 생명의 열기가 강해 차가운 소음인이든 열이 많은 소양인이든 장부 속에 열이 많습니다. 때문에 어린이들은 늘 시원한 빙과류를 즐겨 먹는 것입니다. 그것은 창조주께서 성장발육을 위한 열기(熱氣) 즉 양기(陽氣)를 넣어 주었기 때문입니다. 이 양기의 힘으로 음식을 소화하여 성인으로 성장하기 때문입니다. 그러나 세월이 흘러 병약해지면 체질에 무관하게 대부분의 사람들은 소화력은 떨어지고 몸은 식어 차가워집니다. 사람은 따뜻한 몸으로 태어나 차가운 몸이 되어 죽습니다. 따라서 혈기왕성한 젊은 시절에는 열이 많으나 병들고 늙으면 추위를 탈 수밖에 없습니다. 그런 것을 잘 모르고, 젊고 건강한 사람은 양 체질(열(熱) 편향성 체질)이라고 체질 검증도 없이 믿으며, 병들고 늙어 추위를 타면 음 체질(한(寒) 편향성 체질)이라고 잘못 판단합니다.

이렇게 건강에 이상이 생기면 고유의 체질 특징 대신 정반대의 현상이 나타나기도 하는 것입니다. 예를 들면 체열(體熱)이 심한 토양인도 허약해지면 추위도 타고 그렇게 잘 되던 소화력도 약해집니다. 반면 찬 음식에 몹시 민감한 반응을 보이고 추위를 타는 수음체질도 따뜻한 음식을 섭취하여 더운 기운이 충만하면, 나이가 들어도 여전히 따뜻하고 잔병 없이 건강합니다. 따라서 현재 건강상황만 고려하다 보면 잘못된 판별이 나올 수 있습니다.

추위 타는 병약한 사람은 일반적인 체질 상식에 의해 무조건 몸이 차가운 소음인으로 단정합니다. 반면에 몸이 더우면 소양인이라고 판단합니다. 이처럼 짧은 지식을 단편적으로 판단하는 것은 때때로 잘못된 체질판단으로 이어집니다. 그런 우를 범하지 않도록 조심해야 합니다.

또한 일반적으로 특정 장부에 병이 생기면 그 장부를 체질적으로 허약하다고 생각하는 경향이 있습니다. 그러나 병이란 원인이 실증(實證)으로도 생기고, 허증(虛證)으로도 오기 때문에 사실은 병이 생긴 장기를 체질학적으로 무조건 반드시 허약한 장기로만 볼 수 없습니다. 예를 들어 폐렴이나 폐결핵이 생기면, 당사자는 원래 폐가 약해서 즉 허증으로 발병했다고 추정합니다. 그렇지만 실은 폐렴이나 폐결핵은 대개 폐에 열이 많은 태양인, 즉 금음, 금양체질에게서 주로 발병합니다. 결핵균은 열이 많은 데서 주로 발생합니다. 이것은 실증에서 온 것입니다. 반면에 폐가 차가운 태음인 체질에도 발병하기는 하나 태양인 체질에 비해 매우 적습니다.

또 하나의 예를 들면, 위장에 열이 많은 토양체질(소양인)이 닭고기, 개고기, 현미, 김, 미역, 등 위열을 과도하게 발생시키는 식품을 주로 섭취하면 위장 상부에 위염, 위궤양, 위암이 생길 수 있습니다. 그러나 이 경우는 센 위장의 더운 기운을 해소해 주는 음식을 섭취하지 않은 데 원인이 있습니다. 즉 덥고 센 위장을 더 뜨겁고 세게 하는 식사법에 문제가 있습니다. 하지만 일반적으로 "위에 병에 있으니 위장은 약한 허약한 장기인가 보구나." 하고 여깁니다. 그러나 이것은 실증으로 온 병입니다.

반면 조금만 과식하면 몸이 부대끼고 찬 음식을 좀 넘치게 먹으면 탈이 나는 수체질(소음인)이 절제 없이 빙과류나 성질이 찬 음식(돼지고기, 냉성 야채, 과일, 생선 등)을 주로 먹으면 위하수 위염, 위장 하부에 암이 생길 수 있습니다. 이 경우는 허약하게 태어난 위장을 더 차갑고 약하게 하는 식품을 섭취한 데 원인이 있습니다. 이것은 허증으로 온 것입니다.

이처럼 병을 일으키는 원인은 허증으로도 오고 실증으로도 오기 때문에 무조건 병만 보고 체질을 단정하는 것은 지혜롭지 않은 일입니다. 병증의 원인이 실증인지 허증인지 파악해야 합니다. 이제 팔체질 감별 방법 및 문제점들을 고찰하고 완벽한 검증을 할 수 있는지에 관하여 설명합니다.

2. 요골동맥 맥상 감지법

병을 알아내는 진맥은 전통적으로 요골 동맥의 촌관척(寸關尺) 맥을 적당히 눌러 병을 진단합니다. 진맥이란 혈액의 흐름을 감지하는 것이 아니라 혈맥을 따라 함께 운행하는 생체에서 발현되는 기혈의 파동을 감지하는 것입니다. 촌관척 각 부위에 따라 맥의 미세한 파동을 감지하여 오장육부 중 어느 장기가 강하고 약하고, 허하고 실하고, 열이 있고 없고 등을 알아내는 고도의 의료 기법입니다. 이것을 근거로 한의학적인 치료가 이루어집니다.

한편 전통적인 팔체질감별은 좌우손목 근처에 있는 요골 동맥을 눌러 감별합니다. 체질 맥상 구별은 관(關)맥부터 세게 눌러 맥을 차단하면서 제일 먼저 세게 뛰는 맥상을 감지하여 체질을 감별합니다. 그러나 진맥의 달인이 되었다고 해도 혈관의 파동을 완벽하게 감별한다는 것은 실로 어려운 일입니다. 진맥하는 감별가의 그날의 컨디션이 최상이어야 한다는 조건이 있습니다. 과음, 과로, 스트레스, 수면부족 등 컨디션을 방해하는 요인이 있을 경우에는 숙련된 자라 하더라도 정확한 감지가 어려울 수 있습니다.

그런데 정상적인 건강을 가진 사람은 대개 고유의 체질 맥상이 나타나기에 제대로 감지됩니다. 그러나 일시적으로 건강이 약화되었거나 건강이 허약하거나 감별당시에 몸 상태가 좋지 않을 경우에는 당사자 체질의 고유의 맥이 그대로 반영되어 나오는 경우는 흔하지 않습니다. 건강이 양호하다고 하더라도 피검자가 긴장이나 불안한 상황일 때는 마음이 느긋하고 평화로울 때와는 다른 맥상이 나올 수 있습니다. 영양부족이나 과로로 원기가 손상되어 있을 때나 스트레스를 심하게 받을 경우, 또는 질병이 생겼을 경우에는 원래의 맥상이 그대로 반드시 나타난다고 확언할 수 없습니다. 그러나 맥상 진맥에만 전적으로 의존하는 감별법은 모든 피검자는 어떤 경우에도 고유의 체질 맥상이 그대로 나온다는 전제조건 아래 행해지는 것입니다.

하지만 고유의 맥상이 언제나 그대로 나오지는 않기 때문에 체질판정은 100%가 되지 못하고 오류가 나타날 수밖에 없는 것입니다. 이러한 피할 수 없는 오진 현실 때문에 이명복 선생께서는 체질 맥상뿐 아니라 오링테스트로 보완하는 방법을 적용할 수밖에 없었던 것입니다.

사실 건강한 사람이 예방차원에서 맥으로 체질을 감별 받는 경우에는 대개 체질 고유의 맥상이 반영되기에 정확하게 감별하는 일은 경험상 그리 어려운 일이 아닙니다. 하지만 팔체질을 찾아온 사람들은 그동안 이것저것 다 해보고도 안 되니까, 그래서 결국은 체질까지 온 사람들로서 대부분이 건강이 극도로 병약한 분들입니다. 이렇다 해도 자신의 고유의 체질 맥이 제대로 발현되는 사람들은 숙련된 의사를 만났을 때 정확한 감별이 이루어집니다. 그러나 절대 다수는 자신들의 체질의 원래 맥상이 제대로 나타날 리 없고, 그러니 당연히 의사의 손가락에 제대로 된 체질 맥이 잡힐 리 없는 것입니다. 그래서 의사는 그 원맥을 찾으려고 여러 날을 지나면서 심지어는 몇 달에 걸쳐 노력해봐도 정확하게 감별이 안 되는 일이 발생하기도 하는 것입니다. 이것은 의사의 손가락에 잘못이 있는 것이 아닙니다. 원래의 체질 맥이 잘 안 나오기 때문에 그런 것입니다.

결론적으로 체질 진맥에만 전적으로 의존하는 방법은 정확도가 떨어질 수밖에 없습니다. 맥에 그 사람의 고유의 생체 파동이 그대로 반영되지 않는 경우가 많기 때문입니다. 고도로 숙련된 의사가 맥상을 감지한다고 해도, 피검자의 맥상이 권도원 선생께서 밝힌 팔체질 맥상 그대로 발현되지 않을 경우에는 피검자의 고유의 체질 맥상을 감지할 수 없기에 피검자의 원래 체질과 다른 체질로 감별될 수 있는 것입니다.

3. 진단 시약과 체질침

때문에 정확한 판정을 위해 유능한 한의사들은 여러 날 동안 반복하여 체질시약과 팔체질 침으로 병행 시술하여 반응을 살펴 체질을 추정하고, 한두 가지 병을 한 달 이상 치료하여 부작용 없이 만족할 만한 효과를 거두면 최종판정을 합니다. 이렇게 시일을 두고 면밀하게 치료와 관찰을 통해서 정확한 체질을 판정해줍니다. 좋은 방법입니다.

그러나 문제점도 있습니다. 한시적으로 효과를 거두었다고 해서 반드시 체질 증명이 되는 것은 아닙니다. 체질에 맞지 않는 한약은 부작용이 체질침에 비해 빨리 나타납니다. 그러나 경혈에 침을 놓아 장부를 보사하고 기혈을 순통시키는 체질침은 체질에 맞지 않는 경우에도 길게는 2~3개월 정도는 효과가 있습니다. 실제로 여러 질병들도 자신의 체질이 아닌 체질 침법으로 치료되는 사례가 상당합니다. 그 결과 피검자들은 의사가 판정한 체질에 확신을 갖게 됩니다. 그 후 제시된 식사법을 따릅니다. 하지만 잠깐 좋은 것 같더니 몸이 조금씩 나빠지는 것 같습니다. 긴 세월이 흘러 돌이켜보니 처음 체질 확정을 받았던 시점보다 몸은 더 나빠지고 잔병이 더 생겼습니다. 따라서 침으로 효과를 봤다고 해서 그것이 정확한 체질판정을 보장한다고 할 수는 없습니다. 좀 더 신중해야 합니다. 맞지 않는 체질침은 체력 생리 저항력에 따라 사람마다 부작용이 나타나는 기간은 일정하지 않습니다. 그러나 대체로 3개월이 지나면 부작용이 서서히 나타나기 시작합니다. 오랫동안 침을 맞으면 체질에 맞지 않다는 것을 확인할 수 있으나 현실적으로 계속해서 침을 맞는 일은 쉽지 않습니다.

때때로 체질에 맞지 않는 약도 한시적으로는 효과를 낼 수 있습니다. 약물에 대한 민감도, 간의 해독력, 체력 소화역량, 신장의 노폐물 배출 기능, 약물내성반응 정도 등에 따라서 다양한 반응이 나옵니다. 건강 여건이 좋은 사람은 거의 맞지 않는 약재로 조성된 한약도 단기적으로 효과가 나타납니다. 그러나 특히 위장이 예민하거나 간 신장 등 장기가 취약한 사람은 조금만 몸에 맞지 않는 약을 먹으면 불편한 현상이 나타나기도 합니다. 아마 나이가 지긋한 분들이나 젊었을 때는 건강했는데 지금은 안 좋은 분들, 그리고 나이는 늙지는 않았지만 허약해진 분들 중에는 예전에는 맘대로 가리지 않고 먹었어도 별 탈이 없었는데 이제는 그렇지 않은 분들이 계실 것입니다. 전에 부담 없이 먹었던 어떤 특정 음식이 지금에 와서는 받지 않는 것이 생겼습니다.

이런 현상은 세월이 흐름에 따라 몸은 약해지고 비례해서 약물반응도 달라진다는 것을 보여줍니다. 때문에 일부 진단시약이 분명 체질을 가려내는데 하나의 방법이 되기는 하지만 절대적인 체질잣대는 될 수가 없다는 것입니다. 이렇게 **건강한 사람의 경우는 체질 맥상이 원만하게 나타나므로 정확한 감별이 가능하나, 허약한 사람은 고유의 맥상이 제대로 반영이 안 될 수 있어 정확도가 떨어집니다.**

* 한약과 침 반응은 개인의 건강과 생리기능 편차에 따라 다르다. 건강하고 내장의 기운이 강한 사람은 더 오랫동안 효과가 나는 것 같다. 그러나 심약한 사람은 한시적 효과가 나는 기간이 짧으며, 부작용이 즉시 나타나거나 더 빨리 나타난다.

4. 오링(O-Ring) 테스트

대중적이고 가장 널리 이용되는 감별법으로 오링테스트가 있습니다. 이것은 한 손에 물질(식품)을 잡고 다른 손의 엄지와 검지 끝을 맞대어 만들어진 둥근 원 모양(O-Ring)에 검사자가 자신의 양 검지를 그 안에 끼어 벌리면서 피검사자의 손가락 힘을 측정하는 것입니다. 자신의 체질에 맞는 식품을 쥐고 할 때에는 힘이 생겨 잘 벌어지지 않으나, 자신의 체질에 해로운 것을 잡고 시험할 때에는 무력해집니다. 이 내용에 대하여는 이미 체질 관련 책에서 숙지했을 것입니다.

이는 1983년 미국 뉴욕심장병연구소장 오무라 요시아끼 교수가 개발한 획기적인 진단법입니다. 환자를 진찰한 후 약 처방을 했을 때 어떤 환자는 잘 낫는데, 또 어떤 환자는 잘 낫지 않는 경우가 많아 어떻게 하면 모든 사람에게 병이 잘 낫게 할 수 있을까 하고 연구 끝에 이 테스트 방법을 개발하게 되었습니다. 그 후 서양 전문의를 상대로 개발한 진단법으로 바이 디지털 오링 테스트(O-Ring Test)라는 연구 논문을 발표하였습니다. 이 방법을 통해 의사들이 환자를 진찰한 후 이 테스트를 이용하여 잘 맞은 치료약만 골라 처방한 후 복용시키면 상당히 빠르게 치료된다는 것을 발견하게 되었습니다. 이것을 1991년 일본의 이비인후과 전문의 히다 가즈히꼬 박사가 수지침에 이용토록 개발하였고, 한국에 와서 수지침학회에서 발표하여 한국에서 체질 감별에 응용하게 된 것입니다.

세상의 모든 물질은 고유의 파동(波動)을 내고 있습니다. 물질의 기본은 원자입니다. 원자는 그림과 같이 원자핵(原子核)과 전자(電子)로 구성되어 있습니다. 원자핵은 중심부에 전기적으로 중성인 중성자(中性子)와 양전하(陽電荷)를 가지는 양성자(陽性子)가 몇 개씩 결합되어 있습니다. 양성자와 같은 수를 가진 전자는 음전하를

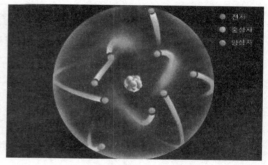

원자(모식도)

띠고 원자핵을 둘러싸고 양전하를 중화하여 전기적으로 중성인 원자를 형성하고 평형상태를 유지합니다. 전자는 태양을 중심으로 행성들이 회전운동을 하는 것처럼 원자핵의 주위를 돌고 있습니다. 그림에 핵 주위로 돌고 있는 전자가 움직이고 있으며 흰 꼬리처럼 묘사됩니다. 이러한 운동 과정에서 원자로 구성된 물질은 고유의 파동(波動)을 나타냅니다.

인간이 섭취하여 생명활동의 원동력의 근원이 되는 영양물질도 동일하게 고유의 파동을 가지고 있습니다. 영양분도 따뜻하거나 차가운 것, 서늘한 것, 촉촉한 것과 건조한 것, 위로 상승하는 기운과 아래로 하강하는 기운, 발산하는 것, 흡수하는 것 등의 성질을 품고 있습니다. 그리하여 폐의 더운 기를 내리거나 덥혀 주는 일, 위장의 열을 식혀주거나 따뜻하게 하는 일, 더운 공기처럼 위로 올라가 차가운 폐를 덥히는 일, 아래로 내려가 더운 신장을 서늘하게 하는 일 등의 효능을 발휘합니다. 금속을 예로 든다면 섭취 또는 장신구로 착용하는 조건일 때, 금은 보강하는 성질과 동시에 따

뜻한 성질이 있어 차가운 인체를 덥히는 작용이 있으며, 은은 사하는 성질과 동시에 차가운 기운으로 몸을 식히는 작용이 있습니다.

* 그러나 금과 은은 인체의 착용부위에 따라 기능을 달리한다. 금은 금양체질에 귀걸이를 할 때에는 신장을 보강해 준다. 은은 찬 성질이지만 차가운 수체질에 귀걸이를 하면 신장의 항진하는 기를 꺾어주기에 유익하다.

한편 동물 중에서 인체만 체질에 따라 고유의 파동이 다 다릅니다. 오장육부(五臟六腑) 중에서 가장 센 최강 장부의 기(氣)가 인간 생체 고유의 파동을 결정합니다. 나중에 설명이 될 것이지만 위장과 췌장, 폐와 대장, 간과 담낭, 신장과 방광의 기운(氣運, 기의 움직임)의 세기의 차이에 따라 여덟 가지로 파동이 달리 나옵니다. 이렇게 발현되는 기의 파동은 덥고 차가움, 습하거나 건조함 등이 모두 하나로 통합되어 개개인의 고유의 파동, 즉 체질을 구성합니다. 생체는 그러한 고유의 체질적 파동을 가지고 있기에 물질을 접하거나 영양물질을 섭취했을 때, 그것이 인간 생체 고유의 파동과 어울리고 조화가 되면 생체의 파동은 힘을 받아 원활하게 작용합니다. 그렇지 않고 생체 파동과 조화가 안 되어 생체의 장부의 순조로운 파동에 제동이 걸리면 장부는 고유의 파동을 상실하고 몸은 병이 듭니다. 이러한 생체 반응 때문에 체질 감별에 오링 테스트를 응용하는 것입니다.

그러나 본론으로 다시 돌아가 말하자면 이런 원리에 근거를 두고 감별을 손쉽게 알아내려고 시도했습니다. 그러나 이 역시 제대로 나오는 경우도 있지만 테스트 결과가 몹시 혼란스럽게 나오는 일도 허다했습니다. 그러다 보니 믿을 것이 못 되고 비과학적이라는 오명까지 뒤집어쓰게 되었습니다. 물론 그 원인은 검사받는 자의 건강 상태와도 관련이 깊습니다. 아무리 검사환경과 방법이 옳다고 해도 건강이 흐트러지면 몸을 운행하는 고유의 체질의 기의 파동도 정상적인 파동을 낼 수가 없었던 것입니다. 게다가 입고 있는 옷과 장신구, 그날의 컨디션, 검사자의 체질관계 등의 여러 가지 방해 요인들로 인해 기의 흐름에 장애가 생기고 당연히 고유의 파동이 나올 수 없었던 것입니다.

또한 반응 검사는 검사하는 자가 어느 정도 감별 받는 자의 파동을 끌어낼 수 있는 단전의 기운과 기량을 갖추고 있어야 합니다. 또한 매우 안정된 상태라야만 파동을 제대로 이끌어 낼 수 있습니다. 이런 문제점들 때문에 오링테스트는 일부 한의사들로부터 배척을 받게 되기도 하고 심지어는 손가락 장난 같은 믿을 수 없는 것으로 전락하는 신세가 되었습니다.

그러므로 오링테스트는 현재 객관적으로 체질을 확인할 수 있는 유일한 방법이나 반드시 피검자의 오장육부가 안정되고 기혈이 순통되어야 한다는 전제조건이 있습니다. 개인적으로 집에서 오링테스트를 여러 번 해보면 때에 따라 달리 나오는 경우가 있습니다. 가늠할 수 없습니다. 이는 피검자와 검사자 둘 또는 한쪽이 정상적으로 기혈순환이 잘 안 되고 있기 때문입니다.

따라서 이 방법으로 할 때에는 검사자가 피검자로 하여금 최상의 안정상태가 되게 한 다음 진행해야만 가능합니다. 조건이 충족된 상황에서는 정확한 감별이 가능합니다.

5. 체질 고유의 생리적 특징

각각의 체질을 감별함에 있어 일반적으로 알려진 지식들은 신체적, 성격적, 기질적 특징들로서 체질 판정에 결정적인 역할을 합니다. 물론 그런 점들이 많은 참고 자료가 되고 어느 정도 들어맞는 것도 사실입니다. 성격은 교육과 수양, 직업, 그리고 환경, 가족적 배경에 따라 언제든지 변할 수 있는 것입니다. 체형도 체질에 상당히 반영됩니다. 그렇지만 건강관리와 운동 및 영양섭취에 따라 늘 그대로 나오는 것은 아닙니다. 체질적 건강 특징도 타고난 기본 건강과 살아오는 동안 자신의 체질에 얼마나 적합하게 섭생을 해 왔는가에 따라 판이하게 달라질 수 있습니다.

예컨대 열이 많은 토양체질이라도 부모에게서 물려받은 건강이 나쁘다면 성인이 되기 전부터 아니, 어려서부터 추위를 타는 경우가 있습니다. 반대로 추위를 타기 십상인 수음체질도 따뜻한 식품과 운동으로 잘 관리한 사람은 약한 토양체질보다도 더 따뜻한 경우도 있는 것입니다. 위에서 말한 그런 내용으로 감별한다는 것은 100% 정확도에 놓고 볼 때에는 너무 미흡한 수준입니다. 더욱이 체질감별은 점수로는 매길 수 없는 지극히 확실하고 검증을 요하는 부분

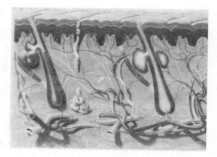

체표

방망이 모양이 땀구멍이다. 폐가 강한 금체질은 이 땀구멍으로 지나치게 수분이 증발되어 피부가 건조하나, 폐가 약한 목체질은 수분이 제대로 빠져나가지 못해 피부가 축축하다.

입니다.

체표. 방망이 모양이 땀구멍이다. 폐가 강한 금체질은 이 땀구멍으로 지나치게 수분이 증발되어 피부가 건조하나, 폐가 약한 목체질은 수분이 제대로 빠져나가지 못해 피부가 축축하다.

때문에 검사자는 각 체질에 대한 생리를 연구해야 하고 폭 넓고 깊은 이해력을 가지고 있어야 합니다. 그러면 설문을 통해서 체질을 거의 정확하게 알아낼 수 있습니다. 그래서 필자는 배우고 연구하고 고심하고 숙고하여 체질에 관한 평생 변하지 않는 생리적 특징은 물론 체질과 교감 및 부교감 신경계와의 통일적인 연관성 등에 관하여 부단히 연구하고 체계를 확립하였습니다.

예컨대 피부가 부드러운 사람은 평생 부드럽고 촉촉합니다. 반대로 건성인 사람은 사는 날 동안 피부가 건조합니다. 이것은 폐의 기능과 직접 관련됩니다. 빈속에 속 쓰림이 있는 사람은 항상 그런 문제점을 안고 있습니다. 그러나 아무리 위장을 혹사시키고, 말하자면 인사불성이 될 때까지 술을 마셔도, 위산과다로 인한 속 쓰림이 조금도 없는 사람이 있습니다. 이런 상태는 평생 갑니다. 이것은 체질적으로 정해진 교감, 부교감 신경계 중 어느 신경계가 더 긴장하는가에 달려 있습니다.

아쉬운 것은 대부분의 체질감별 종사자들이 대개는 체질생리에 대하여는 권도원 선생께서 밝히신 내용 외에는 깊은 연구가 없는 듯합니다. 진맥, 침 진단시약 이 세 가지만 가지고 감별합니다. 만일 이 분들이 체질생리에 대해 폭넓은 지식을 가지고 있다면 훨씬 더 정확한 감별을 많이 해낼 수 있을 것입니다. 장거리 육상선수를 목양체질로, 찬 음료를 마셔도 이상 없는데 찬 우유만 마시면 탈나는 사람을 수음체질로, 생야채를 먹으면 때로는 그대로 변으로 나오는 체질을 토양체질로 잘못 판정하는 일은 발생하지 않을 것입니다. 체질별 생리를 잘 알고 있다면……

독자는 이 책을 읽어 가면 체질을 분별하는 데 생리적 특징에 관한 자료가 많은 것에 대해 좀 더 많이 알게 될 것입니다. 주의깊이 공부한 만큼 비례해서 지식과 인식은 깊어집니다. 체질에 관한 생리적 특징에 관한 질문만 해봐도 체질을 거의 알아낼 수 있습니다.

6. 이용 가능한 방법

일차적으로 맥을 보는 것입니다. 다음으로 오장육부의 반응이 나오는 경혈을 눌러보면 판정 자료에 도움이 되는 것을 알아낼 수 있습니다. 예를 들면 어깨와 목이 만나는 지점인 견정 혈을 눌러 보면 폐의 항진 여부를 알 수 있습니다. 겨드랑이 밑 극천 혈을 눌러 동통의 정도를 살피면 간의 항진과 울혈 여부를 알아내 간의 세기의 강약을 가늠할 수 있습니다. 허리의 옆구리 부위의 지실 혈을 눌러 압통의 정도를 보면 신장의 허실과 강약을 파악할 수 있습니다.

세 번째는 위에서 언급한 바와 같이 체질 생리에 관한 설문을 해 나가면 거의 판정이 가능합니다. 수음체질과 수양체질과의 차이점, 수양체질과 금음체질과의 차이, 금양과 토양체질의 구별법, 목양과 목음의 차이점 등은 질문으로도 분별이 거의 가능합니다.

그러나 정작 중요한 것은 체질을 어떻게 확증 또는 검증하느냐가 관건입니다. 이미 말한 바와 같이 오늘날을 사는 우리 중 제대로 건강을 갖춘 사람은 얼마 되지 않습니다. 때문에 일반적인 방법으로는 확증하기가 실로 어려운 일입니다. 오판의 문제점은 건강부재의 사람들이 대부분이기에 그 맥상의 파동도 제대로 나타나지 않고 진단시약에도 애매할 수 있으며, 오링 테스트 역시 혼란을 불러일으킵니다. 필자는 여러 가지를 경험하고 나서 문제점들을 파악했습니다.

때문에 감별 받는 자의 기혈의 순환을 얼마간 정상화시킨 연후에 감별이 진행되어야 한다는 사실을 터득했습니다. 생체의 기의 파동이 원활하게 이루어지면 오차 없이 감별과 검증이 이루어집니다. 현재 체질 검증은 기의 순환이 원만한 상태에서 식품, 약재, 반지를 이용하는 방법 등을 응용한 오링 테스트로 몇 번을 되풀이해도 예측 결과에 빗나가지 않고, 100% 적중할 수 있습니다. 이중 삼중 아니, 몇 겹으로 하더라도 동일한 체질임을 규명할 수 있습니다. 단 한 번에 체질을 확증할 수 있습니다.

7. 체질 검증의 필요성

체질 감별은 대략 판정할 수 있는 그런 것이 아닙니다. 체질이란 척 보면 알아내는 그렇게 쉬운 것도 아닙니다. 자신의 불변의 체질은 일생의 건강 지침으로 신중하게 확인해야 하는 소중한 것입니다. 검증이 되어야 안심하고서 체질식사법, 식이요법, 건강기능식품, 약재, 한방, 주거지, 목욕법, 잠자리 등을 실행하고 섭취가 가능한 것입니다. 각각의 체질의 장부의 음양, 한열, 강약 허실 및 중간 장기의 입증이 피검자가 객관적으로 인정할 수 있는 방법으로 이루어져야 합니다.

·**금체질:** 예를 들어, 금양체질의 경우에 더운 체질과 차가운 체질 중에 더운 체질이라는 점이 증명되어야 하며, 최장장기가 폐라는 점, 위장이 강한 장기라는 점, 간이 가장 약한 장기라는 점, 신장이 약한 장기라는 점, 심장은 세기에 있어서 중간 장기라는 점 등이 증명되어야 합니다. 그래야 믿고 실행할 수 있는 것입니다. 금음체질은 음양 중에 양에 속하며, 폐 대장이 최강 장기이며 다음으로 신장이 센 장기임이 증명되어야 합니다. 간과 심장이 약한 장기임을 각각 입증할 수 있어야 하고 위장은 원만한 세기가 중간인 평(平) 장기임을 별도로 증명할 수 있어야 합니다.

금체질이라는 확신은 들지만 금양, 금음 어느 쪽인지 모를 때는 어떠합니까? 금음과 금양의 가장 큰 차이점은 금양은 신장의 기가 허하고 금음의 신장의 기능은 강합니다. 체질검증에서 이런 차이점이 확연히 구별되어 피검자로 하여금 객관적으로 확인할 수 있게 해야 합니다. 또는 중간 장기가 금음체질은 위장이고 금양체질은 심장임을 각각 증명해보여야 합니다. 그러나 고도로 숙련된 의사라도 오로지 맥상으로 추정만 할 수 있을 뿐, 금음과 금양의 차이를 분명하게 구별해 증명해주지는 못합니다. 믿고 따르기가 어려운 것입니다. 이 부분은 의사의 도덕성 문제가 아니라 체질감별의 정확성에 관한 것이기 때문입니다. 검증이 이루어져야만 피검자는 믿고 따를 수 있고, 의사는 체질약 체질추출물의 섭취와 식이요법을 확실하게 지도해 나갈 수 있고, 특히 간 환자나 암 환자처럼 간의 해독기능이 약한 고객들도 부작용 없이 원만하게 식이요법을 진행할 수 있습니다.

·**목체질:** 목체질은 감별이 용이한 경우가 많습니다. 목양체질은 간과 신장이 센 장기이고, 폐가 가장 약하고 이어서 두 번째로 약한 장기가 위장입니다. 심장은 중간 장기입니다. 이것 역시 각각 장부의 강약허실을 검사자가 알 수 있게 별도로 증명할 수 있어야 하고, 심장은 중간 장기임을 보여줘야 합니다. 목음체질은 좀 다릅니다. 장기의 강약배열 서열이 간, 심장, 위장, 신장, 폐입니다. 센 장기들과 약한 장기들을 증명하고 위장이 중간 장기임을 입증해야 합니다. 심장이 센 장기에 속해 있습니다. 보통은 심장이 중간 평 장기에 배치되는데 토양체질과 함께 이 체질만 센 장기에 배열되어

있습니다(때문에 토양과 목음체질에 오판정이 자주 일어나기도 함).

목양과 목음의 큰 차이점은 목양은 신장이 세고 목음은 약합니다. 다음으로 위장의 경우 목양은 약하고 목음은 중간 평 장기입니다. 이어서 목양은 심장이 중간 장기이고 목음은 센 장기에 속합니다. 이런 차이점이 정확하게 구별되어야 안심하고 따를 수 있습니다. 식사법에서는 목음, 목양은 조금 차이가 나지만 체질 한약이나 체질 추출물에는 큰 차이가 나기에 분명하게 구별이 안 되면 전문 식이요법 진행 자체가 불가능합니다.

·**토체질:** 토양체질은 비위장이 가장 센 주군(主君)장기이며 다음으로 심장이 셉니다. 간은 중간 평장기이며 폐가 약하고 신장이 가장 취약한 허약 장기입니다. 비위장이 최강 장기임이 증명되어야 하고 심장 역시 평 장기가 아니고 센 장기임을 보여줘야 합니다. 신장과 폐가 기능이 약한 장기에 속함을 확실하게 입증해야 합니다. 비위장이 금양체질과 더불어 가장 왕성하고 열이 가장 많은 축에 들기 때문에 토양과 금양체질 구별에 있어 혼란이 많습니다. 이 점에서도 당연히 어떻게 차이점이 있는지 장부 강약 구별로 여실히 증명되어야 합니다. 그리하여 금양을 토양체질로, 또는 토양을 금양으로 잘못 판단하는 일이 없이 체질감별이 명중해야 합니다. 또한 위에서 언급한 것처럼 심장이 과강장기로 태어난 체질은 목음과 토양체질 두 체질뿐입니다. 이로 인해 체질감별이 틀리는 사례가 나옵니다.

·**수체질:** 수음체질과 수양체질은 본질은 사촌간이면서도 현상은 차이가 심합니다. 수음체질은 신장이 가장 센 장기이며 간이 다음으로 센 장기입니다. 심장은 중간 장부입니다. 이 역시 각각 개별적으로 장부의 기능 강약이 객관적으로 입증되어야 합니다. 이 체질은 신장과 간은 둘 다 음장부로 성질은 차고 서늘하고 응축하니 발산하는 기운이 극히 모자라고 차갑습니다. 수양체질은 비위장이 최약 장기이기에 수음체질과 같이 전 장기가 한랭한 기운으로 가득합니다. 그래서 수체질(소음인)이 아니라고 당사자들 중 상당수가 생각하고 있습니다. 하지만 수체질이기에 장부의 강약 서열은 신 방광, 폐 대장, 간 담낭, 심 소장, 비위장 순서입니다. 강장기 서열을 각각 다 증명해보여야 합니다.

수음과 수양의 큰 차이점은 수음은 폐 대장이 약하고 수양은 셉니다. 그러나 수양체질 역시 주군(主君)장기인 차가운 비위장의 차디찬 기운의 지배를 받기에 폐 대장은 한랭(寒冷)하고 건조합니다. 금음의 폐가 건조하고 더운 성질을 품고 있는 것과는 강한 것과 대조되는 성질입니다. 수양과 수음을 구별 짓기 위해서는 위와 같은 차이점이 드러나야 합니다. 그것이 중요한 이유는 식사법에 상당 부분 차이가 있고 체질한약이나 체질추출물에는 큰 차이가 있기 때문입니다.

이 수양체질은 때때로 금음체질과 혼동을 일으킵니다. 그래서 금음을 수양체질로, 수양체질을 금음으로 잘못 감별하는 일이 너무 많이 발생합니다. 따라서 이 두 체질의 차이점을 분명하게 증명해야 할 때가 많습니다. 가장 큰 차이점은 금음은 양(따뜻함)이고 수양은 음(차가움)에 속합니다. 그러나 외부적으로 느끼는 현상 측면에서 볼 때 수양은 건강이 어느 정도 원만할 경우에는 몸이 폐의 숙강과 선발작용으로 소화도 잘 되며 차가운 것까지도 그러합니다. 반면 금음체질은 본래 양 기운이 강해 평소 따뜻한 몸을 유지하지만 체온 조절하는 간이 약해지면 추위를 결국은 탑니다. 이런 생리현상 때문에 수양체질이 금음체질로, 금음체질이 수양체질로 잘못 감별되는 경우가 많았습니다 (체질맥상도 비슷하여 구별이 쉽지 않음).

때로는 수양체질이 금음체질 침을 맞아 봐도 효과가 일정기간 잘 나고, 금음체질의 경우에도 그러하기에 거의 그렇게 장기간 오판되어 건강에 큰 문제가 생기기도 하였습니다. 대장암에 걸린 40대 남자가 식이요법 지도를 받으려고 본 연구소를 찾아와 체질감별 검증을 한 결과 수양체질로 나왔습니다. 그러나 신중한 이 수양체질은 서울로 올라가서 다시 네 군데서 감별을 받아 보니 공교롭게도 받은 곳마다 한결같이 금음체질이었습니다. 우리 연구소에서 수양체질로 검증을 받은 것은 사실이나 다른 데서 다 같이 금음체질이라 하니 어떻게 해야 하겠느냐고 묻습니다. 재검을 받고 싶다고 해서 연구소에 다시 내려와서 다시 체질검증을 한 결과 역시 수양체질입니다. 그제야 확신하고 다시는 의문을 품지 않고 지금까지 그대로 수양체질 식사법을 따르고 있습니다.

결론적으로 객관적으로 각 체질마다 오장육부의 각 장부마다 기능강약 또는 허실 그리고 중간 평 장기는 무엇인지에 대하여 눈에 보이게 검증 또는 증명이 되어야만 합니다. 그렇지 않고는 그 감별이 맞는지 여부를 확신할 수 없는 것입니다. 물론 자기 스스로 판단하여 정확한 체질을 알아내 유익한 식생활을 누리는 분들도 계십니다. 다행스럽게 훌륭한 체질의사에게서 단번에 시행착오 없이 옳게 감별 받는 혜택을 누리는 분들이 많습니다. 그러나 잘못 감별되어 5-10년 이리저리 하다 보니 몸은 자기도 모르는 사이에 크게 손상된 경우도 적지 않습니다. 심지어 성실하고 유능한 팔체질 한

의사 중에서도 믿었던 자신의 체질이 우리 연구소에서 검증결과 잘못 판정되었음을 알고 놀라는 일도 있었습니다. 나중에 자신에게 직접 해당 체질침을 시술하여 확인한 바가 있었습니다.

일반 식품 등은 주문에 따라 그냥 판매가 이루어지기도 하고 대화를 좀 나누어 보고 의심스러운 경우에는 나중 체질검증을 받은 후에 식품을 드시도록 권합니다. 추출물을 주문할 경우에는 특별한 경우를 제외하고는 송산팔체질연구소에서 체질감별을 받지 않은 분들일 경우에는 반드시 여기에 와서 체질검증을 받지 않는 이상 수락하지 않습니다. 그러면 할 수 없이 와서 감별을 받아 보면 지금까지 철석같이 믿어온 체질이 오판인 경우가 많아 혼란을 겪는 분들이 상당합니다. 감별된 대로 추출물을 먹어보면 몸에 작용하는 것으로 확인이 됩니다. 왜냐면 식약처 식품공전에서 허용한 약용식물 원재료는 반드시 체질에 맞는 것만 사용하기에 감별이 잘못되면 모두 독약이 되기 때문입니다.

"여러 해 동안 경험상 저의 체질은 틀림없이 ○○체질이니 여기에 맞게 식품과 지도를 해주세요." 이렇게 말하는 분들 중 정작 감별해보면 엉뚱한 체질이 나오는 경우가 있습니다. 혈액형처럼 체질은 평생 불변입니다. 건강은 정확한 체질검증에서 시작된다는 사실을 기억하시기 바랍니다.

체질은 이제마 선생님께서 창시하시고 권도원 선생께서 팔체질의학으로 완성하였습니다. 후학들은 그분의 체질의학의 연구실적을 근거로 약간의 장식을 하는 것에 불과합니다. 건축에 비긴다면 다 완성된 집에 내부 장식의 일부를 공사하는 일에 불과합니다. 그분들에 의해 모든 골격과 근간이 마련되었기 때문입니다. 참으로 팔체질의학은 모든 의학의 기초이며 최상위 의학입니다. 그러므로 인류는 이것을 바탕으로 건강을 지켜가는 것이 최상의 유익을 가져다 줄 것입니다. 그러나 이 모든 건강혜택은 확증된 체질검증으로부터 시작되는 것입니다.

팔체질 감별 관련 문답

체질을 처음부터 정확히 감별 받아 체질식을 하고 유익을 얻은 분들은 축복입니다. 그러나 감별받은 대로 생활해왔는데도 몸이 더 약해지거나 장기간 체질식을 해 왔어도 유익을 느끼지 못했다면 본인의 체질이 과연 확실한지에 대해 재고해보는 것이 필요합니다. 체질을 확인하는 객관적인 검증 기법이 대부분 결여된 상태에서 진행되기에 스스로 오랫동안 체질식으로 확인해보기 전에는 알기가 쉽지 않습니다. 또한 팔체질로 분류할 때, 금양과 금음을 구별하는 것, 목음과 목양의 차이점, 수양과 수음이 어떻게 다른가를 보여줘야 합니다. 이런 상황에 처한 분들의 이해를 돕기 위해 틈나는 대로 감별 사례를 올리고자 합니다.

여기에 올린 글은 회원들과 제가 주고받은 메일로 교정 없이 그대로 올립니다. 이 글을 읽는 분들 중에는 때로는 체질감별 검증이 안 되어 잘못된 감별 결과로 인해 본의 아니게 여러 해 동안 고생한 분들이 있을 것입니다. 팔체질의학을 처음 접하는 분들은 체질감별에 오류가 있을 수 있다는 사실이 납득하기 어렵겠지만 확실한 체질검증을 받는 것이 중요함을 깨닫게 되기를 바랍니다. 감별을 제대로 받고 체질식에서 유익을 얻은 분들은 그대로 지켜나가면 됩니다.

1. 문답 내용

■ 어느 회원의 글

존경하는 송산 선생님, 소중한 답글 깊이 감사드립니다. 지난 날 기존에 치료받던 한의원이 거리가 멀어 가까운 팔체질 병원을 알아보던 중 소위 있는 사람들이 다닌다는 청담동의 Chau...?? 8체질 한의원을 내방하게 되었습니다. 원장이 8체질의 창시자인 동호 권도원 박사님의 직속 제자이자, 의사의 가업을 대물림한 8체질계에 소문난 김 원장이 대표로 있는 한의원이었습니다. 전 제선한의원 원장이기도 했죠. 기존 제선과 마찬가지로 초진 예약을 하려면 3개월을 기다려야 하는 병원이라 참 까다로운 병원입니다. 전 이미 과거 제선에서 진료를 받은 사실이 있으므로 초진이 아닌 재진으로써 한 달 만에 예약을 할 수 있었습니다.

전 이미 송산 원장님께 수양체질로 판명난 바, 기존 한의원에서도 수양체질로 치료를 받았던 터였습니다. 그러나 청담동의 그 한의원에서는 금음체질로 진단을 내리더군요. 거의 4년을 수양체질로 살아온 저였고, 또 수양이 확실함을 몸소 느꼈으므로 그 체질은 믿을 수 없었습니다. 그래서 저는 수양체질이니, 수양으로 치료해달라고 부탁을 했죠.

하지만 소귀에 경 읽기였습니다. 김 원장 말이, 아직 확진은 아니므로 일주일만 금음체질로 치료를 해보자고 하더군요. 그리고 일주일이 지났습니다. 물론 금체질식과 침으로 인해 몸이 많이 안 좋아졌습니다. 그랬더니 그 원장님이 맥을 왼쪽 오른쪽을 수십 분 동안 번갈아서 잡아보시더니 바로 '수양체질'로 진단을 내리더군요. 수양체질과 금음체질이 많이 헷갈리나 봅니다. 원장님이 말하더군요. "일주일 전에는 금체질 맥이 나오다가 이젠 수양체질 맥이 잡힙니다. 참 찾기 어려운 분이시군요……"

그 뒤로 다시 금체질 맥과 수양체질 맥이 분간을 잘 못 할 정도로 헷갈리게 나온다고 합니다. 그분은 땀까지 흘리며 눈을 지그시 감고 신중히 맥을 짚더군요(혹 모르시는 분이 있을까봐 말씀드리자면 김 원장님은 권도원 박사님께서 운영하는 병원에서 대표원장으로 계셨던 8체질계의 독보적인 위치에 있는 분입니다. 그리고 지금은 청담동의 멤버십 회원제로 운영되는 종합 의료센터에서 한방 원장으로 스카우트됐습니다).

"수양체질입니다." 3번째 내방했을 때 얻은 답이었습니다(참고로 이분의 침은 다른 체질 한의원에 비해 상당히 아픕니다ㅠㅠ). 그때 전 또 한 번 송산 원장님의 정확한 체질 판단에 탄복을 금할 수가 없었습니다. 송산 원장님은 침도 없이 또 체질 한약도 없이 1시간 만에 찾아냈습니다. 그런 점에서 볼 때 송산 원장님이야 말할 것도 없지만 청담동의 김 원장님도 다른 팔체질 한의사들에 비해 상당한 실력이 있었습니다. 그동안 수십 곳을 다 다녀본 저로써는 수양체질을 찾은 사람은 송산 원장님과 김 원장님밖에 없었습니다.

나머지 의사들은 대게 목음, 금음, 금양, 수음으로 진단했죠…… 저 좀 고생 많았죠.ㅠㅠ 결과는 끈기를 갖고 노력하는 사람에게 찾아오는 법이라 봅니다. 제가 이리저리 돌아다닌 허물도 있지만, 비로소 송산 연구소에서 방황을 멈춘 것으로 미루어 보아 방황했던 지난날을 허물로 비판하기보다는 믿음을 준 의사와, 그렇지 못한 의사의 허물로 봐야 삼가 옳을 것으로 봅니다. 그러나 청담동의 한의원도 송산 원장님에 비하면 허물이 적지 않습니다.

쓰다 보니 넋두리처럼 말이 길었습니다. 혹시 송산 연구소를 찾을까 말까 갈등하시는 분이 있다면 이 글로 조금의 도움이라도 확신을 갖고 찾으시라고 당부 드리고 싶습니다. 그리고 저와 같은 수체질 분들에게 잠깐 도움이 될 수 있는 조언이 있다면 체질에 맞지 않는 음료수나 혹 체질에 맞지만 찬 음료수라면 먹지 않는 게 좋겠다는 의견을 제시합니다. 갈증이 날 때 무턱대고 마시지만 아무런 탈이 없기로, 그 해로움이 꼭 그날이 아닌 다음날에 영향을 준다는 사실을 간과하지 마시길 바랍니다. 제가 요즘 그 해로움을 톡톡히 보고 있습니다. 그럴 바에야 차라리 송산 체질 차를 주문해서 맘 놓고 걱정 없이 마시길 권해봅니다. 저 역시 그리 해보겠습니다. 긴 글 끝까지 읽어주셔서 감사드립니다. 무엇보다도 건강을 우선으로 챙기시길 바랍니다.

■ 혼합 체질이 있는가?

·**신재호 님의 글:** 소양인? 태음인? 한의원 두 곳에서 다르게 나왔습니다. 모습으로는 소양인인데 진맥과 침을 보면 태음인이라 합니다. 태음인적 소양인이라 하는데, 한마디로 섞였다는데…… 그럼 어찌해야 하나요? 정확한 체질을 알고 싶습니다.

·**답변:** 혼합 체질은 존재하지 않습니다. 체질이라는 것을 제대로 알지 못해 소위 태음성 소양인 등으로 말하는 것입니다. 원래 체질이라는 것은 엄밀히 말하면, 오장육부의 장기의 허실을 규명하는 것입니다. 예컨대, 태음인은 폐가 가장 허하고 간이 가장 실하다는 조건을 가지고 있습니다. 소양인은 비위장이 가장 실하고 신장이 가장 허하다는 필수조건이 있습니다. 한 인간생명체가 오장육부의 각 장부에 여러 가지 성질과 허실 강약을 중복하여 가진 경우는 없습니다. 마찬가지로 소양인이라면 최강 장기로 위장을, 최약 장기로 신장을 가지고 태어나는 것이지, 또 다른 최강 장기나 최약 장기를 동시에 가질 수가 없는 것입니다. 태음인의 신장은 서늘하고 습하나 소양인의 신장은 덥고 좀 건조합니다. 이로 보면 태음인적 소양인은 신장이 서늘하기도 하고 덥기도 하며, 습하기도 하고 좀 건조하기도 하다는 것입니다. 그러나 한 사람의 장기가 이렇게 이중적으로 동시에 여러 가지 특징이 존재할 수 없습니다. 마치 특정지역에서 특정시간의 기온과 습도가 단 한 가지로만 나타나는

현상과 같은 것입니다. 특정체질 하나만 가지고 태어납니다.

팔체질의학에서는 각 체질의 모든 장기의 허실이 규명되므로 혼합체질의 가능성은 조금도 고려할 필요가 없는 것과는 달리, 사상의학에서는 오장육부 중 단지 두 장기의 허실강약만 나오고 나머지 장기들의 강약이 규명되지 못하는 한계 때문에 생기는 문제입니다.

완벽한 체질섭생법과 오장육부의 모든 장기를 완벽하게 보완하기 위해서는 사상의학으로는 모자랍니다. 팔체질의학에 의한 각 개인의 음양과 모든 장부의 강약이 규명되어야만 완전한 체질요법이 가능합니다. 팔체질에서는 결코 "태음성 소양인" 등으로 분류하는 일이 없습니다. 사상체질에서 더 많은 체질로 나누어서 16체질, 32체질, 64체질 등으로 분류하는 경우에도, 기초는 어디까지나 최강 장기와 최약 장기만 관리하는 사상의학에 기초해 있기 때문에 여전히 나머지 장기의 기능허실과 성질에 관하여는 알지 못합니다. 이런 연유로 혼합체질의 개념이 나온 것입니다. 그래서 사상체질은 미완의 체질의학이었습니다. 8체질도 4체질의 2배수에 해당하니 얼핏 보면, 그중 일부로 보일 수 있습니다. 그러나 오로지 8체질만이 모든 장기의 허실 관계가 규명되는 완성된 체질의학입니다. 자세한 내용은 우리 사이트의 팔체질의학을 읽어 보면 차이점을 잘 이해할 수 있습니다.

그러나 이제마 선생의 사상의학이 있었기에 권도원 선생의 팔체질의학의 완성이 가능했다고 봅니다. 이제마 선생은 최초로 체질의학체계를 펼친, 필적할 수 없는 최고의 의성이며, 나머지 장부의 허실을 밝힌 권도원 선생 또한 팔체질의학의 완성자로서 의성으로 길이길이 깊이 존중받아 마땅합니다.

■ 새벽 설사

·**김병희 님의 글:** 원장님 수고하십니다. 저는 토양인입니다. 제가 과민성대장증후군으로 치료하고 있으나 치료가 잘 되지 않아서 문의합니다. 식후에 화장실 가고 설사합니다. 특히 외식할 경우에 심합니다. 배에 가스가 많고 방구냄새가 심합니다. 함초 복용 후 많이 좋아졌으나 함초를 끊은 후에 다시 냄새가 심합니다. 체질치료방법이나 좋은 음식 추천해주세요. 그리고 몇 달 전부터 새벽에 화장실을 2번 정도 가는 거 같습니다. 왜 그러는지 모르겠습니다. 원장님의 좋은 의견 부탁합니다. 그리고 오리 고기는 토양인이 먹어도 되는지요? 감사합니다.

·**답변:** 토양인인지가 좀 의문이 갑니다. 새벽 설사를 한의학에서는 오경(새벽)설사라고 하는데 날

이 밝기 직전으로 음기가 가장 성하고 양기가 싹이 트는 시기를 말합니다. 음기가 강하고 신장의 양기가 약해 음기가 밑으로 하행하여 새벽에 설사를 합니다. 따라서 양기를 보강하는 한방을 하는데, 몸이 차가운 수목체질에게서 주로 발생합니다. 토양에는 해당이 별로 안 되는 문제입니다. 그리고 토양체질식을 잘 지켜왔으리라 보는데, 진정 토양체질이라면 설사문제는 발생할 가능성은 거의 없다고 봅니다. 오리는 한편에서는 차가운 식품으로 분류하지만 닭처럼 더운 식품으로 토양에는 해롭습니다.

·**어느 회원의 댓글:** 안녕하세요. 처음 뵙겠습니다. 본인은 수양체질입니다. 저는 성격이 예민해서 과민성대장증후군이 종종 생겨서 새벽녘에 가끔 너무 고통스러워 방을 빙빙 돈 적도 있습니다. 주로 새벽과 저녁에 발병하는 것 같습니다. 설사를 예로 들자면, 저 같은 경우(수양체질)에는 성질이 서늘한 음식(금체질식)을 상식하면 그 뒤로 1~2일 정도 후에 아랫배에 복통이 시작됩니다(복통의 원인은 배에 가스가 찬 것임을 나중에 알았습니다). 설사를 한다지만 그 설사가 물똥이 아닌 퍼지는 설사였습니다. 어느 정도는 가라앉기도 하고 대부분 둥 떴죠.

그 뒤 금체질식을 끊고 다시 수양체질식을 하니 일주일간 지속된 복통이 멈추고 배에 가스가 차지 않았습니다. 그 뒤로 복통은 배에 가스가 차서 생기는 것임을 알았고, 그 원인은 수양체질에 있어 찬 성질을 띤 음식이었습니다. 금체질과 토체질은 그 열성이 비슷하고 찬 성질을 먹는다는 특징이 있어서 한때 본인이 금체질식을 해서 낭패 본 경험을 토대로 얘기해봤습니다. 체질이 정확한지부터가 급선무일 듯해서 제 경험을 말씀드렸으니 참고 하셨으면 합니다.

■ **체질 문의**

·**장원주 님의 글:** 목양? 목음? 체질 확증은 어떻게 진행되나요? 저는 경기도에 살고 있어서 대구에 있는 송산팔체질연구소까지 가는 것이 부담이 있어서 미리 문의를 드립니다. 저는 만성 두드러기로 치료를 받기 시작했고 3곳에서 금음, 목양, 목음으로 각각 진단을 받았는데 금체질로는 부작용이 많았고, 목양, 목음은 모두 일단 효과를 보고 있는 실정인데 확신이 없으니 걱정이 앞섭니다. 목양, 목음 모두 간이 최강, 폐가 최약 장기라는 공통점이 있어서 두 진단으로 침을 맞아도 어느 정도 효과가 나타나고 있는 것은 아닌가 싶습니다.

만약 제가 송산 연구소에 방문을 하게 되면 1회 방문만으로 정확한 감별이 가능한 것인지요? 아니라면 체질약을 먹고 반응을 본 이후에 다시 몇 회 재방문이 이루어지는 것인지요? 아니라면 목양, 목음의 구분을 그냥 손쉽게 자가 진단할 수 있는 방법이 있는지요? 장기배열로는 신장, 위장의 강약 여부가 그 구분이 될 듯한데 그냥 느낌상으로는 신장, 위장 모두 그리 좋다고 느껴지지 않습니다.

·**답변:** 체질감별에 확신이 안 서는 이유는 검증과정이 없기 때문입니다. 목음은 신장이 약하고 목양은 신장이 강장기이며, 목음의 심장은 강하나 목양은 평장기입니다. 또한 목양의 위장은 약하지만 목음의 그것은 평장기입니다. 이 차이점을 명확히 고객에게 보여주어야 하지만, 불가능하기에 갈등과 혼란을 받게 되는 것입니다.

우리 연구소에서는 확실한 검증을 단 한번 한 시간이면 끝마칠 수 있습니다. 여러 번 할 필요가 전혀 없습니다. 개인적으로는 스스로 판별하기에는 힘든 분야입니다. 감별과 관련된 보충적인 내용을 더 읽어보시기 원하면 '팔체질–체질감별 검증' 편을 보세요. 한 사람 당 감별시간이 좀 걸리니, 감별을 원하면 예약을 부탁드립니다.

·**어느 회원의 댓글:** 제가 님의 심정을 알 것 같습니다. 그래서 이렇게 답글은 한 번도 올린 적이 없는데, 안타까운 맘에 글 올려 봐요~ 전 한 팔체질 한의원에서만도 몇 가지 체질로 다 치료받아봤거든요 마루타도 아니고…… 정말 손님(?)도 많아 터져나가는 곳이었고요. 이 체질 했다가 효과가 안 나타나니 저 체질, 그랬다가 또 다른 체질, 그러다 또 다른 체질;;; 그렇다고 해서 치료비 안 받는 것도 아니고. 극과 극을 달리며 극과 극의 음식을 먹으며. 뭐하는 건지…… 정확하지 않은 체질을 듣는 것은 안 하니만 못한 거 같아요.

암튼, 이곳은 제가 보장하건대 정확합니다. 거리 멀어도 한 번 오셔서 해 보시는 게 좋을 거 같아요. 며칠 걸쳐서 치료해보고 결정되는 것도 아니고 정확하시더라고요. 제가 두 군데 정확하게 보는 곳을 아는데 두 군데가 다 같게 나왔고요. 송산 아닌 다른 한의원은 다른 지역으로 가셔서 어딘지를 잘 모르겠네요. 암튼 체질검사 비용이 비싼 듯하지만 이 사이트에 내용도 있고 계속 질문하면 답변해주시고 하니 권해드리고 싶네요! 부디 정확한 체질을 알게 되셔서 건강한 생활하시길 바랍니다.^^

■ 허종헌 님의 글

·**문의:** 체질 정말 어렵군요. 체질은 오직 맥으로만 찾는다고 하지만 건강 상태에 따라 맥이 다르게 나타난다는 얘기가 많아서 어렵네요. 제 상황인데요. 8체질과 사상의학을 같이 하는 한의원에서 목음체질 약 먹고 새벽에 자다가 깼는데 숨을 못 쉬겠고 코가 많이 막히고 항문이 엄청 아팠습니다. 목양체질 약 먹고 심한 피부 가려움증이 생겼습니다. 그래서 8체질만 전문으로 하는 한의원로 옮겼습니다.

첫날 금음체질 침 맞고 집에 돌아왔는데 갑자기 온몸에서 땀이 비 오듯 하더니 허기졌습니다. 그래서 다음 날 금양체질로 침 맞고 체질식 일주일 정도 했는데, 몸이 무거워지면서 추워지더니 위장이 따가웠습니다. 일주일 쯤 돼서 바지락조개를 먹었는데 설사했고요. CT 상에서 간이 좀 크게 나왔는데 별 이상 없다고 했고요. 감잎차 먹으니 가슴 부분에 압박감을 느꼈고요. 바지락조개 먹고 설사한 다음 날부터 수양체질로 치료했는데 큰 효과는 못 느꼈고요. 침 맞고 나면 위장 부분이나 왼쪽 가슴이나 오른쪽 가슴 부분이 찌르듯 아픈 건 아닌데, 안 좋은 느낌이 있었고요. 수음체질로 침 맞았는데 수음체질로 침 맞는 동안 머리가 조금씩 아팠고 며칠 수음체질로 침 맞으니 오른쪽 가슴이랑 왼쪽 가슴이 가끔 쑤시듯이 아픈 건 아닌데 이상한 느낌이 또 있었습니다. 올 초부터 본격적으로 소화를 못 시키기 전에 왼쪽 가슴 부분에 찌르는 아픈 느낌이 가끔 있었거든요. 수체질로 침 맞고 오른쪽 가슴이랑 왼쪽 가슴에 안 좋은 느낌이 있는 건 간과 심장이 약한 금음체질인가도 싶고요. CT상에서 간이 약간 크게 나왔는데 이상 없다 해서 간이 약한 금음체질이 아닌가도 하구요. 침 반응이랑 음식 반응이 다 제각기라서 어렵습니다. 만약 금음체질이 위장이 차가워진 상태라면 체질에 맞는 바지락조개 먹고도 설사할 수 있나요? 금음체질의 음식은 거의 다 성질이 차가운데 위장이 차가워진 상태라면 음식은 뭘 먹어야 하나요?

·**답변:** 혼란이 오는 체질식의 경험이 연속되고 있습니다만, 이런 현상이 부작용인지 호전반응인지 확인할 수 없습니다. 왜냐하면 체질이 검증되지 않았기 때문입니다. 먼저 체질검증을 받아보는 것이 순서라고 봅니다. 저의 입장에서는 금음체질인지 확인이 안 된 상황에서 어떤 설명을 할 수가 없습니다. 본 사이트의 "체질감별"을 읽어보시고 본인의 체질을 확신하기 힘들다면 내방하여 검증을 받아보시기 바랍니다.

■ 홍기성 님의 글

안녕하세요? (감과 감식초에 대해) 먼저 귀 연구소의 무궁한 발전을 기원합니다. 일전에 수양체질의 형제와 함께 방문했던 자입니다. 형제의 부모와 상의해 보았지만, 잘 이해하지 못하는 듯 했습니다. 오히려 몸에 안 좋은 녹용과 인삼을 약재로 한의원에서 제조한 약을 먹고 있습니다. 물론 이 약은 상담하기 전에 지은 약들입니다. 꽤 고가의 약이다보니 그들 부모님도 고민이 많으십니다. 아무튼 잘 설득하는 중입니다. 체질별로 음식이며 약재를 달리 해야 한다는 데는 이해하는 듯하지만, 다른 한의원에서 호언장담하니 그들로서는 혼동되어 결단을 내리지 못하고 있습니다. 결심만 서면, 식품추출액을 구입하는 데는 어려움이 없을 것입니다. 저로서는 빨리 결단했으면 합니다.

아 참, 궁금한 것이 있어 여쭙고자 합니다. 토양체질에 감은 좋은 것이 분명한데, 식초는 토양에 나쁘다고 되어 있습니다. 그럼, 감식초는 어떤가요? 참고로 J원장의 체질이야기에서 감식초를 생수에 희석에서 아침, 저녁으로 마시면 좋다고 합니다. 그냥 좋다는 정도가 아니고, 평생 먹어야 한다고까지 말합니다. 그래서 제가 꾸준히 한 달간 먹고 있습니다. 송산 선생님의 고견을 기다립니다. 그럼, 속히 뵈올 날을 기대하면서 중추절에 평안하시길 바랍니다.

·**답변:** 알다시피 토체질에 맞는 감이 사용된 식초라 해도 토체질에 맞지 않습니다. 식초의 신맛은 약한 간을 보하나, 세기가 중간 장기이거나 센 장기인 간의 체질에는 해롭습니다. 식초는 본질이 간으로 귀경하여 금체질(태양인)에게만 유익하게 작용합니다. 수음체질인 저는 현미식초, 근래에는 미초라고 해서 여러 과일을 원료로 해서 체질에 맞는 원료(사과)로 만든 것을 실제로 음용도 보고 또 검증도 해본 결과 다 해로웠습니다.

물론 식초는 성질이 좀 차가워서 수체질보다는 토체질이 해로움이 좀 덜하겠지만 여전히 해롭습니다. 최약장기인 신장이 간과 동반해서 약해지며 식초의 수렴 성질로 비만이 올 수도 있습니다. 간혹 습관적이 아니라 가끔 적당히 드시면 큰 무리는 없을 것이나 상용 다용은 삼가야 합니다. 목체질의 경우에는 간의 수렴작용이 항진되어 수습이 정체되면서 비만이 오며 추위를 타고 수족이 시리거나 저리는 증상이 올 수 있습니다. 수체질의 경우 장복 시 기운이 함몰되고 장부의 냉증이 심화됩니다. 건강하시고 가을의 정취를 만끽하시기 빕니다. 감사합니다.

·**다른 회원의 댓글:** 넋두리…… 전 잠실에 있는 J한의원에서 진료를 받아 본 적이 있습니다. 그 사람은 의사로서 소양이 많이 부족하며, 자기 세계에 빠져 사는 사람 같습디다. 책은 그럴 듯하게 썼지만 그런 기본적인 것은 8체질 하는 사람이라면 누구나가 아는 사실이고, 그 사람이 정말 체질 감별과 치료에 진실성이 있느냐 입니다. 사업가가 통치자가 되어 나라가 어지럽습니다. 공학도가 어설프게 의사가 되어 인체의 신비를 공학적으로 접근하여 체질을 감별하니 일부 상통은 하나, 그릇 된 점이 적지 않습니다. 아무튼 그이의 체질 감별은 특별난 것이었는데, 그런 체질 감별이 조만간 세상을 놀라게 할 거라고 스스로 자화자찬하더군요. 한번 웃고 나왔습니다.

전 수양체질인데 거기서는 금양으로 나왔습니다. 그래서 금양에 유익한 해산물과 생선회를 먹고 그날 저녁 두통과 속이 미식거리고 울렁거려서 잠을 못 잤습니다. 3일간 고생하다가 다시 방문해서 물었더니 금양에는 해산물과 생선회가 해롭다고 합니다. 일부 해로운 금양체질이 있답니다. 그러면서 치료받으려면 받고 안 받으려면 말라는 신경질적인 반응을 보이더군요.

■ 체질침 문의

·**문의:** 체질침을 맞고 나서도 감별을 제대로 받을 수 있나요? 궁금한 게 만약 제 체질이 A인데 B 체질에 해당하는 침을 맞거나 혹은 A인데 A체질에 해당하는 침은 맞은 후 연구소 가서 체질감별을 맞으면 체질침의 영향을 전혀 받지 않은 상태로 정확하게 감별이 될 수 있는지요?

·**답변:** 체질에 맞지 않은 침시술을 받아 몸이 상해 있어도 전혀 관계없이 정확한 체질을 확인할 수 있습니다. 감별 받는 분이 객관적으로 확인 입증 받을 수 있습니다.

■ 김찬영 님의 글

·**문의:** 안녕하세요? 선생님, 답변 감사합니다. 또 수양체질과 홍삼에 관하여 질문이 있어서 글을 남깁니다. 수양체질로 판정받고 벌써 체질침 5회를 맞았습니다. 그동안 금양, 금음으로 계속 판정받아 치료 받다가 부작용이 심했는데 수양은 부작용은 없고 그렇다고 호전되는 것 같지도 않고…… 모호합니다. 스트레스 때문에 두통, 어지럼증, 안구통증, 충혈 증상이 발생했는데 미약하나마 눈 쪽

은 아주 조금 해소된 느낌이라고 할까……

궁금한 게 있는데 역시 저는 아직도 인삼, 꿀, 닭고기만 먹으면 증상들이 심해져서 의아해했지만 금체질이 확실히 아닌 걸 지난 6개월간 치료받으면서 알았기에 수체질이겠구나 하고 있습니다만, 저렇게 수체질에 보약이라는 따뜻한 음식들이 안 맞으니 무엇을 먹어야 할지 잘 모르겠네요. 만약 저 같은 경우 홍삼을 복용하면 역시 인삼이 안 맞기에 몸에 문제가 생길까요?

그리고 아래와 같은 글을 봤었는데 어떻게 생각하시는지 궁금합니다.

"홍삼은 맛이 씁니다. 쓴맛은 기운이 하강하게 되죠? 인삼은 맛이 쓰지만 단맛이 강하고 단맛은 기운이 상승합니다. 따라서 몸이 냉한 체질이면서 예민한 사람은 기운이 잘 상승하므로 인삼이 체질에 안 맞는 것은 아니지만 기운이 상승하므로 가슴이 답답하고 두통과 불면을 유발합니다. 언뜻 보면 체질이 열이 많아서 인삼이 맞지 않는 것처럼 오해하기도 쉽습니다. 만약 이 말이 8체질 의학적으로 맞는다면 저 같은 수양체질은 인삼 대신 홍삼을 복용하면 되는 걸까요?"

지금 치료하시는 선생님께서는 침치료만 계속 받는 걸 얘기하시고 섭생에 관해서는 식단표 나눠주신 후 제가 열 많은 음식을 먹고 나서 문제가 생기니 그렇게 막 음식을 잘 가리라고는 하지 않으시던데…… 음…… 그리고 지금 침치료는 위 증상들 치료인데 제가 역시 같은 원인 때문에 가슴과 등에 여드름이 심하게 났습니다. 그런데 이건 사그라질 조짐이 안 보이네요…… 적외선체열진단기로 사진 찍어보면 등과 가슴에 붉은 열들이 심하게 가득합니다. 수양체질에 이 열을 내릴 약재 같은 거 없을까요, 달여서 물 대신 마실 것…… 추천 부탁드리겠습니다.

참, 그리고 연구소에서는 체질테스트를 오링테스트로 하시는지 알고 싶습니다. 글 보니까 그런 것 같은데 맞는지요? 제가 조만간 대구에 갈 수 있을 것 같아서 한 번 들리고자 합니다.

·**답글**: 타 연구소나 한의원에서 받은 체질감별을 근거로 하는 질문에 대하여는 원칙적으로 답변을 삼가고 있습니다. 왜냐면 일반적으로 보통 3~5분 정도 진맥에 의해 추정된 체질판정은 검증 과정이 없어 체질을 확증할 수 없기 때문입니다. 수양체질로 감별 받았으나 진정 그러한지는 확신할 수 없고 인삼 등으로 인한 불편함의 원인이 무엇인지 확인할 수 없는 것입니다. 체질에 맞는다고 해도, 체내 기혈이 순통되지 않은 상황에서는 상기의 식품들이 두통 등을 유발할 수도 있고, 또는 수양이 아니기 때문에 그럴 수도 있습니다.

인삼과 홍삼은 본질적으로 위로 귀경하여 대보원기 하니 수양, 수음, 목양체질에만 유익합니다.

기가 인삼은 강하고 홍삼은 순합니다. 인삼은 기운이 위로 올라가고 홍삼은 아래로 하강하는 것은 아닙니다. 체질에 맞지 않아도 홍삼은 별 표가 나지 않는 것은 찌고 말리는 과정에서 약성이 부드럽게 변화되었기 때문이고 인삼은 그대로 약성이 나타나기 때문입니다. 마치 마늘이나 무를 생으로 먹으면 맵지만, 증숙 과정을 거치면 어느 정도 화기에 의해 약성이 부드러워지기 때문입니다. 생지황은 성질이 차서 신장을 서늘하게 식히면서 윤택하게 보하지만 술로 여러 번 찌고 말리면 가미된 열에 의해 좀 따뜻하고 보혈작용을 하는 쪽으로 공능이 바뀝니다. 홍삼은 일종의 법제과정을 통해 순화시킨 것이기는 하나 원래 성질은 같습니다.

·어느 한 회원의 댓글 '4년간 체질오판과 고통 끝에 찾은 건강 체험기': 김찬영 님께. 안녕하세요, 찬영님. 님 글을 쭉 읽어보니 남 일 같지 않아 많이 염려가 됩니다. 그래서 갈등 끝에 혹시 유익한 도움이 되지 않을까 하고 댓글을 답니다. 저 역시 님과 같은 다양한 체질진단을 받아왔고 최종적으로 '송산팔체질연구소'에서 '수양'으로 판정받았습니다. 그 뒤로도 건강상 별 차도가 없어서 의심을 하게 된 바, 한 달 뒤에 다시 대구에 내려가서 재검진을 받았으나 두 번째도 역시 수양체질로 판정됐습니다.

그 전에는 목음체질이 각각 병원에서 3번이 나왔으며 수음도 나왔고 금양, 금음도 나왔었죠.ㅎㅎ 저 역시 님 못지않은 역경의 8체질 길을 걸어온 실제 장본인입니다. 금음체질로 6개월을 살았는데, 등에 여드름과 코피는 가실 줄을 몰랐고, 또 목음체질의 길은 2년 가까이 걸었는데, 그 결과 기력 소진과 비염으로 고생을 엄청 했습니다. 편도염도 심했었죠. 그리고 수음체질의 인생을 6개월 살았는데, 그 결과 배에 가스가 차고 소화가 안 됐으며, 아예 밥맛을 잃어버린 지경이었습니다. 저 고생 많이 했습니다. 차라리 체질을 몰랐을 때가 더 건강했었죠. 그 파란만장한 체질 인생길을 걸어온 지도 4년이 넘어 가네요……

제가 한번 끝장을 내보자는 심정으로 전국에 8체질 전문가들을 다 찾아다니던 중 '송산팔체질연구소'를 알게 되었고 그리고 그곳에서 전혀 새로운 또 하나의 체질이 나왔는데, 이름하여 '수양체질' 이었습니다. 제가 제일 납득하기 어렵고 상대하기 까다로운 체질이 수체질들이었는데 결국 그 체질이 저였습니다. 전 순간 송산님을 "돌팔이구나……"라고 생각했죠. 그러나 제가 수양인 이유를 여러 방면으로 설명하시는데 그 견해에 탄성이 절로 나왔습니다.

저는 전국 각지의 참 유명한 한의사들을 많이도 만나봤지만 송산님만큼 깔끔하고 속 시원하게 밝혀 주시는 분은 보지를 못했습니다. 지금은 어디가 아프다 하면 즉각 제가 신뢰하고 다니는 사당의 8체질 병원을 가서 수양체질 침을 맞으면 하루 이틀 만에 금방 낫습니다. 신기하죠. 그 병원 원장 역시 목음으로 진단한 의사였지만 가능성을 열어두고 겸허한 자세로 수양체질로 치료를 해주셨습니다. 그 의사는 얼마 전까지도 맥상은 전혀 수양체질이 아니라며 좀 더 실험을 해보자고 했습니다. 제가 이 사실을 송산 원장님께 얘기 했더니 원장님은 저는 극도로 장부의 균형이 깨지고 병고가 짙기 때문에 맥이 제대로 안 나온다고 그랬습니다. 그렇게 그 병원에서 목음으로는 대략 5개월 정도에 체질 약 두 달을 먹었으며, 그 뒤 수양으로 치료받은 지는 7개월이 다 된 것 같습니다. 그 의사는 얼마 전까지만 해도 수양을 완전 인정하지 않았었죠.

그래서 저에게 어디가 심하게 아프면 즉각 병원에 오라는 당부를 했습니다. 그때 수양체질로 침을 놓을 건데 만약 수양이 맞는다면 바로 나아야 된다는 것이었죠. 그래서 결국 과로로 편도염이 몸살로 겹쳐서 심하게 왔습니다. 전 다음날 퀭한 패잔병의 모습으로 병원을 찾죠. 의사가 잘 왔다고 하더니 "이제부터 정확한 체질침으로 정확한 혈에 놓을 것이니 아프시더라도 참으세요"라고 하면서 침 놀 자리를 펜으로 표시하더니 기존 침과 다른 좀 정밀해 보이는 침으로 침을 놓았습니다. 침 맛이 어땠냐고요? 기존 체질침이 방위병이라면 그 침은 해병대였습니다.ㅎㅎ 그리고 수양 편도염 약을 이틀 분 처방해줬습니다. 몸살기는 그 뒤 하루 만에 바로 나았고 편도는 두 번째 치료에 완치가 됐습니다.

그 뒤 주치의가 고개를 갸우뚱 하더니 말했습니다. "수양체질이 맞나본데요…… 우리 나중에 더 한번 실험해 봅시다." 하더라고요. 그 뒤 보름쯤 뒤에 일주일 전부터 10년 전 치루 수술 받았던 자리가 3일 내내 가렵고 따가운 겁니다. 그래서 또 즉각 병원에 갔죠. 그랬더니 잘 왔다고 좋아했습니다. "이번에도 전에 감기 때처럼 똑같은 침을 수양체질로 놓겠습니다." 하더니 해병대 침을 놨습니다. 사실 그렇게 아프지는 않았지만 침 놓는 소리가 탁탁! 박력이 있게 컸었죠. 침 맞고 그 날 바로 가려움증은 사라졌습니다. 이틀 후에 얼굴에 함박웃음을 띠며 의사에게 가려움증이 사라졌다고 했죠. 의사가 그래도 다시 한 번 침을 놓아 완전히 치유를 하자고 그래서 그날도 해병대침을 박력 있게 맞았습니다. 그 뒤 가려움증은 완전히 사라졌고 침 두 번에 깨끗이 나았습니다. 의사가 매우 흡족하게 웃으면서 말했습니다. "수양체질이 맞는 것 같습니다."

저는 그날 송산 원장님께 가슴으로 큰 감사를 드렸습니다. 그리고 송산님의 진단을 신뢰하시고 치료에 임해주신 겸허한 주치의에게도 감사하는 마음을 가졌습니다. 부산에 있는 8체질 병원이나,

서울에 유명한 8체질병원 의사들은 아마 자신이 내린 진단이 아닌 다른 체질로 치료 해달라고 했으면 자기 병원에 오지 말라고 했을 것입니다. 하하하!

〈결론〉

만약에 찬영님이 수양체질이 확실하다면 한 가지 실험해 볼 게 있습니다. 등에 여드름이 난다고 하셨죠. 수양체질이라면 그것은 찬 성질의 음식 때문입니다. 특히 채소류 중에 배추나 매운 것을 먹으면 더 심해질 겁니다. 그 외에 유익한 채소더라도 반드시 데쳐서 먹어야 하는 불편함을 감수해야 할 것입니다. 일단 송산체질에서 말하는 수체질에 이로운 잎채소 중 열무, 파김치, 갓김치(가능하면 생김치보다 발효된 것이나 익힌 것) 외에 채소는 절식해보세요. 그러면 여드름은 조금씩 없어질 것으로 사료됩니다.

저는 등에 여드름이 겨울에 더 심했는데, 어느 정도였냐면 한 번 입은 속옷은 터진 여드름의 피고름으로 얼룩이 져서 버려야 할 정도였습니다. 그러나 지금은 흉터만 있을 뿐 하나도 없습니다. 수양체질로 한 지 이제 일 년이 다 되어 갑니다. 여드름은 20년 전부터 있던 것이 한 달도 안 돼서 제 몸에서 완전히 떠났습니다. 그러나 가끔 맛있게 생긴 배추겉절이나 배춧국을 조금만 먹어도 그 다음 날 바로 등에 여드름이 나죠. 특히 멸치국물도 그와 같은 현상이 나타납니다. 그래서 찬영님도 배추와 멸치국물(생선)을 한번 끊어보세요. 그리고 생강차나 잘 달인 대추차를 달게 드셔보면 컨디션이 좋아질 겁니다. 끝

■ 김찬영 님의 글 '인삼과 닭고기가 안 맞는 수양체질이 있나요?'

·문의: 수양체질에는 인삼과 닭고기가 좋다고 나와 있습니다. 그런데 인삼과 닭고기를 먹으면 체내의 열이 더 심해져 증상이 악화되는 경우도 있나요? 결국 수체질 중에 인삼이나 닭고기가 안 맞는 사람도 존재할 수 있는지요? 저는 8체질 한의원 5곳에서 금음3, 금양2로 판정 받고 치료 받던 중, 온갖 부작용으로 고생하다가 최근에야 수양체질 판정을 받고 치료 중입니다. 3회 치료 받았는데 아직 부작용은 없고, 그렇다고 낫고 있는 것 같지는 않은 그런 상태인데요. 저에게는 닭고기랑 인삼이 정말 열을 심하게 내서 안 맞았고, 예전에 비염치료 받는다고 소음인 판정받은 곳에서는 보중익기탕을 먹고 어지럽고 열이 올라 하루 종일 병든 닭처럼 졸은 적도 있으며, 고3때 보신한다고

인삼 달인 물 먹고 역시 같은 증상이 벌어져 고생한 적 있습니다.

　대부분의 8체질 한의원에서는 수양체질이 인삼과 닭고기가 안 맞는 경우가 없다는데, 저는 어떻게 된 것일까요:; 설마 금양, 금음, 수양도 아닌 체질:; 하지만 지금 10년 이상씩 하신 분들이 저를 금음으로 판정하셔서 송산연구소에서 본 글처럼 4군데에서 금음 판정받았지만 결국은 수양이었던 분과 마찬가지가 아닌 사례가 아닌가 생각하며 치료받고 있습니다.

　·어느 회원의 답글: 찬영님께 이 마음 전합니다. 안녕하세요? 문의하신 병원은 메일로 보내드립니다. 아무래도 제 생각에는 송산연구소에서 먼저 체질 확증 받고 그것을 토대로 해서 소개한 병원에 가시는 게 나을 것 같습니다. 왜냐하면 만약에 병원에서 신뢰할 수 없는 체질로 판정된다면, 다시 송산에서 정확한 체질을 받는 일이 발생하리라 추측됩니다. 그러면 그 병원을 다시 찾기도 그렇지 않겠는지요. 저는 전부터 그 병원 의사하고 약간의 친분이 있었기 때문에 이해해준 듯한 느낌도 조금은 있습니다. 그 병원에서도 저의 체질을 목음으로 완전히 못 박았습니다. 왜냐하면 그분이 신뢰하는 부산C나 강남의 B원장 등도 모두 목음으로 진단했기 때문입니다. 그러나 반 년이 넘게 목음치료도 받고 약도 먹었으나, 비염 등은 전혀 가실 줄을 몰랐죠. 그러나 등의 여드름은 조금씩 사라졌습니다.

　지금에야 생각해보니 목음과 수양이 잎채소는 해로운 체질이라서 자연적으로 그런 음식을 절식하고 나니 등의 여드름은 사라진 것이라 사료됩니다. 이것으로 미루어 등과, 얼굴의 여드름은 찬 것으로 인한 것이라는 것을 체험으로 알았습니다. 특히 턱 주위의 여드름은 위, 췌장하고 관련이 있다고 합니다. 그래서 속을 차갑게 하는 배추를 먹으면 금방 속에 가스가 차버리는 증상이 생깁니다. 이것은 목음과 수양체질에 영향을 주는 요소들이었죠. 그렇게 목음체질식을 했으나 어느 날 대상포진이 생기는, 체질에 있어 변혁을 알리는 사건이 발생했고, 그래서 일반 피부과에서 치료를 받는 불상사가 발생했습니다. 목음체질치료와 체질식과, 한약을 반 년이 넘게 해왔는데 '대상포진'이라니 저는 납득할 수 없었죠. 병원에 갔더니 의사도 납득할 수 없다는 표정이었죠. 그 순간 철저히 믿고 있는 체질에 대한 신뢰가 확~ 사라졌습니다. 그 뒤 치료 도중에도 2번이나 재발했습니다. (중략)

　그러던 중, 여러 날 체질적인 후회와 낙심으로 인터넷을 방황하다가 '송산팔체질연구소'를 알게 되었습니다. 그렇게 인연이 되어서 예약을 하고 대구에 내려갔습니다. 제가 거기서 수양체질로 판정받는 데에는 30분도 안 걸렸던 걸로 기억합니다. 내로라하는 8체질 병원에서는 몇 주, 몇 달, 몇 년이 지나도 못 찾았던 체질을 송산에서는 불과 한 시간도 안 되어 찾았습니다. 그리고 그 원리는 수학공식처럼 정확했죠. 저는 송산연구소를 홍보하는 알바도 아니고 시간이 남아돌아 이런 글을 쓰는 사람도 아닙니다. 다만 그 시절 저의 격동기를 떠올리고 그 심정을 알기에 남일 같지 않아서 이런 글을 쓰는 이유입니다.

찬영님의 지금 심정은 이러지도 저러지도 못하는 듯합니다. 그런 자기체질의 불신은 결국 치료효과를 100%로 기대할 수 없으리라 봅니다. 그러나 자신의 체질을 확신하고 믿음을 갖고 치료에 임한다면 아마 조금씩 나아지리라 봅니다. 그래야 마음의 근심도 덜하고 후일에도 뭔가 천군만마를 얻은 듯 든든하지 않겠는지요? 제 글이 두서가 없이 길어진 듯합니다. 지금이 기말기간이라 제가 시간이 많이 부족합니다.

끝으로 그동안 여러 이색적인 경험을 두루 해 본 장본인으로서 거듭 권고한다면 부디 정확히 짚어낼 수 있는 곳을 우선적으로 방문하시라는 것입니다. 제가 지금껏 겪어본 바로는 아직 우리나라 8체질 의사들은 송산 선생님보다 선천적으로 보나, 후천적인 노력으로 보나 많이 부족한 듯 보입니다. 사람을 진료하고 치료하는 것은 자격증이 있냐 없냐를 놓고 보는 것이 아니라 그 사람이 의사로서 얼마나 자질이 있고, 얼마나 진실한 노력(연구)을 했느냐 입니다. 삼국지에 화타라는 뛰어난 의사가 나옵니다. 그 사람이 말했죠. 아무리 무능한 의사라도 그 사람과 인연이 잘 맞으면 병이 낫고, 아무리 뛰어난 의사라 해도 나하고 인연이 없으면 백날 치료 받아도 낫지 않는다는 말입니다. 부디 인연이 되는 사람에게서 체질을 확증 받고 근심 없는 가벼운 마음으로 건강한 삶을 사시길 바라봅니다. – 김종기 謹識

"병을 치료하려면 먼저 마음을 다스려야 한다. 마음을 바로 잡아 도에 합당하게 해야 한다. 환자로 하여금 마음속에 있는 의심과 염려스러운 생각, 그리고 모든 헛된 잡념과 불평과 자기 욕심을 다 없애 버리고, 지난 날 죄과를 깨닫고 뉘우치게 해야 한다. 그리하여 몸과 마음을 편안하게 해서 자기 생활방식이 자연 이치에 부합하게 한다." – 태백진인

·**김찬영 님의 글:** 김종기 님 안녕하세요! 글 잘 읽었습니다. 아…… 무려 다섯 번째의 체질인 수양을 찾아서 병을 나으셨군요. 저 역시 지금 수양체질 침 치료 7회 받았는데 크게 차도는 없고 현훈 증상은 조금 더 심해지는 것 같군요. 저 같은 경우 인삼, 대추, 닭고기 같이 수양에 보약이라는 것들을 먹으면,

열이 올라 더 악화됩니다. 시간 내서 송산연구소에 가봐야겠네요. 그럼 답변 기다리겠습니다!

·**송산 답변:** 이 분은 수양체질로 감별 받고 치료를 받던 중 의문이 생겨 우리 연구소에 와서 검증해본 결과 토양체질로 확인되었습니다. 그래서 인삼이 맞지 않았던 것입니다. 그 후 수양체질로 알고 치료해왔던 한의사 분께서 겸손하게 토양체질 침치료를 해 주셨고, 치료효과를 보고, 본인이 토양체질임을 확신했습니다.

·**김찬영 님의 글:** 감사합니다. 종기님. 종기님이 쓰신 글이 아니었더라면 연구소에 가 볼 생각을 하지 못했을 것입니다. 연구소에서 받은 테스트는 정말 놀라웠습니다. 한의학에서 맥진을 절대 신뢰하는 사람이라면 믿을 수 없는 테스트였지만 그건 분명히 종기님이 말씀하셨던 것처럼 수학공식 같이 명확하게 떨어졌습니다. 체질판정과 강장기, 약장기 재입증이 너무 명확했습니다.

아…… 지금도 머리가 지끈지끈 아프고 어지럽네요. 그동안 수양체질로 치료 받은 결과, 결국 이렇게 낫기는커녕 악화가 되었네요. 토양과 수양은 강장기와 약장기가 서로 정반대라서 그 동안 보사를 반대로 했으니 더 나빠질 수밖에요. 다행히 지금 다니는 한의원 선생님이 토양으로 치료해주신다고 했습니다. 토양체질 치료로 효과를 보면 꼭 여기 다시 글을 남겨서 저처럼 망설이는 분들이 연구소 찾아가서 체질검증 받을 수 있도록 격려하려고 합니다. 잘못된 체질로 치료받아서 시간낭비, 돈 낭비 하는 분들이 얼마나 많을지 생각하면, 그분들에게 도움이 되도록 해야겠네요. 추후에 다시 글 남기겠습니다. 감사합니다!

·**회원의 댓글:** 김찬영님께. 무엇보다도 송산연구소에서 토양체질로 확정 받았다니 다행입니다. 만약에 그렇지 않고 계속 기존 체질인 수양으로 치료를 받았다면 어땠을까 아찔하기도 합니다. 아울러 수많은 사람들이 8체질을 접했으나 대부분 잘못된 체질로 치료를 받고 있을 것이라는 생각을 하니 걱정스럽습니다. 무엇보다도 참 다행이라는 말씀을 전합니다. 내내 건강하시길……

■ 금음체질로 추정된 분의 문의

·**문의:** 위궤양이 있어서인지 생선 종류(흰살 생선)도 소화가 안 되어서 현재 체질에 맞는 곡류와

채소, 과일만 간단히 먹고 있습니다. 몸이 안 좋을 때는 소변부터 이상이 옵니다. 빈뇨, 잔뇨, 색깔 진함 등. 신장방광에 열이 많은 것인가요? 겨울에만 그런 줄 알았는데 올해는 한여름 장마철에도 자고 일어나면 목(인후)이 건조하고 아프고 구강도 건조합니다(특히 목이 많이 약한데, 물론 금양이 폐는 더 강하겠지만 목소리도 약하고 잘 쉬고 쉽게 피로해지는 금체질도 있나요?). 그런데도 별로 물마시고 싶은 생각이 없고, 공복이 아니면 물도 잘 소화(?)가 안 되는 것 같습니다(물보다는 오히려 과일을 먹으면 목마름도 해소되고 소화도 잘 되는 것 같아요). 또 좀 과식하면(체질식으로) 매핵기 같이 목에 뭐가 걸린 것 같고 가래가 끼고 헛트림이 나옵니다.

이런 상황에서 금체질에 가장 좋은 식품은(추천 일 순위) 무엇인가요? 일단 저는 100% 메밀을 가장 많이 먹고 있고, 가끔 메밀차나 모과차, 100% 코코아, 채소는 오이, 상추, 배추를 주로 먹고 있습니다. 우선 대장의 열을 내려주면 간이나 심장, 신장, 방광 쪽도 자연스럽게 해결되는지, 아니면 가장 약한 간담을 따로 보해야 하는지요? 몸이 차서(특히 수족냉증, 한여름에는 손바닥 열이 심함), 뜨거운 것도 싫지만 찬 것이 별로 당기지 않습니다. 더구나 이제 점점 추워지는 계절인데(벌써부터 코가 막히고 콧물이 나오려고) 수분 종류(과일, 채소 포함)를 많이 섭취하면 몸이 냉해지는 것 같아서 걱정입니다. 물론 그래도 열성식품을 섭취하지는 않겠지만…… 질문이 좀 많죠?^^ 바쁘시겠지만 시간 나시는 대로 답변 부탁드립니다.

·**답변:** 따로 제일 좋은 식품은 없고 전체적으로 잘하고 계십니다. 아쉽게도 건강이 너무 약하게 보입니다. 생선을 먹을 수 없다면 궤양은 치유가 식사법으로는 거의 불가합니다. 왜냐면 생선에 함유된 지방이 있어야만 위산분비를 억제하기 때문입니다. 금체질은 양인데 추위를 탄다고 하면 체온 조절하는 장기인 간이 너무 기능이 약해진 것입니다. 전체적으로 오장육부가 쇠약합니다. 체질식은 흔들림 없이 그대로 하셔야 합니다. 참고로 사이트 자유게시판의 123번 "식단표가 다른 이유와 식품 설명"을 보세요.

※ 금체질이라는 조건에서 답변을 해드렸습니다. 그러나 성실하게 체질식을 해왔으며 수족냉증이 심한 점, 폐가 차가워 콧물을 흘리는 일, 추위를 심하게 타고 물을 별로 좋아하지 않는다는 점은 금체질이 아닐 수 있는 구석을 보여줍니다.

■ 김종기 님의 체질감별 체험기

안녕하세요. 수양체질로 판명 받았습니다. 지금 추출물을 복용한 지 한 달이 조금 안 됩니다. 처음에는 비염이 갑자기 발동해서 심해졌으나 지금은 어느 정도 다시 괜찮아졌습니다. 그런데 일주일 전부터 약간의 몸살을 동반한 편도염이 발병했습니다. 지난 일주일간 8체질 한의원에서 매일 체질침을 맞았습니다. 송산님이 지어준 추출물도 물론 꾸준히 섭취하면서 침치료를 같이 받고 있습니다.

그러나 증세는 사그라질 줄 모르고 특히 3일 전부터 찾아온 심한 두통은(처음엔 편두통에서 이젠 걸을 때마다 골이 울리고 뒷골이 당기고 무거운 통증) 견디기 힘든 고통입니다. 혹시 체질이 잘못된 건 아닐까 하는 의심마저 듭니다. 이러다가 몸 망치는 건 아닌가 하고요. 어제 한의원에서 두통 침치료를 받았는데 원장이 수양체질이 맞다면 즉각 괜찮아진다고 합니다. 그러나 웬걸요, 두통은 사그라지지 않았습니다. 그래도 자고나니 오늘은 어제보다 지끈거리지는 않지만 뛰거나 머리를 흔들면 다시 두통 증상이 나타납니다.

인내심을 갖고 복용은 하겠지만 한 가지 걱정을 떨쳐버리지 못하는 이유는 체질 추출물과 침치료를 일주일 넘게 했는데도 증상이 호전되지 않는 점입니다. 이걸 어떻게 받아들여야 하겠습니까? 참고로 두통이 있기 전에 밥맛이 없어서 죽집에서 송이버섯 죽을 먹은 적이 있습니다. 몸에 해로운줄 알지만 설마 하는 마음에 먹었는데 그때가 저녁 6시였습니다. 두통은 그날 저녁 11시부터 시작되었습니다. 설마 송이 죽이 원인은 아니겠죠…… 그 전에도 송이 국을 먹은 적이 있었는데 아무런 증세도 없었거든요.

·**답변:** 시간이 지나면 분명히 완화되다가 사라집니다. 다만 증상의 깊이에 따라 얼마의 시간이 걸릴지는 모릅니다. 저의 경우도, 섭취 시작 후 생을 포기하고 싶을 정도로 무기력하여 힘든 적이 두 달간 계속된 경험이 있었습니다. 그러나 그 이후로 점차 힘이 나기 시작했습니다. 저도 제가 제조한 추출물을 먹으면서도 다소 마음에 혼란이 있었던 것도 사실입니다. 그러기에 저는 그 심정을 이해합니다. 믿음을 가지고 인내하시기 바랍니다.

만일 체질이 잘못되었다면 추출물 섭취 결과로 다시 심해지던 비염과 고질적인 요통이 없어지지 않았을 것입니다. 추출물에 함유된 기운은 너무 강렬하여 체질침으로 잠재울 수 없습니다. 일반적인 병증과 증상은 체질침을 맞으면 바로 수그러들지만 침의 힘으로는 불가합니다. 추출물에 함유된 강력한 기운 때문입니다. 침을 맞든 그렇지 않든 추출물을 계속 섭취하면 시간이 지나면 자연적으로 힘든 현상은 사라집니다. 그러나 그 증상을 없어지게 할 수 있는 방법은 단 한 가지, 즉 섭취를 중단하는 것입니다. 이 현상은 부작용으로 인한 것이 아니기에 중단 후 며칠 지나면 아무렇지 않고 아니 오히려 몸이 경쾌해지거나 힘이 생깁니다. 만일 부작용이라면 중단해도 그 후유증으로 몸이 예전보다 더 힘들 것입니다만 그 반대의 결과가 나오는 것입니다.

비염이 있거나 대장염이 있는 사람이 침을 맞아 치료가 된 경우에도 추출물을 섭취하면 다시 비염과 대장염 증상으로 설사기가 나타나는 경우가 종종 있습니다. 완전하게 뿌리까지 치유된 것이 아니었기 때문일 것입니다. 대전에 사는 한 분은 추출물을 먹으면서 거의 한 달이 넘게 설사를 했습니다. 입맛도 없어 누룽지만 먹을 정도로 힘들고 좋았던 성 기능도 몹시 저하되었지만 굳건하게 밀고 나갔고 섭취가 끝나자 모든 것이 회복되고 성 기능도 예전보다 훨씬 더 좋아졌습니다.

한 가지 명심해야 할 것은 그동안 몸에 누적된 병의 깊음은 생각지 않고 밖으로 빠져나오는 증상에만 생각을 고정하여 힘든 것만 생각할 것만은 아닙니다. 나으려면 몸 안에 쌓인 병증을 어떻게든 풀어내야 하지 않겠습니까? 그만한 고통은 겪어야 합니다.

체질 감별에 대하여는 당시 본인도 본 연구소에서 다양하고 다각적으로 객관성 있게 체질을 검증한 것에 대해 확신을 가졌던 기억을 다시 더듬어보기 바랍니다. 체질이 분명하게 증명되어 추출물은 옳게 작용하고 있으므로 안심하고 계속 드시기 바랍니다. 체질식과 체질추출물을 섭취하다보면 체질에 맞지 않는 것을 먹을 때 그냥 배설되는 경우가 있습니다. 그 결과 설사 비슷한 현상이 나타나고 피로감이 생깁니다. 이것은 맞지 않는 음식으로 인한 간의 해독기능을 즉시 회복해가는 과정에서 비롯되는 현상입니다. 때문에 체질추출액을 섭취하는 동안은 각별히 맞지 않는 음식을 가려서 먹어야 좋습니다.

자연산 송이버섯은 다른 어떤 버섯보다도 기운이 강하여 폐기를 강하게 합니다. 폐기를 강하게 하는 더운 식품을 섭취하면 그 기운은 더운 공기는 위로 올라가는 성질이 있는 것처럼, 폐로 귀경하고, 폐는 그 기운을 위로 올려 두중감, 두통, 머리가 무감각한 느낌 등을 유발합니다. 그러나 고등어나 갈치 등 음으로 귀경하는 차가운 기운은, 마치 차가운 공기는 위로 올라가지 않고 아래로 하강하는 성질이 있는 것처럼, 신장과 대장으로 동시에 귀경하면서 설사기를 유발하고 하체를 무력하게 합니다. 각각의 식품은 유유상종하기에 자기가 좋아하는 장기로 들어가서 고유의 기를 발산합니다.

수양체질은 폐가 세기에 버섯은 금물입니다.

마지막으로 침을 안 맞아도 시간이 가면 자연 그런 현상은 사라집니다. 좀 참아보세요. 반응이 심하게 나타나는 사람은 혈은 부족하고 기는 좀 넘치는 사람의 경우가 많습니다. 모두가 이렇게 심하게 나오는 것은 아닙니다. 참고로 "체질추출물 섭취방법과 반응"을 숙지하시기 바랍니다. 주 메뉴 중 "팔체질"을 클릭하면, 사이트 왼쪽 항목 중 중간 정도에 나옵니다. 힘내세요.

·**김종기 님의 답글**(10.1): 고맙습니다. 송산 님의 노파심절한 답변에 다시 용기를 얻습니다. 아~ 수양체질의 단점은 정말 먹을 게 없는 게 문제입니다.

·**송산의 답글**(10.1): 역시 수양이 깊으신 분으로서 저의 조언을 받아주심에 깊이 감사드리며 끝까지 제 몸을 돌보는 마음으로 함께 하겠습니다.

·**김종기님의 답글**: (아래 글은 ○○.10.7 0시 3분에 메일로 온 것입니다.)

안녕하세요. 貴人님…… 오늘의 얘기는 사적인 일이라서 메일로 대신합니다. 다름이 아니라, 오늘 다니던 한의원(권도원 씨께 직접트레이닝 받은 원장)에서 최종적으로 체질을 확진했습니다. 결과는 '수양체질'이 아니라고 합니다. 그분 말씀이 권 박사님께 배우기를 겸허하고 허심하라는 것을 배웠답니다. 제가 대구에 가서 귀인(송산 선생님)을 만나서 체질을 수양으로 판명 받았다고 했을 때 좀 답답했다고 합니다.

그러나 스승님의 조언에 따라 상대방(송산 님)을 존중해서 또 신빙성을 갖고 수양체질로 진료를 하고 계속해서 침을 났다고 합니다. 그쪽 계통에서만 애매한 환자에만 시술하는 고급 침도 저에게 놔줬다고 합니다. 그 침이 바로 제가 두통이 있었을 때 시술한 이상한(침대가 굵은 수지침 대처럼 생긴) 침이었는데 그걸 놓기 전에 놓을 곳에 사인펜으로 표시를 해서 아주 정확하게 났습니다.

그리고 맥을 살피고 저에게 이제 두통이 어떠냐고 해서 여전하다고 했더니 다시 20방쯤을 놓고 또 물어서 제가 계속 아프다고 했더니 다시 또 20방을 놓고 또 물었습니다. 제가 여전히 뒷골이 당긴다고 했더니 또 다시 20방을 아주 조심성 있고 정확하게 났습니다. 그러나 두통은 계속 됐죠. 의사가 고개를 갸웃거리더니 일단 돌아가셔서 반응을 살펴보라고 했는데, 그날은 정말 두통이 심했습니다. 그러나 그 다음날 조금 괜찮아졌죠. 그래서 그 반응을 말해줬습니다.

그러자 원장이 이렇게 말했습니다. "KJG 님 본인은 수양체질이 아닙니다. 제가 대구에 계신 그분의 의술을 존중해서 그동안 수양체질에 맞는 고급 치료를 해가며 반응을 봤는데 전혀 한쪽은 수음체질로 나오지만 수양은 조금도 가까이 가지도 않는 걸 봤습니다. 수양체질을 종종 보는데 그 경우에는 정확히 수양맥이 나옵니다(그러나 김종기 님에게서는 수양맥이 전혀 나타나지 않는다는 것입니다)." 그리고 이어서 말했습니다. "언제 그 대구분께 가서 수음에 가깝다고 한 번 다시 점검해보세요."

부산 xxx에서 목음으로 최종진단하기 전에 x원장이 제게 했던 말이 있었습니다. "사실 수음체질이 의심이 갑니다만 제게 하루만 더 시간을 주시라고 했습니다." 그러나 전 그때 일이 있어 급히 서울로 올라와야 해서 수음으로 검사를 해보지 못하고 목음으로 진단받은 채 올라왔었습니다. 그 뒤 몸이 별로 안 좋아서 강남구 xx한의원에서 진단 받은 체질이 수음체질이었다는 사실은 익히 송산님께 얘기해줬었죠……

지금 다니던 병원 원장이 만약에 두통이 있거나 감기에 걸리거나, 하면 즉시 병원에 와서, 수음체질 침으로 반응을 살펴보자는 말을 뒤로 한 채, 저는 병원을 나섰습니다. "수음…… 글쎄요." 전에 수음체질로 나왔을 때 한 3개월간 수음체질식을 했지만 소화가 너무 안 돼서 지금 다니는 병원에 와서 다시 목음으로 판명 받고 송산선생님 만나기 전까지 계속 목음체질로 살아왔었던 거죠. 혹시 제가 수음일 가능성은 없겠습니까? 아니면 언제 기회가 되면 이번 주 목요일에라도 한번 내려갈까요? 답변 주시면 고맙겠습니다.

(구체적인 한의원 이름이 언급되어 있으나 필자가 모두 익명으로 처리)

· **송산의 글(10.9)**: 위와 같은 갈등과 사연을 안고, 10.8 목요일 오후 2시 서울에서 다시 내려왔습니다. 본인의 체질이 수양체질이 틀림없음을 다각적인 방법으로 재확인한 후 확신에 차서 가셨습니다.

지난번에도 체질검증을 해드려서 틀림없었으나 확신을 갖도록 하기 위해 기꺼이 약속을 정했던 것입니다. 이번에는 지난번과는 다른 검증기법을 사용하여 수음체질은 폐가 약한데 본인의 폐는 약장기가 아님을 증명하고, 수양은 폐가 강한데, 김종기 님의 폐가 강장기임을 이중으로 증명하였으며, 수음의 심장은 중간 평장기이나 본인의 심장은 중간 장기가 아님을 확증해주고 심장이 약장기인 수양체질임을 검증해주었습니다. 또한 수음체질은 간이 센 장기이나 본인의 간은 중간 평장기에 속한다는 것을 분명히 보여주었습니다. 이제는 더 이상 의문을 품지 않고 100% 확신하였습니다. 체질감별이 잘못되면 마련된 추출물의 유용성은 없고 오로지 해롭게만 작용한다는 점을 설명하고 이렇게 좋아지고 있는 것이 수양체질임을 실증한다는 저의 말에 동의했습니다.

얼굴은 처음 한 달 전에는 좀 누렇고 창백했었으나 이번에는 얼굴에 핏기가 돌고 깔끔해졌습니다. 물론 알레르기 비염으로 콧물이 흐르던 증상은 멈추고, 부었던 편도염과 편두통은 말끔히 사라졌고, 예전에는 잠을 잘 자지 못해 녹용이 들어간 약까지 먹었어도 되레 정신만 말똥말똥했었으나, 추출물 섭취 이후 지금은 잠을 잘 잔다고 하십니다. 대화로 체질공부를 하고 시간이 없어 아쉬운 마음으로 가셨습니다.

2. 체질 감별 사례

■ 장○하 님(23세·여, 대학교 1학년, 수양체질)

어려서부터 호주로 유학 가 현재 미술과 1학년인데, 해외생활 중 폭식증으로 몸이 약해졌습니다. 그래서 한국에서 토양체질로 감별 받은 대로 생활하였으나 몸이 더 나빠졌습니다. 인터넷 검색 중 송산사이트를 알게 되어, 부모가 본 연구소를 방문하여 각각 금양, 수양으로 감별되고 메일로 분석한 결과 수양체질로 추정하였습니다. 그러나 호주에서 여기까지 오기가 쉽지 않아서 음식섭생으로 반복하여 체질을 확인하려 했으나 섭취 반응이 정상적으로 나오지 않아서 방학을 이용하여 ○○년 7월 10일 직접 방문하여 검증해본 결과 수양체질로 확인하였습니다.

토양체질은 발이 시리는 경우는 거의 없고 저리는 현상은 있고 입술이 터지는 경우는 있으나, 주로 위가 약해 허열로 인해 아랫입술이 건조하고 좀 부르트고 신장이 차가워 발이 시리는 현상 등은 주로 수체질에게서 나타나는 현상입니다. 오장육부의 기능 허실 강약 관계를 확인 결과 어머니를 닮은 수양체질로 확인되었습니다.

■ 정○주 님(18세·남, 고등학교 2학년, 금양체질)

어려서부터 몸이 허약하고 야위어 현재 키는 180cm에 체중은 56kg으로 체중미달이며 한창 공부에 열중할 시기인데, 피곤하고 체력이 달려 공부가 집중이 안 되고 실력이 향상이 안 되었습니다. 학생의 어머니는 걱정 되어 한의원을 찾아가 수양체질로 감별 받고 그대로 식사법을 따랐으나 얼굴에 뾰루지가 더 솟아나고 혈색이 나빠졌습니다. 홍삼을 먹으니 얼굴에 열이 더 많이 나고 힘들어 했다고 합니다. 전화로 잠시 상담한 결과 수양체질에 의심이 가는 구석이 있으니 감별을 받아보는 것이 좋겠다고 말씀드렸습니다. 어머니도 송산 사이트를 숙독하고 금음체질로 보인다고 말씀하셨습니다. 특히 허약하여 한방추출물을 먹이고 싶다고 하시기에 금음과 금양추출물은 서로 다르니 체질을 확실히 구별하여 먹는 것이 더 효과적이라는 권유에 따라 12년 7월 5일 일산에서 대구까지 내려왔습니다.

설문결과 육식을 하면 변에서 냄새가 나는 현상을 포함하여 금양체질 생리가 두드러지게 나왔습니다. 금양은 야윈 사람이 별로 없기에 어머니는 조금은 의외로 여겼습니다. 검증결과 금양체질의 장부의 강약허실을 증명해드려 학생의 어머니는 확신을 갖게 되었습니다.

그러자 목양체질로 살고 있던 어머니도 자신의 체질을 감별을 해 달라고 요청했습니다. 결과 수양체질로 판명되었습니다. 그러자 학생의 어머니는 목양체질의 폐에 좋은 도라지를 먹어보면, 이상하게도 무좀이 더 심해졌었다고 회상하고, 도라지가 왜 안 좋게 반응하는지 이해가 안 됐었다고 말했습니다. 이어서 그분은 폐가 센 수양체질이어서 그랬구나 하고 수긍을 했습니다.

※ 이미 목체질로 확신하고 살아온 분들 중에는 목체질식을 해서 몸이 예전보다 더 따뜻해지고 소화도 더 잘 되기 때문에 틀림없다고 생각하는 경우가 많습니다. 가족, 지인들을 데리고 와서 체질 검증 과정을 보고 허실삼아 확인 겸 감별을 받아보면 종종 수양체질인 경우가 있습니다. 실제는 수양체질인 사람이 목체질 식사를 하면 폐에 따뜻한 음식을 주로 섭취하기 때문에 예전보다 몸은 따뜻해지지만, 피부와 구강과 인후가 건조해지거나 기억력 저하와 변비가 더 심해지는 경향이 있음을 발견하였습니다.

추신: 정○주 어머니는 아들의 금양추출물을 주문하고 수양체질 한방발효농축환 활기원을 구입해갔습니다. 섭취 후 반응이 있을 수 있으니 사이트의 "추출물 섭취 및 반응" 항목을 읽도록 권유했습니다. 이틀 후 갑자기 추출물주문을 취소하겠다는 문자를 보내왔습니다. 통화해보니 활기원을 먹자 저녁에 불편한 증상은 물론 무좀이 더 심해지면서 진물이 나온다는 것이었습니다. 예전에 몸에 안 맞는 것을 먹으면 꼭 무좀이 악화됐었는데, 이번에 이 활기원을 먹어보니 똑같이 나쁜 현상이 나

타나는 것을 보면 틀림없이 잘못된 약이라는 것입니다. 지금 당장의 현상은 다 같지만 해로운 음식은 먹어갈수록 더 악화되는 반면, 활기원과 같이 체질에 적합한 한방식품을 섭취하면 잠복된 독소들이 배출되는 현상으로 시간이 지나면서 점차 감소하다가 그런 현상은 나타나지 않는다고 설명을 했습니다. 그 뒤로 모자는 지금까지 무탈하게 잘 먹고 있습니다.

■ GOB 님(48세·여, 목음체질)

이 여성은 목양체질로 감별 받고 체질식을 해오던 중 송산 사이트를 접하게 되어, 몸이 차갑기에 목양에 좋은 생강차를 열심히 먹어왔습니다. 그러나 본인이 목체질은 틀림없는 것 같으나 목양인지 목음인지는 확실히 모르겠다면서 감별 받고자 오겠다고 자주 전화가 왔었습니다. 이 분은 생리통도 있고 부종도 있으며 얼굴에 땀이 많다고 말하기에 이런 생리적 특성은 목음체질에게서 더 빈번하게 나타나는 현상이니 체질 확인이 필요한 것 같다고 답했습니다. 그러나 바로 찾아오지는 않았습니다. 그러다 그녀를 잊을 만한 때에 갑자기 당장에 체질을 받으러 가야겠다고 연락이 왔습니다. 자가면역질환인 대상포진이 생겼다는 것입니다. "체질식도 철저히 하고 생강차도 열심히 먹었는데, 아무래도 체질이 잘못된 것 같습니다"라고 말했습니다.

○○년 4월 7일, 체질을 감별해보니 아니나 다를까 목음체질이었던 것입니다. 목양체질식으로 몸은 따뜻해졌지만, 면역 저하로 대상포진에 걸리게 되었던 것입니다. 그 뒤로는 생강차를 끊고 목음체질식을 하여 몸이 많이 좋아졌습니다. 거의 모든 체질 사이트에서는 생강에 대해 목양, 목음 중 어느 체질에 맞고 안 맞는지에 관해 분명하게 답을 알려주지 않습니다. 그러나 이분은 송산 사이트를 보고 내용이 풍부하고 상세하여 확신을 갖고, 생강이 목음에는 해롭지만 목양에는 좋다는 확신을 가지고 상당기간 섭취해온 결과, 그런 문제에 부딪치게 되었던 것입니다. 그 후로 건강이 나쁜 사람들을 많이 안내해주었습니다(본 홈페이지에는 음식, 건강식품, 약용식물 전반에 걸쳐 광범위한 분류가 독자적인 검증기법에 의해 이루어져 있음).

7월 12일 그녀의 남편이, 건강이 온통 다 나쁜 부하 여직원을 위해, 여직원 남편과 함께 내려왔습니다. 자신은 아내 등쌀에 한의원에서 목양체질로 감별 받았으나 건강하기에 별로 음식을 가려먹지 않는다고 합니다. 그러나 다른 사람들에게는 체질로 건강을 회복하라고 권장한답니다. 그래도 저는 내려온 김에 체질을 확인해보는 것이 좋겠다고 권했습니다. 감별 중 설문을 해보니, 햇볕에 잘 타고,

육식을 하면 좀 냄새가 나고, 변색이 평소 황금색이 아니라고 했습니다. 목양은 거의 황금색 변을 봅니다. 검증 결과, 금양체질로 확인되었습니다.

■ YOJ 님(7세·남, 수음 폐렴, 기도 굴곡폐색증)

평소 체질건강에 관심이 많았던 이 아이의 어머니는 서울에서 본인과 아들이 금음체질로 감별 받은 대로 애를 돌보아왔습니다. 그러나 아이의 폐 건강이 개선되지 않아 동해에서 ○○년 6월 9일 내려왔습니다. 이 어린이는 겨울에 감기에 잘 걸리고 콧물이 오래 가면서 잘 낫지 않으며, 피부는 건조하지 않고 부드러우며 햇볕에 잘 타지 않는 점 등을 포함하여 수음체질로 추정하였고 검증 결과, 그대로 확인되었습니다. 애 어머니는 하복부가 차갑고 추위를 많이 타고 마늘을 먹으면 속이 아프다고 했습니다. 검증 결과, 수양체질이었습니다. 설문 결과, 두 사람은 금음체질 특성은 거의 나타나지 않았습니다. 이런 경우에는 맥진에만 의존하기보다는 설문을 하면 감별의 오차를 거의 줄일 수 있을 것입니다.

아이 아빠는 단지 아내의 권유에 못 이겨 예전에 토양체질로 감별 받은 적은 있으나 그대로 챙겨 드시지는 않는답니다. 기력은 없어 보이는데도, 체질에 크게 관심은 없어 새로 감별 받고 싶은 마음은 없습니다. 그러나 아내가 강권하기에 어쩔 수 없이 감별을 받아본 즉, 더운 여름철에도 배는 꼭 덮어야 잠을 잘 수 있고, 추위를 타고 참외를 먹으면 속이 나쁘다고 합니다. 토체질에는 나타나지 않는 생리현상입니다. 역시 목음체질입니다. 실은 목음은 주로 추위를 타고 몸이 자꾸 냉증으로 진행하는 경향이 있는 반면, 토양은 대체로 더위를 타고 열이 발생하는 쪽으로 진행합니다. 즉 음과 양의 큰 차이가 있어 음식의 분류에서 큰 차이가 납니다. 그러나 장부의 강약 허실 관계는 거의 비슷하여 가끔 목음과 토양체질 감별에서 오류가 생깁니다.

7월 24일 현재, 전화로 아이 엄마에게 확인 해 보니, 아이가 잠 잘 때 기도에서 소리가 좀 심했는데 지금은 소리가 적어지고 좋아졌다고 합니다. 체질이 실증된 셈입니다.

■ 잘못된 체질식이 초래한 자율신경계 이상

잘못 감별된 체질식을 해서 몸이 상한 경우는 상당했습니다. 그러나 근래에 장기간 어긋난 체질식을 한 결과 자율신경계 이상을 초래한 경우가 몇 건 있었습니다. 예를 들어 금양체질로 오랫동안 체질식을 해 온 50대 여성의 경우인데 체질검증을 해보니 수양체질로 확인되었습니다. 그런데 문제는 금체질식사를 하면 소화가 되었는데, 9년 동안 금체질식을 한 결과, 갈수록 추위를 더 타며 없던 위장의 장상피 화생과 자궁질환 그리고 한밤중에 갈증이 생겨 자다가 물을 꼭 마셔야만 하는 증상이 생긴 것입니다. 게다가 혈맥은 거의 잡히지 않을 정도로 기혈이 부족한 상황에 이르렀습니다. 검증 결과, 수양체질로 확인되었습니다.

그러나 문제는 수양체질식을 해 보니 소화도 안 되고 배탈이 나고 온몸에 힘이 빠지고 심하게 몸이 부대끼는 현상이 나타났습니다. 먹으면 좋아야 할 홍삼을 먹으면 온몸이 아픕니다. 체질의 음양과 장부의 강약을 증명해주었기에 굳게 믿고 시작한 수양체질 식사법이 그만 자율신경 실조증상으로 인해 절벽에 부딪치게 된 것입니다.

또 하나의 예를 더 들어보면, 50대 저체중 남성으로 역시 금체질식을 해 왔습니다. 그런데 이분은 위장장애가 심각하며 특히 위하수가 심해서, 그의 말에 따르면 위하수가 대장까지 내려왔다고 합니다. 역시 이분도 검증 결과 수양체질로 확인되었습니다. 사실 위하수가 발생하는 체질은 특히 위가 무력하고 차갑고 허약한 수체질과 목양체질입니다. 그래서 좀 식사가 과하면 체증으로 고생합니다. 생리현상으로 보나 체질검증으로 보나 수양체질이 틀림없습니다. 그러나 너무 오랫동안 맞지 않는 음식만 집중적으로 편식한 결과, 역시 자율신경 실조로 인해 생체가 결국은 맞지 않는 음식에 적응이 되어 정작 몸에 맞는 음식은 몸에서 거부하는 현상이 생겼습니다. 수체질 음식은 소화가 안 되고 예전에 먹어왔던 음식만 소화가 되는 기현상이 생겼습니다.

40대 허약한 수체질 여성인데 여름철에도 손발이 시려서 양말을 신고 자야 하고 추위를 너무 타서 실내에서는 보온용 옷과 방석을 늘 챙겨 다닙니다. 수체질로 검증을 해주었음에도 불구하고, 돼지고기는 소화가 잘 되고 닭고기는 먹으면 소화가 안 되니 스스로 자기는 토음체질이 틀림없다고 믿고 그대로 실천합니다. 돼지고기는 신장으로 귀경하니 신장 기능이 문제가 발생할 가능성이 많은데,

현재 부신 기능이 문제가 생겼다고 합니다. 토체질은 몸이 약해지면 손발이 시리는 경우보다는 손발에 쥐가 나거나 저리는 현상이 주로 나타납니다. 또한 이분은 소화 기능이 극히 약합니다. 토체질은 위장병이 있어도 소화 기능만은 왕성합니다. 병원진단결과에도 이분은 자율신경계 실조가 있다고 말했습니다. 실조가 되면 역기능 현상이 발생하는 것입니다.

알콜 마약 의존자가 그간의 습관을 끊으면, 금단증상이 심하게 나타나게 나타나는 것은 지극히 정상적인 반응입니다. 금단현상은 끝납니다. 신체가 적응하여 정상을 환원해가는 과정입니다. 따라서 기존의 체질식이 잘못된 결과를 초래한 것이 분명하고 예전의 체질이 잘못 감별된 것이고 새로드러난 체질이 확실하게 검증이 되었다면 힘든 과정을 굳건하게 지켜나가면 과도기 상의 문제들도 결국은 사라지고 점차 건강한 몸을 다시 찾게 될 것입니다.

체질 감별에 대한 이해를 돕기 위해 간단히 몇 개의 사례와 체험 후기를 올려봤습니다. 이외에도 수많은 사례가 있으나 이 정도만으로도 독자들이 숙의하기에는 충분하다고 봅니다.

팔체질과 식품과의 관계

1. 체질별 장부의 허실 비교 및 약재 적용 원칙

① 체질은 음과 양으로 둘로 나눕니다. 장부가 차가워, 성질이 찬 것이 해로운 목, 수체질 즉 음체질 및 몸이 더워서 더운 음식이 해로운 금, 토체질 즉 양체질로 구분합니다.

② 체질별로 체질적 체온의 편차가 "열(熱, 더움−토체질)〉온(溫, 따뜻함−금체질)〉냉(冷, 서늘함−목체질)〉한(寒, 차가움−수체질)" 순서로 본질상 체질 고유의 체온 편차를 가지고 태어납니다. 자세히 논하면, 장기는 본질상, 비위장은 덥고, 폐는 따뜻하고, 간은 서늘하고, 신장은 차갑습니다. 때문에 체질의 본질은 토체질은 비위가 최강 장기이니 모든 장부가 덥고, 금체질은 폐가 최강 장기이니 온 장부가 따뜻하고, 목체질은 간이 최강 장기이니 온몸이 서늘하고, 수체질은 신장이 최강 장기이니 전신이 차갑습니다. 즉 체질의 본질은 토체질은 덥고, 금체질은 따뜻하고, 목체질은 서늘하고, 수체질은 차갑습니다. 따라서 건강이 나빠서 몸의 현재 상태가 체질의 본질과 다른 체온이 나타나도, 여전히 체질에 맞는 음식과 약재를 그대로 써야만 좋은 결과가 나옵니다.

* 위의 설명은 어디까지나 원칙적이고 정상 건강일 때를 표현하는 것이며, 허약해지면 이상체온이 나타날 수 있다. 그러므로 현재의 상태로 체질의 정확도를 측정하는 것은 적절하지 않다.

③ 그 다음 체질마다 장기의 강약 허실이 구분됩니다.

④ 그 다음으로 각기 체질의 장부의 강약 허실이 같아도 성질은 다릅니다.

⑤ 따라서 다스리는 약재가 아주 다르거나 상당 부분 다릅니다.

·**폐 대장:** 목체질의 폐는 허하고 서늘하고 습해 서늘한 길경을 쓰며, 수음체질의 폐는 허하고 차갑고 습해서 더운 초과를 쓰되, 좀 서늘한 길경(말린 도라지)은 쓰지 못합니다. 토양체질의 폐는 허하고 덥고 조금 건조합니다. 그래서 쓸 수 있는 약재는 많은데, 폐열을 내리고 윤폐하는 천화분이 길경보다 더 좋을 때가 있습니다. 목체질은 천화분(냉성약재)이나 백부근(열성약재)은 맞지 않으며, 길경, 마황 등을 씁니다. 원칙은 수, 목체질은 한습(寒濕)을 제거하는 약재를 쓰고, 토체질은 열을 내리는 약재를 씁니다.

·**비위장:** 금음과 목음의 비위장은 중간 평(平)장부인 점은 공통이지만, 금음의 위장은 따뜻하고 건조하나 목음의 위장은 정반대로 서늘하고 습합니다. 금음이 위병이 나면 서늘한 약재로 다스리고, 목음이 위에 병이 나면 덥고 건조한 약재를 씁니다. 수음과 수양은 비위장이 똑같이 최약 장부이나 수음은 위장이 습하고 수양은 건조합니다. 그러니 위장을 보할 때에도 수음은 덥고 건조한 백출 창출 같은 약재를 중용해야 하고, 수양은 오로지 더운 약성을 품은 건강 육계 같은 약재를 더 중용합니다. 수음과 목양은 약한 장부라는 면에서 같지만, 수음에 백두구나 창출을 쓸 수 있으나 목양은 불가하고, 목양에 관동화 자완을 쓸 수 있으나 수음은 안 됩니다. 그러나 이 두 체질은 공통 약재가 건강 산약 등 상당히 많습니다.

* 중간 장부는 기능이 평(平) 장기로 표현하기에 기능이 중간으로 오해하기 쉬운데, 실은 기능은 원만하게 강하다.

·**간:** 금체질에는 간을 보하되 서늘한 약재로 다스리며, 토체질은 열증을 해소하며, 목체질은 서늘한 기를 따뜻하게 하되 기를 꺾어주는 약재로 다스립니다.

·**신 방광:** 수음, 목양과 금음체질의 신장은 차강 또는 강장부라는 점은 같으나 수음은 몹시 차고 습하고, 목양은 습하고 서늘하며, 금음은 건조하고 덥습니다. 따라서 다스리는 약재도 당연히 달라서 목양은 더운 약재로 사해주고, 금음은 서늘한 약재로 사합니다. 토양, 금양, 목음도 신장이 약장부인 점은 공통이나 토양은 뜨겁고 좀 건조하고, 금양은 덥고 아주 건조하고, 목음은 서늘하고 습합니다. 마땅히 따로 적응하는 약재로 다스립니다.

이처럼 장기의 허실 강약이 같다 해도 음양의 성질이 다르니, 약성이 다른 약재로 체질별로 다스림이 마땅합니다.

2. 팔체질별 물질의 귀경 및 분류 법칙

이러한 각 체질 특성상 식품과 약재, 광물을 포함한 모든 물질은 각 체질에 유익하게 작용하는 것과 해롭게 작용하는 것으로 분류됩니다. 물질을 팔체질학적 관점에서 성질을 분류하면,

① 가. 음으로만 귀경, 성질이 차가워 더운 위장 열을 식혀주는 것(순음지품 純陰之品). 예: 검정
　　　콩, 석고, 다엽. 금토체질에 귀경
　　나. 조금 서늘하여 금, 토, 목체질에 귀경하여 음기를 보충하는 것. 예: 가시오이
　　다. 몹시 차가워서 토체질만 감당할 수 있는 대한(大寒)한 물질. 예: 유근피 결명자

* 유근피 등은 맞아도 건강편차에 따라 용량 과다 시 해롭게 작용하기도 한다.

② 가. 양으로만 귀경하는 것(순양지품 純陽之品). 예: 흰콩, 유황, 작두콩. 수목체질에 귀경
　　나. 위가 약한 목양 수체질에만 귀경하는 것. 예: 생강, 인삼
　　다. 아주 더워서 수체질만 감당할 수 있는 대열(大熱)한 물질. 예: 감초, 대추, 당귀 천궁 백작약

③ 폐를 보강하는 것
　　가. 아주 차갑게 보하는 것. 예: 팔루근. 토양체질에 귀경. 성질이 매우 차고 오로지 약한 폐만
　　　보강하여 토양체질에게만 유익한 물질
　　나. 따뜻하게 보하는 것. 예: 자소엽. 수음, 목체질에 귀경
　　다. 평보(平補)하는 것으로 폐허 체질 모두에 맞는 것. 예: 사삼, 복숭아
　　라. 성질이 서늘하여 오로지 약한 폐만 보강하기에 토양, 목양, 목음체질에게만 유익한 물질
　　　예: 갈근(칡) 매실

④ 신을 보강하는 것

　　가. 아주 차갑게 신장 열을 사하고 동시에 보하는 것. 예: 택사. 토양체질에 귀경

　　나. 따뜻하게 보하는 것 예: 음양곽, 두충. 목음체질에만 귀경

　　다. 차갑게 신장을 보하는 것. 예: 구판. 금토체질에만 귀경

　　라. 조금 서늘하게 신장을 보강하는 것. 예: 복령. 금, 토, 목음체질에 귀경

　　마. 신기를 따뜻하게만 하고 명문(命門)을 보하는 것. 예: 보골지. 수체질에 귀경

⑤ 위를 조절하는 것

　　가. 위를 아주 덥게 보하는 것. 예: 진피. 수체질에만 귀경

　　나. 성질이 더워 차가운 위장을 덥혀주어 목양, 수양, 수음체질에게 이로운 물질. 예: 생강, 현미

　　다. 성질이 차가워 더운 위장 열을 식혀주어 토금체질에게 이로운 물질. 예: 석고

⑥ 간으로 귀경하는 것

　　가. 간 담낭만을 서늘하게 보하는 것. 예: 오가피, 백질려. 성질이 차고 오로지 약한 간만 보강
　　　　하여 금체질에게만 유익한 물질

　　나. 성질이 따뜻하여 오로지 수체질의 간을 덥혀주는 물질. 예: 백작약

⑦ 심장으로 귀경하는 것

　　성질이 몹시 차가워 더운 심장 열을 식혀주고 보혈하여 토양체질에게만 이로운 물질. 예: 현삼

차가운 식품이 모두 다 수, 목체질에 해롭게 작용하는 것만은 아닙니다. 예를 들어 알로에는 서늘한 식품이지만 목체질의 간열을 식혀주는 유익한 식품입니다. 하지만 금체질은 따뜻한 체질임에도 불구하고 이 차가운 알로에가 해롭게 작용합니다. 오히려 간의 기능을 약화시키기 때문입니다. 가시오이는 성질이 좀 차지만 목체질을 포함하여 금, 토체질에 유익합니다. 그러나 수체질은 신장이 차가운 체질이라 해롭습니다(수체질에 가시오이는 해롭고 다다기오이는 유익).

좀 차가운 성질을 품고 있는 인진쑥은 몸이 가장 차가운 수체질만 유익하고 나머지 모든 여섯 체

질은 다 해롭습니다. 인진은 오로지 수체질의 위장의 습열을 해소하는 데만 유익하게 작용합니다(인진은 수체질에 맞아도 장복하면 냉증이 유발되니 삼가야 함). 음양 관점에서 보면 전혀 맞지 않는 것처럼 보이나, 사실입니다.

반대로 양파나 마늘은 성질이 덥고 폐로 귀경하여 보강합니다. 이로 보면, 장부가 더운 토양체질에 해로울 것 같지만, 보강하기에 유익합니다. 반면에 수양체질은 몸은 차갑지만 폐가 세기 때문에 해롭게 작용합니다. 따라서 차가운 기운을 품고 있는 식품이나 약재라고 해서 꼭 따뜻한 체질에 유익한 것만은 아니며, 더운 식품이라고 해서 반드시 차가운 체질에 이롭게 작용하는 것은 아닙니다. 특이 성질이 있는 물질에 대해 혼란이 없도록 설명을 했습니다.

·**결론:** 지금까지 식품, 약재, 허브식물, 곤충, 미생물, 균주, 광물, 금속, 투과열, 색상 등 물질에 관하여 연구 검증한 결과, 위와 같은 법칙을 발견하였습니다. 이같이 물질은 위에 밝혀진 귀경 법칙에 따라 정교하고 질서 있게 이 틀 안에서 인간의 여덟 체질에 반드시 이롭거나 해롭게 작용합니다.

3. 물질(식품, 광물, 금속, 색상)의 귀경 설명

■ 물

·**문의:** 며칠 전 한국의 어떤 지방대학 교수라는 사람이 '장의 디톡스' 즉 산성 식품을 많이 먹으면 산성 노폐물이 장에 쌓이고 그것이 만병의 근원이 된다면서 누구든지 하루에 최소한 3리터 이상의 물을 마시라는 강의를 했습니다. 나는 열심히 노력을 해도 평상시 그렇게 물이 잘 당기지 않고 또 평소에 목이 마르지도 않습니다. 물과 체질과의 관계에 대하여 설명 부탁합니다.

·**답변:** 사람이 건강하려면 음에도 양에도 치우치지 않는 평형상태를 유지해야 하며, 황제내경에서는 이를 음양화평지인(陰陽和平之人)이라고 칭합니다. 몸과 오장육부가 너무 덥지도 않고 너무 차갑지도 않은 이상적인 체온 36.5–37도를 유지하는 상태를 말합니다. 물론 너무 추위를 타거나 더위를 타도 다 좋지 않은 건강 상태라고 할 수 있습니다. 사실 고혈압이나 당뇨 등 상당 부분의 질병

은 정상체온에서 벗어날 때 유발됩니다.

물(水)이라는 것은 본디 불(火)의 속성과는 서로 대립 내지 상극관계에 있습니다. 음양학적으로 불은 양에 속하고 가벼우며 뜨거운 기운이기에 병증은 위로 올라가 두면부와 상체에 정체하여 열증을 생성합니다. 머리에 열이 쌓이면 불면증 뇌질환을 유발합니다. 반면 물은 무겁고 차가우며 음에 배속되고 하체로 내려가 냉증으로 인한 여러 증상을 유발하게 됩니다. 체질은 양의 기운이 강한 금토체질의 네 체질과 음의 기운이 강한 목수체질로 크게 나뉩니다. 따라서 불의 속성을 지닌 열성 음식과 약재를 섭취하면 금토체질은 열증이 원인이 되어 질병을 유발하며, 목수체질은 물의 속성을 품은 물질을 섭취하면 간과 신장에 냉증을 유발하여 병근(病根)이 생성되는 것입니다.

그러므로 원론적으로 말하자면, 음기운이 강한 수, 목체질은 필요 이상의 물을 섭취하면 장부는 더욱더 차가워집니다. 해롭게 작용합니다. 반면 금토체질 중 열이 많고 심한 변비 등이 있을 때, 물을 충분히 마시면 양기운을 내리고 음기운을 살리기에 도움이 됩니다. 금토체질로서 혈기방장하다면 1일 2리터, 3리터까지도 좋습니다. 이 경우 신장 기능과 대장에 도움이 됩니다. 이렇게 타고난 열기가 강하다면 물을 충분히 마시는 것이 좋습니다. 그러나 이 체질들도 몸이 허약해지거나 나이가 들면, 조금은 추위를 타는데다가 심장이 과약하여 혈액순환이 좀 안 되는 경우에는 물을 과도하게 많이 마시지 말고 적당히 마시는 것이 좋습니다. 또는 소시(小時)적에는 더위를 탔던 양 체질도 나이가 들고 허약해지면, 손발이 저리고 시리기까지 합니다. 이런 경우에는 물을 많이 먹는 것은 삼가야 합니다. 그러나 물이 당기면 보통보다 좀 더 마셔도 무방합니다.

목수체질은 차가운 장기를 본질적으로 가지고 태어나기에 과도하게 많이 마시는 것은 음양의 균형이 깨져 냉증으로 진행되므로 해롭습니다. 사실 이 체질들의 신장병과 허리 무릎 및 여성의 생식기질환(자궁근종 물혹)은 모두 한습(寒濕)에서 비롯됩니다. 탈수증이 아닌 이상, 보통으로 물을 마시되 너무 차가운 물을 마시지 말고 더운 물을 마셔야 합니다. 식후 2시간 후, 즉 소화가 된 다음 물을 마시거나 빈속에 마시는 것이 위장 기능과 활력에 도움이 됩니다. 그리고 냉성을 품은 맹물보다는 체질에 맞는 식물을 넣고 달여 마시면 물의 냉기를 제거할 수 있어 더욱 좋습니다.

생수 또는 자연수에 관한 체질별 안내입니다. 수돗물보다는 생수가 더 좋습니다. 금양, 토양, 토음, 목음체질과 같이 신장 기(氣)가 약한 체질은 내륙이 아닌 섬의 깊은 암반을 통해 나온 물이 일반 암반수보다 더 좋습니다. 해양 심층수도 약한 신장에 좋습니다. 염분의 기운이 있는 이런 물은 기능이 허약한 신장을 굳건하게 합니다. 삼다수가 대표적입니다. 그러나 금음, 목양, 수체질은 이 물은 신장의 기를 항진시켜 결과적으로 신장과 방광을 약화시키니 해롭습니다. 금음을 포함한 모든 체질은 내륙의 암반수가 다 좋습니다. 목, 수체질은 특히 내륙의 휴화산의 암반층에서 나온 물은 성질이 따뜻하므로 아주 좋습니다. 수체질은 가능하면 이 물을 마시면 냉증 예방과 체온유지에 아주 좋습니다. 예를 들면 백두산 화산석을 뚫고 용출된 물이 좋습니다. 원칙적인 체질 음용수를 기술하였으므로 시판되는 음용수 중 어느 것이 맞는 물인지 명확하게 판단이 되리라 봅니다.

산성수와 알칼리수 체질별 분류를 먼저 결론을 내고 자세한 내용을 설명하겠습니다. 금양, 금음은 좀 차가운 산성수가 좋고, 몸이 냉하지 않으면 좀 많이 마셔도 좋으며, 수음, 수양은 차갑지 않은 산성수를 겨울에는 따뜻하게 여름에는 상온수로 마시되, 많이 마실 필요는 없습니다. 토체질은 차가운 육각수 알칼리수를 충분히 마시면 좋고(추위를 타지 않고 건강할 때), 목체질은 차갑지 않은 알칼리수를 따뜻하게 적당히 마시면 됩니다. 체질에 맞는 물을 얼렸다가 녹여서 드시면 더욱 효과적입니다.

·**알칼리수와 산성수:** 우리 대부분은 주로 알칼리식품과 알칼리 물을 먹는 것이 건강에 좋다고 들어왔습니다. TV나 신문 등 주요 전달매체들을 보면 온통 그런 종류의 것들을 섭취하도록 칭송합니다. 물론 전문영양학자들은 알칼리와 산성의 비율이 잘 조정된 식품이나 배합하여 먹도록 계몽해 줍니다. 그러나 모든 사람에게 알칼리성 식품이나 물이 다 좋게 작용하지는 않는다는 것입니다. 아마 이 글을 읽는 독자도 이 말에 매우 의구심을 가질지 모릅니다. 본론에 들어가기 전에 알칼리성 식품이 무슨 의미를 가지고 있는지 살펴보겠습니다. 알칼리는 산(酸)을 중화시키는 성질을 가진 화합물로서 물에 녹는 물질을 일컬으며, 식물의 재로서 주성분이 탄산칼륨이나 탄산나트륨이며 강한 염기성(鹽基性)을 나타냅니다. 잿물과 비슷한 맛이 있고, 유지류를 세척하는 작용이 있습니다.

식품의 알칼리도(度)는 식품의 무기질(미네랄) 조성이 나타내는 것을 말하며 식품의 신맛의 유무에 관계가 없습니다. 예컨대 식초가 신맛을 낸다고 산성식품이 아닌 것과 같습니다. 특정 식품을 태워서 생긴 회분(재) 중에 염소, 인, 황과 같은 원소 등에서 생기는 산의 양과 나트륨, 칼륨, 칼슘, 마그네슘과 같은 원소 등에서 생기는 알칼리의 양을 비교하여, 알칼리가 많으면 그것을 알칼리식품이라 하고, 산이 많으면 산성식품이라고 합니다. 물의 알칼리도(度)의 측정은 얼마만큼의 탄산칼슘을 함유하는가에 따라 결정됩니다. 그러므로 산성식품이라고 하여 반드시 나쁜 것이 아닙니다. 약알칼리성은 수소이온농도 7.2-7.4입니다. 약알칼리수는 모든 체질이 섭취해도 무방하나 강알칼리수 섭취는 금, 수체질에는 위산과다 위염 소화장애 등의 위장장애를 일으킵니다.

이제 본론으로 들어갑니다. 금양, 금음, 수양, 수음체질은 체액이 늘 알칼리성으로 기울게 되는 편향성이 있습니다. 육식을 하고 운동을 하여 체액이 산성으로 변할 수 있습니다. 그러나 시간이 지나면 자연히 알칼리로 도로 돌아오려는 환원성이 있습니다. 때문에 일부러 알칼리 물을 먹을 필요가 없는 것입니다. 또한 굳이 알칼리성 유무를 따져서 음식을 섭취할 필요는 없습니다. 설령 체액이 산성이라 해도 그렇습니다. 마치 열 체질이 춥다고 열성 인삼을 섭취해서는 안 되는 이치와 같습니다. 체액이 알칼리로 환원이 안 된다면 원인을 치유해줘야지 알칼리 물을 먹는다고 해서 해결될 성질의 것이 아닙니다.

그럼에도 불구하고 체질에 맞지 않는 강알칼리성 물을 먹게 되면 위산이 과도하게 분비되고 장부는 기능이 약해지고 생체세포는 비활성화 됩니다. 가장 먼저 눈에 띄게 나타나는 현상은 심해지는 위산과다로 속 쓰림이 심해지고, 계속되면 위 십이지장궤양이 끝내는 생깁니다. 이 체질들은 위산과다분비형이기도 합니다. 동시에 신체가 무력해집니다.

그런 연유로 행여 흔들려 강알칼리수를 먹는 일이 있어서는 안 됩니다. 금양 금음체질은 실은 전기 분해 해리과정을 통해 얻은 산성수를 마시면 속이 그렇게 편하고 기분이 좋아집니다. 건강이 증진되는 것은 말할 것도 없습니다. 산성수는 살균성이 있어 식기소독 피부질환에 활용하는 정도로만 알고 있는데, 그것만이 전부가 아닙니다. 그들에게는 생명수입니다. 이 체질은 병들고 늙고 죽을 때까지 체액이 알칼리성 편향성을 고수하기 때문입니다. 이 체질적 특징은 평생 갑니다. 강알칼리물이 금수체질에는 좋은 것이 결코 아니라는 사실을 잊지 마시기 바랍니다. 산성수가 좋습니다. 마셔보면 압니다. 생각이 바뀝니다.

■ 소금

이 내용은 한 여성이 토양체질인 남편의 건강관리에 관하여 문의한 것에 대한 답변입니다. 보통 현대의학에서는 짜고 매운 것은 기관지, 위장, 혈압 등의 주범으로 몰리고 있는 실정입니다만, 사실은 다 그런 것은 아닙니다. 신랑은 토체질로 신장이 허약하니 신장으로 귀경하는 소금(죽염과 같은 좋은 소금이어야 하고 영양분이 다 없어지고 나트륨만 남은 정제된 소금은 해로움. 자세한 내용은 메인 메뉴의 '장터〉식품〉죽염' 참조)을 충분히 먹어야 합니다. 특히 금양, 목음과 더불어 토양체질은 소금섭취가 부족하면 체액의 염분농도가 낮아져 세균과 바이러스에 대한 저항력이 약해집니다. 면역이 저하됩니다. 바다의 생선은 민물고기가 여러 기생충에 감염되는 것과는 달리 질병에 노출이 적은데 그 이유는 염분 때문입니다. 식도의 염증을 위해 소금을 부족하지 않게 섭취하세요. 나머지 수, 목양, 금음은 소금을 적정량 섭취하면 되고, 좋은 죽염의 경우에는 좀 더 먹어도 문제가 안 됩니다.

목음은 좀 짜게 먹어야 체액의 염분농도 0.9가 유지되어 면역도 올라가기 시작하고 기력도 솟아납니다. 그렇지 않으면 신장 기능이 약해지고 면역도 약해져 세균성 질환에 노출이 잘 됩니다. 소금은 조금 차고 무거워서 신장으로 하강하여 신장을 보합니다. 신장이 약한 금양, 토양, 토음체질 모두는 양질의 소금을 결코 부족하지 않게 섭취해야 합니다. 그러나 의사로부터 신부전증, 심장질환, 고혈압 등 특정질병이 있어 제한받는 사람은 의사의 지시에 따라야 합니다. 고혈압의 원인으로 과도한 소금을 꼽고 있습니다. 따라서 이 체질들의 고혈압에는 과도섭취는 신중해야 하지만, 염분을 부족하게 먹으면 안 됩니다. 소금은 정제염을 먹으면 안 되고 죽염 등과 같은 좋은 소금을 먹어야 합니다. 육지의 오염물질이 갯벌과 연안으로 흘러들어가 소금이 많이 오염되어 있습니다.

다음 내용은 복수환자가 발췌하여 보낸 것으로 참고로 올립니다.

"소금은 생리적으로 필요 불가결한 것이다. 그 이유는 소금은 체내, 특히 체액(體液)에 존재하며, 삼투압의 유지라는 중요한 구실을 하고 있기 때문이다. 인간의 혈액 속에는 0.9%의 염분이 함유되어 있다. 소금의 나트륨은 체내에서 탄산과 결합하여 중탄산염이 되고, 혈액이나 그 밖의 체액의 알칼리성을 유지하는 구실을 한다. 또 인산과 결합한 것은 완충물질로서 체액의 산·알칼리의 평형을 유지시키는 구실을 한다.

　따라서 어떤 원인으로 체내에 산이나 알칼리가 증가하여도 체내의 산·알칼리도(度)는 쉽게 변하지 않는다. 또 나트륨은 쓸개즙·이자액·장액 등 알칼리성의 소화액 성분이 된다. 만일 소금 섭취량이 부족하면 이들의 소화액 분비가 감소하여 식욕이 떨어진다. 또한 나트륨은 식물성 식품 속에 많은 칼륨과 항상 체내에서 균형을 유지하고 있다. 칼륨이 많고 나트륨이 적으면 생명이 위태롭게 되는 경우도 생긴다. 또 염소는 위액의 염산을 만들어주는 재료로서도 중요하다.

　이상과 같이 염분이 결핍되면 단기적인 경우에는 소화액의 분비가 부족하게 되어 식욕감퇴가 일어나고, 장기적인 경우에는 전신 무력·권태·피로나 정신불안 등이 일어난다. 또 땀을 다량으로 흘려 급격히 소금을 상실하면 현기증·무욕·의식혼탁·탈력 등 육체적으로나 정신적으로도 뚜렷한 기능 상실이 일어난다. 소금의 필요량은 노동의 종류, 기후 등에 따라서도 다르지만, 보통 성인에서는 하루 12~13g이다. 한편 소금의 과잉은 고혈압증의 원인이 된다. 이것은 혈액 속의 염분 농도가 증가하면 농도를 일정하게 유지하기 위하여 많은 수분이 혈액 속으로 들어오기 때문이다.”

“미국은 하루에 4.5g을 넘지 않도록 하고 있으며 실제 하루 섭취량은 9g 정도로 조사되었다. 한국은 8.7g 이하로 먹도록 권장하고 있으나 20~25g을 먹고 있다. 이런 제한치는 몸에 필요한 소금성분에 비해서 지나치게 높게 허용되어 있다.”

　복수환자가 오랫동안 무염식요법을 하여 전해질대사에 이상이 생길 기미가 있고 복수가 빠지지 않으면, 염분섭취를 위해 발효된 토종 간장이 가장 적합하다고 봅니다. 미량 섭취하면서 무염식으로 인한 무기력과 식욕저하와 염분섭취로 생기는 부종과 복수와의 관계를 살피면서 신중하게 조절해야 합니다.

■ 밀(통밀, 밀가루)

　·문의: 밀은 보리와 더불어 찬 성질이라고 하셨는데, 왜 금체질은 밀가루를 먹으면 안 되나요? 어떤 한의사들은 밀은 찬 성질인데 밀가루는 더운 성질이라 열을 올린다고 하기도 하고…… 주로 껍질은 알맹이와 반대의 성질이라고 하는데 그럼 통밀 쌀은 어떤가요? 사상체질의 태양인에게는 밀이나

통밀을 유익한 음식으로 분류한 글을 많이 봐서……

· **답변:** 쌀, 보리와 더불어 인간이 많이 섭취하는 밀이건만, 지금까지 명쾌하게 그 성질과 귀경에 자세히 알려주는 자료도 없고 규명을 올바로 못하기에 생기는 혼란입니다. 성질은 조금 차고 폐로 귀경하며 폐를 윤택하게 합니다. 밀은 겉과 속이 다 같이 찹니다. 중국 남방 제남(지난) 아래로 고속 국도를 타고 수백 킬로미터를 차로 달려보면 한없이 밀밭이 펼쳐져 있습니다. 밀은 성질이 좀 차갑기에 더운 남방 지역에서 잘 자라 집중적으로 재배되고 있는 것입니다.

반면 동북 삼성 목단강에 가면 들판에서 구릉지로, 구릉지에서 산기슭에 이르기까지 옥수수 밭이 무한지경으로 펼쳐져 있습니다. 이 옥수수는 성질이 더워서 낮에는 햇볕에서 성장하면서 밤에는 차가운 기온에서 제대로 맛나는 옥수수가 영글어 가는 것입니다. 기온 편차가 커서 밤에는 서늘한 만주지역에서 재배되는 것입니다. 성질이 더운 흰깨도 기온이 차가운 흑룡강성 길림성에서 생산된 것을 최상품으로 쳐줍니다.

넓은 중국 대륙에서도 식물의 성질에 따라 지역을 달리하여 재배함으로 자연 순리를 따르고 있습니다. 밀은 성질이 차고 폐로 귀경함을 잊지 마십시오. 실은 이제마 선생의 동의수세보원에도 밀의 정확한 장부귀경이론이 없으며, 밀의 귀경을 알아낼 방법이 별로 없어 혼란이 생긴 것입니다. 필자는 나름의 검증방법을 터득하여 위와 같이 밝혀봤습니다. 일반적으로 정확히 밀의 성질을 몰라서 하는 얘기들입니다.

밀을 원료로 하는 빵이나 국수, 자장면 등을 허약한 금체질이 먹어보면 해로움을 분명히 알 수 있고, 이는 여러 금체질을 통해 확인된 사실입니다. 토양, 목체질에 좋은 반면, 찬 성질 때문에 폐가 허약한 수음체질은 폐를 더 차갑게 하여 해롭습니다. 장복하면 금, 수양체질은 폐가 항진되어 길항장기인 간 기능 약화 및 피부건조, 인후건조, 얼굴 머리에 열증(熱症)이 증가하고, 등, 어깨, 목 등의 근육이 경직되거나 담이 결리고, 심해지면 목디스크, 요통이 유발될 수 있습니다. 성질은 차가우나 폐를 윤택하게 하기에 당연히 토음, 금체질에는 이렇게 해롭습니다. 사이트의 '팔체질의학〉체질과 식품' 항목에서 아래로 내려가서 "체질과 식품과의 관계"를 보시면 자세한 설명이 나와 있습니다.

참고로 "껍질이 알맹이와 반대의 성질"을 가진 식품이 사실은 있습니다. 생강의 경우에는 겉껍질은 차가워 위를 서늘하게 하는 반면, 생강 살은 더워 위장을 덥혀줍니다. 이런 식물들이 몇 가지 있습니다. 열무 잎은 수체질의 신장과 간을 보강해주지만, 무 뿌리는 폐를 따듯하게 보강하기에 목양, 목음, 수음체질에 이롭고, 수양체질에는 해롭고, 토양에는 이롭습니다.

■ 현미 쌀눈

·**문의:** 쌀의 경우 현미는 더운 성질, 백미는 평 성질인데, 그럼 5분 도미(반현미, 쌀눈 있는 쌀)는 어떤가요? 금체질이 먹어도 괜찮은가요? 쌀눈이 없는 백미는 좀 꺼려져서요.

·**답변:** 쌀눈과 껍질 호분층(현미)은 더운 성질이니 삼가세요. 쌀의 열성은 호분층과 쌀눈, 즉 배아에 있습니다. 위장이 항진되고 위열이 상승하여 위염, 궤양과 매핵기(梅核氣, 목에 뭐가 걸린 듯한 느낌)를 초래합니다. 현미와 같이 수음, 수양, 목양체질에만 위를 따듯하게 해주어 좋습니다. 그러나 현미는 실은 호분층이 소화가 잘 안 되는 성분이기에 소화력이 약한 분은 체질에 맞더라도 조금씩 드세요. 요즘 국민이 현미를 애호하지만 실제로 맞는 체질은 이렇게 세 체질뿐이고, 해로운 체질은 나머지 다섯 체질이니 잘 알고 삼가야지, 그렇지 않으면 위염, 역류성식도염, 위산과다 등이 유발됩니다. 현미가 맞아도 소화가 잘 안 되면 억지로 먹지 말고 죽이나 아니면 소량씩만 드세요. 사실 현미, 옥수수가 수체질에 좋은 곡류인데 안타깝게도 소화력이 약할 경우가 대부분이어서 힘이 듭니다.

■ 고사리

나물이나 탕 재료로 어김없이 사용되는 고사리는 성질은 따듯하고 폐로 귀경하여 폐를 윤택케 합니다. 체질 관련 책에서 설명이 서로 상이하여 혼란을 불러일으키는 이 고사리는 따듯한 봄에 비가 내려 촉촉한 흙의 습기를 힘입어 순식간에 자라는 버섯처럼 쑥 자라납니다. 축축한 습기를 머금고 자라는 것을 보면 고사리는 정녕 덥고 건조합니다. 사람도 성향이 비슷한 사람을 찾아 친구가 되어 어울리는 것처럼, 고사리도 자기와 비슷한 성향을 가진 폐로 들어가 놀기를 좋아하니(유유상종), 폐를 덥혀 줍니다. 때문에 폐가 허한 토양, 목양, 목음, 수음체질의 폐로 들어가서 힘을 북돋습니다. 그러므로 금양, 금음, 토음, 수양체질은 해롭습니다.

참고로 박테리아나 균류는 유유상종하고, 식물은 자신의 성질과 반대되는 환경을 대부분 좋아합니다. 고초균(청국장균)은 고열 중에 잘 번식하기에 열이 많고 솟구치는 성질이 있는 볏짚 속에서 잘 번성하는 것입니다. 동물과 사람이 건강해지려면, 자신의 체질생리와 반대되는 보충하는 음식을 좋아하고, 건강이 나빠지려고 하면 자신의 생리와 같은 음식을 취하려 합니다. 폐가 강하고 간이 약한 초식동물은 간을 보하는 풀을 즐기고, 간이 강하고 폐가 약한 육식동물은 폐를 보하는 육류를 찾는 이치와 같습니다. 몸이 더운 사람은 냉성 음식을 즐기나, 차가운 사람은 성질이 더운 식품을 찾습니다.

■ 녹용, 녹각

옛날부터 신비감을 더해주는 십장생도의 소재로도 등장하는 온순한 사슴과 그 뿔은 소나무 숲 배경과 어울려 우아하고 아름답기 그지없습니다. 산과 호수와 어우러진 사슴 그림은 인간이 최종적으로 살고 싶어 하는 마음의 쉼터가 어디인지를 생각하게 합니다.

사슴의 뿔은 사슴이 폐기(肺氣)를 주체할 수 없어 결국은 몸 밖으로 돌출된 기의 결정체입니다. 위로 솟는 사슴뿔은 폐의 더운 기운입니다. 물을 끓이면 수증기는 덥기에 위로 올라갑니다.

이처럼 사슴의 뿔은 따뜻하고 상승하는 기운을 품고 있어 폐로 귀경합니다. 사슴의 뿔이 크고 길게 뻗은 것은 그만큼 사슴의 폐 기능이 막강함을 의미합니다. 녹용은 사슴의 폐의 위로 솟구치는 더운 기운의 결집체로서 무척 강력하여 해당 체질에 사용하면 위력을 발휘합니다. 반면 대조적으로 코끼리의 상아는 아래로

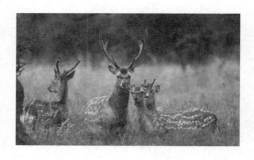

뻗어 있습니다. 아래로 내려가는 것은 차가운 기운입니다. 사슴의 뿔과는 반대의 성질을 품고 있습니다. 물론 뿔이라는 재료로만 볼 때 물소뿔이나 사슴뿔이나 코끼리 상아는 모두 동물의 뿔로 성분상으로는 비슷합니다. 그러나 성질은 판이합니다. 따라서 녹용과 녹각은 폐 기능이 약한 목양, 목음, 수음체질에는 폐를 보강하여 승양익기(升揚益氣)하는 탁월한 보기제(補氣劑)입니다. 그러기에 기혈이 허약하다면 녹용을 복방 처방하여 체질한방약을 섭취하면 상승효과는 배가 됩니다. 단

방으로 녹용만 달여 먹는 것보다 약효가 더 뛰어납니다.

그러나 그 기운은 너무 더워 토양체질은 비록 폐는 허(虛)하나 폐열을 태과(太過)시키기에 해롭습니다. 토양체질은 더운 기운이 너무 강해 녹용은 두면부의 열을 가중시켜 해롭게 작용합니다. 어떤 이들은 녹용이 토양체질에도 좋다고 쓰고 있으나 그렇지 않음을 유념해야 합니다. 당연히 금양, 금음, 토음, 수양체질은 설령 폐가 부실하고 몸이 허약하다고 해도 녹용을 먹으면, 득은 없고 폐가 항진되면서 길항장기인 간이 억눌리고 상합니다. 대보원기의 중요약이지만 허약자라고 해서 아무에게든지 함부로 사용될 수 있는 약재는 아닙니다. 한방에서는 영양적인 측면도 중요시하지만 더 중요시하는 것은 사용되는 약재의 보이지 않는 기미(氣味)입니다. 진실은 눈에 보이는 것보다 눈에는 보이지 않는 것에 있습니다. 너무 차가워 오로지 토양체질의 신장으로 귀경하는 고구마가 있는가 하면, 너무 열기가 많아서 위장을 덥히기에 다른 체질에는 해롭게 작용하나 차가운 위장을 가진 목양, 수양, 수음체질의 위장을 따뜻하게 덥혀주는 감자가 있습니다. 영양소로 보면 전분, 당분 등으로 구성되어 차이가 없습니다. 그러나 위와 같이 체질에 따라 보이지 않는 기미가 건강에 유익하거나 해로운 영향을 줍니다.

■ 적상추

상추에 대하여는 이미 알고 있으므로 더 이상 설명할 필요가 없을 것입니다. 청상추는 평(平)식품으로 차갑지도 덥지도 않으며, 숙면에 도움이 되는 채소입니다. 그러나 수체질은 생으로 너무 많이 먹으면 위와 장을 차갑게 하기에 각자의 체열(體熱)에 맞게 적당히 섭취하는 것이 좋습니다. 물론 목체질에 생 상추는 간기를 항진시키기에 해롭습니다. 국으로 또는 데쳐 먹으면, 간으로 귀경하는 상추의 서늘한 기운, 즉 청색소가 없어지므로 무방하며 좋습니다.

그런데 적상추는 색다른 데가 있습니다. 적상추의 붉은색, 바로 그것이 체질에 영향을 미칩니다. 즉 식품이 머금고 있는 붉은색은 성질이 대부분 차가워, 주로 열을 내리는 작용을 합니다(그러나 식품이 아닌 일반 물질인 천, 종이 등의 적(赤) 색상은 귀경하는 해당 장부 심장을 보합니다). 열기와 양기가 강한 금양, 금음, 토양체질은 물론 당연히 좋게 작용하지만, 수양, 수음, 목양체질은 음기가 강하고 몸이 차갑기에 적상추는 더욱더 몸을 서늘하게 합니다. 그래서 생으로 섭취하는 것은 심장을 차갑게 하므로 좋지 않습니다.

그러나 목음체질은 심장이 늘 과열되어 있기에 생으로 적상추를 먹으면 심장 열을 진정하는 데 도움이 되어 유익한 식품입니다. 그러므로 평소 푸른 야채를 먹고 싶어도 도리가 없었지만 이제는 대신 적상추를 어떻게든 섭취하면 좋습니다. 청상추는 데쳐 먹으면 됩니다. 그러나 목체질은 생으로 청상추를 먹으면 간이 항진되어 해로움을 기억해야 합니다. 국이나 된장찌개 혹은 데쳐 먹으면 좋습니다.

■ 양배추

양배추는 많은 사람들의 식탁에서 다양하게 사랑받아온 식품입니다. 그러나 체질학적으로는 명확하게 규명되지 않아서 무조건 좋다고 보고 이제껏 섭취해왔습니다. 이제 하늘의 비밀을 밝혀봅니다. 양배추는 그냥 먹으면 단맛이 납니다. 그러나 그것을 녹즙으로 먹어보면 매운 맛이 납니다. 바로 양배추의 본성이 여기에서 나타나 있습니다. 매운 맛은 폐로 귀경합니다. 마치 고추를 먹으면 폐의 배속 기관인 코가 맵고 열이 납니다. 이처럼 양배추는 폐로 귀경하여 보강하는 식품입니다. 따라서 폐 허약 체질에만 유익합니다.

양배추는 위궤양이나 십이지장궤양의 예방과 치료에 효과적인 식품으로 알려져 있습니다. 이것은 양배추에 위나 십이지장의 점막을 보호하여 재생을 돕는 비타민U와 K가 함유되어 있기 때문입니다. 특히 비타민U는 점막의 회복을 촉진하는 효과가 있고, 비타민K에는 궤양으로 인한 출혈을 막아주는 효과가 있습니다. 또한 각종 효소를 함유하고 있어 위장장애에 효과적으로 작용합니다. 양배추에 있는 디아스타제의 함량은 무보다 많고 펩신, 트립신, 페록시다아제도 풍부합니다. 위장 장애를 자주 일으키는 사람은 양배추를 상식하면 좋습니다. 1940년 미국의 스탄호트 대학 의학부 가네트 체니 박사는 실험 결과 신선한 양배추는 자연적인 항궤양 식품이라고 보고하였습니다.

그러나 이러한 효과는 어디까지나 폐가 허한 토양, 목양, 목음, 수음체질의 위장에만 효과가 한정되어 있습니다. 따라서 금양, 금음, 토음, 수양체질은 설령 소화기 계통에 궤양이 있다고 해서 그것을 섭취해서는 안 됩니다. 기도와 식도가 건조해지고 장복하면 뇌에 혈액순환 장애가 유발돼 기억력 감퇴, 나아가 중풍의 원인이 될 수 있습니다. 좋아지는 것은 고사하고 나빠지는 일 밖에는 없습니다.

■ 커피

세계 모든 사람들이 가장 많이 즐기는 커피는 삶과 사람들을 풍요롭게 하고 정서를 고취시키고 활력을 불어넣어 줍니다. 연인끼리 또는 정겨운 사람들끼리 멋진 분위기에서 마시는 커피의 향과 맛을 즐기는 것, 생각만 해도 즐겁지 않습니까? 이 커피 애찬은 한이 없지만, 한편으로는 건강의 적으로 오명을 뒤집어쓰고 있는 것도 사실입니다.

이제 그 진실의 실체를 벗겨 봅니다. 커피는 본래 콩과 식물로 성질은 따뜻하고 폐로 들어가 보기(補氣)로 보강합니다. 함유한 카페인은 잘 알다시피 각성 또는 심장을 항진시키는 효능이 있어 무기력한 장부에 활력을 불어넣어 줍니다. 따라서 폐 기능이 약하게 태어난 체질 중 커피가 가장 적합한 체질은 목양, 수음체질입니다. 그러나 이 체질들도 수면장애 등의 문제가 생긴다면, 특히 수음체질의 경우에 조절하거나 디카페인 커피를 마실 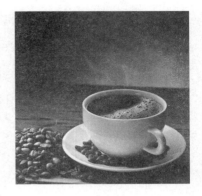 수 있습니다. 목양체질은 무방하나 수음체질이 주의할 점은 설탕과 야자열매에서 추출한 크림은 체질에 해롭기에 시중의 일회용 커피는 삼가고 따로 원두커피나 블랙을 그냥 또는 꿀을 타서 마시는 것이 유익합니다. 체질 생리 현상에 무리가 가지 않으면 이런 방법으로 충분히 마셔도 되고 조금도 꺼릴 필요가 없습니다. 오히려 위장이 약해 기력이 떨어지기 쉽기에 마시면 위장의 중기(中氣)를 보강해 주니 힘이 나고 상쾌한 느낌을 즐길 수 있습니다. 수음, 목양에 가장 좋은 커피는 아무것도 가미하지 않은 원두커피입니다.

토양, 목음체질은 폐로 귀경 보강하는 측면에서는 이로운 것은 사실이나 심장이 강한 장부로 배속되어 심장이 항진 혹은 과열되어 부하가 걸려있을 경우에는 불면증이나 정상적인 심장박동에 무리가 갈 때에는 특히 해롭습니다. 하지만 이런 현상이 없다면 하루 한두 잔씩은 부담 없이 마셔도 괜찮습니다. 그러나 장기적으로는 카페인이 함유된 커피를 마시지 않는 것이 좋습니다. 그보다는 카페인을 제거한 디카페인 커피를 마시는 것이 유익합니다.

물론 이것을 마시면 머리가 맑아지지 않는다고 할지 모릅니다. 그러나 이 두 체질은 평소 체질대로 건강관리를 해서 건강하다면, 기운이 가장 원활하게 발생하는 위장 기능이 정상 또는 과강장기이기에 무기력증은 없습니다. 때문에 디카페인 커피를 마셔도, 넉넉히 음미하는 기분을 낼 수 있는 것입니다.

그러나 폐기가 강한 금양, 금음, 수양, 토음체질은 커피를 마시면 일시적으로 기운이 나고 상쾌할 수도 있지만, 결국은 손해를 봅니다. 우선 폐가 비정상적으로 항진되어 피부가 더 건조해질 수 있고 대장이 과잉 항진되어 설사나 쾌변장애, 복통 등을 일으킬 수 있습니다. 게다가 금체질의 경우 과열 항진된 폐열은 위로 머리와 얼굴로 올라가 뇌혈관순환장애를 유발하여 불면증과 뇌질환 그리고 뇌졸중의 원인이 될 수 있으며, 동시에 간의 기능을 억압하여 기능이 저하되며, 간열을 과도하게 발생시켜 그 결과 간의 배속기관인 눈이 충혈 되고 건조하고 피로하게 됩니다. 때문에 이 체질들은 어떤 경우에도 커피를 마시지 말고 대신 자신에 맞는 음료를 고르는 편이 좋습니다.

■ 잣

산을 오르면서 사철 푸르른 잣나무를 보면, 특히나 아름드리 큰 잣나무를 마주 대하면, 그 기상에 감탄하지 않을 수 없습니다. 9월 이후 알이 촘촘히 박힌 기다란 옛날 닭장 모양의 열매를 보면 탐스럽고, 다람쥐는 배부르게 먹고 저장하니 풍요롭습니다. 그런데 이 잣에 대하여 이제껏 거의 모든 체질 글에서 다른 견과류와 함께 묻혀 폐에 좋은 식품으로 분류하여 온 결과 맘 놓고 폐가 허한 체질이 먹었습니다.

하지만 이것은 큰 오류로, 시정되어야 하기에 바로잡습니다. 알다시피 호두, 은행, 밤 등은 폐로 귀경합니다. 그러나 잣은 간으로 귀경하여 허약한 간 기능을 개선합니다. 따라서 금양, 금음체질만 유익합니다. 나머지 여섯 체질은 해롭습니다. 내력을 설명합니다.

이제마 선생께서 소나무의 송절, 송엽(솔잎)을 금체질(태양인)에 유익한 것으로 분류한 것을 대부분 체질연구가들은 익히 잘 알고 있습니다. 소나무는 가지가 아래로 처져 기는 서늘하고 하강하니, 그 기운도 침강합니다. 그래서 폐기가 과도하게 강해 위로 솟구치려는 금체질의 기를 꺾어 내리기에 아주 적합니다. 토체질(소양인)에게는 폐기를 사하는 기운이 강해 해롭습니다. 잣나무는 소나무와 빗대어보면 상록침엽수로서 열매에서 자태에 이르기까지 소나무와 매우 유사합니다. 실제로 검증을 해보면 간으로 귀경 보강합니다. 그러므로 시원한 식혜를 마실 때 운치를 더해주는 잣을 띄워주려거든 금체질에게만 그리해 주세요. 다른 나머지 체질은 사양합니다. 과잉친절이니까요.

■ 버섯

십장생도에도 등장하는 영지버섯을 보면 신비롭기 그지없습니다. 오늘날 버섯은 가장 사랑받는 식품중의 하나로 특히 현대인의 면역을 증강해주는 식품으로도 인기를 한 몸에 받고 있습니다. 때문에 설마 버섯이 해로울 리 없겠지 하고, 면역질환에 걸린 분들은 열심히 섭취합니다. 그러나 이 역시 체질 따라 작용하는 것으로 체질에 맞게 섭취하는 것이 중요합니다.

버섯은 담자균류에 속하며 비가 온 뒤 음습한 데 자랍니다. 이 같은 환경을 좋아한다는 사실은 버섯이 더운 열기를 품고 있으며 건조한 성질이 있음을 유추할 수 있습니다. 이런 이유로 버섯은 폐로 귀경하여 폐를 따뜻하게 덥혀주고 보강합니다. 그러므로 식용버섯이든 약용버섯이든 폐 기능이 약하게 태어난 목양, 목음, 수음, 토양체질에는 좋은 식품입니다. 버섯, 특히 버섯균사체(뿌리 부분)에는 단백다당체(폴리사카라이드)가 함유되어 있어 섭취하면 식균작용을 하는 대식세포를 활성화하는 효능이 있어 암이나 간염과 같은 바이러스 질병 등의 면역증강제로 아주 유용합니다.

따라서 유용한 체질은 버섯을 충분히 섭취할 뿐만 아니라 상황, 차가, 운지버섯 등을 달여 드시는 것도 좋습니다. 한편 상황이나 차가버섯과 같은 타르가 있는 것은 섭씨 100도에서 펄펄 끓이면, 타르도 함께 추출되어 마시면 인체에 해롭게 되기에 70-80도에서 달이거나 우려마시는 것이 안전합니다.

참고로 동충하초도 버섯에 포함된다는 점을 기억하시기 바랍니다. 한국에서 동충하초라고 부르고 판매하는 것은 엄밀히 동충하초가 아니며 진품은 영락없이 말린 누에와 비슷합니다. 중국 북경 동인당에 가보면 있습니다. 그러나 모든 버섯이 폐가 센 금양, 금음, 수양체질에는 해롭게 작용합니다.

■ 영지

영지는 일반 버섯과 같이 폐로 귀경하여 폐를 윤택하게 하는 면에서는 같으나 성질이 몹시 차갑습니다. 때문에 오로지 토양체질에만 적합하고 다른 체질에는 모두 해롭게 작용합니다. 붉은

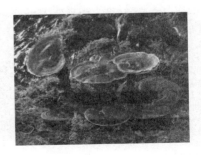

색을 띠고 있는 것만 봐도 틀림없는 것입니다. 색깔로서 붉은색은 열성으로 심장을 보강합니다. 그러나 식품에 함유된 붉은색은 심장으로 귀경하여 심장의 열을 내려주고 식혀주는 성질이 있습니다. 예를 들어 수박의 빨간색이 그렇고, 적작약이 심열을 식혀주는 이치와 같습니다(수박과 적작약은 오로지 토양체질에만 유용함). 이런 원리로 영지버섯은 토양체질의 폐로 가서 폐열을 내려주고 윤택하게 해줌과 동시에 과열되고 항진된 심장의 열과 더운 피를 서늘하게 식혀줍니다.

그러나 버섯이 맞지만 토양체질이 아닌 다른 체질이 섭취하면 체온이 표준체온에서 벗어나 떨어져 음양의 균형이 깨집니다. 양기는 모자라게 되고 음기만 무성하여 장기가 차가워져 혈액순환이 안 되고 손발이 시리고 소화력은 약해지며 자연히 면역기능은 당연히 약해질 수밖에 없는 것입니다. 그러니 무턱대고 먹어서는 안 됩니다.

■ 데쳐 먹으면 목체질에 유용한 야채

냉성 야채를 빼고, 열무, 부추, 돌산갓, 쪽파의 잎 등 온성 야채들은 주로 수체질에 적합합니다. 목체질이 이런 생야채를 그냥 생으로 먹으면 야채의 청색소(靑色素)가 간의 기능을 이상 항진시켜 노안, 눈 충혈, 눈 주위의 염증, 비만 등의 문제가 생깁니다. 그러나 데쳐 먹거나 기름에 익혀 먹으면 생냉(生冷)한 기운과 간을 항진시키는 청색소가 없어져서 목체질에게도 전혀 해롭지 않고 유익합니다. 목체질이 많은 중국인들이 야채를 기름에 순간에 데쳐 먹는 지혜를 보면 이해가 갈 것입니다. 물론 배추나 미나리 등과 같이 성질이 차가운 야채는 데쳐도 냉성은 사라지지 않기에 몸을 차갑게 합니다. 먹지 말아야 합니다.

한편 깻잎, 고춧잎, 겨자채와 같이 열성이 강한, 폐로 귀경하는 야채는 생으로 섭취해도 좋습니다. 단 개인적으로 몸이 지나치게 서늘한 목체질은 생으로 먹지 않고 익혀 먹으면 몸이 냉해지는 것을 예방할 수 있습니다. 한편 수체질은 열무를 어떻게 드시든 좋습니다. 단, 몸이 냉한 경우에는 몸에 맞는다고 해도 열무를 포함하여 생냉한 야채를 다식(多食)하는 것은 해롭습니다.

■ 콩, 두부, 콩나물, 녹두나물(숙주)

흰콩으로 만드는 두부는 금토체질이 먹을 수 있을까요? 수목체질은 물론이고 금토체질에도 유익합니다. 흰콩은 성질이 더워 따가운 햇볕을 받아들이기 싫어서 흰색을 띠며, 검정콩은 성질이 차가워 좀 더 많은 양의 햇볕을 쪼여 몸을 덥히려고 검정 옷을 입고 있는 것입니다. 흰콩의 더운 기운은 콩 흰색 껍질에 있습니다. 두부는 콩을 삶아 콩 껍질을 까서 버리고 만들기 때문에 더운 기운이 제거되어 누구나 먹어도 무방합니다. 같은 논리로 검정콩 역시 껍질에 차가운 기운이 함유되어 있습니다. 그것을 벗겨 버리고 두부를 만드니 검정콩 두부는 무방합니다. 하지만 완전한 유익을 위한다면 체질에 맞는 색깔로 만든 두부를 먹는 것이 더 좋습니다. 그러나 두부는 껍질을 다 벗겨 평 식품이 되기에 누구든 가리지 않고 먹어도 걱정할 것은 전혀 없습니다.

콩은 이미 색소에 따라 음양으로 귀경한다는 것은 잘 아는 사실이며, 떡잎이 두 개일 때의 콩나물은 폐로 귀경합니다. 따라서 콩껍질(색소)이 벗겨진 콩나물은 색깔에 관계없이 토양, 목, 수음체질에 유익하게 작용합니다. 그러나 녹두 나물은 토양에만 유익하고 다른 체질은 해롭습니다.

■ **된장**

된장은 어떨까요? 양으로 귀경하는 흰콩(대두)이 고초균(청국장균)에 의해 청국장으로 변하면 이제는 대장으로 귀경하여 대장을 보강하고 따뜻하게 한다는 사실을 고려해 볼 때, 된장 역시 그럴까요? 따뜻한 기운을 품고 있는 흰콩을 원료로 만든 된장은 균주에 의해 발효되는 것이 아니라 숙성 과정을 거치므로 청국장과는 달리 그대로 양으로 귀경하여 양기를 보충합니다. 그래서 일반적으로 흰콩으로 만드는 된장은 수목체질에는 좋으나, 엄밀히 말하면 금토체질에는 해로운 것입니다. 하지만 많은 양을 먹는 것은 아니기에 괘념치 말고 적당히 드시면 문제는 없겠습니다.

그러나 된장은 소화에 용이한 발효 숙성한 식품이기에 검정콩으로 된장을 담그면 여전히 검정콩 껍질이 품고 있는 차갑고 서늘한 성질이 그대로 보존되기에 금토체질에게 유익합니다. 마음 편히 드셔도 좋습니다. 흰콩으로 만든 된장은 숙성 발효되어 금토체질이 조금씩 먹으면 별 탈이야 없겠지만, 좀 많이 먹으면 소화가 잘 안 되는 것을 포함하여 해로움이 나타나며 특히 허약한 경우에는 그러합니다. 그러니 제철이 되면 금토체질은 서목태나 검정콩으로 된장을 만들어 드셔보시기 바랍니다. 매주나 된장을 전문으로 만드시는 분들 중 서목태를 원료로 하시는 경우가 많으니 참고바랍니다.

■ 콩

"암 환자는 '콩 식품을 먹으면 안 된다'고 하는데, 어떻게 해야 하나?" 이 제목으로 동아일보에 실렸던 기사 내용입니다.

"콩이 들어간 음식은 종양의 성장을 촉진하기 때문에 암 환자들은 콩 식품을 먹어서는 안 된다고 호주 암협회가 14일 경고했다. 호주 언론들에 따르면 뉴사우스웨일스 주 암협회는 처음으로 암 환자들에게 식품섭취와 관련한 지침을 내려 콩 식품이나 콩으로 만들어진 보조식품을 섭취해서는 안 된다고 경고했다. 콩 식품이 특히 위험한 사람들은 유방암, 전립선암 등 호르몬에 의해 발병되는 암을 갖고 있는 환자들로 이들 두 가지 형태의 암은 호주에서 가장 흔하게 나타나고 있는 암이다.

암협회는 암에서 회복중인 사람들도 콩이 많이 들어간 음식은 피해야 한다면서 그 이유는 콩 식품을 먹을 경우 재발 가능성이 높아지기 때문이라고 밝혔다. 지금까지 연구 결과 콩 식품을 많이 섭취할 경우 암을 치료하는 데 사용되는 전통적인 의약품들의 약효도 떨어지는 것으로 나타났다고 암협회는 밝혔다. 암협회는 성명에서 '유방암을 앓고 있는 환자나 앓았던 사람들은 콩 식품을 많이 먹거나 식물 에스트로겐 보충제를 섭취하는 데 신중을 기해야 한다'며 '콩 식품을 많이 섭취할 경우 종양 성장 가능성이 높아진다는 사실을 명심해야할 것'이라고 밝혔다. 콩은 콩 우유, 두부, 빵, 간장 등에 들어 있는 것으로 사람들의 몸속에 있는 호르몬의 작용을 흉내 내는 식물 유사 에스트로겐을 함유하고 있다."

다음은 보건복지부·국립암센터 국가암정보센터 편집위원회가 1월 25일자로 발표한 내용입니다.

"최근 콩과 관련된 보도가 나오며 암 환자와 가족에게 많은 혼란이 발생했습니다. 지난 2006년 9월 호주의 The Cancer Council New South Wales에서는 '콩, 식물성 에스트로겐과 암(Soy, Phyto-estrogens and Cancer)'이라는 보고서(position statement)를 발표했습니다. 식사 중에 콩 식품을 섭취하는 것과 콩 속에 함유된 단백질의 일종인 **식물성 에스트로겐**(phyto-estrogen)인 이소플라본(isoflavone) 등의 암 예방 효과가 공인되지는 않았습니다. 콩이나 콩가공식품(두부, 콩장 등) 섭취의 암예방 효과는 일부 동물실험, 환자 대조군 연구나 코호트 연구에서 보고되고 있습니다.

이와 반대로, 일부 세포실험연구에서는 농축 이소플라본 성분을 암세포에 투여 시 유사 에스트로 겐의 자극을 받은 암세포의 성장이 촉진되는 결과를 보고하고 있는데 아직까지 관찰연구나 임상연구에서 입증되지는 않았습니다. 콩 식품과 콩 보충제의 암에 대한 효과는 확정적이지 않고 더 많은 연구가 필요한 상태입니다. 콩류를 식사 중 음식으로 섭취하는 것과 콩 속의 일부 성분을 고농축하여 보충제로 섭취하는 것은 다른 것입니다. 세포실험연구 중에 암세포에 노출되는 이소플라본의 농도는 일반적인 식사로 콩을 섭취할 때에 비해 훨씬 높습니다. 암 환자의 75%가 영양결핍인 현실에서 식사 시 섭취하는 콩류는 단백질을 제공하는 중요한 식재료입니다. 암 예방과 치료의 목적으로 콩 보충제(Soy supplement)를 섭취하거나 과량의 콩 식품을 섭취하는 것은 주의가 필요하나, 식사 속에서 자연스럽게 콩류를 섭취하는 것은 권장합니다."

식물성 에스트로겐(phyto-estrogen) 식물이란 의미의 'phyto'와, 여성 호르몬의 일종인 'estrogen'이 합해진 말로 식물성 호르몬 성분을 일컫습니다. 이소플라본, 플라보노이드, 리그난 등이 있습니다.

팔체질의학으로 정리합니다. 대부분의 콩식품은 흰콩, 즉 대두를 원료로 합니다. 흰콩은 성질이 더운 식품입니다. 그러므로 당연히 몸이 차가운 목양, 목음 즉 태음인과 수양, 수음체질 즉 소음인 은 차가운 위장을 덥혀주어 기능을 상승시킵니다. 그러면 자연 기혈순환이 원활해져서 면역이 증강 하는 것은 당연한 이치입니다. 마치 콩에 더운 기운이 있는 볏짚의 고초균을 이용하여 발효시키면 대장을 덥히는 청국장 식품으로 바뀌어, 폐와 대장이 약한 체질의 대장 기능을 활성화시켜 면역이 증강되는 것과 같습니다.

그러나 이러한 더운 기운을 품고 있는 흰콩은 태양인, 즉 금양, 금음체질과 같이 폐에 열이 있는 체질과 소양인 즉 위장 열이 센 토양, 토음체질에는 지나치게 폐와 위에 열을 가하게 되어 장부의 기 능이 저하됩니다. 인체는 체온이 늘 일정한 표준온도를 유지해야 하는 항상성을 유지하려 하는데, 이것이 깨지면 생체의 바이오리듬이 깨지고 동시에 면역은 자연적으로 곤두박질합니다. 필자의 생 각으로는 호주의 이런 발표는 백인들은 열 체질이 많기에 이런 결과가 나온 것으로 추정합니다.

한편 열성체질은 흰콩이 아닌 검정콩을 먹으면 냉성체질이 흰콩을 먹어 얻게 되는 효과를 볼 수 있습니다. 검정콩은 서늘한 기운을 품고 있으며 주로 신장과 간으로 그 기운이 귀경하여 보강합니다. 그러므로 암 환자가 콩을 먹어야 할지 고민할 필요가 없습니다. 목수체질은 흰콩을, 금토체질은 검정콩을 먹으면, 면역이 증강되어 오히려 암 치유에 큰 도움이 됩니다.

한편 전반적으로 콩은 폐로 귀경한다는 내용이 퍼져 있는 탓에 검정콩은 금체질에 해롭다고 알려져 있습니다. 사실은 검정콩은 순음지품으로 금토체질의 더운 몸을 서늘하게 하므로 유익합니다. 먹어보면 압니다.

콩은 인간에게 유익을 많이 주는 것만큼 종류 또한 많습니다. 콩 종류의 성질과 귀경을 알기 쉽게 설명합니다. 찬 공기는 아래로 내려가고 더운 공기는 위로 올라갑니다. 대류현상이죠. 이와 같이 콩 중에서(콩뿐만 아니라 모든 식물이 거의 그러함) 땅바닥으로 뻗어나가는 덩굴에서 열리는 콩은 성질이 차며, 여기에는 동부 녹두 등이 있습니다. 금토체질에만 유익합니다.

성질이 더워 위로 솟구쳐 올라가는 작두콩, 제비콩은 근본이 따뜻합니다. 또는 위로 뻗는 넝쿨은 폐로 귀경하며 보통은 성질이 따뜻하나 잎이 넓은 칡 등은 성질이 좀 차갑고 폐를 윤택하게 합니다. 물론 제비콩은 따뜻함 가운데 서늘한 기운이 있어 목수체질이 여름철 더위를 먹었을 때 해서제(解暑劑)로도 씁니다. 녹두는 녹색이니 서늘하여 간으로 귀경하여 금토체질에 좋고 수목체질에 해로우며, 작두콩은 콩 중의 양기가 가장 강한 군왕으로 그 강하고 더운 기운은 비교할 콩이 없습니다. 그래서 수목체질의 양 기운을 증가시켜 줍니다.

여기서 잠깐 장부의 기의 순환 주유를 설명하겠습니다. 이것은 마치 더운 식물은 기를 위로 올려 줄기를 뻗고, 차가운 식물은 냉기를 아래로 내려 덩굴을 뻗는 이치가 장부의 기운의 상하운동과 같기에 참고로 적어 봅니다. 사람의 장기도 아래에 위치하는 신장은 성질이 본질적으로 차갑고, 그 차가운 기운은 명문에서 발원하여 허리를 거쳐 생식기를 주관하며 무릎에 기를 공급하고, 양다리를 지나 발끝으로 가서 용천혈에 머물러 인체의 뿌리의 근원이 되며, 그러나 본래는 발바닥의 용천에서 신기(腎氣)가 발원하여 심장으로 올라가서 수화공제 즉 신장의 차가운 수기 즉 물의 기운으로 뜨거운 불기운을 품고 있는 심장의 열을 식혀서 정상체온을 유지시켜 줍니다. 나아가 귀와 두발에 기를 보내줍니다. 그러나 운행하는 신장 기운은 상부를 주관하지는 않습니다. 주로 허리 아래를 주관합니다. 때문에 신장이 강한 체질은 그렇지 않은 체질에 비해 무릎 병이 적습니다. 그러나 신장이 약한 금양, 목음, 토양, 토음체질은 성 기능이 약하고 무릎관절염질환 발병률이 높은 것입니다.

반대로 폐는 따뜻한 성질이 있어 더운 공기가 위로 올라가는 것처럼 폐도 어깨와 목 그리고 머리로 그 기운을 뻗쳐 올립니다. 물론 폐는 숙강(肅降)기능으로 하강하면서 위장의 소화를 돕고 신장으로 내려가 콩팥을 보강합니다. 오행의 금생수(金生水)의 원리입니다. 그러나 폐 기운은 선발(宣發)기능이 더 강해서 주로 그 기운은 위로 뻗쳐오르면서 등과 어깨와 목의 근육과 혈행에 기를 보탭니다. 그래서 폐가 강한 체질은 그렇지 않은 체질에 비해 견갑통이나 목디스크 발병률이 적습니다. 이러한 대류 현상은 인체나 지구나 식물 모두 같은 상하(上下) 운동의 우주 섭리에 따르고 있는 것입니다. 이래서 인체는 소우주라고 부르기도 합니다.

* 폐는 숙강기능도 있지만 사실은 선발기능이 더 강하고, 신장은 하강 기운이 주요 성질이기는 하나, 수화공제라고 하여 수승화강(水昇火降)의 원리에 따라 건강한 사람의 경우 차가운 신장의 물 기운(수기)은 위로 오르고, 불같은 심장의 화기는 아래로 내려가서, 수화(水火)가 서로 교차 중화하여 장기가 최적의 체온을 유지하는 소위 음양화평지인(陰陽和平之人)의 경지에 도달하려 한다. 그러나 금토체질의 신장의 수기는 실은 성질이 덥다. 단 신장 기는 상승하여 심장의 화기와 화해해야 한다는 것을 설명하는 것이다.

■ 초콩

·**질문**: 제가 초콩을 먹은 게 몇 년 되는데 콩은 생으로 먹으면 단백질 흡수를 방해한다는 소리를 들었습니다. 그래도 그냥 초콩은 날콩상태에서 감식초를 부어 일주일에서 보름 후부터 먹었는데 며칠 전에 만든 것은 콩을 약한 불에 볶아서 식초를 붓고 만들어서 먹었습니다. 초콩의 효능은 어떻게 해 먹는 것이 좋은지요?

·**답변**: 생콩 자체에 단백질 흡수를 방해하는 물질이 들어 있다는 말은 아직 듣지 못했습니다. 사람은 음양의 균형을 유지하는 것이 건강유지의 비결이라 해도 과언이 아닙니다. 그러므로 금, 토체질은 늘 양기를 억제하고 음기를 기르는 음식을 섭취하는 것이 중요하고, 목, 수체질은 부족한 양기를 채우기 위해 노력하는 일이 필요합니다. 이런 연유로 검정 날콩을 먹어 음기를 배로 기르기에 좋은 체질은 금, 토체질이고, 흰콩을 익혀 음기를 제거하고 더운 양기를 넣어 먹어야 할 체질이 수, 목

체질입니다. 별도로 콩을 볶아서까지 할 필요가 없는 체질이 금체질에 해당합니다. 더욱이 식초에 콩을 담그면 신맛이 나면서 초콩의 영양분은 간으로 귀경하니 더 이상 바랄 것이 없는 것입니다.

때문에 근거 없는 추론에 흔들리지 말고 처음대로 초콩을 먹기 바랍니다. 참고로 금체질은 속이 파란 서리태가 일반 검정콩보다 더 좋습니다. 속 파란 서리태는 간으로 귀경합니다. 한 가지 기억할 점은 식초는 오로지 금체질에만 유익한 식품으로 간을 활성화시켜 이롭기에 초콩을 섭취하는 것이 좋고, 다른 체질은 초콩을 드시면 간이 약해집니다.

■ 매운 음식

송산 선생님 안녕하세요? J선생의 서적들만 읽고 팔체질을 접하다가 어찌해서 이곳까지 오게 되었습니다. 이틀 동안 선생님의 홈페이지에서 각종 자료들을 검색해 봤는데 J선생이 집필한 책 내용과는 다른 점이 조금 많은 것 같아요. 대부분은 맞지만 가장 큰 차이를 보이는 것은 팔체질의 핵심이라고 할 수 있는 음식이었습니다.

제가 수원에 살아서 예약하고 방문할 예정인데 직접 뵙고 체질감별 받으면서 자세한 걸 물어보겠지만 지금 궁금한 게 좀 있어서 하나 여쭤보려고 합니다. 저는 금체질은 확실한 것 같은데 아직까지 아리송한 게 금양인지 금음인지 헷갈립니다. 지금 저는 내년에 결혼 할 예정이고 갑상선기능항진증이 있는데 지금은 약을 안 먹고 생활이 가능합니다.

단, 신장 170cm에 체중이 49kg으로 저체중에 상당히 말랐습니다. 너무 보기가 안 좋아서 아내될 사람하고 약속을 한 게 있습니다. 일 년 안에 60키로까지 살을 찌우기로 했거든요. 다 좋지만 역시나 살을 찌우려면 운동을 해야 해서 헬스장을 등록하고 웨이트 트레이닝을 조금씩 시작했어요. 일단 운동하면서 차가운 물을 많이 먹고 하나의 운동이 끝나면 선풍기 앞에서 바로 땀을 식히는 편인데요. 운동을 꾸준히 하면 신체 특성상 근육크기가 늘어나기에 근육량 증가로 체중이 늘겠지만 역시 운동을 하면서 음식도 조절해야 하는 게 가장 힘들더군요.

J 선생이 쓴 책에 보니까 금양체질 살찌우는 식품들이 나와 있던데 금양인지 금음인지 잘 모를 때 금체질이 공통적으로 먹으면 살을 찌우는 데 도움이 되는 식품들이 있는지 궁금해서 글 남겨봅니다. 제가 주로 먹는 건 흰쌀밥, 바나나, 오리지널 100% 카카오(다크초콜릿 가루)에 포도당 가루 타서 먹고 삶은 계란 중 노른자는 버리고 흰자만 먹고 쌀밥은 카놀라유에 냉동새우랑 굴소스랑 볶

아서 먹습니다. 이것들이 맞는지 궁금하고 또 다른 식품들 있을까요?

또 J 선생이 답변한 바에 따르면 금체질은 브로콜리에 고추냉이를 같이 먹고 100% 다크초콜릿, 양파, 파, 들기름이 금체질에 해롭지 않다고 하였고 보리는 해롭다고 하였습니다. 팔체질은 정말 저에게 있어서 찬사를 보내고 싶은 의학이지만 참 인간이 먹는 음식에 대해서는 정말 감 잡기가 힘들 정도로 어렵고 또 어렵습니다. 선생님 생각은 어떠신가요?

·**답변**: 1. 알다시피 금양과 금음의 생리적 차이점은 크게 금양은 신장, 방광이 약하고 금음은 신장, 방광이 세면서 심장이 약한 것에 있습니다. 이 점이 증명이 안 되면 확신을 갖기 힘듭니다. 객관적으로 이 차이점을 보여줘야 할 것입니다.

2. 선생의 야윔 현상은 첫째로 갑상선 항진, 둘째로 간의 영양저장과 소모(한의학 용어로 말하면 간주장혈(肝主藏血)과 간주소설(肝主疏泄) 기능)의 불균형에 원인이 있으므로 이것이 해소되어야 살이 오를 수 있습니다. 장기가 영양을 저장할 수 있는 기력(氣力)이 부족해서 그럴 수 있습니다. 스펀지가 물을 흡수하기 위해, 흡수공간을 필요로 하는 것과 같습니다.

갑상선 항진은 폐의 열증이나 기능항진 또는 폐의 냉증이나 기능저하의 영향이 두드러지게 반영되는 기도의 체온에 따라 영향을 받습니다. 수목체질은 목이 따뜻해야 하고 금토체질은 목이 시원해야 갑상선 치유가 가능합니다. 그러므로 근본적으로 갑상선항진증을 개선하려면 폐 상태를 정상화시켜 항진을 잡아주고 장부의 기력을 돌우어야 하는 것이 필수적입니다. 물론 헬스장에서 몸만들기를 하시고 체질에 맞는 식품과 단백질을 충분히 섭취하는 것은 분명 도움이 되는 일이기는 합니다. 그러나 그렇게 하여 얼마간 살이 올라도, 간 기능의 근본적인 개선이 없는 상태에서는 운동 등을 중단하면 도로 살이 빠집니다. 요요현상이 이 경우에도 일어나는 것입니다. 드시는 식품은 잘 하시는 것으로 봅니다.

■ **브로콜리**

다른 곳의 식품분류에 대하여 가부를 논하는 것은 삼가고, 단 우리 송산연구소에서 연구한 내용만 말씀드립니다. 판단은 각 개인이 결정할 문제입니다. 독자적으로 수많은 식품들에 관하여 분석 검증하였고, 따라서 우리 식단표는 전통적인 체질식품분류표와는 상당한 차이를 보입니다. 흰색 혹은 아이보리색 브로콜리는 그 기운이 따뜻하고 폐로 귀경 보강합니다. 때문에 목음, 목양, 수음에만 유익합니다. 녹색 브로콜리는 따뜻하며 간으로 귀경합니다. 그래서 수음, 수양에만 유익합니다. 목 체질은 생으로는 안 되고 데쳐 먹으면 간에 지장이 없이 유익하게 작용합니다.

■ 다슬기(민물고둥, 민물고동, 고디, 대사리, 올갱이, 꼴팽이)

식품은 유유상종하는 성질이 있어 폐를 이롭게 하는 식품은 자기가 좋아하는 장기로 귀경합니다. 예를 들어 다슬기는 차가운 물이 좋아 물에서 살고 성질은 차가워 금토체질에만 주로 유익합니다. 물론 수목체질에 유익한 다슬기도 있습니다. 총 분류표는 사이트의 메인메뉴 중 기타〉체질분류표〉 새로운 체질분류 항목에서 표시된 부분을 링크하면 다음 카페로 이동하며 여기에 상세히 나와 있습니다.

햇볕을 강하게 받아 수온이 높은 강변 모래에는 성질이 아주 차가운 연갈색을 띠는 다슬기가 살고 있습니다. 열을 분산, 해열하기 위해 표면에 골이 있습니다. 이런 다슬기는 성질이 차서 수목체질은 해롭습니다. 반면 물이 차갑고 햇볕이 잘 들지 않는 여울이나 계곡에서는 성질이 좀 따뜻한 검정색을 띠고 골이 없고 길쭉한 다슬기가 삽니다. 이 다슬기는 수목체질에 잘 맞습니다.

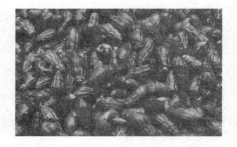

골(표면이 매끄럽지 않고 우둘투둘한 것)이 있는 다슬기는 성질이 매우 차서 금토체질만 유익하다. 그러나 깊은 계곡에서 채취한 골이 없고 긴 청색 다슬기는 수목체질에 좋다.

2000년 이전에는 이 다슬기가 상당했으나 지금은 지구의 온난화로 담수의 온도도 올라가서 귀해졌습니다. 시중에 나오는 다슬기는 주로 강에서 채취한 차가운 다슬기로서 금토체질에만 유용한 것입니다.

다슬기가 간에 좋다는 소문이 나서 찾는 이가 많으나 수목체질은 오히려 간에 손상을 주기에 맞는 것이 거의 없는 형편입니다. 다슬기는 오장육부 중에서 물기가 가장 많은 신장(腎臟)의 수기(水氣) 즉 신수기(腎水氣)로 들어가서 더운 신열을 식혀주고 활성화시킵니다. 그 결과 다슬기를 섭취하면 소변이 시원하게 배설되는 것입니다. 특히 다슬기의 청색소는 청색(靑色)에 배속되는 간으로 귀경하여 돕습니다.

* 한의학에서는 신장을 오행 중 물, 즉 수(水)에 배속시킨다.

■ 양파, 마늘, 고추, 대파, 파, 겨자 등 매운맛 식품

양파, 마늘, 고추, 대파, 파, 겨자 등의 공통 특징은 무엇입니까? 먹으면 맵고, 코 속에 자극이 오거나, 코나 이마에 땀이 납니다. 매운 맛은 주로 폐로 귀경합니다. 한방에서 코는 폐의 배속기관입니다. 신장의 기는 하강하는 것처럼, 폐의 기는 상승하여 이마로 올라갑니다. 위에 언급한 식품은 폐를 따뜻하게 보강하는 식품이니 당연히 자기가 좋아하는 폐로 들어갑니다.

먹어서 코에 열을 내는 식품은 폐를 보강하는 식품이니, 폐가 강한 금체질에 해로운 음식이 되는 것입니다. 수양은 몸이 차가워도 이런 이유로 해로우며, 토양은 몸이 더워도 이로운 음식이 되는 것입니다. 더욱이 실제로 이런 사실은 제가 검증을 해보았습니다. 한 체험담을 소개하면, 체질한의원에서 체질식을 7~8년 동안 해온 덕에 건강에 도움을 받은 한 40대 여성은 그곳에서 수양체질에 마늘이 유익하다고 듣고 마늘을 먹어보면 속이 늘 아팠는데, 송산사이트를 보고 그 이유를 깨우쳤다고 저에게 감사전화를 했습니다. 체질과 음식과의 관계를 일부 설명한 글을 보려면, 사이트의 '팔체질〉팔체질의학〉체질별 설명〉수양체질'을 참고하기 바랍니다. 거기에 보리 설명도 들어있습니다.

■ 초콜릿

이 초콜릿에 관하여 오해가 많습니다. 심지어 금체질에 아주 좋은 식품으로 잘못 알려져 있으니 이 내용을 숙지하시기 바랍니다. 수많은 사람들에게 특히 연인들에게 사랑을 받고 있는 초콜릿의 원료는 코코아입니다. 초콜릿은 코코아 콩(열매)에서 추출한 코코아와 밀크 코코아버터(코코아의 지방성분) 설탕을 원

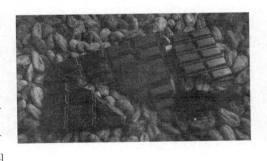

료로 만들어집니다. 코코아나무는 고온 다습한 기후에서 자라는데, 마치 버섯이 더운 여름철 다습한 환경에서 자라서 성질이 따뜻하고 건조한 성질이 있어, 냉습한 폐를 보강하는 성질이 있는 것처럼, 폐로 귀경하여 폐의 습과 냉기를 제거하고 따뜻한 기를 보충하여 이롭게 합니다.

이 코코아는 커피와 같이 폐로 귀경 보강합니다. 때문에 토양, 목음, 목양, 수음체질에만 좋습니다. 그런데 쓴맛을 없애고 단맛을 내기 위해 설탕 등을 가미하기에 수음체질은 설탕 성분이 적게 들어간 다크초콜릿을 즐기시면 좋을 것입니다.

커피에 관하여는 총식품분류표를 보면 디카페인 커피를 비롯해 자세히 분류되어 있습니다. 검정콩은 서늘하여 더운 토금체질의 폐열을 식혀주고, 흰콩은 목, 수음체질의 냉습한 폐를 덥혀줍니다. 땅콩과 모양이 매우 흡사한데 카카오 콩이라고 부르는 것을 보면 그 점을 유추할 수 있습니다. 즉 콩과에 속합니다. 결론적으로 폐를 보하는 카카오의 열매를 원료로 하는 초콜릿은 약한 폐를 보하는 식품입니다.

좀 더 엄밀히 분석하면 목체질은 어떤 초콜릿도 좋으며, 금체질은 밀크까지 해로운 원료가 들어가 있어 전적으로 해로운 식품입니다. 토체질에게도 좋은 식품이며, 수음체질은 설탕이 많이 들어간 초콜릿은 조금 섭취하는 것이 지혜롭고, 가능하면 차가운 성질이 있는 설탕이 적게 들어간 다크초콜릿이 좋습니다. 수양체질은 물론 금체질처럼 전혀 맞지 않습니다. 체질별로 검증을 해보면 위와 같은 내용이 틀림없음을 확인할 수 있습니다. 초콜릿의 체질학적 정체를 확인 못하여 비롯되는 분류라고 하겠습니다.

목음체질은 하복부가 모든 체질 중 가장 냉합니다. 심장열이 심해 더운 체질이라고 오해하는 경우도 있어 찬 것을 좋아하는데, 실은 우유를 차게 먹으면 설사할 가능성이 많습니다. 덥혀 드세요. 당류는 체질에 맞더라도 적당량 드시는 것이 좋고 설탕은 원당이 아닌 정백당 즉 미네랄이 없는 당분만 들어있기에 알다시피 과식하면, 비만, 당뇨, 면역력 저하 등 여러 부작용이 있음을 상기하시면 되겠습니다.

최근 유행하고 있는 코코아닙스는 코코아의 발효건조 원두로 설탕이 가미되지 않아 수음을 비롯 토양 목체질에 비만해소용으로 드셔도 좋겠습니다.

■ 겨우살이(미슬토, 상기생)

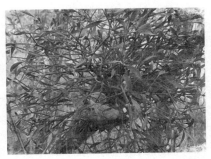

·**질문:** 안녕하십니까? 오가피가 폐와 대장의 열을 내려준 다고 해서 오가피에 대해 알아보다보니 겨우살이(미슬토)라는 식물이 나오길래 여쭈어 봅니다. 겨우살이가 어떤 체질에 유용한지요? 그리고 어떤 효능이 있는지요?

·**답변:** 겨우살이는 한의본초학에서는 상기생이라는 약 재로서, 성질은 따뜻하며 비위로 귀경하며 한습을 제거하여 한습으로 오는 신경통, 관절염 등에 씁니다. 근래는 상기생에 함유된 렉틴이라는 성분이 항암작용을 하기에 독일에서 활용하기 시작했고 국내에서도 일부 민간요법으로 사용합니다. 수양, 수음, 목양체질에만 유용합니다.

■ 보이차

보이차는 최근 인기를 누리고 있습니다. 차갑고 폐로 귀경하는 보이차는 목체질에 유익합니다. 금, 수체질은 해롭습니다. 토체질은 아직 검증 못했으나 맞을 것으로 보입니다.

■ 오렌지

아주 익기 직전의 신맛 나는 오렌지주스는 차가워 금토체질에만 유익하고, 목체질에는 해롭습니다. 그러나 잘 익은 오렌지 과육은 목체질에 유익하며, 수체질에는 본질상 해로우나, 서늘한 편이기에 드시지 않는 것이 좋습니다. 껍질(진피)은 열성을 띠고 있어 수체질의 위장의 습기와 냉기를 없애주기에 유익합니다.

■ 포도

·**질문:** 금체질 과일 중에 포도가 대표적인데 다른 곳에서는 금체질에는 청포도만 좋다고 합니다.

사실 검정(캠벨)포도가 제일 흔한데…… 팔체질 님께서는 포도를 색깔(종류)별로 구분하지 않으신 것 같은데, 그럼 모든 종류의 포도가 괜찮다고 보시는 건가요?

·**답변:** 일반적으로 흑색은 신장으로, 청색은 간으로 귀경한다는 귀경 이론에 따른 것인데, 그러나 검정포도나 청포도 모두 다 차갑습니다. 순음지품(純陰之品)입니다. 때문에 모든 포도는 차가워 금토체질에 유용합니다. 양(陽) 체질에게만 유익합니다. 위로 뻗어 올라가서 폐를 따뜻하게 보하는 더덕 넝쿨과는 다릅니다. 차가운 공기는 아래로 내려가

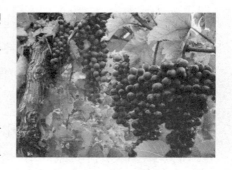

는 것처럼, 넝쿨은 성질이 차가워서 위로 솟아 나무를 타고 올라가지 못하고 아래로 뻗어 내려갑니다. 땅바닥을 타고 가는 덩굴식물은 성질이 찹니다. 개나리는 꽃은 노란색이지만 성질은 더운 것이 아니라 차갑습니다. 그래서 순종 개나리는 가지가 위로 솟아나지 못하고 아래로 처집니다.

색상만으로 모든 것을 단정할 수 없습니다. 검정콩과 검정깨는 음으로 귀경하고 검정쌀은 신장으로 귀경합니다. 신맛은 일반적으로 간으로 귀경하여 보하는 성질이 있습니다. 하지만 모과의 신맛은 간으로, 산사 사과의 신맛은 위와 양기로, 매화의 신맛은 폐로 귀경합니다. 식품의 신맛이 절대적으로 간으로 간다고 할 수 없는 이치와 같습니다. 금체질이 흑포도를 먹어보면 말이 필요 없이 확실히 알게 됩니다.

·**질문:** 마지막으로 포도가 수양체질에 좋은지도 알고 싶습니다. 검색해보니 어디는 좋다하고 어디는 안 좋다 나오는데 뭐가 뭔지……

·**답변:** 앞에서 설명했듯이 덩굴이 아래로 뻗어가는 식물은 성질이 차갑습니다. 마치 차가운 공기는 아래로 하강하는 이치와 같습니다. 땅바닥으로 내려가는 포도, 참외, 수박, 고구마 등의 넝쿨은 성질이 차가워 수양에 해롭습니다. 포도, 참외는 순음지품으로 금토체질에만 유익하며, 매우 차가운 성질을 품고 있는 수박은 폐로 귀경합니다. 그래서 토양체질만 유익하고 토음은 해롭고, 목음, 목양, 수음은 폐가 허약하지만, 너무 차가워 해롭게 작용합니다. 이들은 폐가 너무 차가워지는 부작용이 생깁니다. 고구마는 심히 차가워서 토체질 외에는 다 해롭습니다.

■ 깻잎 및 치매를 예방하는 체질별 식품

(경향신문 원문기사 2011-05-19)

　깻잎에 치매, 기억력 감퇴를 예방하는 성분이 다량 함유된 것으로 나타났다. 농촌진흥청은 19일 "국내에서 재배되는 잎들깨에 뇌세포 대사기능을 촉진해 학습능력 향상 및 기억력 감퇴를 예방하고 스트레스를 줄여주는 '로즈마린산(rosmarinic acid)'과 '가바(GABA)' 성분이 다량 함유돼 있는 것으로 확인됐다"고 밝혔다. 농진청이 들깻잎에 들어있는 생리활성물질인 로즈마린산과 가바 성분을 분석한 결과, 마른 깻잎 1g당 로즈마린산 76㎎이 들어있어 로즈마리(11mg/g)보다 7배나 많은 것으로 밝혀졌다. 로즈마린산은 주로 박하, 스피아민트, 로즈마리와 같은 허브식물에 함유돼있으며 항균, 항염증 및 항산화 활성과 함께 최근에는 치매예방에 효과가 있는 것으로 알려져 있다.

　또 들깻잎에는 아미노산의 일종으로 뇌 혈류 및 산소공급량을 촉진시켜 학습능력향상, 기억력 감퇴예방 등의 효과가 있는 가바 성분이 함께 들어있는 것으로 밝혀졌다. 잎들깨 품종 중 잎들깨 1호에는 가바 성분이 100g 당 70㎎이 들어있어 쌈배추(10mg/100g)나 치커리(30mg/100g), 상추(40mg/100g)보다 훨씬 많았다.

　일본에서는 이미 가바 성분을 활용해 항스트레스, 긴장해소용 등 각종 음료와 제과제품을 개발, 판매하고 있다. 국내에서는 연간 5만t가량의 잎들깨가 생산돼 각종 쌈 채소와 식품으로 활용되고 있으며 최근 일부 기업에서는 잎들깨를 이용한 가바 함유 차(茶)를 개발해 제품화를 앞두고 있다.

　농진청 두류유지작물과 백인열 과장은 "들깻잎에 노인성 치매나 각종 스트레스로 인한 질병을 치유할 수 있는 기능성 성분이 많이 들어있다는 사실이 확인돼 앞으로 기능성 성분이 더욱 많은 들깨 품종을 개발하는데 주력할 계획"이라고 말했다.

　깻잎은 성질은 좀 차갑고 폐로 귀경하여 보강하며, 토양, 목양, 목음에 유익합니다. 수음에는 차가워 해롭게 작용합니다. 그러나 허브식물 로즈마리는 목수체질에 유익합니다. 금토체질은 열이 과강하면 뇌가 과열되어 치매가 유발되므로, 녹차, 블루베리, 체리, 키위, 상엽차 등이 치매 예방에 유용합니다.

■ 누에 및 누에단백질 함유 건강식품

최근 누에에서 추출한 나노단백질 식품은 간에 양질의 단백질을 효율적으로 소화 흡수하도록 돕기 때문에 폐 기능은 물론 피부가 윤택해지고 탄력을 증가시킵니다. 체질에 맞지 않는 사람은 처음에는 좋다가 나중에는 좋지 않은 현상이 나타납니다. 이것은 제품의 품질이 나빠서가 아니라 이 제품의 영양성분이 특정장기의 기능을 항진시키기 때문입니다. 누에가 체질적으로 해로운 사람의 경우에는 처음에는 좋았으나, 피부의 각질이 생기며 주름이 잡히기도 하고 피부색에 혈색이 없어집니다. 구강이 건조해져 입 안에 침이 부족해지기도 하고, 식도가 마르는 현상이 유발되기도 합니다. 얼굴과 머리 부위가 감각이 무디어지거나 기억력이 약해집니다. 또한 기력이 떨어져 무기력 증상이 수반되기도 합니다. 토양, 목음, 목양, 수음체질에 면역과 폐 기능에 유용합니다.

4. 일부 식품에 대한 문의와 답변

■ 뿌리채소

·질문: 저희 난소암 투병중인 어머니 건으로 문의한 것에 대해 친절히 답변해주셔서 다시 한 번 감사드립니다. 다름이 아니라 이번엔 식초에 대해 궁금해서 문의 드립니다.

『8체질 혁명』이라는 책을 읽었습니다. 그 책을 쓴 한의사는 감식초가 토양체질에 좋다고 하였습니다. 근데 송산팔체질연구소 사이트엔 식품분류표에 식초는 태양인에게만 좋다고 되어 있습니다. 저는 토양인인데 어떻게 이해해야 할까요? 한 달 가량 감식초를 상복하고 있습니다. 우선 느끼는 것은 피부가 조금 윤택해지는 것 같습니다. 같은 팔체질을 연구하는 분들의 글들에서 서로 다른 결론이 있어서 그럴 때마다 혼돈스럽습니다.

그리고 또 하나 어머니 목음체질 건인데요. 목음체질은 뿌리채소가 좋다고 하여 그렇게 섭취하려고 노력중입니다. 근데 H 박사가 운영하는 한의원에선 뿌리채소가 좋으나 감자, 고구마에 대해선 섭취 안 하는 것이 좋다고 했습니다. 그 외에 뿌리채소 중에 먹지 않는 것이 좋다는 채소를 통보 받지 못했습니다. 근데 송산의 사이트엔 우엉이 좋지 않다고 되어 있습니다. 이건 어떻게 이해해야 할까요? 어제 어머니 면회 갔다 왔는데 야콘도 뿌리채소라 생각하시고 챙겨 드시던데 이는 어떨까요? 당근도 뿌리채소고 우엉도 뿌리채소고 야콘도 뿌리채소인데, 어느 것은 좋고 어느 것은 안 좋고 참 어렵습니다. 한 가지 여쭙기 위해 메일을 하게 되었는데 여러 가지 여쭙게 되었습니다.

·**답변:** 이미 사이트에 밝힌 내용 그대로이며, 부연 설명은 따로 할 필요가 없어 회신하지 않았습니다. 저의 소견은 독자로서는 혼란이 있을 수 있겠으나 숙의하여 신뢰가 가는 한 사이트에서만 체질정보를 취하는 것이 좋겠다는 의견입니다. 이점 유념하여 문의하시기 바랍니다. 여기저기서 정보를 얻어 취합하려다 보니 혼란이 옵니다.

① 뿌리채소 일부 – 당근, 우엉, 야콘

뿌리채소에 관하여서는, 뿌리는 모두 폐로 귀경하는 같은 성질을 가진 것으로 단정하기 때문에 그런 질문을 하는 것입니다. 비타민A 전구물질을 다량 함유하여 폐에 유용한 당근은 조금 차고 목체질에만 유익하고, 우엉은 매우 차고 폐를 윤택케 하고 보강하니 토양에만 맞습니다. 이 우엉은 영지나 생 수박과 같은 성질로 토양의 폐에만 유익합니다. 한약재 중 자초(지치)나 토복령(망개 뿌리)은 둘 다 뿌리약재이지만 폐로 귀경하지 않고 약한 간으로만 귀경하기에 금체질만 유익합니다. 잎채소는 대개 주로 간으로 귀경하지만 깻잎은 폐로 귀경합니다. 그러니 뿌리는 폐로, 잎은 간으로 간다는 공식은 절대적인 것은 아닙니다. 야콘은 오이처럼 좀 차갑고 음으로 귀경하니 수체질을 제외한 나머지 체질에 유익합니다. 감자는 뜨겁고 위장으로 가니 목양, 수체질에만 좋습니다.

② 고구마

고구마는 몹시 차고 습하니 토체질의 폐로 가서 열을 식히고, 토체질의 대장으로 귀경하여 대장의 열을 내립니다. 폐가 센 금체질은 해롭습니다. 변비에 좋은 것은 이런 이유이고 섬유질이 좀 많기 때문입니다. 아래 내용은 '팔체질〉팔체질의학〉목양체질의 식이요법' 중 11항 목양체질에 해로운 것들에 나와 있는 것을 옮겼습니다.

"고구마는 몹시 습하고 차가운 식품입니다. 때문에 재배할 때 특별히 고구마만 고랑을 깊이 파고 두둑을 높게 만들어 고구마 순을 심습니다. 이렇게 해야만 물이 잘 빠지고 햇볕이 고구마 뿌리에 잘 스며들어, 습하거나 차갑지 않게 해서 잘 자라도록 해주는 것입니다. 이랑을 높게 만들어서 건조하게 해주고, 동시에 햇볕이 뿌리에 더 많은 열을 받도록 하기 위해서입니다. 만약 보리나 밀처럼 평평한 데 심어 뿌리가 땅속에 묻히면 땅의 습기 때문에 썩을 우려가 있기 때문입니다. 이런 연유로 고구마는 몸에 습기가 많고 차가운 식품으로 목체질에게는 고혈압 심장병 뇌졸중에 몹시 해롭습니다."

■ 식초

어떤 식품이 한시적으로 유익한 것 같다고 해서 지속적으로 유익하다고 볼 수는 없습니다. 비타민 C가 처음 얼마 동안은 좋은 듯하나, 금체질을 빼고는 결국은 해롭게 작용합니다. 식초의 신맛은 전적으로 간으로 귀경하여 약한 간을 보강합니다. 간이 평장기이거나 센 장기인 경우에는 결국에는 해롭게 됩니다. 계속 먹어보면 간의 적응 한계점에 다다르게 되고 시간의 차이만 있을 뿐 언젠가는 해롭게 작용할 때가 옵니다.

수음인 필자가 송진에서 추출한 유황과 순수키토산 녹즙 등 체질에 해로운 식품을 섭취해봤습니다. 처음에는 좋았어요. 얼굴이 거울처럼 광이 나고 그야말로 좋았죠. 그러나 그런 현상은 잠시이고 나중에는 나도 모르게 서서히 나빠져서 무엇 때문에 나빠져 가는지도 몰랐어요. 나중에 곰곰이 유추해보고서야 겨우 알았습니다. 처음에 느낌이 너무 좋아 그걸로 나빠지리라고 생각지도 못했죠. 식초는 수목체질이 섭취하면 추위를 타게 되고 손발이 시리게 되며, 토체질은 지나친 간의 항진을 초래하여 간의 소간작용을 억제하게 되므로 정서적으로 불안해지고 근육이 무력해집니다.

■ 감식초, 토양체질에 해로운가?

·**질문:** 토양체질에 감은 좋은 것이 분명한데, 식초는 토양에 나쁘다고 되어 있습니다. 그럼, 감식초는 어떻습니까. 참고로 J원장의 체질이야기에서 감식초를 생수에 희석해 아침, 저녁으로 마시면 좋다고 합니다. 그냥 좋다는 정도가 아니고, 평생 먹어야 한다고까지 말합니다. 그래서 제가 꾸준히 한 달간 먹고 있습니다. 송산 선생님의 고견을 기다립니다. 그럼, 속히 뵈올 날을 기대하면서 중추절

에 평안하시길 바랍니다.

·**답변:** 알다시피 토체질에 맞는 감이 사용된 식초라 해도 토체질에 맞지 않습니다. 식초의 신맛은 약한 간을 보하고 나머지 체질은 해롭습니다. 다 그런 것은 아니지만 대부분의 신맛은 약한 간으로 귀경하여 보강합니다. 폐로 귀경하여 좋게 하는 살구나 순양지품인 사과는 예외입니다. 식초는 본질이 간으로 귀경하여 태양인에게만 유익하게 작용합니다. 다른 체질은 다 해롭게 작용합니다. 단 건강한 사람이 식사 시 조금씩 양념으로 드시면 소화가 잘 되나, 몸이 약한 사람은 삼가는 것이 지혜로운 일입니다.

수음체질인 저는 현미식초, 근래에는 미초라고 해서 여러 과일을 원료로 해서 체질에 맞는 원료(사과)로 만든 것을 실제로 음용도 보고 또 검증도 해본 결과 다 해로웠습니다. 물론 식초는 성질이 좀 차가워서 수체질보다 토체질은 해로움이 좀 덜하겠지만 여전히 해롭습니다. 최약 장기인 신장이 간과 동반해서 약해지며 비만이 올 수도 있습니다. 간혹 습관적이 아니라 가끔 조금씩 요리에 사용하여 드시면 큰 무리는 없을 것이나 다용은 삼가야 합니다. 목체질의 경우에는 간의 수렴작용이 항진되어 한습이 정체되면서 비만이 오며 추위를 타고 수족이 시리거나 저리는 증상이 올 수 있습니다. 수체질의 경우 장복 시 기운이 함몰되고 장부의 냉증이 심화됩니다.

■ 산삼, 인삼, 장뇌삼, 홍삼

목음이 확실하면 산삼엠플주사는 유익합니다. 산삼엠플은 몸을 따뜻하게 대보원기하니 좋습니다. 홍삼, 인삼은 덥고 대보원기하여 차가운 위를 온보(溫補)하니 위장이 평장기인 목음체질은 해로우나, 8년 이상 된 장뇌삼과 산삼은 순양지품(純陽之稟)으로 양으로 귀경하니 유익합니다. 그러나 금토체질에는 모든 삼이 해롭습니다.

목음체질의 암을 잘 다스리는 방법은 신장의 차갑고 습한 기를 제거하고 따뜻하고 건조하게 해주는 것입니다. 어느 체질이든 모든 면역은 신장에서 가장 많이 발현되기에 신장을 활성화하는 것이 제일입니다. 다음으로는 간이 그 다음이니 모든 독소와 노폐물을 해독하고 혈액을 청정케 하여 피 속에 운행하는 백혈구의 면역력을 극대화시키기 때문입니다. 자궁과 난소를 주관하는 장기는 오장 중에 신장이며, 목음의 경우 신장의 기력이 약해지면 특히 신장이 습냉하면 자궁도 동반하여 습냉이 생기고 이런 자궁 내 생리상태가 장기화되면 관련 질환이 생깁니다. 그래서 두 가지 중요한 이유에서 즉 면역 증강과 직접 치유와 관련된 자궁생리환경 개선을 위해 먼저 주의를 기울여야 하는 것입니다. 마지막으로 난소암은 치명적인 면역결핍과 난소를 주관하는 신장의 기능부전에서 초래된 만큼 회복을 위해 신장의 보강에 전력해야 합니다.

·**질문**: 저는 목음체질입니다. 목음체질에는 인삼과 홍삼이 안 좋은 것으로 알고 있는데, 면역성 질환 체질별 요법에서는 산삼과 장뇌삼이 좋다고 하셨는데 정말 산삼과 장뇌삼은 괜찮은 것인지요?

·**답변**: 인삼(홍삼 포함)은 엄밀히 말하면 대보원기하며 위장으로 귀경하여 보강합니다. 때문에 목음이 인삼을 먹으면 두통이 오거나 심장이 과열되어 답답한 느낌이 오기도 하는 것입니다. 그러나 8년 이상 된 장뇌삼이나 산삼은 순양지품으로 순수하게 양으로 귀경하여 차가운 음체질을 따뜻하게 대보원기합니다. 그래서 산삼 등은 목음체질에 맞습니다. 양의 기운이 순하고 깊습니다. 면역에도 좋습니다. 그러면서도 부작용이 전혀 없습니다.

그러나 목음체질의 특정증상을 보강하려면 체질한방을 병행하는 방법이 더 좋습니다. 선생님의 경우에는 다소 간열과 심장이 열이 상초와 두면부로 상승하여 열감이 좀 태과하는 듯한 느낌입니다. 그렇다면 이때에는 산삼보다는 간열과 심장의 열을 해소하고 열기를 내려서 차갑고 습한 신장으로 하여금 건조하고 따뜻하게 하여 오장육부를 고루 순통시키는 것이 좋다고 봅니다.

■ **삼, 주의할 점**

현재 장뇌삼으로 거래되는 삼을 엄밀하게 구별해 봅니다. 장뇌삼은 원래 장뇌삼 씨로 서늘하고 깊은 산중에서 옮겨심기를 하지 않고 키운 결과, 잔뿌리가 많지 않고 인체의 경혈과 같은 혹들이 뿌리에 있거나 약간의 각도를 내면서 미세한 돌기들이 생겨 기가 생성되어 있습니다. 그러나 인삼 씨를 야산에 여러 번 옮겨심기를 하여 오래 키우면 뇌두는 얼마간 길게 생기지만, 옥수수수염처럼 잔털만 많이 생깁니다. 이것은 속칭 속삼이라 하는 것으로 옮겨 심을 때마다 인삼이 생존하기 위해 만들어지는 뿌리로서 기는 축적되어 있지 않은 하품에 해당하는 것입니다.

이러한 인삼 씨로 키운 소위 장뇌삼은 아무리 오랜 연수를 지났다고 해도 어디까지나 인삼의 효능밖에 없습니다. 물론 오래 자랐기에 그만큼의 삼으로서는 효용가치는 있으나, 장뇌삼과 효능을 견줄 수는 결코 없는 것입니다. 인삼 씨로 키운 소위 장뇌삼은 목음체질에는 해로우며, 수음체질은 수삼 (생삼)으로 섭취하면 해롭게 작용하여 기운이 함몰됩니다. 그러나 수음체질은 달여 먹으면 좋습니다. 수양체질과 목양체질은 수삼, 즉 생으로 먹어도 좋습니다. 따라서 목음체질과 수음체질은 진품 을 잘 가려서 구입하는 것이 필요합니다. 파는 사람은 명현반응이라 하므로, 부작용을 참고 먹다보 면 몸이 상할 수 있습니다. 참고로 수양체질은 괜찮지만, 수음체질은 장뇌삼과 산삼을 빼고는 결코 인삼을 생으로 섭취하면 해로우니 삼가기 바랍니다. 인간은 왕후장상의 씨가 따로 없으나 오로지 삼만은 삼의 씨가 다르고 효과도 다릅니다.

■ 홍삼과 인삼의 차이

·**질문:** "홍삼은 맛이 씁니다. 쓴맛은 기운이 하강하게 되죠. 인삼은 맛이 쓰지만 단맛이 강하고 단맛은 기운이 상승합니다. 따라서 몸이 냉한 체질이면서 예민한 사람은 기운이 잘 상승하므로 인 삼이 체질에 안 맞는 것은 아니지만 기운이 상승하므로 가슴이 답답하고 두통과 불면을 유발합니 다. 언뜻 보면 체질이 열이 많아서 인삼이 맞지 않는 것처럼 오해하기도 쉽습니다."

위의 말을 어떻게 이해해야 할까요?

(윗글은 자신이 수양체질인데 삼을 먹으면 열이 올라 힘들다는 질문입니다.)

·**답변:** 수양체질로 감별 받았으나 진정 그러한지는 확신할 수 없고 인삼 등에 관한 의문이 무엇 때문인지 확인할 수 없는 것입니다. 체질에 맞다 해도, 체내 기혈이 순통되지 않은 상황에서는 상기 의 식품들이 두통 등을 유발할 수도 있고, 또는 수양이 아니기 때문에 그럴 수도 있습니다. 우리 연 구소 체질감별에 관하여는 '팔체질>체질감별'을 읽어보시기 바랍니다.

인삼과 홍삼은 본질적으로 위로 귀경하여 대보원기하니 수양, 수음, 목양체질에만 유익합니다. 기 가 인삼은 강하고 홍삼은 순합니다. 인삼은 기운이 위로 올라가고 홍삼은 아래로 하강하는 것은 아 닙니다. 체질에 맞지 않아도 홍삼은 별 표가 나지 않는 것은 찌고 말리는 과정에서 약성이 부드럽게 변화되었기 때문이며 인삼 고유의 약성이 바뀌지는 않습니다. 마치 마늘이나 무를 생으로 먹으면 맵 지만, 증숙 과정을 거치면 어느 정도 화기에 의해 약성이 부드러워지기 때문입니다. 생지황은 성질이 차서 신장을 서늘하게 식히면서 윤택하게 보하지만 술로 여러 번 찌고 말리면 가미된 열에 의해 좀 더 차갑고 보혈작용을 하는 쪽으로 공능이 바뀝니다. 홍삼은 일종의 법제과정을 통해 순화시킨 것이기는 하나 원래 성질은 그대로 가지고 있습니다.

(이 사람은 저와 여러 차례 대화해 본 결과 판정받은 수양체질에 의문이 들었고, 결국 방문하여 체질 검증을 해본 결과 금체질로 확인되었습니다.)

■ 무와 열무

·**질문:** 무와 열무의 차이점을 알고 싶습니다. 일반인들 생각에는 같은 거라는 생각이 드는데요, 목체질에 무는 되는데, 열무는 해롭다고 하니 이해가 가지 않아 여쭈어 봅니다.

·**답변:** 좋은 질문입니다. 대부분의 식품은 전체가 같은 귀경과 성질을 가지고 있습니다. 그러나 특이하게 소수가 달리 나타나는 경우가 있습니다. 무는 성질은 따뜻하며 체질적으로 허약한 폐를 보하나, 열무의 잎은 따뜻하며 간으로 귀경합니다. 그런데 이 푸른 기운이 목체질의 간을 항진시키는 것입니다. 그래서 생으로 드시면 간이 항진되어 눈의 충혈, 노안 등 잎채소를 다식하면 나타나는 현상이 생깁니다. 무와 열무가 가는 길과 목적지가 다른 셈입니다.

■ 귤과 껍질(진피)

귤의 과육은 성질이 차서 음기를 보강하나, 진피라고 한방에서 칭하는 껍질은 성질이 매우 뜨겁습니다. 때문에 다른 과일 껍질은 잘 썩어 자연으로 쉽게 돌아가나, 유독 귤과 오렌지 껍질은 썩어 물러지지 않고 말라버려 산의 미관을 해칩니다. 이런 성질 때문에 수양, 수음체질의 위장의 습기와 냉증을 제거하는데 사용합니다. 나머지 체질에는 심지어 위장이 서늘한 목체질에도 해롭게 작용합니다. 물론 어떤 이는 이 사실을 간과하고 다른 체질의 위장병에 이것을 사용하여 더 나쁘게 하는 경우도 있습니다. 이외에도 생강은 맵고 더워 냉한 위장에 쓰나, 생강피(껍질)은 반대로 매우 차가워 금토체질의 더운 위장의 열기를 내리는 데 씁니다.

■ 강황

·**질문:** 근래에 와서 매스컴 탓인지 생각보다 많은 분들이 '강황' 또는 '울금'을 상용(常用) 하시거나 음용(飮用) 하실 생각을 하고 계신 것을 볼 수 있습니다. 경동시장에서도 분말로 포장된 것을 쉽게 볼 수 있습니다. 약성(藥性)이 차가운 것으로 되어 있고, 임산부나 몸이 차가운 사람은 조심해서 사용하라고 했는데 체질상 태음인(太陰人)이나 소음인(小陰人)은 (약성과 체질이 맞지 않아서) 먹지 않는 것이 좋으리라 생각이 되는데 옳은 판단일까요? 아니면 완화·완충시킬 수 있는 약재, 이를테면 감초, 대추, 계피 등과 합방하여 사용하면 괜찮을 수도 있을까요? 실제로 이런 약재와 섞어 탕약으로 만들어 파우치 포장으로 판매되고 있는 것이 있습니다. 이런 것은 체질과 관계없이 아무나 사용할 수 있을까요?

·**답변: 강황**은 성질이 따뜻하고, 울금은 성질이 차갑습니다. 울금은 간의 기운이 강하여 뭉치는 간의 울혈을 해소하는 공능이 강하고, 강황은 매운 맛으로 폐와 기관지를 덥혀주고 폐의 사기를 풀어 주는 약재입니다. 이런 효능 때문에 강황은 카레의 원료로 쓰이고 카레는 폐와 기관지를 온보하는 효과가 있어 몸이 차갑고 폐가 약한 체질에 유효합니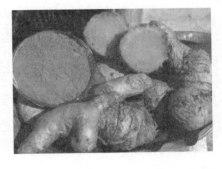다. 따라서 팔체질학적으로 볼 때에 잘 듣는 목양, 목음체질이 있고 그 다음으로는 소음인 중에 폐가 약한 수음체질에 좋습니다. 다음으로는 소양인의 폐 역시 허하므로 효과가 있습니다.

그러나 폐가 강한 태양인(금양, 금음체질)과 폐가 강한 소음인 중 수양체질은 해롭습니다. 왜냐면 이들에게는 폐의 항진 이상을 일으키기 때문입니다. 감초, 대추, 계피는 소음인 전용약재로 함께 합방해도 좋습니다. 그러나 다른 체질은 합방하면 해롭습니다. 이처럼 약재는 체질에 맞게 써야 하며, 냉성약재를 중화시키기 위해 열성약재를 가미하거나 열성약재의 열을 완화하기 위해 금은화, 목단피, 유근피, 연교를 가미한다고 해서 그렇게 되는 것은 아닙니다. 단기간은 효과가 있는 것 같다가 나중에는 효과가 없고 부작용만 생깁니다.

모든 것은 음식이고 약재이고 다 체질대로 처방해서 써야 합니다. 물론 안 맞는 약재의 성질을 완화하기 위해 다른 약재를 써서 중화한다 합니다. 조금은 그냥 원 약재 한 가지만 쓰는 것보다야 낫겠지만, 엄격한 의미에서 완벽한 것은 못됩니다. 장기적인 안목에서 볼 때 결국은 손상을 받습니다.

■ 솔잎

·**질문:** 안녕하십니까? 모든 음식에 대해 체질별로 분류하신 데 대해 놀라움과 경의를 표하며 감사하게 생각합니다. 한 가지 질문하고 싶은 게 있습니다. 이처럼 방대한 모든 식품을 분류할 수 있었던 근거는 어떤 건지요? 송산 선생님께서 하나하나 실험을 해보신 건지요? 아니면 나름대로의 깨우침에 의한 것인지요? 어떤 문헌에 근거한 것인지요?

그리고 하나 더, 제가 평소 솔잎에 대해 관심이 많아서인데요, 이제마 선생님께서는 솔잎(송엽)을 태음인 약으로 분류하셨는데, 송산 선생님께서는 목체질에는 맞지 않는 식품으로 분류하셨더군요.

·**답변:** 솔잎은 태양인 약재입니다. 이제마 선생님께서는 오가피장척탕에 송절(솔가지)을 사용하였고, 미후등식장탕에 송화를 썼습니다. 잘못 이해하셨습니다. 본래 토종 소나무는 가지가 아래로 처지는 형태이며 이는 차가운 속성이며, 간으로만 귀경하여 태양인의 약한 간을 보강합니다.

■ 현미

·**질문:** 안녕하세요? 저에겐 중요한 질문이 있어서요. 현미에 대해 질문이 있습니다. 송산 님께서 현미를 목양체질에는 이로운 식품으로, 그리고 목음체질에는 해로운 식품으로 분류하셨습니다. 송산 님 글에서 문맥상 8체질 창시자인 권도원 님의 연구를 존중한다는 느낌을 받았습니다. 인터넷상의 권도원 님의 음식분류표에는 현미는 이로운 음식과 해로운 음식에 목양과 목음 모두 빠져 있습니다. 하지만 송산 님께선 목양체질엔 현미를 이로운 음식으로 분류하셨는데 이는 권도원 님의 음식분류표와 다릅니다.

그리고 목음체질은 현미가 해롭다고 설명하셨는데 잘 이해가 안 됩니다. 송산 님께선 목음체질에서 "위장자체는 차가우나 위장이 중간 장기이기에 위장에 열을 내는 현미, 옥수수, 감자와 같은 위장의 열을 솟게 하는 식품을 섭취해서는 안 됩니다. 그런 식품은 위염을 유발합니다"라고 하셨습니다. 여기서 위장이 차갑고 현미의 기미(氣味)가 따뜻하기에 제 짧은 소견으론 이치적으론 잘 맞는 식품으로 생각됩니다. 송산 님은 모두 목음체질엔 안 맞는 것으로 분류하셨습니다.

질문을 요약하면, 권도원 님 식품분류표엔 현미가 목양 및 목음체질에 모두 이롭지도 해롭지도 않은 식품인데, 송산님의 식품분류표엔 현미가 목양체질엔 이로운 식품으로 목음체질엔 해로운 식품으로 분류되어 있습니다. 설명을 해 주시면 대단히 감사하겠습니다. 꼭 답장 바랍니다.

·**답변:** 선생님의 식견은 이해가 되나 차가운 체질인 목음에 따뜻한 성질을 띤 것이 다 맞는 것은 아닙니다. 예를 들면 인삼, 홍삼, 꿀은 따뜻하지만 목음체질에 맞지 않습니다. 또 수체질에 쓰이는 육계, 백하수오, 당귀, 천궁은 분명 따뜻하지만 목체질에는 해롭습니다. 그 이유는 언급한 온열 약재는 목체질의 양기를 보완하는 수준을 넘어 장기에 지나치게 음양의 평형을 넘어 깨트리기 때문입니다. 그래서 사상의학 창시자 동무 이제마 선생께서는 위의 약재를 소음인 방제에만 사용하고 태음인 방제에는 전혀 사용하지 않았습니다. 이는 동무 이제마 선생께서도 음체질이라 하여 무조건 따뜻한 기운을 가진 식품이나 약재를 써서는 안 된다는 것을 알고 계셨던 것입니다.

마찬가지로 현미의 전분층을 싸고 있는 호분층은 대단히 맹열(猛熱)한 성질을 품고 있어 목음체질의 위장은 냉기가 있는 장기임에도 불구하고 이것을 섭취하면 양기를 보강하는 수준을 넘어 과도하게 양 기운을 교란하여 결국 위염, 위궤양으로 발전됩니다. 즉 요구되는 표준 이상의 열을 태과하는 셈이 되어 해로운 것입니다. 간단히 말하자면, 목음은 위장이 중간 평장기인데 현미는 위를 보강하는 식품이므로 결국은 목음의 위장을 항진시키는 문제를 야기하는 것입니다. 장기섭취 시에는 위염을 야기합니다. 실제로 목음이 현미식, 현미유를 장기간 섭취하면 위와 같은 질병을 포함하여 심장이 과잉 항진되어 왼쪽 가슴이 답답해집니다. 현미를 목음과 목양을 구분하지 않는 식단은 미완성의 식단입니다. 개인적으로 위가 차가운 목음일 경우에는 위가 얼마간 따뜻해질 때까지는 조금씩 섭취하는 것은 무방할 수 있습니다.

다른 예를 들면, 토양인 방제에 쓰이는 금은화, 연교 등은 청열약재로, 택사는 신장의 화를 내리는데 사용합니다. 그러나 매우 흡사한 금양체질조차도 이 약재들을 감히 감당해 낼 수 없습니다. 간이 손상됩니다. 위의 약재들은 몹시 한냉한 약재로 금체질이 비록 더운 체질이지만 이것들을 수용할 만큼 뜨거운 장기가 아니기 때문입니다. 그러므로 음양 한열의 양분(兩分)에 의한 식품 적용은 정교한 것이 전혀 못됩니다.

모든 버섯은 목체질 모두에게 좋다고 되어 있습니다. 그러나 영지는 사상체질을 연구하는 분이라면 목체질에 해롭다는 것을 알고 있습니다. 영지는 폐로 귀경하나 성질이 너무 차가워 토양체질만 맞고 토음체질은 해롭습니다. 그러나 다 같은 부류로 분류되어 있습니다. 배는 생으로는 토양밖에 맞지 않습니다. 너무 차가워 익혔을 때에만 목체질에 맞고 생으로는 해롭습니다. 수없이 경험한 사실입니다. 그러나 익혀도 수음체질은 차가운 체질이기에 해롭습니다. 단순히 배가 목체질에 맞다고만 해서는 안 될 일입니다. 이런 사실들이 전혀 설명이 안 되어 있지요.

권도원 어르신이 팔체질의학의 근간을 완성하셨으니 의성으로 존경받아 마땅합니다. 그러나 그분이 모든 것을 다 분류하실 수는 없을 것이며, 물론 분류되지 않은 것은 다 먹어도 된다고 생각하시지도 않을 것입니다. 모든 물질이 모든 체질에 다 좋거나, 다 해롭게 작용하는 식품은 없다는 견해입니다. 그분은 겸허하시어 알고 있는 한도 내에서만 발표하셨다고 봅니다.

■ 쇠고기, 염소고기, 양고기

쇠고기에 대해 체질학적 분류를 정정합니다. 지금까지 사이트에 올린 내용은 이러합니다. "쇠고기: 평(平)식품으로 주로 위를 보강합니다. 사실 쇠고기는 차지도 뜨겁지도 않은 평식품입니다. 목체질에 이상적입니다." 그러나 그동안 실제 나타난 결과와 연구 그리고 체질적으로 검증한 결과, 따뜻하고 목체질에 이상적인 육류인 것은 사실이나, 위로 귀경하는 것이 아니고 폐를 보강하는 것입니다. "주로 위를 보강합니다. 차지도 뜨겁지도 않은 평식품입니다."라는 내용이 잘못 발표되었음을 송구스런 마음으로 말씀드립니다.

소, 염소, 양, 말 등은 척추동물〉포유류〉우제목(偶蹄目, 발굽있는 동물의 일부)으로 분류되어 소류 혹은 소목, 우제류(偶蹄類)에 속합니다. 우제류에 속한 포유동물은 커다란 폐와 식물과 같은 거친 섬유질을 소화하기 위한 복잡한 소화기관을 가지고 있습니다. 이들은 여러 개의 위장과 때로는 반추(되새김) 위를 사용하기도 합니다. 대장이 매우 깁니

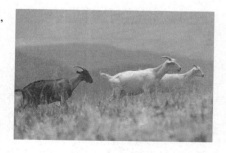

다. 또한 폐가 크기 때문에 기 기운은 뿔에 반영되기도 합니다. 육식동물에 비해 폐활량이 뛰어나며, 그중 말은 장거리 달리기를 잘 합니다. 체질학적으로 볼 때에 이들은 폐 대장과 위장 기능이 강함이 틀림없습니다.

쇠고기, 염소고기, 양고기는 성질은 따뜻한 편에 속하고, 폐를 보강하는 식품으로 폐가 약한 목양, 목음, 수음에 가장 적합하며 다음으로 토양에도 좋습니다. 쇠고기를 엄격히 분류하면 피부가 황색 계열인 쇠고기, 즉 한우와 같은 쇠고기는 목양, 목음, 수음에 가장 적합하지만, 피부가 검정색 계열 즉 호주나 미국산 쇠고기는 목양, 수음에는 해롭고, 목음, 토양에는 아주 좋습니다. 검정 소고기는 신장으로 귀경합니다. 그러나 금양에는 여전히 해롭습니다. 위 내용은 새로운 내용으로 숙지하시기 바랍니다.

하나 더 염소에 관해 자세한 분류를 하겠습니다. 흑(검정)염소는 신장으로 귀경하므로 토양, 목음만 유익하고, 목양, 수음은 폐는 허하지만 콩팥이 강하니 해롭고, 금양은 육류가 해로우니 맞지 않습니다. 목양, 수음체질은 야생염소와 흰염소 고기만 맞습니다. 그러나 흰염소는 육식용이 아니라, 젖을 먹기 위해 사육하므로, 현실적으로는 이 두 체질은 한국에서는 흰염소 식용은 불가하다 하겠습니다. 대신 호주에서 수입하는 양고기는 목양, 수음에 아주 좋습니다. 흰염소는 폐로 귀경합니다.

그러나 몸이 몹시 더운 토양체질은 이들을 적게 섭취하거나 멧돼지나 돼지고기와 같은 좀 차가운 신장을 보강하는 육류가 더 좋습니다. 반면 폐와 대장이 강한 금양, 금음은 물론 수양체질에는 쇠고기, 염소고기, 양고기가 해롭게 작용합니다. 이미 육류는 금체질에 해롭다는 것은 잘 알려져 있으므로 이의를 제기할 사람은 없겠지만 수양체질에 해롭다는 것에 대하여는 좀 수긍하기 어려워할지 모릅니다. 팔체질학계에서 수양체질에 마늘, 고추, 양파, 밤 등이 해롭다고 밝힌 학자가 없는 것 같고, 심지어 우유로 발효한 요구르트, 콩을 고초균으로 발효한 청국장 그리고 폐를 북돋는 복숭아 등이 수양체질에 어떻게 해로운지 납득이 가는 설명이 별로 없는 상황에서 수긍하기 어려울 수 있습니다.

그러나 그동안 수양체질로 확정된 많은 사람들에게서 우유 등이 해롭다는 것은 이미 다양하게 나타나 스스로 섭취를 중단한 분들이 많이 나타났습니다. 우유를 많이 먹은 결과 신장결석이 생겨 심각하게 고생한 분도 있었습니다. 한편 쇠고기는 성질이 좀 따뜻해서 소화는 잘 되기에 이상을 느끼기까지는 좀 시간이 걸릴 수도 있고 못 느낄 수도 있습니다. 그러나 과도하게 섭취하면 폐조(肺燥), 즉 폐 건조증상이 생겨 입안이 마르고 기관지가 건조해지고 마른기침이 생기거나, 목에 뭔가 걸린 듯한 이물감, 한의학 용어로 매핵기(梅核氣)가 발생할 수 있습니다. 견갑통이 유발될 수도 있고 나쁜 폐 기운이 하강하면 신장과 방광 등이 나빠질 수 있습니다.

쇠고기가 수양체질에 해롭다고 정정합니다. 지금까지 쇠고기가 수양체질에 맞는 것으로 분류하였던 오류를 정정합니다. 소는 오랫동안 폐활량이 우수하여 쟁기질을 하여도 지치지 않고 일을 합니다. 강한 폐 기운은 뿔을 통해 발현되며 위로 뻗어 납니다. 이것은 소는 폐가 강한 동물임을 알려주는 것입니다. 참고로 폐기가 가장 강한 동물은 수사슴이 되겠고 그 다음은 숫염소, 말(말의 갈기는 뿔과 같이 폐기가 발현한 것임), 그 다음이 소가 되겠습니다. 갈기나 뿔이 위로 치솟는 것은 더운 폐기를 반영하는 것입니다. 그러므로 식품은 유유상종하는 성질이 있어 섭취한 사람의 폐로 귀경하는 것입니다.

반대로 코끼리처럼 뿔이 아래로 내려가는 것은 차갑고 신장의 기운을 반영하는 것으로 신장으로 귀경 보강합니다. 대류현상과 같아서 더운 공기는 위로 오르고, 차가운 공기는 아래로 내려가는 이치와 같은 것입니다. 따라서 폐가 강한 수양체질에는 쇠고기가 해롭게 작용합니다. 따라서 많이 섭취하면 폐조(폐의 건조현상), 기도 건조증, 입마름, 타액 부족, 피부건조로 인한 각질 증가 등이 나타납니다.

역시 **우유도 수양체질에게는 해롭습니다.** 물론 발효된 요구르트 등이 이미 수양체질에 해로움을 홈페이지에 공지했습니다. 그러나 수음체질은 폐가 약하기에 쇠고기가 여전히 유익한 식품으로 분류됩니다. 따라서 사이트에서 "쇠고기가 평식품으로서 금체질을 제외한 모든 체질에 맞다"라고 한 내용은 오류임을 밝히며, 시간 나는 대로 정정하겠사오니 새로 발표한 본 내용을 따르시기 바랍니다. 이미 밝힌 대로이니 이 점에 대하여는 따로 문의를 하실 필요는 없습니다.

■ 토마토

토마토는 성질이 조금 차가워 음체질에 해로움을 느끼기 어렵습니다. 그러나 여러 정황에 의심이 들어 검증한 결과 금토, 목음체질에는 유익하나 수, 목양체질에는 해롭다는 답이 나왔습니다. 토마토의 붉은색은 목음체질의 심열을 해소하기에 유익하게 작용합니다. 그러나 목음체질은 완숙 토마토가 더 유익합니다. 노랑색 대추 토마토는 수체질과 목양체질에 유익합니다. 그러나 목양과 수체질은 완숙토마토를 데쳐서 소화력에 맞게 조절해 섭취하면 괜찮습니다.

■ 파(대파와 쪽파)

파에 관해 엄밀히 말하면 파의 흰 부분은 폐로 귀경하여 수양에 해롭고, 녹색 잎 부분은 좀 따뜻하고 간으로 귀경하여 유익합니다. 그래서 목 체질은 흰 부위만 먹는 게 좋고, 토양과 수음은 전체가 좋으며, 수양은 녹색 잎만 먹는 게 좋습니다. 그러나 양념으로만 조금씩 쓴다면 금체질을 제외하고는 큰 문제는 없을 것 같습니다. 목체질은 익히거나 데쳐 먹으면 간을 항진시키는 기운이 제거되기에 아무 문제없이 유익하게 작용합니다. 그러나 수양체질이 파를 통째로 먹어서 크게 건강문제를 일으키지는 않을 것이니 적당히 섭취하셔도 되겠습니다.

■ 아귀

수체질은 문어, 홍어 외에는 먹을 수 있는 생선이 극히 제한되어 있습니다. 그러나 항상 먹을 수밖에 없는 닭고기, 오리고기 말고도, 쉽게 구해 먹을 수 있고 위장의 기운을 돋우는 데에도 아주 좋은 아귀를 소개합니다. 이 아귀는 입이 제 몸의 넓이와 같을 정도로 위장의 기운이 강해 위가 약한 체질인 수음, 수양, 목양에 아주 좋습니다. 목음도 가끔씩은 드셔도 좋습니다.

수음과 목양, 목음은 콩나물, 고사리, 열무, 대파, 쑥갓, 무 등을 넣고 매운탕으로 얼큰하게 드시면 좋습니다. 여기에 부추는 먹기 직전 살짝 탕에 데쳐 드시면 됩니다. 부추는 생으로는 수체질에는 역시 좋으나 목체질에는 간을 항진시키기에 해롭지만, 데쳐 드시면 간을 항진시키는 성질이 없어져 간에 무리를 전혀 주지 않으니 안심하고 드셔도 됩니다. 소화도 잘 되고 몸도 경쾌합니다. 수양체질은 폐를 과강하게 하는 채소를 피해 쑥갓, 열무, 대파의 파란 잎 부위, 부추 등을 넣고 비린내가 나지 않을 정도로 조금 맵게 해서 찜이나 탕으로 드시면 됩니다.

체질	금양	금음	목양	목음	토양	토음	수양	수음
아귀	×	×	○	○	×	×	○	○

■ 어성초, 하수오

·**질문:** 원장님, 안녕하셨습니까? 금양체질에 하수오, 어성초가 맞는지요? 또한 제 아내가 소장님께 체질감별 받은 결과 금양으로 나왔습니다. 평소에 손과 발이 몹시 차갑습니다. 특별한 원인이라도 있는 것인지요?

·**답변:** 금양에는 어성초도 하수오도 맞지 않습니다. 어성초는 신장으로 귀경하여 보하나 몹시 차가워 금양에도 해롭습니다. 하수오는 수체질의 차가운 신장을 덥혀주고 간을 보하나 나머지 체질에는 유익이 없습니다. 한편 수체질도 단방으로 하수오만 섭취하면 대장의 수렴작용이 약해지고 무력해집니다. 설사기가 생길 수도 있습니다.

부인의 경우 손발이 시린 것은 간 기능이 몹시 약해져 있고 혈액순환장애가 있을 수 있기 때문입니다. 금체질이 추위를 타면, 원기가 아주 약합니다. 간이 체온을 조절하는 장기이기 때문입니다. 항진된 폐를 누르고 간을 세워주면 됩니다. 아마도 현 상황은 식사법만으로는 힘들 것 같고, 한방을 얼마간 섭취해야 할 것입니다.

■ 서리태, 서목태(쥐눈이콩)

·**질문:** 안녕하십니까? 다름이 아니라 검정콩(서리태, 서목태)의 효능에 대해 여쭈어 보려고요…… 서목태가 안이 노란색이라 금, 토체질에 덜 이롭지 않을까 해서요. 그래서 집에서는 서리태만 먹고 있지만 계속 먹을 음식이라 서목태에 대해서도 궁금해서요. 서리태나 서목태나 금, 토체질에 둘 다 이로운 음식이죠? 그리고 신랑의 경우 식도염이라 병원에서 짜고 매운 음식은 삼가라 하는데, 체질적으로는 둘 다 맞는 경우라 염증이 있는 동안에는 삼가는 것이 좋은지요? 그리고 헛개나무가 술독을 푸는 거라고만 설명이 있고 정확하게 어느 체질에 맞는 것인지요?

·**답변:** 서리태나 서목태 모두 순음지품(純陰之稟)으로 음으로 귀경하여 더운 양의 기운을 중화시켜 줍니다. 단 서리태의 껍질 바로 안쪽의 연록색소(色素)는 간을 이롭게 하고 서목태의 속살은 위장을 중화시켜 줍니다. 세분하면 그러하고 다 금토체질에만 좋습니다. 품질 좋은 소금을 충분히 섭

취해야 체액의 염분농도가 적정량 유지돼 면역정상화가 가능합니다.

■ 헛개나무 열매

요즘 TV 광고에서도 간 해독에 아주 좋게 소개되고, 발효음료와 숙취해소음료로도 개발되어 인기가 좋습니다. 한방에서 지구자로 알려진 이 식품의 단맛은 실은 위로 귀경하며 간 해독에 유용합니다. 성질은 따뜻합니다. 목양, 수음, 수양체질에 좋으며, 다른 체질은 가끔 어쩌다 마시는 것은 무방하나 장복은 해롭습니다.

■ 카레, 겨자, 후추 – 토양체질과의 관련성 문의

·**문의**: 안녕하십니까? 저는 팔체질에 관심이 많은 사람입니다. 저는 오래전(10년)에 간경화를 앓았는데 팔체질 창시자 권도원 박사님을 만나서 지금까지 건강을 유지하고 있습니다. 우연히 송산팔체질 사이트를 찾게 되어 확인하고 놀라움으로 글을 올립니다. 저는 토양체질입니다.

권도원 박사님의 체질에서는 해로운 음식으로 파, 신선초, 케일, 은행, 시금치, 카레, 겨자, 후추를 먹지 말라고 하였는데, 송산팔체질연구소에서는 좋은 음식으로 되어 있어서 궁금합니다. 어느 분의 말씀을 들어야 하는지 궁금합니다. 혼돈하지 않고 팔체질에 확신을 가지고 치료를 할 수 있도록 정확한 답변을 부탁드립니다. 송산팔체질건강연구소의 발전과 새해 건강을 기원합니다.

·**답변**: 팔체질로 건강을 유지하고 있다니 정말 잘하고 계십니다. 신선초, 케일, 시금치는 차가운 성질을 품고 있기에 간과 신장으로 귀경합니다. 때문에 금토체질의 간과 신장의 열을 해소하며 기를 증강하기에 유익합니다. 파, 은행, 카레, 겨자, 후추는 토체질의 폐를 따뜻하게 보익합니다. 카레, 겨자, 후추 등을 먹으면 코와 얼굴에서 땀이 납니다. 이것은 위의 식품이 폐를 덥히는 성질이 있음을 증명합니다. 또한 저희 연구소에서 검증결과 폐를 따뜻하게 하는 작용이 있다는 것을 확인했습니다. 토양체질은 몸이 더워 폐가 더운 것은 사실이나 약하고 허합니다. 이런 연유로 위의 식품은 토체질의 폐에 아주 유용한 식품입니다.

위 식품이 토체질에 해롭다고 여기는 이유는 토체질이 덥고, 위에 열거된 식품 등이 열성이기 때문에 해롭다고 단정을 하게 된 것입니다. 게다가 토체질 중 열성 음식을 섭취한 결과 위장염을 앓고 있는 사람이 많습니다. 이 경우 생으로 위의 식품들을 과하게 섭취하면 위염이 불편한 것처럼 느껴질 수 있습니다. 사실 폐가 허하고 습하고 차가운 성질을 가진 수음체질인 저는 매운 것을 즐기는데, 어쩌다 너무 심하게 여러 날을 맵게 먹으면 위에 탈이 납니다. 그러나 매운 것을 먹어 난 탈은 좀 조심하면 곧 회복됩니다.

토양체질은 소화가 잘 되고 있어도 대부분이 위염이 존재합니다. 그래서 매운 것을 과하게 먹으면 위장이 불편해지는 것도 더욱이 당연한 것입니다. 그래서 토체질은 폐로 귀경하는 식품이 해롭다고 느끼기도 합니다. 그러나 본질은 폐가 허해서 식품의 매운 정도를 위장 상태에 맞추어 적당히 드시면 기혈순환에 도움이 되고 폐 기능에도 도움이 됩니다. 그러니 걱정하지 말고 알맞게 드세요. 위염, 위궤양이 있는 토체질은 과도 섭취 시 나쁠 수 있습니다. 대부분의 체질사이트가 기존 사상의학의 식단표를 별도로 검증 없이 그대로 답습하여, 한국의 팔체질 식단이 사상의학의 한계를 극복하지 못한 문제점을 안고 있는 실정입니다.

다음 간경화의 치유에 관하여 말씀드립니다. 양의사는 혈청검사와 간염검사 및 초음파 검사를 통해 병리학적으로 이해는 잘 하고 있으나 항바이러스제에 의존하여 간염바이러스 억제에만 치중하다, 결국은 내성이 생긴 변종바이러스만 만들어 항체생성에 막대한 장애를 초래했습니다. 간염유전자를 억제하여 간경화와 간암을 예방한다는 본래의 목적에서 빗나가게 된 것입니다.

한편 한의사는 간염을 치료한다고 하지만 간염바이러스 및 혈청검사에 무지한 경우가 많으며, 체질 따라 한방약을 제조하여 간질환을 치료하는 한의사를 제외하고는 체질에 어긋난 한약투여로 인한 부작용이 압도적으로 많습니다. 사실 한약재 자체는 분명 유익한 것이 사실이나 약성이 체질에 맞지 않으면 간은 조절하는데 지치기 때문에 결국은 간이 더 손상을 받게 됩니다. 특히 간질환 환자는 인체의 해독을 담당하는 간이 간장병으로 인해 약해져서 일반인에 비해 몹시 취약하기 때문입니다.

또한 환자들이 체질한의원에서 체질을 정확하게 감별 받고 한약을 드신다면 부작용은 없습니다. 하지만 간 환자들이 얼마나 되는 사람이 이런 엄격한 절차를 거쳐 약을 드실까요? 때문에 소화기 내과 의사들은 그런 부작용을 간장병 환자들에게서 직접 수없이 목격하다보니 한약을 먹으면 해롭다는 결론을 내릴 수밖에 없는 것입니다. 홍삼, 녹즙 등 대부분의 식품들도 체질에 어긋난 사람들이 섭취하면 역시 해로워 의사로부터 주의를 받게 되는 것입니다. 하지만 단일 건강식품으로는 홍삼이 가장 매출이 많다는 것은 반면에 대중적인 유익도 크다는 것을 증명합니다.

팔체질의학에 의한 식이요법은 가장 안전성이 확보된 부작용 없는 대체보완의학으로서 간에 전혀 부담을 주지 않고 악화시키지도 않고 간장병을 치유하는 최고의 대체의학입니다. 간질환의 진정한 치유는 HBeAb(만성간염항체)가 생기고, HBeAg(만성간염항원)이 없어지고, HBV-DNA(B형간염바이러스유전자) 수치가 음성 즉 1.0 이하로 떨어져야 하며 향후 지속적인 관리를 통해 1~2년 동안 간 기능 검사에서 정상을 유지해야 완치되는 것입니다. 이런 조건하에서만 더 이상 간암이나 간경화와 합병증인 복수, 식도정맥류, 혼수, 황달 등이 발생하지 않는 것입니다. 결코 병원에 입원하여 증상을 완화했다고 해서 근본 치료가 된 것은 아닙니다.

그러나 대개 간염 시에 방치하고, 간경화가 와도 방심하며, 복수나 식도정맥류가 생기면 응급조치만 취하고 손을 놓습니다. 이러니 끝내는 소리 없이 다가오는 간염바이러스에게 최후를 당하는 것입니다.

(이 고객은 2014년 말에 본 연구소를 내방하였습니다. 10~13년 정도 토양체질로 관리해 왔다고 했는데 몸과 간이 더 나빠졌다 하였습니다. 체질 확인 결과, 정반대 체질인 수양체질로 확인되었습니다.)

■ 해바라기 씨와 기름

해바라기 씨는 성질이 차서 목수체질에는 해롭고 금토체질만 좋습니다. 성질이 차기에 햇볕을 받으려고 해를 따라다니는 것을 보면 짐작이 가지요? 더구나 기름기가 있어 금토체질의 변비에는 좋으나 무른 변에는 조심해야 합니다.

■ 알로에

·**질문:** 제 목음체질에 알로에가 괜찮은 것으로 아는데, 알로에 큰 거 있잖아요, 그걸 생으로 먹어도

좋은가요? 저번에 한번 먹어봤는데 위장에 자극이 가서 그런지, 뭔가 들어가서 그런지, 가슴이 좀 따가운 거 같고 숨쉬기가 안 좋은 거 같은데, 알로에 때문이 아닌 건가요? 알로에를 좀 구할 수 있어서요. 어느 정도 큰 알로에거든요. 몸에 좋으면 생가루라도 먹어 볼까 해서요, 간항진에 좋다 길래……

·**답변:** 반갑고요. 새해에는 부디 건강해지기를 빌어봅니다. 차가운 알로에는 토체질의 위열과 목체질의 간열과 항진을 해소하기에 토목체질에 잘 맞습니다. 목토체질의 위염 치유와 변비에도 좋습니다. 그러나 유념할 것은 혈액순환을 촉진하는 경향이 있기에 임산부가 섭취하면 유산 위험성이 있으며, 간장병의 원인으로 인한 혈소판감소증, 혈관파열증, 하지정맥류 등에는 혈관벽이 약해질 수 있으므로 섭취를 자제하는 것이 좋습니다.

소화기가 예민한 분이 먹으면 설사나 복통이 오는 경우가 좀 있고, 껍질은 독성이 있어 열탕해도 대개 설사를 유발하는 경우가 꽤 많아요. 생채로 과육이나 변비완화를 위해 껍질제품을 오래 드신 분들은 대장 내시경을 해보면 대장벽이 검정색을 띱니다. 독성 탓입니다. 그래서 독성을 제거한 농축알로에 제품을 먹는 게 안전해요. 그건 전혀 속이 나쁘지 않고 이상이 없어요. 과육을 먹어서 계속 속이 나쁘면 중단하고, 괜찮으면 드세요. 억지로 속이 나빠지는데도 계속 먹으면 안 돼요. 알로에는 변비나 눈의 충혈 등에 좋고 그렇지 않으면 몸이 추워지니 먹지 마세요. 몸이 차가운 목체질은 겨울보다 여름에 섭취하면 내장이 차가워지는 것을 막을 수 있습니다.

목체질은 머리칼이 날씨가 차가워지면 더 빠집니다. 천연계면활성제로 만든 샴푸, 창포나 알로에와 같은 목체질에 맞는 원료로 만든 천연비누를 쓰고, 두피를 마사지 해주시죠. 족탕을 하거나 더운 물에서 반신욕을 20분 정도씩 가끔 꼭 해보세요. 그러면 몸이 더 따뜻해져요. 몸이 너무 차가워서 턱도 다리도 안 좋은 거예요. 설사하지 않을 정도로 맵게 먹고, 목음의 약한 하체를 위해 등산을 하세요.

■ **보리와 찰보리**

·**질문:** 보리나 보리차는 위장에 열이 많은 토양체질의 약이 되는 음식으로 위의 열을 내려주는 역할을 한다고 들었습니다. 근데 위가 냉한 목양체질이 보리하고 보리차가 맞다면? 조금 이해가 되지 않아서요. 위장을 따뜻하게 해야 된다고 하는데, 뭐가 뭔지……

·**답변:** (보리에 대해서는 앞에 기술된 보리와 밀 등 참조) 보리와 보리차가 몹시 차가워서 토양에

만 맞다는 고정관념 때문에 수긍을 못하고 있는 것입니다. 그러나 실은 보리는 조금 서늘한 식품이지 아주 냉한 식품이 아닙니다. 그래서 몸이 냉한 수체질을 빼고는 나머지 여섯 체질이 다 맞습니다.

한편 찰보리는 조금 차나 비위장을 보하는 성질이 있기에 비위장이 약한 수음, 수양, 목양체질에 찰보리가 함유하고 있는 소화효소로 인해 밥에 섞어 지으면 소화가 잘 됩니다. 그러나 목음체질은 비위가 중간 평장기이기에 찰보리가 해롭습니다. 또한 수음, 수양, 목양체질은 찰보리만을 사용하여 설탕 말고, 꿀 이소말토올리고당 쌀올리고당을 넣어 만든 식혜는 좋습니다.

이해하기 쉽게 더 말해보면 차가워서 찬 것이 해로운 목수체질, 즉 음체질과 몸이 더워서 더운 음식이 해로운 금토체질, 즉 열체질로 구분합니다. 이것은 보편적인 원칙입니다. 그렇다고 해서 차가운 식품이 모두 다 수목체질에 해롭게 작용하는 것만은 아닙니다. 예를 들어 알로에는 차가운 식품이지만 목체질의 과도한 간열을 식혀주는 유익한 식품입니다. 하지만 금체질은 따뜻한 체질임에도 불구하고 이 차가운 알로에가 해롭게 작용합니다. 오히려 간의 기능을 약화시키기 때문입니다. 오이는 성질이 좀 차지만 목체질을 포함하여 금토체질에 유익합니다. 그러나 수체질은 신장이 차가운 체질이라 해롭습니다(다다기오이는 수체질에 맞다). 좀 차가운 성질을 품고 있는 인진쑥은 몸이 가장 차가운 수체질만 유익하고 나머지 모든 여섯 체질은 다 해롭습니다. 인진은 오로지 수체질의 위장의 습열을 해소하는 데만 유익하게 작용합니다. 음양관의 관점에서 대입시켜 보면 전혀 맞지 않는 것처럼 보이나, 사실입니다. 한편 목양체질로서 몸이 차갑다면 현 시점에서는 보리를 먹지 않는 것이 좋습니다. 체질에 맞는 것이라 해도 현재 상황에 피해야 할 것이 있습니다.

반대로 양파나 마늘은 성질이 덥고 폐로 귀경하여 보강합니다. 이로 보면, 장부가 더운 토양체질에 해로울 것 같지만, 유익합니다. 반면에 수양체질은 몸은 차갑지만 폐가 세기 때문에 해롭게 작용합니다. 따라서 차가운 기운을 품고 있는 식품이나 약재라고 해서 꼭 따뜻한 체질에 유익한 것만은 아니며, 더운 식품이라고 해서 반드시 차가운 체질에 이롭게 작용하는 것은 아닙니다.

체질의 음양에 맞추어 한열(寒熱)식품을 섭취한다는 것은 이해하기 쉽게 말하는 것이지 반드시 그런 것은 아닙니다. 체질의 본질은 토체질은 덥고, 금체질은 따뜻하고, 목체질은 서늘하고, 수체질은 차갑습니다. 일반적인 식품(곡류, 동물, 채소, 과일)을 포함하여 광물, 금속, 곤충, 미생물균주 등을 사용하여 섭취, 경구투여 조사, 피부접촉, 가열 등의 방법으로 인간의 건강에 도움을 주는 모든 것을 물질이라 칭할 때, 이 물질들에는 귀경장부와 고유의 기운이 있어 체질마다 달리 작용합니다.

■ 칡뿌리(갈근)

·**질문:** 비정상적으로 땀이 많아서(다한증 수준은 아니지만) 갈근을 복용해보려고 하는데요. 수양체질에 갈근이 맞는지 알고 싶습니다. 일단 소음인에게는 갈근이 맞지 않다는 검색결과를 봤는데 8체질적으로는 그렇다고 해서 수양체질에도 갈근이 맞지 않는다고는 말할 수 있지 않는가 싶어서요.

·**답변:** 갈근은 '갈근해기탕'에서 알 수 있는 것처럼 체표의 한사를 땀으로 풀어내고 폐열을 해소하고 폐를 윤택하게 하는 서늘한 약재입니다. 위로 뻗는 식물은 주로 폐로 귀경합니다. 칡처럼 잎이 넓으면 주로 성질이 차고, 더덕처럼 잎이 좀 좁은 것은 성질이 평하거나 차지 않고 따뜻한 편입니다. 인체의 상부에 자리한 폐는 본질상 따뜻하며, 하부에 위치한 신장은 차갑습니다(장부의 본질로 나눌 때). 찬 기운은 아래로 내려가고 더운 기운은 위로 오르는 대류현상과 똑같이, 소우주라 일컫는 인체의 경우에도 대부분 더운 기운은 폐로 가고, 일부 차가운 기운은 신장으로 내려갑니다.

또한 유유상종 즉 식물을 섭취하면 그 영양분의 기운은 자기가 좋아하는 장부로 가는 것입니다. 예를 들면 도라지는 폐와 기도를 좋아하여 폐로 들어가는 것입니다. 칡은 수양에는 해로운 약재입니다. 때문에 폐가 허약한 장기를 가지고 태어난 토양, 목양, 목음체질에 유익합니다. 수음도 폐가 약한 것은 사실이지만 칡의 차가운 기운을 감당할 수 없을 정도로 폐가 차기 때문에 해롭게 작용합니다. 금양, 금음, 수양은 근본이 폐가 세기에 해롭습니다. 따라서 지한제로는 관계가 전혀 없습니다. 수양의 도한, 자한은 모두 양기가 부족하고 장기의 기운을 닫아 새지 않게 하는 폐장(閉藏) 기능이 약하기 때문입니다. 좀 집중적인 노력을 기울여야 할 것 같습니다.

■ 목체질 - 수박, 금, 비타민A, 체온관리

비타민A는 생선 간에서 추출했다고 해도 여전히 폐로 귀경하여 보강하기에 목체질에 좋고, 반지는 순도가 높은 금일수록 보강하는 효과가 크다고 봅니다. 수박은 폐로 귀경하여 더운 폐의 열을 식혀주고 윤택하게 합니다. 그런데 이 수박은 몹시 성질이 차가워서 목체질의 폐를 지나치게 차갑게 하므로 해롭습니다. 단지 토양에만 유익하게 작용합니다. 폐를 좋게 한다고 해서 모든 식품이 목체질에 유익한 것은 아닙니다. 토양 목체질에 좋은 매실은 폐로 귀경하나 성질이 좀 차서 폐가 약한 수음체질은 찬 기운을 감당하지 못해 해롭게 작용하는 것과 같습니다.

목체질은 속 열은 있고 체표는 차가워서 찬 공기 찬바람 찬물목욕은 해롭고, 잠잘 때에는 좀 따끈한 잠자리가 좋습니다. 찬물 목욕은 체표를 막아 속 열이 빠져나오지 못하게 하여 해롭고, 냉성자체는 체표를 더 차갑게 해서 몸이 더 차가워집니다.

5. 건강식품의 선택법

건강식품을 구입할 때에 살펴야 하는 점들을 설명합니다. 식품제조사들은 국민건강을 위해 건강에 좋다고 널리 인정된 식물 중에서 품질 좋은 것으로 제품을 출시, 판매합니다. 전문기관이나 대학 연구소에 의뢰하여 수년간 연구 끝에 제품을 만들기도 합니다. 발효과학을 이용하여 흡수되기 쉽게 잘 만듭니다. 때문에 부작용을 거의 느낄 수 없습니다. 누구나 처음 먹어보면 대단히 효력을 봅니다. 그 기분으로 장기적으로 열심히들 드십니다. 그중에 몇몇 사람들은 정말 효과를 만끽합니다. 그런 사람의 경우는 자신의 몸에 맞는 약재나 식품의 원료가 절대적으로 많이 들어갔기 때문입니다. 정말이지 이런 분들은 식품을 개발하고 유통시킨 회사에 감사해 합니다. 그러나 내면을 들여다보면 식품을 먹고 건강이 예전보다 나빠진 사람들이 그렇지 않은 사람들보다 더 많습니다. 요즘 식품에는 식품의 원료의 수가 아주 많습니다. 그것은 알려진 건강에 유용한 식물의 종류가 많고 대부분 그것을 가능한 많이 사용하기 때문입니다. 그러다보니 결과적으로는 제 몸에 맞지 않는 원료가 들어갈 수밖에 없습니다. 그 결과 득보다는 실이 더 많게 되었습니다.

물론 식품제조를 3~5가지 정도만 사용하여 단순하게 특정목적에만 맞게 한다면 몇몇 체질에 유용한 식품을 만들 수 있습니다. 그런 식품은 오래도록 사랑받는 식품이 되어 재구매하는 고객이 많아집니다. 그러나 그렇게 만드는 일이 드뭅니다. 여러 가지 다양한 원재료를 가능한 많이 씁니다. 제 몸에 맞는 원료가 많이 들어가면 건강한 사람의 경우에는 22% 이하의 맞지 않는 재료가 들어가도 생리활성물질로서 작용이 가능합니다. 효과가 납니다. 그러나 맞지 않는 원재료의 비율이 22% 이상이 들어가면 처음 한시적으로는 효과가 나다가 사라집니다. 장부의 건강 정도에 따라 어떤 사람은 1~2개월 걸리는 경우도 있고 어떤 사람은 때로는 6개월 이상 가기도 합니다. 그 이후로는 느낌이 별로 오지 않거나 나빠지기도 합니다.

하지만 처음 먹었던 그 느낌 때문에 무심코 계속 먹습니다. 장기적으로 먹으면 생리기능은 점차 약해집니다. 요즘은 제대로 된 건강을 가진 사람은 별로 많지 않습니다. 그런 경우에는 해로운 결과가 분명하게 나타나므로 중단하는 사례가 흔합니다. 그러니 광고에 의존하여 식품판매를 추진할 수밖에 없습니다.

■ 건강기능식품

실례를 들어 설명해보겠습니다. 다음 그림은 절찬리에 판매되는 모 회사의 한방건강식품의 원재료 설명서입니다. 좋은 원재료를 써서 잘 만들었습니다. 사실 배합약재 측면에서만 살펴보면 어느 모로 보나 손색이 없는 완벽한 한방식품입니다. 당귀, 숙지황으로 간의 보혈과 신장의 음기를 강화하고, 산수유, 구기자, 황정, 복분자, 사상자, 오미자, 토사자를 써서 신장의 진음(眞陰)과 양기(陽氣)를 크게 보강하였고, 두충, 계피 등으로 냉한 허리와 신장을 동시에 익기(益氣)해주고, 갈근, 천문동, 산약, 상황, 차가 등으로 폐의 기능과 면역을 높이고, 진피, 대추, 헛개열매(지구자), 홍삼, 산초, 강화쑥(애엽) 등으로 위장의 습열을 제거하고 따뜻하게 온보(溫補)하였고, 백작약, 하수오로 간을 보강했으며, 녹차로 상초의 있을지도 모르는 열을 해소하고, 감초로서 모든 약재를 조화하고 중화하였습니다.

이렇게 신장을 크게 대보하여 허물어져 가는 남성을 바로 세우고 중앙 토에 해당하는 위장을 덥히고 바로잡으니 온몸이 바로 섭니다. 더욱이 빠지지 않고 간과 폐를 보하니 체질을 떠나서 분석할 때에는 이 제품은 가히 훌륭한 제품입니다.

하지만 체질학적으로 분석을 해보면 실은 그렇게 쓸모 있는 유용한 식품이 되지 못합니다. 이 식품은 모두에게 다 잘 듣는 식품은 될 수 없습니다. 사실이지 만인이 먹어서 만인에게 다 좋은 식품을 여러 가지 원재료를 배합하여 만드는 일은 불가능합니다.

이 제품도 그 원리를 벗어날 수 없습니다.

이제 각각의 체질적 관점에서 분석을 해보겠습니다. 그리하여 어떻게 각 체질에 작용하는지 살펴보겠습니다. 그러면 이 제품이 외형상으로는 훌륭하지만, 내면적으로는 각각의 체질마다 어떻게 건강에 해롭게 작용하는지 알게 됩니다.

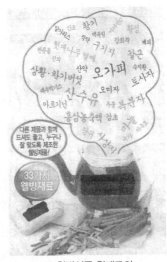

모 한방식품 원재료의
체질에 어긋난 조합 예

금양체질의 각도에서 살펴봅니다. 금양체질에 맞는 재료는 오가피, 산수유, 복분자, 토사자, 녹차, 백복령, 숙지황, 비타민C, 구기자, 두충입니다. 금양체질에 해로운 약재는 상황, 차가버섯, 헛개나무, 천문동, 오미자, 강화쑥, 작약, 산초, 대추, 홍삼, 당귀, 감초, 마늘, 하수오, 갈근, 황기, 계피, 진피, 산약, 사상자입니다. 맞는 금양체질에 유익한 약재의 수는 10가지이며 체질에 어긋나는 약재의 수는 20가지입니다. 대략 같은 비율로 배합했다고 가정하면 약 66%가 체질에 어울리지 않는 재료입니다. 결과적으로 금양체질에는 맞지 않는 식품입니다.

* 홍삼에 관하여 권위 있는 기관에 의해, 홍삼은 인삼과는 달라서 체질과 무관하게 모두에게 맞는다고 홍보되었으나 사실인즉 인삼이 맞지 않는 체질은 홍삼도 맞지 않는다.

이번에는 금음체질의 입장에서 살펴보겠습니다. 금음체질에 맞는 재료는 오가피, 녹차, 비타민C 등 3가지입니다. 맞지 않는 약재료는 산수유, 복분자, 토사자, 백복령, 숙지황, 구기자, 두충, 상황, 차가버섯, 헛개나무, 천문동, 오미자, 강화쑥, 작약, 산초, 대추, 홍삼, 당귀, 감초, 마늘, 하수오, 갈근, 황기, 계피, 진피, 산약, 사상자 등 27가지입니다. 금음체질에는 90%가 맞지 않는 약재가 들어있습니다. 이 체질은 대체로 약재에 대한 반응이 민감하여 맞지 않는 재료를 쓰면 부작용이 심합니다.

토양체질의 관점에서 검토해보겠습니다. 토양체질에 맞는 재료는 녹차, 산수유, 복분자, 토사자, 백복령, 숙지황, 구기자, 두충, 상황, 차가버섯, 천문동, 오미자, 마늘, 갈근, 산약, 사상자 등 16가지입니다. 나머지 14가지는 맞지 않습니다. 그러므로 약 42%가 맞지 않는 약재로 구성되어 있습니다.

따라서 토양체질에 유익한 식품으로 분류할 수 없습니다. 토양체질은 해로운 약재라도 부작용은 적게 나타나고 비교적 소화가 잘 됩니다.

목양체질에게는 유익이 될 수 있습니까? 목양체질에 맞는 약재는 상황, 차가버섯, 천문동, 오미자, 마늘, 갈근, 산약, 사상자, 쑥, 산초, 홍삼, 헛개열매 등으로 12가지입니다. 나머지 18가지 재료는 체질에 맞지 않습니다. 약 60%가 맞지 않는 셈입니다.

목음체질에게는 어떻게 작용할까요? 산수유, 복분자, 토사자, 백복령, 숙지황, 구기자, 두충, 상황, 차가버섯, 천문동, 오미자, 마늘, 갈근, 산약, 사상자 등의 15가지 재료가 목음체질에 이롭게 작용하며 나머지 15가지 즉 절반은 해롭게 작용합니다.

수양체질의 관점에서 분류를 하겠습니다. 수양체질은 헛개나무, 강화쑥, 작약, 대추, 홍삼, 당귀, 감초, 하수오, 계피, 진피 등 12가지 재료가 적합합니다. 나머지 18가지는 어울리지 않습니다.

수음체질의 경우는 상황, 차가버섯, 헛개나무, 천문동, 강화쑥, 작약, 산초, 대추, 홍삼, 당귀, 감초, 마늘, 하수오, 갈근, 황기, 계피, 진피, 산약 등 18가지가 이롭게 작용합니다. 나머지 12가지는 해롭게 작용합니다. 신장이 강하고 장부가 차가운 수양체질과 수음체질의 경우에는 나머지 해롭게 작용하는 것들은 부작용이 크게 나타납니다.

전체적으로 분석해보면 수음체질에 맞는 18가지 약재료가 들어가 그래도 유익하게 보이나 실은 부작용은 가장 심합니다. 토양체질에 맞는 약재가 거의 60% 가까이 들어가 있으며 체질적으로 약재에 대한 소화력이 토체질은 타 체질에 비해 원만합니다. 그러므로 위에 언급된 식품은 토양체질에 가장 근접한 식품이라 할 수 있고 몇 달 동안은 계속 먹어도 득이 될 수 있습니다.

그러나 지속적으로 섭취하면 오가피, 비타민C, 강화쑥, 작약, 산초, 대추, 홍삼, 당귀, 감초, 하수오, 황기, 계피, 진피 등으로 이루어진, 위장을 보하고 몸을 덥히는 약재의 성능 때문에 위장 상부와 식도에 염증이 생길 가능성이 높습니다. 나중에는 두통과 당뇨 및 고혈압을 일으킬 수도 있습니다. 현재 그런 병이 있으면 더 악화될 수 있습니다. 이렇게 분석을 해보면 재료의 종류를 많이 쓸수록 사실이지 모두에게 좋은 약이나 식품을 만들 수가 없다는 결론이 나옵니다.

　한편 식품재료를 한 가지나 두 가지만 사용할 경우에는 구매자의 50%가 유용하게 건강을 증진하는 데 도움이 될 수 있습니다. 자기 체질에 맞을 경우 먹으면 유익이 됩니다. 그렇다 하더라도 자신의 체질에 맞지 않으면 역시 건강에 손상을 입습니다.

　이런 제품 중에는 관절 재생제로 쓰는 글루코사민이 있습니다. 물론 이 제품을 여러 매체들은 모두에게 다 좋은 양 선전합니다. 그러나 이 식품은 성질이 매우 차가운 바다의 게에서 추출한 것입니다. 때문에 더운 금양, 금음, 토양, 토음체질에는 유용한 식품입니다. 하지만 서늘한 목양, 목음, 수양, 수음체질에는 전혀 도움이 되지 않습니다. 오히려 간과 신장이 더 약해져 관절이 더 악화됩니다. 추위를 더 타고 손발이 서늘해집니다. 체내에 존재하는 칼슘조차 더 빠져나갑니다. 나중에는 걷을 수도 없습니다.

　심지어 정형외과 의사들 가운데서도 뼈질환을 앓고 있는 환자에게 글루코사민을 추천합니다. 글루코사민이 뼈 연골 재생에 무조건 다 좋다는 건강상식을 믿어 의심치 않게 된 것입니다. 이는 모두 체질을 모르는 데서 생기는 불행한 현실입니다. 이런 비극은 크로렐라, 스피루리나, 비타민, 현미효소, 율무효소, 녹즙, 알로에, 버섯균사체, 홍삼, 로얄젤리, 오메가3 등 모든 식품에서 일어나고 있습니다. 그러므로 이제 체질의학을 알게 된 분들은 광고에 매료되어 무조건 구매하는 일을 조심해야 합니다.

　약재의 수를 적게 하여 특정체질에만 맞는 식품을 개발한다고 해도 사업적으로 성공하는 것이 쉬운 일이 아닙니다. 상당히 오래 전에 사상체질의학에 뜻있는 분이 체질별로 생식을 만들어 시판했습니다. 정말이지 속으로 그분을 존경했습니다. 필자도 물론 그 제품을 취급했습니다. 그런데 얼마 있다가 문을 닫았습니다. 그것은 제품이 나빠서가 아니었습니다. 실수요자가 적었던 것입니다. 현실적으로 체질에 맞는 제품(사상체질 분류에 따라 네 종류의 생식을 제조했음)을 제조 판매한다면 승산 없는 사업이 될 수 있습니다. 체질인식에 대한 저변확대가 별로 없기 때문에 진실로 개개인에게 맞는 식품을 개발해도 판매가 어려운 것입니다. 그러나 체질과 무관하게 일시적으로는 대량 제조 판매하는 일은 쉽습니다. 그러나 오래가기는 힘듭니다. 그러기에 비싼 광고에 의존할 수밖에 없습니다.

■ 생식

이번에는 생식에 대해 논하겠습니다. 그림에 나와 있는 재료를 잘 살펴보시기 바랍니다. 요즘은 현미가 좋다는 인식이 사회 저변에 깔려 있습니다. 그래서 생식원료에 현미, 발아현미, 현미찹쌀 등을 꼭 넣습니다. 그러나 현미는 위장이 차갑고 허약한 목양, 수음, 수양 체질에게만 유익합니다. 현미는 전적으로 위장으로만 귀경하여 습하고 차가운 기운을 걷어내고 위를 덥히고 보강하는 효능이 있습니다. 그러나 다른 체질은 위가 본질적으로는 약하게 태어나지 않았기에 현미를 먹으면 처음에는 힘도 나고 좋지만 시간이 흐르면서 필연적으로 위염이 발생합니다. 물론 현미는 호분층에 있는 해독성분과 영양소 때문에 그것을 꼭 먹고 싶어 합니다. (자세한 내용은 팔체질의학의 현미를 읽어보시기 바랍니다.)

식품	영양소
현미	비타민, 미네랄, 식이섬유
검정콩	라이신과 같은 단백질
현미씨눈	필수 아미노산, 비타민 E
보리	식이섬유 베타글루칸 함유
율무	비타민 B군, 칼슘, 철분
감자	칼륨 등 무기질, 비타민 C, B
다시마	섬유질 풍부, 칼슘, 요오드
당근	비타민 A 전단계 물질인 베타카로틴 함유
도라지	섬유질, 칼슘, 철분
마	단백질, 필수아미노산
밤	단백질, 지방, 탄수화물, 칼륨 등
쑥	엽록소, 미네랄
솔잎	각종 미네랄
양파	독특한 향기 알리신
연근	녹말, 당질, 아스파라긴
표고버섯	비타민 B1, D
늙은호박	비타민 A, C, B2
녹차추출물	비타민 미네랄
포도종자추출물	항산화물질

모 생식제품의 재료 구성표

그런데 배합비율을 보면 현미 현미씨눈이 보통 30~35% 정도가 들어가 있습니다. 따라서 위의 세 체질을 빼고는 모두 해로운 생식이 됩니다. 수체질로 분석을 해보겠습니다. 수체질에 맞는 것은 현미, 감자, 다시마, 쑥이며 해로운 것은 녹차, 포도씨, 보리, 검정콩, 율무, 솔잎 등입니다. 목체질에 맞는 것은 율무, 당근, 도라지, 마, 연근, 버섯, 양파, 보리이며 해로운 것은 검정콩, 쑥, 솔잎, 녹차, 포도씨 추출물입니다. 별도로 각 체질 입장에서 분석해보면 체질에 맞는 것은 20~30%이고 맞지 않는 것은 70~80% 정도입니다. 그러니 모두 좋은 원료로 만든 것이지만 단기간 섭취 시에는 건강에 무방하겠으나 장기간 섭취한다고 볼 때 결국에는 해가 더 많다고 하겠습니다. 이는 제품을 개발하는 분들이 체질을 모르고 좋다는 것을 종합적으로 선택했기 때문입니다. 그러므로 제품을 선택할 시에는 원료를 잘 살펴야 합니다. 아니면 체질식품 개발자로부터 제품을 구입하는 것이 더 안전한 방법이 되겠습니다.

* 생식은 목수체질의 경우 맞는 원료로 만든 것이라 해도 계속 섭취하면 냉병에 걸려 해롭다. 결코 섭취해서는 안 된다. 생즙은 목체질의 경우 신중해야 하며 수체질은 금한다.

■ 글루코사민

· **질문:** 안녕하세요~ 송산 선생님!! 목양인 글루코사민 복용과 관련하여 질문드립니다. 체질관련 선생님의 명쾌하고 논리적인 해석과 증명에 많은 도움을 받고 있는 40대 후반의 남성입니다. 제가 체질에 관심이 많아 여러 관련 전문한의원을 돌며 제 체질을 알아본 바, 2003년에 최종적으로 목양 인이라는 확진을 받았습니다.

제가 목양인 특성상 폐가 부실하여 그런지 오랜 기간 어깨 통증 때문에 고생을 좀 하고 있습니다. 그래서 관절에 좋다는 초록홍합 분말을 복용하다 홍합이 목체질에 좋지 않다는 지식을 접하고 복 용 중단, 얼마 전 지인으로부터 글루코사민을 선물 받아 복용하고 있는데요, 선생님께서 2014년 1월 말경 올려주신 체질별 총식품분류표에 보면 목양인의 유익식품으로 '게와 새우'를 들어주셨습니다.

그런데 본 사이트에 기재된〈장터〉식품선택요령〉 아래 내용을 보면,

"관절 재생제로 쓰는 글루코사민이 있습니다. 물론 이 제품을 여러 매체들은 모두에게 다 좋은 양 선전합니다. 그러나 이 식품은 성질이 매우 차가운 바다의 게에서 추출한 것입니다. 때문에 더운 금양, 금음, 토양, 토음체질에는 유용한 식품입니다. 하지만 서늘한 목양, 목음, 수양, 수음체질에는 전혀 도움이 되지 않습니다. 오히려 간과 신장이 더 약해져 관절이 더 악화됩니다."

라고 기술되어 있는데 어떻게 해석해야 될지 혼란스러워서요. 식품으로는 생이 아니고 익혀먹는 등의 조치를 통하면 무난한데 약의 경우 고농축 등 제조 과정상의 특성상 문제가 있어서인지 등등 정확히 알고 싶습니다. 더불어 목양인의 관절을 위한 유익한 식품(약재)을 알려 주시면 매우 감사드 리겠습니다. 선생님의 고견을 청합니다. 늘 건강하시고 행복하시기 바랍니다.

· **답변:** 사실 새우와 대게, 홍게, 꽃게는 목체질에 유익한 식품입니다. 그러나 크기가 작은 빵게는 냉성이 강해 목체질에 해롭습니다. 글루코사민의 원료로 사용되는 게는 크기가 큰 게가 아니라 빵 게로 판단됩니다. 이래서 글루코사민이 목체질에 해롭습니다. 만일 큰 게로 만든 것이라면 맞겠지 만, 검증을 해보면 그렇지 않은 것입니다. 배처럼 익혀서 온성으로 바꾸어 목체질에 이롭게 되는 것

도 있는 것은 사실이나, 글루코사민은 해당되지 않습니다.

목체질의 관절건강에 도움이 되는 것은 상어의 연골이나 콘드로이친을 원료로 한 제품을 사용하시는 것이 좋습니다. 목음체질은 뼈의 생성에 관여하는 신장이 약해서 중년 이후로는 지속적으로 드셔야 합니다. 그러나 목양체질은 장부가 정상이면 별도로 꼭 섭취하지 않아도 골밀도에 문제가 생기지 않습니다. 그보다는 목양 역시 서늘하고 차가운 체질이기에 위장과 폐를 덥혀 음성양쇠를 예방하는 길이 더 좋은 방법이며 체질한방이 가장 효과적이라고 할 수 있습니다.

■ 칼슘

칼슘도 무작정 여과없이 체질에 맞지 않은 원료로 된 것을 먹으면 오히려 골밀도가 더 떨어지고 장기간 섭취시 몹시 뼈에 위험을 가져옵니다. 체질별 적합한 칼슘은 다음과 같습니다.

- **금체질:** 패각탄산칼슘
- **토체질:** 탄산칼슘, 유청칼슘, 본칼슘, 말뼈가루
- **목체질, 수음체질:** 유청칼슘, 본칼슘, 말뼈가루, 산호칼슘, 난각칼슘
- **수양체질:** 산호칼슘, 난각칼슘

■ 비타민K

비타민K는 적지만 일정한 양으로 신체가 필요로 하는 영양소입니다. 이는 혈관에 손상이 발생했을 때 협동하여 혈액을 응고시키는 역할을 하는 응고인자라고 불리는 여러 물질들을 형성하는 데 필수적입니다. 불충분한 비타민K로 인해 과도한 출혈이 나타나고 멍이 쉽게 듭니다. 비타민K는 또한 골 소실을 방지하는 데 있어서 중요한 역할을 하는 것으로 생각됩니다. 비타민K 수치가 낮은 것은 낮은 골밀도와 연관이 있고, 적절한 농도의 비타민K가 골절의 위험을 감소시키며 골 건강을 증진시킬 수 있다는 증거들도 있습니다.

다음의 3가지 종류의 비타민K가 있습니다. 비타민K1(phylloquinone)은 식사로부터 섭취할 수 있는 종류이고 특히 녹색 잎줄기 채소에서 풍부하지만 유제품과 식물성 기름에서도 얻을 수 있습

니다. K1은 또한 과다출혈과 연관된 질환의 치료 등의 목적으로 경구복용제나 주사제로 상업적으로 생산되기도 합니다. 비타민K2(menaquinone)는 장내 정상세균총을 구성하는 세균에 의해 만들어집니다. 이 세균들은 K1도 보충하지만 체내 요구량을 맞출 만큼 충분하지 않습니다. 비타민 K3(menadione)는 합성되는 수용성의 비타민K이고 성인에서 치료목적으로 사용됩니다. 미국에서는 이 성분이 용혈성 빈혈을 일으킬 수 있으므로 영아에게는 더 이상 투여하지 않고 있습니다.

인체는 충분한 양의 비타민K를 생산할 수 없으므로 식사를 통해 특정량을 섭취해야만 합니다. 이는 다양한 음식에 존재하고 미국에서의 보통의 식사는 충분한 양을 공급합니다. 일일섭취권장량보다 보통 더 많은 양을 포함하는 음식들의 예로는 케일, 콜라드, 시금치, 순무, 겨자, 녹색 상추와 같은 녹색 잎줄기채소와 브로콜리, 파, 파슬리, 아스파라거스, 방울양배추, 양배추와 같은 기타 다른 채소들이 있습니다.

또 다른 공급원으로는 유제품, 시리얼, 식물성 기름, 대두 등이 있습니다. 식사를 통해 공급되는 동시에 체내에서 생산되는 K1, K2는 모두 지용성이고 인체의 지방조직과 간에 축적됩니다. 성인은 보통 1주일분의 비타민K를 저장하고 있습니다.

* 참고사항: 비타민K는 신체 내에서 생성되므로 식품으로 섭취할 비타민K의 양을 책정하기가 어렵다. 한국인 영양섭취기준에서는 남녀 성인 각각 75μg, 65μg을 충분섭취량으로 정하였다. (출처: 네이버 지식백과, 비타민K [Vitamin K])

· **비타민K가 많은 음식**
1. 쑥갓, 쑥, 부추, 시금치, 양배추, 케일, 브로콜리, 상추, 비름나물, 근대, 파슬리, 콜리플라워 같은 녹색의 진한 야채
2. 미역, 다시마, 김, 톳 등의 해조류
3. 낫토나 치즈 등의 발효식품
4. 콩, 달걀, 과일, 곡류, 우유, 고기, 녹차

* 기름에 용해되는 지용성 비타민이며 혈액응고에 필수적인 비타민으로 항출혈성 비타민으로 불린다.

· **수양체질에 맞는 비타민K 함유 식품**

비타민K는 신체 내에서 생성되므로 식품으로 섭취할 비타민K의 양을 책정하기가 어렵습니다. 한국인 영양섭취기준에서는 남녀 성인 각각 75㎍, 65㎍을 충분섭취량으로 정하였습니다.

인체는 충분한 양의 비타민K를 생산할 수 없으므로 식사를 통해 특정량을 섭취해야만 합니다.

→ 쑥갓 삶은 것 460, 쑥 생 것 340, 부추 삶은 것 330, 미역 생 것 140, 김, 녹색 브로콜리, 청상추, 달걀, 흰콩(총식품분류표를 보면 자신의 체질에 맞는 비타민K 함유 식품을 확인할 수 있습니다.)

■ **레시틴과 중성지방**

· **질문:** 건강 검진 결과 중성지방 수치가 높아 레시틴을 섭취하려고 합니다. 최근에 건강이 좋지 않아 8체질에 관심을 갖게 되었고 본 사이트도 알게 되어 기쁩니다. 전 1개월 전에 서울 한의원에서 금음체질로 진단받았고 체질식 중인데 긍정적인 반응입니다.

체질에 좀 더 관심을 갖고 계속 지켜보면서 접근하려고 하고 레시틴 제품은 모든 체질에 필요하다고 해서 주문하려고 합니다. 현재 51세 직장 여성입니다. 어느 정도 얼마만큼 복용해야 되는지 견적 부탁드립니다.

그리고 한 가지 궁금한 점은 금음체질은 된장, 간장도 금해서 너무 불편한데 콩의 레시틴은 괜찮은지요?

· **답변:** 대두콩의 더운 성질은 껍질에 주로 존재합니다. 레시틴 성분에는 껍질은 없습니다. 레시틴은 일종의 인지질 성분으로 혈중 고지혈과 콜레스테롤을 분해하는 기능이 있습니다. 뇌세포 구성성분의 거의 50%를 치지하므로 뇌건강, 즉 기억력 증진 학습효과 상승에도 도움이 됩니다. 그래서 더운 체질인 금체질이 섭취해도 전혀 부작용이 없습니다. 같은 이유로 대두콩으로 만든 두부도 껍질은 벗기고 제조되기에 섭취해도 문제가 전혀 없습니다. 대두콩 된장과 간장은 섭취해도 유해성은 미미하므로 드셔도 문제는 없고, 다음 된장 담글 때는 검정콩이나 서리태를 쓰면 더욱 좋을 것입니다.

식이요법 문답

● 문답 내용

■ 한 허약한 목체질 여성의 식사법 문의

·**질문:** 안녕하셨나요? 어제 문자 답을 보낸다는 게 깜박하고, 이제서야 연락드리네요. 사정상 며칠 전부터 먹기 시작했고요. 더 먹어봐야 알겠지만. 느낌은 좋아요. 그리고 역류성식도염일 때 어떤 부분을 조심해야 할지.

제가 맵고 뜨거운 걸 좋아하다 보니 요즘은 자연히 피하게 되기도 하네요. 한동안 너무 심해져서 힘들었거든요. 한 번씩 신물도 올라오고 트림이 얼마나 나던지. 배에 가스도 차고 숨쉬기도 그렇고 가슴이 답답하니 눌리듯 간혹 따가우면서 목에 항상 뭐가 걸린듯하고. 목상태가 안 좋고 노래하긴 더 힘들고 성대가 안 좋은 거 같아요.

위액이 올라와서 자극을 하는 건지 해로운 음식은 피하고 있고요, 그리고 양팔이 저리네요. 허리도 한동안 많이 아프다가 지금은 좀 낫긴 한데 양팔이 피가 안 통하듯 내 팔이 아닌 느낌. 옷이 스쳐도 따가운 느낌? 목디스크 때문인지 아님 심장이나 폐나 장기 때문에 그런 건지. 비염과 눈 알레르기며 아무튼 예전의 증상이 여전히 남아 있고요, 뭐. 이건 다 아시는 부분이니. 좋아지겠죠 뭐.

아무튼 한동안 몸도 많이 붓고 위장이 많이 안 좋아서 가슴이 많이 눌리듯 그렇더라고요. 그리고 가슴에 혹이 또 발견되었어요. 더 커질 수 있으니 수술해서 제거하는 게 낫겠다던데 제가 좀 더 있어보겠다고 했어요. 암튼 음식은 조심하고 있고요.

참, 치즈나 이런 거 많이 먹으면 콜레스테롤이 증가되나요? 지금은 우유나 치즈를 거의 먹진 않지만 육류 기름이나 일반 식용유 이런 거를 소화를 잘하는 체질로 아는데 일부로 피할 필요는 없겠지요? 저번에 살이 너무 쪄서 피검사하니 콜레스테롤이 좀 높다고 하기에…… 그때도 많이 먹어 살도 찐 거지만 몸이 정상이 아니라 부은 것도 있었던 거 같아요.

이제 보폐환 복용할거니 열심히 먹어볼게요. 항상 하시는 일이 병으로 고통 받는 이들에게 새로운 희망이 되는 빛이 되길 기도드립니다.^^

·**답변:** 고생이 너무 심한 것 같아 안타깝습니다.

1. 목체질 역류성 식도염은 위장이 성질이 차가운 야채와 과일과 생선을 섭취한 결과, 위장이 차갑고 습기가 심한 데 원인이 있습니다. 위장에 한습(寒濕)이 생기면 위장의 본연의 수납(受納) 기능이 상실되어 음식을 아래로 내보내지 못하게 되고 비정상적으로 역류하는 현상이 생기는 것입니다. 체질식단표 대로 식사하되, 폐를 따뜻하게 해주는 쇠고기, 버섯, 콩나물, 양파, 매운 고추, 마늘 등을 집중적으로 섭취하면 좋습니다. 또 목음체질에 맞는 맵고 뜨거운 음식은 오히려 역류를 치유하는 효과가 있으니 피하지 말고 열심히 드세요.

맵고 뜨거운 것은 금체질에는 식도에 열을 가중시켜 식도염이나 역류성을 유발하는 원인이 되어 몹시 해로우나, 목체질에는 문제가 없습니다. 그러나 많이 섭취할 경우에 설사 등이 생길 수 있는데, 줄이면 이상이 없습니다. 특히 문제가 없다면 청양고추 등 매운 것을 위장에 부담이 없는 한, 넉넉하게 드시면 더 좋습니다. (너무 심하게 맵게 먹으면 위가 아플 수 있으며 이때는 좀 적게 섭취하면 후유증은 없음)

2. 팔 저림은 목 디스크와 관련된 듯하여 목과 척추를 교정하는 것이 좋을 것 같은데, 참고하세요.

3. 목체질이 콜레스테롤이 높게 나오는 것은 원래 채식을 위주로 생활해온 것이 간의 영양저장 기능을 과도하게 항진시켜 발생한 결과입니다. 목체질 여성 중에 술이나 육류를 거의 섭취하지 않아도 고지혈증이 상당합니다. 꼭 지방 식품만을 먹어야 고지혈증이 수반되는 것은 아니며, 목체질의 경우에만 이런 일이 종종 있습니다. 치즈나 우유는 좋고, 그러나 비용과 청정 측면에서 볼 때, 흰콩 즙을 열심히 드시는 것이 더 좋겠습니다. 현재 상황은 육류의 기름은 가급적 피하고, 튀김용 기름으로는 특히 올리브유를 사용하여 콜레스테롤 수치를 내리는 데 좋습니다.

4. 보폐환은 좀 길게 오래 드셔야 합니다.

5. 전에 알려준 선식과 매끼 좋은 두부, 계란, 쇠고기 등을 가까이 하세요.

6. 여성의 가슴은 돌출되어 다른 부위에 비해 상대적으로 온도가 차갑습니다. 가슴을 문질러서 덥히거나 더운 찜질을 해주세요. 건강을 빌며 열심히 살아가면 좋아질 날이 옵니다.

■ 목체질 식사법 안내

·**질문:** 선생님 덕분에 잘 견디며 감사히 지내고 있습니다. 약을 더 먹어야 하는 상황인데 지금 여건이 쉽지가 않아서 가능한 대로 새로 출시된 체질제품을 먹고자 희망하고 있습니다. 음식은 최대한 체질식으로 하고 있고요.

지금 살이 많이 쪘거든요. 예전보다 탄수화물 섭취량이 더 많이 늘긴 했는데___; 안 좋은 현상인 건지. 그때 말씀하신 거처럼 살을 좀 찌워서 우선 체력을 보강한 뒤 다시 체중을 조절하라고 하셨는데 찌는 게 더 좋은 건지. 5~6kg 쪘거든요. 안 좋아서 찌는 건지……

새롭게 정리된 것을 봤는데 너무 보기 쉽게 정리되어서 감사드리고 몇 가지 여쭤볼게 있네요. 목음체질은 단맛이 좋지 않고 예전엔 설탕이 좋지 않은 것으로 알고 있는데 새로 정리된 부분은,

1. 설탕이 괜찮다고 되어 있어서요.

2. 오트밀과 허브차(모든 종류)는 목음체질에 어떻지 여쭙고 싶네요.

3. 초콜릿도 괜찮은 걸로 알고 있는데 초콜릿은 많이 단 편인데 자주 먹어도 괜찮은지요.

4. 코코넛은 어떤가요?

5. 우유와 치즈 등 유제품이 보통 경우 위장장애가 있을 땐 피하라 하는데 저 같은 경우 많이 먹는 것이 도움이 되는지. 또한 땅콩버터도…… 아님 위장이 안 좋거나 할 땐 피하는 것이 나은지요.

아무쪼록 건강으로 고통 받는 많은 분들께 희망이 되는 건강연구소가 되길 다시금 바라봅니다.^^

·**답변:** 1. 설탕은 본질적으로 맞으나 대부분은 정백당으로 칼로리만 높아 비만을 부르기에 자제함이 좋고

2. 허브종류는 체질별로 다르기에 선택적이어야 하며, 오트밀, 귀리는 목체질에 좋습니다.

3. 초콜릿은 체질에 맞지만, 설탕이 많이 들어 있어 비만해지니 조심해야 하고 정 먹고 싶으면 품질 좋고 설탕이 적게 들어가는 다크초콜릿으로 조금씩 즐기는 정도가 좋겠고,

4. 목체질은 소화만 되면 우유치즈를 충분히 먹어두되, 우유는 차갑게 먹지 말아야 대장에 냉증이 생기는 것을 막을 수 있어요. 흡수가 잘 안 되면 저지방 혹은 탈지 우유를 드세요. 그러나 우유도 생산과정이 사료가 완전유기농이라 할 수 없어, 두유제조기(소이러브)를 사서 매일 두유를 만들어 먹는 게 좋겠어요.

5. 땅콩버터는 지방이 많아 소량 섭취하면 좋겠습니다.

저녁식사량을 줄여야 체중감량이 쉽고, 밥과 단백을 함께 먹으면 살이 더 찌니 저녁은 단백질만 먹고 밥을 아예 먹지 않으면 감량에 아주 좋아요. 매끼 단백질을 섭취하고 탄수화물과 당분 섭취를 줄이고, 운동은 매일 30-60분 정도 걷기 등을 꼭 하세요. 폐가 허한 체질은 꼭 호기성 운동을 해줘야 피가 돌고 장기가 움직입니다.

■ 목양체질의 채식과 반지 착용

이미 설명했다시피 둘째손가락은 심장의 경혈이 흐르는 길입니다. 목양은 심장이 평장기에 속하므로 보사(補瀉) 어느 것도 해서는 안 됩니다. 금반지를 둘째손가락에 착용하면 보법이 되어 일순간은 좋은 것 같다가 생리저항한계점에 이르면 생체는 거부하기 시작합니다. 은반지 착용도 얼마 동안은 심장을 안정시키는 듯하지만 더 나빠집니다. 이대로 시간이 좀 지나면 수면에도 도움이 되지 않습니다. 마치 맞지 않는 건강식품이나 한약을 먹으면 처음에는 좋은 듯하다가 결국은 탈나는 이치와 같습니다. 물론 중단해야 합니다.

대신 새끼손가락에 은반지를 끼워보세요. 수화기제(水火旣濟), 즉 신장의 수기(水氣)를 은반지를 끼워 사하면 결과는 신장기가 더 강화되며 결과적으로 수기는 상승하여 심장의 화기(火氣)를 잠재웁니다. 그러면 심장이 좀 더 안정이 됩니다. 참고로 목체질은 간이 센데다가 채식을 많이 하는 한국음식문화 때문에 간기(肝氣)가 응축되어 있습니다. 즉 간의 피가 전신으로 퍼져나가 돌아야 하나 응축하려는 목체질의 간의 특성상 울혈되어 우울증상을 보이는 경우가 다른 체질에 비해 좀 많은 편이고 정서가 불안정합니다. 이런 이유로 숙면을 취하기가 쉽지 않은 것입니다. 한편 폐기(肺氣)가 약해 혈액이 뇌쪽으로 잘 흘러가지 못해 두통, 두중감, 편두통, 머리의 무감각 증상이 가중되기도 합니다. 육식을 많이 하시고 생채소를 자제하시는 것을 기본으로 하시고, 형편이 된다면 가끔 체질 추출물을 섭취하여 음식으로는 할 수 없는 간의 울혈증을 풀어주고 선폐(宣肺)기능을 보완하는 것도 좋습니다.

* 체질별 반지 착용법 정보는 이책 끝부분 부록에 있다.

■ 목체질이 위장이 나쁠 때

·**질문:** 지금 오메가3도 먹다 안 먹다 하는데 이런 상황에 비타민과 오메가쓰리를 안 먹는 게 나은지? 음식은 어떤 식으로 해서 먹으면 도움이 되는지 조언 부탁드려요. 전 그대로 고기도 먹고 매운 것도 먹고 하는데 그냥 죽 같은 걸 먹으면 좋은 건지. 오메가쓰리도 안 먹는 게 나은지. 제 체질에 이로운 음식은 뭐든 섭취해도 상관없는 건지. 그리고 간혹 오메 먹고 나면 비린내가 다시 올라오는데 그건 큰 상관이 없는 거죠? 암튼 지금 상황에서 어떻게 조치하면 좋을지 조언 부탁드립니다. 이게 장염인 건가요?

·**답변:** 오메가쓰리는 체질에 맞으나 기름이기 때문에 소화가 잘 안 될 때는 조심하고, 콜라를 좀 마시면 소화가 됩니다. 현미율무(껍질만 깐 붉은 율무)로 죽을 하루 한번은 먹어보세요. 매운 것은 적당히 먹으면 좋아요. 보폐환을 식후 즉시 삼킬 때의 양보다 조금 적게 씹어 침으로 녹여 죽처럼 드세요. 체증이 있으면 명치 아래를 쓸어내려 다스리세요.

■ 수양체질의 피부 염증

·**질문:** 안녕하세요. 선생님. 오랜만에 상담 글 남깁니다. 건강히 잘 계시는지요. 수양체질인데, 한동안 사타구니 가려움증이 덜하더니 요즘 무척 심해지는군요. 요즘은 부득이 저의 체질과 좀 어긋한 음식을 상식하고 있습니다(채소 종류만 먹고 육식 X). 특히 오이나 배추김치, 무국, 마늘(국 속에 들어감)을 의지와 상관없이 매일 먹고 있습니다. 지금 제가 처한 환경은 거처 옆에 큰 계곡과 멀리에 소양댐이 있어서 매우 습합니다. 이불이 눅눅할 정도네요……

수양체질에게 있어 사타구니 가려움증과 발적 증상의 원인은 무엇인지요, 또 해결 방안이 무엇일까요? 그리고 왼쪽 어깨가(견갑골 쪽) 많이 아파서 한 자리에 오래 앉아 있지를 못하고 있어 괴롭습니다. 도움 부탁드립니다.

·**답변:** 이전에 체질식을 중단한다는 소식을 듣고 몹시 놀라고 침울했습니다. 현 상황과 같은 지나치게 습한 환경은 누구에게나 좋지는 않아 수체질에게도 좀 해로울 것 같습니다. 그러나 적당한 습

기는 금, 수양체질에게는 폐기가 강해 건조해지는 피부를 윤택하게 해 주기에 사실은 유익합니다. 현재의 증상은 환경 탓은 본질적으로 아닌 것 같습니다.

수양체질의 사타구니 가려움증과 발적 현상은 신장이 지나치게 냉기가 심해 동반하여 체표가 극히 냉해지면, 허열이 생기면서 두드러기 알레르기 발적 등의 현상으로 나타납니다. 마치 수체질이 생냉한 음식을 주식하면 차가운 위장이 차가워져 위염이 생기는 이치와 같습니다. 보통 위염이나 피부 발적은 염증이기에 얼핏 생각하기에는 열증으로 보일 수 있으나, 실은 외형은 열이고 내면의 본질은 수목체질의 경우에는 냉증입니다. 때문에 신장의 냉기를 걷어내고 회양(양기를 회복)시키는 것이 치법입니다. 해당약재는 건강 백출입니다.

일반적으로 논하면, 양 어깨가 다 아프면 폐에 원인이 있으며, 오른쪽 어깨가 아프면 간의 허증으로 주로 금체질에게 많이 나타나며, 왼쪽어깨가 아프면 비장이나 심장의 허증이 그 원인이며, 수양은 주로 심장이 원인이 되며, 수음은 비장이 그 원인이 됩니다. 따라서 김 선생님의 좌견갑골 동통은 주요인은 심장의 냉증과 허증이요, 부원인은 폐의 냉증이라 봅니다. 수양의 심장을 보하는 계심, 당귀, 생감초, 인삼, 목향, 오약 등이 있습니다.

한편, 허약체질인지라 위 약재들이 얼마나 위력을 보일지는 미지수입니다. 우리 연구소의 소중한 회원인지라 특별히 답변을 제시했습니다. 허약체는 체질식과 좋은 보약을 먹어도 별반 표가 나지 않으나, 소홀히 하고 벗어나면 병이 잦습니다. 가장 중요한 것은 체질식으로 복귀하는 것이 기본 관건이라 할 수 있고, 다음으로 체질 한방식품을 권합니다. 이 기회에 안부를 올리며 건강을 빕니다.

(한동안 다른 체질로 바꾸어, 어느 것을 먹어도 괜찮다고 소화도 잘 된다고 했는데, 결국에는 몸이 버티지 못하자 의구심이 생겨 다시 대구 저의 사무실을 찾아왔습니다. 체질 재검증 결과, 수양체질로 확인되었습니다. 감별은 여러 번 반복하였고, 이렇게 해서 저의 연구소에서 체질을 네 번이나 검사하는 신기록을 세웠습니다.)

■ 수목체질이 여름을 잘 날 수 있게 하는 과일의 활용법

땀을 많이 흘리니 적당한 수분을 보충하고 마시는 즐거움을 주는 과일로는 노랑 수박, 골드키위를 섭취하되 너무 차갑게 먹어서는 안 됩니다. 냉장고에 보관했다면 전자레인지에 약 15~20초 순간 데워 먹거나 상온에 식혀서 드시면, 제 맛도 나고 뱃속도 편합니다. 수체질이 소화가 잘 안 되면 망고를 잘 숙성시킨 뒤 냉장고에 보관했다가 렌지에 조금 데워 드시면 좋고, 사과를 강판에 갈아 즙내어 마시면 갈증도 가시고 흡수도 잘됩니다. 또는 사과를 깎아 썰어 후라이팬에 익혀서 바로 드시면, 색다른 감칠맛이 나고 따뜻해서 좋습니다.

■ 토양체질 방위 및 식사

·**질문:** 궁금한 점이 더 생겨서 문의 드립니다. 구기자를 차로 안 먹고 깨끗이 씻어 말려 그냥 씹어 먹어도 괜찮나요? 맛은 맛있던데 잘 모르겠네요. 또 아침을 체질식 미숫가루로 바꿔 보려고요. '우유+보리+검은콩+팥+당근' 이건 괜찮나요? 더 추가해야 할 재료나 잘못된 것이 있으면 말씀해 주세요(검은콩이 좋다고 들었는데, 검은 쌀과 검은깨도 섞어도 되는지요). 여기에 조금은 단맛을 위해 설탕 또는 올리고당 중 어떤 게 괜찮나요? 그리고 깻잎을 너무 좋아하는데, 토양체질에 깻잎은 어떤가요? 참, 계란노른자는 토양체질에 안 좋다는 말이 있는데 괜찮나요? 메추리알, 계란처럼 좋은 건지요.

여기 글들을 자세히 읽어보니까 궁합뿐만 아니라, 잠자는 위치까지 체질마다 유익한/해로운 것들이 있는데 토양체질은 서향이 가장 좋다고 읽었습니다. 제 생각은 수양과 반대되니까 서향도 좋지만 북향이 가장 좋지 않을까 생각이 되는데, 제가 모르는 부분이 있는 건가요? 또 글에서 말하는 동서남북 방향의 기준이 햇빛이 들어오는 집의 일반적인 방향인가요, 아니면 집 방향과는 상관없이 자는 방안 침대 머리 쪽을 놓는 방향(나침반 기준)인가요, 제가 있는 집은 기숙사 같은 곳이라 남북 방향 모두 별개의 방이 있고, 창문이 크게 구조되어 햇빛이 다 잘 들어옵니다. 나침반으로 재어보면 제방 창가는 북쪽에 가깝더라고요 궁금해요.

·**답변:** 구기자는 신장으로 귀경 보완하니 좋습니다. 미숫가루에 당근은 빼고요. 깻잎은 폐로 귀경하니 좋고요. 가급적 단것을 피하는 것이 위장 항진을 막습니다. 메추리와 계란의 노른자는 토체질에 열성으로 해롭고 흰자는 평식품으로 좋습니다. 토양체질은 긴 여름 즉 장하에 해당하니, 북반

구 기준으로 할 때, 차가운 북북서 방향(330도)이 최적입니다. 서향도 좋고, 북서쪽인데, 정확히 적정구간은 240~30도입니다. 책상에 앉았을 때 얼굴 전면이, 누웠을 때는 정수리가 향하는 방향을 가리킵니다. 상세내용은 이 책 끝에 나와 있는 부록의 방위를 참고하세요.

비위장이 강한 체질, 즉 토, 금양 체질들은 체질에 맞는 식품이라 해도 단 것을 많이 섭취하면 위장이 항진되며, 그러면 위장의 길항장기인 신장은 억압을 받아서 면역력이 저하되며, 나아가 비만이 초래됨과 동시 혈액순환에 장애를 일으켜 순환기질환에 노출되어 당뇨, 고혈압 등이 유발될 수 있습니다. 때문에 수양, 수음, 목양체질이 꿀의 단맛을 즐기는 것을 제외하고는 나머지 다른 체질은 평소 단 것을 자제해야 합니다. 이 체질들도 꿀을 많이 먹으면 당뇨가 발생할 수 있습니다. 결국 단명을 재촉합니다. 그런데 역설적인 사실은 토체질과 같이 비위장이 센 체질들은 음식에 단맛이 첨가된 것을 대개 갈구하게 된다는 것입니다. 그래도 단맛을 즐기려고 꼭 먹고자 하면 사탕수수가 원료인 프락토 올리고당을 쓰면 됩니다. 옥수수가 원료인 이소말토 올리고당은 해롭습니다.

■ 체질에 맞는 식생활을 하면 고혈압이 치료됩니까?

·**질문:** 어제의 답변에 감사드립니다. 체질판별을 받고 체질에 맞게 식생활이 바뀌면 고혈압이 자연 치료됩니까? 제가 본태성 고혈압입니다. 중요한 문제라서(지금은 고혈압약 복용중입니다. 나이는 56세 남자입니다. 165/93입니다.) 확실한 답변 부탁드립니다.

·**답변:** 치료란 수술, 의료기, 의약품 등을 사용하여 증상을 완화하거나 질병을 없애주는 것입니다. 그러나 의학적 치료가 모든 병을 고칠 수 있는 것은 아닙니다. 예컨대 암을 적출해 제거할 수는 있어도 암이 생기지 않도록 면역력을 복원할 수도, 다시 자라는 암을 막을 수도 없습니다. 강하제 외는 직접적으로 혈압을 내려줄 수 있는 어떤 한약도 건강식품도 약재도 없습니다. 그러나 강하제를 먹어 고혈압의 수치를 내릴 수는 있지만, 근본적인 고혈압이 생기게 한 원인을 제거하거나 고혈압을 유발하는 장부의 항진을 정상으로 되돌리지 않는 이상 완치는 불가합니다.

본태성 고혈압은 원인을 알 수 없는, 그래서 고칠 수 없는 혈압으로 분류하지요. 그러나 원인 없는 결과는 없으니 본태성 고혈압도 원인이 있고, 원인을 제거하면 가능하다고 봅니다. 다만 이 병이 인체본연의 복원력의 한계를 넘지 않은 이상은 가능하며, 설령 완치가 불가능한 단계에 이르렀다고 해도 체질식을 하면, 훨씬 더 지금보다 더 도움이 된다고 할 수 있습니다. 저희가 말하는 체질식사법은 특정 고혈압 치료 식품을 의미하는 것이 아니며, 모든 질병을 다 고쳐주는 것도 아닙니다. 인간은 불완전하기에 아무리 체질식으로 철저히 노력해도 노화를 비껴갈 수 없습니다.

단지 모든 질병의 원인을 제거해주고 인체본연의 자연치유력을 가장 효율적으로 증강시켜 주는 방법이면서 각 개인의 본태성 고혈압의 원인을 제거하는데 가장 유용한 식품군 정보를 알려주는 것입니다. 대부분의 질병은 거의가 섭취한 음식에서 비롯되며 고혈압도 예외가 아닙니다. 체질식사법은 고혈압의 원인이 되는 음식을 멀리하고, 정상으로 되돌리는 데 유익한 식품군을 섭취하여 각 개인의 자연치유력을 돕는 것입니다.

체질식은 인체의 음양을 가장 이상적인 상태, 즉 차지도 덥지도 않는 표준 체온으로 복원하도록 도와서 황제내경에서 말하는 음양화평인의 경지에 이르게 하고, 오장육부 각 장기의 항진 또는 저하된 기능을 정상으로 되돌림으로 생체 전반에 걸쳐 건강을 증진하도록 돕는 것입니다. 그리하여 스스로 자연치유하는 힘을 길러주는 것입니다.

■ 수양체질(수목체질)이 감기에 걸려도 더운 한방을 계속 섭취해야 합니까?

·**질문:** 안녕하세요. 오랜만이지요? 목도 붓고 몸살 기운이 전신에 퍼진 것이 3일째입니다. 그렇게 심한 것은 아니지만 신경도 예민해지고, 여러모로 일에 집중도 안 되고 자꾸 피곤하고 머리도 아픕니다. 편도가 부으면 목에 열이 꽉 찼다는 것인데(수양체질의 한약은 더운 기운이죠), 이러할 때 한약을 계속 복용해도 될는지요?

·**답변:** 몸살감기의 경우에 열도 나니 더운 성질을 지닌 체질추출액을 계속 먹는 것이 좋은지 의문이 생기는 것은 당연합니다. 감기바이러스는 숙주인 몸이 차가워지면 더욱 기승을 부립니다. 이런 이유로 목수체질은 감기에 걸리면 체온이 비교적 낮기 때문에 잘 낫지 않습니다. 바이러스 복제와 증식이 왕성해집니다. 인체는 대응하여 감기바이러스와 효율적인 면역싸움을 위해 체내에 열을 증가시킵니다. 감기바이러스와의 면역 싸움은 자연 현상인데 정작 당사자는 열증으로 고통을 겪기에 감기의 악화된 증상으로 여기고 해열제를 복용합니다. 그러면 당장은 좋을지 모르나 결과는 안 좋습니다. 물론 금토체질은 장부가 열성에 편중되어 있기에 해로움은 좀 적은 편입니다. 견디는데 좀

수월하기도 하지요.

하지만 수목체질은 체열이 냉성 편향성이 있기에 결정적인 면역싸움에서 해열제를 먹어 버리면 힘이 부쳐 이기기 어렵습니다. 몸에서 열이 나면 동시에 내부 장기의 열이 과도하게 체표로 나오면서 소모되면서 겉은 더우나, 체내 장부는 실상은 차가워집니다. 소위 진한가열(眞寒假熱, 몸에서 열은 나서 힘들지만 실제 몸은 차가운 상태로 거짓 열을 가리킴)입니다.

따라서 소모되는 체내온기를 보충해야만 하고 면역싸움을 효율적으로 매듭을 지어 감기를 최단 시일에 항체를 만들어 격퇴를 하려면, 몸을 덥히는 면역물질과 약용식물을 지속적으로 투여해야 합니다. 물론 식사법도 감기관리체제로 전환하여야 합니다. 이런 이유로 수양체질은 면역에 깊이 관여하는 신장과 감기 바이러스의 주요 증식장기인 폐를 따뜻하게 보강하는 체질추출물을 중단 없이 섭취해야 합니다. 그러면 보다 더 신속하게 감기를 마무리할 수 있습니다. '메인메뉴〉팔체질〉체질별 설명〉해당체질 항목'에서 "감기 관리법"을 보면 자세히 나와 있습니다.

참고로 수양체질의 폐 냉증은 체질추출물을 섭취하면 감기 비슷한 증상이 간헐적으로 수반되기도 합니다. 그래도 계속 드셔야 합니다. 아마 이 현상은 좋아졌다가 나중에 또 다시 반복될 수 있습니다. 폐의 한기가 없어질 때까지입니다. 나머지 감기관리법은 '팔체질〉팔체질의학〉체질의 모든 것〉수양체질〉생활건강법'에 자세히 나와 있습니다. 그곳을 꼭 숙지하고 지키면 빨리 낫습니다.

■ 간염 치유 – 항체 생성 및 항바이러스제 관련

늘 건강하고 좋은 일 있기를 빕니다. 송산팔체질연구소를 항상 변함없이 신뢰하고 아껴주심에 감사합니다. 참고로 지난 2007년 12월 중 B간염 항체가 생성된 임상병리기록 중 한두 분의 검사 표를 우송하오니 참고하고 팔체질 식이요법에 굳건한 확신을 두기 바랍니다. 참고로 항바이러스제, 이를테면 제픽스(라미부딘)와 내성이 생긴 간염환자에게 복합처방하는 헵세라 그리고 클레부딘, 바라크루드 등과 같은 간염바이러스 유전자 억제제를 복용해온 경우라면, 항바이러스 약을 복용하여 내성이 생긴 변종 바이러스는 그렇지 않은 바이러스에 비해 몹시 힘든 싸움이 된다는 것을 염두에 두어야 합니다.

한 분은 48세 여성으로 지난 8월초 시작하였던 바 12월 24일 검사에서 만성 활동성 간염 항체가 생성되었고, 간경화와 간암을 일으키는 간염바이러스DNA(유전자)가 음성 즉 1.0 이하로 떨어져 현재 혈청검사로는 완전하게 간염이 치유되었습니다. 다른 한 분은 36세 남성으로 은행업무상 몹시 과로하여 무기력한 상황에서 지난 3월에 시작했습니다. 당시 GOT, GPT가 각각 약 240, 400을 유지하고 있었습니다. 식이요법이 진행됨에 따라 수치는 감마지티피와 함께 내려가기 시작하여 12월 7일 검사에서는 22, 29로 양호한 정상수치를 유지하고 있습니다. 더욱이 만성 활동성 항원(e항원)은 음성으로 없어졌고, e항체는 1.0 이하인 0.83으로 완전하게 생성되었습니다. 게다가 만성간염 바이러스유전자(DNA)는 양성 즉 1.0 이하로 완전히 내려, 현재 혈중에는 바이러스유전자가 전혀 검출되지 않습니다. 즉 간경화를 진행시키고 간암을 유발하는 원인 미생물인 간염바이러스가 없어진 것입니다.

그러나 남성 분의 검사표를 자세히 살펴보면 GOT, GPT는 꾸준히 하강하나 바이러스DNA는 236.9에서 그 다음 달 검사에서는 345.6으로 올라간 것을 볼 수 있습니다. 간 기능이 정비되거나 면역반응관계로 일시적으로 올라가기도 합니다. 그러나 그 다음 6월 8일 검사에서는 21.8로 굉장히 많이 내렸습니다. 마침내 12월 7일 검사에서는 1.0 이하로 내려갔습니다. 보통 간염환자의 바이러스 DNA 수치가 보통 적게는 200~300, 많게는 2000~5,000 정도, 심하면 5,000만에서 1억의 수치까지, 심지어 8억 이상 넘게 나오는 점을 감안하면 놀라운 결과입니다.

참고로 제픽스, 헵세라 등 항바이러스제제를 복용한 분들의 경우에는 내성이 생겨 변종간염바이러스가 출현하여 보통 500만 내지 1억을 보이는 경우가 상당합니다. 때문에 식이요법 중 검사수치상 불길하게 보이는 점이 있어도 꾸준히 신뢰심을 갖고 힘쓰면 좋아집니다. 또 하나 혈소판 수치가 처음 3월 16일 검사에서는 154,000이었던 것이 12만으로 2만이나 떨어졌다가 점차 상승하여 원상태로 돌아왔습니다. 이것은 식이요법을 하면 혈액순환이 왕성하게 이루어짐에 따라 혈소판의 감소현상을 초래합니다. 혈액순환은 혈관 내벽의 구성물질인 혈소판 감소를 초래합니다. 이는 마치 비가 많이 내려 시냇물의 유량이 많아지면 시냇가의 토사가 상당량 유실되어 떠내려가는 것과 비슷합니다. 그러나 식이요법으로 보완하면 원상회복을 할 수 있습니다.

위에 언급된 내용의 혈청검사표를 지난 번 홈피에 스캔하여 올렸으나 이번 개편 시 아직 자료를 올리지 못했습니다. 지나치게 수치에만 과도하게 민감하게 반응하면 체질의학에 대한 믿음을 잃게 되고 우왕좌왕하다 끝내는 항체생성을 포기하게 될 수도 있습니다. 검사표의 당사자는 흔들리지 않고 꾸준히 밀고 나감으로 좋은 결과를 얻을 수 있었습니다.

현대의학의 임상병리검사만을 지나치게 의존하면 면역증강 중에 나타나는 과도기적 현상을 오해할 수 있습니다. 그보다는 명현현상을 제외하고는 자신의 몸이 좋아지고 있다면, 이것이 가장 중요한 지표가 되는 것입니다. 그러므로 검사표보다는 자신의 몸을 보시기 바랍니다. 나무를 보지 말고 산과 숲을 보아야만 자신의 서 있는 위치와 행선지를 정확하게 알 수 있을 것입니다.

이분들은 지속적으로 향후 1~2년 동안 식이요법으로 보완하여 몸과 간장과 다른 장기 심지어는 골수 속에 침투하여 기생하고 있는 바이러스가 완전히 전멸시켜야 합니다. 동시에 간에 영구 항체가 생성되어 1~2년 동안 간 기능 검사를 아무 때나 하더라도 정상을 유지하면, 완전히 간질환이 완치되어 마침내 간질환 치료의 마침표를 찍게 됩니다. 이로써 간경화로의 진행과 간암의 발생 가능성을 완전히 끊게 되는 것입니다. 만일 독자가 간경화가 진행되지 않은 상태라면 정상인의 간과 똑같은 깨끗한 간을 생명이 다할 때까지 갖게 되는 것을 의미합니다.

■ 금음체질의 수족 냉증

·**질문**: 저는 금음체질로 손발이 차고 임맥이 많이 막힙니다. 어찌하면 좋을는지요?

·**답변**: 독맥은 장강혈에서 등의 정중앙선을 따라 위로 올라가니 이는 양기이며, 임맥은 가슴과 배를 따라 전중 관원을 거쳐 아래로 내려가니 이는 음기입니다. 등은 양이고 오르는 것도 양이며, 가슴과 배는 음이고 내려가는 것은 음입니다. 금체질의 임맥이 막힘은 금체질은 주군장기인 폐의 양기운으로만 기울여지는 편향성이 심해지기 때문입니다. 즉 음기가 모자라서 생기는 현상으로 음을 특히 간의 음기를 보강해야 소통이 됩니다. 약장기인 심장의 기가 모자라서 가중될 수 있습니다.
금체질의 수족냉증은 이미 금체질의 양으로 지향하는 편향성으로 인해 반비례하여 음기가 고갈되는 간의 기능 장애입니다. 간의 체온 조절하는 기능이 약해진 것으로 대개는 간경화와 같은 만성적인 간질환을 겪는 분들에게서 흔히 볼 수 있는 현상입니다. 수목체질의 손발냉증이 양기부족에서 오는 것과는 정반대의 원인입니다. 금체질의 경우 시리는 증상은 더운 체질이라는 속성에 비춰볼 때에 좀 심각한 증상에 해당합니다. 그러나 수체질의 경우에는 시린 증상이 저림 없이 바로 진행하고, 목양은 시린 증상이 주로 나타나고 목음체질은 저림과 시림이 대개 동시에 나타납니다.

그러므로 금체질의 수족냉증은 간이 약해서 발생한 것이기에 한방학적으로 말하자면 온열제를 써서는 안 되며, 간을 보강하는 서늘한 식품을 쓰거나 간을 보강하는 방제를 써야 합니다. 약한 간을 확인할 수 있는 방법은 옆구리 겨드랑이 밑을 눌러보면 압통이 좀 심합니다. 극천혈(겨드랑이 늑골)을 누르면 많이 아픕니다. 간의 기운은 횡으로 뻗어가기 때문입니다.

참고로 폐의 기운은 본질상 따뜻하여 위쪽으로 상승하는 성질이 있어, 폐의 항진이나 기능저하는 등과 어깨, 목으로 나타나 견정혈을 누르면 아픕니다. 본질상 차가운 신장의 기운은 하강하기에 콩팥 조금 아래에 위치한 지실혈(옆구리 약간 위쪽)이 기능 저하 시에 압통이 생깁니다. 허리부터 발에 반영됩니다. 금체질의 간을 보하는 약재는 성질이 차가워 건조하고 더운 간을 서늘하게 하는 것들입니다. 동시에 폐열을 사하는 사폐공능이 있는 약재를 동시에 씁니다. 그러면 간이 보강되어 간을 보하는 차가운 것들을 썼음에도 불구하고, 간 기능이 개선되면 나중에는 몸이 따뜻해집니다.

이상은 금체질이라는 조건 아래 말씀드리는 것이며, 본인의 체질이 확실히 금체질인지 확인할 필요가 있는 것 같습니다. 왜냐하면 몸이 약해져도 추위를 타는 경우는 극히 드물기 때문입니다. 8월 25일에 글을 올린 KJG 님의 경우에 여러 곳에서 판정받은 금체질 위주로 해보았으나 비염, 만성두드러기 등 안 좋은 현상이 더 나타나서 의심을 갖게 되었습니다. 결국 우리 연구소를 찾아와 수양체질로 검증된 바 있었습니다.

■ 간염 보균자의 문의

· **질문:** 고3때 간염 보균자라는 사실을 알았어요. 우연히 헌혈을 했고 피 건강상태에 관한 결과표가 학교로 와서야 제가 그렇다는 것을 알았습니다. 얼굴에 주근깨와 기미가 있고 집이 시골이다 보

니 햇빛에 그을려 그런 것이려니 했었는데 사실은 간에 문제가 있어서 그러했나 봅니다. 본디 검은 피부인데다 피부가 노란빛을 띠고 거울을 보면 창백하고 혈색은 찾아볼 수가 없고 어려서부터 앞쪽 두통에 시달렸고 잘 체해서 토하고 기운이 없어 지구력 있는 일은 못했습니다. 쉽게 지치기 때문에요. 요사이 식사를 하면 위가 아프고 찬물이나 찬 음식은 더욱 그렇고 공복일 때는 오른쪽 등이 속이 쓰린 것처럼 아픕니다. 누군가 뒤에서 등을 치면 그 울림으로 통증이 한참 갑니다.

지난 10월 건강검진 때는 아직은 보균 상태라고 나왔는데 요사이 부쩍 신경이 쓰이네요. 일을 하다가 쉬고 있는 지가 보름 정도 되었는데 아마 건강염려증 때문이 아닌가 합니다. 평소의 성격이 다른 곳에 집중을 안 하면 엉뚱한 곳에 상상력을 잘 펴거든요. 제가 사는 곳이 전북이다 보니 대구에 가기는 쉽지 않습니다. 완치가 가능한지 어떤 치료순서로 하게 되는지 침치료나 체질식, 약 등으로 하게 되는지 직접 가서 여쭤보고 싶지만 거리상의 관계로 이렇게 질문합니다. 성의 있는 답변 부탁 드려요.

·**답변:** 지난 10월 검사에서 보균자로 나왔다면 만성간염은 아닌 것으로 보입니다. 보균자는 혈청검사에서 HBsAg(보균자 항원)은 양성으로 나오지만 HBeAg(만성활동성 간염)은 음성으로 나옵니다. HBeAg이 양성으로 나와야 간염환자에 해당합니다. 그런데 유의할 점은 보통 건강검진에서는 만성간염검사는 잘 하지 않기에 따로 검사를 해봐야 하는 경우도 있습니다. 그러나 검사결과가 GOT, GPT 등의 간염검사 항목이 비정상으로 나오면 만성간염일 가능성이 높습니다. 그러므로 검사표를 우리 연구소에 팩스로 보내주면 좀 더 정확한 상담을 해 드릴 수 있겠습니다. 팩스 053-427-7879(사전 통화 후 팩스 전송 요망)

그러나 확실히 간염보균자라면, 간염이 진행되어 간에 병변을 일으키지는 않으니 걱정할 필요는 전혀 없습니다. 참고로 간염보균자는 면역반응이 일어나지 않으며 한번 생긴 HBsAg(보균자 항원)은 없어지는 것이 아닙니다. 단지 이후에 오게 될 급성간염에서 성공적으로 항체생성을 위한 면역증강은 대비할 수 있습니다. s항원을 없애는 것이 아니라 e항원(만성활동성 간염)을 소실시키고 e항체를 만들어 만성간염을 치유하는 것입니다. B형간염활동성유전자(HBV-DNA)도 음성이 되고, 향후 2년 이상 검출되지 않으면 치유되는 것입니다.

그보다는 현재의 몸이 냉증이 심하고 등에 한담(寒痰)이 있고 위장이 몹시 차가워 정상적인 기능이 나오지를 않는 것 같습니다. 우선은 이런 상황을 추스르는 것이 필요한 것 같습니다. 체질식사법을 기본으로 하면서 운동과 면역증강식품 등을 병행하면 좋겠습니다.

■ 금체질의 성대 결절과 역류성 위염

·**질문**: 안녕하십니까? 제가 7월부터 목에 가래가 끼는 듯한 느낌과 목소리의 불편함으로 한번 말씀드린 부분입니다. 병원 치료를 계속 받았지만 호전되는 느낌이 없어 오늘은 목내시경을 해보았더니 성대 결절이랍니다. 목에 이물감이 느껴지는 것은 역류성 식도염으로 인한 불편함이라 하네요. 체질식을 열심히(?) 하고는 있지만 그래도 성대결절부분의 치료에 좀 더 도움이 될 수 있는 음식은 없는지요? 병원에선 벙어리처럼 아예 말을 하지 않는 것이 가장 좋은 방법이라 하나, 아이들에게 책도 읽어주고 하다 보니 목을 전혀 안 쓸 수가 없네요. 그래서 이렇게 글을 올려봅니다. 혹 어떤 좋은 음식이나 한약제가 없을는지요?

·**답변**: 성대결절은 간의 결절과 같이 한 번 형성된 것은 복구되기 어려운 부분으로 이해해야 합니다. 간의 경우 세포가 죽으면 새로운 세포가 재생되는 현상이 반복되면서 죽은 세포가 쌓여서 섬유성 결절(흉터의 결집상태)이 만들어지는 것입니다. 금체질의 성대결절의 원인은 폐의 과도한 열이 올라와서 적당한 습기를 유지해야 할 성대를 건조하게 하여 성대세포를 파괴하고 이어서 재생이 반복되는 과정에서 섬유성 결절이 형성되기 때문입니다. 이미 답은 알고 있는바와 같이 폐열을 가중시키는 식품을 피하고, 간을 보강하는 서늘한 음식을 섭취하는 것입니다. 예를 들면 폐열을 가중시키는 닭고기 같은 모든 육류와 열성채소와 면류, 사과와 같은 것들을 금하는 것입니다. 간을 보하고 폐열을 내려주는 포도, 참외, 생선, 미나리 등을 섭취하는 것입니다.

목의 이물감, 이것을 한방에서는 매핵기(梅核氣)라 하지요. 금체질은 양에 속하는 체질인지라 위장도 열성 편향성이 있는데다가 폐열이 심하기에 위장이 정상체온보다 좀 높아지면 위장의 수납기능 실조로 음식을 아래로 내보내지 못하고 위로 올리게 됩니다. 그런데 금수체질은 알다시피 교감신경긴장형으로 비정상적으로 음식을 섭취하지 않아도 위장장애가 있으면, 위산이 아무 때나 특히 체질에 어긋난 음식 섭취 후 분비되는 경향이 있습니다. 이것이 원인이 되어 위산이 역류하면 강산성의 위액은 식도에 염증을 유발시킵니다.

지금처럼 본 연구소에서 주문해서 드시는 식품과 제가 처방해드린 추출차를 우선은 꾸준히 드시고, 나중 형편이 되거든 추출물을 따로 가끔 한 번씩 먹는 것도 좋겠습니다. 고생이 많아 정말 마음이 아픕니다. 저의 사랑과 안부를 가족들에게 전합니다.

■ **금체질의 폐열이 심장에 미치는 영향**

·**질문:** 한국 음식문화에서 금양체질식을 지키기란 매우 어려운 것 같습니다. 그래도 노력을 하고 있습니다. 요새는 체질식을 상당부분 지키고 있어서 많이 좋아짐을 느끼지만 등 윗부분 열이 나는 증상은 꽤나 오래되었습니다. 금양체질이 겉 열이 많다고 들었는데 제가 느끼기도 겉 열이 정말 많습니다.

제가 질문 드리고 싶은 건 폐열이 심장에 미치는 영향에 대해서입니다. 평소에 예민하고 긴장을 많이 하다 보니, 심장이 빨리 뛰는 거 같고 두근두근하고 성격이 급해지는 거 같은데 이 모든 증상들이 간을 보하고 폐를 사함으로써 해결할 수 있을지요? 폐열과 심장의 관계에 대해서 궁금합니다.

·**답변:** 우리의 장부는 별도로 작용하는 장기이면서 동시에 상호 영향을 주고 있습니다. 니시 의학에서는 생체일자(生體一者)라고 하여 오장육부의 상호 연관성, 즉 일체성을 역설합니다. 간을 보하면 길항장기인 폐는 사해지고, 폐를 사하면 간은 보해지는 법입니다. 또한 폐열이 오르면 동시에 심열도 동시에 오르게 되어 있습니다. 원래 금양의 심장은 평장기이기에 보사를 하지 않으나 그 열을 내려 신장으로 보내어 심장의 수기와 공제시키고 금양의 신장을 서늘하게 보하여 수기를 심장으로 올리면 심장의 열은 내려갑니다. 이것이 다름 아닌 수승화강(水昇火降) 운용입니다. 병증의 깊이와 원기에 비례해서 고쳐지는 기간은 개인차이가 있겠습니다.

폐의 열이 심하면 폐의 숙강(肅降)기능(안정되게 기운을 하강시키는 생리적 기능)이 약해지고 폐열이 신장열을 가중시켜 신장에 열성 낭종(물집)이 생기기도 합니다. 동시에 선발기능(기(氣)나 진액을 펴서 잘 보내지도록 함을 일컫는 것임)은 과강해져서 폐열이 위로 올라가서 두면부에 열감이 쌓이게 되고 혈관에 열이 심해지면 혈관내벽이 팽창하여 혈관 내벽은 좁아지며 이로 인해 나이든 분들이 뇌졸중이 발생하는 것입니다. 참고로 심장이 심하게 두근거리는 현상은 주로 금음체질에게서 나타나는 현상(그렇다고 금양에서 나타나지는 않는다는 것은 아님)으로 본인은 금양이라고 하는데 직접 검증하지 않고는 확증하기가 어려운 부분 같습니다.

■ 금체질 여성 – 쑥, 포도, 청국장, 달맞이유

·**질문**: 바쁘실 텐데 일일이 답해주셔서 너무나 감사합니다. 죄송하지만 선생님께서 답변해주신 것 중에 몇 가지 궁금한 것이 또 있는데요.

1. 쑥을 먹는 것이 안 좋다면 앞으로 쑥환은 먹지 말아야겠네요. 근데 제가 임신 중이랑 출산 후에 쓰려고(창피하지만 더구나 치질증세도 있고 해서) 좌훈용 쑥을 많이 구입했었는데요, 쑥을 바르거나 좌훈을 하는 건 체질에 별 관계없이 괜찮은지요?

2. 포도가 금체질에 좋다고 하셨는데요. 대체로 금체질은 기름이 안 좋다하여 꼭 기름이 필요한 음식할 때도 식용유도 쓰기가 좀 꺼려졌었는데 가능한 포도씨 기름을 쓰면 좀 낫다는 결론이 될까요?

3. 청국장도 금체질에 좋은 건가요? 선생님 사이트의 '팔체질의학〉체질의 모든 것〉금음체질' 부분에서(전 이걸 프린트해서 맨날 옆에 두고 가족들 음식 만들 때 참고하거든요.^^;) 청국장이 아주 더운 음식이라 금체질의 대장에 오히려 해롭다고 그러셨는데, 어느 쪽이 맞는 건지요?(혹시 된장이랑 청국장 거꾸로 쓰신 게 아닌가 해서.^^;;)

4. 달맞이유가 금체질에 안 좋다고 하셨는데 그럼 목음체질에는 괜찮은 건지요?

다른 부분들은 잘 이해되었고요, 많이 도움이 되었습니다. 열심히 답해주셨는데 또 귀찮게 해드려서 정말 죄송합니다. 답 빨리 안 주셔도 되고요. 나중에 선생님 시간이 많이 있으실 때 천천히 답해주세요…… 선생님도 항상 건강하시기를 빕니다. (참, 선생님은 무슨 체질이신가요?^^)

·**답변**: 답변이 좀 늦었습니다. 행복한 가정을 이루고 사시는 것 같습니다.

1. 금체질에 쑥은 해롭습니다. 금체질의 치질에 쑥 훈증은 해롭다고 봅니다. 금체질의 치질 원인은 대장의 조열(燥熱, 건조한 열증)에서 비롯됩니다. 때문에 한방적 결찰수술(실로 병소를 묶어 죽이는

방법) 완치 후 변비가 심했던 금체질의 경우 변비가 시원하게 해소됩니다. 즉 치질은 조열의 결정체라고 보면 되고 그것을 제거함으로써 부가적으로 다른 치료해택을 받게 되는 것입니다.

그런데 한방에서 애엽이라고 부르는 쑥은 성질이 따뜻한 정도를 넘어서 덥고 건조합니다. 때문에 장기 중에서 가장 더운 장기인 위장으로 귀경하는 것입니다. 그래서 수, 목양체질에만 유익하게 작용하는 것이기도 합니다. 따라서 쑥으로 훈증을 하면 일시적으로는 효과가 있을지 모르나 장기적으로 할 경우에는 금체질의 치질의 원인을 더욱 가중시킬 것으로 봅니다. 그보다는 대장의 조열증을 풀어주는 냉성야채나 기능식품 또는 한방성추출물을 섭취하는 것이 좋겠습니다.

2. 포도씨유, 해바라기씨 기름 등 체질에 맞는 기름을 적당히 쓰시면 괜찮습니다. 체질에 해로운 동물성 기름은 약한 담낭 때문에 분해가 잘 안 되어 지방간과 혈중 콜레스테롤 수치를 높여 혈관질환을 유발할 수 있습니다. 또한 쓸개에 무리를 주어 기능이 떨어집니다. 그러나 맞는 식물성 또는 어류 기름은 문제가 없으니 걱정 말고 만족하게 드시기 바랍니다.

3. 청국장은 대장으로 귀경하여 금체질의 대장을 뜨겁게 하고 항진시키기에 몹시 해롭고, 된장도 사실은 따뜻한 식품(순양지품, 純陽之品)이기에 먹지 않는 것이 아주 좋은 것이나, 금토체질은 보통 먹는 것은 괜찮다고 봅니다. 나중에는 검정콩으로 된장을 만들어 드세요.

4. 달맞이유(월견유)는 성질이 따뜻합니다. 덥기에 달이 뜨는 시원한 밤에 피는 것입니다. 고로 수목체질에만 유익합니다. 반면 해바라기는 성질이 차갑기에 따뜻한 햇빛을 따라갑니다. 당연히 해바라기씨는 성질이 차가워 금토체질에만 유익합니다. 나머지는 체질표 대로 따라서 하시면 됩니다.

저는 체질 중에서 가장 차갑고, 음식에 가장 민감한 반응을 보이는 수음체질입니다. 그래서 체질에 가장 예민한 반응을 느끼며, 식품에 대한 반응이 민감하여 논리적으로 정리하는 데 도움이 됩니다. LOH 님은 남을 배려하는 좋은 마음씨를 가진 여성스런 분 같습니다. 참고로 건강하시면 그대로 체질식만 하시면 되지만, 혹시 건강을 보완할 필요성이 있다고 느끼면 저희연구소에서 제조하는 팔체질한방추출물을 섭취하는 방법도 있습니다.

■ 토체질의 쑥 훈증

·**질문:** 안녕하세요!^^ 최근 질병과 체질에 대하여 관심을 갖게 된 55세 주부입니다. 토양체질이

라는 감별을 받았습니다. 제가 자궁근종이 있는데 지인으로부터 좋다는 말을 듣고 주1회 정도 쑥 좌훈을 하고 있습니다. 여러 선생님들의 글을 보며 공부하고 있는데 토양체질과 쑥 좌훈에 대한 명쾌한 답을 찾지 못해 문의 드립니다. 쑥이 토양체질에 좋다고도 나쁘다고도 하시는데 정말 궁금합니다. 쑥의 성질과 먹는 것과 좌훈제로의 효과에 대하여 소상히 알고 싶습니다. 도움주시기를 간청 드립니다.

·답변: 쑥은 본질적으로 더우며 건조하고 위로 귀경하여 차가운 위를 온보합니다. 그래서 위가 약하고 차가운 목양, 수음, 수양체질에 유익합니다. 때문에 이 체질들이 쑥 좌훈증을 하면 부족한 생리를 잘 보완하는 효과가 있습니다. 그러나 토양체질은 몸이 더우며 상당히 건조하며, 가장 강한 장기인 위장은 뜨겁고 건조하기에 약한 신장도 역시 덥고 건조합니다. 그러기에 섭취하는 것은 물론 쑥 훈증도 유익하지 않습니다. 훈증을 하게 되면 일시적으로 좋을 수도 있지만, 결국은 신장이 주관하는 항문, 생식기 등의 열과 건조 증상을 더욱 부채질하여 서서히 나빠집니다. 역시 이러한 이유로 금양, 금음체질에도 해롭게 작용합니다.

신장의 열과 건조증을 해소하기 위해서는 냉성 과일과 야채, 생선, 돼지고기 등을 주로 드시면서 신장을 보강하는 등산 등의 운동을 하시기 바라며, 증상이 과도할 경우에는 신장열을 내려주고 허약한 신장을 보해주는 한방을 주기적으로 드시는 것이 좋겠습니다.

■ 훈증요법

·질문: 안녕하세요. 지난번 토양체질과 쑥에 대한 상세한 답변 주셔서 다시 한 번 감사드립니다. 그렇다면 토양체질에게 좌훈용으로 어떤 약재가 좋을까요? 제가 개인적으로 좌훈을 좋아합니다. 몸이 개운해지는 느낌이고 잠을 푹 자게 되어서 즐기는데, 추천해주실 만한 약재나 구입방법을 알고 싶습니다.

좋은 말씀 부탁드립니다. 좋은 약재가 무엇인지? 아니면 좌훈증 자체가 유익하지 않은 것인지요? 더운물 목욕은 토양체질에 유익하다고 알고 있습니다만, 온욕과 좌훈은 다른 것인지도 궁금합니다.

·**답변:** 체질의 본질로 볼 때, 토체질은 더우며 금체질은 따뜻하여 이 체질들은 양체질에 속하고, 목체질은 서늘하고, 수체질은 차가워 이 체질은 음체질에 속합니다. 건강이 나빠지거나 혹은 좋아져서 현재의 음양 상태가 달리 나타나도 체질과 어긋나는 요법을 실행하면 한시적으로는 좋은 듯 하지만 결국은 나빠집니다. 마치 토양체질이 추위를 탄다고 인삼류를 지속적으로 섭취하면 결국은 탈이 나고 수체질이 덥다고 냉성 과일과 야채 그리고 냉한 생선회를 꾸준히 먹으면, 몸이 차가워져 약해집니다.

금체질인데도 손발이 차고 어깨 근육이 혈행이 나빠 뭉쳐 고통당한 고객이 있었는데, 간을 보하고 폐열을 사하는 차가운 성질을 품은 한방추출물을 섭취하게 한 결과, 좋아졌습니다. 이는 언제나 증상에 대응하는 방법이 아니라 본질적으로 음양과 체질의 장부의 강약에 맞추어 실행하는 것이 체질순리라는 것을 보여줍니다. 따라서 뜸이나 훈증요법은 포지티브(positive) 요법으로 체내에 열을 주입하는 것으로, 금토체질에는 한시적으로 유익이 될 수 있겠지만 장기적으로는 해롭다고 봅니다. 참고로 토양체질의 생식기는 본질상은 과열상태로 열을 해소해야 기능이 회복됩니다. 금체질의 그것은 덥고 건조하니 역시 훈증은 어떤 약재를 쓰든 해롭습니다. 정작 훈증이 유익한 체질은 차갑고 습한 수음체질과 목체질입니다.

온욕은 훈증과 원리가 다릅니다. 이미 설명한 바와 같이 온열상태는 위와 같으나 장부와 체표의 열은 체질별로 다릅니다. 토목 체질은 열이 장기에 편중되어 있고 체표는 차가워서 체표의 모공을 열어 체표 한기를 해소해주고 덥혀주는 반신욕 열탕요법이 좋고, 금수 체질은 반대여서 체표의 열을 식혀주고 모공을 닫아주는 냉온교호요법이 적합합니다. 님의 경우는 정말 훈증이 지속적으로 해봐도 좋다면, 확실히 토양체질인지 재고해보도록 권합니다.

■ **금음체질 2~3일간의 편두통, 이유가 뭘까요?**

·**질문:** 안녕하세요. 저는 금음체질로 만성두통이 있어 2여 년간 육류를 안 먹고 많이 좋아졌습니다. 그런데, 제가 햇빛을 1~2시간 쬐거나 잠을 조금 불편하게 자도 2~3일간의 편두통으로 엄청 고통스럽습니다. 시력이 약한데 눈도 항상 같이 아프고요. 매일 줄넘기 등 기계 운동도 하지만 낮에는

항상 졸리고 아침엔 눈 주위의 얼굴이 부은 듯 뻑뻑하기도 합니다. 병원에서는 항상 문제없음으로 나오고요. 도움 말씀 주시면 감사하겠습니다.

·**답변:** 금음체질은 폐열이 심할 경우 그 열이 머리로 상승하여 불면증을 유발하기도 하고 피부를 과열시키기도 합니다. 그 결과 햇볕을 쬐면 폐의 항진으로 고생을 하게 됩니다. 폐가 항진되면 길항 장기인 약한 간이 압박을 받아 열이 오르며, 그 원인으로 간에 배속되고 지배받는 눈이 충혈 되거나 열감으로 눈 주위의 부종 그리고 안구 건조, 동통 등 여러 나쁜 증상이 생기는 것입니다. 약한 심장에 과부하가 걸려 심장 열이 역시 위로 오르면서 편두통을 유발시킵니다.

알다시피 금음체질은 심장이 약해서 다른 장기에 비해 늘 과부하가 걸려 발생하는 열이 생기고 열은 위로 올라가는 성질이 있어 머리로 올라가서 주로 편두통을 유발합니다. 편두와 눈 주위를 가볍게 마사지를 해주면 좋습니다. 햇볕을 직접 쬐면 폐의 금기, 즉 철(쇠) 기운이 달구어지니 가급적 피하고 모자를 야외에서는 쓰시는 것도 괜찮은 방법이 되겠습니다. 일사병이 가장 많이 나타나는 체질이 금체질이므로 일광욕 등은 삼가야 합니다. 측광(아침과 석양 빛)을 이용하여 볕을 쬐여 주세요.

심열을 내려주는 굴 등을 생으로 초장에 맵지 않게 드시거나 상엽차를 마셔서 얼굴과 머리를 해열시키고 포도, 미나리 등 서늘한 식품을, 야채도 생으로 드시면 폐열과 간열을 내리는데 다소 도움이 될 수 있습니다. 이래도 잘 안 되면 체내 장기의 과열된 열기를 해소하고 간과 심장을 보하고 폐의 항진을 억제하는 체질한방이나 한방식품을 섭취하는 방법도 고려해 볼 수 있습니다. 사이트의 메인 메뉴 중 '장터'에 가보면 자세한 설명을 볼 수 있습니다. 잘 되기를 바라며 감사합니다.

·**질문자의 감사 덧글:** 네, 감사합니다. 근본적이고 근원적인 상세 설명과 방대한 정보로 깊이 있게 알려주시니 항상 큰 도움이 되고 있습니다. 많은 사람들이 8체질을 알고 접해서 자신의 몸을 더 잘 파악해서 다스리면 좋겠다는 바람을 갖고 있습니다.

■ 금음체질 – 위산과다를 완화하는 식사법

·**질문:** 팔체질 님께서 쓰신 글 잘 읽고 있습니다. 내용이 정말 방대하군요. 금음체질에 관한 글

을 읽다 몇 가지 궁금한 게 있어 질문 드립니다. 부교감신경긴장형(목, 토체질) 체질은 위산이 과다 분비되지 않아서 평소에 속 쓰림을 못 느낀다고 하셨는데, 위궤양이 생겼을 시에도 속 쓰림을 못 느끼나요? 아니면 건강했을 때만 그런가요? 반대로 교감신경(금, 수체질) 체질은 위궤양이 없고 건강할 때도 속 쓰림을 느끼나요? 제가 금음체질인데 위궤양이 있습니다. 공복에는 물론 다음 식사 전에도(특히 식사간격이 길면) 속 쓰림이 있습니다. 체질식하면 소화가 빨리되어서인지(위장이 빨리 비어서) 몇 시간 지나면 속이 쓰립니다.

·**답변:** 건강할 때는 당연히 속 쓰림이 없고, 궤양이 있어도 위산은 대개 식사 시에만 분비가 되기에 느낄 수 없습니다. 수금체질의 경우에 위장이 건강할 때에는 속 쓰림이 거의 없고 단지 위염, 위궤양이 있을 때 쓰립니다. 금체질이 확실한데 소화가 잘 되어 쓰림이 온다면, 찬물 말고 미지근한 물을 마셔 위산을 중화시켜야 지장이 없습니다. 그러나 대부분의 경우 체질식으로 인한 속 쓰림은 없는 편입니다. 궤양과 속 쓰림이 계속되면 궤양부위의 위장 장세포가 비정상적인 다른 형태의 세포로 변형되는 "장상피 화생"으로 진행되며 이것이 위암의 원인이 되는 경우가 있습니다. 금음체질에 맞는 단백질과 지방이 함유된 식품을 섭취하면 대부분 위산과다를 억제할 수 있고 위염도 호전됩니다. 그래도 궤양이 치유되지 않고 오래되면 의사의 도움을 받는 것이 좋겠습니다.

■ 오리고기가 불편하다는 수양체질(?)의 하소연

·**질문:** 오리고기가 수양체질에 잘 맞는다고 하여, 요즈음 자주 먹고 있습니다. 그런데 오리고기를 먹으면 나타나는 증상이 있습니다.

증상 1. 기운이 가라앉아 몸이 땅으로 꺼져드는 것 같다.

증상 2. 콧물이 주르르 흐른다.

증상 3. 걸을 때 발걸음이 잘 떨어지지 않는다.

증상 4. 몸이 수축되고 딱딱해진다.

증상 5. 피곤하고 기운이 없다.

고등어, 꽁치 등 생선을 먹었을 때와 증상이 유사합니다.

오리고기가 찬 성질의 식품이 아닌지 의구심이 들 때가 많습니다.

·**답변:** 오리고기는 성질이 따뜻합니다. 혹자는 찬 성질을 품고 있다고 말하기도 합니다만, 날개 달린 날짐승은 하늘을 날려면 몸이 더워야 가능합니다. 그래서 수양체질에 오리고기는 맞는 식품입니다. 오리고기를 섭취하고 위와 같이 나타나는 반응 호소는 처음입니다. 실은 반응을 보면 수양체질이 아닐 가능성이 많습니다. 참고로 오리를 사육할 때 항생제와 오염 없는 청정사료를 쓰는 경우는 별로 없기에 섭취자의 생체에 독성이 많거나 간과 신장의 해독작용이 약해 영양대사 과정에서 위와 같은 부작용이 나타날 수 있습니다.

수음체질인 경우에는 일반 사료로 키운 오리고기는 하림 실록 무항생제로 키운 닭고기와는 달리 간에 부정적인 영향이 있어 즐기지 않습니다. (섭취 시 무항생제 닭고기는 컨디션에 이상이 없는 반면, 오리고기는 간에 부담을 줘 피곤함) 참고로 닭고기를 드셔도 그런지? 닭고기는 어느 것을 드시는지 물어봅니다. 만일 유기농 닭을 드셔서 이상이 없으면 수체질이 틀림없고, 불편한 현상이 나타난다면 체질이 정확한지 재고해보도록 권합니다.

■ **위장병**

·**질문:** 50세 남자입니다. 위장병으로 중3때는 속 쓰림으로 고생을 했으며, 현재는 식사만 하면 체기가 있고 속이 답답하고 트림을 아주 힘들 정도로 많이 하며, 꼭 사혈침으로 손가락이나 발가락에 피를 내어야 체기가 없어집니다(잘못 버릇이 된 듯. 침으로 하지 않고는 안 내려감). 침으로 사혈하는 것도 고통입니다. 유명하다는 내과에서 처방을 받아도 약 효과를 보지 못하였고 많은 한의원에서 담적치료, 체질치료 등 지금까지 해오고 있지만 별 도움이 되지 않았고 고통을 말로 표현하기 힘듭니다.

현재는 8체질 중 태양허체질(목음)으로 올 3월부터 치료를 받고 있는데 체중에 4kg 감소하였고 (특이 효과 없음), 음식물이 가끔 역류할 때도 있으며, 속이 심하게 답답할 땐 머리도 아프며, 몸에 힘도 없고 속이 좋지 않아 식사량도 적으며 체중도 미달입니다. 여기는 전라도이고 직장인이라 진료받기도 쉽지 않은 것 같고 답답한 마음에 질문 드립니다.

·**답변:** 정말 고생이 많습니다. 정확한 체질감별에 따른 체질식과 한방 그리고 대체요법을 병행하

면 회복 가능합니다. 비슷한 경우의 예를 들면, 경남의 LCJ이라는 30세 청년이 몸이 약해 직장생활도 못하고 지금까지 3년 이상을 드러누워 일도 못하고 그냥 생활해 왔습니다. 이 젊은이는 소화장애, 식후무력감과 식사 후에는 늘 몸이 쑤시는 동통 및 팔다리동통, 식은땀, 수족다한증, 불면 등으로 고생했습니다. 지금 약 세 달째 한방추출물을 섭취하면서 식사법 지도를 받아온 결과 많이 개선되어 육체노동도 가능하고 잠도 잘 자며 식후 겪는 몸의 동통도 없어졌습니다.

직장생활이 가능한 정도라면 회복이 가능합니다. 먼저 체질을 정확하게 감별한 다음 진행해야 합니다. 시간 내어 내방하면 후회하지 않을 것입니다. 참고로 목체질은 위장이 부교감 긴장형으로 빈속에 속 쓰림이 거의 없습니다. 위가 나쁘면 대개 음식물이 위장에 정체 중일 때 아플 수는 있으나, 소화된 뒤의 공복 중에는 위산이 분비되지 않아 쓰림이 없습니다. 목음체질이 아닐 수도 있습니다.

■ 허약한 수양체질의 음식 적응 애로

·**질문:** 닭고기는 일반 마트에서 구매를 하며, 몸에 잘 맞아서 자주 먹습니다. 닭고기를 먹으면 몸이 가볍고, 마음이 편안하고, 걱정거리가 없습니다. 자주 먹으며 효과가 좋은 음식으로는 찹쌀밥, 수삼 달인 것, 영양탕(개), 열무김치, 생김, 닭볶음탕, 치킨, 닭고기 미역국, 파김치, 무청무침 등이 아주 잘 맞습니다.

잘 맞는 식품이라고 하나 부정적인 효과가 나타나는 식품으로는, 강낭콩, 완두콩, 차조, 찰기장은 오리고기와 유사한 증상이 나타나고, 현미밥, 생강차는 자주 먹으면 머리가 아픕니다…… 참고로 집사람과 아들은 수음체질입니다. 오리고기가 아주 좋다고 하며, 입이 짧은데도 불구하고 많이 먹습니다.

7년 전, 몸의 컨디션이 마땅치 않아서(혈액순환 불량으로) 양방과 한방병원을 전전하며, 해결책을 찾지 못하고 헤매고 있을 때 선생님의 사이트를 보고 무한한 도움을 받았음을 고백합니다. 그 누구도 이야기하지 못하는, 해박하고, 깊은 통찰력과 베풂에, 많은 국민들도 큰 도움이 되었으리라 확신합니다. 고맙습니다.

·**답변:** 문제는 수양체질에 맞게 분류된 식품에 있는 것이 아니라, 님의 장부의 기가 너무 허약하

여 정상적으로 영양대사를 못하기 때문입니다. 만일 이 문제를 극복하려면 기본으로 체질식과 운동을 적절히 하시면서 추출물을 드셔볼 것을 권장해봅니다. 아무리 노력해도 몹시 허약해진 장부는 별도로 장부의 기운을 북돋아줘야 기가 상승하여 건강이 증진됩니다.

저의 지난 시절을 돌이켜보면 아무리 체질식과 운동을 열심히 해도 건강 상승이 안 됐습니다. 늘 한계점을 느꼈죠(체질한방을 몰랐을 때). 한방을 제대로 연구하여 섭취한 결과 건강해졌습니다. 한방은 장부의 기를 증강하는데 어떤 식품보다 강력합니다. 터진 포대에 아무리 많은 쌀을 담아도 새나가니 온전히 채워지지 않는 이치와 같습니다.

장부가 굳건하고 기가 충만해야 먹은 음식이 기운을 북돋아 살로 가서 힘이 나는 것입니다. 장부의 기운이 쇠약하면 깨진 항아리에 물을 담고 또 담아도 새기 때문에 가득 채울 수 없는 것과 같습니다. 참고하시고 건강하시기 바랍니다. 운동도 잊지 마세요. 체온을 올려주고 기를 만들어줍니다.

■ **목양체질 섭생법 질문**

·**질문:** 팔체질에 관해서 너무 자세하게 잘 나와 있어서 아주 잘 보았습니다. 목양체질로 감별 받았고 아토피가 있어서 체질식과 한약을 먹으며 치료중입니다. 여기서 질문이 있습니다.

1. 목양체질에 아토피는 있다고도 하고 없다고도 하는데 말이 달라서 헷갈리네요. 어느 한의원에서는 목양체질아토피는 있을 수 있다고 하고, 어디서는 근본적인 아토피가 아니라 그냥 피부 알레르기라고 하네요. 목양체질은 아토피 사례가 있나요?

2. 목양체질인데 고기를 먹으라고 합니다. 본래 아토피는 육류 섭취가 금기시 되어 있는데 섭취해도 무방한지 궁금합니다.

3. 양파즙이나 칡즙을 먹으려 하는데 어떤 게 좋을까요? 칡즙은 간 해독에 좋은데 목양체질은 간이 제일 센데 칡을 먹음으로써 간이 더 세지게 되는 건가요?

4. 효소제를 섭취하려 하는데 성분을 보니 현미, 강황, 실리마린 등 목양체질에 유익한 성분들이 있던데 무방할지요?

5. 보리는 해가 되는 식품이던데 상품에 보리가 첨가되어 있던데 괜찮나요?

·**답변:** 1. 아토피는 쉽게 말하자면, 피부의 독소 염증 과민상태라고 할 수 있습니다. 알레르기나 아토피는 비슷한 원인으로 발생합니다. 보통은 금체질에 주로 빈번하게 발생하는데, 그렇다고 다른 체질이 아토피에서 자유로운 것은 아닙니다. 모든 체질이 맞지 않는 음식섭생과 간의 해독이 약하면 발생할 수 있습니다. 피부 염증상태가 심해서 체질검사 해보면 수체질도 목체질도 포함됩니다. 예를 들면 차가운 수체질도 얼굴 등이 벌겋게 염증으로 번진 경우가 상당한 수 있으며, 원인 따라 관리하여 치유된 사례가 있습니다. 그러므로 목양이 확실하면 그대로 체질식을 하거나, 심하면 한방을 겸하면 치유됩니다.

2. 목양도 고기를 드셔야 하고, 가능하면 청정 육류를 섭취하고 양파, 마늘, 고추, 파 등을 많이 섭취하십시오.

3. 짉은 폐로 귀경하니 걱정할 필요 없이 드셔도 되나, 피부질환에는 혈액정화에 더 좋은 양파즙을 드세요.

4. 언급된 성분은 목양에 유익합니다.

5. 보리는 목양에 해롭지 않습니다. 보리는 성질이 조금 차며, 수체질에만 해롭고, 나머지 체질에는 유익합니다. 목체질에 보리가 해롭다는 정보는 잘못된 것입니다. 사상의학 창시자인 이제마 의성께서도 보리는 소음인(수체질)에게만 해로운 것으로 분류하셨고 모든 체질전문가들 절대다수도 인정하는 사실이며, 본 연구소에서도 검증결과도 일치합니다. 평소 혹 소화가 약하면 밥에 보리를 넣어 드시면 함유된 소화효소제가 풍부하여 도움이 됩니다.

본 연구소에서 개발한 목체질 한방환 제품, 보폐환(補肺丸)의 원재료에 명기된 보리는 원래 해독과 소화를 돕는 엿기름인데, 식품의약품안정청에서 재료 명칭을 '보리'로 표시하라고 해서 그리된 것입니다.

■ **지방간**

·**질문:** 임상적으로 지방간은 무엇이며 어떻게 관리해야 하는지요?

·**답변:** 지방간은 임상병리검사항목에서 중성지방 즉 T.G 또는 Triglyceride으로 측정하며, 중성지방 수치가 50~150 범위 안에 있을 경우에는 지방간으로 보지 않습니다.

감마–GTP는 간의 여러 부정적인 상태 즉 간세포의 기능부전과 알콜성 간질환 측정하며, 담낭염, 간암, 간경화, 담관암일 때 증가합니다. 따라서 중성지방 수치는 정상이고 감마 지티피 수치가 높을 경우에는 간 상태가 안 좋은 것이지 지방간은 아닌 것입니다. 이런 경우에는 굳이 중성지방을 해소하는 레시틴 등을 섭취할 필요는 없습니다. 참고로 간염검사에 관한 정의와 의미를 알려면, 송산 사이트에서 "간"으로 들어가서 "검사" 항목을 참고하시기 바랍니다. 그리고 살이 찐다고 해서 지방간이 꼭 동반하는 것은 아닙니다. 간염이 없다 하더라도 지방간이 오래되면 간경화가 유발되니 나중 문제가 생기면 잘 다스리기 바랍니다.

토양체질은 그보다는 오히려 위장 기능항진으로 주로 윗배를 중심으로 해서 체중이 불어납니다. 이것은 음식을 많이 섭취해서 유발되는 것이 아니며, 토체질의 생리상 위장이 지나치게 항진되어 발생합니다. 그러면 길항장기인 신장이 영향을 받아 신장에 열이 쌓여 면역기능이 떨어지거나 하체가 약해질 수 있습니다. 위장의 열을 내리는 식사를 열심히 하셔야 합니다.

2장
팔체질의
모든 것

금양체질의 모든 것

1. 금양체질의 식단표

　육식은 간을 약하게 하여 간, 대장, 심장, 순환기, 피부(아토피, 알레르기)가 나빠지기 쉽습니다. 성질이 차가운 과일, 채소, 바다 생선을 주로 섭취하면 간과 신장을 보강합니다. 달고 매운 음식을 피하여 위와 폐의 이상 항진을 막고, 양질의 소금을 충분히 섭취 체액의 염분 농도를 적절히 유지시켜 신장을 보하고, 식초를 충분히 섭취하여 간을 보합니다. 수술 시 아트로핀 주사에 매우 약하니 피하고 페니실린, 피페라실린 등의 항생제는 부작용이 있으니 주의해야 합니다. 포도당주사가 좋습니다. 서 있는 시간을 많이 갖고, 앉아있는 시간을 적게 하며, 다리의 근육 위축과 무력증이 생기기 쉬우므로 등산, 달리기 등으로 약한 신장과 하체를 보강하면 좋습니다. 주거지로는 해변 섬이 가장 좋고, 호수 강변이 좋습니다.

(1) 해로운 음식

· **모든 육류:** 소, 닭, 개, 염소, 양, 노루, 오리, 메추리알, 계란노른자
· **유제품:** 우유, 요구르트, 치즈, 버터, 유산균, 밀 식품(라면, 빵, 자장면, 가락국수)
· **기름:** 참기름, 들기름, 호두기름, 현미유
· **과일:** 배, 수박, 사과, 망고, 복숭아
· **견과류:** 밤, 은행, 호두, 땅콩, 아몬드
· **근채류:** 무, 당근, 도라지, 더덕, 콩나물, 우엉뿌리 잎, 호박잎, 겨자 겨자채, 콩나물, 고사리, 양배추, 양상치 청상치
· **생선:** 장어, 바닷장어, 미꾸라지, 메기
· **기타:** 호박, 박, 감자, 커피, 고추, 수수, 흰콩, 율무, 마, 고구마, 생강, 대추, 찹쌀, 차조, 옥수수, 녹

용, 모든 버섯, 청국장, 홍삼, 인삼, 양파, 김, 다시마, 뱀탕, 비타민 A, B, D, 땀 많이 나는
운동, 아트로핀 주사, 일광욕, 열탕목욕과 반신욕(하체가 저리거나 마비감이 있으면 땀을 흘
리지 않는 한도에서 한시적으로 적당히 따뜻하게 해도 좋다) 및 건식사우나, 흰색, 은니

(2) 유익한 음식

- **채소:** 배추, 적상치, 미나리, 시금치, 케일, 신선초, 질경이, 드릅순, 돌나물, 파슬리, 솔잎, 송화
  (松花), 비름
- **해산물:** 새우, 굴, 해삼, 게, 가재, 복어, 등 푸른 생선 모두(꽁치, 청어, 멸치, 숭어, 전어)
- **모든 조개류:** 대합조개, 피조개, 모시조개, 갈매기조개, 개조개, 재첩, 전복
- **과일:** 모든 포도, 키위, 바나나, 파인애플, 앵두, 딸기, 참외, 레몬, 모과, 토마토, 오렌지, 귤
- **신장에 좋은 육류:** 돼지고기, 토끼고기, 오골계
- **기타:** 흰쌀, 검정쌀, 보리, 메밀, 오이, 팥, 모과, 계란흰자, 검정콩, 녹두, 메조, 모밀, 냉면, 가물
  치, 잉어, 붕어, 잣, 야콘, 미역, 톳, 편백나무, 소나무, 아사이베리, 블루베리, 금니, 식초(애
  용하면 간에 좋다)
- **운동:** 땀을 적게 흘리는 운동, 수영, 냉수마찰, 명상, 청녹색, 비타민 C, E, 식초, 포도당
- **장부기능 강약 서열:** 폐장 〉 췌장 〉 심장 〉 신장 〉 간장
  대장 〉 위장 〉 소장 〉 방광 〉 담낭

2. 생리적 특징

이 체질은 폐, 대장이 최강(最强)장기이며, 차강(次强) 장기는 비, 위장이다. 그리하여 건강이 정
상일 때는 더위를 많이 탑니다. 위장의 소화 기능이 왕성하여 무엇이든지 소화가 잘돼 비만과의 전
쟁에 힘이 듭니다. 체질에 해로운 음식도 잘 해치우기에 체내에 나쁜 기운이 쌓여 오장육부의 기능
이 부실한 경우가 많습니다. 폐기능이 왕성하여 말하거나 노래를 부를수록 탄력을 받습니다. 차약
(次弱) 장기는 신장과 방광이며 최약(最弱) 장기는 간과 담낭입니다. 그러므로 하체에 기혈순환이 잘

안 되며, 하체운동이 부족하면 무릎 관절염이 자주 발병합니다. 게다가 간이 약해 근육무력증이 생기기 쉽습니다. 서 있기를 싫어합니다.

이 체질은 육식이 아주 해로워 삼가 하지 않으면 인후와 식도 및 위장의 상부에 염증이나 뭐가 걸린 듯한 느낌이나 가슴 위쪽이 답답함이 생깁니다. 또한 순환기 질환이 생기기 쉽고 특히 고혈압과 관상동맥 질환이 다른 체질에 비해 빈번하게 발생합니다. 육식으로 대장암이 잘 생깁니다. 육식과 밀가루 음식을 먹으면 소화는 되나 몸이 무겁습니다. 마취에 약해 수술 시 잘 깨어나지 못합니다. 피부가 건조합니다. 하체운동에 주력해야 합니다. 명예욕이 강합니다. 땀을 흘리는 열탕과 한증막을 좋아하지 않으며 땀을 빼면 힘이 빠집니다. 햇볕을 쬐면 피곤하고 잘 탑니다. 체질에 맞지 않는 한약재를 쓰면 특히 해롭습니다. 건강이 좋을 때는 땀이 나지 않으나 약해지면 식은땀이 흐릅니다. 바다를 좋아합니다. 해변의 습한 공기가 건조한 피부를 촉촉하게 해주기 때문입니다.

3. 체질에 따른 건강관리

최강 장기인 폐, 대장의 기능의 이상 항진을 일으키는 육식을 삼가야 하며 육식으로 인한 간 담낭의 기능저하를 막을 수 있습니다. 육식을 많이 하면 몸이 괴롭고 병이 잘 오고 협심증, 심근경색 등 심장의 관상동맥질환이 생기기 쉽습니다. 그러나 육류 중 돼지고기 오골계 토끼고기는 신장을 보강하는 식품이니 기름기를 제거하고 섭취하면 좋습니다. 약한 간으로 귀경(歸經)하는 냉성채소, 즉 항상 푸른 잎 채소 위주의 채식을 하는 것이 좋습니다. 바다 생선류를 주로 섭취해야 심장병을 예방할 수 있습니다. 달거나 매운 음식을 피하고 신맛이 나는 음식이 좋습니다. 체질에 맞지 않는 식생활로 비만이 많고 당뇨 고혈압이 유발되므로 식욕에 따라 소화가 잘 된다고 닥치는 대로 과식해서는 안 됩니다.

피부병(아토피성), 알레르기, 코 막힘 등이 오기 쉽습니다. 목욕은 따뜻한 정도의 물에 땀이 많이 나지 않게 하고 사우나는 금해야 합니다. 술, 담배, 커피를 멀리하고 금니는 좋습니다. 체질에 맞지 않는 한약을 먹으면 부작용이 많으니 반드시 체질에 맞는 약재를 써야 합니다. 수술할 때 사용하는 아트로핀 주사에 매우 약하니 조심해야 합니다. 서 있는 시간을 많이 갖고, 앉아있는 시간을 적게 해야 건강합니다. 노래를 부르면 몸이 편안해집니다. 강한 폐의 기운을 조절해주기 때문입니다.

변비를 낫기 위해 다시마나 유산균 음료를 먹으면 대장에 습열이 쌓여 더 악화됩니다. 스쿠알렌, 홍삼, 찹쌀, 현미, 율무, 우유 등이 해롭고 청국장은 폐, 대장을 과강(過强)하게 하여 해롭습니다. 효모, 클로렐라, 스피루리나, 키토산 등은 간을 해독하고 부드럽게 합니다. 목욕은 온탕에서 땀을 가능한 내지 말고 반신욕 대신 냉온욕을 하면 경쾌합니다. 땀을 많이 흘리게 하는 격렬한 운동인 축구, 배구 등보다는 수영이 폐와 간에 좋습니다. 고혈압, 당뇨, 간장병, 알레르기, 대장질환을 조심해야 합니다. 달거나 매운 음식을 피하고 신맛이 나는 음식이 좋습니다. 겸허하게 남의 말을 잘 듣고 자신의 능력보다 남의 능력을 돋보이게 하는 것이 좋습니다. 요양지로는 해변과 섬이 좋습니다.

4. 금양체질의 장부(藏腑)의 특징

설명하는 체질의 특징은 보편적인 상황을 묘사합니다. 각 장부는 관리하기에 따라서 약한 장기도 정상기능을 유지할 수 있으며, 반대로 강한 장부도 잘못되면 약해질 수 있습니다. 그러므로 다음의 내용을 절대적인 표준으로 삼아 자신의 체질을 짐작으로 오판하지 않도록 해야 합니다. 단, 체질이 확증된 사람은 체질 건강의 지침으로 삼아 활용하기 바랍니다.

(1) 전체적인 특징

모든 장부와 몸은 폐 본래의 기질에 따라 따뜻하고 조성(燥性)을 띠고 있습니다. 이러한 폐의 지배를 받고 있는 피부와 장기 모두 건조하고 열성을 띱니다. 금양체질은 폐가 모든 체질 중에서 가장 강한 장기입니다. 때문에 폐와 위장에 열을 내는 식품을 금합니다. 한방치료 역시 폐와 위장의 열을 내리고 신장을 서늘하게 하는 약재를 씁니다.

폐는 가장 강하고 따뜻하고 건조합니다. 때문에 폐를 덥게 하여 폐에 있는 수분이 소실되게 하는 음식과 약재를 피해야 합니다. 이를테면 커피, 도라지, 더덕, 호박, 콩나물 같은 것들이 그런 기능을 합니다. 이런 것을 먹으면 뇌졸중, 고혈압, 갑상선 질환이 유발될 수 있습니다. 금체질의 갑상선 질환은 폐의 더운 열이 기도를 타고 올라가면서 갑상선이 정상적인 체온을 유지하지 못하면서 열이 발생합니다. 그러면 갑상선 호르몬 분비에 이상을 일으켜 발생됩니다.

위장도 따뜻하고 건조하며 기능은 매우 강합니다. 그러므로 서늘하여 위장의 열을 내려주고 촉촉하게 해주는 채소와 생선을 섭취하는 것이 좋습니다. 반대로 열이 많은 현미, 강냉이, 찹쌀, 쑥과 같은 위의 습기를 없애고 덥혀주는 식품을 먹으면 위염이 생깁니다.

심장은 평균 장기로 있으나 마찬가지로 근본은 열이 있고 건조합니다. 주변 장기들이 제대로 기능을 발휘해주면 별 문제가 없으나 폐에 해로운 음식, 특히 육류를 먹게 되면 심장병에 가장 잘 걸립니다.

신장은 두 번째로 약한 장기로 역시 따뜻하고 건조합니다. 때문에 신장을 보강하는 산수유, 복분자, 복령, 핵산이 많은 등 푸른 생선 등의 식품을 부지런히 섭취해야 합니다. 그런 방법으로 신장을 서늘하게 하여 신장의 온도를 내려주어야 합니다. 그렇지 않으면 관절염, 자궁의 물혹, 근종, 골소증이 생깁니다.

간은 가장 약한 장기로 열이 있고 역시 건조합니다. 이 체질은 특히 간의 건강에 관심을 써야 합니다. 육류나 열이 많은 식품을 섭취하면 열을 받게 됩니다. 간염바이러스 간장병 물혹 간경화 등이 늘 염려됩니다.

(2) 금양체질의 폐(허파)

금양체질은 최강 장부인 폐와 대장이 온 몸을 지배합니다. 따라서 폐가 따뜻하기에 몸과 모든 장부는 따뜻합니다. 폐가 강한 금양체질은 실제로 사진을 찍어보면 폐가 큽니다. 어깨가 넓은 사람이 많습니다. 폐활량이 커서, 여름날 저수지나 개울가에서 물수제비 뜨고 놀던 소싯적에, 물속에서 오래도록 숨을 안 쉬고 견디기 시합을 하면 언제나 이 체질

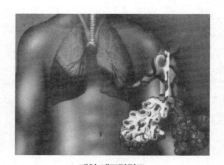

폐와 폐포단면도
금양체질의 폐는 과강하여 기운을 쏟아야 한다. 그렇지 않으면 피부알레르기, 식도암, 폐암, 폐렴 등에 노출된다.

이 이깁니다. 특별히 체력과 운동신경이 약하지 않는 한, 달리기를 하면 등수 안에 들고 달리기를 할 때도 맨 앞에서 의기양양하게 달려 들어옵니다. 다른 사람보다 허파가 엄청 큽니다.

　폐에 열이 많은데 육식을 주로 하면 열이 심화되어 폐결핵이 생기기 쉽습니다. 폐결핵은 보통 상식으로 폐가 약해서 생긴다고 믿고 있습니다. 그러나 대부분은 금체질의 폐열(肺熱)에서 비롯됩니다. 결핵균은 차가운 데에서는 잘 번성하지 못합니다. 하지만 열이 심한 폐에서는 쉽게 발생합니다. 닭고기나 소고기를 많이 먹으면 위험합니다. 피곤해도 노래방에서 노래하면 찌뿌듯하고 무거웠던 몸이 자기도 모르게 풀려, 언제 그랬냐는 듯 구름처럼 가벼워집니다. 그것은 폐 속에 갇혀 억눌려 있던 뭉친 기를 풀어냈기 때문입니다. 그러므로 스트레스를 받으면 노래를 불러보세요. 즐거워집니다. 노래 부르는 것은 그 자체가 즐거운 것이면서 한의학적으로는 강한 폐의 기운을 쏟아내 버리는, 즉 사(瀉)하는 것이기에 폐 기운의 평형을 유지하는 것입니다.

　폐의 호흡이 매우 강해 폐의 수분과 피부의 수분이 지나치게 소모됩니다. 결과 폐가 주관하는 피부는 건조하고 거칩니다. 각종 알레르기나 아토피성 피부병이 생기기 쉽습니다. 그럴 경우에는 미지근한 물로 목욕하고 자극이 적은 보습비누를 사용하거나 비누 없이 목욕합니다. 특히 비누를 삼가면 건조한 피부건강에 아주 좋습니다. 부드러운 면 수건으로 두드리듯 닦아주고 3분 안에 오일을 발라 수분 증발을 막아줍니다. 목욕은 자주하지 말고 베이비파우더를 쓰지 않는 것이 좋습니다. 피부는 얼굴 빼고 건성입니다. 공기가 건조하기에 가을엔 피곤할 수 있습니다. 비 내리는 축축한 날이 오히려 감성도 좋고 기분도 만점입니다. 지상의 습기가 잘 도달하지 않는 고층아파트에 사는 금양체질은 여름을 빼고는 가습기를 가동하는 것이 좋습니다.

*보습을 위해 유제품 로션을 사용하지 않아야 피부 건조를 악화시키지 않는다.

　햇볕에 잘 탑니다. 다른 사람보다 금방 얼굴이 검게 때로는 붉게 탑니다. 때문에 가능한 한낮의 직사광선을 피하는 것이 피부를 거칠게 하지 않는 것입니다. 서양인의 경우 피부암이 잘 발생합니다. 폐가 강한 세 체질 중에서 두 체질은 어떤 차가운 음료든지 마음 놓고 여러 잔을 마셔도 아무렇지 않은데, 유독 우유만 차갑게 마시면 대개 뱃속이 불편하거나 설사기가 있습니다. 우유가 해로운 것입니다.

설명한 바와 같이 상승하는 폐열로 인해 기도는 물론이고 연접한 식도에 열이 많습니다. 맵고 뜨거운 음식을 섭취하거나 체질에 어긋나는 열성 식품을 섭취하면 폐열이 극성해지고 그 열이 위로 올라가면 식도와 후두에 쌓인 과도한 열 때문에 염증이 유발되고 식도암 후두암이 생깁니다. 검사를 해보면 아무 이상이 없으나 본인은 목에 뭔가 걸려있는 것처럼 느낍니다. 한방에서는 매핵기라고 하며, 매화 씨가 목구멍에 걸려있는 것 같은 느낌을 줍니다. 그대로 놓아두면 나중에 식도암으로 진행될 가능성도 있습니다. 그러니 뜨겁고 맵게 먹어서는 안 됩니다. 이 증상은 식사법으로는 고치기 어렵고 폐열과 상초의 화를 해소하는 한방을 섭취해야 합니다. 또는 장기간 녹즙 등을 먹으면 풀릴 수 있습니다. 금음체질에 비해 위장에 열이 많은 편이고 체열도 강해 위와 같은 증상이 나타나기 쉽고 식도암은 거의 이 체질 전유물입니다.

(3) 금양체질의 대장(큰창자)

이 체질은 대장이 매우 깁니다. 때문에 아랫배가 나와 있습니다. 그러나 위장도 두 번째로 센 장기이기에 윗배도 나옵니다. 배가 전체적으로 장구통처럼 배꼽을 정점으로 하여 불룩합니다. 대장에 열이 많기 때문에 대장과 폐에 열을 가하는 식품과 고기를 주로 먹으면 금음체질과 더불어 필연적으로 대장암이 가장 많이 발생합니다. 체질에 맞지 않는 육류는 긴 대장에 오래 정체되면서 열과 독소를 배출하여 정상적인 유익 균이 감소하며 고약한 방귀가 나옵니다. 김, 다시마, 옥수수, 감자 등의 열성 식품을 섭취하면 대장이 과열되어 변비가 생기며 대장에 게실이 생겨 더러운 숙변이 쌓입니다. 냉성채소를 많이 먹으면 이 모든 질병을 피할 수 있습니다.

(4) 금양체질의 위장

어떤 사람은 태어날 때 강한 위장의 기운을 지니고, 어떤 사람은 허약한 위장의 기운을 가지고 나옵니다. 이는 마치 대나무는 언제나 강직하여 휘어지지 않고, 버들나무는 유연하여 바람 부는 대로 가지를 곡예하듯 휘날리는 것과 비슷합니다. 대나무는 어디까지나 휘어지지는 않고 부러지는 성질이 있습니다. 그러나 수양버들나무는 아무리 세찬 바람이 불어도, 심지어 태풍이 불어 큰 나무가 쓰러져도, 유연하기에 바람 부는 대로 흔들리기는 할지언정 꺾이거나 부러지는 일이 없습니다. 대나무처럼 쉽사리 위장병은 생기지 않으나 발견되었을 때는 중한 위장병일 수 있습니다. 소화가 잘 된다고 자만 말고 음식을 가려먹는 겸손한 마음이 필요합니다.

금양체질의 위장은 폐 대장 다음으로 두 번째로 센 장기입니다. 토체질 다음으로 위장이 강한 체질입니다. 그래서 위장에 열이 무척 많습니다. 몸도 덥습니다. 금양체질은 강한 위장을 타고 났습니다. 사방으로 에너지를 발산하려는 경향이 심한 위장의 생리적 특징 때문에, 때로는 실제로 몸속 에너지는 속빈 강정 같아도 지금 당장은 활동하는 데는 힘이 넘쳐납니다. 건강을 과신합니다. 그러나 "밤새 안녕"이라고 해서 갑자기 쓰러지는 체질입니다. 그래서 자신의 활동에 힘이 있다고 과신하고 살다가 검사해보면 중병인 경우가 이 체질에 많습니다. 오랫동안 체질에 아주 어긋나는 식사를 하지 않는 한, 강한 위열이 있어 무엇이나 소화를 시킬 수 있어 평생 동안 위장으로 고생하는 일이 없습니다. 대체로 어떤 음식을 먹어도 소화가 잘 됩니다. 몸에 해로운 육류는 물론 열성(熱性) 음식도 다 잘됩니다. 이 체질은 많이 먹을수록 소화력도 그만큼 항진되어 자꾸만 저녁에 뭘 먹고자 하고 먹어야만 편히 잠 잘 수 있습니다.

센 위장은 적게 먹어서 위장의 항진을 막아야 하는데 자주 많이 먹게 되면 위액을 더 많이 분비할 수밖에 없습니다. 위액을 이처럼 과다하게 분비시키면, 금양체질의 경우에는 정상 기능 이상으로 항진시키는 결과를 낳습니다. 그래서 비만도 많고 당뇨도 고혈압도, 그리고 특히 다른 체질에서는 잘 발생하지 않는 심장병, 그것도 협심증이나 심근경색과 같은 치명적인 심장병이 발병합니다. 식사량을 조절하지 않고 마음대로 먹다 보면 위장의 항진으로 비만이 필연적으로 따릅니다. 특히 열성 음식을 섭취하면 간에 열이 가득 차 비만에 박차를 가합니다. 간단하게 말

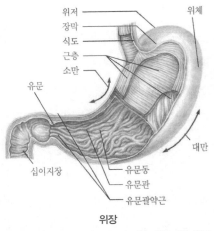

위장

금양체질은 위산이 많고 열이 있다. 위를 서늘하게 하는 냉성 야채가 좋다.

해서 고기와 열 있는 음식을 피하고, 생선과 냉성채소를 먹으면 이 모든 병을 피할 수 있습니다.

⑸ 금양체질의 위산 과다와 속 쓰림

위장의 위산 분비에 대해 말씀드리겠습니다. 위장을 잘 관리하면 위장병이 생기지 않으므로 위산 분비 과다로 인한 문제는 발생하지 않을지 모릅니다. 그러나 살다보면 위장 기능이 나빠져 제 기능이 발휘되지 않고, 위산 과다와 같은 문제가 생길 수 있습니다. 위장을 아무리 혹사해도 위산 과다로 비롯된 문제가 없는 사람도 있는가 하면, 조금만 잘못되면 과도한 위액 분비로 위장장애를 겪는 부류의 사람들이 있습니다. 물론 위산이 식사 때만 나오는 사람은 의당 그런가보다 하고 무심코 넘어 갑니다. 한편 다른 사람은 "왜 나는 이렇게 위산과다로 고생을 하지" 하고 속으로 생각하면서 살아갑니다.

그러나 사실을 알고 보면, 체질에 따라 위산 분비가 잘되는 사람은 위가 나빠지면, 아무 때나 분비가 돼 평생 동안 위산 분비 과다형이 되기도 합니다. 바로 이 금양체질이 위산 과다 분비형입니다. 위산 분비 과다 현상은 금양체질에게서는 평생 동안 거의 유지됩니다. 제때에 밥을 먹지 않으면 위산이 분비되어 속이 쓰립니다. 물론 위염이나 궤양이 있으면 위산이 상처를 자극하여 통증을 느끼게 됩니다. 체질에 해로운 음식을 먹거나 몸이 약해질수록 더 심해집니다. 찬물을 마셔도 속이 쓰리는 경우도 있습니다. 밤에 친구들과 거침없이 술을 맘껏 마시면 새벽에 속이 쓰려 잠이 깹니다. 따뜻한 물을 마시면 위산을 물로 희석, 중화시키면 그 증상이 사라집니다. 그래서 이런 증상 때문에 위염과 위궤양을 바로 알아낼 수 있습니다. 심하면 제산제를 먹습니다. 그래야 위염과 궤양치료가 됩니다.

이런 체질은 교감신경 긴장형으로 위장을 잘 조리하지 못하면, 위산 분비가 시도 때도 없이 일생 동안 지속됩니다. 일생 동안 이런 현상이 나타나며, 위장을 잘못 관리하면 언제든지 위액이 과다 분비되는 현상을 피할 수 없습니다. 금양체질은 일생동안 조심하지 않으면 과도한 위산의 분비로 인해 위염과 궤양이 악화될 우려가 늘 존재합니다.

(6) 금양체질의 췌장

금양체질의 췌장은 두 번째로 강한 위장과 배속관계에 있기에 위장에 열이 많기에 열이 많은 식사를 하면, 그에 따라 췌장의 열이 심해집니다. 정상면역이 깨져서 자가면역질환으로 췌장의 랑겔한스 섬의 베타세포가 파괴되거나 인슐린 생산과 분비가 저하됩니다. 게다가 복부와 옆구리에 지방이 많으면 그 지방이 인슐린을 흡수해버려 세포 수용체에 포도당을 넣어줄 인슐린이 모자라 당뇨가 발병합니다. 췌장암이 동일한 이유로 발생합니다.

(7) 금양체질의 심장

이 체질의 심장은 중간 세기의 평(平) 장기입니다. 그러므로 체질식을 잘 지키면 심장병은 없습니다. 그러나 현실적으로 요즘 음식문화로는 체질식을 지키기 어렵습니다. 과거 가난했던 시절에는 고기를 별로 먹을 수 없었습니다. 하지만 지금은 경제성장으로 육식이 상당 부분을 차지합니다. 그 때문에 예전에 금체질은 거의 병 없이 잘 살았습니다. 지금은 심장병에 걸렸다 하면 절대 다수가 이 금양, 금음체질입니다. 지방과 콜레스테롤이 심장의 관상동맥에 들러붙게 되어 심근경색이나 협심증이 유발되기 때문입니다. 때문에 심장동맥 혈전증으로 도관(카데타)으로 확장 수술하여 혈관을 넓혀주는 시술이 이 체질에 많습니다.

(8) 금양체질의 신장

■ 방광과 하체와 뼈가 약하다

금양체질은 약한 장기 중에서 두 번째로 약한 장기가 신장과 방광입니다. 그 특징은 다음과 같습니다. 금양체질의 사람은 소변을 자주 보며, 살이 빠지면 다른 데는 잘 안 빠지는데 엉덩이 살이나 넓적다리 살이 잘 빠지거나 그 부위에 살이 별로 없습니다. 하체가 약해 걷는 것을 싫어합니다. 대개 하체를 단련하는 등산 등을 싫어하는 편입니다. 하체운동을 하지 않으면 관절염, 퇴행성 관절, 무릎에 물이 차는 증상 등의 무릎 관절질환이 특히 흔합니다. 넘어지면 뼈가 약해 잘 부러집니다. 골밀도가 낮습니다. 소변을 자주 보며, 밤에도 소변 때문에 화장실에 한두 번은 들락거립니다. 몸이 허약해지거나 나이 들어 병약해지면 엉덩이 살이 먼저 빠져 별로 없습니다. 거의 대부분의 금양체질은 50-60대가 되면 무릎 관절에 이상이 발생하기 쉬우므로 예방 차원에서 반드시 등산이나 수영을 하되 가능하면 하체 위주의 운동인 등산이 더 좋습니다. 그러나 더 이상 무릎에 무리가 가서 등산을 할 수 없다면, 수영, 아쿠아 헬스를 꼭 해야 합니다.

하체를 강화하는 헬스를 하고 패각 탄산칼슘을 섭취해야 합니다. 그러나 소뼈로 만든 본 칼슘 해조로 만든 칼슘 우유에서 추출한 칼슘은 삼갑니다. 이것들은 간 기능을 손상시켜 간의 혈액 공급을 저해하며 신장에 결석이 생기기 쉽고, 신장 기능을 더 나쁘게 만들어 오히려 혈액의 칼슘이 빠져나와 골밀도가 더 떨어집니다. 관절의 재생작용을 하는 글루코사민 등의 건강식품을 먹으면 좋습니다.

■ 성 기능이 약함

건강해도 성적인 면으로 이성에 별반 관심이 없습니다(생식능력이 왕성한 짝짓기 시기는 제외합니다). 체력은 좋아도 성 생활에는 별로 관심이 없습니다. 성관계를 가져도 오래하는 것을 별로 좋아하지 않습니다. 이런 체질은 어여쁜 여인을 봐도 순간만 예쁘다고 생각할 뿐, 그다지 오래 마음에 두지 않는 편입니다. 아름다운 여성 보기를 돌을 보는 것같이 합니다. 오히려 이성보다는 동성과 즐겁게 지내는 것을 더 좋아합니다. 여성의 경우에는 남성이 건전하게 친구처럼 지내는 것 같다가, 속내를 드러내 성적으로 접촉하려고 하면 불쾌하게 생각하고 다시는 만나려 하지 않습니다. 이런 아내들 중에는 남편이 따뜻한 마음과 돈만 주되 바람만 피우지 않으면 집에 들어오지 않아도 별로 개의치 않거나 집에 들어오지 않으면 더 좋아하는 여인들도 있습니다.

■ 자녀에 대한 애정이 지극하다

이 체질은 상대방 배우자보다는 자녀에 대한 애정이 더 지극합니다. 그러므로 똑같이 신장이 허약한 체질일 경우에는 자녀를 애지중지 키우다보면 자녀가 자기중심적인 성격으로 잘못 성장할 수 있는 문제점을 안고 있습니다. 또한 부부 사이의 성적 욕구도 별로 없습니다. 이런 사람은 체질적으로 신장이 약합니다. 선천적으로 신장과 콩팥이 허약한 상태로 태어나 보완하지 않는 한, 일생 동안 신장, 방광의 기능 허약으로 고생하게 됩니다. 체질적으로 약한 콩팥과 오줌보를 타고 났기 때문입니다. 설령 보완한다 해도 크게 발전되지는 않습니다. 신장이 약한 관계로 일생을 두고, 요실금, 요도염, 관절염, 신우신염, 조루증, 성기능, 하체무력증과 끊임없이 싸워 나가야만 합니다.

한편 이 체질과 살고 있는 신장이 센 체질의 배우자는 상대방 배우자가 자녀에게 과도하게 애정을 쏟는다고 불만을 가집니다. 또한 이 체질들이 정상적인 건강을 가진 경우에는 잘못하면 성적인 골이 깊어질 수 있습니다. 그러므로 허약한 신장 기능을 가진 배우자는 부부의 금슬을 위해 상대방에 대한 성적인 노력이 절실합니다. 허약한 신장을 위하여 차가운 채소와 바다 생선 및 EPA, DHA 등을 섭취하는 것이 좋습니다.

(9) 금양체질의 간

■ 금양체질은 간장병에 취약하다

금양체질의 간 기능은 여덟 체질 중에서 가장 약합니다. 그래서 젖가슴 아래를 유심히 살펴보면 오른쪽 늑골과 겨드랑과 가슴 또는 가슴근육(대흉근)이 왼쪽에 비해 조금 더 내려앉아 함몰되어 있습니다. 금체질을 뺀 다른 여섯 체질에 비하여, 간 기능이 약한 만큼 간이 유별나게 작습니다. 간이 실제로 다른 체질에 비해 작기 때문입니다. 금체질을 제외하고는 체질적으로 간 기능이 약한 체질은 없습니다. 참고로 다른 체질은 간이 최강 장부이거나 적어도 중간 세기의 평 장기입니다. 그래서 이 체질은 신약을 오래 먹으면 간수치(GOT, GPT)가 정상치(10~30)를 초과하여 올라가는 경우가 종종 있습니다. GOT, GPT는 간과 골수 등의 세포가 파괴되면서 흘러나오는 효소로서 간의 염증 정도를 추정하는 데 이용하는 혈청검사의 항목입니다. 간세포가 염증이 생겨 파괴되는 것입니다. 간의 해독 기능이 약해 화학약물의 독성을 제대로 해독하지 못한 결과입니다.

역시 간이 약해 간염 바이러스에 취약하여 간장병에 가장 많이 걸리는 체질입니다. 그 밖에 다른 체질은 장기간 복용

간염   간경변   간암

간의 병변

해도 위와 같은 일은 별로 없습니다. 그러므로 신약을 장기 복용하면 간에 염증이 잘 생기고 방광 암이 생기기 쉽습니다. 간암을 비롯한 간장병의 대부분을 금체질이 차지하는 것도 다 이 때문입니다. 그러니 금체질은 각별한 간 관리, 즉 신약 남용과 과음, 과로 등에 주의하여 간병에 걸리지 않도록 심혈을 기울여야 합니다. 그러나 위장과 췌장은 그 기능이 강하기에 실제로 약한 체질의 위장과 췌장에 비해 더 큽니다. 위장과 췌장이 자리 잡고 있는 오른쪽 늑골과 가슴은 좀 더 부풀어 올라 있습니다.

간은 근육을 담당합니다. 때문에 간이 허약한 체질로 태어난 사람은 젊을 때는 괜찮다가 나이가 들어가면 근육이 약해집니다. 걷는 도중에 갑자기 뒷다리 근육이 풀려 땅바닥에 주저앉거나 넘어지기도 하고, 가벼운 경우에는 다리 근육의 맥이 풀리는 느낌이 가끔씩 발생해 활동이 불편합니다. 수술 시 시간이 지나도 마취에서 깨어나지 못하기도 합니다. 냉성채소를 충분히 먹으면 간을 건강하게 할 수 있습니다. 특히 신선초, 케일, 셀러리, 미나리, 돌나물 등을 재료로 한 녹즙에 식물성 단백질이 풍부해 간 기능과 면역에 유익한 효모를 먹으면 효과적입니다.

■ 금양체질에 육류는 간장병을 만든다

육식을 즐기면 간에는 지방간이, 심장에는 지질과 콜레스테롤이 껴 관상동맥혈관을 막아 끝내는 심장병을 피할 수 없습니다. 쓸개즙 분비가 약해 육류의 지방과 단백질을 제대로 분해·대사하지 못한 결과입니다. 고기를 먹으면 변통이 나쁘고 냄새가 나기도 합니다. 바다 생선회와 차가운 성질을 품은 채소를 먹으면 변이 상쾌하고 몸은 경쾌합니다. 이와 같이 간이 약한 체질은 늘 이런 현상 중 일부가 나타납니다. 약한 간은 한번 타고 나면 바뀌지 않습니다. 아무리 노력해도 일생 허약한 테두리 안에서 벗어날 수 없습니다. 이 말은 허약한 간을 보강하는 체질식을 하지 않으면 쉽게 허물어진다는 것입니다. 사는 날 동안 내내 슬기롭게 간을 지키는 것이 장수의 비결입니다. 약한 간의 성질은 이 세상에서는 결코 변하지 않습니다.

*금양체질은 과음하면 알코올성 간경화가 진행이 빠르다. 금양체질은 육류를 섭취하면 간과 혈관을 망친다. 간염 바이러스로 비롯된 대결절성 간경화는 대개 간암으로 진행된다.

(10) 금양체질의 담낭(쓸개)

담낭 역시 간과 더불어 가장 약한 장부입니다. 체질에 맞는 생선 종류의 단백질은 담즙을 분비하여도 지장이 없지만, 육류를 섭취하면 약한 쓸개의 담즙을 무리하게 분비하는 결과를 가져오기에 금양체질의 쓸개는 더욱더 약해질 수밖에 없습니다. 그 이유는 간을 이롭게 하는 생선의 단백질은 간 기능을 제대로 발휘하도록 도움이 되는 영양분인 반면, 육류의 단백질은 폐를 과도하게 항진시켜 상하게 하고 동시에 간 기능을 악화시키기 때문입니다. 육류를 먹지 않는 것이 최약 장기인 쓸개를 살리는 길입니다.

(11) 금양체질의 혈관질환(血管疾患)

앞서 살펴본 바와 같이, 이 체질은 따뜻한 기운을 품고 있는 폐, 대장이 최강 장기입니다. 때문에 체온이 높은 편입니다. 그러므로 폐에 열을 발생시키고 폐 기능을 강하게 하는 음식을 먹어서는 안 됩니다.

■ 폐동맥의 과다한 열이 고혈압을 일으킨다

육류가 금체질에게는 가장 폐를 과강하게 하고 열을 내게 합니다. 그 증거로는 어깨와 목이 만나는 견정(肩井)이라는 혈(穴)을 눌러 보면, 금체질은 모두가 한결같이 압통을 느낍니다. 이처럼 폐에 열이 지나치게 많아지면 동맥이 가열됩니다. 그 결과 폐동맥의 혈관 내피가 팽창됨에 따라 혈관이 좁아져 혈행(血行)이 순조롭지 못하고 압력이 높아집니다. 이렇게 금양체질은 고혈압이 폐동맥에서 시작되어 전신의 혈행을 압박하는 것입니다.

한편 폐는 위로 솟구치는 성질이 강합니다. 그리하여 혈액을 머리 쪽으로 올려 보내려하는 경향이 보다 강합니다. 또한 폐열로 인해 두면(頭面)부에는 다른 체질보다 열이 많이 쌓입니다. 그러면 역시 뇌의 미세한 혈관은 열로 내피가 팽창하여 혈압이 높아지는데, 거기에 폐의 솟구쳐내는 송출력이 가세하여 뇌의 동맥 혈관이 파열됩니다. 이것이 금체질의 중풍의 발병 기전입니다.

■ 뇌와 심장 동맥에 지질과 콜레스테롤이 쌓인다

금체질은 간과 쓸개가 가장 취약한 장부입니다. 그러므로 체질에 해로운 육류를 섭취하면, 육류의 지방과 단백질을 완전히 분해하여 처리를 못하므로 간에는 지방이, 심장의 관상동맥에는 지방과 콜레스테롤이 부산물로 체질적으로 더 잘 쌓입니다. 미세한 뇌혈관에도 역시 나쁜 콜레스테롤이 쌓입니다. 이런 상황에서 무리하게 힘을 쓰면 뇌혈관이 파열될 수 있습니다. 용변을 볼 때에 입을 벌리고 일을 보면 그로 인한 뇌졸중을 피할 수 있습니다. 갑자기 추워지면 혈관이 수축하여 혈압이 오르게 되므로 몸을 따뜻하게 유지해야 합니다. 동시에 폐도 악화되므로 천식 폐조(肺燥) 등의 증상이 나타나면서 길항 장기인 간을 더 나쁘게 합니다. 폐조는 폐가 건조해져 코 마름이나 기도가 건조해지거나 입이 말라 갈증을 느끼는 상태를 말합니다. 그 결과 심장질환이 유발됩니다.

결론적으로 폐열이 강해 고혈압이 생기기 쉬운 조건에서 육류나 열성 식품을 지속적으로 섭취한 결과, 폐동맥에서는 고혈압이 발생하고, 심장의 관상동맥에 콜레스테롤이 침착하여 협심증 심근경색이 생기고, 혈액의 솟구치는 기운이 미세한 뇌혈관으로 뻗치면 뇌출혈로 중풍이 옵니다. 이 체질의 뇌졸중은 혈관이 막혀 오는 것이 아니라, 주로 혈관이 터져서 발생합니다. 그것은 폐의 치솟는 기운이 너무 센데다가 육류와 열성 식품의 과다 섭취로 뇌세포로 연결되는 미세한 동맥들의 내피가 지질과 콜레스테롤에 의해 손상됨과 동시에 혈관 내벽에 들러붙어 혈관이 좁아졌기 때문입니다.

(12) 금양체질의 간질환

금양체질과 핵심적인 원인은 같습니다. 앞서 살펴본 바와 같이, 이 체질은 따뜻한 기운을 품고 있는 폐, 대장이 최강 장기입니다. 때문에 체온이 따뜻합니다. 그러므로 폐에 열을 발생시키고 폐 기능을 강하게 하는 음식을 먹어서는 안 됩니다.

■ 육류 섭취는 간 기능을 약화시킨다

이미 설명한 바와 같이 금체질은 간과 쓸개가 모든 체질 중에서 가장 취약한 장부입니다. 그러므로 체질에 해로운 육류를 섭취하면, 그것을 소화시키기 위해 담즙을 분비해야 합니다. 간 기능이 센 체질은 담즙을 분비함으로서 사(瀉), 즉 그 기운을 쏟아내 버리면 강한 간과 담낭의 기운이 적절하게 완화되어 좋지만, 금양체질과 같이 허약한 간과 담낭을 지닌 경우에 체질에 맞지 않는 육류를 소화하기 위해 담즙을 분비하면 약한 담낭의 기운을 쏟아버리게 되어 더욱더 약해집니다. 간은 더 약해집니다. 원래부터 간이 약하게 태어난 데다, 간을 이롭게 하는 음식을 먹지 않고 폐를 위시하여 위장 등을 덥게 하는 음식이나 육류를 주로 섭취하면 가장 먼저 망가지는 장기가 바로 간입니다.

그 결과 간은 다른 체질에 비해 극도로 허약해지므로 다른 체질보다도 더 쉽게 간염 바이러스에 감염될 수밖에 없습니다. 지금까지의 필자가 지도한 간 환자 통계로 보면 금양체질이 가장 많고, 그 다음 금음체질이 간장병에 가장 많이 걸렸습니다. 그 이유는 금양체질은 식욕이 왕성하고 소화력 또한 누구 못지않게 우수하기에 그만큼 체질에 좋지 않은 해로운 음식도 많이 섭취하기 때문입니다.

더군다나 육류의 지방과 단백질을 완전 분해 처리를 못하므로 간에는 지방이, 심장과 혈중에는 중성지방과 나쁜 콜레스테롤이 부산물로 체질적으로 더 잘 쌓입니다. 동시에 육식으로 인해 폐도 악화되므로 폐의 지나친 항진, 천식, 폐조(肺燥), 폐열의 증가 등의 증상이 나타납니다. 이처럼 폐에 열이 지나치게 많아지면 자연히 면역기능은 떨어지고 동시에 길항 장기인 간 기능도 약해지기 마련입니다. 폐조는 폐가 건조해져 코 마름이나 기도가 건조해지거나 입이 말라 갈증을 느끼는 상태를 말합니다.

한편 알코올성 간질환에 대해 말하자면, 금음체질 중에 음주량이 몹시 강한 사람이 있습니다. 이 사람은 많이 마셔도 잘 취하지 않으니까 나의 간은 강하다고 생각합니다. 하지만 알코올 분해 효소의 양이 많다고 해서 간 기능이 좋은 것은 아닙니다. 하루 50g 이상의 알코올 섭취는 간을 상하게 합니다. 이것은 소주 3잔, 맥주 3잔, 양주 2잔을 말합니다. 그 이상 마시면 간은 상하기 시작합니다. 취하고 안 취하고는 아무 상관없습니다. 취기를 느끼지 않는다고 해서 이상이 없는 것은 아닙니다. 별개의 문제입니다. 활력이 넘친다고 해서 간이 건강한 것도 물론 아닙니다. 피곤과 간 기능은 연관된다는 얘기를 듣다보니 그렇게 믿습니다만 실은 활기는 폐와 위장에서 나오는 기운으로 간과는 관련이 매우 적습니다. 때문에 피곤하지 않다고 간이 이상이 없다고 자만해서는 안 됩니다.

(13) 금양체질의 당뇨병

앞서 살펴본 바와 같이, 이 체질은 따뜻한 기운을 품고 있는 폐, 대장이 최강 장기이며 더운 기운으로 쌓여 있는 비장과 위장이 두 번째로 센 장기입니다. 때문에 체온이 매우 높은 편입니다.

■ 췌장의 열이 당뇨병의 주범

위장에 열이 과도하기 때문에 체질에 맞지 않는 폐와 위장에 열을 내는 음식을 주로 섭취하면 췌장에 자연히 열이 성해집니다. 이미 당뇨병의 원인에서 살펴본 바와 같이 췌장의 랑겔한스 섬의 베타세포에서는 양질의 인슐린을 생산하지 못하거나 인슐린이 모자라게 됩니다. 대부분의 당뇨 환자들이 무더운 여름에 혈당 조절이 잘 안 되어 당 수치가 차가운 겨울보다 더 많이 올라갑니다. 이것만 보아도 췌장에 열이 많아지면 인슐린 생산이 떨어진다는 것을 알 수 있습니다. 췌장을 서늘하게 하지 않는 이상 당뇨 완치는 없습니다.

■ 체내 지방이 모자라는 인슐린까지도 빼앗아 간다

게다가 위장의 소화기능이 왕성하여 무엇이든지 소화가 잘돼 비만에 시달리게 됩니다. 그 결과 그렇지 않아도 모자라는 인슐린을 체내 지방이 흡수해버려 세포의 수용체 안으로 포도당을 넣어 영양을 공급하기가 어렵습니다. 그리하여 혈중에 사용되지 못한 포도당 함량이 과잉되어 당뇨병이 발생합니다. 또한 과잉의 포도당이 혈관 벽에 침착되면 합병증으로 혈관질환을 일으킵니다. 체질에 해로운 음식도, 즉 무슨 음식이든지 소화가 잘 되기에 체내에 나쁜 기운이 쌓여 오장육부의 기능이 부실한 경우가 많습니다. 한마디로 말하면, 소화 기능이 지나치게 강하고 열이 많은 위장으로 인한 췌장의 과도한 열 때문에 당뇨병이 생깁니다. 그러므로 췌장에 쌓인 열을 서늘하게 식히는 것이 치료의 관건입니다.

*위장이 강해 췌장의 열도 많다. 당뇨가 잘 온다.

5. 체질식 음식 섭취와 체질 한방을 겸하면 회복에 더 좋다

기본적으로 체질에 어울리는 음식을 먹어야 합니다. 그러면 심각하지 않은 보통 건강 문제는 철저하게 식사법을 따름으로 개선이 가능하고 별도의 약을 먹을 필요는 없습니다. 하지만 간장병이나 혈관질환, 당뇨, 암 등의 질병과 같이 고질적으로 오래된 중병을 회복하려고 할 때에는 평소 식사만으로는 어렵습니다. 게다가 너무 오랜 세월 병고로 인해 아무리 철저하게 식이요법을 해도, 폐열을 식혀주고 심장의 혈전, 어혈, 뇌혈관의 뭉친 열을 해소하는 일이 쉽지 않습니다.

따라서 금체질의 혈관질환을 근본적으로 치유하기 위해서는, 폐가 너무 강하고 과열되어 있으므로 열을 내려 조절해주고, 뇌에 뭉쳐 있는 열을 풀어내고, 혈관의 어혈을 제거하는 약리 작용이 탁월한 체질 한방제를 꼭 쓰는 것이 좋습니다. 일반 음식과 달리 한약재는 천연물질로서 특정 장기나 신체 부위에 대한 약리 작용이 강하고 신체기능 복원력과 면역기능 또한 탁월합니다. 체질에 맞고 약리작용이 뛰어난 약용식물들을 골라 증상에 맞는 추출물을 섭취하면 회복이 빠릅니다. 이러지 않고는 수십 년 쌓이고 쌓인 병증을 개선한다는 것은 실로 어려운 일입니다. 또한 병의 깊이에 따라 치유 기간도 다릅니다. 어떤 사람은 체력이 강하기에 먹으면 바로 효과가 나는가 하면, 어떤 사람은 2~3개월 지나서 느낌이 오는 경우도 있고, 때로는 반년을 먹어야 비로소 반응이 나타나기도 합니다. 물론 체질한방은 먹는 사람의 몸 안에서는 부단히 작용은 하고 있지만, 몸 밖에서는 반응을 느끼지 못할 뿐입니다. 그러므로 참을성을 가지고 꾸준히 섭취해가면 어느 시점에 가서 효력이 발생합니다. 어쨌든 사람은 건강의 정도에 따라 개선되는 시점과 정도가 다르기 마련입니다.

한편 한약은 간에 해로우니 먹으면 안 된다고 말하는 사람들도 있습니다. 사실 한약을 먹고 몸을 상한 사례가 적지는 않습니다. 하지만 한약 모두가 해롭다면 오늘날까지 어떻게 한방 의료가 국민 건강에 기여하여 대중화가 될 수 있었겠습니까? 사람은 건강 정도에 따라 체력과 간의 해독 기능에 차이가 있습니다. 체질 한의사의 진단에 따라 처방된 체질 한방은 약리작용이 잘 나타납니다.

간의 해독 기능이 몹시 취약한 환자의 경우에는 체질에 맞지 않는 약재의 분량과 약재의 수량에 비례하여 부작용의 정도가 다르게 나타납니다. 때때로 한약을 먹어본 사람들 중에는 처음에는 좋았는데, 그 다음에 똑같은 약을 그대로 지어 먹었을 때는 약이 안 좋았다고 경험을 말하는 사람이 있습니다. 이것은 약 속에 필시 체질에 안 맞는 약재가 들어있는 것은 사실이었으나, 그 사람의 간의 해독력과 체력이 뒷받침되어 고유의 약리작용의 치유 효과를 본 것입니다. 그러나 그 약에 대한 그 사람의 간의 해독력의 한계에 왔기에 이제는 더 이상 약리작용은 나타나지 않고, 생체 기능을 약화시키기 시작했기 때문입니다.

그런가 하면 식품도 처음에는 좋다가 나중에는 안 좋거나 잘 모르겠다고 말하는 사람들이 있습니다. 이 경우도 그 식품의 전부 또는 일부가 그 사람에게 맞지 않기 때문입니다. 사실 식품의 이름을 보면 그 이름의 성분이 다 들어가 있는 것으로 알고 확인하지 않고 먹습니다. 그러나 자세히 성분 표시를 읽어보면 자신의 체질에 맞지 않는 원료가 상당히 여러 종류가 들어있는 식품들이 많습니다. 그럴 수밖에 없는 것이 생산자들은 요즘 인기 있는 식품원료를 체질과 관계없이 배합하기 때문입니다. 한 번은 장뇌삼이라는 제품이 눈에 띄어 성분을 보니 실제로 장뇌삼은 조금 들어있고 오가피가 거의 대부분 들어 있습니다. 인삼은 수체질과 목양체질에는 좋지만, 나머지 체질에는 안 좋습니다. 오가피는 금체질에만 적합하고 나머지 체질에는 다 나쁩니다. 한편 오가피는 수체질에 해롭고, 인삼은 금체질에 나쁩니다. 체질의학적 관점에서 볼 때, 어느 누구도 진정 약이 되는 식품이 아닙니다. 제품 명칭만 보고 구입한다면 낭패입니다. 이런 연유로 식품 선택 시 원재료의 종류를 잘 살펴서 내 몸에 해롭게 작용하는 것이 들어있는지 꼼꼼히 확인하고 골라야 합니다. 맞는 재료로만 조성된 식품이나 한방을 선택해야 합니다.

때문에 몸에 효과가 없거나 부작용이 생기는 것은 식품이나 약재에 문제가 있기 때문이 아닙니다. 문제는 체질에 맞지 않는 식품과 약재를 쓴다는 데 있습니다. 사실 무슨 약재든지 적량을 체질에 적합한 사람에게 증상에 맞게 쓰면 사람을 살리는 약이 됩니다. 약재는 식품과 같이 유용합니다. 그러나 모든 체질에 다 좋게 작용하는 것은 아닙니다. 특정 식품이 체질에 따라 이롭거나 해롭게 작용하는 것처럼, 한약재도 체질에 따라 약(藥)도 되고 독(毒)도 됩니다. 예컨대 수음, 수양, 목양체질의 사람에게는 100년산 삼이 살리는 약이지만, 금양, 금음, 토양체질에는 죽이는 약입니다. 약재는 말 그대로 약리작용이 음식에 비해 아주 강합니다. 그래서 음식은 소화만 된다면 많이 먹어도 상관없지만, 한약재는 1일 투여량 등 규정 사항이 있는 것입니다.

한편 체질에 맞게 조성된 한방은 환자의 영양분 흡수력에 문제가 없는 한, 부작용은 거의 없습니다. 심지어 간의 기능이 손상된 간경화, 간암, 간염, 암 환자의 경우에도 그렇습니다. 대체로 한약은 식사 30분 후에 복용합니다. 식후에 먹으면 아직 위장에 음식물이 머물러 있기에 음식과 섞여 위장의 벽을 자극하지 않습니다. 이런 식으로 혹 있을 수 있는 한약의 위장 장애를 예방합니다. 그러나 체질에 맞게 조성된 한방은 간의 해독 기능이 손상된 환자라 하더라도 식전, 식후 가릴 것 없이 아무 때나 심지어 빈속에 먹어도 문제가 없습니다. 속이 편안합니다. 오랫동안 먹어도 부작용이 생기지 않습니다. 오히려 건강은 나날이 증진됩니다.

하지만 체질과 관계없이 조성된 한약은 간 환자들에게는 건강이 더 나빠질 가능성도 있고 또한 발생합니다. 때문에 소화기 내과 의사들은 한결같이 간질환 환자들에게 한약은 물론이고 녹즙, 건강식품 등을 먹지 않도록 제한합니다. 의사가 환자들에게 나빠진 내력을 물어보면, 위와 같은 것들을 먹었다고 밝히기 때문입니다. 그러니 의사들 입장에서는 진실하게 당연히 환자의 몸을 망친다고 생각하는 것들을 금지시킬 수밖에 없는 일입니다.

다른 한편 간 환자라도 어떤 방법으로든 제 몸에 잘 맞는 한약이나 식품을 먹고 좋아졌다면 환자의 몸은 호전되기에 추궁당하지도 않을뿐더러, 그 공로는 의사의 몫이 됩니다. 환자들은 자기들이 먹고 좋아져도 밝히지 않습니다. 그러니 의사로서는 한약이나 식품의 효과는 알 턱이 없고 오르지 그것들이 해롭게 작용한다고만 아는 것입니다. 사실이 이러하므로 중환자들 사이에서는 간에는 한약이 해롭다는 생각이 지배적일 수밖에 없습니다. 그래서 환자들은 그런 말을 자주 듣게 되니, 겁을 먹고 무조건 한약을 꺼려합니다.

결론적으로 금양체질은 첫째 고혈압, 둘째 당뇨병, 셋째 육식 과다가 원인인 협심증이나 심근경색과 같은 심장병 순으로 질병이 발생합니다. 체질치유를 하시는 분들은 팔체질 의학에 확신을 굳건히 두고, 부화뇌동하지 말고 체질 한방으로 선택적으로 열을 쏟아내야 할 장부는 열을 내려주고 약한 장부는 강화하여 치유효과를 높일 수 있습니다.

6. 금양체질의 주거지 또는 전지(轉地)요법

금양체질의 주거지는 이미 해변이나 섬이 좋다는 점은 설명했습니다. 그 이유를 설명합니다. 금양체질은 폐와 피부를 통해서 지나치게 몸의 수분을 소모합니다. 때문에 피부가 건성이고 그로 인해 모든 피부병이 시작됩니다. 이에 효율적으로 대처하려면 수분이 많은 주거지를 선택해야 합니다. 또한 금양체질은 신장과 방광이 약한 장기입니다. 약한 신장의 기운을 강화하기 위해서는 소금 성분이 있는 습기가 필요합니다. 이 두 가지 조건이 부합되는 곳이 바로 해변입니다. 바닷물의 수분과 소금기를 머금은 해풍(海風)은 금양체질에 최적의 환경조건을 충족시킵니다. 그러므로 요양과 중병을 고치고 회복을 위해서라면 섬이나 해변을 전지요법의 주거지로 선택하기 바랍니다. 다음으로는 강변 호반을 선택할 수 있습니다.

(1) 집터와 집 구조

도시에서 자연전원주택으로 돌아가고 있습니다. 한 번 집을 지으면 다시 짓는 일은 쉽지 않습니다. 지을 때에 체질적으로 모든 조건을 잘 구비한 집터를 고르고 집의 방향과 방의 배치 대문의 위치 현관의 위치 등을 사전에 만반의 준비를 갖추어 진행한다면 건강에 도움이 됩니다.

집터의 방향은 반드시 배산임수(背山臨水)의 원칙에 따라 잡아야 합니다. 지구의 북반구에 위치한 한국은 산이 많기 때문에 전통적으로 북쪽에 산을 등지고 양지 바른 남향을 두고 집을 지어 왔습니다. 그리함으로써 마당은 햇볕을 많이 받을 수 있고, 노동의 연장선에서 농경사회에서 곡식을 수확하고 거둬들여 일하는 작업 공간과 동시에 아동들의 놀이 공간으로 다양하게 사용되었습니다. 물론 남향이 아니더라도 지형을 따라 흐르는 기운과 조화롭게 방향을 잡아 짓는 경우는 소수 있었습니다. 그러나 남향의 이점 때문에 지세를 무시하고 대부분 남향집을 짓는 경향이 있어 왔습니다. 그러나 그것은 산세(山勢)와 지세(地勢)의 고저와 하천(河川) 등의 지형(地形)을 따라 흐르는 기류를 역행하는 일로 건강과 정서 등에 자기도 모르게 나쁜 영향을 끼쳐왔습니다. 그러므로 꼭 남향으로 집을 짓기보다는 지세에 맞추어 방향을 잡는 것이 좋습니다.

금체질은 집터가 풍수에 맞을 경우 북향이 좋고, 그 다음으로는 동향도 좋습니다. 그 이유는 북쪽의 서늘한 기운이 금양체질의 위장과 폐의 열기를 식혀주고 가정불화를 해소합니다. 그러나 남향과 서향은 좋은 편이 아닙니다. 남향의 기운은 폐의 열기를 지나치게 고조시켜 인체 상부로 열이 오르게 하여 집안의 평화를 깨기 쉽게 합니다. 집의 전면에 대문을 내되 측면에 내지 않는 것이 좋습니다. 현관도 대문과 현관이 일직선상에 있으면 좋습니다. 그러나 집이 남향일 경우에는 금양체질은 북향한 쪽에 방을 마련하고 창문은 가로로 약간 길게 내되 평균 크기보다 조금 작게 내는 것이 좋습니다. 안방 주인이 금양체질일 때에는 북향으로 내고 여의치 않으면 동향으로 내는 방법도 있습니다. 아파트의 경우에는 고층보다는 큰 나무 아래의 높이 층이 좋겠습니다. 높아지면 지면의 습기가 모자라서 건조한 금체질의 건강에 좋지 않습니다.

(2) 금양체질의 실내 장식(인테리어)

요즘은 건강을 위하여 황토나 옥 또는 수정, 맥반석 등을 이용하여 새집 증후군의 부작용을 최소화하고 최적의 건강 환경을 지향하는 추세입니다. 그런데 유의할 점은 대체로 모두가 좋다고 생각하는 그런 재료가 체질에 따라 이로울 수도 해로울 수도 있습니다. 집을 지은 후 또는 아파트 입주 전 벽지를 바르기 전에 시멘트 건물에서 나오는 해로운 기를 차단하고 체질에 유익한 기를 발산하도록 내부 작업을 합니다. 금양체질에는 숯, 흑운모, 전기석, 카올린, 맥반석, 백운석, 녹수정을 재료로 한 인테리어가 건강을 증진시킵니다. 그러나 게르마늄, 황토를 원료로 한 내부 장식은 해롭습니다. 물론 시멘트로 바른 것보다야 나은 것은 사실이나 궁극적으로는 해롭습니다. 게르마늄은 과도하게 폐기를 발산하게 하여 몸의 균형이 깨어지고, 황토는 폐와 위장의 열을 과강하게 하여 체내의 음기(陰氣)가 고갈됩니다. 벽지를 바르기 전에 체질에 맞는 원료를 천연 접착제와 배합하여 벽면에 약 2cm 내외로 칠하고 그 위에 천연 염료로 물들인 천연 한지를 체질에 맞는 색상을 골라 바릅니다. 습기 조절과 유해물질, 전자파 흡수를 위해 숯과 천연 접착제로 만든 석고보드 형태의 숯을 벽면에 부착시키면 한층 더 건강한 생활에 좋습니다.

벽지는 반짝이는 형광물질이 들어있는 일반 벽지는 우선 보기에는 좋아 보이나 눈의 피로를 가중시키고 화학물질이 미세하게 방출되므로 피하는 것이 좋습니다. 게다가 반사되는 빛에 눈이 피곤해집니다. 그러나 천연 한지(닥나무 껍질을 가공하여 만든 천연 종이로 전통적으로 조상들이 사용해 왔음)를 사용하면 조명을 적절히 흡수하여 눈이 부시지 않아 눈의 피로를 줄여 줍니다. 결과 금양체 질의 최약(最弱) 장기인 간(눈은 간의 배속 기관임)의 기능을 약화시키지 않도록 하는 데 도움이 됩니다. 눈은 간의 배속 장기입니다. 금체질은 오후가 되면 간열이 두면부로 상승하여 눈이 충혈 되거나 따갑습니다. 특히 조명에 의해 일반 벽지에서 반사되는 흰색은 폐 기능 항진의 문제를 일으켜 마음이 안정이 안 되고 피곤합니다. 또한 한지는 실내의 습도를 조절하는 기능이 있습니다.

건물을 짓고 내부 시설에 들어가기 전에 체질에 맞는 재료를 깔고 보일러를 설치하고, 그 위에 재료를 2-3cm 정도로 덮은 후, 한지를 겹으로 바릅니다. 마른 뒤 콩기름을 여러 차례 바르고 말리는 일을 반복합니다. 물론 가족들의 체질이 다르므로 개인 방은 체질에 맞추어 달리 재료를 써서 시공합니다. 그러나 일반적으로 공사할 경우 거실은 시멘트 바닥과 무늬목을 붙이는 데 사용되는 접착제로 화학본드 등을 씁니다. 인체에 해로운 화학물질이 서서히 새나옵니다. 그 중에는 발암물질도 있습니다. 조사에 의하면, 신축 아파트의 경우 허용 기준치 이상의 유해물질이 방출된다고 합니다. 이른바 새집 증후군이 생길 수밖에 없습니다. 병이 깊은 분들은 체질 참살이 인테리어로 꾸민 집이 아니라면 새 집에 이사 들어가는 일을 삼가야 합니다.

한지의 색깔도 체질에 맞게 초록색이 은은하게 발산되는 그런 색을 선택합니다. 천연 염료 중에서 쪽으로 물들여 사용합니다. 그러면 잠재적으로 정서가 안정이 잘 안 되고 기분이 들뜨는 금양체 질의 기(氣)를 내려 안정감을 얻게 됩니다. 환자는 물론 가족들의 개인 방, 특히 학생들의 경우 해당 체질에 맞는 색으로 커튼, 침대, 책상, 농 등을 마련해주면, 자기 공부방에 들어와서 마음 편히 공부에 집중할 수 있습니다.

(3) 잠자리

음식이나 약은 체질 따라 구별해 먹어야 한다고 생각하는 사람들이 좀 있습니다. 그러나 위에서 말한 참살이 인테리어나 잠자리를 체질에 맞게 해야 한다고 말하면 몹시 생소하게 여깁니다. 전혀 체질과 관계없는 영역으로 봅니다. 그러나 생각해보면 원리는 다 같습니다. 신체와 접촉하는 침구는 모두 생체와 반응하여 이롭게든지 해롭게든지 작용합니다. 예전에는 모두 온돌이나 보일러 난방으로 살아왔습니다. 요즘에는 전기 매트나 세라믹 전기 매트를 사용합니다. 그런데 홈쇼핑이나 판매점에서는 역시 체질과는 거리가 멀기에 일반 건강식품이 모두에게 무조건 좋다고 판매하는 것처럼 침구용 매트에 대하여도 누구에게나 다 좋은 것인 양 선전 판매합니다. 하지만 먹는 것 못지않게 잠자리도 무척 중요합니다. 그러므로 무조건 충동구매하지 말고, 자신의 체질에 맞추어 구입하는 지혜를 발휘해야 합니다. 자신의 체질에 맞지 않는 광물질이나 원단으로 만들어진 침구는 생리기능을 약화시킵니다. 그 조건을 살펴봅니다.

■ 유해한 전자파가 없어야 함

첫째 전자파(電磁波)가 발생하지 않는 무자기(無磁氣)열선을 사용한 제품이어야 합니다. 이 열선을 상용한 제품은 전자파(電磁波)가 전혀 발생하지 않습니다. 또는 탄소섬유 열선도 전자파를 발생하지 않습니다. 시중에 판매하는 제품은 전자파가 제거되었다고 하고 전자파 차단 인증표시가 되어 있기에 소비자들은 완전 전자파 전자소멸 제품으로 오해합니다. 실제로 전자파가 제거된 제품은 그리 흔하지 않습니다. 그러므로 독자들의 신중한 선택이 필요합니다. 다음 설명되는 전자파의 유해성에 관해 읽어보시면 건강에 전자파가 어떻게 해로운지 인식하는 데 도움이 됩니다. 전자파는 원래 전자기파(電磁氣波, electromagnetic wave)를 줄인 말로 주기적으로 그 세기가 변하는 전자기장, 즉 전기장(電氣場)과 자기장(磁氣場)이 공간을 통해 전파해 가는 현상을 말합니다. 전기제품은 전자파가 발생합니다. 컴퓨터의 전자파가 미치는 범위가 1m, TV는 1.5m, 전자레인지는 1m, 전기매트는 30cm 정도입니다. 그림에 나와 있는 바와 같이 자기장과 전기장은 진행방향과 함께 수직으로 영향 범위 내에서 작용합니다.

한편 우리 인체는 약 65%가 전기의 전도가 잘되는 물로 구성되어 있습니다. 그러므로 미세하지만 전자파의 영향을 피할 수 없습니다. "뉴런"이라는 뇌 세포 사이의 정보 전달은 수상돌기와 축색돌기와의 신경 전달을 화학적 신호와 더불어 전기적 신호에 의존합니다. 뇌세포와 척수신경을 통해 연결된 오장육부 및 신체 각부에 분포한 신경세포 사이의 교신도 전기적 신호에 의존합니다. 생체 자체도 고유의 전기적 성질을 지니고 있습니다. 일반에게 널리 알려진 것으로 심전도(心電圖), 즉 심장의 전기적 신호가 있습니다. 또한 혈액은 철분을 포함한 광물질 성분이 들어있기에 전자파의 일부인 자기장(磁氣場)의 영향을 받을 수밖에 없습니다. 이렇게 존재하는 생체 고유의 전기적 기능은 전체적으로 전자파의 영향을 받게 됨으로 교란이 일어나 제 기능을 발휘할 수 없게 되는 것입니다. 그러므로 근본적으로 전자파를 차단하는 것이 절대적으로 중요합니다.

전자 제품에서 나오는 전자파는 인체 고유의 생리적 전기적 파동에 교란과 혼동을 일으킵니다. 또한 뇌세포의 교란, 척수신경 전달 장애로 인한 뇌세포와 장부 사이의 자율신경실조, 심장과 혈액의 순환과 기능에 장애가 발생합니다. 이 모든 것은 총체적으로 생체 기능을 약화시켜 질병의 원인이 됩니다. 사람은 8시간은 잠을 깊이 자야 하건만 전자파 속에 휩싸여 자고 또 자다 보면 자기도 모르게 병에 걸리기 쉽습니다. 겨울에 난방비 아낀다고 대책 없이 전기장판을 쓰면 손발이 저리거나 피가 모자라게 되고 몸이 무거

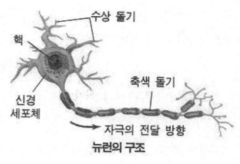

뇌신경세포

왼쪽의 그림은 뉴런 신경세포의 정보전달과정을 설명한다. 축색돌기를 통해 전달되는 전기적 화학적 신호를 수상돌기가 받는다. 축색돌기와 수상돌기가 맞닿아 있다. 전자파는 장부의 신경은 물론 뇌세포의 신호를 교란한다.

워집니다. 재정상 확실한 전자파 차단매트를 구입하기 어려우면, 전자파가 차단되지 않는 값싼 전기매트보다는 차라리 보일러 시스템으로 작동되는 물 매트를 쓰시는 것이 좋습니다. 그러므로 전자파가 전혀 발생하지 않는 열선을 이용하여 만든 잠자리로 건강을 지켜야 합니다. 상세히 안내를 받고자 하면 저에게 문의하면 제품 정보를 드립니다.

■ 금체질에 맞는 재료

가을철에 접어들면 앞 다투어 매트가 나옵니다. 금체질에 맞는 재료 선정에 관한 내용을 소개합니다. 금체질은 은사(銀絲, 은 성분이 들어있는 실)를 이용한 제품이 좋고, 금사(金絲, 금 성분의 실)로 만든 제품은 해롭습니다. 금체질은 폐열로 인해 현재 몸이 차든 덥든 폐의 따뜻한 열이 오장육부를 지배하고 있습니다. 그러므로 은이라는 금속을 통해 열이 발산되면 그 자체는 발열되어 따뜻하지만, 장부에 들어가면, 은을 통과하여 나온 열은 그 속성이 서늘하기에 폐열과 조화가 잘 됩니다. 반면

금은 몸에 열을 넣어주고 양기를 보강하는 성질이 있으므로 양의 기운이 강한 금체질은 해롭습니다. 흥미롭게도 금체질의 금(金)은 "쇠"를 의미하는 글자입니다. 그러니 금을 멀리해야 합니다.

맥반석이나 옥(玉)으로 만든 제품은 좋습니다. 본래 옥은 차가운 성질을 지니고 있어 덥고 상승하는 기운을 하강시키는 성질이 있습니다. 폐가 센 금체질은 상승하는 기운이 언제나 강해서 고혈압, 뇌졸중, 식도암 등이 생깁니다. 옥 매트는 열이 많은 금체질에 좋습니다. 그러나 허약해져서 기력이 약한 경우에는 몸 전체의 기혈을 보하는 기능이 있는 잠자리를 고르는 것이 좋습니다. 황토를 이용한 침대나 매트는 인테리어에서 말한 바와 같이 금체질에는 해롭습니다. 그 이유는 황토는 따뜻한 성질을 지니고 있어 차가운 위장을 온보(溫補)하는 효능이 있습니다. 금체질은 모두 위장이 근본이 따뜻하고 양의 기운이 강하기에 금합니다.

이렇게 체질적으로 매트의 원료로 사용되는 광물질의 성질과 기능은 다릅니다. 그런데 문제가 있습니다. 제조자들은 효용성이 알려진 광물질을 체질과 무관하게 나름대로 원료를 조합하기에, 성분을 살펴보면 식품과 마찬가지로 자신에게 맞는 원료와 맞지 않는 원료가 함께 섞여 있습니다. 그렇게 되면 한시적으로 효과가 있는듯하다가 나중에는 자기도 모르는 사이에 자신의 고유의 생체 파동이 깨집니다. 그러므로 자신에게 맞는 것을 검증하여 온열 매트를 골라야 합니다.

(4) 목욕

금양체질은 폐와 위장의 열이 많아 몸 전체로 봐서는 따뜻합니다. 구분한다면, 장부는 차갑고 몸 안의 내장을 둘러싸고 있는 살과 겉몸은 장부보다 더 덥습니다. 달리 말하면 오장 육부는 체표(體表)에 비하여 기혈의 순환이 약하다는 것입니다. 즉, 겉몸은 장부보다 더 덥고 기의 순환이 훨씬 더 활발합니다. 또한 금체질은 폐가 강하기에 피부를 통한 기 순환이 과도합니다. 그리하여 피부는 건조합니다. 이런 경우에 더운 물에 들어가 몸을 담그면 체표의 기가 지나치게 더 활발해져 넘치게 됩니다. 폐의 기는 소모되고 손상 받으며 피부는 더욱 건조해져 피부질환을 일으킬 수 있습니다. 몸이 상합니다. 그러므로 적당히 따뜻한 물에 은은하게 서서히 장부를 덥히는 것이 좋습니다.

한편 오줌은 차가운 기운을 담고 있는 것처럼, 땀은 열(熱) 기운입니다. 몸속에 있는 열을 해소하고 온도를 조절하기 위해 몸 밖으로 내놓습니다. 따라서 땀은 장부의 열이 빠져나가는 것으로 체표에 비해 차가운 내장은 더 차가워집니다. 그래서 금체질이 흘리는 땀은, 실은 피와 진액(津液)이 소모되는 것입니다. 체온의 평형이 깨집니다. 오랫동안 땀 흘려 목욕하면 기운이 소진됩니다. 운동도 마찬가지로 격렬하게 땀을 흘려 장기간 하면 기혈소모가 누적되어 체온과 기운이 갈수록 떨어집니다. 그러므로 적당히 따뜻한 물이나 미지근한 물에서 땀을 가능하면 적게 흘리며 목욕하고, 냉탕에 담그는 것이 좋습니다. 피부의 땀구멍을 막아 기의 소모를 줄일 수 있습니다. 이 체질은 온욕보다는 냉온교호욕법이 좋습니다. 이런 이유로 수영은 금체질의 모든 조건을 충족하면서 건강을 증진합니다. 무릎관절 질환의 경우에도 수영이 유효합니다.

*금양체질은 체표에 열(熱)과 기(氣)가 과도하다. 때문에 뜨거운 물에 목욕하면 기운이 달리고 피부가 건조해진다. 차가운 물로 수축시켜 억제하는 것이 좋다. 땀구멍으로 기운이 유실된다.

(5) 감기

금양체질은 피부와 폐의 건조를 막기 위해 차가운 습기가 나오는 가습기 등을 설치합니다. 감기가 있는 동안에는 생야채, 생과일을 삼갑니다. 목욕 시 땀을 많이 흘리면 감기에 걸리기 쉬우므로 열탕이나 사우나탕에서 땀 빼는 것을 삼가고 평소에도 땀을 가능한 흘리지 않는 편이 좋습니다. 냉온욕이 좋습니다. 이 체질에는 보릿겨를 타서 목욕을 하면 피부가 부드러워집니다. 감기에 걸리면 조개, 재첩, 전복, 게, 배추, 새우 등으로 끓인 국을 따뜻하게 먹습니다. 녹차 모과차와 솔잎차가 좋습니다. 솔잎차는 평소에도 상용하면 숙면에도 좋고 걸리기 쉬운 순환기 질환을 막을 수 있습니다. 비타민C를 먹으면 면역이 강해져 감기에 강해집니다. 평소에는 냉온욕과 냉수마찰이 건강에 좋습니다.

7. 금양 체질의 식이요법(食餌療法)

(여기에 소개되는 식이요법은 사실은 혈관질환 식이요법입니다. 혈액순환은 생체건강의 기본이자 정상입니다. 모든 질병에 표본으로 활용합니다.)

금음체질과 금양체질과의 결정적인 차이점은 신장과 방광의 기능에서 금양체질은 약하고, 금음체질은 강하다는 것입니다. 그러므로 식이요법을 실행함에 있어서 금양체질은 신장, 방광을 보강하는 식품과 한방과 약재, 비타민을 써야 합니다. 그러나 금음체질은 신장, 방광이 세기에 그것을 보강하는 것들을 사용하지 않습니다. 금음체질이 신장을 돕는 약재나 음식을 섭취하면, 그 기운이 비정상적으로 넘쳐나고 소실되어 더 나빠집니다.

식단표도 알고 보면, 콩팥과 오줌보를 도와주는 식품인가의 가부(可否)에 따라 프로그램되어 있습니다. 즉, 신장을 돕는 식단표는 금양체질 용도이고, 그렇지 않은 것은 금음체질용입니다. 하나하나 다른 점은 설명했으므로 금음체질에 맞게 하고, 나머지는 금양체질 식이요법을 그대로 따르면 됩니다.

(1) 일부 육류와 유제품 금지

금(金)체질은 가장 약한 장부가 간과 쓸개입니다. 체질적으로 육류나 유제품은 오로지 금체질에게만 해로운 식품입니다. 다른 체질과 달리 유독 금체질만 모든 육류가 해롭게 작용합니다. 육류나 유제품이 고혈압에 전혀 위협이 되지 않는 목양, 목음체질도 있습니다. 오히려 이 목(木)체질에게는 역설적으로 고혈압 치료에 탁월한 도움이 됩니다. 물론 고기의 지방은 제외하고 말입니다. 그러나 육류와 유제품을 먹고 순환기질환에 걸리는 체질은 금체질인데 고혈압의 발병률이 가장 높은 체질이다 보니, 육류나 유제품은 마치 모든 고혈압 환자의 주범으로 몰리고 있습니다. 아무튼 금체질은 자신의 가장 취약한 간을 보강하는 야채류와 바다 생선을 집중적으로 섭취해야 합니다. 그런데 금지된 위의 식품을 주로 섭취하면,

간에 무리를 주어 콜레스테롤과 지방 분해 능력이 떨어집니다. 게다가 육류나 유제품은 콜레스테롤과 포화지방산이 많습니다. 이러한 종류의 식품을 과도하게 섭취하면, 간에서 미처 처리 못한 지방이나 콜레스테롤이 혈관 안으로 들어와 마침내 동맥내벽에 침착하여 플라그(혈전(血栓), 혈액찌꺼기)가 형성됩니다. 그 결과 동맥 혈관이 좁아져 피가 흐를 때 압력이 높아지므로 고혈압이 됩니다. 금체질은 모든 유제품과 육류를 섭취하지 않아야 합니다. 육류는 소화되기 위해서는 담즙의 분비가

많이 필요합니다. 따라서 간과 담낭이 약한 금체질은 육식은 간과 쓸개에 무리가 됩니다. 완전하게 동물성 지방이 소화되거나 체외로 배설이 원활하지 않습니다. 처리되지 않은 불순물은 혈관에 침착됩니다.

여기에 평소 폐는 과열되어 폐로 연결된 동맥이 동시에 과열되며 이로 인해서 폐동맥 내벽이 팽창하여 혈관이 좁아집니다. 이렇게 해서 폐로 진입하는 혈액이 흐르면서 압력이 증가하면 고혈압이 되는 것입니다. 따라서 고혈압의 진원지는 폐동맥이며, 여기서 생긴 고혈압이 몸 전체에 악영향을 끼치는 것입니다.

(2) 이상 과열된 폐와 대장의 열을 해소해야 함

체질식사법에 따라야 하며 간을 보강하는 식품을 섭취하면서 폐열을 해소하는 체질에 맞는 약재를 사용한 한방제 및 약용식물을 체질에 맞게 배합된 약용식물 추출액을 섭취해서 폐의 열을 내려야 합니다.

(3) 동물성 지방이 많은 패스트 푸드

이어서 설명되는 내용은 육류와 유제품이 금체질의 고혈압과 심장질환에 어떻게 심각한 문제를 일으키는지 잘 설명합니다. 다음에 소개되는 내용은 32세로 심장질환에 걸린 금체질인 조라는 젊은 이가 경험한 것입니다. 다른 체질에 해로운 육류는 체질별로 따로 설명합니다.

"당신은 관상 동맥이 심하게 막혀 있습니다. 막혀 있는 비율이 95%쯤 됩니다. 현재 심장 발작을 일으킬 위험성이 대단히 높습니다."
조의 가슴 통증의 원인을 밝혀내기 위해 심장병 전문의가 그를 검사한 뒤 위와 같이 말하자 도저히 믿을 수가 없었습니다. 심장병으로 죽게 될 사람들 중 절반가량은 자기들에게 심장병이 있는지조차 모르고 있습니다.

그러면 조가 그런 지경에까지 이르게 된 원인은 무엇입니까? "32년 동안, 미국인이라면 으레 그렇듯이 '육류와 유제품'이 주종을 이루는 식사를 했습니다. 어쨌든 미국식 식사 습관이 내 건강에 해롭다는 사실을 간과해 온 것입니다." 조가 한탄하는 말입니다.

조의 식사에 무슨 문제가 있었던 것입니까? 기본적으로, 콜레스테롤과 지방, 특히 포화지방이 너무 많이 들어있었던 것입니다. 조는 청소년기부터 음식을 한 입 먹을 때마다 거의 매번 관상동맥심장질환에 걸릴 위험성을 증가시켜 온 것이나 마찬가지였습니다. 고지방 식사는 사실상 미국 국민의 10대 주요 사망 원인 가운데 5개의 원인과 관련이 있습니다. 그 중 1위를 차지하고 있는 것은 관상동맥질환입니다.

7개국에서 40세에서 49세 사이의 남자 약 1만 2000명을 대상으로 실시한 연구 결과를 통해 식사와 심장병이 관련이 있다는 사실을 알 수 있습니다. 극단적인 예들을 살펴보면 특히 시사해주는 바가 많습니다. 연구 결과가 알려 주는 바에 의하면, 전체 칼로리의 20%를 포화지방을 통해 얻는 핀란드 사람은 혈중 콜레스테롤 수치가 높은 데 비해, 포화지방을 통해 얻는 칼로리가 전체 칼로리의 5%밖에 안 되는 일본 사람은 혈중 콜레스테롤 수치가 낮았습니다. 따라서 핀란드 사람은 심장 발작을 일으킬 위험성이 일본 사람보다 6배나 더 높았습니다!

그러나 관상 동맥 심장 질환은 이제 일본에서도 더는 드문 병이 아닙니다. 과거 여러 해 동안 서양식 패스트푸드가 일본에서도 대중화되어, 동물성 지방의 소비가 800% 급증하였습니다. 현재 일본 소년들은 동년배 미국 소년들보다 혈중 콜레스테롤 수치가 훨씬 더 높습니다! 확실히 식사에 포함되어 있는 지방과 콜레스테롤은 생명을 위협하는 상태, 특히 심장병과 관련이 있습니다.

(4) 식초와 염분과 매운 식품

요리에 식초를 쓰면 신맛이 나서 미각을 자극하고 침의 분비를 늘려줄 뿐만 아니라 혈압을 내려주는 성분이 있어 금상첨화입니다. 따라서 나물을 무칠 때나 요리할 때 식초를 많이 넣으면 금체질의 경우에만 간 기능을 활성화하는 데 도움이 됩니다. 함초도 좋습니다. 또한 면역과 체액의 염분 농도를 조절하기 위해 죽염과 같은 양질의 소금을 충분히 섭취합니다(의사가 특정 질병으로 염분을 제한하는 경우 외에). 고혈압의 주범으로 지목받는 이 소금이야말로 고혈압을 치유하는 식품으로 작용하니 두려워하지 말고 섭취하시기 바랍니다.

이 체질이 매운 것을 섭취하면 폐의 열은 가중되어 혈압에도 안 좋고, 기능은 항진되어 첫째, 폐의 선발 기능이 비정상적으로 작용하여 뇌로 가는 혈류량에 이상이 생겨 뇌졸중의 위험을 초래하며 기억력장애 치매 뇌질환의 원인이 됩니다. 둘째, 식도와 기도의 염증 유발을 일으키고 피부호흡이 지나치게 강해져서 피부건조증 심지어는 알레르기 유발에도 영향을 줍니다. 그러니 한국 김치 음식문화 상 가급적 매운 고추를 적게 쓰거나 백김치 물김치를 담백하게 드시는 것 좋겠습니다.

(5) 생선의 섭취량 증가

생선에는 오메가지방산 및 불포화지방산(혈관 벽에 붙지 않고 혈액의 흐름을 촉진하는 지방)이 많이 함유되어 있어 동맥이 굳어지는 것과 혈압이 높아지는 것을 예방 치유합니다. 특히 금양체질은 등 푸른 생선이 효과가 좋습니다. 또한 EPA DHA 오메가-3 등의 기능성 식품을 섭취합니다. 그러나 금음체질은 위에 언급한 식품과 등 푸른 생선은 금합니다. 너무 차가운 기운을 띠고 있어 자주 먹게 되면 나중에는 더 해롭게 작용하여 신장이 약화됩니다.

(6) 칼륨이 풍부한 야채와 녹즙 및 과일 또는 대용 식품

금체질에 적합한 신선초 케일 돌나물 미나리 등을 녹즙으로 짜서 1일 600-1000CC정도 마시거나 동결건조 녹즙 식품을 섭취합니다. 녹즙은 차가운 성질을 띠고 있어 폐열을 내려주기에 고혈압 개선에 좋습니다. 야채는 섬유소도 풍부하고 광물질과 비타민이 많아 혈중지질 감소에 도움이 됩니다. 혈압이 높은 사람은 매일 배변을 통해 혈압의 상승을 막아야 하는데, 변비가 있으면 배변 시 힘을 주게 되면 혈압이 올라 뇌출혈을 일으키거나 심장질환을 앓고 있는 사람은 돌연사할 수 있습니다. 때문에 섬유소가 풍부한 야채와 과일을 넉넉하게 먹으면 도움이 됩니다. 또한 칼륨과 사포닌이 많아서 순환기 질환에 효과적입니다. 과일 중에서도 토마토는 항암은 물론 고혈압에도 아주 좋은 식품입니다. "라이코펜"이라는 붉은 색소 성분이 항암작용을 하고 혈액 내 혈당 수치를 떨어뜨리고 지방의 흡착을 막아 고지혈증과 심혈관 질환에 좋습니다. 라이코펜은 기름에 조리하면 흡수율이 높아지므로 살짝 볶아 먹습니다. 블루베리, 블랙베리, 아사이베리 등으로 폴리페놀 영양을 섭취하면 항산화 간기능 강화에 도움이 됩니다.

(7) 알긴산과 요오드가 풍부한 미역과 톳을 섭취

미역과 톳에 함유된 요오드는 신진대사를 촉진하고 세포를 활성화시켜 저항력을 높여줍니다. 알긴산(끈적끈적한 점액성 성분)은 식이섬유로서 혈중 콜레스테롤 수치를 내리는 효능이 탁월합니다. 그 외 칼슘, 칼륨 등 영양소가 많아 고지혈증, 고혈압, 동맥경화에 좋습니다. 미역은 간을 따뜻하게 보강하는 기능이 있습니다. 염분이 많은 함초는 금양체질에 좋고 금음체질에는 해롭습니다. 그러나 금음, 금양체질은 김, 다시마 등은 금합니다. 이것은 폐와 대장을 과열시켜 변비와 고혈압과 심장질환을 가중시킵니다. 미역과 유사한 점도 있으나 차이가 있으니 주의해야 합니다. 한의서에는 김, 미역, 다시마 등의 해조류가 모두 성질이 차가운 것으로 기록되어 있습니다. 그래서 몸이 차가운 음체질에는 해로운 약재로 분류됩니다. 그러나 이것들은 아주 더운 식품들입니다. 즉, 미역은 더운 식품으로 열이 많은 토양체질에만 해롭고 나머지 체질은 다 유익하게 작용합니다. 김과 다시마는 열이 있는 토양, 금양, 금음체질에는 해롭고 나머지에게는 이롭습니다. 비슷하게 보이지만 미역과 다시마는 차이가 있음을 잊지 마시기 바랍니다.

(8) 레시틴이 들어있는 체질에 적합한 콩 및 레시틴 추출물을 상용

콩에는 인지질의 일종이며 뇌세포 구성물질인 레시틴이 많습니다. 이 레시틴은 혈관 벽에 들어붙어 혈액 흐름에 장애가 되어 고혈압을 일으키는 나쁜 콜레스테롤(LDL)과 중성지방(간에 쌓이는 기름과 혈관 벽에 침착하는 기름 성분) 등을 미세한 분자로 바꾸고 분해하여 제거하는 기능이 우수합니다. 레시틴은 모든 인체세포에 절실히 필요합니다. 혈당이 출입하는 것을 조절하는 세포막과 뇌세포 주위의 보호막은 레시틴으로 구성됩니다. 레시틴은 비타민 B, 콜린, 리놀레산, 이노시톨로 이루어져 있습니다. 레시틴은 동맥경화증과 심장관상동맥질환을 예방하고 비타민 B와 비타민 A의 흡수를 도와주므로 활력을 증강시키고 알코올로 인한 간 손상을 회복하는 데 필요합니다. 지방이 쌓이는 것을 막습니다. 레시틴은 콩과 가금류의 알의 노른자에서 추출합니다. 효모 콩 곡류 생선 배아에도 있습니다. 그러나 현재 대두에서 추출한 레시틴100% 제품이 나오고 있으므로 집중적으로 그것을 섭취하면 신속히 효과를 볼 수 있습니다. 검정콩, 서리태, 완두콩, 동부, 서목태 등입니다.

(9) 콜린

콜린은 세포 인지질의 구성 요소로서 콜린의 부족은 지방간의 원인이 되는데 콜린은 항 지방비타민으로 지방분해대사에 관여하기 때문입니다. 콜린이 부족한 음식을 먹인 쥐는 계속적으로 간세포의 효소 계에 변화를 일으켜 간암 형성을 유도했습니다. 간(생선에서) 효모 레시틴에 함유되며 부족 시 지방과다, 신장 손상, 고혈압, 위궤양이 됩니다.

(10) 기타

· **금체질 공통으로 좋은 것:** 상엽, 시엽(감잎차), 녹차, 상백피, 포도근, 미후도, 솔잎, 송화, 오디, 효모, 키토산, 레시틴, 비타민 C, 붕어
· **금양체질에만 좋은 것:** 복령, 비타민 E, 가물치, 잉어

8. 금양체질의 고혈압과 심장질환, 뇌졸중에 해로운 것들

(1) 마늘과 양파

폐가 약한 체질의 경우에 항산화물질인 퀘시틴이 들어있어 혈관 벽에 달라붙는 콜레스테롤을 분해하여 혈관을 깨끗하게 하는 작용을 하지만, 금양, 금음체질의 경우에는 양파의 기운은 폐로 들어가서 폐를 따뜻하게 보강하는 작용을 하기 때문에 폐에 열이 너무 심해집니다. 그러면 폐동맥이 열을 받아 혈압이 오르기 마련입니다. 양파는 금체질의 경우 지질이나 콜레스테롤을 제거하지도 않습니다. 양파를 생으로 먹으면 코가 맵고 코에 땀방울이 생기는 것을 보면 폐에 열을 내는 것을 알 수

있습니다. 코는 폐에 배속되는 기관입니다. 그러니 비록 항암식품 서열 1위로 올라온 인류가 발견한 최고의 천년의 식품이기는 하지만, 결과적으로 금체질에는 독약입니다. 현혹되어 먹게 되면 결코 심장병을 고칠 수 없습니다.

(2) 감자와 옥수수 그리고 현미

이 식품은 위장을 따뜻하게 보익합니다. 따라서 금체질은 위기능이 강하고 열이 많기 때문에 섭취하게 되면 위열이 비정상적으로 발생하여 위염 또는 간에 낭종(물집)이 생기면서 동반하여 혈압도 상승합니다. 이들의 주산지가 고랭지(高冷地)인 강원도인 점을 생각해보면 알 수 있습니다. 즉, 감자와 옥수수는 열이 많은 식물로 밤에는 차가운 고랭지에서 열을 식히고 낮에는 햇볕을 받아 결실하여야 제 맛이 나기 때문입니다. 현미에 대해서는 제1장 팔체질 의학의 뒷부분에 나오는 식품의 기미를 읽어보시면 금양체질에 어떻게 해로운지 알 수 있습니다.

(3) 고구마

고구마는 몹시 습하고 차가운 식품입니다. 근본적으로 폐, 대장을 윤택하게 하며 보강하는 식품입니다. 재배할 때 고랑을 깊이 파고 이랑을 높게 만들어 고구마를 심습니다. 만약 보리나 밀처럼 평평한 데 심으면 땅의 습기 때문에 썩을 우려가 있기 때문입니다. 이랑을 높게 만들어 흙의 습기를 가능한 한 줄여주고 햇볕이 뿌리에 더 많이 스며들어 따뜻한 기운을 받게 할 수 있기 때문입니다. 이런 연유로 금체질에게는 해로운 식품입니다.

(4) 청국장

참살이(참살이)식품으로 각광받아온 청국장은 조상들의 지혜가 담긴 발효 식품으로 각종 영양소와 소화가 잘되는 단백 식품입니다. 그런데 이 청국장은 더운 성질을 띤 볏짚에 있는 고초균에 의해 발효됩니다. 때문에 청국장은 따뜻한 흰콩에 더운 고초균에 의해 발효되는 식품이기에 몹시 더운 식품입니다. 따라서 그 기운이 대장에 들어가서 대장을 따뜻하게 하며 장의 기능을 활성화시킵니다. 그래서 금음, 금양체질이 먹게 되면 체질적으로 그렇지 않아도 열이 많은 대장에 과도하게 열이 쌓여 대장암, 변비 등의 원인이 될 뿐만 아니라 그 열이 폐로 옮겨져서 폐동맥에 지나치게 열이 누적됩니다. 그 결과 자칫하면 열이 과도하게 발생하는 심장의 특성상 심방 동, 부정맥, 협심증 등 각종 심장병에 시달릴 수밖에 없는 것입니다.

(5) 기타 금체질에 해로운 것

사과, 현미, 인삼, 홍삼, 산삼, 배, 결명자, 국화, 버섯, 냉이, 수박, 복숭아, 장어, 메기, 미꾸라지, 바닷장어, 붕장어 등으로 폐를 덥게 하거나 강하게 하거나 체열을 가중시키는 식품들.

금음체질의 모든 것

1. 금음체질의 식단표

금음체질은 육식을 많이 하면, 간장병, 대장질환, 심장병, 순환기 질환, 피부병(아토피성), 알레르기 등에 걸리기 쉽습니다. 다리의 근육위축과 무력증이 생기기 쉬우므로 성질이 차가운 잎채소와 바다 생선을 섭취하여 간과 심장을 보강합니다. 평소 운동과 목욕은 땀이 많이 나지 않게 하고 사우나는 금해야 합니다. 술, 담배, 커피를 멀리하고 금니는 좋지 않습니다. 간이 약해 체질에 맞지 않는 한약에 부작용이 심한 편으로 체질에 맞는 약재가 필요합니다. 수술할 시 아트로핀 주사에 매우 약하니 피하고, 페니실린, 피페라실린 등의 항생제는 부작용이 있습니다. 포도당 주사가 좋습니다. 주거지로는 해변과 섬이 좋습니다. 달거나 매운 음식을 피하고 신맛 나는 음식과 식초를 다식하면 좋습니다. 수영, 냉수마찰이 좋습니다.

(1) 해로운 음식

- **모든 육류:** 소, 닭, 돼지, 개, 오리, 염소, 양, 노루, 메추리알, 계란노른자, 햄, 소시지
- **유제품:** 우유, 요구르트, 치즈, 버터
- **곡류:** 현미, 배아미, 검정쌀, 찹쌀, 검정찹쌀, 밀, 흰콩, 수수, 율무, 마, 라면, 면류, 차조, 찰기장
- **기름:** 참기름, 들기름, 호두기름, 현미유, 옥수수유, 유채기름(카놀라유), 천초유
- **과일:** 배, 사과, 수박, 망고, 멜론, 골든키위
- **뿌리 및 채소:** 모든 버섯, 부추, 고추, 마늘, 대파, 쪽파, 양파, 겨자채, 무, 당근, 도라지, 더덕, 콩나물, 우엉, 양배추, 열무, 호박, 박, 냉이, 씀바귀
- **생선:** 바닷장어, 장어, 미꾸라지, 메기, 잉어, 가물치, 아귀, 홍어, 등 푸르거나 붉은살 생선(고등어, 꽁치, 청어, 숭어, 전어)

· **견과류:** 밤, 은행, 호두, 땅콩, 아몬드, 캐쉬너트(대부분의 견과는 해로움)
· **기타:** 금니, 커피, 고추, 살구씨, 칡, 녹용, 흰콩된장, 청국장, 김, 다시마, 인삼류, 비타민 A, D, E,
    땀 많이 나는 운동, 일광욕, 흰색 계통

(2) 유익한 음식

· **채소:** 배추, 적상치, 미나리, 시금치, 신선초, 케일, 돌나물, 드릅순, 오이, 파슬리, 솔잎, 셀러리,
    쇠비름, 비름, 비트
· **해산물:** 대부분의 흰 살 생선, 광어, 우럭, 갈치, 미역, 파래, 톳
· **모든 조개류:** 대합조개, 피조개, 모시조개, 갈매기조개, 개조개, 재첩, 전복
· **과일:** 모든 포도, 바나나, 참외, 그린키위, 귤, 오렌지, 자몽, 한라봉, 딸기, 토마토, 앵두, 파인애
    플, 레몬, 모과, 무화과, 아사이베리, 블루베리, 체리
· **목재:** 소나무, 편백나무(내부 장식 또는 건강용품 제조 시 참고)
· **기타:** 쌀, 보리, 기장, 메밀, 모과차, 오이, 포도당 주사, 가재, 검은콩, 검정콩된장, 녹두, 완두콩,
    동부콩, 모조, 계란 흰자, 잣, 송화, 비타민C, 은니
*음식에 식초를 많이 쓸수록 좋다.
· **운동:** 땀이 많이 나지 않는 운동, 냉수마찰, 수영, 단전호흡은 내쉬는 숨을 길게
· **색깔:** 녹색, 청색, 곤색, 홍색 계통이 좋음
· **금음체질의 장부대소(臟腑大小):** 대장〉방광〉위장〉소장〉담낭
                          폐장〉신장〉췌장〉심장〉간장
#체질별 식품 상세분류표: 메인메뉴 중 기타〉식품분류표〉새 식품분류표 참조
#체질별 한방 및 건강식품: 메인메뉴 중 장터〉제품 목록

이 체질은 금양체질과 비슷합니다. 폐, 대장이 강하고 간과 쓸개가 약합니다. 금양체질은 신장과
방광의 기능이 매우 약해 허리와 하체, 무릎이 약하고 근육 무력증이 많이 나타납니다. 반면 이 금
음체질은 신장과 방광이 세기에 대체로 허리와 무릎에 문제가 잘 발생하지 않습니다. 특별히 건강이
나빠지지 않는 한, 하체에 문제가 생기지 않습니다. 그러나 간이 약하기에 간 관리를 소홀히 하면,

하체에 근육 무력증이 생겨 갑자기 다리근육이 풀리거나 힘이 없어지는 경우가 종종 있습니다.

금음체질은 고혈압보다는 저혈압 환자가 더 많습니다. 금양체질과의 차이점은 순환기 질환 면에서 볼 때, 금음체질은 심장이 약하나 금양체질은 심장이 정상적인 평균 장기입니다. 그래서 금양체질은 폐열에 의해 심장 박동력이 더 강하게 작동하지만, 금음체질은 그 반대로 작동합니다. 금음체질은 심장이 허약한 장기로 심장 박동과 혈액순환이 미약하며, 육식으로 인한 콜레스테롤과 포화지방이 심장의 관상동맥에 끼게 되면 심장근육에 영양공급이 안 되어 더욱더 박동력이 약해져 저혈압과 허혈성 심장질환이 생깁니다.

먼저 이 체질에 대한 개괄적인 점을 알기 위해 금음체질의 생리적 특징과 식단표를 살펴보고 난후 식이요법을 설명합니다.

2. 생리적 특징

금음체질은 대장과 폐장이 최강 장기이므로 폐활량이 좋아 노래를 부를수록 힘이 솟고 특히 차강(次強) 장기가 신장과 방광이기에 하체의 기운도 좋아 육상선수와 운동선수가 많습니다. 반면 심장과 소장이 차약 장기로 심기능이 약합니다. 담낭과 간장이 최약(最弱) 장기로 간을 돕는 냉성 푸른 야채와 생선을 주로 섭취해야 합니다. 그러나 요즘은 육류를 섭취할 경우가 많기 때문에 간과 쓸개에 부담이 많아 간 기능이 저하되고 폐기능이 항진되어 기(氣)가 두면(頭面) 부위로 올라와 얼굴, 눈, 머리에 열이 많습니다. 오후가 되면 눈이 충혈 되고 피곤하고 열이 납니다. 과약한 심장과 육식생활이 결합되어 협심증, 심근경색, 관상동맥질환에 걸리기 쉽습니다. 중간 장기는 비, 위장으로 위장병은 비교적 거의 없습니다. 육식을 많이 하면 대장암에 가장 잘 걸리는 체질입니다. 밀가루 음식을 먹으면 속이 안 좋고 피부에 뭐가 잘 납니다. 열성음식을 지나치게 섭취하거나 또는 과음을 하면 식도에 열이 성하여 가슴 윗부분이 답답하거나 식도, 인후 부위에 무엇인가 걸린 듯한 느낌이 있기도 하고 음식이 소화는 잘 되는 데 위로 올리는 느낌이나 트림이 나옵니다.

햇볕을 쬐면 피곤하고 남보다 피부가 잘 탑니다. 땀을 흘리는 운동을 지속적으로 하거나 한증막에서 땀을 많이 흘리거나 열탕에 오래 몸을 담그면 기운이 떨어집니다. 냉온욕을 하면 경쾌합니다. 술을 즐기는 사람이 많습니다. 자신의 능력과 재능 등을 드러내고 싶어 합니다. 육식과 밀가루 음식을 먹으면 위장이 나빠지기 쉽습니다. 건강할 때는 땀이 나지 않으나 허약해지면 식은땀이 납니다. 피부는 건조하고 비가 올 때 상쾌합니다. 비만은 없는 편입니다. 체질에 맞지 않는 한약을 먹으면 부작용이 많습니다. 바다를 좋아합니다.

3. 체질에 따른 건강관리

이 체질은 폐 대장이 최강 장기이며 간 담낭이 최약 장기이므로 육식을 절대 삼가는 것이 좋습니다. 육식은 금음체질의 몸에 해롭습니다. 육식은 소뇌를 해롭게 하고, 특히 개고기 닭고기는 두통과 뇌질환의 원인이 됩니다. 간을 돕고 열을 식혀주는 냉성 야채와 바다 생선류를 섭취해야 합니다. 특히 육식을 위주로 할 경우 심장 질환과 대장암의 문제를 일으킵니다.

피부가 건조하여 일광욕을 하면 피부가 상합니다. 목욕은 열탕보다는 온탕에서 하고 한증막에서 땀을 내는 것은 피하고 냉온 욕이 좋습니다. 수영 냉수마찰이 좋습니다. 반신욕으로 땀을 많이 흘리면 해롭습니다. 사우나탕에서 지나치게 땀을 내도 건강에 좋지 않습니다. 목욕은 땀이 많이 나지 않게 따뜻하게만 하는 것이 좋은 것입니다. 체질에 맞지 않는 약을 쓰면 해로우니 주의합니다. 다리의 근육위축과 무력증이 생기기 쉬우므로, 근육을 담당하는 간에 적절한 영양을 공급하고 동시에 하체운동을 게을리 해서는 안 됩니다. 대장이 길어 간혹 배에 가스가 찹니다. 짜고 매운 음식은 피하고 신맛 나는 것이 좋습니다. 화내는 일이 잦으면 건강을 해치니 주의해야 합니다. 남의 말을 진지하게 듣고 겸손하며 자신의 능력을 드러내지 않도록 함이 좋습니다.

격렬한 운동은 땀을 많이 나게 하므로 해롭습니다. 피부병, 근육병, 치매 저혈압, 고혈압, 심장병, 간장병, 대장 질환을 주의합니다. 클로렐라, 스피루리나 키토산, 효모 등은 간 기능을 향상시킵니다. 우유를 원료로 한 식품은 유산균 음료를 포함하여 전부 해롭습니다. 이 체질의 경우 대장에 변비가 있다고 해서 유산균 제품을 섭취하면 대장 벽이 얇아지고 손상됩니다. 변비가 올 경우 다시마 김을 삼가야 합니다. 인삼, 현미, 알로에, 초유, 찹쌀, 청국장은 폐와 대장과 위장의 기능을 약화시킵니다. 건강회복을 위한 요양지로는 강변이 가장 좋고, 다음으로는 해변이 좋습니다.

4. 금음체질의 장부(藏腑)의 특징

생리적 기질은 온몸과 모든 장부가 따뜻하고 건조(乾燥)합니다. 생체의 특징은 조성(燥性)이 강합니다. 폐와 대장이 가장 강한 장부이기 때문입니다. 그러므로 폐를 따뜻하게 하여 폐를 건조하게 하거나 위장의 열을 내는 것을 피해야 합니다. 한방치료도 역시 항상 폐열을 내리고 신장 방광의 건조한 열을 내리는 약재를 씁니다. 이 체질은 몸이 설령 추위를 타도 차가운 음료나 성질이 냉한 음식을 먹어도 여전히 소화가 잘 됩니다. 이것은 이 체질이 근본적으로는 따뜻한 체질임을 증명하는 것입니다. 그러므로 어떤 상황 아래에서라도 체질에 역행하는 성질이 더운 음식을 먹지 말아야 합니다.

(1) 금음체질의 폐(허파)

금음체질은 최강(最强) 장부인 폐와 대장이 온몸을 지배합니다. 따라서 전신(全身)은 따뜻한 양기(陽氣)를 품고 있는 폐장(肺臟)의 지배 아래 있기에 몸과 모든 장부는 따뜻합니다. 그러므로 폐와 위를 덥게 하는 식품을 멀리하고, 간을 서늘한 기운으로 보강하는 식품을 늘 먹도록 노력해야 합니다. 그렇지 않으면 좋았던 몸도 무너집니다. 현재 몸이 허약해져서 차갑다 해도 그렇게 해야 건강이 살아납니다. 그러나 금양체질보다는 몸에 열이 적습니다. 폐가 강한 금음체질은 실제로 사진을 찍어보면 폐가 큽니다. 어깨가 넓은 사람이 많습니다. 폐활량이 커서, 여름날 저수지나 개울가에서 물수제비뜨고 놀던 소싯적에 물속에서 오래도록 숨을 안 쉬고 견디기 시합을 하면 언제나 이 체질이 이깁니다. 특별히 운동신경이 둔하지 않는 한, 달리기를 하면 등수 안에 들고 장거리 달리기를 하면 맨 앞에서 의기양양하게 달려 들어옵니다. 다른 사람보다 허파가 엄청 큽니다.

*육식을 하면 금음체질은 열이 많아 폐렴 폐결핵에 잘 걸린다.

폐에 열이 많은데 육식을 주로 하면 열이 심화되어 폐결핵이 생기기 쉽습니다. 폐결핵은 보통 상식으로 폐가 약해서 생긴다고 믿고 있습니다. 그러나 대부분은 금체질의 폐열(肺熱)에서 비롯됩니다. 결핵균은 차가운 데에서는 잘 번성하지 못합니다. 하지만 열이 심한 폐에서는 쉽게 발생합니다. 닭고기나 오리고기를 많이 먹으면 폐열이 과도하게 축적되어 결핵 감염의 원인이 되며, 폐열과 위열이 기도나 식도로 옮겨지면 후두암 식도암의 위험성이 있습니다. 때로는 폐열이 뇌에 과도하게 모아지면 뇌종양이 생깁니다.

피곤해도 노래방에서 노래하면 찌뿌둥하고 무거웠던 몸이 자기도 모르게 풀려, 언제 그랬냐는 듯 구름처럼 가벼워집니다. 그것은 폐 속에 갇혀 있던 뭉친 기를 풀어냈기 때문입니다. 그러므로 스트레스를 받으면 노래를 불러보세요. 즐거워집니다. 노래 부르는 것은 그 자체가 즐거운 것이면서 한의학적으로는 강한 폐의 기운을 쏟아 버리는 것, 즉 사(瀉)하는 것이기에 폐 기운의 평형을 유지하는 것입니다.

폐의 호흡이 매우 강해 폐의 수분과 피부의 수분이 지나치게 소모됩니다. 결과 폐가 주관하는 피부는 건조하고 거칩니다. 각종 알레르기나 아토피성 피부병이 생기기 쉽습니다. 그럴 경우에는 미지근한 물로 목욕하고 자극이 적은 보습비누를 쓰거나 비누 없이 합니다. 부드러운 면 수건으로 두드리듯 닦아주고 3분 안에 포도씨, 해바라기씨 등 체질에 맞는 오일을 발라 수분 증발을 막아줍니다. 우유가 원료인 제품은 쓰지 않는 것이 좋습니다. 목욕은 자주하지 말고 베이비파우더를 쓰지 않는 것이 좋습니다.

공기가 건조한 가을엔 피곤할 수 있습니다. 비 내리는 축축한 날엔 오히려 감성도 좋고 기분도 만점입니다. 지상의 습기가 잘 도달하지 않는 고층아파트에 사는 금음체질은 여름 장마철을 빼고는 가습기를 가동하는 것이 좋습니다. 햇볕에 잘 탑니다. 다른 사람보다 금방 얼굴이 검게 때로는 붉게 탑니다. 때문에 한낮의 직사광선을 가능한 피하는 것이 피부를 거칠게 하지 않는 데 도움이 됩니다. 서양인의 경우 피부암이 잘 발생합니다. 차가운 음료를 여러 잔 마음 놓고 마셔도 아무렇지 않은데, 유독 우유만 차갑게 마시면 설사기가 있기도 합니다. 유제품을 멀리하세요.

(2) 금음체질의 대장(큰창자)

이 체질은 대장이 건조하고 매우 깁니다. 때문에 아랫배는 상대적으로 좀 더 나와 있습니다. 대장에 열이 많기 때문에 대장과 폐에 열을 가하는 식품과 고기를 주로 먹으면 필연적으로 대장암이 금양체질과 더불어 가장 많이 발생합니다. 체질에 맞지 않는 육류는 긴 대장에 오래 정체되면서 열과 독소를 배출하여 정상적인 유익균이 감소하며 고약한 방귀가 나옵니다. 김, 다시마, 옥수수, 감자 등의 열성 식품을 섭취하면 대장이 과열되어 변비가 생기며 대장에 게실(憩室)이 생겨 더러운 숙변이 쌓입니다. 대장이 나쁘다고 유산균 음료를 마시면 장이 더 나빠지고 대장성 과민 증후군이 생깁니다. 과도하게 육류와 면류 열성음식을 섭취하지 않는 한 변비로 고생하는 일은 별로 없습니다.

(3) 금음체질의 신장

금음체질은 두 번째로 센 장기가 신장과 방광으로 기는 따뜻하고 건조합니다. 신장이 이상적으로 좋습니다. 소변을 자주 보지 않으며, 상황이 여의치 않을 때에는 오줌보가 빵빵해도 잘 참아냅니다. 대체로 엉덩이에 살이 많은 편으로 하체가 튼튼합니다. 넘어져도 뼈가 잘 부러지지 않습니다. 신장이 강하니 자연히 뼈가 튼튼합니다. 골밀도도 대개 높습니다. 다른 데에 병은 생겨도, 관절에는 어느 정도만 체질적으로 관리를 해주면 별로 병이 없습니다. 그러나 간이 약해지면 하체가 약해지고 다리 근육이 맥없이 풀리는 근 무력증이 생깁니다. 스피룰리나, 녹즙, 효모, 냉성 채소를 충분히 섭취하여 간을 보강해야 합니다. 그러면 신장이 강해집니다. 남성의 경우 성 기능이 약해지면 산수유 복분자 등으로 제조된 한방제를 먹도록 권장 받는데, 그대로 하면 이 체질은 오히려 약해집니다. 금양체질에나 해당되는 것이지 금음체질에는 아무 효과도 없고 나중에는 신장이 상합니다. 밤에 특별히 음료를 많이 마시지 않는 한, 자다가 화장실에 가는 일은 없습니다.

이 체질은 정력이 약해져 정력제를 먹으면, 처음에는 효과를 보는 듯하다가 나중에는 기별도 없고 결국에는 몸만 상합니다. 예컨대, 복분자(覆盆子, 산딸기)나 그것으로 담근 술이 좋다고 먹어도 재미를 보지 못합니다. 소위 정력제라고 알려진 약재나 술은 거의 다 이 체질에는 해롭습니다. 복분자술이 그러하며 산수유, 장어가 해롭습니다. 오히려 이 체질의 신장에 좋고 남성의 힘을 좋게 하는 음식으로는 꽃게, 대게, 해삼 등이 좋습니다. 이 체질은 간 기능이 약해지면 성 기능도 약해집니다. 직접적으로 신장을 좋게 하는 것을 먹어서는 안 됩니다. 그보다는 간을 보강하면 약해진 성 기능은 금방 돌아옵니다. 몸이 건강할 때는 성생활을 즐기며, 몸이 약해져도 마음만은 늘 거기에 있습니다. 몸이 따라주지 않아 한스러울 뿐입니다. 이성의 아름다움에 대해 감성이 넘칩니다.

신장이 강하기에 약간의 수영이나 등산을 정규적으로 하면 무릎관절염으로 고생하는 일은 거의 없습니다. 관절에 문제가 있으면 반드시 등산이나 수영을 하되 가능하면 하체에 집중되는 운동인 등산이 더 좋습니다. 한번 무릎관절이 약해지면 회복이 쉽지 않은 금양체질과는 달라서, 금음체질은 보통의 경우에는 조금만 노력을 기울여도 금방 회복됩니다. 하체운동을 강화하는 헬스를 하고 패각, 탄산칼슘을 섭취해야 합니다. 그러나 소뼈로 만든 본 칼슘, 해조로 만든 칼슘, 우유에서 추출한 칼슘은 삼가야 합니다. 이것들은 간 기능을 손상시켜 간의 혈액공급을 저해하며 신장에 결석이 생기기 쉽고 신장은 더 약해져 오히려 체내 칼슘이 빠져나와 골밀도가 더 떨어집니다. 관절의 재생 작용을 하는 글루코사민, 상어연골, 콘드로이친 등의 건강식품을 먹으면 좋습니다. 그 밖에 신장을 강화하는 강장제를 먹지 말아야 합니다.

자녀에 대한 애정도 좋지만, 첫째 부부 사이의 금슬을 더 중요시합니다. 그러나 이 체질도 허약해지면 성 능력이 약해지는 것은 어쩔 수 없지만, 몸이 회복되기 시작하면 다른 데보다 성 기능부터 좋아지기 시작합니다. 아무쪼록 이 체질은 똑같이 신장의 기(氣)가 강한 사람끼리 만난다면 금상첨화입니다. 그러나 신장의 기운이 약한 사람을 만난다면 얼마간 성 기능을 억제하는 일이 필요합니다.

(4) 금음체질의 위장

위장은 기능의 세기가 중간인 평(平) 장부입니다. 기는 따뜻합니다. 때문에 윗배는 별로 나오지 않으며, 금음체질의·위장은 오랫동안 체질에 아주 어긋나는 식사를 하지 않는 한 건조하고 따뜻한 위장 덕에 무엇이나 소화를 시킬 수 있어 평생 동안 위장으로 고생하는 일이 없습니다. 대체로 어떤 음식을 먹어도 소화가 잘 됩니다. 몸에 해로운 육류는 물론 열성(熱性) 음식도 다 잘 됩니다. 그러나 그것이 병을 만듭니다.

센 위장은 적게 먹어서 위장의 항진을 막아야 하는데도 자주 많이 먹게 되면 위액을 더 많이 분비할 수밖에 없습니다. 위액을 이처럼 과다하게 분비시키면, 금음체질의 경우에는 정상기능 이상으로 항진시키는 결과를 낳습니다. 특히 육류를 지나치게 섭취할 때에는 다른 체질에서는 잘 발생하지 않는 심장병, 그것도 협심증이나 심근경색과 같은 치명적인 심장병이 발병합니다. 담즙 분비가 약해서 육류의 단백질 대사가 잘 안 되며 특히 육류지방 분해가 잘 안 되어 체내에 지방이 쌓이는데, 특히 약한 심장의 관상동맥에 주로 침착하게 되는 경향이 있어 위에 언급된 허혈성 심장질환을 유발하는 것입니다. 열성 음식을 섭취하면 간에 열이 가득 차서 낭종, 즉 물집이 생깁니다. 대부분 비만은 없으나 약 10–20% 정도가 비만에 시달립니다. 살이 찌면 고혈압이 아니라 과약한 심장이 혈류량을 감당할 수 없어 저혈압이 발생합니다. 그러므로 과식하는 경향이 있다면 절제가 필요합니다. 간단하게 말해서 고기와 열이 있는 음식을 피하고, 생선과 냉성 채소를 먹으면 이 모든 병을 피할 수 있습니다.

(5) 금음체질의 위산과다와 속 쓰림

위장의 위산 분비에 대해 말씀드리겠습니다. 위장을 잘 관리하면 위장병이 생기지 않으므로 위산 분비 과다로 인한 문제는 발생하지 않을지 모릅니다. 그러나 살다보면 위장 기능이 나빠져 제 기능이 발휘되지 않고, 위산 과다와 같은 문제가 생길 수 있습니다. 그 중에는 위장을 아무리 혹사해도 위산 과다로 비롯된 문제가 없는 사람도 있는가 하면, 조금만 잘못 먹으면 과도한 위액 분비로 위장장애를 겪는 부류의 사람들도 있습니다. 물론 위산이 식사 때만 나오는 사람은 의당 그런가보다 하고 무심코 넘어 갑니다. 한편 다른 사람은 "왜 나는 이렇게 위산 과다로 고생을 하지" 하고 속으로 생각하면서 살아갑니다.

그러나 사실을 알고 보면, 체질에 따라 위산 분비가 잘 되는 사람은 위가 나빠지면, 아무 때나 분비가 돼 평생 동안 위산 분비 과다형으로 유지됩니다. 바로 이 금음체질이 위산 과다 분비형입니다. 위산 분비 과다현상은 금음체질에게서는 평생 동안 거의 유지됩니다(잘 관리하면 위산과다현상을 전혀 느끼지 않은 경우도 있습니다). 제때에 밥을 먹지 않으면 위산이 분비되어 속이 쓰립니다. 물론 위염이나 궤양이 있으면 위산이 상처를 자극하여 통증을 느끼게 됩니다. 체질에 해로운 음식을 먹거나 몸이 약해질수록 더 심해집니다. 찬물을 마셔도 속이 쓰리는 경우도 있습니다. 밤에 친구들과 거침없이 술을 맘껏 마시면 새벽에 속이 쓰려 잠이 깹니다. 따뜻한 물을 마시면 그 증상이 사라집니다. 이런 증상 때문에 위염과 위궤양을 바로 알아낼 수 있습니다. 심하면 제산제를 먹습니다. 그래야 위염과 궤양 치료가 됩니다. 이런 체질은 교감신경 긴장형으로 위장을 잘 조리하지 못하면, 위산 분비가 시도 때도 없이 일생동안 지속됩니다. 위장을 잘못 관리하면 언제든지 위액이 과다 분비되는 현상을 피할 수 없습니다. 금음, 금양, 수양, 수음체질은 일생 동안 조심하지 않으면 과도한 위산의 분비로 인해 위염과 궤양이 악화될 위험성이 늘 존재합니다.

(6) 금음체질의 췌장

이 체질은 췌장이 따뜻하나 덥지는 않습니다. 신장이 강해 수화공제, 즉 수승화강이 금양보다는 더 잘 되기에 췌장에 열이 심한 금양체질과 같이 당뇨에 걸리는 일은 희귀합니다. 그렇다고 더운 음식을 주로 먹게 되면 예외는 없습니다. 췌장에 열이 많아지고 살이 과도하게 찌면 당뇨는 찾아와 함께 삽니다. 살찌는 것을 조심해야 합니다. 당뇨와 심장병이 복병으로 언제 나타날지 모릅니다. 살이 찐 금음체질은 미리 예방에 주력해야 합니다.

(7) 금음체질의 심장

이 체질의 심장은 과약한 장기입니다. 심장은 원래 중간 세기의 평(平) 장기로 기능을 발휘해야 맞건만, 금음체질은 기능이 몹시 약해 저혈압이 많습니다. 그래서 체질식을 따르지 않고 육류를 지나치게 즐기면 심장병과 고혈압, 저혈압과 대장암에 걸리게 됩니다. 열성음식을 많이 먹으면 식도암이 빈번합니다. 위산과 위열이 식도로 역류하기 때문입니다. 모든 체질 중에서 심장병이 가장 빈도가 높습니다. 위의 그림은 혈관에 노랗게 혈전과 지방이 끼어 카데타(도관, 導管)로 확장하여 뚫는 수술을 한 혈관입니다.(그림생략) 체질식을 잘 지키면 위의 그림과 같은 심장수술을 받을 일이 없습니다.

과거 가난했던 시절에는 고기를 별로 먹을 수 없었습니다. 그 때문에 예전에는 금체질이 거의 병 없이 잘 살았습니다. 하지만 지금은 경제성장으로 육식이 상당 부분을 차지합니다. 지금은 심장병에 걸렸다 하면 절대다수가 이 금체질입니다. 심장의 관상동맥에 지방과 콜레스테롤이 들러붙게 되어 심근경색이나 협심증이 유발되기 때문입니다. 이 체질은 심장병의 발생 빈도가 가장 높아 체질식이 절실하게 요구됩니다.

(8) 금음체질의 간

■ 금음체질은 간장병에 취약합니다

이 역시 사진으로 대조해서 보면 금체질을 뺀 다른 여섯 체질에 비하여, 간 기능이 약한 만큼 간도 유별나게 작습니다. 때문에 맨 몸을 자세히 살펴보면 간이 위치한 오른쪽 늑골은 함몰되어 있고, 가슴은 왼쪽에 비해 조금 작습니다. 금음체질의 간 기능은 여덟 체질 중에서 금양체질과 함께 가장 약합니다.

금체질을 제외하고는 체질적으로 간 기능이 약한 체질은 토음체질을 제외하고는 없습니다. 다른 체질은 간이 최강 장부이거나 적어도 중간 세기의 평 장기입니다. 그래서 다른 체질의 경우에는 신약을 복용을 오래 해도 간세포가 파괴되는 일이 별로 없습니다. 그러나 이 체질만 유독 신약을 오래 먹으면 간수치(GOT, GPT)가 정상치(0-40)를 초과하

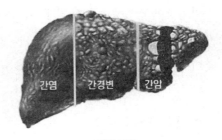

간의 병변

여 올라갑니다. GOT, GPT는 간과 골수 등의 세포가 파괴되면서 흘러나오는 효소로서 간의 염증 정도를 추정하는데 이용하는 혈청검사(血淸檢査)의 항목입니다. 간세포가 염증이 생겨 파괴되는 것입니다.

간의 해독 기능이 약해 화학약물의 독성을 제대로 해독하지 못한 결과입니다. 역시 간의 면역을 담당하는 쿠퍼세포의 기능이 약해 간염 바이러스에 잘 감염되며 단연 간장병에 가장 많이 걸리는 체질입니다. 그 밖에 다른 체질은 장기간 복용해도 위와 같은 일은 별로 없습니다. 간암을 비롯한 간장병의 대부분을 금체질이 차지하는 것도 다 이 때문입니다. 그러니 금체질은 각별히 간 관리에

심혈을 기울여야 합니다.

■ 금음체질에 술과 육류는 간장병을 만듭니다

술과 육식을 즐기면 간에는 지방간이, 심장에는 지질과 콜레스테롤이 관상동맥혈관을 막아버려 끝내는 심장병을 피할 수 없습니다. 쓸개즙 분비가 약해 육류의 지방과 단백질을 제대로 분해 · 대사하지 못한 결과입니다. 고기를 먹으면 변통이 나쁘고 냄새가 나기도 합니다. 술 얘기가 나왔으니 덧붙여 말합니다. 금음체질 중에는 술을 좋아해서 무절제하게 마시고 술독에 빠지는 사람이 좀 있습니다. 설령 취하지 않는다고 해서 간이 무사한 것은 아닙니다. 과도한 음주는 간을 망칩니다. 그러니 금음체질! 고기 좋아하지 마세요!

바다 생선회와 차가운 성질을 품은 야채를 먹으면 변이 상쾌하고 몸은 경쾌합니다. 이와 같이 간이 약한 체질은 늘 이런 현상 중 일부가 나타납니다. 약한 간은 한번 타고 나면 바뀌지 않습니다. 아무리 노력해도 일생 허약한 테두리 안에서 벗어날 수 없습니다. 이 말은 허약한 간을 보강하는 체질식을 하지 않으면, 쉽게 허물어진다는 말입니다. 사는 날 동안 내내 겸손하게 간을 지키는 것이 장수의 비결입니다. 허약한 간의 성질은 이 세상에서 사는 동안은 결코 변하지 않습니다.

■ 근육이 약합니다

간은 근육을 주관합니다. 때문에 간이 허약한 체질로 태어난 사람은 젊을 때는 괜찮다가도 나이가 들면 근육이 약해집니다. 걷는 도중에 갑자기 뒷다리 근육이 풀리며, 심하면 땅바닥에 주저앉거나 넘어지기도 하고, 가벼운 경우에는 다리 근육이 맥없이 확 풀리는 느낌이 가끔씩 발생해 활동이 불편합니다. 수술 시간이 다 지나도 마취에서 깨어나지 못하기도 합니다. 냉성(冷性) 채소를 충분히 먹으면 간을 건강하게 할 수 있습니다. 특히 신선초 케일, 셀러리, 미나리, 돌나물 등을 재료로 한 녹즙에 효모를 먹으면 효과적입니다. 그러면 근 무력증을 개선할 수 있습니다.

(9) 금음체질의 담낭(쓸개)

금음체질의 담낭은 역시 금양체질의 쓸개보다, 아니, 가장 약한 장부입니다. 체질에 맞는 생선 종류의 단백질 섭취는 담낭에 지장이 없지만, 육류를 섭취하면 약한 쓸개를 혹사시키고 담즙을 과도하게 빼내어 허비하는 결과를 가져오기에 금음체질의 쓸개는 더욱더 약해질 수밖에 없습니다. 그 이유는 간을 이롭게 하는 생선의 단백질은 소화된 뒤에 간 기능에 도움이 되는 영양분인 반면, 육류의 단백질은 소화되는 과정 자체도 담낭의 기운을 빼내는 일이며, 결국에 가서는 폐를 과도하게 항진시켜 상하게 하고, 항진된 폐는 간을 압박하여 간의 기능을 떨어뜨립니다. 평형 상태가 아닌, 과도한 항진 상태의 장기는 길항 장기를 약화시키기 때문입니다. 육류를 먹지 않는 것이 최약 장기인 쓸개를 살리는 길입니다.

5. 금음체질의 질병

(1) 금음체질의 간질환

간질환은 금양체질 다음으로 가장 발병 빈도가 높습니다. 간이 가장 약하기 때문입니다. 아주 주의해야 합니다.

■ 육류 섭취는 간 기능을 약화시킵니다

금체질은 간과 쓸개가 모든 체질 중에서 가장 취약한 장부입니다. 그러므로 체질에 해로운 육류를 섭취하면, 그것을 소화시키기 위해 담즙을 분비해야 합니다. 간 기능이 센 목체질은 담즙을 많이 분비함으로 사(瀉), 즉 그 기운을 쏟아내 버리면 강한 간과 담낭의 기운이 적절하게 완화되어 좋지만, 금음체질과 같이 허약한 간과 담낭을 지닌 경우에 체질에 맞지 않는 육류를 소화하기 위해 담즙을 과다 분비하면 약한 담낭의 기운을 쏟아버리게 되어 더욱더 약해집니다.

원래부터 간이 약하게 태어난 데다 식생활이 간을 이롭게 하는 음식을 먹지 않고 폐를 위시하여 위장을 덥게 하는 음식이나 육류를 주로 섭취하면 이미 설명한 바와 같이 가장 먼저 망가지는 장기가 바로 간입니다. 더군다나 육류의 지방과 단백질을 완전 분해 처리를 못하므로 간에는 지방이, 혈관에는 고지혈이 쌓입니다. 그 결과 간은 다른 체질에 비해 극도로 허약해지므로 간염 바이러스에 감염될 수밖에 없습니다. 지금까지의 필자가 지도한 간 환자 통계로 보면 금양체질이 가장 많고, 그 다음 금음체질이 간장병에 가장 많이 걸렸습니다. 그 이유는 금양체질은 식욕이 왕성하고 소화력 또한 누구 못지않게 우수하기에 그만큼 체질에 좋지 않은 음식도 많이 섭취하기 때문입니다.

한편 알코올성 간질환에 대해 말하자면, 금음체질 중에 음주량이 몹시 강한 사람이 있습니다. 이 사람은 많이 마셔도 잘 취하지 않으니까 나의 간이 강한가보다 하고 생각합니다. 성인의 하루 알코올의 적정처리량 한계치는 50g입니다. 이것을 술로 환산하면 소주 3잔, 맥주 3잔, 양주 2잔에 해당합니다. 그 이상을 마시면 술에 취하고 안 취하고 관계없이 간은 손상을 입습니다. 술 앞에 무릎을 꿇지 않은 사람은 이 세상에는 없습니다. 술에는 항우(項羽) 장사도 견디지 못한다는 말이 있습니다 (항우는 진나라 이후 유방과 중국 천하의 패권을 다툰 전쟁에 초인적인 능력을 가졌던 영웅). 술을 분해하는 알코올 분해효소의 양이 많다고 해서 간 기능이 좋은 것은 아닙니다. 별개의 문제입니다. 활력이 넘친다고 해서 간이 건강한 것도 물론 아닙니다. 피곤과 간 기능과 연관된 얘기를 듣다보니 그렇게 믿습니다만. 실은 활기는 폐와 위장에서 나오는 기운이며 간과는 관련이 매우 적습니다. 때문에 피곤하지 않다고 간은 이상이 없다고 자만해서는 안 됩니다.

(2) 금음체질의 혈관질환

혈관질환적인 각도에서 보면, 금양체질은 위장이 센 반면 금음체질은 위장과 췌장이 중간에 위치한 평균(平均) 세기의 장기입니다. 때문에 금양체질은 고혈압이 발생할 가능성이 많은 데 비해, 금음체질은 위장을 덥게 하는 음식을 보통으로 섭취해도 고혈압 유병율은 낮은 편입니다. 그러나 폐열이 심한 양(陽)의 기운이 강한 체질이므로 몸을 덥게 하는 음식을 섭취하면 폐열이 상승하여 고혈압이 올 가능성이 있으므로 폐를 가열시키는 것을 삼가야 고혈압 뇌졸중을 피해 갈 수 있습니다. 그러나 실은 금음체질은 고혈압보다는 저혈압 환자가 더 많습니다. 금양체질과의 차이점은 순환기 질환 면에서 볼 때, 금음체질은 심장이 약하고, 금양체질은 정상적인 평균 기능의 장기입니다. 그래서 금양체질은 폐열에 의해 심장 박동력이 더 강하게 작동하지만, 금음체질은 그 반대로 작동합니다. 금음체질은 심장이 허약한 장기로 심장 박동과 혈액순환이 미약하며, 육식의 잔여 물질인 콜레스테롤과 포화지방이 심장의 관상동맥에 끼게 되면 심장근육에 영양공급이 안 되어 더욱더 박동력이 약해져 저혈압이 생깁니다.

하지만 금음체질에 가장 문제가 되는 것은 무엇보다도 심장병입니다. 다 그런 것은 아니지만 협심증이나 심근경색의 위험에 노출이 가장 빈번하고 위험합니다. 그 이유는 설명했다시피 육식으로 인해 심장의 관상동맥에 콜레스테롤과 지방이 들러붙어 혈관의 구멍이 좁아지기 때문입니다. 게다가 심장의 박동력이 수준 이하라는 점은 이미 설명했습니다.

■ 폐동맥의 과다한 열이 고혈압을 일으킵니다

육류는 금체질에게는 가장 폐를 과강하게 하고 열을 내게 합니다. 그 증거로는 어깨와 목이 만나는 견정(肩井)이라는 혈(穴)을 눌러 보면, 금체질은 모두가 한결같이 압통을 느낍니다. 이처럼 폐에 열이 지나치게 많아지면 심장에서 나오는 폐동맥이 가열됩니다. 또한 육류는 소화되기 위해서는 담즙의 분비가 많이 필요합니다. 따라서 간과 담낭이 약한 금체질은 육식은 간과 쓸개에 무리가 됩니다. 완전하게 동물성 지방이 소화되거나 체외로 배설이 원활하지 않습니다. 처리되지 않은 불순물은 혈관에 침착됩니다. 그 결과 폐동맥의 혈관이 팽창됨에 따라 혈관이 좁아져 혈행(血行)이 순조롭지 못하고 압력이 높아집니다. 이렇게 금음체질은 고혈압이 폐동맥에서 시작하여 전신의 혈행을 압박하는 것입니다.

한편 폐는 위로 솟구치는 성질이 강합니다. 그리하여 혈액을 머리 쪽으로 올려 보내려하는 경향이 보다 더 강합니다. 또한 폐열로 인해 두면부에는 다른 체질보다도 열이 많이 쌓입니다. 그러면 역시 뇌의 미세한 혈관은 열로 내피가 팽창하여 혈압은 높아지는데, 거기에 폐의 솟구쳐내는 송출력이 가세하여 뇌의 동맥 혈관이 압박을 받아 파열됩니다. 이것이 금체질의 뇌졸중 중풍의 발병 기전입니다.

■ 뇌와 심장 동맥에 지질과 콜레스테롤이 침착하여 심장병과 뇌졸중이 많습니다

이미 설명한 바와 같이 금체질은 간과 쓸개가 가장 취약한 장부입니다. 그러므로 체질에 해로운 육류를 섭취하면, 육류의 지방과 단백질을 완전 분해 처리를 못하므로 간에는 지방이, 심장의 관상 동맥에는 지방과 콜레스테롤이 부산물로 체질적으로 더 잘 쌓입니다. 미세한 뇌혈관에도 역시 나 쁜 콜레스테롤이 쌓입니다. 고혈압일 때 용변을 보거나 일할 때 무리하게 힘을 쓰면 뇌혈관이 파열 될 수 있습니다. 혈압이 높으면, 용변 시에는 입을 벌리면 뇌졸중을 피할 수 있습니다. 동시에 폐도 악화되므로 천식, 폐조(肺燥) 등의 증상이 나타나면서 길한 장기인 간을 압박해 더 나쁘게 합니다. 폐조는 폐가 건조해져 코마름이나 기도가 건조해지거나 입이 말라 갈증을 느끼는 상태를 말합니다. 그 결과 심장질환이 유발됩니다.

결론적으로 말하면, 폐열이 강해 고혈압이 생기기 쉬운 조건에서 육류나 열성 식품을 지속적으로 섭취한 결과, 폐동맥에서는 고혈압이 발생하고, 심장의 관상동맥에 콜레스테롤이 침착하여 협심증 심근경색이 생기고, 혈액의 솟구치는 열기가 미세한 뇌혈관으로 뻗쳐 뇌출혈로 중풍이 옵니다. 이 체질의 뇌졸중은 혈관이 막혀 오는 것이 아니라 주로 혈관이 터져서 발생합니다. 그것은 폐의 치솟는 기운이 너무 센데다가 육류와 열성 식품의 과다 섭취로 뇌세포로 연결되는 미세한 동맥들의 내 벽이 지질과 콜레스테롤이 혈관 내벽에 들러붙어 혈관이 좁아졌기 때문입니다.

(3) 금음체질의 당뇨병

금음체질은 당뇨병의 유병율이 거의 없습니다. 그것은 위장 장기가 평균 세기의 장기로서 그리 심한 열이 발생하지 않기 때문입니다. 게다가 심장이 약해 심장의 지나치게 강한 화기가 거의 없기 때문입니다. 그러나 만일을 위해 발병기전을 설명합니다. 또한 강한 신장의 물기운이 췌장의 열기를 완화시켜 주기 때문입니다.

■ 췌장의 열이 당뇨병의 주범입니다

위장에 열이 과도하기 때문에 체질에 맞지 않는 폐와 위장에 열을 내는 음식을 주로 섭취하면 췌장에 자연히 열이 성해집니다. 그러면 이미 당뇨병의 원인에서 살펴본 바와 같이 췌장의 랑겔한스 섬의 베타세포에서는 양질의 인슐린을 생산하지 못하거나 인슐린이 모자라게 만들어집니다. 대부분의 당뇨 환자들이 무더운 여름에 혈당 조절이 잘 안 되어 당 수치가 차가운 겨울보다 더 많이 올라갑니다. 이것만 보아도 췌장에 열이 많아지면 인슐린 생산이 떨어진다는 것을 알 수 있습니다. 췌장을 서늘하게 하지 않는 이상, 당뇨의 완치는 없습니다.

■ 체내 지방이 모자라는 인슐린까지도 빼앗아간다

위장의 소화 기능이 왕성하여 무엇이든지 소화가 잘 돼 비만에 시달리게 됩니다. 그 결과 그렇지 않아도 모자라는 인슐린을 체내 지방이 흡수해버려 세포의 수용체 안으로 포도당을 넣어 영양을 공급하기가 어렵습니다. 그리하여 혈중에 사용되지 못한 포도당 함량이 과잉되어 당뇨병이 발생합니다. 또한 과잉의 포도당이 혈관 벽에 침착되면 합병증으로 혈관질환을 일으킵니다. 체질에 해로운 음식도, 즉 무슨 음식이든지 소화가 잘 되기에 체내에 나쁜 기운이 쌓여 오장육부의 기능이 부실한 경우가 많습니다. 한마디로 말하면, 소화 기능이 지나치게 강하고 열이 많은 위장으로 인한 췌장의 과도한 열 때문에 당뇨병이 생깁니다. 그러므로 췌장에 쌓인 열을 서늘하게 식히는 것이 치료의 관건입니다.

결론적으로 금음체질은 첫째 심장병, 둘째 육식과다가 원인이 된 대장질환, 셋째 뇌혈관질환 순으로 많이 발생합니다. 체질 치유를 하시는 분들은 팔체질 의학에 확신을 굳건히 두고 부화뇌동하지 말고, 체질 한방으로 선택적으로 열을 쏟아내야 할 장부는 열을 내려주고, 약한 장부는 강화하여 치료 효과를 높일 수 있습니다.

6. 금음체질의 주거지 또는 전지(轉地)요법

금음체질의 주거지는 강변과 호반이 최적지입니다. 금음체질은 폐와 피부를 통해서 지나치게 몸의 수분을 소모합니다. 때문에 피부가 건성(乾性)이고 그로 인해 모든 피부병이 시작합니다. 이에 효율적으로 대처하려면 수분이 많은 주거지를 선택해야 합니다. 여기에 잘 부합되는 곳이 바로 강변과 호반입니다.

다음으로는 섬 또는 해변입니다. 바닷물의 수분을 머금은 해풍(海風)은 금음체질의 건조한 피부에 최적의 환경조건을 충족시킵니다. 염분이 함유된 수분은 금양의 신장을 강화하기에 해변과 섬이 최고이지만, 신장의 기운이 강한 금음은 소금기가 없는 육지의 담수호반이나 강변이 더 좋은 것입니다. 그러므로 요양과 중병을 고치고 회복을 위해서라면 습기가 많은 곳을 전지요법의 주거지로 선택하기 바랍니다. 아파트의 경우에는 고층보다는 큰 나무 아래의 높이 층이 좋겠습니다. 높아지면 지면의 습기가 모자라서 건조한 금체질의 건강에 좋지 않습니다.

(1) 금음체질의 실내 장식(인테리어)

요즘은 건강을 위하여 황토나 옥 또는 수정, 맥반석 등을 이용하여 새집 증후군의 부작용을 최소화하고 최적의 건강 환경을 지향하는 추세입니다. 그런데 유의할 점은 대체로 모두가 좋다고 생각하는 그런 재료가 체질에 따라 이로울 수도 해로울 수도 있습니다. 집을 지은 후 또는 아파트 입주 전 벽지를 바르기 전에 시멘트 건물에서 나오는 해로운 기를 차단하고 체질에 유익한 기를 발산하도록 내부 작업을 합니다. 시멘트에서 유해발암물질이 나온다는 것은 확증된 사실입니다. 금음체질에는 숯, 흑운모, 전기석, 카올린, 맥반석, 백운석, 녹수정을 재료로 한 인테리어는 건강을 증진시킵니다.

그러나 게르마늄이나 황토를 원료로 한 내부 도장은 해롭습니다. 물론 시멘트로 바른 것보다야 나은 것은 사실이나 궁극적으로는 해롭습니다. 게르마늄은 과도하게 폐기를 발산하게 하여 몸의 균형이 깨어지고, 황토는 폐와 위장의 열을 과강하게 하여 체내의 음기(陰氣)가 고갈됩니다. 벽지를 바르기 전에 체질에 맞는 원료를 천연 접착제와 배합하여 벽면에 약 2cm 내외로 칠하고 그 위에 천연 염료로 물들인 천연 한지를 체질에 맞는 색상을 골라 바릅니다. 습기 조절과 유해물질, 전자파 흡수를 위해 숯과 천연 접착제로 만든 석고보드 형태의 숯을 벽면에 부착시키면 건강한 생활에 좋습니다.

반짝이는 형광물질이 들어있는 일반 벽지는 화학물질이 미세하게 방출되므로 피하는 것이 좋습니다. 게다가 반사되는 빛에 눈은 피곤해집니다. 그러나 천연 한지(닥나무 껍질을 가공하여 만든 천연 종이로 전통적으로 조상들이 사용해왔음)를 사용하면 조명을 적절히 흡수하여 눈이 부시지 않아 눈의 피로를 줄여 줍니다. 결과 금음체질의 최약(最弱) 장기인 간의 기능을 약화시키지 않도록 하는 데 도움이 됩니다. 눈은 간의 배속 장기입니다. 또한 한지는 실내의 습도를 조절하는 기능이 있습니다. 금체질은 오후가 되면 간열이 두면부로 상승하여 눈이 충혈 되거나 따갑습니다. 특히 조명에 의해 일반 벽지에서 반사되는 흰색은 폐 기능 항진의 문제를 일으켜 마음이 안정이 안 되고 피곤합니다.

열이 많은 금음체질에는 한지의 색깔도 체질에 맞게 초록색이 은은하게 발산되는 연녹색 계통을 선택합니다. 천연 염료 중에서 덜 익은 감물이나 쪽으로 물들여 사용합니다. 추위를 타고 체력이 약한 사람은 연분홍색 계통 한지를 벽지로 씁니다. 그러면 잠재적으로 정서가 안정이 잘 안 되고 기분이 들뜨거나 혈액순환이 잘 안 되는 금음체질의 기(氣)를 보완해 안정감을 얻게 됩니다. 환자는 물론 가족들의 개인 방 특히 학생들의 경우 당사자 체질에 맞는 색을 커튼, 침대, 책상, 농 등을 마련하면 자기 방에 들어오면 마음이 편안해져 공부에 전념합니다.

거실과 방의 바닥도 건물을 짓고 내부 시설에 들어가기 전에 체질에 맞는 재료를 깔고 보일러를 설치하고, 그 위에 재료를 2-3cm 정도로 덮은 후, 바닥지를 겹으로 바릅니다. 마른 뒤 해바라기유 등을 여러 차례 바르고 말리는 일을 반복합니다. 물론 가족들의 체질이 다르므로 각 방은 개인의 체질에 맞추어 달리 재료를 써서 시공합니다. 일반적으로 공사할 경우 거실은 시멘트 바닥과 무늬목을 붙이는 데 사용되는 접착제로 화학본드 등을 씁니다. 인체에 해로운 화학물질이 서서히 새나옵니다. 그 중에는 발암물질도 있습니다. 조사에 의하면 신축 아파트의 경우 허용 기준치 이상의 유해물질이 방출된다고 합니다. 이른바 새집 증후군이 생길 수밖에 없습니다. 병이 깊은 분들은 체질 인테리어로 꾸민 집이 아니라면 새 집으로 이사 들어가는 일을 삼가야 합니다.

(2) 잠자리

음식이나 약은 체질 따라 구별해 먹어야 한다고 생각하는 사람들이 좀 있습니다. 그러나 위에서 말한 참살이 인테리어나 잠자리를 체질에 맞게 해야 한다고 말하면 매우 생소하게 여깁니다. 전혀 체질과 관계없는 영역으로 봅니다. 하지만 생각해보면 원리는 다 같습니다. 예전에는 모두 온돌이나 보일러 난방으로 살아왔습니다. 요즘에는 전기 매트나 세라믹 전기 매트를 사용합니다. 그런데 홈쇼핑이나 판매점에서는 역시 체질의학과는 거리가 멀기에 일반 건강식품이 모두에게 무조건 좋다고 판매하는 것처럼, 침구용 매트에 대하여도 누구에게나 다 좋은 것인 양 선전 판매합니다. 하지만 먹는 것 못지않게 잠자리도 무척 중요합니다.

■ 유해한 전자파가 없어야 합니다

첫째 전자파(電磁波)가 발생하지 않는 무자기(無磁氣) 열선을 사용한 제품이라야 합니다. 이 열선을 상용한 제품은 전자파(電磁波)가 전혀 발생하지 않습니다. 그러나 시중에 판매하는 제품은 전자파가 제거되었다고 하고 전자파 차단 인증표시가 되어 있기에 소비자들은 전자파가 완전히 소멸된 제품으로 오해합니다. 그러나 실제로 전자파가 완전 제거된 제품은 그리 흔하지 않습니다. 그러므로 독자들의 신중한 선택이 필요합니다. 다음 설명되는 전자파의 유해성에 관해 읽어보시면 건강에 전자파가 어떻게 해로운지 인식하는 데 도움이 됩니다.

전자파는 전자기파(電磁氣波, electromagnetic wave)를 줄인 말로, 주기적으로 그 세기가 변하는 전자기장, 즉 전기장(電氣場)과 자기장(磁氣場)이 공간을 통해 전파해가는 현상을 말합니다. 전기 제품은 전자파가 발생합니다. 컴퓨터의 전자파가 미치는 범위가 1m, TV는 1.5m, 전자레인지는 1m, 형광등은 30cm, 전기매트는 30cm 정도입니다. 그림에 나와 있는 바와 같이 자기장과 전기장은 진행방향과 함께 수직으로 영향 범위 내에서 작용합니다.

한편 우리 인체는 약 65%가 전기의 전도가 잘되는 물로 구성되어 있습니다. 그러므로 미세하지만 전자파의 영향을 피할 수 없습니다. "뉴런"이라는 뇌 세포들 사이의 정보 전달은 수상돌기와 축색돌기와의 신경전달을 화학적 신호와 더불어 전기적 신호에 의존합니다. 뇌세포와 척수신경을 통해 연결된 오장육부 및 신체 각부에 분포한 신경세포 사이의 교신도 전기적 신호에 의존합니다. 인체 자체도 고유의 전기적 성질을 지니고 있습니다. 일반에게 널리 알려진 것으로 심전도(心電圖), 즉 심장의 전기적 신호가 있습니다. 또한 혈액은 철분을 포함한 광물질 성분이 들어있기에 전자파의 일부인 자기장(磁氣場)의 영향을 받을 수밖에 없습니다.

전자 제품에서 나오는 전자파는 인체 고유의 생리적 전기적 파동에 교란과 혼동을 일으킵니다. 또한 뇌세포의 교란, 척수신경 전달 장애로 인한 뇌세포와 장부 사이의 자율신경실조, 심장과 혈액의 순환과 기능에 장애가 발생합니다. 이 모든 것은 총체적으로 생체 기능을 약화시켜 질병의 원인이 됩니다. 사람은 8시간은 잠을 고이 자야 하건만 전자파 속에 휩싸여 자고 또 자다 보면, 결국 자기도 모르는 사이에 병에 걸립니다.

그러므로 전자파가 전혀 발생하지 않는 열선을 이용하여 만든 잠자리를 이용하여 건강을 지켜야 합니다. 겨울에 난방비 아낀다고 대책 없이 전기장판을 쓰면 손발이 저리거나 피가 모자라게 되고 몸이 무거워지고 취약 부위에 병이 생깁니다.

■ 금음체질에 맞는 재료로 구성되는 잠자리

가을철에 접어들면 앞 다투어 매트가 나옵니다. 금체질에 맞는 재료 선정에 관한 내용을 소개합니다. 금체질은 은사(銀絲, 은 성분이 들어있는 실)를 이용한 제품이 좋고, 금사(金絲, 금 성분의 실)로 만든 제품은 해롭습니다. 금체질은 폐열로 인해 현재 몸이 차든 덥든 폐의 따뜻한 열이 오장육부를 지배하고 있습니다. 그러므로 은이라는 금속을 통해 열이 발산되면 그 자체는 발열되어 따뜻하지만, 은의 속성이 서늘하기 때문에 폐열과 조화가 잘 됩니다. 반면 금은 몸에 열을 넣어주고 양기를 보강하는 성질이 있으므로 양의 기운이 강한 금체질은 해롭습니다. 흥미롭게도 금체질의 금(金)은 쇠 금 자(字)입니다. 그러니 잠자리에서만은 금을 멀리해야 합니다.

옥(玉)으로 만든 제품이 좋습니다. 본래 옥은 금체질의 간을 보하며, 차가운 성질을 지니고 있어 덥고 상승하는 기운을 하강시키는 성질이 있습니다. 폐가 센 금체질은 상승하는 기운이 언제나 강해서 뇌졸중, 식도암 등이 생깁니다. 옥 매트는 열이 많은 금체질에 좋습니다. 그러나 허약해져서 기력이 약한 경우에는 몸 전체의 기혈을 보하는 기능이 있는 다른 재료로 만든 잠자리를 고르는 것이 좋습니다. 황토를 이용한 침대나 매트는 인테리어에서 말한 바와 같이 금체질에는 해롭습니다. 그 이유는 황토는 따뜻한 성질을 지니고 있어 차가운 내장을 온보(溫補)하는 효능이 있습니다. 금체질은 모두 위장이 근본이 따뜻하고 양의 기운이 강하기에 금합니다.

이렇게 체질적으로 매트의 원료로 사용되는 광물질의 성질과 기능은 다릅니다. 그런데 문제가 있습니다. 제조자들은 효용성이 알려진 광물질을 체질과 무관하게 나름대로 원료를 조합하기에, 성분을 살펴보면 식품과 마찬가지로 자신에게 맞는 원료와 맞지 않는 원료가 함께 섞여 있습니다. 그렇게 되면 한시적으로 효과가 있는듯하다가 나중에는 자기도 모르는 사이에 자신의 고유의 생체 파동이 깨집니다. 그러므로 자신에게 맞는 것을 검증하여 온열매트를 골라야 합니다.

(3) 목욕

금음체질은 폐와 위장의 열이 많아 몸 전체로 봐서는 따뜻합니다. 구분한다면 장부는 차갑고, 내장을 둘러싸고 있는 살과 피부는 덥습니다. 달리 말하면 기혈이 오장 육부보다는 체표(體表)에 몰려 있는 것 같습니다. 원을 그리며 도는 물체가 구심력보다는 원심력 쪽으로 기를 발산하는 양상으로 비유할 수 있습니다. 즉, 겉몸은 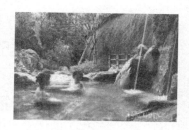 기의순환이 훨씬 더 활발합니다. 또한 금체질은 폐가 강하기에 피부를 통한 기 순환이 과도합니다. 그리하여 피부가 건조합니다. 이런 경우에 더운 물에 들어가 몸을 담그면 체표의 기가 지나치게 활발해져 넘치게 됩니다. 폐의 기는 소모되고 손상 받으며 피부는 더욱 건조해져 피부질환을 일으킬 수 있습니다. 몸이 상합니다.

오줌이 차가운 기운을 담고 있는 것처럼, 땀은 열(熱)입니다. 몸속에 있는 열을 해소하고 온도를 조절하기 위해 몸 밖으로 내놓습니다. 따라서 땀은 장부의 열이 빠져나가는 것으로 체표에 비해 차가운 내장은 더 차가워집니다. 그래서 금체질이 흘리는 땀은 실은 피와 진액(津液)이 소모되는 것입니다. 체온의 평형이 깨집니다. 오랫동안 땀 흘려 목욕하면 기운이 소진됩니다. 그러므로 적당히 따뜻한 물이나 미지근한 물에서 가능하면 땀을 적게 흘리고 냉탕에 몸을 담그는 것이 좋습니다. 피부의 땀구멍을 막아 기의 소모를 줄일 수 있습니다. 이 체질은 온욕보다는 냉·온욕이 좋습니다. 이런 이유로 수영은 금체질의 모든 조건을 충족하면서 건강을 증진합니다.

*금체질은 체표에 기가 몰려 있어 더운 물 목욕으로 열을 가하면 기운이 소모되고 피부가 건조해져 피부병이 생기기 쉽다.

(4) 감기

금음체질은 피부와 폐의 건조를 막기 위해 차가운 습기가 나오는 가습기 등을 설치합니다. 감기가 있는 동안에는 생야채, 생과일을 삼갑니다. 목욕 시 땀을 많이 흘리면 감기에 걸리기 쉬우므로 열탕이나 사우나탕에서 땀 빼는 것을 삼가고 평소에도 땀을 가능한 흘리지 않는 게 좋습니다. 감기 중에는 냉·온욕을 삼가야 합니다. 감기에 걸리면 반드시 생과일, 생야채 등 데치지 않은 식품이나 익히지 않은 음식은 절대 삼가야 합니다. 조개, 재첩, 전복, 게, 배추, 새우 등으로 끓인 국을 따뜻하게 먹습니다. 녹차 모과차와 솔잎차가 좋습니다. 솔잎차는 평소에도 상용하면 걸리기 쉬운 순환기 질환을 막을 수 있습니다. 비타민 C를 먹으면 면역이 강해져 감기에 강해집니다. 평소에는 냉·온욕과 냉수마찰이 건강에 좋습니다.

(5) 금음체질의 식이요법(食餌療法)

여기에 소개되는 식이요법은 사실은 혈관질환 식이요법입니다. 혈액순환은 건강의 기본이자 정점입니다. 그러므로 당뇨병을 제외한 모든 질병의 표본으로 활용합니다.

금음체질과 금양체질과의 결정적인 차이점은 신장과 방광의 기능에서 금양체질은 약하고, 금음체질은 강하다는 것입니다. 그러므로 식이요법을 실행함에 있어서 금양체질은 신장, 방광을 보강하는 식품과 한방과 약재 비타민을 써야 합니다. 그러나 금음체질은 신장, 방광이 세기에 그것을 보강하는 것들을 사용하지 않습니다. 금음체질이 신장을 돕는 약재나 음식을 섭취하면, 그 기운이 비정상적으로 넘쳐나고 소실되어 더 나빠집니다.

식단표도 알고 보면, 콩팥과 오줌보를 도와주는 식품인가의 가부(可否)에 따라 프로그램되어 있습니다. 즉, 신장을 돕는 식단표는 금양체질 용도이고, 그렇지 않은 것은 금음체질용입니다. 하나하나 다른 점은 설명했으므로 금음체질에 맞게 하고 나머지는 금양체질 식이요법을 그대로 따르면 됩니다.

■ 모든 육류와 유제품 전체를 금합니다

금(金)체질은 가장 약한 장부가 간과 쓸개입니다. 체질적으로 육류나 유제품은 오로지 금음체질에게만 해로운 식품입니다. 다른 체질과 달리 유독 금체질만 모든 육류가 해롭게 작용합니다. 육류나 유제품이 고혈압에 전혀 위협이 되지 않는 목양 목음체질도 있습니다. 오히려 이 목(木)체질에게는 역설적으로 고혈압 치료에 탁월한 도움이 됩니다. 물론 고기의 지방은 제외하고 말입니다. 그러나 육류와 유제품을 먹고 순환기질환에 걸리는 체질은 금체질인데 고혈압의 발병률이 가장 높은 체질이다 보니, 육류나 유제품은 마치 모든 고혈압 환자의 주범으로 몰리고 있습니다. 아무튼 금체질은 자신의 가장 취약한 간을 보강하는 야채류와 바다 생선을 집중적으로 섭취해야 합니다. 그런데 금지된 위의 식품을 주로 섭취하면,

간에 무리를 주어 콜레스테롤과 지방 분해 능력이 떨어집니다. 게다가 육류나 유제품은 콜레스테롤과 포화지방산이 많습니다. 이러한 종류의 식품을 과도하게 섭취하면, 간에서 미처 처리 못한 지방이나 콜레스테롤이 혈관 안으로 들어와 마침내 동맥내벽에 침착하여 플라그(혈전(血栓), 혈액찌꺼기)가 형성됩니다. 그 결과 동맥 혈관이 좁아져 피가 흐를 때 압력이 높아지므로 고혈압이 됩니다. 금체질은 모든 유제품과 육류를 섭취하지 않아야 합니다. 원래 금체질은 오장육부 중에서 폐, 대장의 기운이 가장 세고 열이 많습니다. 이런 체질적 특징이 있는데, 폐에 열이 과열되어 폐로 연결된 동맥이 동시에 과열되며 이로 인해서 폐동맥 내벽이 팽창하여 혈관이 좁아집니다. 이렇게 해서 폐로 진입하는 혈액이 흐르면서 압력이 증가하면 고혈압이 되는 것입니다. 따라서 고혈압의 진원지는 폐동맥이며, 여기서 생긴 고혈압이 몸 전체에 악영향을 끼치는 것입니다.

■ 이상 과열된 폐와 대장의 열을 식혀주어야 합니다

체질식사법에 따라야 하며 간을 보강하는 식품을 섭취하면서 폐열을 해소하는, 체질에 맞는 약재를 사용한 한방제 및 약용식물을 체질에 맞게 배합된 약용식물 추출액을 섭취해서 폐의 열을 내려야 합니다.

■ 동물성 지방이 많은 패스트 푸드를 삼갑니다

이어서 설명되는 내용은 육류와 유제품이 금체질의 고혈압과 심장질환에 어떻게 심각한 문제를 일으키는지 잘 설명합니다. 다음에 소개되는 내용은 32세로 심장질환에 걸린 금체질인 조라는 젊은 이가 경험한 것입니다. 다른 체질에 해로운 육류는 체질별로 따로 설명합니다.

"당신은 관상 동맥이 심하게 막혀 있습니다. 막혀 있는 비율이 95%쯤 됩니다. 현재 심장 발작을 일으킬 위험성이 대단히 높습니다." 조의 가슴 통증의 원인을 밝혀내기 위해 심장병 전문의가 그를 검사한 뒤 위와 같이 말하자 도저히 믿을 수가 없었습니다. 심장병으로 죽게 될 사람들 중 절반가량은 자기들에게 심장병이 있는지조차 모르고 있습니다. 그러면 조가 그런 지경에까지 이르게 된 원인은 무엇입니까? "32년 동안, 미국인이라면 으레 그렇듯이 '육류와 유제품'이 주종을 이루는 식사를 했습니다. 어쨌든 미국식 식사 습관이 내 건강에 해롭다는 사실을 간과해온 것입니다." 조가 한탄하는 말입니다.

조의 식사에 무슨 문제가 있었던 것입니까? 기본적으로, 콜레스테롤과 지방, 특히 포화지방이 너무 많이 들어있었던 것입니다. 조는 청소년기부터 음식을 한 입 먹을 때마다 거의 매번 관상동맥 심장질환에 걸릴 위험성을 증가시켜 온 것이나 마찬가지였습니다. 고지방 식사는 사실상 미국 국민의 10대 주요 사망 원인 가운데 5개의 원인과 관련이 있습니다. 그 중 1위를 차지하고 있는 것은 관상동맥질환입니다. 7개국에서 40세에서 49세 사이의 남자 약 1만 2000명을 대상으로 실시한 연구를 통해 식사와 심장병이 관련이 있다는 사실을 알 수 있었습니다. 극단적인 예들을 살펴보면 특히 시사해주는 바가 많습니다. 연구 결과가 알려 주는 바에 의하면, 전체 칼로리의 20%를 포화지방을 통해 얻는 핀란드 사람은 혈중 콜레스테롤 수치가 높은 데 비해, 포화지방을 통해 얻는 칼로리가 전체 칼로리의 5%밖에 안 되는 일본 사람은 혈중 콜레스테롤 수치가 낮았습니다. 따라서 핀란드 사람은 심장 발작을 일으킬 위험성이 일본 사람보다 6배나 더 높았습니다!

그러나 관상 동맥 심장 질환은 이제 일본에서도 더는 드문 병이 아닙니다. 과거 여러 해 동안 서양식 패스트푸드가 일본에서도 대중화되어, 동물성 지방의 소비가 800% 급증하였습니다. 현재 일본 소년들은 동년배 미국 소년들보다 혈중 콜레스테롤 수치가 훨씬 더 높습니다! 확실히, 식사에 포함되어 있는 지방과 콜레스테롤은 생명을 위협하는 상태, 특히 심장병과 관련이 있습니다.

■ 식초를 가능한 많이 섭취합니다

요리에 식초를 쓰면 신맛이 나서 미각을 자극하고 침의 분비를 늘려줄 뿐만 아니라 혈압을 내려줍니다. 따라서 나물을 무칠 때나 요리할 때 식초를 많이 넣으면 짜게 먹는 습관이 있는 금음체질의 경우 소금을 적게 넣어도 맛있게 먹을 수 있고 짜게 먹는 습관도 고칠 수 있습니다. 금음체질이 지나치게 짜게 먹으면 신장이 상합니다. 특히 이 체질은 질이 좋은 죽염과 같은 소금을 섭취합니다.

■ 식초를 충분히 염분은 조금 섭취하되 매운 식품을 멀리해야 합니다

요리에 식초를 쓰면 신맛이 나서 미각을 자극하고 침의 분비를 늘려줄 뿐만 아니라 혈압을 내려줍니다. 따라서 나물을 무칠 때나 요리할 때 식초를 많이 넣으면 금체질의 경우에만 간 기능을 활성화하는 데 도움이 됩니다. 본디 이 금음체질은 신장 기가 강하니 염분을 과다하게 섭취하면, 신장이 항진 태과되어 정상 기능 발휘에 지장을 줍니다. 그래서 강한 성 기능도 약해지고 하체의 근무력증 유발에 영향을 줍니다. 그런데 몸이 나빠지면 이상하게 짠 것을 즐기게 되어 싱거운 음식은 안 넘어간다고 합니다. 금음체질이 확실하면 짠 것 좋아하지 마세요.

이 체질이 매운 것을 섭취하면 폐의 열은 가중되어 혈압에도 안 좋고, 기능은 항진되어 첫째, 폐의 선발 기능이 비정상적으로 작용하게 되어 뇌로 가는 혈류량에 이상이 생겨 뇌졸중의 위험을 초래하며 기억력장애 치매 뇌질환의 원인이 됩니다. 둘째, 식도와 기도의 염증 유발을 일으키고 피부호흡이 지나치게 강해져서 피부건조증, 심지어는 알러지 유발에도 영향을 줍니다. 그러니 가급적 매운 고추를 적게 쓰거나 백김치 물김치를 담백하게 드시는 것이 좋습니다.

■ 생선의 섭취량을 늘립니다

생선에는 오메가지방산 및 불포화지방산(혈관 벽에 붙지 않고 혈액의 흐름을 촉진하는 지방)이 많이 함유되어 있어 동맥이 굳어지는 것과 혈압이 높아지는 것을 예방 치유합니다. 흰 살로 된 바다 생선을 넉넉히 드시기 바랍니다. 민물고기로는 붕어 외에는 모두 다 해롭습니다. 금음체질은 등 푸른 생선은 금합니다. 너무 차가운 기운을 띠고 있어 자주 먹게 되면 나중에는 심장이 약화됩니다. 이 점 유념해야 합니다. 또한 EPA DHA 오메가-3 등의 기능성 식품을 섭취를 금합니다. 이 식품들은 불포화지방산으로 혈액의 흐름을 원활하게 하는 효과가 있습니다. 때문에 생선 그 자체를 섭취하여 오메가-3을 취하는 것은 좋지만 별도로 추출한 정제된 제품을 먹으면 신장 기능을 오히려 약화시킵니다. 그러므로 섭취하는 일을 절대 삼가야 합니다. 혈액순환에 좋다는 식품이라도 알지도 못하면서 함부로 드시지 마세요.

■ 칼륨이 풍부한 야채와 녹즙 및 과일 등을 섭취합니다

금체질에 적합한 신선초, 케일, 돌나물, 미나리 등을 녹즙으로 짜서 1일 600-1000CC 정도 마시거나 동결건조 녹즙 식품을 섭취합니다. 녹즙은 차가운 성질을 띠고 있어 폐열을 내려주는 주기에 고혈압 개선에 좋습니다. 야채는 섬유소도 풍부하고 광물질과 비타민이 많아 혈중지질 감소에 도움이 됩니다. 혈압이 높은 사람은 매일 배변을 통해 혈압의 상승을 막아야 하는데, 변비가 있으면 배변 시 힘을 주게 되면 혈압이 올라 뇌출혈을 일으키거나 심장질환을 앓고 있다면 돌연사할 수 있습니다.

때문에 섬유소가 풍부한 채소와 과일을 넉넉하게 먹어두면 도움이 됩니다. 또한 칼륨과 사포닌이 많아서 순환기 질환에 효과적입니다. 과일 중에서도 토마토는 항암은 물론 고혈압에도 아주 좋은 식품입니다. "라이코펜"이라는 붉은 색소 성분이 항암작용을 하고 혈액 내 혈당 수치를 떨어뜨리고 지방의 흡착을 막아 고지혈증과 심혈관 질환에 좋습니다. 라이코펜은 기름에 조리하면 흡수율이 높아지므로 살짝 볶아 먹습니다. 블루베리, 블랙베리, 아사이베리 등으로 폴리페놀 영양을 섭취하면 항산화 작용으로 간 기능 강화에 도움이 됩니다.

■ 알긴산과 요오드가 풍부한 미역과 톳을 섭취합니다

미역과 톳에 함유된 요오드는 신진대사를 촉진하고 세포를 활성화시켜 저항력을 높여줍니다. 알긴산(끈적끈적한 점액성 성분)은 식이섬유로서 혈중 콜레스테롤 수치를 내리는 효능이 탁월합니다. 그 외 칼슘 칼륨 등 영양소가 많아 고지혈증, 고혈압, 동맥경화에 좋습니다. 미역은 간을 따뜻하게 보강하는 기능이 있습니다. 금음, 금양 체질은 김, 다시마 등을 금합니다. 이것은 폐와 대장을 과열시켜 변비와 고혈압과 심장질환을 가중시킵니다.

미역과 유사한 점도 있으나 차이가 있으니 주의해야 합니다. 한의서에는 김, 미역, 다시마 등의 해조류가 모두 성질이 차가운 것으로 기록되어 있습니다. 그래서 몸이 차가운 음체질에는 해로운 약재로 분류됩니다. 그러나 생체반응검사와 적용을 통해 그 반대임이 나타납니다. 이것들은 아주 더운 식품들입니다. 즉, 미역은 더운 식품으로 열이 많은 토양체질에만 해롭고 나머지 체질은 다 유익하게 작용합니다. 김과 다시마는 열이 있는 토양, 금양, 금음체질에는 해롭고 나머지에게는 이롭습니다. 비슷하게 보이지만 미역과 다시마는 차이가 있음을 잊지 마시기 바랍니다.

■ 레시틴이 들어있는 체질에 적합한 콩 및 레시틴 추출물을 상용합니다

콩에는 인지질의 일종이며 뇌세포 구성 물질인 레시틴이 많습니다. 이 레시틴은 혈관 벽에 들어붙어 혈액 흐름에 장애가 되어 고혈압을 일으키는 나쁜 콜레스테롤(LDL)과 중성지방(간에 쌓이는 기름과 혈관 벽에 침착하는 기름 성분) 등을 미세한 분자로 바꾸고 분해하여 제거하는 기능이 우수합니다. 레시틴은 모든 인체세포에 절실히 필요합니다. 혈당이 출입하는 것을 조절하는 세포막과 뇌세포 주위의 보호막은 레시틴으로 구성됩니다. 레시틴은 비타민 B, 콜린, 리놀레산, 이노시톨로 이루어져 있습니다. 레시틴은 동맥경화증과 심장관상동맥질환을 예방하고 비타민 B와 비타민 A의 흡수를 도와주므로 활력을 증강시키고 알코올로 인한 간 손상을 회복하는 데도 필요합니다. 지방이 쌓이는 것을 막습니다.

레시틴은 콩과 알의 노른자에서 추출합니다. 효모, 콩, 곡류, 생선 배아에도 있습니다. 그러나 현재 대두에서 추출한 레시틴 100% 제품이 나오고 있으므로 집중적으로 그것을 섭취하면 신속히 효과를 볼 수 있습니다. 맞는 콩은 검정콩, 서리태, 완두콩, 동부, 서목태 등입니다.

■ 콜린

콜린은 세포 인지질의 구성 요소로서 콜린의 부족은 지방간의 원인이 되는데 콜린은 항 지방비타민으로 지방분해대사에 관여하기 때문입니다. 콜린이 부족한 음식을 먹인 쥐는 계속적으로 간세포의 효소 계에 변화를 일으켜 간암 형성을 유도했습니다. 생선의 간, 효모, 레시틴(콩 성분 중)에 함유되며 부족 시 지방과다 신장 손상, 고혈압, 위궤양이 됩니다.

■ 기타

·**금체질 공통으로 좋은 것:** 상엽, 시엽(감잎차), 녹차, 상백피, 포도근, 미후도, 솔잎, 송화, 오디, 효모, 키토산, 레시틴, 비타민C, 붕어

⑥ 금 체질의 고혈압과 심장질환 뇌졸중에 해로운 것들

■ 마늘과 양파

폐가 약한 체질의 경우에 항산화물질인 퀘시틴이 들어있어 혈관 벽에 달라붙는 콜레스테롤을 분해하여 혈관을 깨끗하게 하는 작용을 하지만 금양, 금음체질의 경우에는 양파의 기운은 폐로 들어가서 폐를 따뜻하게 보강하는 작용을 하기 때문에 폐에 열이 너무 심해집니다. 그러면 폐동맥이 열

을 받아 혈압이 오르기 마련입니다. 양파는 금체질의 경우 지질이나 콜레스테롤을 제거하지도 않습니다. 양파를 생으로 먹으면 코가 맵고 코에 땀방울이 생기는 것을 보면 폐에서 열을 내는 것을 알수 있습니다. 코는 폐에 배속되는 기관입니다. 그러니 비록 항암식품 서열 1위로 올라온 인류가 발견한 최고의, 천년의 식품이기는 하지만, 결과적으로 금체질에는 독약입니다. 현혹되어 먹게 되면 결코 심장병을 고칠 수 없습니다.

■ 감자와 옥수수 그리고 현미

이 식품은 위장을 따뜻하게 보익합니다. 따라서 금체질은 위 기능이 강하고 열이 많기 때문에 섭취하게 되면 위열이 비정상적으로 발생하여 위염 또는 간에 낭종(물집)이 생기면서 혈압도 상승합니다. 이들의 주산지가 고랭지(高冷地)인 강원도인 점을 생각해보면 알 수 있습니다. 즉, 감자와 옥수수는 열이 많은 식물로 밤에는 차가운 고랭지에서 열을 식히고 낮에는 햇볕을 받아 결실하여야 제맛이 나기 때문입니다. 현미에 대해서는 제1장 팔체질의 뒷부분에 나오는 식품의 기미를 읽어보시면 금음체질에 어떻게 해로운지 알 수 있습니다.

■ 고구마

고구마는 몹시 습하고 차가운 식품입니다. 근본적으로 폐, 대장을 윤택하게 하며 보강하는 식품입니다. 재배할 때 고랑을 깊이 파고 이랑을 높게 만들어 고구마를 심습니다. 만약 보리나 밀처럼 평평한 데 심으면 땅의 습기 때문에 썩을 우려가 있기 때문입니다. 이랑을 높게 만들어 흙의 습기를 가능한 한 줄여주고 햇볕이 뿌리에 더 많이 스며들어 따뜻한 기운을 받게 할 수 있기 때문입니다. 이런 연유로 금체질에게는 해로운 식품입니다.

■ 청국장

참살이 식품으로 각광받아온 청국장은 조상들의 지혜가 담긴 발효 식품으로 각종 영양소와 소화가 잘 되는 단백 식품입니다. 그런데 이 청국장은 더운 성질을 띤 볏짚에 있는 고초균에 의해 발효됩니다. 때문에 청국장은 따뜻한 흰콩에 더운 고초균에 의해 발효되는 식품이기에 몹시 더운 식품입니다. 따라서 그 기운은 대장에 들어가서 대장을 따뜻하게 하며 장의 기능을 활성화시킵니다. 그래서 금음, 금양체질이 먹게 되면 체질적으로 그렇지 않아도 열이 많은 대장에 과도하게 열이 쌓여 대장암, 변비 등의 원인이 될 뿐만 아니라 그 열은 폐로 옮겨져서 폐동맥에 지나치게 열이 누적됩니다. 그 결과 자칫하면 심장이 너무 열을 받게 되어 심장의 이첨판·삼첨판의 염증과 기능장애, 부정맥, 협심증 등 각종 심장병에 시달릴 수밖에 없는 것입니다.

■ 기타 금체질에 해로운 것

사과, 현미, 인삼, 홍삼, 산삼, 배, 결명자, 국화, 버섯, 냉이, 수박, 복숭아, 양파, 청국장, 장어, 메기, 미꾸라지, 바닷장어, 붕장어 등으로 폐를 덥게 하거나 신장을 본질적으로 강하게 하거나 체열을 가중시키는 식품들.

목양체질의 모든 것

1. 목양체질의 생리적 특징

목양체질의 최강 장기는 간과 담낭이며 차강 장기는 신장과 방광입니다. 중간 평 장기는 심소장이며, 차약 장기는 비장과 위장이며, 최약 장기는 폐와 대장입니다. 따라서 간과 신장을 강하게 하는 음식을 피하고 폐와 위를 돕는 음식을 먹어야 합니다.

간열이 많아 더위도 타고 추위도 탑니다. 여름도 겨울도 다 싫고 가을이 즐겁습니다. 나이가 들수록 육식을 좋아합니다. 채식을 많이 하면 변통이 좋지 않습니다. 잎채소를 먹으면 소화가 되지 않고 그대로 나오기도 합니다. 풀어집니다. 살이 잘 찝니다. 온탕에서 땀을 내고 나면 경쾌합니다. 한증막에 들어가는 것을 싫어합니다. 찬물에 손 담그는 것을 싫어합니다. 커피를 마시면 상쾌해집니다. 바닷가에 살면 기미가 잘 끼고 피부가 거칠어집니다. 피부는 부드러운 편입니다. 땀이 조금씩 날 때 건강합니다. 맵게 먹으면 기 순환과 소화가 잘 됩니다.

현실에 만족하려하고 변화를 추구하지 않습니다. 차가운 음료를 마시면 변통이 무르게 나오며 아랫배가 차갑습니다. 감기에 잘 걸리고 기도(氣道)가 약해 목 부위가 차갑습니다. 기도와 식도가 차갑기에 갑상선이 차가워져서 혈액순환이 안 돼 갑상선 질환이 생깁니다. 서늘해지면 목에 늘 예쁜 스카프를 두르고 멋을 부리세요. 폐가 약해 어깨에 기혈순환이 잘 안 돼 견갑통이 오기 쉽습니다. 호흡기 질환, 간열로 인한 당뇨병 때때로 위장병, 무기력 등의 증상이 있습니다. 수영은 해롭고 등산 달리기 구기운동이 좋습니다. 들이나 산속이 주거지로 좋습니다.

2. 목양체질의 일반적인 건강관리

목양체질에는 간장, 담낭, 신장, 방광을 돕는 더운 음식과 약은 오장육부의 균형을 파괴하므로 해롭고, 폐장, 대장, 췌장, 위장을 돕는 음식과 약은 오장육부를 균형 있게 해주므로 이롭습니다. 목양체질은 습기가 많고 서늘한 기를 띤 간과 차가운 신장이 전체적으로 체질을 지배하고 있습니다. 간열 때문에 더위를 타기도 하지만 몸속은 근본이 차갑습니다. 그러므로 늘 더운 성질을 띤 음식과 음료를 마셔야 내내 몸을 따듯하게 보존해야 장수할 수 있습니다. 즉, 간장과 신장으로 귀경하는 기가 찬 음식과 식품을 삼가야 합니다.

목양체질은 육식이 체질적으로 잘 맞으므로 육식 위주로 식사를 해야 하며, 잎채소를 많이 먹으면 몸이 피로해지고 병이 나기 쉽습니다. 육식을 기피하고 채식 위주로 할 때, 환각 환청 과대망상증이 나타날 수도 있습니다. 일반적인 잎채소를 다식하면 간의 이상 항진으로 몸이 붓고 살이 찌고 몸이 무거워집니다. 변도 무르며 또한 눈이 충혈 되거나 눈 주변이 붓거나 염증이 잠재하거나 눈꼬리에 염증이 생기기 쉽습니다. 눈이 건조해져 가려움 증상이 생깁니다. 동시에 면역 기능도 떨어집니다. 대장과 폐가 약해 감기에 잘 걸리기 쉽고 잘 낫지 않으며 아랫배가 차가워집니다.

첫째로 육식과 둘째로 뿌리채소를 섭취해야 건강이 증진되고 면역이 증가합니다. 위장과 대장에 별 탈이 없으며 적당히 맵게 먹으면 기 소통이 잘 되고 소화도 잘 됩니다. 쑥뜸은 중완과 단전, 관원에 뜨면 약한 위장과 차가운 대장을 보강하여 활기가 생기면서 면역이 증가합니다. 건식 사우나, 반신욕, 전신열탕 욕으로 땀이 충분히 나게 하여 체표의 기를 원활하게 하고, 습하고 차가운 기를 풀어주면 좋습니다. 즉, 몸이 좋지 않을 때에는 땀을 내면 몸이 가벼워지는 체질이므로 목욕을 할 때에는 항상 열탕이나 온탕에서 충분히 땀을 내는 것이 좋습니다(허약할 때는 많이 흘리지 않도록 주의).

요양지로는 해변 호반 등의 습기 있는 곳보다 들판이나 산골이 폐와 피부 건강에 좋습니다. 짜게 먹으면 신장, 방광의 기능이 항진되어 면역이 떨어지고 힘이 떨어집니다. 식초를 많이 먹으면 간이 과강하게 되어 살이 찌거나 몸이 붓고 추위를 타게 되며 면역이 약화됩니다. 목양체질은 약간 고혈압이라도 건강한 상태이니 조금의 고혈압은 걱정하지 않아도 됩니다. 말을 적게 하고 술과 담배를 멀리 해야 힘이 안 달립니다. 약간 맵게 먹으면 좋습니다. 포도당은 해롭습니다. 클로렐라, 스피루리나, 키토산, 비타민 C 등은 간을 이상 항진시켜 손상을 가져옵니다. 홍삼, 유산균, 스쿠알렌, 버섯균 사체(영지제외), 알로에 청국장, 해조류가 좋습니다. 당뇨 고혈압 호흡기 질환, 비만, 무기력증에 잘 걸립니다.

*사람의 힘 또는 기력은 위장에서 맨 먼저 나오고, 다음은 폐에서 힘을 발산합니다. 그러나 목양체질은 위장과 폐가 모두 과약하니, 무기력하기 쉽습니다. 고로 힘찬 삶을 즐기려면 무엇보다도 고기를 먹되 밥을 적게 먹어 위를 편하게 해주고 폐의 기운을 북돋워야 합니다. 육류를 삭히는 담즙은 강하고 많이 나오기에 육고기가 소화도 잘 되고 좋지만, 탄수화물을 소화 분해하는 췌장의 아밀라제 효소의 분비량과 힘은 약해서 밥은 소화가 잘 안 됩니다. 밥은 적게 먹고, 고기는 충분히 드세요. 고기 먼저 먹고 나중 밥을 드시면 과식을 피할 수 있답니다. 그러면 힘은 솟아나고 삶은 즐거워집니다.

3. 목양체질의 식단표

(1) 해로운 것

·**푸른 잎 채소:** 배추, 케일, 신선초, 셀러리, 가지, 시금치, 돌나물, 부추
*열무는 데치거나 김치로 익히면 좋음
·**등 푸른 생선 및 대부분의 생선회:** 고등어, 꽁치, 청어, 갈치, 숭어, 전어
·**조개류:** 재첩, 전복, 빵게, 해삼, 오징어
·**과일 :** 모든 포도, 청키위, 다래, 참외, 앵두, 바나나, 망고
·**기타:** 메밀, 녹차, 모과차, 오가피, 포도당, 검은콩, 영지, 식초, 솔잎, 녹즙, 비타민 C, 잣, 우엉, 호주산 미국산 쇠고기, 돼지고기, 흑염소
·**운동:** 수영, 냉수욕, 냉수마찰 등 피부를 차게 하는 운동. 색깔은 푸른색과 검은색은 해로움

(2) 유익한 것

·**모든 육류:** 한우쇠고기, 닭, 개, 양, 노루, 오리, 오리알, 메추리와 알, 계란(육류와 뿌리채소는 원

기를 보강하고 냉성채소는 간을 항진시켜 간 기능이 약화된다)

- **채소류:** 양배추(흰 부분), 피망, 파(흰 부분), 호박잎, 깻잎, 취나물, 쑥, 쑥갓, 겨자채, 갓, 파프리카, 차조기

- **유제품:** 우유, 요구르트, 치즈, 버터 등 모두

- **식물성기름:** 참기름, 들기름, 호두기름, 올리브유, 유채기름(카놀라유), 현미유

- **뿌리채소:** 무, 당근, 연근, 도라지, 더덕, 콩나물, 마늘, 흰색양파, 고추, 오이

- **과일:** 배(익혀서), 멜론, 사과, 복숭아, 유자, 파인애플, 골든키위

*맞는 과일도 풋과일일 경우 좀 해롭다

- **견과류:** 밤, 호두, 땅콩, 아몬드, 은행, 복숭아씨, 브라질너트, 파스타치오

- **수산물:** 장어, 바닷장어, 아나고, 미꾸라지, 메기, 조기, 명태, 아귀, 대구

- **모든 버섯류:** 표고버섯, 느타리버섯, 송이버섯, 운지버섯, 상황버섯 등(영지를 제외한 모든 버섯)

- **해조류:** 김, 미역, 다시마, 문어, 주꾸미, 낙지

* 돌산갓은 김치로, 부추 쑥갓 열무 등은 데치면 유익하다. 냉성 채소는 데쳐도 해롭다(예: 배추)

- **곡식 및 기타:** 쌀, 찹쌀, 현미, 차조, 흰콩, 두부, 마, 수수, 율무, 칡, 호박, 박, 은행, 스쿠알렌, 설탕, 생강, 감자, 옥수수, 은니, 로얄제리, 도토리묵, 녹용, 비타민 A, D, B

- **운동:** 땀이 나는 운동이 좋음. 달리기(조깅), 등산, 에어로빅, 축구, 야구, 땀을 내는 것이 좋으나 몸이 약할 때는 조심할 것. 색깔은 흰색, 회색, 노란색 계통, 화려한 색.

\# 목양체질의 **장부대소(臟腑大小):** 간 〉신장〉심장〉췌장〉 폐

담낭〉방광〉소장〉위장〉대장

4. 목양체질의 장부(藏腑)의 특징

이 체질은 모든 장부와 온몸이 습기가 많고 서늘합니다. 그것은 간의 기능이 지나치게 강해 영양소를 끌어 모으는 기능은 강하고 영양을 신체 각부로 운송하여 소통시키는 기능은 약한 데다 습기를 제거하는 폐의 기능이 약하기 때문입니다. 늘 폐와 위장을 덥히는 음식을 주로 먹고 습하고 차가운 기운을 조심해야 합니다. 한방 역시 간의 습열을 없애고 폐를 덥히는 약재를 써야 합니다. 현재

몸이 따뜻하다고 함부로 차가운 음식을 먹으면 결국은 근본이 차가운 체질인고로 추위에 떨게 됩니다. 그뿐 아니라 기관지가 차가워지면 냉기가 원인인 갑상선질환 비염 견갑통이 생깁니다. 특히 이 체질의 여성들은 습한 데 앉지 않도록 주의해야 합니다.

(1) 간

이 체질은 모든 체질 중에서 간이 가장 센 장기입니다. 몸은 서늘한 음기(陰氣)를 품고 있는 간의 지배를 받아 오장 육부 모두가 서늘합니다. 지금 몸이 따뜻하고 건강하더라도 성질이 차가운 음식이나 차가운 음료를 다식하면 결국은 몸은 무너질 수밖에 없습니다. 그러므로 항시 폐와 위장을 따뜻하게 하는 음식을 먹어 몸을 훈훈하게 해야 합니다. 간에 채식과 같은 차가운 것을 자주 먹으면 기관지, 폐, 아랫배가 차가워집니다. 또한 채소의 청색소는 간의 이상 항진을 초래하여 노안, 충혈, 눈 주위의 염증, 환상, 환청, 건전하지 않은 정신상태 등을 유발합니다. 채식 위주의 한국 음식문화로 인해 이 체질은 병에 약하고 허약한 사람이 많습니다. 사진을 찍어보면 다른 사람에 비해 간이 큽니다. 그래서 간이 위치한 오른쪽 가슴 근육이 왼쪽보다 크고, 오른쪽 늑골과 옆구리도 좀 부풀어 있습니다. 간은 피를 저장하고 영양분을 모아둡니다. 그런 기능을 너무 발휘하다 보니 간에 지방이 잘 끼어 지방간이 많습니다. 이 체질은 운동을 해도 지방이 잘 풀리지 않습니다. 간이 약한 금체질의 지방간이나 알코올로 인한 지방간은 금주하면 바로 원상을 회복하는 것과는 대조적입니다. 흰콩과 레시틴을 충분히 먹어야 합니다. 치료되지 않으면 간경화로 진행이 빠릅니다.

*목체질의 간은 너무 세기에 영양소와 피를 간에 모아두고 공급을 싫어한다. 채소를 먹으면 더 심해진다. 비만은 여기서 발원한다.

간이 센 체질은 우선 살이 잘 찝니다. 물론 다른 체질도 비만과의 전쟁이 심한 경우도 있지만, 이 체질이야말로 평생을 두고 비만과 싸워야 하는 체질을 타고 났습니다. 이 체질은 물만 먹어도 살이 찐다고 할 정도로 밥을 조금만 많이 먹으면 금방 살이 찝니다. 비만은 순전히 간의 기능항진으로 비롯됩니다. 비만의 본질은 냉기와 습기입니다. 당사자들은 인정 안 할지라도 수십 년 동안 채식을 지나치게 한 결과 간이 과도하게 발달되어(한의학에서는 간의 태과(太過)라고 함) 영양소를 끌어 모으는 반면 에너지 소모는 잘 안 되기 때문입니다.

비만을 다스리려면 근본적으로 간의 그런 태과(太過) 상태와 간의 비정상적인 허열을 조정해야 가능합니다. 간열은 가짜 열입니다. 몸이 차기 때문에 생기는데 자신들은 더워서 생긴다고 잘못 알고 있는 것입니다. 간의 습열(濕熱)을 제거하고, 폐를 따뜻하게 보강하여 몸의 과도한 수분과 습기를 없애는 체질 한방제를 씁니다. 이렇게 하면 비만도 근본적으로 조절하고 건강도 좋아집니다. 순간적으로 다이어트를 하면, 살찌는 근본 원인이 그대로 남아있기에 요요 현상을 피할 길이 없습니다. 더구나 과도한 다이어트는 병을 부릅니다. 조심하세요.

또한 간의 이상 항진 때문에 금양 금음체질 다음으로 간염바이러스에 감염이 잘 되고 간장병 질환이 많습니다. 이때에 녹즙과 같은 간을 과강하게 하는 식품을 먹어서는 안 됩니다. 단, 간열을 사하는 약재와 함께 폐를 보강하는 한방제를 써야 면역이 증강됩니다. 기능식품으로는 영지를 제외한 버섯이나 더 좋은 버섯균사체와 인삼, 효모, 청국장, 홍국균, 로얄제리 등을 써야 합니다.

서늘한 체질이지만 몸에 습열이 많다 보니 여름을 몹시 싫어합니다. 하늘은 맑고, 습기가 없는 가을날을 제일 좋아합니다. 바람결에 한들한들 춤추는 코스모스도, 주렁주렁 달려 금방이라도 찢어질 듯한 감나무 가지도, 사방팔방으로 화살촉을 한꺼번에 날릴 기세로 입을 벌려 윤나는 알밤을 토해 내는 밤송이도, 습기 없는 청명한 가을날이기에 가슴 시원하게 감상할 수 있습니다. 만약 무더운 여름날이면 그런 감흥이 일어날까요? 그렇지 못합니다. 이 체질은 피부가 부드럽고 촉촉한 사람이 많고, 해변의 습한 공기에 노출되어 살면 얼굴에 기미나 주근깨가 많이 생깁니다. 여름에 섬이나 해변으로 놀러 가지 말고 산으로 가시기 바랍니다. 피부가 무릅니다. 여름에 살이 겹치는 부위에 습(濕)으로 인한 피부병이 발생합니다. 간(肝)에 나뭇잎이 많아 날이 궂고 바람살이 심한 날은 간에 풍기(風氣)를 유발하니, 야외활동을 자제하셔야 간이 부대끼지 않습니다.

충혈이 잘 되고 노안(老眼)이 많으며, 정수리에 냉기가 있기도 하고 통증도 있으며 무감각하기도 합니다. 두통과 편두통이 자주 있습니다. 간이 세기에 수술 시 마취에서 너무 일찍 깨어나 곤욕을 치르기도 합니다. 추위는 타면서도 여름에 더위를 잘 이기지 못합니다. 간에 열이 많은 것입니다.

온탕에서 적당히 땀을 흘리면 몸이 가볍고 기혈이 순환이 잘 됩니다. 채식 위주로 살면 간의 기능 이상 항진으로 간장병에 잘 걸립니다. 채소를 많이 먹으면 간질환의 원인이 되며 몸이 무거워지고 환각, 공상, 망상증이 생기며, 비현실적이 되기도 합니다. 채식 위주는 간의 소설(疏泄, 간에 저장된 혈액과 영양소를 신체 각부에 원활하게 운반 공급하는 생리 기능) 작용을 방해하여 간의 울혈(鬱血, 울혈은 영양소와 피가 소통이 안 되고 간에 몰려있는 상태)을 조장하며 그로 인해 정서 불안정증상이 생기기도 합니다. 육식을 하면 소화도 잘 되며 힘도 생기고 몸이 가벼워집니다. 이런 현상은 일생을 두고 유지됩니다. 간이 센 장기를 지니고 태어났기 때문입니다. 일생을 두고 위의 점들을 유의하면서 살아가는 지혜가 필요합니다.

(2) 담낭(쓸개)

목양체질은 위장이 약한 반면 쓸개는 강하므로 육류와 지방을 소화시키는 담즙이 넉넉합니다. 그러므로 쌀밥과 같은 탄수화물보다 고기를 먹으면 건강도 좋고 위장도 보호합니다. 목음체질과 함께 담석이 가장 많이 생깁니다. 그 이유는 그 동안 채식으로 간 기능이 항진되어 과도하게 지방과 콜레스테롤을 끌어 모으는 경향이 있기 때문입니다. 지방을 많이 먹어서 생기는 것이 아닙니다. 육식을할 때에 채소를 곁들여 먹지 말고 고추, 마늘, 오이, 당근과 같은 채소를 먹고, 평소 채식을 중단하여 간의 항진을 막아야 합니다. 담석이나 지방간이 있으면 육류의 기름을 삼갑니다.

(3) 신장과 방광

목양체질은 두 번째로 센 장부가 신장과 방광입니다. 이 체질은 소변을 자주 보지 않으며, 상황이 여의치 않을 때에는 오줌보가 빵빵해도 잘 참아냅니다. 대체로 엉덩이에 살이 많은 편으로 하체가 튼튼합니다. 넘어져도 뼈가 잘 부러지지 않습니다. 신장이 강하니 자연히 뼈가 튼튼합니다. 골밀도(骨密度)도 대개 높습니다. 무릎관절염 같은 하체 허약증은 별로 없습니다. 다른 데에 병은 생겨도, 관절에는 어느 정도만 관리를 해주면 별로 병이 없습니다. 밤에 특별히 음료를 많이 마시지 않는 한, 자다가 화장실에 가는 일은 없습니다.

*목양체질은 신장이 강하고 차갑다. 폐를 따뜻하게 하는 것을 섭취하면 신장이 좋아진다. 신장을 직접적으로 강하게 하는 약을 쓰면 해롭다.

이 체질은 정력이 약해져 정력제를 먹으면, 처음에는 효과를 보는 듯하다가 나중에는 기별도 없고 결국에는 몸만 상합니다. 예컨대, 복분자나 그것으로 담근 술이 좋다고 먹어도 재미를 보지 못합니다. 육식(특히 쇠고기)과 장어를 먹으면 신장이 강해지고 성 기능도 향상됩니다. 몸이 건강할 때는 성생활을 즐기며, 몸이 약해져도 마음만은 늘 거기에 있습니다. 몸이 따라주지 않아 한스러울 뿐입니다. 이성의 아름다움에 대해 감성이 넘칩니다. 하지만 몸이 허약하게 태어난 경우에는 평생 동안 성적 욕구를 강하게 느끼지 못할 뿐만 아니라 다가오는 배우자의 사랑 요구가 부담스럽고 방어전을 치르기가 힘겹습니다.

자녀에 대한 애정도 좋지만, 부부 사이의 금슬을 더 중요시합니다. 그러나 이 체질도 허약해지면 성 능력은 약해지는 것은 어쩔 수 없지만, 몸이 회복되기 시작하면 다른 데보다 성적 기능부터 좋아지기 시작합니다. 아무쪼록 이 체질은 똑같이 신장의 기(氣)가 강한 사람끼리 만난다면 금상첨화입니다. 그러나 신장의 기운이 약한 사람을 만난다면 얼마간 성 기능을 억제하는 일이 필요합니다.

(4) 심장과 소장

심장은 중간 세기의 장기입니다. 특기할 만한 것은 없습니다. 그러나 다른 근접 장기의 영향을 받습니다. 특히 폐 기능이 약해 신체의 상하로 기를 발산하는 선발(宣拔)과 숙강(肅降) 기능이 약해지면 가슴이 답답하고 정서적으로 불안합니다. 선발은 폐기(肺氣)가 위로 분포되어 두면부에 산소와 포도당을 수송·분포하는 기능을 말하고, 숙강은 폐기가 아래로 하강하여 기를 안정시키고 호흡도의 청결과 고요함을 유지하는 작용을 의미합니다. 간이 울혈(鬱血)되어 있으면 혈기가 소설이 안 되고 간 안에 적체되기에, 심장도 동일한 영향을 받아, 심장의 수축과 박동이 원활하지 못합니다. 특히 박동이 더 힘들어져 답답하고 불안하고 정서불안정이 심해집니다. 울혈은 간의 영양소와 피가 소통이 안 되고 몰려있는 상태를 말합니다. 그럴수록 화를 내지 말고 둥글게 살도록 하세요. 등산이 좋습니다.

(5) 위장과 췌장

태어날 때 어떤 사람은 강한 위장의 기운을 지니고, 어떤 사람은 허약한 위장의 기운을 가지고 나옵니다. 이는 마치 대나무는 언제나 강직하여 휘어지지 않고, 버들나무는 유연하여 바람 부는 대로 가지를 곡예하듯 휘날리는 것과 비슷합니다. 대나무는 어디까지나 휘어지지는 않고 부러지는 성질이 있습니다. 그러나 수양버들나무는 아무리 세찬 바람이 불어도, 심지어 태풍이 불어 큰 나무가 쓰러져도, 유연하기에 바람 부는 대로 흔들리기는 할지언정 꺾이거나 부러지는 일이 없습니다.

목양체질은 두 번째로 허약한 위장을 타고 났습니다. 버들처럼 약해도 폐와 위를 덥게 하는 것을 꾸준히 먹으면 당뇨나 고혈압, 뇌졸중과 같은 중병으로 젊은 나이에 꺾이는 일은 다른 체질에 비해 드뭅니다. 차가운 음식을 먹으면 변통이 좋지 않거나, 조금만 과식하거나, 제 몸에 맞지 않는 음식을 먹거나 하면 소화가 안 되거나, 위하수로 인한 체증으로 평생 고생하는 일이 있습니다. 체증이 있으면 식후 즉시 20~30분 누워있는 것이 좋습니다. 유약한 위장을 유전 받은 사람은 위장이 차가워 조금만 차거나, 몸에 맞지 않거나, 과식하면 소화 불량으로 힘이 들고 체증이 생기는 등 평생 동안 고생합니다. 이러한 약한 위장 기능은 그 자신으로서는 어찌할 수 없습니다. 위장 기능은 체질적으로 타고 나는 것입니다. 물론 노력하면 어느 정도는 개선되기야 하겠지만 체질적 한계를 벗어날 수 없습니다. 그러니 목양체질은 위장 관리에 보통 이상의 절제력을 아끼지 말고 일생을 조심하면서 살 수밖에 없습니다. 한편 췌장과 위장이 차갑기에 췌장 열로 발병하는 당뇨는 거의 없습니다.

*목양체질의 위장은 차갑고 기능이 약하다. 과식하면 위하수가 생기기 쉽고 찬 음식을 먹으면 위장이 무력해진다.

그러므로 위장이 약하니 자연히 탄수화물을 소화시키는 췌장의 아밀라아제 효소의 분비량과 역가 모두 수준 이하입니다. 그래서 밥을 많이 먹으면 소화가 힘듭니다. 밥을 적게 먹어야 합니다. 밥에 보리를 섞어 먹으면 소화에 좋습니다. 물론 간이 강하니 채소도 적게 먹어야 합니다. 채소를 먹으면 소화가 안 됩니다. 간이 강하고, 육류의 단백질과 지방을 분해하고 소화를 돕는 쓸개즙이 풍부하게 분비되므로 대신 육고기를 더 섭취해야 합니다. 그러면 소화는 물론 속도 편하고 힘도 나고 위장의 기능도 강해집니다. 건강을 지키는 지혜입니다. 위무력, 위하수가 생기기 쉬우며, 그 때에는 식후 편히 누워있는 것이 위하수를 막는 데 도움이 됩니다. 갈근, 건율, 맥아, 율무, 길경, 산사, 산약 등을 달여 마십니다.

■ 목양체질은 위산이 과다분비가 되지 않습니다

이 체질은 부교감신경 긴장형으로 식사 때 말고는 위산이 나오지 않습니다. 위염이나 위궤양을 앓고 있어도 위산 분비로 인한 속 쓰림과 통증은 없습니다. 왜냐하면 음식 먹을 때만 위액이 분비되기에 실제로 위염이나 궤양이 있어도 위산이 직접 상처 부위에 도달하여 자극할 수 없기 때문입니다. 교감신경 긴장형 체질과는 달리, 자정이 넘도록 거나하게 술을 들이 부어도, 다음날 새벽이든 아침이든 속 쓰림은 전혀 없습니다. 위산이 과다 분비되지 않는 것입니다. 그러나 위염이나 궤양이 있는 사람은 과음하거나 체질에 어긋난 음식을 먹거나 잘못 먹었을 때에는 식사중이거나 식후 얼마 지나지 않아 위장에 통증은 느낄 수 있습니다. 그런 연고로 위장의 염증이나 궤양이 심해도 모르는 경우가 대부분입니다. 실은 이런 점이 병을 키우는 원인이 되기도 합니다.

위장장애가 있어 병원에 가서 위내시경과 같은 검사를 해보고 나서야 알게 됩니다. 그것도 병원의 의사가 그렇게 진단하니까 인정하는 것이지 당사자인 본인은 느낌이 없습니다. 심지어는 위암과 같은 중병에 걸려도 일찍 알아낼 수 없습니다. 그러나 한 가지 증상은 빈속이 아니라, 거친 음식이나 체질에 어긋난 음식을 먹을 때에 위장의 동통을 느끼기도 합니다. 그러므로 이 체질들은 정기검사를 통해 그런 증상을 알게 되면 방심하지 말고 서둘러 치료를 해야 더 큰 병을 막을 수 있습니다.

사는 날 동안, 이와 같이 위산이 잘 나오지 않는 현상은 계속됩니다. 좋지 않은 점은 식사 때 빼고는 산이 분비가 되지 않는 까닭에 위암에 걸려도 잘 모르다가 뒤늦게 발견하는 경우가 이 체질에 좀 있는 편입니다. 위염이나 위궤양이 있으면 방심하지 말고 신속히 치료해야 합니다. 목음, 목양체질은 일생을 두고 이런 현상이 지속됩니다. 이 체질에 속하는 사람들은 위장에 문제가 없다고 과신하지 말고 검진을 통해 미리 조처하는 지혜가 필요합니다. 빨간 신호등이 보이지 않는 것입니다. 여기에 속하는 체질로 토양, 토음, 목양, 목음체질이 있으며, 죽을 때까지 위산은 식사 시에만 분비됩니다. 따라서 위염과 궤양이 심각하다 해도 알아챌 수 없으므로, 첫째 선택적으로 이로운 음식을 섭취하고, 정기검진을 통해 조처를 취해야 합니다.

(6) 폐(허파)

목양체질은 폐와 대장 기능이 수준 이하입니다. 모든 장기 중에서 가장 허약한 장부입니다. 이 체질로 태어난 사람은 폐활량이 아주 약합니다. 수면 중에 호흡은 매우 빠르고 안정이 안 되어 있습니다. 심한 호기성 운동을 하고 아무리 노력해도 다른 사람에 비해 발전성이 없습니다. 때문에 단거리나 장거리나 달리기를 하면 꼴찌를 면할 수 없습니다. 결코 일등을 할 수 없습니다. 수영도 속도를 내거나 안 쉬고 계속 달릴 수 없습니다. 숨이 가쁩니다.

폐가 피부를 통해 호흡이 약하므로 비례해서 수분의 증발도 약합니다. 때문에 피부가 촉촉합니다. 여름에는 살이 무릅니다. 피부가 겹치는 부위에 피부염이 곧잘 생깁니다. 알레르기가 간혹 생기기도 하는데, 간을 세게 하는 차가운 야채나 과일을 먹을 때 생깁니다. 폐의 선발 기능이 약해 어깨가 뻐근하고 견갑통이 잘 생깁니다. 폐가 약하기에 어깨와 목 부위에 기가 순환이 안 되어 생기는 현상입니다. 어깨와 팔 부위의 힘이 당연히 약합니다. 무거운 것을 잘 들지 못합니다. 목과 어깨, 팔 등에 장애가 모두 폐의 기능이 약해서 생깁니다. 이런 증상을 다스리려면 폐를 강화하면 됩니다.

겨울이 되면, 기린처럼 선이 예쁘고 긴 목을 내놓고 한껏 자랑하고 싶지만, 목과 기관지가 차가워 따뜻하게 싸매어 가릴 수밖에 없는 딱한 처지에 놓이게 됩니다. 감기에 약합니다. 걸리면 잘 낫지도 않습니다. 가을이 되면 조금만 찬 데 있어도 목이 차갑고 아프고, 다음날에는 감기에 걸려 있습니다. 심지어는 가을이 되자마자 반갑지도 않은 감기가 찾아와 안방(폐)에 자리 잡고 물러갈 생각도 않다가, 이듬해 봄이 돼서야 못이긴 듯 겨우 물러가는 것을 그것도 다행으로 여기는 체질이랍니다. 이 체질에게는 감기야말로 당해낼 수 없는 동방불패입니다.

폐를 온보하는 양파즙, 도라지, 더덕, 콩나물, 당근, 호박, 무 등의 식품을 섭취하여야 합니다. 수영 대신 등산을 하여 폐의 선발을 보강하면 감기에도 강하고 간의 소설 부족으로 발생할 수 있는 우울증과 심장의 불안정도 막을 수 있습니다.

(7) 대장

겨울은 말할 것도 없고 심지어 여름에도 배꼽 아래, 아랫배, 대장이 차갑습니다. 모든 체질 중에서 목음체질과 더불어 가장 대장이 냉(冷)합니다. 잘못 관리하면 아랫배가 얼음장입니다. 심하면 겨울에는 복대를 해야 합니다. 찬 음식을 늘 조심하며 살아가야 합니다. 심지어 여름철에도 간열 때문에 더위를 타서 빙과류를 많이 먹게 되는데, 이것은 대장에 해롭습니다. 정 드시고 싶으면 우유와 커피, 초콜릿, 팥을 원료로 만든 콘이나 유제 빙과류를 천천히 입에서 음미하면서 녹여 먹도록 합니다. 실상은 몸이 서늘하기에 푸른 채소와 찬 음식을 자주 먹으면 대장의 냉증이 심해지고 결국 복부에 냉적(冷積, 배를 눌러보면 뭉친 덩어리가 잡히고 동통이 있음)이 생기고, 냉증으로 대장암이 생길 수 있습니다. 이때에는 중완혈과 단전 부위에 쑥뜸을 뜨면 좋습니다. 폐 대장을 덥게 하는 한방제를 드시면 관리가 더 수월합니다.

*목체질의 대장은 짧다. 섬유질이 많은 냉성 야채를 많이 먹으면 대장의 온기를 빼져 장이 차갑고 염증과 암이 생길 수 있다.

5. 목양체질의 주요 질병

(1) 목양체질 혈관 질환(고혈압, 저혈압, 뇌졸중, 심장병)

목양체질은 목음체질과 비슷합니다. 그러나 목음체질은 신장과 방광이 약하고 심장이 강하고 위장은 평균 장기인 반면, 목양체질은 신장, 방광은 강하고 대신 위장과 비장이 약합니다. 그래서 당연히 식사법에 얼마간 차이가 생깁니다. 그래서 목음은 신장을 보강하는 쪽에 중점을 두고 목양은 위장을 북돋는 편에 역점을 둡니다.

그러나 목양체질이 냉성 과일과 채소를 즐기면 결국 센 간을 더욱더 세게 만들어 간에 습열(濕熱)이 심해집니다. 그러면 폐 역시 갈수록 차가워져 몸이 서늘해집니다. 증상으로는 기관지도 차가워지기에 목이 차갑고 어깨에 피가 순환되지 않기에 뒷목과 어깨가 뻐근합니다. 간에 습열이 많아지면 간 동맥에 열이 전달되어 혈관 내피가 팽창되고 좁아져 혈행에 압박을 받게 됩니다. 그래서 인체상부 뇌 쪽으로 흐르는 피의 힘이 약화됩니다. 목양체질은 간이 지나치게 과강하므로, 간에 피를 저장하려는 힘은 강하고, 탄수화물을 소화하여 저장된 글리코겐(간에 저장된 포도당의 전 단계 영양물질)을 글루코스(포도당)로 바꿔 혈중에 포도당을 공급하는 기능은 약합니다. 한국인의 음식문화로 인해 어려서부터 수십 년을 채식을 위주로 해 온 목체질은 간이 너무 항진되어 저장된 영양분과 피를 정상적으로 내보내지 않습니다. 그러면 간과 간동맥에 울혈이 생기고, 간의 동맥 내벽은 협착해집니다. 이것이 목양체질의 고혈압 발생기전입니다.

한편 심근경색과 협심증은 유병률이 거의 없습니다. 증상으로는 이 체질은 양 젖꼭지 사이 가운데 부위를 눌러보면 몹시 심한 압통을 느낍니다. 또 하나, 폐가 약해 두면(頭面)부로 솟구쳐 오르는 기운이 약해 혈액을 위로 올려주지 못합니다. 따라서 목양체질의 뇌졸중은 뇌혈관이 파열되어 오는 경우는 드물고, 대부분이 혈액이 미약하거나 혈관이 막힌 결과 뇌세포가 산소와 포도당을 공급받지 못하여 발생합니다.

이 체질이 드물게 고혈압, 심장병, 뇌졸중이 발생하는 원인은 몸의 냉증과 허약에서 비롯됩니다. 저혈압이 더 많습니다. 그러므로 고혈압 치유에 관하여 일반 건강 상식으로 접근하면 결코 고칠 수 없습니다. 채소와 과일을 많이 먹고 육류를 적게 먹어야 성인병에 걸리지 않는다는 건강 상식을 고집하면 안 됩니다. 이 체질은 장부의 차가운 한기(寒氣)로 인해 발생합니다. 그러므로 위장과 폐를 온보(溫補)하는 약재를 써서 치유합니다. 굳건한 확신을 가지고 체질대로 실천하면 반드시 성공합니다. 그러나 체질상 이러한 질환은 다른 체질에 비해 발생 비율이 적습니다.

(2) 목양체질의 간질환

한국인의 음식문화로 인해 어려서부터 수십 년을 채식을 위주로 한 목체질은 간이 너무 항진되어 저장된 영양분과 피를 정상적으로 내보내지 않습니다. 영양분과 피가 소통이 안 됩니다. 시골에서 논에 벼를 너무 베게 심으면 나중에 벼가 자라면서 몹시 빽빽해져서 바람이 통하지 않습니다. 벼가 썩습니다. 교통량이 심한 도로에서 사고가 나서 편도 4차선도로를 단지 한 차선으로만 차량이 빠져

나간다고 생각해보십시오. 소통이 안 돼 교통체증이 어떻게 복잡해지는지 이해가 될 것입니다. 이와 같은 현상이 목체질의 간에서 일어납니다.

원래 목양 목음체질의 간은 센데다가, 간을 세게 하는 채식으로 인해 간으로 유입된 영양분과 피를 그저 끌어 안고만 있으려 하니, 쉬운 말로 하면 숨을 쉴 수 없습니다. 공기가 안 통합니다. 질식할 지경입니다. 이런 상태를 한방에서는 간의 울혈(鬱血, 빽빽할 울, 피 혈. 간의 영양소와 피가 소통이 안 되고 몰려있는 상태)이라 합니다. 그런 이유로 살은 통통하게 쪘어도, 식사를 설게 하거나 식사 시간이 조금만 지나도 배고픔을 참기 어려우며 심

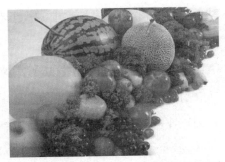

목체질은 냉성 과일이나 푸른 야채를 섭취하면 간이 울혈 되고 정서불안하다.

지어는 저혈당증상이 나타나 손발이 떨리거나 힘이 쭉 빠집니다. 간의 소설 작용이 약한 탓입니다. 이것을 해소하는 것을 소설(疏泄,성기게 할 또는 드문드문할 소 자, 샐 설 자. 간에 저장된 혈액과 영양소를 신체 각부에 운반 공급하는 생리 기능)시킨다고 합니다. 이 체질에는 이런 증상을 치료하는 것이 매우 중요합니다. 채소를 금하고 간의 팽창된 습열을 제거하고 항진을 바로 잡아주는 체질 약재를 써야 합니다. 이런 현상은 간이 지나치게 항진되어 오는 것으로 긴 세월 방치되면, 면역은 자연 약해지니 간염 바이러스에 공략을 당합니다. 목체질의 간장병의 원인이 여기에 있습니다. 목양 목음 체질은 간의 습열과 울혈 등으로 간 기능이 결국은 약해져 모태로부터의 수직 감염을 제외하고는 금양 금음 체질 다음으로 B형 간염에 잘 감염됩니다.

(3) 당뇨병

목체질은 토체질 다음으로 당뇨에 잘 걸리는 체질입니다. 그러나 목양체질은 목음체질에 비해 당뇨 발생률이 아주 낮습니다. 그것은 위장 기능이 약해 음식 섭취량이 적고 체질적으로 생야채를 대체로 자기도 모르게 즐기지 않는 편인데, 생야채는 소화가 안 되어 그대로 변으로 배설되거나 속이 불편하기 때문입니다. 토체질은 위장의 열이 너무 심해 췌장에 그 열이 전달되어 생기지만, 목체질은 간 기능이 지나치게 강해 췌장에 습열이 쌓여 당뇨가 발생합니다.

간은 소화된 영양물질을 핏속에 포도당의 형태로 공급하거나 간에 글리코겐의 형태로 저장하였다가 필요시 글루코오스, 즉 포도당으로 피를 통해 세포에 공급합니다. 그러나 목체질의 간은 몹시 저장 능력이 강해 당 대사를 잘 하지 않습니다. 그리하여 목체질은 살이 가장 잘 쪄 비만이 가장 심하고 간에 습기가 많습니다. 게다가 한국인의 오랜 채식문화 때문에 목체질은 대체로 간에 습열이 더욱 심합니다. 목체질은 생야채를 주로 섭취하면 간에 습열이 발생하며, 증상으로는 눈의 충혈, 눈 주위의 염증 등이 나타납니다. 더욱이 폐는 호흡과 피부를 통해 몸 안의 습기와 수분을 소모도 하고 조절도 합니다. 그러나 목체질은 폐 기능이 몹시 약해서 폐를 통해서 습한 기운을 배출, 제거하는 기능이 매우 약합니다. 때문에 길항 관계에 있는 간의 습기는 제거가 잘 안 되어 습열에 시달립니다. 목욕한 뒤에 몸을 닦지 않았을 경우나 비에 젖어있을 경우 컨디션이 떨어져 불편한 느낌을 상기해보면 이해가 되실 것입니다.

그런데 체질적으로 음식을 잘못 섭취하여 비정상적인 습열이 간에 과도하게 누적되면, 간의 기운은 횡으로 움직이므로 췌장에 습기가 전달됩니다. 췌장은 생리적으로 습(濕), 즉 축축한 것을 싫어합니다. 알다시피 췌장은 습열(濕熱)을 싫어하고 건조(乾燥)한 것을 즐긴다는 한의학의 이론과 같이 췌장의 기능은 떨어져 당뇨가 발병합니다. 그 결과 양질의 인슐린이 생산이 제대로 되지 않거나 모자라게 되어 당뇨병이 되는 것입니다. 그러므로 비만과 간의 습열로 췌장은 당뇨에 노출될 수밖에 없는 것입니다.

그러나 목체질의 습열은 본질상 그 기운은 차갑습니다. 설명했다시피 냉성 채소와 성질이 찬 음식을 많이 먹어온 결과 간장에 비정상적인 허열(虛熱)이 췌장에 전변된 것이기 때문입니다. 물론 체감(體感), 즉 몸으로 느끼기는 덥지만, 그 열의 본질은 사실상 냉(冷)입니다. 속아서는 안 됩니다. 그러므로 치료도 본질적으로는 허열을 제거해주는 것입니다. 폐를 따뜻하게 하고 간의 습을 제거하는 체질 한방제를 씁니다.

6. 주거지 또는 전지(轉地)요법

주거지는 습기가 적은 들판이나 나지막한 야산(野山) 또는 높지 않은 산 아래가 좋습니다. 산소가 풍부한 산중(山中)도 좋습니다. 그러나 깊은 산중보다는 나지막한 야산이 더 좋습니다. 습을 모으는 간의 과도한 기능 때문에 피부와 모든 장부에는 습기가 많으며, 그로 인해 목체질은 모든 질병이 발생합니다. 그래서 공기 소통이 잘 되는 그러한 지역이 좋습니다. 그러나 바람이 심하게 부는 지역은 해롭습니다. 강한 바람에 노출되면 간이 부대낍니다. 들판이나 야산 아래는 공기 소통이 잘 되어 습기가 적습니다. 그러나 깊은 산중은 산이 높아 기류의 이동이 적고 습기가 좀 많으며 해가 빨리 지는 까닭에 일조량이 적습니다. 햇볕을 적게 받으면 그만큼 피부는 습기가 많아집니다. 안 좋은 현상입니다. 또한 시각적으로도 야산보다는 조금 답답한 느낌이 옵니다. 그 이유는 목체질의 간은 횡으로 팽창하는 기운이 강해 시야를 너무 가리면 간의 기운이 울체하기 때문입니다. 그러기에 위에 있는 그림 같은 데 집을 짓고 살면 아주 좋습니다.

오염된 도시의 공기는 산소를 가장 많이 필요로 하는 목체질에게는 질병의 근원이므로 산소가 풍부한 숲속이 좋습니다. 만약 호반이나 해변에서 요양을 한다면 습기와 염분이 많은 공기로 인해 간은 더 습기가 많아지고 피부는 거칠어져 기미나 주근깨가 생깁니다. 신체 관절에 습기로 인해 루마티즈나 관절염으로 고생할 수밖에 없습니다. 깊은 산중이라면 햇볕이 잘 들고 일조량이 많은 곳을 골라야 합니다.

(1) 실내 장식(인테리어)

요즘은 건강을 위하여 황토나 옥 또는 수정, 맥반석 등을 이용하여 새집 증후군의 부작용을 최소화하고 최적의 건강 환경을 지향하는 추세입니다. 그런데 유의할 점은 대체로 모두가 좋다고 생각하는 그런 재료가 체질에 따라 이로울 수도 해로울 수도 있습니다. 집을 지은 후 또는 아파트 입주 전 벽지를 바르기 전에 시멘트 건물에서 나오는 해로운 기를 차단하고 체질에 유익한 기를 발산하도록 내부 작업을 합니다. 시멘트에는 유해발암물질인 '6가크롬'이 들어있습니다. 목양체질에는 황토, 숯, 게르마늄, 카올린, 백운석, 녹수정을 재료로 한 인테리어는 건강을 증진시킵니다. 그러므로 게르마늄, 황토를 원료로 한 내부 장식은 좋습니다. 게르마늄은 폐기를 발산하게 하여 힘이 솟고, 황토는 폐와 위장의 열을 보강하게 하여 체내의 부족한 양기(陽氣)를 보충합니다. 벽지를 바르기 전에 체질에 맞는 원료를 천연 접착제와 배합하여 벽면에 약 2cm 내외로 칠하고 그 위에 천연 염료로 물들인 천연 한지를 체질에 맞는 색상을 골라 바릅니다. 습기 조절과 유해물질, 전자파 흡수를 위해 숯과 천연 접착제로 만든 석고보드 형태의 숯을 벽면에 부착시키면 한층 더 건강 생활에 좋습니다.

반짝이는 형광물질이 들어있는 일반 벽지는 화학물질이 미세하게 방출되므로 피하는 것이 좋습니다. 게다가 반사되는 빛에 눈은 피곤해집니다. 그러나 천연 한지(닥나무 껍질을 가공하여 만든 천연 종이로 전통적으로 조상들이 사용해왔음)를 사용하면 조명을 적절히 흡수하여 눈이 부시지 않아, 눈의 피로를 줄여 줍니다. 결과 목양체질의 간의 기능을 약화시키지 않도록 하는 데 도움이 됩니다. 눈은 간의 배속 기관입니다. 특히 조명에 의해 일반 벽지에서 반사되는 빛은 간 기능 항진의 문제를 일으켜 마음이 안정이 안 되고 피곤합니다. 또한 한지는 실내의 습도를 조절하는 기능이 있습니다.

거실과 방의 바닥도 건물을 짓고 내부 시설에 들어가기 전에 체질에 맞는 재료를 깔고 보일러를 설치하고, 그 위에 재료를 2~3cm 정도로 덮은 후, 한지를 겹으로 바릅니다. 마른 뒤 들기름이나 콩기름을 여러 차례 바르고 말리는 일을 반복합니다. 물론 가족들의 체질이 다르므로 개인 방은 체질에 맞추어 달리 재료를 써서 시공합니다. 그러나 일반적으로 공사할 경우 거실은 시멘트 바닥과 무늬목을 붙이는 데 사용되는 접착제로 화학본드 등을 씁니다. 인체에 해로운 화학물질이 서서히 새나옵니다. 그 중에는 발암물질도 있습니다. 조사에 의하면 신축 아파트의 경우 허용 기준치 이상의 유해물질이 방출된다고 합니다. 이른바 새집 증후군이 생길 수밖에 없습니다. 병이 깊은 분들은 체질 참살이 인테리어로 꾸민 집이 아니라면, 새집에 이사 들어가는 일을 삼가야 합니다.

한지의 색깔도 체질에 맞게 자연스런 흰색이 은은하게 발산되는 색 또는 노란색 계통을 선택합니다. 천연 염료로 물들여 사용합니다. 그러면 잠재적으로 정서가 안정이 잘 안 되고 힘이 가라앉아 활력이 떨어지는 목양체질의 기(氣)를 받쳐줍니다. 환자는 물론 가족들의 개인 방, 특히 학생들의 경우 해당 체질에 맞는 색으로 커튼, 침대, 책상, 농 등을 마련해주면, 자기 방에 들어와서 마음 편히 공부에 집중합니다.

송산 체질 건강 연구소 부설 팔체질 인테리어 사업부에서는 체질 감별 및 검증에서 내부 장식에 이르기까지 가족 개개인의 체질에 맞게 시공합니다.

(2) 잠자리

음식이나 약은 체질 따라 구별해 먹어야 한다고 생각하는 사람들이 좀 있습니다. 그러나 위에서 말한 참살이 인테리어나 잠자리를 체질에 맞게 해야 한다고 말하면 몹시 생소하게 여깁니다. 전혀 체질과 관계없는 영역으로 봅니다. 그러나 생각해보면 원리는 다 같습니다. 예전에는 모두 온돌이나 보일러 난방으로 살아왔습니다. 요즘에는 전기 매트나 세라믹 전기 매트도 사용합니다. 그런데 홈쇼핑이나 판매점에서는 역시 체질의학과는 거리가 멀기에 일반 건강식품이 모두에게 무조건 좋다고 판매하는 것처럼, 침구용 매트에 대하여도 누구에게나 다 좋은 것인 양 선전 판매합니다. 하지만 먹는 것 못지않게 잠자리도 무척 중요합니다.

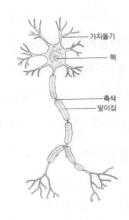

신경은 핵과 세포질이 있는 신경 세포체와, 신경세포체에서 튀어나온 부위인 축삭, 가지돌기로 크게 구분할 수 있다. 축삭의 끝에는 축삭 종말이 있고 이 부위는 다른 축삭이나 가지돌기와 연접한다. 다른 뉴런과 연접하는 곳에서 신경전달 물질을 내보내 정보를 전달하고 처리한다. 일반적으로, 다극 신경 (multipolar neuron)에서, 신호의 방향은 가지돌기에서 신경세포체를 거쳐 축삭으로 향한다.

■ 유해한 전자파가 없어야 합니다

첫째, 전자파(電磁波)가 발생하지 않는 무자기 (無磁氣)열선을 사용한 제품이라야 합니다. 이 열선을 상용한 제품은 전자파(電磁波)가 전혀 발생하지 않습니다. 그러나 시중에 판매하는 제품은 전자파가 제거되었다고 하고 전자파 차단 인증표시가 되어있기에 소비자들은 완전 전자파 전자소멸 제품으로 오해합니다. 실제로 전자파가 제거된 제품은 그리 흔하지 않습니다. 그러므로 독자들의 신중한 선택이 필요합니다. 다음 설명되는 전자파의 유해성에 관해 읽어보시면 건강에 전자파가 어떻게 해로운지 인식하는 데 도움이 됩니다. 전자파는 전자기파(電磁氣

波, electromagnetic wave)를 줄인 말로, 주기적으로 그 세기가 변하는 전자기장, 즉 전기장(電氣場)과 자기장(磁氣場)이 공간을 통해 전파해가는 현상을 말합니다. 전기제품은 전자파가 발생합니다. 컴퓨터의 전자파가 미치는 범위가 1m, TV는 1.5m, 전자레인지는 1m, 전기매트는 30cm 정도입니다. 그림에 나와 있는 바와 같이 자기장과 전기장은 진행방향과 함께 수직으로 영향 범위 내에서 작용합니다.

한편 우리 인체는 약 65%가 전기의 전도가 잘되는 물로 구성되어 있습니다. 그러므로 미세하지만 전자파의 영향을 피할 수 없습니다. "뉴런"이라는 뇌 세포들 사이의 정보 전달은 수상돌기와 축색돌기와의 신경전달을 화학적 신호와 더불어 전기적 신호에 의존합니다. 뇌세포와 척수신경을 통해 연결된 오장육부 및 신체 각부에 분포한 신경세포 사이의 교신도 전기적 신호에 의존합니다. 생체 자체도 고유의 전기적 성질을 지니고 있습니다. 일반에게 널리 알려진 것으로 심전도(心電圖), 즉 심장의 전기적 신호가 있습니다. 또한 혈액은 철분을 포함한 광물질 성분이 들어있기에 전자파의 일부인 자기장(磁氣場)의 영향을 받을 수밖에 없습니다.

전자 제품에서 나오는 전자파는 인체 고유의 생리적 전기적 파동에 교란과 혼동을 일으킵니다. 또한 뇌세포의 교란, 척수신경 전달 장애로 인한 뇌세포와 장부 사이의 자율신경실조, 심장과 혈액의 순환과 기능에 장애가 발생합니다. 이 모든 것은 총체적으로 생체 기능을 약화시켜 질병의 원인이 됩니다. 사람은 8시간을 잠을 고이 자야 하건만 전자파 속에 휩싸여 자고 또 자다 보면 자기도 모르는 새에 병에 걸리기 쉽습니다. 그러므로 전자파가 전혀 발생하지 않는 열선을 이용하여 만든 잠자리를 이용하여 건강을 지켜야 합니다. 겨울에 난방비 아낀다고 대책 없는 전기장판을 쓰면 손발이 저리거나 피가 모자라게 되고 몸이 무거워집니다.

■ 목양체질에 맞는 침구 재료

가을철에 접어들면 앞 다투어 매트가 나옵니다. 목양체질에 맞는 재료 선정에 관한 내용을 소개합니다. 목체질은 차가운 기운을 띤 은사(銀絲, 은 성분이 들어있는 실)를 이용한 제품이 해롭고, 따뜻한 성질을 가진 금사(金絲, 금 성분의 실)로 만든 제품은 좋습니다. 목체질은 간이 차가워 내면은 늘 서늘합니다. 그러므로 은을 통해 열이 발산되면 그 자체는 발열되어 따뜻하지만, 장부에 들어가면, 은을 통과하여 나온 열은 그 속성이 서늘하기에 몸은 식어가고 손발이 차가워져 혈액이 돌지 않습니다. 반면 금은 몸에 열을 넣어주고 양기를 보강하는 성질이 있으므로 양의 기운이 약한 목양 체질은 유익합니다.

옥(玉)으로 만든 제품은 해롭습니다. 본래 옥은 차가운 성질을 지니고 있어 덥고 상승하는 기운을 하강시키는 성질이 있습니다. 황토를 이용한 침대나 매트는 인테리어에서 말한 바와 같이 목체질에는 이롭습니다. 황토는 따뜻한 성질을 지니고 있어 차가운 위장을 온보(溫補)하는 효능이 있습니다. 잊지 말 것은 전기를 통해 발열된 침구일지라도 열 전도매체가 성질이 차가운 광물인 세라믹을 통과한 것이라면 본질은 차갑습니다.

예컨대 요즘 유행하는 옥 매트의 옥은 성질이 몹시 찹니다. 따라서 전류로 가열되어 몸으로 느끼기에는 온도가 높고 따뜻하여 순간 몸을 덥혀주는 것은 사실이나 나중에 몸과 장부의 기운은 식고 차가워집니다. 차가운 옥을 통과한 열은 차가운 열로 변합니다. 옥의 진실은 차가운 것입니다. 그러기에 옥 매트에서 여러 해 동안 잠자리를 하면 몸은 차가워지고 손발은 냉합니다. 그런 사례를 필자는 많이 보아왔습니다. 그런데 보통 사람은 그 원인을 알아낼 수가 없는 것이 문제입니다. 한편 황토를 통과한 구들장이나 매트는 그 열이 진정 따뜻한 기운입니다. 황토는 따뜻한 순양(純陽, 순수하게 서늘한 음기(陰氣)에 대항하여 더운 양기를 보강하는 기운)의 물질입니다.

이렇게 체질적으로 매트의 원료로 사용되는 광물질의 성질과 기능은 다릅니다. 그런데 문제가 있습니다. 제조자들은 효용성이 알려진 광물질을 체질과 무관하게 나름대로 원료를 조합하기에, 성분을 살펴보면 식품과 마찬가지로 자신에게 맞는 원료와 맞지 않는 원료가 함께 섞여 있습니다. 그렇게 되면 한시적으로 효과가 있는듯하다가 나중에는 자기도 모르는 사이에 자신의 고유의 생체 파동이 깨집니다. 그러므로 재료의 배합 성분 중에 자신에게 해로운 광물질이 들어있지 않고 유익한 원료로만 조성된 것을 살펴서 온열 매트를 골라야 합니다.

(3) 목욕

목양체질의 몸 자체는 서늘합니다. 그러나 구분하면 장부(臟腑)는 열이 많고, 장부를 둘러싸고 있는 체표(體表)와 겉몸은 차갑고 기(氣)의 순환이 약합니다. 때문에 속은 더워도 체표를 늘 따뜻하게 해야 합니다. 또한 몸속의 장부는 발생하는 열이 해소되지 않기에 그 열을 밖으로 뿜어내지 않으면 안 됩니다. 이런 생리적 특징 때 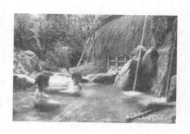 문에 목욕 시 더운 물에 땀을 충분히 내주면 속에 있던 열을 땀으로 발산·해소함으로써 속과 겉의 체온 평형을 유지할 수 있습니다. 동시에 차가운 체표에 열을 가함으로 기의 순환을 촉진시킬 수 있는 것입니다. 이렇게 땀을 내면 혈액순환이 잘 됩니다.

따라서 더운 물에 몸을 담갔다가 그 열을 식히려고 찬물에 들어가면 다시 체표는 차가워집니다. 찬물에 들어가서는 안 됩니다. 같은 원리로 차가운 물에서 하는 수영을 금하는 것입니다. 배꼽이나 명치까지만 담가 20분 안팎 느긋하게 땀을 낼 수 있는 반신욕을 즐기면 건강을 얻을 수 있습니다. 그러나 어지럽거나 힘들면 열탕에서 5분 안팎으로 담근 후, 적당히 미온수로 샤워하고 좀 쉬어주는 방식으로 진행, 체력에 맞게 3~4차례 반복하면 좋습니다.

동일한 이유로 여름에 목욕할 때에도 찬물로 해서는 안 됩니다. 찬물로 목욕하면 순간은 시원합니다. 하지만 몸에 젖은 물을 닦기가 무섭게 더 더워집니다. 그것은 무더운 여름날의 열기가 체표를 통해 장부에 들어가 잠복한 열이 차가운 물로 더 차가워지면 체표는 수축되어 막힌 체표를 뚫고 나오지 못하기 때문입니다.

그러나 미지근한 물이나 따뜻한 물로 샤워를 하면 땀구멍을 열어 땀을 흘리므로 차가운 피부의 냉기를 흩어버리고 동시에 몸 안에 있는 열을 밖으로 해소해 줌으로 몸 안의 열은 체외로 빠져나가 시원합니다. 또한 차갑고 기의 순환이 원활치 못한 체표는 더운 물에 잠기므로 기혈의 순환을 촉진합니다.

(4) 감기

폐가 약하고 체표에 기가 적어 한기에 약해 감기에 걸리면 잘 낫지 않습니다. 따라서 추운 계절이 되면 한기가 체내에 스며들지 않도록 조심해야 합니다. 여름에도 찬물 목욕은 해롭습니다. 목양 체질은 열탕에서 땀을 충분히 내는 것이 매우 좋고 사우나는 하지 않는 것이 좋으나, 즐길 시에는 건식 사우나가 좋습니다. 덥다고 냉탕에 들어가면 해롭습니다. 청주나 차조기, 인삼 등을 끓인 물을 타서 땀을 충분히 나도록 목욕하면 잘 낫습니다. 심지어 여름에도 따뜻한 물로 샤워나 목욕하는 것이 좋습니다. 목양체질은 머위, 콩나물, 무, 양파, 파, 마늘, 북어, 쇠고기곰국, 꿩고기탕, 갈비탕 등을 얼큰하고 뜨겁게 먹고 땀을 많이 내야 합니다. 폐를 보강하는 장어 요리를 맵게 드시면 좋습니다. 목양체질은 생강, 길경, 인삼, 칡차가 좋습니다. 평소 율무, 땅콩차가 좋고 비타민 A와 D를 섭취하면 좋습니다. 푸른 채소와 생선회, 찬 음식을 조심해야 합니다.

7. 목양체질의 식이요법

(1) 육류와 뿌리채소 섭취에 주력

뇌졸중 심장병 고혈압 진단을 받으면 상식적으로 가장 기피하는 식품은 육류입니다. 육류에는 지방이 붙어있기 때문에 더욱이나 꺼립니다. 물론 금양 금음체질 식이요법 칸을 읽어보면 알 수 있듯 그 체질에는 육식 그 자체가 순환기 질환의 원인입니다. 그러나 목양 목음체질의 경우에는 반대로 육식 위주로 섭생해야 고칠 수 있습니다.

물론 기름기 없이 섭취해야 합니다. 그렇지 않을 경우 이들 포화지방이 혈관 벽에 붙어 순환기 질환을 유발합니다. 포화지방은 엉기는 성질이 있어 혈관을 막히게 하고 혈액 찌꺼기를 만드는 기름을 말합니다. 그러니 당연히 삼가야 하겠지요. 반면 식물의 씨앗이나 생선에 들어있는 불포화지방은 미끄러운 성질이 있어 혈관 벽에 침착하지 않고 핏줄을 타고 다니면서 피를 잘 돌게 합니다. 그렇다고 불포화지방이라고 무엇이든지 섭취해서는 안 됩니다. 체질 따라 맞는 것을 가려 먹어야 유익합니다. 달맞이유, 참기름, 호두기름, 들깨기름, 산초유 등이 맞습니다.

야채 중에서도 폐를 북돋는 취나물, 호박잎, 고춧잎, 들깻잎 등을 제외한 대부분의 푸른 채소들은 오히려 병을 악화시킵니다. 육류와 뿌리채소를 위주로 먹어야만 고칠 수 있습니다. 일반적으로 과일과 채소가 성인병 예방에 좋다고 알려져 있고 그렇게 믿고 있기 때문에 필자의 이런 말이 수긍이 잘 되지 않을지 모릅니다. 때문에 확신을 갖도록 부연 설명을 하겠습니다.

먼저 육류 섭취가 고혈압에 미치는 영향에 관한 일본 교토대학에 의한 실험을 살펴보면 하나의 대답을 찾을 수 있습니다. 유전자 조작을 통해 고혈압을 유발시킨 쥐를 대상으로 실시되었습니다. 이 쥐들의 혈압은 모두 250으로, 뇌졸중이 100% 유발될 수 있는 상태였습니다. 한편에는 고단백음식을, 다른 편에는 저단백음식을 한 달 동안 먹이면서 관찰했습니다. 결과는 어떠했을까요? 예상 밖의 결과가 나왔습니다. 저단백음식을 섭취한 쥐들이 뇌졸중 증상을 보이면서 시름시름 힘을 잃어가고 있었습니다. 반면 육류 등 고단백을 섭취한 쥐들은 원기 왕성하였습니다.

실험을 주도한 야모리 유키오 교수는 결론적으로 고혈압 환자에게도 육류 섭취가 필요하다고 이렇게 주장합니다. "뇌졸중은 뇌혈관이 터지거나 막혀서 생기는 질병이므로 이를 예방하려면, 동물성 단백질이 필요합니다. 동물성 단백질은 뇌혈관을 튼튼하게 유지시켜주기 때문입니다. 고혈압 환자도 육류를 규칙적으로 섭취하는 것이 좋습니다." 동물성 지방을 지나치지 않게 그리고 동물성 지방의 폐해가 덜 하는 방법으로 섭취하도록 권장하였습니다. 이상의 내용은 KBS 과학 프로젝트팀에 의한 "생로병사의 비밀 2"에서 발췌한 것입니다. 앞서 금체질의 고혈압 식이요법에서는 이른 바 서구형 식사법이라고 해서 육류와 유제품이 순환기 질병의 주범이라고 확정 선고해서 그런 식품을 멀리하라고 권한 내용을 기억할 것입니다. 그러나 그것은 단지 금양, 금음체질에만 해당됩니다.

목양, 목음체질은 육류 섭취가 고혈압에 미치는 실험 결과에서 알려 주듯 육식 위주의 식사가 꼭 필요합니다. 폐는 숙강(肅降)이라고 해서 인체 상부에 위치하여 폐의 기운을 아래로 내려 보내 하체까지 힘 있게 하는 기능이 있습니다. 그런데 폐가 체질적으로 약한 목(木)체질은 그것이 잘 안 됩니다. 그것을 보완하여 폐를 튼튼하게 하는 식품이 바로 육류와 같은 고단백질 식품입니다. 그래서 육식을 하면 폐가 강해져 숙강 기능이 잘 되어 기운을 아래로 밀어 내리니 자연이 뇌 쪽으로 흐르는 피가 압력을 덜 받게 됩니다. 해서 뇌졸중과 같은 문제가 생기지 않게 됩니다. 또한 목체질은 간과 쓸개가 강합니다. 다시 말해 육류의 단백질과 지방을 소화하고 분해하는 데 최고의 기능을 자랑하는 쓸개를 지니고 있는 것입니다. 그 결과 육식을 해도 장기에 아무 손상도 주지 않고 혈관질환도 틀림없이 개선됩니다. 게다가 육식을 하면 간의 기능 항진을 예방함과 동시에 서늘하고 습하고 허약한 폐를 막강하게 보강하여 심장병 등을 예방할 수 있습니다. 단, 육식을 할 때에는 필히 채소보다는 뿌리채소를 함께 먹어야 합니다. 그렇지 않고 채식 위주로 식사를 할 경우 센 간이 더욱더 세져서 간열이 넘치고, 그 열기가 뇌로 가면 뇌졸중이, 심장에 영향을 미치면 심장병이, 극심한 열이 간동맥에 영향을 미치면 고혈압이 생기고 맙니다. 간에 영양을 공급해주는 야채는 목체질에게는 간의 기능 이상 항진을 유발하기 때문입니다.

좀 흥미로운 얘기를 하겠습니다. 조선 최고의 한의서인 동의보감의 간(肝)편의 간 그림을 유심히 보면, 간이 수많은 나뭇잎으로 덮여 있습니다. 간은 오행(五行) 중에서 목(木), 즉 나무에 배속시키고 있으며, 나무는 성장하면서 나뭇잎이 무성해집니다. 그래서 한의학에서는 간을 묘사할 때 이치상으로 갑옷의 미늘처럼 간을 나무 이파리로 장식합니다. 흥미롭게도 현대 해부학에서도 좌우의 간을 하나는 우엽(右葉), 즉 오른쪽 잎, 좌엽(左葉), 즉 왼쪽 잎이라고 부릅니다. 즉, 간을 나무의 잎에 빗대어 부릅니다. 그것은 알면 간은 나무나 나뭇잎과 비슷한 성질이 있다는 점을 시사합니다.

그런데 바람이 심하게 불면 나뭇잎은 흔들리다가 결국은 떨어지지요. 간도 기능에 이상이 생겨 간 내부에서 바람, 즉 풍(風)이 생기면 중풍이 옵니다. 요즘 말로 하면 간 기능 이상 항진이 생기는 것입니다. 마치 갑상선 기능항진이 유발되면, 많이 먹어 칼로리를 공급하더라도 인체에너지를 필요 이상으로 연소하게 되므로, 몸이 야위고 피곤해집니다. 그와 같이 간 기능이 항진되어 핏줄이 막히면 뇌경색, 터지면 뇌출혈과 같은 뇌졸중이 발생합니다. 뇌졸중 환자가 손발을 떨고 있는 것과 나뭇잎이 부는 바람에 흔들리는 자연현상과 너무도 비슷합니다. 대개 순환기 질병의 원인을 심장과 혈관에서 찾고 있는데, 실은 주 원인은 간에 있는 경우가 많습니다. 체질관에서 볼 때 목체질과 더불어 수음체질은 금체질 등에 비해 나뭇잎이 몹시 무성하고 많습니다. 결과적으로 심한 바람에 나무가 요동하면 나뭇잎이 우수수 마치 추풍낙엽처럼 땅바닥으로 떨어져버리는 것처럼 목체질도 채식으로 간이 항진되면 간에 바람이 생겨나 중풍을 맞게 됩니다. 물론 혈관경색이나 파열로 뇌졸중인 결과물로 나타나지만 병의 근원지는 간입니다. 그래서 실제로 심한 바람을 조심해야 하고 특히 바다나 호반이나 강변에서의 습한 바람은 더 주의해야 합니다. 간에서 바람이 일어 풍으로 가면 결국 바람에 흔들리는 나뭇잎처럼 지체가 떨리는 뇌졸중에 노출되는 것입니다.

간의 이상 항진과 중풍을 막아 뇌졸중 고혈압 심장병을 예방하고 치료하려면 간의 기운이 극히 강한 목체질의 경우에는 간의 기를 지나치게 항진시켜 바람을 일으키는 푸른 채소류를 기본적으로 반드시 끊어야 합니다. 그러면 바람을 잡을 수 있습니다. 목체질에게는 일반 야채가 간에 바람을 일으키는 중풍의 식품입니다. 그 다음 간의 바람, 즉 간의 과도한 습열을 진정시키는 체질 한방 방제를 써서 잡아야 합니다. 이미 말한 바와 같이 목체질의 경우에 육류는 전체적으로 폐를 강화하는 식품임을 밝혔습니다. 모든 육고기는 목체질에 적합합니다. 그러나 장이 차가울 때는 돼지고기는 적게 섭취하고, 간의 항진으로 중성지방 수치가 높을 때에는 동물 기름을 금합니다. 육류의 성질을 세밀히 밝히면 다음과 같습니다.

·**쇠고기**: 목체질에 가장 이상적인 육류로서 주로 폐로 귀경하여 보강합니다.
·**닭고기**: 순양의 식품 즉 열이 많은 육류로 비 위장으로 들어갑니다.
·**돼지고기**: 신장으로 귀경 항진시키기에 신장이 나빠져 결국 척추 대장질환, 하체 근육 무기력증, 발의 혈액순환장애와 냉증이 유발됩니다.
·**개고기**: 열이 많아서 위장을 따뜻하게 해줍니다. 여름에 개는 더워서 입을 벌려 혀를 내놓고 열을 식히면서 숨을 쉽니다. 그늘에 누워 움직이지 않습니다. 더위를 못 참습니다. 그러나 차가운 겨울이 오고 눈이 내리면, 제 세상을 만난 듯 즐겁기 한량없이 눈밭을 쏘다 다닙니다. 몸이 더우니 추운 겨울이 개에게는 시원한 계절인 것입니다. 이것만 봐도 개는 열이 많다는 것을 짐작할 수 있지요. 그러므로 서늘한 간이 최강 장기로 몸 전체를 지배받고 있는 서늘한 목체질에게 개고기는 몸을 따뜻하게 하는 보양식품입니다. 그러나 쇠고기가 더 좋습니다.

덧붙여 개고기를 먹을 때, 마늘을 먹는 것이 좋은가 나쁜가에 대한 확실한 대답을 드립니다. 사실 팔체질 의학이 아니면 결코 속 시원히 밝힐 수 없는 그런 문제입니다. 마늘은 먹으면 코에 땀이 맺히는 것을 보면 알 수 있듯이, 마늘은 영양성분 상의 설명은 생략하고 말하자면, 폐를 따뜻하게 하고 체표의 기운이 왕성하게 순환하도록 합니다. 그러므로 개고기는 수, 목체질에 적합하며, 마늘은 폐가 강한 수양체질을 제외한 나머지 폐가 약한 수음, 목양, 목음체질만 유익합니다. 토체질에 마늘은 맞는 반면, 개고기는 열이 많아 몹시 해롭습니다. 때문에 마늘과 개고기를 같이 먹어 유익한 체질은 수음, 목양, 목음체질입니다. 그러나 수양체질은 마늘과 함께 먹으면 손해를 봅니다. 다른 금, 토체질은 개고기 자체가 해로우므로 금해야 하며, 금체질은 마늘과 함께 먹으면 더욱더 해롭습니다.

- **사슴고기**: 사슴은 위로 솟구치는 힘이 무척 강합니다. 뿔이 화려하게 뻗어 솟은 것을 보면 알수 있지요. 그래서 폐에 크게 힘을 줍니다. 때문에 목체질과 수음체질에는 폐를 강하게 해주는 좋은 식품입니다. 폐의 기운을 가장 강하게 하는 것은 사슴이요 다음은 염소이며 그 다음은 쇠고기입니다. 녹용이 이 체질에 좋은 것은 폐에 승양익기(升揚益氣)하는 기운이 가장 강하기 때문입니다.
- **양고기**: 소처럼 뿔이 있습니다. 기운이 하체가 아니라 상체로 뻗어 올라갑니다. 그래서 쇠고기처럼 폐를 이상적으로 도와줍니다. 몸을 따뜻하게 해줍니다.

(2) 좋은 콜레스테롤(HDL) 불포화지방 식물 씨앗 기름과 추출 EPA DHA 오메가-3

식물의 씨앗인 호두, 참깨, 호박씨, 은행, 들깨, 아마씨, 아몬드의 씨나 기름을 충분히 섭취하면 좋습니다. 불포화지방산과 리놀레산, 오메가-3 등이 많아 혈행 개선에 아주 좋습니다. 동시에 차가운 체온도 올려주므로 금상첨화입니다. 또한 다음과 같은 천연 그대로의 생선을 취할 때에는 목양, 목음체질 모두에게 유익합니다. 바다 생선 중에는 조기, 가오리, 동태, 명태, 바다장어, 아나고 등이 어울리고, 민물고기로는 장어, 미꾸라지, 메기 등이 좋습니다. 목음체질에는 신장을 이롭게 하는 가물치, 잉어도 좋습니다. 물론 생선에는 오메가지방산 및 불포화지방산(혈관 벽에 붙지 않고 혈액의 흐름을 촉진하는 지방)이 많이 함유되어 있어 동맥이 굳어지는 것과 혈압이 높아지는 것을 예방 치유합니다. 대부분의 바다 생선은 기운이 차가워 좋지 않습니다. 붕어는 간을 항진시키므로 금합니다. 그러나 **목양체질은 따로 EPA DHA 오메가-3 등의 기능성 식품을 섭취할 필요는 없습니다.** 별도로 정제되어 위에 언급된 성분으로만 구성된 기능성 식품은 신장 기능을 과강하게 하기 때문에 몹시 해롭습니다. 영양학자들이나 유명한 사람들이 극구 권장한다고 하여 흔들려서는 안 됩니다. 물론 신장이 허약한 목음체질에게는 매우 좋습니다. 이런 식품은 혈액순환을 촉진시킬 뿐만 아니라 나쁜 콜레스테롤(LDL)을 분해해주고 좋은 콜레스테롤(HDL)을 생성시키고 피 찌꺼기를 없애줍니다. 그러나 이런 식품은 신장 기능을 지나치게 강하게 하기에 목양체질은 금합니다.

(3) 목양체질에 좋은 인삼, 홍삼, 옥수수, 현미, 감자

목양체질은 이미 설명한 바와 같이 위장이 차가운 체질입니다. 게다가 서늘한 간이 핵심 최강 장기이기에 간열이 많아 더위를 타기는 하지만 근본이 습기가 많고 차가운 체질입니다. 그러므로 체질에 어긋나지만 않은 식품이라면 늘 위장과 폐를 따뜻하게 하는 식품을 섭취하는 것이 무병장수의 길입니다. 인삼, 홍삼, 옥수수, 현미, 감자 등은 본래가 위장을 따뜻하게 덥혀주는 식품입니다. 따뜻하고 더운 식품을 먹는 것이 어떻게 고혈압 등을 치유하는지 그 기전이 궁금할 것입니다. 서두에 밝힌 바와 같이 병의 근본 원인이 신체의 냉증, 즉 장부가 차가워서 혈액이 차갑고 혈관이 수축하는 데 있습니다.

위에 언급한 식품들은 차가운 목양체질의 위를 따뜻하게 덥혀줍니다. 그러면 혈액이 따뜻해지고, 차가워진 혈관이 더워지고 부드러워져 혈액이 잘 돌게 됩니다. 그 결과 고혈압이 해결되며, 뇌혈관이 막혀 오는 뇌경색을 예방할 수 있으며, 심장의 힘이 증가하여 동맥으로 힘들이지 않고 피를 보낼 수 있습니다. 사실 목체질의 심장은, 정맥에서 우심방으로 피를 유입은 잘 시키지만 좌심실에서 동맥으로 피를 내보내는 힘은 약합니다. 그래서 심장이 무리를 받게 됩니다. 게다가 약한 폐와 위장 때문에 동맥을 타고 흐르는 피가 힘이 약합니다. 그런 연유로 위장을 강화하는 음식을 섭취하면 혈행이 원활해집니다.

(4) 칼륨과 비타민 D 그리고 뿌리채소 식품

목체질에는 버섯류(영지 제외)와 연근, 당근, 도라지, 더덕과 같은 식품이 좋고, 두부, 순두부, 흰콩은 섬유소도 풍부하고 광물질과 비타민이 많아 혈중지질 감소에 도움이 됩니다. 혈압이 높은 사람은 매일 배변을 통해 혈압의 상승을 막아야 하는데, 변비가 있으면 배변 시 힘을 주게 되면 혈압이 올라 뇌출혈을 일으키거나 심장질환을 앓고 있는 사람은 돌연사할 수 있습니다. 때문에 섬유소가 풍부한 채소와 과일을 넉넉하게 먹으면 도움이 됩니다.

또한 칼륨과 사포닌이 많아서 순환기 질환에 효과적입니다. 과일 중에서도 토마토는 항암은 물론 고혈압에도 아주 좋은 식품입니다. (아주 맞는 식품은 아니니 완숙 토마토로 데쳐서 섭취) '라이코펜'이라는 붉은 색소 성분이 항암작용을 하고 혈액 내 혈당 수치를 떨어뜨리고, 지방의 흡착을 막아 고지혈증과 심혈관 질환에 좋습니다. 라이코펜은 기름에 조리하면 흡수율이 높아지므로 살짝 볶아 먹습니다. 채소로는 취나물, 고춧잎, 깻잎, 양배추, 냉이, 달래, 호박잎이 유용합니다. 하지만 주의할 점은 맞는 생과일과 생야채라 하더라도 너무 섭취하면 몸이 차가워지므로 적당히 적게 드시는 편이 좋습니다.

(5) 알긴산과 요오드(옥소)가 풍부한 다시마 미역 김

김 미역 다시마에 함유된 요오드는 신진대사를 촉진하고 세포를 활성화시켜 저항력을 높여줍니다. 알긴산(끈적끈적한 점액성 성분)은 식이섬유로서 혈중 콜레스테롤과 지방질의 수치를 내리는 효능이 탁월합니다. 그 외 칼슘, 칼륨 등 영양소가 많아 고지혈증, 고혈압, 동맥경화에 좋습니다. 미역과 김, 다시마 등은 간과 위장, 그리고 대장을 따뜻하게 보강하는 기능이 있습니다. 대부분의 채소는 차가운 성질을 띠고 있어 자제하는 대신, 해조류를 섭취하면 식생활을 즐길 수 있습니다. 보통 목체질은 먹을 채소가 없다고 불만입니다. 하지만 해조류를 즐기면서 차가운 대장도 좋게 하고 광물질과 칼슘도 넉넉히 보충할 수 있습니다. 대장을 따뜻하게 하는 체질에 맞는 다시마 미역과 같은 것을 먹는 일을 가볍게 생각하지 마세요.

(6) 콩 및 레시틴

콩은 인지질의 일종으로 뇌세포의 구성 물질인 레시틴이 많습니다. 이 레시틴은 혈관 벽에 들러붙어 혈액 흐름에 장애가 되어 고혈압을 일으키는 나쁜 콜레스테롤(LDL)과 중성지방(간에 쌓이는 기름과 혈관 벽에 침착하는 기름 성분) 등을 미세한 분자로 바꾸고 분해하여 제거하는 기능이 우수합니다. 기억력 증가와 치매 예방에는 단연 최고의 식품 중의 하나입니다. 레시틴 성분은 모든 인체세포에 절실합니다. 혈당이 출입하는 것을 조절하는 세포막과 뇌세포 주위의 보호막은 레시틴으로 구성되어 있습니다. 레시틴은 비타민 B, 콜린, 리놀레산, 이노시톨로 구성돼 있습니다. 레시틴은 동맥경화증과 심장관상동맥질환을 예방하고 비타민 B와 비타민 A의 흡수를 도와주므로 활력을 증강시키고 알코올로 인한 간 손상을 회복하는 데 필요합니다. 지방이 쌓이는 것을 막습니다. 레시틴은 콩과 알의 노른자에서 추출합니다. 효모, 콩, 곡류, 생선 배아에 있습니다. 흰콩과 희거나 회색 강낭콩이 좋습니다. 그러나 현재 흰콩(대두)에서 추출한 레시틴 100% 제품이 나오고 있으므로 집중적으로 그것을 섭취하면 신속히 효과를 볼 수 있습니다.

(7) 콜린

콜린은 세포 인지질의 구성 요소로서 콜린의 부족은 지방간의 원인이 되는데 콜린은 항 지방비타민으로 지방분해 대사에 관여하기 때문입니다. 콜린이 부족한 음식을 먹인 쥐는 계속적으로 간세포의 효소계에 변화를 일으켜 간암 형성을 유도했습니다. 골(骨), 간, 효모, 레시틴에 함유되어 있으며, 부족 시 지방 과다, 신장 손상, 고혈압, 위궤양이 유발됩니다.

(8) 기타 유익한 것들

■ 양파와 마늘

양파는 폐로 그 기운이 들어가서 폐를 따뜻하게 합니다. 따라서 폐가 허약한 토양, 목음, 목양, 수음체질에 유익합니다. 성질이 따뜻하고 달고 맵습니다. 생양파를 먹으면 코가 맵고 코에 땀이 납니다. 코는 폐에 배속된 기관이므로 양파는 폐를 덥게 한다는 것을 알 수 있습니다. 양파는 항산화물질인 퀘시틴이라는 성분이 있어 핏속의 콜레스테롤을 분해하여 혈관을 깨끗하게 하고 심장의 혈류량을 증가시킵니다. 그러니 당연히 심장병, 고혈압 등에 유익합니다. 혈관 벽을 튼튼하게 하는 루틴 성분이 있어 혈소판이 부족하거나 비장이 부어있는 사람에게 좋습니다. 양파는 익혀 먹어도 영양의 파괴가 별로 없습니다. 많이 먹을수록 좋습니다. 게다가 마늘과 더불어 항암작용 서열 1위에 올라와 있는 만큼 아주 좋은 식품입니다.

마늘은 신진대사를 활발하게 하고 몸을 따뜻하게 하고 특히 말초혈관을 확장합니다. 때문에 손발이 차고 아랫배가 찬 사람에게 아주 좋습니다. 마늘의 항균 작용은 주성분인 알리신 1mg은 15단위의 페니실린 항균력과 맞먹습니다. 항균력이 강한 150종의 식품 중에서 가장 뛰어났다는 연구 결과가 나왔습니다. 마늘을 먹었을 때 항암력은 160%나 향상되었다는 보고도 있습니다. 혈중 콜레스테롤을 낮추는 기능이 있어 동맥경화에도 좋습니다. 가장 효과적으로 먹는 방법은 간장에 절여먹는 것입니다(목체질은 식초를 사용하면 간이 차가워지고 비만을 유발하므로 가능한 쓰지 않는 것이 좋습니다). 인류가 발견한 최고의 식품인 마늘이 목체질에게 잘 맞는다는 행복한 사실을 잘 기억하세요!

■ 감자와 옥수수

이 식품은 위장을 따뜻하게 보익합니다. 이들의 주산지가 고랭지(高冷地)인 강원도인 점을 생각해 보면 알 수 있습니다. 즉, 감자와 옥수수는 열이 많은 식물로 밤에는 차가운 고랭지에서 열을 식히고 낮에는 뜨거운 햇볕을 받아 결실하여야 제 맛이 나기 때문입니다. 그러므로 약한 위장을 따뜻하게 보익합니다. 한편 소화 기능이 약한 목양체질은 옥수수를 먹으면 소화가 잘 안 됩니다. 반질반질한 왁스층만 기술적으로 벗기는 옥수수가 나오고 있으니 그것을 이용하면 눈까지 먹을 수 있어 매우 좋습니다. 감자는 단백질이 많아 밥 대신 먹으면 체중 감량에 아주 좋고 몸도 따뜻하게 합니다. 다시 말하지만 뚱뚱하면 감자를 드세요.

■ 기타 목양, 목음 모두에 좋은 식품과 운동

초유, 버섯균사체, 레시틴, 알로에, 갈근, 국화, 양파, 보리순, 밀순, 밤, 율무, 생강(목양만 유익), 엉겅퀴(목음만 유익), 냉이, 쑥, 목이버섯, 모든 버섯(영지 제외), 복숭아, 사과(목양만 유익), 양파, 청국장, 홍시, 비타민 A, D, 홍삼과 인삼(목양만 유익), 산삼, 비타민B, 땀을 흘리는 운동, 등산, 베드민턴, 농구, 탁구

(9) 해로운 것들

■ 고구마

고구마는 몹시 습하고 차가운 식품입니다. 재배할 때 고랑을 깊이 파고 이랑을 높게 만들어 고구마를 심습니다. 만약 보리나 밀처럼 평평한 데 심어 뿌리가 땅속에 묻히면 땅의 습기 때문에 썩을 우려가 있어 이랑을 높게 만들어서 뿌리에 햇볕의 따뜻한 기운을 더 많이 받게 할 수 있기 때문입니다. 이런 연유로 고구마는 몸에 습기가 많고 차가운 목체질에게는 고혈압, 심장병, 뇌졸중을 불러일으킬 수 있어 몹시 해로운 식품입니다.

■ 수영

목체질은 속열이 강하고 겉열은 약해 체표(體表)에 흐르는 기가 약한 체질입니다. 얼핏 생각하면 차가운 물속에서 수영을 하면 유익할 것처럼 보입니다. 그러나 피부(체표)에는 기의 흐름이 부족하여 체표(體表)가 차갑습니다. 그래서 수영을 해서 체표를 차갑게 하면 기의 순환이 막혀 관절염, 루마티즈, 담결림 등의 풍습비통(風濕痺痛)이 생기면서 건강이 도리어 악화됩니다. 이런 원리로 관절염을 고치려고 수영을 시작했다가 오히려 악화되어 그만 두게 됩니다. 걷기와 등산이 좋습니다. 등산을 하면 심폐기능을 강화하여 불면도 개선되고 견갑통, 갑상선질환을 예방할 수 있습니다.

(10) 목양 목음 공통으로 해로운 식품

수영, 송화, 영지, 전복, 오디, 시금치, 미나리, 돗나물, 신선초, 케일, 컴프리, 바나나, 녹두, 메밀, 크로렐라, 녹즙, 키토산, 스피루리나, 패각칼슘, 비타민 E, C

목음체질의 모든 것

1. 생리적 특징

이 체질은 담낭과 간장이 최강(最强) 장기이며, 소장과 심장이 두 번째로 센 장기로 자리 잡고 있어 채식을 위주로 하는 한국인은 간열이 항진되어 있는 경우가 많아 당뇨, 고혈압, 눈의 충혈과 노안(老眼)과 비만이 심합니다. 또한 심장이 동맥으로 분출하는 힘은 약하고 정맥을 통해 유입은 강해, 동맥으로 피가 나갈 때 과부하가 걸려 가슴이 답답하고 전중 혈에 압통이 있습니다. 비장과 위장은 중간 장기로 간열의 여파로 인한 위염이 없는 한 소화에는 보통 잘 됩니다.

그러나 신장과 방광이 차약(次弱) 장기이며 폐와 대장이 최약(最弱) 장기이기에 상 하체가 잘 부으며 소변을 시원하게 보지 못하거나 하체가 약해 무릎에 관절염이 많습니다. 또한 부인병과 자궁질환이 많습니다. 아랫배가 차갑습니다. 한편 변비도 있습니다. 차가운 음료를 마시면 변통이 불편합니다. 찬물을 싫어합니다. 그래서 한여름에 따뜻한 물로 목욕하면 상쾌하고 찬물로 목욕하면 몸이 무겁습니다. 폐가 약해 견갑통이 잘 오고 심장은 과열되어 상체는 열이 많고 배꼽 아래 하복부는 차갑습니다. 폐가 약해 목이 차갑고 갑상선질환이 생기기 쉽고 감기에 잘 걸립니다.

감정이 과격하기도 하고 심장 열로 인한 신경성 질환이 많습니다. 술은 좋아하나 잘 마시지 못하고 마시면 안면이 붉어집니다. 있는 그대로 지키려는 보수적 경향이 많습니다. 피부는 부드럽습니다. 해변에 살면 기미가 끼고 피부가 거칠어집니다. 나이가 들수록 육식을 좋아하고 먹으면 속이 든든하고 원기가 보충됩니다. 무엇이든지 잘 먹고 냉한 생선회를 먹으면 설사를 하기도 합니다. 커피를 마시면 가슴이 두근거리고 잠이 잘 오지 않는 경우도 많습니다. 소화는 잘되는데도 식후에 용변을 자주 보기도 합니다.

2. 체질에 따른 일반적인 건강관리

이 체질은 심장이 과열되어 있어 더위를 못 견디나, 실은 서늘한 간장이 최강 장기이므로 주로 차가운 기를 띤 음식은 건강을 상하게 합니다. 그러므로 폐, 대장을 보강하는 따뜻한 식품을 섭취합니다. 즉, 차가운 채소를 먹으면 변통이 나빠지므로 삼가고, 육식과 뿌리채소로 폐 대장을 보강합니다. 그러나 몸이 냉할 때는 돼지고기도 해롭습니다. 야채를 주식(主食)하면 목양체질과 같이 눈에 염증과 충혈이 오기 쉽습니다. 차가운 음료와 차가운 과일인 참외, 포도, 수박 등을 삼가야 합니다. 그러나 몸에는 해로워도 표가 나지 않고 소화는 잘 되기에 가리지 않고 먹습니다. 변비와 설사로 고생합니다. 맵게 먹고 좋은 죽염으로 적절히 짜게 먹으면 기혈이 통하고 신장이 강해져 면역이 증강됩니다. 혈압이 조금 높은 것은 괜찮습니다.

목음체질은 대체적으로 하복부가 냉하며 신경이 예민합니다. 항상 아랫배를 따뜻하게 하고 사소한 일에는 신경 쓰지 않는 것이 좋습니다. 술과 담배를 멀리하고 차가운 음식은 삼갑니다. 채식 위주일 때, 정신과 변통이 고르지 않습니다. 따뜻하게 먹는 것이 좋습니다. 대장이 무력하여 배변이 잦고, 아랫배, 허리, 다리가 불편합니다. 과다한 간열 때문에 당뇨병이 오기 쉽고 간과 심장열로 인한 고혈압도 오기 쉽습니다. 신경성병(두통, 불안, 불면증, 심장화병)과 간장병, 과민성 대장염 증후군, 관절염, 담석증이 잘 걸립니다. 목욕은 뜨거운 물에 땀이 날 정도로 하는 것이 좋으며, 냉수욕은 해로우니 찬물에는 들어가지 말아야 합니다. 반신욕으로 약간만 땀을 냅니다. 과하면 머리가 어지럽습니다.

클로렐라, 홍삼, 키토산, 포도당주사, 비타민 C 등은 해롭고, 유산균류, 스쿠알렌, 알로에 식품과 청국장, 버섯 균사체, 해초류는 좋습니다. 약간 맵게 먹으면 좋고, 해로운 채소와 식초를 다식하면 간 기능 항진으로 비만, 눈의 충혈, 위염, 냉증이 생깁니다. 수영을 하면 폐와 피부가 나빠지고 원기가 손상되어 당뇨와 혈압에도 해롭습니다. 아랫배가 차가우니 복대를 하면 좋습니다. 단전, 관원, 족삼리 혈에 쑥뜸을 하면 좋습니다. 요양지는 농촌, 산촌이 좋습니다. 해변은 습한 해변 바람 때문에 목체질의 폐에 해롭습니다. 기미가 해변에서 잘 낍니다.

3. 목음체질의 식단표

(1) 해로운 것

- **푸른 잎 채소**: 배추, 신선초, 케일, 셀러리, 미나리, 돌나물, 질경이, 쑥, 쑥갓, 우엉, 생부추
- **모든 등 푸르고 붉은 살 생선**: 고등어, 꽁치, 청어, 갈치, 숭어, 전어(장부의 냉증 유발)
- **생선회 및 해산물**: 재첩, 전복, 오징어, 모든 생선회(돔, 도다리, 광어 등은 간혹 섭취)
- **과일**: 사과, 모든 포도, 키위, 참외, 다래, 앵두, 바나나, 망고, 귤
- **기타**: 메밀, 녹차, 모과차, 오가피, 포도당, 검은콩, 영지, 찹쌀, 현미, 붕어, 결명자, 식초, 녹즙, 포도즙, 재첩, 비타민 C, 잣, 오렌지주스, 은니
- **운동**: 수영, 냉수욕, 냉수마찰 등 피부를 차게 하는 운동, 푸른색과 빨간색

(2) 유익한 것

- **모든 육류**: 소, 닭, 개, 햄, 소시지, 염소, 오리, 양, 노루, 오골계, 토끼고기, 돼지고기(아랫배에 냉증이 심할 때는 적게 섭취)
- **채소**: 파(흰 부분), 깻잎, 취나물, 머위, 호박잎, 고춧잎, 가지, 후추, 고추, 피망, 오이, 양배추, 갓, 적상치 양상치

※열무 돌산갓은 숙성한 김치로, 부추는 데쳐먹으면 좋다.

※채식보다 육식에 치중해야 원기가 보충되며, 뿌리채소와 육류가 가장 좋다.

- **유제품**: 우유와 유산균 음료(차갑지 않게 섭취), 치즈, 버터, 유제 아이스크림(적당히 섭취해야 냉증 예방),
- **기름**: 참기름, 들기름, 호두 기름, 올리브유, 달맞이유, 카놀라유
- **뿌리채소**: 무, 당근, 연근, 도라지, 더덕, 마, 콩나물, 마늘, 양파, 자색양파
- **과일**: 배(중탕, 생것은 해로움), 멜론, 복숭아, 오렌지, 유자, 토마토, 파인애플.
- **견과류**: 밤, 호두, 땅콩, 아몬드
- **생선 및 해산물**: 장어, 바닷장어, 미꾸라지, 메기, 명태, 동태, 북어, 아귀, 잉어, 가물치, 새우, 해삼,

김, 미역, 다시마, 문어, 주꾸미, 대구, 조기, 복어(겨자를 곁들여 먹으면 폐에 좋음)
- **기타:** 다슬기 중 검고 겉이 매끄러운 것, 쌀, 검정쌀, 검정찹쌀, 흰콩, 두부, 마, 수수, 율무, 호박, 박, 은행, 모든 버섯(영지 제외), 스쿠알렌, 로얄젤리, 금니, 녹용, 웅담, 겨자, 도토리묵
- **운동:** 땀이 나는 운동이 좋음. 달리기(조깅), 등산, 에어로빅, 축구, 야구, 배구, 농구 등 대부분의 운동.
- **기타:** 금니, 사우나탕, 한증탕, 찜질방 등에서 땀을 적당히 내는 것은 좋으나 많이 흘리면 원기가 손상됨. 단전호흡은 들숨을 길게, 날숨은 짧게, 반신욕(땀을 많이 흘리지 말 것). 흰색, 회색, 검정색 계통, 비타민은 A, D, E가 좋다.

*성질이 따뜻한 열무 돌산갓 부추 쑥갓 등은 데쳐먹으면 간을 항진시키는 서늘한 청색소가 없어져 유익하게 작용함. 배추 미나리 신선초 케일 돌나물 등과 같이 차가운 야채로서 순음 식품으로 귀경하는 것들은 데쳐도 여전히 해로움.

- **목음(木陰)체질의 장부대소:** 담낭〉소장〉위장〉방광〉대장

　　　　　　　　　　　 간장〉심장〉췌장〉신장〉폐장

4. 목음체질의 장부(藏腑)의 특징

이 체질은 모든 장부와 온몸이 습기가 많고 서늘합니다. 그것은 간의 기능이 지나치게 강해 영양소를 끌어 모으는 기능은 강하고 영양을 신체 각부로 운송하여 소통시키는 기능은 약한데다 습기를 제거하는 폐의 기능이 약하기 때문입니다. 늘 폐와 위장을 덥히는 음식을 주로 먹고 습하고 차가운 기운을 조심해야 합니다. 그러나 목음체질은 심장에 열이 심하고 늘 답답한 느낌이 많아 차가운 것을 즐기려 합니다. 차가운 것을 절제하고 따뜻한 것을 먹도록 습관을 길들여야 합니다.

한방 역시 간의 습열을 없애고 폐를 덥히는 약재를 써야 합니다. 현재 몸이 따뜻하다고 함부로 차가운 음식을 먹으면 근본이 차가운 체질인고로 추위에 떨게 됩니다. 그뿐 아니라 기관지가 차가워지고 갑상선질환, 비염, 견갑통, 유방질환, 신장의 물혹, 자궁근종, 무릎관절염이 생깁니다. 폐가 어깨와 목, 그리고 팔의 기를 소통시키는 기능이 약한 데 원인이 있습니다. 특히 이 체질의 여성들은 습

한 데 앉지 않도록 주의해야 합니다.

(1) 간

이 체질은 모든 체질 중에서 간이 가장 센 장기입니다. 몸은 서늘한 음기(陰氣)를 품고 있는 간의 지배를 받아 오장육부 모두가 근본(根本)은 서늘합니다. 현재 몸이 따뜻하고 건강하더라도 성질이 차가운 음식이나 차가운 음료를 다식하면 결국은 몸은 무너질 수밖에 없습니다. 그러므로 항시 폐와 위장을 따뜻하게 하는 음식을 먹어 몸을 훈훈하게 해야 합니다. 간에 채식으로 인한 열이 많아 차가운 것을 자주 먹으면 기관지, 폐, 아랫배가 차가워집니다. 채식 위주의 한국 음식문화로 인해 이 체질은 병에 약하고 허약한 사람이 많습니다. 몸의 사진을 찍어보면 다른 사람에 비해 간이 큽니다. 그래서 간이 위치한 오른쪽 가슴 근육이 왼쪽보다 크고, 오른쪽 옆구리도 좀 부풀어 있습니다.

간은 피를 저장하고 영양분을 모아두는 기능(간주장혈 肝主藏血)이 있는데, 목체질은 특히 이 기능이 강해 살이 잘 찝니다. 그런 기능을 지나치게 발휘하다 보니, 간이 센 체질은 우선 살이 잘 찝니다. 목음체질은 위장 기능이 원만해 뭐든지 소화를 잘해 가리지 않고 먹습니다. 게다가 심한 심장열 때문에 과일과 채소를 좋아합니다. 그러나 이런 냉성 과일과 채소는 센 간을 더욱더 세게 만들어 간에 습(濕)이 심해집니다. 그러면 몸 안에 영양소와 습기를 끌어 모으는 기능이 너무 과도하여 비만이 됩니다. 물론 다른 체질도 비만과의 전쟁이 심한 경우도 있지만, 이 체질이야말로 평생을 비만과 싸워야 하는 운명을 타고 났습니다. 이 체질은 물만 먹어도 살이 찐다고 할 정도이고 밥을 조금만 많이 먹으면 금방 살이 쪄 오릅니다. 비만은 순전히 간의 기능항진으로 비롯됩니다. 수십 년 동안 채식을 지나치게 한 한국의 음식문화 덕분에 간이 과도하게 발달되어(한의학에서는 간의 태과(太過)라고 함) 영양소를 끌어 모으는 반면 에너지 소모는 잘 안 되기 때문입니다. 육고기를 밥보다 많이 먹어야 살이 안 찝니다.

*목음체질의 간은 서늘하고 울체돼 있다. 채식 위주는 더 심하게 한다.

비만을 다스리려면 근본적으로 간의 그런 태과 상태와 간의 비정상적인 열을 조정해야 가능합니다. 간의 습열(濕熱)을 제거하고, 폐를 따뜻하게 보강하여 몸의 과도한 수분과 습기를 없애는 체질

한방제를 씁니다. 이렇게 하면 비만도 근본적으로 조절하고 건강도 좋아집니다. 순간적으로 다이어트를 하면, 살찌는 근본 원인이 그대로 남아있기에 요요 현상을 피할 길이 없습니다. 또한 간의 이상 항진 때문에 금양 금음체질 다음으로 간염바이러스에 감염이 잘 되고 간장병 질환이 많습니다. 이때에 녹즙과 같은 간을 과강하게 하는 식품을 먹어서는 안 됩니다. 단, 간열을 사하는 약재와 함께 폐를 보강하는 한방제를 써야 면역이 증강됩니다. 기능식품으로는 영지를 제외한 버섯이나 더 좋은 버섯균사체와 효모 등을 써야 합니다.

서늘한 체질이지만 몸에 습기가 많다보니 여름을 몹시 싫어합니다. 하늘은 맑고, 습기 없는 가을날을 제일 좋아합니다. 바람결에 한들한들 춤추는 코스모스도, 주렁주렁 달려 금방이라도 찢어질 듯한 감나무 가지도, 사방팔방으로 화살촉을 한꺼번에 날릴 기세로 입을 벌려 윤나는 알밤을 토해내는 밤송이도, 습기 없는 청명한 가을날이기에 가슴 시원하게 감상할 수 있습니다. 만약 무더운 여름날이면 그런 감흥이 일어날까요? 그렇지 못합니다. 이 체질은 피부가 부드럽고 촉촉한 사람이 많고, 해변의 습한 공기에 노출되어 살면 얼굴에 기미나 주근깨가 많이 생깁니다. 피부가 무릅니다. 여름에 살이 겹치는 부위에 습으로 인한 피부병이 발생합니다. 충혈이 잘 되고 노안(老眼)이 많으며, 정수리에 냉기가 있기도 하고 통증도 있으며 무감각하기도 합니다. 두통과 편두통이 자주 있습니다. 수술 시 마취에서 너무 일찍 깨어나 곤욕을 치르기도 합니다. 추위는 타면서도 여름에 더위를 잘 이기지 못합니다. 간에 열이 많은 것입니다.

온탕에서 적당히 땀을 흘리면 몸이 가볍고 기혈이 순환이 잘 됩니다. 채식 위주로 살면 간의 기능 이상 항진으로 간장병에 잘 걸립니다. 채소를 많이 먹으면 몸이 무거워지고, 환각, 공상, 망상증이 생기며, 비현실적이 되기도 합니다. 채식 위주는 간의 소설(疏泄, 간에 저장된 혈액과 영양소를 신체 각부에 운반 공급하는 생리 기능) 작용을 방해하여 간의 울혈(鬱血, 울혈은 간의 영양소와 피가 소설이 안 되고 쌓여있는 상태)을 조장하며 그로 인해 정서불안정 증상이 생기기도 합니다. 육식을 하면 소화도 잘 되며 힘도 생기고 몸이 가벼워집니다. 이런 현상은 일생을 두고 유지됩니다. 간이 센 장기를 지니고 태어났기 때문입니다. 일생을 두고 위의 점들을 유의하면서 살아가는 지혜가 필요합니다.

(2) 담낭(쓸개)

목음체질은 쓸개는 강하기가 으뜸이므로 육류와 지방을 소화시키는 담즙이 넉넉합니다. 그러므로 쌀밥과 같은 탄수화물보다 고기를 먹으면 건강도 좋고 위장도 보호합니다. 한편 끌어 모으는 성질로 인하여 담석이 생기기 쉽습니다. 그 이유는 그 동안의 채식으로 간 기능이 항진되어 과도하게 지방과 콜레스테롤을 끌어 모으기 때문입니다. 지방을 많이 먹어서 생기는 것이 아닙니다. 육식을 할 때에 채소를 곁들여 먹지 말고 고추, 마늘, 오이, 당근과 같은 채소를 먹어야 하고 평소 채식을 중단하여 간의 항진을 막아야 합니다. 담석이나 지방간이 있으면 육류의 기름을 삼갑니다.

(3) 목음체질의 심장

중요한 생명 활동을 영위하는 심장에 대해 생리적인 측면에서 보면, 사실이지 쉴 새 없이 일만 시키고 보수는 한 푼도 주지 않는 인간의 야박한 면이 없지 않아 있습니다. 그것은 심장병이 사람이 죽는 세 번째 사인(死因)이라는 사실에서도 이를 알 수 있습니다. 이제부터라도 심장에 고마움을 갖고 각자 체질에 맞는 심장에 이로운 음식과 운동으로 답례하시길 바랍니다. 결국은 자신이 그 공덕을 돌려받기는 합니다.

체질적으로 말하면 원래 심장은 기능이 중간인 평(平) 장기에 속해야 하지만, 여덟 체질 중에서 네 체질만 순리대로 중간 순위에 있고 나머지 네 체질 중 두 체질이 과도하게 센 쪽에 있습니다. 바로 목음체질이 그러하며 장부 중에서 심장과 소장이 두 번째로 셉니다. 모든 체질 중에 심장 열이 극심하여 늘 가슴이 답답해 힘이 듭니다. 심장이 강한 이 체질은 항상 가슴 한가운데가 답답하고 뭔가 뭉쳐있어 좀 옭아매는 듯합니다. 정확히 말하면 양 젖꼭지의 중간의 가슴뼈 사이 전중 혈을 누르면 압통이 옵니다. 여성은 약간 위쪽입니다. 또한 명치(검상돌기)의 바로 옆 왼쪽을 손가락으로 안쪽으로 올리는 듯 누르면 상당히 아픕니다. 물론 이 체질이 아니라도 속을 많이 태우면 그 부위가 아프기 마련입니다만 이 체질은 유독 그것이 더 심합니다. 배우자가 속을 썩이지 않아도 마찬가지입니다. 대동맥을 타고 우심방과 우심실로 수월하게 들어오는 혈액이 좌심방과 좌심실로 들어간 뒤 그곳에서 대동맥으로 힘차게 뿜어내지 못합니다. 그러니까 우심방과 우심실의 피를 빨아들이는 힘은 강한 반면에, 좌심방과 좌심실의 혈액을 내보내는 힘은 약합니다. 끌어 모으는 간의 성질을 닮아서 그렇습니다. 이렇게 심장 안의 좌우 심방, 심실의 기능 편차로 인해 열이 발생할 수밖에요. 피는 성질이 덥고, 자연히 피가 몰려 있는 심장은 뜨거워질 수밖에 없습니다.

때문에 이 두 체질은 가정이 아무리 화목하다 해도 대개가 가슴이 답답하고 막힌 듯한 느낌을 떨쳐 낼 수 없습니다. 옛날에 가슴앓이라고 해서, 벙어리처럼 숨죽이고 말 한마디 제대로 못해보고 살다가 눈을 감은 착한 여인들 중에 이 체질이 많았습니다. 한편 이 체질 중 장부로 또는 여장부로 태어났으나, 세상을 잘못 만나 맘대로 그 뜻 한 번 펼쳐 보지도 못하고, 세상을 뜬 사람들 가운데 이 병에 걸린 사람이 적지 않습니다.

이 체질의 독특한 점은 이처럼 심장은 열대의 초원처럼 열기가 가슴에 가득 차지만, 배꼽 아래, 아랫배는 북극의 설원(雪原)처럼 냉기가 휩쓸고 다닙니다. 게다가 격에 맞지 않게 하체는 차갑고 때로는 저리고 다리가 아픕니다. 생체는 위장을 경계선으로 하여 위로는 열대와 아래로는 빙하가 공존하고 있는 것입니다.

심장열이 많아 격한 성격의 소유자가 많습니다. 그러나 욱하고 성질은 잘 내도 뒤끝은 개운하고 후회하고 뒤탈은 없는 편입니다. 그러니 이 체질은 문제를 당하면, 늘 마음을 서늘하게 가라앉히고 눈을 감고 숨을 길게 쉬어 평정을 유지하도록 노력해야 합니다. 가슴의 가운데 부위에 해당하는 전중 혈을 누르면서 문질러주어 피부로 발현된 심장의 열을 해소해주면 심장 자체의 열을 식혀주는 효과가 있으므로 훨씬 편하고 감정 조절이 잘 됩니다. 이처럼 심장이 정상보다 더 강하게 태어난 사람은 일생을 두고 감정이 격발하지 않도록 각별한 노력을 경주해야 합니다. 왜냐 하면 센 심장은 풀무처럼 열을 나와 쌓이기 때문입니다.

(4) 위장

목음체질은 평균 세기의 평 장기입니다. 기능은 중간 표준으로 적당하나, 위장 자체는 차가운 장기입니다. 냉성 채소나 차가운 음식을 먹으면 변통이 좋지 않거나, 제 몸에 맞지 않는 차가운 음식을 먹거나 하면 소화가 안 됩니다. 그렇다고 위장이 중간 장기이기에 위장에 열을 내는 현미, 옥수수, 감자와 같은 위장을 항진시키는 식품을 섭취해서는 안 됩니다. 그런 식품은 위염을 유발합니다. 어떻게 보면 다소 까다로운 면이 없지 않습니다. 그러기에 위염 환자가 많은 편입니다. 위경련도 잘 일어납니다. 지극히 음식을 조심해야 합니다. 그러나 대체로 체질에 맞는 음식만 먹으면 소화는 무난하게 잘 됩니다. 기운이 가라앉는 음(陰)체질이기는 하지만 힘을 발산하는 위장이 중간 장기이기에 무기력증은 아주 허약해지지 않는 한 문제가 안 됩니다. 그러나 몸을 움직이기에 힘이 들 정도가 되었을 때는 몹시 허약해진 것입니다.

위장보다는 간과 쓸개가 훨씬 강하므로 담즙 분비가 충분합니다. 상대적으로 탄수화물을 소화시키는 췌장의 아밀라아제 효소의 분비량도 많지는 않습니다. 간이 강하고, 단백질과 지방을 분해하고 소화를 돕는 쓸개즙이 풍부하게 분비되므로 육류를 넉넉히 섭취해야 합니다. 그러면 소화는 물론 속도 편하고 힘도 나고 위장의 기능도 강해집니다. 건강을 지키는 지혜입니다. 그래서 밥을 많이 먹으면 비만이 옵니다. 밥을 적게 먹어야 합니다. 물론 간이 강하니 채소도 적게 먹어야 합니다. 이것이 고기만 주로 먹는 황제 다이어트 비법입니다.

(5) 췌장

이 체질은 당뇨병이 많습니다. 아마 토체질 다음으로 금양체질과 더불어 빈도가 높습니다. 위장에는 열이 별로 없으며 실은 위장이 서늘합니다. 그러나 채식으로 인한 간의 습기와 허열과 타고난 심장의 열 때문에 췌장이 정상 온도를 유지하지 못하고 습기가 가득합니다. 열이 납니다. 하지만 그 열은 근본은 진정 더운 열이 아니고 간이 비정상적으로 발산하여 생기는 열이기에 뿌리는 차갑습니다. 치료는 간의 습열을 제거하고 복부비만을 없애야 하며 폐를 따뜻이 하여 몸 자체를 보강해야 합니다. 그러니 금양, 토양체질처럼 무조건 췌장의 열을 식히는 방법을 쓰면 안 됩니다. 약재로는 황금, 길경, 산약, 갈근 등이 있습니다.
  *목음체질의 췌장은 허열과 습기가 많아 특히 당뇨병이 많다.

■ 위산이 과다분비가 되지 않아 위장병이 중해도 모릅니다

이 체질은 부교감신경 긴장형으로 식사 때 말고는 위산이 나오지 않습니다. 위염이나 위궤양을 앓고 있어도 위산 분비로 인한 속 쓰림과 통증은 없습니다. 왜냐하면 음식 먹을 때만 위액이 분비되기에 실제로 위염이나 궤양이 있어도 위산이 직접 상처 부위에 도달하여 자극할 수 없기 때문입니다. 교감신경 긴장형 체질과는 달리, 자정이 넘도록 거나하게 술을 들이 부어도, 다음날 새벽이든 아침이든 속 쓰림은 전혀 없습니다. 위산이 과다 분비되지 않는 것입니다.

그러나 위염이나 궤양이 있는 사람은 과음하거나 체질에 어긋난 음식을 먹거나 잘못 먹었을 때에는 식사중이거나 식후 얼마 지나지 않아 위장에 통증은 느낄 수 있습니다. 그런 연고로 위장의 염증이나 궤양이 심해도 모르는 경우가 대부분입니다. 설령 심하다 해도 목음체질의 경우에는 소화는 여전히 전혀 문제없이 잘 됩니다. 실은 이런 점이 병을 키우는 원인이 되기도 합니다. 위장장애가 있어 병원에 가서 위내시경과 같은 검사를 해보고 나서야 알게 됩니다. 그것도 병원의 의사가 그렇게 진단하니까 인정하는 것이지 당사자인 본인은 느낌이 없습니다. 심지어 위암과 같은 중병에 걸려도 일찍 알아낼 수 없습니다. 그러므로 이 체질들은 정기검사를 통해 그런 증상을 알게 되면 방심하지 말고 서둘러 치료해야 더 큰 병을 막을 수 있습니다. 특히 목음체질은 궤양이 심각한 정도에 이르러도 여전히 소화는 왕성하게 잘 됩니다. 제산제를 먹을 필요는 전혀 없습니다.

사는 날 동안 이와 같이 위산이 잘 나오지 않는 현상은 계속됩니다. 좋지 않은 점은 산이 식사 때 빼고는 분비가 안 되는 까닭에 위암에 걸려도 잘 모르다가 뒤늦게 발견하는 경우가 이 체질에 좀 있는 편입니다. 한편 위산이 많으면 암 발생 억제 효과가 있습니다. 목음, 목양체질은 일생을 두고 이런 현상이 지속됩니다. 이 체질에 속하는 사람들은 위장에 문제가 없다고 과신하지 말고 검진을 통해 미리 조처하는 지혜가 필요합니다. 빨간 신호등이 보이지 않는 것입니다. 여기에 속하는 체질로 토양, 토음, 목양, 목음체질이 있으며, 죽을 때까지 위산은 식사 시만 분비됩니다. 따라서 위염과 궤양이 심각하다 해도 알아챌 수 없으므로, 첫째 선택적으로 이로운 음식을 섭취하고, 정기검진을 통해 조처를 취해야 합니다.

(6) 신장과 방광

■ 뼈가 약합니다

신장이 약하여 뼈도 몹시 부실합니다. 이 체질은 약한 두 개의 장부 중에서 두 번째로 허약합니다. 장기는 차갑고 습합니다. 소변을 참지 못하고 자주 보며, 살이 빠지면 다른 데는 잘 안 빠지는데, 엉덩이 살이나 넓적다리 살이 잘 빠지거나 그 부위에 살이 별로 없습니다. 하체가 약해 걷는 것을 싫어합니다. 대개 하체를 단련하는 등산 등을 싫어하는 편입니다. 하체운동을 하지 않으면 하체가 약해져 관절염, 퇴행성 관절, 무릎에 물이 차는 증상 등의 무릎관절질환이 특히 나이가 들면 흔하게 발생합니다. 넘어지면 뼈가 약해 잘 부러집니다. 골밀도가 낮습니다. 소변을 자주 보며, 밤에도 화장실에 한두 번은 소변 때문에 들락거립니다. 몸이 허약해지거나 나이 들어 병약해지면 엉덩이에 살이 없어집니다.

■ 운동과 칼슘과 무릎관절운동이 필요합니다

거의 대부분의 목음체질은 50-60대가 되면 무릎관절염이나 연골재생장애, 퇴행성관절염 등의 이상이 발생할 가능성이 가장 높은 체질이므로 예방 차원에서 반드시 등산이나 하체운동을 강화하는 헬스를 하고 소뼈로 만든 본 칼슘, 해조로 만든 칼슘, 우유에서 추출한 칼슘을 지속적으로 먹는 것이 좋습니다. 갱년기 이후 에스트로겐 분비가 약하므로 칼슘의 흡수가 약하고 오히려 뼛속의 칼슘이 빠져나가므로 충분한 섭취를 꾸준히 해야 합니다. 칼슘은 이 체질의 심장의 원활한 박동을 위해서도 꼭 필요합니다.

그러나 패각 탄산칼슘을 섭취하는 일은 금합니다. 이 체질은 하체가 냉증과 차가운 습기가 많은데, 조개 가루로 만든 칼슘은 간과 신장을 더욱 차갑게 하여 신장은 더 약해져 골밀도도 더 저하되고 관절 장애가 더 나빠집니다. 한편 차가운 그 기운은 차가운 위벽을 자극하고 혈액순환을 저해시켜 위염과 궤양까지 만듭니다. 그러면 통증이 올 수 있습니다. 가격이 싸다고 생각 없이 무조건 장기적으로 먹으면 악화됩니다. 칼슘이라고 해서 다 자신의 몸에 맞는 것은 아닙니다.

*목음의 신장은 습하고 차갑다. 때문에 신장의 지배를 받는 자궁에 물혹과 자궁근종, 자궁암이 생기기 쉽다.

하체운동이나 등산을 체력에 맞게 정기적으로 하되 수영은 금합니다. 수영은 물속에서 하중을 줄여주므로 관절에 무리가 안 가 좋다고 권합니다만 실은 이 체질에는 차가운 수영장 물이 체표의 기의 원활한 소통을 방해하기에 혈액의 흐름을 저해하여 관절이 호전되지 않습니다. 관절을 위해 요즘 광고가 빗발치는 글루코사민을 먹어서는 안 됩니다. 그 광고를 보고 다 나을 것만 같아 사서 먹어보면 위장 장애가 먼저 발생하고 기분이 더 쳐집니다. 물론 좋아지는 일은 없습니다. 바닷게에서 추출한 글루코사민 성분은 연골 재생 작용이 있는 것은 분명하지만 이 체질에는 예외입니다. 그 성분이 차갑고 습한 목음체질의 생체에 들어가면 신장을 더 차갑고 습하게 만들어 기능이 약해지며 심지어는 뼛속에 있는 칼슘까지 체외로 빠져나와 버립니다. 그보다는 간도 보강하고 신장의 기운과 조화가 잘 되는 상어 연골과 연골 재생 작용에 좋은 콘드로이진을 지속적으로 섭취해야 합니다. 비용이 좀 더 들어갑니다.

■ 성 기능이 약해 배우자보다는 자녀가 더 사랑스럽습니다

게다가 건강해도 성적인 면으로 이성에 별반 관심이 없습니다(생식 능력이 왕성한 짝짓기 시기는 제외합니다). 체력은 좋아도 성생활에는 별로 관심이 없습니다. 성관계를 가져도 오래하는 것을 별로 좋아하지 않습니다. 이런 체질은 어여쁜 여인을 봐도 순간만 예쁘다고 생각할 뿐, 그다지 오래 마음에 두지 않는 편입니다. 바람을 잘 피우지도 않습니다. 아름다운 여성 보기를 돌을 보듯 하기도 합니다. 오히려 이성보다는 동성과 즐겁게 지내는 것을 더 좋아합니다. 여성의 경우에는 남성이 건전하게 친구처럼 지내는 것 같다가, 속내를 드러내 성적으로 접촉하려고 하면 불쾌하게 생각하고 다시는 만나려 하지 않습니다. 이런 아내의 경우에는 남편이 따뜻한 마음과 돈만 줘도 바람만 피우지 않으면, 집에 들어오지 않아도 별로 개의치 않거나 집에 들어오지 않으면 더 좋아하는 여인들도 있습니다.

이 체질들은 상대방 배우자보다는 자녀에 대한 애정이 더 지극합니다. 그러므로 똑같이 신장이 허약한 체질일 경우에는 자녀를 애지중지 키우다보면 자녀가 자기중심적인 성격으로 잘못 성장할 수 있는 문제점을 안고 있습니다. 또한 부부 사이에 성적 갈등도 없습니다. 이런 사람은 체질적으로 신장이 약합니다. 선천적으로 신장과 콩팥이 허약한 상태로 태어나, 보완하지 않는 한 일생 동안 신장, 방광의 기능 허약으로 고생하게 됩니다. 체질적으로 약한 콩팥과 오줌보를 타고 났기 때문입니다. 설령 보완한다 해도 크게 발전되지는 않습니다. 신장이 약한 관계로 일생을 두고, 요실금, 요도염, 관절염, 신우신염, 조루증, 성 기능무력, 하체무력과 끊임없이 싸워 나가야만 합니다.

한편 이 체질과 살고 있는 신장이 센 체질의 배우자는 상대방 배우자가 자녀에게 과도하게 애정을 쏟는다고 불만을 가집니다. 또한 이 목음체질이 건강하고 신장이 강한 체질의 배우자와의 부부생활에서 성적으로 소극적이고 방어적일 경우에는 애정에 금이 가고 성적인 골이 깊어질 수 있습니다. 그러므로 허약한 신장 기능을 가진 배우자는 상대방에 대한 노력이 절실하고, 반대로 강한 신장 기능 소유자는 따뜻한 배려가 필요합니다.

(7) 폐(허파)

목체질은 폐와 대장이 매우 서늘하고, 모든 장기 중에서 가장 허약한 장부입니다. 이 체질로 태어난 사람은 폐활량이 매우 약합니다. 수면 중에 호흡은 매우 빠르고 안정이 안 되어있습니다. 심한 호기성 운동을 하면 아무리 노력해도 다른 사람에 비해 발전성이 없습니다. 때문에 단거리나 장거리나 달리기를 하면 꼴찌를 면할 수 없습니다. 결코 일등을 할 수 없습니다. 수영도 속도를 내거나 안 쉬고 계속 달릴 수 없습니다. 숨이 가쁩니다. 폐는 피부를 통해 호흡하면서 수분을 발산, 소모하는데, 목체질은 폐가 약하기에 비례해서 수분의 증발도 약해 피부에 수분이 대체로 많아 피부가 촉촉합니다. 그러나 목양체질과 달리 목음은 심장이 강장기인데, 심장열이 심한 경우에는 심열이 의해 피부의 수분이 감소해 건조하거나 거친 경우도 있습니다.

여름에는 살이 무릅니다. 피부가 겹치는 부위에 피부염이 곧잘 생깁니다. 폐의 선발 기능이 약해 어깨가 뻐근하고 견갑통이 잘 생깁니다. 폐가 약하기에 어깨와 목 부위에 기의 순환이 안 되어 생기는 현상입니다. 어깨와 팔 부위의 힘이 당연히 약합니다. 무거운 것을 잘 들지 못합니다. 겨울이 되면, 기린처럼 선이 예쁘고 긴 목을 내놓고 한껏 자랑하고 싶지만, 목과 기관지가 차가워 따뜻하게 싸매어 가릴 수밖에 없는 딱한 처지에 놓이게 됩니다. 감기에 약합니다. 걸리면 잘 낫지도 않습니다.

가을이 되면 목이 차갑고 조금만 찬 데 있다 보면 목이 아프고, 다음날에는 감기에 걸려 있습니다. 심지어는 가을이 되자마자, 반갑지도 않은 감기가 찾아와 안방(폐)에 자리 잡고 물러갈 생각도 않다가, 이듬해 봄이 되어서야 못이긴 듯 겨우 물러가는 것을 그것도 다행으로 여기는 체질이랍니다. 이 체질에게는 감기야말로 당해낼 수 없는 동방불패입니다.

폐를 온보하는 도라지, 더덕, 콩나물, 당근, 호박, 무 등의 식품을 섭취하여야 합니다. 수영 대신 등산을 하여 폐의 선발을 보강하면 감기에도 강하고 간과 심장의 불안정도 막을 수 있습니다.

(8) 대장

겨울은 말할 것도 없고 심지어 여름에도 배꼽 아래와 아랫배, 대장이 차갑습니다. 모든 체질 중에서 대장이 가장 냉(冷)합니다. 잘못 관리하면 아랫배가 얼음장입니다. 심하면 겨울에는 복대를 해야 합니다. 늘 찬 음식을 조심하며 살아가야 합니다. 심지어 여름철에도 간열 때문에 더위를 타서 빙과류를 많이 먹게 되는데, 이것은 대장에 해롭습니다. 실상은 몸이 서늘하기에 푸른 채소와 찬 음식을 자주 먹으면 대장의 냉증이 심해지고 결국 복부에 냉적(冷積, 배를 눌러보면 뭉친 덩어리가 잡히고 동통이 있음)이 생기고 냉증으로 대장암이 생길 수 있습니다. 이때에는 온습포와 쑥뜸, 대장을 덥게 하는 한방제를 겸하여 치료합니다. 심장의 열이 소장을 통해 대장에 전달되어 변비가 많습니다. 그러나 대장의 열증은 진열(眞熱)이 아니기에 냉성 채소나 과일 또는 냉성 섬유질을 섭취해서는 안 됩니다. 대황이 가미된 한방제를 씁니다.

5. 목음체질의 주요 질병

목양체질은 목음체질과 비슷합니다. 그러나 목음체질은 신장과 방광이 약하고 심장이 강하고 위장은 평균 장기인 반면, 목양체질은 신장, 방광은 강하고 대신 위장과 비장이 약합니다. 그래서 당연히 식사법에 얼마간 차이가 생깁니다. 그래서 목음은 신장을 보강하는 쪽에 치우치고 목양은 위장을 북돋는 편에 중점을 둡니다.

(1) 목음체질의 고혈압, 저혈압, 심장병, 부정맥, 심계 항진증 등의 순환기질환

목음체질은 토양체질 다음으로 고혈압에 잘 걸리는 체질입니다. 그러나 목양체질은 목음체질에 비해 순환기질환 발생률이 낮습니다. 그것은 위장 기능이 약해 음식 섭취량이 적고 체질적으로 생야채를 대체로 즐기지 않는 편인데, 생야채는 소화가 안 되어 그대로 변으로 배설되거나 속이 불편하기 때문입니다.

그러나 목음체질은 위장 기능이 원만해 뭐든지 소화가 잘 되어 가리지 않고 먹습니다. 게다가 심한 심장열 때문에 과일과 채소를 좋아합니다. 그러나 이런 냉성 과일과 채소는 센 간을 더욱더 세게 만들어 간에 습(濕)이 심해집니다. 때문에 목양체질보다 목음체질이 고혈압의 유병률이 높습니다. 목체질은 생야채를 주로 섭취하면 간에 습열이 발생하는데, 증상으로는 눈의 충혈, 눈 주위의 염증 등이 나타나는 것만 봐도 틀림없습니다.

더욱이 폐는 호흡과 피부를 통해 몸 안의 습기와 수분을 소모도 하고 조절도 합니다. 그러나 목체질은 폐 기능이 몹시 약해서 폐를 통해서 습한 기운을 배출 제거하는 기능이 매우 약합니다. 때문에 길항 관계에 있는 간의 습기는 제거가 잘 안 되어 습열에 시달립니다. 목욕한 뒤에 몸을 닦지 않고 있거나 비에 젖어있을 경우, 컨디션이 떨어져 불편한 느낌을 상기해보면 이해가 되실 것입니다. 이렇게 비정상적인 습열이 간에 과도하게 누적되면, 심장에도 열이 성해 고혈압과 뇌졸중의 위험성이 높아집니다.

목음체질은 금양체질 다음으로 혈관질환 중 고혈압에 걸리기 쉽습니다. 사실 목양체질은 위장이 좀 약한 사람이 많아 함부로 먹지 않습니다. 속이 불편하기 때문입니다. 그래서 간의 이상 항진이 약해 간에 습열이 심하지 않아 고혈압 등이 잘 발생하지 않습니다. 그러나 목음체질은 위장 기능이 원만해 뭐든지 소화를 잘 합니다. 게다가 항진된 심장의 과도한 열을 식히기 위한 본능 때문에 차가운 과일과 채소를 좋아합니다. 당장은 이렇게 먹으면 속은 상쾌하겠지만, 결국은 몸은 갑니다. 이런 냉성 과일과 채소는 결국 센 간을 더욱더 세게 만들어 간에 습열(濕熱)이 심해집니다. 그러면서 폐는 갈수록 차가워져 몸은 서늘해집니다. 증상으로는 기관지도 차가워지기에 목이 차갑고 어깨에 피가 순환되지 않기에 뒷목과 어깨가 뻐근합니다. 간에 습열이 많아지면 간 동맥에 열이 전달되어 혈관 내피가 팽창되고 좁아져 혈행에 압박을 받게 됩니다. 그래서 인체상부 뇌 쪽으로 흐르는 피의 힘이 약화됩니다. 목음체질은 간이 지나치게 과강하므로, 간에 저장된 피를 저장하려는 힘은 강하고 송출하는 힘은 약합니다. 정상적으로 필요한 대로 피를 원활하게 내보내지 않습니다.

그런데다 심장이 강한 장기이기 때문에 간의 지배를 받고 있기 때문에 피가 대정맥에서 우심방과 우심실로 유입하는 기능만 강하고, 좌심실에서 대동맥으로 송출하는 힘은 미약합니다. 인체 세포에서 생긴 이산화탄소를 실은 피가 하대정맥과 상대정맥에서 모여 대정맥을 타고 우심방과 우심실로 세차게 들어옵니다. 그다음 우심실에 들어간 피는 폐동맥을 통해 폐에 들어갑니다. 여기서 공기 중에서 들이마신 산소를 공급받아 다시 폐정맥을 따라서 좌심방으로 들어옵니다. 좌심방에서 좌심실로 이동한 혈액은 대동맥을 통해 온몸으로 산소와 포도당을 공급합니다. 그런데 목음체질은 응축저장하는 간의 영향을 받고 있기에 폐동맥으로 피를 잘 밀어내지 못합니다. 게다가 폐 기능이 약하기에 폐 역시 피를 빨아들이는 흡입력이 약합니다. 충분한 산소를 실어 좌심방으로 보내기도 힘들고 좌심실에서 대동맥으로 힘차게 뿜어내지 못하는 것입니다. 그러니까 우심방과 우심실에서 피를 빨아들이는 힘은 강한 반면에, 좌심방과 좌심실에서 혈액을 내보내는 힘은 미약합니다.

이렇게 심장 안의 좌우 심방, 심실의 기능 편차로 인해 심장은 부하가 걸리고 열이 발생할 수밖에 없습니다. 피는 성질이 덥고, 자연히 피가 몰려 있는 심장은 뜨거워질 수밖에 없는 까닭입니다. 그래서 심장은 늘 열에 시달리며 답답하고 뜨겁습니다. 이렇게 간의 동맥 내피는 팽창되어 협착해지고 심장의 뜨거운 열이 가세하니, 이것이 목음체질의 고혈압을 비롯하여 모든 심장병의 발생 기전이 됩니다. 증상으로는 이 체질은 양 젖꼭지 사이 가운데 부위를 눌러보면 몹시 심한 압통을 느낍니다. 또 하나, 폐가 약해 두면(頭面)부로 솟구쳐 오르는 기운이 약해 혈액을 위로 올려주지 못합니다. 따라서 목양체질의 뇌졸중은 뇌혈관이 파열되어 오는 경우는 드물고, 대부분이 혈행이 미약하거나 혈관이 막힌 결과 뇌세포가 산소와 포도당을 공급받지 못하여 발생합니다.

이 체질은 유달리 부정맥 환자가 많습니다. 이것은 이미 설명한 바와 같이 심장으로 들어오는 피의 유입과 송출 과정에서 조화가 이루어지지 않음으로 인해 지나친 열이 발생하고 그 과도한 열이 정상적인 심장 자체 내에서 발생하는 전기적 자극에 이상을 초래하기 때문입니다. 전기 자극이 제대로 이루어지지 않으면 부정맥이 옵니다. 부정맥이 있으면 심장의 두근거림이 다소 심하게 느껴지는 심계 항진증과 호흡곤란, 흉통이 수반되기도 합니다. 목음체질의 부정맥을 여기에 원인을 두고 치유를 하면 반드시 효과가 납니다.

(2) 목음체질의 간질환

한국인의 음식문화로 인해 여려서부터 수십 년을 채식을 위주로 한 목체질은 간의 저장기능(간주장혈,肝主藏血)이 비정상적으로 과도하여 간과 체내에 혈을 지나치게 저장하고 저장된 영양분과 피를 정상적으로 내보내지 않습니다. 영양분과 피가 온몸으로 소통이 안 됩니다. 논에 벼를 너무 베게 심으면 나중에 벼가 몹시 **빽빽**하게 자라 바람이 통하지 않습니다. 벼가 썩습니다. 교통량이 심한 도로에서 사고가 나서 편도 4차선도로를 단지 한 차선으로만 차량이 **빠져** 나간다고 생각해보십시오. 소통이 안 돼 교통체증이 어떻게 복잡해지는지 이해가 될 것입니다. 이와 같은 현상이 바로 목체질의 간에서 일어납니다. 목체질은 채식을 많이 하면 간 소통이 안 돼 정신적 정서적 질환이 생깁니다.

원래 목양, 목음체질의 간이 센데다가, 간을 세게 하는 채식으로 인해 간으로 유입된 영양분과 피를 그저 끌어안고만 있으려 하니, 숨을 쉴 수 없습니다. 공기가 안 통해 질식할 지경입니다. 이런 상태를 한방에서는 간의 울혈(鬱血, **빽빽**할 울, 피 혈. 간의 영양소와 피가 소통이 안 되고 몰려있는 상태)이라 합니다. 그런 이유로 살은 통통하게 쪘어도, 식사를 설게 하거나 식사 시간이 조금만 지나도 배고픔을 참기 어려우며 심지어는 저혈당증상이 나타나 손발이 떨리거나 힘이 쭉 빠집니다. 간의 소설작용이 약한 탓입니다. 이것을 해소하는 것을 소설(疏泄, 성기게 할 또는 드문드문할 소, 샐 설. 간에 저장된 혈액과 영양소를 신체 각부에 운반 공급하는 생리 기능)시킨다고 합니다. 이 체질에는 이런 증상을 치료하는 것이 매우 중요합니다. 채소를 금하고 간의 팽창된 습열을 제거하고 항진을 바로 잡아주는 체질 약재를 써야 합니다. 이런 현상은 간이 지나치게 항진되어 오는 것으로, 긴 세월 방치하면 면역은 자연 약해지니 간염 바이러스에 공략을 당합니다. 간장병의 원인이 여기에 있습니다. 목양, 목음체질은 간의 습열과 울혈 등으로 간 기능이 결국은 약해져 모태로부터의 수직 감염을 제외하고는 금양, 금음체질 다음으로 B형 간염에 잘 감염됩니다. 술을 마시면 지방간이 많습니다.

(3) 당뇨병

목음체질은 토체질 다음으로 당뇨에 잘 걸리는 체질입니다. 그러나 목양체질은 목음체질에 비해 당뇨 발생률이 낮습니다. 그것은 위장 기능이 약해 음식 섭취량이 적고 체질적으로 생야채를 대체로 즐기지 않는 편인데, 생야채는 소화가 안 되어 그대로 변으로 배설되거나 속이 불편하기 때문입니다. 토체질은 위장에 열이 너무 심해 췌장에 그 열이 전달되어 생기지만, 목체질은 간 기능이 지나치게 강해 당뇨가 발생합니다. 간은 소화된 영양물질을 핏속에 포도당의 형태로 공급하거나 간에 글리코겐의 형태로 저장하였다가 필요시 글루코오스, 즉 포도당으로 피를 통해 세포에 공급합니다.

목음체질은 간이 지나치게 과강하므로, 간에 피를 저장하려는 힘은 강하고, 탄수화물을 소화하여 저장된 글리코겐(간에 저장된 포도당의 전 단계 영양물질)을 글루코오스(포도당)로 바꿔 혈중에 포도당을 공급하는 기능은 약합니다. 한국인의 음식문화로 인해 어려서부터 수십 년을 채식을 위주로 식사한 목체질은 간이 너무 항진되어 있기에, 저장된 영양분과 피를 정상적으로 내보내지 않습니다. 목체질은 비만인 경우에도 식사해야 할 시간이 지나면 저혈당이 되어 갑자기 힘이 쏙 빠지는 현상이 나타나는 것만 봐도 틀림없습니다. 이렇게 목체질의 간은 몹시 저장 능력이 강해 당 대사를 잘 하지 않습니다. 그리하여 목체질은 살이 가장 잘 쪄 비만이 가장 심하고 간에 습기가 많습니다. 과도한 지방은 인슐린을 소모해 인슐린이 부족합니다. 게다가 한국인의 오랜 채식문화 때문에 목체질은 대체로 간에 습열이 심합니다. 목체질은 생야채를 주로 섭취하면 간에 습열이 발생하며, 증상으로는 눈의 충혈 눈 주위의 염증 등이 나타납니다. 이렇게 심한 간의 습열과 인슐린 부족, 혈당 대사의 장애 등으로 당뇨병이 유발됩니다.

더욱이 폐는 호흡과 피부를 통해 몸 안의 습기와 수분을 소모도 하고 조절도 합니다. 그러나 목체질은 폐 기능이 몹시 약해서 폐를 통해서 습한 기운을 배출, 제거하는 기능이 매우 약합니다. 때문에 길항 관계에 있는 간의 습기는 제거가 잘 안 되어 습열에 시달립니다. 목욕한 뒤에 몸을 닦지 않았을 경우나 비에 젖어있을 경우 컨디션이 떨어져 불편한 느낌을 상기해보면 이해가 되실 것입니다. 그런데 체질적으로 음식을 잘못 섭취하여 비정상적인 습열이 간에 과도하게 누적되면, 간의 기운은 횡으로 움직이므로 췌장에 습기가 전달됩니다. 그래서 겨드랑이를 누르면 많이 아픕니다. 췌장은 생리적으로 습(濕), 즉 축축한 것을 싫어합니다. 알다시피 췌장은 습열(濕熱)을 싫어하고 건조(乾燥)한 것을 즐긴다는 한의학의 이론과 같이 췌장의 기능은 떨어집니다. 그 결과 양질의 인슐린이 생산이 제대로 되지 않거나 모자라게 되어 당뇨병이 유발됩니다. 비만과 간의 습열로 췌장은 당뇨에 노출될 수밖에 없는 것입니다.

그러나 목체질의 습열은 본질상 그 기운은 차갑습니다. 설명했다시피 냉성 채소와 성질이 찬 음식을 많이 먹어온 결과 간장에 비정상적인 허열(虛熱)이 췌장에 전변된 것이기 때문입니다. 물론 체감(體感), 즉 몸으로 느끼기는 덥지만, 그 열의 근원은 실상은 냉(冷)입니다. 속아서는 안 됩니다. 차가운 것을 먹으면 몸이 상하는 것을 보면 실열(實熱)이 아니라 허열 혹은 가열(假熱)이며 냉기에서 비롯됨을 알 수 있습니다. 때문에 목음의 당뇨는 여름보다 차가운 겨울에 관리가 더 힘듭니다. 근본이 냉증에서 당뇨가 비롯되었기 때문입니다. 금토체질의 당뇨가 여름에 더 힘든 것과 대조되는 부분입니다. 그러므로 치료도 본질적으로는 허열을 제거해주는 것입니다. 폐를 따뜻하게 하고 간의 습과 냉을 제거하는 체질 한방제를 씁니다.

6. 주거지 또는 전지(轉地)요법

주거지는 습기가 적은 들판이나 나지막한 야산(野山) 또는 높지 않은 산 아래가 좋습니다. 산소가 풍부한 산중(山中)도 좋습니다. 그러나 깊은 산중보다는 나지막한 야산이 더 좋습니다. 그 이유를 설명합니다. 습을 모으는 간의 과도한 기능 때문에 피부와 모든 장부에는 습기가 많으며, 그로 인해 목체질은 모든 질병이 발생합니다. 그래서 공기의 순환이 잘 되는 그러한 지역이 좋습니다. 들판이나 야산 아래는 공기 순환이 잘 되어 습기가 적습니다. 그러나 깊은 산중은 산이 높아 기류의 이동이 적고 습기가 좀 많으며 해가 빨리 지는 까닭에 일조량이 적습니다. 햇볕을 적게 받으면 그만큼 피부에 습기가 많아집니다. 안 좋은 현상입니다. 또한 시각적으로도 야산보다는 조금 답답합니다. 그이유는 목체질의 간은 횡으로 팽창하는 기운이 강해 시야를 너무 가리면 간의 기운이 울체하기 때문입니다. 그러기에 위에 있는 그림과 같은 데 집을 짓고 살면 아주 좋습니다. 도시의 공기는 산소를 가장 많이 필요로 하는 목체질에게는 산소가 풍부한 숲속이 좋습니다.

만약 호반이나 해변에서 요양을 한다면 습기와 염분이 많은 공기로 인해 간은 더 습기가 많아지고 피부는 거칠어져 기미나 주근깨 등이 생깁니다. 신체 관절도 습기로 인해 루마티즈나 관절염으로 고생할 수밖에 없습니다. 깊은 산중이라면 햇볕이 잘 들고 일조량이 많은 곳을 골라야 합니다.

(1) 실내 장식(인테리어)

요즘은 건강을 위하여 황토나 옥 또는 수정, 맥반석 등을 이용하여 새집 증후군의 부작용을 최소화하고 최적의 건강 환경을 지향하는 추세입니다. 그런데 유의할 점은 대체로 모두가 좋다고 생각하는 그런 재료가 체질에 따라 이로울 수도 해로울 수도 있습니다. 집을 지은 후 또는 아파트 입주 전 벽지를 바르기 전에 시멘트 건물에서 나오는 해로운 기를 차단하고 체질에 유익한 기를 발산하도록 내부 작업을 합니다. 목음체질에는 황토, 게르마늄, 카올린, 백운석, 녹수정을 재료로 한 인테리어는 건강을 증진시킵니다. 이 때문에 게르마늄 황토를 원료로 한 내부 장식은 좋습니다. 게르마늄은 폐기를 발산하게 하여 힘이 솟고, 황토는 폐와 위장의 열을 보강하게 하여 체내의 부족한 양기(陽氣)를 보충합니다. 벽지를 바르기 전에 체질에 맞는 원료를 천연 접착제와 배합하여 벽면에 약 2cm 내외로 칠하고 그 위에 천연 염료로 물들인 천연 한지를 체질에 맞는 색상을 골라 바릅니다. 습기 조절과 유해물질, 전자파 흡수를 위해 숯과 천연 접착제로 만든 석고보드 형태의 숯을 벽면에 부착시키면 한층 더 건강 생활에 좋습니다.

반짝이는 형광물질이 들어있는 일반 벽지는 화학물질이 미세하게 방출되므로 피하는 것이 좋습니다. 게다가 반사되는 빛에 눈이 피곤해집니다. 그러나 천연 한지(韓紙, 닥나무 껍질을 가공하여 만든 천연 종이로 전통적으로 조상들이 사용해왔음)를 사용하면 조명을 적절히 흡수하여 눈이 부시지 않아, 눈의 피로도를 줄여 줘 목양체질의 간의 기능을 약화시키지 않도록 하는 데 도움이 됩니다. 눈은 간의 배속 장기입니다. 특히 조명에 의해 일반 벽지에서 반사되는 빛은 간 기능 항진의 문제를 일으켜 마음이 안정이 안됩니다. 또한 한지는 실내의 습도를 조절하는 기능이 있습니다.

거실과 방의 바닥도 건물을 짓고 내부 시설에 들어가기 전에 체질에 맞는 재료를 깔고 보일러를 설치하고, 그 위에 재료를 2~3cm 정도로 덮은 후, 한지를 겹으로 바릅니다. 마른 뒤 들기름이나 콩

기름을 여러 차례 바르고 말리는 일을 반복합니다. 물론 가족들의 체질이 다르므로 개인 방은 체질에 맞추어 재료를 달리 써서 시공합니다. 일반적으로 공사할 경우 거실은 시멘트 바닥과 무늬목을 붙이는 데 사용되는 접착제로 화학본드 등을 씁니다. 인체에 해로운 화학물질이 서서히 새나옵니다. 그 중에는 발암물질도 있습니다. 조사에 의하면 신축 아파트의 경우 허용 기준치 이상의 유해물질이 방출된다고 합니다. 새집 증후군이 생길 수밖에 없습니다. 병이 깊은 분들은 체질 참살이 인테리어로 꾸민 집이 아니라면, 새집에 이사 들어가는 일을 삼가야 합니다.

한지의 색깔도 체질에 맞게 자연스런 흰색 계통을 선택합니다. 천연 염료 중에서 쪽으로 물들여 사용합니다. 그러면 잠재적으로 정서가 안정이 잘 안 되고 힘이 가라앉아 활력이 떨어지는 목양체질의 기(氣)를 받쳐줍니다. 환자는 물론 가족들의 개인 방, 특히 학생들의 경우 해당 체질에 맞는 색으로 커튼 침대 책상 농 등을 마련해주면, 자기 방에 들어와서 마음 편히 공부에 집중합니다.

(2) 잠자리

음식이나 약은 체질 따라 구별해 먹어야 한다고 생각하는 사람들이 좀 있습니다. 그러나 위에서 말한 참살이 인테리어나 잠자리를 체질에 맞게 해야 한다고 말하면 몹시 생소하게 여깁니다. 전혀 체질과 관계없는 영역으로 봅니다. 생각해보면 원리는 다 같습니다. 예전에는 모두 온돌이나 보일러 난방으로 살아왔습니다. 요즘에는 전기 매트나 세라믹 전기 매트도 사용합니다. 그런데 홈쇼핑이나 판매점에서는 역시 체질의학과는 거리가 멀기에 일반 건강식품이 모두에게 무조건 좋다고 판매하는 것처럼, 침구용 매트에 대하여도 누구에게나 다 좋은 것인 양 선전 판매합니다. 하지만 먹는 것 못지 않게 잠자리도 무척 중요합니다.

■ 유해한 전자파가 없어야 함

첫째, 전자파(電磁波)가 발생하지 않는 무자기(無磁氣) 열선을 사용한 제품이라야 합니다. 이 열선을 상용한 제품은 전자파(電磁波)가 전혀 발생하지 않습니다. 그러나 시중에 판매하는 제품은 전자파 차단 인증표시가 되어있기에 소비자들은 완전 전자파 전자소멸 제품으로 오해합니다. 실제로 전자파가 제거된 제품은 그리 흔하지 않습니다. 그러므로 독자들의 신중한 선택이 필요합니다. 다음 설명되는 전자파의 유해성에 관해 읽어보시면 건강에 전자파가 어떻게 해로운지 인식하는 데 도움이 됩니다. 전자파는 원래 전자기파(電磁氣波, electromagnetic wave)를 줄인 말로 주기적으로 그 세기가 변하는 전자기장, 즉 전기장(電氣場)과 자기장(磁氣場)이 공간을 통해 전파해가는 현상을 말합니다. 전기제품에서는 전자파가 발생합니다. 컴퓨터의 전자파가 미치는 범위가 1m, TV는 1.5m, 전자레인지는 1m, 전기 매트는 30cm 정도입니다. 그림에 나와 있는 바와 같이 자기장과 전기장은 진행방향과 함께 수직으로 영향 범위 내에서 작용합니다.

한편 우리 인체는 약 65%가 전기의 전도가 잘되는 물로 구성되어 있습니다. 그러므로 미세하지만 전자파의 영향을 피할 수 없습니다. "뉴런"이라는 뇌세포들 사이의 정보전달은 수상돌기와 축색돌기와의 신경 전달을 화학적 신호와 더불어 전기적 신호에 의존합니다. 뇌세포와 척수신경을 통해 연결된 오장육부 및 신체 각부에 분포한 신경세포 사이의 교신도 전기적 신호에 의존합니다. 생체 자체도 고유의 전기적 성질을 지니고 있습니다. 일반에게 널리 알려진 것으로 심전도(心電圖), 즉 심장의 전기적 신호가 있습니다. 또한 혈액은 철분을 포함한 광물질 성분이 들어있기에 전자파의 일부인 자기장(磁氣場)의 영향을 받을 수밖에 없습니다.

전자 제품에서 나오는 전자파는 인체 고유의 생리적 전기적 파동에 교란과 혼동을 일으킵니다. 또한 뇌세포의 교란, 척수신경 전달 장애로 인한 뇌세포와 장부 사이의 자율신경실조, 심장과 혈액의 순환과 기능에 장애가 발생합니다. 이 모든 것은 총체적으로 생체 기능을 약화시켜 질병의 원인이 됩니다. 사람은 8시간을 고이 자야 하건만 전자파 속에 휩싸여 자고 또 자다 보면 자기도 모르는 새에 병에 걸리기 쉽습니다. 그러므로 전자파가 전혀 발생하지 않는 열선을 이용하여 만든 잠자리를 이용하여 건강을 지켜야 합니다. 겨울에 난방비 아낀다고 대책 없는 전기장판을 쓰면 손발이 저리거나 피가 모자라게 되고 몸이 무거워집니다.

■ 목음체질에 맞는 침구 재료

가을철에 접어들면 앞 다투어 매트가 나옵니다. 토양체질에 맞는 재료 선정에 관한 내용을 소개합니다. 목체질은 차가운 기운을 띤 은사(銀絲, 은 성분이 들어있는 실)를 이용한 제품이 해롭고, 따뜻한 성질을 가진 금사(金絲, 금 성분의 실)로 만든 제품은 좋습니다. 목체질은 간이 차가워 내면 은 늘 서늘합니다. 그러므로 은이라는 금속을 통해 열이 발산되면 그 자체는 발열되어 따뜻하지만, 장부에 들어가면, 은을 통과하여 나온 열은 그 속성이 서늘하기에 몸은 식어가고 손발이 차가워져 혈액이 돌지 않습니다. 반면 금은 몸에 열을 넣어주고 양기를 보강하는 성질이 있으므로 양의 기운 이 약한 목음체질은 유익합니다.

옥(玉)으로 만든 제품은 이롭습니다. 본래 옥은 차가운 성질을 지니고 있어 덥고 상승하는 기운 을 하강시키는 성질이 있습니다. 때문에 목음체질의 뭉친 심장의 열을 해소합니다. 그러나 몸을 덥 혀주는 기능은 없습니다. 그래서 추위를 타고 손발이 차가운 목음체질은 옥보다는 몸을 따뜻하게 하는 재료로 만든 매트를 쓰는 것이 좋습니다. 황토를 이용한 침대나 매트는 인테리어에서 말한 바 와 같이 목체질에 이롭습니다. 그 이유는 황토는 따뜻한 성질을 지니고 있어 차가운 위장을 온보(溫 補)하는 효능이 있기 때문입니다.

잊지 말아야 할 것은 전기를 통해 발열된 침구일지라도 열 전도매체가 성질이 차가운 광물로 된 세라믹을 통과한 것이라면 본질은 차갑습니다. 예컨대 요즘 유행하는 옥 매트의 옥은 성질이 몹시 찹니다. 따라서 전류로 가열되어 몸으로 느끼기에는 온도가 높고 순간 몸을 덥혀주는 것은 사실이 나 나중에 몸과 장부의 기운은 식고 차가워집니다. 차가운 옥을 통과한 열은 차가운 열로 변합니다. 옥은 차가운 것입니다. 차가운 옥을 통과한 열은 차가운 열로 변합니다. 물리적으로는 열이 있음에 틀림없으나 그 내면의 기운은 차가운 것입니다. 얇은 철판을 통해서 가열된 열은 파장이 짧아 그 위 에 고기를 구우면 속은 익지 않고 겉만 탑니다. 반면 두꺼운 돌판이나 세라믹 구이판 위에 고기를 구우면 열의 파장이 길어 속과 함께 겉이 타지 않고 맛있게 잘 익습니다. 방사체에 따라 열의 성질이 바뀝니다. 그와 같은 이치입니다. 그러기에 옥 매트에서 오랫동안 잠자리를 하면 몸은 차가워지고 손발은 냉합니다. 그런데 보통 사람은 그 원인을 생각조차 할 수가 없는 것이 문제입니다.

한편 황토를 통과한 구들장이나 매트의 열이 진정 따뜻한 기운입니다. 황토는 따뜻한 순양(純陽, 순수하게 서늘한 음기(陰氣)에 길항하여 양의 기운을 보강하는 기)의 물질입니다.

이렇게 체질적으로 매트의 원료로 사용되는 광물질의 성질과 기능은 다릅니다. 그런데 문제가 있습니다. 제조자들은 효용성이 알려진 광물질을 체질과 무관하게 나름대로 원료를 조합하기에, 성분을 살펴보면 식품과 마찬가지로 자신에게 맞는 원료와 맞지 않는 원료가 함께 섞여 있습니다. 그렇게 되면 한시적으로 효과가 있는듯하다가 나중에는 자기도 모르는 사이에 자신의 고유의 생체 파동이 깨집니다. 그러므로 재료의 배합 성분 중에 자신에게 해로운 광물질이 들어있지 않고 유익한 원료로만 조성된 것을 살펴서 온열 매트를 골라야 합니다.

(3) 목욕

목음체질은 몸 자체는 서늘합니다. 그러나 구분하면 장부(臟腑)는 열이 많고 장부를 둘러싸고 있는 겉몸, 즉 체표(體表)는 차갑고 기(氣)의 순환이 약합니다. 때문에 속은 더워도 체표를 늘 따뜻하게 해야 합니다. 또한 몸속의 장부에서 발생하는 열이 해소되지 않기에 그 열을 밖으로 뿜어내지 않으면 안 됩니다. 이런 생리적 특징 때문에 더운 물에서 땀을 충분히 내주면 속에 가두어 있는 내부 열을 땀으로 해소함으로써 속과 겉의 체온 평형을 유지할 수 있습니다. 동시에 차가운 체표에 열을 가함으로 기의 순환을 촉진시킬 수 있는 것입니다. 이렇게 땀을 내면 혈액순환이 잘 됩니다. 목양체질은 땀을 충분히 흘리는 게 좋지만 목음체질은 체력에 비해 땀을 너무 흘리면 힘이 달립니다. 따라서 더운 물에 몸을 담근 후 그 열을 식히려고 찬물에 들어가면 다시 체표가 차가워져 마찬가지입니다. 찬물에 들어가서는 안 됩니다. 같은 원리로 차가운 물에서 하는 수영을 금하는 것입니다. 심장의 열 때문에 배꼽이나 명치까지만 담가 심장에 무리를 주지 않고 즐기면 건강을 얻을 수 있습니다. 목음은 20분 안팎 열탕 반신욕이 좋으나 허약하거나 심장 열이 심할 때는 어지럽거나 힘들 수 있습니다. 이 경우에는 열탕에서 5분 안팎으로 담근 후, 적당한 미온수로 샤워하고, 좀 쉬어주는 방식으로 진행, 체력에 맞게 3~4차례 반복하면 좋습니다.

동일한 이유로 여름에 목욕할 때에도 찬물로 해서는 안 됩니다. 찬물로 목욕하면 순간은 시원합니다. 하지만 몸에 젖은 물을 닦기가 무섭게 더 더워집니다. 그것은 체표를 통해 장부에 들어간 열이 더 차가워진 체표를 뚫고 나오지 못해 내장에 갇혀 있기 때문입니다. 그러나 미지근한 물이나 따뜻한 물로 샤워를 하면 땀구멍을 열어 몸속에 있는 열을 밖으로 해소해줘 몸의 열은 가시고 시원합니다.

(4) 감기

폐가 약하고 체표에 기가 적어 한기에 약해 감기에 걸리면 잘 낫지 않습니다. 따라서 추운 계절이 되면 한기가 체내에 스며들지 않도록 조심해야 합니다. 목양 체질은 열탕에서 땀을 충분히 내는 것이 매우 좋고 사우나는 하지 않는 것이 좋으나, 즐길 시에는 건식 사우나가 좋습니다. 덥다고 냉탕에 들어가면 해롭습니다. 더운 물에 소금이나 청주를 타서 땀이 충분히 나도록 목욕하면 잘 낫습니다. 목음체질은 땀을 많이 내지 말아야 합니다. 항진된 심장에 지나치게 열이 가해지면 기운이 떨어집니다. 여름에도 찬물 목욕은 해롭습니다. 더운 여름에도 따뜻한 물로 목욕해야 모공이 열려 속열이 밖으로 빠져나오게 되어 몸이 시원해집니다. 찬물로 행구면 순간만 시원할 뿐, 속열이 정체되어 잠시 후에는 더 더워집니다.

목음체질은 복어, 머위, 콩나물, 무, 양파, 파, 마늘, 북어, 쇠고기곰국, 갈비탕 등을 얼큰하고 뜨겁게 먹어 땀을 많이 내야 합니다. 폐를 보강하는 장어 요리를 맵게 드시면 좋습니다. 목음체질은 오미자, 맥문동, 길경, 칡차가 감기에 좋습니다. 평소 율무, 땅콩차가 좋고 비타민 A와 D, E를 섭취하면 좋습니다. 푸른 생야채, 생선회 등의 찬 음식을 조심해야 합니다. 평소 뿌리채소와 육식을 하면 상쾌하고 변통도 면역 기능도 좋으나 채식을 주로 하면 변이 무르고 배가 차가워지고 눈이 충혈됩니다.

*피부 아래로 땀샘이 뻗어있다. 목체질은 기의 흐름이 원만치 못해 체표에 차가운 기운이 엉켜 있다. 더운 물에 담그면 해소되고 막힌 기혈이 통한다.

7. 목음체질의 식이요법

(1) 육류와 뿌리채소 주식

뇌졸중, 심장병, 고혈압 진단을 받으면 상식적으로 가장 기피하는 식품은 육류입니다. 육류에는 지방이 붙어있기 때문에 더욱이나 꺼립니다. 물론 금양 금음체질 식이요법을 읽어보면 알 수 있듯 그 체질에는 육식 그 자체가 순환기 질환의 원인입니다. 그러나 목양, 목음체질의 경우에는 반대로 육식 위주로 섭생해야 고칠 수 있습니다.

물론 기름기 없이 섭취해야 합니다. 그렇지 않을 경우 이들 포화지방은 혈관 벽에 붙어 순환기 질환을 유발합니다. 포화지방은 엉키는 성질이 있어 혈관을 막히게 하고 혈액 찌꺼기를 만드는 기름을 말합니다. 그러니 당연히 삼가야 하겠지요. 반면 식물의 씨앗이나 생선에 들어있는 불포화지방은 미끄러운 성질로 혈관 벽에 침착하지 않고 핏줄을 타고 다니면서 피를 잘 돌게 합니다. 그렇다고 불포화지방이면 무엇이든지 섭취해서는 안 됩니다. 체질 따라 맞는 것을 가려 먹어야 유익합니다. 달맞이유, 참기름, 호두기름, 들깨기름, 산초유 등이 맞습니다.

채소 중에서도 폐를 북돋는 취나물, 호박잎, 고춧잎, 들깻잎 등을 제외한 대부분의 푸른 채소들은 오히려 병을 악화시킵니다. 육류와 뿌리채소를 위주로 먹어야만 고칠 수 있습니다. 일반적으로 과일과 야채가 성인병 예방에 좋다고 알려져 있고 그렇게 믿고 있기 때문에 필자의 이런 말이 수긍이 잘 되지 않을지 모릅니다. 때문에 확신을 갖도록 부연 설명을 하겠습니다.

먼저 육류 섭취가 고혈압에 미치는 영향에 관한 일본 교토대학에 의한 실험을 살펴보면 하나의 대답을 찾을 수 있습니다. 유전자 조작을 통해 고혈압을 유발시킨 쥐를 대상으로 실시되었습니다. 이 쥐들의 혈압은 모두 250으로, 뇌졸중이 100% 유발될 수 있는 상태였습니다. 한편에는 고단백음식을, 다른 편에는 저단백음식을 한 달 동안 먹이면서 관찰했습니다. 결과는 어떠했을까요? 예상 밖의 결과가 나왔습니다. 저단백음식을 섭취한 쥐는 뇌졸중 증상을 보이면서 시름시름 힘을 잃어가고 있었습니다. 반면 육류 등 고단백을 섭취한 쥐들은 원기 왕성하였습니다.

실험을 주도한 야모리 유키오 교수는 결론적으로 고혈압 환자에게도 육류 섭취가 필요하다고 이렇게 주장합니다.

"뇌졸중은 뇌혈관이 터지거나 막혀서 생기는 질병이므로 이를 예방하려면, 동물성 단백질이 필요합니다. 동물성 단백질은 뇌혈관을 튼튼하게 유지시켜주기 때문입니다. 고혈압 환자도 육류를 규칙적으로 섭취하는 것이 좋습니다."

동물성 지방을 지나치지 않게 그리고 동물성 지방의 폐해가 덜 하는 방법으로 섭취하도록 권장하였습니다. 이상의 내용은 KBS 과학 프로젝트팀에 의한 "생로병사의 비밀 2"에서 뽑아낸 것입니다. 앞서 금체질의 고혈압 식이요법에서는 이른 바 서구형 식사법이라고 해서 육류와 유제품이 순환기 질병의 주범이라고 확정 선고하여 그런 식품을 멀리하라고 권한 내용을 기억할 것입니다. 그것은 단지 금양, 금음체질에만 해당됩니다.

　목양, 목음체질은 육류 섭취가 고혈압에 미치는 실험 결과에서 알려 주듯 육식 위주의 식사를 꼭 해야 합니다. 폐는 숙강(肅降)이라고 해서 폐의 기운을 아래로 내려 보내 하체까지 힘 있게 하는 기능이 있습니다. 그런데 폐가 체질적으로 약한 목(木)체질은 그것이 잘 안 됩니다. 그것을 보완하여 폐를 튼튼하게 하는 식품이 바로 육류와 같은 고단백질 식품입니다. 그래서 육식을 하면 폐가 강해져 숙강 기능이 잘 되어 기운을 아래로 밀어내리니 자연이 뇌 쪽으로 흐르는 피가 압력을 덜 받게 됩니다. 해서 뇌졸중과 같은 문제가 생기지 않게 됩니다. 또한 목체질은 간과 쓸개가 강합니다. 다시 말해 육류의 단백질과 지방을 소화하고 분해하는 데 최고의 기능을 자랑하는 쓸개를 지니고 있는 것입니다. 그 결과 육식을 해도 장기에 아무 손상도 주지 않고 혈관질환이 개선됩니다. 게다가 육식을 하면 간의 기능을 보호하는 효과가 있어 심장병 등을 예방할 수 있습니다. 단, 육식을 할 때에는 필히 채소가 아니라 뿌리채소를 함께 먹어야 합니다. 육식 위주가 아닌 채식 위주로 할 경우, 센 간이 더욱더 세져서 간열이 넘치고, 그 열기가 뇌로 가면 뇌졸중이, 심장에 영향을 미치면 심장병이, 극심한 열이 간 동맥에 미치면 고혈압이 생기고야 맙니다. 간에 영양을 공급해주는 채소는 목체질에게는 간의 기능 이상 항진을 유발하기 때문입니다.

　좀 흥미로운 얘기를 하겠습니다. 조선 최고의 한의서 중의 하나인 동의보감의 간(肝)편의 간 그림을 유심히 보면, 간이 수많은 나뭇잎으로 덮여 있습니다. 간은 오행(五行)중에서 목(木), 즉 나무에 배속시키고 있으며, 나무는 성장하면서 나뭇잎이 무성해집니다. 그래서 한의학에서는 간을 묘사할 때 이치상으로 갑옷의 미늘처럼 간을 나무 이파리로 장식합니다. 흥미롭게도 현대 해부학에서도 좌우의 간을 하나는 우엽(右葉), 즉 오른쪽 잎, 좌엽(左葉), 즉 왼쪽 잎이라고 부릅니다. 즉, 간을 나뭇잎에 빗대어 부릅니다. 그것은 일면 간은 나무나 나뭇잎과 비슷한 성질이 있다는 점을 시사합니다.

그런데 나무는 바람이 심하게 불면 나뭇잎은 흔들리다가 결국은 떨어지지요. 간도 기능 이상이 생겨 간 내부에서 바람, 즉 풍(風)이 생기면 중풍이 옵니다. 요즘 말로 하면 간 기능 이상 항진이 생기는 것입니다. 마치 갑상선 기능항진이 유발되면, 많이 먹어 칼로리를 공급하더라도 인체에너지를 필요 이상으로 연소하게 되므로, 몸이 야위고 피곤해지는 것과 같습니다. 그와 같이 간 기능이 항진되어 핏줄이 막히면 뇌경색, 터지면 뇌출혈과 같은 뇌졸중이 발생합니다. 뇌졸중 환자가 손발을 떨고 있는 것과 부는 바람에 흔들리는 나뭇잎은 너무도 비슷합니다. 대개 순환기 질병의 원인을 심장과 혈관에서 찾는데, 실제 원인이 주로 간에 있는 경우가 많습니다.

간의 이상 항진과 중풍을 막아 뇌졸중, 고혈압, 심장병을 예방 치료하려면 간의 기운이 극히 강한 목체질의 경우에는 간의 기를 지나치게 항진시켜 바람을 일으키는 푸른 채소류를 기본적으로 반드시 끊어야 합니다. 그러면 바람을 잡을 수 있습니다. 목체질에게는 일반 채소가 간에 바람을 일으키는 중풍의 식품입니다. 그 다음 간의 바람, 즉 간의 과도한 습열을 진정시키는 체질 한방 방제를 써서 잡아야 합니다.

이미 말한 바와 같이 목체질의 경우에 육류는 전체적으로 폐를 강화하는 식품임을 밝혔습니다. 모든 육고기는 목체질에 적합합니다. 그러나 장이 차가울 때는 돼지고기는 적게 섭취하고, 간의 항진으로 중성지방 수치가 높을 때에는 동물 기름을 금합니다. 육류의 성질을 세밀히 밝히면 다음과 같습니다.

·**쇠고기**: 목체질에 가장 이상적인 육류로서 주로 폐로 귀경하여 보강합니다.
·**닭고기**: 순양의 식품 즉 열이 많은 육류로 비 위장으로 들어갑니다.
·**돼지고기**: 차가운 기운을 지닌 고기로 신장으로 들어가 힘을 줍니다. 따라서 체온이 낮거나 대장이 차가울 때는 해로울 수 있습니다. 그러나 목음에는 아주 좋은 단백입니다.
·**개고기**: 열이 많아서 위장을 따뜻하게 해줍니다. 여름에 개는 더워서 입을 벌려 혀를 내놓고 열을 식히면서 숨을 쉽니다. 그늘에 누워 움직이지 않습니다. 더위를 못 참습니다. 그러나 차가운 겨울이 오고 눈이 내리면, 제 세상을 만난 듯 즐겁기 한량없이 눈밭을 쏘다 다닙니다. 몸이 더우니 추운 겨울이 개에게는 시원한 계절인 것입니다. 이것만 봐도 개는

열이 많다는 것을 짐작할 수 있지요. 그러므로 서늘한 간이 최강 장기로 몸 전체를 지배받고 있는 서늘한 목체질에게 개고기는 몸을 따뜻하게 하는 보양식품입니다. 그러나 쇠고기가 더 좋습니다.

덧붙여 개고기를 먹을 때, 마늘을 먹는 것이 좋은가 나쁜가에 대한 확실한 대답을 드립니다. 사실 팔체질 의학이 아니면 속 시원히 밝힐 수 없는 그런 문제입니다. 마늘은 먹으면 코에 땀이 맺히는 것을 보면 알 수 있듯이, 마늘은 폐를 따뜻하게 하고 체표의 기운이 왕성하게 순환하도록 합니다. 그러므로 개고기는 수, 목체질에 적합하며, 마늘은 폐가 강한 수양체질을 제외한 나머지 폐가 약한 수음, 목양, 목음체질만 유익합니다. 토체질에게는 열이 많아 개고기가 아주 해롭습니다. 때문에 마늘과 개고기를 같이 먹어 유익한 체질은 수음, 목양, 목음체질입니다. 그러나 수양체질은 마늘과 함께 먹으면 손해를 봅니다. 다른 금, 토체질은 개고기 자체가 해로우므로 금해야 하며, 마늘과 함께 먹으면 금 체질은 더욱더 해롭습니다. 명쾌한 답이 됩니다. 팔체질 의학의 탁월성입니다.

· **사슴고기:** 사슴은 위로 솟구치는 힘이 무척 강합니다. 뿔이 화려하게 뻗어 솟은 것을 보면 알 수 있지요. 그래서 인체상부의 폐에 크게 힘을 줍니다. 때문에 목체질과 수음체질의 폐를 강하게 해주는 좋은 식품입니다. 폐의 기운을 가장 강하게 하는 것은 사슴이요 다음은 염소이며 그 다음은 쇠고기입니다. 녹용이 이 체질에 좋은 것은 폐에 승양익기(升揚益氣)하는 기운이 가장 강하기 때문입니다.

· **양고기와 염소고기:** 소처럼 뿔이 있습니다. 기운이 하체가 아니라 상체로 뻗어 올라갑니다. 그래서 쇠고기처럼 폐를 이상적으로 도와줍니다. 몸을 따뜻하게 해줍니다.

(2) 식물성 기름과 EPA DHA 오메가-3 섭취

식물의 씨앗인 호두, 참깨, 호박씨, 은행, 들깨, 아마씨, 아몬드의 씨나 기름을 충분히 섭취하면 좋습니다. 불포화지방산과 리놀레산 오메가-3 등이 많아 혈행 개선에 아주 좋습니다. 동시에 체온도 올려주므로 금상첨화입니다. 또한 다음과 같은 천연 그대로의 생선을 취할 때에는 목양, 목음체질 모두에게 유익합니다. 바다 생선 중에는 조기, 가오리, 동태, 명태, 바다장어, 붕장어 등이 어울리고, 민물고기로는 장어, 미꾸라지, 메기 등이 좋습니다.

목음체질에는 신장을 이롭게 하는 가물치, 잉어, 복어도 좋습니다. 물론 생선에는 오메가 지방산 및 불포화지방산(혈관 벽에 붙지 않고 혈액의 흐름을 촉진하는 지방)이 많이 함유되어 있어 동맥이 굳어지는 것과 혈압이 높아지는 것을 예방합니다. 또한 EPA DHA 오메가-3 등의 기능성 식품을 섭취합니다. 기억할 점은 위에 언급된 기능성 식품은 신장을 이롭게 하기에 신장이 허약한 목음체질은 매우 좋습니다. 이런 식품은 혈액순환을 촉진시킬 뿐만 아니라 나쁜 콜레스테롤(LDL)을 분해해주고 좋은 콜레스테롤(HDL)을 생성시키고 피 찌꺼기를 없애줍니다. 대부분의 바다 생선은 기운이 차가워 좋지 않습니다.

(3) 목음체질에 해로운 인삼, 홍삼, 옥수수, 현미, 감자

위에 열거한 식품은 열이 많아서 섭취하면 비정상적으로 위장이 과열되어 염증이 생기며 위궤양이 발생합니다. 당연히 위장 동맥에 열이 많아질 수밖에 없습니다. 또한 심장에도 열이 가중되어 심장관상동맥이 팽창합니다. 이렇게 위장과 심장의 동맥이 팽창하면 혈관 내벽이 좁아져 순조로운 혈액순환이 되지 않습니다. 때문에 위장과 심장동맥의 압박으로 인해 혈압이 높아져 전신으로 영향이 퍼져나갑니다.

게다가 위에서 말한 금지된 식품을 주로 섭취하면, 그 식품이 지닌 과도한 열로 말미암아 위장 내벽에 염증과 나아가서는 위궤양을 유발합니다. 옥수수, 현미, 감자 등은 본래가 위장을 따뜻하게 덥혀주는 식품이기 때문입니다. 또한 심장은 늘 열에 시달리고 있는데, 인삼과 같은 극열한 식품을 먹게 되면 심장에 열로 인해 과부하가 걸려 제 기능이 제대로 나오지 않습니다. 물론 인삼은 해로워도 홍삼은 체질에 관계없이 누구에게나 좋다고 알려져 있습니다. 인삼공사에서도 그렇게 말하고 있으니 안 믿을 사람이 없습니다. 그러나 홍삼도 찌고 말려 기가 부드러운 것만 다를 뿐 본질은 똑 같습니다. 목음체질이 춥다고 먹게 되면 순환기만 악화됩니다. 한 달만 계속 섭취해보면 심장 부위가 답답하고 숨이 차오릅니다. 위염도 겹칩니다. 그렇다고 따뜻해지지도 않습니다. 머리만 아프고 열만 납니다.

(4) 칼륨과 비타민 D, 그리고 뿌리채소 식품

목체질에는 버섯류(영지 제외)와 연근, 당근, 도라지, 더덕과 같은 식품이 좋고, 두부, 순두부, 흰 콩은 섬유소도 풍부하고 광물질과 비타민이 많아 혈중지질 감소에 도움이 됩니다. 혈압이 높은 사람은 매일 배변을 통해 혈압의 상승을 막아야 하는데, 변비가 있으면 배변 시 힘을 주면 혈압이 올라 뇌출혈을 일으키거나 심장질환을 앓고 있는 사람이 돌연사할 수 있습니다. 때문에 섬유소가 풍부한 채소와 과일을 넉넉하게 먹으면 도움이 됩니다.

또한 칼륨과 사포닌이 많아서 순환기 질환에 효과적입니다. 과일 중에서도 토마토는 항암은 물론 고혈압에도 아주 좋은 식품입니다. '라이코펜'이라는 붉은 색소 성분이 항암작용을 하고 혈액 내 혈당 수치를 떨어뜨리고, 지방의 흡착을 막아 고지혈증과 심혈관 질환에 좋습니다. 라이코펜은 기름에 조리하면 흡수율이 높아지므로 살짝 볶아 먹습니다. 채소로는 취나물, 고춧잎, 깻잎, 양배추, 냉이, 달래, 호박잎은 유용합니다. 하지만 주의할 점은 맞는 생과일과 생야채라 하더라도 너무 섭취하면 몸이 차가워지므로 적당히 적게 드시는 편이 좋습니다.

(5) 알긴산과 요오드가 풍부한 다시마, 미역, 김

김, 미역, 다시마에 함유된 요오드는 신진대사를 촉진하고 세포를 활성화시켜 저항력을 높여준다. 알긴산(끈적끈적한 점액성 성분)은 식이섬유로서 혈중 콜레스테롤과 지방질의 수치를 내리는 효능이 탁월합니다. 그 외 칼슘, 칼륨 등 영양소가 많아 고지혈증, 고혈압, 동맥경화에 좋습니다. 미역과 김, 다시마 등은 간과 위장, 그리고 대장을 따뜻하게 보강하는 기능이 있습니다. 대부분의 채소는 차가운 성질을 띠고 있어 자제하는 대신, 해조류를 섭취하면 식생활을 즐길 수 있습니다. 보통 목체질은 먹을 채소가 없다고 불만입니다. 하지만 해조류를 즐기면서 차가운 대장도 좋게 하고 광물질도 칼슘도 넉넉히 보충할 수 있습니다. 대장을 따뜻하게 하는 체질에 맞는 다시마 미역과 같은 것을 먹는 일을 가볍게 생각하지 마세요.

(6) 콩 및 레시틴

콩은 인지질의 일종으로 뇌세포 구성 물질인 레시틴이 많습니다. 이 레시틴은 혈관 벽에 들러붙어 혈액 흐름에 장애가 되어 고혈압을 일으키는 나쁜 콜레스테롤(LDL)과 중성지방(간에 쌓이는 기름과 혈관 벽에 침착하는 기름 성분) 등을 미세한 분자로 바꾸고 분해하여 제거하는 기능이 우수합니다. 기억력 증가와 치매 예방에는 단연 최고의 식품 중의 하나입니다. 레시틴 성분은 모든 인체세포에 절실합니다. 혈당이 출입하는 것을 조절하는 세포막과 뇌세포 주위의 보호막은 레시틴으로 구성되어 있습니다. 레시틴은 비타민 B, 콜린, 리놀레산, 이노시톨로 구성돼 있습니다. 레시틴은 동맥경화증과 심장관상동맥질환을 예방하고 비타민 B와 비타민 A의 흡수를 도와주므로 활력을 증강시키고 알코올로 인한 간 손상을 회복하는 데도 필요합니다. 지방이 쌓이는 것을 막습니다. 레시틴은 콩과 알의 노른자에서 추출합니다. 효모, 콩, 곡류, 생선 배아에 있습니다. 흰콩과 회색 강낭콩이 좋습니다. 그러나 현재 흰콩(대두)에서 추출한 레시틴 100% 제품이 나오고 있으므로 집중적으로 그것을 섭취하면 신속히 효과를 볼 수 있습니다.

(7) 콜린

콜린은 세포 인지질의 구성요소로서 콜린의 부족은 지방간의 원인이 되는데 콜린은 항 지방비타민으로 지방 분해 대사에 관여하기 때문입니다. 콜린이 부족한 음식을 먹인 쥐는 계속적으로 간세포의 효소 계에 변화를 일으켜 간암 형성을 유도했습니다. 골, 간, 효모, 레시틴에 함유되어 있으며, 부족 시 지방 과다, 신장 손상, 고혈압, 위궤양이 유발됩니다.

(8) 기타 유익한 것들

■ 양파와 마늘

양파는 폐로 그 기운이 들어가서 폐를 따뜻하게 합니다. 따라서 폐가 허약한 토양, 목음, 목양, 수음체질에 유익합니다. 성질이 따뜻하고 달고 맵습니다. 생양파를 먹으면 코가 맵고 코에 땀이 납니다. 코는 폐에 배속된 기관이므로 양파가 폐를 덥게 한다는 것을 알 수 있습니다. 양파는 항산화물질인 퀘시틴이라는 성분이 있어 핏속의 콜레스테롤을 분해하여 혈관을 깨끗하게 하고 심장의 혈류량을 증가시킵니다. 그러니 당연히 심장병, 고혈압 등에 유익합니다. 혈관 벽을 튼튼하게 하는 루틴 성분이 있어 혈소판이 부족하거나 비장이 부어있는 사람에게 좋습니다. 양파는 익혀 먹어도 영양의 파괴가 별로 없습니다. 많이 먹을수록 좋습니다. 게다가 마늘과 더불어 항암작용 서열 1위에 올라와 있는 만큼 아주 좋은 식품입니다.

마늘은 신진대사를 활발하게 하고 몸을 따뜻하게 하고 특히 말초혈관을 확장합니다. 때문에 손발이 차고 아랫배가 찬 사람에게 아주 좋습니다. 마늘의 항균 작용의 주성분인 알리신 1mg은 15단위의 페니실린 항균력과 맞먹습니다. 항균력이 강한 150종의 식품 중에서 가장 뛰어났다는 연구 결과가 나왔습니다. 마늘을 먹었을 때 항암력은 160%나 향상되었다는 보고도 있습니다. 혈중 콜레스테롤을 낮추는 기능이 있어 동맥경화에도 좋습니다. 가장 효과적으로 먹는 방법은 간장에 절여먹는 것입니다(목체질은 식초를 많이 사용하면 간이 차가워지고 비만을 유발하므로 가능한 적게 쓰는 것이 좋습니다). 인류가 발견한 최고의 식품인 마늘이 목체질에게 잘 맞는다는 행복한 사실을 잘 기억하세요! 천년의 식품을.

■ 감자와 옥수수

목음체질은 위 기능이 평장부로 좀 강하고 심장에 열이 많기 때문에 섭취하게 되면, 위열이 비정상적으로 발생하여 위염 또는 간에 낭종(물집)이 생기고 심장이 과열되어 혈압도 상승합니다. 이들의 주산지가 고랭지(高冷地)인 강원도인 점을 생각해보면 알 수 있습니다. 즉, 감자와 옥수수는 열이 많은 식물로 밤에는 차가운 고랭지에서 열을 식히고 낮에는 햇볕을 받아 결실하여야 제 맛이 나기 때문입니다. 목음체질에 소화는 잘 되지만, 많이 섭취하면 위염 등을 유발할 수 있습니다. 그러므로 감자와 옥수수는 더운 식품임에는 틀림없으나 목음에는 유익하지 않은 해로운 식품입니다.

(9) 목음에 좋은 식품

초유, 버섯균사체, 레시틴, 알로에, 갈근, 국화, 양파, 보리순, 밀순, 밤, 율무, 엉겅퀴, 냉이, 목이버섯, 모든 버섯(영지 제외), 복숭아, 양파, 청국장, 홍시, 비타민 A, D, E, 땀을 흘리는 운동, 등산, 배드민턴, 농구, 탁구

(10) 해로운 것들

■ 고구마

고구마는 몹시 습하고 차가운 식품입니다. 재배할 때 고랑을 깊이 파고 이랑을 높게 만들어 고구마를 심습니다. 만약 보리나 밀처럼 평평한 데 심어 뿌리가 땅속에 묻히면 땅의 습기 때문에 썩을 우려가 있기 때문입니다. 동시에 이랑을 높게 만들어서 뿌리에 햇볕의 따뜻한 기운을 더 많이 받게 할 수 있기 때문입니다. 이런 연유로 고구마는 몸에 습기가 많고 차가운 목체 질에게는 고혈압, 심장병, 뇌졸중에 몹시 해로운 식품입니다.

■ 수영

목체질은 속열이 강하고 겉열은 약해 체표(體表)에 흐르는 기가 약한 체질입니다. 얼핏 생각하면 차가운 물속에서 수영을 하면 유익할 것처럼 보입니다. 그러나 피부(체표)에는 기의 흐름이 부족하여 체표(體表)가 차갑습니다. 그래서 수영을 해서 체표를 차갑게 하면 기의 순환이 막혀 관절염, 루마티즈, 담결림 등의 풍습비통(風濕痺痛)이 생기면서 건강이 도리어 악화됩니다. 이런 원리로 관절염을 고치려고 수영을 시작했다가 오히려 악화되어 그만 두게 됩니다. 걷기와 등산이 좋습니다. 등산을 하면 심폐 기능을 강화하여 불면도 개선하고 견갑통, 갑상선질환을 예방할 수 있습니다.

■ 목음에 해로운 식품

비타민 C, 수영, 송화, 영지, 전복, 오디, 시금치, 미나리, 돗나물, 신선초, 케일, 컴프리, 바나나, 녹두, 메밀, 크로렐라, 녹즙, 키토산, 스피루리나, 패각칼슘, 인삼, 홍삼, 산삼, 찹쌀, 현미, 쑥, 비타민 B, 감자, 옥수수, 생강

수양체질의 모든 것

1. 생리적 특징

수양체질은 차가운 신장과 방광이 최강 장기이며, 건조한 폐, 대장이 차강 장기입니다. 따라서 몸이 실제로는 수음체질 다음으로 몹시 차갑고 건조한 체질로, 모든 장부가 차갑고 건조하며 피부 또한 건조한 경향이 있습니다. 그럼에도 차가운 음식을 좋아하는 사람이 많습니다. 수체질은 신장은 덥고, 금양, 토양은 신장이 허하니 차갑다고 말하는 이가 있으나(그것은 잘못 알고 있는 것임), 사실은 수체질의 신장은 몹시 차갑고, 금, 토체질의 신장은 덥고 건조합니다. 심지어 제 몸이 차가운 체질인지 더운 체질인지조차 구별 못하는 경우도 있습니다. 빙과류나 냉동식품을 즐기고 소화도 잘되어 음식을 가리지 않고 먹지만, 몸에 맞는 음식을 제대로 먹지 못하기 때문에 장부에 기혈이 부족해서 늘 속은 허하며, 그래서 식탐이 대체로 강합니다. 위장이 매우 차가워져 위염, 궤양, 위암이 발생합니다. 신장이 차가워서 허리 병이 많습니다. 강한 신장의 차가운 기운으로 혈액순환이 잘 안 돼 근육의 피로가 풀리지 않고 뭉칩니다. 결국은 강했던 신장도 찬 것을 많이 먹으면 망가져 성 기능도 무릎도 뼈도 다 성치 못하게 됩니다. 그래도 그 원인을 바로 보지 못합니다.

중간 장기는 간과 담낭입니다. 차약 장기인 심장, 소장의 과약한 기능 때문에 혈액순환이 잘 안 됩니다. 찬 것을 즐기면 심장의 기능이 떨어져 가슴이 답답합니다. 비장과 위장이 몹시 차가운 최약 장기이므로 위장 내부 온도가 낮아 차가운 기를 띤 음식을 주로 계속 섭취하면 위하수, 위 기저부에 위염 등이 생깁니다.

위장이 약할 시에는 무기력하고 활력이 없습니다. 몸이 따뜻하면 평화가 있고 추우면 불안정합니다. 사지(四肢)가 냉합니다. 심하면 대개 손보다 다리에 혈액순환이 안 되어 발이 시립니다. 찬 것을 오래 즐기면 비만이 오는 사람이 많습니다. 대변을 2-3일에 한 번씩 보는 경우도 있습니다. 피부는 약간 건성입니다. 신중하고 논리적이고 차분합니다. 수영을 하면 경쾌합니다. 감성이 좋습니다. 감정을 잘 드러내지 않고 참습니다. 땀을 흘려 목욕하면 피곤합니다. 건강할 때는 땀이 없으나 약해지면 식은땀이 납니다.

2. 수양체질의 건강관리

땀이 많이 나는 봄, 여름에 몸이 지치기 쉽습니다. 땀을 흘리게 되면 체력이 약해지는 체질이기 때문입니다. 땀을 흘리지 않는 것이 좋으니 평소에 냉수마찰을 즐기는 것이 좋습니다. 그러나 몸이 냉하면 조심해야 합니다. 목욕은 따뜻한 정도의 물에서 땀이 많이 나지 않게 가볍게 하는 것이 좋고 땀을 많이 흘리는 사우나는 해롭습니다. 반신욕은 해롭고 체력에 맞추어 냉·온욕을 하면 경쾌하고 힘이 생깁니다.

수영이 좋습니다. 체질에 어울리는 느린 운동, 즉 단전호흡, 태극권 등이 좋습니다. 지나치게 꼼꼼하면 좋지 않습니다. 전체와 중심을 보려고 힘쓰고 사소하고 지엽적인 것에 집착하는 것을 경계해야 합니다. 빨리 감정을 정리하는 것이 좋습니다. 사물의 경중과 전체를 파악해야 합니다. 변비가 많으며 2-3일에 통변해도 무방하며 찬 음료를 마시면 안 됩니다. 차게 먹으면 해롭습니다. 건강식품은 대체로 맞는 것이 드뭅니다. 현미, 찹쌀, 인삼, 꿀 등이 좋습니다. 보리밥, 녹두, 검정콩, 맥주가 해롭습니다. 위장병, 요통에 잘 걸립니다. 요양지로는 강변, 호반이 가장 좋고, 다음으로 바다도 좋습니다.

3. 수양체질의 식단표

수양체질은 늘 따뜻한 기운을 가진 식품으로 위장을 덥혀야 건강합니다. 폐, 대장에 좋은 음식은 모두 해롭습니다. 무른 변과 변비 등 다양하며, 변비의 성상은 대개 토끼똥이며, 원인은 대장의 냉증에 있습니다. 심장에 허열이 많아 얼굴과 상부에 열증이 있고 뭐든 소화가 잘 되는 사람이 많아 열체질로 착각하는 경우도 적지 않습니다. 체질에 맞는 음식이 적은데 식탐이 있는 편으로 냉증이 쌓여 병이 잦습니다. 체질에 어긋난 식사를 하여 간 기능 약화되면, 맞는 육식을 해도 피부질환이 생겨 금체질로 오해합니다. 성실하고 인내심이 강하고 차분하고 신중하여 실수가 적습니다. 그러나 지나치게 신중하며 모으기를 즐기고 쓰는 것을 꺼리고 가족은 위하나 자신은 위하지 않으니, 자신의 중병은 과소평가하여 병을 고치기가 힘듭니다.

베풀고 쓸 줄 아는 지혜가 절실합니다. 땀을 많이 빼는 운동을 오래하거나 여름에 땀을 많이 흘리면 진액이 소모되어 허약해집니다. 평소에 냉·온욕과 냉수마찰을 즐기는 것이 좋습니다(몸이 따뜻할 때). 온탕이 좋고, 냉증이 심하면 열탕에서 5-10분 정도 적당히 덥혀줍니다.

(1) 해로운 것

- **차가운 음식:** 빙과류, 찬 음료수, 냉면, 보리차, 녹차, 생식(체질에 맞는 것도 해로움)
- **채소:** 무, 배추, 신선초, 케일, 셀러리, 컴프리, 미나리, 돌나물, 모든 비름, 호박잎, 피망, 적상추, 우엉, 양배추 *양배추, 대파, 양파, 무는 데치거나 김치로 숙성해 매운맛이 없으면 유익함.
- **육류:** 돼지고기, 쇠고기, 염소고기, 양고기 등 모든 초식동물
- **곡류:** 밀, 귀리, 녹두, 보리, 가시오이, 팥, 검정콩, 수수, 메조, 검정쌀, 율무
- **수산물:** 대부분의 해산물, 톳, 매생이 생선회, 조개, 새우, 굴, 해삼, 게, 낙지, 오징어, 다슬기, 가물치, 잉어, 장어, 메기, 미꾸라지 등 대부분의 민물고기
- **과일:** 복숭아, 포도, 참외, 딸기, 바나나, 파인애플, 메론, 그린키위, 단감, 밤
- **기타:** 고추, 양파, 마늘, 피망, 파프리카, 들깨, 들기름, 올리브유, 복어, 맥주, 모든 버섯, 청국장, 검은색, 알로에, 전복, 비타민 E, A, D, C, 땀 많이 빼는 운동, 생 음식의 지나친 섭취

(2) 유익한 것

- **육류:** 닭, 개, 오리, 꿩
- **곡식:** 찹쌀, 쌀, 현미, 옥수수, 흰콩, 병아리콩, 작두콩
- **채소:** 부추, 파의 파란 잎 부분, 열무, 청상추, 돌산갓, 쑥갓, 쑥

- **생선:** 홍어(너무 맵게 먹으면 설사), 가오리, 문어, 아귀
- **해조류:** 김, 미역, 다시마

*김은 양식 시 염산 사용으로 청정식품이 거의 없어 삼가면 좋고, 미역이 좋다.

- **과일:** 사과(설사기가 있으면 삼가), 골든키위, 망고, 홍시(다식하면 냉증)
- **기타:** 감자, 누룽지, 참깨, 참기름, 계피, 대추, 인삼, 수정과, 로얄제리, 계란, 메추리알, 오리알, 생강, 꿀, 감초, 비타민 B, 노란색, 빨간색 계통, 따뜻한 음식과 선식, 완숙토마토
- **운동:** 땀이 많이 나지 않는 운동, 수영, 맨손체조, 걷기, 산보, 냉수마찰, 명상,
- **장부기능대소:** 신장〉폐장〉간장〉심장〉췌장
  방광〉대장〉담낭〉소장〉위장

4. 수양체질의 장부(藏腑)의 특징

수양체질에는 신장, 방광, 폐장, 대장을 돕는 음식과 약은 오장육부의 균형을 파괴하므로 해롭고, 췌장, 위장, 심장, 소장을 따뜻하게 돕는 음식과 약은 오장육부를 균형 있게 해주므로 이롭습니다. 폐열 때문에 간혹 더위를 좀 타는 사람도 있지만, 근본은 위장이 매우 차가운 체질입니다. 따라서 항시 위장의 기운(氣運)을 따뜻하게 하는 식사를 해야 합니다. 때문에 수양체질의 유익한 음식은 거의 전적으로 위장과 차가운 피를 덥혀주는 것 일색입니다. 오로지 위장과 비장을 북돋는 따뜻한 식품과 한방약을 꾸준히 섭취하는 것이 무병장수의 비법입니다. 심장, 소장은 차약 장기이며 신장, 방광은 최강 장기입니다. 그러므로 차가운 음식을 즐기면 심장의 혈액이 차가워져 순환이 안 돼 가슴이 답답하고 조여드는 느낌이 있고, 손발은 물론 몸도 추위를 많이 타게 됩니다. 그러나 가리지 않고 먹어도 소화가 잘 되다 보니 상당수가 비만이 되고 아랫배가 나오고 무기력해집니다.

명심해야 할 것이 있습니다. 이처럼 차가운 몸을 가지고 있음에도 폐가 강한 장부이기에 외부적으로 차가움을 잘 느끼지 못하는 경우가 많고 몸을 차갑게 하는 음식을 먹어도 소화가 잘 됩니다. 위는 최약 장부입니다. 위는 건조할 때 소화가 잘 되는데 폐 덕분에 위가 건조해서 소화 기능이 좋고, 그 때문에 음식을 가리지 않고 먹습니다. 그 결과 장부에 서늘한 냉독(冷毒)이 가득 찹니다. 이것이 모든 병을 만듭니다.

(1) 신장과 방광

장부 중에서 가장 센 장부가 신장과 방광입니다. 신장은 차가운 성질이 매우 강합니다. 또한 이것은 수체질은 모든 체질 중에서 가장 몸이 차갑다는 의미입니다. 사실 신장이 체질에서 으뜸이라 함은 몸과 장부가 본질적으로 가장 차갑다는 뜻입니다. 즉, 신장이 가장 차가운 상태가 신장의 기능이 가장 세다는 의미입니다. 이 체질은 나이가 들고 건강이 나빠지면 몸과 오장육부가 최적의 체온을 벗어나 지나치게 차가워집니다. 몸에 맞는 위를 덥히는 따뜻한 음식은 현상을 유지하는 데 도움이 되긴 하지만 힘이 달리고 섭취한 차가운 음식의 냉기는 차가운 신장이 온몸을 지배하여 신장이 한 없이 과도하게 강해지려는 편향성을 부채질합니다. 그러기에 따뜻한 음식을 섭취하면 체온의 평형을 유지할 수 있으나 성질이 차가운 음식을 먹으면 몸과 장부는 쉽사리 차가워지는 경향이 있는 것입니다. 때문에 젊었을 때는 몸이 설령 더웠을지라도 세월이 가고 나이가 들면, 부단한 노력을 해도 다른 열체질보다는 더 빨리 몸은 서늘해집니다. 그래서 허리에 냉증이 많고 허리 병, 즉 디스크 등이 생기기 쉽습니다. 늘 허리를 덥혀 명문화를 뜨겁게 하고, 신장을 따뜻하게 하는 음식을 먹도록 합니다.

건강할 때에는 성 기능이 모든 체질 중에서 단연 으뜸입니다. 온열 동물은 발정기와 배란일 시기에 체온이 하강하며, 신장의 온도도 함께 내려갑니다. 이때가 가장 성 및 생식 기능이 왕성합니다. 여성들의 경우 배란기에는 체온이 떨어지고 동시에 다른 때와는 달리 성욕도 강하게 느낍니다. 그래서 관계가 이루어지면 임신이 됩니다. 이 면에서 수양체질은 저체온인데다 신장의 기운이 왕성하여 유달리 성 기능이 탁월합니다. 그러므로 이 체질은 현재 몸이 따뜻하고 활력이 넘치면, 감사하는 마음으로 늘 더운 음식과 성질이 따뜻한 음식만 섭취하여 건강을 보존하는 데 힘써야 합니다. 이 체질은 몸만 따뜻이 간수하면 큰 병 없이 장수할 수 있습니다.

*수체질 신장은 제12늑골에 자리 잡고 있으나 무리가 되면 그 아래 지실 혈 부위에 동통이 있다. 신장의 기는 차가워 하강하기 때문이다.

소화에 지장이 없다고 자만하여 냉한 음식을 무제한 섭취하면 끝내는 위장병, 대장증후군, 심장병에 걸리게 됩니다. 그러나 살면서 성질이 차가운 것을 먹지 않을 수 없기에 거의 대부분은 중년 이후에는 속에 냉병(冷病)이 생기기 마련입니다. 한편 신장이 지나치게 차가워 하체가, 특히 발과 다리가 차고 시립니다. 족욕을 15~20분 정도만 따뜻하게 하되 찬물로 1~3분 정도 담가 마무리해줍니다. 발 마사지를 구석구석 자주 해줍니다. 소변을 자주 보지 않으며, 상황이 여의치 않을 때에는 오줌보가 빵빵해도 잘 참아냅니다. 대체로 엉덩이에 살이 많고 하체가 튼튼합니다. 넘어져도 뼈가 잘 부러지지 않습니다. 신장이 강하니 자연히 뼈가 튼튼합니다. 골밀도(骨密度)도 대개 높습니다. 관절염 같은 하체 허약증은 별로 없습니다. 관절에는 어느 정도만 관리를 해주면 별로 병이 없습니다. 밤에 특별히 음료를 많이 마시지 않는 한, 자다가 화장실에 가는 일은 없습니다. 그러나 신장이 너무 차가우면 골밀도가 떨어집니다.

이 체질은 정력이 약해져 정력제를 먹으면 처음에는 효과를 보는 듯하다가 나중에는 기별도 없고 결국에는 몸만 상합니다. 예컨대 복분자, 오미자, 토사자 등으로 담근 술이 좋다고 먹어도 별 재미를 보지 못합니다. 몸이 건강할 때는 성생활을 즐기며, 몸이 약해져도 마음만은 늘 거기에 있습니다. 몸이 따라주지 않아 한스러울 뿐입니다. 이성의 아름다움에 대해 감성이 넘칩니다. 자녀에 대한 애정도 좋지만, 부부 사이의 금술을 더 중요시합니다. 허약해지면 성 능력은 약해지는 것은 어쩔 수 없지만, 몸이 회복되기 시작하면 다른 데보다 성적 기능부터 좋아지기 시작합니다. 아무쪼록 이 체질은 똑같이 신장의 기(氣)가 강한 사람끼리 만난다면 금상첨화입니다. 그러나 신장의 기운이 약한 사람을 만난다면 얼마간 성 기능을 억제하는 일이 필요합니다.

허리를 늘 따뜻하게 보존해야 합니다. 신장이 모든 체질 중에서 가장 강하며, 이는 신장이 가장 차갑다는 뜻입니다. 그러기에 콩팥이 자리 잡고 있는 허리가 다른 체질보다 차갑고 피가 순환이 안 됩니다. 허리 냉증으로 근육이 잘 풀리지 않으면 굳어지고 척추가 앞으로 또는 옆으로 주로 왼쪽으로 휘어지고 왼쪽 다리가 길어지며 추간판이 탈출하여 디스크가 생기기 쉽습니다. 신장이 세다는 것은 신장의 기운이 차갑다는 뜻이며, 수체질의 경우에는 신장이 다른 체질보다 더 차가워지려는 편향성이 있기에 옆구리, 허리 근처의 지실 혈 부위에 있는 신장에 늘 서늘한 기운이 서려 있습니다. 그래서 지실 혈 부위를 눌러보면 항상 압통을 느끼게 됩니다. 물론 당사자들은 그것을 모르고 지내고 잘 느낄 수도 없습니다. 한의학에서 양쪽 신장 사이를 명문이라 하고 그 부위의 더운 기운을 명문화(命門火)라 하는데, 수목체질은 이 명문화를 덥혀야 신장 기능이 제대로 나옵니다.

신장이 얼마간 따뜻해야 허리에 더운 혈액이 순환이 되어 근육도 이완되고, 뼈에도 영양분이 공급되어 튼튼한 요추를 유지할 수 있습니다. 그러나 대부분의 수양체질은 노력을 기울여도 신장에서 세차게 불어나오는 찬바람을 잠재울 수 없습니다. 허리가 차가워 요통(요추4-5번)이 많습니다. 또한 신장의 서늘한 기운은 하체로 하강하면서 찬 기운을 쏟아 보내기에 하체와 다리가 차고 시립니다. 장부가 차가워지면 신장이 최강 장기라는 말이 무색하게 전립선질환 요도염, 신우신염 등이 발생합니다. 원래 신장의 차가운 기운은 심장과 위장의 더운 기운과 합하여 중화 평형을 유지해야 하건만, 수양체질은 위장과 심장도 역시 서늘해 신장의 차가운 기운을 상승시킬 수 없는 것입니다. 동시에 심장의 더운 기운을 신장에 보내 신장의 차가운 기운을 중화시켜야 하는데 그리 못하는 것입니다. 소회향, 육계, 보골지, 애엽, 가구자 등의 약재를 씁니다.

(2) 폐

폐, 대장이 신장 다음으로 두 번째로 기능이 센 장부입니다. 그러나 차가운 신장의 지배 아래 있어 차갑고 건조합니다. 폐가 강한 수양체질은 실제로 사진을 찍어보면 폐가 큽니다. 어깨가 넓은 사람이 많습니다. 폐활량이 커서, 여름날 저수지나 개울에서 헤엄치며 놀면서, 물속에서 오래도록 숨을 안 쉬고 견디기 시합을 하면 언제나 이 체질이 이깁니다. 특별히 운동신경이 둔하지 않는 한, 달리기를 하면 등수 안에 들고 멀리 달리기를 하면 맨 앞에서 의기양양하게 달려 들어옵니다. 다른 사람보다 허파가 큽니다. 수영선수나 육상선수로 적합합니다.

폐 기능이 강해 온 몸으로 기를 발산하는 선발(宣拔) 기능과 숙강(肅降) 기능이 양호합니다. 선발은 폐기(肺氣)가 위로 분포되어 두면부에 산소와 포도당을 수송 분포함을 말하고, 숙강은 폐기가 하강하고 호흡도의 청결과 고요함을 유지하는 작용을 뜻합니다.

피곤해도 노래방에서 노래하면 찌뿌듯하고 무거웠던 몸이 자기도 모르게 풀려, 언제 그랬냐는 듯 구름처럼 가벼워집니다. 그것은 폐 속에 갇혀 있던 뭉친 기를 풀어내기 때문입니다. 그러므로 스트레스를 받으면 노래를 불러보세요. 즐거워집니다. 수양체질이 노래 부르는 것은 그 자체가 즐거운 것이면서 한의학적으로는 강한 폐의 기운을 쏟아내 버리는, 즉 사(瀉)하여 폐 기운의 평형을 유지하는 것입니다. 그러나 극도로 허약해지면 말하는 자체도 힘이 들고 지칩니다.

폐의 호흡이 강해 폐의 수분과 피부의 수분이 소모됩니다. 결과 폐가 주관하는 피부는 약간 건조합니다. 그러나 차가운 신장의 응축하는 기운의 영향으로 금체질보다는 조금 덜 건조합니다. 각종 알레르기나 아토피성 피부병이 생길 가능성이 조금 있습니다. 그럴 경우에는 미지근한 물로 목욕하고 자극이 적은 보습비누를 쓰거나 비누 없이 목욕합니다. 부드러운 면 수건으로 두드리듯 닦아주고 3분 안에 기름이나 로션을 발라 수분 증발을 막아줍니다. 목욕은 자주하지 말고 베이비파우더를 쓰지 않는 것이 좋습니다. 비 내리는 축축한 날이 오히려 감성도 좋고 기분도 만점입니다. 지상의 습기가 잘 도달하지 않는 고층아파트에 사는 수양체질은 여름을 빼고는 가습기를 가동하는 것이 좋습니다. 가능하면 고층보다는 나무 키 높이 이하의 아파트 층이 좋습니다. 햇볕에 잘 탑니다. 다른 사람보다 금방 얼굴이 검게 때로는 붉게 탑니다. 때문에 한낮의 직사광선을 가능한 피하는 것이 좋습니다.

폐가 강하므로 버섯, 도라지, 더덕, 마, 은행, 콩나물 같은 폐를 보(補)해주는 식품을 삼가야 합니다. 그렇지 않고 제한 없이 폐를 보강하는 음식을 먹게 되면, 폐조(肺燥), 즉 폐 건조증상이 생겨 입안이 마르고 기관지가 건조해지고 마른기침이 생기거나 목에 뭔가 걸린 듯한 느낌(매핵기)이 발생할 수 있습니다.

(3) 대장

이 체질은 대장이 차갑고 세고 깁니다. 신장이 강하기에 대장은 매우 찹니다. 윗배는 나오지 않고 아랫배가 상대적으로 좀 더 나와 있습니다. 위장이 약하고 대장은 세기 때문입니다. 대장이 정상적으로 따뜻할 때는 변을 2-3일에 한 번씩 본다고 해도 힘들지 않으면 괜찮습니다. 늘 찬 음식을 조심하며 살아가야 합니다. 체질에 맞지 않는 차가운 음식이나 돼지고기, 민물고기, 바다 생선, 청국장 등을 주식으로 하면 변통이 매우 나빠집니다. 대장이 차가워지면 변이 잘 나오지 않고 가늘며 변비와 설사기가 교대로 생기기도 합니다. 대체로 변비는 굵지 않고 토끼똥 모양입니다.

*수양체질은 대장이 길다. 장이 차가워지면 변비로 고생하거나 변이 무르게 나온다.

실상은 몸이 차갑기에 냉성 채소와 찬 음식을 자주 먹으면 대장의 냉증이 심해지고 결국 복부에 냉적(冷積, 배를 눌러보면 뭉친 덩어리가 잡히고 동통이 있음)이 생기고 냉증으로 대장암이 생길 수 있습니다. 맥주나 찬 것을 너무 절제 없이 먹으면 대장암이 생깁니다. 김, 미역, 쑥, 쑥갓, 열무, 부추, 다시마, 옥수수, 감자 등의 열성 식품을 섭취하여 장을 덥혀야 합니다. 대장이 길기 때문에 적당히 섬유질을 섭취해줘야 합니다. 위장을 위해 배꼽과 명치 사이 중간점인 중완과 배꼽 아래 약 4.5cm 지점 관원 혈에 쑥뜸을 뜨고 대장을 덥게 하는 육계, 보골지 등을 씁니다. 물론 이때에는 대장의 한 기를 없애주고 장을 덥혀주는 한방을 병용합니다.

(4) 간

이 체질은 모든 체질 중에서 간이 중간 세기의 평(平) 장기입니다. 간은 서늘한 음기(陰氣)를 품고 있는 신장의 지배를 받아 차디찹니다. 지금 몸이 따뜻하고 건강하더라도 성질이 차가운 음식이나 차가운 음료를 다식하면 결국은 몸이 무너질 수밖에 없습니다. 그러므로 항시 위장을 따뜻하게 하는 음식을 먹어 몸을 훈훈하게 해야 합니다. 간은 피를 저장하고 영양분을 모아둡니다. 한편 살이 과도하게 찌는 경우가 꽤 있습니다. 이것은 간이 차갑고 습하며, 신장이 차가워서 생기는 현상입니다. 더운 음식으로 몸을 덥히면 차가운 수분은 사라지고 정상 체중으로 돌아옵니다. 그러나 제대로 요요현상 없는 정상 체중을 만들려면 상당한 기간 노력을 기울여야 합니다. 이때에 녹즙과 같은 간을 과강하게 하는 식품을 먹어서는 안 됩니다. 간을 따뜻하게 하는 당귀, 백하수오 등을 쓰면, 자연히 회복됩니다. 인삼을 써야 합니다. 면역질환에 버섯 또는 균사체를 써서는 안 됩니다. 폐가 항진되어 오히려 면역이 약해집니다.

배추, 오이 등의 차가운 채식 위주로 살면, 간의 기능 이상 항진으로 간장병에 걸립니다. 채소를 많이 먹으면 몸이 무거워지고 현실을 외면하고 싶어 합니다. 배추와 같은 냉성 채식 위주는 간의 소설(疏泄, 간에 저장된 혈액과 영양소를 신체 각부에 운반 공급하는 생리 기능) 작용을 방해하여 간의 울혈(鬱血, 울혈은 간의 영양소와 피가 소통이 안 되고 쌓여있는 상태)을 조장하며 그로 인해 힘이 내려앉고 정서 불안정 증상이 생기기도 합니다. 따뜻한 열무, 부추, 돌산갓 등의 채소와 닭고기, 오리고기와 같은 더운 육식을 하면 소화도 잘 되며 힘도 생기고 몸이 가벼워집니다. 그러나 장이 길기 때문에 따뜻한 성질을 띤 채소를 적당히 섭취하면 좋습니다.

(5) 담낭(쓸개)

위장이 약하나 따뜻한 것만 먹으면 소화는 잘 됩니다. 그러므로 쌀밥과 같은 탄수화물보다 닭고기, 오리고기와 같은 따뜻한 고기를 먹으면 건강도 좋고 위장도 보호됩니다. 밥은 소화가 잘 안 됩니다. 바다 생선은 대부분 차가워 몸에 해롭습니다.

(6) 심장과 소장

심장은 약한 장기입니다. 차갑습니다. 체질적으로 말하면 원래 심장은 기능이 중간인 평(平) 장기에 속해야 하건만, 여덟 체질 중에서 네 체질만 순리대로 중간 순위에 있고 나머지 네 체질 중 두 체질이 약한 쪽에 있습니다. 바로 이 체질이 여기에 속합니다.

그럼에도 불구하고 차가운 음식을 마구 먹다 보면 심장에 냉기가 서려 제 구실을 못합니다. 특히 수음체질보다도 심장의 이첨판이나 삼첨판 등에 염증이 생기기 쉽고, 판막증으로 고생을 하기 쉽습니다. 박출력도 떨어져 피를 잘 뿜어내지 못하므로 가슴이 답답하고 숨이 찹니다. 그럴 때는 수영이나 등산을 해서 기혈을 돌려주면 좋습니다. 원래 심장은 차가워서 서늘한 음식을 과도하게 먹으면 혈관에 지방이 없어도 혈관이 지나치게 수축되어 있어 심장의 관상동맥에 영양 공급이 안 되어 심장질환이 생기는데, 고혈압, 저혈압 등 다양한 증상을 보입니다. 돼지고기, 민물고기, 바다 생선은 차가워 심장의 기능을 약화시킵니다. 피 순환에 오메가-3가 좋다는 말에 유혹되어 먹지 않도록 합니다. 수양체질은 심장질환을 조심해야 합니다. 부실하면 심장 허열(가짜 열)이 생겨 상부로 열감이 올라가니 따뜻한 공기를 덥게 느껴 참지 못하고 그러면서 추위는 타며 찬 것을 더 먹게 되고 심장은 더 약해집니다. 차가운 것 정말 조심하세요.

(7) 위장과 췌장

사람은 태어날 때 어떤 사람은 강한 위장의 기운을 지니고, 어떤 사람은 허약한 위장의 기운을 가지고 나옵니다. 이는 마치 대나무는 언제나 강직하여 휘어지지 않고, 버들나무는 유연하여 바람 부는 대로 가지를 곡예하듯 휘날리는 것과 비슷합니다. 대나무는 어디까지나 휘어지지는 않고 부러지는 성질이 있습니다. 그러나 수양버들나무는 아무리 세찬 바람이 불어도, 심지어 태풍이 불어 큰 나무가 쓰러져도, 유연하기에 바람 부는 대로 흔들리기는 할지언정 꺾이거나 부러지는 일이 없습니다.

수양체질은 가장 허약한 위장을 타고 났습니다. 버들가지처럼 수양체질은 가장 유약한 위장을 타고 났습니다. 하지만 찬 음식만 피한다면 중한 위장병에 걸리지 않아 장수합니다. 사실 모든 여덟 체질 중에서도 수음체질과 함께 가장 차갑고 약한 장기를 지니고 태어났습니다. 차가운 음식을 먹으면 변통이 좋지 않거나, 제 몸에 맞지 않는 음식을 먹거나 하면 소화가 안 되는 등 평생 고생하는 일이 있습니다. 하지만 체질에 맞는 음식을 먹으면 소화는 원만하게 잘 됩니다. 한편 췌장과 위장이 차갑기에 주로 췌장 열로 발병하는 당뇨는 거의 없습니다.

이 체질은 특이하게 소화가 잘 되는 사람과 잘 안 되는 사람으로 확연히 나뉘어져 있습니다. 원래 차갑고 허약한 위장을 지니고 태어났기에 냉성 음식을 삼가야 하건만, 폐의 건조와 숙강(기를 아래로 뻗어 전신으로 소통하는 기능)하는 기능 덕분에 차가운 음식도 소화는 됩니다. 그래서 가리지 않고 닥치는 대로 먹는 식습관이 있습니다. 그러면서도 당사자는 자기 몸이 진정 차가운지 더운지조차 모릅니다. 단지 몸이 좀 차갑고 무기력하다고 생각할 뿐입니다. 이런 상황이 오래되면 자신은 느끼지 못하는 사이에 내장(內臟)은 차가운 얼음장이 됩니다. 결과, 고혈압 또는 저혈압, 심장병, 뇌졸중(수음체질과는 달리 폐의 선발 기능이 좋기에 혈관 파열이 원인이 되어 발병하기도 함), 위암, 대장암 등이 의외로 적지 않게 발생합니다. 그러므로 이 체질은 소화가 잘 된다고 자만하지 말고 늘 위를 덥게 하는 식사를 해야 합니다. 치료법 역시 차가운 기운에서 만병이 발생하니 더운 열로 제압해야 치료가 됩니다. 키토산, 스피룰리나, 버섯균사체, 녹즙이 좋다고 먹으면 악화됩니다. 인삼, 당귀, 진피, 건칠피 등의 더운 약재를 씁니다.

*차가운 것을 즐기면 냉기가 위장 아래로 내려가 위장 아래쪽에 위염, 위하수, 위암이 생기기 쉽다. 토양체질의

위장병은 열이 상승하여 윗부분 즉 분문이나 식도부위에 발생하는 것과 대조된다. 특히 수양은 소화가 원만한 사람이 많아 위암 발병이 토양과 함께 빈번하다.

■ 자율신경계는 교감신경과 부교감신경의 길항작용에 의해 조절됩니다

이 내용은 신경계와 관련되는 체질의 특징을 이해하는 데 도움이 되는 예비지식이므로 숙지하시기 바랍니다. 그 점을 설명하기에 앞서 먼저 자율신경계와 교감 및 부교감신경계에 대해 이해를 돕겠습니다. 우리의 의지에 따라 자유로이 운동하는 수의(隨意) 운동은 뇌척수신경이 지배하며, 이 신경계를 뇌척수신경계 또는 동물신경계라고 합니다. 반대로 우리의 의식과 관계없이 운동하는 것, 예를 들면 위장의 연동운동이나 심장 박동의 증가나 감소 운동은 불수의(不隨意) 운동이라고 하며, 이 운동을 지배하는 신경계를 식물 혹은 자율신경계라고 합니다. 이 자율신경계는 우리의 감정이나 행동에 밀접한 관련이 있고 장기나 혈관의 운동, 장기나 피부의 선의 분비 작용을 지배하며 내분비나 대사에 큰 영향을 주는 점에서 생체의 중요한 기능을 영위하고 있습니다.

자율신경계는 알다시피 교감(交感)신경계와 부교감신경계 둘로 나뉘어져 있고, 신체 장기는 두 신경의 길항(拮抗) 또는 협조 아래 생리 기능이 지배를 받고 있습니다. 길항이란 장기나 세포가 생체 기능을 영위함에 있어 양대 신경계에 의해 촉진과 억제, 증가와 감소와 같은 반대의 작용을 하여 정상적 기능을 유지하게 하는 생리 기능을 말합니다. 예를 들면, 교감신경의 흥분에 의해 심장의 박동은 촉진되지만, 부교감신경의 흥분에 의해 심장의 박동은 억제됩니다. 이렇게 두 신경계의 길항 작용에 의해 생체 기능이 조절되어 기능을 영위합니다.

교감신경계는 에너지 발산의 역할을 담당합니다. 예를 들면, 싸우거나 도망칠 때 활성화되는 신경체계로 몸 안의 심박수도 증가하고 혈당 수치도 증가하고 스테로이드 호르몬이 콸콸 쏟아져 나와서 우리 몸이 즉시 최고치의 운동을 할 수 있도록 만듭니다. 교감신경계는 동공(瞳孔)의 산대(散大), 심장의 고동(鼓動) 및 촉진, 안면 창백, 심장관상동맥의 확장, 혈당 혈압의 상승, 소화 기능의 억제, 위액 분비의 억제, 점성(粘性) 타액 분비, 결장 방광의 이완, 피부혈관이나 입모근(立毛筋)의 수축, 눈물이나 한선(汗腺), 즉 땀샘의 분비의 촉진으로 손과 발바닥의 발한, 갑상선, 부신수질, 췌장 등의 내분비에 관계합니다. 체액은 산성으로 기웁니다. 척주(脊柱)운동을 하고 육류, 곡류, 생선류, 계란 류를 먹으면 산성음식이기에 체액이 산성으로 기울게 하고, 차가운 물로 목욕하고 하산(下山)하고 분노하고 슬퍼하고 불안하고 우는 것은 교감신경을 긴장시킵니다. 이 신경계가 흥분하면 카테콜아 민(아드레날린, 노르아드레날린)이 분비되어 생체는 격렬한 활동 상태를 나타냅니다. 교감신경억제 제를 쓰면 혈관확장 작용이 있으며, 심장의 기능을 억제하는 프로프라놀롤을 쓰면 고혈압, 부정맥 등에 치료 효과가 있습니다.

부교감(미주)신경계는 반대로 작용합니다. 에너지 소비보다는 에너지 저축과 보존, 예를 들면, 소 화 작용 등이 활발히 일어나게 하는 신경계입니다. 소파 위에 누워서 쉴 때 활성화되는 신경입니다. 다시 말하면 동공의 축소, 심박 수 억제, 기관지 수축, 위 장관의 운동과 분비의 항진, 묽은 타액 분 비 등에 관계합니다. 또한 체액이 알칼리성으로 기웁니다. 채소, 과일, 우유는 알칼리성으로 먹으면 알칼리성 체액으로 기울게 됩니다. 따뜻한 물로 목욕하고 복부운동을 하고 즐거워하고 마음 편하고 안정하고 웃고 등산하는 것은 부교감신경을 긴장시킵니다. 이 신경이 흥분하면 아세틸콜린이 분비됩 니다. 부교감신경의 작용을 억제하기 위해 이 신경이 흥분했을 때 분비되는 아세틸콜린(신경전달물 질)을 억제하는 아트로핀 주사를 놓으면 진경 작용, 침샘의 분비 억제, 혈압상승 작용 등의 효과가 납니다. 복어독인 테트로도톡신은 이 부류에 들지 않지만 아세틸콜린의 억제 작용이 있습니다.

■ 위산과다와 속 쓰림

수양 체질은 일생 동안, 조심하지 않으면 과도한 위산의 분비로 인해 위염과 궤양이 악화될 우려 가 늘 존재합니다. 이런 체질은 교감신경 긴장형으로 위장을 잘 조리하지 못하면, 위산 분비가 시도 때도 없이 일생 동안 지속됩니다. 금양, 금음, 수음, 수양체질은 일생 동안 이런 현상이 나타나며, 위장을 잘못 관리하면 언제든지 위산이 과다 분비되는 현상을 피할 수 없습니다.

위산 분비에 대해 말씀드리겠습니다. 위장을 잘 관리하면 위장병이 생기지 않으므로 위산 분비의 과다로 인한 문제는 발생하지 않을지 모릅니다. 그러나 살다보면 위장 기능이 나빠져 제 기능이 발 휘되지 않고, 위산 과다와 같은 문제가 생길 수 있습니다. 그 중에는 위장을 아무리 혹사해도 위산

과다로 비롯된 문제가 없는 사람도 있는가 하면, 조금만 잘못되면 과도한 위액 분비로 위장장애를 겪는 부류의 사람들도 있습니다. 물론 위산이 식사 때만 나오는 사람은 의당 그런가보다 하고 무심코 넘어 갑니다. 그러는 한편, 또 다른 사람은 "왜 나는 이렇게 위산 과다로 고생을 하지" 하고 속으로 생각하면서 살아갑니다.

그러나 사실을 알고 보면, 체질에 따라 위산 분비가 잘 되는 사람은 위가 나빠지면, 아무 때나 위산이 분비가 돼 평생 동안 위산 분비 과다형으로 유지됩니다. 그런가 하면 아무리 위장을 혹사해도 위산의 분비가 식사 때 외에는 거의 안 되는 그런 체질이 있습니다.

자세히 설명합니다. 위산 분비가 과다한 사람은 평생 동안 거의 유지됩니다. 제때에 밥을 먹지 않으면 위산이 분비되어 속이 쓰립니다. 물론 위염이나 궤양이 있으면 위산이 상처를 자극하여 통증을 느끼게 됩니다. 체질에 해로운 음식을 먹거나 몸이 약해질수록 더 심해집니다. 찬물을 마셔도 속이 쓰리는 경우도 있습니다. 밤에 친구들과 거칠 것 없이 술을 맘껏 마시면 새벽에 속이 쓰려 잠이 깹니다. 그래서 이런 증상 때문에 위염과 위궤양을 바로 알아낼 수 있습니다. 심하면 제산제를 먹습니다. 그래야 위염과 궤양 치료가 됩니다. 속이 위산 분비로 쓰리면 그냥 두면 안 됩니다. 위에 궤양이 생깁니다. 찬물을 마시면 위액 분비를 자극하여 나중에 과다 분비가 됩니다. 따뜻한 물을 마셔 위산을 희석시키면, 위산으로 인한 위벽의 손상을 막습니다.

그 다음으로 육고기의 기름과 단백질을 평소 적당히 섭취하면 위산의 과도한 분비를 막습니다. 수음, 수양체질의 경우에는 체질에 맞는 육류와 지방을 적당히 먹어야 합니다. 대개 콜레스테롤 수치가 조금만 높아도 고혈압을 걱정하여 지방을 꺼립니다. 그러나 이 체질들은 체질적으로 힘이 솟구치지 못하고 기운이 아래로 가라앉아 몸이 땅속으로 꺼져 들어갑니다. 그래서 특별히 혈관질환, 즉 고혈압이나 지방간 등의 문제가 없는 한, 고기의 기름을 조금씩 먹어서 혈중의 콜레스테롤 수치가 정상치보다 조금 더 높으면 좋습니다. 그리되면 힘도 생기고 활력도 솟아 살맛이 납니다. 이 체질의 대부분의 혈관 질환은 맞는 육고기를 섭취한 결과로 콜레스테롤 수치가 높아서 생기지 않습니다. 오히려 돼지고기나 냉성 생선, 맥주 등 맞지 않는 음식 섭취로 옵니다. 여기에 장부의 냉증이 더하여 비롯되므로 주의를 기울이는 것이 더 슬기로운 일입니다.

5. 수양체질의 주요 질병

(1) 위장병

이 체질은 맞는 음식을 잘 먹으면 중병에 걸리지 않고 장수할 수 있습니다. 흔한 당뇨, 고혈압 심장병, 관절염에 걸리지 않는 비법은 항상 성질이 따뜻한 음식을 소식하는 것입니다. 그러나 찬 음식을 겁 없이 먹으면 위암, 무기력, 저혈압, 온 몸의 냉증, 수족 냉증과 마비 등이 꼭 따라 옵니다. 또한 강한 신장도 방광도 아니, 모든 장부가 다 기능 부전이 됩니다. 살아있으나 겨우 몸만 움직일 따름이지 활력은 찾을 수 없는 지경에 이릅니다.

위장이 약하니 자연히 탄수화물을 소화시키는 췌장의 아밀라아제 효소의 분비량도 적습니다. 그래서 밥을 많이 먹으면 소화가 힘듭니다. 많이 먹을수록 위장을 혹사시켜 위가 아래로 늘어져 체증이 생기고 무력해집니다. 밥을 적게 먹어야 합니다. 간은 평장기로 원만하여 육류의 단백질과 지방을 분해하고 소화를 돕는 쓸개즙이 풍부하게 분비되므로 밥과 같은 탄수화물보다는 열성 채소와 더운 닭고기 같은 육고기를 적절하게 섭취해야 합니다. 그러면 소화는 물론 속도 편하고 힘도 나고 위장의 기능도 강해집니다. 그러면서 차가운 폐도 함께 좋아집니다. 건강을 지키는 지혜입니다.

위무력, 위하수가 생기기 쉬우며, 그때에는 식후 20~30분 편히 누워있는 것이 위하수를 막는 데 도움이 됩니다. 생강차, 현미의 왁스층(왁스층은 씨앗을 보호하기 위해 반질반질한 겉껍질로 분해도 잘 되지 않고 소화도 잘 안 되어 특히 수음체질은 소화 장애가 생김)을 벗긴 배아미, 흰콩, 찹쌀로 지은 밥을 먹습니다. 평소 생강차를 마십니다. 백출, 쑥, 산사, 생강, 진피 등을 다려 마시면 소화에 좋습니다. 식사 시 물을 많이 먹으면 위산이 희석되어 소화도 더 안 되고 무게에 못 이겨 위하수를 면치 못합니다. 그러므로 이상문 선생께서 세상에 발표한 뛰어난 건강법인 음양식(陰陽食)을 해야 합니다. 여기서 음(陰)은 식사 중에 액체음식을 말하며, 양(陽)은 물기가 거의 없는 된 음식을 가리키며 액체 음료를 많이 먹으면 위장의 열이 식어 소화가 잘 안 되므로 양의 음식을 먹도록 합니다. 즉, 식사 시에는 물 종류를 먹지 않고 된 음식을 먹는 일이 필수입니다.

(2) 혈관 질환 및 저혈압

모든 체질 가운데 수음체질에 이어 두 번째로 차가운 체질입니다. 수음체질은 대개 차가운 위장의 소화 장애로 살이 찌는 사람이 별로 없습니다. 그러나 수양체질은 체중 저하, 체중 과다 등 다양합니다. 열을 가장 많이 발산해야 할 위장이 가장 차갑고 약합니다. 때문에 온 몸이 추위에 시달리고, 체내에는 냉기가 갈수록 많아지고 손발이 차갑고 추우면 마음이 편치 않으며 정서적으로도 불안정합니다. 오장육부가 몹시 차가운 것은 말할 나위가 없습니다. 이 체질의 모든 병은 냉증(冷症)에서 비롯됩니다. 그러므로 그러한 병을 극복하려면 반드시 차가운 기운을 제거해야 합니다. 위장 비장 췌장에 꽉 찬 한기(寒氣)를 없애주어야 합니다. 다음으로 항시 위장을 덥게 하는 식품을 취합니다. 가능하면 열이 많은 식품을 집중적으로 계속 섭취해야 합니다.

그렇지만 일반적 상식은 고혈압은 열이 많은 식품을 먹으면 악화된다고 여겨 꺼리는 경향이 있습니다. 고혈압 등에 걸린 사람들은 열이 많은 닭고기나 인삼, 꿀 등이 몹시 해롭다고 생각하고 먹는 것을 두려워합니다. 그것은 주로 위와 폐가 강해 몸에 열이 많은 사람은 고혈압 등에 주로 걸리기 때문입니다. 그러나 이 체질은 체질에 맞는 것 중에서 열이 많은 식품이나 약재를 쓰지 않으면 결단코 회복이 안 됩니다. 때문에 열이 강한 꿀, 인삼, 생강 등이 좋습니다. 심장의 허열을 해소하기 위해서는 생감초, 백작약, 계피 등을 씁니다. 그러나 이 체질은 한번 오장육부 장기에 냉증(冷症)이 생기면 그 한기를 몰아내고 온기(溫氣)를 회복시키는 일이 쉽지 않습니다. 한약재도 매우 열이 많은 즉 대열(大熱)한 재료를 써야 회복이 잘 됩니다.

(3) 당뇨병

수양체질이 당뇨병에 걸리는 일은 매우 드뭅니다. 실은 췌장이 차갑기에 모든 체질 중에서 인슐린을 생산 분비하기에 좋은 체질입니다. 또한 위가 차갑고 허약하므로 췌장 역시 서늘합니다. 때문에 당뇨 환자는 거의 없습니다. 단지 몸이 너무 허약해지는 허증(虛症) 및 위장과 췌장이 너무 오래 동안 한기(寒氣)를 받음으로, 췌장의 기능이 미약해져 일시적으로 인슐린 분비가 잘 안 되는 경우는 있습니다. 이 경우에는 타 체질과는 치료법이 다릅니다. 대부분의 당뇨가 열증으로 오는 데 반하여 목양 수음체질과 더불어 이 체질은 극도로 차가운 냉증(冷症)에서 비롯됩니다. 때문에 치료법 또한 달리 합니다. 온 몸을 특히 비위장을 덥혀주면 회복됩니다.

6. 주거지 또는 전지(轉地)요법

주거지는 산소가 풍부한 산중(山中)과 호반도 좋습니다. 산소가 풍부한 숲속이 좋습니다. 호반에서 요양을 한다면 습한 공기로 폐와 피부의 건조증을 보완할 수 있습니다. 다음으로는 해변도 좋습니다. 깊은 산중이라면 햇볕이 잘 드는 따뜻한 곳을 골라야 합니다. 산중이라도 앞뒤가 다 트인 곳도 좋고 산을 등진 남향도 좋습니다. 집 앞에 계곡이나 냇물이 흐르면 천연 습기를 보급받기에 금상첨화(錦上添花)입니다. 심리적으로 안정도 되고 포근한 마음으로 회복에 박차를 가할 수 있습니다.

(1) 실내 장식(인테리어)

요즘은 건강을 위하여 황토나 옥 또는 수정, 맥반석 등을 이용하여 새집 증후군의 부작용을 최소화하고 최적의 건강 환경을 지향하는 추세입니다. 그런데 유의할 점은 대체로 모두가 좋다고 생각하는 그런 재료가 체질에 따라 이로울 수도 해로울 수도 있습니다. 집을 지은 후 또는 아파트 입주 전 벽지를 바르기 전에 시멘트 건물에서 나오는 해로운 기를 차단하고 체질에 유익한 기를 발산하도록 내부 작업을 합니다.

수양체질에는 황토, 숯, 카올린, 백운석, 녹수정을 재료로 한 인테리어가 건강을 증진시킵니다. 그리고 황토를 원료로 한 내부 장식은 좋습니다. 황토는 폐와 위장의 열을 보강하게 하여 체내의 부족한 양기(陽氣)를 보충합니다. 벽지를 바르기 전에 체질에 맞는 원료를 천연 접착제와 배합하여 벽면에 약 2cm 내외로 칠하고 그 위에 천연 염료로 물들인 천연 한지를 체질에 맞는 색상을 골라 바릅니다. 습기 조절과 유해물질, 전자파 흡수를 위해 숯과 천연 접착제로 만든 석고보드 형태의 숯을 벽면에 부착시키면 한층 더 건강 생활에 좋습니다.

반짝이는 형광물질이 들어있어 일반 벽지는 화학물질이 미세하게 방출되므로 피하는 것이 좋습니다. 게다가 반사되는 빛에 눈은 피곤해집니다. 그러나 노란색이나 분홍색으로 된 천연 한지(닥나무 껍질을 가공하여 만든 천연 종이로 전통적으로 조상들이 사용해왔음)를 사용하면 조명을 적절히 흡수하여 눈이 부시지 않아, 눈의 피로를 줄일 수 있습니다. 수양체질의 간의 기능을 약화시키지 않도록 하는 데 도움이 됩니다. 눈은 간의 배속 장기입니다. 특히 조명에 의해 일반 벽지에서 반사되는 빛은 간 기능 항진의 문제를 일으켜 마음이 안정이 안 되고 피곤합니다.

한지는 실내의 습도를 조절하는 기능이 있습니다. 벽지 색깔도 체질에 맞게 자연스런 연한 연분홍색 또는 갈색, 노란색 계통을 선택합니다. 천연 염료 중에서 물들여 사용합니다. 그러면 잠재적으로 정서가 안정이 잘 안 되고 힘이 가라앉아 활력이 떨어지는 수양체질의 기(氣)를 받쳐줍니다. 환자는 물론 가족들의 개인 방, 특히 학생들의 경우 해당 체질에 맞는 색으로 커튼, 침대, 책상, 농 등을 마련해주면, 자기 방에 들어와서 마음 편히 공부에 집중합니다.

거실과 방의 바닥도 건물을 짓고 내부 시설에 들어가기 전에 체질에 맞는 재료를 깔고 보일러를 설치하고, 그 위에 재료를 2~3cm 정도로 덮은 후, 한지를 겹으로 바릅니다. 마른 뒤 콩기름을 여러 차례 바르고 말리는 일을 반복합니다. 물론 가족들의 체질이 다르므로 개인 방은 체질에 맞추어 재료를 달리 써서 시공합니다. 일반적으로 공사할 경우 거실은 시멘트 바닥과 무늬목을 붙이는 데 사용되는 접착제로 화학본드 등을 씁니다. 인체에 해로운 화학물질이 서서히 새나옵니다. 그 중에는 발암물질도 있습니다. 조사에 의하면 신축 아파트의 경우 허용 기준치 이상의 유해물질이 방출된다고 합니다. 이른바 새집 증후군이 생길 수밖에 없습니다. 병이 깊은 분들은 체질 참살이 인테리어로 꾸민 집이 아니라면, 새집에 이사 들어가는 일을 삼가야 합니다.

(2) 잠자리 및 침구의 원자재

음식이나 약은 체질 따라 구별해 먹어야 한다고 생각하는 사람들이 좀 있습니다. 그러나 위에서 말한 참살이 인테리어나 잠자리를 체질에 맞게 해야 한다고 말하면 몹시 생소하게 여깁니다. 전혀 체질과 관계없는 영역으로 봅니다. 생각해보면 원리는 다 같습니다. 예전에는 모두 온돌이나 보일러 난방으로 살아왔습니다. 요즘에는 전기 매트나 세라믹 전기 매트도 사용합니다. 그런데 홈쇼핑이나 판매점에서는 역시 체질의학과는 거리가 멀기에 일반 건강식품이 모두에게 무조건 좋다고 판매하는 것처럼 침구용 매트에 대하여도 누구에게나 다 좋은 것인 양 선전 판매합니다. 하지만 먹는 것 못지 않게 잠자리도 무척 중요합니다.

■ 유해한 전자파가 없어야 합니다

전자파(電磁波)가 발생하지 않는 무자기(無磁氣) 열선을 사용한 제품이라야 합니다. 이 열선을 상용한 제품은 전자파(電磁波)가 전혀 발생하지 않습니다. 그러나 시중에 판매하는 제품은 전자파 차단 인증표시가 되어있기에 소비자들은 완전 전자파 전자소멸 제품으로 오해합니다. 실제로 전자파가 제거된 제품은 그리 흔하지 않습니다. 그러므로 독자들의 신중한 선택이 필요합니다. 다음 설명되는 전자파의 유해성에 관해 읽어보시면 건강에 전자파가 어떻게 해로운지 인식하는 데 도움이 됩니다. 전자파는 원래 전자기파(電磁氣波, electromagnetic wave)를 줄인 말로 주기적으로 그 세기가 변하는 전자기장, 즉 전기장(電氣場)과 자기장(磁氣場)이 공간을 통해 전파해가는 현상을 말합니다. 전기제품에서는 전자파가 발생합니다. 컴퓨터의 전자파가 미치는 범위가 1m, TV는 1.5m, 전자레인지는 1m, 전기매트는 30cm 정도입니다. 그림에 나와 있는 바와 같이 자기장과 전기장은 진행방향과 함께 수직으로 영향 범위 내에서 작용합니다.

한편 우리 인체는 약 65%가 전기의 전도가 잘되는 물로 구성되어 있습니다. 그러므로 미세하지만 전자파의 영향을 피할 수 없습니다. "뉴런"이라는 뇌세포들 사이의 정보 전달은 수상돌기와 축색돌기와의 신경 전달을 화학적 신호와 더불어 전기적 신호에 의존합니다. 뇌세포와 척수신경을 통해 연결된 오장육부 및 신체 각부에 분포한 신경세포 사이의 교신도 전기적 신호에 의존합니다. 생체 자체도 고유의 전기적 성질을 지니고 있습니다. 일반에게 널리 알려진 것으로 심전도(心電圖), 즉 심장의 전기적 신호가 있습니다. 또한 혈액은 철분을 포함한 광물질 성분이 들어있기에 전자파의 일부인 자기장(磁氣場)의 영향을 받을 수밖에 없습니다. 전자 제품에서 나오는 전자파는 인체 고유의 생리적 전기적 파동에 교란과 혼동을 일으킵니다. 또한 뇌세포의 교란, 척수신경 전달 장애로 인한 뇌세포와 장부 사이의 자율신경실조, 심장과 혈액의 순환과 기능에 장애가 발생합니다. 이 모든 것은 총체적으로 생체 기능을 약화시켜 질병의 원인이 됩니다. 사람은 8시간을 고이 자야 하건만 전자파 속에 휩싸여 자고 또 자다 보면 자기도 모르는 새에 병에 걸리기 쉽습니다. 그러므로 전자파가 전혀 발생하지 않는 열선을 이용하여 만든 잠자리를 이용하여 건강을 지켜야 합니다. 겨울에 난방비 아낀다고 대책 없는 전기장판을 쓰면 손발이 저리거나 피가 모자라게 되고 몸이 무거워집니다.

■ **수양체질에 맞는 침구 재료**

가을철에 접어들면 앞 다투어 매트가 나옵니다. 수양체질에 맞는 재료 선정에 관한 내용을 소개합니다. 자수정, 칠보석, 황토를 이용한 침대나 매트는 인테리어에서 말한 바와 같이 수양체질에는 이롭습니다. 그 이유는 황토는 따뜻한 성질을 지니고 있어 차가운 위장을 온보(溫補)하는 효능이 있습니다. 황토를 통과한 구들장이나 매트는 그 열이 진정 따뜻한 기운입니다. 황토는 따뜻한 순양(純陽, 순수하게 서늘한 음기(陰氣)에 길항하여 더운 양의 기운을 보강하는 기)의 물질입니다.

수양체질은 차가운 기운을 띤 은사(銀絲, 은 성분이 들어있는 실)를 이용한 제품이 해롭고, 따뜻한 성질을 가진 금사(金絲, 금 성분의 실)로 만든 제품은 좋습니다. 그러므로 은이라는 금속을 통해 열이 발산되면 그 자체는 발열되어 따뜻하지만, 장부에 들어가면, 은을 통과하여 나온 열의 속성이 서늘하기에 몸은 식어가고 손발이 차가워져 혈액이 돌지 않습니다. 반면 금은 몸에 열을 넣어주고 양기를 보강하는 성질이 있으므로 양의 기운이 약한 수양체질은 유익합니다. 맥반석이나 옥(玉)으로 만든 제품은 해롭습니다. 본래 옥은 차가운 성질을 지니고 있어 덥고 상승하는 기운을 하강시키는 성질이 있습니다. 잊지 말 것은 전기를 통해 발열된 침구일지라도 열 전도매체가 성질이 차가운 광물로 된 세라믹을 통과한 것이라면 본질(本質)은 차갑습니다. 예컨대 요즘 유행하는 옥 매트의 옥은 성질이 몹시 찹니다. 따라서 전류로 가열되어 몸으로 느끼기에는 온도가 높고 따뜻한 것은 사실이나 진실은 차가운 것입니다. 차가운 옥을 통과한 열은 차가운 열로 변합니다. 그러기에 옥 매트에서 오랫동안 잠자리를 하면 몸은 차가워지고 손발은 냉해집니다. 차가운 옥을 통과한 열은 성질은 찹니다. 물리적으로는 열이 있음에 틀림없으나 그 내면의 기운은 차가운 것입니다. 얇은 철판을 통해서 가열된 열은 파장이 짧아 그 위에 고기를 구우면 속은 익지 않고 겉만 탑니다. 반면 두꺼운 돌판이나 세라믹 구이판 위에 고기를 구우면 열의 파장이 길어 겉과 속이 함께 맛있게 잘 익습니다.

방사체에 따라 열의 성질이 바뀝니다. 그와 같은 이치입니다.

이렇게 체질적으로 매트의 원료로 사용되는 광물질의 성질과 기능은 다릅니다. 그런데 문제가 있습니다. 제조자들은 효용성이 알려진 광물질을 체질과 무관하게 나름대로 원료를 조합하기에, 체질적 관점으로는 자신에게 맞는 원료와 맞지 않는 원료가 함께 섞여 있습니다. 그렇게 되면 한시적으로 효과가 있는 듯하다가 나중에는 자기도 모르는 사이에 자신의 고유의 생체 파동이 깨집니다. 그러므로 재료의 배합 성분 중에 자신에게 해로운 광물질이 들어있지 않고 유익한 원료로만 조성된 것을 살펴서 온열 매트를 골라야 합니다.

(3) 목욕

수양체질은 몸 자체는 매우 차갑습니다. 그러나 장부와 체표를 구분하면 장부(臟腑)는 차갑습니다. 장부를 둘러싸고 있는 체표(體表)는 열이 많고 기의 순환이 활발합니다. 땀을 흘리면 속의 열이 빠져나가 내장이 차가워집니다. 땀을 빼면 기혈이 소모되어 원기가 손상됩니다. 그러므로 목욕을 뜨거운 물에서 하면 첫째로 체표의 기가 지나치게 활발하게 발산이 되어 체표의 기운이 소진되고, 둘째로 체내 장부의 열이 과도하게 빠져나가게 되어 그렇지 않아도 차가운 장부는 더 차가워집니다. 그런 연유로 열탕에 오랫동안 몸을 담가 땀을 흘리면서 목욕해서는 안 됩니다. 수양체질 중 따뜻한 정상체온인 경우는 별로 없고 대부분 차가워서 온탕에서는 체온을 올리기는 역부족이어서 열탕에서 5분 안팎으로 담근 후, 적당히 시원한 물로 샤워하고, 좀 쉬어주는 방식으로 진행, 체력에 맞게 3~4차례 반복하면 좋습니다.

*수양체질은 전체 몸은 차가우나 체표에 열 기운이 몰려 있다. 더운 물 목욕이 해롭다. 그러나 너무 찬 물도 나쁘다.

한편 오줌은 차가운 기운을 담고 있는 것처럼, 땀은 더운 열(熱)입니다. 몸속에 있는 열을 해소하고 온도를 조절하기 위해 몸 밖으로 내놓습니다. 따라서 땀은 장부의 열이 빠져나가는 것으로 체표에 비해 차가운 내장은 더 차가워집니다. 그래서 수양체질이 흘리는 땀은 사실은 피와 진액(津液)과 온기(溫氣)가 소모되는 것입니다. 체온의 평형이 깨집니다. 오랫동안 땀을 흘려 목욕하면 기운이 소진됩니다.

그러므로 적당히 따뜻한 물이나 미지근한 물에서 땀을 가능하면 적게 흘려 목욕하고, 냉탕에 담그는 것이 좋습니다. 피부의 땀구멍을 막아 기의 소모를 줄일 수 있습니다. 뿐만 아니라 체표의 과도하게 더운 기운을 차가운 물로 억제하고 조절할 수 있습니다. 이런 이유로 수영은 수체질의 모든 조건을 충족하면서 건강을 증진합니다. 이 체질은 열탕보다는 온탕이 좋으며 온욕보다는 냉·온욕이 좋습니다. 그러나 추위를 타면 적당하게 순간 냉탕을 이용합니다. 추위를 심하게 타면, 열탕에 땀이 조금 날 정도로만 잠시 잠기면 좋습니다. 심하면 한기가 스며들어 감기기가 생기고 코가 **뻑뻑해집니다.** 수체질은 냉·온욕을 자유롭게 할 만큼 따뜻한 이상적인 체온을 유지하는 사람은 드뭅니다. 따라서 열탕에 좀 더 많이 담그고 냉탕에 짧은 순간을 담그는 방식 또는 좀 찬물 샤워로 모공을 닫고 땀을 식히는 정도로 진행하면 좋습니다.

(4) 수영

수영은 상당한 유산소 운동이면서도 땀을 흘리지 않아 기의 소모를 줄일 수 있고 체력을 증강할 수 있습니다. 뿐만 아니라 체표의 과도하게 더운 기운을 차가운 물로 억제와 조절을 할 수 있습니다. 이런 이유로 수영은 수체질의 모든 조건을 충족하면서 건강을 증진합니다. 수영장 찬물에 적응하기 어려운 차가운 수음, 수양체질은 이렇게 준비하면 냉증을 예방할 수 있습니다. 열탕에서 몸을 충분히 덥혀 입수하고 서서히 숨을 고른 뒤에 천천히 수영을 합니다. 수영 후에는 차가워진 몸을 다시 열탕에 담가 적당히 몸을 훈훈하게 한 뒤에 마무리를 합니다. 그래도 몸이 안 좋으면 몸을 식사법과 한방으로 체온을 올린 뒤에 수영을 시작하는 것이 좋습니다. 만일 수영으로 한기가 장부에 침투한다면 차라리 수영을 안 하는 편이 더 낫습니다.

(5) 감기

감기기가 있을 때는 누구를 막론하고 생야채, 생과일, 차가운 음식을 삼가고 찬 공기를 조심해야 하며 몸을 따뜻하게 해야 합니다. 감기 바이러스는 차가운 숙주에서 번성합니다. 감기에 걸리면 잘 낫지 않으니 특히 조심해야 합니다. 수양체질은 장부가 냉하여 추위를 많이 타 쌀쌀한 가을부터는 한기가 몸에 스며들지 않도록 옷을 따뜻하게 입고 차가운 데 앉지 말아야 합니다. 감기 중에는 목욕을 하지 않습니다. 보리, 돼지고기, 해삼, 굴, 새우, 배, 수박, 멜론, 참외, 감, 바나나, 포도 등 차가운 식품을 피해야 합니다. 수양체질은 부추, 열무, 대파, 닭고기, 오리고기탕, 꿩고기국, 미역국, 개고기국이 좋습니다. 생강, 꿀, 쑥, 인삼차 등을 뜨겁게 마십니다. 비타민 B가 좋습니다.

7. 수양체질의 식이요법

(1) 따뜻한 성질의 육류 섭취에 주력

뇌졸중, 심장병, 고혈압 진단을 받으면 상식적으로 가장 기피하는 식품은 육류입니다. 그보다는 다음 채소들에 대한 체질적 인식이 우선해야 합니다. 열무, 부추, 쑥, 쑥갓, 상추 등 따뜻한 성질을 품은 채소를 충분히 먹는 것이 좋습니다. 대장이 길기 때문에 섬유질이 수음체질보다 더 필요합니다. 야채 중에서 폐를 북돋는 취나물, 호박잎, 고춧잎, 들깻잎 등은 폐가 센 수양체질에는 해롭습니다.

다시 본론으로 가서 설명하면, 육류에는 지방이 붙어있기 때문에 더욱이나 꺼립니다. 물론 금양, 금음체질 식이요법을 읽어보면 알 수 있듯 그 체질에는 육식 그 자체가 순환기 질환의 원인입니다. 그러나 수양체질의 경우에는 반대로 따뜻한 성질을 품고 있는 육식과 위를 따뜻하게 하는 채소를 섭취해야 고칠 수 있습니다. 물론 기름기 없이 섭취해야 합니다. 그렇지 않을 경우, 이들 포화지방은 혈관 벽에 붙어 혈관질환을 유발합니다. 포화지방은 엉기는 성질이 있어 혈관을 막게 하고 혈액 찌꺼기를 만드는 기름을 말합니다. 그러니 당연히 삼가야 하겠지요. 반면 식물의 씨앗이나 생선에 들어있는 불포화지방은 미끄러운 성질이 있어 혈관 벽에 침착하지 않고 핏줄을 타고 다니면서 피를 잘 돌게 합니다. 그렇다고 불포화지방이면 무엇이든지 섭취해서는 안 됩니다. 맞는 육류를 섭취해야 합니다. 일반적으로 육류보다는 과일과 채소가 성인병 예방에 좋다고 알려져 있고 그렇게 믿고 있기 때문에 필자의 이런 말이 수긍이 잘 되지 않을 수 있습니다. 때문에 확신을 갖도록 부연 설명을 하겠습니다.

먼저 육류 섭취가 고혈압에 미치는 영향에 관한 일본 교토대학에 의한 실험을 살펴보면 하나의 대답을 찾을 수 있습니다. 유전자 조작을 통해 고혈압을 유발시킨 쥐를 대상으로 실시되었습니다.

이 쥐들은 모두 혈압이 250으로 뇌졸중이 100% 유발될 수 있는 상태인데, 한편에는 고단백음식을, 다른 편에는 저단백음식을 한 달 동안 먹이면서 관찰했습니다. 결과는 어떠했을까요? 예상 밖의 결과가 나왔습니다. 저단백음식을 섭취한 쥐는 뇌졸중 증상을 보이면서 시름시름 맥없이 힘을 잃어가고 있었습니다. 반면 육류 등의 고단백을 섭취한 쥐들은 원기 왕성하였습니다. 실험을 주도한 야모리 유키오 교수는 결론적으로 고혈압 환자에게도 육류섭취가 필요하다고 이렇게 주장합니다. "뇌졸중은 뇌혈관이 터지거나 막혀서 생기는 질병이므로 이를 예방하려면, 동물성 단백질이 필요합니다. 동물성 단백질은 뇌혈관을 튼튼하게 유지시켜주기 때문입니다. 고혈압환자도 육류를 규칙적으로 섭취하는 것이 좋습니다." 동물성 지방을 지나치지 않게 그리고 동물성 지방의 폐해가 덜 하는 방법으로 섭취하도록 권장하였습니다. 이상의 내용은 KBS 과학 프로젝트팀에 의한 "생로병사의 비밀 2"에서 뽑아낸 것입니다.

앞서 금체질의 고혈압 식이요법에서는 이른 바 서구형 식사법이라고 해서 육류와 유제품이 순환기 질병의 주범이라고 확정 선고하여 그런 식품을 멀리하라고 권한 내용을 기억할 것입니다. 그것은 단지 금양, 금음체질에만 해당됩니다. 수양체질은 육류 섭취가 고혈압에 미치는 실험 결과에서 알려주듯 주로 육식이 적절하게 있어야 합니다. 폐는 숙강(肅降)이라고 해서 폐의 기운을 아래로 내려보내 하체까지 힘 있게 하는 기능이 있습니다.

위를 따뜻하게 해주는 육식을 하면 원래 폐기능이 좋기에 고혈압과 허혈성 심장병을 막을 수 있습니다. 위를 튼튼하게 하는 식품이 바로 육류와 같은 고단백질 식품입니다. 그래서 육식을 하면 폐가 강해져 숙강 기능이 잘 되어 기운을 아래로 밀어 내리니 자연이 뇌 쪽으로 흐르는 피가 압력을 덜 받게 됩니다. 해서 뇌졸중과 같은 문제가 생기지 않게 됩니다. 그 결과 육식을 해도 장기에 아무 손상도 주지 않고 혈관질환이 개선됩니다. 게다가 육식을 하면 간의 기능을 보호하는 효과가 있어 심장병 등을 예방할 수 있습니다. 육식 위주가 아닌 채식 위주로 할 경우 뇌졸중, 심장병, 간 동맥의 극심한 위축으로 말미암아 고혈압이 발생합니다. 간에 영양을 공급해주는 차가운 채소는 수양체질에게는 간의 기능 저하를 유발하기 때문입니다.

좀 재미있는 얘기를 합니다. 조선 최고의 한의서 동의보감의 간(肝) 편에서 간 그림을 유심히 보면, 간이 수많은 나뭇잎으로 덮여 있습니다. 간은 오행(五行) 중에서 목(木), 즉 나무에 배속시키고 있으며, 나무는 성장하면서 나뭇잎이 무성해집니다. 그래서 한의학에서는 간을 묘사할 때 이치상으로 갑옷의 미늘처럼 간을 나무 이파리로 장식합니다. 흥미롭게도 현대 해부학에서도 좌우의 간을 하나는 우엽(右葉), 즉 오른쪽 잎, 좌엽(左葉), 즉 왼쪽 잎이라고 부릅니다. 즉, 간을 나무의 잎에 빗대어 부릅니다. 그런데 나무에 바람이 심하게 불면 나뭇잎은 흔들리고 시달리다가 결국은 떨어지지요. 간도 기능 이상이 생겨 간 내부에서 바람, 즉 풍(風)이 생기면 중풍이 옵니다. 요즘 말로 하면 간 기능 이상 항진이 생기는 것입니다. 마치 갑상선 기능항진이 유발되면, 많이 먹어 칼로리를 공급하더라도 인체에너지를 필요 이상으로 연소하게 되므로, 몸이 야위고 피곤해지는 것과 같습니다.

그와 같이 간 기능이 항진되어 핏줄이 막히면 뇌경색, 터지면 뇌출혈과 같은 뇌졸중이 발생합니다. 뇌졸중 환자가 손발을 떨고 있는 모습과 부는 바람에 흔들리는 나뭇잎은 너무도 비슷합니다. 간에서 일어난 바람입니다. 대개 순환기 질병의 원인을 심장과 혈관에서 찾고 있는데, 실은 원인은 주로 간에 있는 경우, 즉 간풍(肝風)이 원인인 경우가 많습니다. 간의 이상 항진과 중풍을 막아 뇌졸중, 고혈압, 심장병을 예방 치료하려면 간의 기운이 강한 수체질의 경우에는 간의 기를 지나치게 돋구어 간에 바람(중풍)을 일으키는 냉성 채소를 반드시 끊어야 합니다. 그러면 바람을 잡을 수 있습니다. 수양체질에게는 차가워 신장으로 귀경하는 채소가 바람을 일으키는 중풍의 식품입니다. 이미 말한 바와 같이 수양체질의 경우에 따뜻한 육류는 전체적으로 위를 강화하는 식품임을 밝혔습니다. 중풍을 남의 얘기로만 생각해서는 안 됩니다.

세밀히 밝히면 다음과 같습니다. 쇠고기, 염소고기, 양고기, 노루고기, 고라니, 사슴고기의 체질적 관점을 설명합니다. 소, 염소, 양 등은 척추동물〉포유류〉우제목(偶蹄目)으로 분류되어 소류 혹은 소목 우제류(偶蹄類)에 속합니다. 우제류에 속한 포유동물은 커다란 폐와 식물과 같은 거친 섬유질을 소화하기 위한 복잡한 소화기관을 가지고 있습니다. 이들은 여러 개의 위장과 때로는 반추(되새김)위를 사용하기도 합니다. 대장이 매우 깁니다. 또한 폐가 크기 때문에 그 기운은 뿔에 반영되기도 합니다. 육식동물에 비해 폐활량이 우수해서 긴 거리 달리기를 잘 합니다. 체질학적으로 볼 때에 이들은 폐, 대장과 위장 기능이 강함이 틀림없습니다. 이 때문에 쇠고기, 염소고기, 양고기는 성질은 따뜻한 편에 속하고, 폐를 보강하는 식품으로 폐가 약한 목양, 목음, 수음에 가장 적합하며 다음으로 토양에도 역시 좋습니다. 그러나 몸이 몹시 더운 토양체질은 이들을 보통으로 섭취함이 좋고, 멧돼지나 돼지고기처럼 토양체질의 더운 신장의 열을 서늘하게 식혀주고 보강하는 육류가 더 좋습니다. 반면 폐와 대장이 강한 금양, 금음은 물론 수양체질에는 쇠고기, 염소고기, 양고기는 폐로 귀경하여 센 폐를 항진시켜 해롭게 작용합니다. 이미 육류가 금체질에 해롭다는 것은 잘 알려져 있으므로 이의를 제기할 사람은 없겠지만 수양체질에 해롭다는 것에 대하여는 좀 수긍하기 어려워할 수 있습니다.

팔체질학에서 그 어느 누구도 수양체질에 마늘, 고추, 양파, 밤 등이 해롭다고 밝힌 학자가 없고, 심지어 우유로 발효한 요구르트, 콩을 고초균으로 발효한 청국장, 그리고 폐를 북돋는 복숭아 등이 어떻게 해로운지 납득이 가는 설명이 별로 없는 상황에서 수긍하기 어려울 수 있습니다. 그러나 그동안 수양체질로 확정된 많은 사람들에게서 우유 등이 해롭다는 것은 이미 다양하게 나타나 스스로 섭취를 중단한 분들이 많이 나타났습니다. 우유를 많이 먹은 결과 신장 결석이 생겨 심각하게 고생한 분도 있었습니다. 한편 쇠고기는 성질이 좀 따뜻해서 소화는 잘 되기에 이상을 느끼기까지는 좀 시간이 걸릴 수도 있고 못 느낄 수도 있습니다. 그러나 과도하게 섭취하면 폐조(肺燥), 즉 폐 건조 증상이 생겨 입안이 마르고 기관지가 건조해지고 마른기침이 생기거나 목에 뭔가 걸린 듯한 느낌(매핵기)가 발생할 수 있습니다. 견갑통이 유발될 수도 있고 과강한 폐 기운이 간을 압박하면 신장 방광도 동반하여 기능이 약해집니다.

- **닭고기:** 열이 많은 육류로 비위장으로 들어가 위장과 비장과 온몸을 따뜻하게 합니다. 때문에 수음 수양체질에 매우 이상적인 육류입니다.
- **개고기:** 열이 많아서 위장을 따뜻하게 해줍니다. 닭고기와 같이 수체질에 이상적인 고기입니다. 여름에 개는 더워서 입을 벌려 혀를 내놓고 열을 식히면서 숨을 쉽니다. 그늘에 누워 움직이지 않습니다. 더위를 못 참습니다. 그러나 차가운 겨울이 오고 눈이 내리면, 제 세상을 만난 듯 즐겁기 한량없이 눈밭을 쏘다 다닙니다. 몸이 더우니 추운 겨울이 개에게는 시원한 계절인 것입니다. 이것만 봐도 개는 열이 많다는 것을 짐작할 수 있지요. 그러므로 서늘한 간이 최강 장기로 몸 전체를 지배받고 있는 차가운 수체질에게 개고기는 몸을 따뜻하게 하는 보양식품입니다. 덧붙여 개고기를 먹을 때, 마늘을 먹는 것이 좋은가 나쁜가에 대한 확실한 대답을 드립니다. 사실 팔체질의학이 아니면 결코 속 시원히

밝힐 수 없는 그런 문제입니다.

· **쇠고기:** 따뜻한 식품으로 주로 폐를 보강합니다. 때문에 수음에는 좋으나 수양체질에는 해롭습니다. 예전에 쇠고기가 수양에 좋다고 한 적이 있습니다. 잘못된 내용임을 밝힙니다.

· **사슴고기:** 사슴은 위로 솟구치는 힘이 무척 강합니다. 뿔이 화려하게 뻗어 솟은 것을 보면 알 수 있지요. 그래서 인체상부의 폐에 크게 힘을 줍니다. 수양체질에는 해로우며 같은 원리로 녹용도 해롭습니다.

· **돼지고기와 멧돼지:** 멧돼지의 송곳니는 신장의 센 기운을 잘 반영하고 있으며, 차갑기 때문에 송곳니는 냉기를 따라 아래로 뻗어납니다. 차가운 기운을 지닌 고기로 신장으로 들어가 힘을 줍니다(이는 뼈의 일부분이며 뼈는 신장이 주관합니다). 때문에 수음, 수양체질에는 아주 해로운 중풍을 일으키는 고기입니다. 신장과 하체가 망가집니다. 수체질은 차가운 식품이 풍을 만듭니다.

· **마늘:** 마늘은 먹으면 코에 땀이 맺히는 것을 보면 알 수 있듯이, 마늘은 나머지 영양성분상의 설명은 생략하고, 폐를 따뜻하게 하고 체표의 기운이 왕성하게 순환되도록 합니다. 그러므로 개는 수, 목체질에 적합하며, 마늘은 폐가 강한 수양체질을 제외한 나머지 폐가 약한 수음, 목양, 목음체질만 유익합니다. 때문에 마늘과 개고기를 같이 먹어 유익한 체질은 수음, 목양, 목음체질입니다. 그러나 수양체질은 마늘과 함께 먹으면 손해를 봅니다. 그러므로 마늘을 빼고 개고기를 먹을 때 마늘 대신에 부추, 청상추, 열무 등을 곁들여 먹으면 위와 대장에 아주 좋습니다. 다른 금, 토체질은 개고기 자체가 해로우므로 금해야 하며, 마늘과 함께 먹으면 금체질은 더욱더 해롭습니다. 명쾌한 답이 됩니다. 팔체질 의학의 탁월성입니다. 같은 단백질이라도 기운이 이같이 다르니 자신에 적합한 고기를 골라 먹는 게 좋겠지요.

(2) 좋은 콜레스테롤(HDL) 식물씨앗 기름의 섭취

식물의 씨앗인 달맞이유, 참기름을 충분히 섭취하면 좋습니다. 이들은 더운 양기운으로 귀경 몸을 덥혀줍니다. 불포화지방산과 감마리놀레산 등이 많아 혈행 개선에 아주 좋습니다. 이런 식품은 혈액순환을 촉진시킬 뿐만 아니라 나쁜 콜레스테롤(LDL)을 분해해주고 좋은 콜레스테롤(HDL)을 생성시키고 피 찌꺼기를 없애줍니다. 동시에 차가운 체온도 올려주므로 금상첨화입니다. 별도로 생선의 오메가-3는 먹어서는 안 됩니다.그것은 신장을 강화하는 식품으로 수양체질은 신장의 기가 소진됩니다.

한편 수양체질은 민물고기가 거의 해롭고, 바다 생선 중에는 바닷장어, 붕장어, 민물고기로는 장어, 미꾸라지, 메기 등은 폐를 항진시켜 기관지 천식의 원인이 되기에 몹시 해롭습니다. 대부분의 바다 생선은 기운이 차가워 좋지 않습니다. 붕어는 간을 항진시키므로 금합니다. 잉어, 가물치도 해롭습니다. 신장을 강하게 하기에 수체질은 위장과 신장이 너무 차가워져 몸이 응고됩니다. EPA DHA 오메가-3 등의 기능성 식품을 섭취할 필요는 없습니다. 별도로 정제되어 위에 언급된 성분으로만 구성된 기능성 식품은 신장 기능을 과강하게 하기 때문에 몹시 해롭습니다. 영양학자들이나 유명한 사람들이 극구 권장한다고 하여 흔들려서는 안 됩니다. 그러나 이런 식품은 신장 기능을 지나치게 강하게 하기에 금합니다. 그것보다는 다음에 설명하게 될 따뜻한 흰콩에서 추출한 레시틴이나 흰콩을 섭취하면 됩니다.

(3) 위장을 따뜻하게 하는 인삼, 홍삼, 옥수수, 현미, 감자

수양체질은 이미 설명한 바와 같이 위장이 가장 차가운 체질입니다. 폐열이 많아 더위를 타기는 하지만 근본이 차가운 체질입니다. 그러므로 체질에 어긋나지만 않는 따뜻한 식품을 섭취하는 것이 무병장수의 첩경입니다. 인삼, 홍삼, 옥수수, 현미, 감자 등은 본래가 위장을 따뜻하게 덥혀주는 식품입니다. 따뜻하고 더운 식품을 먹는 것이 어떻게 고혈압 등을 치유하는지 그 기전이 궁금할 것입니다.

서두에 밝힌 바와 같이 병의 근본 원인이 신체의 냉증, 즉 장부가 차가워서 혈액이 차갑고 혈관이 응고되는 데 있습니다. 게다가 약한 위장 때문에 동맥을 타고 흐르는 피가 힘이 약합니다. 게다가 심장 자체가 원래부터 약하게 태어나 몸이 약해지면 위장 다음으로 심장이 먼저 부실해집니다. 위에 언급한 식품들은 차가운 수양체질의 위를 따뜻하게 덥혀줍니다. 그러면 혈액이 따뜻해지고, 차가워진 혈관이 더워지고 부드러워져 혈액이 잘 돌게 됩니다. 그 결과 고혈압이 해결되며, 뇌혈관이 막혀 오는 뇌경색을 예방할 수 있으며, 심장의 힘은 증가하여 동맥으로 힘들이지 않고 피를 보낼 수 있습니다. 그런 연유로 위장을 강화하는 음식을 섭취하면 혈행이 원활해집니다.

(4) 칼륨과 비타민 B가 풍부한 식품 섭취

두부, 순두부, 흰콩은 섬유소도 풍부하고 광물질과 비타민이 많아 혈중 지질 감소에 도움이 됩니다. 혈압이 높은 사람은 매일 배변을 통해 혈압의 상승을 막아야 하는데, 변비가 있으면 배변 시 힘을 주게 되면 혈압이 올라 뇌출혈을 일으키거나 심장질환을 앓고 있는 사람이 돌연사할 수 있습니다. 때문에 섬유소가 풍부한 채소와 과일을 넉넉하게 먹어 가면 도움이 됩니다. 또한 칼륨과 사포닌이 많아서 순환기 질환에 효과적입니다. 과일 중에서도 노랑대추방울토마토는 항암은 물론 고혈압에도 아주 좋은 식품입니다. 그러나 근본은 수체질에 맞지 않습니다. 하지만 성질은 조금 차가우니, 라이코펜은 기름에 조리하면 흡수율이 높아지므로 살짝 볶아 가끔 조금씩 먹으면 괜찮습니다. 라이코펜이라는 붉은 색소 성분이 항암 작용을 하고 혈액 내 혈당 수치를 떨어뜨리고 지방의 흡착을 막아주어 고지혈증과 심혈관 질환에 좋습니다. 채소로는 부추, 양상추, 청상추는 유용합니다. 하지만 주의할 점은 몸에 맞는 생과일과 생야채라도 너무 섭취하면 몸이 차가워지므로 적당히 적게 드시는 편이 좋습니다.

(5) 알긴산과 요오드가 풍부한 다시마, 미역, 김

김, 미역, 다시마에 함유된 요오드는 신진대사를 촉진하고 세포를 활성화시켜 저항력을 높여줍니다. 알긴산(끈적끈적한 점액성 성분)은 식이섬유로서 혈중 콜레스테롤과 지방질의 수치를 내리는 효능이 탁월합니다. 그 외 칼슘, 칼륨 등 영양소가 많아 고지혈증, 고혈압, 동맥경화에 좋습니다. 미역과 김, 다시마 등은 간과 위장 그리고 대장을 따뜻하게 보강하는 기능이 있습니다. 대부분의 야채는 차가운 성질을 띠고 있어 자제하는 대신, 해조류를 섭취하면 식생활을 즐길 수 있습니다. 보통 수양체질은 먹을 수 있는 채소가 적은 편입니다. 하지만 해조류를 즐기면서 차가운 대장도 좋아지게 하고 광물질도 칼슘도 넉넉히 보충할 수 있습니다. 다시마가 체질에 맞지만, 변이 무른 경우에는 많이 섭취하면 사하(瀉下) 작용 때문에 설사기가 생길 수 있으니 살펴서 적당히 섭취하는 것이 좋습니다.

(6) 콩 및 레시틴

콩에는 인지질의 일종이며 뇌세포 구성 물질인 레시틴이 많습니다. 이 레시틴은 혈관 벽에 들러붙어 혈액 흐름에 장애가 되어 고혈압을 일으키는 나쁜 콜레스테롤(LDL)과 중성지방(간에 쌓이는 기름과 혈관 벽에 침착하는 기름 성분) 등을 미세한 분자로 바꾸고 분해하여 제거하는 기능이 우수합니다. 레시틴 성분은 모든 인체세포에 절실합니다. 혈당이 출입하는 것을 조절하는 세포막과 뇌세포 주위의 보호막은 레시틴으로 구성되어 있습니다. 레시틴은 비타민 B, 콜린, 리놀레산, 이노시톨로 구성돼 있습니다. 레시틴은 동맥경화증과 심장관상동맥질환을 예방하고 비타민 B와 비타민 A의 흡수를 도와주므로 활력을 증강시키고 알코올로 인한 간 손상을 회복하는 데도 필요합니다. 지방이 쌓이는 것을 막습니다.

레시틴은 콩과 알의 노른자에서 추출합니다. 효모, 콩, 곡류, 생선 배아에 있습니다. 흰 강낭콩이 좋고, 붉은 강낭콩은 피해야 합니다. 그러나 현재 흰콩(대두)에서 추출한 레시틴 100% 제품이 나오고 있으므로 집중적으로 그것을 섭취하면 신속히 효과를 볼 수 있습니다.

(7) 콜린

콜린은 세포 인지질의 구성 요소로서 콜린의 부족은 지방간의 원인이 되는데 콜린은 항 지방비타민으로 지방분해대사에 관여하기 때문입니다. 콜린이 부족한 음식을 먹인 쥐는 계속적으로 간세포의 효소계에 변화를 일으켜 간암 형성을 유도했습니다. 홍어, 닭발, 골수, 간, 레시틴에 함유되어 있으며, 부족 시 지방 과다, 신장 손상, 고혈압, 위궤양이 유발됩니다.

(8) 기타 유익한 것들

■ 감자와 옥수수

이 식품은 위장을 따뜻하게 보익합니다. 이들의 주산지가 고랭지(高冷地)인 강원도라는 점을 생각해보면 알 수 있습니다. 감자와 옥수수는 열이 많은 식물로 밤에는 차가운 고랭지에서 열을 식히고 낮에는 햇볕을 받아 결실하여야 제 맛이 나기 때문입니다. 한편 소화 기능이 약한 수음, 수양체질은 옥수수가 소화가 잘 안 됩니다. 반질반질한 왁스층만 기술적으로 벗기는 옥수수가 나오고 있으니 그것을 이용하면 눈까지 먹을 수 있어 매우 좋습니다.

*생강, 엉컹퀴, 사과, 골든키위, 비타민 B, 옥수수차, 옥수수수염차, 생강, 인삼을 원료로 만든 차.

(9) 폐를 강하게 하는 식품과 약재 금지

수양체질은 폐가 강하기 때문에 도라지, 더덕, 콩나물, 버섯, 청국장, 산약, 천마, 길경 등의 폐를 보강하는 식품이나 약재를 사용해서는 안 됩니다.

(10) 해로운 것들

■ 고구마

고구마는 몹시 습하고 차가운 식품입니다. 재배할 때 고랑을 깊이 파고 이랑을 높게 만들어 고구마를 심습니다. 만약 보리나 밀처럼 평평한 데 심으면 땅의 습기 때문에 썩을 우려가 있기 때문입니다. 동시에 이랑을 높게 만들어서 햇볕이 뿌리에 더 많이 따뜻한 기운을 받게 할 수 있기 때문입니다. 그만큼 고구마는 냉성이 가장 강한 식품으로 둘째가라면 서러워 합니다. 겨울의 군고구마는 향기로만 만족하고 드시지는 마세요. 이런 연유로 고구마는 몸에 습기가 많고 차가운 수양체질에게는 고혈압, 심장병, 뇌졸중을 불러일으킬 수 있어 몹시 해로운 식품입니다.

■ 양파와 마늘

마늘과 양파는 폐로 그 기운이 들어가서 폐를 따뜻하게 합니다. 따라서 폐가 허약한 토양, 목음, 목양, 수음체질에만 유익합니다. 수양체질에는 해롭습니다. 성질이 따뜻하고 달고 맵습니다. 생양파를 먹으면 코가 맵고 코에 땀이 납니다. 코는 폐에 배속된 기관이므로 양파는 폐를 덥게 한다는 것을 알 수 있습니다. 양파는 항산화물질인 퀘시틴이라는 성분이 있어 핏속의 콜레스테롤을 분해하여 혈관을 깨끗하게 하고 심장의 혈류량을 증가시킵니다. 그러니 당연히 심장병, 고혈압 등에 유익합니다. 혈관 벽을 튼튼하게 하는 루틴 성분이 있어 혈소판이 부족하거나 비장이 부어있는 사람에게 좋습니다.

그렇지만 수양체질이 먹을 경우에는 전혀 다른 해로운 결과가 나타납니다. 폐의 이상 항진으로 기억력 저하, 구강과 인후의 건조증, 천식, 피부 건조, 폐 허열로 인한 폐렴, 폐결핵이 생깁니다. 물론 면역이 약해지는 것은 말할 것도 없습니다.

■ 청국장

참살이 식품으로 조상 대대로 각광받아온 청국장은 조상들의 지혜가 담긴 발효 식품으로 각종 영양소가 풍부한 단백 식품입니다. 그런데 이 청국장은 더운 성질을 띤 볏짚에 있는 고초균에 의해 발효됩니다. 때문에 청국장은 따뜻한 흰콩에 더운 고초균에 의해 발효되는 식품이기에 몹시 더운 식품입니다. 따라서 콩 자체는 더운 기운을 보강하는 순양지품으로 목, 수체질에 좋지만, 변화된 청국장은 그 기운은 대장에 들어가서 대장을 따뜻하게 하며 장의 기능을 활성화시킵니다. 이래서 수양체질에는 해로운 것입니다. 물론 수양체질의 대장은 차가운 것은 사실이나, 먹게 되면 체질적으로 그렇지 않아도 기가 강한 대장에 과도하게 기가 쌓여 대장암, 변비(토끼똥 같은 변비) 등의 원인이 됩니다.

■ 해로운 건강기능 식품

클로렐라, 녹즙분말, 키토산, 스피룰리나, 알로에, 보리순, 밀순, 비타민 C, D, E, 청국장, 버섯, 복숭아, 양파, 송화, 영지, 전복, 오디, 시금치, 미나리, 돌나물, 신선초, 케일, 컴프리, 바나나, 녹두, 메밀, 녹차

수음체질의 모든 것

1. 생리적 특징

수음체질은 차가운 방광과 신장이 최강 장기입니다. 서늘한 담낭과 간장은 차약 장기입니다. 몸은 차가운 신장의 지배를 받고 있기 때문에 팔체질 중에서 몸이 가장 냉합니다. 따라서 차가운 신장과 서늘한 간의 기운 때문에 허리와 사지가 가장 시려 허리 병이 잦습니다. 차약 장기는 폐 대장이며 최약 장기는 위장과 비장입니다. 따뜻한 기를 주는 폐와 위장이 모두 약하므로 감기에 잘 걸리고 잘 낫지 않습니다. 목이 차갑습니다. 추위를 가장 많이 타는 체질입니다.

그러나 소식하고 따뜻한 음식을 비벼 드시는 사람 가운데 장수자가 가장 많습니다. 찬 것만 먹으면 속이 불편합니다. 피부는 부드럽고 결이 곱습니다. 비만은 거의 없습니다. 변은 무릅니다. 허리가 가늘고 여성은 몸매가 매우 곱습니다. 뱃살이 없습니다. 힘이 가라앉고 무기력합니다. 논리적입니다. 위하수, 위 무력증, 소화 장애로 고생을 합니다. 공기가 따뜻해야 편안해지고 추우면 불안합니다.

땀을 많이 흘리는 운동을 계속하면 처음은 좋은 것 같다가 나중에는 기력이 점차 떨어집니다. 목욕탕에서 계속 땀을 빼면 몸이 야위고 감기기가 생기고 추위도 더 타고 지쳐갑니다. 건강할 때는 땀이 별로 없고 약해지면 도한이 납니다.

2. 체질에 따른 일반적인 건강관리

수음체질은 속이 냉하고 소화 기능이 제일 약합니다. 수음체질은 몸 전체가 차가워 기혈순환도 잘 안되며 사지가 차갑고 허리도 차며 위장도 가장 차갑습니다. 한마디로 온몸이 차가우니 몸은 따뜻하게 관리하는 것이 건강의 제일 비법입니다. 즉, 위장을 따뜻하게 보하는 음식과 한약, 따뜻한 잠자리, 따뜻한 주거 공간, 찬 공기에 지나치게 노출시키지 않는 것, 땀을 너무 많이 흘리지 않으므로 속을 차갑게 하지 않는 것, 격렬하게 땀을 흘리는 운동을 지속적으로 하지 않으므로 기운이 떨어지지 않게 하는 일 등을 잘 지켜야 합니다.

차가운 음식은 피해야 하고, 항상 더운 음식을 먹으며, 소식(小食)을 하면, 즉 과식을 피해 조금 적게 먹는 습관을 기르면 소화가 잘되고 몸이 경쾌하고 건강합니다. 그러나 이 철칙을 지키지 않으면 위하수, 소화불량, 위 무력증 같은 위장병과 냉증, 허리 질환 등이 발생합니다. 현미, 꿀, 인삼, 홍삼, 산삼이 좋습니다. 몸에 안 맞는 음식을 섭취하면 정서가 불안하고 무기력해집니다. 바다 생선과 과일이 좋다고 무조건 먹다보면 대부분이 냉성이므로 해롭습니다. 보리밥, 검정콩, 검정깨 대부분의 생선류는 해롭습니다.

목욕은 열탕보다는 온탕에서 따뜻하게 하고 땀을 많이 내서는 안 되고, 추위를 타지 않는 한도 내에서는 냉·온욕이 좋습니다. 그러나 지나치면 감기 증상이 생깁니다. 사우나는 해롭습니다. 운동은 체질에 어울리는 태극권, 단전호흡 등 부드럽고 느린 운동으로 땀을 빼지 않는 운동을 해야 합니다. 수영을 하면 위를 튼튼하게 합니다. 식후에는 누워있는 것이 위를 편하게 하고, 고질적인 위하수를 예방합니다. 대체로 내성적이고 꼼꼼한 성격의 소유자는 조금 명랑하고 활달하게 생활하는 것이 좋습니다. 짜게 먹으면 해롭습니다. 요양지로는 산중이 좋습니다. 바닷가나 호반은 해롭습니다.

3. 수음체질의 식단표

(1) 해로운 것

· **모든 차가운 음식:** 얼음, 아이스크림(몸이 차지 않으면 유제 빙과류는 좀 섭취해도 됨), 찬 음료, 냉면, 보리차, 녹차
· **채소:** 배추, 신선초, 케일, 가시오이, 셀러리, 돌나물, 미나리, 비름, 두릅순, 우엉, 당근, 가지

· **생야채와 날 음식:** 생선회, 육회 등 익히지 않은 음식과 생야채를 자주 많이 먹으면 속이 차가워

　　　　지므로 체질에 맞아도 절제해야 함

· **육류:** 돼지고기, 검정 염소

· **곡식 일부:** 밀, 귀리, 보리, 팥, 조, 수수, 녹두, 검정 콩, 메밀, 검정깨

· **수산물:** 대부분의 해산물, 조개, 새우, 굴, 게, 해삼, 낙지, 오징어, 가물치, 잉어, 전복

· **과일:** 배, 참외, 딸기, 바나나, 파인애플, 메론, 단감 등 냉성 과일. 풋과일은 체질에 맞아도 조심해야 함.

· **기타:** 들깨, 들기름, 복어, 맥주, 영지, 알로에, 포도당

*땀이 많이 나는 운동, 생식, 색깔은 검정색 계통, 영지, 알로에, 전복, 비타민 C, E.

(2) 유익한 것

· **육류:** 닭, 개, 양, 흰염소, 노루, 소고기, 계란, 메추리와 알, 오리와 알

· **곡류:** 찹쌀, 쌀, 현미, 차조, 찰기장, 옥수수, 흰콩, 병아리콩, 작두콩

· **채소:** 열무, 무, 부추, 파, 대파, 양파, 돌산갓, 갓, 쑥갓, 쑥, 호박잎, 고추, 피망, 마, 콩나물, 호

　　　박, 마늘(익힌 것과 육식 위주가 좋다)

· **해조류:** 김, 미역, 다시마

· **모든 버섯:** 표고, 느타리, 송이, 운지, 상황(영지를 제외한 거의 모든 버섯)

· **열성 식품:** 생강, 겨자, 후추, 카레

· **과일:** 사과, 복숭아, 망고, 은행, 유자, 홍시

· **기타:** 감자, 누룽지, 참깨, 참기름, 계피, 대추, 로얄제리, 민물장어, 바닷장어, 미꾸라지, 문어,

　　　홍어, 도토리묵

· **운동:** 땀이 많이 나지 않는 운동이 좋음. 수영, 맨손체조, 걷기, 산보, 냉수마찰, 명상, 요가 등.

　　　색깔은 흰색, 노란색 계통의 밝은 색이 좋음

*모든 음식은 따뜻하게 데워서 먹어야 속이 편하고 소화가 잘됨

*인삼, 꿀 ,녹용, 비타민 A, B, 대추, 생강

· **수음체질의 장부대소:** 신장〉간장〉심장〉폐장〉췌장

　　　　방광〉담낭〉소장〉대장〉위장

4. 수음체질의 장부(藏腑)의 특징

이 체질은 모든 장부와 온몸이 근본적으로 차갑고 조금 습합니다. 그것은 신장의 지나치게 강한 차가운 기운이 온몸을 재배하기 때문입니다. 습기를 제거하는 폐의 기능이 약합니다. 결과 가리지 않고 음식을 먹다보면 끝내는 자신도 모르게 위장병이 납니다. 현재 몸이 따뜻할지라도 함부로 차가운 음식을 먹으면 결국은 근본이 차가운 체질인고로 추위에 떨게 됩니다. 차가운 것을 절제해야 합니다. 늘 폐와 위장을 덥히는 음식을 주로 먹고 습하고 차가운 기운을 조심해야 합니다. 한방은 위를 따뜻하게 덥혀주고 폐를 덥히는 약재를 써야 합니다. 특히 이 체질의 여성들은 습한 데 앉지 않도록 주의해야 합니다.

(1) 신장과 방광

장부 중에서 가장 센 장부가 신장과 방광입니다. 신장은 차가운 성질이 매우 강합니다. 또한 이것은 수음체질이 모든 체질 중에서 가장 몸이 차갑다는 것도 의미합니다. 어떤 이는 수체질이 신장이 강하므로 신장은 더운 장기라고 하여 차게 해야 한다고 말합니다만 틀린 말입니다.

사실 수체질의 경우 신장이 체질에서 으뜸이라 함은 몸이 가장 차갑다는 뜻입니다. 그러나 온몸과 오장육부가 근본은 서늘한 정도를 넘어 차가운 기운을 품고 있습니다. 차가운 신장이 온몸을 지배하며 신장이 한 없이 과도하게 강해지려는 편향성이 있습니다. 동시에 위장도 따뜻해지려는 경향은 전혀 없고 오히려 신장의 지배를 받아 위장 기능이 차가워져 소화가 안 되는 편향성이 그대로 나타납니다. 그러기에 따뜻한 음식을 섭취하면 현 체온의 현상을 유지할 수 있으나, 성질이 차가운 음식을 먹으면 몸과 장부는 차가워지는 경향이 있는 것입니다. 때문에 젊었을 때는 몸이 설령 더웠을지라도 세월이 가고 나이가 들면 노력을 해도 다른 열체질보다는 더 빨리 어쩔 수 없이 몸은 서늘해집니다.

*신장은 제12늑골에 위치하나 수체질은 무리가 되면 그 아래 지실 혈 부위에 동통이 있다. 신장의 기는 차가워 하강하기 때문이다.

온열 동물은 발정기와 배란일 시기에 체온이 하강하며, 체온이 하강하면 신장의 온도도 내려갑니다. 이때가 가장 성 및 생식기능이 왕성합니다. 여성들의 경우 배란기에는 체온이 떨어지고 동시에 다른 때와는 달리 성욕도 강하게 느낍니다. 그래서 관계가 이루어지면 임신이 됩니다. 창조주는 이런 방법으로 자녀를 생산하도록 생체의 임신 기전을 설계하셨습니다. 이처럼 일반적으로 신장의 온도가 떨어져야 성 기능이 제대로 나옵니다. 그러나 수음체질은 늘 신장을 덥혀야 그 기능이 강해집니다.

이것은 수체질은 모든 체질 중에서 가장 몸이 차갑다는 것을 의미합니다. 온몸과 장부가 서늘한 정도를 넘어 몹시 차갑습니다. 그러므로 이 체질은 현재 몸이 따뜻하고 활력이 넘치면 감사하는 마음으로 늘 더운 음식과 성질이 더운 음식만 섭취하여 체온을 보존하는 데 힘써야 합니다. 그래서 이 체질은 몸만 따뜻이 간수하면 큰 병 없이 장수할 수 있습니다. 그러나 실은 살면서 성질이 차가운 것을 먹지 않을 수 없기에 거의 대부분은 중년 이후에는 속에 냉병(冷病)이 생기기 마련입니다. 한편 신장이 지나치게 차가워 하체가 특히 발과 다리가 차고 시립니다. 족욕을 15~20분 정도만 따뜻하게 하되 뜨겁게는 하지 말고, 조금 찬물로 1~2분 정도 담가 마무리해줍니다. 발 마사지를 구석구석 자주 해줍니다. 그러면 발의 냉증을 고쳐집니다.

소변을 별로 자주 보지 않으며, 상황이 여의치 않을 때에는 오줌보가 빵빵해도 잘 참아냅니다. 대체로 엉덩이에 살이 많은 편으로 하체가 튼튼합니다. 넘어져도 뼈가 잘 부러지지 않습니다. 신장이 강하니 자연히 뼈가 튼튼합니다. 골밀도(骨密度)도 대개 높습니다. 무릎관절염 같은 하체 허약증은 별로 없습니다. 다른 데에 병은 생겨도, 관절에는 어느 정도만 관리를 해주면 별로 병이 없습니다. 그러나 신장이 너무 차가우면 골밀도나 뼈와 치아 건강이 나빠집니다. 밤에 특별히 음료를 많이 마시지 않는 한, 자다가 화장실에 가는 일은 없습니다.

이 체질은 정력이 약해져 정력제를 먹으면, 처음에는 효과를 보는 듯하다가 나중에는 기별도 없고 결국에는 몸만 상합니다. 예컨대 복분자나 그것으로 담근 술이 좋다고 먹어도 재미를 보지 못합니다. 몸이 건강할 때는 성생활을 즐기며, 몸이 약해져도 마음만은 늘 거기에 있습니다. 몸이 따라주지 않아 한스러울 뿐입니다. 이성의 아름다움에 대해 감성이 넘칩니다. 자녀에 대한 애정도 좋지만, 부부 사이의 금슬을 더 중요시합니다. 그러나 이 체질도 허약해지면 성 능력은 약해지는 것은 어쩔 수 없지만, 몸이 회복되기 시작하면 다른 데보다 성적 기능부터 좋아지기 시작합니다. 아무쪼록 이 체질은 똑같이 신장의 기(氣)가 강한 사람끼리 만난다면 금상첨화입니다. 그러나 신장의 기운이 약한 사람을 만난다면 얼마간 성기능을 억제하는 일이 필요합니다.

허리를 늘 따뜻하게 보존해야 합니다. 신장이 모든 체질 중에서 가장 강하며, 이는 신장이 가장 차갑다는 뜻입니다. 그러기에 콩팥이 자리 잡고 있는 허리가 다른 체질보다 차갑고 피가 순환이 안 됩니다. 허리 냉증으로 근육이 잘 풀리지 않으면 굳어지고 척추가 앞으로 또는 옆으로 주로 왼쪽으로 휘어지고 왼쪽 다리가 길어지며 추 간판이 탈골하여 디스크가 생기기 쉽습니다. 신장이 세다는 것은 신장의 기운이 차갑다는 뜻이며, 수체질의 경우에는 신장이 다른 체질보다 더 차가워지려는 편향성이 있기에 옆구리 허리 근처의 지실혈 부위에 있는 신장은 늘 서늘한 기운이 서려 있습니다. 그래서 지실혈 부위를 눌러보면 항상 압통을 느끼게 됩니다. 물론 당사자들은 그것을 모르고 지내고 잘 느낄 수도 실은 없습니다.

그러나 신장이 얼마간 따뜻해야 허리에 더운 혈액이 순환이 되어 근육도 이완되고, 뼈에도 영양분이 공급되어 튼튼한 요추를 유지할 수 있습니다. 그러나 대부분의 수체질은 노력을 기울여도 허리의 신장에서 세차게 불어나오는 찬바람을 잠재울 수 없습니다. 허리가 차가워 요통이 많습니다. 또한 신장의 서늘한 기운은 하체로 하강하면서 찬 기운을 쏟아 보내기에 하체와 다리가 차고 시립니다. 원래 신장의 차가운 기운은 심장과 위장의 더운 기운과 합하여 체온의 평형을 유지해야 하건만, 수음체질은 위장과 심장도 역시 서늘한 탓으로 신장의 차가운 기운을 따뜻하게 할 수 없는 것입니다. 한의학에서 양쪽 신장 사이를 명문이라 하고 그 부위의 더운 기운을 명문화(命門火)라고 하는데, 수음체질은 이 명문화를 덥혀야 신장 기능이 제대로 나옵니다. 육계, 천초, 가구자 등의 약재를 씁니다.

(2) 간

이 체질은 모든 체질 중에서 간이 두 번째로 센 장기입니다. 하지만 간은 서늘한 음기(陰氣)를 품고 있는 신장의 지배를 받아 차디찹니다. 간에 열이 없기에 비만이 거의 없습니다. 물론 간혹 습이 쌓여 비만이 오기도 합니다. 지금 몸이 따뜻하고 건강하더라도 성질이 차가운 음식이나 차가운 음료를 다식하면 결국은 몸은 무너질 수밖에 없습니다. 그러므로 항시 폐와 위장을 따뜻하게 하는 음식을 먹어 몸을 훈훈하게 해야 합니다.

　채식으로 차가운 것을 자주 먹으면 기관지, 폐가 차가워집니다. 채식 위주의 한국 음식문화로 인해 이 체질은 병에 약하고 허약한 사람이 많습니다. 몸을 사진을 찍어보면 다른 사람에 비해 간이 큽니다. 그래서 간이 위치한 오른쪽 가슴 근육이 왼쪽보다 크고, 오른쪽 옆구리도 좀 부풀어 있습니다. 간은 피를 저장하고 영양분을 모아둡니다. 이때에 녹즙과 같은 간을 차갑고 과강하게 하는 식품을 먹어서는 안 됩니다. 위를 따뜻하게 하고 폐를 보강하는 한방제를 쓰면 자연 간은 회복됩니다. 기능 식품으로는 영지를 제외한 버섯이나 더 좋은 버섯 균사체와 인삼, 진피, 인진, 향부자 등을 써야 합니다.

　배추, 오이 등의 차가운 채식 위주로 살면 간의 기능 이상 항진으로 간장병에 걸립니다. 냉성 채소를 많이 먹으면 몸이 무거워지고, 환각, 공상, 망상증이 생기며, 비현실적이 되기도 합니다. 냉성 채식 위주는 간의 소설(疏泄, 간에 저장된 혈액과 영양소를 신체 각부에 운반 공급하는 생리 기능) 작용을 방해하여 간의 울혈(鬱血, 울혈은 간의 영양소와 피가 소통이 안 되고 몰려있는 상태)을 조장하며 그로 인해 힘이 내려앉고 정서 불안정증상이 생기기도 합니다. 특히 수음체질은 몸이 차갑고 소화가 안 되어 기운이 떨어지면 정서가 불안합니다. 육식을 하면 소화도 잘 되며 힘도 생기고 몸이 가벼워집니다. 이런 현상은 일생을 두고 유지됩니다. 간이 센 장기를 지니고 태어났기 때문입니다. 일생을 두고 이 점을 유의하면서 살아가는 지혜가 필요합니다.

*수음체질의 간은 강하지만 신장의 냉기로 인해 제 기능이 잘 안 된다. 즉, 살이 잘 안 찐다. 그러나 간 담낭이 강해 담즙분비가 원활해 육류는 밥보다 소화가 더 잘 된다.

(3) 담낭(쓸개)

수음체질은 위장이 약한 반면 쓸개는 강하므로 육류와 지방을 소화시키는 담즙이 넉넉합니다. 그러므로 쌀밥과 같은 탄수화물은 소화가 안 되니 적게 먹고 담즙에 잘 삭는 고기를 더 먹으면 건강도 좋고 위장도 보호합니다. 밥은 소화가 잘 안 됩니다. 그러나 바다 생선은 대부분 차가워 몸에 해롭습니다. 담석이 생기는 일은 별로 없습니다.

(4) 심장과 소장

심장은 중간 세기의 장기입니다. 특기할 만한 것은 없습니다. 그러나 다른 근접 장기의 영향을 받습니다. 특히 폐 기능이 약해 온몸으로 기를 발산하는 선발(宣拔) 기능과 숙강(肅降) 기능이 약해지면 가슴이 답답하고 정서적으로 불안합니다. 선발은 폐기(肺氣)가 위로 분포되어 두면부에 산소와 포도당을 수송 분포함을 말하고, 숙강은 폐기가 하강하고 호흡도의 청결과 고요함을 유지하는 작용을 가리킵니다. 게다가 간이 울혈(鬱血)되어 있으면 심장을 응축시켜 정서 불안정이 심해집니다. 울혈은 간의 영양소와 피가 소통이 안 되고 몰려있는 상태를 가리킵니다. 너무 찬 음식을 많이 먹으면 소화도 잘 안 되거니와 자신감도 잃고 의기소침해집니다. 그럴 때는 수영이나 등산을 해서 기혈을 돌려주면 좋습니다.

(5) 폐(허파)

모든 장기 중에서 두 번째로 허약한 장부입니다. 이 체질로 태어난 사람은 폐활량이 약합니다. 호기성 운동을 아무리 열심히 해도 다른 사람에 비해 발전성이 없습니다. 때문에 단거리든 장거리든 달리기를 하면 꼴찌를 면할 수 없습니다. 일등을 결코 할 수 없습니다. 수영도 속도를 내거나 안 쉬고 계속 달릴 수 없습니다. 숨이 가쁩니다. 폐가 피부를 통해 호흡이 약하므로 비례해서 수분의 증발도 약합니다. 때문에 피부가 촉촉합니다. 폐의 선발 기능이 약해 어깨가 뻐근하고 견갑통이 잘 생깁니다. 폐가 약하기에 어깨와 목 부위에 기가 순환이 안 되어 생기는 현상입니다. 어깨와 팔 부위의 힘이 당연히 약합니다. 무거운 것을 잘 들지 못합니다.

겨울이 되면, 여인들은 기린처럼 선이 예쁘고 긴 목을 내놓고 한껏 자랑하고 싶지만, 목과 기관지가 차가워 따뜻하게 싸매 가릴 수밖에 없는 딱한 처지에 있게 됩니다. 감기에 약합니다. 걸리면 잘 낫지도 않습니다. 가을이 되면 목이 차가워지고 조금만 찬 데 있다 보면 목이 아프고, 다음날에는 감기에 걸려 있습니다. 심지어는 가을이 되자마자, 반갑지도 않은 감기가 찾아와 안방(폐)에 자리 잡고 물러갈 생각도 않다가, 이듬해 봄이 되서야 못이긴 듯 겨우 물러가는 것을 그것도 다행으로 여기는 체질이랍니다. 이 체질에게는 감기야말로 당해낼 수 없는 동방불패입니다.

폐를 온보(溫補)하는 더덕(익혀서), 콩나물, 겨자채, 무 등의 식품을 섭취해야 합니다. 수영과 등산을 하여 폐의 선발을 보강하면 감기에도 강하고 간과 심장의 불안정도 막을 수 있습니다.

(6) 대장

대장이 냉(冷)합니다. 잘못 관리하면 아랫배가 얼음장입니다. 물론 목체질처럼 차갑지는 않지만 찬 음식을 과하게 먹으면 변이 무르고 체중이 줄어듭니다. 찬 음식을 늘 조심하며 살아가야 합니다. 실상은 몸이 서늘하기에 푸른 채소와 찬 음식을 자주 먹으면 대장의 냉증이 심해지고 결국 복부에 냉적(冷積, 배를 눌러보면 뭉친 덩어리가 잡히고 동통이 있음)이 생기고 냉증으로 폴립 대장암이 생길 수 있습니다. 이때에는 위장을 위해 배꼽과 명치 사이 중간점인 중완과 배꼽 아래 약 4.5cm 지점 관원혈에 쑥뜸을 뜨고 대장을 덥게 하는 육계, 보골지, 촉초, 애엽 등의 약재로 다스립니다.

(7) 위장과 췌장

사람은 태어날 때 어떤 사람은 강한 위장의 기운을 지니고, 어떤 사람은 허약한 위장의 기운을 가지고 나옵니다. 이는 마치 대나무는 언제나 강직하여 휘어지지 않고, 버들나무는 유연하여 바람 부는 대로 가지를 곡예하듯이 휘날리는 것과 비슷합니다. 대나무는 어디까지나 휘어지지는 않고 부러지는 성질이 있습니다. 그러나 수양버들나무는 아무리 세찬 바람이 불어도, 심지어 태풍이 불어 큰 나무가 쓰러져도, 유연하기에 바람 부는 대로 흔들리기는 할지언정 꺾이거나 부러지는 일이 없습니다. 버들처럼 수음체질은 가장 유약한 위장을 타고 났습니다. 하지만 찬 음식만 피한다면 꺾이지 않고 장수합니다.

사실 모든 여덟 체질 중에서도 가장 차갑고 약한 장기를 지니고 태어났습니다. 차가운 음식을 먹으면 변통이 좋지 않거나, 조금만 과식하거나, 제 몸에 맞지 않는 음식을 먹거나 하면 소화가 안 되거나, 위하수로 인한 체증으로 평생 고생하는 일이 있습니다. 한편 췌장과 위장이 차갑기에 주로 췌장 열로 발병하는 당뇨는 거의 없습니다.

평소 적게 먹는 식습관을 길러야 합니다. 비빔밥을 먹으면 밥이 삭혀져서 소화가 잘 됩니다. 위장이 약할 때는 맞는 채소라도 생것으로는 적게 먹어야 합니다. 장이 짧기에 섬유질이 많은 채소류는 적게 섭취해야 합니다. 그러면 대장의 기를 빼앗기지 않아 장의 무력증을 감소시킬 수 있습니다. 위장이 약하니 자연히 탄수화물을 소화시키는 췌장의 아밀라아제 효소의 분비량도 적습니다. 그래서 밥을 많이 먹으면 소화가 힘듭니다. 밥을 적게 먹어야 합니다. 물론 간이 강하니 채소도 적게 먹어야 합니다. 채소를 많이 먹으면 소화가 안 됩니다.

간이 강하고, 육류의 단백질과 지방을 분해하고 소화를 돕는 쓸개즙이 풍부하게 분비되므로 육류를 섭취해야 합니다. 그러면 소화는 물론 속도 편하고 힘도 나고 위장의 기능도 강해집니다. 건강을 지키는 지혜입니다. 위 무력, 위하수가 생기기 쉬우며, 그때에는 식후 20~30분 편히 누워있는 것이 위하수를 막는 데 도움이 됩니다. 찹쌀밥에 참기름을 섞어 먹으면 위장이 따뜻해집니다. 백출, 쑥, 진피, 건강, 인삼, 계내금 등을 다려 마시면 좋습니다.

*식후 누워있으면 좋은 체질은 목양 수체질이며, 다른 체질은 식후 즉시 누워 쉬면 해롭다.

■ 자율 신경계는 교감 신경과 부교감 신경의 길항에 의해 조절됩니다

이 내용은 신경계와 관련되는 체질의 특징을 이해하는데 도움이 되는 예비지식이므로 숙지해주시기 바랍니다. 그 점을 설명하기에 앞서 먼저 자율신경계와 교감 및 부교감신경계에 대해 이해를 돕겠습니다.

우리의 의지에 따라 자유로이 운동하는 수의(隨意) 운동은 뇌척수신경이 지배하며, 이 신경계를 뇌척수신경계 또는 동물 신경계라고 합니다. 반대로 우리의 의식과 관계없이 운동하는 것, 예를 들면 위장의 연동 운동이나 심장의 박동의 증가나 감소운동은 불수의(不隨意) 운동이라고 하며, 이 운동을 지배하는 신경계를 식물 혹은 자율 신경계라고 합니다. 이 자율신경계는 우리의 감정이나 행동에 밀접한 관련이 있고 장기나 혈관의 운동, 장기나 피부의 선의 분비 작용을 지배하며 내분비나 대사에 큰 영향을 주는 점에서 생체의 중요한 기능을 영위하고 있습니다.

자율 신경계는 알다시피 교감(交感) 신경계와 부교감 신경계 둘로 나뉘어져 있고, 신체 장기는 두 신경의 길항(拮抗) 또는 협조 아래 생체활동이 지배를 받고 있습니다. 길항이란 장기나 세포가 생체 기능을 영위함에 있어 양대 신경계에 의해 촉진과 억제, 증가와 감소와 같은 반대의 작용을 하여 정상적 기능을 유지하게 하는 생리 기능을 말합니다. 예를 들면, 교감신경의 흥분에 의해 심장의 박동은 촉진되지만, 부교감 신경의 흥분에 의해 심장의 박동은 억제됩니다. 이렇게 두 신경계의 길항작용에 의해 생체 기능이 조절되어 기능을 영위합니다.

*차가운 것을 즐기면 냉기가 위장 아래로 내려가 위장 아래쪽에 위염, 위하수, 위암이 생기기 쉽다. 토양체질의 위장병은 열이 상승하여 윗부분 즉 분문이나 식도부위에 발생하는 것과 대조된다. 위장병의 원인이 각각 다르다.

교감 신경계는 에너지 발산의 역할을 담당합니다. 예를 들면, 싸우거나 도망칠 때 활성화되는 신경 체계로 몸 안의 심박 수도 증가하고 혈당 수치도 증가하고 스테로이드 호르몬이 콸콸 쏟아져 나와서 우리 몸이 즉시 최고치의 운동을 할 수 있도록 만듭니다. 교감 신경계는 동공(瞳孔)의 산대(散大), 심장의 고동(鼓動) 및 촉진, 안면 창백, 심장의 관상동맥의 확장, 혈당 혈압의 상승, 소화 기능의 억제, 위액 분비의 억제, 점성(粘性) 타액 분비, 결장 방광의 운동의 이완, 피부혈관이나 입모근(立毛筋)의 수축, 눈물이나 한선(汗腺), 즉 땀샘의 분비의 촉진으로 손과 발바닥의 발한, 갑상선, 부신수질, 췌장 등의 내분비에 관계합니다. 체액은 산성으로 기웁니다.

척추(脊椎)운동을 하고 육류, 곡류, 생선류, 달걀류를 먹으면 산성 음식이기에 체액이 산성으로 기울게 하고, 차가운 물에 목욕하고 하산(下山)하고 분노하고 슬퍼하고 불안하고 우는 것은 교감신경을 긴장시킵니다. 이 신경계가 흥분하면 카테콜아민(아드레날린, 노르아드레날린)이 분비되어 생체는 격렬한 활동 상태를 나타냅니다. 교감신경억제제를 쓰면 혈관확장 작용이 있으며, 심장의 기능을 억제하는 프로프라놀롤을 쓰면 고혈압, 부정맥 등에 치료 효과가 있습니다.

부교감(미주) 신경계는 반대로 작용합니다. 에너지 소비보다는 에너지 저축과 보존, 예를 들면, 소화 작용 등이 활발히 일어나게 하는 신경계입니다. 소파 위에 누워서 쉴 때 활성화되는 신경입니다. 다시 말하면 동공의 축소, 심박 수 억제, 기관지 수축, 위 장관의 운동과 분비의 항진, 묽은 타액 분비 등에 관계합니다. 또한 체액이 알칼리성으로 기웁니다. 채소, 과일, 우유는 알칼리성으로 먹으면 알칼리성 체액으로 기울게 됩니다. 따뜻한 물에 목욕하고 복부 운동을 하고 즐거워하고 마음 편하고 안정하고 웃고 등산하는 것은 부교감 신경을 긴장시킵니다. 이 신경이 흥분하면 아세틸콜린이 분비됩니다. 부교감 신경의 작용을 억제하기 위해 이 신경이 흥분했을 때 분비되는 아세틸콜린(신경 전달 물질)을 억제하는 아트로핀 주사를 놓으면 진경작용, 침샘의 분비 억제, 혈압상승 작용 등의 효과가 납니다. 복어 독인 테트로도톡신은 이 부류에 들지 않지만 아세틸콜린의 억제작용이 있습니다.

(8) 위산 과다와 속 쓰림

금음, 금양, 수양, 수음체질은 일생 동안 조심하지 않으면 과도한 위산의 분비로 인해 위염과 궤양이 악화될 우려가 늘 존재합니다. 이런 체질은 위장을 잘 관리하지 못하면, 위산 분비가 시도 때도 없이 일생 동안 지속됩니다. 금양, 금음, 수음, 수양체질은 일생 동안 이런 현상이 나타나며, 위장을 잘못 관리하면 언제든지 위액이 과다 분비되는 현상을 피할 수 없습니다.

위장의 위산 분비에 대해 말씀드리겠습니다. 위장을 잘 관리하면 위장병이 생기지 않으므로 위산 분비 과다로 인한 문제는 발생하지 않을지 모릅니다. 그러나 살다보면 위장 기능이 나빠져 제 기능이 발휘되지 않고, 위산 과다와 같은 문제가 생길 수 있습니다. 그 중에는 위장을 아무리 혹사해도 위산 과다로 비롯된 문제가 없는 사람도 있는가 하면, 조금만 잘못되면 과도한 위액 분비로 위장 장애를 겪는 부류의 사람들도 있습니다. 물론 위산이 식사 때만 나오는 사람은 의당 그런가보다 하고 무심코 넘어 갑니다. 그러는 한편, 또 다른 사람은 "왜 나는 이렇게 위산 과다로 고생을 하지" 하고 속으로 생각하면서 살아갑니다.

그러나 사실을 알고 보면, 체질에 따라 위산 분비가 잘되는 사람은 위가 나빠지면, 아무 때나 분비가 돼 평생 동안 위산 분비 과다형으로 유지됩니다. 그런가 하면 아무리 위장을 혹사해도 위산이 분비가 식사 때 외에는 위액 분비가 거의 안 되는 그런 체질이 있습니다. 위산 분비가 과다한 사람은 평생 동안 거의 유지됩니다. 제때에 밥을 먹지 않으면 위산이 분비되어 속이 쓰립니다. 물론 위염이나 궤양이 있으면 위산이 상처를 자극하여 통증을 느끼게 됩니다. 체질에 해로운 음식을 먹거나 몸이 약해질수록 더 심해집니다. 찬물을 마셔도 속이 쓰리는 경우도 있습니다. 밤에 친구들과 거칠 것 없이 술을 맘껏 마시면 새벽에 속이 쓰려 잠이 깹니다. 그래서 이런 증상 때문에 위염과 위궤양을 바로 알아낼 수 있습니다. 심하면 제산제를 먹습니다. 그래야 위염과 궤양 치료가 됩니다. 속이 위산 분비로 쓰리면 그냥 두면 안 됩니다. 위가 궤양이 생깁니다. 찬물을 마시면 위액 분비를 자극하여 나중에 과다 분비가 됩니다. 따뜻한 물을 마시면 위산으로 인해 위벽의 손상을 막습니다.

그 다음으로 체질에 맞는 육류의 기름과 단백질을 평소 적당히 섭취하면 위산의 과도한 분비를 막아 위염을 막을 수 있습니다. 수음, 수양체질의 경우에는 체질에 맞는 육류와 지방을 필요량을 적당히 먹어야 합니다. 대개 콜레스테롤 수치가 조금만 높아도 고혈압을 걱정하여 지방을 꺼립니다. 그러나 이 체질들은 체질적으로 힘이 솟구치지 못하고 기운이 아래로 가라앉아 몸이 처집니다. 그래서 특별히 혈관질환, 즉 고혈압이나 지방간 등의 문제가 없는 한, 고기의 기름을 조금 먹어서 혈중의 콜레스테롤 수치가 정상치보다 조금 더 높으면 좋습니다. 그리하면 힘도 생기고 활력도 솟아 사는 맛이 있습니다. 이체질의 혈관 질환은 콜레스테롤 수치가 높아서 생기지는 않습니다. 장부의 냉증에서 비롯되므로 이 점에 주의를 기울이는 것이 더 슬기로운 일입니다.

5. 수음체질의 주요 질병 관리

이 체질은 평소 음식만 체질 따라 소식하면 소위 성인병에 걸리는 일이 별로 없습니다. 그러나 몸이 차갑기에 수족냉증, 허리가 차가워서 생기는 요통 허리 디스크 영양부족으로 오는 무력증이 문제가 됩니다. 늘 위장을 편하게 해주는 것이 건강의 열쇠입니다.

(1) 위장병

이 체질은 체질에 맞는 음식을 잘 먹으면 무탈하게 평생을 중병에 걸리지 않고 장수할 수 있습니다. 흔한 당뇨, 고혈압, 심장병, 관절염에 걸리지 않는 비법은 항상 성질이 따뜻한 음식을 소식하는 것입니다. 그러나 찬 음식을 겁 없이 먹으면 위암, 무기력, 저혈압, 온몸의 냉증, 수족 냉증과 저림 마비 등이 꼭 따라 옵니다. 또한 강한 신장도 방광도 아니, 모든 장부가 다 기능 부전이 됩니다. 살아 있으나 겨우 몸만 움직일 따름이지 활력은 찾을 수 없는 지경에 이릅니다.

위장이 약하니 자연히 탄수화물을 소화시키는 췌장의 아밀라아제 효소의 분비량도 적습니다. 그래서 밥을 많이 먹으면 소화가 힘듭니다. 많이 먹을수록 위장을 혹사시켜 위가 아래로 늘어져서 체중이 생기고 무력해집니다. 밥을 적게 먹어야 합니다. 물론 간이 강하니 채소도 적게 먹어야 합니다. 채소를 먹으면 소화가 안 됩니다. 또한 간이 두 번째로 강하기에 육류의 단백질과 지방을 분해

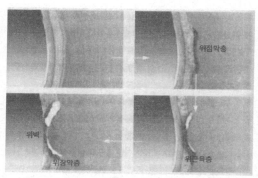

위암이 증식해가는 과정. 각 그림의 우측이 위장 내벽이다. 위가 차가워 혈액순환 장애로 영양공급이 안 돼 위암이 발생한다.

하고 소화를 돕는 쓸개즙이 풍부하게 분비되므로 밥과 같은 탄수화물보다는 육류를 더 많이 섭취해야 합니다. 그러면 소화는 물론 속도 편하고 힘도 나고 위장의 기능도 강해집니다. 그러면서 약한 폐도 함께 좋아집니다. 건강을 지키는 지혜입니다.

위무력, 위하수가 생기기 쉬우며, 그때에는 식후 20-30분 편히 누워있는 것이 위하수를 막는 데 도움이 됩니다. 생강차, 현미의 왁스층(왁스층은 씨앗을 보호하기 위한 것으로 반질반질한 맨 겉껍질로 분해도 잘 되

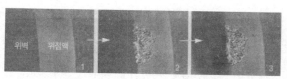

헬리코박터균은 위 점막을 뚫고 위벽에 상처를 낸다. 상처에 염증세포가 몰려와 위염을 일으킨다. 각 그림의 우측은 위장외벽이고 좌측은 내벽 즉 위 점액 부위이다.

지 않고 소화도 잘 안 되어 특히 수음체질은 소화 장애가 생김)을 벗긴 배아미, 흰콩, 찹쌀로 지은

밥을 먹습니다. 평소 당귀, 천궁, 생강차를 즐겨 마십니다. 식사 시 물을 많이 먹으면 위산이 희석되어 소화도 더 안 되고 무게에 못 이겨 위하수를 면치 못합니다. 그러므로 이상문 선생께서 세상에 발표한 뛰어난 건강법인 음양식(陰陽食)을 해야 합니다.

여기서 음(陰)은 식사 중에 액체 음식을 말하며, 양(陽)은 물기가 거의 없는 된 음식을 가리킵니다. 액체 음료를 많이 먹으면 차가워 위장의 열이 식어 소화가 잘 안 되므로 양의 음식을 먹도록 합니다. 즉, 식사 시에는 물 종류를 먹지 않고 된 음식을 먹는 일이 필수입니다.

(2) 혈관 질환 및 혈압

수음체질은 대개 차가운 위장의 소화력 장애로 살이 찌는 사람이 별로 없습니다. 열을 가장 많이 발산해야 할 위장이 가장 차갑고 약하며, 둘째로 몸을 따뜻하게 하는 폐가 수음체질에는 위장 다음으로 두 번째로 약한 장기인 것입니다. 때문에 온몸이 추위에 시달리고, 늘 체내에는 냉기가 많고 손발이 차갑고 추우면 마음이 편치 않으며 정서적으로도 불안정합니다. 오장육부가 몹시 차가운 것은 말할 나위가 없습니다. 이 체질의 모든 병은 냉증(冷症)에서 비롯됩니다. 폐가 약하기에 뇌 쪽으로 혈액이 잘 올라가지 못합니다. 따라서 뇌혈관 파열로 인한 뇌졸중은 거의 발생하지 않습니다. 혈액순환장애로 뇌혈관이 막혀 뇌졸중이 옵니다. 특히 이 수음체질은 짜게 먹으면 고혈압이 생기기 쉬우며, 저혈압은 허약과 냉증에서 비롯됨을 상기하면 순환기 질환 관리는 쉽습니다.

그러므로 그러한 병을 극복하려면 반드시 차가운 기운을 제거해야 합니다. 따라서 위장 비장 췌장에 꽉 찬 한기(寒氣)를 없애주어야 합니다. 그러기 위해 가능하면 열이 많은 식품을 집중적으로 계속 섭취해야 합니다. 항상 위장을 덥게 하는 식품을 섭취합니다.

(3) 당뇨병

수음체질은 당뇨병에 걸리는 일은 매우 드뭅니다. 실은 췌장이 차갑기에 모든 체질 중에서 차가운 기운을 품은 인슐린을 생산 분비하기에 가장 좋은 체질입니다. 또한 위가 차갑고 허약하므로 췌장 역시 서늘합니다. 때문에 당뇨 환자는 거의 없습니다. 수음체질은 대개 위장의 소화력이 약해 살이 찌는 사람이 별로 없습니다. 비만으로 인슐린을 흡수해서 부족현상이 생길 일도 없습니다. 당뇨가 왔다면 당분 섭취 과잉과 췌장이 너무 차가워 움직이지 않아서 생긴 것입니다.

단지 몸이 너무 허약해지는 허증(虛症) 및 위장과 췌장이 너무 오래 동안 한기(寒氣)를 받음으로, 췌장의 기능이 미약해져 일시적으로 인슐린 분비가 잘 안 되는 경우는 있습니다. 이 원인을 제거하면 쉽게 당뇨는 극복됩니다. 대부분의 당뇨가 열증으로 오는 데 반하여 목양, 수양체질과 더불어 이 체질은 극도로 차가운 냉증(冷症)에서 비롯됩니다. 온몸을 덥게 하되 특히 위장과 신장을 덥혀주면 금방 회복됩니다.

6. 주거지 또는 전지(轉地)요법

주거지는 산소가 풍부한 산중(山中)도 좋습니다. 폐활량이 약해 산소가 풍부한 숲속이 좋습니다. 들판이나 야산처럼 통풍이 잘 되어 습기가 아주 없는 지역이 꼭 필요하지는 않습니다. 그렇다고 계곡 호반이나 해변에서 요양을 한다면 습기와 염분이 많은 공기로 인해 간은 더 습기가 많아지니 권장할 수 없습니다. 해풍 속에 있는 염분은 신장의 기가 강한 수음체질에는 몹시 해롭습니다. 피부와 폐로 흡수되는 염분은 신장을 약화시킵니다. 습기가 많은 곳을 선택하면 신체 관절에 습기로 인해 류마티즈나 관절염으로 고생할 수밖에 없습니다. 깊은 산중이라면 햇볕이 잘 들고 일조량이 많은 곳을 골라야 합니다. 산중이라도 앞뒤가 다 트인 곳보다는 북쪽으로 산을 등진 남향이 좋습니다. 그래야 심리적으로 안정도 되고 포근한 마음으로 회복에 박차를 가할 수 있습니다.

(1) 실내 장식(인테리어)

요즘은 건강을 위하여 황토나 옥 또는 수정, 맥반석 등을 이용하여 새집 증후군의 부작용을 최소화하고 최적의 건강 환경을 지향하는 추세입니다. 그런데 유의할 점은 대체로 모두가 좋다고 생각하는 그런 재료가 체질에 따라 이로울 수도 해로울 수도 있습니다. 집을 지은 후 또는 아파트 입주

전 벽지를 바르기 전에 시멘트 건물에서 나오는 해로운 기를 차단하고 체질에 유익한 기를 발산하도록 내부 작업을 합니다.

수음체질에는 게르마늄석, 황토, 숯, 카올린, 백운석, 녹수정을 재료로 한 인테리어는 건강을 증진시킵니다. 황토를 원료로 한 내부 장식은 좋습니다. 폐를 보강하는 게르마늄과 황토는 폐와 위장의 열을 보강하게 하여 체내의 부족한 양기(陽氣)를 보충합니다. 벽지를 바르기 전에 체질에 맞는 원료를 천연 접착제와 배합하여 벽면에 약 2cm 내외로 칠하고 그 위에 천연 염료로 물들인 천연 한지를 체질에 맞는 색상을 골라 바릅니다. 벽 자체를 황토로 해도 좋습니다.

반짝이는 형광물질이 들어있는 일반 벽지는 화학물질이 미세하게 방출되므로 피하는 것이 좋습니다. 게다가 반사되는 빛에 눈은 피곤해집니다. 그러나 천연 한지(닥나무 껍질을 가공하여 만든 천연 종이로 전통적으로 조상들이 사용해왔음)를 사용하면 조명을 적절히 흡수하여 눈이 부시지 않아, 눈의 피로를 줄여 줍니다. 결과 수음체질의 간의 기능을 약화시키지 않도록 하는 데 도움이 됩니다. 눈은 간의 배속 장기입니다. 특히 조명에 의해 일반 벽지에서 반사되는 빛은 간 기능 항진의 문제를 일으켜 마음이 안정이 안 되고 피곤합니다. 또한 한지는 실내의 습도를 조절하는 기능이 있습니다.

거실과 방의 바닥도 건물을 짓고 내부 시설에 들어가기 전에 체질에 맞는 재료를 깔고 보일러를 설치하고, 그 위에 재료를 2~3cm 정도로 덮은 후, 한지를 겹으로 바릅니다. 마른 뒤 들기름이나 콩기름을 여러 차례 바르고 말리는 일을 반복합니다. 물론 가족들의 체질이 다르므로 개인 방은 체질에 맞추어 달리 재료를 써서 시공합니다. 일반적으로 공사할 경우 거실은 시멘트 바닥과 무늬목을 붙이는 데 사용되는 접착제로 화학 본드 등을 씁니다. 인체에 해로운 화학물질이 서서히 새나옵니다. 그 중에는 발암물질도 있습니다. 조사에 의하면 신축 아파트의 경우 허용 기준치 이상의 유해물질이 방출된다고 합니다. 이른바 새집 증후군이 생길 수밖에 없습니다. 병이 깊은 분들은 체질 참살이 인테리어로 꾸민 집이 아니라면, 새집에 이사 들어가는 일을 삼가야 합니다.

한지의 색깔도 체질에 맞게 자연스런 흰색 또는 약한 노란색 계통을 선택합니다. 천연 염료 중에서 물들여 사용합니다. 그러면 잠재적으로 정서가 안정이 잘 안 되고 힘이 가라앉아 활력이 떨어지는 수음체질의 기(氣)를 받쳐줍니다. 환자는 물론 가족들의 개인 방 특히 학생들의 경우 체질에 맞는 브라운 또는 연한 노란색으로 커튼, 침대, 책상, 농 등을 마련해주면, 자기 방에 들어와서 마음 편히 공부에 집중합니다.

(2) 잠자리 및 침구의 원자재

음식이나 약은 체질 따라 구별해 먹어야 한다고 생각하는 사람들이 좀 있습니다. 그러나 위에서 말한 참살이 인테리어나 잠자리를 체질에 맞게 해야 한다고 말하면 몹시 생소하게 여깁니다. 전혀 체질과 관계없는 영역으로 봅니다. 그러나 생각해보면 원리는 다 같습니다. 예전에는 모두 온돌이나 보일러 난방으로 살아왔습니다. 요즘에는 전기 매트나 세라믹 전기 매트도 사용합니다. 그런데 홈 쇼핑이나 판매점에서는 역시 체질의학과는 거리가 멀기에 일반 건강식품이 모두에게 무조건 좋다고 판매하는 것처럼, 침구용 매트에 대하여도 누구에게나 다 좋은 것인 양 선전 판매합니다. 하지만 먹는 것 못지않게 잠자리도 무척 중요합니다.

■ 유해한 전자파가 없어야 함

첫째 전자파(電磁波)가 발생하지 않는 무자기(無磁氣)열선을 사용한 제품이라야 합니다. 이 열선을 상용한 제품은 전자파(電磁波)가 전혀 발생하지 않습니다. 그러나 시중에 판매하는 제품은 전자파 차단 인증표시가 되어있기에 소비자들은 완전 전자파 전자 소멸 제품으로 오해합니다. 실제로 전자 파가 제거된 제품은 그리 흔하지 않습니다. 그러므로 독자들의 신중한 선택이 필요합니다. 다음 설명 되는 전자파의 유해성에 관해 읽어보시면 건강에 전자파가 어떻게 해로운지 인식하는 데 도움이 됩니다. 전자파는 원래 전자기파(電磁氣波, electromagnetic wave)를 줄인 말로 주기적으로 그 세기가 변하는 전자기장, 즉 전기장(電氣場)과 자기장(磁氣場)이 공간을 통해 전파해가는 현상을 말합니다. 전기제품은 전자파가 발생합니다. 컴퓨터의 전자파가 미치는 범위가 1m, TV는 1.5m, 전자레인지는 1m, 전기매트는 30cm 정도입니다. 그림에 나와 있는 바와 같이 자기장과 전기장은 진행방향과 함께 수직으로 영향 범위 내에서 작용합니다. 한편 우리 인체는 약 65%가 전기의 전도가 잘되는 물로 구성 되어 있습니다. 그러므로 미세하지만 전자파의 영향을 피할 수 없습니다. "뉴런"이라는 뇌 세포들 사 이의 정보 전달은 수상 돌기와 축색 돌기와의 신경 전달을 화학적 신호와 더불어 전기적 신호에 의존합니다. 뇌세포와 척수신경을 통해 연결된 오장육부 및 신체 각부에 분포한 신경세포 사이의 교신도 전기적 신호에 의존합니다. 생체 자체도 고유의 전기적 성질을 지니고 있습니다. 일반에게 널리 알려진 것으로 심전도(心電圖), 즉 심장의 전기적 신호가 있습니다. 또한 혈액은 철분을 포함한 광물질 성분이 들어있기에 전자파의 일부인 자기장(磁氣場)의 영향을 받을 수밖에 없습니다.

전자 제품에서 나오는 전자파는 인체 고유의 생리적 전기적 파동에 교란과 혼동을 일으킵니다. 또한 뇌세포의 교란, 척수신경 전달 장애로 인한 뇌세포와 장부 사이의 자율신경 실조, 심장과 혈액의 순환과 기능에 장애가 발생합니다. 이 모든 것은 총체적으로 생체 기능을 약화시켜 질병의 원인이 됩니다. 사람은 8시간을 고이 자야하건만 전자파 속에 휩싸여 자고 또 자다 보면 자기도 모르는 새에 병에 걸리기 쉽습니다. 그러므로 전자파가 전혀 발생하지 않는 열선을 이용하여 만든 잠자리를 이용하여 건강을 지켜야 합니다. 겨울에 난방비 아낀다고 전기장판을 쓰면 손발이 저리거나 피가 모자라게 되고 몸이 무거워집니다.

■ 수음체질에 맞는 침구 재료

가을철에 접어들면 앞 다투어 매트가 나옵니다. 수음체질에 맞는 재료 선정에 관한 내용을 소개합니다. 수체질은 차가운 기운을 띤 은사(銀絲, 은 성분이 들어있는 실)를 이용한 제품이 해롭고, 따뜻한 성질을 가진 금사(金絲, 금 성분의 실)로 만든 제품은 좋습니다. 수음체질은 서늘한 간으로 내면은 늘 서늘합니다. 그러므로 은이라는 금속을 통해 열이 발산되면 그 자체는 발열되어 따뜻하지만, 장부에 들어가면, 은을 통과하여 나온 열은 그 속성이 서늘하기에 몸은 식어가고 손발이 차가워져 혈액이 돌지 않습니다. 반면 금은 몸에 열을 넣어주고 양기를 보강하는 성질이 있으므로 양의 기운이 약한 수체질은 유익합니다.

맥반석이나 옥(玉)으로 만든 제품은 해롭습니다. 본래 옥은 차가운 성질을 지니고 있어 덥고 상승하는 기운을 하강시키는 성질이 있어 수체질에게 해롭습니다. 칠보석, 자수정, 황토를 이용한 침대나 매트는 인테리어에서 말한 바와 같이 수체질에는 이롭습니다. 그 이유는 황토는 따뜻한 성질을 지니고 있어 차가운 위장을 온보(溫補)하는 효능이 있습니다. 잊지 말 것은 전기를 통해 발열된 침구일지라도 열 전도매체가 성질이 차가운 광물로 된 세라믹을 통과한 것이라면 본질(本質)은 차갑습니다. 예컨대 요즘 유행하는 옥 매트의 옥의 성질은 몹시 찹니다. 따라서 전류로 가열되어 몸으로 느끼기에는 온도가 높고 따뜻한 것은 사실이로되 본질과 진실은 차가운 것입니다. 차가운 옥을 통과한 열은 차가운 기운을 품은 열로 변합니다. 그러기에 옥 매트에서 오랫동안 잠자리를 하면 몸은 차가워지고 손발은 냉합니다. 한편 황토를 통과한 구들장이나 매트는 그 열이 진정 따뜻한 기운입니다. 황토는 따뜻한 순양(純陽, 순수하게 서늘한 음기(陰氣)에 길항하여 더운 양의 기운을 보강하는 기)의 물질입니다. 이렇게 체질적으로 매트의 원료로 사용되는 광물질의 성질과 기능은 다릅니다.

그런데 문제가 있습니다. 제조업자들은 효용성이 알려진 광물질을 체질과 무관하게 나름대로 원료를 조합하기에 재료를 체질적으로 분류하면 자신에게 맞는 원료와 맞지 않는 원료가 함께 섞여 있습니다. 그렇게 되면 한시적으로 효과가 있는 듯하다가 나중에는 자기도 모르는 사이에 자신의 고유의 생체 파동이 깨집니다. 그러므로 재료의 배합 성분 중에 자신에게 해로운 광물질이 들어있지 않고 유익한 원료로만 조성된 것을 살펴서 온열 매트를 골라야 합니다.

(3) 목욕

수음체질은 몸 자체는 매우 차갑습니다. 그러나 구분하면 장부(臟腑)는 차갑고 기(氣)의 순환이 약합니다. 그러나 장부를 둘러싸고 있는 체표(體表)와 겉몸은 열이 많고 기의 순환이 너무 활발합니다. 땀을 흘리면 속의 열이 빠져나가 내장이 차가워집니다. 땀을 빼면 기혈이 소모되어 원기가 손상됩니다. 그러므로 목욕을 뜨거운 물에서 하면 첫째로 체표의 기가 지나치게 활발하게 발산이 되어 체표의 기운이 소진되고, 둘째로 체내의 장부의 열이 과도하게 빠져나가게 되어 그렇지 않아도 차가운 장부는 더 차가워집니다. 추위에 떨고 있는 사람에게 얼음을 먹이는 격입니다. 그런 연유로 열탕에서 오랫동안 몸을 담구고 땀을 흘리면서 목욕해서는 안 됩니다. 그러나 수음체질 중 따뜻한 정상 체온인 경우는 별로 없고 대부분 차가워서 온탕에서는 체온을 올리기는 역부족이어서 열탕에서 5분 안팎으로 담근 후, 적당히 시원한 물로 사워하고, 좀 쉬어주는 방식으로 진행, 체력에 맞게 3~4차례 반복하면 좋습니다.

한편 오줌은 차가운 기운을 담고 있는 것처럼, 땀은 열(熱)입니다. 몸속에 있는 열을 해소하고 온도를 조절하기 위해 몸 밖으로 내놓습니다. 따라서 땀은 장부의 열이 빠져나가는 것으로 체표에 비해 차가운 내장은 더 차가워집니다. 그래서 수체질이 흘리는 땀은 실은 피와 진액(津液)과 온기(溫氣)가 소모되는 것입니다. 체온의 평형이 깨집니다. 오랫동안 땀을 흘려 목욕하면 기운이 소진됩니다. 그러므로 적당히 따뜻한 물이나 미지근한 물에서 땀을 가능하면 적게 흘리며 목욕하고, 냉탕에 담그는 것이 좋습니다. 이 체질은 열탕보다는 온탕이 좋으며 온욕보다는 냉·온욕이 좋습니다. 그러나 추위를 타면 적당하게 냉탕을 이용합니다. 심하면 한기가 스며들어 감기기가 생기고 코로 숨 쉬기가 힘들어집니다. 수체질은 냉·온욕을 자유롭게 할 만큼 따뜻한 이상적인 체온을 유지하는 사람은 드뭅니다. 따라서 열탕에 좀 더 많이 담그고 냉탕에 짧은 순간을 담그는 방식 또는 좀 찬물 샤워로 모공을 닫고 땀을 식히는 정도로 진행하면 좋습니다.

수체질 중 특히 몸이 허약하고 냉증이 심한 사람은 목욕 시 땀을 많이 흘리면 진액(기혈)소모가 많아 몸이 허약해지며 목욕 후 찬 기운을 쐬면 감기 걸리기 쉽습니다. 열탕에는 들어가거나 온탕에 몸을 훈훈해질 만큼 담그고, 추위를 타지 않으면 냉탕에는 잠깐 들어가는 것이 좋습니다. 땀을 많이 빼거나 목욕 시간이 길어 몸이 차가워지면 감기기가 생깁니다. 조금 차거나 미지근한 물로 끝마칩니다.

(4) 수영

수영은 상당한 유산소 운동이면서도 땀을 흘리지 않아 기의 소모를 줄일 수 있고 체력은 증강할 수 있습니다. 뿐만 아니라 체표의 과도하게 더운 기운을 차가운 물로 억제와 조절을 할 수 있습니다. 이런 이유로 수영은 수체질의 모든 조건을 충족하면서 건강을 증진합니다. 수영장 찬물에 적응하기 어려운 차가운 수음, 수양체질은 이렇게 준비하면 냉증을 예방할 수 있습니다. 열탕에 몸을 충분히 덥힌 다음에 입수하고 서서히 숨을 고른 뒤에 천천히 수영을 본격적으로 합니다. 수영 후에는 차가워진 몸을 다시 열탕에 담가 적당히 몸을 훈훈하게 한 뒤에 마무리를 합니다. 그래도 몸이 안 좋으면 몸을 식사법과 한방으로 체온을 올린 뒤에 수영을 시작하는 것이 좋습니다. 만일 수영으로 한기가 장부에 침투한다면 차라리 수영을 안 하는 편이 더 낫습니다.

(5) 감기

감기기가 있을 때는 누구를 막론하고 생야채, 생과일 차가운 음식을 삼가고 찬 공기를 조심해야 하며 몸을 따뜻하게 해야 합니다. 목욕은 삼가야 합니다. 정 몸에 땀내가 심해서 견디기가 어려우면 아주 잠시 욕실의 온도를 올린 후 더운 물로 땀만 빨리 흘려 내리고 끝내고 더운 이불 속에 얼른 들어가서 한기가 몸에 스며들지 않게 합니다. 감기에 걸리면 잘 낫지 않으니 특히 조심해야 합니다.

수체질은 장부가 냉하여 추위를 많이 타 쌀쌀한 가을부터는 한기가 몸에 스며들지 않도록 옷을 따뜻하게 입고 차가운 데 앉지 말아야 합니다. 차라리 좀 더운 것이 차갑게 입어 외부 한기가 장부로 침투당하는 것보다 낫습니다. 보통 옷은 얇게 입어야 좋다지만 목, 수체질은 그랬다가는 냉증으로 결국 몸은 망가집니다. 보리, 돼지고기, 해삼, 굴, 새우, 배, 수박, 멜론, 참외, 감, 바나나, 포도 등 차가운 식품을 피해야 합니다. 수음체질은 부추, 콩나물, 무, 양파, 대파, 마늘을 써서 소고기국을 얼큰하고 뜨겁게 먹거나 꿩고기국 닭고기미역국, 고사리 개고기국을 먹고 생강, 감초, 꿀, 쑥, 인삼차 등을 뜨겁게 마십니다. 비타민 B가 좋습니다.

7. 수음체질의 식이요법

(1) 육류와 뿌리채소 섭취

뇌졸중, 심장병, 고혈압 진단을 받으면 상식적으로 가장 기피하는 식품은 육류입니다. 육류에는 지방이 붙어있기 때문에 더욱이나 꺼립니다. 물론 금양, 금음체질 식이요법을 읽어보면 알 수 있듯 그 체질에는 육식 그 자체가 순환기 질환의 원인입니다. 그러나 수음체질의 경우에는 반대로 육식과 폐와 위를 따뜻하게 하는 채소를 섭취해야 고칠 수 있습니다. 물론 기름기 없이 섭취해야 합니다. 그렇지 않을 경우, 이들 포화지방은 혈관 벽에 붙어 순환기 질환을 유발합니다. 포화지방이란 엉키는 성질이 있어 혈관을 막히게 하고 혈액 찌꺼기를 만드는 기름을 말합니다. 그러니 당연히 삼가야 하겠지요. 반면 식물의 씨앗이나 생선에 들어있는 불포화지방은 혈관 벽에 침착하지 않고 핏줄을 타고 다니면서 미끄러운 성질이 있어 피를 잘 돌게 합니다. 그렇다고 불포화지방이면 무엇이든지 섭취해서는 안 됩니다. 체질 따라 가려 먹어야 유익합니다.

채소 중에서도 폐를 북돋는 호박잎, 고춧잎, 열무, 양 청상추(적상추 금지) 등 따뜻한 채소들을 먹는 것이 좋습니다. 육류와 뿌리채소를 위주로 먹어야만 고칠 수 있습니다. 일반적으로 과일과 채소가 성인병 예방에 좋다고 알려져 있고 그렇게 믿고 있기 때문에 필자의 이런 말이 수긍이 잘 되지 않을 수 있습니다. 때문에 확신을 갖도록 실례를 들어 설명을 하겠습니다.

먼저 육류 섭취가 고혈압에 미치는 영향에 관한 일본 교토대학에 의한 실험을 살펴보면 하나의 대답을 찾을 수 있습니다. 유전자 조작을 통해 고혈압을 유발시킨 쥐를 대상으로 실시되었습니다. 이 쥐들은 모두 혈압이 250으로, 뇌졸중이 100% 유발될 수 있는 상태인데, 한편에는 고단백음식을, 다른 편에는 저단백음식을 한 달 동안 먹이면서 관찰했습니다. 결과는 어떠했을까요? 결과는 예상 밖의 결과가 나왔습니다. 저단백 음식을 섭취한 쥐는 뇌졸중 증상을 보이면서 시름시름 힘을 잃어가고 있었습니다. 반면 육류 등의 고단백을 섭취한 쥐들은 원기 왕성하였습니다.

실험을 주도한 야모리 유키오 교수는 결론적으로 고혈압 환자에게도 육류 섭취가 필요하다고 이렇게 주장합니다. "뇌졸중은 뇌혈관이 터지거나 막혀서 생기는 질병이므로 이를 예방하려면, 동물성 단백질이 필요합니다. 동물성 단백질은 뇌혈관을 튼튼하게 유지시켜주기 때문입니다. 고혈압 환자도 육류를 규칙적으로 섭취하는 것이 좋습니다." 동물성 지방을 지나치지 않게 그리고 동물성 지방의 폐해가 적은 방법으로 섭취하도록 권장하였습니다. 이상의 내용은 KBS 과학 프로젝트팀에 의한 "생로병사의 비밀 2"에서 뽑아낸 것입니다. 앞서 금체질의 고혈압 식이요법에서는 이른 바 서구형 식사법이라고 해서 육류와 유제품이 순환기 질병의 주범이라고 확정 선고하여 그런 식품을 멀리하라고 권한 내용을 기억할 것입니다. 그것은 단지 금양, 금음체질에만 해당됩니다.

수음체질은 육류 섭취가 고혈압에 미치는 실험 결과에서 알려 주듯 **주로 육식이 꼭 필요합니다**(쥐는 전형적인 소음과 동물이다). 폐는 숙강(肅降)이라고 해서 인체상부에 위치하여 폐의 기운을 아래로 내려 보내 하체까지 힘 있게 하는 기능이 있습니다. 그런데 폐가 체질적으로 약한 수음(水陰) 체질은 그것이 잘 안 됩니다. 그것을 보완하여 폐를 튼튼하게 하는 식품이 바로 육류와 같은 고단백질 식품입니다. 그래서 육식을 하면 폐가 강해져 숙강 기능이 잘되어 기운을 아래로 밀어 내리니 자연이 뇌 쪽으로 흐르는 피가 압력을 덜 받게 됩니다. 해서 뇌졸중과 같은 문제가 생기지 않게 됩니다.

또한 수음체질은 간과 쓸개가 강합니다. 다시 말해 육류의 단백질과 지방을 소화하고 분해하는 데 필요한 우수한 기능을 자랑하는 쓸개를 지니고 있는 것입니다. 그 결과 육식을 해도 장기에 아무 손상도 주지 않고 혈관 질환이 틀림없이 개선됩니다. 게다가 육식을 하면 간 기능을 보호하는 효과가 있어 심장병 등을 예방할 수 있습니다. 육식 위주가 아닌 채식 위주로 할 경우 센 간이 너무 세져서 간열이 넘치고 그 열기가 뇌로 가면 뇌졸중, 심장에 영향을 미치면 심장병, 간 동맥의 극심한 허열로 말미암아 고혈압이 발생합니다. 간에 영양을 공급해주는 차가운 채소는 수음체질에게는 간의 기능항진을 유발하기 때문입니다.

좀 재미있는 얘기를 합니다. 조선 최고의 한의서 동의보감의 간(肝)편의 간 그림을 유심히 보면, 간이 수많은 나뭇잎으로 덮여 있습니다. 간은 오행(五行) 중에서 목(木), 즉 나무에 배속시키고 있으며, 나무는 성장하면서 나뭇잎이 무성해집니다. 그래서 한의학에서는 간을 묘사할 때 이치상으로 갑옷의 미늘처럼 간을 나무 이파리로 장식합니다. 흥미롭게도 현대 해부학에서도 좌우의 간을 하나는 우엽(右葉), 즉 오른쪽 잎, 좌엽(左葉), 즉 왼쪽 잎이라고 부릅니다. 즉, 간을 나무의 잎에 빗대어 부릅니다. 그런데 나무는 바람이 심하게 불면 나뭇잎은 흔들리다가 결국은 떨어지지요. 간도 기능 이상이 생겨 간 내부에서 바람, 즉 풍(風)이 생기면 중풍이 옵니다. 요즘 말로 하면 간 기능 이상 항진이 생기는 것입니다.

마치 갑상선 기능항진이 유발되면, 많이 먹어 칼로리를 공급하더라도 인체 에너지를 필요 이상으로 연소하게 되므로, 몸이 야위고 피곤해지는 것과 같습니다. 그와 같이 간 기능이 항진되어 핏줄이 막히면 뇌경색, 터지면 뇌출혈과 같은 뇌졸중이 발생합니다. 뇌졸중 환자가 손발을 떨고 있는 것과 부는 바람에 흔들리는 나뭇잎은 너무도 비슷합니다. 대개 순환기 질병의 원인을 심장과 혈관에서 찾고 있는데, 실은 원인은 주로 간에 있는 경우가 많습니다.

간의 이상 항진과 중풍을 막아 뇌졸중 고혈압 심장병을 예방 치료하려면 간의 기운이 강한 수음체질의 경우에는 간의 기를 지나치게 돋우어 바람을 일으키는 푸른 야채류를 기본적으로 반드시 끊어야 합니다. 그러면 바람을 잡을 수 있습니다. 수음체질에게는 차가워 신장으로 귀경하는 채소가 간에 바람을 일으키는 중풍의 식품입니다. 그 다음 간의 바람, 즉 간의 과도한 습열을 진정시키는 체질 한방 방제를 써서 잡아야 합니다. 이미 말한 바와 같이 수음체질의 경우에 육류는 전체적으로 폐와 위장을 강화하는 식품임을 밝혔습니다.

세밀히 밝히면 다음과 같습니다. 쇠고기, 염소고기, 양고기, 노루고기, 고라니, 사슴고기의 체질적 관점을 설명합니다. 소, 염소, 양 등은 척추동물〉포유류〉우제목(偶蹄目)으로 분류되어 소류 혹은 소목 우제류(偶蹄類)에 속합니다. 우제류에 속한 포유동물은 커다란 폐와 식물과 같은 거친 섬유질을 소화하기 위한 복잡한 소화기관을 가지고 있습니다.

이들은 여러 개의 위장과 때로는 반추(되새김)위를 사용하기도 합니다. 대장이 매우 깁니다. 또한 폐가 크기 때문에 기 기운은 뿔에 반영되기도 합니다. 육식동물에 비해 폐활량이 우수해서 장거리 달리기를 잘 합니다. 체질학적으로 볼 때에 이들은 폐 대장과 위장기능이 강함이 틀림없습니다. 이 때문에 쇠고기 염소고기 양고기는 성질은 따뜻한 편에 속하고, 폐를 보강하는 식품으로 폐가 약한 목양, 목음, 수음에 가장 적합하며 다음으로 토양에도 역시 좋습니다. 그러나 몸이 몹시 더운 토양체질은 이들을 보통으로 섭취하거나, 멧돼지나 돼지고기처럼 토양체질의 더운 신장의 열을 서늘하게 식혀주고 보강하는 육류가 더 좋습니다.

반면 폐와 대장이 강한 금양 금음은 물론 수양체질에는 쇠고기 염소고기 양고기는 폐로 귀경하여 센 폐를 항진시켜 해롭게 작용합니다. 이미 육류는 금체질에 해롭다는 것은 잘 알려져 있으므로 이의를 제기할 사람은 없겠지만 수양체질에 해롭다는 것에 대하여는 좀 수긍하기 어려워할지 모릅니다.

- **쇠고기(한우만):** 따뜻한 식품으로 주로 폐를 보강합니다. 수음체질에 좋습니다. 수입산 쇠고기는 신장으로 기운이 가기에 해롭습니다.
- **닭고기:** 열이 많은 육류로 비장, 위장으로 들어가 위장과 비장과 온몸을 따뜻하게 합니다. 때문

에 수음, 수양체질에 가장 이상적인 육류입니다.

·**개고기:** 열이 많아서 위장을 따뜻하게 해줍니다. 닭고기와 같이 수체질에 이상적인 고기입니다. 여름에 개는 더워서 입을 벌려 혀를 내놓고 열을 식히면서 숨을 쉽니다. 그늘에 누워 움직이지 않습니다. 더위를 못 참습니다. 그러나 차가운 겨울이 오고 눈이 내리면, 제 세상을 만난 듯 즐겁기 한량없이 눈밭을 쏘다닙니다. 몸이 더우니 추운 겨울이 개에게는 시원한 계절인 것입니다. 이것만 봐도 개는 열이 많다는 것을 짐작할 수 있지요. 그러므로 서늘한 간이 최강 장기로 몸 전체를 지배받고 있는 서늘한 목 체질에게 개고기는 몸을 따뜻하게 하는 보양 식품입니다. 덧붙여 개고기를 먹을 때, 마늘을 먹는 것이 좋은가 나쁜가에 대한 확실한 대답을 드립니다. 사실 팔 체질 의학이 아니면 결코 속 시원히 밝힐 수 없는 그런 문제입니다.

·**마늘:** 마늘은 먹으면 코에 땀이 맺히는 것을 보면 알 수 있듯이, 마늘은 나머지 영양성분상의 설명은 생략하고, 폐를 따뜻하게 하고 체표의 기운이 왕성하게 순환하도록 합니다. 그러므로 개는 수, 목 체질에 적합하며, 마늘은 폐가 센 수양체질을 제외한 나머지 폐가 약한 수음, 목양, 목음체질에만 유익합니다. 때문에 마늘과 개고기를 같이 먹어 유익한 체질은 수음, 목양, 목음체질입니다. 그러나 수양체질은 마늘과 함께 먹으면 손해를 봅니다. 다른 금, 토체질은 개고기 자체가 해로우므로 금해야 하며, 마늘과 함께 먹으면 금체질은 더욱 더 해롭습니다. 명쾌한 답이 됩니다. 팔체질 의학의 탁월성입니다.

·**사슴 고기:** 사슴은 위로 솟구치는 힘이 무척 강합니다. 폐 기운의 결정체인 뿔이 화려하게 뻗어 솟은 것을 보면 알 수 있지요. 그래서 인체상부의 폐에 크게 힘을 줍니다. 수음, 목체질에 좋습니다.

·**염소 고기:** 소처럼 뿔이 있습니다. 기운이 하체가 아니라 상체로 뻗어 올라갑니다. 그래서 쇠고기처럼 폐를 이상적으로 도와줍니다. 흰 염소 고기만 맞습니다. 흑염소는 신장으로 귀경하여 수체질에 해롭습니다. 호주산 흰양고기를 드세요.

·**돼지고기와 멧돼지:** 차가운 기운을 지닌 고기로 신장으로 들어가 힘을 줍니다. 때문에 수체질에는 아주 해로운 중풍을 일으키는 고기입니다. 신장과 하체가 망가집니다.

(2) 좋은 콜레스테롤(HDL) 식물씨앗 기름 섭취

식물의 씨앗인 호두, 흰깨, 호박씨의 기름이나 은행을 충분히 섭취하면 좋습니다. 불포화지방산과 리놀레산 오메가−3 등이 많아 혈행 개선에 아주 좋습니다. 이런 식품은 혈액순환을 촉진시킬 뿐만 아니라 나쁜 콜레스테롤(LDL)을 분해해주고 좋은 콜레스테롤(HDL)을 생성시키고 피 찌꺼기를 없애줍니다. 동시에 차가운 체온도 올려주므로 금상첨화입니다. 또한 다음과 같은 천연 그대로의 생선을 취할 때에는 유익합니다.

바다 생선 중에는 바닷장어, 붕장어 등이 어울리고, 민물고기로는 장어, 미꾸라지, 메기 등이 좋습니다. 물론 생선에는 오메가 지방산 및 불포화지방산(혈관 벽에 붙지 않고 혈액의 흐름을 촉진하는 지방)이 많이 함유되어 있어 동맥이 굳어지는 것과 혈압이 높아지는 것을 예방 치유합니다. 대부분의 바다 생선은 기운이 차가워 좋지 않습니다. 붕어는 간을 항진시키므로 금합니다. 잉어 가물치도 해롭습니다. 신장을 강하게 하기에 수체질은 위장과 신장이 너무 차가워져 몸이 응고됩니다.

그러나 따로 EPA DHA 오메가−3 등의 기능성 식품을 섭취할 필요는 없습니다. 별도로 정제되어 위에 언급된 성분으로만 구성된 기능성 식품은 신장 기능을 과강하게 하기 때문에 몹시 해롭습니다. 영양 학자들이나 유명한 사람들이 극구 권장한다고 하여 흔들려서는 안 됩니다. 그러나 이런 식품은 신장 기능을 지나치게 강하게 하기에 금합니다.

(3) 위장을 따뜻하게 하는 인삼, 홍삼, 옥수수, 현미, 감자 섭취

수음체질은 이미 설명한 바와 같이 위장이 차가운 체질입니다. 게다가 서늘한 간이 핵심 장기이기에 간열이 많아 더위를 타기는 하지만 근본적으로 습기가 많고 차가운 체질입니다. 그러므로 체질에 어긋나지만 않은 식품이라면 늘 위장과 폐를 따뜻하게 하는 식품을 섭취하는 것이 무병장수의 길입니다. 인삼, 홍삼, 옥수수, 현미, 감자 등은 본래가 위장을 따뜻하게 덥혀주는 식품입니다. 따뜻하고 더운 식품을 먹는 것이 어떻게 고혈압 등을 치유하는지 그 기전이 궁금할 것입니다. 서두에 밝힌 바와 같이 병의 근본 원인이 신체의 냉증, 즉 장부가 차가워서 혈액이 차갑고 혈관이 응고되는 데 있습니다.

게다가 약한 폐와 위장 때문에 동맥을 타고 흐르는 피가 힘이 약합니다. 위에 언급한 식품들은 차가운 수음체질의 위를 따뜻하게 덥혀줍니다. 그러면 혈액이 따뜻해지고, 차가워진 혈관이 더워지고 부드러워져 혈액이 잘 돌게 됩니다. 그 결과 고혈압이 해결되며, 뇌혈관이 막혀 오는 뇌경색을 예방할 수 있으며, 심장의 힘은 증가하여 동맥으로 힘들이지 않고 피를 보낼 수 있습니다. 그런 연유로 위장을 강화하는 음식을 섭취하면 혈행이 원활해집니다.

(4) 칼륨과 비타민 B, D, 뿌리채소 섭취

수음체질에는 버섯류(영지 제외)와 콩나물 더덕과 같은 식품이 좋고, 두부, 순두부, 흰콩은 섬유소도 풍부하고 광물질과 비타민이 많아 혈중 지질 감소에 도움이 됩니다. 혈압이 높은 사람은 매일 배변을 통해 혈압의 상승을 막아야 하는데, 변비가 있으면 배변 시 힘을 주게 되면 혈압이 올라 뇌출혈을 일으키거나 심장질환을 앓고 있는 사람이 돌연사할 수 있습니다. 또한 칼륨과 사포닌이 많아서 순환기질환에 효과적입니다. 과일 중에서도 노랑대추방울토마토는 항암은 물론 고혈압에도 아주 좋은 식품입니다. 라이코펜이라는 붉은 색소 성분이 항암작용을 하고 혈액 내 혈당 수치를 떨어뜨리고 지방의 흡착을 막아 고지혈증과 심혈관질환에 좋습니다. 라이코펜은 기름에 조리하면 흡수율이 높아지므로 살짝 볶아 먹습니다.

채소로는 고춧잎, 양배추, 냉이, 달래, 호박잎은 유용합니다. 면역 증강을 위해서는 비타민 B와 햇볕에 말린 무말랭이도 좋고, 따로 비타민 D를 섭취할 수 있습니다. 생과일과 생야채를 너무 섭취하면 몸이 차가워지므로 적당히 적게 드시는 편이 좋습니다. 익히거나 데치면 더욱 좋습니다.

(5) 알긴산과 요오드가 풍부한 다시마, 미역, 김 섭취

김 미역 다시마에 함유된 요오드는 신진대사를 촉진하고 세포를 활성화시켜 저항력을 높여줍니다. 알긴산(끈적끈적한 점액성 성분)은 식이 섬유로서 혈중 콜레스테롤과 지방질의 수치를 내리는 효능이 탁월합니다. 그 외 칼슘, 칼륨 등 영양소가 많아 고지혈증, 고혈압, 동맥경화에 좋습니다. 미역과 김, 다시마 등은 간과 위장 그리고 대장을 따뜻하게 보강하는 기능이 있습니다. 대부분의 채소는 차가운 성질을 띠고 있어 자제하는 대신, 해조류를 섭취하면 식생활을 즐길 수 있습니다. 보통 수체질은 먹을 채소가 적은 편입니다. 하지만 해조류를 즐기면서 차가운 대장도 좋아지게 하고 광물질도 칼슘도 넉넉히 보충할 수 있습니다.

(6) 콩 및 레시틴

콩에는 인지질의 일종이며 뇌세포 구성 물질인 레시틴이 많습니다. 이 레시틴은 혈관 벽에 들어붙어 혈행 혈에 장애가 되어 고혈압을 일으키는 나쁜 콜레스테롤(LDL)과 중성지방(간에 쌓이는 기름과 혈관 벽에 침착하는 기름 성분) 등을 미세한 분자로 바꾸고 분해하여 제거하는 기능이 우수합니다. 레시틴 성분은 모든 인체세포에 절실합니다. 혈당이 출입하는 것을 조절하는 세포막과 뇌세포 주위의 보호막은 레시틴으로 구성되어 있습니다. 레시틴은 비타민 B, 콜린, 리놀레산, 이노시톨로 구성돼 있습니다. 레시틴은 동맥경화증과 심장관상동맥질환을 예방하고 비타민 B와 비타민 A의 흡수를 도와주므로 활력을 증강시키고 알코올로 인한 간 손상을 회복하는 데도 필요합니다. 지방이 쌓이는 것을 막습니다. 레시틴은 콩과 알의 노른자에서 추출합니다. 콩, 곡류, 생선 배아에 있습니다. 흰콩 강낭콩이 좋고, 희거나 회색 강낭콩이 좋습니다. 그러나 현재 흰콩(대두)에서 추출한 레시틴 100% 제품이 나오고 있으므로 집중적으로 그것을 섭취하면 신속히 효과를 볼 수 있습니다.

(7) 콜린

콜린은 세포 인지질의 구성 요소로서 콜린의 부족은 지방간의 원인이 되는데 콜린은 항 지방비타민으로 지방분해대사에 관여하기 때문입니다. 콜린이 부족한 음식을 먹인 쥐는 계속적으로 간세포의 효소계에 변화를 일으켜 간암 형성을 유도했습니다. 닭발, 골, 동물의 간, 가오리, 홍어, 레시틴에 함유되어 있으며, 부족 시 지방과다 신장 손상, 고혈압, 위궤양이 유발됩니다.

(8) 기타 유익한 것들

■ 양파

양파는 폐로 그 기운이 들어가서 폐를 따뜻하게 합니다. 따라서 폐가 허약한 토양, 목음, 목양, 수음체질에 유익합니다. 성질이 따뜻하고 달고 맵습니다. 생양파를 먹으면 코가 맵고 코에 땀이 납니다. 코는 폐에 배속된 기관이므로 양파는 폐를 덥게 한다는 것을 알 수 있습니다. 양파는 항산화 물질인 퀘시틴이라는 성분이 있어 핏속의 콜레스테롤을 분해하여 혈관을 깨끗하게 하고 심장의 혈류량을 증가시킵니다. 그러니 당연히 심장병, 고혈압 등에 유익합니다. 혈관 벽을 튼튼하게 하는 루틴 성분이 있어 혈소판이 부족하거나 비장이 부어있는 사람에게 좋습니다. 양파는 익혀 먹어도 영양의 파괴가 별로 없습니다. 많이 먹을수록 좋습니다. 게다가 마늘과 더불어 항암작용 서열 1위에 올라와 있는 만큼 아주 좋은 식품입니다.

■ 마늘

마늘은 신진대사를 활발하게 하고 몸을 따뜻하게 하고 특히 말초혈관을 확장합니다. 때문에 손발이 차고 아랫배가 찬 사람에게 아주 좋습니다. 마늘의 항균 작용의 주성분인 알리신 1mg은 15단위의 페니실린 항균력과 맞먹습니다. 항균력이 강한 150종의 식품 중에서 가장 뛰어났다는 연구 결과가 나왔습니다. 마늘을 먹었을 때 항암력은 160%나 향상되었다는 보고도 있습니다. 혈중 콜레스테롤을 낮추는 기능이 있어 동맥경화에도 좋습니다. 가장 효과적으로 먹는 방법은 간장에 절여 먹는 것입니다. 인류가 발견한 최고의 식품이 바로 마늘이라는 사실 잘 기억하세요!

■ 감자와 옥수수

이 식품은 위장을 따뜻하게 보익합니다. 이들의 주산지가 고랭지(高冷地)인 강원도라는 점을 생각해보면 알 수 있습니다. 감자와 옥수수는 열이 많은 식물로 밤에는 차가운 고랭지에서 열을 식히고 낮에는 햇볕을 받아 결실하여야 제 맛이 나기 때문입니다. 그러므로 약한 위장을 따뜻하게 보익합니다. 한편 소화 기능이 약한 수음, 수양 체질은 옥수수가 소화가 잘 안 됩니다. 반질반질한 왁스층만 기술적으로 벗기는 옥수수가 나오고 있으니 그것을 이용하면 눈까지 먹을 수 있어 매우 좋습니다.

　*초유, 버섯균사체, 레시틴, 양파, 청국장, 밤, 생강, 엉겅퀴, 냉이, 버섯(영지 제외) 복숭아, 사과, 홍삼, 인삼, 비타
　민 B, D, 수영, 옥수수차, 옥수수수염차.

(9) 해로운 것들

■ 고구마

　고구마는 몹시 습하고 차가운 식품입니다. 재배할 때 고랑을 깊이 파고 이랑을 높게 만들어 고구마를 심습니다. 열이 강해 물속에 심는 벼와는 정 반대의 냉한 식품입니다. 만약 보리나 밀처럼 평평한 데 심으면 땅의 습기 때문에 썩을 우려가 있기 때문입니다. 동시에 이랑을 높게 만들어서 햇볕이 뿌리에 더 많이 따뜻한 기운을 받게 할 수 있기 때문입니다. 그만큼 고구마는 냉성이 가장 강한 식품으로 둘째가라면 서러울 정도입니다. 겨울의 군고구마 향기, 그 냄새로만 만족하세요. 이런 연유로 고구마는 몸에 습기가 많고 차가운 수음체질에게는 고혈압, 심장병, 뇌졸중에 몹시 해로운 식품입니다.

■ 밀

　밀은 좀 차고 폐를 윤택하게 하는 식품입니다. 그러나 수음체질은 그 냉기를 감당할 수 없어 해롭습니다.

　비타민 C, E, 송화, 영지, 전복, 오디, 시금치, 미나리, 돌나물, 신선초, 케일, 컴프리, 바나나, 녹두, 메밀, 녹차

(11) 해로운 건강식품

　클로렐라, 녹즙 분말, 키토산, 스피루리나, 알로에, 보리순, 밀순

토양체질의 모든 것

일러두기

먼저 식단표를 소개하고 체질의 생리적 특징과 건강관리 지침을 간단히 소개합니다. 다음으로 장부의 기능 서열 순으로 각 체질의 장부의 특징을 자세히 설명하고 잘 발병하는 질병과 대책을 말합니다. 이어서 체질에 맞는 주거지, 참살이, 실내장식, 자기 몸에 맞는 잠자리와 침구, 수맥을 피하기, 기타 빈도가 높은 건강상의 문제들에 대해 논합니다.

1. 토양체질 식단표

(1) 해로운 것

· **육류 일부:** 닭, 개
· **곡류 일부:** 찹쌀, 현미, 감자, 옥수수
· **해조류:** 김, 미역, 다시마
· **채소:** 열무, 갓, 쑥갓, 돌산갓, 부추
· **과일:** 사과, 망고
· **기타:** 누룽지, 참깨, 참기름, 옥수수기름, 현미유, 계피, 대추, 화분, 로얄젤리, 수정과, 흰콩, 붕어, 생강, 잣
· **운동:** 몸을 차게 하는 운동, 즉 수영과 냉수마찰, 음식을 너무 많이 익혀서 먹거나 뜨겁게 해서 먹는 것, 빨간색, 노란색 계통

*인삼, 꿀, 개소주, 비타민 B.

(2) 유익한 것

- **육류 일부:** 돼지고기, 소고기, 양고기, 오골계, 토끼고기, 흑염소
- **곡류 일부:** 보리, 오이, 팥, 무, 도라지, 미나리, 검정콩, 콩나물, 연근, 우엉, 더덕
- **채소:** 신선초, 컴프리, 케일, 미나리, 돌나물, 배추, 적상치, 양상치, 셀러리, 시금치, 아욱, 냉이, 고들빼기, 양파, 자색양파, 파슬리, 어성초, 씀바귀, 모든 비름.
- **수산물:** 새우, 굴, 해삼, 게, 조개, 낙지, 오징어, 장어, 미꾸라지, 메기, 가물치, 잉어
- **과일:** 참외, 딸기, 배, 그린키위, 수박, 바나나, 파인애플, 메론, 감, 모든 포도, 매실, 복숭아, 토마토
- **기타:** 들깨, 들기름, 복어, 검정콩, 두부, 마, 우유, 호박, 호두, 은행, 모든 버섯, 메밀, 비타민 A, E, 녹두, 조, 완두콩, 소금, 마늘, 카레, 후추, 겨자, 청국장(위염에 매운 것 삼가)

*땀이 나는 운동이 좋고 모든 음식은 뜨겁지 않게 먹는 것이 좋다.
*대개 열성음식은 해롭고 냉성 음식은 이롭다.

2. 생리적 특징

이 체질은 모든 체질 중 체열(体熱)이 가장 강하여 더위를 많이 타고 땀을 많이 흘립니다. 비·위장이 최강 장기이므로 뭐든지, 심지어 쇠도 소화될 만큼 소화력이 왕성합니다. 차강 장기는 심장, 소장으로, 심장으로 유입되는 피의 흐름은 원활치 않고 박출력은 과강(過强)하여 공회전이 되면서 심장에 열이 많습니다. 가슴이 답답하면 전중 혈에 압통이 있습니다.

비만인 사람도 좀 있고 윗배가 나온 편입니다. 폐 대장은 차약 장기이나 위장과 심장의 열이 위로 상승하여 폐에 열이 많습니다. 그리하여 어깨 부위가 불편합니다. 신장과 방광이 최약(最弱)장기이기 때문에 남성은 무정자증 혹은 수정시키기에는 기능이 약한 정자를 생산하고, 여성은 유방 자궁질환과 불임이 많습니다. 열성(熱性) 식품을 주로 섭취하면 위암에 잘 걸립니다. 음식을 급히 먹는 경향이 있습니다. 심장의 열이 소장을 통해 대장에 변비가 생기기도 합니다. 방광이 약해 소변을 자주 봅니다.

성격은 차분하지 않은 사람이 많고 들떠 있는 경우도 많고 과격하기도 합니다. 명예욕이 있습니

다. 과시합니다. 이성에 별 관심이 없습니다. 순발력이 있습니다. 새벽잠이 없어 일찍 일어납니다. 열탕과 한증막에서 땀을 흘리는 것을 즐깁니다. 건강할 때는 굵은 땀을 흘리나 병이 나거나 허약해지면 땀이 없습니다.

3. 토양체질에 따른 일반적인 건강관리

토양체질에는 췌장, 위장, 심장, 소장을 돕는 음식과 약은 오장육부의 균형을 파괴하므로 해롭고, 신장, 방광, 폐장, 대장을 돕는 음식과 약은 오장육부를 균형 있게 해주므로 이롭습니다. 토양체질은 급하게 서두는 것이 건강에 나쁜 영향을 끼치니 항상 여유 있는 마음으로 느긋하게 생활하는 것이 좋습니다. 일을 벌이기에 앞서 신중함이 필요하고 마무리가 약하니 뒷감당할 것을 숙고해야 합니다.

위장과 심장의 과도한 열로 인해 정상 건강일 때에도 체열(体熱)이 심하므로 열성(熱性) 식품을 피하고 냉성(冷性) 식품을 섭취하여 음양 조화를 맞추어야 합니다. 따라서 닭고기, 홍삼, 현미, 감자, 찹쌀, 다시마, 김, 미역 등을 피해야 합니다. 심장의 과도한 열을 해소하도록 양 젖꼭지 중앙 부위에 위치한 전중 혈을 문질러주면 좋습니다. 열이 몸 안에 꽉 차고 다식하여 비만이 되면 대부분 당뇨가 발생하므로 예방해야 합니다. 즉, 위열을 식히고 폐를 서늘하게 하고 윤택하게 하며 제 기능을 못하는 신장을 차갑게 하는 냉성 식품을 소식(小食)해야 장수합니다.

이 체질은 신장과 방광이 최약(最弱) 장부이기에 나이가 들면 그로 인한 생리적 장애로 고생합니다. 하체가 약해 대부분이 무릎 퇴행성관절염으로 연골이 닳아 거동에 지장이 생깁니다. 성 기능이 약해 제대로 구실을 못할 수 있습니다. 배우자가 성 기능이 강할 경우에 문제가 될 수도 있습니다. 신장에 물집(낭종), 근종, 양성종양, 암 등의 발병률이 높습니다. 냉성 채소를 많이 섭취하고 신장을 돕는 한약을 미리 주기적으로 먹고 하체운동을 집중적으로 꾸준히 하여 예방합니다.

목욕은 땀을 충분히 흘리는 방법으로 하고 냉탕은 해롭습니다. 목욕을 할 때에는 체표를 차게 하는 것이 좋지 않으므로 뜨거운 물에 땀이 나게 하되 냉수욕은 금합니다. 반신욕을 하면 심장에 부담이 되지 않아 좋습니다. 술을 멀리하고, 등산으로 하체를 단련합니다. 그러면 신장도 강해집니다. 하체가 약하므로 걷기, 등산 등 땀을 많이 흘리게 하는 운동이 좋으며 수영은 차가운 체표(体表)의 기(氣)를 닫아 매우 해롭습니다. 알로에, 키토산, 녹즙 등이 좋습니다. 잘 걸리는 병은 위열로 인한 당뇨와 위염, 위궤양, 전립선 질환, 불임, 성 기능성 장애 등이 있습니다. 토양체질에서는 약간의 저혈압이 건강한 상태이니 혈압이 조금 낮은 것은 걱정하지 않아도 됩니다. 요양지로는 해변 섬이 좋고 다음으로 호반 산중도 좋습니다. 달게 먹으면 해롭습니다.

4. 토양체질의 장부(藏腑)의 특징

토양체질은 최강 장기인 위장과 차강 장기인 심장의 지배를 받기에 모든 장부가 기질적으로 열이 극심합니다. 때문에 간, 담낭, 폐, 대장, 신장, 방광 등에 모두 열이 많습니다. 이 체질의 모든 병은 여기서 발원합니다. 때문에 치료의 원칙은 토양체질 식사법을 따르면서 장부의 열을 사, 즉 쏟아내는 것입니다. 그러면 난치성 질환으로 알려진 당뇨, 고혈압, 위암, 신장병 등의 모든 병을 근본적으로 다스릴 수 있습니다. 만일 몸이 허약하여 장부와 손발이 냉하면 신장을 보강하여 원기를 기르고 혈액순환을 원활이 한 다음 병증에 따라 치유법을 정합니다. 냉하다고 하여 몸을 덥히는 음식이나 식품 약재를 쓰면 치료는 고사하고 병이 더 악화됩니다.

(1) 위장, 췌장

위장과 췌장은 그 기능이 강하기에 실제로 위장이 약한 체질의 위장과 췌장에 비해 더 큽니다. 때문에 몸을 자세히 살펴보면, 간이 위치한 오른쪽 늑골과 가슴은 왼쪽에 비해 조금 작아 보이며, 위장과 췌장이 자리 잡고 있는 왼쪽 늑골과 가슴은 좀 더 부풀어 올라 있습니다. 이 체질은 가장 열이 많은 위장과 췌장이 가장 강한 장부이기에 온몸은 그것의 지배를 받아 오장육부와 몸은 덥습니다. 때문에 위장의 기운이 강해 주로 윗배가 나옵니다. 사방으로 에너지를 발산하려는 경향이 심한 위장의 생리적 특징 때문에, 때로는 몸속은 속 빈 강정 같아도 지금 당장은 힘이 있습니다. 과신하기에 몸을 돌보지 않습니다. "밤새 안녕"이라고 해서 갑자기 쓰러지는 체질입니다. 그래서 자신의 활동에 힘이 있다고 과신하고 살다가 검사해보면 중병인 경우가 이 체질에 많이 나타납니다. 그러니 건강을 위해 무엇인가 희생하려는 마음을 갖도록 하세요.

*토양체질의 위장은 근본 열이 심하다. 생체의 에너지 발산은 거의 위장의 기운에 의존한다. 늘 활기 넘친다. 위염, 당뇨, 고혈압, 관절염 등의 병근은 위장의 열증에서 비롯된다.

한편 생체 하나로 보면 열이 가장 많지만, 나누어보면 장부(臟腑)는 덥고, 장부를 싸고 있는 체표(體表)와 피부는 찹니다. 체표를 따뜻하게 하고 속의 열을 땀을 내어 밖으로 내보내는 온욕(溫浴)이나 열탕 목욕이 좋습니다. 토양체질의 위장은 모든 체질 중에서 가장 강합니다. 쇠도 녹일 정도로 위장의 소화력은 위대합니다. 위장에 열이 무척 많습니다. 몸도 덥습니다. 이러한 위장의 기능항진을 막으려면 식사량을 줄여야 하건만 소화되는 대로 먹다보면 위장은 표준 이상으로 항진되고 위장에 열은 누적됩니다. 실은 여기서 병이 시작합니다. 오랫동안 체질에 아주 어긋나는 식사를 하지 않는 한, 강한 위열이 있어 무엇이나 소화를 시킬 수 있어 평생 동안 위장으로 고생하는 일이 없습니다. 대체로 어떤 음식을 먹어도 소화가 잘 됩니다. 몸에 해로운 육류는 물론 열성(熱性) 음식도 다 잘됩니다. 이 체질은 많이 먹을수록 소화력도 그만큼 항진되어 자꾸만 저녁에 뭘 먹고자 하고 먹어야만 그제야 편히 잠 잘 수 있습니다.

이 체질은 위장에 열이 많기에 찹쌀, 현미, 옥수수, 감자, 닭고기, 오리고기, 열무, 부추와 같은 열성 식품을 주식하면 위장에 열이 과도하게 몰려 위염이 생기고 길게 가면 궤양이 발생합니다. 과열된 위장의 열로 말미암아 위암이 잘 발생합니다. 열은 위로 상승하는 성질이 있어 위암은 대개 위장의 윗부분에 자리를 잡습니다. 위장과 식도(食道)가 만나는 분문(噴門) 부위에 잘 생깁니다.

설명한 바와 같이 상승하는 위열과 심장의 뜨거운 열기로 인해 연접한 식도에 열이 많습니다. 뜨겁게 음식을 섭취하거나 체질에 어긋난 열성 식품을 섭취하면 위열이 극성해지고 그 열은 위로 올라가서 식도와 후두에 쌓인 과도한 열 때문에 염증이 유발되고 식도암 후두암이 생깁니다. 검사를 해보면 아무 이상이 없으나 본인은 목에 뭔가 걸려있는 것처럼 느낍니다. 사진을 찍어보면 아무것도 안 보입니다. 그러나 여전히 목 부위가 느낌이 안 좋습니다. 식도나 분문에 열이 뭉쳐 있어 음식을 처음 삼킬 때 목이 막히고 뭔가 걸린 듯한 느낌이 옵니다. 한방에서는 매핵기라고 하며, 매화씨가 목구멍에 걸려 있는 것 같은 이물감을 줍니다. 그대로 두면 암으로 나중에 진행할 가능성이 있습니다. 이런 자각 증상을 느끼면 실제로 암이 없다 해도 식도나 위장의 열을 제거해야 합니다. 위암, 분문암의 전조 증상입니다. 방치하면 끝내는 대개 분문 부위, 즉 위장 윗부분에 위암이 생기고 맙니다. 그래도 알아채지 못합니다. 그럼에도 불구하고 여전히 소화는 잘 됩니다. 더구나 위산이 식사 때 빼고는 분비가 되지 않는 체질인지라 병원 검사가 아니면 증상을 거의 느낄 수 없습니다. 아주 심하면 위경련이나 위장의 통증을 느껴 알게 됩니다.

그러니 평소 음식 특히 국물을 뜨겁게 먹어서는 안 됩니다. 토양체질은 아주 뜨겁거나 아주 차가운 음식을 즐기는 경향이 있는데, 몸이 더울 때는 차가운 얼음 조각을 띄운 물을 먹어도 몸에는 전혀 지장이 없지만, 뜨거운 국물은 구강, 식도, 위장질환의 원인이 됩니다. 우선 닭고기, 개고기, 옥수수, 현미 등 더운 음식을 끊어야 합니다. 증상은 식사법으로는 고치기 어렵고 위열과 심장의 화를 해소하는 한방이 필요합니다. 또는 장기간 냉성 녹즙 등을 먹어 위장의 열을 풀어내야 합니다. 센 위장은 적게 먹어서 위장의 항진을 막아야 하는데도 자주 많이 먹게 되면 위액을 더 많이 분비할 수밖에 없습니다. 위액을 이처럼 과다하게 분비시키면, 토양체질의 경우에는 정상 기능 이상으로 항진시키는 결과를 낳습니다.

그래서 췌장의 열이 너무 강해서 당뇨병에 잘 걸립니다. 고혈압도 식사량을 조절하지 않고 마음대로 먹다보면 위장의 항진으로 비만이 필연적으로 따릅니다. 특히 열성 음식을 섭취하면 간에 열이 가득 차 비만에 박차를 가합니다. 간단하게 말해서 열 있는 음식을 피하고, 생선과 냉성 채소를 먹으면 이 모든 병을 피할 수 있습니다. 차가운 배추, 신선초, 고구마순, 미나리, 케일, 돌나물을 드시기 바랍니다. 바다 생선과 돼지고기가 좋습니다.

■ 토양체질은 식사 때를 빼고는 위산이 분비가 안 됩니다

반면에 위산이 분비가 식사 때만 되는 사람이 있습니다. 이 체질은 부교감신경 긴장형으로 식사 때 말고는 위산이 나오지 않습니다. 이런 사람은 위염이나 위궤양을 앓고 있어도 위산 분비로 인한 속 쓰림과 통증은 없습니다. 왜냐하면 음식 먹을 때만 위액이 분비되기에 실제로 위염이나 궤양이 있어도 위산이 직접 상처 부위에 도달하여 자극할 수 없기 때문입니다.

교감신경 긴장형 체질과는 달리, 자정이 넘도록 거나하게 술을 들이 부어도, 다음날 새벽이든 아침이든 속 쓰림은 전혀 없습니다. 위산이 과다 분비되지 않는 것입니다. 그러나 위염이나 궤양이 있는 사람은 과음하거나 체질에 어긋난 음식을 먹거나 잘못 먹었을 때에는 식사중이거나 식후 얼마 지나지 않아 위장에 통증은 느낄 수 있습니다. 그런 연고로 위장의 염증이나 궤양이 심해도 모르는 경우가 대부분입니다. 설령 심하다 해도 토양체질의 경우에는 소화는 여전히 전혀 문제없이 잘 됩니다. 실은 이런 점이 병을 키우는 원인이 되기도 합니다.

위장장애가 있어 병원에 가서 위내시경과 같은 검사를 해보고 나서야 알게 됩니다. 그것도 병원의 의사가 그렇게 진단하니까 인정하는 것이지 당사자인 본인은 느낌이 없습니다. 심지어는 위암과 같은 중병에 걸려도 일찍 알아낼 수 없습니다. 그러므로 이 체질들은 정기검사를 통해 그런 증상을 알게 되면 방심하지 말고 서둘러 치료를 해야 더 큰 병을 막을 수 있습니다. 특히 토양, 토음체질은 설사 궤양이 심각한 정도에 이르러도 여전히 소화는 왕성하게 잘 됩니다.

사는 날 동안 이와 같이 위산이 잘 나오지 않는 현상은 계속됩니다. 좋지 않은 점은 산이 식사 때 빼고는 분비가 안 되는 까닭에 위암에 걸려도 잘 모르다가 뒤늦게 발견하는 경우가 이 체질에 좀 있는 편입니다. 한편 위산이 많으면 암 발생 억제 효과가 있습니다. 토양, 토음, 목음, 목양체질은 일생을 두고 이런 현상이 지속됩니다. 이 체질에 속하는 사람들은 위장에 문제가 없다고 과신하지 말고 검진을 통해 미리 조처하는 지혜가 필요합니다. 빨간 신호등이 보이지 않는 것입니다. 여기에 속하는 체질로 토양, 토음, 목양, 목음체질이 있으며, 죽을 때까지 위산은 식사 시만 분비됩니다. 따라서 위염과 궤양이 심각하다 해도 알아챌 수 없으므로, 첫째 선택적으로 이로운 음식을 섭취하고, 정기검진을 통해 예방 조처를 취해야 합니다.

■ 토양체질은 산성 체액 편향성으로 알칼리성 물이 몸에 좋습니다

우리 대부분은 주로 알칼리 식품과 알칼리 물을 먹는 것이 건강에 좋다고 들어왔습니다. TV나

신문 등 주요 전달 매체들은 온통 그런 종류의 것들을 섭취하도록 칭송합니다. 물론 전문 영양학자들은 알칼리와 산성의 비율이 잘 조정된 식품이나 조합하여 먹도록 계몽해줍니다. 그러나 모든 사람에게 알칼리성 식품이나 물이 다 좋게 작용하지는 않는다는 것입니다. 아마 이 글을 읽는 독자도 이 말에 매우 의구심을 가질지 모릅니다. 본론에 들어가기 전에 알칼리성 식품이 무슨 의미를 가지고 있는지 살펴보겠습니다.

알칼리는 산(酸)을 중화시키는 성질을 가진 화합물로서 물에 녹는 물질을 일컬으며, 식물의 재로서 주성분이 탄산칼륨이나 탄산나트륨으로 강한 염기성(鹽基性)을 나타냅니다. 잿물과 비슷한 맛이 있고, 유지류를 세척하는 작용이 있습니다.

체액이 산성 편향성을 나타내는 체질로 토양, 토음, 목양, 목음체질이 있습니다. 이 체질은 알칼리수를 먹으면 건강에 좋습니다. 알칼리 물을 광고할 때 체험담을 쓴 사람들은 모두 이 체질에 속합니다. 인체는 노동하고 과로하고 피로하면 체액은 산성으로 변하고 그것을 중화시켜 알칼리로 바꿔주는 것이 바로 알칼리입니다. 이런 상태를 산 염기성(酸鹽基性) 평형이라고 합니다. 여기에 착안해서 모든 사람이 몸이 지치면 산을 중화하면 생리활성이 원활해진다는 발상에서 알칼리수가 상품으로 등장하였습니다. 고로 이 체질에 속한 사람들은 활용하면 체액을 알칼리로 유지하는 데 도움이 됩니다.

(2) 토양체질의 열이 극심한 췌장

설명한 바와 같이 상승하는 폐열로 인해 기도는 물론이고 연접한 식도에 열이 많습니다. 맵고 뜨겁게 음식을 섭취하거나 체질에 어긋난 열성 식품을 섭취하면 폐열이 극성해지고 그 열은 위로 올라가서 식도와 후두에 쌓인 과도한 열 때문에 염증이 유발되고 식도암 후두암이 생깁니다. 그러니 뜨겁게 먹어서는 안 됩니다. 이 증상은 식사법으로는 고치기 어렵고 폐열과 상초의 화를 해소하는 한방을 병행해서 제거합니다. 또는 장기간 녹즙 등을 먹으면 풀릴 수 있습니다. 금음체질에 비해 위장에 열이 많은 편이고 체열도 강해 위와 같은 증상이 나타나기 쉽고 식도암은 금양체질과 더불어 이 체질에 유병률이 높습니다. 이 체질은 대개 과도한 위열이 상승하는 부위인 식도, 분문(식도와 위장의 연결부), 위장 상부에 주로 암이 발생합니다.

(3) 토양체질의 강한 심장

체질적으로 말하면 원래 심장은 기능이 중간인 평(平) 장기에 속해야 하건만, 여덟 체질 중에서 네 체질만 순리대로 중간 순위에 있고 나머지 네 체질 중 두 체질이 과도하게 센 쪽에 있습니다. 바로 토양체질이 그러하며 모든 체질 중에 심장 열이 극심하여 늘 가슴이 답답해 힘이 듭니다. 심장이 강한 이 체질은 항상 가슴 한가운데가 답답하고 뭔가 뭉쳐있어 좀 옥죄는 듯합니다. 정확히 말하면 양 젖꼭지의 중간의 가슴뼈 부위 전중 혈을 누르면 압통이 옵니다. 여성은 약간 위쪽입니다. 또한 명치(검상돌기)의 바로 옆 왼쪽을 손가락으로 안쪽으로 올리는 듯 누르면 상당히 아픕니다.

물론 이 체질이 아니라도 속을 많이 태우면 그 부위가 아프기 마련입니다만 이 체질은 유독 그것이 더 심합니다. 그것은 심장이 과열되어 있기 때문입니다. 심장이 너무 세다보니 피가 정맥을 타고 미처 들어오기도 전에, 심지어는 들어오기가 무섭게 좌심방과 좌심실에서는 자꾸만 대동맥으로 뿜어내려고만 합니다. 공백이 생기려고 하고 균형이 안 맞는 겁니다. 자동차 바퀴가 수렁에 빠져 있을 때 액셀러레이터를 밟으면 헛바퀴 돌면서 바퀴에 열이 발생하는 것과 비슷합니다.

원래 본질상 심장열이 강한데다가 대정맥을 통해 심장에 유입되는 혈액의 양과 대동맥으로 송출하는 피의 양에 연결이 끊어지려고 하는 현상, 즉 유입과 송출의 편차가 너무 심한 데서 열이 발생하지요. 그 이유는 사방으로 기를 발산하려는 경향이 있는 위장의 영향 아래 있기에 그런 부조화가 존재합니다. 한편 위장의 기운에 비해 간의 기운은 비교적 약하기에 정맥에서 흡입되는 힘은 약한 것입니다.

전중혈을 자주 문질러주어 맺힌 열을 풀어주어야 합니다. 살면서 늘 마음을 서늘하게 가라앉혀 평상심(平常心)을 유지하고 격발하는 기운을 눌러야 합니다. 조용히 수양을 합니다. 물론 열성 음식을 삼가는 것은 당연합니다. 위장의 열을 내리면 동시에 심장도 함께 해열됩니다. 꼬들빼기, 쓴냉이 같은 쓴 음식을 먹으면 좋습니다.

(4) 토양체질의 간

토양체질의 간 기능은 평균 장기입니다. 닭고기, 오리고기 등 열성 육류를 즐기면 간에는 지방간이, 심장에는 지질과 콜레스테롤이 관상동맥혈관을 막아버려 끝내는 심장병을 피할 수 없습니다. 쓸개즙 분비가 약해 육류의 지방과 단백질을 제대로 대사하지 못한 결과입니다. 간은 근육을 담당합니다. 냉성 채소를 충분히 먹으면 간을 건강하게 할 수 있습니다. 특히 신선초, 케일, 셀러리, 미나리, 돌나물 등을 재료로 한 녹즙에 효모를 먹으면 효과적입니다. 바다 생선회와 차가운 성질을 품은 채소를 먹으면 변이 상쾌하고 몸은 경쾌합니다.

(5) 토양체질의 약한 폐(허파)

이 체질로 태어난 사람은 폐활량이 약합니다. 그러나 열은 심합니다. 때문에 뒷목과 뒷머리에 붉은 반점이 종종 나타납니다. 심한 호기성 운동을 하면 아무리 노력해도 다른 사람에 비해 발전성이 없습니다. 때문에 100m 정도의 단거리는 중간 정도는 되지만 장거리나 달리기를 하면 꼴지를 면할 수 없습니다. 결코 일등을 할 수 없습니다. 수영도 속도를 내거나 안 쉬고 계속 달릴 수 없습니다. 숨이 가쁩니다. 피부가 좀 건성입니다. 그것은 폐는 약하지만 더운 위장의 열로 인해 폐가 조금 건조해서 피부의 수분이 소모되기 때문입니다. 그렇다고 건성피부로 고생하는 일은 거의 없습니다. 어깨가 뻐근하고 견갑통이 잘 생깁니다. 폐가 약하기에 어깨와 목 부위에 기가 순환이 안 되어 생기는 현상입니다.

한편 이 체질의 폐는 위장과 심장의 열이 위로 올라가서 폐에 흡수됨으로 열이 많고 조금 건조합니다. 따라서 폐 기능은 약하나 열이 심하므로 폐열을 내려주는 윤택하게 하는 식품과 약재를 씁니다. 폐를 보강하기 위해 걷기와 특히 등산을 하되, 수영은 하지 않아야 합니다. 버섯, 더덕, 도라지, 콩나물, 숙주나물, 고사리, 장어, 미꾸라지, 메기 등을 섭취하면 폐 기능을 살립니다. 약재로는 지골피, 구기자, 상백피 등이 있습니다.

(6) 토양체질의 가장 취약한 신장과 방광

■ 뼈와 하체가 약하다

토양체질은 신장이 모든 체질 중에서 가장 약합니다. 다음과 같은 현상이 나타날 수 있습니다. 소변을 참지 못하고 자주 보며, 살이 빠지면 다른 데는 잘 안 빠지는데, 엉덩이 살이나 넓적다리 살이 잘 빠지거나 그 부위에 살이 별로 없습니다. 하체가 약해 걷는 것을 싫어합니다. 대개 하체를 단련하는 등산 등을 싫어하는 편입니다. 처지가 이러한데 하체운동조차 하지 않으면 하체가 약해져 관절염, 퇴행성 관절, 무릎에 물이 차는 증상 등의 무릎관절질환이 이른 나이에 시작해서 나이 들면 특히 심합니다. 넘어지면 뼈가 약해 잘 부러집니다. 골밀도가 낮습니다. 소변을 자주 보며, 밤에도 화장실에 한두 번은 소변 때문에 들락거립니다. 요도염이나 신우신염과 같은 신장에 염증이 생깁니다. 몸이 허약해지거나 나이 들어 병약해지면 엉덩이 살이 별로 없습니다.

*토체질 신장은 약해 노폐물배설과 뼈가 약해 관절염이 많다. 신장에 열이 많아 낭종이 생긴다. 신장의 열을 내려야 한다. 목음체질의 낭종이 습과 냉증에서 말미암은 것과 대조적이다.

하체운동을 하지 않으면 하체가 약해져 관절염, 퇴행성 관절, 무릎에 물이 차는 증상 등의 무릎관절질환이 나이 들면 특히 흔합니다. 넘어지면 뼈가 약해 잘 부러집니다. 골밀도가 낮습니다. 특히 나이 들어 낙상으로 고관절 골절상을 당하면 회복되지 못하고 거의 사망하는 경우가 많습니다. 칼슘과 하체근력 강화운동을 해야 합니다. 요도염이나 신우신염과 같은 신장에 염증이 생깁니다. 몸이 허약해지거나 나이 들어 병약해지면 자기도 모르게 엉덩이 살이 빠져 버립니다.

■ 성 기능이 약합니다

게다가 건강해도 성적인 면으로 이성에 별반 관심이 없습니다(생식능력이 왕성한 짝짓기 시기는 제외합니다). 체력은 좋아도 성생활에는 별로 관심이 없습니다. 성관계를 가져도 별로 오래하는 것을 좋아하지 않습니다. 이런 체질은 어여쁜 여인을 봐도, 순간만 예쁘다고 생각할 뿐, 그다지 오래 마음에 두지 않는 편입니다. 바람을 잘 피우지도 않습니다. 아름다운 여성 보기를 돌을 보듯 하기도 합니다. 오히려 이성보다는 동성과 즐겁게 지내는 것이 더 좋습니다.

여성의 경우에는 남성이 건전하게 친구처럼 지내는 것 같다가, 속내를 드러내 성적으로 접촉하려고 하면 불쾌하게 생각하고 다시는 만나려 하지 않습니다. 이런 아내의 경우에는 남편이 따뜻한 마음과 돈만 잘 주고 바람만 피우지 않으면, 집에 들어오지 않아도 별로 개의치 않거나 집에 들어오지 않으면 더 좋아하는 여인들도 있습니다.

■ 자녀에 대한 애정이 더 배우자보다 지극합니다

이 체질들은 상대방 배우자보다는 자녀에 대한 애정이 더 지극합니다. 그러므로 똑같이 신장이 허약한 체질일 경우에는 자녀를 애지중지 키우다보면 자녀가 자기중심적인 성격으로 잘못 성장할 수 있는 문제점을 안고 있습니다. 또한 부부 사이의 성적 갈등도 없습니다. 이런 사람은 체질적으로 신장이 약합니다. 선천적으로 신장과 콩팥이 허약한 상태로 태어나, 보완하지 않는 한 일생 동안 신장, 방광의 기능 허약으로 고생하게 됩니다. 체질적으로 약한 콩팥과 오줌보를 타고 났기 때문입니다. 설령 보완한다 해도 크게 발전되지는 않습니다.

신장이 약한 관계로 일생을 두고, 요실금, 요도염, 관절염, 신우신염, 조루증, 성 기능 무력, 하체 무력과 끊임없이 싸워 나가야만 합니다. 이런 병은 신장이 차가워야 하는데 최강 장기인 위장의 열에 영향을 받아 열증(熱症)으로 병이 발생합니다. 따라서 목음체질도 신장이 약한 면에서는 같지만, 목음체질은 서늘한 간의 지배를 받아서 목체질의 신장은 서늘합니다. 목체질의 신장질환은 냉증에서 비롯됩니다. 따라서 목체질과는 달리 열증으로 온 병이기에 냉(冷)으로서 다스려야 합니다.

한편 이 체질과 살고 있는 신장이 센 체질의 배우자는 상대방 배우자가 자녀에게 과도하게 애정을 쏟는다고 불만을 가집니다. 또한 이 체질들이 정상적인 건강을 가진 경우에는 잘못하면 성적인 골이 깊어질 수 있습니다. 그러므로 허약한 신장 기능을 가진 배우자는 상대방에 대한 노력이 절실하고, 반대로 강한 신장 기능 소유자는 따뜻한 배려가 필요합니다.

■ 하체운동과 칼슘을 넉넉히 먹도록 합니다

그러므로 무엇보다도 우선적으로 신장 기능을 단련하는 데 주력해야 합니다. 등산과 하체운동을 부단히 하여 하체의 근육과 관절을 튼튼하게 유지해야 합니다. 거의 대부분의 토양체질은 50-60대가 되면 무릎관절염이나 연골재생장애, 퇴행성관절염 등의 이상이 발생 가능성이 가장 높은 체질이므로 미리 예방 차원에서 반드시 등산이나 하체운동을 강화하는 헬스를 하고 패각 탄산칼슘을 섭취해야 합니다. 소뼈로 만든 본 칼슘, 우유에서 추출한 칼슘도 좋습니다. 해조로 만든 칼슘은 금합니다.

김, 미역, 다시마 등은 토양체질에게는 열을 발생시키는 식품입니다. 이것은 간 기능을 손상시켜 간의 혈액 공급을 저해하며 열이 많은 신장에 열성 낭종(물집)이 발생하는 원인이 되고, 오히려 신장 기능이 더 약해져 체내 칼슘이 빠져나와 골밀도가 더 떨어집니다. 관절의 재생 작용을 하는 글루코사민 상어연골 등의 건강식품을 먹으면 좋습니다.

하체운동이나 등산을 체력에 맞게 정규적으로 하되 수영은 금합니다. 수영은 물속에서 하중을 줄여주므로 관절에 무리가 안 가 좋다고 권합니다만 실은 이 체질에는 차가운 수영장 물이 체표의 기의 원활한 소통을 방해하기에 혈액의 흐름을 저해하여 관절이 호전되지 않습니다. 하체를 보강하고 신장을 강하게 하는 운동은 달리기, 등산 등 육상운동 외에는 달리 없습니다. 그러나 이 체질의 대부분이 등산을 싫어하는 경향이 있습니다. 극기하는 정신력이 요구됩니다. 복분자, 산수유, 생지황 등이 신장의 기를 기릅니다.

5. 토양체질의 질병

*먼저 발병 빈도순으로 말하면 첫째가 당뇨병이고, 둘째는 위염과 궤양과 위암이며, 셋째가 고혈압 그리고 넷째 가 관절염이다.

(1) 토양체질의 당뇨병

먼저 이 체질이 당뇨가 가장 많이 발생합니다. 그만큼 토양체질은 당뇨에 걸리지 않기 위해서 미리 부단한 노력을 해야 합니다. 이 체질은 더운 기운으로 쌓여 있는 췌장, 비장과 위장이 첫 번째로 센 장기입니다. 때문에 모든 체질 중에서 위장과 췌장에 열이 가장 극심하고 체온이 가장 높습니다. 때문에 위장에 열이 과도하기 때문에 체질에 맞지 않아 위장에 열을 내는 음식을 주로 섭취하면 다른 어떤 체질보다도 췌장에 열이 극열해집니다. 그러면 췌장은 열증에 못 견뎌 췌장의 랑겔한스 섬의 베타세포에서는 양질의 인슐린을 생산하지 못하거나 인슐린이 부족해집니다.

대부분의 당뇨 환자들이 무더운 여름에 혈당 조절이 잘 안 되어 당 수치가 차가운 겨울보다 더 많이 올라갑니다. 이것만 보아도 췌장은 그 장기에 열이 많아지면 인슐린 생산이 떨어진다는 것을 알 수 있습니다. 췌장을 서늘하게 하지 않는 이상 당뇨 완치는 기대할 수 없습니다. 게다가 위장의 소화 기능이 왕성하여 무엇이든지 소화가 잘 돼 비만에 시달리게 됩니다. 그 결과 그렇지 않아도 모자라는 인슐린을 체내 지방이 흡수해버려 세포의 수용체 안으로 포도당을 공급하기가 어렵습니다. 그리하여 혈중에 사용되지 못한 포도당 함량이 과잉되어 당뇨병이 발생합니다. 또한 과잉의 혈당이 혈관 벽에 침착되면 합병증으로 혈관질환을 일으킵니다.

체질에 해로운 음식도, 즉 무슨 음식이든지 소화가 잘 되기에 체내에 나쁜 기운이 쌓여 오장육부의 기능이 부실한 경우가 많습니다. 한마디로 말하면, 소화 기능이 지나치게 강하고 열이 많은 위장으로 인한 췌장의 과도한 열 때문에 당뇨병이 생깁니다. 그러므로 췌장에 쌓인 열을 서늘하게 식히는 것이 치료의 관건입니다.

(2) 토양체질의 혈관질환(血管疾患) 및 위장병

■ 위장이 과도하게 강해 역설적이게도 위장 질환이 가장 많습니다.

식도염, 위염, 위궤양, 위암의 발생률이 높습니다. 모든 체질 중에서 위장과 췌장에 열이 가장 극심하고 체온이 가장 높습니다. 때문에 위장에 열이 과도하기 때문에 체질에 맞지 않는 위장에 열을 내는 음식을 주로 섭취하면 다른 어떤 체질보다도 위장에 열이 극열해집니다. 위염이 생깁니다. 그것이 오래되면 위암이 됩니다. 그러면 식도와 위장의 접합부, 즉 분문에 또는 위장 상부에 암이 발생할 가능성이 높아집니다. 그러나 소화는 여전히 잘 되기에 알아채기가 쉽지 않습니다. 자각증상으로는 목에 뭔가 걸린 듯한 느낌이 오거나, 식사 시 첫 한두 숟갈이 잘 안 넘어가는 듯합니다.

■ 위장 열 때문에 당뇨병이 합병증으로 발생합니다

위장의 소화 기능이 왕성하여 무엇이든지 소화가 잘 돼 비만에 시달리게 됩니다. 그 결과 그렇지 않아도 모자라는 인슐린을 체내 지방이 흡수해버려 세포의 수용체 안으로 포도당을 넣어 영양을 공급하기가 어렵습니다. 그리하여 혈중에 사용되지 못한 포도당 함량이 과잉되어 당뇨병이 발생합니다. 또한 과잉의 포도당이 혈관 벽에 들러붙고 상처를 내어 합병증으로 혈관질환을 일으킵니다. 첫째로 당뇨, 둘째로 고혈압이 옵니다. 그래서 이 체질은 직접적으로 순환기 질환이 생기기도 하지만, 당뇨의 합병증으로 혈관 질환이 유발되는 경우가 더 많습니다.

■ 고혈압을 피해 가기가 어렵습니다

설상가상으로 팔체질 중에서 심장에 열이 가장 심합니다. 원래 심장은 장기의 기능 강약으로 볼 때에, 중간 순위에 위치하여 세지도 약하지도 않은 평균 세기의 장부로 기능을 하는 것이 정상입니다. 하지만 다소 불행

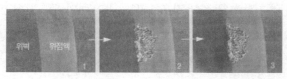

헬리코박터균은 위 점막을 뚫고 위벽에 상처를 낸다. 상처에 염증세포가 몰려와 위염을 일으킨다.

하게도, 토양체질의 심장은 비 위장 다음으로 비정상적으로 센 장기로 자리 잡고 있습니다. 이 체질은 심장병보다는 고혈압에 잘 걸립니다. 심장이 강한 이 체질은 항상 가슴 한가운데가 답답하고 뭔가 뭉쳐있어 좀 옥죄는 듯합니다. 정확히 말하면 양 젖꼭지의 중간의 가슴뼈 사이 전중이라는 경혈을 누르면 압통이 옵니다. 여성은 약간 위쪽입니다. 또한 명치(검상돌기)의 바로 옆 왼쪽을 손가락으로 안쪽으로 올리는 듯 누르면 상당히 아픕니다. 물론 이 체질이 아니라도 속을 많이 태우면 그 부위가 아프기 마련입니다만 이 체질은 유독 그것이 더 심합니다. 그것은 심장이 과열되어 있기 때문입니다.

피가 대정맥을 타고 우심방과 우심실에 미처 들어오기도 전에, 심지어는 들어오기가 무섭게 좌심방과 좌심실에서는 자꾸만 대동맥으로 뿜어내려고만 합니다. 공회전이 되면서 더 열이 발생합니다. 정맥에서 유입되는 피는 원활하게 들어오지 못하는 반면, 심장의 박출력은 너무 강해 심지어는 공회전까지 하면서 동맥으로 혈액을 사정없이 내보내려고만 합니다. 자동차 바퀴가 수렁에 빠져, 액셀러레이터를 밟으면 헛바퀴 돌면서 열이 발생하는 것과 비슷합니다. 대동맥을 통해 심장에 유입되는 혈액의 양과 대동맥으로 송출하는 피의 양에 자꾸 편차가 생기려고만 하는 데서 열이 발생하지요. 위장에 열도 극심한데 심장까지 열로 가득합니다. 그런데도 이 체질은 식욕이 왕성하고 뭐든 소화가 잘 되어 가리지 않고 다 먹습니다. 더구나 이 토체질 중에는 폭음하는 사람이 좀 있습니다. 이런 이유들로 인해 열성을 품은 음식이 소화되어 체내에 쌓이게 된 열독(熱毒)으로 혈관 내피는 팽창되어 좁아집니다. 고혈압, 심장질환, 뇌졸중이 생길 수밖에 없습니다.

물론 이 체질도 병이 깊어지고 장부가 쇠퇴하면, 달도 차면 기울 듯 그렇게 많던 열도 온 데 간 데 없고, 하체는 특히 무릎이 부실하고, 걷는 것이 고달픕니다. 그렇다고 몸을 덥게 하는 식품이나 한방약을 써도 몸은 여전히 차갑습니다. 원래 그 체질의 생명의 불꽃은 그 기운이 뜨겁기에 한결같이 위장과 심장, 신장의 열을 식히는 약재를 써야 합니다. 그러나 이쯤 되면 맥이 세미하니 한의사는 대개가 속을 덥히는 약을 쓰기 마련입니다. 처음에는 좋은 것 같지만 시일이 흘러가니 몸은 더 괴롭습니다. 힘을 얻으려면 체질 한방제를 신중하게 선택해야 합니다. 적게 먹고 몸을 서늘하게 하는 식품을 섭취하면 하늘이 내린 천수를 누릴 수 있습니다.

(3) 토양체질의 간질환

토양체질은 모태로부터 수직 감염이 아니면 간질환은 좀처럼 생기지 않습니다. 그러나 의외로 술을 폭음하는 사람이 상당히 있습니다. 알코올로 인해 간이 상하거나 지방간이 생기면 간경화로 진행될 수 있습니다. 한편 알코올성 간질환에 대해 말하자면, 토양체질 중에 음주량이 몹시 강한 사람이 있습니다. 이 사람은 많이 마셔도 잘 취하지 않으니까 나의 간은 강한가보다 하고 생각합니다. 하지만 술을 분해하는 알코올 분해 효소의 양이 많다고 해서 간 기능이 좋은 것은 아닙니다. 시간 당 알코올 50g, 즉 소주 3잔, 맥주 3잔, 양주 2잔 이상은 간을 망칠 수 있습니다. 별개의 분야입니다.

활력이 넘친다고 해서 간이 건강한 것도 물론 아닙니다. 피곤과 간 기능과 연관된다고 듣다보니 그렇게 믿습니다만. 실은 활력은 주로 위장에서 나오는 기운으로 간과는 관련이 매우 적습니다. 때문에 피곤하지 않다고 간은 이상이 없다고 자만해서는 안 됩니다.

이 체질은 더운 기운으로 쌓여 있는 췌장 비장과 위장이 첫 번째로 센 장기입니다. 때문에 모든 체질 중에서 위장과 췌장에 열이 가장 극심하고 체온이 가장 높습니다. 때문에 위장에 열이 과도하기 때문에 체질에 맞지 않는 위장에 열을 내는 음식을 주로 섭취하면 다른 어떤 체질보다도 위장에 열이 극열해집니다. 이런 위장과 심장의 극렬한 열은 근접 장기인 간에 전달되어 간도 열이 극성해집니다.

간은 열이 많아지면 간은 팽창되어 지나치게 왕성한 활동을 하여 더 많은 영양분을 끌어들여 모읍니다. 식욕이 늘고 살은 찌고 과도하게 간이 팽창된 상태가 장기간 지속되면 염증이 유발되기 쉽고 간의 면역력이 떨어집니다. 그 결과 간에 열로 인한 낭종(물집)이 형성되기도 합니다. 간염 바이러스에 감염되기 쉽습니다. 이처럼 토양체질의 간질환은 위장의 열과 실증에서 비롯된 고로 위장의 열을 끄고 식혀내는 식품과 약재를 사용합니다.

6. 토양체질의 주거지 또는 전지(轉地)요법

토양체질의 주거지는 산, 해변이나 호반 등 어디나 좋다는 점은 설명했습니다. 토양체질은 열을 발산하는 위장의 양 기운이 강합니다. 피부를 통해 조열(燥熱)로 인해 피부는 수분을 많이 빼앗깁니다. 때문에 피부가 약간 건성입니다. 이에 효율적으로 대처하려면 수분이 많은 주거지를 선택해야 합니다.

또한 토양체질은 신장과 방광이 약한 장기입니다. 신장의 안정을 얻기 위해서는 소금 성분이 있는 공기가 필요합니다. 여기에 잘 부합되는 곳이 바로 해변입니다. 바닷물의 수분과 소금기를 머금은 해풍(海風)은 최적의 환경조건을 충족시킵니다. 호반은 건조한 폐에 수분을 공급하기에 좋은 환경입니다. 그러므로 요양과 중병을 고치고 회복을 위해서라면 해변이나 호반을 전지요법의 주거지로 선택하기 바랍니다.

(1) 토양체질의 실내 장식(인테리어)

요즘은 건강을 위하여 황토나 옥 또는 수정, 맥반석 등을 이용하여 새집 증후군의 부작용을 최소화하고 최적의 건강 환경을 지향하는 추세입니다. 그런데 유의할 점은 대체로 모두가 좋다고 생각하는 그런 재료가 체질에 따라 이로울 수도 해로울 수도 있습니다. 집을 지은 후 또는 아파트 입주 전 벽지를 바르기 전에 시멘트 건물에서 나오는 해로운 기를 차단하고 체질에 유익한 기를 발산하도록 내부 작업을 합니다.

토양체질에는 게르마늄, 흑운모, 카올린, 맥반석, 백운석, 녹수정을 재료로 한 인테리어가 건강을 증진시킵니다. 그러나 황토를 원료로 한 내부 장식은 해롭습니다. 물론 시멘트로 바른 것보다야 나은 것은 사실이나 궁극적으로는 해롭습니다. 시멘트에서는 6가크롬이라는 발암물질이 있습니다. 게르마늄은 과도하게 폐기를 발산하게 하여 몸의 균형이 깨어지고, 황토는 폐와 위장의 열을 과강하게 하여 체내의 음기(陰氣)가 고갈됩니다. 벽지를 바르기 전에 체질에 맞는 원료를 천연 접착제와 배합하여 벽면에 약 2cm 내외로 칠하고 그 위에 천연 염료로 물들인 천연 한지를 체질에 맞는 색상을 골라 바릅니다. 습기 조절과 유해물질, 전자파 흡수를 위해 숯과 천연 접착제로 만든 석고보드 형태의 숯을 벽면에 부착시키면 한층 더 건강 생활에 좋습니다.

반짝이는 형광물질이 들어있는 일반 벽지는 화학물질이 미세하게 방출되므로 피하는 것이 좋습니다. 게다가 반사되는 빛에 눈은 피곤해집니다. 그러나 천연 한지(닥나무 껍질을 가공하여 만든 천연 종이로 전통적으로 조상들이 사용해왔음)를 사용하면 조명을 적절히 흡수하여 눈이 부시지 않아 눈의 피로를 줄여 줍니다. 결과 토양체질의 간의 기능을 약화시키지 않도록 하는 데 도움이 됩니다. 눈은 간의 배속 장기입니다. 토체질은 오후가 되면 간열이 두면부로 상승하여 눈이 충혈 되거나 따갑습니다. 특히 조명에 의해 일반 벽지에서 반사되는 빛은 위 기능 항진의 문제를 일으켜 마음이 안정이 안 되고 피곤합니다. 또한 한지는 실내의 습도를 조절하는 기능이 있습니다.

거실과 방의 바닥도 건물을 짓고 내부 시설에 들어가기 전에 체질에 맞는 재료를 깔고 보일러를 설치하고, 그 위에 재료를 2-3cm 정도로 덮은 후, 한지를 겹으로 바릅니다. 마른 뒤 들기름이나 콩기름을 여러 차례 바르고 말리는 일을 반복합니다. 물론 가족들의 체질이 다르므로 개인 방은 체질에 맞추어 달리 재료를 써서 시공합니다. 일반적으로 공사할 경우 거실은 시멘트 바닥과 무늬목을 붙이는 데 사용되는 접착제로 화학본드 등을 씁니다. 인체에 해로운 화학물질이 서서히 새나옵니다. 그 중에는 발암물질도 있습니다. 조사에 의하면 신축 아파트의 경우 허용 기준치 이상의 유해물질이 방출된다고 합니다. 이른바 새집 증후군이 생길 수밖에 없습니다. 병이 깊은 분들은 체질 참살이 인테리어로 꾸민 집이 아니라면, 새집에 이사 들어가는 일을 삼가야 합니다.

한지의 색깔도 체질에 맞게 자연스런 회색이나 흰색이 은은하게 발산되는 색을 선택합니다. 천연염료를 물들여 사용합니다. 그러면 잠재적으로 정서가 안정이 잘 안 되고 기분이 들뜨는 토양체질의 기(氣)를 내려 안정감을 얻게 됩니다. 환자는 물론 가족들의 개인 방 특히 학생들의 경우 해당 체질에 맞는 색으로 커튼, 침대, 책상, 농 등을 마련해주면 자기 공부방에 들어와서 마음 편히 공부에 집중합니다.

(2) 잠자리

음식이나 약은 체질에 따라 구별해 먹어야 한다고 생각하는 사람들이 좀 있습니다. 그러나 위에서 말한 참살이 인테리어나 잠자리를 체질에 맞게 해야 한다고 말하면 몹시 생소하게 여깁니다. 전혀 체질과 관계없는 영역으로 봅니다. 그러나 생각해보면 원리는 다 같습니다. 예전에는 모두 온돌이나 보일러난방으로 살아왔습니다. 요즘에는 전기 매트나 세라믹 전기 매트를 사용합니다. 그런데 홈쇼핑이나 판매점에서는 역시 체질의학과는 거리가 멀기에 일반 건강식품이 모두에게 무조건 좋다고 판매하는 것처럼, 침구용 매트에 대하여도 누구에게나 다 좋은 것인 양 선전 판매합니다. 하지만 먹는 것 못지않게 잠자리도 무척 중요합니다.

■ 유해한 전자파가 없어야 함

첫째 전자파(電磁波)가 발생하지 않는 무자기(無磁氣) 열선을 사용한 제품이라야 합니다. 이 열선을 상용한 제품은 전자파(電磁波)가 전혀 발생하지 않습니다. 그러나 시중에 판매하는 제품은 전자파 차단 인증표시가 되어있기에 소비자들은 완전 전자파 전자소멸 제품으로 오해합니다. 실제로 전자파가 제거된 제품은 그리 흔하지 않습니다. 그러므로 독자들의 신중한 선택이 필요합니다. 다음 설명되는 전자파의 유해성에 관해 읽어보시면 건강에 전자파가 어떻게 해로운지 인식하는 데 도움이 됩니다.

전자파는 원래 전자기파(電磁氣波, electromagnetic wave)를 줄인 말로 주기적으로 그 세기가 변하는 전자기장, 즉 전기장(電氣場)과 자기장(磁氣場)이 공간을 통해 전파해가는 현상을 말합니다. 전기제품에서는 전자파가 발생합니다. 컴퓨터의 전자파가 미치는 범위가 1m, TV는 1.5m, 전자레인지는 1m, 전기매트는 30cm 정도입니다. 그림에 나와 있는 바와 같이 자기장과 전기장은 진행방향과 함께 수직으로 영향 범위 내에서 작용합니다.

한편 우리 인체는 약 65%가 전기의 전도가 잘되는 물로 구성되어 있습니다. 그러므로 미세하지만 전자파의 영향을 피할 수 없습니다. "뉴런"이라는 뇌 세포들 사이의 정보 전달은 수상돌기와 축색돌기와의 화학적 신호와 더불어 전기적 신호에 의해 이루어지는 신경 전달에 의존합니다. 뇌세포와 척수신경을 통해 연결된 오장육부 및 신체 각부에 분포한 신경세포 사이의 교신도 전기적 신호에 의존합니다. 생체 자체도 고유의 전기적 성질을 지니고 있습니다. 일반에게 널리 알려진 것으로 심전도(心電圖), 즉 심장의 전기적 신호가 있습니다. 또한 혈액은 철분을 포함한 광물질 성분이 들어있기에 전자파의 일부인 자기장(磁氣場)의 영향을 받을 수밖에 없습니다.

전자 제품에서 나오는 전자파는 인체 고유의 생리적 전기적 파동에 교란과 혼동을 일으킵니다. 또한 뇌세포의 교란, 척수신경 전달 장애로 인한 뇌세포와 장부 사이의 자율신경실조, 심장과 혈액의 순환과 기능에 장애가 발생합니다. 이 모든 것은 총체적으로 생체 기능을 약화시켜 질병의 원인이 됩니다. 사람은 8시간을 고이 자야 하건만 전자파 속에 휩싸여 자고 또 자다 보면 자기도 모르는 새에 병에 걸리기 쉽습니다.

그러므로 전자파가 전혀 발생하지 않는 열선을 이용하여 만든 잠자리로 건강을 지켜야 합니다. 겨울에 난방비 아낀다고 대책 없는 전기장판을 쓰면 손발이 저리거나 피가 모자라게 되고 몸이 무거워집니다. 보일러로 가열하는 매트나 무자계 열선을 사용한 매트를 써야 합니다.

■ 토양체질에 맞는 침구 재료

가을철에 접어들면 앞 다투어 매트가 나옵니다. 토양체질에 맞는 재료 선정에 관한 내용을 소개합니다. 토체질은 차가운 기운을 띤 은사(銀絲, 은 성분이 들어있는 실)를 이용한 제품이 좋고, 따뜻한 성질을 가진 금사(金絲, 금 성분의 실)로 만든 제품은 해롭습니다. 토체질은 위열로 인해 현재 몸이 차든 덥든 위장의 더운 열이 오장육부를 지배하고 있습니다. 그러므로 은이라는 금속을 통해 열이 발산되면 그 자체는 발열되어 따뜻하지만, 장부에 들어가면, 은을 통과하여 나온 열은 그 속성이 서늘하기에 위장열과 조화가 잘 됩니다. 반면 금은 몸에 열을 넣어주고 양기를 보강하는 성질이 있으므로 양의 기운이 강한 토양체질은 해롭습니다.

맥반석이나 옥(玉)으로 만든 제품은 좋습니다. 본래 옥은 차가운 성질을 지니고 있어 덥고 상승하는 기운을 하강시키는 성질이 있습니다. 토양체질은 상승하는 기운이 언제나 강해서 고혈압, 뇌졸중, 식도암 등이 생깁니다. 옥 매트는 열이 많은 토체질에 좋습니다. 심장의 열로 가슴이 기혈이 순환이 잘 안 되는 경우에 적격입니다. 그러나 허약해져서 기력이 약한 경우에는 몸 전체의 기혈을 보하는 기능이 있는 잠자리를 고르는 것이 좋습니다. 황토를 이용한 침대나 매트는 인테리어에서 말한 바와 같이 토체질에는 해롭습니다. 그 이유는 황토는 따뜻한 성질을 지니고 있어 차가운 위장을 온보(溫補)하는 효능이 있기 때문입니다. 토체질은 모두 위장이 근본이 따뜻하고 양의 기운이 강하기에 금합니다.

이렇게 체질적으로 매트의 원료로 사용되는 광물질의 성질과 기능은 다릅니다. 그런데 문제가 있습니다. 제조자들은 효용성이 알려진 광물질을 체질과 무관하게 나름대로 원료를 조합하기에, 성분을 살펴보면 식품과 마찬가지로 자신에게 맞는 원료와 맞지 않는 원료가 함께 섞여 있습니다. 그렇게 되면 한시적으로 효과가 있는 듯하다가 나중에는 자기도 모르는 사이에 자신의 고유의 생체 파동이 깨집니다. 그러므로 자신에게 맞는 것을 검증하여 온열 매트를 골라야 합니다.

(3) 목욕

토양체질은 몸 자체는 열이 원래 많습니다. 그러나 구분하면 장부(臟腑)는 열이 많고 장부를 싸고 있는 체표(體表)와 장부를 둘러싸고 있는 겉몸은 차갑고 기(氣)의 순환이 약합니다. 때문에 속은 더워도 체표를 늘 따뜻하게 해야 합니다. 또한 몸속의 장부는 발생하는 열이 해소되지 않기에 그 열을 밖으로 뿜어내지 않으면 안 됩니다. 이런 생리적 특징 때문에 목욕을 더운 물에 땀을 충분히 내주면 속에 가두어 있는 내부 열을 땀으로 해소함으로써 속과 겉의 체온 평형을 유지할 수 있습니다. 동시에 차가운 체표에 열을 가함으로 기의 순환을 촉진시킬 수 있는 것입니다. 이렇게 땀을 내면 혈액순환이 잘 됩니다. 따라서 더운 물에 몸을 잠기지만 그 열을 식히려고 찬물에 들어가면 다시 체표는 차가워져 마찬가지입니다. 찬물에 들어가서는 안 됩니다. 같은 원리로 차가운 물에서 하는 수영을 금하는 것입니다. 심장의 열 때문에 배꼽이나 명치까지만 담가 심장에 무리를 주지 않고 즐기면서 건강을 얻을 수 있습니다.

동일한 이유로 여름에 목욕할 때에도 찬물로 해서는 안 됩니다. 찬물로 목욕하면 순간은 시원합니다. 하지만 몸에 젖은 물을 닦기가 무섭게 더 더워집니다. 그것은 체표를 통해 장부에 들어간 열이 더 차가워진 체표를 뚫고 나오지 못해 내장에 가두어져 있기 때문입니다. 그러나 미지근한 물이나 따뜻한 물로 샤워를 하면 땀구멍을 열어 몸속에 있는 열을 밖으로 해소해줌으로 몸의 열은 가시고 시원합니다.

7. 토양체질의 식이요법

(1) 금기식품: 닭고기, 개고기, 흰콩, 옥수수, 현미, 감자

토체질은 가장 강하고 열이 센 장기가 위장이며, 다음으로 강하면서 센 장기가 심장입니다. 그래서 체질적으로 위에 언급한 육류는 오르지 토체질과 금체질에는 해로운 식품입니다. 닭고기 등은 너무 열이 많아서 섭취하면 비정상적으로 위장이 과열되어 염증이 생기며 위궤양이 발생합니다. 당연히 위장 동맥에 열이 많아질 수밖에 없습니다. 또한 심장에도 열이 가중되어 심장관상동맥이 팽창합니다. 이렇게 위장과 심장의 동맥이 팽창하면 혈관 내벽이 좁아져 순조로운 혈액순환이 되지 않습니다. 때문에 위장과 심장동맥의 압박으로 인해 혈압이 높아져 전신으로 영향이 퍼져나갑니다.

게다가 금지된 위의 식품을 주로 섭취하면, 위열과 동반하여 간열(肝熱)이 너무 심해져 콜레스테롤과 지방 분해 능력이 떨어집니다. 원래 간은 서늘한 장기로서 지나치게 차갑지도 덥지도 않으면서 적당히 따뜻한 상태가 좋습니다. 그런데 닭고기, 개고기 등을 섭취하면 간에 열이 쌓이면서 기능 장애가 생깁니다. 생리적으로 제 몸에 맞지 않는 육류는 지방을 제대로 분해하지 못하기에 체외로 배출하지 못하고 장기와 조직에 쌓이게 됩니다. 게다가 이런 육류는 콜레스테롤과 포화지방산이 많습니다. 이러한 종류의 식품을 과도하게 섭취하면 간에서 미처 처리 못한 지방이나 콜레스테롤이 혈관 안으로 들어와 동맥벽에 침착해 플라그(혈전(血栓), 일종의 혈액찌꺼기)가 형성됩니다. 그 결과 동맥 혈관이 좁아져 피가 흐를 때 압력이 높아지므로 고혈압이 됩니다.

참고로 육고기의 영양기능을 설명합니다.

· **쇠고기:** 따뜻한 식품으로 주로 폐를 보강합니다. 어느 쇠고기든 다 좋으나 수입쇠고기가 더 좋습니다.

· **닭고기:** 열이 많은 육류로 비 위장으로 들어갑니다. 해롭습니다.

· **돼지고기:** 차가운 기운을 지닌 고기로 신장으로 들어가 힘을 줍니다. 성질이 차가운 돼지고기가 가장 좋습니다. 실은 토체질은 신장과 방광의 기운이 너무 너무 덥고 약해 늘 하체가 문제가 되는데, 돼지고기는 그야말로 콩팥의 보약이라 할 수 있습니다. 돼지의 엉덩이가 큰 이유는 신장의 기운이 엄청 강하기 때문입니다. 돼지는 신장 기능이 강해 다른 어떤 동물보다도 교접 시간이 가장 길고 최고의 황홀경을 즐깁니다. 눈빛이 몽롱한 황홀경 그 자체이며 세상의 모든 것을 끌어안고 만족해하는, 최고의 황홀함을 즐기는 눈빛입니다. 그만큼 돼지는 신장의 기가 발달돼 있습니다. 그러나 삼겹살은 지방이 많으니 조심하세요.

· **개고기:** 열이 많아서 위장을 뜨겁게 해줍니다. 토체질에 해롭습니다. 개는 여름에 더워서 입을 벌려 혀를 내놓고 열을 식히면서 숨을 쉽니다. 그늘에 누워 움직이지 않습니다. 더위를 못 참습니다. 그러나 차가운 겨울이 오고 눈이 내리면 제 세상을 만난 듯 즐겁기 한량없이 눈밭을 쏘다닙니다. 몸이 더우니 추운 겨울이 개에게는 시원한 계절입니다. 이것만 봐도 개는 열이 많다는 것을 짐작할 수 있지요. 그러니 열 많은 토양체질에는 개고기가 당뇨 혈압의 주범이 되는 것입니다.

· **사슴고기:** 사슴은 위로 솟구치는 힘이 무척 강합니다. 뿔이 화려하게 뻗어 솟은 것을 보면 알 수 있지요. 그래서 인체상부의 폐에 크게 힘을 줍니다. 사슴고기는 좋습니다. 그러나 토양체질에 사슴 뿔 중 녹각은 좋고, 녹용은 해롭습니다.

· **염소고기:** 소처럼 뿔이 있습니다. 기운이 하체가 아니라 상체로 뻗어 올라갑니다. 그래서 쇠고기처럼 폐를 도와줍니다.

(2) 과열된 비장, 위장, 심장의 열을 식혀주는 식품 섭취

토체질은 비위, 심, 소장이 강하여 열이 극심하므로 가장 약한 장기인 신장도 열이 자연히 많습니다. 때문에 신장열로 인한 낭종(물집)이 종종 생기기도 합니다. 그래서 무엇보다도 비, 위장의 열을 식혀서 위장이 정상 온도를 유지하도록 해야 합니다. 토체질 식단표에 나와 있는 대로 섭취해야 합니다. 돼지고기는 성질이 차갑고 신장으로 귀경하여 더운 기운을 서늘하게 해줍니다. 때문에 위장과 신장의 열을 내려 정상체온을 회복하도록 도와줍니다. 혈압이 내립니다. 신선초, 케일, 배추, 적상추, 검정콩, 돌나물, 셀러리, 어성초, 미나리 등은 서늘한 식품으로 혈압을 내려 줍니다.

(3) 생선 섭취량 증가

생선에는 오메가지방산 및 불포화지방산(혈관 벽에 붙지 않고 혈액의 흐름을 촉진하는 지방)이 많이 함유되어 있어 동맥이 굳어지는 것과 혈압이 높아지는 것을 예방, 치유합니다. 특히 토양체질은 등 푸른 생선이 효과가 좋습니다. 또한 EPA DHA 오메가-3 등의 기능성 식품을 섭취합니다. 이런 식품은 혈액순환을 촉진시킬 뿐만 아니라 나쁜 콜레스테롤(LDL)을 분해해주고 좋은 콜레스테롤(HDL)을 생성시키고 피 찌꺼기를 없애줍니다. 민물고기로는 장어, 미꾸라지, 잉어, 메기, 가물치 등이 좋습니다, 붕어는 간을 항진시키므로 금합니다.

(4) 칼륨이 풍부한 채소와 녹즙 및 과일 섭취에 주력

적합한 신선초, 케일, 돌나물, 미나리 등을 녹즙으로 짜서 1일 600-1000cc 정도 마시거나 동결건조 녹즙 식품을 섭취합니다. 녹즙은 차가운 성질을 띠고 있어 폐열을 내려주기에 고혈압 개선에 좋습니다. 채소는 섬유소도 풍부하고 광물질과 비타민이 많아 혈중지질 감소에 도움이 됩니다.

혈압이 높은 사람은 매일 배변을 통해 혈압의 상승을 막아야 하는데, 변비가 있으면 배변 시 힘을 주게 되면 혈압이 올라 뇌출혈을 일으키거나 심장질환을 앓고 있는 사람이 돌연사할 수 있습니다. 때문에 섬유소가 풍부한 채소와 과일을 넉넉하게 먹으면 도움이 됩니다. 또한 칼륨과 사포닌이 많아서 순환기 질환에 효과적입니다. 과일 중에서도 토마토는 항암은 물론 고혈압에도 아주 좋은 식품입니다. 라이코펜이라는 붉은 색소 성분이 항암작용을 하고 혈액 내 혈당 수치를 떨어뜨리고 지방의 흡착을 막아 고지혈증과 심혈관질환에 좋습니다. 라이코펜은 기름에 조리하면 흡수율이 높아지므로 살짝 볶아 먹습니다.

(5) 알긴산과 요오드가 풍부한 톳과 신장에 좋은 함초

톳에 함유된 요오드는 신진대사를 촉진하고 세포를 활성화시켜 저항력을 높여줍니다. 알긴산(끈적끈적한 점액성 성분)은 식이섬유로서 혈중 콜레스테롤 수치를 내리는 효능이 탁월합니다. 그 외 칼슘 칼륨 등 영양소가 많아 고지혈증, 고혈압, 동맥경화에 좋습니다.

미역과 김, 다시마 등은 간과 위장, 그리고 대장에 열을 냅니다. 때문에 위장과 간의 열을 심화시켜 고혈압과 심장병을 가중시킵니다. 동시에 이것들은 폐와 대장을 과열시켜 변비와 고혈압과 심장 질환이 위험해집니다. 그런 이유로 오로지 토체질만 미역, 김, 다시마를 금합니다. 위의 해조류는 참살이 식품으로 널리 알려져 있으므로 유혹당하지 않도록 합니다.

(6) 콩 및 레시틴

콩에는 인지질의 일종이며 뇌세포 구성 물질인 레시틴이 많습니다. 이 레시틴은 혈관 벽에 들러붙어 혈액 흐름에 장애가 되어 고혈압을 일으키는 나쁜 콜레스테롤(LDL)과 중성지방(간에 쌓이는 기름과 혈관 벽에 침착하는 기름 성분) 등을 미세한 분자로 바꾸고 분해하여 제거하는 기능이 우수합니다. 레시틴은 모든 인체세포에 절실합니다. 혈당이 출입하는 것을 조절하는 세포막과 뇌세포 주위의 보호막은 주로 레시틴으로 구성되어 있습니다. 레시틴은 비타민 B, 콜린, 리놀레산, 이노시톨로 구성돼 있습니다.

레시틴은 동맥경화증과 심장관상동맥질환을 예방하고 비타민 B와 비타민 A의 흡수를 도와주므로 활력을 증강시키고 알코올로 인한 간 손상을 회복하는데도 필요합니다. 지방이 쌓이는 것을 막습니다. 레시틴은 콩과 알의 노른자에서 추출합니다. 효모 검정콩 곡류 생선 배아 중 체질에 맞는 것을 선택할 수 있습니다. 검정콩, 완두콩이 좋습니다. 그러나 현재 대두에서 추출한 레시틴 100% 제품이 나오고 있으므로 집중적으로 그것을 섭취하면 신속히 효과를 볼 수 있습니다.

(7) 콜린

콜린은 세포 인지질의 구성 요소로서 콜린의 부족은 지방간의 원인이 되는데 콜린은 항 지방비타민으로 지방분해대사에 관여하기 때문입니다. 콜린이 부족한 음식을 먹인 쥐는 계속적으로 간세포의 효소계에 변화를 일으켜 간암 형성을 유도했다는 보고가 있습니다. 돼지고기껍질, 골, 간, 효모, 레시틴에 함유되어 있고, 부족 시 지방과다, 신장 손상, 고혈압, 위궤양이 됩니다.

(8) 식품

■ 고구마

고구마는 몹시 습하고 차가운 식품이다. 재배할 때 고랑을 깊이 파고 이랑을 높게 만들어 고구마를 심습니다. 만약 보리나 밀처럼 평평한 데 심으면 땅의 습기 때문에 썩을 우려가 있기 때문입니다. 동시에 이랑을 높게 만들어서 햇볕이 뿌리에 더 많이 따뜻한 기운을 받게 할 수 있기 때문입니다. 뿌리 식품 중 가장 차가운 기운이 강합니다. 이런 연유로 고구마는 토체질 전용 식품으로 열증으로 비롯된 고혈압, 심장병, 뇌졸중에 유익한 식품입니다.

■ 양파와 마늘

양파는 폐로 그 기운이 들어가서 폐를 따뜻하게 합니다. 따라서 폐가 허약한 토양, 목음, 목양, 수음체질에 유익합니다. 성질이 따뜻하고 달고 맵습니다. 생양파를 먹으면 코가 맵고 코에 땀이 납니다. 코는 폐에 배속된 기관이므로 양파는 폐를 덥게 한다는 것을 알 수 있습니다. 양파는 항산화물질인 퀘시틴이라는 성분이 있어 핏속의 콜레스테롤을 분해하여 혈관을 깨끗하게 하고 심장의 혈류량을 증가시킵니다. 그러니 당연히 심장병, 고혈압 등에 유익합니다. 혈관 벽을 튼튼하게 하는 루틴 성분이 있어 혈소판이 부족하거나 비장이 부어있는 사람에게 좋습니다. 양파는 익혀 먹어도 영양의 파괴가 별로 없습니다. 많이 먹을수록 좋습니다. 그러나 토양체질은 열로 인한 변비가 있으면 주의해서 먹어야 합니다. 게다가 마늘과 양파는 항암작용 서열 1위에 올라와 있는 만큼 아주 좋은 식품입니다.

(9) 기타

녹두, 메밀, 상엽, 시엽(감잎차), 녹차, 상백피, 감, 복숭아, 청국장, 양파, 바나나, 시금치, 오디, 효모, 키토산, 레시틴, 결명자, 수박, 배, 비타민 E, A, D, 걷기, 등산 등

(10) 토양체질의 고혈압과 심장질환에 해로운 것들

■ 감자와 옥수수

이 식품은 위장을 따뜻하게 보익합니다. 따라서 토체질은 위 기능이 강하고 열이 많기 때문에 섭취하게 되면 위열이 비정상적으로 발생하여 위염 또는 간에 낭종(물집)이 생기면서 동반하여 혈압도 상승합니다. 이들의 주산지가 고랭지(高冷地)인 강원도인 점을 생각해보면 알 수 있습니다. 즉, 감자와 옥수수는 열이 많은 식물로 밤에는 차가운 고랭지에서 열을 식히고 낮에는 햇볕을 받아 결실하여야 제 맛이 나기 때문입니다.

■ 수영

토체질은 가장 속열이 강한 체질입니다. 그러기에 얼핏 생각하면 차가운 물속에서 수영을 하면 유익할 것처럼 보입니다. 그러나 피부(체표)에는 기의 흐름이 부족하여 체표(體表)가 차갑습니다. 그래서 수영을 해서 체표를 차갑게 하면 기의 순환이 막혀 관절염, 루마티즈, 담결림 등의 풍습비통(風濕痺痛)이 생기면서 건강이 도리어 악화됩니다. 이런 연유로 관절염을 고치려고 수영을 시작했다가 오히려 악화되어 그만 두게 됩니다. 걷기와 등산이 좋습니다. 토체질은 신장이 약해 하체가 몹시 약하기 때문입니다.

*해로운 식품: 엉겅퀴, 사과, 현미, 인삼, 홍삼, 산삼, 찹쌀, 현미, 참깨, 쑥, 비타민 B, 수영.
*적게 먹고 위장과 심장을 서늘하게 하고, 특히 한방으로 신장을 보하면 천수를 누릴 수 있다.

3장
팔체질 한방

팔체질 장부론 및 치병론 개요

전통 장부론에 대하여는 생략하고 새로운 팔체질 장부론을 기술합니다.

개개인의 생리적 특징은 자신의 오장육부 중 최강 장부의 성질에 따라 결정됩니다. 최강 장부는 오장육부 중 군왕(君王)과 같은 장기로서, 나머지 모든 장부를 장악하고 지배합니다. 그러므로 군왕 장부라 부르는 것이 더 적합합니다. 따라서 다섯 장부 중에서 가장 센 장기라는 의미에서 이를 최강(最强) 장부라 칭하는 것은 틀림없습니다. 그러나 사실상 이 최강 장부는 그 이상의 역할을 가지며, 장부 생리 기능에 절대적인 영향력을 행사합니다. 차강(次强) 장부는 기능이 총리(總理) 격으로 최강 장부 다음으로 체질 생리 기능에 영향을 미칩니다. 즉, 나머지 장부들은 각각의 기능 허실에 따라 작용하기는 하나 성질은 생리기능에 최강의 영향력을 행사하는 최강 장기와, 두 번째로 영향력을 행사하는 차강 장부의 생리를 그대로 따라갑니다. 내각이 왕의 통치하에 총리의 지휘를 받는 것과 같습니다.

· 비 위장과 폐 대장은 양(陽)에 속하여 기(氣)를 온 몸에 발산(發散)시킵니다. 간 담낭과 신 방광은 음(陰)에 속하여 혈(血)을 수렴(收斂)합니다.

· **양의 속성을 지닌 비 위장**은 내장의 중앙에 자리 잡고 있고 중앙 토(土)에 배속되며, 비 위장의 본질은 양(陽)이고 가장 더우며 모든 장부 중에서 전신에 가장 강하게 기운을 운행시킵니다. 전신의 기를 인체의 상하 좌우 손발 등 골고루 가장 왕성하게 분포시킵니다. 특히 손발의 기혈 순환을 주관하며 위장에 냉기가 심하면 손발이 시리거나 위장에 열이 과다하면 손발이 저리거나 신장열로 발바닥이 뜨겁습니다. 그러므로 위의 기능을 조절해야 합니다. 양기가 강한 금토체질의 경우가 위와 같으며, 음기가 강한 수목체질은 비위장의 양기가 모자라니 반대의 현상이 나타납니다.

·**양의 속성을 가진 폐**는 인체 상부에 우산과 같은 형태로 존재하며 금(金)에 배속되며 본질은 양이며, 비위장 다음으로 기의 방출이 강하며 따뜻하고 특히 인체의 상하로 양기를 분포시킵니다. 선발(宣發)과 숙강(肅降) 기능을 합니다. 주로 상하로 기를 운행시킵니다. 폐의 기운은 등과 어깨를 주유합니다. 견비통 견갑통 등 결림 등은 폐의 음양과 기능 허실의 실조에 원인이 있으므로 폐를 다스려야 합니다.

·비장과 폐가 최강 장기인 체질들은 양 기운은 성하여 장부는 열증이 생기기 쉽고, 음 기운은 쇠하여 양성음쇠(陽盛陰衰) 편향성이 있습니다. 이에서 질병은 발원합니다. 대개 양 기운이 음기를 제압하여 기운은 상체로 들떠 안정되지 않습니다. 금토체질이 여기에 속합니다. 발산하는 양기운 때문에, 병이 들어도 잘 모르고 지내다 위중하여 기력이 쇠하면 병을 발견하는 경우가 많습니다. 그러나 기운은 원만하여 건강하다고 착각하기 쉽고 질병진단을 받기 전에는 건강에 자신만만하는 경향이 있습니다. 신선한 야채와 과일을 상시 섭취함으로 양의 기운을 제압하고 음기를 길러야 합니다. 이로써 장생의 길을 갈 수 있습니다.

·**비 위장과 폐 대장이 최강 장부인 체질(금토체질)은 양 기운이 성하여** 열증이 왕성하기 쉽고 음기운은 약하여 양성음쇠(陽盛陰衰) 편향성이 있습니다. 이에서 질병은 발원하니 신선한 야채와 과일을 상시 섭취함으로 양의 기운을 제압하고 음기를 길러야 합니다. 이로써 장생의 길을 갈 수 있습니다.

·**심장 소장은 화(火)에 속하니** 그 화기를 아래 신장의 수기로 보내 신기를 보강하고 가슴의 열증을 가라앉혀야 합니다. 기능이 약해지면 무형의 화가 쌓여 심장을 태우니 가슴이 답답하고 울화가 생깁니다. 원래는 전신의 혈맥에 더운 기를 실어 보내 양기가 운행케 합니다. 그러나 심장은 기능이 상하면 화(火)가 생성되어 얼굴로 올라가 붉어지거나 열꽃이 피고, 두상에 열증이 적체되면 불면 뇌졸중의 원인이 됩니다. 언제나 심장의 실열이나 허열을 다스려야 합니다.

·**간 담낭은 음에 속하며 목(木)에 배속되며,** 기를 발산하지 않으며, 혈(血)의 저장과 방출을 주도하며 주로 복부와 가슴에 수렴합니다. 한국인은 채식 위주의 식문화로 인해 간주장혈(肝主藏血),

즉 영양을 저장하는 기능이 항진되어 태음인(목체질)의 경우 비만이 많습니다. 주로 가슴, 복부 등 보이지 않는 부위에 살이 찝니다. 비만은 간의 기능을 관리해야 근본적으로 조절됩니다.

· **신장 방광은 음에 속하며,** 수(水)에 배속되며, 수기(水氣)를 위로 올려서 심장의 화기(火氣)를 내려주고 다시 머리로 올라가서 머리를 차게 하고 얼굴의 기관의 열을 내려 숙면과 뇌 기능을 강화합니다. 허리부터 골반, 성기, 다리, 발의 기능과 기혈 순환을 주도합니다. 뼈, 척추질환, 생식기질환, 관절질환, 다리병, 발의 냉증은 신장을 다스려야 합니다.

· **신, 방광과 간 담낭이 최강 장부인 체질(목수체질)은 음 기운이 성하여** 냉증이 생기기 쉽고, 음 기운은 성하고 양 기운은 쇠하는, 즉 음성양쇠(陰盛陽衰) 편향성이 있어, 기운이 내려앉아 힘이 달립니다. 목수체질은 양기보다 음기가 늘 편승하고 강하여 차갑고 축축한 기운이 늘 위장에서 생겨나니 몸 밖에서 찬 기운이 스며들지 않도록 해야 합니다. 일생을 두고 체질에 해로운 생냉(生冷)한 음식을 삼가고, 성질이 덥고 익힌 음식을 섭취하여 체온을 올려 양기를 보강해야 장수합니다.

1. 토양체질

모든 체질 중에서, 오장육부 가운데 가장 열이 심한 중앙 토에 해당하는 비 위장이 군왕 장부입니다. 화(火) 장부인 심 소장이 차강 장부입니다. 따라서 소화력은 극강하여 소식하지 않으면 비만을 부르고 과식하면 탄력을 받아 소화가 더 잘 됩니다. 그 결과 만병을 불러 모읍니다. 모든 체질 중에서 가장 더운 체질에 해당합니다. 때문에 나머지 모든 장부는 군왕 장부의 성질을 그대로 닮아 열이 많고 조금 건조합니다. 비 위장 심 소장은 지나치게 뜨겁고 기능은 가장 강합니다. 건강할 때 인체의 기는 바로 위장에서 가장 많이 발원하기에 늘 힘이 넘쳐납니다. 심장병, 부정맥, 위염, 궤양, 위암, 당뇨 등의 원인은 열증(熱症)에서 비롯되기에, 위에 귀경하는 아주 차가운 약재인 석고, 지모를 씁니다. 심지어 소화 장애가 생겨도 냉성약재를 씁니다. 폐, 대장, 신, 방광 역시 과열되어 있으므로 폐를 윤택하게 하면서 서늘하게 해주는 괄루근, 상백피를 쓰는 것이 길경을 쓰는 것보다 낫습니다.

그러나 몸이 몹시 허약하여 좀 차가워진 상태라면 양유, 사삼, 길경이 적절합니다. 허리 이하에 병이 있다면 신장을 보하고 아주 열을 식혀주는 택사나 황련이 좋습니다. 덥고 조금 건조한 기운을 걷어내고 차가운 기운으로 비 위장의 기를 덜어주는 식품과 약재를 씁니다. 위장을 온보(溫補)하는 것을 써서는 안 됩니다. 설령 기혈 허증으로 냉증이 생겨도(거짓냉증), 차갑게 하는 것을 써야 합니다.

2. 금양체질

폐 대장은 가장 세고 덥고 몹시 건조하며 그래서 모든 장부와 피부 또한 덥고 건조합니다. 양의 기운이 왕성하니 토체질 다음으로 기운이 넘쳐나 매우 활동적입니다. 비 위장은 차강 장부이기에 토양체질 다음으로 모든 장부는 건조하고 덥습니다. 식욕이 왕성해 살이 많이 찌며, 기는 바로 위장에서 가장 많이 발원하기에 토체질 다음으로 늘 힘이 넘칩니다. 과식으로 인해 비만이 오고, 그 결과 당뇨, 고혈압, 심장병은 폐와 위장에서 발원하므로, 항진된 기를 억제시키고 더운 기를 서늘하게 다스려야 합니다. 심지어 인체에 중병이 들어도 감지하지 못하며 건강하다고 자신하며, 여전히 활동이 왕성합니다. 폐열을 식혀주고 열기를 사하고 윤택하게 하는 차가운 약재를 써서 항진을 억제해야 하며, 동시에 길항 장부로 압박을 받는 간을 활성화시킵니다. 토체질과 같이 전신이 허증으로 위장의 소화력이 떨어져도, 서늘한 식품으로 조절합니다. 육식을 많이 하면 간 담낭(담즙분비가 약함)을 혹사시키고 지방 분해 능력이 떨어져 고혈압, 심장병, 지방간, 간질환, 대장암이 유발되기 가장 쉬운 체질입니다. 간과 신장은 역시 허하고 차갑기에 간신을 보하는 서늘한 약재를 씁니다.

3. 금음체질

폐, 대장은 가장 세고 덥고 몹시 건조하기 때문에 모든 장부와 피부 또한 건조하고 따뜻합니다. 이 체질은 비와 위장이 건조하고 따뜻하며, 기능은 정상이니 크게 보강할 필요는 없습니다. 폐의 덥고 건조한 기운을 쏟아 내는 약재를 써야 합니다. 간을 서늘하게 보강하는 식품과 약재를 쓰면 중간 장기인 비위의 기능을 조화롭게 합니다. 육식을 많이 하면 심장병, 지방간, 간질환, 특히 대장암이 유발되기 가장 쉬운 체질입니다. 심장이 과약하여 저혈압에 취약하며 심장 열이 위로 상승하여 얼굴과 머리에 열이 쌓입니다. 과부하가 되기 쉽고, 심장의 실열이 동반하여 간열까지 상부, 즉 얼굴, 머리로 상승하여 열이 쌓입니다. 심장열을 식혀주고 하부로 내려주는 모려, 석결명이 좋습니다.

4. 목양체질

이 체질은 간, 담낭이 가장 세고 서늘하고 습기가 많습니다. 차가운 신장이 차강 장기이기에 모든 장부는 서늘하고 습기가 많습니다. 황금과 하고화로 습열을 내려줍니다. 신장의 명문화(命門火, 양쪽 콩팥 사이의 존재하는 더운 기운)가 차가운데, 육계로 덥혀줍니다. 폐, 대장, 비, 위장도 습하고 차갑습니다. 토양체질과는 달리 폐를 덥혀주는 울금 등을 씁니다. 위는 건조해야 소화가 잘 되는데, 이렇게 한습(寒濕)하니 소화 장애로 고생하고 하복부가 대개 차갑습니다. 폐를 따뜻하고 윤택하게 하고 위장을 따뜻하게 하는 식품과 약재를 동시에 쓰면 위장이 따뜻해지고 건조해져 좋아집니다. 푸른 야채를 많이 섭취해 온 결과로 인해 지나치게 항진된 간의 허열을 해소합니다. 이 체질은 수음체질 다음으로 위장이 약해 위장병으로 고생을 합니다. 서늘한 채소를 삼가므로 위장의 한습(寒濕)을 막을 수 있습니다. 육류를 충분히 먹고, 밥을 좀 적게 먹는 소식과 함께 음식을 조심해야 합니다. 탄수화물을 소화시키는 것은 췌장의 아밀라아제인데, 이 효소가 적게 분비되기 때문입니다. 그러나 육류를 삭혀주는 담즙의 분비가 충분하기에 육식이 좋습니다. 그러면 폐의 기능도 활발해집니다.

5. 목음체질

간, 담낭이 가장 세고 서늘하고 습기가 많습니다. 차강 장기는 심열이 강한 심장과 소장입니다. 그래서 목음체질은 전체적으로 서늘하고 습기는 있으나 목양만큼 심하지는 않고, 하체는 냉하고 가슴 위로는 심장 열에 시달립니다. 황금, 하고화로 습열을 내려줍니다. 신장의 명문화(命門火, 양쪽 콩팥 사이의 더운 기운)가 차가운데 육계로 덥혀줍니다. 폐, 대장, 비, 위장도 습하고 차갑습니다. 토양체질과는 달리 폐를 덥혀주는 백개자 등을 씁니다.

목양체질과는 달라서 비위장이 기능이 정상인데다 심장 열이 강해서 위장을 덥혀 주기 때문에 소화력이 양호하며 활력도 원만합니다. 그러나 심장의 과도한 열 때문에 서늘한 과일과 채소를 즐기는 경향이 있습니다. 그러면 위장은 서늘해지고 습기가 많아져 약해집니다. 결과 예전에 좋았던 힘은 어디로 간 데 없습니다. 한편 목양체질과는 달리 위장 기능이 평균장기인데, 위장의 기를 강화하는 현미, 찹쌀, 인삼, 생강, 대추 등을 섭취하면 위장에 염증이 생깁니다. 서늘한 채소를 금하고 육고기와 뿌리채소를 주로 먹어 지나치게 항진된 간의 허열을 해소하고 위장의 한습(寒濕)을 막을 수 있습니다. 심장은 늘 열에 시달리고 항진되어 있기에, 이를 사해 주는 연자육을 씁니다. 신장은 더운 토양과 금양의 신장과는 달리, 차갑고 습한 기운을 없애주는 음양곽 두충을 씁니다.

6. 수양체질

수양체질은 모든 체질 중에서 가장 차가운 성질을 품고 있는 신장, 방광이 주군(主君)장부입니다. 두 번째로 강한 장기는 건조한 폐입니다. 그렇기 때문에 모든 장부는 차갑고 건조합니다. 원래 위장은 차갑지만 건조해야 소화가 잘 되기에 수양의 소화력은 차가운 음 체질 중 최고로 좋습니다. 그러나 심장이 과약하여 심장은 늘 과부하로 시달리는 형국으로 인해 발생한 허열이 가슴과 얼굴, 머리에 잠복해 있습니다. 심하면 얼굴에 열증이 붉게 피어납니다. 폐 기운이 강해 어느 정도 건강할 때에는 기운도 원만합니다. 늘 소화 문제로 고생하는 수음체질과는 대조적입니다. 그래서 찬 것, 더운 것 가리지 않고 마구 먹는 습관이 있습니다. 가리지 않고 먹으면 결국 나이가 들어서는 건강했던 사람도 차가워진 위장 때문에 고장이 납니다. 이쯤 되면 몸은 무겁고 힘은 빠집니다. 실은 이렇게 과약한 장기입니다. 음 기운은 강하고 양 기운은 약합니다(음성양쇠, 陰盛陽衰). 양의 기운이 대체로 부족하여 대개 음기에 의해 양 기운이 제압되어 몸은 무겁고 기운은 아래로 가라앉습니다. 위장을 아주 덥혀주는 건강, 사인, 백두구 등의 약재를 씁니다. 한번 차가워진 몸은 보통 이상의 노력을 상당 기간 집중적으로 기울여야 회복이 가능합니다. 심장은 차고 과약한 장기이므로 당귀, 산조인, 천궁 등의 더운 약재를 씁니다. 신장의 명문화(命門火, 양쪽 콩팥 사이의 더운 기운)가 차가운데, 육계, 보골지가 이를 덥혀줍니다.

7. 수음체질

　수음체질은 모든 체질 중에서 가장 차가운 성질을 품고 있는 신장, 방광이 주군 장부입니다. 차강 장기는 간으로 습하고 냉합니다. 그렇기 때문에 모든 장부는 가장 차갑고 습합니다(수양은 건조해서 소화가 양호한 경우가 상당하나 수음은 위가 습해 소화가 대개 불량하다). 기를 발산하는 폐와 위장이 허약 장기이기에 기운이 대개 달립니다. 그야말로 비위장이 가장 차갑고 축축하며 기능이 허약하여 비길 데 없습니다. 바로 이런 이유로 평소 몸은 무겁고 기운은 땅속으로 가라앉습니다. 소화력은 가장 약하고 위하수와 위무력증이 생기기 쉽습니다. 몸에 맞지 않는 음식을 먹으면 탈이 잘 납니다. 늘 비위를 덥혀주고 폐를 따뜻하게 하는 음식과 약재를 가려먹는 데에 특별한 노력을 기울여야 합니다. 몸에 맞는 것이라 하더라도 생것, 즉 날 음식은 가능한 한 먹지 말고 익혀먹는 것이 결국에는 좋게 작용합니다. 몸에 맞는 생식도 결국에는 몸을 차갑게 하여 상하게 됩니다. 실은 수삼(水蔘)까지도 생으로 먹으면 몸이 냉해질 정도로 찹니다. 이 체질은 비위가 정상이고 몸만 따뜻하면 질병 없이 장수할 수 있습니다. 하지만 한번 몸이 차가워지면 엄청난 노력과 대가를 치러야 회복이 가능합니다. 위장은 위장을 아주 덥혀주는 건강, 사인, 백두구 등의 약재를 씁니다. 폐 역시 너무 차갑기에 목체질에 쓸 수 있는 자완, 관동화, 길경을 쓰면 폐 냉증이 유발되므로 금합니다. 오히려 아주 덥혀주는 초과, 강황 등을 써야 따뜻해집니다.

8. 체질마다 다른 장부 보사(補瀉) 약재

　목음체질과 금양체질의 신장과 방광은 차약(次弱) 장기라는 점에서는 같으나, 성질은 아주 다릅니다. 목음체질의 신장과 방광은 서늘하고 축축한 성질을 띠고 있는 반면, 금양체질의 신장은 성질이 덥고 건조합니다. 그렇기 때문에 목음체질의 신장과 방광 질환은 차갑고 습한 한습(寒濕)에서 비롯되나, 금양체질의 신장병은 건조하고 더운 열, 즉 조열(燥熱)에 원인이 있습니다. 그러므로 이 체질들이 자궁에 물혹, 즉 낭종이 생겼을 때 치료 방법은 당연히 다를 수밖에 없습니다. 목음체질은 따뜻하고 건조한 성질을 가진 약재를 배합한 방제로 한습을 제거하고 보강하는 방법을 씁니다. 그러나 금양체질은 차갑고 서늘하고 촉촉한 성질을 띤 약재들을 배합한 처방으로 조열을 없애면서 보해야 합니다. 그러므로 약한 장기라고 해서 원인 규명 없이 성질을 파악하지 못한 상황에서 무조건 보사 처방을 한다면, 치료에 실패할 수밖에 없는 것입니다. 이처럼 치료 대상의 장기의 성질을 명확히 파악해야만 효율적인 치료가 가능한 것입니다.

폐 관리에 관해서도 토양, 수음, 목체질 모두 약한 장기에 속하나, 각 체질의 폐의 성질이 다릅니다. 토양체질은 덥고 조금 건조하고, 목체질은 서늘하고 습하고, 수음체질은 몹시 차고 좀 습합니다. 신장 처방을 체질적으로 적용하는 것처럼, 각 체질의 현 증상을 없애주는 약재와 방법을 적용합니다.

간암이 발생한 금체질과 목체질 환자의 경우, 금체질은 간의 허증(虛症), 즉 기능 저하 열증에 그 원인을 두고 있는 반면, 목체질은 간의 실증(實證), 즉 기능 항진 또는 기능 태과(太過)와 냉증에 원인이 있습니다. 그렇기 때문에 금양체질이면 간과 신장을 보하고 폐의 기운을 쏟아내게 하고, 즉 사(瀉)하고 열을 내려주고, 목음체질은 간의 항진된 넘치는 기운을 사하되 덥혀서 보강합니다.

장기에 병이 생기거나 기능장애가 일어나면 대개 허증으로 단정하여 한방처방을 하는 경향이 있습니다. 그러나 팔체질 한방과 체질을 정확히 감별하면 결코 그런 우를 범하지 않고 명중하는 치료를 할 수 있습니다. 그러므로 개개인의 체질의 장부의 성질과 허실을 알고 맞게 처방해야 합니다.

II

팔체질한의학 – 체질 각론

1. 전통한의학과 팔체질한의학

(1) 시작하는 글

모든 식품은 개별적으로 볼 때 유용한 영양소가 있어 생체건강에 이바지한다는 사실을 아무도 부인할 수 없습니다. 그렇다고 해서 모든 식품이 모든 사람에게 다 유익하게 작용한다는 것은 결코 아닙니다. 개인 각자에게 체질적으로 유익한 특정 식품만을 섭취할 때에 비로소 진정으로 건강이 증진됩니다.

그러나 체질에 맞지 않는 식품이라면, 소화가 되어 생체에너지로 작용된다 하더라도, 제 몸에 맞지 않는 식품의 기운(氣運)이 특정 장기를 약화시키기도 하고, 열독(熱毒)이나 냉독(冷毒)이 되어 몸에 쌓이고 쌓여, 끝내는 몸을 병들게 합니다. 예컨대, 장부에 열이 많은 토양체질이 인삼, 꿀 등과 같은 열성식품을 주로 취하면, 물론 그 영양소는 생명활동을 위한 에너지로 쓰이겠지만 그 열기(熱氣)는 누적됩니다. 그 결과, 열증(熱症)으로 인한 당뇨나 고혈압 등의 병이 나타납니다. 금양, 금음 체질의 경우 육류의 단백질 및 지방을 분해하는 간과 쓸개가 약하기 때문에, 육식을 위주로 생활하면 결국 혈관과 심장에 지질과 콜레스테롤이 쌓여 고혈압과 심장질환을 피해갈 수 없게 됩니다. 또한, 간이 강한 목체질이 육식을 멀리하고 채식 위주로 먹게 되면, 그렇지 않아도 간에 영양소를 저장하기만 하고 조달하지 않으려 하는 간 기능이 과도하게 작용하여 비만에 시달리게 됩니다. 게다가 냉성채소를 과도하게 섭취함에 따라, 간에는 과도한 허열이 발생하고 혈관은 수축되어 냉증으로 인한 고혈압과 당뇨가 유발됩니다. 수양, 수음체질(소음인)은 위장이 차갑고 신장이 과도하게 강해서 늘 내장(內臟)에 냉기(冷氣)가 가득 차 있음에도 불구하고, 그것도 모른 채 차가운 성질을 품고 있는 식품이나 차가운 음식을 오랫동안 너무 많이 섭취하면, 건강했던 사람도 결국에는 손발이 시리고 위장이 탈나고 무기력에 병이 납니다. 이처럼 무심코 먹는 음식들이 내 몸에 맞지 않을 때, 결국은 건강이 깨지게 됩니다.

물론 지금도 많은 사람들이 소위 성인병에 걸려서 고생하고는 있지만, 그들이 원래부터 그런 것은 아닙니다. 몸 안에 들어 있는 병이 태어날 때부터 있었던 것은 아니라는 것입니다. 태어나서 자랄 때까지 우리 대부분은 장부의 부조화가 없기에 그런 질병도 모르고 살아갑니다. 그러나 그동안 자기도 모르게 먹어온 식품의 어울리지 않는 기운이 장부에 누적되어 더 이상 감당할 수 없게 되면, 젊은 시절, 남의 일로만 여겼던 질병이 내 몸 안에서 생기게 됩니다. 원인 없이 결과가 생기지 않습니다. 자기 몸에 어울리지 않는 음식을 너무 오랫동안 섭취한 결과입니다. 병을 가지고 태어나지는 않지만 체질적인 취약점이 있는데도, 발생 가능한 특정 건강장애를 예방할 수 있는 식사법을 무시하거나, 모르고 되는 대로 먹고 살다보면, 결국에는 가족력이 있는 병에 거의 노출됩니다.

하지만 현대의학은 본질적으로 주요 질병에 대하여 약물 투여 등의 대증요법만 시행하기에, 근본적인 개선은 불가능합니다. 그렇기 때문에 사람들은 병원에서 고칠 수 없는 병은 다른 어떤 방법으로도 불가능하다고 단정합니다. 본태성 고혈압은 죽을 때까지 병원에서 주는 혈압강하제를 충실히 먹는 것 외에는 방법이 없다고 체념합니다. 또한 '한번 당뇨는 영원한 당뇨'라는 말이 있습니다. 당뇨병이 불치병으로 알려져 있는 것입니다. 암에 대해서도 우리는 수술, 항암제, 방사선 치료 등에만 전념할 뿐, 대체요법은 안중에도 없습니다. 식이요법으로 살아난 사람은 있어도 현대의학으로 살아난 사람은 거의 없습니다. 간염치료와 관련해서도 절대다수는 현대의학의 치료 외에 다른 방법은 없다고 굳게 믿습니다. 그래서 간염, 간경화 등에 대하여 새로 출시되는 간 치료제를 기대를 가지고 써보지만, 결과는 만족스럽지 못합니다. 닛셀로 시작하여 인터페론, 제픽스(라미부딘), 그리고 헵세라를 투여해 왔습니다. 심지어 제픽스는 내성의 문제가 있어 변종 바이러스가 생긴다는 사실이 확인되었습니다. 클레부딘, 바라쿠르드 등 간염 치료제가 나왔으나 내성이 생겼습니다. 현재는 그 중 비리어드가 가장 우수하여 인기가 있습니다. 그러나 두고 봐야 합니다. 간염 바이러스 유전자 증식을 억제하기 위한 새로운 약들은 세월이 흐름에 따라 정체가 밝혀질 것입니다. 현대의학에 의한 치료는 주요 질병에 있어서 한계점이 있다는 것이 분명합니다. 그렇기 때문에 팔체질한의학에 의한 치유법은 시대적으로 절실합니다.

생리활성물질을 체질적으로 접목하여 식이요법을 하면 건강을 증진하는 데에 유용합니다. 생각해보면 병은 음식에서 왔기에 음식으로 고칠 수 있습니다. 알고 보면 고칠 수 없는 병은 그리 많지 않습니다. 그렇기 때문에 병을 고칠 수 없다는 단념을 버려야 합니다. 팔체질의학을 접함에 따라 새로운 식사법의 혁명이 시작되었습니다. 지금까지 모든 음식에 들어있는 영양소를 두루 섭취해야 건강해진다는, 소위 서양 영양학의 영양소 위주의 식생활을 접고, 자신의 체질 장부의 기능 강약에 따라 최적의 맞춤 식품을 선택적으로 섭취해 가야 한다는 사실을 터득하였습니다. 그렇게 함으로써 그동안 뒤틀린 장부의 역기능을 되돌릴 수 있다는 원리를 이해하였습니다.

그러므로 다음과 같은 내용이 이제는 너무나 당연한 진리가 되었습니다. 팔체질의학에 따라 사람은 여덟 체질로 구분되며, 각 체질에 따라 유익한 음식과 해로운 음식이 있습니다. 그렇기 때문에 매일 섭취하는 식사 원료인 곡류, 육류, 생선, 뿌리채소, 잎채소, 심지어 과일과 비타민까지도 자기에게 해로운 것은 피하고 체질에 맞게 가려 드시는 것이 건강한 삶의 출발입니다. 또한 건강식품도 예전에는 권하는 대로 다 좋다고 생각하고 무조건 섭취해 왔지만, 이제는 자신의 체질과 상태에 조화되고 필요한 식품을 섭취해야 합니다. 생체 기능을 회복하기 위해서는 당연히 매일 세끼 섭취하는 음식물이 기본적으로 중요한 역할을 합니다. 체질에 맞는 식품을 먹어서 장부의 기능을 약화시키지 않도록 늘 힘써야 합니다. 그러나 우리가 먹는 음식과 식품만으로 건강을 되돌려 놓기에는 상태가 이미 너무 나빠진 경우가 있습니다. 이에 부응하여 우리의 전통한의학은 방제학의 원리에 따라 조성된 한약으로 건강을 지켜왔습니다. 간단하게 한의학 발전사를 살펴보겠습니다.

(2) 한의학 발전사

■ 한의학

한의학(漢醫學)은 중국의 한나라 때 형성된 의학이라는 의미를 가지고 있으며, 이론체계와 임상의학은 현재에 이르기까지 한(漢)의학에 뿌리를 두고 있습니다. 이를 한(韓)의학이라 바꾼 것은 첫째, 허준과 이제마가 우리 의학을 동의(東醫)라 했듯이 우리 의학의 독창성과 자주성을 발휘하여 한국에 알맞은 의학으로 변형되었음을 강조하기 위함이며, 본래 한의학(漢醫學)이라 표기했던 것을 1986년 대한한의사협회에서 '漢'을 '韓'으로 바꿀 것을 제안했고, 보건사회부의 채택과 법령 개정을 거쳐 이와 같이 결정되었습니다.

조선 초기에 〈향약집성방〉, 〈의방유취〉 등의 한의학서를 발행하여 독자적으로 발전시켜 오다가, 조선의 선조 대에 이르러 동의보감을 완성하며 한국전통한의학이 독자적으로 발전 및 완성하는 시기에 이르렀습니다. 〈동의보감〉의 동의(東醫)는 지리적으로 동쪽에 위치한 조선의 의학을 가리키며, 중국의 한의학(중의학)과는 별개로 동의학이 독립된 의학임을 선언한 것입니다. 허준 선생께서는 책을 완성하고 난 후, 중국 의학과 우리 의학을 구별할 목적으로 특별히 이를 '동의'보감이라 명명했습니다. 물론 〈동의보감〉은 중국의학을 그 바탕으로 하고 있지만, 당시 중국에는 동양의학의 기본 이론이 되는 음양오행을 우리 〈동의보감〉처럼 완벽하게 체계화한 책은 없었습니다. 즉, 허준처럼 기초에서 임상까지 음양오행을 완전히 그대로 적용시킨 사람이 없었던 것입니다. 더욱이 도가의 양생법을 중시하여 의학에 접목시킨 것도 〈동의보감〉의 특징입니다. 〈동의보감〉은 질병의 치료뿐만 아니라 예방에도 큰 비중을 두어, 예방의 구체적인 방법인 도가(道家)의 양생술까지 수록하고 있습니다. 여기에는 생활방법, 음식관계, 도인, 단전호흡 등이 포함되어 있습니다. 허준이 주창한 동의학은 중국의학의 전통을 이어받았는데, 중국의학이 여러 문파로 나뉘어 어느 한쪽에 치우쳐 있음에 비해, 〈동의보감〉은 모든 문파와 학설을 통합 했으며, 중국의학의 정통을 〈황제내경〉으로부터 잇고 있습니다.

■ **사상의학**

이렇게 외래의학의 수용에 성공한 우리 민족은 조선 말 이제마에 이르러 그 꽃을 피워 동의수세보원(東醫壽世保元)이 탄생하게 되었습니다. 〈동의수세보원〉은 세계 자연의학사상 초유의 '체질의학'을 개발하여 동의학의 진가를 한층 높였습니다. 이 책은 질병의 원인을 외부의 병사에서 찾지 않고 인체의 개별적인 체질의 특성에 따라 해석한 새로운 차원의 질병 및 치료관을 담고 있습니다. 즉, 인체를 그 체질적 특성에 따라 사상인(태음인, 태양인, 소음인, 소양인)으로 나누고, 체질별로 질병의 원인, 증상, 치료방법을 각기 다르게 논한 의학체계입니다.

■ **팔체질의학**

권도원 선생은 사상의학의 미완의 부분을 완벽하게 보완하여 팔체질의학을 완성했습니다. 그 결과, 체질에는 네 개의 체질만 존재하는 것이 아니라 실은 모두 여덟 체질이라는 것과, 사상의학에서 밝히지 못했던, 각 체질마다 존재하는 모든 장부의 강약허실을 밝혔습니다. 이로 인해 팔체질침법, 식사법, 체질방제를 위한 기틀과 완전한 체질의학의 근간을 확실하게 마련하였습니다.

2. 전통한의학과 팔체질한의학의 특징

전통한의학은 '병증(病證)'에 중점을 두고 있는 반면, 팔체질한의학은 개개인이 가지고 있는 고유하고 불변하는 '체질'에 중점을 둡니다. 이것을 바탕으로 모든 한방치료가 이루어집니다. 알기 쉽게 예를 들어 설명해 보겠습니다. 열증(熱證) 환자가 있습니다. 전통한의학에서는 이 환자의 열증이 실열(實熱)인지 허열(虛熱)인지, 또는 진열(眞熱)인지 가열(假熱)인지를 분별해내야 합니다. 즉, 몸이 원래 더워서 생긴 실열 혹은 진열인지, 아니면 몸이 허약해서 허증(虛症)에서 나온 허열(虛熱)인지, 또는 겉은 열이 나나 속은 차가운 가열인지를 구별해내야 한다는 것입니다. 이는 진맥, 문진 등을 통해 알아냅니다. 물론 제대로 '병증(病證)'을 분별해내면 치료가 됩니다. 여기서 말하는 병증(病證)은 병의 진정한 원인을 가리키는 한의학 용어로서, 결과로 나타나는 병의 증상을 의미하는 병증(病症)과는 다른 말입니다. 그러나 병증(病證)의 원인을 잘못 판단하면 치료가 되지 않습니다. 실수가 있을 수 있습니다. 이는 진료하는 한의사의 진단 능력의 정확도에 달려 있습니다.

한편 팔체질의학에서는, 환자의 체질이 확인되었다면 실열인지 허열인지를 별도로 구별할 필요가 없습니다. 진맥이나 문진도 크게 필요하지 않습니다. 체질은 불변이기 때문에 체질 고유의 본질에 따라 처방을 받습니다. 현재 그 환자가 열증인지 냉증인지 구별할 필요가 없는 것입니다. 체질구분이 되면 이미 열증과 냉증의 본질이 밝혀진 것입니다. 즉, 만약 그 환자가 체질적으로 열이 많은 토양체질이라면 실열을 식히는 처방을 받습니다. 그러나 체질적으로 장부가 차가운 수양, 수음체질이라면 열증이 아무리 심하다 해도 그것은 허열, 가열이기 때문에 장부를 덥히는 처방을 받습니다. 차가운 수체질이 체표로 열이 과도하게 발산되어 나가면, 그렇지 않아도 차가운 속이 더욱더 차가워집니다. 그렇기 때문에 겉은 열이 있으나 속은 냉한 수양, 수음체질에게는, 위장과 내장을 덥히는 처방으로 보완합니다. 그렇지 않고 수음체질인 사람에게 열을 해소하기 위해 장부를 서늘하게 하는 처방을 하면, 낫는 것은 고사하고 병이 더 악화되기 때문입니다. 체질 치료에는 실수가 없습니다. 한의사의 숙련도를 요구하지도 않습니다. 이어서 전통한의학과 팔체질한의학의 처방원리를 자세히 살펴보겠습니다.

(1) 전통한의학 처방원리

■ 팔강변증과 기존 처방에 의존합니다.

체질의학이 태동도 되지 않았던 때에는 팔강변증(八剛辨證)에 의해 진단이 이루어졌습니다. 병증이 무엇인가를 구별하기 위해 '음양(陰陽) 허실(虛實) 표리(表裏) 한열(寒熱)'이라는 팔강(八綱)을 이용해 왔습니다. 진맥(診脈)과 문진(問診)에 의해 가장 근접한 한방 처방을 시도하였습니다. 숙련된 의사는 이런 방법으로 진정한 원인을 찾아냅니다. 이어서 증(證)에 적합한 처방을 합니다. 그러나 고도로 숙련된 한의사에 의한 정확한 변증과 처방만이 효과를 낼 수 있었으며, 변증과 진단(診斷)이 잘못된 경우에는 결과적으로 처방 역시 잘못될 수밖에 없었습니다. 전통적으로 한방 처방은 고방(古方) 또는 후세방(後世方)을 근거로 처방되어 왔습니다.

■ 오행의 보사법에 따릅니다.

또한 음양오행(陰陽五行)의 상생상극(相生相剋)의 원리에 따라 보사(補瀉)가 행해집니다. 오행은 금수목화토(金水木火土)이며 상생원리에 따라 금생수(金生水), 수생목(水生木), 목생화(木生火), 화생토(火生土), 토생금(土生金)으로 상생·순환합니다. 간심비폐신(肝心脾肺腎)으로 이루어진 오장(五臟)에 오행이 배속됩니다. 간에는 목(木), 심장에는 화(火), 비장(위장)에는 토(土), 폐에는 금(金), 신장에는 수(水)가 배속됩니다. 예를 들어 금생수, 즉 금(金)에서 수(水)가 생성된다는 원칙에 따라 금에 해당하는 폐를 보강하면, 수에 해당하는 허약한 신장이 결과적으로 좋아진다는 것입니다.

그러나 체질관에 따라 이 법칙을 적용하였을 경우, 물론 요행히 맞는 체질도 있겠지만, 실제로는 해로운 결과가 발생하는 체질도 있습니다. 예를 들어, 신장이 허약한 경우에 금생수(金生水)의 원칙, 즉 폐를 보완하면 신장이 좋아진다는 원칙에 따라 폐를 보완했을 때에 실제로 유익한 체질은 토양, 목음, 목양, 수음체질입니다. 그러나 동일한 약재가 사용되는 것은 아니고 그 체질에 적합한 약재를 사용했을 경우에만 효과가 있습니다. 물론 공통 약재도 있겠지만, 토양은 덥고 목체질은 서늘하고 수음은 차가우니, 약재는 대부분 다 다른 약재로 각각 처방됩니다. 예를 들어 도라지(길경)는 성질이 조금 차가워서 목토체질에는 사용 가능하나 수체질에는 불가합니다.

금양, 금음, 토음, 수양체질의 경우, 폐를 보강하면 신장이 좋아지기는커녕 신장을 포함한 모든 장기가 나빠집니다. 그러므로 이 상생법칙에 의한 처방법은 절대적인 치유원칙이 못됩니다. 명중해야 하는 한방 처방에서 실제적 오류가 발생하는 것입니다. 그러므로 전통적으로 내려온 상생상극에 의한 장부(臟腑)의 보사(補瀉)원리는 팔체질의학에서는 적용될 수 없습니다. 100% 적중하는 것이 아니기 때문입니다. 이러한 처방은 완벽한 처방이 되지 못합니다.

(2) 전통한의학의 보완과제

■ 개개인에게 꼭 맞는 방제는 드뭅니다.

체질의학의 관점에서 볼 때 전통처방은 가장 보편적이고 부작용을 최소화하는 모든 사람들을 위한 처방방제(方劑)이기에, 엄밀하게 따져 말하면 개인 각자에게 꼭 맞는 처방은 매우 적습니다. 물론 백출, 인삼, 건강, 감초로 조성된 이중탕(理中湯)과 같은 방제는 비위(脾胃)가 허한(虛寒)하여 생기는 수음, 수양체질(소음인)에 적합합니다. 육미지황탕(六味地黃湯)은 신장의 음기가 부족하고 심장에 열이 강한 토체질(소양인)에 대부분의 처방약재가 좋습니다.

그러나 이와 같이 특정체질에 맞는 방제는 아주 희귀합니다. 대부분의 방제는 대중적으로 누구에게나 무리 없이 평균적으로 효과를 내도록 강한 냉성약재가 들어가면 열성약재를 가미(加味)하고, 반대로 열성약재를 군약(君藥)으로 사용하면 냉성약재를 가미하여 중화(中和)하려고 합니다. 예를 들면, 석고, 지모, 감초, 경미로 조성된 것으로, 폐와 위장의 실열을 청열(淸熱)시키는 백호탕(白虎湯)이 있습니다. 이 약재들 중 석고, 지모는 열을 내리는 작용을 하고, 감초는 사실 기운이 온화(溫和)하여 덥혀주는 성질이 있습니다. 그렇기 때문에 토양체질(소양인)의 해열을 위한 최적의 방제는 못 됩니다(참고로 감초와 경미 대신 서늘한 성질을 띤 엿기름, 즉 맥아(麥芽) 및 조를 가미하면 고열번조(高熱煩燥)하는 토체질에 최적의 처방이 됩니다).

인삼, 백출, 백복령, 감초로 조성된 사군자탕(四君子湯)과 당귀, 숙지황, 백작약, 천궁으로 조성된 사물탕(四物湯)있습니다. 두 처방을 합한 처방, 즉 이들을 합방(合方)하면 팔미지황탕이 됩니다. 여기에 황기와 육계를 가미하여 처방된 십전대보탕(十全大補湯)이 있습니다. 이는 우리 한국인에게 널리 알려진 방제로서, 허약해지면 누구나 가리지 않고 애용해 왔습니다. 이 처방에 조성된 약재를 분석해 보면, 소음인, 즉 수음, 수양체질의 허약체질의 기혈(氣血)을 쌍보(雙補)하는 방제입니다. 하지만 자세히 분석해보면 백복령과 숙지황의 약성은 근본이 신장, 방광으로 귀경하여 신장의 음기와 수도(水道)를 보강합니다. 그렇기 때문에 신장, 방광의 기운이 센 이 체질에는 해롭게 작용합니다. 설령 신장 기능이 약화됐다고 해도 수양, 수음체질은 근본 신장, 방광이 체질적으로는 세기 때문에 이 약재가 포함된 방제를 섭취하면 신장이 더 나빠집니다. 신장을 좋게 하려면 차가운 위장을 보강해야 합니다. 게다가 황기는 승양(升揚)기능이 강하기 때문에, 폐기능이 강하여 승양작용이 강한 소음인 중 수양체질이 복용하면 두면(頭面)에 비정상적인 열감이 형성되면서 피곤해지는 현상이 생깁니다. 몸이 상합니다. 엄밀히 말하면, 십전대보탕은 어떤 사람에게도 절대적으로 최적의 방제가 될 수는 없었던 것입니다. 수음체질에는 복령과 숙지황을 빼고 백하수오 산약을 가미하고, 수양체질에는 황기까지 빼고 백하수오, 보골지, 산사, 공사인 등을 가미하면 수체질에 맞는 십전대보탕이 됩니다.

* 체질에 꼭 맞지 않아도 개개인의 건강 편차에 따라 한시적으로 치료 효과가 있기도 하다. 그러나 맞지 않는 방제는 극도의 허약자의 경우 악화된다.

이와 같이 대부분의 방제가 이런 식으로 되어 있기에, 단기적으로 투여하기에는 별 문제가 없을 수도 있거나 해롭기도 하며, 좀 시일이 길어지면 처음에는 좋았던 약이 나중에는 해롭게 작용하기도 합니다. 엄밀하게 살펴보면 체질에 100% 명중하는 처방은 찾기가 어렵습니다. 먹다보면 처음에는 좋다가 나중에는 좋은지 나쁜지 알 수가 없게 되기도 합니다. 그래도 좋은 보약이니 나중에 언젠가는 좋겠지 하는 마음으로 먹는 것입니다. 한편 어떤 사람들은 위에 언급된 이유들로 인해 한약은 계속 먹으면 안 되고 시간 간격을 두고 먹는 것이 간에 무리가 안 가서 좋다는 생각을 갖게 되었습니다.

■ 따라서 환자의 장부의 음양허실과 장부의 강약이 밝혀지지 않았던 시대이므로, 장복하여 생명의 기력을 보강할 맞는 완벽한 방제를 만들 수가 없었습니다. 지금에 이르러서도 팔체질과 팔체질별 약재분류와 팔체질방제학을 정통하지 못한 이상은 평생을 두고 먹어도 연년익수하는 처방을 할 수 없는 것입니다.

■ 장기 복용은 몸을 상하게 하기 쉽습니다.

그 결과, 한시적으로 특정 증상을 치료하는 데는 무리가 없을 수는 있으나 장기적 복용 목적으로 볼 때, 장부의 기능을 상승시키는 보약 방제로는 적합하지 않습니다. 왜냐하면 체질에 맞지 않는 약재가 조금이라도 들어간 처방을 장복할 경우, 맞지 않는 20%의 약재가 맞는 80%의 약성을 이기고 장부의 기(氣)를 교란하여 그 기능을 떨어뜨리기 때문입니다.

■ 효과를 보는 일이 쉽지 않습니다.

그렇기 때문에 고객들을 상담해 보면 한약을 먹고 효과를 제대로 본 사람은 많지 않습니다. 약업사에 찾아가 "위가 안 좋고 소화가 안 됩니다." 하고 말하면 대개 백출 분말을 줍니다. 수음, 수양체질 (소음인)에게는 좋으나 나머지 여섯 체질은 더 악화됩니다. 특히 목양, 수음, 수양체질(소음인)은 맞지 않는 약재가 들어가면 위장장애가 생기거나 복통, 설사기가 생깁니다. 수양, 수음체질은 차가운 냉성 약재나 맞지 않는 약재가 처방에 포함될 때에 민감한 반응이 나오기가 쉽습니다. 대체로 기운이 떨어지고 무기력해지며 약을 먹기 전보다 대소변을 보는 횟수가 잦아지고 어지럼증을 겪기도 합니다. 그래도 이 체질들은 잔병이 잦아 또 한방을 찾습니다. 금음체질(태양인 중 하나)은 먹어서 좋은지를 전혀 모르거나 부작용이 잘 납니다. 금양체질(태양인 중 하나)은 먹어도 별 탈은 없으나 좋은 것을 모릅니다. 그렇기 때문에 이들 금체질은 한약에 대한 불신이 깊습니다. 토양체질은 그래도 약효를 비교적 잘 보는 편에 속합니다. 그러나 약을 먹어서 소화기 계통에 문제는 없으나, 열성 약을 먹었을 경우 과도한 열증을 느낍니다. 목음체질은 전문가들도 병증의 음양을 구분하기가 어려워 난감하게 하는 환자들로서 한약의 유효율이 낮습니다. 맞지 않는 약을 먹으면 위통을 호소합니다.

위와 같이 한방처방에 내면적 문제가 있기 때문에, 고도로 숙달된 한의사 외에는 만족스러운 치유 효과를 내기란 쉽지 않습니다. 또한 특정 문제가 치료된다고 해도 또 다른 건강문제가 대두되기도 합니다.

(3) 팔체질한의학 처방원리

■ 체질한방은 약한 장부는 보(補)하고 강한 장부는 사(瀉)합니다

팔체질한방의 원리는 최초에 이제마 선생께서 동의수세보원에서 밝힌 내용에 근거합니다. 사상의학의 위대한 업적을 밝힌 그 책에서는, 장부의 강약에 따른 체질에서 최약(最弱) 장부만을 보강하고 최강(最强) 장부는 그 기운을 쏟아 내거나 그대로 두는 혁명적인 방제법칙을 공표했습니다. 선생은 체질의학의 관점에서 주요 방제에 대하여 사상의학에 맞게 수정된 처방전을 제시했습니다. 그리하여 허약과 질병에 시달리던 많은 사람들을 구제했습니다. 이로 인해 기존의 전통 한의사들로부터 이단이라는 따돌림까지 받았습니다. 그러나 진리는 흙 속에 파묻힐 수 없기에, 그 후에 뜻있는 후학들이 사상의학을 계승·발전시키고 있습니다. 이 방법은 기존의 전통 한방의 오류를 범하지 않고 시행착오도 없는 개인 체질에 맞는 완벽한 처방법이었던 것입니다.

■ 상생상극 원리에 따른 보사법이 폐기되었습니다

이러한 완벽한 체질 처방법이 새롭게 빛을 봄에 따라, 오행상생원리에 의한 처방법은 사상의학에서 볼 때 자연히 사장되어야 할 방제법입니다. 기존 한방에서는 금목수화토(金木水火土) 오행을 오장육부에 배속시켜 장부의 기를 보사시키는 원리를 만들었습니다. 이와 같은 오행의 상생상극 원리에 따른 보사법(補瀉法)은 체질처방에서 폐기되었습니다.

■ 고방(古方)이나 후세방을 그대로 따르지 않습니다

이 방제들은 탁월한 의사들에 의해 만들어진 방제들로서 후학들이 환자들에 대해 애용해 온 것들이지만, 의성 이제마는 사상의학에서 필요한 것을 수정하여 꼭 맞는 새로운 체질방제를 만들었습니다.

■ 전통본초학을 대신하는 팔체질 본초학이 필요합니다

한방의 기초를 이루는 기존 본초학은 사상의학이나 팔체질의학과 무관하게 저술되었기에 엄격히 말해서 체질처방에 완벽하게 적용하는 것은 불가능합니다. 대표적인 약재 몇 가지 예를 들어 설명하겠습니다.

·**인삼:** '인삼은 달고 조금 쓰며 따뜻하고, 비(위장) 폐경으로 귀경한다. 원기를 크게 보하고, 비장과 폐를 보익하고, 진액을 생성하고 정신을 편하게 하고 지혜롭게 한다.'라고 적고 있습니다. 이 내용으로 보면 인삼은 위장과 폐를 보강하는 약재로 설명되고 있으므로 위장과 폐가 허한 사람에게는 모두 쓸 수 있다는 내용을 전달합니다. 그렇다면 폐가 허한 토양, 목음체질에도 좋고, 위가 허약한 목양, 수양, 수음체질에도 좋다는 답이 나옵니다. 그러나 인삼, 홍삼 등은 오로지 위장으로만 귀경하여 원기를 대보하고 따뜻하게 해주는 공능이 있습니다. 그렇기 때문에 이 약재는, 위장은 차갑지만 위장의 기운이 중간 평장기인 목음체질에 해로운 것(목음체질은 주로 편두통의 부작용이 따른다. 이는 심장이 항진된 결과와 심열이 상승한 결과이다.)은 물론, 토양체질에도 해롭고, 목양, 수양, 수음에만 이롭게 작용합니다. 폐가 강한 수양체질에도 잘 맞는 것은, 인삼이 폐로 귀경하여 폐를 보익하지 않기 때문입니다. 단, 허약한 위 기능을 가진 체질이 비 위장이 좋아지면 생체일자(生體一者)이므로 폐 장기는 동반하여 좋아지는 것이지, 비장과 폐를 동시에 보강하는 것이어서 그런 것은 아닙니다. 다만 선현 의원들이 폐를 보익한다고 한 것은 바로, 보강된 위장 덕에 더불어 폐가 좋아지기 때문에 귀경이론을 그처럼 정의한 것입니다. 그러나 원래 인삼은 비 위장으로만 귀경하는 것입니다.

·**복령:** 개인적으로 본초학 지식이 짧아서 정리에 고충이 많았을 때의 이야기입니다. 이 복령에 관하여 본초학은 '달고 담백하고 심비(위장) 신경(腎經)으로 들어가 소변을 잘 나오게 하고, 습을 없애주고, 비 위장을 건강하게 하고, 마음과 정신을 안녕케 하는 효능이 있다.'라고 기술합니다. 심장, 비위장, 신장의 기능, 즉 세 장기를 좋게 한다고 하였으니, 과연 어느 체질에 적합하고 어느 체질에 이 약재를 쓸 수 없는 것인가? 이것으로 봐서는 체질적 분류

가 안 됩니다. 몹시 고민이 되는 부분입니다. 시일이 흘러 나중에 검증한 결과, 문제의 복 령은 오로지 신장으로만 귀경, 보강하는 약재임을 알게 되었습니다. 신장이 강해지면 신 장의 서늘한 수기(水氣)는 위로 상승하여 심장의 화(火)를 꺼 주어 안녕케 되며, 심장이 안정되면 불안한 근심도 사라져 마음을 편히 먹으니 소화가 잘 되는 것입니다. 또한, 신장 과 심장이 기능이 좋아지면 당연히 비 위장이 좋아질 수밖에 없습니다. 이 약재는 조금 차며, 허약한 신장을 보익하기에, 신장의 공능이 약한 금양, 토양, 토음, 목음체질에만 유 익하고 나머지 체질에는 유익이 없습니다.

· **당귀:** '당귀는 달고 따뜻하고 간 심 비장으로 들어가 보혈(補血) 활혈(活血) 및 여자의 생리 기 능을 조화롭게 한다.'라고 쓰여 있습니다. 이것으로 봐서는 체질적으로 규명이 안 됩니다. 세 장기로 들어가니 맞는 체질이 어디 있겠습니까? 검증 결과, 당귀는 비 위장으로만 들 어가 보혈을 강화시키는 효능이 있습니다. 자체에 보혈성분도 많거니와 위장의 연동운동 을 활발하게 하여 영양흡수를 좋게 하니, 당연히 보혈과 활혈(活血)이 동시에 이루어지게 됩니다. 그리하여 혈은 간에 저장되고 기혈이 왕성하니 심장의 기능이 강해집니다. 선현 들은 이 약재가 정상 효능을 발휘했을 때의 결과를 두고 세 장기에 귀경한다고 한 것입니 다. 그러나 이런 결과는 어디까지나 수양, 수음체질과 같이 위가 몹시 차가운 체질에만 해 당됩니다. 이 약재는 매우 따뜻하기에, 위장이 약한 목양에는 해롭게 작용합니다. 그러므 로 간이 약한 금체질이나 심장이 약한 금음체질에도 맞지 않습니다. 간단하게 두세 가지 약재만을 예로 들어 설명해 봤습니다. 이로 보건대, 팔체질학적 관점에서의 전통본초학은 엄밀히 말해서 팔체질 처방에 그대로 적용할 수는 없습니다. 새로운 팔체질본초학 귀경학 에 따라 처방이 이루어져야 합니다.

■ 팔체질의학은 모든 장부의 허실에 따른 완벽한 처방을 가능케 합니다

이제마 선생께서는 체질의학이 전무했던 암흑기에 사상의학을 제창하시고, 기존의 고방에서 널리 활용되던 처방에서 약재를 가감(加減)하여, 뛰어난 사상의학 체질처방전을 공표했고, 이로써 병자들 을 구제하셨습니다. 세월이 흘러 권도원 선생이 이제마 선생의 미완성 사상의학을 팔체질의학으로 완성했습니다. 권도원 선생은 사상의학에서 밝히지 못했던 나머지 모든 장부 기능의 강약 또는 허실(虛實)을 밝혔습니다. 그 결과 완전 명중하는 체질방제가 가능하게 되었습니다. 한편 권도원 선생은 체질 방제에 대해서는 따로 완성된 연구실적을 밝히지는 않은 것 같습니다. 따라서 이 과제는 후학들의 몫이 되었습니다. 현재 팔체질의학은 뜻있는 후학들에 의해 꾸준히 발전되고 있습니다. 팔체질침법은 체질신봉자들에게 사랑받고 있으며, 그들의 건강을 지켜주는 의술로 자리 잡았습니다. 그러나 사실 팔체질방제를 연구하고 개발하여 확립하는 일은 그리 간단한 과제가 아닙니다. 힘든 작업입니다. 그래서 대부분의 팔체질한의원이 도달하기 힘든 팔체질한방방제보다 체질침시술에 주력하는 요인이 되기도 했습니다. 이를 연구하여 체질침법과 한방처방을 병행한다면 치료율을 크게 높일 것입니다.

■ 팔체질방제 – 최적의 장생처방

팔체질방제는 허약한 장부는 보하고 강한 장부는 사하되 그 체질에 최적의 약재만 골라 조성되기에, 질병을 고치는 영역을 뛰어넘어 장생장수(長生長壽)하도록 합니다. 고방(古方) 또는 후세방(後世方)을 읽어보면 장생장수 처방전이 나옵니다. 그러나 자세히 보면 체질적 관점에서 완벽한 장생방제는 거의 없습니다.

사람의 건강은 근육의 단련과 강도에 달려 있는 것이 아니며, 오장육부의 실(實)이나 강(強)함에 달려 있는 것도 아닙니다. 오장육부의 화평(和平)에 달려 있습니다. 예로부터 황제내경과 양생가(養生家)에서는 장부의 이상적인 균형 상태이자 최고의 건강상태, 즉 음양화평지인(陰陽和平之人)을 추구합니다. 여기서 화평이라 함은 모든 장부의 기(氣)가 허실에 편중되지 않고 고루 분포되어, 평균 내지 표준 상태를 유지하는 것을 말합니다. 끌어 모아 저장하려는 간기(肝氣)가 너무 강하면, 선발(宣發)과 숙강(肅降) 기능으로 기운을 전신으로 발산하는 폐기(肺氣)가 자연히 약해집니다. 위기(胃氣)가 강하면 신기(腎氣)가 당연히 약합니다. 위기가 강하다 함은 위장에 열이 많다는 것이며, 그렇기 때문에 자연히 차가워야 정상 기능이 나오는 신장에 동시에 열이 과도하게 쌓이기에, 신장은 제 기능이 나오지를 않습니다. 무게가 나가는 성인과 가벼운 어린이가 함께 시소를 탈 때, 평형이 유지되지 않고 생기는 편중 현상과 같습니다. 팔체질한방은 이러한 특정 장기의 태과(太過)현상과 길항하는 장기의 허증(虛證)을 동시에 치료할 수 있습니다. 사람은 모두가 공평하게 네 개의 센 장부와 두 개의 중간 장부, 그리고 네 개의 약한 장부를 달리 가지고 태어납니다. 금목수화토 상생상극에 따라 처방하는 것이 아니라, 오로지 약한 장부는 음양허실에 따라 보강하고, 강한 장부는 음양허실에 따라 사합니다. 강한 양기는 청열(淸熱)하여 사하고, 약한 음기는 온열로서 보합니다.

구토하는 간경화 말기 환자가 제대로 된 체질한방을 먹으면 구토를 하지 않고 속이 편하며 아무 이질감도 느끼지 않고 부작용도 없습니다. 아무리 오랫동안 먹어도 간에 독성이 생기지 않습니다. 오히려 연년익수합니다. 그야말로 건강은 증진됩니다. 더 나아가 불치 혹은 난치병으로 알려진 병들도 이를 장복함에 따라 완치될 수 있습니다. 진시황이 찾았던, 인간이 염원하는 불로초(不老草)는 체질식이며, 불로장생단(不老長生丹)이라 불리는 최고의 처방은 바로 팔체질처방입니다. 그러므로 독자들은 특정 약재에만 유행을 따라 의존하지 말고, 팔체질한방에 조예가 깊은 팔체질한의원에서 수시로 몸을 보완하는 장생한방약을 드시기 바랍니다.

■ 전망

현재 한국은 전통한의학체계에서 이제는 팔체질한의학이 저변을 확대하고 발전하는 양상을 보이고 있습니다. 팔체질한의학은 갈수록 호응도가 높아, 뜻있는 한의사들이 동참하고 있습니다.

3. 팔체질별 치료 대원칙을 전개하는 글

여기서 통합 설명되는 체질별한방론은 이미 '체질의 모든 것'에서 각각 다룬 내용을 집합한 것입니다. 여기서는 치료에 접근하는 체질별 치료원칙만을 설명합니다. 실제적인 체질방제는 제시되지 않습니다. 단지 각 체질별로 주로 나타나는 병인(病因)과 그것에 따른 치유원리만을 제시합니다. 이런 방법으로 독자들이 일반한의원보다는 팔체질한의원을 이용하도록 격려하고 그곳에서 처방을 받을 때 미리 충분한 이해를 하도록 돕기 위함입니다.

(1) 팔체질한방의 절실성

아주 건강한 사람은 한방이 필요가 없습니다. 체질식만 충실히 따르면 됩니다. 그러나 오장육부가 생리적으로 과도하게 균형을 상실했을 때에는 경우가 다릅니다. 이 경우에는 체질식이 도움이 되지만 근본적인 개선은 역부족입니다. 어디까지나 음식으로서의 기능만 발휘합니다. 장부를 개선할 만큼의 약리작용은 나오지 않습니다. 그렇기 때문에 장부의 기능을 조절해주는 약리작용이 있는 체질처방이 필요합니다. 예를 들어 금양체질이 고혈압 당뇨 등의 병이 왔다면 과도하게 항진된 폐열이 원인이기에 폐열을 해소해야 하는데, 식사법으로는 모자랍니다. 폐열을 내리는 체질한방이 절실히 요구되는 것입니다. 토양체질이 열증으로 위장에 위염과 위궤양이 생겼다면 아주 차가운 약재로 화염에 쌓인 위열을 꺼 주어야 근본적인 치료가 가능합니다. 목체질의 경우, 한국인의 음식문화의 특성상 채식 위주로 수십 년을 먹고 살다보니, 간열이 과도하게 항진될 수밖에 없습니다. 그 결과 살이 잘 찌고 눈이 충혈되고 시력이 약해집니다. 채식을 중단하면 도움이 되지만, 수십 년을 두고 형성된 간열이 고쳐지지는 않습니다. 간열을 한방으로 해소해야만 합니다.

수양, 수음체질은 근본체질이 차갑기에 따뜻한 것을 먹으면 무난하나, 생냉(生冷)한 것을 자주 먹으면 몸이 추워지고, 수십 년이 흐르면 몸은 얼음장이 됩니다. 한번 생긴 내장의 냉증은 평생을 두고 체질식을 해도 고치기가 쉽지 않습니다. 그렇기 때문에 장부에 서린 냉증을 극렬한 한방처방으로 제거해야 합니다. 그러면 늘 괴롭혀 온 수족냉증도 사라집니다. 이렇듯, 천연물질로서의 한약재는 일반 음식과 달리 특정 장기나 신체부위에 대한 약리작용이 강하고 신체기능 복원력과 면역기능 또한 탁월합니다. 체질에 맞고 약리작용이 뛰어난 약용식물들을 골라 증상에 맞는 추출물을 섭취하면 회복이 빠릅니다. 이렇지 않고는 수십 년 쌓이고 쌓인 병증을 개선한다는 것은 실로 어려운 일입니다. 각 체질의 고질적인 병증을 제거하기 위해서는 체질한방이 왜 필요한가를 간단한 예를 들어 설명했습니다.

(2) 간이 나쁜 사람이 한약을 먹으면 더 악화되는 이유

한편에서는, 한약은 간에 해로우니 먹으면 안 된다고 말하는 사람들도 있습니다. 사실 한약을 먹고 몸을 상한 사례가 적지는 않습니다. 그 이유는 환자의 체질에 맞는 약재로 한약을 제조한 것이 아니기 때문입니다. 만일 체질대로 처방한 한약을 복용한다면 부작용은 거의 발생하지 않습니다. 간경화 환자는 간의 **해독 기능**이 정상인에 비해 몹시 취약합니다. 그래서 체질에 맞지 않는 약재가 들어가면 그 약재가 간에 해롭게 작용하기에, 정상인이 먹었더라면 별 이상이 나타나지 않을지 모르지만, 간질환 환자의 경우에는 체질에 맞지 않는 약재의 분량에 비례하여 부작용의 정도가 더 심하게 나타납니다. 하지만 체질에 맞게 제조된 한약은 생체와 조화되고 생리적으로 이질감이 없어, 부작용이 생기지 않는 것은 물론 치료기능이 분명히 나타납니다. 그러므로 독자가 팔체질한의원에서 한방을 드신다면, 조금도 두려워하거나 꺼릴 필요가 없는 것입니다. 적극적으로 체질한방을 이용하시기 바랍니다.

그러면 어떻게 해서 한약이 해롭다는 생각이 퍼지게 됐습니까? 간 환자들에게 체질과 관계없이 조성된 한약은 건강을 더 나빠지게 할 가능성이 있습니다. 그렇기 때문에 소화기내과 의사들은 간질환 환자들에게 거의 한결같이 한약은 물론이고 녹즙이나 건강식품 등을 먹지 않도록 제한합니다. 그러나 환자의 상태가 악화되는 원인으로는 한약만 있는 것이 아닙니다. 평소에 음식으로 섭취하는 야채를 녹즙으로 다량 섭취했을 때에도, 체질에 맞지 않으면 역시 병을 악화시킵니다. 하지만 녹즙을 먹고 좋아진 사람들이 많습니다. 문제는 체질과 식품이 맞지 않아서 생긴 것이지, 녹즙 자체에 문제가 있는 것은 아니라는 것입니다.

마찬가지로 한약도 그 약재에 독성이 있거나 간에 해로운 물질이 함유되어 있어 악화되는 것이 아닙니다. 당사자가 스스로의 체질도 모를 뿐만 아니라, 그 체질에 꼭 맞는 약재로 조성되지 않은 약을 복용해서 생긴 문제입니다. 병이 생기면 체질을 따져 약과 음식을 옳게 섭취하는 분이 얼마나 됩니까? 병이 나면 주변에서 좋다는 단방약이나 녹즙, 홍삼 등을 체질과 무관하게 섭취하는 데서 문제가 발생합니다. 이러한 것들을 먹고 좋아지는 사람들이 있는 반면, 잘 모르고 먹었는데 내 몸에 안 맞아서 문제가 발생하는 사람들이 있다는 것입니다. 이런 환자가 소화기내과 검사에서 검사 수치가 나쁘게 나오면, 의사는 당연히 뭘 잘못 먹었는지 추궁할 수밖에 없습니다. 의사가 환자들에게 혈청 검사상 나빠진 내력을 물어보면, 위와 같은 것들을 먹었다고 밝히기 때문입니다. 그래서 의사들은 한약이나 녹즙, 건강식품 그 자체가 간에 해롭다고 단정합니다. 그러니 의사들 입장에서는 당연히 환자의 몸을 망친다고 생각하는 것들을 금지시킬 수밖에 없는 일입니다. 하지만 문제는 한약, 녹즙, 비타민, 건강식품에 있는 것이 아니라, 체질을 모르고 무작정 내 몸에 맞지도 않은 것을 섭취한 데 있습니다.

반대로, 어떤 방법으로든 제 몸에 잘 맞는 한약이나 식품을 먹고 좋아졌다면 환자의 몸은 호전되기에, 추궁당하지도 않을뿐더러 그 공로는 의사의 몫이 됩니다. 환자들은 자기들이 먹고 좋아져도 밝히지 않습니다. 그러니 의사로서는 한약이나 식품의 효과는 알 턱이 없고 오로지 한약이나 녹즙 등이 해롭게 작용하는 부정적인 면만 알 수밖에 없는 것입니다. 실정이 이러하므로 중환자들 사이에서 한약이 간에 해롭다는 생각이 지배적일 수밖에 없습니다. 그래서 환자들은 남의 말을 듣고 겁이 나서 무조건 한약을 꺼려합니다. 체질대로, 그리고 체질에 맞는 약재로 조성된 한약을 드시면 이상도 없거니와 근본적인 간 치료도 되니 걱정을 놓아도 됩니다.

때때로 한약을 먹어본 사람들 중에는, 처음에는 좋았는데 그 다음에 똑같은 약을 그대로 지어 먹었을 때에는 약이 안 좋았다고 경험을 말하는 사람이 있습니다. 이것은 약 속에 필시 체질에 안 맞는 약재가 들어 있는 것은 사실이었으나, 그 사람의 간 해독력과 체력이 뒷받침되어 고유의 약리작용으로 인한 치유효과를 보았던 것입니다. 그러나 그 약에 대한 그 사람의 간 해독력이 한계점 끝에 왔기에, 이제는 더 이상 약리작용은 나타나지 않고, 생체기능을 약화시키기 시작했기 때문입니다.

그런가 하면, 식품도 처음에는 좋다가 나중에는 안 좋거나 잘 모르겠다고 말하는 사람들이 있습니다. 이 경우도 그 식품의 전부 또는 일부가 그 체질에게 맞지 않기 때문입니다. 사실 식품의 이름을 보면 그 이름의 성분이 다 들어가 있는 것으로 알고 확인 없이 무심코 먹습니다. 그러나 자세히 성분 표시를 읽어보면 자신의 체질에 맞지 않는 원료가 상당히 여러 종류가 들어있는 식품들이 많습니다. 그럴 수밖에 없는 것이, 생산자들은 요즘 인기 있는 식품원료를 체질과 관계없이 배합하기 때문입니다. 한 가지 예를 들면, 장뇌삼이라는 이름의 상품이 있는데, 성분을 보니 오가피가 함께 들어 있습니다. 인삼은 수체질과 목양체질에는 좋지만 나머지 체질에는 안 좋습니다. 오가피는 금체질에만 적합하고 나머지 체질에는 다 나쁩니다. 한편, 수체질에는 오가피가 해롭고, 금체질에는 인삼이 나쁩니다. 체질의학적 관점에서 볼 때, 어느 누구에게도 진정 약이 되는 식품이 아닙니다. 한약재 자체에 문제가 있는 것이 아니라 체질에 맞지 않는 약재를 처방한 데에 원인이 있는 것입니다. 이런 연유로 한방식품 선택 시에는 식품의 이름만 보지 말고 배합된 원료와 함량 모두가 체질에 적합한가를 잘 살펴보고 신중하게 골라야 합니다.

(3) 사람을 살리는 팔체질한방

결론을 내리겠습니다. 모든 약재는 유용합니다. 그러나 모든 체질에 다 좋게 작용하는 것은 아닙니다. 몸에 효과가 없거나 부작용이 생기는 것은 식품이나 약재에 문제가 있기 때문이 아닙니다. 문제는 개인의 체질에 맞지 않는 약재를 처방한 데에 그 원인이 있습니다. 특정 식품이 체질에 따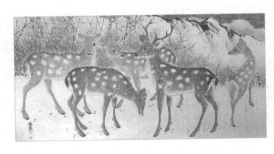라 이롭거나 해롭게 작용하는 것처럼, 한약재도 체질에 따라 약(藥)이 되기도 하고 독(毒)이 되기도 합니다. 예컨대 수음, 수양, 목양체질에는 100년 산삼이 살리는 약이 되지만, 금양, 금음, 토양체질에는 죽이는 약이 됩니다. 사실 무슨 약재든지 맞는 체질에 쓰면 사람을 살리는 약이 됩니다. 체질에 맞는 약재로만 조성된 체질한방처방은 사람을 살리는 약이 될 것입니다.

4. 팔체질별 한방처방 원칙 각론

※ 아래 내용은 각 체질의 전형적인 특징을 두고 설명하는 것으로서, 현재 자신의 체질 상황에 부합되지 않는다고 오해하지 않아야 합니다. 태어날 때는 체질과 무관하게 소양지체(少陽之體, 열이 가장 강한 체질)로 열기가 강하며, 기운이 다하여 죽을 때는 소음지체(少陰之體, 가장 냉한 체질)로 몸이 식어 죽게 됩니다. 어린이들이 차가운 아이스크림을 좋아하는 내력이 다 이런 연유입니다. 그러나 노쇠하면 소화도 잘 안 되고 결국은 어떤 체질이든 추위를 타게 되어 있습니다. 그러므로 아래 설명은 전형적인 체질 특징에 맞추어 설명하는 것임을 기억하시기 바랍니다.

(1) 토체질

위장과 심장의 용광로의 불을 끄고, 신장에 진음(眞陰)을 보급합니다. 이 체질은 더운 기운으로 쌓여 있는 췌장과 비장과 위장이 첫 번째로 센 장기입니다. 그렇기 때문에 모든 체질 중에서 위장과 췌장에 열이 가장 극심하고 체온이 가장 높습니다. 이렇듯 위장에 열이 과도하기 때문에 체질에 맞지 않는 위장에 열을 내는 음식을 주로 섭취하면 다른 어떤 체질보다도 위장에 열이 극렬해집니다. 그 결과, 위산이 식사 중에만 분비되기 때문에 소화기능에는 아무 이상을 느끼지 못하더라도, 대부분 위염과 위궤양이 많습니다. 또한 위열이 상승하여 식도에 열이 뭉쳐 있어 목구멍에 뭐가 걸린 듯한 느낌(매핵기, 梅核氣)이 있기도 합니다. 그런데도 이 체질은 식욕왕성하고 찬 것과 더운 것을 가리지 않고 다 잘 먹습니다. 더구나 이 토체질 중에는 폭식하는 사람이 좀 있습니다. 이런 이유들로 인해 열성을 품은 음식이 소화되어 체내에 쌓이게 된 열독(熱毒)으로 인해 혈관 내피가 팽창되어 압박을 받습니다. 석고 황련으로 위장과 심장의 열을 해소합니다.

설상가상으로 팔체질 중에서 심장에 열이 가장 심합니다. 토양체질의 심장은 비 위장 다음으로 센 장기로 자리 잡고 있습니다. 심장이 강한 이 체질은 항상 가슴 한가운데가 답답하고 뭔가 뭉쳐있어 좀 옥죄는 듯합니다. 피가 대정맥을 타고 우심방과 우심실에 미처 들어오기도 전에, 심지어는 들어오기가 무섭게, 좌심방과 좌심실에서 이 피를 자꾸만 대동맥으로 뿜어내려고만 합니다. 공회전이 되면서 더 열이 발생합니다. 정맥에서 유입되는 피는 원활하게 들어오지 못하는 반면, 심장의 박출력은 너무 강해서, 심지어는 공회전까지 하면서 동맥으로 혈액을 사정없이 내보내려고만 합니다. 자동차 바퀴가 수렁에 빠져 액셀러레이터를 밟으면 헛바퀴를 돌면서 열이 발생하는 것과 비슷합니다. 대동맥을 통해 심장에 유입되는 혈액의 양과 대동맥으로 송출하는 피의 양에 자꾸 편차가 생기려고만 하는 데서 열이 발생합니다. 위장에 열도 극심한데 심장까지 열로 가득합니다. 고혈압, 심장질환, 뇌졸중이 생길 수밖에 없습니다.

물론 이 체질도 병이 깊어지고 장부가 쇠퇴하면, 그렇게 많던 열도 온데간데 없고, 하체는 특히 무릎이 부실하고, 걷는 것이 고달픕니다. 그렇다고 몸을 덥게 하는 식품이나 한방약을 써도 몸은 여전히 차갑습니다. 원래 그 체질의 생명의 불꽃은 그 기운이 뜨겁기에 한결같이 위장과 심장, 신장의 열을 식히는 약재를 써야 합니다. 그러나 맥이 세미하니 한의사들이 대개가 속을 덥히는 약을 쓰기 마련입니다. 처음에는 좋은 것 같다가, 시일이 흘러가니 몸은 더 괴롭습니다. 이 체질은, 몸에 에너지가 충실하고 장부에 기운이 충만한 상태에서 병이 생기면, 위장과 심장의 뜨거운 열을 식혀 흩어버리고 신장을 서늘하게 보강하여 신장의 차가운 물로서 가슴에 타고 있는 불을 완전히 꺼 없애야 합니다.

그러나 긴 병으로 장부가 쇠약하고, 춥고 혈액순환이 안 되면, 우선적으로 신장의 약한 기운을 살려 온 몸에 피가 돌게 한 후, 보혈하여 얼마간 몸을 추스른 다음에, 위장과 심장에 타버린 불씨와 재를 없애는 것이 순서입니다. 토체질에 맞는 한방제를 사용하면 혈관질환을 치유할 수 있습니다.

(2) 금체질

금양체질은 폐와 위장의 조열(燥熱)을 해소하고 신장의 진음(眞陰)을 보강해야 합니다. 금음은 심장의 보강에 힘써야 합니다. 금체질은 폐에 열이 대체로 가득 차 있습니다. 그 증거로, 금체질인 사람의 어깨와 목이 만나는 견정(肩井)이라는 혈(穴)을 눌러 보면, 모두가 한결같이 압통을 느낍니다. 이처럼 폐에 열이 지나치게 많아지면 심장에서 나오는 폐동맥이 가열됩니다. 그 결과 폐동맥의 혈관 내피가 팽창됨에 따라 혈관이 좁아져 혈행(血行)이 순조롭지 못하고 압력이 높아집니다. 이렇게 금체질은 고혈압이 폐동맥에서 시작하여 전신의 혈행을 방해하는 것입니다.

한편, 폐는 위로 솟구치는 성질이 강합니다. 그리하여 혈액을 머리 쪽으로 올려 보내려 하는 경향이 더 강합니다. 또한 폐열은 혈액을 따라 머리로 상승하여 두면부에는 다른 어떤 체질보다도 열이 많이 쌓입니다. 그러면 역시 뇌의 미세한 혈관은 열로 내피가 팽창하다 보면 뇌졸중이 유발됩니다. 거기에 폐의 위로 솟구쳐 올리는 송출력이 가세하면 뇌혈관이 파열됩니다. 이것이 금양체질의 중풍의 발병기전입니다. 특히 금양체질은 금음체질보다 위열이 더 강해 고혈압의 발생빈도가 가장 높은 체질입니다.

더구나 이미 설명한 바와 같이 금체질은 간과 쓸개가 가장 취약한 장부입니다. 그러므로 체질에 해로운 육류를 섭취하면, 육류의 지방과 단백질을 완전히 분해하지 못하므로, 간에는 지방이 잘 쌓이고 심장과 혈관에는 지방과 콜레스테롤이 체질적으로 더 잘 쌓입니다. 체질적으로 심장은 금음체질에 비해 기능이 더 낫습니다. 하지만 육류를 과도하게 섭취하면 그렇지 않은 금음체질에 비하여 심근경색, 협심증 등의 심장질환이 더 많이 발생합니다. 동시에 폐도 악화되므로 천식, 폐조(肺燥) 등의 증상이 나타나면서 길항장기인 간을 더 나쁘게 합니다. 폐조는 폐가 건조하여 코나 기도가 건조해지거나 입이 말라 갈증을 느끼는 상태를 말합니다.

결과적으로 폐열이 강해 고혈압이 생기기 쉬운 조건에서 육류나 열성식품을 지속적으로 섭취한 결과, 폐동맥에서는 고혈압이 발생하고, 심장의 관상동맥에 콜레스테롤이 침착하여 협심증, 심근경색이 생기고, 혈액의 솟구치는 기운이 미세한 뇌혈관으로 뻗치면 뇌출혈로 중풍이 옵니다. 이 체질의 뇌졸중은 허약하여 혈관이 막혀서 오는 것이 아니라, 주로 혈관이 터져서 발생합니다. 그것은 폐의 치솟는 기운이 너무 세기 때문입니다. 심근경색 협심증을 예방하고 치료하기 위해서는 육류를 근절하고 생선과 성질이 차가운 생야채 섭취에 집중해야 합니다. 담즙분비가 약해 육류의 지방을 잘 분해하지 못합니다.

그러므로 반드시 기본적으로 음식물을 체질에 어울리게 먹어야 합니다. 그러나 음식은 약리작용이 약합니다. 그렇기 때문에 빠른 효과를 기대하기 어렵습니다. 게다가 너무 오랜 세월 병고를 겪었으므로, 아무리 철저하게 식이요법을 한다 하더라도, 폐열을 식혀주고 심장의 혈전과 어혈, 뇌혈관의 뭉친 열을 해소하는 일이 쉽지 않습니다. 따라서 금체질의 혈관질환을 근본적으로 치유하기 위해서는, 금체질이 폐가 너무 강하고 과열되어 있으므로, 상백피, 상엽, 죽엽 등으로 열을 내려 조절해주고, 약한 신장의 음기를 위해 숙지황, 복령 등을 씁니다. 암과 간경화 말기가 되면 추위를 타는 경우가 있지만, 금양체질은 보통 추위를 타지 않습니다. 그런 경우에도 더운 음식이나 속을 덥히는 약을 결코 써서는 안 됩니다. 체온을 조절하는 간의 기능이 저하되어 있기에 간을 보강하는 체질에 맞는 서늘한 약재를 써야 합니다. 금음체질은 심장이 허약하기 때문에 과부하가 생기기 쉬우며, 그 결과 얼굴이 붉어지기도 하고 뒷목이나 머리 뒤에 붉은 반점이 나타나기도 합니다. 안면이 좀 붉은 것은 좋은 것이 아니라 심장에 무리가 되고 있는 것입니다. 이 경우에는 모려 등으로 심열을 가라앉혀 줍니다.

금토(金土)체질은 중병이 들어 있어도 잘 모르며, 쓰러지기 전에는 자신의 건강에 자만하는 경우가 많습니다. 폐에서 발산하는 강한 기운으로 살아가기에 생활에 힘이 부족한 것을 느끼지 못하기 때문입니다. 그렇기 때문에 의사들이 건강을 돌보도록 제안하면 거부하지 말고 따르시는 것이 좋습니다.

(3) 목체질

　간열(肝熱)을 꺼 주고 폐의 양기(陽氣)를 보강합니다. 목양은 비위 기능에, 목음은 신장을 보강하는 데 역점을 둡니다. 목양체질은 목음체질에 비해 순환기질환 발병률이 낮습니다. 그것은 위장기능이 약해 음식을 함부로 먹지 않으며 체질적으로 생야채를 대체로 즐기지 않는 편인데, 생야채는 소화가 안 되어 그대로 변으로 배설되거나 속이 불편하기 때문입니다. 그러나 목양체질이 냉성과일과 야채를 즐기면, 결국 센 간을 더욱 더 세게 만들어 간에 습열(濕熱)이 심해집니다. 눈 충혈, 혹은 눈 주위에 염증 등이 나타나는 것만 봐도 틀림없습니다. 채식 위주의 식습관으로 인해 항진된 간의 습기는 잘 제거되지 않아, 습열에 시달립니다. 목욕한 뒤에 몸을 닦지 않고 있거나 비에 젖어 있을 경우, 다른 체질에 비해 불편한 느낌이 더 심합니다.

　폐 역시 갈수록 습하고 차가워집니다. 증상으로는 기관지도 차가워지기에 목이 차갑고 어깨에 피가 순환되지 않기에 뒷목과 어깨가 뻐근합니다. 간에 습열이 많아지면 간 동맥에 열이 전달되어 혈관 내 피가 팽창되고 좁아져 혈행에 압박을 받게 됩니다. 그래서 인체상부 뇌 쪽으로 흐르는 피의 힘이 약화됩니다. 폐가 약해서 두면(頭面)부로 솟구쳐 오르는 기운이 약하기에, 혈액을 위로 올려주지 못합니다. 대개가 혈행이 미약하거나, 혈관이 막혀 뇌세포가 산소와 포도당을 공급받지 못하여 뇌졸중이나 기억력 장애가 발생합니다. 목체질의 뇌졸중은 뇌혈관이 파열되어 오는 경우는 드뭅니다. 대개는 혈관이 막혀서 옵니다. 더욱이 폐는 호흡과 피부를 통해 몸 안의 습기와 수분을 소모하기도 하고 조절도 합니다. 그러나 목체질은 폐의 습한 기운을 제거하도록 백개자, 라복자, 울금 등을 씁니다.

　목체질은 간이 지나치게 과강하므로, 간에 피를 저장하려는 힘은 강하고, 탄수화물을 소화하여 저장된 글리코겐(간에 저장된 포도당의 전 단계 영양물질)을 글루코오스(포도당)로 바꾸어 혈중에 포도당을 공급하는 기능은 약합니다. 한국인의 음식문화로 인해 어려서부터 수십 년을 채식을 위주로 한 목체질은 간이 너무 항진되어 있기에, 저장된 영양분과 피를 정상적으로 내보내지 않습니다. 목체질은 비만인 경우에도 식사해야 할 시간이 지나면 저혈당이 되어 갑자기 힘이 쏙 빠지는 현상이 나타나는 것만 봐도 틀림없습니다. 그러면 간과 간 동맥에 울혈이 생기고, 간의 동맥 내피는 팽창되어 협착해집니다. 이것이 목양체질의 고혈압 발병기전입니다. 그러나 몸이 차가워지고 허약해지면 목양은 실상은 고혈압보다는 저혈압이 더 많습니다. 목음은 심장이 과강하여 고혈압이 더 많습니다. 이 체질의 심장병, 뇌졸중, 저혈압의 원인은 첫째로는 간에 과도하게 쌓인 습열로 인한 간의 울혈과 간 동맥의 과열이며, 둘째로는 위장과 간의 냉증입니다.

실상 더위를 타지만 추위도 잘 견디지 못합니다. 장부는 전체적으로는 서늘합니다. 찬 것을 먹으면 속이 편치 않습니다. 사람은 불로 태어나 체내의 생명의 불꽃이 다 타버리면 그 몸은 식어서, 더운 기운에 의해 운행되던 기혈(氣血)이 차가워지기 때문에, 더 이상 제 기능을 발휘하지 못하고 숨이 끊어집니다. 목양체질은 음양 중에 차가운 음(陰)에 속하고 위장과 신장이 차가운 장기로 음장기가 셉니다. 그러므로 간열로 더위를 못 견딘다고 해도 실상 전신은 근본적으로 차갑고 서늘합니다 (물론 수체질보다는 본질상 덜 차갑습니다). 그러므로 근본적으로 건강하려면 따뜻한 양의 기운을 꼭 회복시켜야 합니다. 간의 습열(濕熱)을 제거하고, 서늘한 장부의 냉기를 제거하고, 위장과 폐의 기능을 온보(溫補, 따뜻하게 덥힘)하여 혈액의 흐름을 원활하게 합니다.

목음체질은 목양과 달리 위장기능이 원만해 무엇이든지 소화가 잘 되어 가리지 않고 먹습니다. 게다가 심한 심장열 때문에 과일과 야채를 좋아합니다. 그러나 이런 냉성과일과 야채는 결국 센 간을 더욱더 세게 만들어, 간에 습열(濕熱)이 심해집니다. 게다가 목양체질과는 달리 목음체질은 뼈의 생성과 보존에 관여하는 신장 기능이 약한 탓에 고혈압 무릎의 퇴행성관절염 등의 발병률이 높습니다.

목양과 달리 목음체질은, 비정상적으로 강한 심장열(心臟熱)을 꺼주는 일과 허약한 신장의 양기 (陽氣)를 보강하는 것이 중요합니다. 심장이 강한 장기이기 때문에 간의 성질과 유사하게 피를 정맥으로 흡입하는 기능만 강하고, 동맥으로 송출하는 힘은 미약합니다. 이렇게 피가 대동맥으로 빠져나가지 못하고 정체되는 피의 압력으로 인해 심장이 좀 팽창하는 듯한 느낌으로 가슴이 압박을 받아, 심장은 늘 열에 시달리며 답답하고 뜨겁습니다. 이렇게 간의 동맥 내피는 협착해지고 심장의 뜨거운 열이 가세하니, 이것이 목음체질의 고혈압입니다. 이런 연유로 목음체질이 부정맥도 발생률이 제일 높습니다. 증상으로는 이 체질은 양 젖꼭지 사이 오목한 부위를 누르면 심한 압통을 느낍니다. 소엽, 연자심, 죽엽으로 열을 내립니다. 신장을 굳건하게 도와주면 심장의 열을 해소할 수 있습니다. 빼놓을 수 없는 가장 중요한 것으로, 폐에 마황, 백개자 등으로 더운 양기를 크게 보강하고, 설령 더위를 탄다고 하더라도 근본은 냉한 체질이므로 필히 속을 덥히는 방제를 병행해야 합니다.

(4) 수체질

중앙토(中央土)에 해당하는 비위를 뜨겁게 하여 건조시키되, 수양은 심장의 허혈을 보하는 방제에 중점을 두고, 수음은 폐의 냉기와 습기를 없애고 덥히는 처방에 집중합니다. 수체질은 늘 냉증에 시달리고 손발이 차갑고 추우면 마음이 편치 않으며 정서적으로도 불안정합니다. 오장육부가 수음체질 다음으로 몹시 차갑습니다. 그러나 수양체질은 폐의 건조한 기운이 강한 덕분에 소화가 잘 됩니다. 위장이 그렇게 차가운데도 모르고 속아 넘어갈 뿐입니다. 그 때문에 차가운 것을 겁 없이 잘 먹습니다. 자신을 너무 모르고 위장기능이 좋다고 자만하고 있는 것입니다. 그 결과 몸 안에서는 차가운 기운을 주체할 수 없어 위험수위까지 육박합니다. 그래서 종종 수양체질은 냉증으로 인한 위암이나 대장암, 심장병 등의 질병에 수음체질보다도 훨씬 더 잘 걸립니다. 그러므로 이 체질의 모든 병은 냉증(冷症)에서 비롯됩니다. 이 체질은 차가운 음식을 먹은 만큼에 비례하여 시간이 흐르면 병이 생깁니다. 당연히 차갑고 해로운 식생활과 차가운 기운을 많이 받으면 고혈압, 저혈압, 심장병, 뇌졸중이 필연적으로 따라옵니다.

그러므로 그러한 병을 극복하려면 반드시 차가운 기운을 제거하고 장부를 뜨겁게 하는 방제를 씁니다. 그리하여 위장, 비장, 췌장에 꽉 찬 한기(寒氣)를 없애주어야 합니다. 더불어 열이 많은 식품을 집중적으로 계속 섭취해야 합니다. 그렇지만 일반적인 상식으로는 고혈압이 있을 때 열이 많은 식품을 먹으면 악화된다고 여겨 꺼리는 경향이 있습니다. 고혈압 등에 걸린 사람들은 열이 많은 닭고기나 인삼, 꿀 등이 몹시 해롭다고 생각하여 이런 것들을 먹는 것을 두려워합니다. 그것은 주로 위와 폐가 강해 몸에 열이 많은 사람이 고혈압 등에 주로 걸리기 때문입니다.

특히 수음체질은 모든 체질 가운데 가장 차가운 체질입니다. 수음체질은 대개 차가운 위장의 소화력 장애로 인해 살이 찌는 사람이 별로 없습니다. 간혹, 냉기와 습기가 쌓여 살이 찌는 경우가 있습니다. 또한 열을 가장 많이 발산해야 할 위장과 폐가 가장 차갑고 약합니다. 적절하게 건강을 관리하지 않으면 나이가 들면서 온몸이 추위에 시달리고, 체내에 냉기가 갈수록 많아지며, 손발이 차갑고, 추우면 마음이 편치 않으며, 정서적으로도 불안정합니다. 오장육부가 몹시 차가운 것은 말할 나위가 없습니다. 모든 병은 냉증(冷症)에서 비롯됩니다. 이 체질은 시간이 흐르면서 차가운 음식을 먹은 만큼에 비례하여 병이 생깁니다. 냉성식품 위주로 섭생하면, 심장병, 뇌졸중 또는 저혈압이 필연적으로 따라옵니다. 순환기질환은 수양체질이 더 심합니다.

수체질은 장부의 냉증이 주요 병인이므로 오로지 몸을 따뜻하게 하는 길만이 병을 고칠 수 있습니다. 그러나 이 체질은 오장육부 장기에 한번 냉증(冷症)이 생기면 그 한기를 몰아내고 온기(溫氣)를 회복시키는 일이 쉽지 않습니다. 그래서 이 체질은 체질에 맞는 것 중에서 열이 많은 약재를 쓰지 않으면 결단코 회복이 안 됩니다. 온리제(溫裏劑), 즉 몸 안을 덥히는 약리작용이 뛰어난 약재(사인, 고량강, 소회향, 건강, 인삼 등)를 꼭 한방처방을 받아야만 신속하게 회복할 수 있습니다. 수음체질은 몸이 추우면 불안하고, 몸이 따뜻하면 세상이 편안합니다. 수양은 심장이 과열되어 얼굴과 가슴에 열증이 쌓이면 공기는 서늘한 것을 좋아하고 방바닥은 따뜻한 것을 좋아합니다.

5. 장생장수하는 법(壯生長壽法)

(1) 신장(腎臟)의 기운(氣運) 보강

한의학에서 사람의 생장장노사(生長壯老死)는 신기(腎氣)와 가장 밀접한 관련이 있습니다. 황제내경 소문 상고천진론에 이렇게 쓰여 있습니다. "장부 8세에 신기(腎氣)는 실해지고 머리칼은 길어나고 치아는 다시 나온다. 28세에 신기는 왕성해지고 정기(精氣)는 넘쳐서 쏟아낸다. 38세에 신기는 평균이 되고 근골은 강인해지고 치아는 장극(長極, 절정기)해진다. 58세에 신기는 쇠하여 머리칼은 빠지고 이는 약해진다. 68세에 양기는 쇠약해지고 고갈된다. 얼굴은 초췌해지고 머리칼은 윤기가 없고 희어진다. 88세에 신장은 쇠약해지고 정소(精少)하다. 형체는 끝에 다가가니 치아와 모발이 없어진다." 이것을 보면 신장의 기운이 사람의 생장, 발육, 노쇠과정에 주도적인 역할을 한다는 것을 알 수 있습니다. 신장의 기운이 강하면 노쇠는 잘 오지 않고 노화로 변하는 속도가 더디며 수명은 더 길어집니다. 신장이 약하면 반대의 현상이 나타납니다.

한의학에서 신장원기(腎臟元氣)는 선천의 근본으로 오장육부의 뿌리가 되며 생명의 문이 됩니다. 이 원기가 충실하면 정기가 강해지고 면역기능은 최고의 기능을 유지합니다. 실제로 면역세포의 전구물질인 혈구(血球)는 신장이 주관하는 골수에서 형성됩니다. 신장이 강해야 뼈가 튼튼합니다. 인체의 면역은 신장에서 가장 많이 발현되며, 그 다음은 간장입니다. 위장과 폐에서는 직접적으로 면역기능을 나타내지는 않으며 간신(肝腎)의 면역을 간접적으로 보조합니다. 신장의 허약은 면역저하를 가져옵니다. 주요면역체인 T세포의 기능은 흉선과 상관성을 가지며 신장 기운의 허약은 흉선이 퇴화될 때 나타납니다. 그러므로 **신장 기운을 보하고 조절하는 것이 한방의학의 특징으로 한의약의 노화방지와 생명연장에 효과가 있습니다.** 금양, 토양, 토음, 목음체질은 신장의 음기를 보하고 목음체질은 양기를 더해야 하며, 금음체질은 간의 음기를 보강하는 것이 신장을 돕는 것이며, 목양체질은 위를 덥히고 폐의 양기를 강화하는 길이 신장의 기운을 강화하는 것이며, 수음체질은 위장과 폐를 보양(補陽)하고 신장과 명문화(命門火)를 늘 따뜻하게 해주며, 수양체질 역시 위장을 보양하고 명문을 온보(溫補)하되 차가운 심장을 위하여 생냉(生冷)한 식품을 삼가야 합니다.

(2) 음양의 평형유지

그 다음으로 병리적 노쇠는 음양의 실조에서 나타납니다. 황제내경에서는 음승즉양병(陰勝則陽病), 양승즉음병(陽勝則陰病)이라 했습니다. 음기(陰氣)가 양기(陽氣)를 이기면 양병(陽病)이 생기고, 너무 양기가 음기를 이기면 음병(陰病)이 생긴다는 것입니다. 신체음양의 평형은 생리적 노쇠과정을 느리게 한다는 것입니다. 장생은 음양이 편중되지 않는 음양평형에 있습니다. 추위를 탄다고 해도 토양체질을 필두로 금양, 금음체질은 모두 서늘한 음의 기운으로서 양의 기운을 상쇄, 보완하며, 목양, 목음체질은 간열로서 덥다고 해도 본질은 간의 음기에서 나오는 서늘한 열기에 양의 기운을 보충하는 데 주력하고, 수양체질은 폐의 기운이 강하다고 자만하지 말고 서늘한 신장에 양의 기운을 보강하고, 수음체질은 오로지 신장과 위장에 더운 양기를 공급해야 합니다. 황제내경에서는 최적의 체온상태로 추위에도 더위에도 불편이 없는 이상적인 건강인(健康人)을 음양화평지인(陰陽和平之人)이라고 칭합니다.

(3) 체질식과 운동

'약보불여식보(藥補不如食補), 식보불여동보(食補不如動補)'라고 하여, 한약으로 보하는 것은 음식으로 보하는 것만 못하며, 음식으로 보하는 것은 운동보다는 못하다고 했습니다. 음식 조절과 적절한 운동이 노화를 막고 수명을 연장한다는 것은 자명한 사실입니다. 그러므로 장부의 기능과 신장의 기를 손상시키지 않기 위한 체질식과 균형 잡힌 영양섭취 및 체질과 체력에 맞는 적절한 운동이 절실합니다. 토양체질은 신장이 약하니 하체를 위하여 등산과 달리기, 걷기를 게을리 하지 말고 체력이 허락하면 좀 격렬하게 땀을 흘리는 운동을 추가하면 금상첨화입니다. 금체질은 근육을 주관하는 간기(肝氣)가 약해 근력운동이 필요합니다. 금양체질은 특히 하체가 허약하니 특히 등산, 걷기, 달리기에 주력해야 합니다. 목음체질은 신장 기(腎臟氣)가 약하니 등산, 걷기, 달리기를 열심히 하고, 가능하면 좀 격렬하게 땀을 흘리는 운동을 추가하면 폐의 허약을 보강해 아주 좋습니다. 수음체질은 폐의 허약을 보완하기 위해 심폐기능을 강화하는 수영과 등산이 좋습니다. 수양, 수음은 땀 흘리는 격렬한 운동은 삼가고 수영을 하고, 인간은 걸어야 하니 등산을 하면서 산천을 주유하면서 산과 같은 높은 기상을 기르고 도도히 흐르는 강물처럼 나쁜 기억들은 흘려보내는 곳이 좋습니다.

(4) 선량한 마음과 언어 및 좋은 약(良藥)

중국의 당나라 시대에 98세를 산 맹선(孟詵)은 이렇게 말했습니다.
'약인능보신양성자(若人能保身養性者), 상수선언막이구(常須善言莫離口), 상수선언막이수(常須良藥莫離手)', 즉 '사람이 신체를 잘 보존하고 성품을 잘 배양하면 항상 입에서 선량한 언어가 나오고 좋은 약재는 손에서 떠나지 않는다.'는 말입니다. 늘 선한 성품을 배양하여 **마음을 평화롭게 하면서 좋은 약을 가까이 할 것**을 권하였습니다.

(5) 생명을 영위함에 있어 모자라는 부분 보완

·우리 중 진정으로 건강한 신체를 가진 경우는 많지 않습니다. 무슨 병인가를 한두 가지씩 갖고 있으며, 그 병은 나이가 들어감에 따라 늘어납니다.

·사람은 자신의 감정과 정서를 제어하여 분노를 유발하지 않거나 근심하지 않고 두려워하지 않고 언제 어디서든지 사랑과 평화의 마음을 늘 완전하게 유지할 수는 없습니다. 마음의 화평은 깨질 수 있으며, 우리 중 다수는 늘 부정적인 감정과 싸우고 있습니다. 그렇기 때문에 신장을 포함한 오장육부는 쇠약해집니다.

·피로물질을 해독하는 간장과 신장의 기능을 약화시키는 과로를 피하기가 쉽지 않습니다.

·필요로 하는 운동과 영양을 만족시키기가 쉽지 않습니다.

·오염이 되지 않은 공기와 청정음식만을 먹고 살 수 있는 사람은 아마 없을 것입니다.

·완벽한 체질식을 하는 것은 쉬운 일이 아닙니다.

·남을 위해 살면 즐거움이 넘치는데 그렇게 살기가 어렵습니다.

이상과 같은 요인들에 의해 장부의 기능은 약화되고 신장의 기능은 쇠약해질 수밖에 없습니다. 물론 위와 같은 저해요인이 없다고 해도 우리의 몸은 나날이 노쇠해져 갑니다. 게다가 엔트로피 법칙에 의해 고등한 생명체나 유기체는 늘 가장 단순하고 안정적인 분자 혹은 원자 형태로 환원하려는 성질이 있습니다. 즉, 생명체에는 무생명으로 회귀하려는 본능이 있습니다. 사람은 흙에서 왔기에 다시 흙으로 돌아가려는 현재의 자연법칙을 거역할 수 없습니다. 그렇기에 60조 개의 정밀한 유기세포로 이루어진 인체는 현 세상에서는 어쩔 수 없이 파괴되어 단순형태로 돌아가려고만 합니다. 이것은 인체에 노화를 진행시킵니다. 그러므로 생활에서 늘 부족한 부분을 채워주려는 노력이 필요합니다.

(6) 팔체질 한의약방제로 신장 보완

이것이 바로 장생비법입니다. 여기서 한의약방제를 첫째로 꼽는 것은 한방제가 오장육부에서 생명의 기혈(氣血)이 순환되어 생리활동의 시작 또는 촉매제 역할을 하는 데에 다른 어떤 식물보다 효과적이기 때문입니다. 기혈순환이 정상이거나 특히 혈(血)로 상징되는 영양상태는 과잉하고, 기(氣)로 표현되는 장부의 기능적 측면은 모자랄 때 운동을 하면 기를 발생시켜 조화를 이루기에 유익합니다. 그러나 몸 안에 기혈(氣血)이 부족하고 장부의 기능이 어긋나 있으면, 운동을 열심히 하고 싶어도 할 힘이 없거니와 무리하게 운동을 했을 때 오히려 건강이 손상됩니다. 장부를 포대에 비유하자면, 찢어지거나 구멍 난 포대에 곡식을 담으면 도로 새어 나오는 것과 같습니다. 수리해서 더 이상 밖으로 곡식이 빠져나오지 않도록 한 다음에 담아야 합니다. 마찬가지로 장부의 기능이 망가져 있으면 필요한 영양을 보급해도 피와 살이 되지 않습니다. 장부를 정상으로 돌려주는 우선입니다. 그러므로 이때는 장부의 기능을 조화롭게 하는 팔체질 한방제로 보완하는 일이 우선입니다.

여기서 잠시 기혈에 관한 개념을 쉽게 설명해 보겠습니다. 한의학에서 기혈은 매우 중요한 요소로서, 전신건강의 핵심입니다. 증기(蒸氣)기관차는 알다시피 물을 끓여서 생기는 수증기로 동력을 발생시킵니다. 물을 끓이는 데 사용되는 열은 생체의 장부에서 발산하는 원기(元氣)에 비유할 수 있고, 증발하는 물은 혈(血)에 해당하며, 기관차가 움직일 수 있도록 증발하는 물이 솟구쳐 나오는 힘은 기(氣)에 비할 수 있습니다. 그러나 하나로 합해서 수증기가 되어 동력을 산출하는 것이기에, 실제로 따로 분리될 수는 없습니다. 한의학에서는 '기는 혈을 추동(推動)하며 혈은 기를 수반한다.'라고 했습니다.

전신을 순환하면서 생명의 활동을 추동하는 기혈도 청년기에 절정을 이루다가 장년기를 지나면서 쇠퇴합니다. 그러므로 그 이후로는 모자라는 기혈을 보완하는 것이 노쇠를 지연시키는 일입니다. 자동차를 오래 잘 타기 위해 기능적 수명을 연장시키려면 엔진오일을 포함한 윤활유 보충과 교환, 그리고 정시 소모품 교체 등은 물론이고, 전문정비업소에서 정비사의 정기적인 정비 및 점검을 받는 것과 좋은 운전습관을 갖는 것과 같은 이치입니다. 여기서 기관과 부속의 정비는 사람에 비하면 운기(運氣, 기를 원활하게 온몸에 순환시키는 기능)에 해당하고, 기관에 윤활유를 교환하고 보충하는 일은 혈액순환(血液循環) 활성화에 해당합니다.

이런 연유로 101세를 산 고대 중국의 의성(醫聖) 손사막에 의하면, "40세 이상이면 사약(瀉藥, 장부의 지나치게 항진된 기운을 덜어내는 약)을 복용하지 말고 보약(補藥, 장부의 모자라는 기혈을 채워주는 약)을 마셔야 하며, 50세 이상이면 사계절에 모두 보약을 거르지 말라"고 했습니다. 이런 방법으로 신장을 필두로 신체 장부를 보강하고 기혈순환을 촉진시킵니다. 그러므로 건강할지라도 **팔체질 한방보약을 팔체질한의사에게서 처방받아 수시로 드시기 바랍니다.** 이것이 수명을 연장하는 양생비법입니다.

■ **장생보법(壯生步法)**

엄지발가락에 힘을 싣되, 발뒤꿈치 중앙을 땅바닥에 먼저 놓고 그 다음에 힘이 실린 엄지발가락에 힘을 주면서 앞발바닥을 사뿐히 딛습니다. 이때 뒤꿈치 바깥쪽의 신발이 더 잘 닳아지는 사람은 안쪽 뒤꿈치에 힘을 주면서 걷고, 반대로 발뒤꿈치 안쪽의 신발이 더 많이 닳는 사람은 뒤꿈치 바깥쪽에 힘을 더 주는 기분으로 걷습니다. 동시에 배꼽에서 4.5cm아래 단전 또는 관원에 힘을 줍니다. 허리는 뒤로 좀 젖히고 가슴은 펴고 어깨의 힘은 빼고 팔은 수양버들처럼 늘어뜨리고 고개는 바르게 전방을 보고 걷습니다. 이렇게 걷기를 힘쓰면 단전(丹田)에 기가 생성되어 힘이 생기고 전신의 기혈순환이 원활해집니다.

■ **장생취침수면법(壯生就寢睡眠法)**

잠자리에 관해서는 이미 '체질의 모든 것'에서 설명하였습니다. 잠자리매트 재료는 자신의 체질에 맞는 것을 선택하는 것이 필수적이며, 전자파와 수맥을 차단해야 합니다. 이를 차단하지 않았다면 전자파와 수맥을 차단하는 매트를 선택합니다.(본 연구소에서 매트 정보를 제공합니다.) 베개는 반달형 경침을 매주 1-2회 사용하여 경추를 바로잡아주고 경추 4-5번을 받쳐주는 베개를 씁니다. 체중 65kg, 신장 170cm일 때의 경침의 높이는 6cm를 기준으로 하되, 체중 및 신장과 더불어 사람마다 목의 길이와 흉추의 만곡 및 어깨와 목살의 정도를 고려하여 가감합니다. 경침을 쓰면 깊은 잠을 잘 수 있고 아침잠이 깨면 머리가 맑습니다. 가능하면 맨바닥에서 자는 것이 좋고, 군용담요 1-2장 정도 이하의 두께로 깔고 잡니다. 푹신하게 자면, 자면서 경락의 자극이 없고 전신의 지압효과가 없어 혈액순환이 잘 안 됩니다. 얇은 시트에서 잘수록 체표의 혈관을 압박하여 혈관이 눌려 좁아지므로 혈액의 흐름은 더 빨라집니다. 주로 바르게 누워 자되 조금씩 좌우로 몸을 세워 잡니다. 이렇게 하면 경락과 혈(穴)을 자극하므로 기혈순환에 좋습니다. 옷은 벗고 자는 것이 좋고, 특히 하의(下衣)는 완전히 벗는 것이 하체의 산소 공급은 물론, 남성이나 여성 모두 성기의 혈액순환에도 좋으며, 결과적으로 신장 기능을 강화할 수 있어, 장수(長壽)에도 일조합니다. 그러나 목양, 목음, 수음체질은 어깨가 춥지 않도록 상의를 적당히 따뜻하게 입어야 합니다. 금체질은 조금 따뜻한 자리에서 충분히 두꺼운 이불을 덮고, 토양, 토음체질은 견딜만하면 자리를 따뜻하게 하되 이불은 얇게 하며, 목음체질은 심장이 더운 자리에 견딜 수 있으면 가능한 한 자리를 따끈하게 하여 충분히 이불을 덮고 잡니다. 목양체질은 자리도 뜨겁게 하고 이불도 두껍게 덮고 자는 것이 좋으며, 수양, 수음체질은 자리는 적당히 따뜻하게 하되 덥게는 하지 말고 이불은 따뜻하게 덮습니다.

■ 사계절(四季節)장생법

여름에 수양, 수음, 목양, 목음체질이 땀을 과도하게 흘리면 체내 온기가 소진되어 장부가 더 차가워지므로, 특히 하절기에는 격렬한 운동을 자제해야 합니다. 체내의 열기가 땀으로 소진되면 내장에 찬 기운만 남게 되므로 장기를 덥히는 것들을 섭취하는 것을 게을리 해서는 안 됩니다. 무더운 여름에는 힘든 등산 등을 조심하고 가벼운 등산을 즐기거나 산보 등이 좋습니다. 너무 찬 음료를 자제합니다. 열기가 부족해지면 가을과 겨울에 추위를 더 타게 되고 활력과 면역저하와 노화를 촉진합니다. 겨울에는 결코 한기가 체내에 침습하지 않도록 옷을 따뜻하게 입어야 합니다. 겨울에는 단백질을 충분히 섭취하여 장기의 기혈을 보존해야 합니다. 이렇게 봄을 대비하면 간의 이상 항진으로 인한 정서불안과 무기력을 예방할 수 있습니다. 봄에는 봄의 기운이 수음, 목양, 목음체질의 간기(肝氣)를 과강하게 하므로 정서상 괴롭고 답답해집니다. 이때에는 봄이 되기 전부터 체질에 적합한 육류를 충분히 섭취하여 폐기(肺氣)를 길러주면, 길항장기인 간의 기가 소산, 해소됩니다. 특히 겨울에는 야채와 냉성채소를 피하여 체온저하를 막아야 합니다. 봄과 겨울에는 어느 때보다도 운동을 열심히 해서 체온을 올리고 혈행을 원활하게 하고 간의 억눌린 기를 소통시켜줍니다. 음체질은 겨울에 체온 손실을 막고 운동과 충분한 단백질 섭취를 하는 것이 다른 모든 계절의 삶을 편안하게 해주는 길입니다.

 * 봄은 간을 보하는 계절로 금체질에는 좋으나, 목음, 수음체질에는 항진시키는 역기능이 있어, 간 기능이 약해지는 철이다.

금양, 금음체질은 여름에 가능한 한 햇볕을 피하는 것이 폐의 건조와 열증을 줄이는 방법이며, 이렇게 폐의 항진을 억제하면, 길항장기인 간이 압박을 덜 받아 약한 간을 달래줄 수 있습니다. 특히 간 기능의 활성화를 위해 바다생선회를 많이 섭취합니다. 이제 막 체질식을 시작했다면, 그동안 육식으로 인한 고지혈 및 높은 콜레스테롤 등으로 심장과 혈액순환장애가 있으므로 체내에 열이 가중되지 않도록 생선과 냉성채소와 과일을 충분히 섭취해야 합니다. 이러면 폐의 건조를 부채질하는 가을이 와도 힘들지 않게 간과 폐를 잘 보전할 수 있습니다. 여름철에는 이런 식으로 기혈순환을 억제하여 부족한 음기를 보완합니다. 가을 겨울에 운동량을 늘려줍니다.

토양, 토음체질은 여름에 뜨거운 열기가 체내에 침투하면 이것이 열사(熱邪)로 변하여, 가열된 비위장과 심장의 열을 불덩이로 만들기에 음양의 실조를 초래합니다. 이로 인해 당뇨, 고혈압, 신장 기능 장애 등이 유발됩니다. 여름철 내내 닭고기, 꿀, 인삼 등의 열성 식품을 피하고 냉성과일과 채소, 돼지고기 등을 먹어 열기로 인한 기혈이 격발하지 않도록 합니다. 특히 겨울에 반신욕을 열심히 해서 내열을 빼내주고, 체표의 한기를 제거해줍니다. 이렇게 다른 어떤 계절보다 여름에 체열이 몸 안에 적체되지 않도록 방비하는 길이 최고의 양생법입니다. 잘 이겨내야 다른 계절이 편안합니다.

■ 전지요법(轉地療法)

중병치유나 휴양을 위한 주거환경을 설명합니다. 또한 이 원칙은 자연에서 휴식과 운동을 할 때에도 똑같이 적용됩니다.

토양체질은 더운 체질이니 고지대나 서늘한 기후가 좋고, 조금 건조한 체질이니 계곡이나 강변, 호반이 좋습니다. 신장이 허하니 해변, 섬 등이 좋습니다. 또한 들판이나 산도 좋습니다. 이 중에 제일은 해변과 섬입니다. 휴식처로는 어디나 좋습니다.

금양체질은 더운 체질이니 그늘진 고지대나 서늘한 기후가 좋고, 건조한 체질이니 바람을 받는 강변, 호반, 계곡, 해변, 섬이 좋습니다. 그 중에 제일은 해변입니다.

금음체질은 금양체질 전체와 같습니다. 그러나 신장이 강하니 소금기 있는 해풍(海風)을 받는 해변보다는 호반, 강변이 제일입니다. 등산과 같은 운동을 제외하고, 휴식 시에는 가능하면 물가를 가까이 하십시오.

목양, 목음체질은 서늘한 체질이니 온화한 기후가 좋고, 폐가 습한 체질이니 습한 지역은 삼가고, 공기 소통이 잘 되어 습기가 적은 햇볕이 잘 드는 들판의 농촌이나 야산을 배경으로 하고 앞에는 들판이 있는 남향(南向)이나 산중(山中)이 좋습니다. 휴식을 취할 때에도 계곡, 해변, 강변, 섬 등은 피하면 더욱 좋고, 특히 봄에는 더 조심해야 간 기운의 손상이 적습니다.

수양체질은 차가운 체질이니 온화한 기후가 좋고, 폐가 건조하니 강변, 해변, 섬, 호반이 좋고, 그 중 제일은, 신장이 강하니 짠 기를 품은 해변보다는 강변, 호반이 좋고 그 다음은 계곡입니다. 휴식 시에도 가능하면 물가를 가까이 하십시오.

수음체질은 차가운 체질이니 온화한 기후가 좋고, 폐가 습하니 습기 많은 계곡, 해변, 강변, 섬은 수양과 달리 아주 해롭고, 특히 해변, 섬은 꼭 피하면 좋습니다. 습기가 적고 공기 소통이 잘 돼 건조하고 햇볕이 잘 드는 산중 및 산을 배경으로 하고 전경은 햇볕이 잘 드는 남향이 좋습니다. 휴식을 취할 때에도 계곡, 해변, 강변, 섬 등은 피해서 하면 더욱 좋고, 특히 봄에는 더 조심해야 간 기운의 손상이 적습니다.

6. 역대의방 장생도인법(歷代醫方 壯生導引法)

(아래 출처의 한문 원어는 의성 허준께서 중국 고대역대의방에서 전하는 장부를 강화하는 도인술을 동의보감 내경편 3권 오장육부에 체계적으로 수록한 각 장기의 도인법 원문이며, 한글 번역글은 한국한의학연구원에서 번역 저작한 『내손 안에 동의보감』 모바일 앱에서 그대로 발췌하였다.)

■ 장부 도인법(臟腑 導引法)

* 각자 체질적으로 약한 장부를 단련하는데 더 주력한다.

·간(肝)

可正坐, 以兩手相重, 按胜下, 徐緩身左右各三五度, 又可正坐, 兩手拽相叉, 翻覆向胸三五度. 此能去肝家積聚, 風邪毒氣.《臞仙》

정좌하고서 양 손을 겹쳐서 허벅다리를 누른 후 천천히 몸을 좌우로 각각 3–5번 이완시킨다. 또 정좌하고서 양 손을 깍지끼고 가슴을 향해 3–5번 뒤집는다. 이 방법으로 간병이 있는 사람의 적취와 풍사로 인한 독기를 제거할 수 있다.《구선》

·심장(心臟)

可正坐, 以兩手作拳, 用力左右互相築各六度. 又可正坐, 以一手按腕[주석-8]上, 一手向下, 拓空如重石. 又以兩手相叉, 以脚踏手中各五六度, 能去心胸間風邪諸疾, 閉氣爲之, 良久閉目, 三嚥津三叩齒而已. 《臞仙》

정좌하고서 양 손으로 주먹을 쥔 후, 힘을 주어 6번 좌우로 부딪친다. 정좌하고서 한 손으로 다른 손목을 누르되 그 다른 손은 아래로 향하게 한 후 무거운 돌이 있는 것처럼 공중을 밀친다. 또, 양 손을 깍지낀 후 발로 깍지 낀 손을 5-6번 밟으면 가슴에 있는 풍사 등 여러 질병을 제거할 수 있다. 숨을 참고 이와 같이 한 후 한참 동안 눈을 감은 채, 침을 3번 삼키고 치아를 3번 맞부딪치고서 마친다. 《구선》

·비위장(脾胃臟)

可大坐伸一脚屈一脚, 以兩手向後反掣各三五度. 亦可跪坐, 以兩手拒地, 回顧用力虎視各三五度, 能去脾藏積聚風邪喜食. 《臞仙》

다리를 펴고 앉은 후 한쪽 다리는 펴고 한쪽 다리는 굽힌다. 양 손을 뒤로 향한 후 15번 끌어당긴다. 또 꿇어앉아서 양 손으로 땅을 짚고 힘껏 돌아보며 호랑이처럼 보는 것을 15번 반복한다. 이렇게 하면 비장의 적취나 풍사를 제거하고 잘 먹을 수 있다. 《구선》

·폐(肺)

可正坐, 以兩手據地, 縮身曲脊向上五擧, 去肺家風邪積勞. 亦可反拳搥脊上左右各三五度, 此法去胸臆間風毒, 閉氣爲之良久, 閉目嚥液, 三叩齒爲止. 《臞仙》

정좌하고서 양 손으로 땅을 짚고 몸을 오그리고 척추를 굽혀 위로 5번 들면 폐병이 있는 사람의 풍사·적취·허로를 제거할 수 있다. 또, 주먹을 쥐고 척추의 좌우를 3-5번 때린다. 이것은 가슴에 있는 풍독을 제거한다. 숨을 참고 한참 있다가 눈을 감고 침을 삼키며 치아를 3번 맞부딪친 후에 마친다. 《구선》

可正坐, 以兩手相重, 按膑下, 徐緩身左右各三五度, 又可正坐, 兩手拽相叉, 翻覆向胸三五度. 此能去肝家積聚, 風邪毒氣.《臞仙》

정좌하고서 양 손을 겹쳐서 허벅다리를 누른 후 천천히 몸을 좌우로 각각 3-5번 이완시킨다. 또 정좌하고서 양 손을 깍지끼고 가슴을 향해 3-5번 뒤집는다. 이 방법으로 간병이 있는 사람의 적취와 풍사로 인한 독기를 제거할 수 있다.《구선》

· 콩팥(腎臟)

可正坐, 以兩手上從耳, 左右引脇三五度. 亦可以手着胸拋射左右同緩身三五度. 亦可以足前後踮左右各十數度. 能去腰腎膀胱間風邪積聚.《臞仙》

정좌하고서 양 손을 귀로부터 위로 올리고 좌우로 옆구리를 3-5번 당긴다. 또 손을 가슴에 붙였다가 좌우로 펴고는 3-5번 몸을 이완시킨다. 또 발을 전후좌우로 하며 십여 차례 뛴다. 이렇게 하면 신·방광에 있는 풍사와 적취를 제거할 수 있다.《구선》

擦腎俞穴法, 臨臥時, 坐於床, 垂足解衣, 閉氣舌拄上顎, 目示頂仍提縮穀道, 以手摩擦兩腎俞穴各一百二十次, 以多爲妙, 畢, 叩齒, 臥. 專治腎元虛冷, 小便滑數.《養老書》

신수혈을 문지르는 방법은 다음과 같다. 잘 때 침상에 앉아 다리를 늘어뜨리고 옷을 푼 후 숨을 막고 혀를 상악에 댄다. 눈으로는 정수리를 보고 항문을 오므리며 손으로 양 신유혈(腎俞穴)을 120번 문지른다. 많이 문지를수록 묘한 효과가 있다. 이것을 마치면 치아를 맞부딪치고 눕는다. 오로지 신원(腎元)이 허하고 차서 소변이 잦은 것을 치료한다.《양로서》

■ 도가 양생법(道家 養生法)
(유용한 양생법이니 평생을 두고 실천한다.)

1. 눈 코 귀 이마 볼 태양혈 문지르기
2. 혀를 입 천장에 대고 침을 내어 삼키기
3. 치아 맞부딪치기
4. 심화(心火)를 내려 단전으로 들어가게 하기

5. 태식호흡(하단전호흡, 금, 수양, 토음체질은 호(呼)를 길게 흡(吸)을 짧게. 목, 수음, 토양체질은 흡(吸)을 길게 하고 호(呼)를 짧게한다.)

(아래 동의보감원문과 한글번역본은 이해를 더 깊게 한다.)

又曰, 養性之士, 唾不至遠, 行不疾步, 耳不極聽, 目不極視, 不欲極飢而食, 食不可過飽, 不欲極渴而飮, 飮不欲過多.

또, "양성(養性)하는 선비는 침을 멀리 뱉지 않고 빨리 걷지 않는다. 너무 많이 들으려 하지 않고 너무 많이 보려고 하지 않는다. 배가 너무 고프기 전에 먹되 과식하지 않고, 갈증이 심하지 않은 상태에서 물을 마시되 지나치게 마시지는 않는다."고 하였다.

康曰, 養性有五難, 名利不去爲一難, 喜怒不除爲二難, 聲色不去爲三難, 滋味不絶爲四難, 神虛精散爲五難. 五者無於胸中, 則信順日, 道德日全, 不祈善而有福, 不求壽而自延, 此養生之大旨也.

혜강이, "양성(養性)에 다섯 가지 어려움이 있다. 명리(名利)를 버리지 못하는 것이 첫째 어려움이고, 희노를 없애지 못하는 것이 둘째 어려움이며, 소리와 색[聲色]을 버리지 못하는 것이 셋째 어려움이고, 기름진 음식을 끊지 못하는 것이 넷째 어려움이며, 신(神)이 허하고 정(精)이 흩어지는 것이 다섯째 어려움이다. 이 다섯 가지가 가슴속에 없으면 믿고 따르는 마음이 날로 두터워지고 도(道)와 덕(德)이 날로 온전해져서 선을 구하지 않아도 복이 오고 오래 살기를 바라지 않아도 절로 장수하게 된다. 이것이 양생의 큰 요지이다."라 하였다.

類纂曰, 養目力者常瞑, 養耳力者常飽, 養臂者常屈伸, 養股脛者常步履.

《유찬》에, "눈이 잘 보이게 하려면 늘 눈을 감아야 하고, 귀가 잘 들리게 하려면 늘 배불리 먹어야 하며, 팔의 힘을 기르려면 늘 구부렸다 폈다 하여야 하고, 다리의 힘을 기르려면 늘 걸어야 한다."라 하였다.

孫眞人曰, 雖常服餌, 而不知養性之術, 亦難以長生也. 養性之道, 常欲少勞, 但莫大疲及强所不能堪耳. 夫流水不腐, 戶樞不, 以其運動故也. 養性之道, 莫久行, 久立, 久坐, 久臥, 久視, 久聽, 皆令損壽也.

손진인이, "비록 좋은 음식을 늘 먹더라도 양성술을 알지 못하면 장수하기 어렵다. 양성하는 방법은 늘 힘을 적게 쓰고 너무 피로하게 만들거나 감당할 수 없는 일을 억지로 하지 않는 것이다. 흐르는 물이 썩지 않고 문의 지도리가 좀먹지 않는 것은 늘 움직이기 때문이다. 양성하는 방법은 오래 걷거나 오래 서있거나 오래 앉아 있거나 오래 누워 있거나 오래 보거나 오래 듣지 않는 것이다. 이 방법을 쓰지 않으면 모두 수명을 단축한다.”고 하였다.

又曰, 凡言傷者, 亦不卽覺也. 謂久則損壽耳.

또 말하기를, “수명이 손상된다고 말한 것은 바로 알아차리지는 못하더라도 오래되면 수명이 단축된다는 것을 뜻 한다.”라 하였다.

洞神眞經曰, 養生以不損爲延年之術, 不損以有補爲衛生之經. 居安慮危, 防未萌也. 雖少年致損, 氣弱體枯, 及晚景得悟, 防患補益, 則氣血有餘而神自足, 自然長生也.

《통신진경》에, “양생에서는 손상시키지 않는 것이 수명을 연장시키는 방법이다. 손상시키지 않는 것에서는 보하는 것이 생명을 보호하는 방법이다. 편안할 때 위태로울까 걱정하는 것은 위험의 싹이 나기 전에 막으려는 것이다. 어린 나이에 손상을 입어 기가 약해지고 신체가 마른 경우에도 황혼의 시기에 깨달아 우환을 막고 보익하면 기혈이 넉넉해지고 신이 충족되어 자연히 장생하게 된다.”고 하였다.

■ 환단내련법(還丹內煉法)

(이미 혀를 입천장에 대어 만들어진 타액을 삼키는 이 방법은 서술되었으나 따로 또 반복하는 핵심 양생술이니 주지하기 바란다.)

金丹問答曰, 金液者, 金水也. 金爲水母, 母隱子胎, 因有還丹之號也. 前賢有曰, 丹者, 丹田也. 液者, 肺液也. 以肺液還于丹田, 故曰金液還丹.

《금단문답》에, “금액(金液)이란 금수(金水)이다. 금은 수(水)의 어미가 되는데, 어미가 자식의 태(胎)에 숨어들기 때문에 환단(還丹)이라고 부른다. 선현(先賢)들이, ‘단(丹)이란 단전을 가리키고 액(液)이란 폐액(肺液)을 가리킨다.’라고 하였다. 폐액을 단전으로 돌리기 때문에 금액환단(金液還丹)이라고 한다.”고 하였다.

贈諶高士歌曰, 君且聽我試說, 語無多眞妙訣, 夜深龍吟虎嘯時, 急駕河車無暫歇, 須臾搬入泥丸頂, 進火玉爐烹似雪, 華池神水湛澄澄, 灌黃芽應時節, 瓊漿玉液頻呑嚥, 四體熏蒸顔色別, 傍門小法幾千般, 惟有此道最直截.

심고사(諶高士)에게 드리는 노래에, "그대여, 나의 말을 들으시오. 간단한 말이지만 참으로 묘결(妙訣)이라네. 깊은 밤 용이 울고 호랑이가 포효할 때 잠시도 쉬지 않고 급히 하거(河車)를 몰아 순식간에 니환(泥丸)의 정상으로 들어가 옥화로에 불을 피워 흰 눈같이 삶아 화지(華池)의 신수(神水) 맑디맑게 고이거든 때 맞추어 누런 새싹에 물을 주듯 보배로운 장수와 옥액을 자주 삼키면 온몸이 따뜻해지고 안색이 달라진다네. 방문(傍門)의 작은 법이 몇 천이나 되지만 오직 이 방법만이 제일 확실하네."라고 하였다.

易眞論曰, 大修行人, 旣得刀圭入口, 運己眞火以養之. 凡運火之際, 忽覺尾閭有物, 直衝夾脊雙關, 瀝瀝有聲, 逆上泥丸, 復自泥丸觸上顎, 顆顆降入口中, 味如氷, 香甛軟美, 覺有此狀, 乃是金液還丹也. 徐徐嚥歸丹田, 常常如此不絶, 則五藏淸虛, 閉目內觀, 藏府歷歷如照燭, 漸次有金光身, 此乃眞景象也.

《역진론》에, "큰 수행을 하는 사람은 단약을 먹은 뒤에 진화(眞火)를 움직여 몸을 봉양한다. 불덩이를 움직일 때는 갑자기 미려관에 무언가 있음을 느끼게 되고 척추 옆 녹로관과 옥침관을 치받으며 물방울 떨어지는 소리가 나면서 이환궁으로 거슬러 올라간다. 다시 이환궁에서 입천장으로 부딪치다가 알알이 입 속으로 내려가는데 그 맛은 차가운 연유와 같이 향기롭고 달며 연하다. 이와 같이 느끼면 금액(金液)이 단전으로 돌아가는 것이다. 이것을 서서히 삼켜서 단전으로 내려보낸다. 멈추지 않고 이와 같이 하면 오장이 청허해진다. 눈을 감고 자신의 내면을 보면 장부가 불로 비추듯 자세히 보이며 점차 금빛이 몸을 덮는데, 이것이 진경(眞景)의 모습이다."라 하였다.

問答曰, 還丹之要, 在於神水華池. 神水, 液也. 水之在口曰華池.

《문답》에, "환단의 요체는 신수(神水)와 화지(華地)에 있다. 신수는 액(液)이고 그 수(水)가 입에 고인 것을 화지라고 한다."고 하였다.

邵子曰, 天之神發乎日, 人之神發乎目, 愚謂目之所至, 心亦至焉. 故內煉之法, 以目視鼻, 以鼻對臍,降心火入于丹田, 盖不過片餉功夫而已.

소자(邵子)가, "하늘의 신(神)은 해에서 나오고 사람의 신(神)은 눈으로 나온다. 그래서 나는 눈이 가는 곳에 마음도 간다고 말하였다. 그러므로 몸 안을 단련하는 방법은 눈으로는 코를 보면서 코를 배꼽에 대응시키고, 심화(心火)를 내려 단전으로 들어가게 하는 것이다. 이것은 잠깐만 노력하면 할 수 있다."고 하였다.

■ 양성의 금기(養性 禁忌)

養性書曰, 善攝生者, 無犯日月之忌, 無失歲時之和. 須知一日之忌, 暮無飽食. 一月之忌, 晦無大醉. 一歲之忌, 冬無遠行, 終身之忌, 夜不燃燭行房.

《양성서》에, "섭생을 잘 하려는 사람은 하루와 한 달의 금기를 어기지 말고 일년 사계절에 맞춰 살아야만 한다. 하루의 금기는 저녁에 포식하지 않는 것이고, 1달의 금기는 그믐에 만취하지 않는 것이고, 1년의 금기는 겨울에 멀리 여행하지 않는 것이고, 평생의 금기는 밤에 불을 켜고 성생활을 하지 않는 것이다."라 하였다.

又曰, 喜怒損志, 哀戚損性, 榮華惑德, 陰陽竭精, 學道之大忌也.

또, "희노는 지(志)를 상하게 하고, 슬픔은 성(性)을 상하게 하며, 영화(榮華)는 덕을 어지럽히고, 성생활은 정을 고갈시킨다. 이것이 도를 배울 때 가장 유의해야 할 점이다."라 하였다.

眞誥曰, 眼者身之鏡, 耳者體之, 視多則鏡昏, 聽衆則閉. 面者神之庭, 髮者腦之華, 心憂則面戚, 腦減則髮白. 精者人之神, 明者身之寶, 勞多則精散, 營競則明消.

《진고》에, "눈은 몸의 거울이고 귀는 몸의 창문이다. 많이 보면 거울이 어두워지고 여러 가지를 들으면 창문이 막힌다. 얼굴은 신(神)의 뜰이고 머리카락은 뇌(腦)의 꽃이다. 마음이 우울하면 얼굴이 수척해지고 뇌가 줄어들면 머리카락이 희어진다. 정은 사람의 신(神)이고 밝음[明]은 몸의 보배이다. 과로하면 정이 흩어지고 일이 너무 많으면 밝음이 사라진다."고 하였다.

抱朴子曰, 善攝生者, 常少思, 少念, 少慾, 少事, 少語, 少笑, 少愁, 少樂, 少喜, 少怒, 少好, 少惡.

行此十二少者, 養性之都契也. 多思則神殆, 多念則志散, 多慾則志昏, 多事則形勞, 多語則氣乏, 多笑則藏傷, 多愁則心慴, 多樂則意溢, 多喜則妄錯昏亂, 多怒則百脈不定, 多好則專迷不理, 多惡則憔悴無歡. 凡此十二多不除, 則榮衛失度, 血氣妄行, 喪生之本也.

《포박자》에, "섭생을 잘하는 자는 늘 생각을 줄이고, 생각을 마음에 품지 않으며, 욕심을 줄이고, 일을 줄이며, 말을 줄이고, 웃음을 줄이며, 근심을 줄이고, 즐거움을 줄이며, 기쁨을 줄이고, 성냄을 줄이며, 조금만 좋아하고, 조금만 미워한다. 이 12가지를 줄이는 것이 양성의 요령이다. 생각이 많으면 신(神)이 위태롭고, 생각을 마음에 품고 있으면 뜻이 흩어진다. 욕심이 많으면 뜻이 어두워지고, 일이 많으면 형(形)이 피로해진다. 말이 많으면 기가 부족해지고, 웃음이 많으면 오장이 상한다. 근심이 많으면 마음이 떨리고, 즐거움이 많으면 생각이 넘치게 된다. 많이 기뻐하면 어지럽게 뒤섞이고, 성을 많이 내면 백맥(百脈)이 안정되지 않는다. 좋아하는 것이 많으면 미혹되어 이치를 따지지 못하고, 미워하는 것이 많으면 초췌해지고 즐거움이 없게 된다. 이 12가지를 없애지 않으면 영위(榮衛)가 길을 잃고 혈기가 제멋대로 흘러 생명의 근본을 잃게 된다."고 하였다.

■ 배꼽훈증 비방(熏臍秘方)

除百病, 保命, 延年. 灸臍法.
온갖 병을 없애고 생명을 보전하여 수명을 늘린다. 배꼽에 뜸을 뜨는 법.

(출처: 동의보감 한문 원문과 한국한의학연구원 번역 "내 손 안에 동의보감" 모바일 앱의 한글번역본)

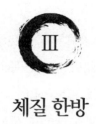

체질 한방

※ 아래 내용이 체질한방을 연구하는 분들에게 도움이 되기를 바랍니다.

1. 금양체질

금양체질은 위장과 폐의 열기(熱氣)를 식히고 신장을 보합니다. 금체질은 대체로 폐에 열이 가득 차 있습니다. 그 증거로는 어깨와 목이 만나는 견정(肩井)이라는 혈(穴)을 눌러 보면, 금체질은 모두가 한결같이 압통을 느낍니다. 이처럼 폐에 열이 지나치게 많아지면 심장에서 나오는 폐동맥이 가열됩니다. 그 결과 폐동맥의 혈관 내피가 팽창됨에 따라 혈관이 좁아져 혈행(血行)이 순조롭지 못하고 압력이 높아집니다. 이렇게 금체질은 고혈압이 폐동맥에서 시작하여 전신의 혈행을 방해하는 것입니다.

한편 폐는 위로 솟구치는 성질이 강합니다. 그리하여 혈액을 머리 쪽으로 올려 보내려 하는 경향이 더 강합니다. 또한 폐열로 인해 두면부에는 다른 체질보다도 열이 많이 쌓입니다. 그러면 역시 뇌의 미세한 혈관은 열로 인해 내피가 팽창하여 혈압은 높아지는데, 거기에 폐의 위로 솟구쳐 올리는 송출력이 가세하여 뇌혈관이 파열됩니다. 이것이 금체질의 중풍의 발병기전입니다.

더구나 이미 설명한 바와 같이 금체질은 간과 쓸개가 가장 취약한 장부입니다. 그러므로 체질에 해로운 육류를 섭취하면, 육류의 지방과 단백질을 완전히 분해하지 못하므로 간에는 지방이 쌓이고, 심장과 혈중에는 지방과 콜레스테롤이 노폐물로서 체질적으로 더 잘 쌓입니다. 동시에 폐도 악화되므로 천식, 폐조(肺燥) 등의 증상이 나타나면서 길항장기인 간을 더 나쁘게 합니다. 폐조는 폐가 건조해져 코마름이 발생하거나, 기도가 건조해지거나, 입이 말라 갈증을 느끼는 상태를 말합니다. 그 결과 심장질환이 유발됩니다.

결과적으로 폐열이 강해 고혈압이 생기기 쉬운 조건에서 육류나 열성식품을 지속적으로 섭취한 결과, 폐동맥에서는 고혈압이 발생하고, 심장의 관상동맥에 콜레스테롤이 침착하여 협심증 심근경색이 생기고, 혈액의 솟구치는 기운이 미세한 뇌혈관으로 뻗치면 뇌출혈로 중풍이 옵니다. 이 체질의 뇌졸중은 혈관이 막혀서 발생하는 것이 아니라, 주로 혈관이 터져서 발생합니다. 그것은 폐의 치솟는 기운이 너무 세기 때문입니다.

그러므로 반드시 기본적으로 음식물을 체질에 어울리게 먹어야 합니다. 그러나 음식은 약리작용이 약합니다. 그렇기 때문에 빠른 효과를 기대하기 어렵습니다. 게다가 너무 오랜 세월 병고를 겪었다면, 아무리 철저하게 식이요법을 해도, 폐열을 식혀주고 심장의 혈전, 어혈, 뇌혈관의 뭉친 열을 해소하는 일이 쉽지 않습니다.

따라서 금체질의 혈관질환을 근본적으로 치유하기 위해서는, 금체질의 경우 폐가 너무 강하고 과열되어 있으므로, 열을 내려 조절해주고 약리 작용이 탁월한 체질 한방제를 꼭 쓰는 것이 좋습니다. 일반음식과 달리 한약재는 천연물질로서 특정 장기나 신체부위에 대한 약리작용이 강하고 신체기능 복원력과 면역기능 또한 탁월합니다. 체질에 맞고 약리작용이 뛰어난 약용식물들을 골라 증상에 맞는 추출물을 섭취하면 회복이 빠릅니다. 이렇지 않고는 수십 년간 쌓이고 쌓인 병증을 개선한다는 것은 실로 어려운 일입니다.

또한 병의 깊이에 따라 치유기간도 다릅니다. 어떤 사람은 체력이 강해서 이를 먹으면 바로 효과가 나는 사람도 있는가 하면, 어떤 사람은 2-3개월 지나서 효과가 나는 경우도 있고, 때로는 반년을 먹어야 비로소 반응이 나타나기도 합니다. 물론 이를 먹는 사람의 몸 안에서 체질한방이 부단히 작용하고 있더라도, 몸 밖에서 반응을 느끼지 못할 뿐입니다. 그러므로 참을성을 가지고 꾸준히 섭취해 가면 어느 시점에 가서 효력이 발생합니다. 사람은 건강의 정도에 따라 개선되는 시점과 정도가 다르기 마련입니다.

한편, 한약은 간에 해로우니 먹으면 안 된다고 말하는 사람들도 있습니다. 사실 한약을 먹고 몸을 상한 사례가 적지는 않습니다. 하지만 한약 모두가 해롭다면 오늘날까지 어떻게 한방의료가 국민건강에 기여하여 대중화될 수 있었겠습니까? 사람은 건강 정도에 따라 체력과 간의 해독 기능에 차이가 있습니다. 특별하게 암, 간장병, 간염 등이 없는 한, 한의사의 진단에 따라 처방된 한방약은 약리작용이 잘 나타납니다.

한편, 간의 **해독 기능**이 몹시 취약한 환자의 경우에는 체질에 맞지 않는 약재의 분량과 약재의 수량에 비례하여 부작용의 정도가 다르게 나타납니다. 때때로 한약을 먹어본 사람들 중에는, 약이 처음에는 좋았는데 그 다음에 똑같은 약을 그대로 지어 먹었을 때는 안 좋았다는 경험을 말하는 사람이 있습니다. 이것은 약 속에 필시 체질에 안 맞는 약재가 들어 있는 것은 사실이었으나, 그 사람의 간의 해독력과 체력이 뒷받침되어 고유의 약리작용의 치유효과를 보았습니다. 그러나 그 약에 대한 그 사람의 간의 해독력이 한계점 끝에 왔기에 이제는 더 이상 약리작용은 나타나지 않고, 생체기능을 약화시키기 시작했기 때문입니다.

그런가 하면, 식품도 처음에는 좋다가 나중에는 안 좋거나 잘 모르겠다고 말하는 사람들이 있습니다. 이 경우도 그 식품의 전부 또는 일부가 그 사람에게 맞지 않기 때문입니다. 사실 식품의 이름을 보면 그 이름의 성분이 다 들어가 있는 것으로 알고 확인 없이 무심코 먹습니다. 그러나 자세히 성분표시를 읽어보면 자신의 체질에 맞지 않는 원료가 상당히 여러 종류가 들어있는 식품들이 많습니다. 그럴 수밖에 없는 것이, 생산자들은 요즘 인기 있는 식품원료를 체질과 관계없이 배합하기 때문입니다. 한 가지 예를 들면, 장뇌삼이라는 제품인데 성분을 보니 오가피가 함께 들어 있습니다. 인삼은 수체질과 목양체질에는 좋지만 나머지 체질에는 안 좋습니다. 오가피는 금체질에만 적합하고 나머지 체질에는 다 나쁩니다. 한편 수체질에 오가피는 해롭고, 금체질에 인삼은 나쁩니다. 체질의학적 관점에서 볼 때, 오가피는 어느 누구에게도 진정 약이 되는 식품이 아닙니다. 따라서 식품을 선택할 때에는 신중하게 잘 골라야 합니다.

그렇기 때문에 몸에 효과가 없거나 부작용이 생기는 것은 식품이나 약재에 문제가 있기 때문이 아닙니다. 문제는 체질에 맞지 않는 식품과 약재를 쓴다는 데 있습니다. 사실 무슨 약재든지 적정량을 체질에 적합한 사람에게 증상에 맞게 쓰면 사람을 살리는 약이 됩니다. 약재는 식품과 같이 유용합니다. 그러나 모든 체질에 다 좋게 작용하는 것은 아닙니다. 특정 식품이 체질에 따라 이롭거나 해롭게 작용하는 것처럼, 한약재도 체질에 따라 약(藥)도 되고 독(毒)도 됩니다. 예컨대 수음, 수양, 목양체질인 사람에게는 100년 산삼이 살리는 약이지만, 금양, 금음, 토양체질에는 죽이는 약입니다.

약재는 말 그대로 약리작용이 음식에 비해 아주 강합니다. 그래서 음식은 소화만 된다면 많이 먹어도 상관없지만 한약재는 1일 투여량 등 규정사항이 있는 것입니다.

한편, 체질에 맞게 조성된 한방은 환자의 영양분 흡수력에 문제가 없는 한, 부작용은 거의 없습니다. 심지어 간의 기능이 손상된 간경화, 간암, 간염, 암 환자의 경우에도 그렇습니다. 대체로 한약은 식후 30분 후에 복용합니다. 식후에 먹으면 아직 위장에 음식물이 머물러 있기에, 함께 섞여서 위장의 벽을 자극하지 않습니다. 이런 식으로 혹시 있을 수 있는 한약의 위장장애를 예방합니다. 그러나 체질에 맞게 조성된 한방제는 간의 **해독 기능**이 손상된 환자라 하더라도 식전, 식후 가릴 것 없이 아무 때나, 심지어 빈속에 먹어도 문제가 없습니다. 속이 편안합니다. 오랫동안 먹어도 부작용이 생기지 않습니다. 오히려 건강은 나날이 증진됩니다.

하지만 체질과 관계없이 조성된 한약은 간 환자들의 건강을 더 악화시킬 수도 있습니다. 그렇기 때문에 소화기내과 의사들은 거의 한결같이, 간질환 환자들에게 한약은 물론이고 녹즙, 건강식품 등을 먹지 않도록 제한합니다. 의사가 나빠진 환자들에게 나빠진 내력을 물어볼 때, 환자들이 위와 같은 것들을 먹었다고 밝히기 때문입니다. 그러니 의사들 입장에서는 당연히 환자의 몸을 망친다고 생각하는 것들을 금지시킬 수밖에 없는 일입니다.

다른 한편 간 환자라도 어떤 방법으로든 제 몸에 잘 맞는 한약이나 식품을 먹고 좋아졌다면 환자의 몸은 호전되기에 추궁당하지도 않을뿐더러, 그 공로는 의사의 몫이 됩니다. 환자들은 자기들이 먹고 좋아져도 밝히지 않습니다. 그러니 의사로서는 한약이나 식품의 효과는 알 턱이 없고 오로지 그것들이 해롭게 작용하는 쪽만 알 수밖에 없는 것입니다. 사실이 이러하므로 중환자들 사이에서는 간에는 한약이 해롭다는 생각이 지배적일 수밖에 없습니다. 그래서 환자들은 겁을 먹고 무조건 한약을 꺼려합니다.

결론적으로 금양체질은 첫째 고혈압, 둘째 육식과다가 원인이 된 협심증이나 심근경색, 셋째 당뇨 순으로 많이 발생합니다. 체질치유를 하시는 분들은 팔체질의학을 굳건히 확신하고, 부화뇌동하지 말고, 체질한방으로 선택적으로 열을 쏟아내야 할 장부는 열을 내려주고, 약한 장부는 강화하여 치료효과를 높일 수 있습니다.

2. 금음체질

금음체질은 폐의 열기(熱氣)를 식히고 심열을 내려줍니다. 금체질은 대체로 폐에 열이 가득 차 있습니다. 그 증거로는 어깨와 목이 만나는 견정(肩井)이라는 혈(穴)을 눌러 보면, 금체질은 모두가 한결같이 압통을 느낍니다. 이처럼 폐에 열이 지나치게 많아지면 심장에서 나오는 폐동맥이 가열됩니다. 그 결과 폐동맥의 혈관 내피가 팽창됨에 따라 혈관이 좁아져 혈행(血行)이 순조롭지 못하고 압력이 높아집니다. 이렇게 금체질은 고혈압이 폐동맥에서 시작하여 전신의 혈행을 방해하는 것입니다.

한편 폐는 위로 솟구치는 성질이 강합니다. 그리하여 혈액을 머리 쪽으로 올려 보내려하는 경향이 더 강합니다. 또한 폐열로 인해 두면부에는 다른 체질보다도 열이 많이 쌓입니다. 그러면 역시 뇌의 미세한 혈관은 열로 인해 내피가 팽창하여 혈압은 높아지는데, 거기에 폐의 위로 솟구쳐 올리는 송출력이 가세하여 뇌혈관이 파열됩니다. 이것이 금체질의 중풍의 발병기전입니다.

더구나 이미 설명한 바와 같이 금체질은 간과 쓸개가 가장 취약한 장부입니다. 그러므로 체질에 해로운 육류를 섭취하면, 육류의 지방과 단백질을 완전히 분해하지 못하므로 간에는 지방이 쌓이고, 심장과 혈중에는 지방과 콜레스테롤이 노폐물로서 체질적으로 더 잘 쌓입니다. 동시에 폐도 악화되므로 천식, 폐조(肺燥) 등의 증상이 나타나면서 길항장기인 간을 더 나쁘게 합니다. 폐조는 폐가 건조해져 코마름이 발생하거나, 기도가 건조해지거나, 입이 말라 갈증을 느끼는 상태를 말합니다. 그 결과 심장질환이 유발됩니다.

결과적으로 폐열이 강해 고혈압이 생기기 쉬운 조건에서 육류나 열성식품을 지속적으로 섭취한 결과, 폐동맥에서는 고혈압이 발생하고, 심장의 관상동맥에 콜레스테롤이 침착하여 협심증 심근경색이 생기고, 혈액의 솟구치는 기운이 미세한 뇌혈관으로 뻗치면 뇌출혈로 중풍이 옵니다. 이 체질의 뇌졸중은 혈관이 막혀서 발생하는 것이 아니라, 주로 혈관이 터져서 발생합니다. 그것은 폐의 치솟는 기운이 너무 세기 때문입니다.

그러므로 반드시 기본적으로 음식물을 체질에 어울리게 먹어야 합니다. 그러나 음식은 약리작용이 약합니다. 그렇기 때문에 빠른 효과를 기대하기 어렵습니다. 게다가 너무 오랜 세월 병고를 겪었다면, 아무리 철저하게 식이요법을 해도, 폐열을 식혀주고 심장의 혈전, 어혈, 뇌혈관의 뭉친 열을 해소하는 일이 쉽지 않습니다.

따라서 금체질의 혈관질환을 근본적으로 치유하기 위해서는, 금체질의 경우 폐가 너무 강하고 과열되어 있으므로, 열을 내려 조절해주고 약리 작용이 탁월한 체질 한방제를 꼭 쓰는 것이 좋습니다.

일반음식과 달리 한약재는 천연물질로서 특정 장기나 신체부위에 대한 약리작용이 강하고 신체 기능 복원력과 면역기능 또한 탁월합니다. 체질에 맞고 약리작용이 뛰어난 약용식물들을 골라 증상에 맞는 추출물을 섭취하면 회복이 빠릅니다. 이렇지 않고는 수십 년간 쌓이고 쌓인 병증을 개선한다는 것은 실로 어려운 일입니다.

또한 병의 깊이에 따라 치유기간도 다릅니다. 어떤 사람은 체력이 강해서 이를 먹으면 바로 효과가 나는 사람도 있는가 하면, 어떤 사람은 2-3개월 지나서 효과가 나는 경우도 있고, 때로는 반년을 먹어야 비로소 반응이 나타나기도 합니다. 물론 이를 먹는 사람의 몸 안에서 체질한방이 부단히 작용하고 있더라도, 몸 밖에서 반응을 느끼지 못할 뿐입니다. 그러므로 참을성을 가지고 꾸준히 섭취해 가면 어느 시점에 가서 효력이 발생합니다. 사람은 건강의 정도에 따라 개선되는 시점과 정도가 다르기 마련입니다.

한편 한약은 간에 해로우니 먹으면 안 된다고 말하는 사람들도 있습니다. 사실 한약을 먹고 몸을 상한 사례가 적지는 않습니다. 하지만 한약 모두가 해롭다면 오늘날까지 어떻게 한방의료가 국민건강에 기여하여 대중화될 수 있었겠습니까? 사람은 건강 정도에 따라 체력과 간의 해독 기능에 차이가 있습니다. 특별하게 암, 간장병, 간염 등이 없는 한, 한의사의 진단에 따라 처방된 한방약은 약리작용이 잘 나타납니다.

한편, 간의 해독 기능이 몹시 취약한 환자의 경우에는 체질에 맞지 않는 약재의 분량과 약재의 수량에 비례하여 부작용의 정도가 다르게 나타납니다. 때때로 한약을 먹어본 사람들 중에는, 약이 처음에는 좋았는데 그 다음에 똑같은 약을 그대로 지어 먹었을 때는 안 좋았다는 경험을 말하는 사람이 있습니다. 이것은 약 속에 필시 체질에 안 맞는 약재가 들어 있는 것은 사실이었으나, 그 사람의 간의 해독력과 체력이 뒷받침되어 고유의 약리작용의 치유효과를 보았습니다. 그러나 그 약에 대한 그 사람의 간의 해독력의 한계점 끝에 왔기에 이제는 더 이상 약리작용은 나타나지 않고, 생체기능을 약화시키기 시작했기 때문입니다.

그런가 하면, 식품도 처음에는 좋다가 나중에는 안 좋거나 잘 모르겠다고 말하는 사람들이 있습니다. 이 경우도 그 식품의 전부 또는 일부가 그 사람에게 맞지 않기 때문입니다. 사실 식품의 이름을 보면 그 이름의 성분이 다 들어가 있는 것으로 알고 확인 없이 무심코 먹습니다. 그러나 자세히 성분표시를 읽어보면 자신의 체질에 맞지 않는 원료가 상당히 여러 종류가 들어있는 식품들이 많습니다. 그럴 수밖에 없는 것이, 생산자들은 요즘 인기 있는 식품원료를 체질과 관계없이 배합하기 때문입니다. 한 가지 예를 들면, 장뇌삼이라는 제품인데 성분을 보니 오가피가 함께 들어 있습니다. 인삼은 수체질과 목양체질에는 좋지만 나머지 체질에는 안 좋습니다. 오가피는 금체질에만 적합하고 나머지 체질에는 다 나쁩니다. 한편 수체질에 오가피는 해롭고, 금체질에 인삼은 나쁩니다. 체질의학적 관점에서 볼 때, 오가피는 어느 누구에게도 진정 약이 되는 식품이 아닙니다. 따라서 식품을 선택할 때에는 신중하게 잘 골라야 합니다.

그렇기 때문에 몸에 효과가 없거나 부작용이 생기는 것은 식품이나 약재에 문제가 있기 때문이 아닙니다. 문제는 체질에 맞지 않는 식품과 약재를 쓴다는 데 있습니다. 사실 무슨 약재든지 적정량을 체질에 적합한 사람에게 증상에 맞게 쓰면 사람을 살리는 약이 됩니다. 약재는 식품과 같이 유용합니다. 그러나 모든 체질에 다 좋게 작용하는 것은 아닙니다. 특정 식품이 체질에 따라 이롭거나 해롭게 작용하는 것처럼, 한약재도 체질에 따라 약(藥)도 되고 독(毒)도 됩니다. 예컨대 수음, 수양, 목양체질인 사람에게는 100년 산삼이 살리는 약이지만, 금양, 금음, 토양체질에는 죽이는 약입니다. 약재는 말 그대로 약리작용이 음식에 비해 아주 강합니다. 그래서 음식은 소화만 된다면 많이 먹어도 상관없지만 한약재는 1일 투여량 등 규정사항이 있는 것입니다.

한편, 체질에 맞게 조성된 한방은 환자의 영양분 흡수력에 문제가 없는 한, 부작용은 거의 없습니다. 심지어 간의 기능이 손상된 간경화, 간암, 간염, 암 환자의 경우에도 그렇습니다. 대체로 한약은 식후 30분 후에 복용합니다. 식후에 먹으면 아직 위장에 음식물이 머물러 있기에, 함께 섞여서 위장의 벽을 자극하지 않습니다. 이런 식으로 혹시 있을 수 있는 한약의 위장장애를 예방합니다. 그러나 체질에 맞게 조성된 한방제는 간의 **해독 기능**이 손상된 환자라 하더라도 식전, 식후 가릴 것 없이 아무 때나, 심지어 빈속에 먹어도 문제가 없습니다. 속이 편안합니다. 오랫동안 먹어도 부작용이 생기지 않습니다. 오히려 건강은 나날이 증진됩니다.

하지만 체질과 관계없이 조성된 한약은 간 환자들의 건강을 더 악화시킬 수도 있습니다. 그렇기 때문에 소화기내과 의사들은 거의 한결같이 간질환 환자들에게 한약은 물론이고 녹즙, 건강식품 등을 먹지 않도록 제한합니다. 의사가 나빠진 환자들에게 나빠진 내력을 물어볼 때, 환자들이 위와 같은 것들을 먹었다고 밝히기 때문입니다. 그러니 의사들 입장에서는 당연히 환자의 몸을 망친다고 생각하는 것들을 금지시킬 수밖에 없는 일입니다.

다른 한편 간 환자라도 어떤 방법으로든 제 몸에 잘 맞는 한약이나 식품을 먹고 좋아졌다면 환자의 몸은 호전되기에 추궁당하지도 않을뿐더러, 그 공로는 의사의 몫이 됩니다. 환자들은 자기들이 먹고 좋아져도 밝히지 않습니다. 그러니 의사로서는 한약이나 식품의 효과는 알 턱이 없고 오로지 그것들이 해롭게 작용하는 쪽만 알 수밖에 없는 것입니다. 사실이 이러하므로 중환자들 사이에서는 간에는 한약이 해롭다는 생각이 지배적일 수밖에 없습니다. 그래서 환자들은 겁을 먹고 무조건 한약을 꺼려합니다.

결론적으로 금음체질은 첫째로 육식 과다가 원인이 된 협심증과 심근경색 등 심장질환이 많고, 당뇨나 고혈압 발병률이 금양체질에 비해 낮은 편입니다. 그러나 의외로 저혈압이 좀 있습니다. 체질치유를 하시는 분들은 팔체질의학을 굳건히 확신하고, 부화뇌동하지 말고, 체질한방으로 선택적으로 열을 쏟아내야 할 장부는 열을 내려주고, 약한 장부는 강화하여 치료효과를 높일 수 있습니다.

3. 목양체질

(1) 폐와 위의 온보(溫補)

목양체질은 목음체질에 비해 순환기질환 발병률이 낮습니다. 그것은 위장기능이 약해 음식을 함부로 먹지 않으며 체질적으로 생야채를 대체로 즐기지 않는 편인데, 생야채는 소화가 안 되어 그대로 변으로 배설되거나 속이 불편하기 때문입니다. 그러나 목양체질이 냉성과일과 야채를 즐기면, 결국 센 간을 더욱더 세게 만들어 간에 습열(濕熱)이 심해집니다. 눈의 충혈, 눈 주위의 염증 등이 나타나는 것만 봐도 틀림없습니다. 그러면 폐 역시 갈수록 차가워져 몸은 서늘해집니다. 증상으로는 기관지도 차가워지기에 목이 차갑고 어깨에 피가 순환되지 않기에 뒷목과 어깨가 뻐근합니다. 간에 습열이 많아지면 간, 동맥에 열이 전달되어 혈관 내피가 팽창되고 좁아져 혈행에 압박을 받게 됩니다. 그래서 인체 상부의 뇌 쪽으로 흐르는 피의 힘이 약화됩니다. 폐가 약해서 두면(頭面)부로 솟구쳐 오르는 기운이 약해 혈액을 위로 올려주지 못합니다. 대개 혈행이 미약하거나, 혈관이 막혀 뇌세포가 산소와 포도당을 공급받지 못하여 뇌졸중이 발생합니다. 목양체질의 뇌졸중은 뇌혈관이 파열되어 오는 경우는 드뭅니다. 심근경색과 협심증은 유병률이 거의 없습니다.

목양체질은 간이 지나치게 과강하므로, 간에 피를 저장하려는 힘은 강하고, 탄수화물을 소화하여 저장된 글리코겐(간에 저장된 포도당의 전 단계 영양물질)을 글루코오스(포도당)로 바꾸어 혈중에 포도당을 공급하는 기능은 약합니다. 한국인의 음식문화로 인해 어려서부터 수십 년을 채식을 위주로 한 목체질은 간이 너무 항진되어 있기에, 저장된 영양분과 피를 정상적으로 내보내지 않습니다. 목체질은 비만인 경우에도 식사해야 할 시간이 지나면 저혈당이 되어 갑자기 힘이 쏙 빠지는 현상이 나타나는 것만 봐도 틀림없습니다. 그러면 간과 간동맥에 울혈이 생기고, 간의 동맥 내피는 팽창되어 협착해집니다. 이것이 목양체질의 고혈압 발병기전입니다. 그러나 몸이 차가워지고 허약해지면 실상은 고혈압보다는 저혈압이 더 많습니다.

이 체질에 드물게 고혈압, 심장병, 뇌졸중, 그리고 빈번하게 저혈압이 발생하는 원인은, 간에 과도하게 쌓인 습열로 인한 간의 울혈과 간동맥의 과열, 위장과 간의 냉증입니다. 실상 더위를 타지만 추위도 잘 견디지 못합니다. 장부는 전체적으로는 서늘합니다. 찬 것을 먹으면 속이 편치 않습니다.

사람은 불로 태어나 체내의 생명의 불꽃이 다 타버리면 그 몸은 식어, 더운 기운에 의해 운행되던 기혈(氣血)이 차가워져 더 이상 기능을 발휘하지 못하고 숨이 끊어집니다. 목양체질은 음양 중에 차가운 음(陰)에 속하고 위장과 신장이 차가운 장기로 음장기가 셉니다. 그러므로 다른 체질에 비해 전신은 근본이 차갑고 서늘합니다. (물론 수체질보다는 본질상으로는 덜 차갑습니다.) 근본적으로 건강을 만들려면 따뜻한 양의 기운을 회복시켜야 하고, 다음으로 병증을 치료해야 합니다. 목양체질에 맞는 한방처방으로 수십 년 동안 쌓인 간의 습열을 제거하고, 서늘한 장부의 냉기를 제거하고, 위장과 폐의 기능을 강화하여 혈액의 흐름을 원활하게 해주는 것이 필요합니다.

(2) 간의 허열을 제거하고 폐를 덥혀주는 체질한방

서늘한 성질을 품고 있는 간과 차가운 기운을 지닌 위장이 온몸을 지배하기에, 장부와 몸은 본질상 매우 차갑습니다. 설사 간의 허열로 더위를 느낀다 해도 그것은 허상(虛像)입니다. 온보(溫補)하는 약재를 써서 치료해야 합니다. 그러나 목양체질이 냉성과일과 야채를 즐기면, 결국 센 간을 더욱 더 세게 만들어 간에 습열(濕熱)이 심해집니다. 눈의 충혈, 눈 주위의 염증 등이 나타나는 것만 봐도 틀림없습니다. 그러면 폐 역시 갈수록 차가워져 몸은 서늘해집니다. 증상으로는 기관지도 차가워지기에 목이 차갑고 어깨에 피가 순환되지 않기에 뒷목과 어깨가 뻐근합니다. 간에 습열이 많아지면 간, 동맥에 열이 전달되어 혈관 내피가 팽창되고 좁아져 혈행에 압박을 받게 됩니다. 그래서 인체 상부의 뇌 쪽으로 흐르는 피의 힘이 약화됩니다. 폐가 약해서 두면(頭面)부로 솟구쳐 오르는 기운이 약해 혈액을 위로 올려주지 못합니다. 대개 혈행이 미약하거나, 혈관이 막혀 뇌세포가 산소와 포도당을 공급받지 못하여 뇌졸중이 발생합니다. 목양체질의 뇌졸중은 뇌혈관이 파열되어 오는 경우는 드뭅니다. 심근경색과 협심증은 유병률이 거의 없습니다.

목양체질은 간이 지나치게 과강하므로, 간에 피를 저장하려는 힘은 강하고, 탄수화물을 소화하여 저장된 글리코겐(간에 저장된 포도당의 전 단계 영양물질)을 글루코오스(포도당)로 바꾸어 혈중에 포도당을 공급하는 기능은 약합니다. 한국인의 음식문화로 인해 어려서부터 수십 년을 채식을 위주로 한 목체질은 간이 너무 항진되어 있기에, 저장된 영양분과 피를 정상적으로 내보내지 않습니다. 목체질은 비만인 경우에도 식사해야 할 시간이 지나면 저혈당이 되어 갑자기 힘이 쏙 빠지는 현상이 나타나는 것만 봐도 틀림없습니다. 그러면 간과 간동맥에 울혈이 생기고, 간의 동맥 내피는 팽창되어 협착해집니다. 이것이 목양체질의 고혈압 발병기전입니다. 그러나 몸이 차가워지고 허약해지면 실상은 고혈압보다는 저혈압이 더 많습니다.

이 체질이 드물게 고혈압, 심장병, 뇌졸중, 그리고 빈번하게 저혈압이 발생하는 원인은, 간에 과도하게 쌓인 습열로 인한 간의 울혈과 간동맥의 과열, 위장과 간의 냉증입니다. 실상 더위를 타지만 추위도 잘 견디지 못합니다. 장부는 전체적으로는 서늘합니다. 찬 것을 먹으면 속이 편치 않습니다.

사람은 불로 태어나 체내의 생명의 불꽃이 다 타버리면 그 몸이 식어, 더운 기운에 의해 운행되던 기혈(氣血)이 차가워져서 더 이상 기능을 발휘하지 못하고 숨이 끊어집니다. 목양체질은 음양 중에 차가운 음(陰)에 속하고 위장과 신장이 차가운 장기로 음장기가 셉니다. 그러므로 다른 체질에 비해 전신은 근본이 차갑고 서늘합니다(물론 수체질보다는 본질상으로는 덜 차갑다). 근본적으로 건강을 만들려면 따뜻한 양의 기운을 회복시켜야 하고, 다음으로 병증을 치료해야 합니다. 목양체질에 맞는 한방처방으로 수십 년 동안 쌓인 간의 습열을 제거하고, 서늘한 장부의 냉기를 제거하고, 위장과 폐의 기능을 강화하여 혈액의 흐름을 원활하게 해주는 것이 필요합니다.

일반음식과 달리 한약재는 천연물질로서 특정 장기나 신체부위에 대한 약리작용이 강하고 신체기능 복원력과 면역기능 또한 탁월합니다. 체질에 맞고 약리작용이 뛰어난 약용식물들을 골라 증상에 맞는 추출물을 섭취하면 회복이 빠릅니다. 이렇지 않고는 수십 년 쌓이고 쌓인 병증을 개선한다는 것은 실로 어려운 일입니다.

또한 병의 깊이에 따라 치유기간도 다릅니다. 어떤 사람은 체력이 강해서 이를 먹으면 바로 효과가 나는 사람도 있는가 하면, 어떤 사람은 2-3개월 지나서 효과가 나는 경우도 있고, 때로는 반년을 먹어야 비로소 반응이 나타나기도 합니다. 물론 이를 먹는 사람의 몸 안에서 체질한방이 부단히 작용하고 있더라도, 몸 밖에서 반응을 느끼지 못할 뿐입니다. 그러므로 참을성을 가지고 꾸준히 섭취해 가면 어느 시점에 가서 효력이 발생합니다. 사람은 건강의 정도에 따라 개선되는 시점과 정도가 다르기 마련입니다.

한편 한약은 간에 해로우니 먹으면 안 된다고 말하는 사람들도 있습니다. 사실 한약을 먹고 몸을 상한 사례가 적지는 않습니다. 하지만 한약 모두가 해롭다면 오늘날까지 어떻게 한방의료가 국민건강에 기여하여 대중화될 수 있었겠습니까? 사람은 건강 정도에 따라 체력과 간의 해독 기능에 차이가 있습니다. 특별하게 암, 간장병, 간염 등이 없는 한, 한의사의 진단에 따라 처방된 한방약은 약리작용이 잘 나타납니다.

하지만 체질과 관계없이 조성된 한약은 간 환자들의 건강을 더 악화시킬 수도 있습니다. 그렇기 때문에 소화기내과 의사들은 거의 한결같이 간질환 환자들에게 한약은 물론이고 녹즙, 건강식품 등을 먹지 않도록 제한합니다. 의사가 나빠진 환자들에게 나빠진 내력을 물어볼 때, 환자들이 위와 같은 것들을 먹었다고 밝히기 때문입니다. 그러니 의사들 입장에서는 당연히 환자의 몸을 망친다고 생각하는 것들을 금지시킬 수밖에 없는 일입니다.

다른 한편 간 환자라도 어떤 방법으로든 제 몸에 잘 맞는 한약이나 식품을 먹고 좋아졌다면 환자의 몸은 호전되기에 추궁당하지도 않을뿐더러, 그 공로는 의사의 몫이 됩니다. 환자들은 자기들이 먹고 좋아져도 밝히지 않습니다. 그러니 의사로서는 한약이나 식품의 효과는 알 턱이 없고 오로지 그것들이 해롭게 작용하는 쪽만 알 수밖에 없습니다. 사실이 이러하므로 중환자들 사이에서는 간에는 한약이 해롭다는 생각이 지배적일 수밖에 없습니다. 그래서 환자들은 겁을 먹고 무조건 한약을 꺼려합니다.

한편, 간의 **해독 기능**이 몹시 취약한 환자의 경우에는 체질에 맞지 않는 약재의 분량과 약재의 수량에 비례하여 부작용의 정도가 다르게 나타납니다. 때때로 한약을 먹어본 사람들 중에는, 약이 처음에는 좋았는데 그 다음에 똑같은 약을 그대로 지어 먹었을 때는 안 좋았다는 경험을 말하는 사람이 있습니다. 이것은 약 속에 필시 체질에 안 맞는 약재가 들어 있는 것은 사실이었으나, 그 사람의 간의 해독력과 체력이 뒷받침되어 고유의 약리작용의 치유효과를 보았습니다. 그러나 그 약에 대한 그 사람의 간의 해독력의 한계점 끝에 왔기에 이제는 더 이상 약리작용은 나타나지 않고, 생체기능을 약화시키기 시작했기 때문입니다.

그런가 하면, 식품도 처음에는 좋다가 나중에는 안 좋거나 잘 모르겠다고 말하는 사람들이 있습니다. 이 경우도 그 식품의 전부 또는 일부가 그 사람에게 맞지 않기 때문입니다. 사실 식품의 이름을 보면 그 이름의 성분이 다 들어가 있는 것으로 알고 확인 없이 무심코 먹습니다. 그러나 자세히 성분표시를 읽어보면 자신의 체질에 맞지 않는 원료가 상당히 여러 종류가 들어있는 식품들이 많습니다. 그럴 수밖에 없는 것이, 생산자들은 요즘 인기 있는 식품원료를 체질과 관계없이 배합하기 때문입니다. 한 가지 예를 들면, 장뇌삼이라는 제품인데 성분을 보니 오가피가 함께 들어 있습니다. 인삼은 수체질과 목양체질에는 좋지만 나머지 체질에는 안 좋습니다. 오가피는 금체질에만 적합하고 나머지 체질에는 다 나쁩니다. 한편 수체질에 오가피는 해롭고, 금체질에 인삼은 나쁩니다. 체질의학적 관점에서 볼 때, 오가피는 어느 누구에게도 진정 약이 되는 식품이 아닙니다. 따라서 식품을 선택할 때에는 신중하게 잘 골라야 합니다.

그렇기 때문에 몸에 효과가 없거나 부작용이 생기는 것은 식품이나 약재에 문제가 있기 때문이 아닙니다. 문제는 체질에 맞지 않는 식품과 약재를 쓴다는 데 있습니다. 사실 무슨 약재든지 적정량을 체질에 적합한 사람에게 증상에 맞게 쓰면 사람을 살리는 약이 됩니다. 약재는 식품과 같이 유용합니다. 그러나 모든 체질에 다 좋게 작용하는 것은 아닙니다. 특정 식품이 체질에 따라 이롭거나 해롭게 작용하는 것처럼, 한약재도 체질에 따라 약(藥)도 되고 독(毒)도 됩니다. 예컨대 수음, 수양, 목양체질인 사람에게는 100년 산삼이 살리는 약이지만, 금양, 금음, 토양체질에는 죽이는 약입니다. 약재는 말 그대로 약리작용이 음식에 비해 아주 강합니다. 그래서 음식은 소화만 된다면 많이 먹어도 상관없지만 한약재는 1일 투여량 등 규정사항이 있는 것입니다.

한편, 체질에 맞게 조성된 한방은 환자의 영양분 흡수력에 문제가 없는 한, 부작용은 거의 없습니다. 심지어 간의 기능이 손상된 간경화, 간암, 간염, 암 환자의 경우에도 그렇습니다. 대체로 한약은 식후 30분 후에 복용합니다. 식후에 먹으면 아직 위장에 음식물이 머물러 있기에, 함께 섞여서 위장의 벽을 자극하지 않습니다. 이런 식으로 혹시 있을 수 있는 한약의 위장장애를 예방합니다. 그러나 체질에 맞게 조성된 한방제는 간의 해독 기능이 손상된 환자라 하더라도 식전, 식후 가릴 것 없이 아무 때나, 심지어 빈속에 먹어도 문제가 없습니다. 속이 편안합니다. 오랫동안 먹어도 부작용이 생기지 않습니다. 오히려 건강은 나날이 증진됩니다. 만일 필요한 영양소와 기능식품 및 체질 한방제를 동시에 활용한다면 삼두마차와 같이 신속한 회복을 할 수 있습니다.

4. 목음체질

간과 심열을 해소하고 폐를 덥혀줍니다. 목음체질은 위장기능이 원만해 무엇이든지 소화가 잘 되어 가리지 않고 먹습니다. 게다가 심한 심장열 때문에 과일과 야채를 좋아합니다. 그러나 이런 냉성 과일과 야채는 결국 센 간을 더욱더 세게 만들어 간에 습열(濕熱)이 심해집니다. 그렇기 때문에 목양체질보다 목음체질이 고혈압, 무릎, 관절염의 유병률이 높습니다. 목체질은 생야채를 주로 섭취하면 간에 습열이 발생하는데, 증상으로 눈의 충혈, 눈 주위의 염증 등이 나타나는 것만 봐도 틀림없습니다. 폐는 갈수록 차가워져 몸은 서늘해집니다. 증상으로는 기관지도 차가워지기에 목이 차갑고 어깨에 피가 순환되지 않기에 뒷목과 어깨가 뻐근합니다.

더욱이 폐는 호흡과 피부를 통해 몸 안의 습기와 수분을 소모하기도 하고 조절도 합니다. 그러나 목체질은 폐기능이 몹시 약해서, 폐를 통해 습한 기운을 배출하고 제거하는 기능이 매우 약합니다. 그렇기 때문에 길항관계에 있는 간의 습기는 잘 제거되지 않아 습열에 시달립니다. 목욕한 뒤에 몸을 닦지 않고 있거나 비에 젖어 있을 경우, 컨디션이 떨어져 불편한 느낌을 상기해보면 이해가 되실 것입니다. 이렇게 비정상적인 습열이 간에 과도하게 누적되면, 심장에도 가일층 열이 성해 고혈압과 뇌졸중의 위험성이 높아갑니다.

간에 습열이 많아지면 간 동맥에 열이 전달되어 혈관 내피가 팽창되고 좁아져 혈행에 압박을 받습니다. 그래서 인체상부 뇌 쪽으로 흐르는 피의 힘이 약화됩니다. 목음체질은 간이 지나치게 과강하므로, 간에 저장된 피를 저장하려는 힘은 강하고 송출하는 힘은 약합니다. 정상적으로 필요한 대로 피를 원활하게 내보내지 않습니다. 한편 폐가 약해 두면(頭面)부로 솟구쳐 오르는 기운이 약해 혈액을 위로 올려주지 못합니다. 이런 원인들로 말미암아 목음체질의 뇌졸중은 뇌혈관이 파열되어 오는 경우는 드물고, 대부분이 피의 순환이 미약하거나 혈관이 막힌 결과 뇌세포가 산소와 포도당을 공급받지 못하여 발생합니다.

그런데다 심장이 강한 장기이기 때문에 간의 성질과 유사하게 피가 정맥으로 흡입하는 기능만 강하고, 동맥으로 송출하는 힘은 미약합니다. 이렇게 피가 대동맥으로 빠져나가지 못하고 정체되는 피의 압력으로 인해 심장이 좀 팽창하는 듯한 느낌으로 가슴이 압박을 받아, 심장은 늘 열에 시달리며 답답하고 뜨겁습니다. 이렇게 간의 동맥 내피는 팽창되어 협착해지고 심장의 뜨거운 열이 가세하니, 이것이 목음체질의 고혈압입니다. 이런 연유로 목음체질이 부정맥도 발생률이 제일 높습니다. 증상으로는 이 체질은 양 젖꼭지 사이 가운데 부위를 눌러보면 몹시 심한 압통을 느낍니다.

원인이 이러하므로 목음체질의 순환기질환을 치료함에 있어 특정증상을 정확히 파악하여 옳게 다스려야 합니다. 첫째 간의 습열을 제거하고, 둘째 심장의 열을 내려주고 좌심실과 우심실 사이의 혈액의 유입과 송출의 균형을 조정해야 합니다. 셋째 심장의 열을 식혀주기 위해서는 차가운 신장의 기운을 강화하여 심장의 열을 해소하고 아래로 끌어내려야 하며 동시에 약한 신장을 굳건하게 도와야 합니다.

일반음식으로는 이런 복잡한 병의 기전을 바로잡기가 쉽지 않습니다. 그러나 체질약재만을 사용한 팔체질 한방처방을 통해 선택적으로 치료하면 반드시 효과를 볼 수 있습니다. 약용식물은 치료성능과 기미(氣味) 및 귀경(歸經) 등이 경험의학에 의해 입증되어 있으므로 원활하게 운용합니다. 귀경은 약재가 특정장부에 작용하여 그 장부의 특정기능을 강하게 또는 약하게 하거나, 차갑게 또는 는 덥게 하는 효능(공능, 功能)을 뜻합니다.

서늘한 성질을 품고 있는 간과 차가운 기운이 온몸을 지배하기에, 장부와 몸은 본질상 매우 차갑습니다. 설사 간의 허열로 더위를 느낀다 해도, 그것은 허상(虛像)입니다. 온보(溫補)하는 약재를 써서 치료해야 합니다. 일반 음식과 달리 한약재는 천연물질로서 특정 장기나 신체부위에 대한 약리작용이 강하고 신체기능 복원력과 면역기능 또한 탁월합니다. 체질에 맞고 약리작용이 뛰어난 약용식물들을 골라 증상에 맞는 추출물을 섭취하면 회복이 빠릅니다. 이렇지 않고는 수십 년 쌓이고 쌓인 병증을 개선한다는 것은 실로 어려운 일입니다.

또한 병의 깊이에 따라 치유기간도 다릅니다. 어떤 사람은 체력이 강하기에 이를 먹으면 바로 효과가 나는 사람도 있는가 하면, 어떤 사람은 2-3개월 지나서 효과가 나는 경우도 있고, 때로는 반년을 먹어야 비로소 반응이 나타나기도 합니다. 물론 체질한방은 먹는 사람의 몸 안에서는 부단히 작용은 하고 있지만, 몸 밖에서는 반응을 느끼지 못할 뿐입니다. 그러므로 참을성을 가지고 꾸준히 섭취해가면 어느 시점에 가서 효력이 발생합니다. 어쨌든 사람은 건강의 정도에 따라 개선되는 시점과 정도가 다르기 마련입니다.

한편 한약은 간에 해로우니 먹으면 안 된다고 말하는 사람들도 있습니다. 사실 한약을 먹고 몸을 상한 사례가 적지는 않습니다. 하지만 한약 모두가 해롭다면 오늘날까지 어떻게 한방의료가 국민건강에 기여하여 대중화될 수 있었겠습니까? 사람은 건강 정도에 따라 체력과 간의 해독 기능에 차이가 있습니다. 특별하게 암, 간장병, 간염 등이 없는 한, 한의사의 진단에 따라 처방된 한방약은 약리작용이 잘 나타납니다.

하지만 체질과 관계없이 조성된 한약은 간 환자들의 건강을 더 악화시킬 수도 있습니다. 그렇기 때문에 소화기내과 의사들은 거의 한결같이 간질환 환자들에게 한약은 물론이고 녹즙, 건강식품 등을 먹지 않도록 제한합니다. 의사가 나빠진 환자들에게 나빠진 내력을 물어볼 때 환자들이 위와 같은 것들을 먹었다고 밝히기 때문입니다. 그러니 의사들 입장에서는 당연히 환자의 몸을 망친다고 생각하는 것들을 금지시킬 수밖에 없는 일입니다.

다른 한편 간 환자라도 어떤 방법으로든 제 몸에 잘 맞는 한약이나 식품을 먹고 좋아졌다면 환자의 몸은 호전되기에 추궁당하지도 않을뿐더러, 그 공로는 의사의 몫이 됩니다. 환자들은 자기들이 먹고 좋아져도 밝히지 않습니다. 그러니 의사로서는 한약이나 식품의 효과는 알 턱이 없고 오로지 그것들이 해롭게 작용하는 쪽만 알 수밖에 없는 것입니다. 사실이 이러하므로 중환자들 사이에서는 간에는 한약이 해롭다는 생각이 지배적일 수밖에 없습니다. 그래서 환자들은 겁을 먹고 무조건 한약을 꺼려합니다.

한편, 간의 **해독 기능**이 몹시 취약한 환자의 경우에는 체질에 맞지 않는 약재의 분량과 약재의 수량에 비례하여 부작용의 정도가 다르게 나타납니다. 때때로 한약을 먹어본 사람들 중에는, 약이 처음에는 좋았는데 그 다음에 똑같은 약을 그대로 지어 먹었을 때는 안 좋았다는 경험을 말하는 사람이 있습니다. 이것은 약 속에 필시 체질에 안 맞는 약재가 들어 있는 것은 사실이었으나, 그 사람의 간의 해독력과 체력이 뒷받침되어 고유의 약리작용의 치유효과를 보았습니다. 그러나 그 약에 대한 그 사람의 간의 해독력의 한계점 끝에 왔기에 이제는 더 이상 약리작용은 나타나지 않고, 생체기능을 약화시키기 시작했기 때문입니다.

그런가 하면, 식품도 처음에는 좋다가 나중에는 안 좋거나 잘 모르겠다고 말하는 사람들이 있습니다. 이 경우도 그 식품의 전부 또는 일부가 그 사람에게 맞지 않기 때문입니다. 사실 식품의 이름을 보면 그 이름의 성분이 다 들어가 있는 것으로 알고 확인 없이 무심코 먹습니다. 그러나 자세히 성분표시를 읽어보면 자신의 체질에 맞지 않는 원료가 상당히 여러 종류가 들어있는 식품들이 많습니다. 그럴 수밖에 없는 것이, 생산자들은 요즘 인기 있는 식품원료를 체질과 관계없이 배합하기 때문입니다. 한 가지 예를 들면, 장뇌삼이라는 제품인데 성분을 보니 오가피가 함께 들어 있습니다. 인삼은 수체질과 목양체질에는 좋지만 나머지 체질에는 안 좋습니다. 오가피는 금체질에만 적합하고 나머지 체질에는 다 나쁩니다. 한편 수체질에 오가피는 해롭고, 금체질에 인삼은 나쁩니다. 체질의학적 관점에서 볼 때, 오가피는 어느 누구에게도 진정 약이 되는 식품이 아닙니다. 따라서 식품을 선택할 때에는 신중하게 잘 골라야 합니다.

그렇기 때문에 몸에 효과가 없거나 부작용이 생기는 것은 식품이나 약재에 문제가 있기 때문이 아닙니다. 문제는 체질에 맞지 않는 식품과 약재를 쓴다는 데 있습니다. 사실 무슨 약재든지 적정량을 체질에 적합한 사람에게 증상에 맞게 쓰면 사람을 살리는 약이 됩니다. 약재는 식품과 같이 유용합니다. 그러나 모든 체질에 다 좋게 작용하는 것은 아닙니다. 특정 식품이 체질에 따라 이롭거나 해롭게 작용하는 것처럼, 한약재도 체질에 따라 약(藥)도 되고 독(毒)도 됩니다. 예컨대 수음, 수양, 목양체질인 사람에게는 100년 산삼이 살리는 약이지만, 금양, 금음, 토양체질에는 죽이는 약입니다. 약재는 말 그대로 약리작용이 음식에 비해 아주 강합니다. 그래서 음식은 소화만 된다면 많이 먹어도 상관없지만 한약재는 1일 투여량 등 규정사항이 있는 것입니다.

한편, 체질에 맞게 조성된 한방은 환자의 영양분 흡수력에 문제가 없는 한, 부작용은 거의 없습니다. 심지어 간의 기능이 손상된 간경화, 간암, 간염, 암 환자의 경우에도 그렇습니다. 대체로 한약은 식후 30분 후에 복용합니다. 식후에 먹으면 아직 위장에 음식물이 머물러 있기에, 함께 섞여서 위장의 벽을 자극하지 않습니다. 이런 식으로 혹시 있을 수 있는 한약의 위장장애를 예방합니다. 그러나 체질에 맞게 조성된 한방제는 간의 **해독 기능**이 손상된 환자라 하더라도 식전, 식후 가릴 것 없이 아무 때나, 심지어 빈속에 먹어도 문제가 없습니다. 속이 편안합니다. 오랫동안 먹어도 부작용이 생기지 않습니다. 오히려 건강은 나날이 증진됩니다. 만일 필요한 영양소와 기능식품 및 체질한방제를 동시에 활용한다면 삼두마차와 같이 신속한 회복을 할 수 있습니다.

간열을 식혀주는 한방제로 순환기질환을 효율적으로 잡습니다. 목음체질은 심장에 열이 많고 위장의 소화력이 원만해 체질 특성상 서늘한 음식을 즐기는 기질이 있습니다. 따라서 목음체질이 냉성과일과 야채를 즐기면, 결국 센 간을 더욱더 세게 만들어 간에 습열(濕熱)이 심해집니다. 눈의 충혈, 눈 주위의 염증 등이 나타나는 것만 봐도 틀림없습니다. 그러면 폐 역시 갈수록 차가워져 몸은 서늘해집니다. 증상으로는 기관지도 차가워지기에 목이 차갑고 어깨에 피가 순환되지 않기에 뒷목과 어깨가 뻐근합니다. 간에 습열이 많아지면 간 동맥에 열이 전달되어 혈관 내피가 팽창되고 좁아져 혈행에 압박을 받게 됩니다. 그래서 인체상부 뇌 쪽으로 흐르는 피의 힘이 약화됩니다. 폐가 약해 두면(頭面)부로 솟구쳐 오르는 기운이 약해 혈액을 위로 올려주지 못합니다. 대개가 혈행이 미약하거나 혈관이 막혀 뇌세포가 산소와 포도당을 공급받지 못하여 뇌졸중이 발생합니다.

목음체질은 간이 지나치게 과강하므로, 간에 피를 저장하려는 힘은 강하고, 탄수화물을 소화하여 저장된 글리코겐(간에 저장된 포도당의 전단계 영양물질)을 글루코오스(포도당)로 바꾸어 혈중에 포도당을 공급하는 기능은 약합니다. 한국인의 음식문화로 인해 어려서부터 수십 년을 채식을 위주로 한 목체질은 간이 너무 항진되어 있기에, 저장된 영양분과 피를 정상적으로 내보내지 않습니다. 목체질은 비만인 경우에도 식사해야 할 시간이 지나면 저혈당이 되어 갑자기 힘이 쏙 빠지는 현상이 나타나는 것만 봐도 틀림없습니다. 그러면 간과 간 동맥에 울혈이 생기고, 간의 동맥 내피는 팽창되어 협착해집니다. 이것이 목음체질의 고혈압 발병기전입니다. 한편 몸이 차가워지고 허약해지면 저혈압 환자도 꽤 있습니다. 이 체질이 고혈압, 심장병, 뇌졸중 그리고 저혈압이 빈번하게 발생하는 원인은, 간에 과도하게 쌓인 습열로 인한 간의 울혈과 간 동맥의 과열, 위장과 간의 냉증입니다. 실상 더위를 타지만 추위도 잘 견디지 못합니다. 장부는 전체적으로는 서늘합니다. 찬 것을 먹으면 속이 편치 않습니다.

결론적으로 말하자면, 이 체질에 드물게 고혈압, 심장병, 뇌졸중이 발생하는 원인은 몸의 냉증과 허약에서 비롯됩니다. 그러므로 고혈압 치유에 관하여 일반 건강 상식으로 접근하면 결코 고칠 수 없습니다. 야채와 과일을 많이 먹고 육류를 적게 먹어야 성인병에 걸리지 않는다는 소위 건강상식을 고집하면 안 됩니다. 이 체질은 장부의 차가운 한기(寒氣)로 인해 발생합니다. 그러므로 위장과 폐를 온보(溫補)하는 약재를 써서 치유합니다. 고혈압 하면 열을 연상하므로 차가운 약을 써야 한다고 생각하기 쉽지만 그와는 반대입니다. 굳건한 확신을 가지고 체질대로 실천하면 반드시 성공합니다.

사람은 불로 태어나 체내의 생명의 불꽃이 다 타버리면 그 몸은 식어, 더운 기운에 의해 운행되던 기혈(氣血)이 차가워져 더 이상 기능을 발휘하지 못하고 숨이 끊어집니다. 목음체질은 음양 중에 차가운 음(陰)에 속합니다. 간이 서늘한 장기로 차갑기 때문입니다. 그러므로 다른 체질에 비해 전신은 근본이 차갑고 서늘합니다(물론 수체질보다는 본질상으로는 덜 차갑다). 근본적으로 건강을 만들려면 따뜻한 양의 기운을 회복시켜야 하고, 다음으로 병증을 치료해야 합니다. 목음체질에 맞는 한방처방으로 수십 년 동안 쌓인 간의 냉기와 습열을 제거하고, 서늘한 장부의 냉기를 제거하고, 폐의 기능을 따뜻하게 강화하여 혈액의 흐름을 원활하게 해주면 치료됩니다.

5. 수양, 수음체질

모든 장부 특히 비위장을 덥혀야 활력이 솟아납니다. 수양체질은 늘 냉증에 시달리고 손발이 차갑고 추우면 마음이 편치 않으며 정서적으로도 불안정합니다. 오장육부가 수음체질과 더불어 몹시 차가운 것은 말할 나위가 없습니다. 단지 폐가 차갑지만 센 장부이기에 온몸으로 기운을 뻗쳐나가는 선발(宣發)과 기를 하강시키는 숙강(肅降)기능이 원활해 위장의 소화기능이 우수합니다. 성질이 찬 음식도 소화가 잘 됩니다. 이런 기이한 현상 때문에 때로는 열이 많은 체질이라고 착각하기까지 합니다.

그 때문에 차가운 것을 거리낌 없이 잘 먹습니다. 그 결과 몸 안에서는 차가운 기운을 주체할 수 없어 위험수위까지 육박합니다. 그래서 종종 냉증으로 인한 위암이나 심장병 등 다른 질병에 수음체질보다도 훨씬 더 잘 걸립니다. 그러므로 이 체질의 모든 병은 냉증(冷症)에서 비롯된다는 말이 진실입니다. 이 체질은 차가운 음식을 먹은 만큼 비례하여 시간이 흐르면 병이 생깁니다. 당연히 차갑고 해로운 식생활과 차가운 기운을 많이 받으면 고혈압, 심장병, 뇌졸중이 필연적으로 따라 옵니다.

그러한 병을 극복하려면 반드시 차가운 기운을 제거해야 합니다. 위장, 비장, 췌장에 꽉 찬 한기

(寒氣)를 없애주어야 합니다. 다음으로 항시 위장을 덥게 하는 식품을 취합니다. 가능하면 열이 많은 식품을 집중적으로 계속 섭취해야 합니다. 그렇지만 일반적 상식으로 고혈압은 열이 많은 식품을 먹으면 악화된다고 여겨 꺼리는 경향이 있습니다. 고혈압 등에 걸린 사람들은 열이 많은 닭고기나 인삼, 꿀 등이 몹시 해롭다고 생각하고 먹는 것을 두려워합니다. 그것은 주로 위와 폐가 강해 몸에 열이 많은 사람이 고혈압 등에 주로 걸리기 때문입니다.

그러나 수양체질은 오로지 몸을 따뜻하게 하는 것만이 병을 고칠 수 있는 길입니다. 그런데 이 체질은 한번 오장육부 장기에 냉증(冷症)이 생기면 그 한기를 몰아내고 온기(溫氣)를 회복시키는 일이 쉽지 않습니다. 그래서 이 체질은 체질에 맞는 것 중에서 열이 많은 식품이나 약재를 쓰지 않으면 결단코 회복이 안 됩니다. 그렇기 때문에 열이 강한 꿀, 인삼, 홍삼, 산삼, 생강 등이 좋습니다.

일상에서 섭취하는 음식이나 기능 건강식품들은 효과적이기는 하나, 약용식물이나 한약재처럼 뛰어난 효능을 나타내지는 못합니다. 그러나 한방제는 독특한 약리작용에 의해 오장육부를 신속하고 탁월한 공능으로 따뜻하게 할 수 있을 뿐만 아니라 장부의 비정상적 기능도 효율적으로 고치고 원위치로 기능을 정상화시킬 수 있습니다. 한약재는 매우 열이 많은, 즉 대열(大熱)한 재료를 써야 회복이 잘 됩니다. 온리제(溫裏劑), 즉 몸 안을 덥히는 약리작용이 뛰어난 약재를 이용한 한방처방이 꼭 따라야만 신속하게 회복할 수 있습니다. 그 결과 고혈압이나 저혈압, 심장병을 원인적으로 치료할 수 있고, 뇌졸중의 후유증을 최소화할 수 있습니다.

이 체질의 모든 병은 위장의 냉증에서 비롯됩니다. 위장의 냉기를 제압하고 온몸을 덥히면 진정한 치료가 됩니다. 열이 많은 식품이나 약재를 쓰면 몸을 따뜻하게 하면서 도리어 혈관질환 등을 근본적으로 치유합니다. 설령 고혈압이 발생하더라도 마찬가지입니다. 그러나 수양체질은 고혈압도 많으며 저혈압도 적지 않습니다. 고혈압 등은 대개 열증(熱症)으로 오는 경우가 허다하지만, 수음체질의 경우에는 냉증(冷症)이 원인이 되어 발병합니다. 그러므로 냉(冷)에는 열(熱)로서 다스리는 것입니다. 그렇기 때문에 열이 많은 생강, 꿀, 인삼, 홍삼, 산삼이 좋습니다.

사람은 불로 태어나 체내의 생명의 불꽃이 다 타버리면 그 몸은 식어, 더운 기운에 의해 운행되던 기혈(氣血)이 차가워져 더 이상 기능을 발휘하지 못하고 숨이 끊어집니다. 수음체질은 음양 중에 차가운 음(陰)에 속하고 위장과 신장이 차가운 장기로 음 장기가 셉니다. 그러므로 다른 체질에 비해 전신은 근본이 차갑고 서늘합니다. 근본적으로 건강을 만들려면 따뜻한 양의 기운을 회복시켜야 하고, 다음으로 병증을 치료해야 합니다. 수음체질에 맞는 한방 처방으로 수십 년 동안 쌓인 간의 냉증을 제거하고, 서늘한 장부의 냉기를 제거하고, 위장과 폐의 기능을 강화하여 혈액의 흐름을 원활하게 해주는 것이 필요합니다.

일반음식과 달리 한약재는 천연물질로서 특정 장기나 신체부위에 대한 약리작용이 강하고 신체 기능 복원력과 면역기능 또한 탁월합니다. 체질에 맞고 약리작용이 뛰어난 약용식물들을 골라 증상에 맞는 추출물을 섭취하면 회복이 빠릅니다. 이렇지 않고는 수십 년 쌓이고 쌓인 병증을 개선한다는 것은 실로 어려운 일입니다.

또한 병의 깊이에 따라 치유기간도 다릅니다. 어떤 사람은 체력이 강해서 이를 먹으면 바로 효과가 나는 사람도 있는가 하면, 어떤 사람은 2-3개월 지나서 효과가 나는 경우도 있고, 때로는 반년을 먹어야 비로소 반응이 나타나기도 합니다. 물론 이를 먹는 사람의 몸 안에서 체질한방이 부단히 작용하고 있더라도, 몸 밖에서 반응을 느끼지 못할 뿐입니다. 그러므로 참을성을 가지고 꾸준히 섭취해 가면 어느 시점에 가서 효력이 발생합니다. 사람은 건강의 정도에 따라 개선되는 시점과 정도가 다르기 마련입니다.

한편 한약은 간에 해로우니 먹으면 안 된다고 말하는 사람들도 있습니다. 사실 한약을 먹고 몸을 상한 사례가 적지는 않습니다. 하지만 한약 모두가 해롭다면 오늘날까지 어떻게 한방의료가 국민건강에 기여하여 대중화될 수 있었겠습니까? 사람은 건강 정도에 따라 체력과 간의 해독 기능에 차이가 있습니다. 특별하게 암, 간장병, 간염 등이 없는 한, 한의사의 진단에 따라 처방된 한방약은 약리작용이 잘 나타납니다.

하지만 체질과 관계없이 조성된 한약은 간 환자들의 건강을 더 악화시킬 수도 있습니다. 그렇기 때문에 소화기내과 의사들은 거의 한결같이 간질환 환자들에게 한약은 물론이고 녹즙, 건강식품 등을 먹지 않도록 제한합니다. 의사가 나빠진 환자들에게 나빠진 내력을 물어볼 때, 환자들이 위와 같은 것들을 먹었다고 밝히기 때문입니다. 그러니 의사들 입장에서는 당연히 환자의 몸을 망친다고 생각하는 것들을 금지시킬 수밖에 없는 일입니다.

다른 한편 간 환자라도 어떤 방법으로든 제 몸에 잘 맞는 한약이나 식품을 먹고 좋아졌다면 환자의 몸은 호전되기에 추궁당하지도 않을뿐더러, 그 공로는 의사의 몫이 됩니다. 환자들은 자기들이 먹고 좋아져도 밝히지 않습니다. 그러니 의사로서는 한약이나 식품의 효과는 알 턱이 없고 오로지 그것들이 해롭게 작용하는 쪽만 알 수밖에 없는 것입니다. 사실이 이러하므로 중환자들 사이에서는 간에는 한약이 해롭다는 생각이 지배적일 수밖에 없습니다. 그래서 환자들은 겁을 먹고 무조건 한약을 꺼려합니다.

한편, 간의 **해독 기능**이 몹시 취약한 환자의 경우에는 체질에 맞지 않는 약재의 분량과 약재의 수량에 비례하여 부작용의 정도가 다르게 나타납니다. 때때로 한약을 먹어본 사람들 중에는, 약이 처음에는 좋았는데 그 다음에 똑같은 약을 그대로 지어 먹었을 때에는 안 좋았다는 경험을 말하는 사람이 있습니다. 이것은 약 속에 필시 체질에 안 맞는 약재가 들어 있는 것은 사실이었으나, 그 사람의 간의 해독력과 체력이 뒷받침되어 고유의 약리작용의 치유효과를 보았습니다. 그러나 그 약에 대한 그 사람의 간의 해독력의 한계점 끝에 왔기에 이제는 더 이상 약리작용은 나타나지 않고, 생체기능을 약화시키기 시작했기 때문입니다.

그런가 하면, 식품도 처음에는 좋다가 나중에는 안 좋거나 잘 모르겠다고 말하는 사람들이 있습니다. 이 경우도 그 식품의 전부 또는 일부가 그 사람에게 맞지 않기 때문입니다. 사실 식품의 이름을 보면 그 이름의 성분이 다 들어가 있는 것으로 알고 확인 없이 무심코 먹습니다. 그러나 자세히 성분표시를 읽어보면 자신의 체질에 맞지 않는 원료가 상당히 여러 종류가 들어있는 식품들이 많습니다. 그럴 수밖에 없는 것이, 생산자들은 요즘 인기 있는 식품원료를 체질과 관계없이 배합하기 때문입니다. 한 가지 예를 들면, 장뇌삼이라는 제품인데 성분을 보니 오가피가 함께 들어 있습니다. 인삼은 수체질과 목양체질에는 좋지만 나머지 체질에는 안 좋습니다. 오가피는 금체질에만 적합하고 나머지 체질에는 다 나쁩니다. 한편 수체질에 오가피는 해롭고, 금체질에 인삼은 나쁩니다. 체질의학적 관점에서 볼 때, 오가피는 금체질을 빼고는 어느 누구에게도 진정 약이 되는 식품이 아닙니다. 따라서 식품을 선택할 때에는 신중하게 잘 골라야 합니다.

그렇기 때문에 몸에 효과가 없거나 부작용이 생기는 것은 식품이나 약재에 문제가 있기 때문이 아닙니다. 문제는 체질에 맞지 않는 식품과 약재를 쓴다는 데 있습니다. 사실 무슨 약재든지 적정량을 체질에 적합한 사람에게 증상에 맞게 쓰면 사람을 살리는 약이 됩니다. 약재는 식품과 같이 유용합니다. 그러나 모든 체질에 다 좋게 작용하는 것은 아닙니다. 특정 식품이 체질에 따라 이롭거나 해롭게 작용하는 것처럼, 한약재도 체질에 따라 약(藥)도 되고 독(毒)도 됩니다. 예컨대 수음, 수양, 목양체질인 사람에게는 100년 산삼이 살리는 약이지만, 금양, 금음, 토양체질에는 죽이는 약입니다. 약재는 말 그대로 약리작용이 음식에 비해 아주 강합니다. 그래서 음식은 소화만 된다면 많이 먹어도 상관없지만 한약재는 1일 투여량 등 규정사항이 있는 것입니다.

한편, 체질에 맞게 조성된 한방은 환자의 영양분 흡수력에 문제가 없는 한, 부작용은 거의 없습니다. 심지어 간의 기능이 손상된 간경화, 간암, 간염, 암 환자의 경우에도 그렇습니다. 대체로 한약은 식후 30분 후에 복용합니다. 식후에 먹으면 아직 위장에 음식물이 머물러 있기에, 함께 섞여서 위장의 벽을 자극하지 않습니다. 이런 식으로 혹시 있을 수 있는 한약의 위장장애를 예방합니다. 그러나 체질에 맞게 조성된 한방제는 간의 **해독 기능**이 손상된 환자라 하더라도 식전, 식후 가릴 것 없이 아무 때나, 심지어 빈속에 먹어도 문제가 없습니다. 속이 편안합니다. 오랫동안 먹어도 부작용이 생기지 않습니다. 오히려 건강은 나날이 증진됩니다. 만일 필요한 영양소와 기능식품 및 체질한방제를 동시에 활용한다면 삼두마차와 같이 신속한 회복을 할 수 있습니다.

일반적으로 고혈압은 열이 많은 식품을 먹으면 악화된다고 여겨 꺼리는 경향이 있습니다. 그것은 주로 위와 폐가 강해 몸에 열이 많은 체질이 고혈압 등에 주로 걸리기 때문입니다. 고혈압 등에 걸린 사람들은 열이 많은 닭고기나 인삼, 꿀 등이 몹시 해롭다고 생각하고 먹는 것을 두려워합니다.

그러나 이 체질은 체질에 맞는 것 중에서 열이 많은 식품이나 약재를 쓰면 몸을 따뜻하게 하면서 도리어 혈관질환 등을 근본적으로 치유합니다. 설령 고혈압이 발생하더라도 마찬가지입니다(수음체질은 고혈압은 잘 발생하지 않습니다). 그러나 수양체질은 고혈압도 많으며 저혈압은 흔치 않습니다.

고혈압 등은 대개 열증(熱症)으로 오는 경우가 허다하지만, 수음, 수양체질의 경우에는 냉증(冷症)이 원인이 되어 발병합니다. 그러므로 냉(冷)에는 열(熱)로서 다스리는 것입니다. 그렇기 때문에 열이 많은 생강, 꿀, 인삼, 홍삼, 산삼, 부자, 육계가 좋습니다.

그러나 이 체질은 오장육부 장기에 한번 냉증(冷症)이 생기면 그 한기를 몰아내고 온기(溫氣)를 회복시키는 일이 쉽지 않습니다. 한편 한방제는 독특한 약리작용에 의해 오장육부를 신속하고 탁월한 공능으로 따뜻하게 할 수 있을 뿐만 아니라 장부의 비정상적 기능도 효율적으로 고치고 원위치로 기능을 정상화시킬 수 있습니다. 한약재는 매우 열이 많은, 즉 대열(大熱)한 재료를 써야 회복이 잘 됩니다. 온리제(溫裏劑), 즉 몸 안을 덥히는 약리작용이 뛰어난 약재를 이용한 한방처방이 꼭 따라야만 신속한 회복을 할 수 있습니다. 그 결과 고혈압이나 저혈압, 심장병을 원인적으로 치료할 수 있고, 뇌졸중의 후유증을 최소화할 수 있습니다. 몸이 따뜻하면 세상이 편합니다.

사람은 불로 태어나 체내의 생명의 불꽃이 다 타버리면 그 몸이 식어서, 더운 기운에 의해 운행되던 기혈(氣血)이 차가워지기 때문에, 더 이상 제 기능을 발휘하지 못하고 숨이 끊어집니다. 수음체질은 음양 중에 차가운 음(陰)에 속하고 위장과 신장이 차가운 장기로 음장기가 셉니다. 그러므로 다른 체질에 비해 전신은 근본이 차갑고 서늘합니다(물론 수체질보다는 본질상으로는 덜 차갑다). 근본적으로 건강을 만들려면 따뜻한 양의 기운을 회복시켜야 하고, 다음으로 병증을 치료해야 합니다. 목양체질에 맞는 한방처방으로 수십 년 동안 쌓인 간의 습열을 제거하고, 서늘한 장부의 냉기를 제거하고, 위장과 폐의 기능을 강화하여 혈액의 흐름을 원활하게 해주는 것이 필요합니다.

일반음식과 달리 한약재는 천연물질로서 특정 장기나 신체부위에 대한 약리작용이 강하고 신체기능 복원력과 면역기능 또한 탁월합니다. 체질에 맞고 약리작용이 뛰어난 약용식물들을 골라 증상에 맞는 추출물을 섭취하면 회복이 빠릅니다. 이렇지 않고는 수십 년 쌓이고 쌓인 병증을 개선한다는 것은 실로 어려운 일입니다.

또한 병의 깊이에 따라 치유기간도 다릅니다. 어떤 사람은 체력이 강해서 이를 먹으면 바로 효과가 나는 사람도 있는가 하면, 어떤 사람은 2-3개월 지나서 효과가 나는 경우도 있고, 때로는 반년을 먹어야 비로소 반응이 나타나기도 합니다. 물론 이를 먹는 사람의 몸 안에서 체질한방이 부단히 작용하고 있더라도, 몸 밖에서 반응을 느끼지 못할 뿐입니다. 그러므로 참을성을 가지고 꾸준히 섭취해 가면 어느 시점에 가서 효력이 발생합니다. 사람은 건강의 정도에 따라 개선되는 시점과 정도가 다르기 마련입니다.

한편 한약은 간에 해로우니 먹으면 안 된다고 말하는 사람들도 있습니다. 사실 한약을 먹고 몸을 상한 사례가 적지는 않습니다. 하지만 한약 모두가 해롭다면 오늘날까지 어떻게 한방의료가 국민건강에 기여하여 대중화될 수 있었겠습니까? 사람은 건강 정도에 따라 체력과 간의 해독 기능에 차이가 있습니다. 특별하게 암, 간장병, 간염 등이 없는 한, 한의사의 진단에 따라 처방된 한방약은 약리작용이 잘 나타납니다.

하지만 체질과 관계없이 조성된 한약은 간 환자들의 건강을 더 악화시킬 수도 있습니다. 그렇기 때문에 소화기내과 의사들은 거의 한결같이 간질환 환자들에게 한약은 물론이고 녹즙, 건강식품 등을 먹지 않도록 제한합니다. 의사가 나빠진 환자들에게 나빠진 내력을 물어보면, 환자들이 위와 같은 것들을 먹었다고 밝히기 때문입니다. 그러니 의사들 입장에서는 당연히 환자의 몸을 망친다고 생각하는 것들을 금지시킬 수밖에 없는 일입니다.

다른 한편 간 환자라도 어떤 방법으로든 제 몸에 잘 맞는 한약이나 식품을 먹고 좋아졌다면 환자의 몸은 호전되기에 추궁당하지도 않을뿐더러, 그 공로는 의사의 몫이 됩니다. 환자들은 자기들이 먹고 좋아져도 밝히지 않습니다. 그러니 의사로서는 한약이나 식품의 효과는 알 턱이 없고 오로지 그것들이 해롭게 작용하는 쪽만 알 수밖에 없는 것입니다. 사실이 이러하므로 중환자들 사이에서는 간에는 한약이 해롭다는 생각이 지배적일 수밖에 없습니다. 그래서 환자들은 겁을 먹고 무조건 한약을 꺼려합니다.

한편, 간의 **해독 기능**이 몹시 취약한 환자의 경우에는 체질에 맞지 않는 약재의 분량과 약재의 수량에 비례하여 부작용의 정도가 다르게 나타납니다. 때때로 한약을 먹어본 사람들 중에는, 약이 처음에는 좋았는데 그 다음에 똑같은 약을 그대로 지어 먹었을 때는 안 좋았다는 경험을 말하는 사람이 있습니다. 이것은 약 속에 필시 체질에 안 맞는 약재가 들어 있는 것은 사실이었으나, 그 사람의 간의 해독력과 체력이 뒷받침되어 고유의 약리작용의 치유효과를 보았습니다. 그러나 그 약에 대한 그 사람의 간의 해독력의 한계점 끝에 왔기에 이제는 더 이상 약리작용은 나타나지 않고, 생체기능을 약화시키기 시작했기 때문입니다.

그런가 하면, 식품도 처음에는 좋다가 나중에는 안 좋거나 잘 모르겠다고 말하는 사람들이 있습니다. 이 경우도 그 식품의 전부 또는 일부가 그 사람에게 맞지 않기 때문입니다. 사실 식품의 이름을 보면 그 이름의 성분이 다 들어가 있는 것으로 알고 확인 없이 무심코 먹습니다. 그러나 자세히 성분표시를 읽어보면 자신의 체질에 맞지 않는 원료가 상당히 여러 종류가 들어있는 식품들이 많습니다. 그럴 수밖에 없는 것이, 생산자들은 요즘 인기 있는 식품원료를 체질과 관계없이 배합하기 때문입니다. 한 가지 예를 들면, 장뇌삼이라는 제품인데 성분을 보니 오가피가 함께 들어 있습니다. 인삼은 수체질과 목양체질에는 좋지만 나머지 체질에는 안 좋습니다. 오가피는 금체질에만 적합하고 나머지 체질에는 다 나쁩니다. 한편 수체질에 오가피는 해롭고, 금체질에 인삼은 나쁩니다. 체질의학적 관점에서 볼 때, 오가피는 어느 누구에게도 진정 약이 되는 식품이 아닙니다. 따라서 식품을 선택할 때에는 신중하게 잘 골라야 합니다.

그렇기 때문에 몸에 효과가 없거나 부작용이 생기는 것은 식품이나 약재에 문제가 있기 때문이 아닙니다. 문제는 체질에 맞지 않는 식품과 약재를 쓴다는 데 있습니다. 사실 무슨 약재든지 적정량을 체질에 적합한 사람에게 증상에 맞게 쓰면 사람을 살리는 약이 됩니다. 약재는 식품과 같이 유용합니다. 그러나 모든 체질에 다 좋게 작용하는 것은 아닙니다. 특정 식품이 체질에 따라 이롭거나 해롭게 작용하는 것처럼, 한약재도 체질에 따라 약(藥)도 되고 독(毒)도 됩니다. 예컨대 수음, 수양, 목양체질인 사람에게는 100년 산삼이 살리는 약이지만, 금양, 금음, 토양체질에는 죽이는 약입니다. 약재는 말 그대로 약리작용이 음식에 비해 아주 강합니다. 그래서 음식은 소화만 된다면 많이 먹어도 상관없지만 한약재는 1일 투여량 등 규정사항이 있는 것입니다.

한편, 체질에 맞게 조성된 한방은 환자의 영양분 흡수력에 문제가 없는 한, 부작용은 거의 없습니다. 심지어 간의 기능이 손상된 간경화, 간암, 간염, 암 환자의 경우에도 그렇습니다. 대체로 한약은 식후 30분 후에 복용합니다. 식후에 먹으면 아직 위장에 음식물이 머물러 있기에, 함께 섞여서 위장의 벽을 자극하지 않습니다. 이런 식으로 혹시 있을 수 있는 한약의 위장장애를 예방합니다. 그러나 체질에 맞게 조성된 한방제는 간의 **해독 기능**이 손상된 환자라 하더라도 식전, 식후 가릴 것 없이 아무 때나, 심지어 빈속에 먹어도 문제가 없습니다. 속이 편안합니다. 오랫동안 먹어도 부작용이 생기지 않습니다. 오히려 건강은 나날이 증진됩니다. 만일 필요한 영양소와 기능식품 및 체질 한방제를 동시에 활용한다면 삼두마차와 같이 신속한 회복을 할 수 있습니다.

수음체질은 모든 체질 가운데 가장 차가운 체질입니다. 수음체질은 대개 차가운 위장의 소화력 장애로 인해 살이 찌는 사람이 별로 없습니다. 수음체질에서는 열을 가장 많이 발산해야 할 위장이 가장 차갑고 약하며, 둘째로 열이 많은 폐가 두 번째로 약한 장기입니다. 적절한 건강관리가 따르지 않으면 나이가 들어감에 따라서 온몸이 추위에 시달리고, 늘 체내에는 갈수록 냉기가 많아지고, 손발이 차갑고 추우면 마음이 편치 않으며, 정서적으로도 불안정합니다. 오장육부가 몹시 차가운 것은 말할 나위가 없습니다. 이 체질의 모든 병은 냉증(冷症)에서 비롯됩니다.

순환기 질병도 모두 여기에 원인을 두고 있습니다. 목양체질과 여러 면에서 유사합니다. 위장과 폐가 둘 다 약하다는 것이 공통입니다. 그러므로 방법도 엇비슷합니다. 이 체질은 차가운 음식을 먹은 만큼 비례하여 시간이 흐르면 병이 생깁니다. 당연히 차갑고 해로운 식생활과 차가운 기운과 습기를 많이 받으면 고혈압 심장병 뇌졸중 또는 저혈압이 필연적으로 따라옵니다. 그러므로 그러한 병을 극복하려면 반드시 차가운 기운을 제거해야 합니다. 위장, 비장, 췌장에 꽉 찬 한기(寒氣)를 없애주어야 합니다. 다음으로 항상 위장을 덥게 하는 식품을 취합니다. 가능하면 열이 많은 식품을 집중적으로 계속 섭취해야 합니다. 그렇지만 일반적 상식으로 고혈압은 열이 많은 식품을 먹으면 악화된다고 여겨 꺼리는 경향이 있습니다. 고혈압 등에 걸린 사람들은 열이 많은 닭고기나 인삼, 꿀 등이 몹시 해롭다고 생각하고, 이 식품을 먹는 것을 두려워합니다. 그것은 주로 위나 폐가 강해 몸에 열이 많은 사람이 고혈압 등에 주로 걸리기 때문입니다.

하지만 수음체질은 원인이 다릅니다. 냉증(冷症)으로 생긴 병은 오로지 몸을 따뜻하게 하는 열(熱)이 있어야만 병을 고칠 수 있습니다. 열이 많은 식품을 집중적으로 계속 섭취해야 합니다. 항시 위장을 덥게 하는 식품을 섭취합니다. 그래서 이 체질은 체질에 맞는 것 중에서 열이 많은 식품이나 약재를 씁니다. 그렇기 때문에 열이 강한 꿀, 인삼, 홍삼, 산삼, 생강 등이 좋습니다. 이 체질은 한번 오장육부 장기에 냉증(冷症)이 생기면 그 한기를 몰아내고 온기(溫氣)를 회복시키는 일이 쉽지 않습니다.

한편 한방제는 독특한 약리작용에 의해 오장육부를 신속하고 탁월한 공능으로 따뜻하게 할 수 있을 뿐만 아니라 장부의 비정상적 기능도 효율적으로 고치고 원위치로 기능을 정상화시킬 수 있습니다. 한약재는 매우 열이 많은, 즉 대열(大熱)한 재료를 써야 회복이 잘 됩니다. 온리제(溫裏劑), 즉 몸 안을 덥히는 약리작용이 뛰어난 약재를 이용한 한방처방이 꼭 따라야만 신속한 회복을 할 수 있습니다. 그 결과 고혈압이나 저혈압, 심장병을 원인적으로 치료할 수 있고, 뇌졸중의 후유증을 최소화할 수 있습니다. 몸이 따뜻하면 세상이 편합니다.

6. 토양체질

오장육부의 열을 끄고 서늘하게 하는 길이 장수비법입니다. 위장과 심장의 열을 내려 전신의 체온을 적절하게 조절해야 합니다. 특히 허약한 신장을 보강하여 균형을 맞추면 상체는 힘이 있고 하체는 약하던 불균형을 조절할 수 있습니다. 토양체질의 위장과 심장의 용광로의 불을 체질 한방 말고는 끌 수 없습니다. 이 체질은 몸이 에너지가 충실하고 장부에 기운이 충만한 상태에서 병이 생기면, 위장과 심장의 뜨거운 열을 식혀 흩어버리고, 신장을 서늘하게 보강하여 신장의 차가운 물로서, 가슴에 타고 있는 불을 완전히 꺼 없애야 합니다. 그러나 긴 병으로 장부가 쇠약하고, 춥고 혈액순환이 안 되면, 우선 신장의 약한 기운을 살려 온몸에 피가 돌게 한 후 보혈하여 얼마간 몸을 추스른 다음에, 위장과 심장에 타버린 불씨와 재를 없애는 것이 순서입니다.

이 체질도 병이 깊어지고 장부가 쇠퇴하면, 그렇게 많던 열도 온데간데없고, 하체는 특히 무릎이 부실하고, 걷는 것이 고달픕니다. 그렇다고 몸을 덥게 하는 식품이나 한방약을 써도 몸은 여전히 차갑습니다. 원래 그 체질의 생명의 불꽃은 그 기운이 뜨겁기에 한결같이 위장과 심장, 신장의 열을 식히는 약재를 써야 합니다. 그러나 맥이 세미하니 한의사는 대개가 속을 덥히는 약을 쓰기 마련입니다. 처음에는 좋은 것 같다가, 시일이 흘러가니 몸은 더 괴롭습니다.

또한 병의 깊이에 따라 치유기간도 다릅니다. 어떤 사람은 체력이 강해서 이를 먹으면 바로 효과가 나는 사람도 있는가 하면, 어떤 사람은 2-3개월 지나서 효과가 나는 경우도 있고, 때로는 반년을 먹어야 비로소 반응이 나타나기도 합니다. 물론 이를 먹는 사람의 몸 안에서 체질한방이 부단히 작용하고 있더라도, 몸 밖에서 반응을 느끼지 못할 뿐입니다. 그러므로 참을성을 가지고 꾸준히 섭취해 가면 어느 시점에 가서 효력이 발생합니다. 사람은 건강의 정도에 따라 개선되는 시점과 정도가 다르기 마련입니다.

한편 한약은 간에 해로우니 먹으면 안 된다고 말하는 사람들도 있습니다. 사실 한약을 먹고 몸을 상한 사례가 적지는 않습니다. 하지만 한약 모두가 해롭다면 오늘날까지 어떻게 한방의료가 국민건강에 기여하여 대중화될 수 있었겠습니까? 사람은 건강 정도에 따라 체력과 간의 해독 기능에 차이가 있습니다. 특별하게 암, 간장병, 간염 등이 없는 한, 한의사의 진단에 따라 처방된 한방약은 약리작용이 잘 나타납니다.

하지만 체질과 관계없이 조성된 한약은 간 환자들의 건강을 더 악화시킬 수도 있습니다. 그렇기 때문에 소화기내과 의사들은 거의 한결같이 간질환 환자들에게 한약은 물론이고 녹즙, 건강식품 등을 먹지 않도록 제한합니다. 의사가 나빠진 환자들에게 나빠진 내력을 물어보면, 환자들이 위와 같은 것들을 먹었다고 밝히기 때문입니다. 그러니 의사들 입장에서는 당연히 환자의 몸을 망친다고 생각하는 것들을 금지시킬 수밖에 없는 일입니다.

다른 한편 간 환자라도 어떤 방법으로든 제 몸에 잘 맞는 한약이나 식품을 먹고 좋아졌다면 환자의 몸은 호전되기에 추궁당하지도 않을뿐더러, 그 공로는 의사의 몫이 됩니다. 환자들은 자기들이 먹고 좋아져도 밝히지 않습니다. 그러니 의사로서는 한약이나 식품의 효과는 알 턱이 없고 오로지 그것들이 해롭게 작용하는 쪽만 알 수밖에 없는 것입니다. 사실이 이러하므로 중환자들 사이에서는 간에는 한약이 해롭다는 생각이 지배적일 수밖에 없습니다. 그래서 환자들은 겁을 먹고 무조건 한약을 꺼려합니다.

한편, 간의 **해독 기능**이 몹시 취약한 환자의 경우에는 체질에 맞지 않는 약재의 분량과 약재의 수량에 비례하여 부작용의 정도가 다르게 나타납니다. 때때로 한약을 먹어본 사람들 중에는, 약이 처음에는 좋았는데 그 다음에 똑같은 약을 그대로 지어 먹었을 때는 안 좋았다는 경험을 말하는 사람이 있습니다. 이것은 약 속에 필시 체질에 안 맞는 약재가 들어 있는 것은 사실이었으나, 그 사람의 간의 해독력과 체력이 뒷받침되어 고유의 약리작용의 치유효과를 보았습니다. 그러나 그 약에 대한 그 사람의 간의 해독력의 한계점 끝에 왔기에 이제는 더 이상 약리작용은 나타나지 않고, 생체기능을 약화시키기 시작했기 때문입니다.

그런가 하면, 식품도 처음에는 좋다가 나중에는 안 좋거나 잘 모르겠다고 말하는 사람들이 있습니다. 이 경우도 그 식품의 전부 또는 일부가 그 사람에게 맞지 않기 때문입니다. 사실 식품의 이름을 보면 그 이름의 성분이 다 들어가 있는 것으로 알고 확인 없이 무심코 먹습니다. 그러나 자세히 성분표시를 읽어보면 자신의 체질에 맞지 않는 원료가 상당히 여러 종류가 들어있는 식품들이 많습니다. 그럴 수밖에 없는 것이, 생산자들은 요즘 인기 있는 식품원료를 체질과 관계없이 배합하기 때문입니다. 한 가지 예를 들면, 장뇌삼이라는 제품인데 성분을 보니 오가피가 함께 들어 있습니다. 인삼은 수체질과 목양체질에는 좋지만 나머지 체질에는 안 좋습니다. 오가피는 금체질에만 적합하고 나머지 체질에는 다 나쁩니다. 한편 수체질에 오가피는 해롭고, 금체질에 인삼은 나쁩니다. 체질의학적 관점에서 볼 때, 오가피는 어느 누구에게도 진정 약이 되는 식품이 아닙니다. 따라서 식품을 선택할 때에는 신중하게 잘 골라야 합니다.

그렇기 때문에 몸에 효과가 없거나 부작용이 생기는 것은 식품이나 약재에 문제가 있기 때문이 아닙니다. 문제는 체질에 맞지 않는 식품과 약재를 쓴다는 데 있습니다. 사실 무슨 약재든지 적정량을 체질에 적합한 사람에게 증상에 맞게 쓰면 사람을 살리는 약이 됩니다. 약재는 식품과 같이 유용합니다. 그러나 모든 체질에 다 좋게 작용하는 것은 아닙니다. 특정 식품이 체질에 따라 이롭거나 해롭게 작용하는 것처럼, 한약재도 체질에 따라 약(藥)도 되고 독(毒)도 됩니다. 예컨대 수음, 수양, 목양체질인 사람에게는 100년 산삼이 살리는 약이지만, 금양, 금음, 토양체질에는 죽이는 약입니다. 약재는 말 그대로 약리작용이 음식에 비해 아주 강합니다. 그래서 음식은 소화만 된다면 많이 먹어도 상관없지만 한약재는 1일 투여량 등 규정사항이 있는 것입니다.

한편, 체질에 맞게 조성된 한방은 환자의 영양분 흡수력에 문제가 없는 한, 부작용은 거의 없습니다. 심지어 간의 기능이 손상된 간경화, 간암, 간염, 암 환자의 경우에도 그렇습니다. 대체로 한약은 식후 30분 후에 복용합니다. 식후에 먹으면 아직 위장에 음식물이 머물러 있기에, 함께 섞여서 위장의 벽을 자극하지 않습니다. 이런 식으로 혹시 있을 수 있는 한약의 위장장애를 예방합니다. 그러나 체질에 맞게 조성된 한방제는 간의 **해독 기능**이 손상된 환자라 하더라도 식전, 식후 가릴 것 없이 아무 때나, 심지어 빈속에 먹어도 문제가 없습니다. 속이 편안합니다. 오랫동안 먹어도 부작용이 생기지 않습니다. 오히려 건강은 나날이 증진됩니다. 만일 필요한 영양소와 기능식품 및 체질한방제를 동시에 활용한다면 삼두마차와 같이 신속한 회복을 할 수 있습니다.

토양체질의 위장과 심장의 용광로의 불은 체질 한방이 좋습니다. 앞서 살펴본 바와 같이, 이 체질은 더운 기운으로 쌓여 있는 췌장, 비장과 위장이 첫 번째로 센 장기입니다. 그렇기 때문에 모든 체질 중에서 위장과 췌장에 열이 가장 극심하고 체온이 가장 높습니다. 위장에 열이 과도하기 때문에 체질에 맞지 않는 위장에 열을 내는 음식을 주로 섭취하면 다른 어떤 체질보다도 위장에 열이 극열해집니다. 그런데도 이 체질은 식욕왕성하고 찬 것, 더운 것 가리지 않고 다 잘 먹습니다. 더구나 이 토체질 중에는 폭음하는 사람이 좀 있습니다. 이런 이유들로 인해 열성을 품은 음식이 소화되어 체내에 쌓이게 된 열독(熱毒)으로 혈관 내피는 팽창되어 좁아집니다. 고혈압이 시작됩니다.

설상가상으로 팔체질 중에서 심장에 열이 가장 심합니다. 하지만 다소 불행하게도, 토양체질의 심장은 비, 위장 다음으로 센 장기로 자리 잡고 있습니다. 심장이 강한 이 체질은 항상 가슴 한가운데가 답답하고 뭔가 뭉쳐있어, 좀 옥죄는 듯합니다. 피가 대정맥을 타고 우심방과 우심실에 미처 들어오기도 전에, 심지어는 들어오기가 무섭게 좌심방과 좌심실에서는 자꾸만 대동맥으로 뿜어내려고만 합니다. 공회전이 되면서 더 열이 발생합니다. 정맥에서 유입되는 피는 원활하게 들어오지 못하는 반면, 심장의 박출력은 너무 강해 심지어는 공회전까지 하면서 동맥으로 혈액을 사정없이 내보내려고만 합니다. 자동차 바퀴가 수렁에 빠졌을 때 액셀러레이터를 밟으면 헛바퀴가 돌면서 열이 발생하는 것과 비슷합니다. 대동맥을 통해 심장에 유입되는 혈액의 양과 대동맥으로 송출하는 피의 양에 자꾸 편차가 생기려고만 하는 데서 열이 발생합니다. 위장에 열도 극심한데 심장까지 열로 가득합니다. 고혈압, 심장질환, 뇌졸중이 생길 수밖에 없습니다.

물론 이 체질도 병이 깊어지고 장부가 쇠퇴하면, 그렇게 많던 열도 온데간데없고, 하체는 특히 무릎이 부실하고, 걷는 것이 고달픕니다. 그렇다고 몸을 덥게 하는 식품이나 한방약을 써도 몸은 여전히 차갑습니다. 원래 그 체질의 생명의 불꽃은 그 기운이 뜨겁기에 한결같이 위장과 심장 신장의 열을 식히는 약재를 써야 합니다. 그러나 맥이 세미하니 한의사들이 대개가 속을 덥히는 약을 쓰기 마련입니다. 처음에는 좋은 것 같다가, 시일이 흘러가니 몸은 더 괴롭습니다.

이 체질은, 몸에 에너지가 충실하고 장부에 기운이 충만한 상태에서 병이 생기면, 위장과 심장의 뜨거운 열을 식혀 흩어버리고 신장을 서늘하게 보강하여 신장의 차가운 물로서 가슴에 타고 있는 불을 완전히 꺼 없애야 합니다. 그러나 긴 병으로 장부가 쇠약하고, 춥고 혈액순환이 안 되면, 우선적으로 신장의 약한 기운을 살려 온 몸에 피가 돌게 한 후, 보혈하여 얼마간 몸을 추스른 다음에, 위장과 심장에 타버린 불씨와 재를 없애는 것이 순서입니다. 토체질에 맞는 한방제를 사용하면 혈관질환을 치유할 수 있습니다.

이상으로 팔체질 한방치유원칙 설명을 마칩니다.

추출물 설명

1. 추출물

송산팔체질건강연구소는 개개인에게 가장 적절한 식사법을 연구하고 지도합니다. 본 추출물은 동식물을 원료로 열수 추출하여 파우치 형태로 만들어진 즉석제조 가공식품입니다. 질병을 치료하는 의약품이나 한약이 아니며, 추출가공식품입니다.

(1) 추출물의 특징

저희 송산에서 제조하는 추출식품이 특히 유익한 것은, 각 개인 고객에게 이롭게 작용하는 원료로만 배합하기에, 허약한 고객일지라도 소화흡수가 잘 되며, 혹시 체질에 맞지 않는 식품을 섭취하는 데에서 올 수 있는 불편한 점이 없습니다. 그래서 무리 없이 원만하게 건강증진이 이루어지는 장점이 있습니다. 오래 먹을수록 더욱 건강은 증진됩니다. 또한 본 추출물은 개개인의 개인적 건강의 필요에 따라 체질에 맞는 재료만을 사용하여 제조되기에, 대중적인 필요에 의해 제조되는 일반 건강식품보다도 더욱 개인적인 건강증진에 유용합니다. 본 추출물 식품은 특정인의 건강증진을 위한 개별맞춤식품이라 할 수 있습니다.

(2) 추출물의 본질과 제조법

본 추출물은 인체 스스로가 건강을 증진시키도록 건강보조식품처럼 영양보급에 목적을 두고 있습니다. 그러므로 이것을 의약품이나 한약처럼 질병치료제로 섭취해서는 안 됩니다. 흡수되기 쉬운 액상형태로 제조되어 건강증진과 회복 및 인체 본연의 복원력 기능을 보완하는 한방성 영양보급을 하는 것입니다. 황토항아리에서 97도 저온 이중 중탕법(100도 이상의 고온추출 아님)으로 44–48시간 오래 달여 추출합니다. 초제(草劑, 잎약재)의 정유 성분은 보존하고 근제(根劑, 뿌리약재)의 성분은 추출률을 높입니다.

(3) 추출물 제조의 법적 근거

송산건강연구소에서는 관할 관청인 대구광역시 중구청 환경위생과에 즉석제조 가공식품판매 신고를 필하고, 별도로 고객의 주문에 의한 기타추출물로 제조, 판매하고 있습니다. 송산팔체질건강연구소에서는 식품의약품안전처에서 식품공전에 허용한 동식물 원료를 사용합니다.

(4) 추출물 재료

보건복지부 산하 식약청에서는 국민건강을 위해 사용가능하도록 식품공전(公典)에 승인된 식품원료 목록을 수재하여 식품의 제조 가공 시에 아무런 제한이 없게 하였습니다. 그 중에 안전성이 확보되어 승인된 약용으로도 사용되는 식물 약 70-80여 종 이상을 포함하여 수백여 종이 있습니다. 세계적으로 인체에 유용한 천연물질로 인정된 동식물로 유럽, 아시아, 아메리카 등에 산재한 것들까지 추출원료로 허용하였습니다. 식약청에서 허용한 안전성이 확보된 식물재료(한약재와 관계없이 건강기능식품이나 추출가공식품의 재료로 허용되는 식물) 중 일부는 다음과 같습니다. 결명자, 구기자, 인삼, 당귀, 두충, 오가피, 오미자, 길경, 황정, 복분자(산딸기), 사삼, 갈근(칡), 백모근(띠 뿌리), 동충하초, 인진, 송화, 박하, 연근, 저령, 속단, 상엽, 오디(상심자), 자초(지치), 진피, 천마, 하수오, 황기, 지골피, 녹용, 맥문동, 산수유, 산조인, 삼백초, 사상자, 백출, 창출, 단삼, 금은화, 작약, 숙지황, 유근피 등이 있습니다.

위에 언급된 재료들은 오랫동안 민간전통요법에서 약용식물로 애용되어 온 까닭에 어떤 사람들은 한약재로 인식하기도 하지만, 식약청에서는 이들을 한약재가 아닌 약용식물 추출가공식품 원료로 허용하여 국민 건강을 증진하게 하였습니다. 송산에서는 선택한 식물과 동물(단백보급) 과채류 등 다양한 재료를 체질에 맞게 배합하여 파우치 형태로 공급합니다. 환자의 특정 질병과 증상을 직접 치료하기 위해 조제되는 한약이 아니며, 다양한 동식물군에서 추출한 종합영양가공물 보급으로 건강을 증진시킵니다.

(5) 섭취방법

한방추출액 또는 한약이나 양약과 함께 드시지 마십시오. 30분 이상 간격을 두고 드셔야 혹 생길 수 있는 약성충돌은 없습니다. 파우치를 열수중탕하거나 컵에 부어 전자레인지에 데워 마십니다. 파우치를 그대로 렌지에 넣고 데우지 마십시오. 금토체질은 따뜻하게, 목수체질은 따끈하게 드십시오. 소화 장애 시 차게 마시지 마십시오. 더운 여름에는 그냥 마셔도 됩니다. 1일 3회, 1회 한 봉지를 아무 때나 드셔도 됩니다. 식후 바로 드시면 빼먹지 않고 세 번 다 먹기가 쉽습니다. 식전 혹은 식후일지는 내 몸에 편한 대로 하십시오. 혹여 장이 예민하신 분은 처음에는 식후에 섭취하시고, 적응이 된 후부터는 아무 때나 섭취하십시오. 허약자는 처음에 한 봉지가 아닌 반 봉지로 시작하여 적응하면 한 봉지씩 섭취합니다. 극도의 병약자는 처음 한 봉지를 하루 세 번 나누어 먹다 점차 늘립니다. 꼭 하루에 세 번 섭취해야 합니다. 하루 한두 봉씩 먹으면 효용이 없습니다. 섭취 후 반응은 홈페이지 'gan.co.kr' 〉 '팔체질의학' 〉 '추출물섭취방법과 반응'을 참고해 주시기 바랍니다.

(6) 보관

불을 때지 않는 방이나 그늘에 보관하며, 냉장고에 보관하지 않아도 6개월까지는 이상이 없습니다.

(7) 마음가짐

사람마다 건강의 정도가 달라 식품의 유용성을 느낄 수 있는 기간은 각각 다릅니다. 어떤 사람은 즉시 느낌이 오는가 하면, 여러 달이 걸리는 사람도 있습니다. 학생이나 젊은이에 비해 나이가 든 분은 시간이 더 걸립니다. 추출물은 적어도 6개월은 먹어보는 게 좋습니다. 빈 항아리에 얼마나 부어야 물이 차오르는가는 그 항아리에 물이 얼마큼 차 있는지에 달려 있습니다. 오르막길의 수레는 정상에 오를 때까지 끌고 가야지, 그렇지 않으면 도로 내려가 헛일이 됩니다. 건강의 산 봉오리에 올라설 때까지는 체력, 나이, 건강에 따라 개인차가 있으므로 겸허한 마음으로 성실하게 체질건강법을 실천해야 합니다. 몸이 나빠서 고생한 세월을 생각하면서 정성을 바치시기 바랍니다. 정성과 믿음 인내심을 가지고 꾸준히 힘쓰면 마침내 좋은 결과를 거두게 됩니다.

평소 건강이 비교적 양호하여 기운(氣運), 즉 기의 순환이 막힘없이 잘 되는 사람은 보기 재료를 충분히 넣으면 가속도가 붙어 체력이 바로 강해집니다. 그러나 대부분의 경우, 기(氣)의 운행(運行) 이 약한 사람은 보기(補氣)하는 재료가 들어가면 기가 순환하면서 혈(血), 즉 영양의 소모가 심하기 에 피곤합니다. 기의 소모가 적은 걷기보다 기운의 소모가 많은 달리기가 더 에너지의 소모가 많기 에 피곤해지는 것과 같은 이치입니다. 배합원리에서 설명한 바와 같이 영양보급 위주로 보혈재료를 주로 쓰고 기능을 보충하는 보기 재료를 적게 쓰거나 쓰지 않으면 전혀 피곤과 무기력을 느끼지 않 게 추출액이 제조됩니다. 이 경우에는 반대로 제조한 추출물 식품에 비하여 몸은 편한 반면 건강이 좋아지는 기간은 2-3배 늘어집니다. 또는 적당히 견딜만하게 제조할 수도 있습니다. 반면에 보기작 용이 강한 추출액을 만들어, 섭취하는 사람이 힘은 들 수도 있지만, 전자에 비하여 좀 더 신속하게 2-3배 빠르게 건강증진을 할 수 있습니다. 이것은 걸어서 목적지까지 한 시간 걸리는 거리를, 달려 가면 10-20분에 도착할 수 있는 상황과 비슷합니다. 하지만 달려가면 빨리 도착할 수는 있으나 체 력 소모, 즉 기혈소모가 많아져 피곤해지는 현상과 같습니다. 이것은 체질에 맞는 재료 중에서 보기 하는 재료와 보혈하는 재료의 배합비율을 조절하기에 달려 있습니다.

한편 송산팔체질연구소에서는 암이나 간경화 말기의 환자처럼 중환자가 아닌 이상은 가능하면 보기식물을 충분히 넣어서 최단 시일 안에 건강을 증진시키고자 합니다. 문제는 섭취하는 당사자가 얼마나 인내심과 믿음을 가지고 성실하게 따를 것인가 하는 점입니다. 보통 저희 연구소에서는 일반 적으로 2개월 단위로 이를 제조합니다. 다양한 재료를 고루 배합하기가 편리하며 고객은 단기간 먹 어서 쉽게 회복되지 않기에 그 기간 이상을 섭취해야 힘도 나고 좀 살만해지기 때문입니다.

요즈음 젊은 20대를 제외한 40-50대 이상은 당사자들도 모르는 사이에 장부의 기능 저하와 과 로와 신체에 쌓인 독소로 기의 원활한 운행(운기, 運氣)은 거의 끊겨 있습니다. 이 중에서 극도로 당 장에 건강이 나빠진 사람들은 주로 체질추출액을 섭취합니다. 개개인의 건강 편차에 따라 추출액 을 먹어 가면서 피곤함이 없어지는 기간은 다 다릅니다. 보통 처음 먹을 때에는 7-10일 정도는 괜찮은 것 같다가 그 후부터는 기가 맹렬히 운행을 하기에 오히려 피곤하고 힘이 듭니다. 기를 보충하는 재료를 넣으면 기의 순환이 이루어지면서 체력소모가 뒤따르게 되므로 필시 피곤이 겹치는 것입니다. 즉, 대부분의 사람들은 건강의 막바지에 와서 건강증진을 시도하기에 10-20년 동안 엉킨 건강의 부조화를 조절, 보완, 마무리하려면 대개 6개월에서 1년은 걸립니다. 그래서 한 2개월 정도 먹으면 온통 장부의 기능조절이 과도하게 진행되므로 마치 건축공사장에 장비와 자재들이 어지럽게 널려 정리되지 않은 상태와 비슷하게 됩니다.

기(氣)는 자꾸 순환하여 몸에서 반응은 일어나고 있는데, 두 달 먹고 중단하면 몸은 한동안 녹초가 됩니다. 고속으로 달리는 자동차를 정지시키려면 제동시간이 좀 더 걸립니다. 바로 멈출 수 없습니다. 저속으로 달리는 차는 단번에 정지시킬 수 있습니다. 이와 비슷하게 추출액을 섭취한 결과, 강하게 기의 운행이 진행되었기에, 섭취를 중단한다고 해도 기의 순환이 멈추기까지는 시간이 걸립니다. 멈출 때까지는 몸이 무기력합니다.

한편 태극권이나 기공수련 또는 단전호흡을 해온 사람들은 기혈이 막히거나 끊긴 일반인들과는 달리 체내 기혈순환이 대단히 원활합니다. 그렇기 때문에 나이가 들어 추출액을 섭취해도 기 순환으로 인한 무기력은 생기지 않으며, 연속적으로 기력이 넘칩니다. 단, 이런 사람들의 경우에는 기는 강하나 혈과 음기가 부족하여 힘이 쇠잔한 경우가 있습니다. 이때에는 보음, 보혈에 치중하는 추출액을 먹으면 힘이 바로 넘칩니다.

기의 순환이 멈추고 기운이 장부로 수렴되어 저장되면 몸이 편해집니다. 기의 운행이 멈추면 그동안 장부의 기가 소진되기에 입맛도 없고 밥도 먹기 싫고 무기력하고 피곤하고 전신이 불편하고 정서적으로 심리적으로 불안정했던 상태들이 점점 없어집니다. 물론 몸이 너무 내부적으로 허약한 분들은 수렴 내지는 마무리가 안 되면 계속적으로 꽤 오랫동안 무기력할 수 있습니다. 그러나 시일이 흐르면 체표로 표출된 기운이 다시 장부로 수렴되어 저장되고, 기운을 차리게 됩니다. 그 뒤 기의 운행이 순통(純通)하면 몸이 자기도 모르게 편안해집니다.

일반기능성식품을 먹으면 대개 반응 없이 바로 좋아지는 것과는 대조가 되는 부분입니다. 일반식품은 대체로 영양보급에 중점을 두어 제조됩니다. 팔체질추출액은 장부의 기를 소통시키는 기능이 강합니다. 그러므로 좋아지려고 먹었는데 오히려 더 피곤해지며, 이로 인해 실망과 갈등, 번뇌가 왕래합니다. 체질추출액은 근본적인 장부의 기를 보충하고 조절하면서 기가 발산되므로 피곤을 막을 수 없습니다. 따라서 피곤이 몹시 심하다는 것은 기혈순환이 강하게 진행되고 있다는 것입니다.

하지만 개인 각자가 기의 운행으로 인한 피로가 회복되고 힘이 솟기 시작하는 기간은 개인의 편차에 따라 2-6개월 또는 그 이상 걸리기도 합니다. 평소 기의 소통이 원만한 사람은 회복기간이 짧고, 기 소통이 잘 안 되었던 사람은 좀 오래갑니다. 드디어 무력감이 사라지고, 가슴에서, 어깨에서, 단전에서, 그리고 허리와 다리에서 힘이 느껴지기 시작하면 바로 건강증진이 제대로 이루어지고 있음을 의미합니다.

체질식을 성실히 해 가면, 나중에는 맞지 않는 것을 섭취할 경우 소화가 되지 않거나 변통이 나빠지거나 설사기가 생깁니다. 피곤하고 무기력해집니다. 잠도 많이 옵니다. 전에는 오후나 저녁이 되어도 피곤하지 않았으나, 저녁밥 먹기가 무섭게 드러눕고 싶습니다. 잠을 많이 자서 밀린 피곤을 해소해야 합니다. 전에는 맞지 않는 해롭게 작용하는 음식에 대해 생체가 저항 없이 수용하여 생로병사를 가속화하는 원인이 되도록 방치하였습니다. 그러나 이제는 맞는 것과 맞지 않는 것을 본능적으로 생리적으로 선별하여 맞지 않는 것은 바로 배설하여 더 이상 생체약화물질이 쌓이지 않도록 하며, 이런 작용 중에 피곤과 무기력이 생기며 설사기가 있을 수 있습니다. 물론 이런 체험은 실제적으로 유쾌한 것은 아니지만, 생체부조화기운이 제거되는 것이므로 결과적으로는 성인병을 예방하는 면에서 유익한 것입니다. 또한 그런 방법으로 맞지 않는 음식을 조심하도록 상기시켜주는 효과도 있습니다. 그러므로 이런 현상에 대해 불만을 갖지 말고 겸손하게 순응하는 마음을 가져야 합니다.

체질식과 더불어 체질추출액을 병행하면 이 현상은 더욱 뚜렷해집니다. 추출액은 **해독 기능**이 좋아서 생체가 청정해지기에 오염되거나 환경호르몬에 노출되거나 화학물질이 함유된 식품을 먹으면 몹시 피곤해집니다. 전에는 유기농 또는 청정식품과 관계없이 어떤 것을 먹어도 이상이 없었을지 모르지만, 추출액을 섭취한 이후에는 다릅니다. 예를 들어 봅니다. 대부분의 김은 양식할 때에 염산을 사용합니다. 평소에는 어떤 김을 먹어도 별 일이 없었는데 추출액을 섭취하여 몸이 청정해진 뒤로는 동일한 그 김을 먹으면 그렇게도 몸이 피곤합니다. 그것은 몸이 오염물질을 체내에 그대로 축적 되도록 허용하지 않고 즉각 해독을 시작하면서 간이 부대끼는 현상 때문입니다. 육류 중에서 닭고 기에 가장 많은 항생제가 투여됩니다. 예전에는 먹어도 좋았는데 이제는 먹으면 입안에서 냄새가 나 고 혀에 설태가 끼고 몸이 나른합니다.

물론 이런 현상은 생리적으로 즉시 해독해 가는 하나의 과정입니다. 물론 천연적으로 키운 청정 닭고기를 먹었을 경우에는 해독하느라 간이 고생하는 현상이 전혀 일어나지 않습니다. 요즘 계란은 산란촉진제와 항생제를 씁니다. 이것을 쓰지 않은 무항생제 청정계란은 그 점을 표기합니다. 표기되 지 않은 계란은 모두 산란촉진제와 항생제가 있다고 보면 틀림없습니다. 그러므로 팔체질로 건강을 관리한 뒤에 나타나는 현상에 대해 과민반응으로 생각하지 말고, 신속하게 노폐물 배출과정 현상으 로 보시면 되겠습니다.

우리는 이런 방법으로 직접 항생제를 경구 투여를 하지는 않을지라도 환경호르몬과 항생제 등을 일상에서 먹고 삽니다. 그래서 이러한 항생제 섭취 덕분에 옛날에는 흔했던 부스럼도 종기도 안 납 니다. 부스럼이나 종기가 나야 면역이 활발해지고 단련되어 자가 치료가 되고, 그러면서 성장해야 암과 같은 중대 면역질환이나 자가 면역에 걸리지 않게 되는데, 오히려 면역계가 양성되고 훈련받을 기회도 없고 더구나 그런 것을 먹으니 면역은 제로상태입니다. 그러니 조금만 염증성질환이 생겨도 낫지 않고, 항생제는 과다 투여하니 슈퍼바이러스가 생겨나 면역의 한계점에 다다르게 됩니다.

예전에는 이런 계란을 먹어도 아무 탈이 없었습니다. 하지만 추출액을 섭취한 뒤로는 청정하지 못 한 계란을 먹으면 입안에서 냄새가 나기도 하고 혀에 설태가 끼고 노곤합니다. 이런 방법으로 생체 는 노폐물을 배출합니다. 심지어 농약을 치지 않은 유기농 볏짚과 사료로 키운 1등급 한우 쇠고기를 먹으면 피곤도 없고 힘이 생기지만, 그렇지 않은 3등급 한우고기를 먹으면 몸은 피곤할 수도 있고 설태가 끼기도 합니다. 이런 현상은 결코 몸이 약해졌다는 것은 아니며, 오히려 간신(肝腎)의 해독 기능이 강해져 더 이상 오염물질이 몸 안에 쌓이지 않게 한다는 것입니다. 그렇기 때문에 현재 중병 이 없는 한 즉시 해독해 주는 간의 탁월한 성능 덕에 이후로는 더 이상 큰 병이 생길 가능성은 현저 하게 줄어듭니다. 이 모두는 체질식과 추출액 섭취로 향상된 생체의 청정기능 현상입니다. 세월이 흐름에 따라 생체의 간의 청정기능은 향상되기에 식품 속에 함유된 오염물질에 대한 반응은 더 민감해집니다. 또한 이렇게 몸에서 즉시 나타나므로 식품이 얼마나 청정한지도 알 수 있습니다.

(8) 섭취를 마무리해도 좋은 시점

그러나 피곤이 가시지 않고 기운이 온몸을 돌면서 장부와 사지와 지체와 기관에 반응을 일으켜 불편하기 그지없는데, 추출액 섭취를 중단하면 어떻게 됩니까? 장부에서 발원하여 체표와 경락을 운행하던 기(氣)가 멈추고, 장부로 도로 돌아가서 수렴하는 데에는 한동안 아마 15-30일 정도는 걸릴 것입니다. 그러나 이것은 건강이 상승하다가 도중에 중단되는 것을 의미합니다. 하지만 그 이후에는 먹을 때 힘이 빠지고 무기력하던 현상은 조금씩 사라지고 조금씩 힘이 나기 시작합니다. 즉 먹고 난 연후에 몸 상태가 좋아집니다.

무기력하고 불편한 자각증상을 여전히 느끼고 있다면 추출액 섭취를 끝낼 적절한 시기가 아닙니다. 불편한 자각증상은 기능개선이 이루어지고 있음을 뜻하기 때문입니다. 생리를 활성화하기 위한 추출액 섭취를 계속하여야 합니다. 때가 되면 장부, 체표(體表), 경락(經絡), 이목구비(耳目口鼻) 등의 기관에 기 소통이 원활하게 이루어져, 무력감과 피곤이 걷히고 가슴에서 힘이 솟아나고 충분한 기혈의 축적이 이루어지면, 바로 이때가 섭취를 마무리해도 좋을 때입니다. 20대에게는 이러한 기간이 꼭 그런 것은 아니지만 대체로 두 달간만 먹어도 체력이 솟는 것을 체험하는 사람이 많은 편입니다. 그러나 40-50대는 두 달간의 섭취로는 힘이 생기는 것을 느끼기는 힘듭니다. 더 오래 걸립니다. 건강이 나쁠수록 기간은 더 길어집니다. 그때까지는 인내심과 믿음을 가지고 섭취를 게을리 해서는 안 됩니다. 마치 단식을 하면 반응이 쉴 새 없이 나타나는데, 거기서 중단하면 자가 치유가 끝나게 되어 더 이상 고칠 수 없는 것과 같은 이치입니다.

예를 들어 위장병을 고치려고 단식을 시작했다면 위장의 불편한 자각증상이 없을 때까지 해야 합니다(단식을 해가면 몸 안에 있는 병적 증상이 신기하리만큼 그대로 나타납니다). 도중에 멈추면 위병을 다 고칠 수 없습니다. 만족할 만큼 장기단식을 하면 나타났던 불편한 병증은 사라지고, 몸은 드디어 청순무구해지고 병근(病根)은 자취를 감춥니다. 그동안의 고행(苦行)은 건강회복으로 보답을 받습니다. 이 사실은 단식 체험자들에게 확인해보면 확실합니다. 이와 같이 추출액을 섭취하는 동안은 고행이지만 인내하면 활기(活氣)찬 몸을 보상으로 받습니다. 그러므로 현재 추출액 섭취로 무기력에 빠져 있다면 실망치 말고 힘이 샘솟는 시점에 이를 때까지 섭취하시기를 바랍니다.

약초꾼들과 도라지, 더덕, 인삼 등을 재배하는 사람들은 뿌리약초의 영양과 진액이 계절에 따라 어떻게 변화하고 이동하는지 잘 압니다. 진액과 수액 기운이 꽉 차 있는 뿌리는 땅 속의 음기(陰氣)를 바탕으로 봄이 오면 드디어 태양의 양기(陽氣: 더운 기운)를 받아 싹을 내고 잎을 피워내면서 자라납니다. 뿌리에서 발원한 기를 따라 진액은 위로 솟구치면서 햇볕이라는 양기를 받아 광합성 작용을 통해 성장을 거듭합니다. 여름 내내 부단히 생장하지만, 뿌리에 있던 기와 진액은 모두 줄기와 잎으로 이동해 있습니다. 그렇기 때문에 여름에 뿌리를 캐보면 섬유질만 많이 있지, 물기나 영양분은 없습니다.

이제 한여름이 지나고 가을로 접어들면 줄기와 가지와 잎에 몰려 있던 기와 진액을 모두 거두어 생명의 저장고인 뿌리로 다시 모아 수렴, 저장합니다. 그렇기 때문에 여름의 뿌리 약초는 얼마간 빈 껍질이며, 늦가을이 되어 기와 진액이 수렴, 저장된 약초뿌리가 진정 약초입니다. 그렇기 때문에 인삼이나 도라지 더덕 등은 11월 이후에 캔 것이 가장 약효가 좋습니다. 겨울에는 기운을 조금씩 사용하면서 응축하고 있으면서 또다시 생명을 피어내는 봄을 기다립니다.

이 실례를 든 이유는 다음과 같습니다. 추출액을 섭취하면 기운이 생성되며, 그 기운은 장부를 기점으로 하여 체표와 경락과 기관을 두루 돕습니다. 마치 약초의 뿌리에서 발원한 기운이 줄기와 가지와 잎으로 수액(진액)과 함께 퍼져나가는 이치와 같습니다. 가을이 되어 진액과 기운이 뿌리로 도로 수렴, 저장되는 것처럼 추출액의 기운은 온 몸을 돌아 소통시키고 배가된 기운을 가지고 원래의 장부로 귀경합니다. 그러면 드디어 몸 안에 충만한 힘을 느끼고 발산합니다. 이처럼 식물이 봄, 여름, 가을, 겨울을 지나면서 기운과 진액이 생성되어 뿌리는 굵어져 성장을 거듭하는 것처럼, 추출액에서 기를 보충하고 영양을 충족하고 운동을 적절히 하면서 시일이 흐르면 장부에 기혈이 충만하여 건강은 증진됩니다. 이때가 그만 먹어도 무방한 때입니다.

혀는 심장에 배속되는 장기로 심장과 피의 청정도와 기능을 측정하는 기관입니다. 대부분의 사람들은 추출액을 섭취해가면 혀의 색깔이 검붉은 색으로 변합니다. 그러다 다시 선홍색으로 변하다가 또 검붉은 색으로, 이렇게 되풀이하여 혈액이 청정해져가는 과정에서 피가 깨끗해지면 마침내 선홍색을 띱니다. 더불어 잇몸도 선홍빛이 감돌아야 혈액이 진정 깨끗해졌다고 볼 수 있습니다. 이 시점이 되면 추출액을 그만 먹어도 됩니다.

2. 보관

햇볕이 들지 않거나 불을 넣지 않는 곳에 보관하며, 냉장고에 보관할 필요는 없습니다. 6-12개월까지는 아무 이상 없습니다. 그러나 보존료는 넣지 않습니다. 48시간 저온 중탕한 결과 보존기간이 길어진 것입니다.

3. 섭취방법

1일 3회, 1회 1봉을 따뜻하게 먹는 것을 원칙으로 합니다. 힘이 들 때에는 잠시 한 봉지로 줄여 먹을 수 있습니다. 그러나 견딜만하면 하루 두 봉은 가능하면 꼭 먹도록 해야 합니다. 가장 이상적인 것은 1일 세 봉지를 먹는 것입니다. 전자레인지에 파우치 그대로 넣고 데워 드시지 마시기 바랍니다. 분청사기그릇, 컵, 옹기, 사기그릇에 따라서 렌지에 데워 드시면 됩니다. 데워 먹을 때에는 가능하면 옹기가 좋고, 다음으로 도자기, 황토사발, 사기그릇도 좋습니다. 그릇은 고급재질로 된 분청사기를 사용하면 맛도 부드럽고 효과도 증가합니다.

또는 봉지를 더운 물에 넣고 중탕하여 드셔도 됩니다. 피곤할 때에는 별도로 한 봉씩 더 드시면 힘이 생깁니다. 중병 회복을 목적으로 드시는 경우에는 좀 더 늘려 드시는 것이 필요하니, 이 점 유념하여 실천해 주시기 바랍니다. 식전, 식후, 아무 때나 또는 빈속에 드셔도 됩니다. 체질추출물은 특별한 건강상의 문제가 없는 한 어느 때나 먹어도 반봉씩 먹다가 나중에는 늘려 정상적으로 드시면 됩니다. 소화가 되는 대로 충분한 양을 섭취합니다. 하루에 세 봉지는 기본으로 반드시 먹어야 합니다. 세 끼 먹던 식사를 하루 두 끼 식사를 할 때 겪는 건강문제를 상기해보면 될 것입니다.

금양, 금음, 토양체질은 날씨가 따뜻한 봄이나 더운 여름에는 데우지 않아도 무방할 수 있습니다. 차가운 날씨에는 따뜻하게 드시기 바랍니다. 이 체질들은 일반음식도 그렇듯 결코 뜨겁게 먹어서는 안 됩니다. 그러면 구강과 식도에 비정상적인 열이 쌓이게 하여, 암 발생 원인을 제공하는 것입니다. 물론 뜨겁게 먹으면 소화야 잘 되겠지만 결과는 해롭습니다. 반면 수양, 수음, 목양, 목음체질과 추위에 약한 분들은 연중 늘 데워 드시는 것이 속도 편하고 소화도 잘 됩니다. 가능하면 뜨겁게 데워 홀홀 불어가면서 마시면 더욱 좋습니다. 이 체질들은 추출액을 먹는 동안은 특히 체질에 해로운 성질이 차가운 음식과 실제로 차가운 빙과류를 삼가도록 노력해야 합니다.

예전에는 가리지 않고 먹어도 이상이 없었을지 모르나, 체질식을 하거나 체질추출액을 먹어 가면 맞지 않는 음식에 대한 내성이 없어집니다. 그 결과 맞지 않는 식품을 섭취하면 설사기가 일어나고 기운이 떨어집니다. 그 이유는 몸에 맞지 않는 해로운 음식을 그냥 배출하고 즉시 해독하여 체내에 쌓이지 않도록 하기 때문입니다.

그러므로 추출액을 섭취하는 동안은 체질에 맞지 않는 음식을 먹지 않도록 특히 주의해야 합니다. 한약의 경우에는 돼지고기, 닭고기, 혹은 비린내 나는 생선, 때로는 녹두 등을 금하기도 합니다. 그러나 추출액의 경우에는 일반 한약의 금기 식품과는 달리 체질에 해롭게 작용하는 것만 금합니다. 더 나아가 몸에 유익하게 작용하는 것은 충분히 영양을 섭취해야 합니다.

그 중에서도 날마다 체질에 맞는 충분한 단백질 섭취는 아무리 강조해도 지나치지 않습니다. 왜냐면 추출액 섭취로 기의 순환이 강해지면 장부와 체력의 소모가 너무 심해지기 때문입니다. 금체질은 생선류를, 토체질은 돼지고기와 생선류를, 목체질은 육류 특히 쇠고기를, 수체질은 닭고기 등의 가금류를 섭취하되, 모든 체질은 콩, 두부 등도 잊지 말고 넉넉하게 매끼마다 꼭 드시기 바랍니다. 그러면 추출액을 먹고 무기력한 상태가 끝나고 힘이 나기 시작하는 시점이 단축됩니다.

4. 반응

(1) 추출액 섭취 시 반응 개요

반응은 세 부류로 나타납니다. 첫째, 특별한 병은 없으나 워낙 허약체질이라, 마치 텅 빈 항아리에 물을 채우려면 시간이 걸리는 것처럼, 한동안 먹어도 몸에 기운이 보충될 때까지 아무 반응이 나타나지 않는 분들이 있습니다. 오랜 후에 반응이 나타납니다. 인내심을 가져야 합니다. 사실 건강한 몸을 만드는 데에는 많은 세월이 걸립니다. 허약하게 지낸 날이 얼마인지를 생각해보면 강건한 몸을 만드는 데 얼마나 걸릴 것인지 짐작할 수 있습니다. 특히 어려서부터 허약한 사람은 긴 세월이 필요합니다. 그리하여 몸에 기운이 보충되고 나면 그때부터 다양한 반응들이 나옵니다. 그러니 오래 참고 드시면 나중에 갈망하던 건강을 조금씩 얻다가 만족스러운 건강을 얻게 됩니다.

둘째, 잠재적인 병 혹은 실제적 병증을 지니고 있을 때, 반응이 다양하게 나타나는 경우입니다. 다음에 설명해 드리는 반응이 주로 이런 경우에 해당됩니다. 마지막으로, 건강하거나 젊은 사람은 바로 힘이 생기기 시작하는 경우입니다.

(2) 추출액 섭취 시 일반적 현상

·처음 2-5일간은 적응과정에서 오심, 구토, 메스꺼움 등의 증상을 느낄 수 있습니다. 시간이 지나면 괜찮아집니다. 그러나 계속해서 10일 이상이 지나고 증상이 더 심해지면 추출액은 잘못된 것입니다. 체질식을 하시면 즉시 몸도 경쾌해지면서 좋아지는 것을 바로 느끼는 분들이 계십니다.
·반면 어떤 분들은 속은 편해도 생체리듬이 이완되는 과정에서 일시적으로 나른해지고 무기력해지기도 합니다. 체질식을 하기 전보다 몸이 더 피곤하기도 합니다. 그러나 시간이 지나면 괜찮아집니다. 추출물을 드시면 생체기능 회복과정에서 예전에 불편했던 증상들이 재현되기도 합니다.

이런 현상은 2-6개월 가기도 합니다. 몸이 무기력한 것은 기혈이 순환하면서 체력의 소모가 따르기 때문입니다. 피곤한 현상은 체내 장부가 조정되는 과도기이기 때문입니다. 이 시점에서 추출액을 중단하면 제대로 몸을 추스르는 것이 아니기에 피곤이 자연히 사라질 때까지는 섭취를 계속해야 합니다. 무기력이 사라지고 몸이 편안해지는 시점부터 체력과 건강은 증진되기 시작합니다. 힘이 솟기 시작하면 드디어 장부는 원래의 기능으로 복원되기 시작합니다. 추출물 섭취 후 나타나는 현상은 장기 단식 시 경험하는 현상과 비슷합니다. 오래 섭취함에 따라 10년, 아니 20-30년 이전의 불편했었던 증상이 다시 나타나기도 합니다.

· 추출물을 처음 먹은 후 직후 바로 위장이 아프거나 소화기 계통이 불편하면 잘못된 것일 수 있습니다. 이런 경우에는 상담하여 확인하고, 잘못되었을 때는 새로 만들어 드셔야 합니다. 그러나 먹은 뒤 여러 시간이 지나서, 배가 더부룩하거나 답답하면, 그것은 이상 현상이 아닙니다.

· 처음에는 아무 때나 빈속에 먹어도 좋았으나, 얼마간 시간이 지난 후에 먹을 때는 그 순간은 괜찮은데 시간이 얼마간 지난 후 견딜만하게 배가 더부룩하거나 답답한 증상이 나타나는 경우가 있습니다. 이것은 부작용이 아니라 위장의 조정과정에 해당합니다. 이렇게 위장이 나쁜 분은 먹는 도중에 위가 불편한 증상을 일시적으로 느낄 수 있습니다. 여러 날 또는 시일이 지나면 배가 더부룩한 느낌이 오거나 답답한 증상은 사라지며, 개선되는 과정에서 나타나는 과도기적 현상인 경우가 많습니다. 속은 편하고 소화도 잘 되는데 변이 좀 나쁘게 나오는 경우도 있습니다. 하루에 여러 번 설사를 하는 경우도 있고 변비가 있을 경우에 그러합니다. 이것은 대장이 평소 염증이나 숙변이 있거나 냉증이 있고 변비나 설사기가 있을 경우 그럴 수 있습니다. 역시 시간이 지나면 원래로 돌아옵니다. 힘이 들 때에는 먹는 것을 줄이거나 잠시 중단하면 얼마 안 있어 회복됩니다. 그러나 견딜만하면 하루 세 봉지를 먹도록 힘써야 합니다.

추출액을 처음 먹었을 때 설사를 하는 경우가 있는데, 대장에 열에 적체되어 있을 때 설사의 형태로 열이 해소되면서 배설됩니다. 대개 한두 차례 설사하면서 복통이 수반되기도 합니다. 진정된 뒤에 계속 드시면 대부분 그런 현상은 다시 나타나지 않습니다. 그러나 당분간은 변이 무르게 나오다가 나중에는 정상이 됩니다. 열증(熱症)의 정도에 따라 두세 달 가는 경우도 있습니다. 장에 열이 가장 많은 금양체질에 이런 현상이 가장 많이 나타나고 금음 토양체질 순으로 이런 현상이 있습니다.

·장이 안 좋거나 냉증이 있는 경우, 이것이 개선될 때까지는 변이 무르게 나오다가 점차 개선됩니다. 때로는 하루에도 대여섯 번 이상 화장실을 들락거립니다. 기간은 보통 7–15일이 걸릴 수도 있습니다. 대장의 냉증이 해소되기까지는 변통이 나쁩니다. 방귀가 평소보다 잦아지기도 합니다. 섭취 시, 차가운 목음, 목양, 수양, 수음체질 순으로 아랫배가 빵빵해지고 팽창하여 답답한 현상이 생깁니다. 냉증과 습기가 정체되어 있다가 해소되는 과도기에서 나타나는 현상으로, 시일이 지나면 해소됩니다. 때로는 숙변이 정체되어 일어나기도 하는데 배변량이 많아지면서 가라앉기도 합니다.

·추출액을 먹으면 힘이 쭉 빠지거나 나른하다가 나중에는 한동안 잠이 많이 오거나 졸리는 현상이 있습니다. 예전에는 오후나 저녁이 되도 피곤하지 않았으나 저녁밥 먹기가 무섭게 드러눕고 싶습니다. 그러면 잠을 많이 자서 밀린 피곤을 해소해야 합니다. 체질식을 하면 그동안 긴장되었던 생체리듬이 이완되면서 나른하고 무기력한 현상이 한동안 나타날 수 있고 추출물을 섭취하면 가중될 수 있습니다. 물론 그 전에는 깊은 잠을 자지 못했거나 과로가 누적된 분들의 경우에 이런 현상이 나타나기도 합니다. 충분히 휴식을 취하면 좋습니다. 이 경우에도 여러 달이 걸릴 수 있습니다.

·먹어도 불편한 증상은 없고 속은 편한데, 테가 안 나는 경우가 있습니다. 이런 분들은 생체 내부에서는 기능은 상승되고 있으나 아직은 기력이 없고 몸은 허약한 편이어서 밖으로 느끼기까지는 시간이 걸립니다. 믿음과 인내심을 가지고 장기간 먹는 것이 필요할 수 있습니다.

·체질식을 하면서 추출물을 먹으면 불편한 반응 없이 바로 좋아지는 분도 있습니다. 이런 분들은 대개 태어날 때 건강을 타고났는데 일시적으로 건강이 상한 사람으로, 내부적으로 그리 심한 장기의 기능의 손상을 입지 않은 분들입니다.

·검사 상으로는 아무런 이상이 없으나 추출물을 섭취하면 혈압이 오르거나 혈당이 갑자기 오르는 경우입니다. 심장이 더 두근거리기도 하고 두통이 유발되기도 하고 눈이 충혈되기도 하며 열이 오르기도 합니다. 열기는 상승하는 성질이 있는 것처럼, 열에 속하는 질병은 위로 오르며 빠

져나가 소멸됩니다. 이것은 주로 금양, 토양, 금음체질에 나타나는 현상으로, 열에 속하는 병의 기운이 잠재해 있을 때입니다. 그러나 계속 먹으면 나타났던 증상은 사라집니다. 단지 잠재적 요인의 경중에 따라 사라지는 시기는 다릅니다. 그러므로 놀랄 것은 없습니다. 대체로 더운 체질에서 나타나는 편입니다. 한편 더운 체질의 경우, 몸의 열기를 식히면 몸무게가 내려가거나 표준에 가까워집니다.

· 대체로 차가운 체질에서 보이는 증상으로 발목 무릎 아래 또는 손발이 시리거나 명치 아래 위장이나 아랫배 대장이 차가운 분들이, 따뜻해지려고 먹었는데 더 차가워지는 현상이 있습니다. 뭔가 잘못된 것 같은 생각까지 듭니다. 몸의 냉증이 그다지 심하지 않은 경우에는 섭취함에 따라 점점 따뜻해져 갑니다. 하지만 본인이 생각했던 것보다 냉증이 더 심한 경우, 특히 목음, 수양체질(이 체질들은 몸은 차가워도 소화는 잘 되기에 냉한 음식을 많이 먹어 장부가 생각보다 훨씬 더 차갑다)의 경우에는 반대로 더 차가워지는 경향이 있습니다. 이것은 속이 덥혀지면서 냉기를 외부로 밀어내기 때문입니다. 그 결과 위장과 아랫배가 더 차갑기도 하고 무릎 아래 다리와 발이 더 시립니다. 너무 힘들 때에는 양을 줄여 먹으면 그러한 차가운 반응은 좀 누그러집니다. 특히 무릎과 발이 심하게 시릴 수 있습니다. 차가운 공기는 하강하는 성질이 있는 것처럼 몸의 냉기는 하체로 빠져나가 소멸됩니다. 흔들리지 말고 굳게 마음을 먹고 먹어가야 합니다. 그 과정이 지나면 이내 따뜻해지기 시작합니다. 한편 차가운 체질은 몸이 따뜻해지면 살이 오릅니다.

· 먹을 때는 모르나 그 뒤에 몸이 좋아지는 사람도 있습니다. 먹을 때 불편하게 느꼈던 증상도 먹은 뒤, 시간이 좀 지나면 회복됩니다.

· 그 외에도 이전에 불편했던 지체나 병증이 있는 장부의 불편한 증상을 재차 경험하는 일이 잦을 수도 있습니다. 심지어 몇 십 년 전에 있었다가 사라진 병적 증상이 되살아나다가 없어지기도 합니다. 돌아가면서 온몸에서 나타날 수 있습니다.

· 이렇게 파도처럼 기운의 고저가 되풀이되면서 건강은 조금씩 나아집니다. 물론 기분에 따라 치

유에 대한 자신감도 갈등을 동반하여 겪습니다. 그래도 먹는 것을 멈추지 말아야 합니다. 힘들면 양을 조절해서 드시면 됩니다.

· 처음부터 힘이 나서 끝까지 체력증진을 체험하는 경우도 있지만, 대부분의 사람들은 처음에는 힘이 나는 듯하다가 기혈순환이 되면서부터는 무기력해짐과 동시에 온몸이 돌아가면서 아픕니다. 이런 현상이 멈추고 몸이 편해지면서 힘이 나기 시작하는 시점은 내적 건강의 정도에 따라 모두 다릅니다. 대개 2-6개월은 걸립니다. 도중에 섭취를 중단하면 추스르는 데에도 15-30일은 걸립니다. 기의 운행이 강하여 멈추는 데에도 시간이 필요합니다.

· 좋으라고 먹었는데 힘이 빠지고 오히려 피곤해지니 믿음을 가지고 끝까지 견디고 따르는 일은 보통 마음으로는 할 수 없습니다. 그러나 아팠던 과거가 다 되살아났다가 사라지고 또다시 그 일이 되풀이되니 지치기 쉽습니다. 하지만 이것은 기혈이 순환하고 있음을 반증합니다. 그러면서 세월을 두고 개선이 이루어집니다.

· 혀는 심장에 배속되는 장기로 심장과 피의 청정도와 기능을 측정하는 기관입니다. 대부분의 사람들은 추출액을 섭취하면 혀의 색깔이 검붉은 색으로 변합니다. 그러다 다시 선홍색으로 변하다가 또 검붉은 색으로 이렇게 되풀이되며, 혈액이 청정해져가는 과정에서 피가 깨끗해지면 마침내 선홍색을 띱니다. 더불어 잇몸도 선홍빛이 감돌아야 혈액이 진정 깨끗해졌다고 볼 수 있습니다. 이런 현상은 토양체질에서 가장 심하고, 그 다음은 목음체질이며, 금체질이 육식을 많이 한 결과 심장의 관상동맥경화증으로 허혈성 심장질환이 있을 때 나타나는 현상입니다.

· 정 힘이 들면 다음 추출액 식품을 드실 때에는 몸이 편한 추출액으로 제조하여 드시면 무난합니다. 하지만 기가 강한 것을 드시면 건강을 빠르게 증진할 수 있음을 기억하시기 바랍니다.

(3) 추출액 섭취 시 신체기관과 부위의 반응

■ 간이 나쁘거나 간장병(간염, 간경화, 간암)일 때

·GOT, GPT, HBV-DNA의 전반적인 변화과정

GOT, GPT, HBV-DNA, 감마-GTP 수치가 높은 간염일 때에는 대부분이 바로 내려가기 시작합니다. 그러나 일부는 일시적으로 조금 더 상승하다가 항체가 생성되고 항원이 없어지고 DNA가 없어진 뒤에야 내려가기도 합니다.

·HBV-DNA

대개는 간의 HBV-DNA는 수치가 하강하면서 음성으로 치유됩니다. 그러나 기능조절이 진행되는 과도기에서 B형간염, 만성활동성항원(HBeAg)과 B형간염바이러스유전자(HBV-DNA) 수치는 대략 2~6개월 동안 한시적으로 상승하다가, 간의 기능이 정비되면 하강하는 경우도 있습니다. 또는 GOT, GPT는 내려가는 반면 HBV-DNA는 오르거나, 이와 반대의 현상이 일어나기도 합니다. 그러므로 지나치게 걱정하지 말고 현재 몸 상태가 좋아지고 있다면 안심해도 됩니다. 변화는 다양한 것입니다.

혈청검사에서 DNA가 음성이 되어도 GOT, GPT가 정상치 이상인 경우에는 아직 간에 바이러스가 남아 있기 때문입니다. 싸우고 있는 중입니다. 간에서 바이러스가 다 죽으면 수치는 자연 내려가게 되어 있습니다.

·없어진 HBV-DNA가 식이요법 도중 다시 양성이 될 때

영양부족, 과로, 스트레스, 수면부족, 체질식이요법의 불성실, 추출물과 건강기능식품의 영양조달 부족 등은 간의 기능을 약화시킬 수 있습니다. 아직은 몸에 있는 모든 간염바이러스가 완벽하게 제거된 상태는 아니기에 간이 약해지면 면역도 동시에 떨어져 바이러스가 도로 출현할 수 있습니다. 처음에는 열심히 섭취하다가 괜찮아지면 세 번 챙겨먹던 성실한 마음이 사라지고 좀 느슨해져서, 먹지 않고 거르는 일이 하루에 한두 번씩 종종 일어납니다. 간에 보급되는 영양지속시간이 끊깁니다. 결국 면역은 제자리로 후퇴합니다. 그러면 바이러스는 다시 일어섭니다. 열심히 해야 합니다. 또 하

나, 계절적인 요인도 있습니다. 더운 여름에는 미생물과 바이러스는 감기 바이러스와 같이 찬 공기를 좋아하는 것들을 빼고는 대부분의 바이러스는 활동이 왕성해집니다. 성실히 노력해도 바이러스가 피 검사에서 양성으로 나오기도 합니다. 그러나 실망하지 않고 초심으로 힘쓰면 가을, 겨울에 음성이 됩니다. 전쟁이란 무적함대처럼 백전백승할 수도 있고 치고받는 싸움 끝에 결국 승자가 되기도 합니다. 미생물과의 싸움도 비슷해서 내리 승리로 장식하는 경우도 있고 힘든 싸움 끝에 거두는 신승도 있는 법입니다. 또는 여름철에는 위에 언급한 요인들과 겹쳐 입맛이 떨어지니 자연히 면역도 약해질 수밖에 없는 경우도 존재합니다. 한편 이런 것은 인정하지 않고 효과가 없다고 체질요법을 중단하는 경우도 간혹 있습니다. 큰 산처럼 요동하지 말아야 최종 승자의 영광을 얻게 됩니다.

· GOT, GPT의 변화

간염바이러스 DNA는 500만~1억(copy/ml) 또는 2000 이상(pg)으로 높은 수치를 유지하고 있는데 간 수치는 30 이하일 때 병원에서는 간염증이 없다고 진단합니다. 당사자들도 안심합니다. 물론 항바이러스제를 먹도록 권유받습니다. 이 상황은 면역이 약해서 증가하는 바이러스를 공격할 힘이 없어 무력하게 잠자는 상태입니다. 좋은 현상이 아닙니다. 이러다가 식이요법을 하여 처음에는 그렇지 않다가 일정 시점에 오면, 간 수치가 정상치를 넘어 50~100, 또는 100 이상이 나오면 몹시 혼란스러워 합니다. 그러나 DNA 수치가 이전보다 내려가고 GPT(면역반응을 반영하는 수치)가 GOT(간의 염증과 독성을 반영하는 수치)보다 더 높게 나오거나 비슷하면 면역이 활발하게 전개되고 있는 것으로 전혀 걱정할 것이 못됩니다. 실은 좋은 현상입니다. DNA가 음성이 되어도 여전히 정상 수치 이상이 나오는 경우는 혈중에는 바이러스가 없어졌지만(혈청검사는 간 생검, 즉 간 조직검사가 아니라 정맥에서 채혈하여 검사하기에, 피 속의 상황을 알아내는 것이지, 간의 상황을 반드시 100% 반영하는 것은 아니다), 간에서는 아직도 남아있는 바이러스와 계속 전투 중임을 의미합니다. 간에서 바이러스가 사라지면 간 수치는 내려갑니다.

특히 제픽스와 같은 '항바이러스제' 또는 '간염치료제'를 장기간 복용하다 중단하면, 식이요법을 집중적으로 해도 GOT, GPT와 간염내성검사(HBV-Ⅱ) 수치는 상상할 수 없을 정도의 큰 폭으로 상승하기도 합니다. 내성이 생긴 환자들은 때로는 적어도 1년 동안은 힘든 싸움이 계속될 수 있습니다. 한편 제픽스 4년 복용 후 내성이 생긴 간염환자가 수치의 급격한 변화 없이 식이요법 9~10개월 지나 항체가 생기고 바이러스가 음성으로 전환되는 사례도 있습니다. 따라서 획일적으로 단정적인 치유기간을 정하기는 어렵습니다.

· 혈소판 수치의 변화

식이요법을 하면 약한 면역계가 증강되므로 자연 간세포 안에 도사리고 있는 간염바이러스를 공격하여 파괴합니다. 비장에서는 간염바이러스와 백혈구가 치열하게 전투가 벌어져 간염바이러스의 개체수가 감소합니다. 동시에 아군인 백혈구도 사상자가 발생하여 백혈구도 줄어듭니다. 게다가 치열한 전투가 전개되고 있는 비장은 붓게 되고, 이로 인해 백혈구와 혈소판을 용혈(溶血), 즉 녹여 없애는 현상이 일어납니다. 이로 인해 혈소판이 필연적으로 감소합니다.

그러나 혈소판 수치에 민감한 환자는 이 사실을 모르고 있을 경우에는 몹시 당황하고 혼란스러워 합니다. 특히 혈소판이 8만 이하인 경우에는 더욱 그러합니다. 그렇더라도 이 상황은 피할 수 없습니다. 혈소판이 증가하려면 비장비대가 가라앉아 안정이 되어야만 가능하나, 간염바이러스에 의해 비장이 부어 있는 한, 혈소판 수치는 결코 눈에 띄게 늘어나지를 않습니다. 사실은 경험했다시피 혈소판 수치가 정상치 15만에 비해 간경화 환자는 대부분이 12만 이하입니다. 그 원인은 간경화 증상으로 인해 비장이 부어 있고, 부은 비장에서 혈소판이 녹아 없어지기 때문입니다. 영양부족에 원인이 있는 것이 아닙니다.

이런 악조건에서 면역반응이 활발하게 일어나면 설상가상으로 혈소판은 더 떨어지게 되는 것입니다. 이 상황에서는 GOT, GPT 수치도 대개 정상치 이하였던 경우에도 정상치 이상으로 올라가고, GPT 수치가 GOT 수치보다 높게 나타납니다. 그러므로 면역반응이 격렬하게 일어나는 상황으로 인식하고 불안해하거나 근심할 필요가 없는 것입니다. 결국은 간염바이러스가 소멸되어야만 비장은 정상으로 크기가 돌아오고 이때부터는 자연적으로 루틴(비타민 K, P)을 보충해주지 않아도 혈소판은 올라가게 되는 것입니다. 물론 그 전에는 체질에 맞는 루틴(비타민 K, P)과 칼슘 등을 현상유지를 위해서라도 계속 먹어야 합니다.

혈액순환이 추출물 섭취로 왕성해지면, 일부 환자에게서는 간의 어혈이 풀어지면서 혈소판 수치가 떨어집니다. 혈액순환은 혈관 내벽의 구성물질인 혈소판 감소를 초래합니다. 이는 마치 비가 많이 내려 시냇물의 흐름이 빨라지면 시냇가의 토사가 상당량 유실되어 떠내려가는 것과 같습니다. 그러나 식이요법을 6개월 정도 지속하면 간 기능 검사상 안정이 되어가는 것을 볼 수 있습니다. 이때는 체질에 맞는 루틴이 함유된 식품을 집중적으로 섭취하거나 연근을 먹어 보완합니다.

 너무 간 검사 수치에 예민하게 반응하지 않는 것이 좋습니다. 그동안 혈청검사를 위주로 관리해 온 경우라면 몸 컨디션보다 검사 결과를 더 중요시하는 경향이 형성됩니다. 지나치게 수치에만 과도하게 민감하게 반응하면 체질의학에 대한 믿음을 잃게 되고 우왕좌왕하다 끝내는 항체생성을 포기하게 될 수도 있습니다. 검사표의 당사자는 흔들리지 않고 꾸준히 밀고 나감으로 좋은 결과를 얻을 수 있었습니다. 현대의학의 임상병리검사만을 지나치게 의존하면 면역증강 중에 나타나는 과도기적 현상을 오해할 수 있습니다. 그보다는 명현현상을 제외하고는 자신의 몸이 좋아지고 있다면, 이것이 가장 중요한 지표가 되는 것입니다. 그러므로 검사표보다는 자신의 몸의 건강증진 상황을 보시기 바랍니다. 한 그루의 나무를 보지 말고 산과 숲을 보아야만 자신의 서 있는 위치와 행선지를 정확하게 알 수 있을 것입니다.

·하복부 통증을 수반하는 설사나 검은 변통이 있을 수 있습니다. 그것은 장벽에 오랫동안 정체된 숙변이 떨어져 나오기 때문입니다. 냄새를 맡아보면 고약한 악취를 풍깁니다. 그러나 검붉은 변이 나오고 냄새가 별로 없는 경우에는 식도나 위장 정맥류출혈일 수 있습니다. 이때에는 병원의 검사를 받아 필요하다면 지혈치료를 받아야 합니다. 지혈을 돕는 연근분말을 필수적으로 섭취하여 혈소판을 강화해야 합니다. 혈소판 수치가 약한 간 환자는 늘 변의 상태를 점검해야 합니다.

·우측 갈비 안쪽에 무거운 둔통, 즉 우리한 느낌이 올 수 있습니다. 또한 양어깨, 특히 우측어깨에 통증이 한동안 지속되기도 합니다.

·간에 허열이 존재할 때에는 눈이 시큰거리고 밝은 햇빛에 시력이 약해지기도 하고, 눈에 열감을 느끼기도 하고, 눈이 뻐근하고 아픈 듯합니다. 간의 허열이 없어지면 그런 현상도 없어집니다. 이것이 해소되지 않는 이상, 간의 염증도를 표시하는 GOT, GPT가 잘 내려가지 않습니다.

■ **신장에 이상이 있을 때**

일시적으로 전신 또는 하체부종이 생기다 사라지며, 골반이나 허리가 아프다가 없어집니다. 넓적다리 무릎 종아리와 발 등의 근육이 굳어지면서 동통이 생기며 하체가 무거워지는 현상이 있기도 합니다. 소변을 보는 횟수가 일시적으로 많아지기도 합니다.

■ **당뇨병일 때**

당뇨가 오래될수록 개선되는 데에는 비교적 시간이 많이 걸립니다. 혈당강하제를 오랜 기간 많이 복용한 경우에는 특히 더 걸립니다. 약을 복용하는 처음 시기에는 혈당수치가 내려가다가 다시 반등하여 평소보다 수치가 더 올라가거나 내려갈 수 있습니다. 혈당 상승 시, 강하제를 먹어도 그다지 억제가 되지 않는 경향이 있습니다. 이러한 상승과 하강은 되풀이됩니다. 그러나 허기지고 배고픔과 갈증현상은 시간이 흐르면서 감소하다가 없어집니다. 당뇨로 인한 망막장애가 더 심해지는 현상이 더 빠르게 진행되기도 합니다.

■ **고혈압일 때**

역시 처음에는 혈압이 진정이 잘 되기도 합니다. 그러나 어느 시점에 가면 다시 혈압은 다시 올라가고, 고혈압 상태는 한동안 지속됩니다. 병원 약을 먹어도 잘 진정되지 않습니다. 때로는 저혈압이 되기도 하며 그러다가 정상이 되기도 합니다. 특이한 점은 측정혈압은 높이 나와도 실제 생활이나 컨디션에는 지장이 없습니다. 당뇨보다는 개선효과가 더 빠른 편입니다. 그러니 오른 혈압에 걱정하지 말고 드십시오. 다음 내용은 추출물 섭취 후 변이 검게 나오는 것 등에 대한 답변입니다.

"대변이 검게 나오는 것은 대부분이 대장에 숙변이 정체되어 있기 때문입니다. 대장의 혈액이 돌면서 장의 연동과 운동이 원활해지면서 일부가 박리되어 나옵니다. 저는 장기단식을 해서 대장에서 콜탈과 같은 검붉은 악취 나는 숙변을 여러 번 배출한 경험이 있습니다. 장기간 단식 외에는 완전하게 다 배출시킬 수는 없습니다. 추출액 자체에는 아무리 먹어도 변이 검게 나오게 하는 색소나 성질은 없습니다. 그러나 추출액은 대장을 따뜻하게 하여 장의 혈액이 순환되게 하기에 숙변을 배제하는 기능을 발휘합니다. 중단 시 하루 이틀 지나면 다시 변은 예전처럼 나옵니다. 아마 당분간 그런 상황은 지속될 것으로 보입니다. 언젠가는 노랗게 나올 때가 옵니다.

몸 안에서는 기의 순환이 이루어지고 있기에 몸은 한동안 아마 몇 달 동안 무기력할 수 있습니다. 기의 순환은 피를 소모합니다. 힘이 달립니다. 나른한 감을 이겨내려면 상당한 믿음이 필요합니다. 저의 경우에는 먹는 동안에는 여러 달 동안 발이 시리고, 심지어 봄이 왔는데도 겨울보다 더 차가워 힘이 들었습니다. 그러나 정 힘이 들어 약을 중단하고 10일 정도 지나보면, 대개 무력감은 없어지면서 혈색도 더 좋아집니다. 부작용이 아님을 확인할 수 있는 것입니다. 너무 힘이 들면 1일 두 봉으로 줄여먹으면 덜 힘이 듭니다.

임 여사의 경우에는 아마 무릎과 다리가 더 차갑고 힘이 들지 모릅니다. 시간이 필요합니다. 아무튼 먹어서 속이 아프거나 불편한 증상이 없는 한 부작용은 아닙니다. 계속해서 성실하게 인내해주시기 바랍니다.”

먹어서 속이 편하고 부담이 없으면 좋게 작용합니다. 본 추출물은 적응 시기가 지나면 빈속이나 아무 때나 먹어도 좋습니다. 그러나 간혹 추출물 재료가 체력에 비추어 좀 더 들어갈 경우에는 위장에 계속적으로 부담이 오고 소화에 부담을 느낄 수 있습니다. 이런 경우에는 즉시 연락을 주시면 원인을 즉시 분석하여 완벽하게 편안한 것으로 새로 준비하여 드립니다. 그리하여 고객에게 100퍼센트 만족을 드리겠습니다.

평소 매우 건강하다고 생각했던 분들도 단식을 해 보면 자신의 몸이 얼마나 부실한지 절감합니다. 온몸이 돌아가면서 나빴던 현상들이 도로 나타납니다. 물론 전혀 이상이 없는 데에서는 나타나지 않습니다. 하지만 견딜 만합니다. 극도의 절제를 통해 몸 안에 내재된 건강에 저해되는 요인들을 없애고 힘을 불어 넣습니다. 추출액을 먹어보면 단식했을 때와 같은 현상들을 경험할 수 있습니다. 단식은 장기간 하기가 힘듭니다. 그러나 단식을 하지 않고도 추출물섭취를 통해 장기간 몸을 되살려 나갈 수 있습니다.

4장
암

암

암은 인체의 세포들이 비정상적으로 분열하여 조절과 통제가 되지 않은 상태로 새로운 세포들을 형성할 때에 생깁니다. 인체의 모든 조직과 기관, 그리고 세포들은 필요할 때만 더 많은 세포들을 생산하도록 분열합니다. 그러나 새로운 세포가 필요하지 않은데도 계속 분열하면 과잉 조직 덩어리가 생깁니다. 이것을 종양이라고 합니다.

암을 일으키는 원인으로는 바이러스, 담배와 술, 아플라톡신(곰팡이독소), 식품을 가열하면서 생기는 벤조피렌, 식품첨가물인 초산염이나 아초산염, 트리할로메탄이나 니트로사민과 같은 환경오염물질, 유전인자, 화학물질, 방사선, 자외선 등 여러 가지가 알려져 있습니다. 이러한 원인물질에 기준치 이상으로 오래도록 노출되면 대개 암에 걸립니다. 그러나 오늘날 이런 원인으로 암에 걸리는 경우는 적습니다.

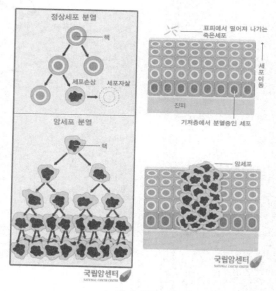

암의 발생
처음에는 세포 하나가 변형과 증식으로 덩어리가 되고 선암을 거쳐 악성 암으로 진행한다.

대부분의 가장 결정적인 원인은 몸에 맞지 않는 음식물을 섭취하는 데에 있습니다. 체질에 맞지 않는 음식을 지속적으로 섭취하면 신장과 간의 해독능력은 저하되고 면역 기능이 약해져 암에 걸리기가 훨씬 쉬워집니다. 게다가 위에 언급된 발암인자들이 가세하면 같은 여건일 때에는 체질에 해로운 음식을 먹어 해독과 면역이 약한 사람이, 체질에 맞는 음식을 먹어 면역과 해독능력이 강한 사람보다 암에 더 잘 걸립니다.

종양은 양성종양과 악성종양으로 나뉩니다. 양성종양은 스스로 성장을 제한합니다. 즉, 특정 크기로 자라면 성장을 멈추거나 퇴화합니다. 용종 또는 폴립이라고 하여 점막이나 대장 등에 생기는 것도 있고 사마귀처럼 피부에 생기는 것도 있습니다. 이것들은 의학적으로 양성종양으로 분류하며 건강에 문제가 되지 않습니다. 그러나 대장의 용종 등은 시간이 오래 지나면 악성종양으로 진행하기도 합니다. 그러므로 양성종양이라고 하여 안심하지 말고 의사의 지시에 따르는 것이 지혜로운 일입니다.

주요 관심사인 암의 특징을 알아보겠습니다. 지피지기(知彼知己)이면 백전백승이라 했으므로 암의 성질과 발생 원인을 제대로 이해하는 것은 중요합니다.

1. 암의 침윤(浸潤)하는 특성

악성종양은 우리가 암이라고 부릅니다. 이것은 사마귀 같은 양성종양과는 달리 생명을 앗아가는 치명적인 질병입니다. 그래서 그런지 암이라 하면 어감부터 기분이 왠지 좀 두려운 느낌을 전달합니다. 이 암은 크게 두 가지 주요 특징이 있습니다. 이 두 가지 특징으로 인해 인체에 치명적인 결과가 초래되는 것입니다.

첫째는 암세포의 침윤성(浸潤性)입니다. 이 악성종양은 성장이 빠르고 정상 조직에 침투하여 조직 안으로 파고 들어가 조직을 파괴합니다. 장기의 기능을 약

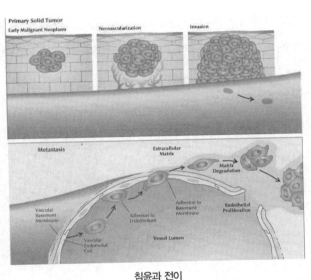

침윤과 전이
암세포는 정상조직에 침투한 다음 혈관과 임파선에 침입 관통해 들어간다. 몸 곳곳에 옮겨져 다른 데서 전이암을 만든다.

화시켜 생명활동을 마비시킵니다. 그러면 건강이 급격히 악화되어 소화 기능이 떨어지거나 간의 해독 기능이 약해집니다. 더욱이 숙주인 인체에서 영양을 흡수하므로 인체의 영양이 고갈됩니다. 그래서 몸은 마르기 시작하고 힘은 떨어집니다. 이 암세포는 자신이 빨아먹고 사는 숙주인 인체가 죽

을 때까지 그 일을 합니다. 암의 숙주인 환자가 죽으면 그때에 암도 죽습니다. 그러므로 몸에서 암이 면역에 의해 소멸되지 않는 한 시한부 생명이 되는 것입니다. 말기에 발견되면 원발성 암으로 대개가 사망합니다.

2. 암의 전이(轉移)하는 성질

그러나 대부분은 수술 후 재발로 사망합니다. 그것은 암의 전이하는 성질 때문입니다. 이 둘째 특징으로 암세포는 생긴 그 자리에서만 자라지 않고 다른 곳으로 옮겨서 퍼지는 전이성(轉移性)이 있습니다. 암은 처음 발생한 장기나 조직에서 성장을 거듭하며, 또 한편으로는 자신의 암세포 씨앗들이 혈관과 임파선을 타고 전이하여 다른 부위로 퍼져나가는 특성이 있습니다. 그렇기 때문에 수술을 해도 나중에 전이된 암 때문에 사망하는 일이 대부분입니다. 대체로 병원에서는 암 검사로 CT 단층촬영이나 MRI 촬영을 해서, 보이는 암 부위를 도려냅니다. 수술 직후에는 이러한 촬영 장치를 통해서는 더 이상 암이 보이지 않습니다. 그래서 암이 완전히 제거되었다고 합니다. 환자들은 안심합니다.

그러나 암이 완전히 없어진 것은 아닙니다. 다른 데로 옮긴, 눈에 보이지 않는 아주 작은 암이 마각(魔角)을 드러내지 않았을 뿐입니다. 단지 인간이 발명한 찾아내는 기계 장비에 그 모습을 드러내지 않은 것입니다. 병원에서는 단지 연발해서 일어나는 그러한 기전(메커니즘)에 대해 말하지 않을 뿐입니다. 환자에게 그것을 알려준다고 해서 도움이 되지 않는다고 생각하기 때문

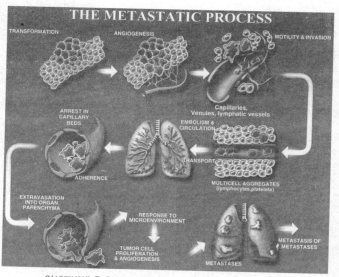

암세포발생 후 혈관에 침투 이동하여 폐로 전이되는 모식도

입니다. 실은 그것을 근본적으로 고칠 수 있는 어떤 대책이 없기 때문입니다.

그러나 세월이 흐르면 눈에 보이지 않는 이 '현미경적 미세 전이암'은 이미 수술한 원발성 암 부위와는 별개로 성장을 해 나갑니다. 간처럼 크기가 큰 장기나 대장처럼 긴 장기는 원래 발생한 그 장부에 도로 생기는 경우가 많습니다. 그러나 대부분의 암은 적출한 장부가 아닌 다른 장기나 조직에서 발생합니다. 흔히 이것을 재발이라고도 부릅니다. 예를 들면, 신장암은 폐나 뼈 부신으로 전이가 잘 되며, 위암은 간으로, 폐암은 뇌, 간, 골수로, 갑상선암은 뼈나 폐로, 전립선암은 뼈로, 유방암은 뼈, 뇌, 부신, 폐, 간으로 각각 옮깁니다.

3. 수술 후 방치할 경우

사실 수술 후에는 수술과 염증치료를 위한 항생제 투여 등으로 장부가 약화되고 간 기능저하로 해독력은 약해지며 면역은 떨어집니다. 수술 직후야말로 다각적인 식이요법으로 생리 기능의 부족에 대한 보완이 절실히 필요한 때이지만, 정작 그렇게 하는 경우는 드뭅니다. 왜냐하면 병원에서는 수술결과에 대해 만족스러운 말을 해주면서 쓸데없는 어떤 대체요법을 조심하도록 주의를 주기 때문입니다. 물론 병원의 그런 입장에는 나름 근거가 있습니다. 식이요법을 한다고 했는데 결과가 나쁘고 그런 사례들을 자주 겪다 보면 식이요법의 부정적인 측면을 의사가 알게 되므로 주의를 주는 것입니다. 물론 모든 식이요법이 다 그런 것은 아니며 좋은 결과도 나오지만, 그럴 경우에 환자는 그것을 굳이 밝히지 않습니다. 그래서 의사는 식이요법의 긍정적인 면을 알 수 없습니다. 그래서 대부분의 의사들은 이를 그렇게 부정적으로밖에 볼 수 없습니다. 이로 인해 이런 중요한 시기를 놓치고 말게 되어, 면역은 떨어지고 몸은 피폐해집니다.

4. 체질의학으로 면역 보완이 절실하다

'적시포착(타이밍)'이란 말이 있는 것처럼, 암 환자의 경우에는 너무 허송세월하면 안 됩니다. 수술하고 무조건 그대로 방치해서는 안 될 일입니다. 가능하면 치유에 관한 조사를 폭넓게 깊이 연구하여 가장 바람직한 식이요법을 선택해야 합니다. 한편 대부분의 식이요법은 체질의학과 무관하게 진행됩니다. 그러니 십중팔구는 결과가 좋지 않습니다. 물론 체질의학을 몰라도 우연히 다행스럽게 자신의 몸과 체질에 맞는 식품을 섭취하거나 식사법을 따르면 좋은 결과가 나와 암을 완치하는 사례도 상당합니다. 그러므로 지나치게 의사들의 말을 맹종하여 식이요법 일체를 거부하는 것은 슬기로운 일이 아닙니다. 자신의 체질을 바로 알고 천연물질을 제 몸에 맞게 활용할 줄 아는 지혜를 발휘할 때입니다. 왜냐하면 면역은 화학약물로는 증강되지도 않고, 오로지 제 몸에 맞는 식사법과 운동과 해독으로만 면역을 높일 수 있기 때문입니다. 그래야 암을 이깁니다.

세월이 흐름에 따라 뜻있는 제도권 의사들 중에서도 식이요법 대체의학에 신념을 걸고 환자들을 지도하는 분들이 가세하고 있습니다. 그러므로 보호자나 환자는 무조건 어느 쪽을 배척하거나 맹신하지 말고, 깊이 있게 연구하여 진정 좋은 방법을 찾아 환자를 치유하시기 바랍니다. 이어서 암의 현대의학치료와 암의 종류별로 원인에 대해 설명하고 체질별 식이요법에 의한 면역증강법을 설명합니다.

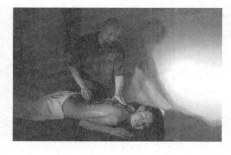

미국정부는 1992년에 NCCAM을 만들어 대체의학연구를 지속하고 있다. NCCAM은2014년에 NCCIH(National Center of Complementary and Integrative Health)로 명칭을 바뀌었다.

미국의 NCCIH에서 실제로 행해지고 있는 연구는 엄밀한 과학적 방법론(rigorous scientific investigation)을 이용하여 그러한 대체의학의 유용성과 안정성을 검증하는 것이다. 즉, 실제로 효과가 있음을 증명할 수만 있다면 대체의학이든 뭐든 검증 뒤 현대(conventional)의학으로 편입시키면 된다는 마인드로 음양오행 방법이 아닌 과학적인 유용성과 안전성을 연구하고 있는 것이다. NCCIH에서는 보완통합의학으로 보고, 주류의학(conventional medicine)과 함께 사용될 수 있는 의학으로 정의하고 있다. 연구를 통해 유용성과 안전성이 확인되어 주류의학과 함께 치료에 사용되는 의학을 통합의학(integrative medicine)으로 보고 미국 내에서 암, 여러 통증, 건강증진 등을 위하여 사용할 수 있는 의학으로 정의하고 있다. 이렇게 과학적으로 유용성과 안전성이 검증된 통합의학방법은 이미 MD앤더슨, 존스홉킨스 등과 같은 유수의 암센터와 병원들에서 환자의 건강 증진을 위해 사용되고 있다.
<출처: 나무위키백과>

암의 종류와 원인

현재 암은 전체 사망원인의 25%를 차지하며 그 수치는 계속 상승하고 있습니다. 이것은 네 명 중한 명이 암으로 죽는다는 것을 의미합니다. 그러므로 암을 예방하는 먹을거리와 생활방식을 체질적으로 슬기롭게 추구해 가야 합니다.

암과 질병은 체질마다 원인을 달리하여 발생합니다. 각 체질마다 안고 있는 장부의 취약점을 보완하지 않거나 강장기의 기능이 항진되는 면역이 저하되면 생기는 것입니다. 각 체질마다 오랜 세월동안 각자의 체질에 어긋나는 식생활과 생활방식으로 암이 발생할 수 있는 결정적인 원인을 제공합니다. 여기에다 환경적인 요인

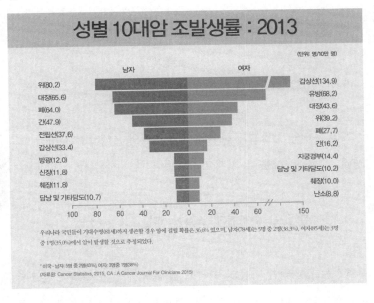

들이 겹치면 암 발생이 촉진됩니다. 물론 일반적으로 이런 체질적인 원인들은 간과되고 있지만, 사실은 이 체질적 원인들이 주요 인자로 작용합니다.

이제 주요 암과 그 체질적인 원인 및 직접적인 원인과 치유법 등에 대해 살펴보겠습니다. 암의 발생 원인을 알아야 근본 치유법을 찾아낼 수 있는 것입니다. 이어서 설명되는 각종 암의 체질적인 원인 설명에 보통 이상의 관심을 가지고 읽어보시기 바랍니다. 그러면 독자 또는 환자의 식생활과 암 발생과의 유기적인 관계를 간파할 수 있을 것입니다. 더 나아가 명확한 치유법칙을 스스로 터득할수 있습니다. 그러면 흔들림 없이 체질식이요법을 실천하여 암을 효율적으로 다스리게 됩니다.

1. 간암

*간암과 간장병에 대해서는 별도로 마련된 간장병을 보시면 자세히 나와 있다.

(1) 간의 위치

간은 우측 복부 횡격막 아래, 옆구리 아래로부터 위로는 우측 젖꼭지, 좌로는 명치에 안전모 형태로 놓여 있습니다.

(2) 생리 기능

■ **소설(疏泄) 기능을 주관합니다.**

기의 운행을 순조롭게 하여 혈액과 진액의 운행을 추동하는
생리 기능으로 다음 네 가지로 요약됩니다.

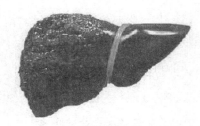

간암의 표면

■ **정서(情緖)를 순조롭게 조절합니다.**

정서는 심리적인 작용의 반영도 있지만 간의 기 운행이 순조로워야 기혈(氣血)이 화평하여 마음이 편안해집니다. 소설이 안 되면 정서가 우울해져 괴팍해지고 즐기기를 싫어하고 답답하고 한숨을 쉽니다. 소설 기능이 너무 지나치면 간기(肝氣)가 위로 올라와 성급하고 성내고 얼굴과 눈이 충혈됩니다.

■**소화흡수를 촉진합니다.**

간의 소설이 잘 되어야 담낭이 담즙을 분비하여 소화작용을 강하게 합니다. 간이 약해지면 트림이 나고 메스껍고 토하거나 설사가 납니다. 담즙 분비가 비정상으로 작용하면 입 안이 쓰고 먹은 것

이 소화되지 않고 황달이 옵니다.

이밖에 영양물질을 장부와 사지에 보급하며, 해독과 면역에 관여합니다.

2. 간암과 간장병의 체질적인 원인

(1) 금양, 금음체질

이 체질은 모든 장부 중에서 간과 쓸개의 기능이 가장 약합니다. 사실 여덟 체질 중 기능이 약하게 태어난 체질은 단지 이 두 체질뿐입니다. 그렇기 때문에 체질에 맞지 않는 식품이나 약의 독성에 가장 취약합니다. 또한 B형간염에 가장 잘 감염되는 일이 많기 때문에, 이를 방치하면 간경화 진행도 가장 빠릅니다. 그래서 모든 체질 중에서 간장병 환자가 가장 많습니다.

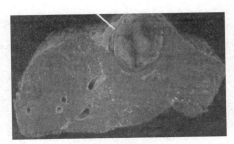

간암의 절단면

폐를 강하게 하거나 덥게 하는 열성음식, 즉 매운 음식과 육류를 많이 먹으면 폐에 열이 심해지고 건조해지며 동시에 길항장기인 간에 열이 지나치게 성하게 되어 간 기능은 떨어집니다. 원래 간의 기운은 덥고 건조합니다. 고로 더운 음식을 먹으면 안 됩니다. 간의 면역을 담당하는 쿠퍼세포의 저항력도 가장 약합니다. 게다가 육식을 주로 하면 무리가 되는 담즙 분비로 간과 담낭이 지치게 되어 기능이 더욱 떨어집니다. 간질환이 악화됩니다. 이 체질의 간 환자 대부분은 육류섭취가 간장병을 악화시킵니다. 육식으로 간 기능이 떨어짐과 동시에 폐가 과도하게 항진되고, 그 결과 길항장기인 간이 압박을 받아 더욱 약해지기 때문입니다.

(2) 토양, 토음체질

토양체질의 간은 중간 세기의 평(平) 장부입니다. 간은 아주 덥습니다. 이 체질의 위장은 매우 덥습니다. 위장열로 인해 간에는 더운 기운이 잠복해 있습니다. 그러므로 늘 냉성을 띤 신장을 보강하는 식품을 섭취해야 합니다. 이 체질은 간이 차가워야 면역이 높아집니다. 닭고기, 현미, 옥수수, 열무, 감자와 같은 더운 음식을 섭취하면, 간이 너무 더워서 팽창하면서 그 기능이 저하되고 면역도 자연히 약해져 감염되기 쉽습니다. 간장병은 간에 너무 열이 차서 발병하는 것입니다. 그러나 금양, 금음체질처럼 발생빈도는 높지 않습니다. 모태로부터 수직감염되는 경우를 제외하고는 적은 편입니다. 더운 간을 차갑게 하고 신장을 식혀주는 음식을 섭취합니다.

(3) 목양, 목음체질

이 체질은 모든 체질 중에서 가장 센 간을 타고 났으며 간의 기운은 서늘하고 습합니다. 간을 강하게 하는 냉성을 띤 푸른 야채와 냉성과일을 많이 먹으면 간이 지나치게 강해져서 그 기운을 주체할 수 없습니다. 채식을 주로 하는 한국인 음식문화의 특성상 목체질은 간 기능이 지나치게 항진되어 있습니다. 그렇기 때문에 담석이나 지방간이 생기기 쉽고 면역을 담당하는 간의 쿠퍼세포는 그 기능을 잃고 맙니다. 간은 더 차가워져 몸은 서늘하게 됩니다. 혈액순환은 안 되고 전신에는 냉증이 생기고, B형간염 및 C형간염 바이러스에 감염되는 것입니다. 금체질 다음으로 간염에 잘 걸립니다.

간을 강하게 하는 녹즙을 먹으면 급속히 악화됩니다. 폐를 따뜻하게 하는 식품을 씁니다. 그러면 간 기능이 좋아집니다. 목음체질은 신장이 차갑고 습하고 면역이 매우 약합니다. 그렇기 때문에 목음체질은 신장을 보강하고 습기를 제거하는 것을 반드시 써야 합니다.

(4) 수양, 수음체질

신장에서 발원하는 차가운 기운이 전신을 휘감고 장기를 냉장시키고 있습니다. 이 영향으로 인해 간에서는 매우 차가운 기운이 나옵니다. 신장이 강한 장기이기에 간염에 좀처럼 걸리지 않습니다. 그렇기 때문에 모태에서의 수직감염을 제외하고는 간염에 잘 전염되지 않습니다. 그러나 맥주 등과 같은 술을 과음하거나 차가운 성질의 음식을 먹으면 신장이 너무 차가워져 결국은 정상 면역 기능을 잃습니다. 그러면 결국 수체질도 간염에 걸립니다. 특히 수음체질보다 수양체질은 맞지 않는 음식을 먹어도 나쁜 표가 잘 나지 않는 특성상 종종 냉성음식을 지나치게 섭취한 결과 감염된 사례가 있었습니다. 생것을 멀리하고 몸을 덥히는 음식과 간의 습기와 냉을 제거하고 위장을 따뜻하게 보하는 음식을 먹습니다.

이상과 같이 체질에 맞게 식생활을 하지 못하면, 면역체계는 약화되고, 간의 쿠퍼세포의 면역기능은 저하되어 간세포에 침투한 간염 바이러스를 살상할 수 없습니다. 이렇게 간이 약해진 상태에서는 대부분 간염에 노출되어 만성 활동성 간염에 걸린 후, 간경화로 진행되거나 간암이 되는 것입니다.

3. 현대의학에 의해 밝혀진 간암

간암은 주로 40대에서 60대에 이르는 장년기에 발생되는 암으로, 이 암의 사망률이 세계에서 최고를 기록하고 있는 심각한 암입니다. 여자보다 남자에게 더욱 많이 발생되며 만성 간질환(만성 간염, 간경변증)을 가지고 있는 사람에서 많이 발생합니다. 그러므로 간암은 이러한 간질환을 초래하는 간염 바이러스(B형 및 C형)와 밀접한 관계가 있습니다. 한국에서 간암 빈도가 높은 까닭은 B형간염 바이러스 보균자가 많기 때문입니다.

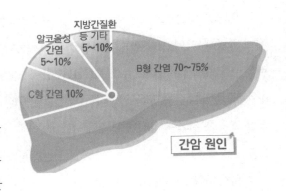

간암의 증상은 다양해서, 일반적인 전신권태감, 식욕부진 이외에도 우측 상복부에 간이 커지며 종괴가 간에서 만져지는 경우가 있고, 복수, 황달, 비장비대 등 일반적인 간경변증의 악화증상만을 보이는 예도 많으며 열이 많이 나는 경우도 있습니다. 또한 급성복통(간암의 파열로 인한 복강 내 출혈), 우연한 골절(간암의 전이에 의한)로 병원에 갔다가 진행된 간암이 발견되기도 합니다. 현재 사용되고 있는 간암의 조기 진단법 중에서 가장 간단한 것은 혈액검사입니다. 또한 초음파상으로는 직경 2cm 내외의 간암을 발견할 수 있으며 간 조직검사가 동반될 수도 있습니다. 진행된 간암에서는 알파-페토프로테인이라는 것이 혈액 내에 상승합니다. 초음파 검사와 함께 실시하면 적절합니다. 일반인 열 사람 중의 한 사람 정도가 간 내에 초음파상으로는 간암과 구별하기 어려운 양성종양(혈관종)이나 간 낭종(물주머니)을 가지고 있어서 간암과 혼동될 경우도 있습니다.

(1) 사망률 세계 1위 간암

간의 종양은 간에서 유래된 것(primary: 1차 종양)과 몸의 다른 기관에서 간으로 퍼진 것 (metastasis: 전이암)으로 분류됩니다. 1차 종양은 더 세분되어 양성과 악성으로 나뉩니다. 이때 양성이란 암성이 아닌 것으로 간에 남아 있는 것을 말하며, 악성이란 암성으로 신체의 다른 부위로 퍼져 나가는 것을 말합니다.

■ 양성종양(Benign Tumors)

간의 가장 일반적인 양성종양은 캐버너스 히맨지오마(cavernous hemangioma)인데, 상당히 크지만 않으면 일반적으로 특정 치료는 요구되지 않습니다. 이 종양은 호르몬 약을 복용하는 여자들에게 종종 나타나기 때문에 산아제한 약 등을 남용하는 것은 좋지가 않습니다. 간에는 헤파토셀룰러 아데노마(hepatocellular adenoma: 간세포 선종)와 포컬 노듈러 하이퍼플라시아(focal nodular hyerplasia)라는 또 다른 일반적인 양성종양이 존재합니다. 간세포 선종(hepatocellular adenoma) 또한 호르몬 치료에 상당히 민감합니다.

■ 악성종양(Malignant Tumors)

간의 가장 일반적인 1차 악성종양은 간세포암 (hepatocellular carcinoma)입니다. 1차 간암의 발생률은 B형간염 바이러스가 드문 미국의 경우에는 1% 이하이지만, B형간염 바이러스가 만연되어 있는 아프리카, 극동, 중국 및 우리나라 등에서는 퍼센트가 상당히 높습니다. 이것은 B형간염 바이러스 보균자들이 바이러스에 의해 간세포암의 발병위험이 크다는 것을 말해주는데, 실제로

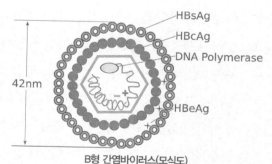

B형 간염바이러스(모식도)

위 왼쪽의 마름모는 만성 활동성 항원을, 그 안의 계란모양은 바이러스 유전자를 가리키며, 이들이 간암을 일으킨다. 아래는 간염 바이러스의 현미경 사진이다.

이런 사람들, 특히 만성간염 환자나 간경화 환자들은 더더욱 위험한 상태에 놓여 있습니다. 최근에

밝혀진 바에 의하면 C형간염 바이러스도 간세포암의 발생에 상당히 위험한 인자입니다. 바이러스 외에도 드물게는 독성물질과 화학물질이 간암과 연관됩니다. 지질 산화의 결과로 생기는 땅콩에서 볼 수 있는 아플라톡신(aflatoxin)도 간암의 원인이 되는 것입니다. 또한 철이 과하게 섭취된 경화(hemochromatosis)의 경우, 일단 경화가 된 환자들 또한 위험한 상태입니다. 여러 가지 선천성질환인 '알파 1-안티트립신(alpha 1-antitrypsin)' 결핍과 티로시네미아(tyrosinemia)가 또한 간세포암과 연관됩니다. 간의 전이암이나 2차 암은 신체 내의 다른 어떤 부위에서 기인하는 암에서 옵니다. 간이 신체의 모든 부분에서 혈액을 여과하기 때문에, 이것은 종종 암세포가 전이성 결절에 묻혀서 발생할 장소가 되는 것입니다. 더 자세한 내용은 간장병 편에 상세히 설명되어 있습니다.

4. 위암 및 식도암

위암은 한국에서 전체 암 환자 중 20%로 가장 많습니다. 따라서 가족 중에 위암 병력이 있는 집안사람들은 발생 가능성이 높습니다. 철저하게 체질식사법을 따를 필요가 있습니다.

(1) 체질적인 원인

■ 금양, 금음체질

금음체질은 강한 장부로 위장에 열이 많습니다. 금음체질은 위장은 중간 장기이나, 폐에 존재하는 과도한 열이 위장으로 전해져 늘 더운 기운을 품고 있습니다. 그러므로 이 체질들은 위장과 폐에 열을 내는 음식을 금해야 합니다. 그러나 현미, 옥수수, 감자, 찹쌀, 쑥, 열무 등 체질에 어긋나는 식품을

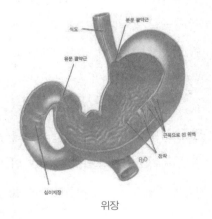

위장

주로 섭취하면 위장에 열이 쌓이게 됩니다. 열은 더워지면 위로 오르는 성질이 있기에 식도나 위장 상부나 분문(식도와 위장이 만나는 연결부위) 부위에 열이 몰리게 됩니다. 금체질은 위와 폐열이 동시에 상승하고 위산이 역류하는 까닭에 식도에 암이 생길 확률이 높습니다. 염증이 생기고 헬리코박터균이 서식하여 서서히 위궤양이나 식도염이 진행됩니다. 그 환부는 열이 심해 염증이 생겼기에 출혈이 생기고 세포가 괴사됩니다. 재생이 되고 이렇게 재생과 염증으로 인한 파괴가 계속되므로 장상피화생이 생깁니다. 세월이 흐르면 그곳에서 위암이 발생합니다. 금양체질은 식성이 좋고 위에 열이 많아 위암의 발생빈도가 적지 않습니다. 그러나 금체질은 위암보다는 식도암이 더 많이 발생합니다. 위장보다는 폐열이 더 극심하여 기도를 타고 오르는 열이 식도를 지나치게 가열시키기 때문입니다. 폐열을 식혀주고 위장의 열을 식혀 서늘하게 하는 상백피, 노근, 상엽, 녹차엽, 목과 등을 씁니다.

　* 장상피 화생은 위 점막세포가 장의 세포인 배상세포와 유사하게 변형된 것을 말한다. 위장에 염증이 생기고 회
　　복되는 일이 반복되면서 생긴다. 위암의 원인이 될 수 있다.

■ 토양, 토음체질

이 체질은 위암에 가장 많이 걸립니다. 그 이유는 위장이 너무 열이 많기 때문입니다. 이 토체질은 모든 장부 중에서, 아니 모든 체질 중에서 위장이 가장 강한 장부로서 가장 열이 심합니다. 한편, 소화력도 그 어느 체질보다도 추종을 불허합니다. 쇠도 녹일 수 있는 왕성한 위장 기능을 가지고 있습니다. 그렇기 때문에 맛없는 음식이 거의 없고 입맛이 떨어져 식욕을 잃는 일도 없습니다. 입에 들어가기 무섭게 음식을 삼킵니다. 소화력이 강한 타액이 분사되기에 소화를 걱정할 일이 없습니다. 이렇다보니 체질에 맞지 않는 성질이 더운 음식도 마구잡이로 먹게 됩니다. 그 결과 위장은 항진되어 용광로가 됩니다. 열은 금체질과 같이 위로 올라가 위장 상부나 분문 주위에 떠 있게 됩니다. 열이 심하게 발생하니 염증이 생깁니다. 그래도 소화에는 지장이 없어 계속 성질이 더운 음식을 먹습니다. 위염이 악화됩니다. 헬리코박터 파이로리균이 서식하여 위암이 생깁니다. 한편 이 체질은 식도암 발생빈도는 거의 없습니다. 그러나 위장의 과도한 열로 말미암아 위암이 생깁니다. 이 체질의 위암증상은 분문 부위의 염증과 암의 증식으로 분문이 협착해지므로 음식을 삼키기가 힘들고 목에 뭔가 걸리는 듯한 느낌이 옵니다. 위암치료는 위장의 열을 해독하는 식품과 와송, 금은화, 목통, 연교, 목단피 등의 매우 차가운 식물을 병행해야 합니다.

■ 목양, 목음체질

목체질은 위장이 매우 차갑고 약한 장부입니다. 목음체질은 위장의 기능이 중간 평균인 장기입니다. 그래서 소화는 잘 됩니다. 따라서 차가운 음식을 조심해야 하는 것은 당연하지만, 심장열이 심해 가슴에 열이 많다보니 신선한 채식을 주로 하게 되고, 그 결과, 간에 비정상적인 열, 즉 허열이 과도하게 발생합니다. 그러면 체질의 본질을 망각하고 차가운 것을 즐깁니다. 위염이 생기기 마련입니다. 냉증(冷症)으로 발생합니다. 특히 목음체질은 비록 위장은 차갑지만 소화력은 양호합니다. 그렇기 때문에 음식을 가리지 않고 잘 먹습니다. 더구나 심장의 열이 많기에 심장열을 식히려고 서늘한 과일과 야채를 많이 즐깁니다. 그러면 실제로는 심장열은 식지도 않고, 간에 좋지 않은 열만 생기며, 위장은 차가워져 본 기능을 잃어갑니다. 간의 습한 기운과 위장의 서늘한 기운으로 인하여 피가 차가워져 위장 안에서 혈액순환이 제대로 안 됩니다. 냉기가 서려 위염이 생깁니다. 차가운 기는 아래로 내려가는 성질상 위장의 대만부의 중간이나 아래쪽에 암이 생깁니다. 이것은 금체질이나 토체질이 과도한 열로 위장의 상부나 분문에 위염과 위암이 생기는 것과는 대조적입니다. 그러나 목체질은 위암이 잘 발생하지는 않습니다. 한편, 식사 때 외에는 위산이 잘 분비되지 않기 때문에 위염을 조기에 알아내기가 쉽지 않습니다. 위염이 오래되고 헬리코박터균이 있으면 위암은 발생합니다.

■ 수양체질

수양체질은 위장이 차가워서 위암이 발생합니다. 이 체질은 원래 차갑고 허약한 위장을 지니고 태어났기에 냉성음식을 삼가야 하건만, 대개 가리지 않고 닥치는 대로 먹는 식탐 습관이 있습니다. 그것은 폐의 건조한 기능이 위장의 소화력을 돕기 때문입니다(위장의 소화력은 전적으로 위장(胃臟)의 열성(熱性)의 정도와 폐의 조성(燥性), 즉 건조에 달려 있다. 위가 차갑고 습하거나 폐가 습하면 소화가 안 된다). 그렇기에 당사자는 자기 몸이 진정 차가운지 더운지조차 모릅니다. 단지 몸이 좀 차갑고 무기력하다고 생각할 뿐입니다. 이런 상황이 오래되면 자신이 느끼지 못하는 사이에 위장과 더불어 내장(內臟)은 얼음장이 됩니다. 그 결과, 위암, 대장암 등이 의외로 적지 않게 발생합니다. 위장의 냉기 때문에 위의 연동운동이 제대로 이루어지지 않습니다. 상처가 위 내벽에 생기고 치료가 잘 안 됩니다. 위장의 차가운 기운이 아래로 내려가 위장 하부에 암이 생깁니다.

■ 수음체질

　모든 체질 중에서 위장이 가장 약하고 가장 차갑습니다. 그렇기 때문에 위장병에 가장 많이 걸리는데, 위하수, 소화불량, 식체, 위장 무력증 등이 흔합니다. 위장이 약하니 자연히 탄수화물을 소화시키는 췌장의 아밀라제 효소의 분비량도 적습니다. 그래서 밥을 많이 먹으면 소화가 힘듭니다. 밥을 적게 먹어야 합니다. 간은 차강장기로 육류의 단백질과 지방을 분해하고 소화를 돕는 쓸개즙이 풍부하게 분비되므로, 닭고기와 같은 더운 육고기를 섭취해야 합니다. 그래서 밥보다는 맞는 고기를 먹으면 오히려 소화가 잘 되고 속도 편합니다. 힘도 나고 위장의 기능도 강해집니다. 그러나 영양흡수가 잘 안되니 몸에서는 요구하고 마르기에 위장 기능에 비해 과식하기 마련입니다. 또한 조금만 차가운 것을 먹어도 소화가 안 되고 변이 무르고 소화에 지장이 생깁니다. 각종 위장병에 시달립니다. 그러나 자기 몸에 무슨 음식이 나쁘게 작용하는지 경험으로 알아 조심하기에, 위암에는 잘 걸리지 않습니다. 그때에는 식후 20~30분 편히 누워있는 것이 위하수를 막는 데 도움이 됩니다. 감초, 백출, 창출, 쑥, 산사, 생강, 진피 등을 달여 마시면 소화에 좋습니다.

　위에 기술한 바와 같이 체질마다 원인을 달리하여 위암과 위장병이 발생합니다. 이처럼 위암과 위장병이 생기는 원인은 체질마다 다 다릅니다. 각 체질마다 안고 있는 위장의 문제점을 보완하지 않으면 핵심적인 원인이 생기는 것입니다. 각 체질마다 오랜 세월 동안 각자의 체질에 어긋나는 식생활과 생활방식으로 인해 위장병과 위암이 발생할 수 있는 결정적인 원인을 제공합니다. 여기에다 아래와 같은 부가적인 요인들이 겹치면 암 발생이 촉진됩니다. 물론 일반적으로 이런 체질적인 원인들은 간과되고 있는 것이지만 사실은 위에 언급한 원인들이 주요 인자로 작용합니다.

(2) 위암 및 식도암 발생 주요 원인

■ 질이 떨어지는 과도한 소금섭취

　한국인은 짜게 먹는 습관이 있습니다. 서울에 거주하는 한국인 10만 명 당 위암 환자는 68.3명입니다. 그러나

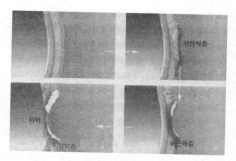

위암의 진행경로.
점막층에서 발생하여 근육층과 장막층까지 침투한다.
위벽을 뚫으면 생명까지 위험하다.

미국 로스앤젤레스에 거주하는 한국인의 위암 발생 환자는 43.4명입니다. 물론 미국은 냉장시설 등으로 신선한 야채를 먹을 수 있어 감소 요인으로 작용합니다. 그러나 1일 소금 섭취 권장량 6g에 비해 한국인은 약 24g을 섭취합니다.

소금은 몸 안에서 아질산염으로 바뀌면서 위벽에 상처를 냅니다. 이때 아질산염이 음식물의 단백질과 섞이면서 니트로소아민이라는 발암물질이 되어 암을 유발합니다. 이것이 학자들이 밝힌 소금의 위암 발생기전입니다. 분명 위암의 원인이 소금임을 바로 규명했습니다.

그러나 생각해볼 점이 있습니다. 소금의 품질입니다. 보통 소금은 정제염을 먹습니다. 정제염은 소금 안에 들어 있는 인체에 유익한 광물질과 영양소들은 완전히 제거된 것입니다. 그러므로 쌀로 비교하자면 각종 영양소와 미네랄이 들어있는 쌀눈과 껍질을 제거한 탄수화물만 먹는 것과 다를 바 없습니다. 식품은 원형 그대로 먹을 때에 전체의 조화로운 영양성분에 의해 생체 기능을 활성화하는 기능을 발휘합니다. 그러나 염화나트륨 성분만 먹게 되므로 부작용이 나타날 수밖에 없습니다. 그렇기 때문에 한국인의 지혜로 제조된 죽염을 식용한다면 기준량을 초과한다 하더라도 소금섭취로 인한 위암 발생률을 현저하게 줄일 수 있습니다.

사실 체질학적으로 볼 때, 소금을 많이 섭취하면 해로운 체질이 있습니다. 체질적으로 금음, 목양, 수양, 수음체질은 죽염을 섭취하되 많이 먹지 말아야 합니다. 이 체질들은 염분 섭취량이 많을수록 신장 기능이 약해지고 면역도 소화력도 떨어집니다. 소금은 신장으로 귀경하여 보강합니다. 체질적으로 신장의 기능이 강한 사람이 필요 이상의 염분을 섭취하면 신장이 항진되어 약화되기 때문입니다. 이렇게 저질의 소금 섭취 및 신장이 강한 체질의 과잉 섭취가 위암의 원인으로 작용합니다.

한편, 소금섭취를 무조건 위암의 주범으로 단죄하는 것은 불합리합니다. 좋은 소금을 충분하고 넉넉히 먹어야 위장질환을 예방 또는 치유하는 데 도움이 됩니다. 적어도 체내 염분 농도를 맞추어 줄 만큼, 아니 그 이상으로 섭취해야 합니다. 체액의 염분 농도를 대략 0.3~0.5%로 맞춰야 하는데, 소금을 너무 적게 먹으면 체액의 염분 농도가 너무 낮아서 면역이 떨어지고 혈액의 정화 기능이 제대로 되지 않습니다. 금양, 토양, 토음, 목음체질은 소금을 약간 넉넉히 먹어줘야 합니다. 그래야만 신장 기능이 강화되어 면역이 증가하고 오히려 암을 예방합니다. 짠 것과 매운 것은 위장뿐만 아니라 순환기를 비롯하여 백해무익하다는 상식 아닌 상식 때문에 짜게 먹는 것을 두려워하는 사람들이 많습니다. 신장이 약한 체질은 좋은 소금을 충분히 드시면 소화도 잘되고 위염과 위암도 예방할 수 있고 면역도 증강합니다. 그러므로 무조건 소금섭취는 해롭다는 단죄에 대한 생각을 바꾸고, 체질에 맞추어 양을 조절하되 반드시 양질의 죽염을 먹어야 합니다.

■ 헬리코박터 파이로리균

위장 내에 헬리코박터라는 세균이 감염되어 있는 사람은 감염되지 않은 사람에 비해 위암 발생률이 6~12배나 높습니다. 즉, 위암 유발요인의 가장 큰 원인이 바로 이 헬리코박터 감염입니다. 특히 우리나라 성인의 경우 90%의 감염양상을 보이고 있으므로 30% 정도의 서양 사람들과는 대조적입니다. 우리나라에서 감염자가 많은 것은 음식물을 숟가락으로 같이 떠먹는 식습관에 기인하는 것으로 보입니다. 위암 환자의 절개한 위를 살펴보면 종양을 중심으로 점막에 변성이 나타나 있습니다. 다른 원인도 있겠지만 헬리코박터균이 그 이유라는 주장이 많습니다. 위암 조직에는 세포 사이에 염증세포가 몰려 있고 암 조직 사이로 헬리코박터 세균이 집중적으로 분포되어 있습니다. 헬리코박터는 강한 산성을 띤 위 점액을 뚫고 들어가 위벽에 상처를 냅니다. 여기에 염증세포들이 몰려들어 위염을 일으키고, 이것이 지속되면 위축성 위염이 발생합니다. 이어서 위벽이 허는 위궤양을 거쳐 위암의 전 단계인 위 선종을 일으킨 뒤, 결국은 위암으로 진행하게 됩니다. 여기에 술과 담배, 그리고 유전적인 요인들이 촉진인자로 작용합니다. 그렇기 때문에 위염과 궤양을 앓고 있다면 이 균을 없애는 것이 필요합니다.

그러나 이 균이 위암의 직접적인 요인이라는 주장에 대한 반론도 있습니다. 뚜렷한 증상이 없다면 굳이 이 균을 없앨 것까지는 없다는 주장도 있습니다.

■ 불에 탄 고기

숯불에 구워먹는 고기는 위암 발생과 관련이 깊습니다. 구운 고기에서 탄 부분만을 골라 성분을 분석한 결과, 발암물질로 알려진

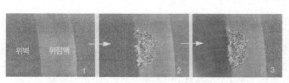

헬리코박터 균이 위점액을 뚫고 위벽에 상처를 낸다. 거기에 염증세포가 위염을 일으킨다.

PAH는 496이었습니다. 그러나 굽기 전에는 검출된 PAH는 3.4였습니다. 굽기 전에 비해 무려 145배

나 많은 발암물질이 발생한 것입니다.

고기를 숯불에 구우면 기름이 불에 떨어지면서 발생하는 연기가 고기에 달라붙어 발암물질이 생깁니다. 이 PAH는 자동차 배기가스나 피우는 담배에서 발생하는 발암물질과 같습니다. 이 PAH에는 10여 종의 발암물질이 들어 있으며, 그 중에서도 가장 치명적인 것이 벤조피렌입니다. 동물실험에서 동물에게 벤조피렌을 먹인 결과, 그들의 위암 발병률은 10%였으며, 헬리코박터까지 감염되었을 경우에는 68.8%로 6배 이상 증가했습니다.

5. 폐암

폐암은 위암 다음으로 한국 남성에게서 제2위, 여성에게는 제5위(1993년 통계상)로 빈발하는 암으로서, 근래 점차 증가하는 추세이며, 조직학적으로 크게 비소세포성 및 소세포성으로 분류됩니다.

(1) 원인

■ 흡연

폐암의 발병 주요인자는 흡연입니다. 담배연기에는 300여 종의 유해물질이 있으며 이 중에 약 40가지가 발암물질입니다. 흡연자는 비흡연자에 비해 폐암 발생률이 13배 이상 높으며, 하루 두 갑씩 20년을 피우면 60~70배 높습니다. 이 원인에 대하여서는 아무도 반론이 없으므로 금연하면 폐암은 거의 줄일 수 있습니다. 그 외에 깨끗하지 못한 공기를 마시는 작업환경에서도 폐암은 유발될 수 있습니다.

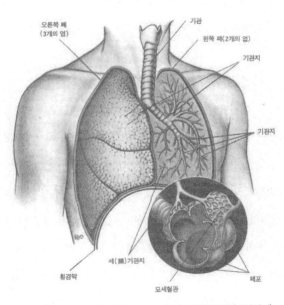

나뭇가지 모양의 모세기관지와 포도송이 모양의 폐포(허파꽈리)

■ 체질적으로 폐에 열이 많을 때

그러나 흡연을 하지 않아도 희귀하게 폐암에 걸리는 경우가 있습니다. 금양, 금음체질의 경우입니다. 체질학적으로는 폐가 가장 센 금양, 금음체질이 지나친 육식을 하게 되면 폐가 항진, 과열되어 폐결핵이나 폐렴에 걸립니다. 후유증으로 또는 직접적인 폐열로 폐암이 발병하는 경우가 있습니다.

(2) 분류

■ 비소세포성 폐암

종양이 기관지 내부에서부터 생길 경우 기관지를 막으면 호흡곤란이나 기침이 생기고, 기관지 내 혈관을 손상하면 각혈, 기침 등의 증세가 나타나며, 이차적으로 균의 감염이 생기면 폐렴이 생겨서 열이 나고 객담이 많이 생기며 색깔도 탁하게 변합니다. 또, 폐포에 종양이 생기면 상기 증상 이외에도 늑막 등을 침범하여 흉통이 오고, 곪아서 폐농양이 오기도 합니다. 병이 진행됨에 따라 피로감, 무력증, 식욕부진, 체중 감소 등이 나타나나, 초기에는 이런 증상들이 없는 수가 많으며, 통증이 진행된 경우에라도 환자의 반 수 정도만 이를 느끼며, 각혈은 1/4에서 나타납니다. 1~2개월 사이에 잘 낫지 않는 폐질환이 있으면 폐나 암 전문의에게 진찰을 받든지, 흉부 CT 촬영을 하는 것이 현명한 방법입니다.

■ 소세포성 폐암

이 폐암은 비소세포성보다 더 빨리 자라고 더 전이가 많습니다. 치료받지 않을 때에는 생존기간이 수개월밖에 되지 않으며, 거의 모든 환자에게 원격 전이가 생기므로 검사상 폐의 한쪽에 국한되어 보여도 수술로서 완치가 되지 않습니다. 증상은 비소세포성에서 나타난 호흡곤란 등의 증세 외에도 간, 뼈, 부신, 뇌 등에 전이되어 그 장기의 특유한 증세와 무력감, 체중 감소 등을 유발할 수 있습니다. 이 종류의 폐암은 상기한 바와 같이, 진단받을 때 이미 전신으로 퍼진 상태가 대부분입니다.

6. 유방암

(1) 알려진 원인들

비록 아직 미국이나 유럽의 여성들보다 발생빈도는 낮지만, 우리나라 사람의 유방암 빈도가 최근에 부쩍 높아지고 있습니다. 2001년에는 한국 여성암 환자 중 16.1% 내외를 차지했으며, 현재는 여성암 중에서 가장 발생빈도가 높습니다. 유방암 발생빈도는 경제수준 및 식생활 습관에 크게 영향을 받는 것으로 보입니다. 고지방, 고단백 등의 고칼로리 음식을 섭취하고 피임약을 포함하는 호르몬제를 많이 사용하는 선진국에서 발생빈도가 높고, 채식 등의 섬유질 섭취가 많고 아이를 많이 낳으며 모유로 아이를 키우는 저개발 국가에서는 발생빈도가 낮기 때문입니다. 어머니나 여자 형제 중에 유방암이 있는 경우에는 발생빈도가 또한 2~4배 높습니다. 그리고 결혼을 늦게 하여 늦게까지 아이가 없는 경우도 그렇지 않은 사람보다 3~4배 빈도가 높습니다.

우리나라의 통계는 아니지만 외국의 통계를 보면, 혼자 사는 경우나 수녀들의 유방암 발생빈도가 상대적으로 높습니다. 또한 체격이 큰 여성이 상대적으로 빈도가 높고, 같은 체중이라도 상체가 크고 하체가 약한 체형이 2~3배 빈도가 높으며, 상체에 비해 하체가 발달한 경우에는 유방암과 관련이 없습니다. 초경이 빠르고 폐경이 늦고 비만한 사람도 발생빈도가 높습니다. 그런데 평생을 통하여 36개월 이상 젖을 먹인 부인이나 40세 이전에 난소 적출술을 받은 여성은 유방암 발생률이 1/4밖에 되지 않습니다. 그러나 유방암의 원인은 의학적으로 현재까지 명확하게 밝혀진 것은 없습니다.

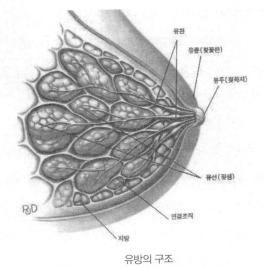

유방의 구조

(2) 체질적인 원인

유방과 자궁은 여성 기능과 관련이 많으며 이 기관들은 모두 신장의 영향과 지배를 받습니다. 마치 뼈와 골수의 생성에 신장이 관여한다는 것이 밝혀진 바와 같습니다. 필자의 식이요법 지도경험에 의하면 자궁암, 유방암은 대부분 신장 기능이 약한 금양, 토양, 목음체질이었습니다. 이들은 신체적으로 엉덩이가 작고 하체가 상체에 비해 빈약하고 다리에 힘이 없습니다. 또한 성 기능도 약하고 무릎관절염도 많습니다. 소변을 잘 참지 못하고 자주 화장실을 들락거립니다. 이런 특징은 신장의 힘이 약해서 생기는 체질적, 신체적, 생리특징이기도 합니다. 이와 같이 신장이 약한 체질은 신장이 주관하는 생식기, 유방 등에 기혈 순환이 잘 되지 않습니다. 그렇기 때문에 그 부위에 암이 발병합니다.

한편 수양, 수음체질은 몸을 너무 차게 방치하면 간혹 유방암에 걸리는 경우가 있습니다. 몸이 너무 차가워서 혈액순환이 잘 되지 않으면, 특히 몸에서 돌출되어 있는 유방이 상대적으로 몸의 내부 온도보다 더 차가워지기 때문입니다. 차가운 부위에는 혈액이 잘 돌지 않는다는 것은 자명합니다. 그렇기 때문에 수 체질

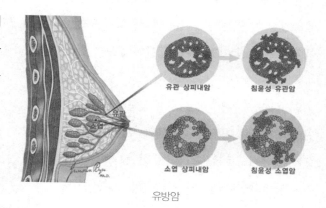

유방암

은 미연에 항상 몸을 덥히는 음식과 생활로 전신이 차갑지 않게 해야 합니다. 가슴의 근육을 단련하거나 유방을 마사지하거나 온찜질을 해서 유방 부위에 피가 잘 돌게 하면 좋습니다.

결론적으로 수체질은 늘 몸과 장부를 따뜻하게 유지하는 식사와 운동 대체요법을 게을리 하지 말며, 신장이 약한 체질은 평소에 약한 신장의 기운을 보강하는 식사와 운동을 해야 합니다. 금양체질은 수영이나 등산이 필요하고 목음, 토양체질은 절대적으로 등산을 정규적으로 해서 하체와 신장을 단련해야 합니다. 그렇지 않으면 여성암에 걸릴 수 있습니다. 하체(엉덩이, 허벅지 근육이 강할 때)가 강하면 여성암을 피하는 데 더 유리합니다.

(3) 증상

유방 내에 만져지는 통증 없는 멍울 및 유두출혈, 유두함몰, 피부함몰, 울퉁불퉁하거나 피부 부종 등의 증상이 있을 수 있습니다. 경우에 따라서는 겨드랑이에 멍울이 생기거나 기침, 황달, 뼈의 통증 등이 있을 수도 있습니다.

7. 자궁암(자궁경부암, 자궁체부암)

이 암은 여성암 중 가장 흔한 암으로 흔히 자궁암이라 부릅니다. 하지만 자궁암은 자궁경부암과 자궁체암으로 분류됩니다. 자궁경부(자궁입구 부위)에 발생하는 자궁경부암은 주로 경제적 수준이 낮은 나라에서 많이 나타나는데, 자궁의 입구에서 유발됩니다. 자궁체암은 주로 경제적 수준이 높은 나라에서 많이 나타나는데, 자궁몸체에서 유발됩니다. 우리나라의 경우도 자궁경부암은 점차 감소하고 자궁체암이 점차 늘어갑니다. 2001년도 중앙 암 등록 보고에 따르면, 여성의 경우 3,800명의 새로운 환자가 발생했고, 그 중 2,000명은 사망했습니다. 자궁경부의 상피내암 연간 발생률은 약 2,300명에 이릅니다. 여성암 중에서 가장 많이 발생하고 있습니다. 여성의 성기암(性器癌) 중에서 약 60%를 차지해, 난소암의 2.5배, 자궁체부암의 4배에 상당합니다. 20세 이전에 결혼했거나 성 경험을 가진 경우, 그렇지 않은 사람보다 발생위험이 2~3배 증가하며, 배우자나 성적 상대가 여러 명일 경우에도 위험도가 2~3배 높습니다. 최근의 연구에서는 인유두종 바이러스(HPV)가 자궁암 발생의 주 원인으로 알려졌습니다. 경부암의 편평상피암의 85%, 선암에서는 15%의 HPV가 검출됩니다.

자궁경부암의 가장 흔한 증상은 질 출혈 및 냄새가 심한 질 분비물입니다. 질환 초기에는 냉이 흐르는 것으로 시작하여 질환이 진행되면서 심한 냄새를 동반합니다. 성교 후나 배뇨 후 혹은 배변 시 힘을 주었을 때 질 출혈이 일어나며, 시간이 지나면 출혈의 양이 많아집니다. 그리고 암세포

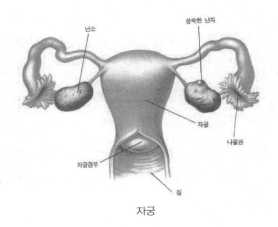

자궁

가 골반 장기에 퍼지게 되면 배뇨 및 대변 장애, 골반통, 요통 및 다리통증을 유발하기도 합니다.

(1) 체질적 원인

유방암과 마찬가지로 신장, 방광이 약한 목음, 토양, 금양체질에서 흔하게 나타납니다. 이 체질들은 다른 데는 건강해도 평소에도 대부분이 생식기에는 대하나 냉이 다른 체질보다 더 많은 편이며 청결도가 약합니다. 그것은 신장이 약하기에 그것의 지배를 받는 자궁 역시 기혈이 순환이 원활치 않습니다. 그러나 그런 양호하지 못한 상태를 그냥 그러려니 하고 방치하는 경향이 있습니다. 그리하여 질 내 위생환경은 몹시 열악하여 생식기질환과 아울러 암이 발생하기 쉬운 것입니다.

금양체질은 자궁이 약하고 덥고 건조합니다. 그렇기 때문에 신선한 생야채를 많이 섭취하고 생선회나 생선을 주식하고 더운 육고기를 피해야 합니다.

토양체질은 자궁에 열이 많습니다. 그렇기 때문에 자궁을 서늘하게 하는 음식을 먹어야 하는데, 열이 심한 음식을 주로 먹으면 자궁에 열이 가중됩니다. 그렇기 때문에 이 체질들은 차가워야 할 신장의 온도가 정상보다 더 높기 때문에 신장의 기능이 매우 약합니다. 열이 몰려 있으면 염증이 생기고 헐게 되며, 이러한 일들이 장기간 지속되면 암이 발생합니다. 외상을 입었을 때에 상처부위에 열이 나고 부으면 덧나는 이치와 같습니다.

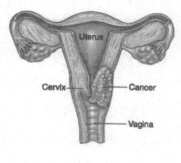

자궁암

목음체질은 자궁이 냉하고 습기가 다른 체질에 비해 많습니다. 그래서 폐를 덥히는 육류와 뿌리채소를 주로 먹어서 자궁의 습하고 차가운 기운을 없애야 합니다. 그러나 냉성야채를 주로 먹고 육식을 싫어하면 필시 자궁은 습기와 냉기로 가득 찹니다. 차가운 겨울철과 습기 많은 여름철에는 상처가 잘 낫지 않는 것을 상기해보면 이해가 될 것입니다. 심지어 살이 겹치는 부위에는 습기로 인해 살이 물러져 진물이 흐르고 헐게 됩니다. 이처럼 자궁의 생리적 환경도 차가워서 피가 제대로 흐르지 않으니 상처가 잘 낫지 않습니다. 이런 자궁의 열악한 환경은 염증을 유발하고 오래되면 암이 됩니다.

목양, 수양, 수음체질은 생식기질환, 즉 자궁암이 흔치 않습니다. 그러나 자궁의 온도가 원래 차가운데 찬 음식을 많이 먹으면 자궁의 온도는 더 떨어집니다. 그럴 경우 자궁암이 유발합니다. 이러한 체질적인 결정적인 원인에 위와 같은 부가적인 요인들이 겹치면 자궁암의 발생빈도가 높아집니다.

8. 백혈병(혈액암)

이 병은 조혈작용이 이루어지는 조혈기관인 골수, 즉 골반 뼈를 주관하는 신장의 기능부전에서 비롯됩니다. 이 암은 혈액을 만드는 세포에서 발생합니다. 정상적인 사람의 혈액 세포는 조혈간세포의 증식, 성숙, 파괴소실의 과정을 밟으며 항상성(恒常性)이 유지됩니다. 조혈은, 태아의 경우 제6주에는 간, 12주에는 비장, 29주가 되면 골수에서 주로 일어나서, 출생 후에도 대부분의 조혈은 골수가 맡습니다. 이 골수는 뼈 속에 있으며, 성인의 조혈이 주로 일어나는 곳은 척추와 골반 뼈입니다. 그래서 조혈(造血)기관이라 함은 골수를 뜻합니다. 바로 이 골수의 조혈작용에 신장이 관여합니다. 여기까지가 현대의 인체생리학에서 밝힌 사실입니다.

그러나 동양한의학에 의하면, 오장육부 중 신장이 골수의 조혈작용이 이루어지는 뼈를 주관합니다. 그러므로 신장의 기능이 강해야 골수의 조혈 과정에서 비정상적으로 발생하는 백혈병 등을 제어할 수 있습니다. 여기에서 발생하는 암은 백혈병, 만성골수증식증후군, 임파종, 골수이형성증, 형질세포질환 등 다양합니다. 혈액암은 위암이나 간암 등의 고형(固形)암과는 다른 점이 있습니다.

첫째는 덩어리를 형성하는 것이 아니라 골수에서 발생한 암세포가 주로 골수와 혈액 내에 존재한다는 것입니다. 둘째는 증상이 골수의 기능저하 형태로 많이 나타납니다. 골수의 기능 저하 이외에도 암세포가 다른 조직으로 침윤하여 생기는 증상과 암세포의 빠른 증식에 의해 일어나기도 합니다. 골수 기능이 저하되면 적혈구, 백혈구, 혈소판 등이 감소하며, 적혈구의 감소는 빈혈로 인한 무기력, 어지러움, 피곤, 호흡곤란, 심계항진 등의 원인이 됩니다. 또한 백혈구가 감소하면 면역능력이 떨어지게 되므로 감염질환에 걸리기 쉽고, 일단 감염되면 심각한 지경에 이르게 될 가능성이 높습니다. 백혈병의 경우, 백혈구의 총 수는 늘어난다 할지라도 정상적인 기능을 수행하는 백혈구의 수는 오히려 감소합니다. 출혈 시 지혈작용을 하는 혈소판의 감소는 출혈 위험성을 증가시키며, 위장관 출혈 같은 심각한 지경에 이를 수도 있습니다.

대부분의 혈액암은 고형암보다 빨리 증식하는데, 이 경우 팽창에 의한 뼈의 압통이나 통증이 느껴집니다. 또한 체내의 대사항진으로 인해 고열이 나고 체중이 빠지며 피곤함을 느끼기도 하고 몸이 야위기도 합니다. 특히 백혈병의 경우 영화나 드라마에서 주인공의 목숨을 앗아가는 무서운 병이라는 생각이 일반인들에게 주입되어 있는 것 같습니다. 이 병은 백혈병 환자의 33%가 어린이일 만큼 어린이에게 생기는 경우가 많습니다. 특히 만 15세 이하의 어린이에게서 발생하는 암을 소아백혈병이라 부르며, 이는 전체 소아암의 약 40%를 차지하는데, 우리나라의 경우 매년 400여 명의 환자가 발생합니다.

(1) 백혈병의 종류

■ 급성 임파성(림프구성) 백혈병

주로 소아에게 많이 발생하며, 소아의 경우 50% 이상 완치가 가능합니다.

■ 급성 골수성(골수구성) 백혈병

소아보다는 성인에게서 흔히 발생하며, 급성 림프구성 백혈병과 유사합니다.

■ 만성 골수구성 백혈병

서서히 진행하며, 진행에 따라 만성기와 급성기로 나뉩니다. 환자마다 다르기는 하지만 만성기는 평균 3년 정도이며, 일단 급성기로 들어가면 대부분이 6개월 이내에 사망하게 됩니다.

■ 만성 임파성(림프구성) 백혈병

우리나라에서는 찾아보기 힘들며 주로 노년기에 나타나는 병입니다. 진행도 아주 늦어서 생존기간이 수년에서 10년 정도에 이릅니다.

(2) 원인

현재 이 병의 원인에 대하여는 바이러스 감염과 관계가 있는 것 같다는 추측 외에는 밝혀진 것이 없습니다. 그러나 체질 한의학적으로 고찰해 볼 때에 신장의 기능과 관계가 깊다고 봅니다. 신장은 최종적으로 노폐물을 정화 배설하며 골수 생성에 가장 깊이 관여하는 장기입니다. 노폐물이 신장 안에 있는 200만 개에 달하는 사구체 정화필터를 통해 소변으로 정화 배설이 잘 안 되면 혈액은 탁해집니다. 그러면 골수생성에 관여하는 신장의 기능은 오염에 시달려 떨어집니다. 이로 인해 골수에서 만들어지는 백혈구는 정상 기능을 가진 백혈구가 아니라 미성숙 백혈구가 비정상적으로 수없이 만들어져 결국은 백혈병이 유발합니다.

이로 보건대, 백혈병은 현대의학으로는 어떤 단서도 현재로서는 포착하지 못하는 실정이지만, 팔체질의학의 관점으로 볼 때 신장의 정화 기능의 약화에서 초래된다고 봅니다. 한편 이 병은 특정체질과 연관을 짓기는 어려운 것 같고 식생활이나 생활방식에서 비롯되는 것으로 보입니다. 그러나 굳이 연관성을 찾아본다면 신장이 체질적으로 약하게 태어난 경우에 더 취약하다고 할 수 있겠습니다.

9. 대장암

대장암은 소장 끝으로부터 시작하여 오른쪽 복부로 올라가는 상행결장, 옆으로 가로지르는 횡행결장, 거기서 아래로 내려오는 하행결장, 이것에 연결된 S결장, 마지막으로 항문에 연결되는

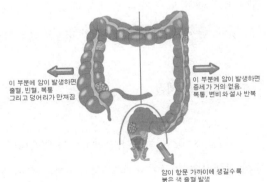

이 부분에 암이 발생하면
출혈, 빈혈, 복통
그리고 덩어리가 만져짐

이 부분에 암이 발생하면
증세가 거의 없음.
복통, 변비와 설사 반복

암이 항문 가까이에 생길수록
붉은 색 출혈 발생

직장에 발생하는 암을 가리킵니다. 대장은 소장보다 굵고 짧은 약 1.5m 정도의 창자로서, 식물섬유와 소화 잔재의 수분흡수를 합니다. 대장암은 주로 S결장과 직장에 발병합니다. 이 대장암은 급증하는 추세이며 2001년에는 4,580명이 이 병에 걸렸습니다. 1983년과 1993년의 암 발생률을 비교하면 간암과 폐암은 줄었지만 이 암은 115%나 증가했습니다. 이 병은 내시경적 절제나 외과요법으로 치료하고, 재발하는 기간은 2~3년 후이며, 간암이나 폐암처럼 바로 재발하지는 않습니다.

(1) 원인

대장암은 다른 암과는 달리 특히 식생활과 밀접한 연관을 맺고 있습니다.

■ 금양, 금음체질

이 체질은 대장이 길고 열이 많고 건조합니다. 대장은 주로 식물섬유질을 소화시키는 기능을 가집니다. 그렇기 때문에 금체질은 식물로 된 섬유질 식품, 즉 냉성야채를 평소에 많이 섭취해야 몸도 건강하고 대장도 열을 서늘하게 내려주어 탈이 없습니다. 최근 영국 의학 전문지 '란셋'에 의하면 15년 동안 52만 명을 대상으로 역학 추적한 결과, 식이섬유를 1일 32g 섭취한 집단은 12.6g 섭취한 집단보다 대장암 발병률이 약 40% 낮았습니다. 바로 이 금체질에 적중하는 생리현상입니다.

그런데 육식을 하면 폐와 대장에 과도한 열이 쌓입니다. 체질적으로 육식은 간에 독소를 만듭니다. 그 다음 육류가 대장에 머무는 시간이 길고 거기에서 독소가 배출됩니다. 이와 같이 육식을 주로 하면 대장에 열과 독소가 축적되고 간에서 해독을 제대로 수행하지 못하게 되어 대장암이 발생합니다. 그래서 모든 체질 중에서 대장암이 이 체질에서 가장 많이 발생합니다. 70%는 이 체질에서 생깁니다. 금체질은 대장암을 예방하려면 육류를 끊고 생선과 채소를 많이 먹어야 합니다.

■ 토양, 토음체질

이 체질은 대장암은 그다지 발병률이 없습니다. 닭고기와 같은 열성음식을 먹으면 주로 암이 위장에서 발생하며 대장에서 발생되는 사례는 극히 이례적일 정도로 적습니다. 그러나 변비가 지나치면 독소가 쌓여 대장암이 생기기도 합니다.

■ 목양, 목음체질

이 체질은 대장이 짧고 차갑습니다. 그렇기 때문에 채식을 하면 평소에도 차가운데 더욱더 차가워져서 북극의 얼음바다가 됩니다. 원래 대장이 짧기에 육식과 뿌리채소를 먹어 폐 대장을 덥혀야 하건만 한국인의 전통적인 채식 위주의 생활상, 늘 차가운 채식을 하기 마련입니다. 그 결과 배가 차가워져 냉기로 인해 대장에 피가 원활하게 돌지 못하고 더구나 습기가 많아 염증이 생깁니다. 이러한 이유로 대부분의 이 체질은 대장에 단단한 냉적(冷積)이 뭉쳐 있고 동통이 있는 경우가 허다합니다. 장기적으로 염증상태가 계속되면 여기서 대장암이 유발됩니다.

■ 수음체질

이 체질은 온몸이 늘 차갑습니다. 차가운 것을 먹으면 장이 차가워지는 것은 말할 것이 없습니다. 수음체질은 찬 것을 먹으면 탈이 생기기에 음식을 조심합니다. 그래서 대장암이 발생할 일은 거의 없습니다. 단, 이 체질은 암이 주로 위장에서 생깁니다.

■ 수양체질

그러나 이 체질은 폐와 대장이 셉니다. 대장도 깁니다. 흡수력이 좋아 살이 잘 찌지기도 합니다. 그러나 실은 대장은 차갑습니다. 소화도 잘 되기에 어떤 음식이나 가리지 않고 잘 먹습니다. 차가운 것을 주로 먹으면 대장에 냉증이 생겨 토끼 똥 변비 또는 가는 변이 나오나, 시원치 않고 제대로 배설이 안 되어 뒤가 묵직합니다. 이 체질 중에는 술을 좋아하는 사람이 좀 있습니다. 양주나 소주까지는 적당히 마시면 그래도 문제는 덜 되겠지만, 맥주를 시원하게 들이키는 것을 즐깁니다. 물론 장은 갈수록 차가워져서 변을 밖으로 밀어낼 힘조차 없어집니다. 변이 대장에 지나치게 오래도록 적체하면 분변에 있는 독소는 대장에 흡수됩니다. 더구나 장이 차가우니 장에 염증이 생기는 것은 당연합니다. 대장암이 발생하는 것입니다. 그러므로 수양체질의 대장암은 차가운 음식을 무절제하게 먹는 일에서 시작합니다. 치료와 예방은 늘 차가운 위와 서늘한 간을 덥게 보하는 음식과 식품을 씁니다. 차가운 음식을 먹으면 위암이 유발하기 쉬우며, 한번 차가워진 몸은 남다른 비상한 노력을 기울이지 않는 한, 몸을 따뜻하게 하는 것이 쉽지 않습니다. 무척 힘듭니다. 음식으로 몸을 덥히는 데는 한계가 있습니다. 반드시 체질한방약재를 써서 몸 안에 서려 있는 냉독과 한기를 제거하고 몸을 훈훈하게 해야 합니다. 그러면 신장의 면역 기능은 살아나고 암 발생을 막을 수 있습니다.

10. 갑상샘암

목 앞에 나비 모양으로 좌우 양옆으로 나뉘어 있어 갑상선 호르몬을 분비하는, 무게 약 20~30g 정도의 내분비 기관입니다. 갑상선은 신체의 신진대사를 주관하는 기관으로 에너지 소비 발산율을 조절하는 일을 합니다. 바로 이 갑상선에서 발생하는 암을 말합니다. 주로 여성에게서 발생하는 암으로, 현대의학적으로는 정확히 원인이 밝혀진 것은 없으나 과격한 스트레스와 방사선 동위원소의 남용이 지적됩니다. 원폭투하 받은 히로시마에서 근래에 이 환자들이 발생했습니다.

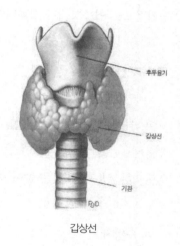

후두융기

갑상선

기관

갑상선

(1) 종류

■ 유두상 갑상선암

악성도가 낮고 성장속도 또한 느립니다. 30대 전후에 발생하고 전이가 빠르지 않습니다. 치료율도 높습니다.

■ 미분화 갑상선암

60~70대에 많이 발생하는 암으로, 처음부터 급속히 성장하여 임파선과 주위 장기에 전이가 빠릅니다.

■ 여포성 갑상선암

갑상선 암의 25%를 치지하는 암으로 40~50대에 주로 발생합니다.

(2) 체질학적 원인

인체는 체온이 항상성을 유지해야 장부나 기관들이 정상 기능을 발휘할 수 있습니다. 갑상선이 위치한 목은 주로 폐와 기도의 온도에 좌우됩니다. 때문에 폐 기능이 얼마나 강하고 열이 있는지 차가운지에 달려 있습니다.

■ 목음, 목양체질

이 체질은 폐가 모든 체질 중에서 가장 약하고 차갑습니다. 그렇기 때문에 감기에도 약하고 목이 차갑고 시립니다. 그 결과, 갑상선도 늘 차가운 상태에 놓이게 됩니다. 따뜻해야 피가 돌면서 영양공급을 하게 되는데 갑상선이 너무 차가워서 혈액순환이 안 되고, 그 결과 영양공급이 약합니다. 그러면 갑상선 염증, 종대, 기능항진, 기능저하 등의 장애가 생깁니다. 이 상황이 장기간에 걸쳐 발생하면 기존질환에 겹쳐 영양부족으로 갑상선암이 유발됩니다. 이 체질이 이 암에 가장 노출이 많습니다. 근본 원인은 목과 어깨 등의 인체 상부에 기혈순환을 담당하는 폐의 기능이 차갑고 허약한 데에 있습니다. 그러므로 갑상선질환을 겪고 있는 중이라면 겨울에는 차가운 목을 목도리로 따뜻하게 감싸고 목을 덮는 폴라티를 입는 것이 좋습니다. 그리고 폐를 덥히는 음식을 평소에 먹도록 힘써야 합니다.

■ 금양, 금음체질

이 체질은 반대로 폐에 열이 많기에 목 부위에도 열이 늘 비정상적으로 존재합니다. 우리 몸은 차가워도 병이 생기지만 너무 열이 많아도 병이 생깁니다. 이 금체질의 경우에는 목체질과 달리 더운 폐열을 식혀주는 식사를 해야 합니다. 그렇지 않고 목에 갑상선염이나 종대가 있는데도 예방하는 식사를 하지 않으면 갑상선암으로 진행할 수 있습니다. 기도와 기관지가 건조하고 열이 적체되어 있으면 자연히 갑상선에도 그 열이 전달됩니다. 열이 과도하면 필시 염증이나 병이 생깁니다. 갑상선종대, 갑상선결절, 갑상선암을 피할 수 없습니다.

11. 신장암, 방광암

(1) 기능

신장은 물질 대사과정에서 발생한 분해산물 중에서 생체에 불필요한 노폐물과 해독물질을 네프론(사구체 포함)이라는 여과장치를 통해 오줌의 형태로 배설하고, 부분 염분, 아미노산, 포도당, 호르몬 등과 같은 생체에 필요한 물질이라도 과잉으로 존재할 때에는 오줌으로 배설합니다. 또한 인체에 필요한 물질, 즉 나트륨, 칼륨, 마그네슘, 인산염, 염소이온 등은 필요에 따라 재흡수합니다. 체액을 일정하게 유지하는 일을 합니다. 레닌이라는 소화효소를 만들어 혈압을 조절해주고, 적혈구 조혈인자인 호르몬을 만들어 골수에서 적혈구 생산을 자극합니다. 그렇기 때문에 신장이 체질적으로 약하게 태어난 사람은 고혈압, 심장병 등 혈관질환에도 취약합니다.

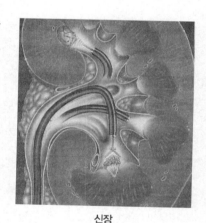

신장

노폐물을 배설하는 정화필터인 사구체가 양쪽 모두 약 200만 개가 있다. 주황색 부분의 줄들이 바로 정화하는 네프론이다.

(2) 일반적인 원인

■ 신장 방광의 기능 허약

신장은 한의학적으로 면역과 노화방지에 깊게 관여하고 생식기와 성기의 기능을 주관하며 뼈의 생성과 엉덩이와 무릎을 포함하는 하체의 기혈 순환을 주관합니다. 그러므로 신장이 강한 사람은 대개 뼈가 강하고 성 기능이 좋고 하체가 튼튼하여, 무릎에 발생하는 관절염이 비교적 적습니다. 그러나 신장이 약하게 태어난 사람은 체질적으로 면역이 약하고 골밀도가 낮으며 관절이 약하고 성 기능이 약합니다. 신장질환인 신우신염, 신장결석, 사구체신염, 고혈압, 요관결석 등이 발생하기 쉽습니다.

또한 배속장기인 방광도 신장의 기능의 강약에 따라 기능이 결정되므로 방광이 약한 체질은 빈뇨, 요실금, 통풍, 요도염, 방광염, 방광결석 등이 발생하기 쉽습니다. 이렇게 체질적으로 신장과 방광의 허약한 기능은 평소의 식사법을 통해 예방이 가능하고 개선이 가능하나, 타고난 신 방광의 약한 부면을 보완하지 않으면, 훗날 신장암이나 방광암에 걸릴 수 있습니다.

■ 신약의 장기적 복용

한편 지병이 있어 장기간 신약을 복용하는 경우, 신장과 방광에 암이 생길 가능성이 그렇지 않은 사람에 비해 훨씬 높은 것으로 보입니다. 그렇기 때문에 오랫동안 신약을 복용하는 경우에는 몸을 해독하는 약재나 음식을 통해 체질적으로 보완하는 것이 절실합니다. 왜냐하면 최종적으로 우리 몸의 모든 노폐물을 해독, 정화하는 신장과 방광이 그렇지 않아도 벅찬데, 거기에다 신약의 화학물질을 해독해야 하는 이중적 짐까지 떠맡아야 하기 때문입니다. 더구나 의사는 신약이 신장에 별 지장을 주지 않는다고 합니다. 그래서인지 신약을 복용하는 분들은

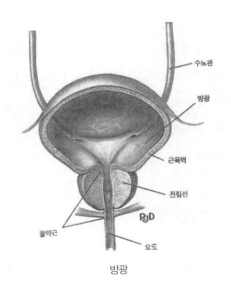

수뇨관

방광

근육벽

전립선

괄약근

요도

방광

대체로 신약에 의한 치료에만 몰두하고 부작용에 대해서는 그다지 관심을 기울이지 않으며 천연물질로 보완하려고도 하지 않는 것 같습니다. 신장, 방광의 암은 신약의 장기 복용과 깊은 관련이 있는 것 같습니다.

(3) 체질적인 원인

이 암들에 체질적으로 잘 걸리는 체질은 신장, 방광 기능이 약한 금양, 토양, 토음, 목음체질입니다. 한편 금음, 목양, 수양, 수음체질은 일반적으로 관리를 하면 발생률은 적습니다.

■ 금양체질

이 체질은 신장과 방광에 열이 많고 건조합니다. 그래서 이들 장부의 열을 식혀주는 냉성야채와 생선을 부지런히 먹고 육식만 피하면, 이 암에 잘 걸리지 않습니다. 그러나 육식과 더운 음식과 함께 독한 술을 과음하게 되면 평소에 소변을 잘 참지 못해 자주 보는 습관이 있는데 너무 더워져서 해당 질환에 시달리다 결국 이 암에 걸릴 수 있습니다.

■ 토양, 토음체질

이 체질은 신, 방광이 불 아궁이와 같습니다. 원래 이 장부는 차가워야 제 기능이 나오는데, 너무 덥기에 기능이 비정상이며 열로 인해 염증이 가장 잘 발생합니다. 열을 꺼주는 차가운 음식만을 섭취해야 하나, 가리지 않고 더운 음식까지 먹으면 결국 이 장부에 병이 나고 암으로 발전합니다. 냉성야채와 바다생선을 넉넉히 먹으면 신장, 방광의 열이 내리면서 기능이 돌아오고 악화되던 병도 회복합니다.

■ 목음체질

이 체질의 신장, 방광은 습하고 차갑습니다. 습기를 없애기 위해 폐를 강하게 하는 열 나는 음식을 섭취하고 야채를 금해야 합니다. 그러나 한국인은 차가운 야채를 안 먹는 날이 거의 없습니다. 그러니 자궁근종, 물혹, 자궁암을 비롯하여 요도염, 방광염에 걸릴 수밖에 없습니다. 항상 약한 상태에 노출된 이들 장부는 세월이 흐름에 따라 암으로 발전합니다. 그러므로 치료나 예방을 위해서는 위에 언급된 식품을 반드시 금하고 폐를 덥히고 간의 습기를 가중시키는 생야채보다는 신장과 방광의 기능을 제대로 살려주는 뿌리식품을 부단히 먹어야 합니다.

■ 목양, 수양, 수음체질

물론 이 체질들도 지나치게 체질에 어긋나는 식생활을 한다면 예외가 될 수는 없습니다. 수음, 수양, 목양체질은 항상 몸을 따뜻하게 하는 음식을 주로 먹고 신약만 장기적으로 복용하지 않는 한 문제는 발생하지 않습니다.

12. 다른 암들

나머지 암도 체질적인 원인에서 예외가 될 수는 없습니다. 여러 원인이 있겠지만 주된 암 발생 원인은 긴 세월 체질과 어긋난 식사와 생활환경에서 비롯됩니다.

현대의학의 암 치료

암을 치료하는 방법은 그 종류가 다양할 뿐 아니라 지금도 계속 연구, 실험하는 단계에 있는 분야가 많습니다. 일반적으로 우리가 알고 있는 외과적 수술, 항암 화학요법, 방사선 치료 이외에도 제4의 치료법으로 연구 실험 중인 유전자 치료법과 방사선동위원소 홀륨166을 이용한 방사선 치료법, 그리고 백금착물 항암제에 대한 연구 실험, 암세포가 정상세포에 비해 열에 약한 점을 이용하여 고열로 항암제 투여가 시도되는 방법으로 이해될 수 있습니다.

그러나 새롭게 시도되는 치료 방법들도 깊이 살펴보면 지금까지 시행되고 있는 치료법의 부작용을 일부 완화하거나, 치료효과를 조금 높이는 선에 머물 뿐, 근본적인 치료책이 되지는 못하므로 획기적인 방법이라고 하기에는 아직 요원한 것 같습니다.

서양의학에서 시행하는 암의 치료방법을 크게 구분해보면, 병소에 대한 직접적 방법인 국소적 치료방법과 전신적인 치료방법으로 대별할 수 있는데, 그 중에서도 대표적인 국소 치료방법인 수술요법 및 방사선요법과 전신요법인 항암화학요법 등을 소개합니다.

1. 외과적 수술

(출처: 월간지 인산의학)

암이 멀리 퍼지지 않고 국소적으로 한정되어 있을 경우에는 수술로 치료할 수 있다고 볼 수 있으나, 암 진단 당시 70% 이상이 육안으로는 확인되지 않았더라도 현미경으로는 확인할 수 있는 현미경적 전이를 보이고 있는 상태이므로, 국소적 방법인 수술만으로는 보다 좋은 결과를 얻기 어렵습니다. 그러므로 다른 치료방법인 방사선치료나 항암약물치료 등을 수술 전후에 시행하는 경우가 많습니다.

예를 들면 유방암 수술에 있어 1960년까지는 암의 전이양상에 대한 연구가 미흡하였으나, 이후에 암의 전이현상이 많이 알려진 뒤로는 유방암이 초기에 전신으로 퍼질 수 있다는 사실을 알게 되었습니다. 그 이전에는 수술 시에 가슴근육과 겨드랑이의 림프절 등 유방 주위의 모든 조직을 제거하던 것을, 지금은 그 부분을 수술로 작게 제거하고 수술 후에 방사선이나 항암 약물치료를 추가하거나 병행하기도 합니다.

2. 암 수술의 일반적 원칙

암을 수술하는 데에는 다음과 같은 몇 가지 원칙이 있는데, 재발한 후의 수술보다는 처음 수술이 성과가 높다는 점에서 첫 수술에서 광범위한 절제술을 하며, 수술을 확실히 하려는 목적으로 암 조직 주위의 정상 조직도 어느 정도 포함하여 제거합니다. 그리고 종양 주위의 림프절은 큰 문제가 없는 한 종양 제거 시에 같이 제거합니다. 또한 환자가 수술로 생길 수 있는 신체적 장애를 받아들일 수 있어야 하며, 재활을 고려한 수술이어야 한다는 원칙들이 있습니다.

3. 암 수술의 종류

(1) 진단적 수술

암을 수술하는 목적에 따라 수술의 종류를 분류하면, 암을 확진하고 암의 조직형(암 조직의 조직학적 분류 형태에 따라 치료방법도 달라져야 하므로)을 결정하기 위하여 시행하는 진단적 수술로서, 조직생검이 있으며, 그 방법으로는 흡입 생검법, 침 생검법, 절제 생검법 등이 있습니다.

(2) 병기 결정 수술

병의 진행 정도를 정하고 수술로 얻어진 병기에 따라 그에 맞는 적절한 치료방법을 수립하기 위하여 하는 수술로서, 병기결정수술이 있는 바, 난소암과 림프종에서는 치료가 아닌 병기만을 얻기 위하여 탐색적 개복술을 시행하기도 합니다. 암이 전이될 경우 수술 단독으로는 치료가 불가능하므로 암이 퍼진 정도를 아는 데에 큰 목적이 있습니다.

(3) 완치적 수술

가능한 한 많은 종양을 제거하는 데에 목적이 있으며, 이 수술을 할 때에는 종양 자체 전부는 물론, 주위 림프조직과 정상조직의 일부까지를 포함하여 한 덩어리로 제거하며, 이는 암세포의 인자를 완전히 제거한다는 목적 하에 이루어지는 것으로서, 종양의 크기, 주위 조직으로 퍼진 정도, 환자의 건강 상태 등을 깊이 고려하여 합당한 수술방법을 선택합니다.

종양이 너무 크거나 완전 절제가 불가능할 경우에는 종양의 크기를 줄여주는 크기 감소 수술을 하고, 수술로 종양의 크기를 줄인 후속으로 행하는 방사선 치료나 항암화학요법의 부담을 줄이기도 합니다. 방사선 치료나 항암화학요법은 암세포 수가 적을수록 효과적이기 때문입니다.

(4) 예방적 수술

수술적 방법은 암 예방에는 큰 기대를 하기 어렵지만, 암이 발생할 가능성이 아주 높은 경우에 시술하는 방법으로서, 궤양성 및 대장염 환자에게서 대장을 절제하거나, 유방암 가족력이 아주 높은 사람에게서 예방적으로 유방을 절제하는 수술을 하기도 합니다. 이러한 수술을 예방적 수술이라 합니다.

(5) 증상 완화 수술

아주 많이 진행된 암에서 증상을 완화할 목적으로 수술을 하는데, 약으로 통증을 조절할 수 없을 때 신경절로를 끊어주는 수술을 할 수 있으며, 또한 암이 커지면서 주위를 압박하여 장, 담도, 요도 같은 통로를 막았을 때 시행하는 수술을 증상 완화 수술이라 합니다.

결론적으로 볼 때 수술적 치료방법은, 별다른 증상 없이 암 종양이 커지다가 암의 진단 당시에는 환자의 70% 이상이 현미경적 전이율을 보이고 있는 현상으로 보아, 단독적 치료방법으로는 크게 기대할 방법은 못 된다는 생각입니다. 특히 일본에서 대단한 방향을 불러일으킨 현역 의사인 게이오 대학의 진단방사선과 의사 곤도마코토 교수는 『암은 자른다고 낫는 것인가?』라는 그의 저서에서 '암은 수술을 해도 나을 가능성이 거의 없으며 오히려 수술로 불필요한 고통과 부작용의 기회만 늘어난다.'라고 주장하고 있으며, 그는 또한 '암세포가 전이하여 착종하기 어려운 장기의 벽이나 복막에 칼자국과 봉합자국을 내어 암세포가 발붙일 곳을 마련해 주는 것이 암수술이다.'라고 단정하였습니다. 그는 방사선 의사이면서도 수술 대신 방사선 치료를 권하지도 않습니다. 그는 '수술 직후 방사선 치료는 염증을 막아내는 백혈구를 우선 파괴함으로써 합병증의 위험을 배가시킨다.'고 경고합니다.

4. 항암 화학요법

약물부작용 건수 항암제, 해열진통소염제 순

입력 : 2014년 03월 20일(목) 22:45:18

지난해 의약품 부작용 건수는 총 18만 2천여건으로 전년도에 비해 99% 증가한 것으로 나타났다.

식품의약품안전처 20일 발표한 분석 자료에 따르면 가장 부작용이 많은 약물로는 항암제로 지난해 4위에서 1위로 크게 뛰어 올랐다. 그 다음이 해열진통소염제, X선조영제, 항생제, 합성마약 순이었다. 전체 부작용의 41%를 이들 약물이 차지했다[아래 표 참조].

부작용 증상으로는 오심(헛구역질) 구토가 가장 많았으며, 가려움증, 두드러기, 어지러움 순이었다.

부작용 보고 건수 증가에 대해 식약처는 ▲(제도적 측면) 안전관리책임자 도입, 분기 마다 부작용 정기 보고 의무화 ▲(인프라 측면) 한국의약품안전관리원 설립, 지역의약품안전센터 운영 ▲(교육·홍보 측면) 의사·약사·간호사 등 전문 인력에 대한 교육 강화 및 부작용 신고 필요성에 대한 대국민 인식 개선 등에 따른 것이라고 밝혔다.

순위	2012년		2013년	
	효능군*	보고건수(%)**	효능군*	보고건수(%)**
1	X선조영제	11,716(12.7)	항악성종양제	23,477(12.8)
2	해열.진통.소염제	9,734(10.5)	해열.진통.소염제	16,620(9.1)
3	합성마약	8,562(9.3)	X선조영제	13,963(7.6)
4	항악성종양제	8,557(9.3)	주로 그람양성, 음성균에 작용하는 항생제	11,451(6.3)
5	주로 그람양성, 음성균에 작용하는 항생제	8,071(8.7)	합성마약	9,837(5.4)
6	정신신경용제	3,293(3.6)	최토제, 진토제	8,907(4.9)
7	기타의 화학요법제	3,005(3.3)	백신류	6,581(3.6)
8	아편알칼로이드계 제제	2,221(2.4)	기타의 화학요법제	5,145(2.8)
9	피임제	1,549(1.7)	혈압강하제	4,551(2.5)
10	항결핵제	1,502(1.6)	기타의 비뇨생식기관 및 항문용약	3,993(2.2)

▲ 의약품 효능군별 보고현황(상위 10개)(단위:건) * 「의약품등 분류번호에 관한 규정」(식약처 예규) 기준
** 전체 보고건수에 대한 비율[식품의약품안전처 제공]

(1) 항암제의 정의와 작용

암 세포는 분열을 많이 하는 특성을 갖고 있으며, 항암제는 암세포의 이러한 특성을 이용하여, 암세포의 대사경로에 개입하여 DNA와 직접 작용하여 DNA의 복제, 전사, 번역과정을 차단하거나 핵산 전구체의 합성을 방해하고, 세포분열을 저해함으로써 암세포에 세포 독성을 나타내는 약제를 총칭하여 항암제라 합니다.

(2) 항암제의 종류와 독성

현재 항암제는 Alkylating agent, Antimetabolites 등 7~8종을 기제로 한 30여 종이 있으며, 어느 항암제를 막론하고 거의 혈액독성이 있고, 간이나 폐, 위장 독성 및 신경계와 국소궤양 등의 부작용을 보이는 종류가 많습니다. 제1세대 항암제라 할 수 있는 '시스 플라틴' 항암제는 항암 효과는 우수하나 독성이 너무 강하고, 제2세대 항암제는 '카르보 플라틴', 독성은 낮으나 항암 효과가 떨어지는 등의 문제점을 보이고 있습니다. 효과를 높이기 위하여 복합으로 항암제를 사용하고도 있으며 많은 연구 논문들이 발표되어 개선점을 찾고 있는 상황이고, '화학적 조절 방출' 개념으로 백금 착물을 고분자로부터 서서히 분해, 완화시키는 방법이 연구되는 상황입니다.

(3) 항암제의 정상세포 파괴

인체에는 암세포의 세포분열 특성과 같은 방식으로 분열하는 정상세포가 여러 곳 있는데, 항암제는 암세포나 정상세포를 구분하지 않고 암세포와 같은 분열특성을 갖는 모든 세포에 대하여 세포특성을 발휘하여 작용함으로 커다란 부작용을 초래합니다. 암세포와 비슷하게 증식하는 정상세포는 머리카락을 만드는 모낭세포, 소화기의 점막을 이루는 세포와 혈액의 세포를 만드는 골수세포이고, 또한 여성의 난자와 남성의 정자생성세포도 같습니다.

그러므로 항암제를 사용할 경우 이들 정상세포도 암세포와 마찬가지로 치명적인 영향을 받는 것은 당연하며, 항암제의 부작용도 이러한 정상세포의 파괴에 따른 결과로서 다음에 설명할 항암제의 부작용을 야기하는 원인은 모두 정상세포의 파괴로 인하여 나타나는 현상으로 봅니다.

(4) 항암제의 부작용

■ 골수세포 파괴로 인한 부작용

골수란 혈액 속의 세포성분인 백혈구, 적혈구, 혈소판을 생산하는, 뼈 속에 있는 기관을 말하는데, 백혈구는 균의 침범에 의한 감염이나 염증을 방지하고 신체 각 조직에 산소를 공급해주는 역할을 맡고 있습니다. 또 혈소판은 혈액의 응고를 도와 출혈을 저지하고 상처의 회복을 돕는 역할을 합니다.

항암제는 암세포가 분열하여 증가하는 것을 억제하지만, 이와 동시에 정상세포에도 치명적인 영향을 미칩니다. 특히 골수세포는 혈구세포의 수를 유지하기 위하여 대단히 빨리 증식하여야만 하는데, 항암제의 영향으로 혈구세포가 부족하여 여러 가지 부작용을 일으키는 상황을 초래합니다. 그에 따라 발생하는 현상들을 보면, 백혈구 감소로 인한 감염에 대한 방어군이 없어 자가 면역력이 극히 약화된 상태이므로 모든 감염증 예방에 특히 주의하여야 하며 감기, 오한, 발열 등에도 특별히 유의하여야 합니다.

또한 혈소판이 감소하므로 약간의 상처나 부딪침으로도 쉽게 멍이 들거나 출혈을 하며, 출혈이 잘 멎지 않고 지혈이 안 돼 위험할 수도 있으므로 특히 출혈에 유의하여야 합니다. 그렇게 하기 위해서는 칫솔질도 주의해야 하고 작은 상처에도 주의하여야 하는데, 최선책은 다치지 않도록 조심하는 것입니다. 아스피린이나 진통 해열제는 혈소판의 기능을 저하시켜 출혈을 더 조장시킬 수 있으므로 금해야 합니다. 알코올성 음료나 모든 종류의 약물도 각별히 조심하여야 하며, 코피나 잇몸출혈, 대소변 시 출혈에 특히 유의합니다.

아울러 적혈구 또는 혈색소가 감소하면 이로 인하여 신체의 각 조직은 활동에 필요한 산소를 공급받지

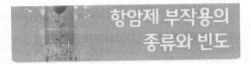

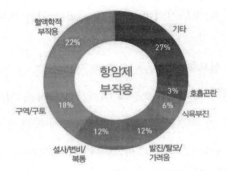

1989~2013년 한국의약품안전관리원

항암제와 관련한 부작용으로는 주로 호중구감소증, 백혈구 감소증 등 혈액학적 부작용, 구역, 구토, 발진 등이 보고 되었습니다.

못하므로 빈혈현상이 되어 쉽게 피로해지며, 어지럼증이 생기고, 쉽게 흥분하고, 추위를 느끼고, 숨이 차는 증상 등이 나타날 수 있습니다.

■ 모낭세포 파괴로 인한 부작용

머리와 수염은 빠르게 자라는 세포에서 생성되므로 항암제 치료 중 탈모현상이 일어날 수 있으며 머리, 수염 이외에 다른 부위의 모발도 영향을 받을 수 있습니다.

■ 난소와 고환에 대한 부작용

폐경 전 여성이 화학요법을 받는 동안 월경이 불규칙해지거나 중단되는 수가 있고, 월경이 중단되는 경우에는 폐경 때와 같이 화끈거리는 증상이 나타날 수 있습니다. 임신이 불가능한 것은 아니나, 항암제 영향이 태아에 미칠 수 있으므로 가임여성은 피임을 하는 것이 바람직합니다.

남성에게는 항암제 투약으로 정자의 생산이 감소될 수 있으며, 이로 인해 평생 남성 불임의 원인이 될 수 있으므로 이에 대한 대책을 사전에 강구해야 합니다. 환자의 정자를 항암제 투약 전에 채취하여 인공수정에 대비하는 준비를 할 필요도 있을 수 있습니다. 성 불능의 상태는 비교적 드물지만 항암제의 다른 부작용, 즉 쇠약감, 피로감 등으로 성욕의 감퇴를 나타내는 장애가 나타날 수도 있습니다.

■ 소화기의 점막 세포 파괴로 인한 부작용

식욕의 저하로 인하여 음식을 먹을 수 없는 경우도 있으며, 항암제는 구토를 일으키기도 하고 표현하기 어려운 오심과 메스꺼운 현상이 있으며, 또한 약간의 음식물 섭취로도 포만감을 느껴 음식을 못 먹기도 합니다. 씹는 동작에 장애가 생기거나 음식 맛을 느끼거나 삼키는 데 장애가 생기는 경우도 있고, 메스꺼움이나 구토증보다는 덜하지만 소화기관에 대한 부작용으로 설사 또는 변비의 증상이 나타나기도 합니다.

■ 또 다른 부작용들

어떤 항암제는 입안과 목 또는 식도에 통증을 일으키기도 합니다. 항암제의 영향으로 입 안의 점막세포(침)도 감소하게 되어 구내염을 일으킬 수 있으므로, 염증이 생기지 않도록 특별히 주의해야 합니다. 항암제의 직접적 영향으로 근육과 신경계에 대한 약화와 쇠약감이 있을 수 있으며, 말초신경에 대한 부작용으로는 손발이 저리고 따가운 증상이 나타날 수도 있습니다. 이때는 손발의 움직임도 둔해지고 균형을 잡는 데 어려움을 느낄 수도 있습니다. 항암제 투약 후에는 여러 양상의 피부발진이 발생하기도 합니다. 이 피부발진은 대체로 빨간 색조를 띠며 가려운 경우가 많습니다.

어떤 항암제는 혈관주입 시에 혈관에 자극을 주어 통증을 유발하기도 하고, 혈관주행에 따라 검게 변색하기도 하며, 피부의 일부가 검게 변하거나 손톱과 발톱이 검게 변색되기도 합니다. 빼놓을 수 없는 부작용으로 항암제 내성으로 더 악화될 수 있다.

(5) 항암제, 수술, 방사선 치료에 관한 미국 국립 암 연구소의 보고

■ 항암제의 부작용

미국 국립암연구소(NCI)의 전 6권 3천 페이지에 걸친 최근의 보고서 '암의 병인학(Cancer Etiology)'의 표지에는 'NCI 창립 50주년, 암 연구 여기까지 왔다'라는 제목이 달려 있습니다. 보고서의 내용을 한마디로 말하면 현대문명과 현대의학을 뿌리부터 부정하는 충격적인 것입니다.

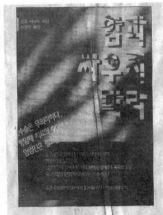

이를테면 15년 이상 농약을 치는 작업을 한 농부는 백혈병에 걸릴 위험이 보통 사람보다 5.4배나 높다고 합니다. 농약 사용법을 지도하는 지도원도 위험률이 보통 사람의 2배나 됩니다. 이 얼마나 충격적입니까.

일본 청소년 백혈병 환자의 어떤 그룹에서는 80%가 어렸을 때 뇌하수체질환으로 성장호르몬제 치료를 받고 있었으며 유럽도 마찬가지였습니다. 미국과 덴마크에서 결핵환자를 장기적으로 조사했는데 유방암의 발병위험이 높았습니다. 진단을 위한 X-레이 촬영을 거듭한 것이 축적되어 그렇게 된 것입니다. 위와 같은 지적은 현재의 의료기술에 대한 경고입니다. 그리고 이러한 지적은 되풀이되고 있습니다. NCI 창립 50주년을 맞아 드디어 현대 의료기술의 여러 가지 문제가 겨우 인식되기에 이른 것입니다. 독자에게 가장 충격적인 것은 항암제나 방사선 등에 의한 치료가 사실은 암을 늘리고 있을 뿐이라는 다음과 같은 지적일 것입니다.

15만 명의 항암제 치료를 받은 환자를 조사했습니다. 폐암, 유방암, 난소암, 호지킨병일 때 항암제 치료를 받으면 백혈병이 늘어났습니다. 유방암이나 다발성 골수세포종으로 항암제 치료를 받으면 방광암이 늘어났으며, 백혈병의 경우는 폐암이 늘어났고, 난소암에서는 대장암이 늘어났습니다.

방사선 치료와 수술을 받은 20만 명의 자궁경부암 환자 조사결과는 현재 최종 정리 중인데, 백혈병, 직장암, 질암은 방사선 양이 적어도 생기며, 수천 라드의 강력한 방사선을 사용한 치료에서는 방광암, 골암, 자궁체암, 임파종이 생깁니다. 또 자궁경부암의 경우에는 방사선 치료가 부신에 충격을 주어 호르몬의 균형을 잃게 합니다.

약 중에서도 항암제가 가장 부작용이 심한 약이라는 것은 하나의 상식이 되었습니다. 머리카락이 빠지고 간장이 망가지는 등 항암제의 부작용을 경험한 환자나 가족이 아주 많습니다. 이것은 항암제가 암세포 퇴치를 목적으로 하지만 대부분 사용 전에 신장검사를 하고 투여되는데, 그것은 항암제가 내장에도 큰 영향을 끼치기 때문입니다.

항암제는 오히려 새로운 암을 낳게 한다는 NCI의 지적에 어이없어 할 사람도 있겠지만, 부작용이 심한 약이 그대로 발암물질이 되어 2차 작용으로 암을 늘린다고 생각하면 이해될 것입니다. 또 항암제보다 부작용이 적은 화학물질이나 식품첨가물 속에도 발암물질이 들어 있다는 분석결과가 나오는 것을 보아도, 항암제가 그 부작용으로서 발암물질이 된다는 것은 하등 이상할 것이 없습니다.

런던에 사는 가네스카 씨는 1986년 목 안에 레몬 크기의 종양이 생겨 옥스퍼드대학병원에 입원했습니다. 그러나 화학요법으로는 낫지 않았습니다. 6월 경에는 피가 섞인 담을 끊임없이 토하여 모르핀을 썼고, 죽을 때가 가까워지고 있음을 예감하고 있었습니다.

그러나 그 뒤 퇴원하여 스스로 영양요법을 쓰자 건강이 회복됐습니다. 필자가 1988년 6월 런던에서 가네스카 씨를 만났을 때에는 종양도 완전히 없어지고 건강했습니다. 옥스퍼드대학병원 관계자도 도대체 어떤 치료를 했느냐고 몇 번이고 묻더라고 했습니다. 가네스카 씨도 부작용이 심한 항암제를 썼더라면 새로운 암이 생겨 오래 살지 못했을 것입니다.

방사선 치료도 항암제와 같습니다. 백혈구를 줄이는 위험 외에 방사선 치료 뒤에 소화기관이 완전히 망가져 식사도 못하고 점적으로 목숨을 의지하는 경우도 있습니다. 또 NCI의 지적처럼 방사선 치료가 그 전에 있던 암 외에 새로운 암을 유발하는 것은 그것이 몸에 위험을 주는 치료법이기 때문입니다. 때로는 수술을 해서 오히려 환자를 죽이는 경우가 있어 우려됩니다. 또 암은 수술을 하면 대개의 경우 몸의 다른 부분으로 퍼진다는 큰 문제가 있습니다.

■ 항암제로는 암을 고칠 수 없다는 증언

1985년 미국 의회에서 당시의 미국 국립암연구소 데비타 소장은 이런 증언을 했습니다.

"항암제로는 암을 고칠 수 없다는 것이 최근 밝혀지고 있다. 분자생물학적 이론으로도 입증되었다. 이것은 나에게 무척 충격적이었다."

암 연구소 소장이 분자생물학의 발달에 따라 세포 속의 유전자에 대해 자세히 알려진 결과, 항암제를 쓰면 암세포가 자신의 유전자를 조작하여 항암제가 듣지 않는 다른 세포로 변신한다고 언급한 것입니다.

농약을 쓰면 해충들이 농약을 듣지 않는 신종으로 변하는 것과 마찬가지입니다. 그러므로 항암제가 효과가 있을 리 없습니다. 소장은 이러한 유전자를 '반항암제 유전자'라고 보고 있습니다. 항암제의 무효성이 자신의 연구로 확실히 입증되었으니 항암제가 암 치료의 유력한 무기라고 믿어왔던 사람들에겐 큰 충격이었을 것이 당연합니다.

이 문제는 1988년 일본 암학회에서도 큰 문제로 제기되어 특별 토론회를 가졌습니다. 항암제 내성(암세포가 항암제에 저항하는 힘)을 주제로 한 이 회의는 일본 국립암센터 시모야마스 씨의 다음과 같은 인사말로 시작되었습니다.

"항암제를 쓴 암의 임상에서 처음에는 항암제가 잘 듣고 암이 오므라들지만, 마침내 효과가 나타나지 않고 나중에는 암이 더 불어나 재발한다는 것이 인정되었다."

시모야마스 씨의 말에는 매우 중대한 문제가 있습니다. 그것은 이 사람이 처음에 종양이 없어지는 것을 보고 항암제가 효과가 있는 걸로 생각했다는 점입니다. 많은 독자들도 그렇게 생각할지 모릅니다. 또 암 전문가라는 사람들이 모두가 그렇게 생각한다는 것은, 이 사실을 근거로 하여 일본 후생성의 약사심리회가 항암제를 인가하는 것으로 보아도 알 수 있습니다. 하지만 이것은 그들이 아무것도 모른다는 것을 여실히 폭로하는 것입니다.

항암제는 반항암제 유전자의 반항에 못 이기기 때문에 암을 완치할 수 없습니다. 그뿐만이 아닙니다. 앞에서 말한 NCI의 '암의 병인학'에서 말하고 있는 것처럼 새로운 암을 늘리는 '증암제'인 것입니다.

영양요법 전문가들은 항암제가 암보다 더 나쁘다고 말합니다. 또 많은 암 환자는 항암제 때문에 죽는다고 말합니다. 항암제의 부작용으로 고통받고 있는 환자나 가족이라면 누구나 그 말을 인정할 것입니다.

5. 방사선 치료

방사선(radiation)이란 빛의 전자 자기파나 혹은 입자파($\alpha\beta\gamma$)를 말하는데, 어떤 근원물질에서 생겨 방출됩니다. 방사선에 피폭되면 생체장해, 조혈 기능장해(빈혈, 백혈병), 눈(백내장) 및 생식선(불임)등의 장해를 일으키며, 또 악성종양, 피부암 등의 만발성 장해 및 유전에 미치는 영향 등이 있습니다.

방사선의 살균 효과나 세포를 죽이는 효과를 치료에 이용하는 방법으로 좁은 의미에서 암의 방사선 치료를 의미합니다. 암에 대한 방사선 치료는 암을 죽이는 치료를 의미합니다. 암에 대한 방사선 치료는 암을 죽이는 데 효과가 큰 베타선을 주로 사용합니다. 하지만 이런 방사선 치료는 정상세포에도 큰 영향을 끼쳐 이에 따른 기능의 장애도 가져올 수 있습니다. 따라서 방사선 치료에 있어서는 단지 그 암세포에 대한 작용뿐 아니라, 정상세포에 대한 작용도 고려하여 시행되어야 합니다.

(1) 방사선 치료와 암 종양

방사선 요법이란 국소부위에 국한된 종양에 대한 치료법으로, 그 정도에 따라 방사선에 잘 반응하는 종양과 방사선 치료에 저항하는 종양으로 나누기도 합니다. 그러나 근본적으로 생각해 볼 때 국소적 요법인 방사선 치료 요법은, 대부분의 환자(70% 이상)가 암이 진단되었을 때는 현미경적으로는 혈류나 임파관을 통하여 전이된 상태라고 보아야 하는데, 특별한 경우를 제외하고는 국소 치료방법인 방사선

요법이 실체적으로 암의 완치에 얼마나 큰 효과를 발휘할 것이냐에 대해서는 의문이 많습니다.

(2) 방사선 요법의 부작용

사람은 다른 생명체도 마찬가지겠지만 방사선을 많이 쬐면, 세포에 돌연변이가 일어나 종양이 생길 수 있습니다. 또한 방사선 치료는 어쩔 수 없이 정상세포도 파괴시킬 수밖에 없습니다. 방사선 요법은 치료하고자 하는 병소에 방사선을 쪼일 때 병소 종양 세포 이외에 정상세포를 파괴하게 되고, 방사선을 침투시키기 위해서는 어쩔 수 없이 피부를 통과할 수밖에 없습니다. 피부를 통과하게 되면 피부가 타거나 벗겨지거나 따끔거리고, 치료 후에도 피부는 전보다 얇아지고 건조해집니다. 따라서 쉽게 감염될 수 있으며 상처받기가 쉽습니다. 방사선 치료를 받는 환자는 피부를 긁거나 문지르지 말아야 하며, 거친 세탁제로 환자의 옷을 세탁하지 말아야 합니다.

또한 피부를 햇빛에 노출하지 않도록 조심하여야 합니다. 방사선 치료는 항암 화학요법의 효과를 감소시킬 수 있습니다. 전신요법인 항암 화학요법 부작용과 방사선 요법은 부작용 양상이 유사한 부분이 많습니다. 방사선 치료에 따르는 부작용으로 탈모, 오심, 두통 등이 나타날 수 있으며, 방사선 치료 시에는 피로, 통증, 스트레스 등으로 식욕이 감퇴하고 설사를 하거나 체중이 줄기도 합니다. 또 구강 점막이 파괴되어 구내염이 생길 수 있습니다.

중요한 것은 체력이 유지되어야 병도 이길 수 있는데, 먹지를 못하고 소화를 제대로 시키지 못하는 것이 심각한 문제로 대두됩니다. 물론 이런 영양의 문제를 해결해보기 위하여 '소량씩 자주 먹어라', '가벼운 운동을 하여 식욕을 돋워라', '체중이 줄면 영양 보조식품을 먹어라', '식단을 짜서 필요한 칼로리를 꼭 먹어라', '30g 정도의 육류를 하루 2회 이상 먹어라', '밥이나 빵을 4회 이상 먹어라' 등의 방법들을 제시하지만, 통증과 구토와 두통이 있는 환자가 음식을 제대로 먹을 수 없는 것이 현실입니다. 도리 없이 몸은 쇠약해집니다. 물론 이 요법을 받으면 살아난다는 희망 때문에 악착 같이 참아내려 합니다. 필자의 경험으로는 통증 등으로 고통 자체만도 이기기 어려운 상황에서 억지로 먹는다는 것은 어려운 일입니다. 그러므로 이 모든 것들을 저울질해봐야 하는 것입니다.

(3) 방사선 요법에 대한 부정적 주장

일본의 게이오대학교의 의사이며 방사선 교수인 곤도 마코크 교수가 "방사선 치료는 염증을 막는 백혈구를 파괴하므로 합병증을 일으킨다."고 경고하는 말에 대하여 우리 환자들은 잘 알아둬야 합니다. 앞에서 밝힌 여러 가지 부작용이나 부정적 부분에 대하여서도 깊이 재음미해 볼 필요가 있습니다. 우리는 너무 안일한 생각과 우리의 의료현실에 대하여 비판 없이 받아들이고 있지는 않은지, 자기의 주관 없이 부화뇌동하지는 않는지, 의료권위에 맹종하는 것은 아닌지, 여론에 휘말리는 것은 아닌지, 자세히 알아보지도 않고 남의 말만 따르고 있지는 않은지 깊이 숙고해봐야 합니다. 생명은 하나이며 세월은 나으라고 무한정 기다려주지 않기 때문입니다. 생사는 자신의 선택에 달려 있습니다.

6. 암 치료 방법에 대한 소고(小考)

식도암 수술 치료에 대한 논문 중, 보조적으로 항암제 치료와 방사선 치료를 병행하거나 독립적으로 시행한 결과에 대하여 비교, 분석한 내용의 일부를 소개한 것을 보면 수술 효과를 높이기 위하여 수술 후 항암 약물요법을 시도하였으나, 그 효과는 기대에 미치지 못했습니다. 독성은 보조 항암 약물군이 많았으며, 생존 기간에는 차이가 없었고, 재발양상은 항암치료군에서 많았고, 간 전이는 방사선 치료군에서 더 많이 관찰되어 수술 후 보조요법으로 항암 약물치료는 방사선 치료보다 더 좋은 효과를 보지 못했습니다. 또한 전이가 급격히 발생하는 것은 현재의 치료방법인 수술, 항암제, 방사선 치료의 부작용입니다. 결과적으로 아직은 수술이나 항암제, 방사선 치료법들이 확실한 종양 치료의 기본이 될 수 없습니다. 참고로 현대의학치료와 그 결과들에 대해 자세히 알고 싶으면 일본의 방사선과 교수가 지은 '암과 싸우지 말라'를 읽어볼 수 있습니다.

(이미지를 제외한 외과적 수술부터 여기까지 대부분의 내용은 월간지 인산의학에서 발췌한 내용입니다.)

7. 결론

암세포는 언제나 신체의 다른 조직에 전이되어 재발할 수 있는 문제가 있습니다. 암이란 환자의 전신적(全身的) 원인이 종양이라는 국부적 형태로 나타납니다. 암이 어떤 장기에서 국부적으로 발생하였다고 해서 그 종양만을 국부적으로 절제한다고 하여 치료되는 것은 아닙니다. 예를 들어 좌측 폐의 종양을 수술하면 우측 폐로 바로 전이될 수 있고 뇌로도 전이가 되며 복부로도 전이가 될 수 있는 것입니다. 복부의 종양은 그것을 수술하면 흉부로 전이합니다. 수술로 재발을 막을 수 없는 것입니다.

환자의 생존소질과 면역력이 종양제거보다 더 우선되어야 합니다. 우리가 특히 유의하여야 하는 점은 중기나 말기의 암 환자에 대한 화학적 요법(항암제)의 사용입니다. 항암제 사용은 국부적 종양을 제거, 축소시키는 역할은 하겠지만, 그 약제 자체로 인한 엄청난 전신적 부작용은 잘 알려져 있습니다. 항암제 사용은 환자의 체력에 엄청난 소모를 가져오며 이로 인하여 환자의 생존에 필요한 소질과 면역 능력이 급격이 저하되기 때문에 화학요법을 받을 것인지에 대해 심각하게 고려해야 합니다. 사실 화학요법 치료는 환자의 생존 기간을 단축시킵니다. 무엇보다도 환자의 생존 소질과 신체 면역력이 종양 제거보다 더 중요합니다.

면역을 기르고 체력을 키우는 천연식이요법 말고는 길이 없습니다. 현대의학 치료는 엄청난 부작용으로 환자의 체력 자체를 약화시켜 체력(면역력)을 소모시키고, 암세포를 죽임과 동시에 그 파괴력으로 체력과 면역력을 동시에 파괴시킴으로서 결과적으로 생명을 단축시키는 결과를 가져옵니다. 병원 검사로 확인되는 모든 종양을 제거한다고 해서 몸 안에 있는 잔존 암세포까지 모두 없애는 것은 아닙니다. 눈에 보이지도, 검사에 나타나지도 않는 현미경적 미세전이암은 시간이 지나면 결국 자라서 재발의 형태로 나타납니다. 식이요법에 의한 자연면역 증강 외에는 암을 죽이는 방법이 없습니다.(본 내용은 인산가에서 발행한 인산의학에서 발췌하였습니다.)

현대의학 치료의 장점과 단점을 숙고하고 치료를 받아들이기로 한다면 체력과 면역력을 높이기 위해서 체질에 따른 단백질 섭취를 늘리고, 체질에 맞는 비타민 기능식품, 한방식품 추출물 등을 병행하여 병원치료에 더 잘 적응하도록 보완하는 것이 필요하겠습니다.

면역 요법

암의 면역요법은 본 내용을 따라하시기 바라며, 섭생요법은 '체질의 모든 것'에서 자신의 체질에 해당하는 것을 찾아서 그대로 하시기 바랍니다. 체질별 '식이요법'은 맨 뒤에 실려 있습니다. 따라서 두 가지 내용을 함께 종합해서 요법을 실행합니다.

지금까지 체계적으로 팔체질의학에 근거하고 분류하여 각 체질별로 면역질환 등에 관해 식이요법, 식사법, 건강식품, 한방, 운동 등에 대하여 설명된 책이 별로 없었습니다. 물론 사상의학적인 내용들은 얼마간 나와 있습니다. 그러나 사상의학은 모든 장부의 허실을 파악하지 못하는 한계점 때문에 완벽하게 체질에 맞는 식단, 건강식품, 한약재, 운동법, 건강에 영양을 미치는 생활방식 등 모든 분야에서 분류와 지침을 마련할 수 없었습니다. 그러나 팔체질의학은 모든 장부의 기능 허실을 파악할 수 있기에 거의 모든 건강과 관련된 모든 부분에서 체질생리에 따라 개별체질에 맞는 건강지침을 마련할 수 있습니다. 그렇기 때문에 체질과 무관하게 설명되는 여타 대체보완요법과는 달리 이 모든 한계를 극복할 수 있습니다. 그리하여 필자는 송산건강연구소에서 식이요법을 지도하면서 하나하나 실제로 실험하여 팔체질 식이요법 체계를 만들었습니다. 팔체질별로 정리하기는 대체보완요법으로는 세계 최초의 일이 될 것입니다.

서점에 가보면 정말 건강에 관한 좋은 내용을 담은 책들이 많이 있습니다. 특정음식, 특정식품, 특이요법에 관한 효능과 체험담이 실려 있어 희망을 줍니다. 인터넷에서도 수많은 건강정보가 가득합니다. 그런데 실려 있는 내용들은 모든 사람들이 먹거나 하기만 하면 유익을 얻을 수 있는 것으로 언급됩니다. 물론 자기도 모르게 제 체질에 맞으면 유익을 얻는 경우가 있습니다. 하지만 이 글을 읽고 계시는 분을 포함하여 대부분의 사람들이 쓰여 있는 대로 해보면 대부분 만족할 만한 결과를 얻지는 못하였습니다. 오히려 악화되는 사례가 압도적으로 많았습니다. 그도 그럴 것이 체질이 여덟이니 자신에게 맞아 떨어질 완전한 식이요법 확률은 잘 해봐야 대략 15%밖에 되지 않기 때문입니다.

특히 식이요법에 사용되는 식품의 종류가 많아질수록 적중률은 희박해집니다.

한방 본초학이나 방제학(처방학)을 보면 약초나 처방전에 어떤 경우 또는 어떤 사람은 복용을 금하거나 어떤 사람이 적합한가가 설명되어 있고 약재의 기미와 귀경이 쓰여 있어 아무에게나 무조건 사용하지 않도록 합니다. 실은 이처럼 섭취할 식품이나 특정 요법에 대해서도 그러한 설명이 필요한 것입니다. 그러나 현실은 어떤 사람이 특정 요법이나 식품에서 유익을 얻으면, 다른 모든 사람에게도 다 똑같이 다 좋을 것으로 믿고 설명을 하기에, 결국 듣는 사람들은 여과 없이 받아들이게 되는 것입니다. 그 결과 유익을 얻기도 하고 손해를 입기도 합니다. 그러니 건강 기사를 쓰는 분들은 영양 성분의 기능 또는 역할만 강조하여 독자들을 잘못 인도하지 말아야 합니다.

더 나아가 식품의 눈에 보이지 않는 기미(氣味), 즉 차갑고 덥고 서늘하고 따뜻한 것, 맵고 짜고 시고 쓰고 단맛 등과 귀경(歸經), 즉 오장육부의 어느 장부로 들어가서 그 기운을 보태는지 혹은 쏟아내는지 등을 설명하여 올바르게 사용하도록 해야 합니다. 독자들은 이 점을 유의해야 합니다.

팔체질별로 암, 간염 및 면역성질환의 면역요법에 대하여 설명합니다. 여기에는 자가면역질환들과 면역실조로 유발되는 질병들에 대한 요법도 포함됩니다. 간단하게 식품과 성분, 그리고 특정요법의 효능에 대해 설명합니다. 모든 체질은 엄밀하게 요법이 다 다릅니다. 자신의 체질요법이 아닌 내용은 참고할 수 있지만, 따라하려고 해서는 안 됩니다. 반드시 자신의 체질에 해당되는 내용만 실행해야 합니다. 중요한 것은 자기에게 꼭 맞는 것을 찾아 지키는 것입니다. 해로운 것으로 분류된 것들은 마음이 흔들려 행여 혹시나 하고 따라하지 않아야 합니다. 대개 환자들은 무엇을 먹고 병을 고쳤는가에 관심을 갖습니다. 자신도 그것을 먹으면 똑같이 나을 것이라고 믿는 것입니다. 그래서 생각할 것 없이 무조건 수용합니다. 그러나 남이 치유됐다고 해서 자기도 똑같은 방법으로 회복되는 것은 아닙니다. 체질이 다른 것입니다.

암은 수술을 했더라도 식이요법으로 면역 기능을 올려주지 않으면, 눈에 보이지 않게 남아 있는 현미경적 미세 전이 암세포에 의해 대개 재발을 경험하게 됩니다. 수술로 인한 체력저하, 출혈 시 암세포의 혈액을 타고 다른 장부로의 전이 가속화, 수술부위의 집도상처 치료를 위한 항생제 투여로 인해 발생하는 간의 해독 기능 과부하로 오는 간과 신장 기능 약화 등이 재발의 원인이 되고 있습니다. 발병 부위에 따라서 1~5년 사이에 재발할 확률은 60% 내외입니다. 암의 회복은 간의 해독과 신장 기능 강화에 의한 골수에서의 혈구 생성에 의한 면역세포 증강을 통한 면역력 강화에 의존합니다. 그렇기 때문에 체질 식이요법이 반드시 실행되어야 합니다.

암세포는 숙주인 인체장부의 영양을 섭취하면서 카켁시아(Cachexia)라고 불리는 암독(癌毒), 즉 악액질(惡液質)을 분비합니다. 이 기전(메커니즘) 때문에 장부의 기능은 저하되고, 독이 몸에 축적되면 소화 기능이 떨어지고, 신경조직을 손상시켜 통증이 동반되고, 독소로 인한 정상세포조직 괴사로 결국 사망에 이르게 됩니다. 악액질에 의한 암성 합병증은 빈혈, 체중감소, 통증, 구토, 출혈, 호흡 곤란, 장맛비 등이 있습니다. 그렇기 때문에 체질마다 적합한 악액질 해독요법을 면역요법과 함께 해야 합니다.

해독요법은 식품의약품안전청에 의해 식품공전에 사용하도록 허용된 식품목록 중에서 약리작용이 우수한 약용식물을 체질과 증상에 꼭 맞는 것들을 골라 배합원리에 맞추어 가공한 추출물이 영양적 보급과 체열 조절에 도움을 주기에 면역을 증강하는 데 보조역할을 합니다. 약용식물 약리학이 중국을 필두로 하여 국제적으로 연구가 진전되었습니다. 그 결과 특정 약용식물에서 면역 항암 항바이러스 해독 등에 유용한 성분들이 발견되었을 뿐만 아니라, 실험실과 임상에서 그 효능이 입증되고 있습니다. 특히 중국에서는 한약물질에 대한 임상응용이 국책사업으로 추진되고 있고 양·한방 협진 체계 아래 놀라운 임상실적이 나오고 있습니다. 체질에 적합한 약용식물에서 추출한 천연물질을 활용함으로 해독과 면역 기능에 도움을 받을 수 있습니다.

한방성 식물을 원료로 하여 추출물 형태로 장기간 섭취해야 하는 경우에는 반드시 체질에 맞는 재료만을 사용해야 합니다. 장기간 맞지 않는 약재를 섭취하면, 언젠가는 **생리저항한계점**에 다다르게 되어 간의 해독 기능이 약화되기 때문입니다. 특히 간질환과 암 요법은 장기간 섭취해야 하기에 맞지 않는 원료의 사용은 처음에는 좋은 듯하다가 끝내는 약화되기에 각별한 주의가 필요합니다. 처음 좋았던 기억만 남아 몸이 나빠져도 왜 그런지 원인을 알아낼 길이 없습니다. 현재 먹고 있는 바로 그것이 문제를 일으키고 있는지 전혀 알지 못하는 것입니다.

생리저항한계점이란 필자가 만든 말로서, 체질에 맞지 않는 식품이라도 한시적으로 또는 일시적으로 생리적으로 유익이 있는 것 같으나 지속적으로 섭취할 경우에 생리 활성 기능이 약화되는 시점을 말합니다. 이 시점은 개개인의 체력, 면역력, 소화력 간의 해독력의 기능 정도에 따라 다릅니다. 즉, 기능이 약한 경우에는 짧은 반면, 기능이 활발한 경우에는 깁니다.

병의 원인과 체질이 다르기에 같은 병이라 하더라도 체질에 따라 식이요법을 다르게 합니다. 위암을 예로 들어 설명해 보겠습니다. 원래 추위를 많이 타는 갑은 위가 차가워 혈액이 위장 내에 순환이 잘 안 되어 생긴 냉증(冷症) 위암일 수 있으며, 주로 위장 하부에 병변이 있습니다. 냉기는 아래로 하강하는 성질이 있어 위장하부에 냉기가 뭉치면 냉증으로 그 부위는 혈액순환이 안 되니 당연히 백혈구와 자연살해세포(NK세포)가 암세포를 잡아먹을 수 없게 됩니다. 그래서 바로 그 부위에 암이 유발되는 것입니다.

을은 원래 체열이 심한 체질로 위장에 열이 많아 위염이 있는데, 열성(熱性) 음식을 주로 먹게 된 결과, 위염이 원인이 된 열증(熱症) 위암일 수 있습니다. 이 경우, 열은 상승하는 성질이 있기에 위열이 위로 올라가서 분문이나 위장 상부에 몰립니다. 그 부위에 열이 심하면 염증은 더 심해지고 면역은 떨어집니다. 그 결과 위암이 위장 상부에 생기는 것입니다. 냉증위암에는 냉독(冷毒)을 제거하고 몸을 따뜻하게 하는 방법을 쓰고, 열증위암에는 열독(熱毒)을 없애고 청해(淸解), 즉 풀어헤쳐야 합니다. 이렇게 해야 근본 치유가 가능합니다. 이처럼 병이 생긴 원인에 근거하여 치유법을 달리 합니다.

간암의 경우에도 마찬가지입니다. 간염, 간경화의 발생기전을 체질적 관점에서 설명해 보겠습니다. 간의 실증(實證), 즉 간의 기능이 왕성한 경우에 푸른 채소나 간의 기능을 보강하는 차가운 과일류를 주로 섭취해 간의 기능 항진이 원인인 경우도 많습니다. 간의 허증(虛症), 즉 간의 기능이 약한 경우로서 육류를 주로 즐기고 간의 기능을 활발하게 해주는 푸른 야채와 서늘한 기를 지닌 과일과 생선을 별로 먹지 않아서 초래된 간의 기능 저하가 원인인 경우가 대부분입니다. 간의 기능 항진인 경우에는 간의 뭉친 기를 풀어내고, 상대적으로 허약한 길항장기인 폐를 보강하고 차가운 간을 덥혀주고 단백질을 충분히 공급하는 식이요법을 합니다. 반면 간의 기능 저하가 원인인 간장병에는 간의 기능을 왕성하게 하고 간의 열을 내려 서늘하게 하고 활성화시키는 녹즙을 포함한 치유법을 합니다. 암 환자가 금해야 할 음식은 철과 구리가 함유된 동물성 육고기와 고등어 꽁치 등 등푸른 생선이나 속이 붉은 생선입니다. 동물성 구리와 철 성분은 암의 증식주기를 촉진하는 경향이 있습니다.

이렇게 병은 같아도 원인별로 다르게 면역요법을 합니다. 그래야만 부작용과 시행착오 및 고통과 치유 적기를 놓치는 일 없이 치유할 수 있습니다. 그러므로 원인과 체질을 정확히 알아내고 그에 따라 식이요법 진로를 잡는 것이 치유의 관건이라 할 수 있습니다. 더 나아가 매일 섭취하는 음식은 질병의 발생과 치유의 효능에 직결되므로 체질식사법에 충실해야 합니다. 전체 생활 자체가 치유의 길이어야 합니다.

1. 금양체질

(1) 식물 또는 성분으로 살펴보기

■ 다당체(polisacaride)

·대식세포를 증식하고 활성화시켜 암세포를 잡아먹게 합니다.

·종양괴사인자를 방출하여 암세포를 공격합니다.

·보체를 활성화하여 암세포에 구멍을 뚫어 파괴시킵니다.

·인터루킨-1을 생성합니다.

·다당체는 생체면역을 촉진시키는 효능과 방사선 항암제 치료로 인한 백혈구 혈소판 감소, 식욕 부진, 탈모, 구토에도 완화효과가 있습니다.

·종합적으로 다당체(polisacaride)는 대식세포에서 활성화된 세포독성 대식세포(cytotoxic macrophage)가 유발되면 종양괴사인자(腫瘍壞死因子)를 방출하여 암과 바이러스를 공격할 뿐만 아니라 보체의 활성이 강화됩니다.

·**다당체를 함유한 식품:** 미역, 효모, 톳

* 김과 다시마는 폐와 대장의 열을 가중시키면서 면역이 저하되기에 금한다.

■ 플라보노이드

전 식물계에 존재하며 식물에 가장 빈번하게 나타나는 색소로서, 항암작용, 항산화제, 자외선차단제, 항바이러스 작용, 유리기 활성산소 제거작용, 면역증강효과, 항간독성(抗肝毒性)효과(간 해독)가 있습니다.

- **신선초, 케일, 컴프리, 미역:** 간을 활성화하여 면역과 해독에 우수하며, 암의 분화를 유도하여 성장을 지연시킵니다.
- **토마토, 화분, 연근, 괴화, 지각(탱자), 귤, 메밀:** 지혈 효과와 비대해진 비장크기를 줄여줍니다.
- **상엽:** C-AMP를 높여주고 자가면역질환에 효과가 상승됩니다.
- **상엽, 녹차:** 쿼시틴 성분은 혈액정화와 이뇨작용이 있습니다.
- **냉성야채 녹즙요법:** 매일 600~1000cc 섭취해야 합니다. 소화력에 따라 점진적으로 늘립니다.
- 블루베리, 블랙베리, 아사이베리

* 비타민 A와 베타카로이드: 금체질은 섭취하면 폐 기능이 과열되어 도리어 면역이 약해지니 금한다.

■ 자이모산

효모에 들어 있는 자이모산은 보체를 활성화하며 동시에 대식세포를 활성화시켜 세포살해능력을 증강시킵니다. 간의 해독 기능이 뛰어난 셀레늄과 양질의 단백질이 풍부하게 들어 있는 양조효모가 좋습니다. 암 간장병환자는 해독 기능이 약해 독성물질이 간에 축적되기 쉬워 간경화를 지연하고 간을 해독해주는 효모를 매끼마다 섭취하는 것이 좋습니다.

■ 렉틴

렉틴은 암세포의 전사를 차단하며 보조T세포를 자극하여 면역세포를 생산, 소집하며, B세포의 증강을 촉구합니다. 살해T 세포는 암세포를 제거합니다. 렉틴은 단핵구를 통하여 종양괴사인자 인터루킨-1의 생산을 증강한다고 합니다.

- 완두콩, 검정콩, 서리태, 산수유

■ 비타민 E

세포막의 파괴 작용을 방지하고 흉선을 강화해 줍니다. 인체 세포는 유리기에 의해 산화되면 과산화지질이 생기고 이것은 세포가 녹스는 것과 같습니다. 이것을 비타민 E가 방어하고 보호합니다.

■ **상어연골**

암세포의 전이를 차단합니다.

■ DHA, EPA

암세포의 신호전달을 차단하는 물질입니다.

■ **키틴, 헤파린**

새우, 문어, 꽃게, 오징어 (모든 연체동물기관)

■ **지질(N-3)**

미역, 홍화유, 바다생선(대부분의 암 환자는 등 푸르고 붉은 살 생선은 함유한 철분이 암 증식을 유도하므로 금함.)

■ **건강 기능식품**

송진, 프로폴리스, 보리순, 효모, 죽염, 녹즙, 키토산, 스피루리나, 클로렐라

■ **약용식물**

산수유, 복령, 지황, 오가피, 상엽, 백화사설초, 와송

■ **운동요법 및 기타**

등산 및 수영은 허약한 신장과 하체를 강화하는 데 절대 필요합니다. 근육운동에서 특히 허벅지, 종아리, 엉덩이 근육을 길러야 합니다.

■ **해로운 식품**

홍삼, 인삼, 현미, 생강, 오미자, 길경, 사삼, 꿀, 당귀, 천궁, 균사체, 모든 버섯, 유제품, 청국장, 쑥

(2) **기능과 특이적 요법 측면으로 살펴봅니다.**

■ **암 분화요법**

녹즙, 미역

■ **암세포 증식 억제물질**

인돌성분이 들어 있는 케일

■ **암세포 신호전달 차단물질**

DHA, EPA, 상엽

■ 암 발생억제 물질

맥아, 검정콩, 서리태

■ 생체 방어 기능 물질

케일, 배추

■ 암 통증 억제물질

상엽, 굴, 괴화, 맥아
비파잎으로 온습포 찜질합니다.

■ 암 파괴 물질

쇠비름, 컴프리

■ 대식세포 활성화

복령, 미역, 톳

■ 신생혈관 차단물질

백화사설초, 컴프리, 비파잎

2. 금음체질

(1) 식물 또는 성분으로 살펴보기

■ 다당체(polisacaride)

효능

· 대식세포를 증식하고 활성화시켜 암세포를 식균, 즉 잡아먹게 합니다.

· 종양괴사인자를 방출하여 암세포를 공격합니다.

· 보체를 활성화하여 암세포에 구멍을 뚫어 파괴시킵니다.

· 인터루킨-1을 생성합니다.

· 다당체는 생체면역을 촉진시키는 효능과 방사선 항암제 치료로 인한 백혈구 혈소판 감소, 식욕
부진, 탈모, 구토에도 완화효과가 있습니다.

· 종합적으로 다당체(polisacaride)는 대식세포에서 활성화된 세포독성 대식세포 (cytotoxic
macrophage)가 유발되면 종양괴사인자(腫瘍壞死因子)를 방출하여 암과 바이러스를 공격할
뿐만 아니라 보체의 활성이 강화됩니다. 다당체를 함유한 식품은 미역, 효모입니다.

· 김과 다시마는 폐와 대장의 열을 가중시키면서 면역이 저하된다.

■ 플라보노이드

전 식물계에 존재하며 식물에 가장 빈번하게 나타나는 색소로서, 항암작용, 항산화제, 자외선차단
제, 항바이러스 작용, 유리기 활성산소 제거작용, 면역증강효과, 항간독성(抗肝毒性)효과(간 해독)가
있습니다.

· **신선초, 케일, 컴프리, 미역:** 간을 활성화하여 면역과 해독에 우수하며, 암의 분화를 유도하여
성장을 지연시킵니다.

· **토마토, 화분, 연근, 괴화, 지각(탱자), 귤, 메밀:** 지혈 효과와 비대해진 비장크기를 줄여줍니다.

· **상엽:** C-AMP를 높여주고 자가면역질환에 효과가 상승됩니다.

· **상엽, 녹차:** 쿼시틴 성분은 혈액정화와 이뇨작용이 있습니다.

· **냉성야채 녹즙요법:** 매일 600~1000cc 섭취해야 합니다. 소화력에 따라 점진적으로 늘립니다.

· **블루베리, 블랙베리, 아사이베리**

* 비타민 A와 베타카로이드: 금체질은 섭취하면 폐 기능이 과열되어 도리어 면역이 약해지니 금한다.

■ 자이모산

효모에 들어 있는 자이모산은 보체를 활성화하며 동시에 대식세포를 활성화시켜 세포살해능력을 증강시킵니다. 간의 해독 기능이 뛰어난 셀레늄과 양질의 단백질이 풍부히 들어 있는 양조효모가 좋습니다. 암 간장병환자는 해독 기능이 약해 독성물질이 간에 축적되기 쉬워 간경화를 지연하고 간을 해독해주는 효모를 매끼마다 섭취하는 것이 좋습니다.

■ 렉틴

렉틴은 암세포의 전사를 차단하며 보조T세포를 자극하여 면역세포를 생산, 소집하며, B세포의 증강을 촉구합니다. 살해T 세포는 암세포를 제거합니다. 렉틴은 단핵구를 통하여 종양괴사인자 인터루킨-1의 생산을 증강한다고 합니다. 완두콩을 이용할 수 있습니다.

■ 상어연골

암세포의 전이를 차단합니다.

■ 키틴, 헤파린

새우, 문어, 꽃게, 오징어 (모든 연체동물기관)

■ 지질(N-3)

미역, 홍화유, 톳, 바다생선(대부분의 암 환자는 등 푸르고 붉은 살 생선이 함유한 철분이 암 증식을 유도하므로 금함)

■ **건강 기능식품**

송진, 프로폴리스, 보리순, 효모, 녹즙, 키토산, 스피루리나

■ **약용식물**

오가피, 토복령, 상심자, 상백피, 상엽

■ **운동요법 및 기타**

등산 및 수영. 특히 등산은 신장과 하체를 강화합니다.

■ **해로운 식품**

홍삼, 인삼, 현미, 찹쌀, 생강, 오미자, 길경, 사삼, 꿀, 당귀, 천궁, 균사체, 모든 버섯, 유제품, 청국장, 쑥

(2) 기능과 특이적 요법 면으로 살펴보기

■ **암 분화요법**

녹즙, 미역

■ **암세포 증식 억제물질**

인돌성분이 들어 있는 케일

■ **암세포 신호전달 차단 물질**

상엽

■ **암 발생 억제물질**

맥아, 검정콩

■ **생체 방어 기능 물질**

케일, 배추

■ **암 통증 억제물질**

상엽, 귤, 괴화, 맥아
비파잎으로 온습포 찜질합니다.

■ **암 파괴 물질**

쇠비름, 컴프리

■ **신생혈관 차단 물질**

백화사설초, 컴프리, 비파잎

3. 토양체질

(1) 식물 또는 성분으로 살펴보기

■ **다당체(polisacaride)**

효능

· 대식세포를 증식하고 활성화시켜 암세포를 식균, 즉 잡아먹게 합니다.

· 종양괴사인자를 방출하여 암세포를 공격합니다.

· 보체를 활성화하여 암세포에 구멍을 뚫어 파괴시킵니다.

· 인터루킨-1을 생성합니다.

· 다당체는 생체면역을 촉진시키는 효능과 방사선 항암제 치료로 인한 백혈구 혈소판 감소, 식욕
부진, 탈모, 구토에도 완화효과가 있습니다.

· 종합적으로 다당체(polisacaride)는 대식세포에서 활성화된 세포독성 대식세포(cytotoxic
macrophage)가 유발되면 종양괴사인자(腫瘍壞死因子)를 방출하여 암과 바이러스를 공격할
뿐만 아니라 보체의 활성이 강화됩니다.

다당체를 함유한 식품

· **버섯과 균사체:** 구름버섯, 표고, 상황, 아가리쿠스, 동충하초, 영지 등이 있으며, 특히 영지는
더운 심장의 열을 해소하면서 면역을 증가시켜 줍니다. 심열이 심한 경우에는

영지를 애용하면 좋습니다.

·효모, 유산균, 알로에

■ 플라보노이드

전 식물계에 존재하며 식물에 가장 빈번하게 나타나는 색소로서 항암작용, 항산화제, 자외선차단제, 항바이러스작용, 유리기 활성산소 제거작용, 면역증강효과, 항간독성효과(간 해독)가 있습니다.

·**신선초 케일 컴프리:** 간을 활성화하여 면역과 해독에 우수하며, 암의 분화를 유도하여 성장을 지연시킵니다.

·**토마토, 화분, 연근, 괴화, 탱자, 귤, 메밀:** 지혈효과와 비대해진 비장크기를 줄여줍니다.

·**상엽:** C-AMP를 높여주고 자가면역질환에 효과가 상승됩니다.

·**어성초, 상엽, 녹차:** 퀘시틴 성분은 신장에 좋고 이뇨작용이 있습니다.

·블루베리, 블랙베리, 아사이베리

■ 자이모산

효모에 들어 있는 자이모산은 보체를 활성화하며 동시에 대식세포를 활성화시켜 세포살해능력을 증강시킵니다. 간의 해독 기능이 뛰어난 셀레늄과 양질의 단백질이 풍부히 들어 있는 양조효모가 좋습니다. 암 간장병환자는 해독 기능이 약해 독성물질이 간에 축적되기 쉬워 간경화를 지연하고 간을 해독해주는 효모를 매끼마다 섭취하는 것이 좋습니다.

■ 렉틴

렉틴은 암세포의 전사를 차단하며 보조T세포를 자극하여 면역세포를 생산, 소집하며, B세포의 증강을 촉구합니다. 살해T세포는 암세포를 제거합니다. 렉틴은 단핵구를 통하여 종양괴사인자 인터루킨-1의 생산을 증강한다고 합니다. 완두콩, 서리태, 산수유에 함유되어 있습니다.

■ 비타민 E, 비타민 A, 베타카로이드

세포막의 파괴 작용을 방지하고 흉선을 강화시켜 줍니다. 인체세포는 유리기에 의해 산화되면 과산화지질이 생기고 이것은 세포가 녹스는 것과 같습니다. 이것을 비타민 E가 방어하고 보호합니다. 밀눈에는 비타민 A도 많습니다. 통밀로 만든 음식을 섭취합니다.

■ 비타민 D

비타민 D는 뼈를 칼슘과 함께 튼튼히 하는 데 주요한 영양소입니다. 뼈의 골수는 적혈구, 백혈구의 기본이 되는 간세포를 만들며 이것들은 대식세포, T세포 등 면역세포가 됩니다. 우유, 버섯, 태양광선, 간유 등이 있습니다.

■ 상어연골

암세포의 전이를 차단합니다.

■ DHA, EPA

암세포의 신호전달을 차단하는 물질입니다.

■ 키틴, 헤파린

새우, 문어, 꽃게, 오징어(모든 연체동물기관)

■ 지질(N-3)

바다생선 대부분(암 환자는 등푸르고 붉은 살 생선이 함유한 철분이 암 증식을 유도하므로 금함),

메기, 미꾸라지, 장어, 가물치, 잉어, 홍화유, 호도유, 고추씨기름(위염이 심할 경우 삼가야 함), 들기름, 검정깨기름

* 달맞이유 참기름은 열성식품으로 위염을 유발하므로 금한다.

■ 셀레늄

간의 독성해독과 활성화에 좋습니다. 이를 함유하는 식품은 버섯, 마늘, 양조효모입니다.

■ 건강 기능식품

프로폴리스, 보리순, 밀순, 효모, 죽염, 녹즙, 키토산, 스피루리나, 균사체

■ 약용식물

산수유, 복령, 지황, 황정, 복분자, 상심자, 구기자, 지골피

■ 운동요법 및 기타

·등산: 허약한 신장과 하체를 강화하는 데 절대 필요합니다. 근육운동에서 특히 허벅지, 종아리, 엉덩이 근육을 길러야 합니다.
·수영: 체표의 기가 차갑기에 기와 진액을 소진시키므로 매우 해롭습니다.

■ 해로운 식품

홍삼, 인삼, 현미, 찹쌀, 생강, 꿀, 쑥, 오가피, 헛개열매

(2) 기능과 특이적 요법 면으로 살펴보기

■ 암 분화요법

녹즙, 버섯의 비타민 D

■ 암세포 증식 억제물질

인돌성분이 들어 있는 케일, 베르베린을 함유한 황련 황백, 애모딘을 함유한 알로에

■ 암세포의 신호전달 차단물질

DHA, EPA, 상엽, 지모, 갈근

■ 암 발생 억제물질

맥아, 검정콩, 완두콩, 서리태, 비타민 E

■ 생체방어 기능물질

양배추, 케일, 배추, 유채, 들깨, 무, 순무, 냉이

■ 암 통증 억제물질

지모 상엽 어성초 귤 괴화 맥아 도인 행인 갈근 바이칼린을 함유한 녹즙
고추씨가루와 밀가루를 반죽하여 부칩니다.
비파잎으로 온습포 찜질합니다.

■ 암 파괴 물질

쇠비름, 컴프리

■ 대식세포활성화

백복령, 적복령

4. 토음체질

(1) 식물 또는 성분으로 살펴보기

■ 다당체(polisacaride)

다당체는 대식세포에서 활성화된 세포독성 대식세포(cytotoxic macrophage)가 유발되면 종양괴사인자(腫瘍壞死因子)를 방출하여 암과 바이러스를 공격할 뿐만 아니라 보체의 활성이 강화됩니다.

·효모 유산균 알로에
·김과 다시마와 미역 등 해조류는 위장과 심장의 열을 가중시키면서 면역이 저하되므로 금한다.
·다당체는 생체면역을 촉진시키는 효능과 방사선 항암제 치료로 인한 백혈구, 혈소판 감소, 식욕 부진, 탈모, 구토에도 완화효과가 있다.

■ 플라보노이드

전 식물계에 존재하며 식물에 가장 빈번하게 나타나는 색소로서, 항암작용, 항산화제, 자외선차단제, 항바이러스작용, 유리기 활성산소 제거작용, 면역증강효과, 항간독성효과(간 해독)가 있습니다.

·**신선초, 케일, 컴프리:** 간을 활성화하여 면역과 해독에 우수하며, 암의 분화를 유도하여 성장을 지연시킵니다.

·**토마토, 화분, 연근, 괴화, 탱자, 귤, 메밀:** 지혈 효과와 비대해진 비장크기를 줄여줍니다.

·**상엽:** C-AMP를 높여주고 자가면역질환에 효과가 상승됩니다.

·**어성초, 상엽:** 퀘시틴 성분은 이뇨작용이 있습니다.

■ 자이모산

효모에 들어 있는 자이모산은 보체를 활성화하며 동시에 대식세포를 활성화시켜 세포살해능력을 증강시킵니다. 간의 해독 기능이 뛰어난 셀레늄과 양질의 단백질이 풍부히 들어 있는 양조효모가 좋습니다.

■ 렉틴

렉틴은 암세포의 전사를 차단하며 보조T세포를 자극하여 면역세포를 생산, 소집하며, B세포의 증강을 촉구합니다. 살해T세포는 암세포를 제거합니다. 렉틴은 단핵구를 통하여 종양괴사인자 인터루킨-1의 생산을 증강한다고 합니다. 완두콩, 산수유를 이용할 수 있습니다.

■ 비타민 E

세포막의 파괴 작용을 방지하고 흉선을 강화시켜 줍니다. 인체세포는 유리기에 의해 산화되면 과산화지질이 생기고 이것은 세포가 녹스는 것과 같습니다. 이것을 비타민 E가 방어하고 보호합니다.

■ 상어연골

암세포의 전이를 차단합니다.

- DHA, EPA

암세포의 신호전달을 차단하는 물질입니다.

- **키틴, 헤파린**

새우, 문어, 꽃게, 오징어(모든 연체동물기관)

- **지질(N-3)**

홍화유, 가물치, 잉어, 바다생선(대부분의 암 환자는 등푸르고 붉은 살 생선이 함유한 철분이 암 증식을 유도하므로 금함)

- **건강 기능식품**

프로폴리스, 보리순, 효모, 죽염, 녹즙, 키토산, 스피루리나

- **약용식물**

산수유, 복령, 숙지황, 복분자

- **운동요법 및 기타**

- **등산**: 허약한 신장과 하체를 강화하는 데 절대 필요합니다. 근육운동에서 특히 허벅지, 종아리, 엉덩이 근육을 길러야 합니다.
- **기타**: 부항, 반신욕
- 수영은 체표의 기가 차갑기에 기와 진액을 소진시키므로 매우 해롭다.

■ 해로운 식품

인삼류, 현미, 생강, 오미자, 길경, 사삼, 꿀, 균사체, 모든 버섯, 유제품, 청국장, 쑥

(2) 기능과 특이적 요법 면으로 살펴보기

■ 암 분화요법

녹즙

■ 암세포 증식 억제물질

인돌성분이 들어 있는 케일

■ 암세포의 신호전달 차단물질

DHA, EPA, 상엽

■ 암 발생 억제물질

맥아, 검정콩, 비타민 E

■ 생체방어 기능물질

케일, 배추

■ **암 통증 억제 물질**

상엽, 어성초, 귤, 괴화, 맥아

■ **비파잎 온습포 찜질**

■ **암 파괴 물질**

쇠비름, 컴프리

■ **대식세포활성화**

복령, 적복령, 저령

■ **신생혈관 차단 물질**

백화사설초, 컴프리, 비파잎

5. 목양체질

(1) 식물 또는 성분으로 살펴보기

■ **다당체(polisacaride)**

효능

·대식세포를 증식하고 활성화시켜 암세포를 식균, 즉 잡아먹게 합니다.

·종양괴사인자를 방출하여 암세포를 공격합니다.

·보체를 활성화하여 암세포에 구멍을 뚫어 파괴시킵니다.

·인터루킨-1을 생성합니다.

·다당체는 생체면역을 촉진시키는 효능과 방사선 항암제치료로 인한 백혈구 혈소판 감소, 식욕 부진, 탈모, 구토에도 완화효과가 있습니다.

다당체를 함유한 식품

·구름버섯, 표고버섯, 상황버섯, 아가리쿠스버섯, 동충하초 등의 자실체와 균사체가 있습니다. 특히 균사체의 효능이 우수합니다. 다당체로 대식세포에서 활성화된 세포독성 대식세포 (cytotoxic macrophage)가 유발되면 종양괴사인자(腫瘍壞死因子)를 방출하여 암과 바이러스를 공격할 뿐만 아니라 보체의 활성이 강화됩니다.

·영지는 대한(大寒)한 버섯으로 장부를 차갑게 하여 혈액순환 장애로 몸이 차가워지면서 면역이 오히려 떨어집니다.

·해조류(김, 미역, 다시마)의 끈적끈적한 알긴산과 푸코이딘 다당체는 암을 억제합니다. 특히 푸코이딘은 종양의 전이를 막아주고 콜레스테롤을 저하시킵니다.

· 유산균, 효모에 들어 있는 다당체도 좋습니다.

■ 플라보노이드

효능

전 식물계에 존재하며 식물에 가장 빈번하게 나타나는 색소로서, 항산화제, 자외선차단제, T세포 형성, 항바이러스작용, 유리기 활성산소 제거작용, 면역증강효과, 항간독성효과(간 해독)가 있습니다. 암의 합성을 촉진하는 철을 차단하여 항암작용을 합니다. 자연살해세포를 활성화하여 암 공격 기능을 높여줍니다.

·엉겅퀴에 들어 있는 실리마린은 간해독과 간세포 재생효과가 있습니다.

·민들레의 실리마린은 해롭습니다.

·완숙토마토(엄밀히 체질에 맞지 않으니 다식하면 냉증 유발되니 많이 섭취하지 말 것)

·양파, 연근은 지혈효과와 비대해진 비장크기를 줄여줍니다.

·알로에 황금(바이칼린 성분)

■ 비타민 A와 베타카로이드

·T세포 자연살해세포 대식세포의 활성을 증가시킵니다.

·항종양반응을 일으켜 줍니다.

·유리기를 제거하는 항산화작용을 합니다.

·목양체질에는 당근이 매우 좋습니다.

■ 자이모산

효모에 들어 있는 자이모산은 보체를 활성화하며 동시에 대식세포를 활성화시켜 세포살해능력을 증강시킵니다. 셀레늄과 양질의 단백질이 들어 있는 양조효모가 좋습니다. 암 간장병환자는 해독기능이 약해 독성물질이 간에 축적되기 쉬워 간경화를 지연하고 간을 해독해주는 효모를 매끼마다 섭취하는 것이 좋습니다.

■ 렉틴

렉틴은 암세포의 전사를 차단하며 보조T세포를 자극하여 면역세포를 생산, 소집하며 B세포의 증강을 촉구합니다. 살해T세포는 암세포를 제거합니다.

·상기생 미꾸라지와 알 강낭콩

＊ 상기생의 독성 렉틴은 단핵구를 통하여 종양괴사인자 인터루킨-1의 생산을 증강한다.

■ 현미눈

휘친산을 함유하고 있어 해독작용이 탁월하고 특히 차갑고 약한 목양체질의 위장 기능을 따뜻하게 해주며 활력과 면역 기능을 높여줍니다. 배아가 달린 쌀로 밥을 짓습니다.

■ 비타민 D

비타민 D는 뼈를 칼슘과 함께 튼튼히 하는 데 주요한 영양소입니다. 뼈의 골수는 적혈구, 백혈구의 기본이 되는 간세포를 만들며, 이것들은 대식세포, T세포 등 면역세포가 됩니다. 태양광선, 간유, 우유, 버섯 등이 있습니다. 버섯과 무말랭이도 이용합니다.

■ 상어연골

암세포의 전이를 차단합니다.

■ 갈근

암세포의 신호전달을 차단하는 물질입니다.

■ 키틴 헤파린

문어, 새우

■ 기타

청국장, 마늘(셀레늄이 많이 들어 있음), 장어, 메기, 참기름, 달맞이유, 호두유, 들기름, 고추씨기름, 압란유(오리알에서 추출한 기름), 새우, 문어

■ 건강 기능식품

초유, 프로폴리스, 밀순, 보리순, 산삼, 장뇌삼, 버섯균사체, 효모, 로얄제리, 홍삼, 흑삼, 인삼, 해조칼슘, 유청칼슘, 인산칼슘, 아리비녹실란, 키틴해파린

■ 약용식물

건칠피, 길경, 산약, 오미자, 갈근, 맥문동, 행인, 백강잠, 굼벵이, 녹용, 율무, 생강, 산삼, 홍삼, 인삼, 꿀

■ 운동요법 및 기타

·**쑥뜸:** 약하고 차가운 대장을 보강하기 위해 단전 관원혈 또는 단전, 족삼리에 쑥뜸을 하면 좋습니다.
·**등산:** 모자라는 심폐 기능을 강화합니다.
·**복대:** 허한 배를 보강합니다.
·**기타:** 반신욕 복부(위 대장)온찜질 황토잠자리요법 부항요법
·수영은 체표의 기를 손상하니 해롭습니다.

■ 해로운 것들

녹즙, 키토산, 스피루리나, 클로렐라, 오가피, 결명자, 패각탄산칼슘

(2) 기능과 특이적 요법 면으로 살펴보기

■ 암 분화요법

당근의 베타카로틴, 비타민 A, 버섯의 비타민 D

■ **암세포 증식 억제물질**

알로에(에모딘 성분)

■ **암세포의 신호전달 차단물질**

c-AMP 갈근

■ **암 발생 억제물질**

맥아, 흰콩, 강낭콩, 작두콩, 렌즈콩

■ **생체 방어 기능 물질**

양배추, 들깻잎, 무, 순무, 냉이

■ **암 통증 억제물질**

·도인 행인 갈근 황금
·고추씨가루와 밀가루를 반죽하여 부칩니다.

■ **인터페론은 암세포의 전사를 끊습니다**

마늘, 백지, 승마, 선퇴

■ **대식세포 활성화**

버섯 또는 균사체(영지 제외), 갈근, 오미자, 맥문동, 천문동

■ 임파세포 활성

산조인

6. 목음체질

(1) 식물 또는 성분으로 살펴보기

■ 다당체(polisacaride)

효능

·대식세포를 증식하고 활성화시켜 암세포를 식균, 즉 잡아먹게 합니다.
·종양괴사인자를 방출하여 암세포를 공격합니다.
·보체를 활성화하여 암세포에 구멍을 뚫어 파괴시킵니다.
·인터루킨-1을 생성합니다.
·다당체는 생체면역을 촉진시키는 효능과 방사선 항암제치료로 인한 백혈구 혈소판 감소, 식욕
　부진, 탈모, 구토에도 완화효과가 있습니다.

다당체를 함유한 식품

·구름버섯, 표고버섯, 상황버섯, 아가리쿠스버섯, 동충하초 등의 자실체와 균사체가 있습니다.
　균사체의 효능이 우수합니다. 다당체로 대식세포에서 활성화된 세포독성 대식세포(cytotoxic
　macrophage)가 유발되면 종양괴사인자(腫瘍壞死因子)를 방출하여 암과 바이러스를 공격할
　뿐만 아니라 보체의 활성이 강화됩니다. 영지는 대한(大寒)한 버섯으로 장부를 차갑게 하여 혈
　액순환 장애로 몸이 차가워지면서 면역이 오히려 떨어집니다.

·해조류(김 미역 다시마)의 끈적끈적한 알긴산과 푸코이딘 다당체는 암을 억제합니다. 특히 푸코 이딘은 종양의 전이를 막아주고 콜레스테롤을 저하시킵니다.

·유산균, 효모에 들어 있는 다당체가 있습니다.

■ 플라보노이드

효능

·전 식물계에 존재하며 식물에 가장 빈번하게 나타나는 색소로서, 항산화제, 자외선 차단제, T세 포형성, 항바이러스작용, 유리기 활성산소 제거작용, 면역증강효과, 항간독성효과(간 해독)가 있 습니다.

·암의 합성을 촉진하는 철을 차단하여 항암작용을 합니다.

·자연살해세포를 활성화하여 암 공격 기능을 높여줍니다.

·엉겅퀴, 민들레에 들어 있는 실리마린은 간해독과 간세포 재생효과가 있습니다. 토마토(가능하 면 완숙한 것)

·양파, 연근은 지혈효과와 비대해진 비장크기를 줄여줍니다.

·녹즙에 들어 있는 플라보노이드 성분은 목체질의 간을 상하므로 금합니다.

·알로에 황금(바이칼린 성분)

■ 비타민 A와 베타카로이드

·T세포, 자연살해세포, 대식세포의 활성을 증가시킵니다.

·항종양반응을 일으켜 줍니다.

·유리기를 제거하는 항산화작용을 합니다.

* 목음체질에는 당근이 매우 좋다.

■ 자이모산

효모에 들어 있는 자이모산은 보체를 활성화하며 동시에 대식세포를 활성화시켜 세포살해능력을 증강시킵니다. 셀레늄과 양질의 단백질이 들어 있는 양조효모가 좋습니다. 암 간장병환자는 해독 기능이 약해 독성물질이 간에 축적되기 쉬워 간경화를 지연하고 해독해주는 효모를 매끼마다 섭취함이 좋습니다.

■ 렉틴

렉틴은 암세포의 전사를 차단하며, 보조T세포를 자극하여 면역세포를 생산, 소집하며, B세포의 증강을 촉구합니다. 살해T세포는 암세포를 제거합니다. 미꾸라지와 알, 강낭콩, 산수유를 이용합니다.

■ 비타민 E

세포막의 파괴 작용을 방지하고 흉선을 강화시켜 줍니다. 인체세포는 유리기에 의해 산화되면 과산화지질이 생기고 이것은 세포가 녹스는 것과 같습니다. 이것을 비타민 E가 방어하고 보호합니다. 밀눈에 많습니다.

■ 비타민 D

비타민 D는 뼈를 칼슘과 함께 튼튼히 하는 데 주요한 영양소입니다. 뼈의 골수는 적혈구, 백혈구의 기본이 되는 간세포를 만들며 이것들은 대식세포, T세포 등 면역세포가 됩니다. 태양광선, 간유, 우유, 버섯 등이 있습니다. 버섯과 무말랭이도 이용합니다.

■ 상어연골, 콘드로이친

암세포의 전이를 차단합니다.

■ DHA, EPA, 칡근

암세포의 신호전달을 차단하는 물질입니다.

■ 키틴, 헤파린

새우, 문어

■ 기타

청국장 셀레늄이 많이 들어 있는 마늘, 장어, 메기, 참기름, 달맞이유, 호두유, 들기름, 고추씨기름, 압란유, 새우, 문어

■ 건강 기능식품

초유, 프로폴리스, 보리순, 밀순, 밀눈, 산삼, 장뇌삼, 버섯균사체, 효모, 로얄제리, 죽염

■ 약용식물

오미자, 산수유, 맥문동, 복령, 지황, 행인, 백강잠, 굼벵이, 황정, 녹용, 율무

■ 운동요법 및 기타

·쑥뜸: 차가운 대장의 온기를 보강하기 위해 단전 관원혈과 하체를 보강하기 위해 족삼리에 쑥뜸을 하면 좋습니다.

·반신욕: (땀을 조금씩만 뺀다. 많이 흘리면 기가 소모된다.)

·등산: 모자라는 심폐 기능을 살려주고 심장열을 해소합니다. 허약한 신장과 하체를 강화하는데

절대 필요합니다.

·**복대:** 허한 배를 보강합니다.

·**기타:** 황토찜질요법 복부온찜질 부항

■ 해로운 식품

녹즙, 키토산, 스피루리나, 클로렐라, 홍삼, 인삼, 현미, 생강, 오가피, 괄루근
수영은 체표의 기를 손상하니 해롭습니다.

(2) 기능과 특이적 요법 면으로 살펴보기

■ 암 분화요법

당근의 베타카로틴, 비타민 A, 버섯의 비타민 D

■ 암세포 증식 억제물질

알로에의 에모딘

■ 암세포 신호전달 차단물질

c-AMP 갈근

■ 암 발생 억제물질

맥아, 강낭콩

■ 생체방어 기능물질

양배추, 들깻잎, 무, 순무, 냉이

■ 암 통증 억제물질

· 도인, 행인, 갈근, 황금
· 고추씨가루와 밀가루를 반죽하여 부칩니다.

■ 인터페론은 암세포의 전사를 끊습니다

마늘, 백지, 승마, 선퇴

■ 대식세포 활성화

복령, 저령, 적복령, 버섯(영지제외), 갈근, 오미자, 천문동

■ 임파세포 활성

산조인, 사향

7. 수양체질

(1) 식물 또는 성분으로 살펴보기

■ 다당체

생체면역을 촉진시키는 효능과 방사선 항암제 치료로 인한 백혈구 혈소판 감소, 식욕부진, 탈모, 구토에도 완화효과가 있으며, 대식세포를 활성화시켜 암세포를 소멸시킵니다. 김, 미역, 다시마 등 해조류에 들어 있는 다당체가 있습니다.

■ 플라보노이드

전 식물계에 존재하며 식물에 가장 빈번하게 나타나는 색소로서, 항산화제, 자외선차단제, 항바이러스작용, 유리기 활성산소 제거작용, 면역증강효과 항간독성효과(간 해독)가 있습니다.
민들레 엉겅퀴에 들어 있는 실리마린은 간 해독과 간세포 재생효과가 있습니다.

■ 키틴, 헤파린

문어

■ 렉틴

렉틴은 암세포의 전사를 차단하며 보조T세포를 자극하여 면역세포를 생산, 소집하며 B세포의 증강을 촉구합니다. 살해T세포는 암세포를 제거합니다. 상기생, 강낭콩, 완두콩이 있습니다. 상기생의 렉틴은 단핵구를 통하여 종양괴사인자 인터루킨-1의 생산을 증강합니다.

■ 현미눈

휘친산을 함유하고 있어 해독작용이 탁월하고 특히 차갑고 약한 위 기능을 따뜻하게 해주며 면역 기능을 높여줍니다.

■ 셀레늄

간을 해독하는 글루타치온 합성을 유도합니다.

■ 기타

참기름, 달맞이유, 압란유, 현미유

■ N-3 지방산

달맞이유, 참기름

■ 건강 기능식품

산삼, 장뇌삼, 로얄제리, 홍삼, 인삼, 해조칼슘, 산호칼슘, 아라비녹실란(쌀겨 추출물로 자연살해세포 NK세포 증가)

■ 약용식물

당귀, 백하수오, 백작약, 인삼, 홍삼, 산삼, 백굴체

■ 기타

·**쑥뜸**: 약하고 차가운 대장을 보강하기 위해 단전 관원혈 또는 단전, 족삼리에 쑥뜸을 하면 좋습니다.

·**등산**: 모자라는 심장 기능을 올려줍니다.

·황토요법, 복부온찜질요법, 쑥찜질

·**면역요법에 해로운 것들**: 패각칼슘, 녹즙, 키토산, 스피루리나, 클로렐라, 오가피, 알로에, 상어연골, 녹즙

(2) 기능과 특이적 요법 면으로 살펴보기

■ 암 분화요법

현미눈

■ 암세포 증식 억제 및 면역물질

감초, 당귀

■ 암세포의 신호전달 차단물질

c-AMP

■ 암 발생 억제물질

흰콩, 강낭콩, 렌탈콩, 작두콩

■ 생체 방어 기능 물질

당귀

8. 수음체질

(1) 식물 또는 성분으로 살펴보기

■ 다당체(polisacaride)

효능

· 대식세포를 증식하고 활성화시켜 암세포를 식균, 즉 잡아먹게 합니다.

· 종양괴사인자를 방출하여 암세포를 공격합니다.

· 보체를 활성화하여 암세포에 구멍을 뚫어 파괴시킵니다.

· 인터루킨-1을 생성합니다.

· 다당체는 생체면역을 촉진시키는 효능과 방사선 항암제치료로 인한 백혈구 혈소판 감소 식욕부
   진 탈모 구토에도 완화 효과가 있습니다.

다당체를 함유한 식품

· 구름버섯, 표고버섯, 상황버섯, 아가리쿠스버섯, 동충하초 등의 자실체와 균사체가 있습니다.
   균사체의 효능이 우수합니다. 다당체로 대식세포에서 활성화된 세포독성 대식세포(cytotoxic
   macrophage)가 유발되면 종양괴사인자(腫瘍壞死因子)를 방출하여 암과 바이러스를 공격할
   뿐만 아니라 보체의 활성이 강화됩니다.

＊ 영지는 몹시 차가운, 즉 대한(大寒)한 버섯으로 장부를 차갑게 하여 혈액순환 장애로 몸이 차가워지면서 면역
   이 오히려 떨어진다.

· 해조류(김, 미역, 다시마)의 끈적끈적한 알긴산과 푸코이딘 다당체는 암을 억제합니다. 특히 푸코
   이딘은 종양의 전이를 막아주고 콜레스테롤을 저하시킵니다.

· 유산균이 있습니다.

■ 플라보노이드

효능

·전 식물계에 존재하며 식물에 가장 빈번하게 나타나는 색소로서, 항산화제, 자외선차단제, T세포형
　성, 항바이러스작용, 유리기 활성산소 제거작용, 면역증강효과, 항간독성효과(간 해독)가 있습니다.
·암의 합성을 촉진하는 철을 차단하여 항암작용을 합니다.
·자연살해세포를 활성화하여 암 공격 기능을 높여줍니다.
·엉겅퀴, 민들레에 들어 있는 실리마린은 간 해독과 간세포 재생효과가 있습니다. 양파는 지혈
　효과와 비대해진 비장크기를 줄여줍니다.

■ 비타민 A와 베타카로이드

T세포, 자연살해세포, 대식세포의 활성을 증가시키며 항종양반응을 일으켜 줍니다. 유리기를 제
거하는 항산화작용을 합니다. 버섯에 많습니다.

■ 렉틴

렉틴은 암세포의 전사를 차단하며 보조T세포를 자극하여 면역세포를 생산, 소집하며 B세포의 증
강을 촉구합니다. 살해T세포는 암세포를 제거합니다.

　* 상기생 미꾸라지와 알, 강낭콩, 완두콩이 있다. 상기생의 렉틴은 단핵구를 통하여 종양괴사인자 인터루킨-1의
　　생산을 증강한다고 한다.

■ 현미눈

휘친산을 함유하고 있어 해독작용이 탁월하고 특히 차갑고 약한 위 기능을 따뜻하게 해주며 면
역 기능을 높여 줍니다.

■ 비타민 D

비타민 D는 뼈를 칼슘과 함께 튼튼히 하는 데 주요한 영양소입니다. 뼈의 골수는 적혈구, 백혈구의 기본이 되는 간세포를 만들며 이것들은 대식세포, T세포 등 면역세포가 됩니다. 태양광선(적당한 일광욕), 간유, 우유 등이 있습니다.

■ 셀레늄

마늘, 버섯

■ N-3 지방산

장어, 미꾸라지, 메기, 고추씨기름

■ 건강 기능식품

초유, 프로폴리스, 산삼, 장뇌삼, 버섯균사체, 홍삼, 인삼, 해조, 유청칼슘, 인산칼슘, 로얄젤리, 아라비녹실란(쌀겨에서 추출하며 자연살해세포 증가)

■ 약용식물

산약, 백강잠, 굼벵이, 녹용, 당귀, 백작약, 하수오, 백굴체

■ 기타

·청국장, 셀레늄이 많이 들어 있는 마늘, 장어, 메기, 참기름, 달맞이유, 호도유, 압란유, 키틴, 헤파린이 들어 있는 문어

· **쑥뜸:** 약하고 차가운 대장을 보강하기 위해 단전 관원혈 또는 단전, 족삼리에 쑥뜸을 하면 좋습니다.

· **등산:** 모자라는 심폐 기능을 살려줍니다.

· 황토요법

■ 해로운 것들

녹즙, 키토산, 스피루리나, 클로렐라, 오가피, 괄루근, 결명자, 패각칼슘, 알로에, 상어연골, 냉성녹즙, 은침, 은식품

(2) 기능과 특이적 요법 면으로 살펴보기

■ 암 분화요법

민들레, 쑥, 쑥갓, 브로콜리(흰색, 녹색), 해조(베타카로틴), 비타민 A, 버섯(비타민 D)

■ 암세포 증식 억제 및 면역물질

감초, 당귀

■ 암세포의 신호전달 차단물질

c-AMP 대추

■ 암 발생억제 물질

흰콩, 강낭콩, 옥수수, 렌탈콩, 작두콩

■ 생체 방어 기능 물질

양배추, 소엽, 무, 순무, 냉이

■ 암 통증 억제물질

도인, 행인, 대추, 생강, 비타민B-6

■ 인터페론은 암세포의 전사를 끊습니다.

마늘, 백지

■ 대식세포활성화

모든 버섯(영지 제외), 천문동

■ 임파세포 활성

산조인, 사향

■ 암세포 소멸(apoptosis) 유도물질(에피제닌)

양배추, 브로콜리, 무, 순무, 냉이, 갓

5장
간(肝)

간질환(肝疾患)과 합병증 및 관리

1. 간장병 일반

(1) 간염, 간경화, 간암, 합병증

가수 김현식 씨는 1980년 중반부터 1990년 초, 절정을 이루었던 팝 스타일의 가요를 잇는 가교역할을 했었습니다. 김창남 씨는 '달빛 창가에서'라는 노래로 대중의 인기를 한 몸에 받았었습니다. 그러나 그분들은 우리 곁을 떠났습니다. 김현식 씨는 1990년 11월 서른셋의 나이에 간경화의 합병증인 복수로 세상을 떠났고, 김창남 씨는 2005년 6월 마흔여덟 살에, 역시 간염으로 시작하여 간경

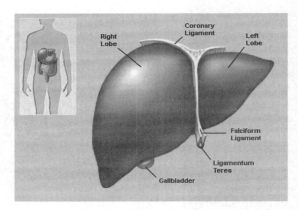

간의 구조
왼쪽이 우엽 아래녹색은 쓸개, 오른쪽이 좌엽.

화로 투병하다가 끝내는 간암으로 죽고 말았습니다. 가수 김현식이 몸담았던 그룹 신촌블루스 출신의 가수 김형철이 간암으로 숨졌습니다. 지난 2007년 1월, 간암을 판정받고 3개월 동안 대구 영남대 의료원에서 투병생활을 해 온 고인은 4월 2일, 46세의 젊은 나이로 운명했습니다. 92년에 고 김현식을 추모하는 영화 〈비처럼 음악처럼〉에서 주연을 맡기도 했으며 99년에는 영화 〈노랑머리〉에도 출연하기도 했습니다. 2007년 5월 23일 제2세대 스포츠 중계 최고 캐스터로 활약해 온 송인득 아나운서가 간경화로 사망했습니다. 지병인 간경화 합병증인 위장 정맥류 출혈로 쓰러져 투병하던 중 48세의 나이로 세상을 떠났습니다. 최근에는 홍콩의 유명 배우 유덕화가 그간 20년 동안 B형간염을 앓아온 것으로 드러나 충격을 주고 있습니다.

(2) 간장병은 40대 사망원인 1위

간질환은 40대 사망원인 중 단연 1위를 달리고 있습니다. 너무 아까운 30~40대에 간질환으로 고통을 겪다가, 결국 죽음 앞에 무릎을 꿇고야 마는 비극이 일어나고 있습니다. 그러나 역설적이게도 간은 1.5~2kg이나 나갈 정도로 우리 몸에서 가장 크고, 무게가 많이 나가고, 일부를 잘라내도 생명에 지장이 없고 재생력도 강합니다. 그런데도 소리 없이 찾아와 진행된 간장병에 목숨을 내어줄 수밖에 없는 불행이 벌어지고 있는 것입니다.

우리가 알고 있는 간경화나 간암은 만성 B형간염, C형간염, 알코올성 간염에서 비롯됩니다. 간염 상태가 지속되면 간세포의 파괴와 재생이 반복되면서 간이 섬유화되어 굳어지고 간 기능이 저하됩니다. 그로 인해 간암이 발생하거나, 식도정맥류 비장비대, 복수, 혼수 등의 합병증이 수반되면서 결국은 비극이 일어납니다. 그러므로 간질환의 원흉인 B형간염에 대해 살펴봅니다. 그 다음 간경변에 자세히 대해 알아보겠습니다. 그러고 나서 체질별로 식이요법을 설명하겠습니다.

2. B형간염

(1) B형간염이 간장병의 주범

연세대학교 의대 내과학교실의 연구에 따르면, B형과 C형간염이 없는 환자에게서는 간암이 발생되지 않았다는 흥미로운 보고가 있습니다. 실제로 한국인의 간암의 원인은 B형간염이 68.2%, C형간염이 13.6%, 알코올성 간염이 나머지를 차지합니다.

(2) 간은 죽어가도 신호가 없다

그러나 B형간염의 위험성에 대해서는 심각하게 이해하고 있지 못합니다. 서울 아산병원의 간 병동 입원환자 설문조사에 의하면 응답자 중 40%가 간염 보유 사실을 알고 있었음에도 불구하고 적극적 치료를 받지 않았으며, 32%는 간염이 간암이 된다는 사실조차 모르고 있었습니다. 더구나 병원을 찾기 전에는 61%가 간의 이상을 느끼지 못했다고 합니다. 갑자기 극심한 피로감을 느껴 병원에 가보니 간경화라는 진단을 받았다는 것입니다. 하지만 간은 소리 없이 오래전부터 망가진 것이며, 단지 너무 늦게 그 사실을 알게 될 뿐이라고 아주대학교 조성원 교수는 이렇게 말합니다. "간염이 있더라도 그 증상이 약간의 피로감 정도라서 대개 무시하고 넘어가는 경우가 많기 때문에 전혀 느끼지 못하다가 간질환이 많이 진행된 뒤에야 비로소 심한 증상들이 나타나 당황하게 되지요. 때문에 환자들은 갑자기 생겼다고 생각합니다."(아주대학병원 소화기내과 조성원 교수) 간은 다른 장기와는 달리 신경세포가 없기 때문에 간의 염증이나 간경화, 간암과 같은 질병이 생겨도 통증을 느낄 수 없습니다. 오로지 피곤할 따름입니다.

(3) B형간염 바이러스의 정체

1964년 미국의 배런춰 블럼버그 박사는 여러 인조의 혈액표본을 조사하던 중에 오스트레일리아의 원주민의 피에서 B형간염의 원인이 되는 바이러스를 발견했습니다. 그의 발견으로 인류가 규명하지 못했던 B형간염의 원인을 발견했을 뿐만 아니라 간염 백신을 개발하였습니다. 이러한 공로로 1967년 노벨의학상을 받았습니다.

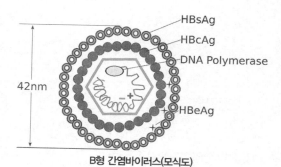

B형 간염바이러스(모식도)

위 왼쪽의 마름모는 만성 활동성 항원을, 그 안의 계란모양은 바이러스 유전자를 가리키며, 이들이 간암을 일으킨다. 아래는 간염 바이러스의 현미경 사진이다.

(4) 간염 보균자(HBsAg, 표면항원)

B형간염 바이러스는 일반적으로 혈액이나 체액을 통해 인체 안으로 들어옵니다. 간에 도착한 바이러스는 입고 있던 껍질을 벗고 세포 안에 들어와 숨어 삽니다. 이때 바이러스에 의해 만들어진 항원을 '표면항원'이라고 부릅니다. 의학용어로는 'HBsAg'라고 씁니다. 첫 글자 'H'는 간염을 뜻하는 영어단어 '헤파타이티스(Hepatitis)'의 첫 글자를 따온 것이고, 'B'는 B형을 가리킵니다. 그 다음 'S'는 표면 또는 겉을 뜻하는 영어 단어 서피스(surface)를 말합니다. Ag(antigen)는 항원이란 뜻을 가지고 있습니다. 표면항원이라고 부르는 이유는 핵, 즉 DNA가 없고 껍질만 있기 때문입니다. 이렇게 이

표면항원은 유전자 구조가 없기 때문에 간세포를 파괴하거나 염증을 일으키지 못합니다. 모태로부터 수직감염된 경우, 이런 잠복기는 길게는 무려 약 10~20년 정도 걸리는 경우도 있습니다. 이때에는 정상인과 같이 간에 아무런 문제가 없습니다. 우리 몸의 면역세포도 s항원을 공격하지 않습니다. 평화 공존의 시대입니다.

그러다가 면역세포가 B형간염을 적으로 인식하여 공격이 시작되면서 전면전쟁이 터집니다. 이 과정에서 간세포가 파괴되고 염증이 생깁니다. 이때 피 검사를 해보면 소위 간 수치(GOT, GPT)가 올라갑니다. 이것을 급성간염이라고 합니다. 여기서 면역력이 강해 단번에 이기면 표면항원(s항원)이 없어지고, 드디어 표면항체(s항체, HBsAb. 뒷글자 Ab(antibody)는 항체를 뜻함)가 만들어집니다. 간염과의 전쟁에서 완전한 승리를 거둔 것입니다. 이 경우에 혈청검사에는 HBsAg는 음성, HBsAb는 양성으로 나타납니다.

(5) 만성 활동성 간염 (HBeAg)

그런데 안타깝게도 면역 기능이 약한 상황에서 전쟁을 치른 나머지 패배의 쓰라린 잔을 마시게 되면, 표면항원에 더해 핵 항원, 즉 항원 안에 DNA라는 유전자가 있는 항원이 새로 생겨납니다. 이것을 간염검사 의학용어로는 'HBeAg'라고 쓰고, e항원이라고 읽습니다. 만성간염이 시작된 것입니다. 이 간염유전자를 HBV-DNA라고 하며, 간염의 활성도를 나타내는 검사항목으로 사용됩니다. 간염이 완전히 치유되었을 때는 음성으로 최소 1년 이상 나타나야 합니다.

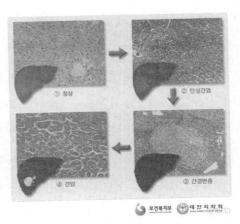

B형간염에 의한 간 손상

그 후 내 몸의 면역세포가 식이요법 등으로 병력을 증강하여, 방위군이 가능하면 빠른 시일 안에 핵 항원을 제압하여 제거한 뒤 e항체를 만들어야 간염으로 인한 걱정에서 벗어나게 됩니다. 이 경우 혈청검사에서는 HBeAg는 음성, HBeAb는 양성, HBV-DNA는 음성으로 나옵니다.

(6) 간염에서 간경화와 간암으로의 진행 과정

그러나 방치하여 시일이 걸리면, 간이라는 전쟁터에서 면역세포와 만성 활동성 B형간염 항원과의 시가전(市街戰)이 시작되어 장기전(長期戰)에 돌입합니다. e항원이 간세포 안에 들어와 간 기능이 약해지면 간세포에 염증을 일으켜 파괴합니다. 그러면 간은 필요한 간세포를 재생합니다. 또는 백혈구(면역세포의 하나로 바이러스를 공격하여 잡아먹는 면역체)가 간세포 안에 들어 있는 간염 항원을 죽이기 위해 간세포까지 한꺼번에 파괴합니다. 그러면 간은 역시 간세포를 또 만들어냅니다. 파괴와 재생이 끊임없이 되풀이되는 것입니다. 이처럼 간세포의 파괴율이 심하면 혈액검사에서 간수치, 즉 GOT, GPT가 높게 나타납니다. 이처럼 세포의 상처가 치유되면서 간세포에 섬유질이 형성됩니다. 마치 피부에 상처가 되풀이되고 낫게 될 때, 부드럽고 매끈한 정상 피부와는 달리, 딱딱하고 결이 매끄럽지 못하고 튀어나와 불규칙하게 형성되는 상흔(상처 자국)이 되는 것과 비슷합니다. 이것이 심해지면 우툴두툴해지는데, 의학용어로는 이를 결절이라고 부르며 결절의 형태가 큰 것은 간염 바이러스 감염결과 진행된 간경화로서, 대결절로 3mm 이상으로 대부분이 간암으로 진행합니다. 작은 것은 주로 알코올성 간경화로서 3mm 이하이며 소결절이라고 부릅니다.

간세포가 파괴되는 과정에서 돌연변이가 일어나면 이로 인해 간암이 발생되기도 합니다. 간암은 대결절에서 비롯되는 경우가 허다합니다. 그렇기 때문에 간암 환자의 약 95% 이상은 간염에서 비롯됩니다. 더 심해지면 간경변(肝硬變), 즉 간이 굳어지기 시작합니다. 결절이 심해지고 두꺼워지면 혈관을 눌러 피가 흐를 수 없게 되어 영양공급이 안 됩니다. 피가 그 안에 자연히 흘러 다닐 수 없습니다. 그러니 굳어질 수밖에 없습니다. 한편 지방간이 있어도 역시 간 세포를 둘러싸고 혈관을 압박하여 영양공급이 끊깁니다. 그러면 간경화가 진행됩니다. 부드러운 간에 딱딱한 석회질 같은 죽은 무생명체가 붙어 있는 셈입니다. 소나무로 말하자면 수액이 흐르지 않아 죽은 것과 똑같은 껍질과 같습니다. 갓난아이의 부드러운 발바닥과는 달리, 막일하는 노인의 발바닥의 굳은 살 박힌 것을 연상해 보면, 간경화에 대해 이해가 되실 것입니다. 아래 그림은 그 점을 잘 이해하게 도와줍니다.

한국생명공학연구원 이영익 박사는 2003년 9월에 이탈리아의 세계바이러스학회에서 백신에 관한 최신 이론을 발표했습니다. 그의 연구에 따르면 B형간염 바이러스는 몸속에 존재하는 암 억제

유전자를 무력화시키고, 대신에 암 발생 유전자를 활성화시킨다는 것입니다. 간염 바이러스는 간세포 안의 핵 속에서 자신의 유전자(DNA)에서 자가 증식을 하는데, 바이러스 유전자 중의 하나인 X단백질이 암 억제 유전자의 작용을 방해하고 암 발생 유전자는 활성화시켜 간암을 일으킨다면서 이렇게 말합니다. "바이러스에 감염된 뒤, 10~20년, 길게는 30년 동안 사람 몸속에 존재하다가 면역이 약해지면 간경화나 간암으로 악화되는 경우가 있습니다."(이영익 박사, 한국생명공학연구소) 한국의 간암발생이 40대에 시작하여 50대에 가장 많이 발생하는 이유가 이때부터 인체 면역력이 약해져 가기 때문입니다.

그러므로 간염으로 인한 간경화와 간암을 예방하고 깨끗한 간을 보존하기 위해서는, 만성간염일 때 식이요법으로 항체를 생성해야 합니다. 간에는 통증을 감지하는 신경세포(통각신경)가 없기에 생활에 지장을 받지 않는 이상, 대부분의 사람들은 방치하고 삽니다. 그러나 갑자기 악화되어 최후의 비극을 당하지 않으려면 간경화가 진행되기 전에 항체를 만들어야 합니다. 그러면 평생을 간을 염려하지 않고 깨끗한 간으로 편히 살 수 있습니다. 그러나 간경화 말기가 되어 복수가 차고 식도정맥류 출혈 소지가 있어도, 단지 증상만 없애려고 하지 근본적으로 간염항체 생성을 위한 노력을 기울이지 않는 경우가 허다합니다. 임시방편으로 다행히 복수를 잠재우고 식도출혈을 일시적으로 치료했을지라도, 시간이 지나면 또 다시 문제는 터집니다. 끝내는 간의 60~70% 이상이 간경화로 손상되어, 20~30%밖에 안 남은 간으로 회생해 보려고 노력하지만 역부족으로 불가능합니다. 사실이 이러하니 만성간염일 때 항체를 만드시기 바랍니다.

3. C형간염

C형간염은 DNA핵산구조를 가지고 있는 B형간염과 달리 RNA핵산구조를 가진 바이러스입니다. 여기서 핵산이라는 것은 생명체의 기본단위인 세포의 핵을 구성하는 요소로 세포의 모든 정보와 복제 기능을 가진 유전정보 보관 및 기능 장치라고 보면 됩니다. B형간염의 DNA바이러스는 유전자를 구성하는 뉴클레오티드의 염기가 이중나선형 가닥으로 단단하게 꼬여 있어 안정되어 있습니다. 불안정한 상태가 아니기에 한번 항체가 형성되면 그것으로 완치가 가능합니다. 그러나 C형간염은 급

성간염 후 1-3개월이 지나면 혈청검사상으로는 C형간염 항체가 자동으로 생깁니다. 하지만 이것은 치료와는 관계가 없는 것입니다.

HCV(C형간염바이러스)에 대한 중화 항체가 만들어 져도 수명이 짧아서 동일한 바이러스에 의해 재감염 될 경우 지속적인 면역효과를 지니지 못하기 때문입 니다. C형간염의 RNA바이러스는 한 가닥으로 불안 정하게 연결되어 변형이 많습니다. 게다가 HCV의 경

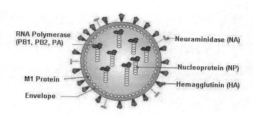

C형 간염바이러스 모식도

우 돌연변이가 많이 발생하여 변종바이러스가 생깁니다. 물론 이 변종 바이러스에 대한 항체가 생성 되어도 수명이 짧아 면역효과는 없고, 연속적으로 돌연변이 바이러스가 생성되기에 실질적으로 이 미 만들어진 항체는 무용지물이거나 기능은 발휘할 수 없습니다. C형간염 바이러스는 돌연변이가 된 종류가 너무 많고 계속 돌연변이가 되어 변하기 때문에 바이러스 억제를 위한 항바이러스제제를 개발하는 것은 불가능한 것입니다.

(1) 증상

C형 만성간염 환자의 대부분은 GOT, GPT가 정상보다 상승되어 있으면서 잦은 오르내림을 보입 니다. 간경화증에 이르는 환자에서는 지속적인 GOT, GPT의 상승을 볼 수 있으나, 대부분의 경우 오르내림을 반복하면서 진행합니다. 그러나 약 3분의 1의 환자는 GOT, GPT가 정상수치입니다. 그 래서 속아 넘어갑니다. 수치가 정상이니 별 문제가 없다고 생각합니다. GOT, GPT가 다년간 정상 이더라도 간염은 서서히 느리게 진행되고 있다고 보아야 합니다. 안심해서는 안 됩니다. C형 만성간 염의 증상은 아주 가벼워서, 대부분의 경우 말 그대로 '모르는 사이에' 진행됩니다. C형간염인 줄 알 면서도 환자는 대수롭지 않게 생각하며 살아갑니다. C형간염의 경우 증세가 가볍고 혹은 무증상인 경우가 많기 때문에 과로와 음주를 피하지 않고 그냥 정상생활을 하는 경우가 많습니다. 바로 이점 이 C형 만성간염의 무서운 점입니다.

감염 후 20년 이상 별 증상 없이 서서히 진행합니다. 약 20%의 환자는 가벼운 피로감이나 불쾌 감, 구토증 등을 느끼는데, 이런 증상은 간염이 상당히 진전하여 악화될 때에 비로소 나타나게 됩니

다. C형간염 환자는 20년이 경과하는 동안 약 30%가 간경화증이 됩니다. 또한 20년 이상 장기 관찰에 의하면 약 50%의 환자가 간경화와 간암에 다다릅니다. 이것으로 보아 C형 만성간염은 아주 서서히 진행하지만, 종말에는 절반 이상이 간경화에 도달합니다. 음주를 하는 사람의 경우 이보다 훨씬 신속한 진행을 보입니다.

한 가지 알아야 할 점은, B형의 경우에는 간경화증에 이르지 않아도 만성간염에서 간암이 발생하기도 하고, B형 바이러스만 보균하고 있어도 간암 발생 위험성이 있는데 반해, C형의 경우에는 간경화증이 된 환자에서만 간암이 발생한다는 것입니다. B형 급성간염의 경우는 90% 이상이 완치되고 약 10% 정도가 만성간염으로 이행되는데 반해, C형은 약 15%만 완치되고 85% 이상이 만성간염으로 이행되어 간경화증, 간암으로 진행됩니다.

(2) 치료의 확인

C형 급성간염의 진단은 C형의 항체검사로 하게 됩니다. B형간염의 경우 환자의 혈액 속에서 B형 바이러스에 대한 항체가 생기면 B형 바이러스가 완전히 소멸되어 간염이 완치되었다는 것을 뜻하지만, 그와는 반대로 C형간염에서는 항체가 생기면 반대로 간염이 진행되고 있다는 사실을 의미합니다. C형 바이러스의 핵산인 RNA, 즉 HCV-RNA를 검사하여 음성이 되면 C형 바이러스가 소멸된 것이므로 만성간염이 치료된 것입니다. 또는 HCV-Ab검사가 음성으로 나오면 치유된 것입니다.

4. 간염과 간 기능 검사 판독법

■ 간염 병리 검사

항목	정상소견	수치	설명
HBsAg 보균자항원	음성(negative)	1.0 이하	보균자표면항원으로, 양성으로 나타나면 간염보균자. 간의 염증은 유발하지 않았다.
HBsAb 보균자항체	양성(positive)	1.0 이하	s(표면)항원이 음성이고 s(표면)항체가 양성이면 급성간염에서 항체가 생겨 완전하게 간염이 나은 상태이다.

HBeAg, e항원	음성(negative)	1.0 이하	만성간염이 나으면 1.0 이하로 나타나며 e항원이 소실된다.
HBeAb, e항체	양성(positive)	1.0 이하	1.0 이하가 되면 e항체가 생성된 것이다.
HBV-DNA-probe B형간염 유전자 활 성도	음성(negative)	1.0 이하	1.0 이하가 되면 만성간염유전자가 소실됨. 혈청검사에서 e항원이 소실되고 e항체가 생성되고 B형간염 바이러스 유전자가 음성이 되고 난 뒤, 향후 1~2년 동안 GOT, GPT 등을 포함하여 간 기능 검사가 늘 정상을 유지하면 간내(肝內) 항체가 영구적으로 생성된 것으로, 간염이 완전히 치유된 것이다.
HCV-Ab, anti-HCV, C형간염 항체	양성(positive)	전염 상태	C형간염항체는 급성간염 후 1~3개월 후 출현하며 C형 간염에 전염되었음을 나타냄. B형간염에서는 e항체가 출현하면 치료를 의미하지만, C형은 감염을 의미한다.
HCV-Ab	음성(negative)		C형간염에 전염이 되지 않았거나 치료된 것이다.
HCV-RNA, C형간염 RNA	음성(negative)		C형간염이 치료됨. DNA(데옥시리보핵산) 핵산으로 된 B형간염과는 달리 C형은 RNA핵산 구조이기에 C형 RNA검사에서 음성이 나와야 한다.
AFP태아단백 (간암)		0~8 또는 20 이하	간암, 간경변, 간 염증이 있을 때 올라가고, 100 이상이나 200~400일 때는 간암이 의심됨. 20에서도 간암이 발견되기도 한다.

* HBV-DNA

이 바이러스 유전자가 간세포의 유전자(DNA)를 파괴하면 GOT, GPT 등의 간 수치가 정상 이상으로 올라가면서 간 내 염증을 유발한다. 이어서 간세포는 파괴된 간세포를 재생시킨다. 이 과정이 수 년 또는 수십 년 동안 셀 수 없이 되풀이되면서 섬유질의 결절이 형성된다. 보통 이렇게 바이러스에 의한 결절(우둘투둘한 모양)은 3mm 이상의 큰 결절로 간경화 초기로 진행되는 과정이다. 간암은 이 같은 대결절에서 대부분이 발생하는 것이다. 더 심해져서 섬유화된 결절이 두꺼워져 죽은 세포가 쌓이면 더 이상 결절 안으로 혈액은 흐를 수 없게 되는 상황이 바로 간경변(경화)이다. 발바닥에 세포가 죽어 굳은살이 박이면 더는 제 살이 아니며, 피가 흐를 수 없는 것과 같다. 간암은 이와 같은 열악한 간경변 조건 하에서 해독, 영양대사, 면역력 등이 떨어져 발생한다. 또는 간염 바이러스가 간세포를 파괴할 때 간세포가 죽지 않고 돌연변이를 일으켜 간암이 유발되기도 하는 것이다.

HBV-DNA(간염유전자), 바로 이것이 사람의 생명을 앗아가는 소리 없는 살인자인 것이다. 이 살인 바이러스를 간에서 없애는 것만이 살아남는 유일한 길이다. 한편 과로, 스트레스, 영양부족, 약물 중독, 몸에 맞지 않는 식품의 과다섭취 등으로 면역이 약화되거나 간염바이러스의 저항성으로 인해 다시 혈중에 양성이 나타날 수 있다. 한번 혈중에서 바이러스가 없어지고 항체가 생겼다고 해서 다시는 역전되지 않는다고 할 수 없다. 왜냐하면 바이러스와 면역체의 싸움은 살아 움직이는 미생물들의 전쟁으로 인간들의 전쟁처럼 여러 변수에 의해 늘 승리하는 것만은 아닌 것과 같다. 이처럼 혈청검사에서 바이러스가 검출되지 않는다고 해서 다시는 나타나지 않는다고 할 수 없는 것이다.

1.0 이하가 되면 만성간염유전자가 혈중에서 소실된 것이다(그러나 간세포와 타 장기와 조직에서도 모두 소실된 것은 아니다). 혈청검사에서 e항원이 소실되고 e항체가 생성되고 B형간염 바이러스 유전자가 음성이 되고, GOT, GPT 등을 포함하여 간 기능 검사가 정상으로 회복된 다음, 향후 1-2년 동안 GOT, GPT 등을 포함하여 간 기능 검사가 늘 정상을 유지하면 간내(肝內) 항체가 영구적으로 생성된 것으로 간염이 완전히 치유된 것이다. 이로서 생체 내 모든 간염바이러스가 소멸되며 간염과의 긴 전쟁은 승리로서 끝나게 된다.

■ 간 기능검사 및 임상적 설명

검사명칭	임상 참고치	임상적 의의 및 설명
total protein 총 단백	6.0-8.5	간의 단백질 대사기능 및 단백영양 상태를 나타내는 지수이다.
albumin 알부민	3.0-5.5	혈중 단백질 수치로, 부족하면 복수와 부종의 원인이 된다.
total bilirubin 총 빌리루빈	0.0-1.5	정상치 이상이면 황달이다.
AST, GOT, SGOT	9-40	간의 염증, 급성간염, 활동성간경화, 간 괴사, 약물중독, 지방간 등으로 효소수치가 상승한다.
ALT, GPT, SGPT	9-40	GOT 증가에 따라 동반상승하는 경향이 있고, 면역반응과 관련된다.
Υ-GTP, GGT 감마지티피	11-50	간세포의 기능부전과 알코올성 간질환 측정하며, 담낭염 간암 간경화 담관암일 때 증가한다.
Alkaline Phosphatase 알칼린, 포스파타제	30-110	폐쇄성 황달, 간암 간경화, 간염일 때 증가한다.

WBC, 백혈구	5000-10000	면역 기능 측정. 낮으면 면역저하상태이다.
RBC, 적혈구	4.2-5.4	낮으면 빈혈증 혈액량 부족하다.
Plt 또는 Platlet (혈소판)	15-45만	간경화로 진행하면 간의 혈소판 합성능력저하 및 비장의 용혈작용으로 정상치 이하가 된다. 8만 이하가 되면 식도 및 위장정맥출혈 위험성이 있다. 수치가 내려갈수록 간경변이 심해진다.

(1) 혈중 e항체가 생기고 간염바이러스 유전자(HBV-DNA)가 음성이 되어도 계속 식이요법을 해야 하는 이유

바이러스 검사는 보통 정맥에서 혈액을 채취하여 이루어지며, 간세포를 떼어내어 검사하는 조직검사, 즉 생검으로 하지는 않습니다. 그렇기 때문에 혈액검사에서 e항체(HBeAb)가 생기고 B형간염 바이러스 유전자(HBV-DNA)가 음성으로 소실된 것으로 나타나도, 간에서도 그런 결과가 꼭 같이 나타나는 것은 아닙니다. 즉, 완전하게 간염바이러스가 없어졌다고 볼 수 없는 것입니다. 실은 간에서 그런 결과가 나타나기까지는 시일이 걸립니다. 그렇기 때문에 검사상으로는 위와 같은 결과가 나오는 경우에도 간 기능 검사(LFT)에서는 여전히 간의 염증과 독성과 면역을 반영하는 GOT, GPT 수치가 정상치를 넘는 경우가 많습니다. 이는 정맥 속의 혈청에서는 항체가 생기고 바이러스 유전자가 소실된 것으로 나오나 아직 실제로 간세포에는 바이러스가 여전히 존재하고 있는 것입니다. 이 존재하는 바이러스 유전자가 간세포를 파괴하기 때문에 그 결과로 간수치가 상승하게 되는 것입니다.

그러므로 혈청검사에서 좋은 결과가 나왔다고 해서 바로 안심하고 면역요법을 방심하면 검사에서 바이러스가 재출현하는 현상이 나타납니다. 이 글을 읽는 분들 중에서는 항체가 출현했다가 없어지는 현상이 되풀이되는 것을 경험한 분들이 있을 것입니다. 면역이 확실하게 강하게 되지 않는 이상 항체 생성이라는 턱걸이에 힘이 빠지게 되는 것입니다.

그러기에 혈중에서 좋은 결과가 나오면 2차 목표는 간에서 e항체 생성과 간염 바이러스 유전자 소실을 목표로 계속 면역을 강화해야 합니다. 그 일은 1~3개월 간격으로 행하는 간 기능 검사의 모든 항목이 GOT, GPT를 포함하여 정상수치를 회복할 때까지입니다. 이때쯤 되면 실제로 간에서의 적군을 소멸하게 되는 것입니다. 하지만 이것으로 완전소탕작전은 끝나지 않습니다. 왜냐하면 간염바이러스는 간이라는 장기에서만 생존하는 것이 아니고 인체의 여러 장기와 기관에 분포되어 살고 있기 때문입니다. 물론 간염바이러스는 간에서만 염증과 세포괴사를 일으키지 간 이외의 조직에서는 조직의 손상이나 염증을 일으키지 못합니다. 병증을 일으키는 장기는 오로지 간뿐입니다.

B형 간염은 간에서 병변을 일으키기 때문에 간염이라는 명칭을 붙였습니다. 그러나 이 바이러스는 간 이외에도 갑상선, 피부, 임파구, 비장, 신장, 심지어 골수 등 여러 부분에 존재합니다. 이렇게 퍼져 있는 모든 간염 바이러스를 완전히 색출, 제거해야 간염이 완전히 낫게 되는 것이며 간질환의 굴레에서 벗어나는 것입니다. 완전히 제거되지 않으면 몇 년 후에 말초 임파구나 간에서 HBV-DNA가 검출되기도 합니다.

HBV-DNA가 인체의 간뿐만 아니라 다른 조직이나 장기에도 존재한다는 사실은 간 이식 수술 후에 취해지는 조치에서도 확인이 됩니다. 간을 이식하면 이전의 간은 제거되고 새로운 간을 이식하게 되므로, 새로운 간에는 간염바이러스는 물론 HBV-DNA도 있을 수 없습니다. 그러나 그대로 두면 다른 조직에 있는 바이러스에 의해 감염이 됩니다. 이 때문에 수술 직후 평생 동안 면역억제제와 함께 매달 한 번씩 간염항체주사를 맞아야 되고, 역시 평생 동안 HBV-DNA의 증식을 억제하는 항바이러스제를 복용해야 합니다. 이렇게 하지 않으면 십중팔구는 새로 이식된 간도 다른 조직에 존재하는 간염바이러스에 전염될 수 있기 때문입니다. 병원에서 이런 조처를 취한다는 사실은 인체의 다른 조직과 세포에 간염바이러스가 존재하고 있음을 증명해주고 있는 것입니다. 따라서 검사상 좋은 결과가 나와도 인내심을 가지고 꾸준히 1~2년 동안 집중적인 면역요법으로 완전하게 바이러스를 제거하는 것이 절실합니다.

(2) 혈청검사상 B형간염 치유 정의

■ HBeAg(B형간염만성활동성항원)

정상: 음성(negative)

만성간염이 나으면 1.0 이하로 나타나며 e항원이 소실된다. e항원이라 부르는 이유는 핵 항원(영어 표기로는 core: 핵 혹은 핵심이라는 뜻), 즉 바이러스 유전자가 간염 바이러스 안에 존재하기 때문입니다. 바로 이 바이러스와 바이러스 유전자가 간에 염증을 일으키고 그리하여 간경변으로 진행되고, 동시에 간암을 일으키는 원인인자로 작용합니다.

■HBeAb(B형간염만성활동성항체)

정상: 양성(positive)

1.0 이하가 되면 혈중에 e항체가 생성됩니다. e항원을 제거하고 살해하는 간염면역체로 이것이 생성되면 결국은 간염만성 e항원은 소실된다.

■HBV-DNA(B형간염바이러스유전자)

정상: 음성(negative) 또는 1.0 이하가 되면 만성간염유전자가 소실됨

이 바이러스 유전자가 간세포의 유전자(DNA)를 파괴하면 GOT, GPT 등의 간 수치가 정상 이상으로 올라가면서 간 내 염증을 유발합니다. 이어서 간세포는 파괴된 간세포를 재생시킵니다. 이 과정이 수년 또는 수십 년 동안 셀 수 없이 되풀이되면서 섬유질의 결절이 형성됩니다. 보통 결절이 두꺼워져 혈액이 흐르지 않고, 바이러스에 의한 결절(우둘투둘한 모양)은 3mm 이상의 큰 결절이 형성되어 간경화가 됩니다. 또는 간염바이러스 DNA의 X단백이 간세포의 유전자를 돌연변이로 만들어 간암을 유발합니다.

피검사에서 바이러스가 음성이 되어도 GOT, GPT 등을 포함한 간 기능 검사가 정상치를 벗어나면 간세포 안에는 여전히 바이러스가 살아있습니다. 혈청검사에서 e항원이 소실되고 e항체가 생성되고 B형간염 바이러스 유전자가 음성이 되고, GOT, GPT 등을 포함한 간 기능 검사가 정상이 된 뒤, 향후 1~2년 동안 식이요법을 하면서 언제 검사를 해봐도 늘 정상이면, 장부와 기관의 바이러스를 소멸하여 간내(肝內) 항체가 영구적으로 생성된 것으로 간염이 완전히 치유된 것입니다. 그러나 과로, 스트레스, 영양부족, 약물중독, 몸에 맞지 않는 식품의 과다섭취 등으로 면역이 약화되거나 간염 바이러스의 저항성으로 인해 다시 혈중에 양성이 나타날 수 있습니다. 이처럼 혈청검사에서 바이러스가 검출되지 않는다고 해서 다시는 나타나지 않는다고 할 수 없는 것입니다. 왜냐하면 아직

간세포와 신체기관과 조직에 살아있는 간염바이러스가 완전히 사멸되지 않았기 때문입니다. 중단하면 간염검사에서 도로 바이러스는 출현합니다. 그러므로 처음 먹었던 그 마음으로 바이러스가 완전히 없어질 때까지 식이요법을 끈기 있게 해야만 완전치유하게 됩니다.

(3) 혈청검사상 C형간염 치유

■ HCV-Ab anti-HCV

양성(positive): 감염상태

C형간염 항체는 급성간염 후 1~3개월 후 출현하며, C형간염에 전염되었음을 나타냄. B형간염에서는 e항체가 출현하면 치료를 의미하지만, C형의 경우에는 감염을 의미합니다.

■ HCV-Ab

음성(negative): 비감염 또는 완치

C형간염에 전염이 되지 않았거나 치료되었음을 의미합니다.

■ HCV-RNA

음성(negative): 완치

C형간염이 치료됨. DNA(데옥시리보핵산) 핵산으로 된 B형간염과는 달리 C형은 RNA(리보핵산) 구조이기에 C형 RNA검사에서 음성이 나와야 합니다. C형간염 바이러스는 혈청검사상 간수치가 낮아도 간세포 파괴는 진행되며, 이어서 재생과정에서 결절이 형성되고 죽은 섬유질 세포가 간에 축적되면 간경변이 형성됩니다. 바이러스에 의한 3mm 이상의 대결절은 간암의 원인이 되어 결국은 복수 식도정맥류와 같은 간 기능부전이나 간암으로 사망하게 됩니다. 간은 통증을 지각하는 신경세포가 없어 병원검사나 심각한 병증을 통해서만 말기적 증상을 알게 되는 함정이 있습니다. 간암 발생 시 수술로 적출해도 간염 바이러스가 있는 한 반드시 재발되기 때문에 완치를 위해서는 C형간염

을 치유하지 않으면 안 됩니다.

※ e항체(HBeAb)는 양성이며 e항원(HBeAg)은 음성으로 나오면서 GOT, GPT가 정상수치를 초과할 경우를 어떻게 이해해야 하는가?

이런 경우를 보통 비활동성 간염이라고 부릅니다. 간수치가 참고치를 넘는 것과 무관하게 e항원이 음성이고 e항체가 양성으로 나오는 경우입니다. 대부분의 사람들은 항원이 없고 항체가 생긴 것으로 이해합니다. 그러나 추리를 해보면 답이 나옵니다. 간에 염증이 생기는 원인에는 알코올성 간장애, 약물중독, 그리고 간염에 의한 염증, 이 세 가지가 주요 원인으로 작용합니다. 술도 마시지 않고 약물복용으로 인한 문제도 없는데 수치가 오르고 있다면 그것은 간염 바이러스에 의한 염증입니다. 사실 혈청검사는 정맥에서 뽑은 혈액을 검사하여 얻은 결과표이지, 간세포에서 추출한 혈액을 검사한 것이 아닙니다. 그러므로 실제로는 정맥 속에 혈액에서는 항체가 검출되어도 간에는 항체가 없는 것입니다. 때문에 간염환자의 군복무 면제여부를 결정하기 위한 만성간염 유무 검사는 혈청검사가 아니라 간 생검, 즉 조직검사에 의존합니다. 다시 말하면 혈청검사와 실제 간세포의 조직검사에는 차이가 있기 때문입니다.

물론 혈액에서 항체가 생긴 것은 순서로 보면 점차 간에서도 항체가 잘만하면 연이어 생겨가는 과정으로 볼 수 있습니다. 좋은 신호입니다. 계속 면역에 박차를 가해야 합니다. DNA-probe가 음성이 되고 수치가 30 이하로 나오도록 해야 합니다. 그리하여 향후 1~2년 동안 언제 검사를 해보더라도 간수치가 정상수치를 유지하면 간에서 항체가 완전하게 생성됐다고 봅니다. 물론 간 조직검사를 해 보면 가장 정확한 답이 될 것입니다. 그러나 보통은 생검은 예후가 좋지 않기에 혈청검사로 확인합니다.

5. 항바이러스제

(1) 만성 B형간염 치료제(항바이러스제)

B형간염 바이러스 DNA 합성을 선택적으로 억제하여 간염 바이러스 증식을 억제하는 선택적 뉴

클레오사이드 유사체이며, 간염바이러스 살상제는 아닙니다.

·바라크루드(성분: 엔테카비어), 제픽스 내성이 생길 때 복용

·레보비르(성분: 클레부딘), 부광약품

·세비보(성분: 텔비부딘), 한국 노바티스제약

·헵세라(아데포비어 디피복실), 제픽스 내성 시 제픽스와 함께 복용

·비리어드(테드포비어), 유한양행

(2) 항바이러스제의 효과

제픽스, 클레부딘, 헵세라, 엔테카비어, 세비보, 비리어드 등은 B형간염 바이러스DNA 합성을 선택적으로 억제하여 간염바이러스의 복제와 증식을 억제합니다. B형간염 바이러스(HBV)의 복제를 저해함으로써 바이러스의 세포감염 능력을 저하시키는 경구 투여용 항바이러스제입니다. 간염 바이러스를 살상 제거하는 약은 아닙니다.

■ 항바이러스제에 대한 현직 내과의사의 기고내용

"현재 개발된 치료제로서 만성 B형간염에서 간경화나 간암으로 진행하는 것을 방지하는 약제로는 인터페론이 있으나 주사제라서 요즘은 잘 쓰이지 않고 제픽스, 헵세라, 이외에도 엔테카비어, 클레부딘이란 약제도 개발되어 현재 임상에서 사용 중입니다. 한 가지 불행한 사실은 이런 약제를 사용해도 완치되는 것은 아니고 진행만 막아주는 것이니까, B형간염 바이러스의 DNA는 정상적인 간세포의 DNA에 끼어들어가 있는데 이로 인해 간경화를 거치지 않고도 간암이 발생할 수 있습니다."

■ 제픽스 내성에 관한 의사의 기고

"항바이러스 치료제의 단점은 어떤 치료제이든지 약을 끊으면 다시 재발(비활동성이 활동성으로)하고, 그렇다고 하여 오래 먹게 되면 내성균이 생기면서 비활동성이 다시 활동성으로 변하는 것이 단점입니다. 우선 간수치가 100이 넘어가게 되고 바이러스가 활동성으로 바뀌었다면 제픽스부터 처

방을 받게 됩니다. 그런데 이 제픽스는 약 효과는 그런대로 괜찮으나 오래 복용할 시 바이러스가 이 약에 대해 내성이 생기게 되어 돌연변이가 발생합니다."

■ 제픽스 투약에 대한 의사의 견해

아래 소개되는 글은 제픽스가 도입되어 얼마간 사용이 되기 시작한 시점에서 한 현직의사가 의학 칼럼에 기고한 내용입니다. 제픽스에 대한 효능과 부작용 등을 잘 설명했기에 그대로 옮겨 적습니다.

"라미부딘(제픽스)이라는 새로운 약제가 도입되어 사용되고 있다. 이 약제는 바이러스의 증식을 억제하는 작용을 하고 간 기능 검사에서 간 효소치를 현저히 감소시키므로 현재 널리 사용되고 있다. 그러나 이 약제 또한 몸속의 B형간염 바이러스를 완전히 제거할 수 없으므로 완치를 가져오는 것은 아니다.

기적의 명약? 마땅한 완치방법이 없던 B형간염에 대하여 최근 '제픽스'라는 상품명을 가진 새로운 약제가 언론에 보도되면서 이 약을 처방해 달라고 요구하는 환자가 늘고 있다. B형간염의 사슬로부터 단번에 벗어날 수 있는 기적의 명약으로 생각하는 환자도 많은 것 같다. 그러나 아무리 약효가 좋다 하더라도 치료 대상이 되지 않는 사람이 사용하면 별다른 이득을 얻지 못할 것이다. 무작정 병원이나 약국으로 달려가기 전에 과연 나에게도 새로 나온 이 약제(매우 비싸다)가 도움이 될지를 냉철하게 생각해보는 것도 좋을 것이다."

이 약이 나오기 전부터 '인터페론-알파'라는 약제가 오래전부터 사용되고 있었다. 그러나 유감스럽게도 우리나라에는 이 약을 사용하여 도움을 받을 수 있는 환자가 전체 B형간염 환자의 극히 일부분에 지나지 않는다. 아주 특수한 경우를 제외하고는 인터페론은 사용하지 않는다는 것을 원칙으로 하고 있는 종합병원이 있을 정도이다. 막상 수개월 동안 수천만 원대의 약값을 지불하고 100여 번의 주사를 다 맞고서도 효과가 있는지 없는지 명확하지 않은 경우가 생기기도 한다. 당연히 환자나 의사 모두가 당혹스러운 적이 많았다. 게다가 부작용도 적지 않았던 것이 사실이다. 반면 '제픽스(의사들은 라미부딘(lamivudine)이라고 부른다)'를 사용하고 나면 대다수의 환자에서 간 기능 검사 수치가 드라마틱하게 개선되므로 환자나 의사 모두 뭔가 달라졌다는 느낌을 받을 수 있다. 그러나 문제는 간 기능 검사의 수치가 좋아졌다고 해서 건강도 좋아졌다고 장담할 수 없다는 데 있다.

현재까지 알려진 만성 B형간염에서의 라미부딘의 효과를 요약하면 (1) 혈중의 B형간염 바이러스 유전자(DNA titer)가 94~98% 정도 감소하고, (2) 반 이상의 환자에서 간 기능 검사 수치(ALT)가 정상화되며, (3) 간조직검사상 염증 및 섬유화의 정도가 감소된다는 점이다. 간 이식 수술을 받기 전후에 사용되면 바이러스가 몸에서 완전히 제거(완치)되는 경우도 있다. 용량은 통상 1일 100mg짜리 알약 1개를 복용한다. 사용기간은 아직 정해지지 않았는데 일반적으로 최소한 1년은 복용해야 하고 최근에는 사용기간을 늘리는 추세이다. 5년~10년 이상 사용하게 될 날이 다가오고 있는 느낌이다. 모든 좋은 약들과 마찬가지로 이 약도 부작용이 있다. AIDS환자에서는 라미부딘을 훨씬 많은 용량으로 사용하는데 췌장염, 간염, 감각이상, 빈혈, 피부의 반점, 기침, 어지러움, 피곤, 위장장애, 불면증 등 부작용이 상당히 많다. 한 가지 다행인 점은 B형 간염환자들은 1일 100mg이라는 적은 양의 약을 사용하므로 위와 같은 부작용이 자주 나타나지는 않는다. 이 약을 오래 사용하는 데 있어서 한 가지 문제점은 사용기간이 길어지면 이 약에 잘 듣지 않는 변이된 바이러스가 출현한다는 점인데, 이 변종 바이러스가 어떠한 성질일 것인지는 아직 명확히 밝혀져 있지는 않다.

의사의 입장에서 보면 라미부딘을 만성 B형간염 환자에게 모두 사용하기에는 아직 해결되지 않은 문제점이 많다. 가장 큰 한계점은 근본적으로 바이러스를 인체에서 제거하지 못한다는 점이다. 완치가 되지 않은 상황에서 몇 가지 검사결과가 좋아진다 하여 환자의 수명이 연장되거나 삶의 질이 개선된다고 단언하기 어렵다. 물론 B형간염 바이러스를 가지고 있는 환자 중에서도 지속적으로 간염이 심한 사람에서 간경화와 간암이 많이 발생하므로 라미부딘에 의하여 염증이 감소하면 궁극적으로 간경화, 간암도 감소할 수도 있다. 그러나 이러한 희망이 현실로 되기까지에는 수십 년간의 연구가 필요할 것이고, 그러한 결과가 나오기 전까지는 감히 어느 누구도 장담할 수 는 없을 것이다. 다른 문제로는 사용기간이 정해지지 않았다는 점이다. 이는 바이러스의 증식을 억제하는 효과가 약을 사용하고 있는 동안으로 한정되어 있고 약을 끊으면 거의 치료 전 상태로 되돌아가는 경향이 있기 때문이다.

라미부딘은 B형간염 바이러스를 지니고 있는 환자에서 장기적으로 수명의 연장이나 삶의 질의 향상과 같은 의학의 일반적인 목표에 도달하는데, 어떤 도움이 되는지 명확하지 않은 상황에서 국내에 도입된 셈이다. 따라서 의학계에서 이 약제에 대한 보다 명확한 치료지침을 내놓기 전까지는 '묻지 마' 방식으로 이 약제를 구하여 사용하는 것은 피해야 한다고 생각한다. 만성 B형간염 환자 중 ALT 수치가 정상 상한치의 2~3배 이상 높으면서 HBe 항원과 DNA가 양성인 환자에게 우선적으로 처방해볼 수 있다고 생각하고 있지만 정답은 아니다. 단, 간 기능 검사도 정상이고 증상도 없는 소위 건강보균자(정확히 말하자면 바이러스 보유자)가 이 약을 사용해야 할 이유는 전혀 없어 보인다. 결국 라미부딘(제픽스)는 기적의 명약이 아니다. 꼭 필요한 사람이 적합한 경우에 사용하여 도움을 받을 수 있는 하나의 새로운 처방일 뿐이다."

(3) 항생제

항바이러스제에 대한 본질을 논하기에 앞서 페니실린 항생제 얘기를 먼저 하겠습니다. 영국의 미생물학자 플레밍은 1928년 우연히 포도상구균을 배양하고 버린 찌꺼기에서 포도상구균의 발육을 억제하는 곰팡이균을 발견하고 이 물질을 페니실린이라고 불렀습니다. 페니실린은 포도상구균은 물론 각종 세균을 죽이는 효과가 탁월한 것으로 밝혀졌습니다. 1940년 영국의 병리학자 플로리와 생화학자 체인이 페니실린을 분말로 정제하는데 성공함으로써 항생제 시대의 막을 열었습니다. 이후 여러 종류의 항생제가 잇따라 개발돼, 임질이나 매독, 연쇄구균 감염으로 인한 사망을 크게 줄이는 데 기여했습니다. 하지만 항생제의 남용은 내성균을 만들어내 20세기 말 슈퍼박테리아의 출현이라는 새로운 숙제를 안겨주었습니다.

1차전은 페니실린의 완승(完勝)이었지만 세균의 반격은 즉각적이었습니다. 1년도 채 지나지 않아 페니실린에 끄떡하지 않는 돌연변이 박테리아가 등장했던 것입니다. 1946년엔 포도상구균의 14%가, 1940년대 말엔 50% 가까이가 페니실린 내성(耐性)을 갖게 됐습니다. 2차전이 박테리아의 '판정승'으로 기울자 1960년은 '메치실린'이 '구원투수'로 등장했습니다. 1961년 메치실린 내성균이 등장했지만, 30여 년간은 그럭저럭 버틸 수 있었습니다. 1980년대 개발된 강력한 항생제 '세팔로스포린'도 메치실린을 거들었습니다. 그러나 1990년대 들어 이것들로 치료할 수 없는 포도상구균이 전체의 50%가 넘게 됐습니다. 급기야 1996년 일본, 1997년 한국에서는 '최후의 항생제'로 불리는 반코마이신에 반쯤 내성을 가진 포도상구균(VISA)이 등장했습니다. 세계 언론은 이를 '슈퍼 박테리아'라 불렀고, 전문가들은 이때부터 '무(無) 항생제 시대'의 도래를 공공연하게 경고하고 있습니다.

올해 미국에서는 반코마이신에 완전한 내성을 가진 포도상구균(VRSA)이 2건 발견됐습니다. 반코마이신 내성균은 현재 '옥사졸리디논' 등의 새 항생제로 치료하고 있지만 '임시방편'에 불과하다는 게 전문가들의 의견입니다. 폐렴구균, 장구균, 대장균, 녹농균 등의 총공세도 포도상구균과 대동소이합니다. 장구균의 경우, 페니실린 암피실린 반코마이신으로 치료약제가 변해왔으나, 최근 반코마이신 내성균이 급증해 국내선 전체 장구균의 20%를 차지하고 있습니다. 대장균이나 녹농균의 경우, 암피실린, 피페라실린, 제3세대 세팔로스포린, 카바페넴으로 치료해 왔으나 최근엔 카바페넴이 내성균도 증가하고 있습니다. 중이염이나 부비동염(축농증), 뇌수막염 등을 일으키는 폐렴구균은 페니실린으로 비교적 잘 치료되던 균이었으나 지금은 '최신형' 세팔로스포린으로도 잘 치료되지 않습니다. 이런 균이 뇌수막에 침범하면 사실상 치료가 불가능한 실정입니다.

인류는 지금껏 수많은 항생제를 개발해 왔습니다. 그러나 박테리아는 인류의 항생제 개발 속도보다 더 빨리 내성을 획득, 전파하고 있습니다. 병도 아니라고 여겼던 폐렴, 임질, 중이염, 결핵 등이 불치병으로 돌변해 생명을 뺏게 될 수도 있는 것입니다. 항생제의 남용은 항생제에 내성을 가진 균종을 생산해내고, 광범위 항생제는 인체에 있는 정상 세균총(장관에 정상적으로 공생하는 대장균과 같은)도 같이 없애므로 다른 세균에 의한 2차 감염을 일으킬 수 있습니다. 실로 각 항생제에 대한 내성변이주가 많이 출현하여(MRSA, VRSA) 인류의 생명을 위협하고 있습니다. 슈퍼 박테리아라는 제목으로 TV 뉴스에도 보도되었던 적이 있습니다.

한국에서는 다른 서방세계에 비해 항생제 투약율이 매우 높으며 남용되고 있다고 식약청은 지적합니다. 항생제 과용으로 인해 내성이 생기면, 이전에는 대수롭지 않게 나을 수 있었던 세균성질환을 더 이상 치료할 수 없게 될 수 있기 때문입니다. 이처럼 세균들은 항생제에 대한 내성을 본능적으로 갖게 되어 결코 사멸되지 않습니다. 앞으로 더 강한 항생제를 개발하는 만큼 세균들 또한 세균은 그것을 이기고 생존하는 더 강인한 세균이 될 것입니다. 슈퍼 박테리아가 출현합니다. 만약 항생제 과용으로 내성이 생긴다면 가벼운 폐렴, 임질, 중이염 등으로도 사망할 날이 올 수 있습니다. 내성은 세균에만 국한된 것이 아닙니다. 바이러스에 대하여도 동일합니다. 이번에는 바이러스와 관련된 자료들을 검토해보겠습니다.

(4) 바이러스(virus)

세균보다 작아서 세균여과기로도 분리할 수 없고, 전자현미경을 사용하지 않으면 볼 수 없는 작은 입자를 바이러스라고도 합니다. 인공적인 배지에서는 배양할 수 없지만 살아 있는 세포에서는 선택적으로 증식합니다. 바이러스는 생존에 필요한 물질로서 핵산(DNA 또는 RNA)과 소수의 단백질만을 가지고 있으므로, 그 밖의 모든 것은 숙주세포에 의존하여 살아갑니다. 결정체로도 얻을 수 있기 때문에 생물·무생물 사이에 논란의 여지가 있지만, 증식과 유전이라는 생물 특유의 성질을 가지고 있어서 대체로 생명체로 간주됩니다. 한편 세균(bacteria)은 몸이 하나의 세포로 이루어진 가장 작고 하등한 미생물로서 박테리아라고도 합니다. 엽록소가 없기 때문에 광합성을 할 수 없습니다. 따라서 땅, 물, 공기, 사람의 몸 등 어느 곳에나 양분이 있으면 기생합니다. 세균이 자라기 위해서는 양분과 함께 알맞은 온도와 습도 및 산소가 필요합니다.

■ 바이러스의 구조

바이러스의 유전물질을 전달하는 핵산으로 구성된 중심부(core)와, 이것을 싸고 있는 단백외각(蛋白外殼: capsid)이 있고, 또 어떤 종류의 바이러스는 그 단백외각 밖을 싸고 있는 지방질로 된 외피(envelope)로 구성되어 있습니다. B형간염 바이러스의 경우, 핵산으로 구성된 중심부(core)를 core(코어)항원이라 부르고 임상병리학적 용어로는 HBcAg로 표시합니다. 코어항체는 HBcAb로 표시합니다. 그러나 실제로 임상병리검사에서는 이 검사를 일반적으로 하지 않습니다. 대신 HBV-DNA-probe라고 부르는 B형간염 바이러스 유전자 중합효소 활성도 또는 개체수를 측정하여 간염의 증식과 복제상황 정도를 확인합니다. 사실 HBV-DNA(B형 간염유전자)가 뒤에서 설명하는 바이러스의 생활주기를 읽어보면 아시겠지만, 정상 간세포의 핵산 또는 유전자에 끼어들어가서 간세포를 비정상적인 세포로 변형시키거나 기능을 약화시켜 해독 기능을 무력화시킵니다. 혹은 간세포를 돌연변이화하기도 하고 파괴하기도 합니다. 이런 기전(機轉: 메커니즘)을 거쳐 간경변과 돌연변이가 된 세포의 무한증식 중에 원발성 간암이 유발됩니다. C형간염의 기전도 위와 같습니다. 그렇기 때문에 간염으로 인한 모든 간경변과 합병증 및 간암은 바로 이 간염 바이러스 유전자로부터 비롯된다는 것을 확인할 수 있는 것입니다.

또한 B형간염 바이러스는 단백질로 구성된 외각을 둘러싸고 있는 지방질 외피(envelope: 봉투, 포장이라는 뜻을 가진 영단어)가 있습니다. 이 지방질 외피를 의미하는 영어단어 envelope의 첫 글자를 빌려, 임상병리용어로 HBeAg로 쓰고 e항원이라고 부릅니다. e항원에 대한 치료가 되어 항체가 생기면 병리검사에는 'HBeAb(e항체) 양성(positive)'로 표시합니다. 그래서 혈청검사에서는 간염상태를 알아보기 위한 지표로서 주로 HBeAg, HBeAb, HBV-DNA-probe 검사를 합니다.

핵산은 DNA나 RNA의 어느 한 가지만을 가지고 있고, 이것을 기준으로 DNA 바이러스, RNA 바이러스로 나눌 수 있습니다. B형간염 바이러스는 DNA 바이러스입니다. 이 구조는 이중나선형으로 단단하게 꼬여있어 안정적이며 잘 변형되지 않습니다. 그렇기 때문에 한번 항체가 생성되면 다시는 감염의 우려 없이 치료가 됩니다. 그러나 C형간염은 RNA 바이러스 구조로 불안정한 외가닥 선으로 되어 있어 중화항체가 생겨도 또 다른 변형 바이러스가 연속적으로 나타나며, 기존 중화항체는 새로 변형된 바이러스에는 면역작용을 전혀 하지 못해서 의미가 없습니다. 그래서 C형항체가 검출되면 그것은 치료가 아니라 감염됐음을 의미합니다. C형간염항체가 음성으로 나와야만, 즉 없어져야 비로소 치료가 되는 것입니다. 단백외각은 외각단위단백체(外殼單位蛋白體: capsomer)가 질서정연하게 결합되어 여러 가지 형태를 이루고 있습니다. 바이러스는 소독약이나 열에 대하여는 세균보다 강하며, 항생물질에 대해서도 저항성을 보입니다.

간염 바이러스는 인체에 침입하면 우리 몸의 피부, 장기, 심지어 골수에까지 들어가 잠복해 있습니다. 다만 간염이란 병명이 시사하는 바와 같이 간에서만 염증반응을 일으키는 것입니다. 그렇기 때문에 간염치유는 혈중항체가 생성되어도 생체 내의 모든 바이러스가 검출되어 모두 사멸될 때까지 1년 이상 면역관리를 해야 합니다. 그렇지 않으면 생존한 바이러스에 의해 다시 리바운딩, 즉 재발될 수 있습니다.

■ 간염바이러스를 포함한 바이러스의 생활주기

① 흡착: 숙주세포와 바이러스가 물리적인 충돌을 일으키면 숙주세포의 표면에 특수한 수용체 자리(receptor site)에 바이러스가 부착합니다. 이 세포 표면의 수용체 자리로는 지질단백층 및 당지질층, 파지의 경우 세포의 편모 및 선모도 이용됩니다. 따라서 바이러스가 부착하려면 바

이러스의 부착부위와 세포 표면의 수용체가 특수하게 결합할 수 있어야 합니다. 세포 표면에 변화가 생기면 부착할 수 없습니다.

② 침입바이러스의 침입단계는 바이러스의 종류에 따라 다릅니다. 대부분의 동물 바이러스는 세포의 식작용(食作用:phagocytosis)에 의하여 세포 내의 식포(食胞)에 들어갑니다. 어떤 바이러스는 외피와 세포막이 융합 및 상호작용에 의하여 침입하기도 합니다.

③ 해체(uncoating): 숙주세포 안에 들어온 바이러스는 외각단백을 벗어버리고 핵산이 세포질 내로, 또는 핵 내로 들어갑니다. 외피가 있는 바이러스는 침입 시 세포 표면에서 외피를 벗고 세포질로 들어가며, 탐식작용에 의하여 식포에 들어간 바이러스는 리소좀에 있는 효소의 작용으로 외각단백을 벗고 세포질로 들어갑니다.

④ 바이러스 단위성분의 복제(複製): 세포질에 들어온 핵산의 일부는 숙주세포의 효소(DNA, RNA poly-merase)에 의해 초기 메신저리보핵산(초기의 mRNA)을 생성하고, 이 mRNA는 단위성분 합성에 필요한 효소를 만듭니다. 단위성분들은 밝혀지지 않은 자기집체 메커니즘에 의하여 서로 집합되어 새로운 바이러스를 성숙시킵니다. 바이러스 핵산물질의 복제는 바이러스의 종류에 따라 작용 메커니즘이 다르며, 유전법칙에 따라 복잡한 과정을 거칩니다.

⑤ 방출: 새로운 바이러스들이 완성되면 바이러스 효소에 의하여 새로운 바이러스들이 방출됩니다.

■ 바이러스병

이들 바이러스병 치료에는 특효약이 없으므로 백신이나 항혈청에 의하여 예방접종에 중점을 둡니다.

■ 바이러스에 감염된 세포와 정상세포의 차이

바이러스에 의해 감염되어 변형된 정상세포는 여러 면에서 세포와 다른 현상이 나타나는데, 가장 중요한 차이점은 다음과 같습니다.

- ·생체 외에서 쉽게 생장할 수 있다.
- ·접촉억제현상이 상실되어 세포가 여러 층으로 자랄 수 있으며, 세포가 생장해가는 방향이 다양해진다. 따라서 세포가 정상세포보다 훨씬 빨리 자란다.
- ·세포 표면에 여러 변화가 생긴다.(이온들의 통과능력 증가, 독소 호르몬 결합능력 상실, 새로운 항원생성 등)
- ·염색체 이상이 일어난다.
- ·인터페론이라는 항바이러스제가 생성된다.
- ·세포의 노화현상이 일어나지 않는다.
- ·Cyclic AMP 증가로 정상세포 생성순환을 중지시키고 변형된 세포생성순환으로 유도한다.

위와 같은 과정에 의해 간암발생이 일어납니다.

(5) 결론

현재 국내에서는 간염 환자는 우선 항바이러스제 중에서 비용부담이 적은 제픽스를 사용하게 됩니다. 내성문제를 걱정하면 의사들은 헵세라를 쓰면 해결된다고 합니다. 시간이 흘러 제픽스 내성 환자가 늘어나고 있으며, 이들 대부분은 의사들의 권유대로 헵세라를 추가하여 복용하는 추세입니다. 요즘에는 드물게 클레부딘(레보비르)이나 바라크루드를 처음부터 복용하는 분들도 있습니다. 내성이 생기면 약을 바꿔야 합니다. 그 후 시간이 흐르면 또 내성이 생길 것입니다. 숙주의 몸이 망가질 때까지 평생 동안 기약 없이 경비와 내성과 심각해지는 간질환 합병증으로 시달리게 되는 것입니다. 그러므로 뜻있는 비용이라고 하기에는 너무 애처로운 상황입니다. 그 다음은 어떻게 할 것입니까? 의사들은 또 다른 항바이러스를 권할 것입니다. 그렇지만 도저히 내성의 굴레에서 벗어날 수 없습니다.

이러면서 여러 해가 지나면, 물론 그 과정에서 환자는 간염에서 간경화로 치닫게 됩니다. 비대상성 간경변 환자는 해독력이 약한 간 때문에 늘 신장이 무리를 받아 약해져 있기에 신장 독성이 가중됩니다. 더욱더 간경화는 심화됩니다. 그런 상황이 되면 더 이상 항바이러스제를 쓸 수 없는 상황이 벌어지는 것입니다. 호전의 끝도 없고 승산도 없으며 끝내는 물러설 데 없는 벼랑 끝에 서게 됩니다.

내성환자들의 바이러스 DNA 수치는 보통 수백만에서 1억까지 나옵니다. 또한 항바이러스제를 먹지 않은 사람들에 비해 잘 내려가지 않습니다. 항체가 생기기까지는 몇 해가 걸릴지 모릅니다. 저의 생각으로는 최소한 2~3년은 더 추가해야 될지 모른다는 것입니다.

물론 간 수치가 너무 높아 간 기능 부전 증상을 보이면, 한시적으로 항바이러스제를 투약하는 것은 필요한 조치일 수 있습니다. 1~6개월 이내에는 내성이 잘 생기지 않는 것으로 보이며, 1년 이상 사용 시에 내성이 생기기 쉽습니다. 따라서 당사자가 몸을 지탱하기 너무 힘들 때에는 항바이러스제를 일시적으로 투여하는 것이 바람직할 수 있습니다. 그러므로 식이요법으로 항체생성을 시도하는 것이 바람직합니다.

(6) 간염항체 생성사례와 '항바이러스제'

늘 건강하고 좋은 일 있기를 바랍니다. 송산팔체질연구소를 항상 변함없이 신뢰하고 아껴주심에 감사합니다. 참고로 지난 2007년 12월 중 B간염 항체가 생성된 임상병리기록 중 한두 분의 검사표를 우송하오니 참고하여 팔체질 식이요법에 굳건한 확신을 두기 바랍니다.

참고로 항바이러스 제제, 이를테면 제픽스(라미부딘)와 내성이 생긴 간염환자에게 복합처방하는 헵세라, 그리고 클레부딘, 바라크루드 등과 같은 간염바이러스 유전자 억제제를 복용해 온 경우라면, 항바이러스 약을 복용하여 내성이 생긴 변종 바이러스는 그렇지 않은 바이러스에 비해 몹시 힘든 싸움이 된다는 것을 염두에 두어야 합니다. 한 분은 48세 여성으로, 지난 8월초 시작하였는데 12월 24일 검사에서 만성 활동성 간염 항체가 생성되었고, 간경화와 간암을 일으키는 간염 바이러스 DNA(유전자)가 음성, 즉 1.0 이하로 떨어져 현재 혈청검사로는 완전하게 간염이 치유되었습니다.

다른 한 분은 36세 남성으로, 은행업무상 몹시 과로하여 무기력한 상황에서 지난 3월에 시작했습니다. 당시 GOT, GPT가 각각 보시는 바와 같이 약 240, 400을 유지하고 있었습니다. 식이요법이 진행됨에 따라 수치는 감마지티피와 함께 내려가기 시작하여 12월 7일 검사에서는 22, 29로서 양호한 정상수치를 유지하고 있습니다. 더욱이 만성활동성 항원(e항원)은 음성으로 없어졌고, e항체는 1.0 이하인 0.83으로 완전하게 생성되었습니다. 게다가 만성간염 바이러스 유전자(DNA)는 양성, 즉 1.0 이하로 완전히 내려, 현재 혈중에는 바이러스유전자가 전혀 검출되지 않습니다. 즉 간경화를 진행시키고 간암을 유발하는 원인 미생물인 간염바이러스가 없어진 것입니다.

그러나 남성분의 검사표를 자세히 살펴보면 GOT, GPT는 꾸준히 하강하나, 그 다음 달 검사에서 바이러스 DNA가 236.9에서 345.6으로 올라간 것을 볼 수 있습니다. 간 기능이 정비되거나 면역반응관계로 일시적으로 올라가기도 합니다. 그러나 그 다음 6월 8일 검사에서는 21.8로 굉장히 많이 내렸습니다. 마침내 12월 7일 검사에서는 1.0 이하로 내려갔습니다. 보통 간염환자의 바이러스 DNA 수치가 보통 적게는 200~300, 많게는 2,000~5,000정도, 심하면 5,000만에서 1억의 수치까지, 심지어 8억 이상 넘게 나오는 점을 감안하면 놀라운 결과입니다. 참고로 제픽스 헵세라 등 항바이러스 제제를 복용한 분들의 경우에는 내성이 생겨 변종간염 바이러스가 출현하여 보통 500만 내지 1억을 보이는 경우가 상당합니다. 그렇기 때문에 식이요법 중 검사수치상 불길하게 보이는 점이 있어도 꾸준히 신뢰를 갖고 힘쓰면 좋아집니다. 또 하나, 혈소판 수치가 처음 3월 16일 검사에서는 154,000이었던 것이 12만으로 2만이나 떨어졌다가 점차 상승하여 원상태로 돌아왔습니다. 이것은 식이요법을 하면 혈액순환이 왕성하게 이루어짐에 따라 혈소판의 감소현상을 초래합니다. 혈액순환은 혈관 내벽의 구성물질인 혈소판 감소를 초래합니다. 이는 마치 비가 많이 내려 시냇물의 유량이 많아지면 시냇가의 토사가 상당량 유실되어 떠내려가는 것과 비슷합니다. 그러나 식이요법으로 보완하면 원상회복을 할 수 있습니다.

지나치게 수치에만 과도하게 민감하게 반응하면 체질의학에 대한 믿음을 잃게 되고 우왕좌왕하다 끝내는 항체생성을 포기하게 될 수도 있습니다. 검사표의 당사자는 흔들리지 않고 꾸준히 밀고 나감으로 좋은 결과를 얻을 수 있었습니다. 현대의학의 임상병리검사만을 지나치게 의존하면 면역 증강 중에 나타나는 과도기적 현상을 오해할 수 있습니다. 그보다는 명현현상을 제외하고는 자신의 몸이 좋아지고 있다면, 이것이 가장 중요한 지표가 되는 것입니다. 그러므로 검사표보다는 자신의 몸을 보시기 바랍니다. 나무를 보지 말고 산과 숲을 보아야만 자신의 서 있는 위치와 행선지를 정확하게 알 수 있을 것입니다.

이분들은 지속적으로 향후 1~2년 동안 식이요법으로 보완하여 몸과 간장과 다른 장기 심지어는 골수 속에 침투하여 기생하고 있는 바이러스를 완전히 전멸시켜야 합니다. 동시에 간에 영구 항체가 생성되어 1~2년 동안 간 기능 검사를 아무 때나 하더라도 정상을 유지하면, 완전히 간질환이 완치되어 마침내 간질환 치료의 마침표를 찍게 됩니다. 이로써 간경화로의 진행과 간암의 발생가능성을 완전히 끊게 되는 것입니다. 만일 독자가 간경화가 진행되지 않은 상태라면 정상인의 간과 똑같은 깨끗한 간을 생명이 다할 때까지 갖게 되는 것을 의미합니다.

■ B형 만성간염 항체 생성과 간염바이러스유전자(HBV-DNA) 치유사례

검사항목 읽는 법

항목	정상소견	정상 수치	설명
HBeAg	음성(negative)	1.0 이하	만성간염이 나으면 1.0 이하로 나타나며 e항원이 소실된 것이다.
HBeAb	양성(positive)	1.0 이하	1.0 이하가 되면 e항체가 생성된 것이다.
HBV-DNA-probe	음성(negative)	1.0 이하 또는 2000〈 또는 not detectd	1.0 이하가 되면 만성간염유전자가 소실되었다. 혈청검사에서 e항원이 소실되고 e항체가 생성되고 B형간염바이러스유전자가 음성이 되고 난 뒤, 향후 1~2년 동안 GOT, GPT 등을 포함하여 간 기능검사가 늘 정상을 유지하면 간 내(肝內) 항체가 영구적으로 생성된 것으로 간염이 완전히 치유된 것이다.

진단검사의학과 검사 보고서
Laboratory Medicine Report

YU:MC 영남대학교병원
Yeungnam University Hospital

등록번호 : 11179293	성 명 : 손무향 (63 / 여)	주민번호 : 481110-2*****
Patient's Hospital ID Number	Name Gender (F)	처 방 일 : 2012. 5.29
의 뢰 과 : 소화기내과	의뢰의사 : 이헌주	Prescription Date
Request Department : IMG	Request Dr. : Heon Ju Lee	

■자동화학검사(S)　　　검체접수일시 : 2012. 8.20 09:48　보고일시:2012. 8.20 11:42　보고자:류인옥
Autochemical test　　　Specimen acceptance Date　　Report Date　　　　Reporter:

1. ALT	19	IU/L	2. AST	25	IU/L
3. GGT	12	IU/L	4. T-BII	0.78	mg/dL
5. D-BII	0.28	mg/dL	6. ALP	151	IU/L

■효소면역검사(S)　　　검체접수일시 : 2012. 8.20 10:08　보고일시:2012. 8.20 13:28　보고자:박해철
Immuno Assay test　　　Specimen acceptance Date　　Report Date　　　　Reporter:

1. HBsAg				
HBsAg	Positive		HBsAg(index)　H 2574.4	S/CO
2. AFP	1.68	ng/mL		

■혈청검사(S)　　　　　검체접수일시 : 2012. 8.20 14:11　보고일시:2012. 8.22 08:35　보고자:추교영
Serological test　　　　Specimen acceptance Date　　Report Date　　　　Reporter:

1. ※PIVKA2 Qn`t	17	mAU/mL

■일반혈액검사(WB(E))　검체접수일시 : 2012. 8.20 09:09　보고일시:2012. 8.20 09:50　보고자:오희숙
General Hematologic test　Specimen acceptance Date　Report Date　　　　Reporter:

1. R-CBC (5종)

WBC	L 3.51	K/uL	RBC	L 4.08	M/uL
Hb	13.1	g/dL	Hct	L 37.3	%.
RDW	12.1		MCV	H 91.5	fL
MCH	H 32.1	pg	MCHC	35	g/dL
PLT	L 108	K/uL	Pct	L 0.1	%
MPV	9.1	fL			

2. WBC DIFF

Seg	61.3	%	Lymp	29.2	%
Mono	6.1	%	Eos	1.5	%
Baso	0.1	%	LUC	1.7	%

■분자생물학검사(WB(E))　검체접수일시 : 2012. 8.20 13:05　보고일시:2012. 8.23 08:37　판독자:이채훈
Molecular Biologic test　　Specimen acceptance Date　　Report Date　　　　판독자:Chae Hoon Lee

HBV PCR Qn't-Real ti				
HBV IU/ml	Not Detected	IU/ml	Copies/ml	Not Detected	Copies/m

등록번호:	1683985
환자성명:	문병돈 (남/54)
진료과:	내과
진료의사:	문정섭	병실: 외래

바코드번호	검사항목	결과		단위	참고치	
M1202222761	검사처방일: 2012-02-22 13:19				접수일시: 2012-02-22 13:22	검사자: 김희백
	검 체: Blood				보고일시: 2012-02-22 13:38	보고자: 주신영/황동희
	CBC with Diff and ESR					
	RBC	4.62		×10^6/㎕	4.2 ~ 6.4	
	Hb	15.9		g/dl	13.0 ~ 17.0	
	Hct	43.4		%	39 ~ 52	
	WBC	4.86		×10^3/㎕	4.0 ~ 10.0	
	Platelet	137	L	×10^3/㎕	150 ~ 400	
	MCV	93.9		fL	79 ~ 96	
	MCHC	36.6	H	g/dl	32 ~ 36	
	MCH	34.4	H	pg	26 ~ 33	
	RDW	12.4		%	11.5 ~ 14.5	
	PDW	8.8		fL	8.2 ~ 16.2	
	BLAST	*		%	0 ~ 0	
	PROMY	*		%	0 ~ 0	
	MYELO	*		%	0 ~ 0	
	META	*		%	0 ~ 0	
	BAND	*		%		
	NEUT	51.0		%	50 ~ 75	
	LYMPH	39.5		%	20 ~ 44	
	MONO	5.8		%	2 ~ 9	
	EOSIN	3.5		%	1 ~ 5	
	BASO	0.2		%	0 ~ 2	
	IMMAT	*		%		
	ATYP	*		%		
	N-RBC	*				
	ANC	2.48		×10^3/㎕		
	ESR	21	H	mm/hr	0 ~ 11	
M1202222762	검사처방일: 2012-02-22 13:19				접수일시: 2012-02-22 13:22	검사자: 정운학
	검 체: Blood				보고일시: 2012-02-22 14:11	보고자: 주신영/황동희
	Admission battery					
	AST (GOT)	23		IU/L	0 ~ 37	
	ALT (GPT)	17		IU/L	0 ~ 41	
	Protein	7.9		g/dl	6.7 ~ 8.3	
	Albumin	4.5		g/dl	3.5 ~ 5.2	
	Glucose	99		mg/dl	70 ~ 110	
	Bilirubin (total)	1.5	H	mg/dl	0.2 ~ 1.3	
	ALP	57		IU/L	39 ~ 117	
	Creatinine	1.00		mg/dl	0.5 ~ 1.3	
	BUN	18		mg/dl	7 ~ 22	
	Cholesterol (total)	169		mg/dl	150 ~ 240	
	Uric acid	7.9	H	mg/dl	3.4 ~ 7.0	
	Amylase	71		U/L	16 ~ 80	
	r-GTP	28		IU/L	11 ~ 50	
M1202222763	검사처방일: 2012-02-22 13:19				접수일시: 2012-02-22 13:22	검사자: 신점임
	검 체: Blood				보고일시: 2012-02-23 15:40	보고자: 황동희/주신영
	HBV DNA Real-time PCR (정량)					
	HBV DNA Real-time(정량) IU	Not detected		IU/mL	Not detected	
	HBV DNA Real-time(정량) cop	Not detected		copies/mL	Not detected	
	HBV DNA Real-time(정량) pg	*		pg/mL	Not detected	
M1202222764	검사처방일: 2012-02-22 13:19				접수일시: 2012-02-22 13:22	검사자: 최혜경
	검 체: Blood				보고일시: 2012-02-22 14:17	보고자: 황동희/주신영
	HBeAg	Weakly Positive			Negative	
	HBeAb	Negative			Negative	

인제백병원 진단검사의학과   서울시 중구 저동2가 85번지 (100-032)

검사기관코드: 11100609   http://www.paik.ac.kr

출력일시: 2012-02-28 14:13:44   Page 1

임상병리 LAB 결과

주민등록번호 : 520705-135****

640496 : 김정섭 / 남

습입	검체	검사	참고치	단위	구분	11-07-19 07:08:59	11-07-19 07:08:58
		Calcium	8.6~9.9	mg/dL	N		
		Inorganic P	2.8~4.5	mg/dL	N		
		Glucose	75~110	mg/dL	N		
		BUN	7.0~21.0	mg/dL	N		
		Creatinine	0.65~1.10	mg/dL	N		
		Uric Acid	3.5~8.0	mg/dL	N		
		Cholesterol	139~230	mg/dL	N		
일반화학		Total Protein	6.7~8.0	g/dL	N		
		Albumin	3.4~5.3	g/dL	N		
		Alk. Phos	39~111	IU/L	N		
		AST(GOT)	13~36	IU/L	N		
	Serum	ALT(GPT)	11~46	IU/L	N		
		T. Bilirubin	0.2~1.3	mg/dL	N		
		Gamma-GT	8~46	IU/L	N		
		Triglyceride	65~270	mg/dL	N		
면역단백		Cystatin C	0.65~1.10	mg/L	N		
		eGFR (Cystatin C)	60~180	mL/min	N		
증양표지자		alpha - fetoprotein	1.1~5.0	ng/mL	N		
일반화학		Hyaluronic acid	0~54.7	mcg/L	N		
바이러스성 간염 표지자		HBaAg	Negative		T		
		Anti-HBe	Negative		T		
		PT(Sec)	11.0~15.0	sec	N	15.1	
혈액응고	Plasma	PT(%)	70~130	%	N	72	
		PT(INR)	0.96~1.16	INR	N	1.24	
감염 분자유전		HBV DNA 정량 [RQ-PCR]	Target Not Detected	IU/mL	T		
증양표지자	Serum	PIVKA-II	0~40	mAU/mL	N		

LABORATORY REPORT

차트번호	수진자명	주민등록번호	나이 / 성별
12-00069	임순화	680325-2	48세 / 여
진료실명	담당의사	병실명	접수일자
1내과	김영두		2016-04-30

검사항목	검사결과	서술결과
B형간염e항원(정밀)	Negative(0.00)(양성>0.10)	
B형간염e항체(정밀)	Positive(0.00)(양성<0.40)	
AFP	1.66(0-9.6)	
B형간염DNA정량검사(실시 간중합효소연쇄반응법) 진단검사의학과전문의 등 판독	< 20(20)	
총단백정량	6.8(6.6-8.3)	
알부민	4.7(3.8-5.1)	
총빌리루빈정량	0.93(0.0-1.0)	
총콜레스테롤정량	160(140-200)	
AST[SGOT]	22(8-33)	
ALT[SGPT]	15(3-35)	
알칼리포스파타제	69(34-114)	
γ-GTP	14(0-50)	
당검사(정량)	96(70-105)	
요소질소[NPN포함]	14.7(8-23)	
크레아티닌	1.2(0.7-1.5)	

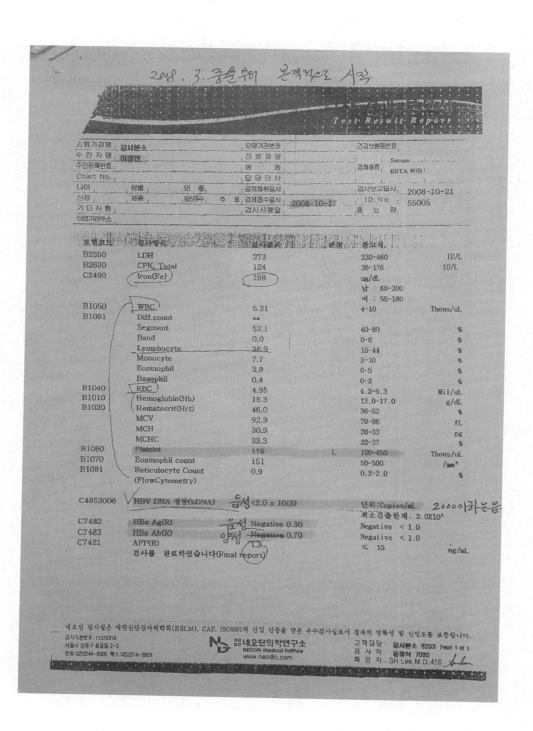

2008. 3. 중순무터 본격적으로 시작

Test Result Report

의뢰기관명	강서분소		요양기관번호		건강보험증번호		
수 진 자 명	이경연		진 료 과 명			Serum	
주민등록번호			병 동		검체종류	EDTA W/B	
Chart No.			담 당 의 사				
나이	성별	인 종	검체채취일시		검사보고일시	2008-10-21	
신장	체중	임신주수 주 임	검체접수일시	2008-10-17	I.D.No	55005	
기 타 사 항			검사시행일		총 묘 량		
의뢰기관주소							

보험코드	검사명칭	검사결과		판정	참고치		
B2590	LDH	273			230-460		IU/L
B2630	CPK, Total	124			38-176		IU/L
C2490	Iron(Fe)	198			ug/dL		
					남 : 60-200		
					여 : 55-180		
B1050	WBC	5.21			4-10		Thous/uL
B1091	Diff.count	**					
	Segment	52.1			40-80		%
	Band	0.0			0-6		%
	Lymphocyte	36.9			15-44		%
	Monocyte	7.7			2-10		%
	Eosinophil	2.9			0-5		%
	Basophil	0.4			0-3		%
B1040	RBC	4.95			4.2-6.3		Mil/uL
B1010	Hemoglobin(Hb)	15.3			12.0-17.0		g/dL
B1020	Hematocrit(Hct)	46.0			36-52		%
	MCV	92.9			79-96		fL
	MCH	30.9			26-33		pg
	MCHC	33.3			32-37		%
B1060	Platelet	119	L		150-450		Thous/uL
B1070	Eosinophil count	151			50-500		/mm³
B1081	Reticulocyte Count (FlowCytometry)	0.9			0.2-2.0		%
C4853006	HBV DNA 정량(bDNA)	음성 <2.0 x 10(3)			단위:Copies/mL		2000이하는음
					최소검출한계: 2.0X10³		
C7482	HBe Ag(R)	음성 Negative 0.30			Negative < 1.0		
C7483	HBe Ab(R)	양성 Negative 0.70			Negative < 1.0		
C7421	AFP(R)	1.3			≤ 15		ng/mL

검사를 완료하였습니다(Final report)

진단검사의학과 검사 결과지

등록번호 : 00722231
환 자 명 : 오영자
진 료 과 : 내과

성별/나이 : F / 47
보고일자 : 2007/12/24
병   동 :

【 외주의뢰 결과보고서 : 검체(SE) - 접수번호 : 48 】
　(접수:2007/12/19.09:34 처방의사:박정식 처방:2007/12/19 보고:2007/12/24 14:38 보고자:남미리)
　HBe Ab(EIA)　　　　　　　　　　　　　 : POSITIVE(0.052)
　HBV-DNA probe　　　　　　　　　　　　 : NEGATIVE(0.11)

6. 간경화

(1) 경화증의 특징

경화증(cirrhosis)이란 다양한 병인(예를 들면 알코올 남용, 철 과다, 약물, 만성 활동성 간염 등)을 갖는 간질환에 대한 일반적인 용어이다. 다음과 같은 특징들을 갖습니다.

·전체 간의 체제가 파괴되는데, 이는 간 손상과 소실에 대한 반응으로 섬유질 상처(fibrous scars)를 상호 연결에 의합니다.

·섬유화는 섬세한 밴드를 형성하도록 하지만 복합적인 인접하는 소엽(결절)들을 대치하는 폭 넓은 상처를 구성합니다.

·유조직 결절(parenchymal nodules)는 재생활성과 상처의 네트워크에 의해 생성된다.

소엽(결절)들은 소결절(micronodules, 직경 3mm이하)에서 대결절(macronodules, 직경 3mm 이상에서 몇 cm)까지 크기가 다양한데, 이는 원인에 따라 다릅니다.

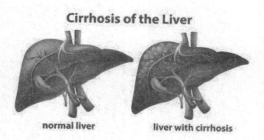

Cirrhosis of the Liver

normal liver　　　liver with cirrhosis

·혈관 체제는 유조직의 손상과 상처에 따라 재구성되는데, 비정상적인 동 정맥의 상호 연결이 함께합니다.

세계보건기구의 정의에 의하면 간경변(liver cirrhosis)이란 지속적이고 반복적인 미만성 간 손상과 그 결과로 섬유화와 간세포의 재생결절이 형성되는 질환입니다. 한국에서는 만성 바이러스성 간염이 가장 중요한 원인으로 밝혀져 있습니다. 간경변은 비장비대, 복수, 혼수, 황달 등을 동반하는 경우가 많습니다.

■ 관련 기사

"간경변 진행되면 GOT/GPT 수치 오히려 떨어질 수도 있다."
출처: [중앙일보]2010.03.22.

Q: 간 수치(GOT/GPT)가 나쁠수록 간 기능도 나쁘다?

A B형 간염 백신 접종 이후 젊은 층에선 드문 병이 된 만성 간질환. 하지만 중·장년층에선 여전히 흔한 만성병이다. 30대 이후 B형간염 바이러스 보유자만 해도 7~10%일 정도다. 만성간염을 초래하는 B형, C형간염 바이러스는 만성간염에서 간경화증으로 진행한 뒤 간암을 초래하는 경과를 밟는다. 물론 모든 환자가 이런 과정을 밟는 건 아니다. 실제 만성 B형간염 환자가 간경변증으로 진행할 확률은 절반 정도다. 만성간염 역시 다른 만성병처럼 정기검진을 받는다. 검사항목은 간암 발생 여부를 알기 위한 태아단백질과 간 초음파 검사, 간 기능 상태를 알아보는 혈중 GOT/GPT 수치 등이다. 자연 환자들은 GOT/GPT 수치가 이전보다 높으면 간 기능이 나빠졌다며 걱정을 한다. GOT/GPT는 음식물(아미노산)을 간에서 대사할 수 있도록 도와주는 효소의 일종인데 간에 이상이 생기면 평소보다 많은 양이 혈액 속으로 나온다. 통상 40 이하면 정상, 60~300이면 만성 염증, 300 이상이면 간 세포 파괴가 심한 상태라 할 수 있다. 즉, GOT/GPT 수치는 간의 염증 상태를 예측하는 지표인 건 맞다. 하지만 환자의 간 기능 상태를 말해주는 수치는 아니다.

실제 GOT/GPT 수치가 급성간염 땐 500~1,000, 심할 땐 2,000, 3,000 하는 식으로 높다가 만성 간염으로 넘어가면 100~300 정도를 유지한다. 하지만 병이 더 진행되어 간경변증 상태가 되면 GOT/GPT 수치는 50~100으로 오히려 떨어진다. 말기 간경변증 환자 중엔 GOT/GPT 수치가 정상으로 떨어지기도 한다. 정상적인 간 세포가 드물어 세포 밖으로 나올 GOT/GPT가 없는 탓이다. 결론적으로 GOT/GPT 수치는 간질환의 활동성을 추정할 뿐, 병의 경중(輕重)을 의미하진 않는다.

(2) 간경화의 증상 및 현황 통계

[국립암센터 제공 내용]

간경변증이란 만성 간질환이 계속되어 거듭되어 간조직의 손상과 염증세포의 침윤과 섬유화에 의해 두꺼운 섬유질이 형성되고, 살아남은 간세포는 재생과정을 통해 재생결절이 형성되는 현상으로, 간이 자갈이 모인 것처럼 딱딱하게 굳어서 정상 간으로 돌아갈 수가 없는 상태를 말합니다. 간경변증의 정도가 심해지면 황달, 복수, 간성뇌증, 식도정맥류의 출현, 간신증후군 등의 합병증 등이 발생합니다. 간경변증 환자는 일반인에 비해 간암의 발생 위험이 매우 높습니다.

병의 원인을 알면 이를 예방함으로써 발병을 막을 수 있다는 것은 보편적인 사실입니다. 다른 암의 경우 아직 명확한 원인이 밝혀지지 않은 경우가 많아 대처하기 어려운 점이 있으나 간암은 상대적으로 주요 원인이 분명히 밝혀져 있습니다. 간암의 중요한 주원인은 B형 및

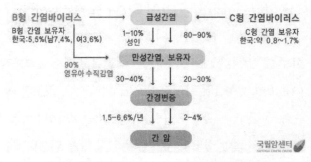

바이러스성 간염에서 간암으로의 진행.(국립암센터 제공)

C형간염 바이러스의 감염이며, 알코올성 간염과 모든 원인의 간경변증(간경화증)이 간암 발생을 일으킬 수 있습니다. 우리나라의 경우 간암 환자의 70%가 B형 만성 간질환을 가지고 있으며, 10% 정도는 C형 만성 간질환과 연관됩니다. 알코올성 만성 간질환과 관련된 경우도 약 10% 정도이며, 원인이 불명확한 경우가 나머지 10%를 차지하는데, 비만 등과 관련된 지방 간염이 원인으로 의심받고 있습니다. 이러한 위험요소에 노출된 사람이라 하더라도 모두가 단기간에 간암 환자가 되는 것은 아니며 대개 수십 년에 걸쳐 여러 번의 유전자 돌연변이가 축적되어야 암이 생기므로 위험요소에 대한 계속적인 노출을 차단시킴으로써 간암을 예방할 수 있습니다. 간암은 소리 없이 다가옵니다. 간암이 일으키는 증세로는 오른쪽 윗배의 통증, 덩어리 만져짐, 팽만감, 체중감소, 심한 피로감 등이 있지만 이러한 증세들은 대부분 암이 많이 진행된 후에 나타나기 때문에 증세에 의존해서 간암을 조기에 진단하기는 불가능합니다. 그래서 간을 침묵의 장기라고도 합니다. 따라서 간암이 생기더라도 완치시킬 수 있는 조기에 진단하기 위해서는 증세가 나타나기 전 단계에서 찾아내야 하는데, 간암은 원인이 잘 알려져 있기 때문에 발암 위험요소를 많이 가지고 있는 사람들을 대상으로 검진을 철저히 해야 합니다.

간에 대한 전문가들은 간암을 조기 진단하기 위한 검진 프로그램을 만들었습니다. 이에 따르면 간암 검진대상은 간암 발생의 위험이 높은 B형 및 C형간염 바이러스에 의해 만성 간질환을 앓고 있거나 다른 원인에 의해서 간경변증을 앓고 있는 환자들입니다. 이러한 환자 중 남자 30세, 여자 40세 이상인 경우에 검진을 할 것을 권합니다. 검진방법은 혈액검사인 알파태아단백(alpha-fetoprotein:AFP)치 측정과 복부 초음파 검사 모두를 매 6개월 간격으로 실시하는 것인데 성별, 나이, 간질환의 정도에 따라 위험도가 다르므로 담당 의사와 상의하여 적절한 검진주기를 선택하면 됩니다.

7. 간암

간암의 발생빈도는 지역에 따라 다양하며 주로 아프리 카의 일부지역 및 아시아 지역에서는 음식과의 연관, 간염에 의해서 많이 발생하고 이외에 체질, 알코올, 약물, 색소 등에 의해 간암 발생빈도가 높아지게 됩니다. 임상 증상으로는 체중감소, 복부팽만, 식욕부진의 증상이 나타나며 황달은 비교적 말기에 보이는 간부전증상의 하나

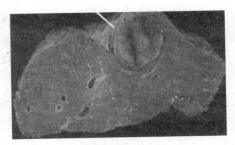

간암의 절단면

이지만 때로는 간암이면서도 폐쇄성 황달의 형태를 나타내기도 하며 보통 말기증상으로 호흡곤란, 식도정맥출혈 등이 나타나게 됩니다. 일반 간 기능 검사를 보면 SCOT/SGPT(간세포가 파괴될 때 흘러나오는 간 속에 있는 효소수치) 수치로의 비는 3배가 높으며, 알칼린 포스파타제(ALP) 감마글루타밀기전이 효소(γ-GTP) 및 LDM치가 상승하고, AFP(알파페토프로테인) 200~400mg/ml 이상에서, 점차 상승할 때에는 원발성 간암의 가능성이 높습니다.

이렇게, 보통 간암은 간염, 간경변과 밀접한 관계가 있는데 약 50% 정도의 간경변의 합병증이 보이며, 이외 만성간염이나 간 섬유증에서 발생되며, 정상 간에서의 간암 발생은 거의 희박합니다. 섬유증이란, 간의 실질 세포들이 간세포의 염증으로 인한 파괴와 이어지는 재생과정에서 생기는 섬유질이 형성되는 현상을 말합니다.

그러나 여기에서 특이할 만한 것은 보균자에서 바로 간암으로 진행되는 것입니다. 세계에는 적어도 2억 명의 만성 보균자가 있는데, 이들은 임상적으로 간질환의 아무런 증상이 나타나지 않으며 약간의 조직 장해가 있을 뿐 혈청 간 기능 검사 결과도 정상입니다. 그러나 이들의 유전자 중 하나가 변이를 하여 간암으로 진행되는데, 진행과정 중 간암증상이 거의 나타나지 않다가 거의 말기에 와서야 그 증상이 나타나 보통 2개월 이내에 사망합니다.

＊ 간암과 알코올성 간암에 대한 면역 식이요법은 이 책 제4장 암. 항목에서 Ⅳ. 면역 요법 중 해당체질을 읽어보길 권유한다.

B형간염 바이러스와 알코올에 의한 간의 염증으로 지방분해능력이 떨어지면 간에 지방이 축적됩니다. 또한 과음하면 간에서 알코올분해효소에 의해 알코올은 지방산으로 분해 처리됩니다. 그러나 미처 처리하지 못한 알코올은 지방으로 변화하여 간에 축적됩니다. 쌓인 지방 때문에 간경화가 가속되거나 간암을 만듭니다. 그러므로 지방간을 대수롭지 않게 방치해서는 안 됩니다. 이런 식으로 내 몸의 간은 시간의 흐름과 함께 아무 연락도 없이 만신창이가 되어 그야말로 초토화되어 풀 한포기 자랄 수 없는 불모지 폐허와 비슷한 간경변이 됩니다.

(1) 간암의 현대의학의 치료 개요

[국립암센터 제공 내용]

■ 치료 선택 원칙

간암의 치료방법은 다양하며, 환자의 개별적인 조건에 따라 치료방법이 달라집니다. 말기 암의 경우 초기 암이나 진행 암에 비해 치료방법이 다양하지 않고 제한적이라 어려운 점이 있습니다. 또한 치료와 관련된 부작용이 크고, 부작용을 환자가 이겨낼 수 없고, 치료효과를 기대할 수 없는 상황이라면 치료에 초점을 두기보다는 암으로 인해 나타나는 여러 증상(구토, 통증, 황달, 복수, 부종 등)을 완화시키는 증상완화치료를 통해 남은 생을 질적이고, 편안하게 보낼 수 있도록 의료진과 상의하시는 것이 필요합니다.

■ 암의 진행단계

암의 진행단계를 표시하는 방법은 암의 종류에 따라 다양하게 있으나 일반적으로는 TNM법을 가장 많이 사용합니다. T(Tumor 종양)는 원발기관에서 원발종양의 크기와 침윤정도를, N(Node, 림프절)은 원발종양에서 주위 임파절로 얼마나 퍼졌는지를, M(Metastasis, 전이)은 몸의 다른 장기로 암이 퍼졌는지 여부를 의미합니다. 암의 종류에 따라 독립적인 분류법에 의해 진행단계를 결정하는 법을 따로 가지고 있는 경우도 있습니다.

여러 검사의 결과로 TNM법에 의한 암의 상태가 결정되면 1기, 2기, 3기, 4기로 진행단계를 간단히 요약합니다. 일반적으로는 치료 결과의 개념을 포함하여 조기 암, 진행 암, 말기 암이라는 분류도 사용합니다. 조기 암은 1기에 해당하는 것으로, 원발장기에만 암 조직이 존재하며 림프절이나 다른 장기로 퍼지지 않은 상태로 수술 등의 치료 후 완치 등 좋은 예후를 보이게 되며, 진행 암은 2기, 3기, 4기에 해당하는 것으로, 암의 여러 치료법을 병합하여 암의 진행을 억제, 정지시킬 수 있는 단계를 말합니다. 그러나 말기 암은 여러 치료에도 불구하고 암이 계속 진행하고 악화되는 상태를 의미합니다.

(2) 간암의 치료방법

간암의 치료방법으로는 크게 간절제술, 간 이식과 같은 수술요법, 경동맥화학색전술, 그리고 국소적 치료법인 알코올주입법, 고주파열치료법 등이 있습니다. **흔히 광범위한 암의 치료법으로 잘 알려져 있는 전신적 항암화학요법이나 방사선치료는 간암치료에 있어서는 일부에서만 효과가 있습니다.**

■ 간절제술

간절제술은 간암을 완치할 수 있는 가장 근치적인 방법으로, **간 기능이 어느 정도 유지되고 간암의 크기 및 개수가 절제 가능한 범위인 경우에 가능한 치료방법입니다.**

■ 간 이식

간 이식은 초기 단계의 간암이면서 간 기능이 나쁜 경우에 주로 시도되는 치료방법으로, 초기단계의 간암일수록 간 이식의 결과는 좋습니다. 또한 간절제술이 어려운 환자에서도 좋은 치료결과를 기대할 수 있는 방법입니다.

■ 도움을 호소하는 한 인터넷카페 회원의 간 이식 관련 글

Q. 궁금합니다. 오늘이 50일째네요. 아직 복부에 실밥은 풀르지 않은 상태로 퇴원했고요. 퇴원한 진 일주일 됐고요. 20일 간격으로 개복을 두 번 한 터라(ct, 초음파, pet상으론 5센티 종양만 보여서 절제술만 하기로 했는데 개복해보니 아주 조그만 종양들이 넓게 퍼져있었대요) 그래서 20일 후에 간 이식을 받았습니다. 두 명 거를 붙여서 받았습니다.

경과도 좋고 퇴원얘기까지 나왔는데 갑자기 피검사에 간 치수가 조금씩 올라간다고 해서 조직검사를 받았고 두개 이어붙인 간 중에 하나가 거부반응을 일으킨다고 해서 스테로이드 충격요법 들어갔고요. 2주 동안 주사를 집중적으로 맞았더니 46키로던 몸무게가 51로 바로 뿔더군요. 얼굴도 쿠씽형 얼굴형이 된다더니 투실투실 동그레지고 털들도 생긴다더니 솜털밖에 없었는데 슬슬 길어지더군요. 생전 안 나던 여드름이 얼굴에 마구 생기고 붓기 시작하니까 특히 배가 많이 나오구요. 제대로 부작용 났구요. 이뇨제를 계속 쓰는데도 1키로 밖에 안 빠지네요. 지금도 계속 이뇨제 쓰구 있구요.

죽다 살았는데 이런 건 별거 아니겠지만 배 나온 건 아직도 적응 안 되고 불편하네요. 언제쯤이면 빠질까요? 6개월이면 돌아올까요? 지금 먹는 약 중에 스테로이드인 약을 먹고 있는데 약을 먹는 동안은 계속 배가 임산부처럼 이렇게 딱딱하면서 뽈록 나와있는건지.. 식기 소독해서 먹는 건 평생 그래야 하는 건지요? 간 이식 한분들은 외식하더라도 소독한 식기랑 수저 물까지 다 들고 다녀야 하는 건지. 6개월쯤 지나면 정상생활 가능하다고 했는데 정말 그런건지.. 마스크는 언제까지 써야 할까요?

암이였던터라 혹시라도 전이 되는게 걱정이 되는데 음식조절은 어떤 걸 조심해야 할까요? 절대 먹지 말아야 할것들..그런거요. 두서가 없고 제가 썼어도 뭔 소린지 몰겠네요. 퇴원한지도 얼마 안됐고 궁금한 건 많고 병원에서의 고통의 시간들이 아직도 생생하네요. 간 이식 하신 분들 도움말씀 절실해요. 부탁드립니다. 아무 말씀이라도 해주세요.

A. 답변입니다.

간 이식을 하면 극도로 약해진 간 기능 부전증을 극복하고 또 다시 간을 되살릴 수 있는 기회를 갖게 된다는 면에서 의미가 있다고 할 수 있습니다. 그러므로 할 수 있다면 활용하는 방향을 신중하게 모색하는 것은 치료의 시간을 벌 수 있다는 측면과 한시적으로 환자가 어느 정도 삶의 질을 높일 수 있다는 점에서 매우 긍정적이라 봅니다. 따라서 극도로 간이 약해져 생명보존이 위협을 느끼면 간 이식으로 우선 환자를 살려놓고 식이요법으로 병행하여 치유하는 것이 좋다고 봅니다.

그러나 식이요법을 받아 회복할만한 상태라면 먼저 식이요법을 먼저 시도하는 것이 바람직하다고 봅니다. 왜냐하면 간 이식 자체가 100% 완치의 길은 아니기 때문입니다. 게다가 수술에 따르는 부작용도 있으며 때로는 심각하기도 하며 이후 면역억제제를 계속 복용해야 하는 부담도 무시할 수 없습니다. 이식을 하지 않고 회복할 수 있다면 잘 하는 일입니다. 신중히 검토하여 결정하여야 합니다. 이 점에 관하여는 별도로 자세히 설명하겠습니다.

한편, 함정은 당사자들이 간 이식이 완치의 전부로 알고 있다는 것입니다. 지금까지 제가 보아 온 바로는 환자들 대부분이 간 이식만 하면 간치료가 다 된 것으로 착각한다는 것입니다. 모든 것이 해결된 것으로 오해한다는 것입니다. 간질환으로 고생하다가 이식으로 간 기능이 상승함에 따라 환자의 삶의 질은 한시적으로 높아집니다. 그래서 환자는 이제 다 나은 것만 같은 생각에 또 다시 미래의 꿈은 부풀어 오릅니다. 재발방지를 위한 생체면역력(生體免疫力)을 높이는 일을 등한시하거나 아예 생리활성(生理活性)에 대하여는 관심조차 없습니다.

그러나 간질환은 냉혹합니다. 간염과 간암, 간경화의 병리적 작용까지도 수술로 도려내버리는 것은 아닙니다. 기능부전의 간은 잘라내 버리고 다른 간을 심을 수는 있어도, 병리(病理)는 함께 적출할 수 없는 것이 자연의 순리입니다. 그 결과 잘 된 간 이식까지도 1년, 길게는 2년이 지나면 다시 재발하여 사망하는 사례가 많습니다. 그런 위험한 지경, 예컨대 복수가 차고 생명의 위협을 느껴 재차 간 이식을 시술하다가 혈소판 수치가 낮아 지혈이 안 되어 출혈로 사망한 사례를 보았습니다. 그러나 실은 간 이식은 치료의 완료가 아니라 이제부터가 치료의 시작에 불과한 것입니다. 간 이식 이후 식이요법이 왜 절실히 필요한지 설명합니다.

간경화나 간암이 되면 알다시피 영양대사 장애로 복수 및 혈소판 수치 저하로 인한 식도정맥류와 비장비대가 합병증으로 환자 누구나 다 있습니다. 간암은 전이가 타 장기보다는 그 자체 간의 다른 부위로 시간 차이만 있을 뿐 반드시 전이합니다. 이런 상태에서 간암을 잘라내고 이식을 하면 소화 기능은 개선되고 간 기능은 얼마간 기능을 발휘합니다. 그렇기에 그동안 짓눌려 힘겹게 살아온 나날에 비해 날아갈 것만 같은 생활을 누립니다. 그런 기분에 병도 아예 다 나아버린 것 같은 착각에 빠지게 되는 것입니다. 그러나 본질적인 면에서 현실은 달라진 것은 거의 없습니다. 이식 이전의 병증과 합병증은 여전히 치료되지 않은 상태로 있는 것입니다. 간암의 경우에는 설사 암괴를 성공적으로 적출했다고 하더라도 간의 다른 부위나 다른 장기에 이미 전이되어 있습니다. 물론 CT나 MRI에는 나타나지 않을 수 있습니다. 그렇다고 암이 없는 것은 아닙니다. 단지 기계장치에 나타나 있지 않을 뿐입니다. 실제로 확인할 수 있는 암은 1cm 미만의 크기입니다. 모든 암은 전이(轉移)라는 특징상 간암과 대장암은 간과 대장의 다른 부위로, 다른 암은 다른 장기로 옮기는 성질이 있습니다. 그러나 그것이 커지기 전에는 너무 미세하여 보이지 않습니다. 현미경적 미세전이암이라 부릅니다. 본론으로 돌아가서 말하자면 이식으로 암을 없앴다 해도 아주 없앤 것이 아니라는 것입니다. 빼놓을 수 없는 것으로 시술 시 출혈이 될 때에 암세포의 전이를 돕는 이동을 원활하게 해주는 문제점도 있습니다. 이런 복합적인 원인으로, **시간이 흐르면 수술 후 다시 암은 자라 재발이 되고, 예전과 같은 복수나 식도정맥류 및 혼수와 같은 합병증이 나타납니다.** 이런 이유로 식이요법이 필요한 것입니다.

사실 간 이식도 알고 보면 한시적인 응급처치입니다. 그렇기 때문에 보완적인 식이요법이 절실합니다. 간암이나 간경화환자는 혈소판 수치가 대부분 10만 이하, 아니 8~6만 이하입니다. 그래서 식도정맥류로 인한 출혈로 사망의 위험성이 도사리고 있습니다. 수술한다고 혈소판이 증가하는 것은 아닙니다. 알부민 수치가 3.0 이하일 때에는 영양대사, 특히 단백질의 소화흡수 및 영양 대사가 약해 혈중알부민이 부족해 언제 복수가 찰지 모릅니다. 역시 수술로 알부민 수치가 오르는 것도 아닙니다. 오히려 더 약해지기 쉽습니다. 시술을 한다고 해서 이런 간장병의 합병증이 함께 치료되는 것은 아닙니다. 여전히 그대로 남아 있습니다.

그러므로 간 기능을 개선시키는 식이요법으로 혈소판을 올려 식도정맥류와 비장비대를 개선하고 면역 기능을 높이고 수술봉합을 위해 쓸 수밖에 없는 항생제에 의한 간 해독을 해주어야 합니다.

그래야만 진정한 개선이 되는 것입니다. 재발없는 완치의 길도 보이는 것입니다. 문제는 보호자가 병원치료만 받으면 잘 될 것이라고 믿고 어떤 정보도 얻으려고 노력하지 않는 데 있습니다. 대부분의 환자와 가족들은 전문지식이 없기에 그저 의사에만 맡기면 만사 알아서 살려줄 것으로 생각하고 스스로 치료법을 찾아 나서지 않는 것입니다. 귀중한 시간을 허비하지 말고 병원치료와 식이요법을 병행하시기 바랍니다. 건강정보를 찾아나서야 합니다. 예를 들어 복수 합병증이 있으면 의학적으로 병기(病機)가 무엇인지 공부해보고, 그 다음에는 무조건 남이 좋다는 것을 무조건 먹지 말고, 체질을 알고 체질에 따라 최적의 방법이 무엇인지 확인한 다음 실행하는 것입니다. 기능식품을 취급하는 사람은 무슨 병이든지 자기의 제품을 먹어보라고 권하기 마련입니다.

그러나 그것이 체질에 맞지 않으면 악화되는 일은 자명한 사실입니다. 설령 체질에 맞는다고 해도 복수를 빼야 할 현 시점에서 복수 치유와 무관한 식품을 먹으면 위험해질 수밖에 없습니다. 너무 무지해서인지는 몰라도 복수에 죽염이 좋다고 해서 죽염을 탄 물을 많이 마시고 악화되는 비극도 있었습니다. 지능지수(IQ)나 감성지수(EQ)를 개발해야 하는 것처럼 의료지수(MQ, Medical Quotient)를 좀 개발해야 합니다. 가장 바람직한 것은 체질을 바로 알고 그 환자의 체질의 암에 해로운 음식과 좋은 음식을 구별하여 먹는 것입니다. **중요한 것은 간암을 치유하고 간을 살리기 위해서는 암에 대한 체내저항력을 높이는 면역을 체질요법으로 최단 시일 내에 극대화하고 간의 기능을 회복하는 것입니다.** 그리고 면역을 증강하는 천연물을 섭취하는 것입니다. 간 이식을 하셨습니까? 그렇다면 귀중한 시간을 허비하지 말고 체질식이요법으로 보완하시기 바랍니다. 간 이식은 간 치료의 전부도 끝도 아닙니다. 단지 한시적으로 시간을 벌어 놓았을 뿐입니다.

■ 경동맥 화학색전술

경동맥화학색전술은 대퇴부 동맥에 가는 관을 삽입하여, 간암세포에 영양을 공급하는 간 동맥을 찾아 항암제를 투여하고, 혈류를 차단하여 정상적인 간 조직에 손상을 줄이면서 암 조직을 선택적으로 파괴하는 치료법입니다. 다발성 병소이거나 수술적 절제가 불가능한 경우에 주로 시행됩니다. 간암의 크기가 작고, 소수인 경우 수술적 절제술에 견줄만한 효과를 보입니다. 또한 수술이 불가능할 정도로 진행된 간암에서 생명연장 효과가 있습니다.

■ 국소적 암 제거술

국소적 암 제거술로는 알코올 주입법과 고주파열 치료법이 있습니다.

알코올 주입법의 경우 초음파로 암을 겨냥하면서 가는 바늘을 삽입하고 99.5% 무수 알코올을 암 조직 내로 주입하여 암세포를 파괴시키는 방법이며, 지름 3㎝ 이하인 암과 3개 이하의 경계가 분명한 암인 경우에 사용 가능합니다.

■ 고주파열치료술

고주파열치료술은 초음파 유도 하에 특수한 바늘을 종양 내에 정확히 삽입한 후 고주파 영역에서 교차하는 전류를 통하게 되면 종양세포 내의 이온들이 흔들리게 되고 바늘 끝에서 발생하는 섭씨 100도 정도의 마찰열로 종양세포를 괴사시키는 최신 치료법으로, 전 세계적으로 간 내 악성 종양을 비롯한 각종 암의 치료에 널리 이용되고 있습니다.

수술이 힘들거나 수술을 원치 않는 작은 간세포 암 환자의 치료에 이 고주파 열치료술이 탁월한 효과가 있습니다. 간암 고주파치료는 초음파 유도 하에 고주파발생 전극이 부착된 바늘을 암의 중심부에 삽입하여 고열을 발생시켜 종양을 괴사시키는 최신 치료방법입니다.

어떤 경우 치료를 받을 수 있는가 하면, 원발성 또는 전이성 간암 환자로 초음파 검사에서 종양이 양호하게 관찰되어야 하며, 종양의 수가 5개 이하, 크기가 5cm보다 적은 경우에 효과가 좋으며 개수가 더 많거나 크기가 더 큰 경우에도 한 번에 완치를 기대할 수는 없지만 치료 효과는 다른 어느 치료법보다 뛰어납니다.

■ 전신적 항암화학요법

전신적 항암화학요법은 항암제를 정맥주사하는 치료법으로 암의 침범부위가 광범위하여 간절제술, 경동맥화학색전술 등의 방법을 적용하기 어려운 경우에 쓰입니다. 치료에 대한 반응률이 다른 암에 비해 낮으나 경우에 따라서는 좋은 치료효과를 거두는 사례도 있습니다.

■ **방사선치료**

경동맥화학색전술 또는 알코올주입법을 시행하고 난 후 방사선치료를 병용하기도 하고, 간문맥혈전 등으로 경동맥화학색전술이나 알코올주입법이 곤란한 경우에는 방사선치료를 단독으로 시행하기도 합니다. 이때 방사선치료는 정위방사선조사 또는 3차원 입체조형조사를 사용하여 최대한 정상 간조직은 피하고 암조직만을 파괴하는 방법이 이용되기도 합니다.

최근에는 양성자를 이용하여 정상 간조직의 손상을 최소화하며 효과적으로 간암조직을 조사하는 기술이 개발되어 국내에 도입예정입니다. 간암의 치료방법으로는 여러 종류가 있으나 진단된 암의 종류, 진행상태(병기), 환자의 전신상태, 잔존하는 간 기능정도 등에 따라 결정됩니다. 또한 암의 치료는 다른 질환의 치료에 비해 치료방법이 다양하고 복잡하며 부작용이 생길 가능성이 높습니다. 따라서 치료법의 특징과 장단점을 충분히 이해하는 것이 중요하며 기대되는 치료효과와 부작용을 저울질하여 환자의 상태에 맞게 전문의에 의해 결정이 됩니다.

■ **간동맥색전술(TAE)**

Q. 간암으로 동맥색전술했는데 오히려 상태가 악화되었습니다.

2004년 8월에 간암으로 진단받았는데 당시 크기가 8*9cm정도였습니다. 동맥색전술을 시술했는데 상태가 좋아져 AFT가 30정도였구요. 그 상태가 지속되다가 12월 검사에서 AFT 75로 높아졌고 2005년 2월 말에 AFT 180 정도로 검사결과 재발이라는 판정을 받고 다시 색전술 2차 시술을 했습니다. 근데 별로 통증을 많이 느끼지두 않았고 생활을 하던 사람이 수술 이후엔 통증으로 제대로 움직이지도 못합니다. 시술받은 지 일주일쯤 되는데 계속 고통스러워하고 병원에서는 15일에 CT촬영 한다 해서 기다리고 있습니다. 왜 1차 때와 이렇게 다른 걸까요? 이런 상태라면 어떻게 해야 하나요? 꼭 답변 부탁드립니다.

A. 답변입니다.

항상 치료의 결과가 긍정적이라면 걱정할 것이 없겠습니다만, 반드시 그런 것은 아닙니다. 특히 악성종양의 경우에는 아직까지 완치적 방법이 있는 것은 아닙니다. 동맥색전술 역시 시행하는 경우가

종양의 진행 속도를 완화시켜주는 데 도움이 되기 때문이며 대부분 시술하기 전에 발생할 합병증이나 이상반응에 대해서 설명을 해드립니다.

    간암 종괴에 분포되는 동맥 혈관을 차단시켜 초기에 암종 조직의 성장억제와 간암세포 파괴를 유도하는 간동맥색전술이 있습니다. 간암은 보통 간염 바이러스에 의해 간경화를 거쳐서 때로는 드물게 바로 간암으로 직행하기도 합니다. 바로 색전술은 간에 암덩어리가 있을 때 사타구니에 있는 동맥에 조영제, 즉 항암약물을 넣어 컴퓨터로 원격조정하여 간에 도달하게 한 다음 암괴가 영양을 공급받기 위해 만들어 놓은 신생혈관에 항암제를 주입하여 영양을 차단함과 동시에 암발생 억제효과를 얻는 데 있습니다. 이 방법은 종괴가 아주 크지 않은 경우에는 효과적이나, 종괴가 너무 크고 종괴로 가는 혈관으로의 접근이 어려울 때에는 효과적이지 않습니다. 그런데 고려할 점은 대개가 병원에서 지시하는 대로 무작정 따라가서는 안 된다는 것입니다. 건강상태가 양호할 경우에는 식이요법과 병행하면 치료율을 높일 수 있습니다.

    그러나 환자가 체력이 지나치게 약할 때에 무리하게 색전술을 강행하면 (낫겠다는 집념으로) 그로 인한 후유증으로 식사를 제대로 못하여 영양실조에 걸려 10~15일 정도는 식욕부진 상태에 있게 되며 살이 빠집니다. 회복되려는 시점에 또 다시 색전술을 시술합니다. 그러면 환자는 또다시 체력이 저하되고 식욕과 소화력이 약화되어 체중은 줄고 면역력은 급락합니다.

    그러므로 무조건 맡기지 말고 환자의 상태를 고려하여 결정하는 것이 지혜로운 일입니다. 고려할 핵심요인은 환자가 색전술을 받아들일 체력을 가지고 있는지의 여부입니다. 색전술을 받아들일 만큼 환자의 간 기능이 뒷받침이 되고 영양상태와 체력이 따른다면 도움이 될 것입니다. 이 경우에는 식이요법과 병행하면 치유율을 더 높일 수 있습니다. 그러나 환자가 너무 허약해 받아들일 수 없다면 색전술을 무조건 시술하는 것을 삼가야 한다고 봅니다. 신중하게 검토하고 환자의 의견을 존중해주는 것이 좋습니다.

    그러나 식이요법으로 영양과 체력을 보완하지 않고 오로지 그것에만 의존한다면 색전술의 횟수가 늘어남에 따라 면역과 영양상태와 장기 기능과 체력은 반비례하여 줄어듭니다. 그 결과 한두 차례는 견딜만하다가도 서너 차례 받아 가면 대부분이 극도의 체력저하, 영양실조, 복막염 등의 후유증으로 힘든 상황이 됩니다. 동통, 발열 등의 합병증이 있고, 심하면 괴사로 인한 패혈증과 쇼크 등이 나타나고, 간 기능 부전증으로 복수가 생기거나 간성혼수에 빠질 수도 있습니다.

색전술을 응급처치에 해당한다고 말하는 데에는 그만한 이유가 있습니다. 간암이나 간경화 환자는 혈소판 수치가 대부분 10만 이하, 아니 8~6만 이하입니다. 그래서 식도정맥류로 인한 출혈로 사망의 위험이 도사리고 있습니다. 영양대사, 특히 단백질의 소화흡수 및 영양대사가 약해 언제 복수가 찰지 모릅니다. 시술을 한다고 해서 이런 간장병의 합병증이 함께 치료되는 것은 아닙니다. 그대로 남아 있습니다.

색전술을 계속 받아 가면 끝내는 한계점이 있습니다. 결국은 그 여파로 사망하는 사례도 적지 않습니다. 색전술은 단 한 번으로 끝나는 것이 아니기에 시술횟수가 증가함에 따라 (간의 다른 부위로 전이되기 때문에) 간 기능은 그만큼 약해지기 때문입니다. 또한 이런 이유로 색전술은 계속되다가 생을 마감하게 되는 것이 현실입니다. 마치 다 낡아 터지는 옷을 꿰매면 옆에서 도로 터지는 이치와 같습니다. 간 기능이 회복되지 않는 한, 결코 암의 전이는 중단되지 않기 때문입니다.

물론 보호자 입장에서는 부족한 지식으로 인해 색전술만 받으면 살아날 수 있을 것이라는 잘못된 생각으로 강행하고 싶어 할지 모릅니다. 그러나 현실은 다릅니다. 단지 생존율을 높이는 데 목적이 있습니다. 체력이 강한 경우에는 색전술을 길게는 10회 이상 받는 사람도 있었습니다. 그 이유는 한 군데의 암을 항암제로 묶어놓으면 다른 데서 계속 생기기 때문입니다. 그러면서 환자의 간 기능은 악화됩니다. 끝내는 죽습니다. 전적으로 색전술에만 의존하고 어떤 대체요법도 하지 않았던 것입니다. **색전술은 어디까지나 응급처치에 해당하는 것이지, 완치의 길이 아니기 때문입니다.** 중요한 것은 간암을 치유하고 간을 살리기 위해서는 **암에 대한 면역력을 체질요법으로 극대화하고 간의 기능을 회복하는 것입니다.**

■ 고주파 열 치료

고주파 열 치료술은 초음파 유도 하에 특수한 바늘을 종양 내에 정확히 삽입한 후 고주파 영역에서 교차하는 전류를 통하게 되면 종양세포 내의 이온들이 흔들리게 되고 바늘 끝에서 발생하는 섭씨 100도 정도의 마찰열로 종양세포를 괴사시키는 최신 치료법으로, 전 세계적으로 간 내 악성 종양을 비롯한 각종 암의 치료에 널리 이용되고 있습니다. 수술이 힘들거나 수술을 원치 않는 작은 간세포 암 환자의 치료에 이 고주파 열 치료술이 탁월한 효과가 있습니다. 간암 고주파치료는 초음파 유도 하에 고주파발생 전극이 부착된 바늘을 암의 중심부에 삽입하여 고열을 발생시켜 종양을 괴사시키는 최신 치료방법입니다.

어떤 경우 치료를 받을 수 있는가 하면, 원발성 또는 전이성 간암 환자로 초음파 검사에서 종양이 양호하게 관찰되어야 하며, 종양의 수가 5개 이하, 크기가 5cm보다 적은 경우에 효과가 좋으며 개수가 더 많거나 크기가 더 큰 경우에도 한 번에 완치를 기대할 수는 없지만 치료 효과는 다른 어느 치료법보다 뛰어납니다.

치료용 전극부착 바늘이 삽입되는 부위를 사전에 국소마취한 후 시술을 시행하며 기존의 다른 치료와 달리 시술 후 오심, 구토 통증 등의 부작용이 적습니다. 다른 장기로의 전이환자, 간 기능장애, 심장 및 폐 기능장애, 신경학적 이상, 급성감염, 면역 저하환자, 임산부의 경우에는 치료를 받을 수 없습니다. 고주파 바늘을 종양에 넣고 100도 이상의 열을 가함으로써 암덩어리 내에 공기방울(AIR BUBBLE)의 발생으로 병변이 하얗게 변하면 치료가 완료됩니다.

물론 이 치료법이 개복수술에 비해 이렇게 편리한 점이 있으나, **이 시술 역시 엄밀히 말하면 응급처치에 해당한다고 할 수 있습니다. 왜냐하면 이 수술을 받아본 환자는 다시는 재발하지 않는 것이 아니라 경험한 바와 같이 간의 다른 부위에서 또 다시 시간이 흐르면 간암이 나타나기 때문입니다.** 하지만 대부분의 환자들은 완치의 개념으로 받아들이는 경우가 많습니다. 전적으로 이런 수술에만 간을 맡겨서는 안 됩니다.

이것은 새로 생겨나는 것이 아니라 눈에 보이지 않던 현미경적 미세 전이암이 수술 등으로 간의 면역이 약해진 결과입니다. 때문에 고주파치료를 받은 환자들은 보통 1~3개월 간격으로 복부초음파사진이나 CT촬영으로 검사하여 다시 생긴 것이 있을 때에는 같은 수술을 반복하며, 이 시술은 1년에 여러 차례 행해집니다. 이러니 응급치료라고 할 수밖에 없는 것입니다. **간암에 대한 본질적인 면역 기능이 약해서 이런 과정이 되풀이되는 것입니다.** 반드시 생체 면역력을 높이는 식이요법을 병행해야 합니다.

(3) 항암요법 후에 종양이 오히려 악화되거나 재발되는 이유

[출처: http://www.sciencedaily.com/번역된 글]

진행성 암의 경우 항암요법이 부분적으로만 효과를 발휘하거나 전혀 효과를 발휘하지 못하는 경우가 있습니다. 그리고 항암요법을 실시한 후에 오히려 종양이 더욱 악화되기도 합니다. 반더빌트-잉그램 암센터의 연구진은 항암치료가 성장인자의 분비를 촉진하여 암의 전이에 영향을 미친다는 연구결과를 발표하였습니다. 연구진은 전이성 유방암에 걸린 마우스를 대상으로 연구한 결과, 방사선요법과 화학요법을 실시한 이후에 혈중의 TGF-ß와 항암세포의 양이 증가되고, 종양의 전이가 촉진되는 것을 확인하였습니다. 한편 연구진이 TGF-ß를 차단한 결과 종양의 전이가 억제되었는데, 이는 TGF-ß 저해제와 주요 항암요법을 병용하는 것이 임상적으로 유용함을 보여주는 것입니다.

TGF-ß는 (기능적으로 다양하지만 구조적으로는 일정한) 사이토카인 수퍼패밀리의 일종으로서, 세포의 증식·분화·자멸사·운동성을 세포특이적 또는 상황특이적으로 조절합니다. TGF-ß는 TßRII(type II TGF-ß receptor)와 TßRIII(type III TGF-ß receptor or betaglycan)라는 2개의 고친화성 수용체와 결합함으로써 이러한 생물학적 효과를 발휘하는데, TßRIII는 TßRII에 결합하는 리간드를 증가시키는 보조수용체로서 작용합니다. TßRII은 TGF-ß와 결합한 후에 TßRI(type I TGF-ß receptor)에 결합하여 인산기를 전달함으로써 단백질키나아제 활성을 자극합니다. 활성화된 TßRI은 전사인자인 Smad2나 Smad3를 인산화시키고, 이것들은 Smad4에 결합합니다. 결과적으로 형성된 Smad 복합체는 핵 안으로 들어가서 다른 전사인자와 상호작용을 함으로써, 다양한 TGF-ß 반응성 유전자의 전사를 특이적으로 조절합니다.

TGF-ß는 유방상피의 증식을 강력하게 억제하고, 유선(mammary duct)과 유선포(mammary alveolar)의 발육을 조절합니다.

하지만 TGF-ß는 발암과정(carcinogenesis)에서 복잡한 역할을 합니다. 이는 TGF-ß가 종양억제인자(tumor suppressor)와 암유발인자(pro-oncogenic factor)의 두 가지로 작용할 가능성이 있기 때문입니다. 우세한 가설로는 TGF-ß가 발암과정의 초기단계에서는 종양억제인자로서 작용하나 이후에는 종양억제인자로 작용한다는 설이 있습니다. 한편 반더빌트 대학의 연구진은 1999년,

TGF-ß가 자연살해세포(NK cell)의 작용을 억제함으로써 유방암 환자의 타목시펜 내성을 유발한다는 연구결과를 발표한 적이 있습니다.

연구진은 선행연구에서, 유전자이식 마우스의 TGF-ß 분비를 유도한 결과, 종양의 전이가 극적으로 가속화되었다는 결과를 도출한 바 있습니다. 그 후 연구진은 '방사선요법과 화학요법이 TGF-ß의 혈중농도를 증가시킨다'는 일련의 연구결과들을 접하게 되었습니다. 이에 대하여 연구진은 '항암요법으로 인한 TGF-ß의 유도가 종양세포에게 생존신호가 되는 것은 아닐까? 그리고 이로 인하여 종양세포들은 항암요법을 이겨내고 종국에는 재발하게 되는 것은 아닐까?'라는 생각을 품고 연구에 착수하게 되었습니다. 그리고 이번 연구를 통하여 연구진의 의문은 사실로 밝혀졌습니다. 이번 연구의 결과에 의하면, 방사선요법과 화학요법(독소루비신, 도세탁셀)은 모두 TGF-ß의 혈중농도를 증가시키고 전이를 가속화시켰으며, 이러한 효과는 TGF-ß를 표적으로 하는 중화항체(neutralizing anribody)에 의하여 차단되었습니다. 한편 애초에 이 성장인자가 생산되지 않도록 유전 조작된 유방암 쥐들은 모두 암세포 전이가 나타나지 않았습니다.

이번 연구가 시사하는 바는 다음과 같습니다. '항암요법에 의해 증가된 TGF-ß의 농도는 치료 후의 재발가능성을 나타내는 표지로 활용될 수 있다. 따라서 이 표지에 의해 재발가능성이 높은 것으로 예측되는 환자는 본래의 요법에 TGF-ß 저해제를 추가함으로써 문제를 해결할 수 있다.' 연구진은 현재 진행성 유방암 환자들을 대상으로, 항암치료 후 혈액과 종양 속의 TGF-ß가 어느 정도 늘어나며 이 성장인자의 증가가 항암치료의 무력화와 연관이 있는지, 또 이 성장인자를 억제하는 약을 투여하면 암 환자의 생존기간을 연장할 수 있는지를 확인하는 작업을 진행하고 있습니다. 이와 관련하여 현재 다양한 TGF-ß 저해제에 대한 임상시험이 진행되고 있으며, 그 중의 일부는 반더빌트 암센터에서 이루어지고 있습니다.

"사실 암의 재발을 촉진하는 요인은 TGF-ß 하나뿐만이 아닐 수도 있다. 방사선요법, 항암요법, 수술요법 후에 혈중농도가 증가하는 다른 성장인자, 사이토카인들이 있을 수 있다. 그리고 이들 중의 일부는 종양의 성장과 전이를 촉진하는 신호로 작용한다. TGF-ß는 다만 빙산의 일각일 뿐이다."라고 연구진은 말했습니다. 이번 연구는 항암치료 후에 암이 오히려 악화되거나 재발되는 원인을 밝혀내고, 그 대책을 제시하였다는 점에서 의의가 큽니다. 이번 연구는 Journal of Clinical Investigation 5월호에 게재될 예정입니다.

[http://www.sciencedaily.com/에서 번역문 발췌]

(4) 암 환자 영양관리

[메디컬투데이]유난히 암 발생과 이로 인한 사망자가 많은 우리나라는 그래서 암에 대한 속설도 많다. '암에는 무엇이 좋더라', '이런 방법을 쓰면 효과가 있다' 등 되면 좋고 안 되면 할 수 없다는 식의 주장들이 적지 않다.

특히 이 중에서도 대표적인 일반적 오해는 바로 '암에는 적게 먹는 것이 좋다'는 속설.

그러나 암에는 소식이 좋다는 의견에 귀를 기울이면 암 환자에게 매우 치명적 결과까지 부를 수 있다.
암의 특성상 영양부족이 되기 쉬운데 여기에 소식까지 하게 되면 이후 치료 과정에서도 좋지 않은 영향을 미쳐 암 환자 사망원인으로까지 발전할 수 있기 때문이다.

◇ 암 환자, 항암제 투여 중 식욕부진 더 심해져

건강한 성인도 식욕부진을 겪게 되면 건강이 급속히 나빠지는데 암 환자의 식욕부진은 굳이 설명하지 않아도 그 중요성을 알 수 있다.

암은 단기간에 치료되지 않을뿐더러 치료과정 중에 다양한 증상들이 나타날 수 있기 때문에 영양보충을 통한 체력관리는 기본 사항이다.
암이 발생하면 그 자체로도 식욕부진이 나타나며 항암제 투여 중에도 식욕부진이 심해져 오심이나 구토가 동반될 수 있다.
또한 암 환자의 절반의 경우에서 혀 맛 봉오리의 수, 기능의 변화를 비롯해 단맛을 잘 못 느끼고 쓴 맛을 쉽게 느끼는 생리적 변화가 생긴다는 보고도 있다.

여기에 암 환자가 느끼는 불안감이나 우울감은 환자들의 입맛을 더욱 떨어드리게 된다.

실제로 지난해 '암 환자의 식욕부진과 영양'이란 주제로 열린 심포지엄에서 미국 뉴욕의대 전후근(종양학) 교수는 암 환자의 영양실조 발생률이 63%에 이른다고 말했다.

췌장암과 위암 환자는 83% 이상이 영양실조였고 전체 암 환자의 20%가 영양부족으로 사망한다는 내용도 발표됐다.

뿐만 아니라 지난 1989년 10월부터 1995년 2월까지 강남 성모병원 호스피스 병동에 입원한 환자 911명의 증상을 분석한 연구에서도 환자의 37.7%가 식욕감퇴를 호소한 바 있다.

◇ 암 환자 영양실조, 면역과 폐 기능에 장애까지

암 치료의 기본은 영양상태에서 출발한다고 전문의들은 강조한다. 무엇보다 일부에서는 적게 먹어야 암이 빨리 낫는다는 가설도 있었지만 이는 오해에 불과하다는 것이 전문의의 의견이다.

중앙대병원 혈액종양내과 이상재 교수는 "옛날에는 암 환자에게 영양공급이 잘되면 암세포도 잘 자라나 좋지 않은 영향을 미친다는 의견도 있었지만 이는 오히려 병을 키우는 오해이다."라며 "뚱뚱한 암 환자가 없는 것을 보더라도 암 환자에게서 영양보충이 얼마나 중요한지 알 수 있다."라고 조언한다.

영양공급이 잘 되지 않아 암 환자가 영양실조에 걸리게 되면 봉합이 터져 벌어지거나 장폐색 같은 수술 후 합병증 발생률이 증가하는 것으로 알려지고 있다.

이와 함께 면역과 폐 기능의 장애, 종양치료에 대한 인내력 방해, 삶의 질 방해 등으로 이어질 수 있다.

하지만 암 환자에게 영양보충이 중요하다고 해서 음식을 강요하는 것도 추천되지 않는다. 억지로 음식을 먹을 경우 환자 본인이 더욱 괴로울 수 있기 때문이다.

다행히 최근엔 식욕을 촉진하는 약인 메게스트롤 아세테이트 제제(메게이스 등)와 같은 식욕촉진제를 병행해 영양 상태를 개선하는 데 도움을 받을 수 있다.

실제로 한 조사에서는 식욕이 극도로 떨어진 암 환자 66명을 대상으로 이 약물을 복용토록 한 결과 32%에서 체중이 증가했고 암세포 전이율도 절반으로 감소한 것으로 나타난 바 있다.

한편 일반적으로 암 환자의 식욕부진 개선을 위해서는 환자에게 음식의 선택권을 주고 이에 맞춰 조리하는 것이 좋다. 다만 향신료는 강하지 않게 하면서 쓴맛을 피하는 것이 요구되며 영양만을 강조하기보다 음식 자체에서 즐거움을 느낄 수 있도록 해줘야 한다.

이와 함께 무조건 한 번에 많이 상을 차리는 것보다는 작은 그릇에 소량씩 보기 좋게 담아내야 하고 소량씩 자주 먹는 것이 좋다.

더불어 환자와 함께 식사를 하며 음식 중에서 영양이 풍부한 음식을 먼저 조금이라도 섭취하도록 도와주는 것이 권유된다.

물론 항암제나 방사선 요법 등으로 인한 식욕부진이 심각하다면 담당 주치의와 상의하는 것이 우선이다.

(출처: 건강이 보이는 대한민국 대표 의료, 건강 신문)

ⓒ 메디컬투데이 (www.mdtoday.co.kr)

* 간암 면역증강요법 정보는 "암" 항목의 "암 면역요법"을 보시고, 간암의 발병 원인을 체질적으로 이해하고 싶다면 "암" 항목의 "암의 종류와 원인"에서 "간암"편을 참고하길 바란다.

8. 알코올성 간질환(간장병)

알코올 중독자라고 하여 모두 간질환을 일으키지는 않습니다. 중독자의 10~15% 정도에서 간경변이 부검 통계상 발견됩니다. 알코올은 열량을 내고 산화되는데, 간의 처리능력을 넘게 되면 간 자체 또는 간의 지방조직에서 합성되어 중성지방과 과산화지방이 증가합니다. 그리하여 지방간이 생기며 계속되는 음주와 **지방간**의 영향으로 **간경변**이 초래됩니다. 만성음주는 산소소비를 증가시키며, 이로 인해 세포괴사로 **알코올성 간염과 알코올성 간암**이 일어납니다. 또한 간세포에 단백질이 축적됨에 따라 수분도 축적되어 간종대가 형성됩니다.

알코올은 실제적으로 신체에 이물질로 체내에서 식도나 위장에서 소량이 흡수되고 대부분, 약 90%는 소장에서 흡수됩니다. 흡수되지 않는 것은 폐나 신장을 거쳐 소변으로 배설되거나 호흡할 때 몸 밖으로 나갑니다. 그 때문에 술 취한 사람에게서 알코올 냄새가 납니다. 흡수된 알코올은 간에서 산화과정을 거쳐 체외로 배출되는데, 간에서의 알코올 대사능력은 각 개인에 따라 다릅니다. 보통 사람이 간장에서 알코올을 산화시키는 양은 1시간 당 약 15ml입니다. 이것은 알코올 도수 25° 인 소주 60ml에 해당합니다. 알코올은 간에서 알코올 분해효소에 의해서 독성이 있는 물질, 즉 아세트-알데하이드로 변화되고, 이어 급속하게 초산염이 된 다음, 구연산 회로를 거쳐 1g당 약 7.1칼로리의 열을 발생한 다음, 물과 탄산가스로 분해되어 체외로 배출됩니다.

알코올 자체는 간 내의 대사작용에 의해 유리기와 산화물이 생기게 되고 이러한 대사물들이 세포의 중요 구조인 원형질막이나 세포막, 그리고 망상체막에 축적되고 세포의 투과성을 떨어지게 하므로 세포 내 지방, 단백질, 물 등의 과잉대사를 일으킵니다. 그 결과 산소 요구량이 증가되면서 저산소증을 일으켜 간이 고무풍선 부푼 듯이 비대해져서 외부에서 만져지게 되고 나아가서 간세포 괴사를 일으킵니다. 알코올성 간장질환은 크게 간염, 간경화, 간암으로 분류할 수 있습니다.

(1) 지방간

■ 알코올의 과음

알코올은 간의 에너지원인 지방산을 대행하게 됩니다. 그 결과 간 내에는 음식으로부터 섭취한 지방과 체내에서 합성한 지방이 축적됩니다. 간에 지방 축적의 증가는 주로 중성 지방 축적에 기인하는데, 이것은 알코올 양과 음식 중의 지방 섭취량에 좌우됩니다. 지방산은 과량의 알코올을 급히 섭취했을 때 지방 조직으로부터 생깁니다. 알코올은 세포 내 미토콘드리아의 구조에 변화를 일으켜 기능적인 이상을 일으키고 지방산의 산화를 떨어뜨립니다. 지방산 산화의 감소는 구연산 회로 작용 감소와 미토콘드리아 구조의 영구적인 변화를 일으켜 단백질 합성을 억제합니다. 결론적으로 지방간은 알코올만 섭취하고 다른 음식물을 섭취하지 않을 때나, 섭취하더라도 단백질, 비타민, 미네랄 섭취가 부족할 때 급격히 심화됩니다. 고기를 먹을 때 과음을 하면서 고기의 지방과 알코올이 간에 들어오면, 간은 이중으로 지방산 분해를 하게 되는데, 한국인은 술과 고기를 동시에 과량 섭취하게 되므로 지방간에 노출이 심합니다.

■ 동물성 지방

평소 단백질을 섭취하더라도 가능하면 지방은 되도록 적게 먹도록 삼가야 합니다. 동물성 지방은 불포화지방으로 지방간의 주범이며 간과 혈관 벽에 들러붙어 간경화와 혈관손상을 가져와 혈관질환의 최대원인이 됩니다. 특히 저녁에 지방을 포함한 과식은 연소할 시간이 없어 그대로 간에 축적되기에 지방간은 피할 수 없습니다.

■ 스트레스

이런 상태에서의 지방산의 분비는 우리가 스트레스를 받으면 더욱 증가된다.

■ 체질적인 문제

한편 목음체질과 목양체질은 지나친 채식 위주의 식생활을 하게 되면 간 기능 항진으로 간이 팽대해지고 흡수능력만 강해져 살이 잘 찌기도 하면서 간에 지방간이 쉽게 형성됩니다. 이것은 보편적인 지방간의 원인과는 달리 평소에 기름진 음식을 별로 먹지 않고 음주를 하지 않아도 지방간이 생기는 것을 의미합니다. 게다가 이 목체질은 지방간이 생기면 운동을 해도 쉽게 분해되지 않아 간경변으로 진행하는 사례가 많습니다. 이것은 금양, 금음체질이 지방간이 생겨도 운동과 지방을 분해한 레시틴 식품을 병행하면 손쉽게 치료되는 경우와 대조적입니다.

■ 운동부족

과식을 하지 않더라도 운동이 부족하면 지방은 간에 쌓이게 됩니다. 그 다음 체내에 들어가서 비만이 되며, 특히 복부비만은 모든 질병의 제1원인이 됩니다.

■ 지방간의 확인

혈청검사에서 중성지방(TG, Triglyceride) 검사항목이 그것을 가리키며, 수치가 50~200이 정상이나 이보다 과도하게 높으면 대처해야 합니다.

■ 지방간이 간에 미치는 영향

지방간의 원인이 무엇이든, 이를 방치하여 간이 정상적인 대사작용을 하지 못하고 간세포에 쌓이면, 그림처럼 노랗게 지방이 잔뜩 낀 지방간이 됩니다. 더 심해지면 간세포(Hepatic Cell, 영양소 저장역할을 수행하는 간세포 중의 하나) 여기저기에 지방이 엉켜 붙어 굳어지면서 간 기능이 마비되는 것은 물론이고 혈관까지 내리눌러 영양공급 자체를 차단합니다. 간이 굳어집니다. 그림처럼 표면이 울퉁불퉁한 간경화가 되는 것입니다.

그러나 재생력이 뛰어난 간은 세포 재생산을 계속하려 합니다. 그러나 이미, 그리고 계속 축적되는 지방 때문에 불가능합니다. 불규칙하게 증식된 채 굳어진 간세포(Hepatic Cell)는 마침내 쿠퍼 세포(Cuffers Cell, 영양소를 옮기는 도로망 역할을 하는 간세포 중의 하나)의 영역까지 경화로 만들어, 간 자체가 제 기능을 할 수 없게 합니다. 보통 지방간을 대수롭지 않게 여기는데, 발견하면 필요한 조처를 취하여 자기도 모르게 간경변으로 악화되는 일이 없도록 예방해야 합니다. 치료법에 관하여는 다음에 설명되는 간경화의 합병증의 지방간을 보시기 바랍니다.

(2) 알코올성 간염

알데-하이드라고 부르는 독성물질은 간 내의 글루타치온(해독물질)의 합성 및 단백질 형성 이동, 그리고 분비를 방해해서 체내에서 독성을 일으킵니다. 이때 단백질, 비타민, 미네랄이 결핍되면 간염의 진행을 촉진합니다. 염증은 말초 간세정맥으로부터 침윤되어 문맥계를 향해 진행되므로 알코올성 간환자에게서는 식도 정맥류 발생을 특히 많이 볼 수 있습니다. 알코올성 간염의 증상은 식욕부진, 오심, 10% 정도 체중 감소가 나타나며 간 비대로 인한 간장 부위 팽창과 황달, 발열, 비장 종대가 나타납니다. 혈액 검사에서는 백혈구 증가, 알카라인-포스파타제 등이 정상의 3배 정도로 떨어지면 간 내 소정맥이 막히고 간경변이 시작됩니다. 알코올은 체내 대사를 항진시키는데 이때 산소 요구량이 증가되기 때문에 혈액이 문맥에서 중심 정맥으로 돌아다닐 때 급격히 산소 장력이 저하되어 중심엽성 산소 결핍증과 간 괴사를 초래합니다. 간 괴사 및 감염 부위는 알코올성 간염이라 부르는데 간경화의 전단계로 알려져 있습니다.

(3) 알코올성 간경화

만성적 알코올 섭취는 간에 콜라겐 축적을 증가시키고 간세포 재생을 방해합니다. 일반적으로 간경화증은 알코올성 간염을 거쳐 발생하는데, 교원질 축적은 알코올성 간염을 거치지 않고도 생길 수 있습니다. 알코올은 증가하는 교원질 합성에 영향을 끼치는데 두 과정의 분해와 합성을 감소시켜 교원질 침착이 증가하는 원인이 됩니다. 산소결핍으로 오는 세포

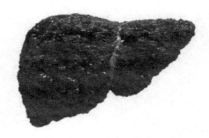

알코올성 간경화 간암

괴저 및 염증은 경화증이 발생했을 때 나타나는 반흔 생성을 유발시킵니다. 일단 발생한 간경변증은 간세포의 불가역적인 구조변화이기 때문에 정상구조로 되돌이킬 수 없음을 기억해야 합니다.

(4) 알코올성 간암

알코올 섭취로 인한 알데-하이드 독성과 영양 결핍은 간 손상 면역성의 저하로 간암발생의 중요한 원인입니다. 알코올성 간염 환자와 간경화 환자에게는 알코올성 순환 T-임파구의 절대 수치 감소와 식물성 혈구 응집소와 다른 유사 분열 물질에 반응하는 임파구의 감소가 일어나 세포 주액 면역의 감소를 일으킵니다.

알코올성 간염 환자에게서 간 생검(biopsy) 시에 나타나는 T-임파구의 축적은 순환T-임파구 감소가 원인입니다. 알코올성 간염 환자의 임파구들은 자신의 간세포에 대해 세포 독성 작용이 강합니다. 그 때문에 순환 임파구가 간에 집중적으로 그 기능을 발휘하게 되는 것입니다. 알코올은 외부에서 들어온 전 발암물질을 발암물질로 전환시키는 것으로 알려져 있습니다. 즉, 알코올은 발암물질이 체내에 들어왔을 때 그것을 자극하여 활성화하는 작용이 있습니다.

간이 수행하는 일

간은 우리 몸의 장기들 중에서 가장 무게가 많이 나갑니다. 이것은 가장 일을 많이 한다는 뜻이기도 합니다. 우리 한국인은 한국 고전 문학 중의 '별주부전'을 잘 아실 것입니다. 이름 모를 죽을병에 걸린 용왕이 살아나기 위해서는 심산유곡(深山幽谷)에서 청정(淸淨)한 것만 먹고 사는 토끼의 간을 먹어야 했습니다. 거북이의 유혹에 넘어간 토끼는 사지(死地)에 들어가고 맙니다. 이제 토끼의 간을 먹고 나으려는 용왕과 하나밖에 없는 간을 지키려는 토끼와의 지략 싸움이 시작됩니다. 토끼는 간신히 자신의 간을 지키고 용궁에서 빠져나오는데 성공합니다. 간(肝)에 사활을 걸고 온갖 지혜를 동원하였던 것입니다. 토끼는 간이 없으면 살 수 없다는 사실을 잘 알고 있었던 것입니다.

이것은 이야기이기는 하지만, 여러 장부들 중에서 건강을 회복하는 데 필요한 약으로 오장육부 중에서 간이 선택되었다는 점이 주목할 만합니다. 그만큼 간은 우리 몸에서 매우 중요하다는 것을 상징적으로 보여주는 것이기도 합니다. 그러므로 다른 장부도 관리를 소홀히 하면 안 되겠지만 간에 대하여는 각별히 관심을 기울여야 합니다. 왜냐하면 간은 아파도 말을 못하기 때문입니다. 간에는 통증을 감지하는 신경세포가 없기 때문입니다. 그렇기 때문에 간에 중병이 들어도 느낄 수가 없는 것입니다. 단, 병이 커져서 간이 근접장기를 압박하거나 간 주위의 결합조직이나 신경세포가 괴사되거나 염증이 유발할 때에 느낍니다. 그러나 그것 역시 간 자체의 통증은 아닙니다.

간질환의 합병증을 회복하고 유지하기 위해서는 간이 하는 일을 제대로 알고 남용하지 않으며, 체질에 맞추어 식이요법으로 관리를 잘 하는 것입니다. 이제 간을 일인칭인 나로 지칭하여 소개하는 내용을 귀 기울여 들어보십시오. 그러면 소리 없이 큰일을 하는 간에 대해 인식이 깊어져 관심을 갖고 성의 있는 노력을 기울이게 될 것입니다. 이어서 간경변의 합병증에 관하여 체질별로 식이요법을 설명하겠습니다. 다음 내용은 간에 관한 간의 호소입니다. 간을 1인칭으로 하여 전개하는 내용에 귀 기울여 보세요.

"당신은 아마 내게 별로 관심을 가지고 있지 않을지 모른다. 사실 당신은 심장이나 폐에 관하여는 때때로 관심을 가지고 있지만, 나, 즉 당신의 간장에 대하여는 관심을 가지고 있지 않다고 하여도 과언이 아닐 것이다. 많은 사람들은 나의 기능에 대하여 별로 생각하지 않고 있다. 당신은 만일 나의 기능이 중지된다면 당신이 하루도 못 가서 죽을 수 있다는 사실을 알고 있는가? 나의 기능의 종류와 복잡성에 있어서 나는 당신이 익히 아는 기관인 심장과 폐를 뺨칠 정도이다.

자랑이 아니라 나는 대단히 복잡한 직무를 수행하기 때문에 내가 수행하는 간단한 기능도 수천 평에 달하는 기계시설을 갖춘 큰 화학공장에 해당한다. 그리고 내가 수행하는 좀 더 복잡한 직무는 그러한 기계시설로는 수행할 수 없는 일들이다. 실제로 나는 500여 가지 기능을 수행하고 있다. 이것이 적어도 목록에 실려 있는 나의 기능이다. 그러나 사람들은 내가 수행하고 있는 새로운 기능을 계속 발견하고 있다. 나는 화학작용을 잘 수행하기 위하여 1,000여 가지의 효소를 만들어 내고 있다! 만일 내가 주요한 기능 중의 한 가지만이라도 수행하지 못하게 되면 당신은 병들게 되고 죽게 될 것이다. 나의 사소한 임무도 당신의 복지를 위하여 중요하다. 나는 실제적으로 당신과 당신의 체내에 있는 다른 기관들의 모든 기능에 관계하고 있다. 나는 음식물의 소화와 예리한 두뇌, 근육의 힘, 혈액의 제조, 심장의 맥박과 매우 중요한 관련을 가지고 있다. 나는 당신을 잘 알고 있다. 이제 당신도 나와 더욱 친숙해야 되겠다고 생각하지 않는가? 당신이 나를 잘 돌보아 주어야만 나도 당신을 잘 돌보아 줄 수 있다."

■ 위치와 크기

첫째로 당신은 내가 어디에 위치하고 있는지 의아하게 생각하고 있을 것이다. 나는 적절하게 숨겨져 있기 때문에 눈에 잘 띄지 않는다. 나는 심장이 뛰는 것처럼 뛰지 않는다. 나는 폐와 같이 눈에 띄게 늘어나거나 수축되지 않는다. 나는 체내에서 가장 큰 기관으로서 무게가 1.4'킬로그램' 내지 1.8'킬로그램'이나 되는데도 많은 사람들은 내가 어디에 있는지 잘 모르고 있다. 나는 주로 복부의 우편 상단에 위치하고 있다. 그러나 나는 펼쳐져 있다! 나는 거의 길이가 한 자나 되며 두께는 부분에 따라 2.5'센티미터'에서 7.5'센티미터'에 이른다. 남자의 경우에 있어서 나의 상단은 가슴의 중간에 닿는다. 그리고 늑골의 하단 끝에까지 닿는다. 그러므로 나는 늑골의 보호상자 아래 위치해 있다. 폐는 나의 상부를 덮고 있다. 그 반면에 나의 하부에는 장(腸)과 위(胃)가 겹쳐 높여져 있다. 당신은 의사가 손가락 끝으로 우편 안쪽 늑골의 하단에서 위쪽으로 눌러보는 경험을 하였을 것이다. 의사는 아마 나를 찾고 있었을 것이다. 나의 위치는 명백하게도 묘한 데가 있다. 나는 잘 보호되는 장소에 꼭 알맞을 뿐만 아니라, 기타 기관들과도 가까이 위치하고 있다. 이것이 이상적인 이유는 그들 기관들의 기능이 나에 의하여 크게 좌우되기 때문이다.

■ 주요 업무

혈류량 조절

심장을 예로 들어 보자. 나는 심장으로 흘러들어가는 피를 조절한다. 만일 일시적으로 피가 많이 흐르면 심장의 '펌프' 작용을 중지시킬지도 모르는 과다량을 흡수하여, 내가 팽창한 그 다음 나는 심장이 조절할 수 있을 정도로 서서히 피를 내뿜는다. 나는 도관형 '스펀지'로 되어있기 때문에 1.4'킬로그램'까지 피를 흡수할 수 있으며, 그와는 반대로 아주 적게 수십 '그램'의 피를 보유(保有)할 수도 있다.

영양소 저장 창고

나는 당신의 소화에도 또한 예리한 관심을 가지고 있다. 당신이 먹은 음식은 위(胃)로부터 음식을 분해시키는 장을 지나게 되며 소용에 닿는 물질은 혈관으로 보내진다. 나는 이러한 물질이 첫째로 도달할 수 있는 곳에 위치해 있다. 이 물질은 장선(腸線)과 연결되어 있는 문정맥(門靜脈)에 의하여 나에게 운반되어 온다. 문정맥이란 이름은 이 혈관의 이름으로서 적절하다. 그것은 음식물이 인체 조직으로 가기 전에 반드시 통과해야 하는 출입구의 역할을 하기 때문이다. 그리고 문정맥이 나에게로 들어와 있기 때문에 나는 그러한 모든 물질을 분해하여 몸 세포가 흡수할 수 있는 형태로 변화시킬 수 있다.

유해한 세균을 사멸하는 면역기관

또한 나의 전략적인 위치는 나로 하여금 문정맥에 흐르는 피에 유해한 세균이 침입하는 것을 막을 수 있게 해 준다. 나에게는 소위 '쿠퍼 세포'라는 것이 있다. 이들은 청소부인 백혈구와 비슷한 역할을 한다. 그들은 나를 통과하는 세균을 잡아들여 죽인다. 내가 만일 이러한 보호를 해주지 않는다면 당신의 체내 어딘가에 위험한 감염이 발생하게 될 것이다.

독성 해독

나는 또한 당신을 '카페인'이나 기타 환각제와 같은 유독성 물질로부터 보호하고 있다. 만일 당신이 그와 같은 물질을 심장으로 직결되어 있는 나의 혈관 출구에 주사한다면 당신은 몇 분 안 가 죽게 될 것이다. 그러나 그러한 물질이 먼저 나를 통과해야 하므로 나는 당신을 보호할 수 있는 것이다. 적응중에 대한 나의 능력이 개를 사용한 실험에서 증명된 일이 있다. 두 마리의 개에다 동일한 양의 독약을 투입하였는데, 한 마리에게는 보통 혈관에다 투입하였고 다른 한 마리에게는 문정맥에다 투입하였다. 처음 개는 죽었으나 두 번째 개는 간장이 독약을 무해하게 하였기 때문에 영향을 받지 않았다. 사실 두 번째 개가 영향을 받은 것은 독약의 양을 수차 증가시킨 후였다. 이 사실은 독제어 '센터'로서의 나의 중요성을 설명하는 것이다!

당신 자신의 몸도 당신을 죽일 수 있는 독을 만들어 내고 있다. 당신은 그 사실을 알고 있는가? 예를 들어 계단을 빠른 속도로 뛰어오르거나 기타 어떤 운동을 하였을 때 당신의 근육은 '에너지'를 만들기 위하여 포도당—체내 연료—을 태워버린다. 그 과정에서 근육은 유산(乳酸)을 만들어내며, 만일 유산이 축적되도록 허용한다면 그 유산은 당신을 독살시킬 수도 있다. 그러나 나는 그 유산을 다시금 연료로 사용될 수 있는 형태로 변화시킴으로써 위험을 없애 준다. 또한 당신의 몸이 단백질을 태울 때, '암모니아'가 계속 생성된다. '암모니아'는 문정맥에 흡수되어 나에게로 온다. 만일 '암모니아'가 당신의 체내에 축적된다면 당신은 죽을 것이다. 그러나 나는 당신을 잘 돌보고 있다. 나는 '암모니아'로 요소(尿素)를 만들어 배출시키기 위하여 신장으로 보낸다.

호르몬 공급 조절

나는 또한 적절한 균형을 유지하도록 당신의 '호르몬' 공급을 조절한다. 갑상선(甲狀腺)으로부터 과도한 '호르몬'의 분비는 당신에게 유해할 수 있다. 나는 위험한 과다 '호르몬'을 죽인다. 나는 또한 부신(副腎)과 성 '호르몬'의 과도한 축적을 막아준다. 이 사실은 내가 당신 몸의 기관들 중에서 가장 용도가 다양하며 주요한 관리 '센터'라는 이유를 깨닫게 할 것이다. 나는 당신의 복지에 필요한 다른 요소와 아울러 수수(授受)와 합성, 분해, 식료품 저장의 본거지이다.

추종을 불허하는 화학공장

수백 가지의 화학 변화를 일으키는 것, 즉 어떤 화학 변화는 믿기 어려울 만큼 복잡하지만 정확한 시간에 적절히 완전한 변화를 일으키는 것을 생각해 보라! 내가 바로 그 일을 수행하고 있다. 나는 당신의 몸이 필요로 하는 물질을 몸의 필요에 따라 만들어낸다. 그러나 여러 가지 복잡한 생화학적 반응이 관련되어 있으므로 나의 과정을 설명하려면 아주 단일화시켜 설명해야만 한다.

당분을 포도당으로 바꿈

예를 들면 나는 문정맥의 피를 통하여 포도당의 형태로 된 당분을 만든다. 이것은 당신 체내의 연료 역할을 한다. 그러나 만일 혈액에 당분이 너무 많으면 당신은 혼수상태가 되어 죽게 된다. 그러므로 나는 이러한 일이 일어나지 않도록 살핀다. 만일 혈액에 포도당이 충분히 있으면 나는 여분의 포도당을 받아들여 전분으로 변화시킨다. 이것은 편리하게도 밀집시킨 포도당 저장의 형태이며, 그렇지 않은 원형태로는 부피가 너무 크다. 그런데 온종일 계속 연료가 필요할 때 나는 전분을 포도당으로 도로 변화시켜 조금씩 내보낸다. 한 의사는 이와 같은 성분치환(置換)을 다음과 같이 기술하였다. "고도의 상호 관련과 효소작용에는 복합적인 순서로 변화를 관리하는 것이 포함되어 있다." 그러나 나에게 있어서 그것은 간단하고 기본적인 절차에 불과한 것이다.

아미노산을 생체에 필요한 형태로 전환함

그 위에 나는 장의 효소가 단백질을 분해시킨 '아미노산'을 받아들인다. 만일 내가 '아미노산'을 받아들일 때의 형태로 통과시킨다면 그것은 시안화물과도 같이 당신에게 치명적일 것이다! 그러므로 나는 '아미노산'을 당신의 몸 조직에 사용될 수 있는 단백질 형태로 변화시킴으로써 인체에 적응시킨다.

응혈소 생산

나는 또한 당신의 혈액을 응결시키는 '피브리노겐'과 응혈소를 만들어 낸다. 당신은 응혈소가 없으면 조그만 상처에도 죽을 만큼 피가 유출될 것이다. 그러나 동시에 나는 치명적으로 피가 유출되는 것을 막는 '헤파린'을 제조해낸다. 한 의사는 나의 이 작용을 원자탄을 만들고 사고나 치명적인 폭발 없이 원자탄을 녹여버리는 것으로 비유하였다. 내가 수행하는 기능 중에서 혼동이 없음을 기뻐하라.

단백질과 혈구소 생산

내가 제조하는 또 하나의 물질은 단백질이다. 단백질은 유체(流體)가 혈관으로부터 혈관 주위의 몸 조직에 새어 들어가는 것을 막는다. 그리고 나는 당신이 전염병에 대한 저항력을 갖도록 하기 위하여 면역체를 함유하고 있는 혈구소(血球素)를 만들어 낸다.

담즙 제조

그러나 나의 경이로운 또 하나의 제조물은 쓴맛과 녹황색을 가진 액체인 담즙(膽汁)이다. 나는 담즙을─하루 0.9'리터'까지─계속 만들어 옆에 있는 쓸개에 저장하기 위하여 쓸개로 보낸다. 담즙이 쓸개에 들어간다는 것은 놀랄만한 일이다. 예를 들면 매초 천만 개의 적혈구가 죽는다. 나는 죽은 적혈구가 나를 통과할 때 새로운 적혈구를 만드는데 이용할 수 있는 것은 골라내며 어떤 것은 담즙 제조에 사용한다! 나는 담즙을 이용하여 체내에 있는 원하지 않는 물질을 제거한다. 담즙은 장에 배출되며 장에서 몸 밖으로 나가게 된다.

그러나 담즙은 또한 식사 시에 당신의 장을 통과하는 지방질의 소화에 중요한 역할을 한다. 또한 담즙은 장에 있는 지방질과 '비타민'이 혈액에 흡수되는 것을 돕는다. 그러므로 나는 담즙을 만들어 장에 보내어 중요한 영양물을 방출시켜 혈액을 통하여 나에게 다시 돌아오게 하는 것이다. 나는 음식물로 몸에 필요한 영양물을 제조하는 과정을 끝낸 다음 영양물을 즉시 혈액으로 보낼 수 있다. 이 영양물을 실은 혈액은 심장으로 흘러 들어가며 심장에서는 체내의 모든 세포에 영양물을 공급하게 된다. 그 반면에 만일 영양물이 즉시 필요하지 않을 경우, 나는 후에 사용하기 위하여 영양물을 저장하게 되며 나의 주요한 저장물은 당분, 지방질, 단백질, '비타민' 그리고 철분이다. 그 후 이러한 영양물이 필요할 때 나는 영양물을 내놓게 되는 것이다. 나는 또한 몸의 필요를 충족시키기 위하여 영양물을 한 형태에서 다른 형태로—당분을 지방질로 혹은 지방질을 당분으로—변화시킬 수 있다.

■ 당신이 도와주면 나는 살아날 수 있다!

그렇지만 나는 건강을 유지하기 위하여 그리고 당신의 건강을 유지하게 하기 위하여 당신의 협력이 필요하다. 건전한 음식과 영양분이 고루 섞인 식사는 나의 첫째 요구 조건이다. 이것은 기본적인 영양가—탄수화물, 지방질, 단백질—가 함유된 음식을 먹는다는 것을 의미한다. 나는 특히, 가장 필수적인 '아미노산'이 올바른 비율로 함유되어 있는 단백질이 필요하다. 이것은 간경화를 지연시키거나 예방하는 데 빼놓을 수 없는 영양소이다. 아마도 나의 가장 큰 적은 해로운 종류의 음식을 과식하는 것일 것이다. 다시 말하면 체질에 맞지 않는 음식을 섭취한다면 간은 좋아지지 않는다. 일반 건강정보에서 얻은 지식에 미련을 두고 벗어나지 못해 체질에 어긋나는데도 먹게 되면 끝내는 회복되지 못한다. 만일 당신이 과자류나 활력을 빼낸 정제식품으로 살고 있다면 나를 건강하게 유지할 것을 기대하지 말라. 나는 만일 당신이 너무 비대해지거나 충분한 신체적 운동을 하지 않는다면 적절한 기능을 발휘할 수 없다.

내가 주위를 살펴보면 너무나 많은 나의 동료들이 그 주인에 의하여 남용되고 있는 것을 볼 때 실망을 금할 수 없다. 당신은 수많은 사람들이 간경화증으로 죽어가고 있다는 사실을 알고 있는가? 간경화증은 간장세포를 죽여서 무용한 세포 조직합병증을 만드는 질환이다. 이 사실은 내가 연약한 기관이라는 것을 의미하는 것이 아니다. 결코 그렇지 않다! 나의 재생력은 실제로 놀랄 만하다!

나의 일부가 제거되었을지라도—80'퍼센트' 혹은 그 이상까지도—나는 새로운 조직이 자랄 때까지 기능을 발휘할 수 있다. 나는 2, 3개월 안으로 정상적인 크기로 회복될 수가 있다!"

간이 위와 같이 말한 내용을 마음에 새기고 노력해 보지 않겠습니까? 이제 실용적인 식이요법을 설명합니다. 이 장에서는 간장병의 합병증에 관한 치유법만 전적으로 설명합니다. 간암, 알코올성 간암 및 간염에 대한 면역증강 식이요법은 따로 마련한 "암과 간염 등에 대한 면역 식이요법."을 접속하여 살펴보시기 바랍니다.

각 체질별 간질환의 특징

■ 금양체질

앞서 살펴본 바와 같이, 이 체질은 따뜻한 기운을 품고 있는 폐 대장이 최강 장기입니다. 때문에 체온이 따뜻합니다. 그러므로 폐에 열을 발생시키고 폐 기능을 강하게 하는 음식을 먹어서는 안 됩니다. 더구나 이미 설명한 바와 같이 금체질은 간과 쓸개가 모든 체질 중에서 가장 취약한 장부입니다. 그러므로 체질에 해로운 육류를 섭취하면, 그것을 소화시키기 위해 담즙을 분비해야 합니다. 간 기능이 센 체질은 담즙을 분비함으로서 사(瀉), 즉 그 기운을 쏟아내버리면 강한 간과 담낭의 기운이 적절하게 완화되어 좋지만, 금체질과 같이 허약한 간과 담낭을 지닌 경우에 체질에 맞지 않는 육류를 소화하기 위해 담즙을 분비하면 담낭의 기운을 깎아내립니다. 간은 더 약해집니다. 원래부터 간이 약하게 태어난 데다, 식생활이 간을 이롭게 하는 음식을 먹지 않고 폐를 위시하여 위장 등을 덥게 하는 음식이나 육류를 주로 섭취하면 이미 설명한 바와 같이 가장 먼저 망가지는 장기가 바로 간장입니다. 그 결과, 간은 다른 체질에 비해 극도로 허약해지므로 간염 바이러스에 감염될 수밖에 없습니다. 지금까지의 필자의 간 환자 통계로 보면 금양이 가장 많고, 그 다음 금음체질이 간장병에 가장 많이 걸렸습니다. 그 이유는 금양체질은 식욕이 왕성하고 소화력 또한 누구 못지않게 우수하기에 그만큼 체질에 좋지 않은 음식도 많이 섭취하기 때문입니다.

더군다나 육류의 지방과 단백질을 완전분해처리를 못하므로 간에는 지방이, 심장과 혈중에는 지방과 콜레스테롤이 부산물로 체질적으로 더 잘 쌓입니다. 동시에 육식으로 인해 폐도 악화되므로 폐의 지나친 항진, 천식, 폐조(肺燥), 폐열의 증가 등의 증상이 나타납니다. 그 증거로는 어깨와 목이 만나는 견정(肩井)이라는 경혈(經穴)을 눌러 보면, 금체질은 모두가 한결같이 압통을 느낍니다. 이처럼 폐에 열이 지나치게 많아지면 자연히 면역 기능은 떨어지고 동시에 길항장기인 간 기능도 약해지기 마련입니다. (폐조는 폐가 건조해져 코마름이나 기도가 건조해지거나 입이 말라 갈증을 느끼는 상태를 말합니다.) 한편 알코올성 간질환에 대해 말하자면, 금음체질 중에 음주량이 몹시 강한 사람이 있습니다. 이 사람은 많이 마셔도 잘 취하지 않으니까 나의 간은 강한가보다 하고 생각합니다. 하지만 술을 분해하는 알코올 분해효소의 양이 많다고 해서 간 기능이 좋은 것은 아닙니다. 별개의 분야입니다. 활력이 넘친다고 해서 간이 건강한 것도 물론 아닙니다. 피곤과 간 기능과 연관된 얘기를 듣다보니 그렇게 믿습니다만, 실은 활기는 폐와 위장에서 나오는 기운으로 간과는 관련이 매우 적습니다.

■ 금음체질

금양체질과 핵심적인 원인은 같습니다. 앞서 살펴본 바와 같이, 이 체질은 따뜻한 기운을 품고 있는 폐 대장이 최강 장기입니다. 그렇기 때문에 체온이 따뜻합니다. 그러므로 폐에 열을 발생시키고 폐 기능을 강하게 하는 음식을 먹어서는 안 됩니다. 더구나 이미 설명한 바와 같이 금체질은 간과 쓸개가 모든 체질 중에서 가장 취약한 장부입니다. 그러므로 체질에 해로운 육류를 섭취하면, 그것을 소화시키기 위해 담즙을 분비해야 합니다. 간 기능이 센 체질은 담즙을 분비함으로서 사(瀉) 즉 그 기운을 쏟아내 버리면 강한 간과 담낭의 기운이 적절하게 완화되어 좋지만, 금체질과 같이 허약한 간과 담낭을 지닌 경우에 체질에 맞지 않는 육류를 소화하기 위해 담즙을 분비하면 담낭의 기운을 깎아내립니다. 간은 더 약해집니다. 원래부터 간이 약하게 태어난 데다, 식생활이 간을 이롭게 하는 음식을 먹지 않고 폐를 위시하여 위장 등을 덥게 하는 음식이나 육류를 주로 섭취하면 이미 설명한 바와 같이 가장 먼저 망가지는 장기가 바로 간장입니다. 그 결과 간은 다른 체질에 비해 극도로 허약해지므로 간염 바이러스에 감염될 수밖에 없습니다.

더군다나 육류의 지방과 단백질을 완전분해처리를 못하므로 간에는 지방이, 심장과 혈중에는 지방과 콜레스테롤이 부산물로 체질적으로 더 잘 쌓입니다. 동시에 육식으로 인해 폐도 악화되므로 폐의 지나친 항진, 천식, 폐조(肺燥), 폐열의 증가 등의 증상이 나타납니다. 그 증거로는 어깨와 목이 만나는 견정(肩井)이라는 경혈(經穴)을 눌러 보면, 금체질은 모두가 한결같이 압통을 느낍니다. 이처럼 폐에 열이 지나치게 많아지면 자연히 면역 기능은 떨어지고 동시에 길항장기인 간 기능도 약해지기 마련입니다. (폐조는 폐가 건조하져 코마름이나 기도가 건조해지거나 입이 말라 갈증을 느끼는 상태를 말합니다.)

한편 알코올성 간질환에 대해 말하자면, 금음체질 중에 음주량이 몹시 강한 사람이 있습니다. 이 사람은 많이 마셔도 잘 취하지 않으니까 나의 간은 강한가보다 하고 생각합니다. 하지만 술을 분해하는 알코올 분해효소의 양이 많다고 해서 간 기능이 좋은 것은 아닙니다. 별개의 분야입니다. 활력이 넘친다고 해서 간이 건강한 것도 물론 아닙니다. 피곤과 간 기능과 연관된 얘기를 듣다보니 그렇게 믿습니다만. 실은 활기는 폐와 위장에서 나오는 기운으로 간과는 관련이 매우 적습니다.

■ 토양 및 토음체질

앞서 살펴본 바와 같이, 이 체질은 더운 기운으로 쌓여 있는 췌장, 비장, 위장이 첫 번째로 센 장기입니다. 그렇기 때문에 모든 체질 중에서 위장과 췌장에 열이 가장 극심하고 체온이 가장 높습니다. 위장에 열이 과도하기 때문에 체질에 맞지 않는 위장에 열을 내는 음식을 주로 섭취하면 다른 어떤 체질보다도 위장에 열이 극열해집니다. 그러면 식도 아래 위장의 상부 분문 아래에 암이 발생할 가능성이 높아집니다. 증상으로는 목에 뭔가 걸린 듯한 느낌이나 식사 시 첫 한두 숟갈이 잘 안 넘어가는 듯합니다.

게다가 위장의 소화 기능이 왕성하여 무엇이든지 소화가 잘 돼 비만에 시달리게 됩니다. 그 결과 그렇지 않아도 모자라는 인슐린을 체내 지방이 흡수해버려 세포의 수용체 안으로 포도당을 넣어 영양공급하기가 어렵습니다. 그리하여 혈중에 사용되지 못한 포도당 함량이 과잉되어 당뇨병이 발생합니다. 또한 과잉된 포도당이 혈관 벽에 들러붙고 상처를 내어 합병증으로 혈관질환을 일으킵니다. 첫째로 당뇨, 둘째로 고혈압이 옵니다.

■ 목양체질

목양체질은 목음체질과 비슷합니다. 그러나 목음체질은 신장과 방광이 약하고 심장이 강하고 위장은 평균장기인 반면, 목양체질은 신장과 방광은 강하고 대신 위장과 비장이 약합니다. 그래서 당연히 식사법에 얼마간 차이가 생깁니다. 그래서 목음은 신장을 보강하는 쪽에 치우치고 목양은 위장을 북돋는 편에 중점을 둡니다. 그러나 목양체질이 냉성과일과 야채를 즐기면 결국 센 간을 더욱더 세게 만들어 간에 습열(濕熱)이 심해집니다. 그러면 폐 역시 갈수록 차가워져 몸은 서늘해집니다. 증상으로는 기관지도 차가워지기에 목이 차갑고 어깨에 피가 순환되지 않기에 뒷목과 어깨가 뻐근합니다.

간에 습열이 많아지면 간 동맥에 열이 전달되어 혈관 내피가 팽창되고 좁아져 혈행에 압박을 받게 됩니다. 목양체질은 간이 지나치게 과강하므로, 간에 피를 저장하려는 힘은 강하고, 탄수화물을 소화하여 저장된 글리코겐(간에 저장된 포도당의 전 단계 영양물질)을 글루코오스(포도당)로 바꿔 혈중에 포도당을 공급하는 기능은 약합니다. 한국인의 음식문화로 인해 어려서부터 수십 년을 채식을 위주로 한 목체질은 간이 너무 항진되어 저장된 영양분과 피를 정상적으로 내보내지 않습니다. 영양분과 피가 소통이 안 됩니다. 시골에서 벼를 심는데 너무 배게 심으면 나중에 벼가 자라면 몹시 빽빽해져서 바람이 통하지 않습니다. 벼가 썩습니다. 교통량이 심한 편도 4차선 도로에 사고가 나서 차량이 단지 한 차선으로만 빠져 나간다고 생각해 보십시오. 소통이 안 돼 교통체증이 어떻게 복잡해지는지 이해가 될 것입니다. 이와 같은 현상이 목체질의 간에서 일어납니다.

원래 목양, 목음체질의 간은 센데다가, 간을 세게 하는 채식으로 인해 간으로 유입된 영양분과 피를 그저 끌어안고만 있으려 하니, 쉬운 말로 하면 숨을 쉴 수 없습니다. 공기가 안 통합니다. 질식할 지경입니다. 이런 상태를 한방에서는 간의 울혈(鬱血, 빽빽할 울)이라 합니다. 이것을 해소하는 것을 소간(疏肝, 성기게 할 소 또는 드문드문할 소)시킨다고 합니다. 이 체질에는 이런 증상을 치료하는 것이 매우 중요합니다. 이런 현상은 간이 지나치게 항진되어 오는 것으로, 긴 세월 방치되면 면역은 자연 약해지니 간염 바이러스에 공략을 당합니다. 목양, 목음체질은 간의 습열과 울혈 등으로 간 기능이 결국은 약해져 모태로부터의 수직감염을 제외하고는 금양, 금음체질 다음으로 B형간염에 감염됩니다.

■ 목음체질

목양체질은 위장 기능이 약해 음식 섭취량이 적고 체질적으로 생야채를 대체로 즐기지 않는 편인데, 생야채는 소화가 안 되어 그대로 변으로 배설되거나 속이 불편하기 때문입니다. 그러나 목음체질은 위장 기능이 원활해 뭣이든지 소화가 잘 되어 가리지 않고 먹습니다. 게다가 심한 심장열때문에 간의 습열(濕熱)을 일으키는 줄은 모르고 심장열을 식히려고 냉성과일과 야채를 좋아합니다. 금체질과 토체질에는 냉성야채가 간을 서늘하게 하고 기능을 강화하는 식품이지만, 목체질에는 간을 더욱 더 차갑게 하면서 비정상적인 습열을 발생시킵니다. 증상으로는 눈의 충혈, 눈 주위의 염증 등이 나타나는 것만 봐도 틀림없습니다.

더욱이 폐는 호흡과 피부를 통해 몸 안의 습기와 수분을 소모도 하고 조절도 합니다. 그러나 목체질은 폐 기능이 몹시 약해서 폐를 통해서 습한 기운을 배출, 제거하는 기능이 매우 약합니다. 하지만 차가운 것을 많이 먹어감에 따라 폐는 갈수록 차가워져 몸은 서늘해집니다. 증상으로는 기관지도 차가워지기에 목이 차갑고 어깨에 피가 순환되지 않기에 뒷목과 어깨가 뻐근합니다. 그렇기 때문에 길항 관계에 있는 간의 습기는 제거가 잘 안 되어 습열에 시달립니다. 목욕한 뒤에 몸을 닦지 않고 있거나 비에 젖어 있을 경우, 컨디션이 떨어져 불편한 느낌을 상기해 보면 이해가 되실 것입니다. 이렇게 비정상적인 습열이 간에 과도하게 누적됩니다.

간에 습열이 많아지면 간 동맥에 열이 전달되어 혈관 내피가 팽창되고 좁아져 혈행에 압박을 받게 됩니다. 목양체질은 간이 지나치게 과강하므로, 간에 피를 저장하려는 힘은 강하고, 탄수화물을 소화하여 저장된 글리코겐(간에 저장된 포도당의 전 단계 영양물질)을 글루코오스(포도당)로 바꿔 혈중에 포도당을 공급하는 기능은 약합니다. 한국인의 음식문화로 인해 여려서부터 수십 년을 채식을 위주로 한 목체질은 간이 너무 항진되어 저장된 영양분과 피를 정상적으로 내보내지 않습니다. 영양분과 피가 소통이 안 됩니다. 시골에서 벼를 심는데 너무 배게 심으면 나중에 벼가 자라면 몹시 빽빽해져서 바람이 통하지 않습니다. 벼가 썩습니다. 교통량이 심한 편도 4차선 도로에 사고가 나서 차량이 단지 한 차선으로만 빠져 나간다고 생각해 보십시오. 소통이 안 돼 교통체증이 어떻게 복잡해지는지 이해가 될 것입니다. 이와 같은 현상이 목체질의 간에서 일어납니다.

원래 목양, 목음체질의 간은 센데다가, 간을 세게 하는 채식으로 인해 간으로 유입된 영양분과 피를 그저 끌어안고만 있으려 하니, 쉬운 말로 하면 숨을 쉴 수 없습니다. 공기가 안 통합니다. 질식할 지경입니다. 이런 상태를 한방에서는 간의 울혈(鬱血, 빽빽할 울)이라 합니다. 이것을 해소하는 것을 소간(疏肝, 성기게 할 소 또는 드문드문할 소)시킨다고 합니다. 이 체질에는 이런 증상을 치료하는 것이 매우 중요합니다. 이런 현상은 간이 지나치게 항진되어 오는 것으로, 긴 세월 방치되면 면역은 자연 약해지니 간염 바이러스에 공략을 당합니다. 목양, 목음체질은 간의 습열과 울혈 등으로 간 기능이 결국은 약해져 모태로부터의 수직감염을 제외하고는 금양, 금음 체질 다음으로 B형간염에 감염됩니다.

■ 수양체질

모든 체질 가운데 수음체질 다음으로 여덟 체질 중 두 번째로 차가운 체질입니다. 첫째 열을 가장 많이 발산해야만 따뜻한 몸을 유지할 수 있는 수양체질의 위장이 가장 차갑고 허약하고, 둘째 심장이 수양체질에는 두 번째로 약한 장기인 것입니다. 그러나 수음체질과는 달리 폐가 강한 장기입니다. 때문에 위장은 차가워도 폐열로 인해 인체 상부가 좀 따뜻하여 소화가 잘 됩니다. 그런데 문제는 위장은 여전히 차갑기에 설사 소화가 잘 된다 하더라도 차가운 음식을 삼가야 하는데 대부분의 수양체질은 거의 조심하지 않습니다. 그리하여 실은 위장이 그리도 차가운데도 불구하고, 체질에 해로운 차가운 식품을 가리지 않고 먹게 됩니다. 따라서 위장은 실제로는 몹시 차갑고, 냉증이 내면적으로는 아주 심각합니다. 사실상 몸 안에는 찬바람이 휘몰아칩니다. 원래 이 체질의 간은 위장의 찬 기운의 영향으로 차가운 것이 문제인데, 차가운 식품을 주로 먹으면 간도 동반하여 더 차가워집니다. 그러면 당연히 동맥에 포도당을 내보내는 일, 혈액 순환시키는 일 등이 힘들어집니다. 또한 신장이 너무 차가워서 허리 아래 다리 쪽으로 피가 잘 돌지 못하는 속성이 있습니다. 간과 신장의 찬기운 때문에 늘 발이 시린 사람이 상당합니다. 이렇게 온몸이 냉기에 둘러싸여 있으므로 간의 면역기능은 극히 떨어집니다. 수양체질 역시 늘 냉증에 시달리고 손발이 차갑고 추우면 마음이 편치 않으며 정서적으로도 불안정합니다. 오장육부가 몹시 차가운 것은 말할 나위가 없습니다. 이 체질의 모든 병은 냉증(冷症)에서 비롯된다 해도 과언이 아닙니다. 간질환도 모두 여기에 원인을 두고 있습니다. 이 체질은 차가운 음식을 먹은 만큼 비례하여 시간이 흐르면 병이 생깁니다. 당연히 차갑고 해로운 식생활과 차가운 기운과 습기를 많이 받으면 간의 해독 기능과 면역능력은 저하됩니다. 간염 바이러스에 전염이 될 수 있습니다.

한편 간질환 발병기전은 위와 같지만, 실제로 수직간염을 제외하고는, 간염환자는 거의 발생하지 않습니다. 왜냐하면 수양체질의 간은 중간 서열인 평장기이기에 아주 잘못된 식생활을 하지 않는 한, 간의 면역이 바이러스에 무너질 만큼 약화되지는 않기 때문입니다. 참고로 그런 질병보다는 위장병, 혈관질환, 무기력증이 현실적인 당면과제로 나타납니다. 사람이 살면 체질이 뭔지도 모르는데 성장하는 동안 찬 것도 먹고 더운 것도 먹기 마련입니다. 태어나서는 몸속에 열이 체질에 관계없이 많습니다. 애들은 한방에서 소양(少陽之體)이라 합니다. 가장 열이 심한 소양인과 같다는 말입니다. 그래서 어린이들이 찬 빙과류를 좋아라고 하면서 즐겨 먹는 것입니다. 애들은 아이스크림을 주면 울던 애도 얼굴이 환해집니다. 창조주께서는 성장활력을 위해 충분한 생명의 열기를 넣어주었습니다. 그래서 크는 동안 먹는 음식은 성장 에너지가 되는 동시에 한편으로는 차가운 음식의 기운은 몸 안에서 냉독(冷毒)이 되어 점차 커 나갑니다.

젊은 시절까지는 수체질에 안 맞는 음식도 부담 없이 소화해내지만, 나이가 들어 생명의 열기는 식어가고 장부에 한기(寒氣)가 가득 차, 안 맞는 음식을 먹으면 뱃속은 안 좋고 기운은 가라앉습니다. 그럼에도 불구하고 계속 위장과 폐를 차게 하는 식생활을 하면, 끝내는 점점 위장의 소화 기능은 약해지고 간도 따라서 면역은 내려갑니다. 감기도 잘 들고 간염에도 걸릴 수 있습니다. 그러므로 이 체질의 모든 병은 냉증(冷症)에서 비롯된다 해도 과언이 아닙니다. 그러므로 그러한 병을 극복하려면 위장, 비장, 췌장에 꽉 찬 한기(寒氣)를 없애주어야 합니다. 몸을 덥게 해주어야 합니다. 그러기 위해 가능하면 위장에 열을 많이 내는 식품을 집중적으로 계속 섭취해야 합니다. 이 체질은 체질에 맞는 것 중에서 열이 많은 식품이나 약재가 몸을 따뜻하게 하는 것이 도리어 간질환을 근본적으로 치유합니다. 그렇지만 일반적 상식은 고혈압은 열이 많은 식품을 먹으면 악화된다고 여겨 꺼리는 경향이 있습니다. 고혈압 등에 걸린 사람들은 열이 많은 닭고기나 인삼, 꿀 등이 몹시 해롭다고 생각하고 먹는 것을 두려워합니다. 그것은 주로 위와 폐가 강해 몸에 열이 많은 사람이 간장병 등에 주로 걸리기 때문입니다. 냉(冷)에는 열(熱)로서 다스리는 것입니다. 때문에 열이 많은 생강, 꿀, 인삼, 홍삼, 산삼이 좋습니다.

다른 한편에서는, 항간에 간장병을 말하면 녹즙을 먹으라고 합니다. 녹즙은 폐나 위장에 열이 많아 간이 실열(實熱)이 많고 더운 체질에 매우 도움이 됩니다. 그러나 수음, 수양체질은 간이 너무 차가워서 병이 나는데, 거기에 녹즙을 부으면 간은 얼음이 됩니다. 나중에는 설사합니다. 속은 서늘하고 사지는 차가워져 나중에는 무감각합니다. 병을 키웁니다.

그러나 이 체질은 한번 오장육부 장기에 냉증(冷症)이 생기면 그 한기를 몰아내고 온기(溫氣)를 회복시키는 일이 쉽지 않습니다. 약재도 매우 열이 많은, 즉 대열(大熱)한 재료를 써야 회복이 잘 됩니다. 그러므로 근본적인 건강문제를 해결하고 활력이 넘치는 삶을 누리기 위해서는 온리제(溫裏劑), 즉 몸 안을 덥히는 약리작용이 뛰어난 약재를 이용한 한방처방이 꼭 따라야만 신속한 회복을 할 수 있습니다.

■ 수음체질

수음체질의 간은 가장 이상적인 차강 장기에 위치하고 있기에 좀처럼 간염에 걸리는 일은 없습니다. 물론 모태로부터 전염된 수직감염은 피할 수는 없습니다. 그렇다고 방심해서는 안 됩니다. 인체는 불완전하기에 간장병에 어느 누구도 안 걸린다고 장담할 수는 없습니다. 간장병에 걸린 분이라면 다음을 잘 읽어보시고 옳은 방법을 찾으시기 바랍니다.

모든 체질 가운데 가장 차가운 체질입니다. 수음체질은 대개 차가운 위장의 소화력 장애로 살이 찌는 사람이 별로 없습니다. 열을 가장 많이 발산해야 할 위장이 가장 차갑고 약하고 둘째로 열이 많은 폐가 수음체질에는 두 번째로 약한 장기인 것입니다. 그렇기 때문에 온몸이 추위에 시달리고, 늘 체내에는 냉기가 갈수록 많아지고 손발이 차갑고 추우면 마음이 편치 않으며 정서적으로도 불안정합니다. 오장육부가 몹시 차가운 것은 말할 나위가 없습니다.

사람이 살면서 체질이 뭔지도 모르는데, 성장하는 동안 찬 것도 먹고 더운 것도 먹기 마련입니다. 태어나서는 몸 속에 열이 체질에 관계없이 많습니다. 애들은 한방에서 소양(少陽之體)이라 합니다. 가장 열이 심한 소양인과 같다는 말입니다. 그래 어린이들이 찬 빙과류를 좋아라고 하면서 즐겨 먹는 것입니다. 애들은 아이스크림을 주면 울던 애도 얼굴이 환해집니다. 창조주께서는 성장활력을 위해 충분한 생명의 열기를 넣어주었습니다. 그래서 크는 동안 먹는 음식은 성장 에너지가 되는 동시에 한편으로는 차가운 음식의 기운은 몸 안에서 냉독(冷毒)이 되어 점차 커 나갑니다. 젊은 시절까지는 수체질에 안 맞는 음식도 부담 없이 소화해내지만, 나이가 들어 생명의 열기는 식어가고 장부에 한기(寒氣)가 가득 차, 안 맞는 음식을 먹으면 뱃속은 안 좋고 기운은 가라앉습니다. 그럼에도 불구하고 계속 위장과 폐를 차게 하는 식생활을 하면, 끝내는 점점 위장의 소화 기능은 약해지고 간도 따라서 면역은 내려갑니다. 감기도 잘 들고 간염에도 걸릴 수 있습니다. 그러므로 이 체질의 모든 병은 냉증(冷症)에서 비롯된다 해도 과언이 아닙니다. 그러므로 그러한 병을 극복하려면 위장, 비장, 췌장에 꽉 찬 한기(寒氣)를 없애주어야 합니다. 몸을 덥게 해주어야 합니다. 그러기 위해 가능하면 위장에 열을 많이 내는 식품을 집중적으로 계속 섭취해야 합니다. 그러나 이 체질은 체질에 맞는 것 중에서 열이 많은 식품이나 약재가 몸을 따뜻하게 하면서 도리어 간질환을 근본적으로 치유합니다. 그러므로 냉(冷)에는 열(熱)로서 다스리는 것입니다. 그렇기 때문에 열이 많은 생강, 꿀, 인삼, 홍삼, 산삼이 좋습니다.

그러나 이 체질은 한번 오장육부 장기에 냉증(冷症)이 생기면 그 한기를 몰아내고 온기(溫氣)를 회복시키는 일이 쉽지 않습니다. 약재도 매우 열이 많은, 즉 대열(大熱)한 재료를 써야 회복이 잘 됩니다. 그러므로 근본적인 건강문제를 해결하고 활력이 넘치는 삶을 누리기 위해서는 온리제(溫裏劑), 즉 몸 안을 덥히는 약리작용이 뛰어난 약재를 이용한 한방처방이 꼭 따라야만 합니다.

항간에 간장병을 말하면, 녹즙을 먹으라고 합니다. 녹즙은 폐나 위장에 열이 많아 간이 실열(實熱)이 많고 더운 체질에 매우 도움이 됩니다. 그러나 수음, 수양체질은 간이 너무 차가워서 병이 나는데, 거기에 녹즙을 부으면 간은 얼음이 됩니다. 나중에는 설사합니다. 속은 서늘하고 사지는 차가워져 나중에는 무감각합니다. 병을 키웁니다.

간경화 합병증 관리

간경변은 황달, 복수, 비장비대 및 식도정맥류, 혼수, 설사, 지방간 등의 합병증을 동반하는 경우가 많습니다. 각 합병증의 발생기전과 체질별 식이요법을 설명합니다. 자세히 숙지하고 자신의 체질에 맞는 식이요법을 실행하면 반드시 효과를 볼 수 있습니다. 시행착오나 몸에 맞지 않는 것을 잘못 써서 그르치는 일이 전혀 없이 완벽한 식이요법을 할 수 있습니다. 행여 체질요법 전문가가 아닌 사람의 권유나 주변의 성공 사례담을 듣고 체질 식이요법에서 금하는 것을 하지 않도록 조심해야 합니다.

간경화의 합병증은 이어지는 내용의 지침대로 하시고 전체적인 식이요법은 각 체질별로 모범 식이요법을 따로 설명하고 있으므로 그것을 따라하시기 바랍니다. 여기서는 단지 각 합병증에 대한 전문적인 치유법을 논합니다. 합병증의 식이요법을 설명하기에 앞서 각 체질에 대한 체질생리와 식단표 식이요법지침 등을 소개합니다. 체질별로 치료법을 달리 설명하고 있으므로 체질에 대한 이해가 없다면 홈페이지 처음으로 돌아가서 팔체질건강법을 숙지하신 이후에 본 내용을 읽어보시기 바랍니다.

1. 황달

황달은 혈액 내 담즙색소가 너무 많아지면 그 색소가 조직 내로 침투하여 특히 눈부터 노란색을 띠게 되는 증상입니다.

· 용혈성 황달

정상적인 간의 배설능력보다 많은 양의 담즙색소를 형성하는 경우입니다. 용혈성 황달이 발생되는 원인은 용혈이나 빌리루빈(bilirubin) 대사의 가족성 장애에 의해 생깁니다.

·간성 황달

간의 실질세포의 손실 내지는 쇠퇴로 생긴다. 간성황달은 간세포에 빌리루빈 부하가 증가되어 과잉 생산될 때, 빌리루빈의 흡수 및 운반에 장애가 생겨서 빌리루빈의 간 내 청소율이 저하될 때, 포합화 과정에 결함이 있을 경우 등의 여러 발생기전에 의해 나타나게 된다. 특히, 간질환에서 바이러스 간염 중 급성간염이나 전격성간염 등 면역이 활성화될 경우와 독성물질에 의한 알코올·약물성 간염 시 간세포 괴사로 간세포 내막이 손상되어 상해받은 담즙세관으로 담즙산염이 새어 나오게 되면 담즙정체가 일어나게 되고, 담즙산염의 흡수도 방해를 받아 소변으로의 손실이 증가하게 된다.

·폐쇄성 황달

폐쇄성 황달은 담석이나 담도암에 의해 담즙세관 맞은편의 세포막에 결함이 있어 담즙으로의 배설이 되지 못하든지 대형 담관이 막혀 빌리루빈이 장관에 이르지 못하는 경우에 발생하는데, 담도가 완전 폐쇄되면 혈청 빌리루빈의 상승에 따라 콩팥에서의 신사구체 여과가 증가되어, 혈청 총 빌리루빈 농도는 30mg/dl 이상 오르지 않고 고평부를 이루게 된다. 그러므로 혈청 총 빌리루빈 농도가 30mg/dl을 넘는 경우는 고빌리루빈혈증으로 정의되며, 그 기전은 간실질질환이나 담도폐쇄가 단독원인인 경우보다 이러한 기존질환에 빌리루빈의 과잉생산이나 신기능 저하가 동반될 때 흔히 초래된다.

이러한 원인들에 의해 담즙이 정상적으로 분비되지 못하고 역류하여 혈액으로 들어가서 전신으로 운반되어 피부로 나타나는 현상으로, 병이라기보다는 증상에 해당하며, 원인을 치료하면 사라진다. 위에서 살펴본 여러 유형의 황달 발생원인 이외에 담낭 수축 기능의 장해, 신장 기능의 저하로 신장에서 배설장해가 있을 경우에도 황달 증상이 나타난다.

2. 체질별 황달 식이요법

■ 금양체질

·먼저 간세포 괴사에서 오는 황달일 경우 녹즙재료로 씀바귀, 질경이를 주로 사용하면서 간의 독성과 허증에서 비롯되므로 신선초, 케일, 컴프리, 돗나물, 미나리 등을 재료로 한 녹즙을, 해독성능이 우수한 셀레늄이 풍부히 들어 있는 효모와 항염증 작용이 있는 프로폴리스와 함께 섭취합니다.

·간을 보강하는 스피루리나, 클로렐라 및 간의 허열을 해소하면서 염증을 제거하는 보리순, 녹즙을 마십니다.

·신장과 방광이 약하기 때문에 복령, 저령, 함초(복수가 없을 때) 복분자, 사상자, 토사자, 숙지황 등으로 추출물을 마십니다.

·과열되어 있는 폐의 열을 식히기 위해 상엽, 상백피, 노근, 모과를, 그리고 간을 보익하는 오가피, 상심자, 지각 등을 달여 마십니다.

·제첩에 담즙배설성분이 들어 있으므로 약간의 치자와 함께 취합니다.

·유기산 과일과 지방질 식품 계란흰자를 섭취합니다.

·콜레스테롤 담석일 때 EPA, 레시틴, 검정콩의 불포화지방산 등을 섭취해 콜레스테롤을 용해하여 담석을 소실시킵니다.

■ 금음체질

·먼저 간세포 괴사에서 오는 황달일 경우 녹즙재료로 씀바귀, 질경이를 주로 사용하면서 간의 독성과 허증에서 비롯되므로 신선초, 케일, 컴프리, 돗나물, 미나리 등을 재료로 해서 녹즙을, 해독성능이 우수한 셀레늄이 풍부히 들어 있는 효모와 항염증작용이 있는 프로폴리스와 함께 섭취합니다.

·간을 보강하는 스피루리나, 클로렐라 및 간의 허열을 해소하면서 염증을 제거하는 보리순 녹즙을 마십니다.

·과열되어 있는 폐의 열을 식히기 위해 상엽, 상백피, 노근, 모과와 간을 보익하는 오가피, 상심
 자, 지실, 지각 등을 달여 마십니다.
·제첩에 담즙배설성분이 들어 있으므로 충분히 섭취합니다.
·유기산 과일과 지방질 식품, 계란흰자를 섭취합니다.
·콜레스테롤 담석일 때 레시틴 검정콩의 불포화지방산 등을 섭취해 콜레스테롤을 용해하여 담석
 을 소실시킵니다.

■ **목양체질**

·간세포 괴사에서 오는 황달일 경우, 엉겅퀴, 씀바귀, 쑥(애엽)을 생즙으로 마시지 말고 달여서 마
 십니다. 생으로 먹으면 서늘한 간을 너무 차갑게 만들어 냉증이 생깁니다. 달여서 따뜻하게 마
 시면 간과 몸을 **따뜻하게 해주기**에 훨씬 **효과**가 좋습니다.
·해독성능이 우수한 **셀레늄**이 풍부히 들어 있는 **효모**와 항염증작용이 있는 프로폴리스와 함께
 섭취합니다.
·황금의 바이칼린, 위고닌성분, 울금의 쿠르쿠민 성분 등도 담즙분비촉진 **효과**가 있으며, 담즙
 배설을 증진시키는 이담성분으로 뇨중의 우로빌리노겐을 감소시킵니다.
·홍삼물을 마시면 차가운 위장과 폐를 보강하므로 간의 괴사와 염증을 수월하게 극복할 수 있습
 니다.
·간의 허열을 해소하면서 염증을 제거하는 보리순, 밀순의 동결건조 분말을 마십니다.
·폐를 위해 길경, 백개자, 산약, 용안육 등을 달여 마시면 간의 괴사와 염증에서 오는 황달에 좋
 습니다.
·매실과 같은 유기산 과일과 저담, 웅담과 지방질 식품인 계란 노른자를 섭취합니다.
·콜레스테롤 담석일 때 레시틴 흰콩의 불포화지방산 등을 섭취해 콜레스테롤을 용해하여 담석을
 소실시킵니다.

■ 목음체질

·먼저 간세포 괴사에서 오는 황달일 경우 민들레, 엉겅퀴, 씀바귀를 생즙으로 마시지 말고, 달여서 마십니다. 생으로 먹으면 서늘한 간을 너무 차갑게 만들어 냉증이 생깁니다. 달여서 따뜻하게 마시면 간과 몸을 따뜻하게 해주기에 훨씬 효과가 좋습니다.

·해독성능이 우수한 셀레늄이 풍부히 들어 있는 효모와 항염증작용이 있는 프로폴리스와 함께 섭취합니다.

·민들레에 함유된 실리마린(silymarin) 성분은 독성물질에 대한 간장 해독 기능을 높여주고 간세포벽의 재생 및 보호효능도 올려주며 담즙 울체 시 담즙분비를 촉진시킵니다.

·황금의 바이칼린(baicalin), 위고닌(wogonin) 성분, 울금의 쿠르쿠민(curcumin) 성분 등도 담즙분비촉진 효과가 있으며 담즙 배설을 증진시키는 이담성분으로 뇨중의 우로비릴노겐(urobillinogen)을 감소시킵니다.

·간의 허열을 해소하면서 염증을 제거하는 보리순, 밀순의 동결건조 분말을 마십니다.

·허약한 신장을 강화하도록 복분자, 복령, 저령, 사상자, 토사자, 오미자, 함초.

·폐를 위해 길경, 백개자, 산약, 용안육 등을 달여 마시면 간의 괴사와 염증에서 오는 황달에 좋습니다.

·매실과 같은 유기산 과일과 지방질식품 계란 노른자를 섭취합니다.

·콜레스테롤 담석일 때 EPA 레시틴 흰콩의 불포화지방산 등을 섭취해 콜레스테롤을 용해하여 담석을 소실시킵니다.

■ 토양체질

·먼저 간세포 괴사에서 오는 황달일 경우 녹즙재료로 씀바귀, 질경이를 주로 사용하면서 간의 독성과 허증에서 비롯되므로 신선초, 케일, 컴프리, 돗나물, 미나리 등을 재료로 해서 녹즙을, 해독성능이 우수한 셀레늄이 풍부히 들어 있는 효모와 항염증 작용이 있는 프로폴리스와 함께 섭취합니다.

·간을 보강하는 스피루리나, 클로렐라 및 간의 허열을 해소하면서 염증을 제거하는 보리순, 밀순

즙과 프로폴리스를 마십니다.

·신장과 방광이 약하기 때문에 복령, 저령, 함초(복수가 없을 때), 복분자, 사상자, 토사자, 숙지황, 산수유, 지골피 등으로 추출물을 달여 마십니다.

·과열되어 있는 위장의 열을 식히기 위해 석고, 지모, 인동등 등을 달여 마십니다.

·폐를 윤택하도록 맥문동, 천화분, 금은화를 씁니다.

·제첩에 담즙배설성분이 들어 있으므로 담즙촉진효과가 있는 황백, 치자와 함께 취합니다.

·키위, 파인애플, 매실과 같은 유기산 과일과 우담, 저담, 웅담과 지방질 식품인 계란 흰자를 섭취합니다.

·콜레스테롤 담석일 때 EPA 레시틴 검정콩의 불포화지방산 등을 섭취해 콜레스테롤을 용해하여 담석을 소실시킵니다.

■ 토음체질

·먼저 간세포 괴사에서 오는 황달일 경우 녹즙재료로 씀바귀, 질경이를 주로 사용하면서 간의 독성과 허증에서 비롯되므로 신선초, 케일, 컴프리, 돗나물, 미나리 등을 재료로 해서 녹즙을, 해독성능이 우수한 셀레늄이 풍부히 들어 있는 효모와 항염증 작용이 있는 프로폴리스와 함께 섭취합니다.

·간을 보강하는 스피루리나, 클로렐라 및 간의 허열을 해소하면서 염증을 제거하는 보리순, 밀순 녹즙을 마십니다.

·신장과 방광이 약하기 때문에 복령, 저령, 함초(복수가 없을 때), 복분자, 사상자, 토사자, 숙지황, 산수유 등으로 추출물을 달여 마십니다.

·과열되어 있는 위장의 열을 식히기 위해(열이 있을 경우) 석고, 지모, 인동등 등을 달여 마십니다.

·폐를 돕는 식품이나 약재를 사용하지 않습니다.

·제첩에 담즙배설성분이 들어 있으므로 담즙촉진효과가 있는 황백, 치자와 함께 취한다.

·키위, 파인애플 등 유기산 과일과 우담, 저담, 웅담과 지방질 식품 계란 흰자를 섭취합니다.

·콜레스테롤 담석일 때 EPA, 레시틴, 검정콩의 불포화지방산 등을 섭취해 콜레스테롤을 용해하여 담석을 소실시킵니다.

■ 수양체질

먼저 간세포 괴사에서 오는 황달일 경우 녹즙재료로 민들레, 엉겅퀴, 씀바귀, 쑥(애엽)를 적당량 사용하면 효과가 높습니다. 민들레에 함유된 실리마린(silymarin) 성분은 독성물질에 대한 간장 해독 기능을 높여 주고 간세포벽의 재생 및 보호 효능도 올려주며 담즙 울체 시 담즙분비를 촉진시키기도 합니다. 인진쑥에 들어있는 에스쿨레틴(esculetin) 성분도 이담 성분으로 담즙의 분비를 증진시킴과 동시에 담즙 중의 고체물질, 콜산, 빌리루빈의 배출량을 증가시키므로 1일 10g정도 달여 쓰면 효과가 있습니다. 해독성능이 우수한 셀레늄과 항염증 작용이 있는 프로폴리스와 함께 섭취합니다. 홍삼을 마시면 차가운 위장을 보강하므로 간의 괴사와 염증을 수월하게 극복할 수 있습니다. 사과와 같은 유기산 과일과 우담, 웅담과 지방질 식품인 계란 노른자를 섭취합니다. 콜레스테롤 담석일 때 레시틴, 흰콩의 불포화지방산 등을 섭취해 콜레스테롤을 용해하여 담석을 소실시킵니다.

■ 수음체질

먼저 간세포 괴사에서 오는 황달일 경우 녹즙재료로 민들레, 엉겅퀴, 씀바귀, 쑥(애엽)를 적당량 사용하면 효과가 높습니다. 민들레에 함유된 실리마린(silymarin) 성분은 독성물질에 대한 간장 해독 기능을 높여 주고 간세포벽의 재생 및 보호효능도 올려주며 담즙 울체 시 담즙분비를 촉진시킵니다. 인진쑥에 들어있는 에스쿨레틴(esculetin) 성분도 이담 성분으로 담즙의 분비를 증진시킴과 동시에 담즙중의 고체물질, 콜산, 빌리루빈의 배출량을 증가시키므로 1일 10g 정도 달여 쓰면 효과가 있습니다.

해독성능이 우수한 셀레늄과 항염증 작용이 있는 프로폴리스와 함께 섭취합니다. 홍삼물을 마시면 차가운 위장과 폐를 보강하므로 간의 괴사와 염증을 수월하게 극복할 수 있습니다. 당귀, 생감초, 백작약, 천궁 등으로 보음, 보혈작용을 돕고, 위가 더부룩하고 소화가 잘 안 되면 진피, 백출, 창출, 산사 등으로 소화력을 높여줍니다. 사과와 같은 유기산 과일과 우담, 웅담과 지방질 식품인 계란 노른자를 섭취합니다. 콜레스테롤 담석일 때, 레시틴이나 흰콩의 불포화지방산 등을 섭취해 콜레스테롤을 용해하여 담석을 소실시킵니다.

3. 복수(Ascites)

복수는 복강 내 장액성 액체가 삼출되고 축적되는 현상으로 간세포 기능의 저하가 있는 경우에 갑자기 생길 수도 있고 여러 달에 걸쳐 잠행성으로 생기기도 하는데 이때에는 교정인자가 없기 때문에 더 나쁜 예후를 가지며 복부팽창이 심해져서 식사 후 복부팽만감과 호흡곤란을 겪게 됩니다.

(1) 복수의 원인

대개 복수는 간경화가 장기간 진행된 결과 간의 소화 기능이 극도로 약해져 정상적인 영양섭취와 흡수가 되지 않아 유발된 영양실조에 근본 원인이 있습니다. 간은 담즙을 분비하여 위장에서 내려오는 단백질과 지방을 분해 소화시키는 기능을 합니다.

그러나 경화로 인해 담즙의 분비가 원활하지 못할 뿐만 아니라 소장과 대장에서 흡수되어 간문맥을 타고 올라오는 영양물질을 저장하지 못합니다. 이러한 악순환이 계속됨에 따라 서서히 영양이 고갈되기에 환자는 심각성을 알아채지 못하고 끝내는 복수가 생깁니다.

간에서는 비축된 단백질로 피 속에 존재하는 단백질인 알부민을 합성하여 간 동맥에 공급을 하는데, 간경화 환자는 간 안에 단백질이 부족한데다 단백질을 알부민으로 전환 합성시키는 영양대사 기능이 저하되어 있어 필요량을 공급하지 못합니다. 이렇게 간이 알부민(albumin)을 합성하지 못하여 혈장교질삼투압이 저하되어 발생합니다.

간경변증 환자는 알부민을 합성하는 간장의 기능이 약해져서 저알부민혈증이 되어 혈장삼투압을 저하시켜 수분이 혈관 밖으로 빠져나와 복강 내에 그 물이 찹니다. 또한 순환 혈액량이 적어지고, 여기에 알도스테론의 분비가 항진됨에 따라 염분이나 물의 재흡수를 촉진시켜 조직 간격에 수분이 저류하게 되어 부종이 나타납니다. 즉, 간의 기능이 떨어지면 신장 기능도 동반하여 그 기능이 약해져 소변을 통해 불필요한 염분을 배출하지 못하고 체내에 계속 쌓이게 됩니다. 그러면 염분은 섭취해 들어오는 수분과 결합하여 체내에 머물게 되는 것입니다. 결과 하체에 부종이 수반된

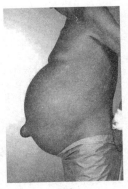

복수

복수 증상을 호소하게 됩니다.

결론적으로 말하자면, 복수는 일반적으로 알부민 저하로 발생하지만, 둘째 원인으로서 문맥압항진증으로 인해 측부순환장애가 생기고, 이로 인해 체액저류가 복강 내로 몰리는 경우도 있고, 간정맥 입구 위의 하대정맥 협착으로 간정맥혈류가 방해를 받으면 복수가 유발되기도 합니다. 하대정맥의 협착은 간경변증에서는 재생결절(섬유화부분)에 의해 간정맥의 혈행이 막히게 되고 후동 양구성 폐쇄가 생기고 간림프 생산이 증가하여 복수가 생깁니다. 간의 염증과 비장비대에 의해 혈행이 장애를 받아 복수가 유발됩니다. 또는 이 모든 것이 복합적으로 원인이 되어 발생하기에 지속적이고 철저하게 체질에 맞추어 노력해야 합니다.

따라서 알부민을 보충하는 식이요법을 해야 하지만, 그것만으로는 극복하기가 어렵습니다. 특히 알부민 수치가 3.5 이상일 때에는 문정맥항진증이나 간경변증에 의한 하대정맥의 협착으로 발생하기 때문에 간의 기능개선이 이루어지지 않으면 효율적인 복수치유가 난관에 봉착하게 됩니다. 때문에 심하면 천자요법으로 복수를 빼 가면서 집중적인 체질요법을 통해 간 기능을 회복시키면 점차 완화됩니다.

(2) 현대의학의 복수치료

■ 이뇨제의 사용

이뇨제는 세포 외에 존재하고 있는 Na+이외에 포도당, 요소, 칼륨(K+) 등을 투여하면 이들이 신장에서 재흡수되지 않고 그대로 배설될 때 수분도 같이 배설되는 이뇨효과를 일으키는데, 이들은 또한 혈액삼투압도 상승시켜 이것을 저하시키기 위하여 조직으로부터 물을 흡수하고 수분을 증량시켜 조직의 수분량을 저

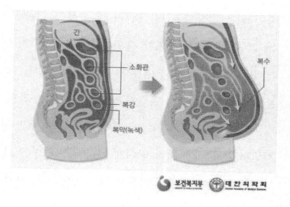

복수-복강 내 복수

하시키는 작용도 합니다. 이러한 이뇨제에 의한 이뇨작용은 빠른 시간 내에 강력히 반응하므로 이 뇨효과를 높일 수는 있으나 자칫 오용하게 되면, 습관성이 있고 점점 더 양을 증가해야 합니다. 또 한 신장 기능이 저하되어 전해질 대사 장애를 일으켜 혼수가 유발될 수 있습니다. 그렇기 때문에 복 수로 위험한 상태가 아니면 가능한 사용하지 않는 것이 좋습니다. 부작용이 생길 우려가 있을 뿐만 아니라 습관성이 되면 신기능 부전증이 생겨 회복 불가능한 지경에 이릅니다. 그러나 식이요법으로 복수가 진정이 안 되면 이뇨제를 병행하여 호흡장애와 복부팽만을 완화해야 합니다. 사용 시 특별 한 주의를 요합니다.

■ 링거액의 주사

복수환자는 말할 것도 없이 영양, 특히 단백질이 극도로 부족한 영양실조상태입니다. 따라서 병원 에 입원하면 당연히 링거액을 주사합니다. 그런데 문제는 부족한 영양을 충족하기 위해 계속적으로 많은 양의 링거액을 주입하다 보면, 복강 내로 유입되어 복수를 가중하거나 흉강(가슴)으로 흘러들 어가 폐에 물이 차는 일이 발생합니다. 경험이 없는 의사나 병원에서는 종종 발생합니다. 그 결과 이 뇨제로는 감당할 수 없어 주사기로 복수를 뺄 수밖에 없는 상황이 옵니다. 이런 천자요법이 되풀이 됨에 따라 복막이나 흉막에 염증이 생깁니다. 항생제를 안 쓸 수 없습니다. 간에 치명적인 문제를 결 국은 떠넘기게 됩니다. 결국 사망을 피할 수 없는 것입니다.

그러므로 무조건 링거액을 주입하지 말고 농도를 진하게 하여 주사하되, 혈관에 흡수되어 무리하 지 않게 작용하는지, 혹은 주입에 비하여 흡수가 약해서 복수가 되어 아랫배가 차오르는지 면밀히 잘 살펴야 합니다. 만약 복수가 차는 낌새를 보이면, 즉시 주입량을 감량 조절하여야만 합니다.

■ 알부민 주사

대부분의 말기 간질환 환자들이 부득불 이뇨제와 천자요법을 시술받을 수밖에 없지만, 알부민 주 사는 경우가 다릅니다. 알부민 주사는 육상동물의 피에서 분리한 혈중 알부민으로 금양, 금음체질 을 제외한 모든 체질에 유익하게 단백질 영양소를 공급합니다. 힘도 생겨 체력도 회복이 잘 되고 복수도 잘 빠집니다. 어떤 부작용도 거의 없습니다. 그러므로 알부민 주사는 가능하면 금양, 금음체질을 제외하고는 자주 도수가 높은 것으로 적극적으로 맞는 것이 좋습니다. 의사가 꺼릴지라도 적극적으로 흔들리지 말고 알부민 주사를 맞도록 해야 합니다. 효과가 가장 잘 나는 체질은 목음, 목양체질입니다. 그러므로 목양, 목음체질은 알부민 주사를 병행하여 복수를 제거하는 식이요법을 하는 것이 더 효과적입니다.

그러나 금체질은 체질적으로 적합하지 않기에 맞아도 별로 효과가 없으며, 계속 투여하면 부작용이 날 수 있습니다. 주로 간장병 환자가 대부분 간이 지나치게 약하게 태어난 금음, 금양체질(태양인)이다 보니 병원에서 알부민 주사의 효과가 현실적으로는 얼마간 부정적인 결과를 보이기도 합니다. 즉 이들 금체질에는 조금 효과가 있는 듯하다가 효과가 없거나 또는 아주 효과가 없거나 지속적으로 사용 시 복수가 더 심해지거나 설사, 오한, 복통 등이 생기며, 다시 맞으면 그 증상이 없어지다가 약효가 없어지면 예전보다 더 악화되는 것 등의 부작용이 더 많습니다. 몸이 더 붓거나 알부민을 맞을 때는 효과가 있으나, 투여한 알부민이 혈중에서 소모되면 이전보다 더 악화되어 처음 알부민 주사를 맞을 때보다 훨씬 알부민 수치가 급격하게 하락합니다.

그러므로 환자나 보호자는 투여 시 즉각 효과가 나타난다고 해서 생각 없이 우선 위기를 넘기고 보자는 일념에 사로잡혀 계속 사용해서는 안 됩니다. 예를 들어, 처음 입원 시 알부민 수치가 2.8이었는데, 20% 알부민을 15~20일 동안 집중적으로 투여한 결과 알부민 수치가 2.0 이하로 떨어지거나 알부민 주사를 맞지 않으면 생체기능이 떨어지거나 부작용이 유발된다면, 이것은 알부민이 이 환자에게는 체질적으로 맞지 않아 해롭다는 것을 증명합니다. 또는 무조건 일종의 중독증상 내지 알부민 의존증이 생깁니다.

그러나 의사들은 체질을 모르고 임상을 하게 되므로 어떤 환자는 알부민이 효과가 있는 반면, 다른 환자는 알부민이 무효하거나 부작용이 나도 그 원인을 아무리 연구해도 알아낼 수 없습니다. 체질 따라 알부민의 적합성 여부가 결정되는 것을 도저히 알 수 없습니다. 체질 개념이 없기 때문입니다. 대부분의 의사들의 입장은 가능하면 환자들을 무리 없이 의료사고 없이 원만하게 치료하기를 원하기 때문에 적절한 정도의 알부민을 투여하려고 하지, 적극적으로 과량 투여하려고 하지 않습니다. 한편 부작용이 많이 생기는 금양, 금음체질의 임상사례를 주로 경험하는 의사들은 알부민 주사제를 사용하는 것을 꺼립니다. 물론 금양, 금음체질이 아닌 다른 체질의 환자들에게 사용하여 압도적으로 효과를 본 의사들은 적극적으로 활용하려 합니다. 그러므로 알부민 주사를 적극 활용하여 난국을 헤쳐나갈지, 아니면 환자가 금체질로서 사용하면 할수록 부작용이 생기기에 알부민 주사를 거절해야 할 것인지는 체질을 모르는 의사가 아니라 환자와 보호자 자신이 치료받고 있는 의료 환경에 지배됨이 없이 냉정하게 심사숙고하여 결정해야 합니다. 체질을 모르는 의사가 결정을 따르거나 그들의 의견에 맹종해서는 안 됩니다. 그들은 신(神)이 아닙니다. 더구나 환자가 최악의 경우를 당해도 책임을 질 수 없습니다. 책임은 바로 자신에게 있습니다. 이 위기의 때에 잘못 결정을 내리면 영원히 돌이킬 수 없는, 돈과 명예와 이 세상의 그 어떤 것으로도 되돌릴 수없는 생명을 잃게 되는 것입니다.

결론적으로 의사가 꺼릴지라도 금체질이 아닌 체질들은 주저함 없이 알부민 주사를 충분히 활용해야 합니다. 반면 의사가 강력히 추천하더라도 금양, 금음체질의 경우에는 단호하게 알부민 주사를 거절해야 합니다. 참고로 금음, 금양체질은 높은 도수의 포도당 주사에 천연 비타민 C를 과량 섞어 투여하면 좋습니다. 충분한 양을 투여해도 부작용은 결코 없습니다. 그러나 참고로 목음, 목양체질(태음인)은 포도당과 비타민 C를 결코 사용해서는 안 됩니다. 사실 체질을 아는 것은 단지 식이요법만을 위해서가 아니라 병원치료의 효율성을 높이고 부작용을 최소화하기 위해서도 절실히 필요한 것입니다. 참고로 아무리 중환자라 해도 체질을 정확하게 감별하고 검증하는 방법이 있습니다.

■ 천자요법(주사기로 복수를 빼는 방법)

천자요법을 자주 사용하면, 복강염이 유발할 가능성이 높습니다. 복막염이 생기면 부득불 항생제를 투여할 수밖에 없고, 그 결과 간의 손상과 기능부전을 피할 수 없는 것입니다. 그러므로 체질별 복수 빼는 법을 철저하게 실행하여 천자요법의 횟수를 줄여나가야 합니다. 무해한 요법으로 이해하여, 천자요법을 남용하면 결국은 위험합니다.

■ 복수가 찬 간경화 환자의 비극

간염환자 대부분은 만성간염에 걸린 후 병원에서 정기적으로 검사와 약물치료만 받으면 이상이 없다고 생각합니다. 물론 GOT, GPT 등의 수치가 수백을 넘어 간 기능이 무력해지면 병원치료를 통해 기능을 회복시켜야 합니다. 그런 경우 제픽스 등을 복용하면 수치가 내려가고 안정이 됩니다. 성실하게 검사와 진료를 받으면서 간염관리를 하는 것은 잘 하는 일입니다.

그런데 문제는 병원치료만 잘 받으면 다른 것을 더 이상 할 필요가 없다고 믿고 있는 데 있습니다. 가외로 식이요법을 하는 것은 낭비라고 생각하는 것입니다. 근본적인 만성 간염 바이러스가 소실되지 않고 그대로 간세포 속에서 살면서 간세포를 파괴하면 우리 몸은 또 다시 부족한 간세포를 만들어 냅니다. 이런 과정이 반복되면서 실타래와 같은 질긴 섬유질이 간에 형성되면 이것을 결절이라 하고, 심해져서 딱딱해지면 간경변 또는 간경화라고 합니다.

그런데 병원의 약물은 증상완화에 필요한 치료법이지만 간염 항체는 생성시킬 수 없습니다. 그러기에 아무리 유능한 간염 전문의를 만난다 해도 항체는 생기지 않습니다. 항체는 면역이 증강돼야 생기는 것인데 약물은 면역증강과 무관하기 때문입니다. 결론적으로 현대의학 치료로는 간염항체를 만들 수 없기 때문입니다.

그렇다고 현대의학에서 항체를 만드는 방법이 아주 없는 것은 아닙니다. 인터페론이 있습니다. 인터페론은 병원에서 현재까지는 항체를 생성시키는 유일한 치료법입니다. 이 인터페론은 현실적으로 다음과 같은 조건을 가진 환자들에게서만 유효율이 20% 정도 있습니다. 여자이어야 하며 만성이 된 지 1~2년 미만이어야 하고 GOT, GPT가 최소 100 이상, 200~300이 되어야 효과가 납니다. 이 조건에서 벗어나면 염증완화에 도움만 될 뿐 항체 생성률은 극히 희귀합니다.

그러나 위에서 언급한 조건에 부합되는 환자를 인터페론으로 치료했을 때 유효율은 20% 정도입니다. 그러다가 시일이 지나면 리바운딩이라고 하는 재발현상이 나타나 그 중 절반에 다시 간염 항원이 나타납니다. 결과적으로 10%의 유효율이 있습니다. 하지만 현실적으로 상기조건에 맞는 그런 환자는 드문 편이기 때문에 조건 없이 원하는 사람에게 인터페론치료를 하고 있으나, 유효율이 거의 없는 것이 현실입니다. 지금은 예전에 누려 온 인터페론의 인기는 제픽스에게 빼앗겼는데, 제픽스도 내성이 생겨 염증완화가 안 되는 경우가 많고 게다가 변종바이러스가 생겨나 그 자리를 내놓고 말았습니다. 헵세라, 바라크루드, 클레부딘과 같은 그 다음 단계의 간염 바이러스 유전자 증식 억제물질이 나온 것입니다.

그러므로 아무리 성실하게 병원치료를 받아도 보통 만성 B형, C형간염이 진행된 뒤로부터 6년 이상이 지나면 환자의 65%가 간경화가 진행되기 시작합니다.(연세대 의대 역학조사 결과). 대부분이 10~15년 장기간 간염에 전염되어 있으면 바이러스에 의한 간세포의 파괴와 재생이 반복되어 3mm 이상의 대결절이 형성되면서 간염 환자 거의 모두가 간경화가 됩니다. 장기간에 걸쳐 간은 다 망가져 버린 것입니다. 그런데도 정작 환자 당사자들은 심각성을 느끼지 못합니다. 그것은 간에는 신경세포가 없기에 간이 다 절단이 나도 통증을 느끼지 못하기 때문입니다. 여기서 간 기능의 말기적 증상으로 나타나는 것이 바로 복수와 식도정맥류입니다.

복수는 오랜 기간 먹어도 소화흡수가 되지 않아서(물론 식욕도 소화력도 없지만) 생긴 일종의 영양실조입니다. 영양대사가 안 되어, 시간이 흐르면 빈사상태가 됩니다. 게다가 간 기능이 극도로 저하되어(간 기능부전증) 긴 세월 동안 단백질의 소화 흡수가 안 되고 간의 알부민 합성이 안 되어서 생긴 문제입니다. 최악의 상황에 직면한 것입니다. 알부민 수치가 3.0 이하로 떨어지면 위험합니다. 그러나 이렇게 심각한 병증인데도 대수롭지 않게 여깁니다. 간경화에 복수 환자와 상담을 해보면, 대부분이 좀 더 두고 지켜보겠다고 합니다. 또는 의사와 상의해서 하겠다고 합니다. 환자들은 병원치료를 굳게 믿고 따르기에 병원 약만 먹어도 현상유지를 할 것이라고 착각하면서 삽니다. 심지어 간경화에 복수가 차도 의사의 지시만 따르면 된다고 믿는 환자가 대부분입니다.

병원에서는 이뇨제와 천자요법(주사기로 빼는 방법)과 알부민 주사밖에 달리 다른 방법이 없다고 말합니다. 환자와 보호자들은 그 말을 액면 그대로 믿고 손을 놓고 맙니다. 식이요법을 생각지도 않습니다. 또한 다른 사람은 다 죽어도 자기는 결코 죽지 않는다고 믿습니다. 지금까지 이렇게 간염으로 오랫동안 무던히 잘 견뎌왔으니 앞으로도 별 탈 없이 잘 견딜 수 있을 것이라고 낙관하는 것입니다. 물론 처음 복수가 차면 환자와 가족들은 놀라고 두려워합니다. 그러나 병원에서 주는 이뇨제를 먹으니 별 탈 없이 일상생활을 합니다. 걱정이 없어집니다. 또는 간단한 식이요법으로 복수가 빠지기도 합니다. 안심합니다. 다시 예전대로 삽니다.

그러나 길게 이뇨제를 쓰게 되자, 처음에는 잘 빠지던 오줌이 잘 안 나옵니다. 이뇨제를 늘립니다. 사실 복수가 찬 것은 복수만이 문제가 아니라 이면의 원인, 즉 간 기능 부전증의 문제인데, 이것을 무시하거나 아니면 간과하는 행위입니다. 간 기능 부전을 고쳐야 하는데 방치하고, 복수만 빼면 성공한 것으로 보고 만족하는 것입니다. 하지만 갑자기 나빠지는 때가 반드시 오게 되며 걷잡을 수없이 악화됩니다. 간을 근본적으로 고치지 않았기에 끝내는 도로 복수가 차는 날이 찾아옵니다. 그때는 어렵습니다. 그러므로 잠시 복수가 누그러진다고 안심하지 말고, 치유할 수 있는 체력과 간 기능과 소화 기능이 얼마간 남아 있는 바로 지금이야말로 간을 회복시키는 식이요법을 제대로 해야 할 때입니다. 그래야만 회복을 기대할 수 있습니다. 너무 방심하다가, (간은 통증이 없기에) 지금까지 늘 그랬던 것처럼 '이러다가 괜찮아지겠지'라고 생각하면 안 됩니다. 하지만 끝내는 배가 불어나 숨쉬기 힘들고 밥을 먹으면 배가 팽창하니 답답하여 견디기 힘듭니다. 이렇게 눈앞에 죽음이 다가왔음에도 여전히 다른 간질환 환자는 다 죽어도 자기는 결코 안 죽는다고 착각합니다. 사람의 마음은 영원하기 때문입니다. 그러나 절박해지면 그때서야 살려고 발버둥을 칩니다. 하지만 때는 이미 늦었습니다. 벼랑 끝에 선 것입니다. 더 이상 갈 데가 없습니다. 결국 임종 시에도 편히 숨을 쉬지 못하다가 숨을 거둡니다. 체질대로 식이요법을 했더라면 능히 살 수 있는 환자들이 환자와 보호자의 방심으로 끝내 유족들은 때 이른 사별의 슬픔을 겪고 가슴 속에 한을 묻게 되는 것입니다.

한편, 숨을 거둘 때까지도 병의 진실을 숨기거나 축소하거나 심각성을 은폐하는 경우가 상당합니다. 그 결과 유언은 고사하고 삶을 정리조차 못하고 세상을 떠나는 슬픈 일이 종종 일어납니다. 보호자는 환자에게 병의 심각성을 현실적으로 알려주어야 하며 바른 결정을 내리도록 알려줄 책임과 의무가 있습니다. 복수가 차기 시작하면 이뇨제를 가능한 한 쓰지 말고 우선 체질에 맞는 식이요법으로 제거해야 합니다. 한편 복수가 너무 심해서 이뇨제를 쓰고 있다면 무조건 끊지 말고, 식이요법을 병행하여 점차 차도를 보이면 그때 가서 신중하게 조금씩 이뇨제를 줄여 나가도록 하고, 단번에 끊지 말아야 합니다. 이 점 명심해야 합니다. 이뇨제를 복용한 기간이 길면, 그만큼 신장 기능은 약화되어 있으므로 효과는 잘 안 납니다. 강제 이뇨로 인해 소변을 배출하는 신장 기능이 무력하기 때문입니다. 이런 이유로 이뇨제 장기 투여자는 고칠 수 없는 경우도 많습니다. 게다가 **장기간 이뇨제를 쓰면 살이 빠지고 체력이 저하되는 것은 물론 혼수의 위험성이 커집니다.** 이뇨제를 쓰지 않고도 식이요법으로 복수가 잘 빠지면 즉시 이뇨제를 중단해야 합니다. 결론적으로, **필요 시에는 이뇨제와 천자요법 등을 도움을 받으면서 가능하면 식이요법으로 복수관리를 해 나가는 것이 최선입니다.**

■ 복수 식이요법

치료 원칙은 간의 해독과 양질의 단백질 공급과 흡수 기능을 강화하는 것 및 염분을 제한하고 칼륨이 들어있는 식품을 섭취하는 것입니다. 가능하면 김치 국물 등 짠 것을 먹지 말고, 체질에 맞는 단백질을 충분히 섭취하여야 하며, 1일 최소 40g을 섭취해야 합니다. **효모**는 양조효모가 약 65%의 단백질과 셀레늄을 함유하고 있어 가장 적합합니다. 맥주건조효모는 단백질 함량이 10~20% 미만으로 알부민을 합성하는 데 필요로 하는 단백질 공급원으로는 부족합니다. 이점 유의해야 합니다. 탄수화물도 부족하지 않게 섭취해야 하는데, 밥을 먹으면 짠 반찬을 먹게 되므로 체질별로 밥 대신 대용식에 꿀이나 조청을 함께 먹습니다. 체질에 맞는 포도당을 섭취하는 방법을 택합니다. 체질별 자세한 내용은 나중에 다시 설명합니다.

■ 치유에 임하는 마음가짐과 기본

복수는 간장병의 말기적 합병증으로 간단히 치료되는 병이 아니므로 가볍게 여겨 단순히 복수만 빼려고 하면 성공하기 어렵습니다.(설령 성공한다고 해도 또 재발하게 됨) 망가진 간 기능을 살려 해독과 영양흡수 능력을 높여 근본적인 원인을 제거해주어야 합니다. 체계적이고 집중적으로 할 수 있는 모든 노력을 기울여야 합니다.

간혹 어떤 분들은 대수롭지 않게 생각하고 대충하면 나을 것으로 생각합니다. 그러다 안 되면 모든 것을 불신하고 손을 놓고 맙니다. 살릴 수 있는 사람이 죽게 되는 것입니다. 또는 잘못되어 때를 놓쳐 간이 되돌릴 수 없는 지경에 이르러서야 온갖 노력을 다 기울여보지만 기다려주지 않습니다.

복수는 간장병 말기의 간 기능 부전증으로 오는 경우가 대부분으로서, 정상 간의 60% 이상이 간암이나 간경변으로 손상되어 40% 미만만 남아있거나 특히 정상 간이 30% 미만일 때에는 영양대사 기능이 제대로 안 되기 때문에 식이요법으로 복수치유가 어려울 수 있습니다. 그러므로 철저하게 집중적인 노력을 기울여야 합니다.

·기본적으로 맹물, **일반물을 절대 금합니다.**

·대신 체질에 맞는 지정된 즙과 과일 및 칼륨이 함유되어 이뇨가 잘 되는 다린 물이나 체질추출

액만 마십니다. 심지어 병원 약을 먹을 때에도 맨 물로 먹어서는 안 되고 정해진 복수를 빼는데 도움을 주는 **규정된 음료**로만 마십니다.

· **무염식이 가장 이상적입니다.** 특히 복수가 차도를 보이지 않을 때는 강한 정신력으로 무염식이 절대적으로 요구됩니다. 대용식을 이용합니다. 염분을 제한하고 칼륨이 들어있는 식품을 섭취 하는 것입니다. 가능하면 김치 국물 등 짠 염분이 함유된 것을 먹지 말아야 합니다. **일반적인 경우에는 염분은 저염식으로 0.2g~0.4g을 초과해서는 안 됩니다.**

· 곡류를 볶아서 가루로 만든 선식을 적극 활용해야 합니다. 염분섭취를 극적으로 줄일 수 있습 니다. 체질식단표에 근거하여 체질에 맞게 개별적으로 준비합니다. 필요하면 안내와 지도를 해 드립니다. 나머지 식사법은 체질별로 따로 설명됩니다.

· 필요한 단백질을 충분히 섭취해야 합니다. 소화가 되는 조건 하에서 양조효모를 1일 최하 40~100g 이상 충분히 섭취해야 단백질 부족에서 오는 복수의 근본 원인이 제거돼 회복이 가 능합니다. 1일 효모를 5~10회 100g 이상 여러 다양한 방법으로 섭취합니다. 효모는 양조효모 가 약 65%의 단백질과 셀레늄을 함유하고 있고, 식물성 단백질 공급원으로서는 해독성분인 셀 레늄 등 비타민과 미네랄이 풍부하게 들어 있어 가장 적합합니다. 가루로 된 양조효모는 단백 질이 많아 그냥 입에 퍼 넣으면 이 사이에 붙어 잘 떨어지지 않습니다. 보통 소화가 되면 효모통 속에 있는 플라스틱 숟갈 가득 퍼서 음료를 입에 머금고 효모를 입에 털어 넣으면 자연스럽게 녹아 넘어갑니다. 또는 음료에 타서 마십니다. 소화가 되는 것을 봐 가며 가능한 자주 충분히 먹 어서 알부민을 보충해야 합니다. 맥주건조효모는 단백질 함량이 10% 미만으로 알부민을 합성 하는 데 필요로 하는 단백질 공급원으로는 부족합니다. 수양, 수음체질은 효모를 금합니다. 이 들에게는 차가운 성분으로 부적합합니다. (양조효모 구입을 안내해 드립니다.)

· 식사는 천천히 꼭꼭 씹어 침으로 녹여 삼킵니다.

· 움직이지 말고 안정을 취해야 합니다. 운동을 금합니다.

· 탄수화물도 부족하지 않게 섭취해야 하는데, 밥을 먹으면 짠 반찬을 먹게 되므로 체질별로 밥 대신 대용식에 꿀이나 조청을 함께 먹습니다. 체질에 맞는 포도당(꿀, 조청, 프락토올리고당, 이 소말토올리고당 중)을 섭취하는 방법을 택합니다.

위 기본 사항을 지키지 않으면 아무리 좋은 식품이나 추출물을 섭취해도 복수가 잘 빠지지 않으 며, 복수가 빠지는 시일이 길어지면 그만큼 위험해집니다.

■ 복수에 도움이 되는 기능식품

다음은 건강식품을 구매할 때 주의할 점입니다. 제조업자들이 일반적으로 체질에 맞게 적합한 원료를 골라서 조성하는 일은 없습니다. 체질의학과는 무관하게 최근에 인기 있는 재료를 배합하여 제조하기에 자신의 체질에 맞는 식품을 찾는 일은 쉽지 않습니다.

그렇기 때문에 자기체질에 맞는 원료로 구성되어 있는지 유심히 살펴서 그 중에 맞지 않는 재료가 조금이라도 들어있다면 구매는 물론이고, 이미 구매한 것이라도 아깝다고 먹어서는 안 됩니다. 또한 식품의 이름만 보고 구매해서도 안 됩니다. 예를 들어, '효모'라고 이름하는 식품이라고 해서 100% 효모원료만을 사용하여 만드는 것만은 아닙니다. 자세히 성분구성을 보면, 100% 효모원료만 사용한 제품이 있는가 하면, 여러 가지 재료가 복합적으로 섞여 있는 제품도 있는데, 유심히 보면 자기체질에 해로운 것이 들어가 있는 경우가 상당합니다. 섞인 재료의 종류가 많으면 그만큼 자신의 체질에 맞지 않는 재료도 많이 들어가기에 더욱 해롭습니다. '비타민 C' 식품도 이름이 이러하니, 성분이 모두 비타민 C라고 단정하고 생각 없이 사서 섭취해서는 안 됩니다. 자세히 성분을 보면 전체 성분이 모두 비타민 C로 구성된 것도 있고, 비타민 B 등 다른 비타민이 섞인 경우도 있습니다. (비타민은 화학(Chemical)이 아닌 천연(Natural) 제품을 사용해야 합니다. 비타민 C가 맞는 체질은 비타민 B가 해롭습니다.)

간질환은 간의 해독 기능이 약해 난치병 중의 하나이며, 체질에 맞지 않는 식품 섭취는 간의 단백질 소화흡수 및 해독 기능을 악화시키므로 대개 간장병의 말기적 증상으로 나타나는 복수에는 몹시 해롭습니다. 심지어 뼈에 유익한 칼슘조차도 체질에 어긋난 재료를 사용하여 만든 제품은 유익은 고사하고, 복수를 악화시키는 원인이 됩니다. 저희 연구소에서는 고객이 본인의 체질을 알고 있고 원한다면, 현재 섭취하고 있는 식품이 체질에 적합한지의 여부를 기꺼이 상담해드립니다. 또한 체질감별 받기 위해 본 연구소를 방문할 때, 섭취하고 있는 기능식품이나 한약 또는 추출물을 가져오시면 적합성 여부를 확인해드립니다. 또한 체질에 꼭 맞는 기능식품을 찾는데 도움을 드립니다.

·체질추출물가공식품: 송산연구소에서 식약청에서 허용한 동식물재료 중 각각의 체질에 맞는 것들을 골라 열수(熱水) 추출한 것으로 개별체질의 간에 적합한 단백질과

영양분을 보급합니다. 주문에 의해 환자의 개별적 필요에 맞추어 즉석 제조합니다. 이것은 모두가 가능하면 섭취하면 좋습니다. 이것은 체질과 무관하게 일반 대중을 염두에 두고 제조하는 기능식품이 아니며, 개개인 각자의 건강 상황에 맞게 제조되는 면에서 차이가 있습니다.(자세한 내용은 화면 상단의 메뉴 중 우측에서 첫 번째의 팔체질의학〉체질한방과 추출액'을 클릭하여 읽어볼 수 있습니다.)

·**양조효모:** 건강식품 중에서 식물성단백질함량이 65~70%로 가장 많아 알부민 합성에 필요한 이상적인 식물성 단백질입니다. 더욱이 간을 해독하는 미량원소인 셀레늄의 함량이 매우 높아 간질환자에게 양질의 영양분을 보급해줍니다. 효모는 수양, 수음체질을 제외한 모든 체질에 유용합니다.

·**조청과 꿀:** 혈중 포도당 농도를 높여 알부민 합성에 도움이 되어 이뇨를 돕습니다. 금양, 금음, 토양, 목음체질은 멥쌀로 만든 조청이 유용합니다. 찹쌀로 만든 조청이나 꿀은 목양체질에 유용합니다. 수양, 수음체질은 설탕이 전혀 섞이지 않은 꿀과 쌀올리고당 이소말토올리고당만 유용합니다. 만일 설탕이 섞인 꿀을 섭취하면 설탕의 차가운 성분이 해롭게 작용하여 복수제거에 오히려 장애를 줍니다. 수체질에 조청은 해롭습니다. 100%순수한 꿀 구매는 저희 연구소에서 하면 안전합니다.

·**칼슘:** 교감신경을 안정시키고 말초혈관을 이완시켜 나트륨의 흡수와 칼륨의 배설을 촉진시켜 이뇨를 돕습니다. 체질에 맞는 재료로 조성된 칼슘을 먹어야지, 체질에 어긋난 것을 원료로 한 칼슘을 섭취하면 더 나빠집니다. 자세한 내용은 각 체질별로 설명된 것을 읽으시기 바랍니다.

·**고갱:** 신장에 영양보급으로 이뇨에 도움이 됩니다. 이것은 금양, 토양, 목음체질에만 유용합니다. 다른 체질은 사용하면 악화됩니다.

·**허브티:** 칼륨의 함유량이 많아 이뇨에 유용합니다. 목음, 목양, 수양, 수음체질에만 좋습니다.

·**알로에 베라:** 이뇨, 간 보호. 목양, 목음, 토양체질에 적합합니다.

·**비타민 C:** 금체질의 약한 간을 활성화시키는 기능이 있어 중요한 영양보급원입니다. 금양, 금음체질에만 유용합니다.

·**비타민 E:** 신장 기능을 보완하여 금양, 토양, 목음체질에 유용합니다.

- **비타민 A:** 허약한 폐를 보완하며 토양, 목양, 목음, 수음에 좋습니다.
- **비타민 B:** 약한 위장과 체력저하를 보충하며 수음, 수양, 목양체질의 활력 보강에 좋습니다.
- **스피루리나:** 간에 단백질과 영양 보급으로 알부민 합성에 관련됩니다. 금양, 금음, 토양체질에 적합합니다.
- **로얄제리:** 단백질이 많아 복수환자의 간과 영양보급에 좋고, 면역과 세포재생에도 유용합니다.

■ 복수에 동반하여 복강염이나 간의 염증이 있을 때 사용할 수 있는 식품

- **프로폴리스:** 항염증작용 항바이러스작용이 있고, 모든 체질에 좋습니다.
- **상어연골:** 암세포전이차단에 도움이 되며, 수양, 수음체질을 제외한 나머지 체질에 적합합니다.
- **버섯균사체:** 버섯뿌리의 추출물로서 면역과 염증 등 다양하게 활용하며 토양, 목양, 목음, 수음 체질에 유용합니다.
- **초유:** 면역 기능에 관계하여 염증에 유용하며, 토양, 목양, 목음, 수음체질에 좋습니다.
- **키토산:** 중금속 배출작용이 지방흡수 저해작용으로 해독력이 약한 간의 보완에 유용하며, 금양, 금음, 토양체질에 적합합니다.
- **인삼류:** 원기를 크게 보충하고 몸을 덥혀주며 면역에 좋습니다. 목양, 수음, 수양체질에 유용합니다.
- **장뇌삼과 산삼:** 인삼류보다 성능이 탁월하며, 수음, 수양, 목음, 목양체질에 좋습니다.

4. 체질별 복수 식이요법

■ 금양체질

항이뇨 호르몬의 조절

항이뇨호르몬(ADH)의 분비조절은 혈액 양과 혈액삼투압의 크기에 따라 좌우되는데, 심장 펌프 기능이 저하되면 심장박출량의 감소로 ADH분비가 증가됨으로써 수분의 재흡수가 촉진되어 복수, 부종이 옵니다. 심장의 펌프 기능을 상승시켜주어 신사구체로 혈류량이 증가하면 사구체의 여과성이 촉진되어 이뇨작용을 일으키게 되고 ADH의 분비량이 저하되어 수분의 재흡수도 억제되어서 소변량이 증가하게 되는데, 이에는 녹차, 상백피, 복령, 상엽이 좋습니다.

교감신경안정

교감신경이 흥분하게 되면 말초혈관이 수축되고 Na+의 재흡수 항진, 레닌(Renin) 분비가 촉진되어 근위세뇨관에 작용하여 뇨중 Na+의 재흡수와 K+의 배설을 촉진시키는 알도스테론(Aldosterone)에 영향을 끼쳐 나트륨이 저류되어 부종이 옵니다. 칼슘(Ca)은 교감신경을 안정시켜주는데, 패각 탄산칼슘을 쓰고, 유청, 인산, 해조, 우유, 추출칼슘은 사용을 금합니다.

혈장단백질

간질환에서 복수, 부종의 가장 큰 원인은 단백질 부족이나 간에서의 합성능력 저하로 인해 혈액 내 알부민치가 감소되고 혈액 내 삼투압이 저하되어 복강이나 흉강에 수분이 축적됨으로 단백질 섭취량과 비타민 C, E를 증가시키면 알부민 합성능력의 상승으로, 알부민치가 상승되고 이뇨작용이 일어나는데, 효모를 1회에 20g씩, 1일 5회 100g으로 늘리면 간의 해독은 물론 간에 최상의 단백질을 공급함으로 알부민 합성에 가장 효율적이어서 복수의 근본 원인을 제거하는 데 가장 유효합니다. 일반건조효모에는 단백질이 10~15%미만이므로 적합하지 않으며, 65% 이상 함유된 양조효모를 사용해야 합니다. 잉어, 붕어, 가물치 등에 붉은 팥을 넣고 달여 양조효모와 조청 등을 타서 마십니다. 흰 살 생선류, 계란흰자, 검정콩 등에서 단백질을 섭취합니다. 육류는 금합니다.

식사

칼륨이 많아 이뇨가 잘 되는 식사법입니다. 밥은 칼륨이 많은 녹두나 붉은 팥을 넣은, 보리, 쌀, 조로 지은 밥을 먹습니다. 검정깨를 넣은 떡(찹쌀로 만든 것은 안 됨)을 조청에 묻혀 먹습니다. 바나나를 식사대용으로 조청을 함께 먹습니다. 그러면 염분 섭취를 피할 수 있습니다. 포도당이 포함된 식품으로는 조청, 엿 등이 있으며 칼륨이 많이 함유된 식품은 오이, 질경이, 돌미나리 등이 있으므로 이를 녹즙으로 적절히 이용합니다. 음료수나 일반 물은 절대 금하고 대신 위에 언급된 재료로 오이즙, 녹즙 또는 식초로 불린 검정콩에 오이즙을 탄 즙에 조청, 효모 등을 타서 마십니다. 꽃조개살, 문어, 노가리, 멸치, 멍게 등에 칼륨이 많이 들어 있으며, 미역(특히 칼륨이 많음), 시금치, 아욱, 비름, 근대, 고구마줄기, 미나리, 케일, 파래 등을 검정깨와 식초로 양념하여 소금기 없이 섭취합니다. 과일은 바나나, 건포도, 곶감(*변비가 있을 때는 금함), 키위, 참외, 포도, 토마토를 섭취합니다. 종실류로는 잣, 해바라기씨가 있습니다. 소화가 안 될 때는 위 식품 중 스프 형태로 섭취합니다.

기타

복수를 동반한 간경변증 환자가 입원하게 되면 우선, 안정을 시키고 처음부터 이뇨제를 투여하지 말고 수분과 염분을 제한하여 자연이뇨가 될 때까지 기다려 보는 것이 좋습니다. 수분섭취는 금하고 무염식을 할 수 있도록 하되, 힘들면 염분섭취는 저염식으로 하루 염분섭취량을 250~500mg으로 제한해서 4~5일간 시도하여 이뇨가 되지 않는 경우에는 이뇨제의 사용을 고려합니다. 서 있으면 복부가 압박을 받고, 소변량이 감소하면서 하체부종을 수반합니다. 그러므로 누워 절대 안정합니다. 누워서 안정하면 혈류량이 3배나 증가해 이뇨효과가 납니다. 물을 목까지 잠그고 누워 있으면 이뇨가 됩니다. 저온일수록 효과가 큽니다. 너무 더운물을 삼갑니다.

· **약용식물:** 차전자, 녹차, 복령, 상엽, 괴화, 목통, 백모근, 팥

(*팥은 소화가 안 될 때는 삼간다.)

■ 금음체질

항이뇨호르몬의 조절

항이뇨호르몬(ADH)의 분비조절은 혈액량과 혈액삼투압의 크기에 따라 좌우되는데, 심장 펌프

기능이 저하되면 심장박출량의 감소로 ADH 분비가 증가됨으로써 수분의 재흡수가 촉진되어 복수, 부종이 옵니다. 따라서 심장의 펌프 기능을 상승시켜주어 신사구체로 혈류량이 증가하면 사구체의 여과성이 촉진되어 이뇨작용을 일으키게 되고 ADH의 분비량이 저하되어 수분의 재흡수도 억제되어서 이뇨량이 증가하게 되는데 이에는 녹차, 상엽이 중요한 역할을 담당하게 됩니다.

교감신경안정

교감신경이 흥분하게 되면 말초혈관이 수축되고 Na+의 재흡수 항진, 레닌(Renin) 분비가 촉진되어 근위세뇨관에 작용하여 뇨중 Na+의 재흡수와 K+의 배설을 촉진시키는 알도스테론 (Aldosterone)에 영향을 끼쳐 나트륨이 저류되어 부종이 오는데, 칼슘(Ca)은 교감신경을 안정시켜 주는 데에 패각 탄산칼슘을 쓰고, 유청, 인산, 해조, 우유, 추출칼슘은 사용을 금합니다.

혈장단백질

간질환에서 복수, 부종의 가장 큰 원인은 단백질 부족이나 간에서의 합성능 저하로 인해 혈액 내 알부민치가 감소되고 혈액 내 삼투압이 저하되어 복강이나 흉막강에 수분이 축적됨으로 단백질 섭취량과 비타민 C의 섭취량을 증가시키면 알부민 합성능력의 상승으로, 알부민치가 상승되고 이뇨작용이 일어나는데, 효모를 1회에 20g씩 1일 5회 100g으로 늘리면 간의 해독은 물론 간에 최상의 단백질을 공급함으로 알부민 합성에 가장 효율적이어서 복수의 근본 원인을 제거하는 데 가장 유효합니다. 맥주건조효모에는 단백질이 10~15% 미만이므로 적합하지 않으며, 65% 이상 함유된 양조효모를 사용해야 합니다. 붕어를 붉은 팥과 함께 달여 효모와 조청을 타서 마십니다. 조청을 먹으면 부족한 포도당이 보충되고 혈당이 충족되면 이뇨가 잘 되고 힘도 생깁니다. 흰살생선류, 계란흰자 등 단백질을 섭취합니다. 육류는 금합니다. 잉어, 가물치, 메기, 장어, 미꾸라지 등은 폐와 신장으로 귀경하여 항진시킴으로 금합니다.

식사

칼륨이 많아 이뇨가 잘 되는 식사법입니다. 밥은 칼륨이 많은 녹두나 붉은 팥을 넣은 보리나 쌀 조밥을 먹습니다.

검정깨를 넣은 떡(찹쌀로 만든 것은 안 됨)을 조청에 묻혀 먹습니다. 또는 바나나를 식사대용으로 조청을 곁들여 먹습니다. 그러면 염분섭취를 피할 수 있습니다. 포도당이 포함된 식품으로는 조청, 엿 등이 있으며, 칼륨이 많이 함유된 식품은 오이, 질경이, 돌미나리 등이 있으므로 이를 녹즙으로 이용하면 좋습니다. 일반 물은 절대 금하고 대신 위에 언급된 재료로 오이즙, 녹즙 또는 식초로 불린 검정콩에 오이즙을 탄 즙에 조청, 효모 등을 타서 마십니다. 꽃조개살, 문어, 노가리, 멸치, 멍게 등에 칼륨이 많이 들어 있으며, 미역(특히 칼륨이 많음), 시금치, 아욱, 비름, 근대, 미나리, 케일, 파래 등을 검정깨와 식초로 양념하여 소금기 없이 섭취합니다. 과일은 바나나, 건포도, 곶감(변비가 있을 때는 금함), 키위, 참외, 포도, 토마토를 섭취합니다. 종실류는 잣, 해바라기씨가 있습니다. 소화가 안 될 때는 위 식품 중 스프 형태로 섭취합니다.

기타

복수를 동반한 간경변증 환자가 입원하게 되면, 우선 안정을 시키고 처음부터 이뇨제를 투여하지 말고 수분과 염분을 제한하여 자연이뇨가 될 때까지 기다려 보는 것이 좋습니다. 수분섭취는 금하고 무염식을 할 수 있도록 하되, 힘들면 염분섭취는 저염식으로 하루 염분섭취량을 250~500mg으로 제한해서 4~5일간 시도하여, 이뇨가 되지 않는 경우에는 이뇨제의 사용을 고려합니다.

· 서 있으면 복부가 압박을 받고, 소변량이 감소하면서 하체부종을 수반합니다. 그러므로 누워 절대 안정합니다.

· 물을 목까지 잠그고 누워 있으면 이뇨가 됩니다. 저온일수록 효과가 큽니다. 너무 더운물을 삼갑니다.

· **약용식물:** 상엽, 괴화, 목통, 백모근, 팥

(*팥은 소화가 약할 시는 조심해야한다.)

■ 토양체질

항이뇨호르몬의 조절

항이뇨호르몬(ADH)의 분비조절은 혈액양과 혈액삼투압의 크기에 따라 좌우되는데, 심장 펌프 기능이 저하되면 심장박출량의 감소로 ADH 분비가 증가됨으로써 수분의 재흡수가 촉진되어 복수, 부종이 옵니다.

따라서 심장의 펌프 기능을 상승시켜주어 신사구체로 혈류량이 증가하면 사구체의 여과성이 촉 진되어 이뇨작용을 일으키게 되고 ADH의 분비량이 저하되어 수분의 재흡수도 억제되어서 뇨량이 증가하게 되는데, 이에는 녹차, 상엽이 있습니다.

교감신경안정

교감신경이 흥분하게 되면 말초혈관이 수축되고 Na^+의 재흡수 항진, 레닌(Renin) 분비가 촉 진되어 근위세뇨관에 작용하여 뇨중 Na^+의 재흡수와 K^+의 배설을 촉진시키는 알도스테론 (Aldosterone)에 영향을 끼쳐 나트륨이 저류되어 부종이 오는데 칼슘(Ca)은 교감신경을 안정시켜 주는데, 말초혈관을 확장하여 신장혈류량을 증가시키는 알로에와 패각, 탄산칼슘, 유청, 인산, 우유 추출칼슘을 쓰고, 해조칼슘은 토양체질의 간에 울혈을 형성하기에 사용을 금합니다.

혈장단백질

간질환에서 복수, 부종의 가장 큰 원인은 단백질 부족이나 간에서의 합성능 저하로 인해 혈액 내 알부민치가 감소되고 혈액 내 삼투압이 저하되어 복강이나 흉막강에 수분이 축적되므로, 단백질 섭 취량과 비타민 E의 섭취량을 증가시키면 알부민 합성능력의 상승으로 알부민치가 상승되고 이뇨작 용이 일어나는데, 효모를 1회에 20g씩, 1일 5회 100g으로 늘리면 간의 해독은 물론 간에 최상의 단 백질을 공급함으로 알부민 합성에 가장 효율적이어서 복수의 근본 원인을 제거하는 데 가장 유효합 니다. 맥주건조효모에는 단백질이 10~15% 미만이므로 적합하지 않으며, 65% 이상 함유된 양조효모를 사용해야 합니다. 잉어, 가물치, 메기, 장어, 미꾸라지 등을 붉은 팥과 함께 달여 효모와 조청을 타서 마십니다. 흰살생선류, 지방이 없는 돼지고기, 쇠고기, 계란 흰자 등 단백질을 섭취합니다. 조청을 먹으면 부족한 포도당이 보충되고, 혈당이 충족되면 이뇨가 잘 되고 힘도 생깁니다. 닭고기 개고기는 금합니다.

식사

칼륨이 많아 이뇨가 잘 되는 식사법입니다. 밥은 칼륨이 많은 녹두, 붉은 팥, 검정콩을 넣은 보리나 쌀, 조밥을 먹습니다. 검정깨를 넣은 떡(찹쌀로 만든 것은 안 됨)을 조청에 묻혀 먹습니다. 또는 고구마를 삶아서 껍질째 조청에 듬뿍 묻혀 오랫동안 꼭꼭 씹어 침으로 녹여 천천히 먹습니다. 또는 바나나를 식사대용으로 섭취할 수 있습니다. 혹은 마에 우유를 넣고 갈아서 마실 수 있습니다. 탄수화물 섭취는 무염 빵, 특히 통밀빵에 조청을 찍어 먹으면 염분 섭취를 줄일 뿐만 아니라 포도당 공급을 원활히 하여 체력을 회복하기에도 좋습니다.

포도당이 포함된 식품으로는 조청, 엿 등이 있으며 칼륨이 많이 함유된 식품은 오이, 수박, 질경이, 돌미나리 등이 있으므로 이를 적절히 이용하면 좋습니다. 일반 물과 복수에 도움이 되지 않는 음료수는 절대 금하고, 대신에 검정콩즙 또는 오이즙이나 위에 언급된 재료로 녹즙을 짜서 효모, 조청을 타서 마십니다. 꽃 조갯살, 문어, 노가리, 멸치, 멍게 등에 칼륨이 많이 들어 있습니다. 양송이, 시금치, 아욱, 비름, 근대, 고구마줄기, 미나리, 케일, 파래 등을 검정깨 가루로 양념하여 소금기 없이 섭취합니다. 과일은 바나나, 건포도, 곶감(변비나 혼수증상이 있을 때는 금함), 키위, 참외, 포도, 토마토를 섭취합니다. 과일은 바나나, 건포도, 곶감, 키위, 참외, 포도, 토마토를 섭취합니다. 종실류는 해바라기씨가 있습니다. 분유가 있으며, 소화가 잘 되면 전지분유, 그 다음에 탈지분유를 섭취합니다. 소화가 안 될 때는 위 식품 중 스프 형태로 섭취합니다. 쇠고기 등을 이용합니다.

기타

복수를 동반한 간경변증 환자가 입원하게 되면 우선, 안정을 시키고 처음부터 이뇨제를 투여하지 말고 수분과 염분을 제한하여 자연이뇨가 될 때까지 기다려 보는 것이 좋습니다. 수분섭취는 금하고 무염식을 할 수 있도록 하되, 힘들면 염분섭취는 저염식으로 하루 염분섭취량을 250~500mg으로 제한해서 4~5일간 시도하여 이뇨가 되지 않는 경우에는 이뇨제의 사용을 고려해 봅니다.

·서 있으면 복부가 압박을 받고, 소변량이 감소하면서 하체부종을 수반합니다. 그러므로 누워 절대 안정합니다.

·물을 목까지 잠그고 누워 있으면 이뇨가 됩니다. 저온일수록 효과가 큽니다. 너무 더운물을 삼갑니다.

·**약용식물:** 차전자, 복령, 수박, 호박, 쇠뜨기, 상엽, 괴화, 목통, 백모근, 팥, 녹차

■ 토음체질

항이뇨호르몬의 조절

항이뇨호르몬(ADH)의 분비조절은 혈액량과 혈액삼투압의 크기에 따라 좌우되는데, 심장 펌프 기능이 저하되면 심장박출량의 감소로 ADH 분비가 증가됨으로써 수분의 재흡수가 촉진되어 복수, 부종이 옵니다.

따라서 심장의 펌프 기능을 상승시켜주어 신사구체로 혈류량이 증가하면 사구체의 여과성이 촉진되어 이뇨작용을 일으키게 되고 ADH의 분비량이 저하되어 수분의 재흡수도 억제되어서 뇨량이 증가하게 되는데 이에는 녹차, 상엽이 중요한 역할을 담당합니다.

교감신경안정

교감신경이 흥분하게 되면 말초혈관이 수축되고 Na+의 재흡수 항진, 레닌(Renin) 분비가 촉진되어 근위세뇨관에 작용하여 뇨중 Na+의 재흡수와 K+의 배설을 촉진시키는 알도스테론(Aldosterone)에 영향을 끼쳐 나트륨이 저류되어 부종이 옵니다. 칼슘(Ca)은 교감신경을 안정시켜 주는데, 말초혈관을 확장하여 신장혈류량을 증가시키는 알로에와 패각 탄산칼슘을 쓰고, 유청, 인산, 해조, 우유, 추출칼슘은 사용을 금합니다.

혈장단백질

간질환에서 복수, 부종의 가장 큰 원인은 단백질 부족이나 간에서의 합성능 저하로 인해 혈액 내 알부민치가 감소되고 혈액 내 삼투압이 저하되어 복강이나 흉막강에 수분이 축적됨으로 단백질 섭취량과 비타민 E의 섭취량을 증가시키면 알부민 합성능력의 상승으로, 알부민치가 상승되고 이뇨작용이 일어나는데, 효모를 1회에 20g씩, 1일 5회 100g으로 늘리는 것이 가장 유효합니다. 잉어, 가물치, 흰 살 생선류, 계란 흰자 등 단백질을 섭취합니다.

기타

전신적 원인 또는 국소적 원인을 조절하기 위한 식이요법과 이뇨제를 투여하는 경우에는, 하지부종이 없는 환자에서는 하루에 0.5kg, 하지부종이 있는 환자에서는 하루에 1kg의 체중감소를 목표로 합니다.

복수를 동반한 간경변증 환자가 입원하게 되면, 우선 안정을 시키고 처음부터 이뇨제를 투여하지 말고, 수분과 염분을 제한하여 자연이뇨가 될 때까지 기다려 보는 것이 좋습니다.

수분섭취는 금하고 무염식을 할 수 있도록 하되, 힘들면 염분섭취는 저염식으로 하루 염분섭취량을 250~500mg으로 제한해서 4~5일간 시도하여 이뇨가 되지 않는 경우에는 이뇨제의 사용을 고려해 봅니다.

포도당이 포함된 식품으로는 조청, 엿 등이 있으며 칼륨이 많이 함유된 식품은 오이, 질경이, 돌미나리 등이 있으므로 이를 적절히 이용합니다. 일반 물 대신 위에 언급된 재료로 녹즙을 해서 마십니다.

· 서 있으면 복부가 압박을 받고, 소변량이 감소하면서 하체부종을 수반합니다. 그러므로 누워 절대 안정합니다.

· 물을 목까지 잠그고 누워 있으면 이뇨가 됩니다. 저온일수록 효과가 큽니다. 너무 더운물을 삼갑니다.

· **유효식품:** 차전자, 복령, 상엽, 괴화, 목통, 백모근, 참외, 키위, 파인애플

■ 목양체질

항이뇨호르몬의 조절

항이뇨호르몬(ADH)의 분비조절은 혈액양과 혈액삼투압의 크기에 따라 좌우되는데, 심장 펌프 기능이 저하되면 심장박출량의 감소로 ADH 분비가 증가됨으로써 수분의 재흡수가 촉진되어 복수, 부종이 옵니다. 따라서 심장의 펌프 기능을 상승시켜주어 신사구체로 혈류량이 증가하면 사구체의 여과성이 촉진되어 이뇨작용을 일으키게 되고 ADH의 분비량이 저하되어 수분의 재흡수도 억제되어서 뇨량이 증가하게 되는데 이에는 옥수수수염이 중요한 역할을 담당합니다.

교감신경안정

교감신경이 흥분하게 되면 말초혈관이 수축되고 Na+의 재흡수 항진, 레닌(Renin) 분비가 촉진되어 근위세뇨관에 작용하여 뇨중 Na+의 재흡수와 K+의 배설을 촉진시키는 알도스테론 (Aldosterone)에 영향을 끼쳐 나트륨이 저류되어 부종이 옵니다. 칼슘(Ca)은 교감신경을 안정시켜 주는데, 말초혈관을 확장하여 신장혈류량을 증가시키는 알로에와 유청, 인산, 해조, 우유추출, 칼슘을 사용하고, 패각, 탄산칼슘 사용을 금합니다.

혈장단백질

간질환에서 복수, 부종의 가장 큰 원인은 단백질 부족이나 간에서의 합성능 저하로 인해 혈액 내 알부민치가 감소되고 혈액 내 삼투압이 저하되어 복강이나 흉막강에 수분이 축적됨으로 단백질 섭취량과 비타민 B의 섭취량을 증가시키면 알부민 합성능력의 상승으로, 알부민치가 상승되고 이뇨작용이 일어나는데, 효모를 1회에 20g씩, 1일 5회 100g으로 늘리는 것이 가장 유효합니다. 맥주건조 효모에는 단백질이 10~15% 미만이므로 적합하지 않으며, 65% 이상 함유된 양조효모를 사용해야 합니다. 메기, 장어, 미꾸라지를 붉은 팥과 함께 달여서 마십니다. 암이 없을 때 육류, 특히 쇠고기가 좋고, 암일 때에는 계란, 오리알, 메추리알 등의 흰자에서 단백질을 섭취합니다. 소화가 잘 되면 노른자도 함께 섭취해도 됩니다. 특히 로얄젤리가 흡수가 잘 됩니다. 순수한 꿀이나 조청을 먹으면 부족한 포도당이 보충되고 혈당이 충족되면 이뇨가 잘 되고 힘도 생깁니다.

식사법

칼륨이 많아 이뇨가 잘 되는 식사법입니다. 식사대용으로 감자를 삶아서 조청 또는 꿀과 함께 묻혀 찍어 먹습니다. 쑥으로 버무린 찹쌀떡 또는 찹쌀떡이나 흰깨를 넣은 찹쌀경단을 꿀이나 조청으로 먹습니다. 흰깨를 넣은 찰수수떡이나 현미쌀, 혹은 쌀떡을 꿀과 조청에 찍어 먹습니다. (현미가 소화가 잘 되지 않을 경우에는 조금 넣음) 또는 마나 참마를 우유에 넣고 갈아서 꿀이나 조청을 타서 마십니다. 밤을 삶아 먹고, 팥, 수수, 율무, 흰콩 등으로 밥을 지어 먹습니다. 탄수화물 섭취로는 무염 빵, 특히 통밀빵에 꿀과 조청을 찍어 먹으면 염분 섭취를 줄일 수 있을 뿐만 아니라 포도당 공급이 원활합니다. 포도당이 포함된 식품으로는 꿀, 조청, 엿 등이 있으며 칼륨이 많이 함유된 식품은 오이, 멜론 등이 있으므로 이를 적절히 이용하면 좋습니다.

일반 물 대신 오이즙을 짜서 마십니다. 아나고, 장어, 문어, 멸치, 북어, 그리고 암이 없으면 쇠고기 등을 참기름과 흰깨가루나 들깨가루로 양념하여 먹습니다. 과일로는 오이, 토마토, 유자, 천도복숭아, 머스크멜론, 곶감 등이 있고 그 중에 멜론에 칼륨이 가장 많습니다. 양송이, 고춧잎, 머위, 참취, 쑥, 쑥갓, 무말랭이, 물미역, 건다시마에 칼륨이 많고 늙은 호박도 좋으며 그 중에 물미역, 건다시마, 무말랭이에 가장 많습니다. 종실류는 은행, 들깨, 참깨가루, 땅콩, 아몬드, 호두에 많습니다. 특히 아몬드와 땅콩에 많습니다. 분유에 칼륨이 많고 인스턴트 커피에도 아주 많습니다. 소화가 잘 되면 전지분유, 그 다음에 탈지분유를 섭취합니다. 프림에도 있습니다. 소화가 안 될 때는 위 식품 중 스프 형태로 섭취합니다. 닭고기나 쇠고기 등을 이용합니다. 흰콩즙, 오이즙, 허브차, 옥수수염, 달인 물에 조청과 효모를 타서 먹거나 함께 섭취합니다.

기타

전신적 원인 또는 국소적 원인을 조절하기 위한 식이요법과 이뇨제를 투여하는 경우, 하지부종이 없는 환자에서는 하루에 0.5kg, 하지부종이 있는 환자에서는 하루에 1kg의 체중감소를 목표로 합니다. 복수를 동반한 간경변증 환자가 입원하게 되면, 우선 안정을 시키고 처음부터 이뇨제를 투여하지 말고 수분과 염분을 제한하여 자연이뇨가 될 때까지 기다려 봅니다.

수분섭취는 금하고 무염식을 할 수 있도록 하되, 힘들면 염분섭취는 저염식으로 하루 염분섭취량을 250~500mg으로 제한해서 4~5일간 시도하여 이뇨가 되지 않는 경우에는 이뇨제의 사용을 고려합니다.

·서 있으면 복부가 압박을 받고, 소변량이 감소하면서 하체부종을 수반합니다. 그러므로 누워 절대 안정합니다.

·물을 목까지 잠그고 누워 있으면 이뇨가 됩니다. 저온일수록 효과가 큽니다. 너무 더운물을 삼갑니다.

·**유효식품:** 호박, 길경, 옥수수수염, 생강, 율무, 마황, 감자, 밤, 떡, 로얄젤리, 효모, 조청, 꿀

■ **목음체질**

교감신경안정을 높이는 방법

교감신경이 흥분하게 되면 말초혈관이 수축되고 Na+의 재흡수 항진, 레닌(Renin) 분비가 촉진되어 근위세뇨관에 작용하여 뇨중 Na+의 재흡수와 K+의 배설을 촉진시키는 알도스테론(Aldosterone)에 영향을 끼쳐 나트륨이 저류되어 부종이 옵니다. 칼슘(Ca)은 교감신경을 안정시켜 주는데, 말초혈관을 확장하여 신장혈류량을 증가시키는 알로에와 유청, 인산, 해조, 우유, 추출칼슘을 사용하고, 패각, 탄산칼슘 사용을 금합니다.

혈장단백질을 증가시키는 방법

간질환에서 복수, 부종의 가장 큰 원인은 단백질 부족이나 간에서의 합성능 저하로 인해 혈액 내 알부민치가 감소되고 혈액 내 삼투압이 저하되어 복강이나 흉강에 수분이 축적되므로 단백질 섭취량을 증가시키면 알부민 합성능력의 상승으로, 알부민치가 상승되고 이뇨작용이 일어납니다. 효모를 1회에 20g씩, 1일 5회 100g으로 늘리는 것이 가장 유효합니다. 맥주건조효모에는 단백질이

10~15% 미만이므로 적합하지 않으며, 65% 이상 함유된 양조효모를 사용해야 합니다. 가물치, 잉어, 메기, 장어, 미꾸라지를 붉은 팥과 함께 달여서 마십니다. 암이 없을 때 육류, 특히 쇠고기 및 계란, 오리알, 메추리알 등의 흰자에서 단백질을 섭취합니다. 소화가 잘 되면 노른자도 함께 섭취해도 됩니다. 특히 로얄제리가 흡수가 잘 됩니다. 조청을 먹으면 부족한 포도당이 보충되고 혈당이 충족되면 이뇨가 잘 되고 힘도 생깁니다. 꿀은 해롭습니다.

식사법

칼륨이 많아 이뇨가 잘 되는 식사법입니다. 밤을 삶아 먹고, 팥, 수수, 율무, 흰콩 등으로 밥을 지어 먹습니다. 식사대용으로 마나 참마를 우유에 넣고 갈아서 조청을 타서 마십니다. 흰깨를 넣은 찰수수떡이나 쌀떡을 조청에 찍어 먹습니다. 탄수화물 섭취로는 무가당 빵, 특히 통밀 빵에 조청을 찍어 먹으면 염분 섭취를 줄일 수 있을 뿐만 아니라 포도당 공급이 원활합니다. 포도당이 포함된 식품으로는 조청, 엿 등이 있으며 칼륨이 많이 함유된 식품은 오이, 멜론, 호박 등이 있으므로, 이를 적절히 이용하면 좋습니다. 음료수나 일반 물은 절대 금하고 대신 오이즙을 마십니다. 아나고, 장어, 문어, 멸치, 북어, 그리고 암이 없으면 쇠고기 등을 참기름과 흰깨가루나 들깨가루로 양념하여 먹습니다. 과일로는 토마토, 유자, 천도복숭아, 머스크멜론, 곶감 등이 있고 그 중에 멜론에 칼륨이 가장 많습니다. 양송이, 고춧잎, 머위, 참취, 무말랭이, 물미역, 건다시마에 칼륨이 많고, 늙은 호박도 좋으며, 그 중에 물미역, 건다시마, 무말랭이에 가장 많습니다. 종실류는 은행, 들깨, 참깨가루, 땅콩, 아몬드, 호두에 많습니다. 특히 아몬드와 땅콩에 많습니다. 분유에 칼륨이 많고 인스턴트 커피에도 아주 많습니다. 전지분유, 그 다음에 탈지분유에 많습니다. 프림에도 있습니다. 소화가 안 될 때는 위 식품 중 스프형태로 섭취합니다. 닭고기나 쇠고기 등을 이용합니다. 흰콩즙, 늙은 호박, 달인 물이나 허브차, 또는 오이즙 등에 효모와 조청을 타서 혹은 함께 섭취합니다.

기타

복수를 동반한 간경변증 환자가 입원하게 되면, 우선 안정을 시키고 처음부터 이뇨제를 투여하지 말고 수분과 염분을 제한하여 자연이뇨가 될 때까지 기다려 봅니다.

수분섭취는 금하고 무염식을 할 수 있도록 하되, 힘들면 염분섭취는 저염식으로 하루 염분섭취량을 250~500mg으로 제한해서 4~5일간 시도하여 이뇨가 되지 않는 경우에는 이뇨제의 사용을 고려합니다.

서 있으면 복부가 압박을 받고, 소변량이 감소하면서 하체부종을 수반합니다. 그러므로 누워서 절대 안정합니다. 물을 목까지 잠그고 누워 있으면 이뇨가 됩니다. 저온일수록 효과가 큽니다. 그러나 체온이 낮을 때에는 찬물을 조심합니다. 너무 더운물을 삼갑니다.

· **유효식품:** 복령, 저령, 차전자, 택사, 율무, 마황, 밤, 호박, 길경, 로얄젤리, 조청, 효모

■ 수음체질

심장의 펌프 기능을 상승시켜주어 신사구체로 혈류량이 증가하면 사구체의 여과성이 촉진되어 이뇨작용을 일으키게 되고 ADH의 분비량이 저하되어 수분의 재흡수도 억제되어서 요량이 증가하게 되는데, 이에는 옥수수수염이 유용합니다.

교감신경안정

교감신경이 흥분하게 되면 말초혈관이 수축되고 Na+의 재흡수 항진, 레닌(Renin) 분비가 촉진되어 근위세뇨관에 작용하여 뇨중 Na+의 재흡수와 K+의 배설을 촉진시키는 알도스테론(Aldosterone)에 영향을 끼쳐 나트륨이 저류되어 부종이 오는데 칼슘(Ca)은 교감신경을 안정시켜 주는데, 유청, 인산, 해조, 우유, 추출칼슘을 사용하되, 패각, 탄산칼슘 섭취를 금합니다.

혈장단백질

간질환에서 복수, 부종의 가장 큰 원인은 단백질 부족이나 간에서의 합성능 저하로 인해 혈액 내 알부민치가 감소되고 혈액 내 삼투압이 저하되어 복강이나 흉막강에 수분이 축적되므로 단백질 섭취량을 증가시키면 알부민 합성능력의 상승으로, 알부민치가 상승되고 이뇨작용이 일어납니다. 암이 없을 때는 맞는 생선 또는 쇠고기, 양고기, 염소고기, 닭고기, 오리고기, 개고기 등 육류의 기름

을 걷어내고 고기를 먹거나, 푹 고아낸 물에 꿀을 타서 마시거나 그 물로 죽을 쑤어 섭취합니다. 암 환자일 때는 장어, 메기, 미꾸라지, 문어, 아귀를 섭취합니다. 생선 중에서는 아귀가 소화에 아주 좋습니다. 고아서 물로 마시거나, 찌거나 익혀서 흰깨가루에 참기름을 조금 소화될 만큼 곁들여 섭취합니다. 계란, 오리알, 메추리알 등의 흰자와 연두부, 순두부에서 단백질을 섭취합니다. 간수가 많아 염분기가 있는 일반 두부는 금하는 것이 좋습니다. 소화가 잘 되면 노른자도 함께 섭취하면 더 좋습니다.

암 환자는 체질에 맞는 육류라도 금해야 하며, 대신 체질에 맞는 가금류, 알, 두부, 콩, 생선 등에서 단백질을 섭취합니다. 돼지고기와 민물고기는 금합니다. 효모는 맥주효모든 양조효모이든 모두 금합니다. 다른 체질은 가하나 원료가 보리 또는 사탕수수로서 차가운 성질을 품고 있어 간의 기능이 더 저하되어 복수를 제거하는 데 해롭습니다.

식사법

밤을 삶아 먹고(소화가 잘 안 되니 주의해야 한다), 현미, 찰옥수수, 차조, 흰콩 등으로 밥을 지어 먹습니다. 식사대용으로 감자를 삶아서 꿀에 묻혀 찍어 먹습니다. 쑥으로 버무린 찹쌀떡 또는 찹쌀떡이나 흰깨를 넣은 찹쌀경단을 꿀에 묻혀 먹습니다. 흰깨를 넣은 현미쌀 혹은 쌀떡을 꿀에 찍어 먹습니다(현미가 소화가 잘 되지 않을 경우에는 조금 넣는다). 또는 마나 참마를 우유에 넣고 갈아 꿀을 타서 마십니다(소화가 잘 안 되면 삼간다). 아귀, 아나고, 장어, 문어, 그리고 암이 없으면 닭고기, 쇠고기 등을 참기름과 흰깨가루로 양념하여 먹습니다. 과일로는 유자, 천도복숭아, 대추 등이 있고 그 중에 대추(대추는 많이 먹으면 위장이 더부룩해진다. 따라서 하루 2~4개 이상은 먹어서는 안 된다. 대추를 달여 먹을 때에는 대추는 소량 넣고 섬유질이 많아 소화에 지장을 주는 찌꺼기는 짜지 말고 건져 버린다)와 복숭아에 칼륨이 가장 많습니다. 양송이, 고춧잎, 쑥, 쑥갓, 무말랭이, 물미역, 건다시마에 칼륨이 많고, 늙은 호박도 좋으며, 물미역, 건다시마, 무말랭이에 가장 많습니다. 마른 다시마는 물에 좀 담가서 염분을 제거한 후 섭취합니다. 양송이 수프도 좋습니다. 종실류는 은행, 참깨가루, 호두, 밤(소화가 잘 안 된다)에 많습니다. 분유에 특히 전지분유와 탈지분유에 칼륨이 많고, 인스턴트 커피에는 아주 많습니다. 소화력이 약하면 탈지분유를 뜨겁게 해서 천천히 침으로 분해해서 삼킵니다. 우유 계통의 식품은 어려서부터 섭취해 오지 않은 사람은 흡수가 잘 안되므로 무리하게 섭취하지 않아야 합니다. 이보다는 흰콩을 삶아 껍질을 벗기고(소화가 잘 안 된다) 콩즙을 직접 만들어서 꿀을 타서 마시는 것이 우유보다 소화가 훨씬 잘됩니다. 소화가 안 될 때는 위 식품 중 스프 형태로 섭취합니다. 닭고기나 쇠고기 등을 이용합니다.

가능하면 유기농 식품을 이용하면, 항생제나 식품첨가물로 간이 약해지는 것을 막을 수 있습니다.

기타

복수를 동반한 간경변증 환자는 우선 안정을 시키고 처음부터 이뇨제를 투여하지 말고 수분과 염분을 제한하여 자연이뇨가 될 때까지 기다려 보는 것이 좋습니다. 그러나 이미 이뇨제를 장기간 복용해 온 경우에는 신장 기능이 많이 망가진 상태이므로 복용을 중단해서는 안 되며, 체질 요법을 병행하면서 차도가 보이면 아주 신중하게 조금씩 줄여갈 수 있습니다. 무리하게 이뇨제를 줄이거나 중단하면 복부팽만과 호흡장애로 회복에 도움이 안 됩니다.

수분섭취는 금하고 무염식을 할 수 있도록 하되, 힘들면 염분섭취는 저염식으로 하루 염분섭취량을 250~500mg으로 제한해서 4~5일간 시도하여 이뇨가 되지 않는 경우에는 이뇨제의 사용을 고려합니다.

포도당이 포함된 식품으로는 꿀이 있으며, 칼륨이 많이 함유된 식품은 옥수수수염 등이 있으므로 이를 적절히 이용하면 좋습니다.

· 서있으면 복부가 압박을 받고, 소변량이 감소하면서 하체부종을 수반합니다. 그러므로 누워 절대 안정합니다.
· 물을 목까지 잠그고 누워 있으면 이뇨가 됩니다. 저온일수록 효과가 큽니다. 그러나 대부분의 환자는 찬 물에 노출되면 감기에 걸릴 수 있고 체온이 너무 떨어지면 해로우니, 처음에는 더운 물로 몸을 담그기 시작해서 점차 찬물을 틀어 서서히 물의 온도를 내리고 미지근하거나 조금 서늘한 상태에서 진행합니다. 너무 더운물은 기력을 소모하므로 삼갑니다. 백출 옥수수수염을 좀 진하게 달여서 꿀을 타서 마십니다.
· 이뇨제를 오래 복용해 왔고, 간 기능이 약해진 상태에서는 혼수의 위험성이 있으므로 잘 살펴야 하며, 혼수증상이 보이면 동물 단백은 완전히 금하며, 그래도 계속되면 콩, 두부, 단백질만

섭취하고 그래도 혼수가 계속되면 모든 단백 섭취를 중단합니다. 나머지는 혼수 요법을 참조하시기 바랍니다.

· **유효식품:** 옥수수수염, 익모초, 생강, 백출, 대추, 감자, 떡, 꿀

■ 수양체질

심장의 펌프 기능을 상승시켜주어 신사구체로 혈류량이 증가하면 사구체의 여과성이 촉진되어 이뇨작용을 일으키게 되고 ADH의 분비량이 저하되어 수분의 재흡수도 억제되어서 요량이 증가하게 되는데, 이에는 옥수수수염이 유용합니다.

교감신경안정

교감신경이 흥분하게 되면 말초혈관이 수축되고 Na+의 재흡수 항진, 레닌(Renin) 분비가 촉진되어 근위세뇨관에 작용하여 뇨중 Na+의 재흡수와 K+의 배설을 촉진시키는 알도스테론(Aldosterone)에 영향을 끼쳐 나트륨이 저류되어 부종이 옵니다. 칼슘(Ca)은 교감신경을 안정시켜주는데, 해조, 난각, 산호(코랄)칼슘을 사용하되, 패각, 탄산칼슘 섭취를 금합니다.

혈장단백질

간질환에서 복수, 부종의 가장 큰 원인은 단백질 부족이나 간에서의 합성능 저하로 인해 혈액 내 알부민치가 감소되고 혈액 내 삼투압이 저하되어 복강이나 흉막강에 수분이 축적됨으로 단백질 섭취량을 증가시키면 알부민 합성능력의 상승으로, 알부민치가 상승되고 이뇨작용이 일어납니다. 암이 없을 때는 닭고기, 오리고기, 개고기의 기름을 걷어내고 고기를 먹거나, 푹 고아낸 물에 꿀을 타서 마시거나 그 물로 죽을 쑤어 섭취합니다. 생선 중에서는 문어와 아귀가 좋습니다. 찌거나 익혀서 흰깨가루에 참기름을 조금 소화될 만큼 곁들여 섭취합니다. 계란, 오리알, 메추리알 등의 흰자와 연두부, 순두부에서 단백질을 섭취합니다. 간수가 많아 염분기가 있는 일반 두부는 금하는 것이 좋습니다. 소화가 잘 되면 노른자도 함께 섭취하면 더 좋습니다. 부추, 쑥, 쑥갓, 물미역, 건다시마에 칼

류이 많으므로 참기름과 흰깨가루로 양념하여 섭취합니다. 소화가 되면, 껍질을 벗긴 흰콩즙에 꿀을 타서 덥게 마십니다.

　암 환자는 체질에 맞는 육류라도 금해야 하며, 대신 체질에 맞는 가금류 알과 두부, 콩, 생선 등에서 단백질을 섭취합니다. 흰콩을 삶아 껍질을 벗기고(껍질은 소화가 잘 안 된다.) 콩즙을 직접 만들어서 꿀을 타서 마십니다. 돼지고기와 민물고기는 금합니다. 효모는 맥주효모든 양조효모이든 모두 금합니다. 다른 체질은 가하나 원료가 보리 또는 사탕수수로서 차가운 성질을 품고 있어 간의 기능이 더 저하되어 복수를 제거하는 데 해롭습니다.

식사법

　칼륨이 많아 이뇨가 잘되는 식사법입니다. 현미, 찰옥수수, 차조, 흰콩 등으로 밥을 지어 먹습니다. 감자를 삶아서 꿀에 묻혀 함께 먹습니다. 쑥으로 버무린 찹쌀떡 또는 찹쌀떡이나 흰깨를 넣은 찹쌀경단을 꿀로 먹습니다. 흰깨를 넣은 쑥현미쌀떡 혹은 쌀떡을 꿀에 찍어 먹습니다.(현미만 가지고 떡을 만들면 소화가 잘되지 않으므로, 쌀 70% 현미 30~20% 정도 넣어서 소금기 없이 만듭니다. 그러나 소화가 왕성하면 순 현미로 만들어 먹으면 더 좋습니다.) 이렇게 하면 밥을 먹을 때에 피할 수 없는 염분을 자연스럽게 끊을 수 있습니다. 문어, 그리고 암이 없으면 닭고기, 오리고기, 개고기 등을 참기름과 흰깨가루로 양념하여 먹습니다. 과일로는 대추가 있습니다. (대추는 많이 먹으면 위장이 더부룩해진다. 따라서 하루 2~4개 이상은 먹어서는 안 된다. 대추를 달여 먹을 때에는 대추는 소량 넣고 찌꺼기는 짜지 말고 건져 버린다.) 쑥, 쑥갓, 물미역, 건다시마(소금기 뺀 것)에 칼륨이 많고, 그 중에 물미역, 건다시마에 가장 많습니다. 마른 다시마는 물에 좀 담가서 염분을 제거한 후 섭취합니다. 종실류로는 참깨가루에 많습니다. 가능하면 유기농 식품을 이용하면, 항생제나 식품첨가물로 간이 약해지는 것을 막을 수 있습니다.

기타

　복수를 동반한 간경변증 환자는 우선 안정을 시키고 처음부터 이뇨제를 투여하지 말고 수분과 염분을 제한하여 자연이뇨가 될 때까지 기다려 보는 것이 좋습니다. 그러나 이미 이뇨제를 장기간 복용해 온 경우에는 신장 기능이 많이 망가진 상태이므로 복용을 중단해서는 안 되며, 체질 요법을 병행하면서 차도가 보이면 아주 신중하게 조금씩 줄여갈 수 있습니다. 무리하게 이뇨제를 줄이거나 중단하면 복부팽만과 호흡장애로 회복에 도움이 안 됩니다.

수분섭취는 금하고 무염식을 할 수 있도록 하되, 힘들면 염분섭취는 저염식으로 하루 염분섭취량을 250~500mg으로 제한해서 4~5일간 시도하여 이뇨가 되지 않는 경우에는 이뇨제의 사용을 고려합니다. 포도당이 포함된 식품으로는 꿀이 있으며, 칼륨이 많이 함유된 식품은 옥수수수염 등이 있으므로 이를 적절히 이용하면 좋습니다.

- 서 있으면 복부가 압박을 받고, 소변량이 감소하면서 하체부종을 수반합니다. 그러므로 누워 절대 안정합니다.
- 물을 목까지 잠그고 누워 있으면 이뇨가 됩니다. 저온일수록 효과가 큽니다. 그러나 대부분의 환자는 찬 물에 노출되면 감기에 걸릴 수 있고 체온이 너무 떨어지면 해로우니, 처음에는 더운 물로 몸을 담그기 시작해서 점차 찬물을 틀어 서서히 물의 온도를 내리고 미지근하거나 조금 서늘한 상태에서 진행합니다. 너무 더운물은 기력을 소모하므로 삼갑니다. 백출, 옥수수수염을 좀 진하게 달여서 꿀을 타서 마십니다.
- 이뇨제를 오래 복용해 왔고, 간 기능이 약해진 상태에서는 혼수의 위험성이 있으므로 잘 살펴야 하며, 혼수증상이 보이면 동물 단백은 완전히 금하며, 그래도 계속되면 콩, 두부, 단백질만 섭취하고 그래도 혼수가 계속되면 모든 단백 섭취를 중단합니다. 나머지는 혼수 요법을 참조하시기 바랍니다.
- **유효식품:** 옥수수수염, 익모초, 생강, 백출, 대추, 감자, 떡, 꿀

5. 비장비대 및 식도정맥류 출혈

간경화나 지방간이 진행되면 간세포가 압박을 받고 정상 기능을 할 수 없게 됩니다. 간 속의 동맥의 혈액순환에 장애가 생겨 압력은 자연 높아지고 그 영향은 비장으로 옮겨져 비장이 붓게 됩니다. 비장이 부으면 비장에서 혈소판을 파괴하는 비정상적인 현상이 나타납니다. 게다가 간에서는 간경변으로 인한 간 기능장애로 혈소판을 합성하지 못합니다. 그 결과 16~45만 되는 정상혈소판 수치

가 떨어지기 시작하여 결국은 10만 이하가 됩니다. 8만 이하가 되면 식도정맥류 출혈가능성은 아주 높아집니다. 6만 이하는 극도의 주의를 요하는 위험상황입니다. 이 시점에서 방심하면 식도출혈로 대개 사망합니다.

비장비대는 문맥압 항진증으로 인한 정맥류와 복수 형성의 원인이 됩니다. 특히 정맥류로 인한 출혈의 위험이 커지게 되며 혈소판 감소로 인하여 출혈시의 지혈에 지장을 줍니다. 그래서 비장비대는 간질환 시의 출혈과 직접적인 관련이 있습니다. 식도정맥류는 식도가 약한 점막으로만 덮여 있기 때문에 쉽게 손상을 받을 수 있어 정맥류 파열이 일어나기 쉽습니다. 특히, 문맥압 항진증에 속발된 식도정맥류는 식도 아래 1/3에 가장 심하게 생기며 거의 모두가 이곳에서 출혈을 일으킵니다.

혈소판을 합성하는 기능은 쉽게 회복되지 않기에 인내심을 가지고 오랫동안 식이요법을 지속해야 합니다. 식도정맥류는 간질환이 회복된 후에도 상당기간이 경과된 후에 정상이 됩니다. 흔히 간질환이 회복되었을 때 모든 것이 완치된 것으로 알고 음식섭취나 생활에서 주의하지 않다가 식도정맥출혈로 사망하는 일이 많습니다.

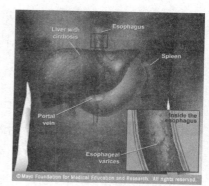

식도정맥류1

식도정맥류는 크기 및 식도강 내의 돌출정도에 따라 Grade I에서 IV까지 4등급으로 분류되는데 간경변증 환자의 50%에서 식도정맥류가 나타나고, 식도정맥류를 가진 사람들 중 40%가 2년 안에 사망하여 식도정맥출혈이 일어난 사람은 출혈 즉시 30%가 사망하는데, 병원에 입원하여 적절한 치료를 받은 사람 중에서도 60%가 1개월 안에, 90%가 1년 안에 사망합니다. 그리고 일단 출혈이 일어났던 정맥류는 대부분(60~70%) 수 개월내에 재출혈을 보이며 현재 식도정맥류출혈은 간질환 환자 사망률의 60%를 차지합니다. 식이요법이 절실합니다.

식이요법 시, 혈관벽의 구성물질 성분인 혈소판 합성을 촉진하기 위해 비타민 P의 섭취량을 늘리고, 혈관벽세포와 세포의 결합을 도와주는 칼슘, 프로트롬빈(응고물질) 생성의 보효소인 비타민 P 섭취, 그리고 단백질, 비타민 C 등의 섭취도 중요합니다.

기본적으로 모든 체질이 평소 흥분, 과로, 변비, 단단한 음식, 스트레스 등 출혈의 원인이 되는 것은 피해야 합니다.

(1) 식도와 위장정맥류 출혈 시 응급조치 및 생활상의 주의점

식도정맥 출혈 시 자칫 위험성을 모르고 응급조치를 취하지 않는 경우도 있습니다. 그 결과 계속해서 진행되는 미세한 출혈로 혈액손실이 이어지며 환자는 기력이 떨어지고, 끝내는 사망할 수 있습니다. 따라서 출혈 후 지혈이 되었다 해도 3차 의료원에 입원하여 필요한 조치를 취해야 합니다. 레이저 봉합결찰수술을 받고, 의사의 지시에 따라 경화제(혈관의 파열을 방지하고 굳게 하는 약물요법)을 투여해야 합니다. 식이요법을 하더라도 경화제 복용을 중단해서는 안 됩니다.

혈액순환을 방해하는 자세, 즉 몸을 지나치게 굽히거나 몸을 꼬거나 다리를 오랫동안 다른 쪽 다리에 걸쳐 꼬거나 불편한 의자에 앉는 일 등에 세심한 신경을 써야 합니다. 위와 같은 자세를 풀면 갑작스럽게 혈액이 돌게 되어 정맥파열에 원인이 될 수 있습니다. 격렬한 운동이나 과격한 감정을 자제하고 늘 평화로운 마음을 갖도록 힘써야 갑작스런 출혈을 방지할 수 있습니다.

식사는 유동식으로 당분간 먹거나 거친 음식을 삼가고 꼭꼭 씹어 먹어야 합니다. 물론 정맥출혈의 문제가 없다면 생선의 기름은 혈행 개선에 좋습니다. 그러나 체질에 맞더라도 오메가-3 및 불포화지방산이 함유된 생선종류는 삼가야 합니다. 이 성분은 혈액순환을 촉진시키기에 식도정맥출혈의 원인으로 작용하며, 또한 혈소판 수치는 더 떨어지기 때문입니다. 대신 암이 없으며 체질에 맞으면 육류와 콩식품(연두부, 순두부) 체질에 맞는 콩즙, 동물의 알 등을 섭취함으로 단백질 부족을 보충하면서 혈소판 수치를 보강할 수 있습니다. 또한 체질에 맞는 칼슘 등 혈액응고를 돕는 건강 기능식품을 섭취하고, 체질에 맞다 하더라도 알로에나 EPA, DHA 등의 혈액순환을 촉진하는 식품을 금해야 합니다.

이후 통변 시 배변을 잘 살펴 혈변을 보는지 확인해야 합니다. 식도정맥출혈은 입으로 토혈을 하지만, 위장정맥류출혈은 변과 함께 하혈합니다. 변색은 검붉은 색을 띱니다. 장을 통과하는 동안 체온에 의해 얼마간 연소 부식되기 때문입니다. 만일 그러한 변을 보면 즉시 입원하여 역시 응급조치를 취해야 합니다. 한편 선홍색 피는 위장정맥출혈과는 관계없습니다. 항문이나 대장에서 출혈된 피는 데워지지 않고 바로 배출되기에 선홍색을 띱니다. 이렇게 구분합니다. 정맥류 출혈은 간환자의 경우 간염이나 간암 등의 염증으로 인한 비장 종대가 제거되기 전에는 개선이 쉽지 않으며, 그렇더라도 지속적으로 관리를 해야 합니다.

(2) 체질별 식이요법

■ 금양체질 및 금음체질

체질 녹즙을 섭취하고, 지혈작용이 있는 선학초, 괴화, 탱자, 백모근 등을 달이는 물에 첨가하고 또한 반찬으로 메밀 연근을 자주 섭취하면 좋습니다. 체질에 맞는 루틴, 탄산 패각 칼슘제제, 비타민 C등의 건강보조식품을 이용하면 더 좋습니다. 귤, 레몬, 컴프리 등에도 비타민 C가 들어 있습니다. 비타민 P는

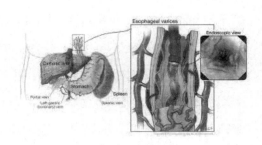

식도정맥류2

케일, 시금치, 컴프리에 많습니다. 전격성 간염에 의한 출혈과 비장비대에 의한 출혈은 신선초, 돌나물, 귤, 연근 등의 녹즙과 상엽, 괴화, 탱자, 선학초를 달여 마십니다.

생선은 삼가고 두부, 콩, 낙지, 게 등을 섭취합니다.

■ 토양 및 토음체질

녹즙과 루틴을 함께 섭취하고, 지혈작용이 있는 선학초, 괴화, 탱자, 백모근 등을 달이는 물에 첨가하고, 또한 반찬으로 양파, 메밀, 연근을 자주 섭취하면 좋습니다. 루틴과 유청칼슘, 본칼슘, 탄산 패각과 같은 체질에 맞는 칼슘제 및 웅담, 우담, 저담 같은 담즙성분도 유효합니다. 레몬, 컴프리 등에도 비타민 C가 들어 있습니다. 비타민P는 양배추, 케일, 시금치, 컴프리에 많습니다. 비타민 C 제품은 금합니다. 전격성 간염에 의한 출혈과 비장비대에 의한 출혈은 신선초, 돌나물, 귤, 연근 등의 녹즙을 마시고, 상엽, 괴화, 탱자, 선학초를 달여 마십니다. 생선은 가능한 삼가고 두부, 콩, 낙지, 게 등을 섭취합니다.

■ 목양체질

당근, 연근, 마 등과 같은 뿌리즙에 루틴분말을 섭취하고, 지혈작용이 있는 애엽, 연자육, 백급, 대계, 소계 등을 달이는 물에 첨가하며, 또한 반찬으로 감자, 무, 양배추, 양파, 연근 등이 있으며, 체질에 맞는 과일즙을 자주 섭취하면 좋습니다. 유청, 인산, 해조를 원료로 만든 칼슘, 비타민 B, D 등의 건강보조식품을 이용해도 좋고, 웅담이나 우담, 저담 같은 담즙성분도 유효합니다. 오미자, 황금은 전격성 간염에 의한 출혈에 좋습니다. 육류를 주로 섭취하고 생선은 삼가고 문어, 낙지, 게, 콩 등에서 단백질을 섭취합니다. 쇠고기는 한우만 가능합니다.

■ 목음체질

당근, 연근, 마 등과 같은 뿌리즙에 루틴을 첨가하여 섭취하고, 지혈작용이 있는 포황, 측백엽, 연자육, 백급, 대계, 소계 등을 달이는 물에 첨가하고 또한 반찬으로 무, 양배추, 양파, 연근, 체질에 맞는 과일즙을 자주 섭취하면 좋습니다. 유청, 인산, 해조를 원료로 만든 칼슘제, 비타민 D 등의 건강보조식품을 이용해도 좋고, 웅담이나 우담, 저담 같은 담즙성분도 유효합니다. 오미자, 황금은 전격성 간염에 의한 출혈에 씁니다. 모든 육류를 주로 섭취하고 생선은 삼가고 문어, 낙지, 게, 콩 등에서 단백질을 섭취합니다.

■ 수음체질

지혈작용이 있는 애엽(쑥), 백급, 대계, 소계 등과 대추를 달여 루틴분말을 첨가하여 마시고, 또한 반찬으로 감자, 무, 양배추, 양파 등을 먹고, 체질에 맞는 과일즙을 자주 섭취합니다. 유청, 인산, 해조, 칼슘제제, 비타민 B 등의 건강보조식품을 이용해도 좋고, 우담, 웅담 같은 담즙성분도 유효합니다. 쑥인절미(찰떡)를 소금 없이 만들어 꿀에 찍어 먹으면 소화도 잘 되고 손발도 따뜻해지는 지혈작용을 합니다. 소화가 되면 우유, 가능하면 염소젖을 섭취하면 혈액응고 기능이 나아집니다. 암이 없으면 닭고기, 쇠고기(한우), 개고기, 오리고기를 섭취합니다. 중성지방이나 콜레스테롤 수치가 높지 않고 정상범위 안에 있으면, 고기의 기름도 조금 섭취하면 더 도움이 됩니다. 그러나 암이 동반된 경우에는 아귀, 닭고기의 가슴살만 섭취하고 기름은 금합니다.

■ 수양체질

지혈작용이 있는 애엽(쑥), 백급, 대계, 소계 등과 대추를 달여 마시고, 반찬으로 감자 등을 먹고, 체질에 맞는 과일즙을 자주 섭취합니다. 유청, 인산, 해조, 칼슘제제, 비타민 B 등의 건강보조식품을 이용해도 좋고, 웅담 같은 담즙도 유효합니다. 쑥인절미(찰떡)를 소금 없이 만들어 꿀에 찍어 먹으면 소화도 잘 되고 손발도 따뜻해지는 지혈작용을 합니다. 암이 없으면 닭고기, 개고기, 오리고기를 섭취합니다. 중성지방이나 콜레스테롤 수치가 높지 않고 정상범위 안에 있으면, 고기의 기름도 조금 섭취하면 더 도움이 됩니다. 그러나 암이 동반된 경우에는 닭고기의 가슴살만 섭취하고 기름은 금합니다.

6. 혼수

간질환에 복수가 동반되었을 때, 치료의 목적으로 강력한 이뇨제를 사용하게 되면 칼륨 결핍에 의한 전해질 장애, 혹은 심한 이뇨 자체도 뇌에서 억제성 독성 신경전달물질(GABA)이 증가하여 혼수를 일으킵니다.

(1) 혼수의 원인

·복수가 찼을 때 과량의 이뇨제 사용 시
·심한 감염, 중증의 간세포 상해와 기능 저하 시
·출혈
·문맥압 항진에 의한 측부순환을 통해서 영양이 간으로 공급될 때
·심한 변비
·동물성 단백질의 과잉섭취

(2) 혼수의 증상

간성혼수의 전구증세나 임상양상은 복합적이며 뇌의 모든 부분에 영향을 끼칩니다. 이러한 장애는 신경학적 장애에 동반된 기질성 정신반응으로 다른 사람이 알아듣지 못하는 말을 하기도 하고 손발이 1초에 1회 정도 안으로 진전(날개치기진전)이 있기도 합니다. 또한 이런 증상이 심해지면 욕설이나 난폭한 행동을 일삼기도 합니다.

혼수 치료 시 각 환자로부터 각 혼수의 원인요소들을 정확히 판단하여 치료해야 하는데, 원인인자 중 가장 중요한 것은 장관 내 세균의 단백질에 대한 작용으로 형성되는 독성 질소화합물입니다.

7. 혼수 기본 식이요법
(모든 체질에 해당)

간 기능이 저하되어도 근육이나 다른 장기에서는 분지형 아미노산 대사가 진행되고, 그 결과 방향족아미노산에 속하는 티로신, 페닐알라닌, 트립토판은 간에서 탈아미노화가 이루어지지 않아 간질환에서 증가합니다. 그러나 분지형 아미노산인 발린 루이신 이소루이신 등은 감소합니다.

그러므로 혼수가 오면 간성혼수를 유발시키는 이뇨제 사용을 빨리 중단하고 방향족 아미노산으로 구성된 동물성 단백질(육류, 동물의 내장, 간, 생선, 어패류)을 일절 금하고, 물론 우유까지도 금해야 합니다. 보통 혼수 시 모든 식사에서 단백질의 섭취를 제한하는 것으로 알고 있으나, 1일 20g~30g 이하의 단백질 섭취는 간세포 재생장해 및 간 기능 부전으로 결국은 사망하게 될 수 있습니다.

그러므로 혼수증상이 오면, 상태의 정도에 따라 융통성 있게 적응해야 합니다. 아직 혼수가 심각한 상황이 아니면, 분지형 아미노산이 들어있는 두부나 콩즙, 특히 양조효모를 필요한 만큼(1일 30~40g) 공급해야 합니다.(수음, 수양체질은 효모를 금함) 효모조차 끊으면 간 기능 부전으로 결국 사망할 수 있습니다.

그럼에도 불구하고 혼수가 심해져 정신이 혼미해지거나 잠을 연속해서 자려고 하면 모든 단백질

보급을 중단해야 합니다. 왜냐하면 단백질은 아미노산으로 영양대사를 하는 중에 혼수의 원인이 되는 암모니아 가스를 발생시키기 때문입니다.

아래 설명되는 체질별 식이요법을 따르되, 체질에 맞는 약용식물을 달인 후, 물에 희석하여 반드시 관장을 해야 합니다. 대장에 가스가 차는 것을 막아 줍니다.

■ 금양 및 금음체질

검정콩, 효모 두부 등의 섭취량을 소화되는 대로 늘리고 푸른 야채녹즙(300cc)에 미역분말(6~10g)을 적당량 배합하여 3~4시간 간격을 유지하여 계속 조금씩 섭취하면 변이 배설되면서 혼수로부터 깨어납니다.

■ 토양 및 토음체질

검정콩, 효모 두부 등의 섭취량을 소화되는 대로 늘리고 푸른 야채녹즙(300cc)에 알로에(6~10g)를 적당량 배합하여 3~4시간 간격을 유지하여 계속 조금씩 섭취합니다.

■ 목양 및 목음체질

흰콩즙, 효모 두부 등의 섭취량을 소화되는 대로 늘리고, 사과, 당근, 오이즙 (300cc)에 알로에(6~10g), 해조분말(6~10g)을 적당량 배합하여 3~4시간 간격을 유지하여 계속 조금씩 섭취하면 변이 배설되면서 혼수로부터 깨어납니다. 또는 목양체질은 산약, 용안육, 대황, 생강, 옥수수수염, 달인 물에 효모와 해조, 해독식품을 함께 섭취합니다. 목음체질은 포황, 저령, 복령, 용안육, 대황, 산약, 길경을 달여 효모와 해조, 해독식품을 함께 섭취합니다.

■ 수음 및 수양체질

흰콩즙, 두부 등의 섭취량을 소화되는 대로 늘리고, 백출, 감초, 홍삼, 당귀, 생강, 옥수수수염 등을 달인 물에 해조분말(6~10g)을 적당량 배합하여 3~4시간 간격을 유지하여 계속 조금씩 섭취하면 변이 배설되면서 혼수로부터 깨어나게 됩니다. 수음체질은 유산균식품을 섭취해주면 더 좋고, 수양체질은 금합니다.

8. 설사

■ 금양체질

녹즙을 마시고 설사를 하게 되면, 산수유, 선학초, 가자, 곶감, 연자육을 달여 마십니다. 녹즙의 마그네슘이 수분 흡수를 방해해서 발생합니다. 세균성 설사에는 쇠비름을 첨가합니다. 경련성 설사에는 웅담, 저담을 조금씩 먹습니다.

■ 금음체질

녹즙을 마시고 설사를 하게 되면, 선학초, 가자, 곶감, 연자육을 달여 마십니다. 녹즙의 마그네슘이 수분 흡수를 방해해서 발생합니다. 세균성 설사에는 쇠비름을 첨가합니다. 경련성 설사에는 웅담, 저담을 조금씩 먹습니다.

■ 토양 토음체질

녹즙을 마시고 설사를 하게 되면, 산수유, 선학초, 가자, 곶감, 연자육을 달여 마십니다. 녹즙의 마그네슘이 수분 흡수를 방해해서 발생합니다. 세균성, 즉 곱이 끼는 설사에는 녹즙에 쇠비름을 첨가합니다. 다리는 물에 마늘, 어성초를 첨가합니다. 경련성 설사에는 황금을 달이는 물에 넣고, 웅담, 저담을 조금씩 먹습니다.

■ 목양체질

뿌리생즙을 먹고 장이 차갑고 소화가 안 되어 설사하면, 밤 껍질, 황률, 율무, 곶감, 생강, 연자육, 보골지 등을 달여 마시고, 곱이 끼는 설사는 마늘, 오매 또는 매실을 첨가하고, 경련성 설사에는 황금을 달이는 물에 첨가하고, 우담, 저담, 웅담을 섭취합니다.

■ 목음체질

뿌리생즙을 먹고 장이 차갑고 소화 장애로 설사하면, 밤 껍질, 황률, 율무, 곶감, 연자육, 포황 등을 달여 마시고, 곱이 끼는 설사는 마늘, 오매 또는 매실을 첨가하고, 경련성 설사에는 황금을 달이는 물에 첨가하고, 우담, 저담, 웅담을 섭취합니다.

■ 수음체질

장이 차갑고 소화가 안 되어 설사하면, 밤 껍질, 황률 등을 달여 마시고, 곱이 끼는 설사는 마늘, 오매를 첨가하고, 경련성 설사에는 대추, 감초를 조금 달이는 물에 첨가하고, 우담, 웅담을 섭취합니다.

■ 수양체질

장이 차갑고 소화가 안 되어 설사하면 양강, 생강 등을 달여 마시고 경련성 설사에는 대추, 감초를 조금 달이는 물에 첨가하고, 우담, 웅담을 섭취합니다.

9. 지방간

■ 알코올의 과음

알코올은 간의 에너지원인 지방산을 대행합니다. 그 결과 간 내에는 음식으로부터 섭취한 지방과 체내에서 합성한 지방이 축적됩니다. 간에 지방 축적이 증가하는 것은 주로 중성지방 축적에 기인하는데, 이것은 알코올 양과 음식 중의 지방 섭취량에 좌우됩니다. 지방간은 알코올 의존자에게 거의 필연적으로 유발되는 합병증입니다. 지방산은 과량의 알코올을 급히 섭취했을 때 지방 조직으로부터 생깁니다.

알코올은 세포 내 미토콘드리아의 구조에 변화를 일으켜 기능적인 이상을 일으키고 지방산의 산화를 떨어뜨립니다. 지방산 산화의 감소는 구연산 회로 작용 감소와 미토콘드리아 구조의 영구적인 변화를 일으켜 단백질 합성을 억제합니다. 지방간은 알코올만 섭취하고 다른 음식물을 섭취하지 않을 때나, 섭취하더라도 단백질, 비타민, 미네랄 섭취가 부족할 때 급격히 심화됩니다.

고기 먹을 때에 과음을 하면 간에는 고기의 지방과 알코올이 들어오고, 이때 간은 이중으로 바꿔지는 지방산 분해를 하게 되는데 한국인은 술과 고기를 동시에 과량 섭취하게 되므로 지방간에 노출이 심합니다.

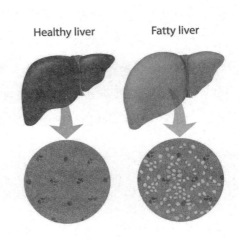

지방간-흰점들이 지방간

오른쪽 그림의 하얗게 보이는 부분이 지방간이며, 가운데 그림은 지방이 간세포를 둘러싸고 압박한다. 결과 커다란 포도송이 같은 딱딱한 간경화가 된다.

■ 동물성 지방

평소 단백질을 섭취하더라도 가능하면 지방은 되도록 적게 먹도록 삼가야 합니다. 동물성 지방은 불포화지방으로 지방간의 주범이며 간과 혈관 벽에 들러붙어 간경화와 혈관손상을 가져와 혈관질환의 최대원인이 됩니다. 특히 저녁에 지방을 포함한 과식은 연소할 시간이 없어 그대로 간에 축적되기에 지방간은 피할 수 없습니다.

■ 스트레스

이런 상태에서의 지방산의 분비는 우리가 스트레스를 받으면 더욱 증가됩니다.

■ 체질적인 문제

한편 목음체질과 다음으로 목양체질은 지나친 채식 위주의 식생활을 하게 되면 간 기능 항진으로 간이 팽대해지고 흡수능력만 강해져 살이 잘 찌기도 하면서 간에 지방간이 쉽게 형성됩니다. 이것은 보편적인 지방간의 원인과는 달리 평소에 기름진 음식을 별로 먹지 않고 음주를 하지 않아도 지방간이 생기는 것을 의미합니다. 게다가 이 목체질은 지방간이 생기면 운동을 해도 쉽게 분해되지 않아 간경변으로 진행하는 사례가 많습니다. 이것은 금양, 금음체질이 지방간이 생기면 운동과 지방을 분해한 레시틴 식품을 병행하면 손쉽게 치료되는 경우와 대조적입니다.

■ 운동부족

과식을 하지 않더라도 운동이 부족하면 지방은 간에 쌓이게 됩니다. 그 다음 체내에 들어가서 비만이 되며, 특히 복부 비만은 모든 질병의 제1원인이 됩니다.

■ 지방간의 확인

혈청검사에서 중성지방(TG, Triglyceride) 검사항목이 그것을 가리키며, 수치가 50~170이 정상이나, 이보다 과도하게 높으면 대처해야 합니다.

■ 지방간이 간에 미치는 영향

지방간의 원인이 무엇이든 이를 방치하여 간이 정상적인 대사작용을 하지 못하고 간세포에 쌓이면, 그림처럼 노랗게 지방이 잔뜩 낀 지방간이 됩니다. 더 심해지면 간세포(Hepatic Cell, 영양소 저장 역할을 수행하는 간세포 중의 하나) 여기저기에 지방이 엉켜 붙어 굳어지면서 간 기능이 마비되는 것은 물론이고 혈관까지 내리눌러 영양공급 자체를 차단합니다. 간이 굳어집니다. 그림처럼 표면이 울퉁불퉁한 간경화가 되는 것입니다.

그러나 재생력이 뛰어난 간은 세포재생산을 계속하려 합니다. 그러나 이미, 그리고 계속 축적되는 지방 때문에 불가능합니다. 불규칙하게 증식된 채 굳어진 간세포(Hepatic Cell)는 마침내 쿠퍼 세포(Cuffers Cell, 영양소를 옮기는 도로망 역할을 하는 간세포 중의 하나)의 영역까지 경화로 만들어, 간 자체가 제 기능을 할 수 없게 합니다. 보통 지방간을 대수롭지 않게 여기는데, 발견하면 필요한 조처를 취하여 자기도 모르게 간경변으로 악화되는 일이 없도록 예방해야 합니다. 간염 등 다른 원인으로 인한 간 기능 부전증으로 지방 분해 능력이 떨어져도 지방간이 생깁니다.

10. 지방간의 식이요법

콜린은 세포 인지질의 구성요소로서 콜린의 부족은 지방간의 원인이 되는데 콜린은 항 지방비타민으로 지방분해대사에 관여하기 때문이다. 콜린이 부족한 음식을 먹인 쥐는 계속적으로 간세포의 효소계에 변화를 일으켜 간암 형성을 유도했습니다. 골, 간, 효모, 레시틴, 계란 노른자에 함유되며 부족 시 지방과다, 신장손상, 고혈압, 위궤양이 됩니다.

레시틴은 모든 인체세포에 절실합니다. 혈당이 출입하는 것을 조절하는 세포막은 주로 레시틴으로 구성되어 있습니다. 뇌세포 주위에 구성된 보호막은 레시틴으로 구성되어 있습니다. 레시틴은 비타민 B, 콜린, 리놀레산, 이노시톨로 구성되어 있습니다. 레시틴은 동맥경화증과 심장관상동맥질환을 예방하고 비타민 B와 비타민 A의 흡수를 도와주므로 활력을 증강시키고 알코올로 인한 간 손상을 회복하는데 필요합니다. 지방이 쌓이는 것을 막습니다. 레시틴은 콩과 알의 노른자에서 추출합니다. 효모, 콩, 곡류, 생선, 배아에 있습니다. 그러나 현재 대두에서 추출한 레시틴 100% 제품이 나오고 있으므로 집중적으로 그것을 섭취하면 신속히 효과를 볼 수 있습니다.

■ 금양, 금음, 토양, 토음체질

검정콩과 체질에 맞는 생선과 밀배아에서 섭취합니다(체질식단표 참조). 금양, 금음체질은 밀배아를 금합니다. 금음체질은 등푸른 생선과 붉은 살 생선은 금합니다. 이런 생선은 EPA 등을 포함하여 유익한 성분이 많은 것은 사실이나, 기미가 몹시 차가워 간의 기능을 결국은 나쁘게 합니다. 또한 조류의 알은 더운 성질이 있어 위의 양성체질에는 위와 폐

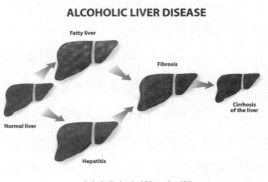

ALCOHOLIC LIVER DISEASE

Fatty liver

Fibrosis

Normal liver

Cirrhosis of the liver

Hepatitis

지방간에서 간경화로의 진행

의 열이 과열되면서 이상 항진됨과 동시에 길항장기인 간과 신장의 약화로 도리어 간이 악화됩니다. 그렇기 때문에 계란 등 알은 금합니다. 그러나 알 가운데서 흰자는 유익합니다.

■ 목양, 목음, 수양, 수음체질

흰콩과 조류의 노른자를 취하면 좋습니다. 목음체질은 토종 밀배아만, 목양체질은 밀배아와 현미배아, 수체질은 현미배아만 맞습니다. 나머지는 체질식단표를 따르되 수체질은 대부분의 바다생선은 해롭기에 주의해야 합니다. 수양, 수음체질 공통으로 아귀, 문어, 가오리 등이 좋고 수음체질은 민물장어, 붕장어 등을 섭취하시기 바랍니다.

■ 효모

보통 성인은 약300g의 단백질을 매일 간에서 합성합니다. 혈청단백으로는 30g에 해당하며 알부민으로는 12g에 해당합니다. 간장은 문맥에서 흡수된 아미노산을 대사목적으로 조절하는데, 아미

노산은 단백질 합성에 영향을 줄 수 있습니다. 그러므로 아미노산이 부족하면 알부민 합성에 영향을 줍니다. 효모, 특히 양조효모는 인체에서 생성되지 않는 필수 아미노산뿐만 아니라 유효한 여러 아미노산을 함유하고 있어, 간의 단백공급에 매우 적합합니다. 더구나 단당질이 없어 지방간의 위험이 전혀 없습니다. 양조효모는 좋은 단백질이 65% 이상 들어 있고, 해독 성분인 셀레늄이 풍부하며 수체질외에 다 좋습니다. 맥주효모는 수체질은 해롭습니다. 발효된 맥주찌꺼기로서 보리가 원료로서 위장을 차갑게 하며 신장도 함께 차가워져 냉증이 생기고 면역도 떨어집니다.

■ 해조

알코올로 인해 지방간이 심해지면 입원할 정도가 되어, 오심, 구토, 식욕부진, 복부동통을 동반할 수 있습니다. 해조는 다량의 섬유질을 함유하여 지방간으로 변하려는 당을 흡수, 배설함으로 지방간에 매우 좋은 식품입니다. 금양, 금음체질은 미역만 적합하고 김, 다시마는 해롭습니다.

부록

■ **체질별 간에 유익한 식품**

·**균사체:** 토양, 목음, 목양, 수음체질에 유익합니다.

·**가시오갈피:** 방사선 방어효과와 조양세포의 활착을 억제합니다. 금양, 금음체질에 유익합니다.

·**효모:** 60% 이상의 식물성 단백질이 함유되어 있습니다. 단백 부족은 면역결핍증후군에 의한 암의 발병을 유발합니다. 목금토 체질에 유익합니다. 특히 양조효모가 좋습니다.

·**팔루근:** 렉틴성분을 함유한다. 토양체질에만 좋습니다.

·**로얄제리:** 신경전달물질인 아세틴콜린이 단연 최고로 많습니다. 수, 목체질에 좋습니다.

·**상기생:** 렉틴성분이 많습니다. 자연살해세포를 활성화시킵니다. 수, 목양체질에 유익합니다.

·**맥아:** T세포를 자극, 면역활성을 촉진합니다.

·**복령, 저령:** 다당류인 파키만이 94% 함유되어 있습니다. 금양, 토양, 토음, 목음체질에 유익합니다.

·**하수오:** 안트라퀴논 성분은 콜레스테롤과 결합하여 죽상동맥경화를 분해합니다. 수체질만 유익합니다.

■ **B형 간염 바이러스 억제물질**

·**컴프리, 질경이:** 금, 토체질에만 유효합니다.

■ **담즙 분비촉진 및 간세포보호식물**

·**민들레:** 수체질 목음체질에 유효합니다.

·**엉겅퀴:** 목, 수체질에 유효합니다.

·**인진쑥:** 수체질에 유효합니다.

■ 이뇨에 좋은 식품들

·**돌나물, 질경이, 신선초:** 혈압강하, 동맥경화, 이뇨, 해독, 담낭염에 좋다. 토, 금체질에 유효하다.
·**옥수수수염:** 이담, 혈액응고작용, 이뇨, 뇨단백, 신우염에 좋다. 수, 목양체질에 좋다.
　혼수가 오면 간성혼수를 유발시키는 이뇨제 사용을 빨리 중단하고 방향족 아미노산으로 구성된 동물성 단백질(육류, 동물의 내장, 간, 생선, 어패류)을 일절 금하고 물론 우유까지도 금해야 한다.
·**백모근, 선학초:** 토, 금체질에 좋다.

■ 지혈에 좋은 식품들

·**연근:** 수체질을 제외한 모든 체질에 쓴다.
·**쑥:** 수양, 수음, 목양체질에만 유효하다.

■ 혈당강하에 좋은 식품들

·**산수유:** 금양, 목음, 토체질
·**맥문동:** 토, 목체질
·**상엽:** 토, 금체질

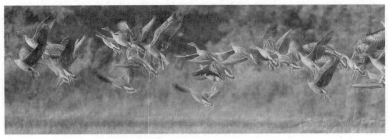

하늘을 향해 비약하는 기러기떼
체질 식이요법을 확신을 가지고 끝까지 힘쓰면 당신도 건강의 날개를 펴고 한껏 날 수 있다.

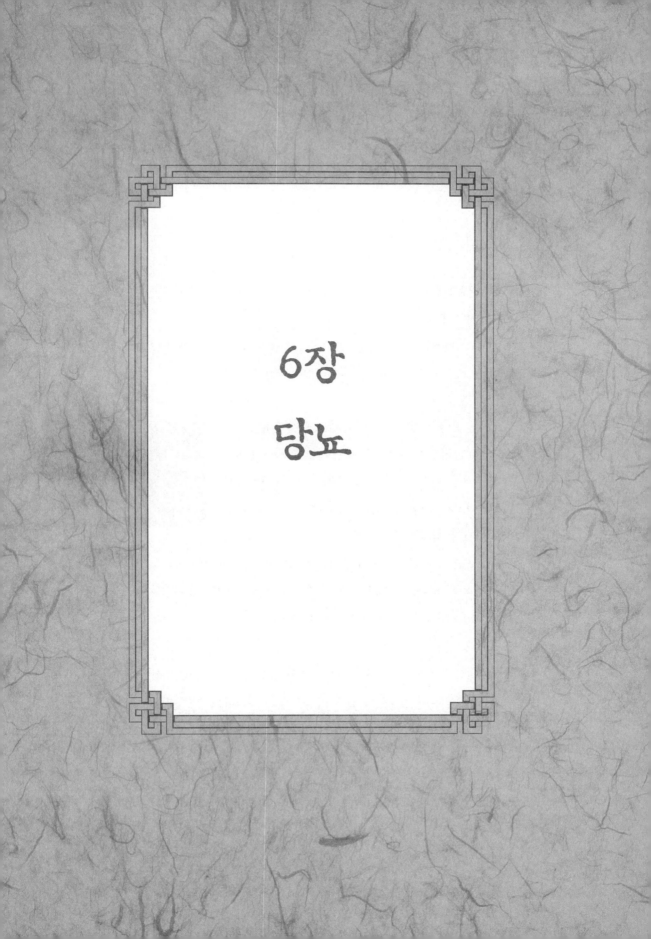

6장
당뇨

당뇨병 설명

1. 시작하는 글

"당뇨"(糖尿)라는 진단에 가슴은 저리고, 마음은 아팠습니다. 밤은 깊어 세상은 고요한데, 가슴 한편이 저밉니다. 아니, 내가 벌써 이렇게 돼 버렸는가!

그렇다고 절망하고 포기할 수는 없었습니다. 이제는 남의 얘기가 아닙니다. 가만히 앉아 있을 수 없습니다. 당뇨를 딛고 일어서려는 의지가 속에서 일어나기 시작했던 것입니다.

진지하게 치료법을 찾아 나섭니다. 그래서 당뇨에 걸렸다는 것을 알고 난 때로부터, 부단히 당뇨를 치료할 수 있는 효과적인 방법들에 대하여 도서관, 서점, 인터넷, 주위의 입소문 등의 매체를 통하여 수많은 정보를 얻고자 노력했을 것입니다. 그중에는 자신의 당뇨 치료에 요긴하게 도움이 되는 것도 있었을 것이며, 어떤 정보는 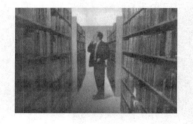 실용성이 없었다고 느꼈을 것입니다. 도서관이나 서점에 가보면 당뇨에 관한 학술적인 내용으로 시작해서 양방, 한방, 음식, 약재, 건강식품으로 치료하는 다양한 방법들에 관한 지식으로 가득 차 있습니다. 거기에는 체질요법을 설명하는 책도 있습니다.

그런데 백과사전식으로 설명된 방대한 분량에 놀라는 한편, 어떤 방법을 선택해야 할지 고민이 될 수밖에 없었습니다. 그러나 각오를 단단히 하고 당뇨를 치료하겠다는 일념으로 그중 일부를 골라서 치료를 시작해 봅니다. 다행히 어떤 사람은 그 방법으로 만족할만한 효과를 봐서 그대로 꾸준히 실천하여 혈당을 적당하게 잘 유지하고 있습니다. 비슷한 얘기로 이 글을 읽는 독자 중에는 주위에서 권하는 대로 해본 결과 좋은 효과를 보신 분도 계실 것입니다. 고마운 정보입니다.

반면 다른 사람은 책에서 신중하게 선택한 요법을 열심히 실천합니다. 그런데 아니, 좋아지기는커녕 예전보다 더 피곤하고 혈당이 더 올라갑니다. 그래도 좋아지겠지 하면서 계속합니다. 시일이 흐르면서 뭔가 몸이 상하는 것만 같습니다. 실망을 금할 길이 없습니다. 별수 없이 그만둡니다. 어떤 분은 주위 사람들의 입소문을 듣고 따라서 해보니 처음에는 좋은 것 같았는데 시간이 흐르면서 별반 좋은 것을 느끼지 못하고 혈당에 좋은 변화가 없어 그만둡니다.

왜 이런 현상이 생길까요? 그 내력은 이렇습니다. 일반적으로 모든 식품과 식이운동요법은 모든 사람에게 유익하다는 개념에 바탕을 두고 출발합니다. 물론 창조주께서 마련한 모든 식품은 그 자체로서 완전히 유용한 식품입니다. 때문에 인간에게 유익합니다. 그러나 유념해야 할 것은 식품이 특정 영양성분을 가지고 있다고 해서 모든 사람에게 다 유익하게 작용하는 것은 아니라는 사실입니다.

2. 당뇨는 체질에 어긋난 섭생이 원인

이미 체질 건강법에서 설명했다시피 인간은 불완전함의 결과로 수천 년이 흐르는 동안 오장육부가 완전한 장부로 유전 존속되지 못하고 지나치게 세거나 반대로 너무 약해졌습니다. 백점짜리 오장육부를 가지지 못하고, 개인에 따라 어떤 장부는 지나치게 센 장부를 다른 장부는 몹시 약한 장부를 타고 태어납니다. 체질이 존재하게 된 것입니다. 그러므로 체질은 인간 불완전함의 증거입니다. 동물에게는 체질이 없습니다. 그것은 인간만 완전함에서 불완전으로 변화되면서 체질이 형성되었으나 동물은 그런 변화가 없었습니다.

그 결과 애초에는 인간이 즐겁게 먹어 건강한 삶을 누릴 수 있게 해주었던 모든 음식과 과일을 이제는 마음 놓고 모두 다 먹을 수 없게 된 것입니다. 모든 음식을 모두 받아들여서는, 완전하게 건강을 영위할 능력이 없게 되었습니다. 체질에 따라 특정 음식이 해로운 음식과 유익한 식품으

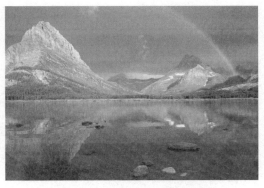

아름다운 산과 호반 위에 드리운 무지개.

로 달리 작용을 합니다. 그렇다고 그 식품이 해로운 것은 아닙니다. 식품자체는 유용하기 때문입니다. 그리하여 자신의 체질의 한계 내에서 적합한 것만 선택적으로 섭취해야만 유익하게 작용하여 좀 더 나은 건강을 유지할 수 있게 된 것입니다.

■ 한방치료의 원리

한방치료는 팔강변증(음양, 허실 ,표리, 한열을 통해 병증의 원인을 분별하는 진단과정)과 개별적 문진에 의해 가능한 한 환자 맞춤치료에 목표를 둡니다. 또한 한방처방도 그런 배경 아래 제공됩니다. 그런 방법으로 설사 체질을 모른다 해도 체질에 가장 근접한 처방과 치료를 받게 되는 것입니다. 개별맞춤이나 체질치료에 관한 개념은 현재는 한의학적 치료에 국한된 실정입니다. 그 외 치료분야에서는 개념조차 없는 실정입니다. 그러나 양방의 여러 약물 중에서 개인에 적합한 약물을 찾는 시스템이 소수의 열린 정신을 가진 의학자들에 의해 연구 개발 실용화가 되기까지 하였습니다.

■ 물질 속에 있는 기미(氣味)를 보라

대부분의 건강 서적에 나와 있는 식이요법은 체질과 관계없이 연구 설명됩니다. 그러니 당연히 모든 음식은 영양성분 분석에 따라 어떻게 인체에 유익하게 작용한다는 것만을 강조하는 것입니다. 현미경에 보이는 영양성분이 식품선택의 잣대가 됩니다.

비타민은 아무리 많이 먹어도 좋은 것만은 아니다. 비단 비타민 A뿐만 아니라 다른 비타민도 체질에 맞지 않으면 오히려 뼈 엉성증 또는 다른 질병의 원인이 된다.

그러나 정작 중요한 것은 육안으로도 현미경으로도 볼 수 없는 식품의 기운(氣運)입니다. 실은 이것이, 특정 식품이 어느 체질에 적합한가를 결정짓는 핵심요인입니다. 대개가 사람은 눈에 보이는 것을 믿고자 하지, 눈에 보이지 않는 것을 믿고 싶어 하지 않습니다. 그러기에 귤에 비타민 C가 많아 감기에 좋으니 많이 먹으라는 말에는 공감하지만, 생 귤은 성질이 차갑기에 몸이 차가운 사람은 먹으면 오히려 해롭다는 말에는 귀를 기울이지 않습니다. 왜냐면 감기바이러스는 숙주의 체온이 차가우면 더 잘 번식하기 때문입니다. 그러나 식품이나 물질에는 눈에 보이는 영양소보다 눈에 보이지 않는 기미(氣味)가 더 큰 영향을 미칩니다.

  기미라는 것은 특정 물질이
가지고 있는 서늘하거나 차갑
거나 따뜻하거나 더운 성질을
말합니다. 또는 고추처럼 폐
의 기운을 돋우는 매운맛, 꿀
이나 설탕처럼 이완시키고 위
장의 기능을 높여주는 단맛

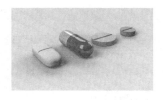

등을 가리키기도 합니다. 황기라는 약재처럼 가라앉은 기를 위로 상승시켜 힘을 솟게 하는 성질을
띤 기운도 있고, 반대로 녹차처럼 더운 기운을 아래로 내려 서늘하게 해주는 기운도 있습니다.

  예컨대 양주에 얼음을 띄워 차게 먹는다고 속이 차가워지는 것은 결코 아닙니다. 양주 속에 있는
눈에 보이지 않는 뜨거운 열기(熱氣)는 사라지지 않기에 여전히 마시는 사람을 덥게 합니다. 더운 기
운을 품고 있는 인삼을 냉장고에 차갑게 두었다가 먹는다고 해서 그것이 차가운 성분으로 변할 리
만무합니다. 냉장고의 인삼의 온도는 차가울지언정, 그 기미(氣味)는 여전히 뜨겁습니다. 때문에 먹
으면 몸은 더워지는 것입니다. 따라서 인삼 속에 사포닌, 게르마늄, 진세노사이드, 다당체 등 인체
에 유용한 영양성분이 들어있다 해도 그 영양소들은 인삼의 성질을 닮아서 성질이 덥습니다. 그러기
에 몸이 열이 심한 사람이 먹었을 때에는 체내에 열이 극심해져서 장부의 기능이 약해집니다. 당연
히 면역은 더 떨어집니다.

  왜 영양소가 몸에 들어와 소화되어 면역이 증가해야 하는데 그럴 리 없다고 하는 분도 있을지 모
릅니다. 그러나 경험을 해보면 다 그렇습니다. 명성황후도 대원군이 준 산삼 두 뿌리를 먹고 난 뒤,
그렇지 않았더라면 건강하게 태어날 수 있었던 자녀를 세 명이나 낙태하고 말았습니다. 그것은 산삼
이 명성황후의 체질과 맞지 않았기 때문입니다.

  신선초나 영지버섯에 들어있는 게르마늄과 사포닌은 어떻습니까? 영지나 신선초는 성질이 차가워
그 기운은 신장과 간으로 들어가 그 장부들을 서늘하게 식혀주면서 기능을 강화합니다. 당연히 몸

에 열이 심한 체질에 적합합니다. 물론 몸이 차가운 위장에 냉기가 심한 사람이 먹으면 해롭습니다. 영지는 심장에 열이 너무 심해 지나치게 더운 사람의 피를 식혀주는 효능이 있습니다. 때문에 손발이 시리고 차가운 것을 조금만 먹어도 속이 불편한 사람이 이것들을 먹으면, 피는 식고 내장은 차가워지고 소화는 물론 안 되고 건강이 깨집니다. 게르마늄, 사포닌이라는 영양성분만을 봐서는 안 되고 어떤 성질을 품고 있는 식품에서 추출했는가에 따라 좋은 효과를 볼 수 있는 사람이 달라지는 것입니다.

현대 영양학은 현미경으로 확인 가능한 영양소에만 초점을 맞추고 있을 뿐, 아직 이 영역에는 개념도 없고 접근하지도 못하고 있습니다. 때문에 그들은 당연히 인삼에 들어있는 게르마늄과 사포닌이든, 신선초나 영지에 들어있는 사포닌이나 게르마늄이든 다 같은 영양소라고 봅니다. 이중의 어느 것을 섭취해도 다 같은 효능이 나온다고 믿습니다. 영양소야 성분분석 상으로는 현미경으로 볼 때에, 분자구조가 다 같은 것이니 똑같이 취급할 수밖에 없습니다. 그러나 더 중요한 기운은 현미경으로 아무리 들여다봐도 보이지 않습니다. 물론 그것을 찾으려는 과학자도 없습니다.

그러나 동양 한방의학은 시초부터 식품이나 약재의 핵심적인 요소인 기미(氣味)에 중점을 두고 연구하고 치료에 응용하였습니다. 그러므로 영양성분만 보고 따를 것이 아니라 특정 물질의 기미(氣味)까지 제대로 알고 치료에 활용할 수 있는 지식과 지혜를 갖추고 따라야 합니다. 쓰고자 하는 식물과 치료받는 사람과의 상관관계가 조화를 이루는지 살펴야 하는 것입니다. 그런 연유로 식품을 선택할 기준은 볼 수 없는 기미(氣味)에 달려 있는 것입니다.

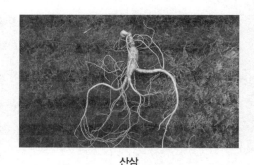

산삼
위장과 폐를 따뜻하게 하여 원기(元氣)를 대보(大補)한다. 그러나 위와 폐에 열이 있는 체질은 해롭다.

사실 사람은 음식에서 영양을 취하지만, 진실은 사람은 음식의 기를 먹고 살고 있는 것입니다. 사람들은 그것을 너무도 모르고 있습니다. 시골의 장수하는 노인들이 비타민의 효능을 알고 음식을 섭취하는 것은 결코 아닙니다. 그분들은 오랜 세월 섭생과정에서 생긴 지혜에 따라 자신에게 잘 맞는 것을 본능적으로 골라 드시는 것입니다. 그러므로 체질과 관계없이 식품의 기(氣)를 도외시한 건강지식은 절반의 유익이 있거나 무용지물입니다.

한편 "생로병사", "비타민" 등 한국의 유명한 TV 건강 프로그램은 참으로 많은 건강지식과 정보를 전달하여 크게 건강에 이바지하였습니다. 그러나 아쉬운 점은 체질과 관계없이 제작 방영됨으로 말미암아, 모든 국민이 여과 없이 모든 내용을 획일적으로 다 받아들여 모두가 유익을 얻지는 못하였습니다. 확신을 가지고 실천했건만 그 노력은 물거품이 되고 말았습니다. 심지어는 굳은 확신을 가지고 장기적으로 실행함으로 인해 건강이 망가진 경우도 적지 않습니다. 만약 프로그램을 편성할 때에, 체질과 접목하여 체질학적으로 분류하여 제작 방영한다면, 가히 상상할 수 없는 엄청난 효과를 가져 올 것입니다.

3. 팔체질에 의한 당뇨병 치유

이제 독자는 왜 체질의학이 필요한가를 잘 이해했을 것입니다. 이어서 특정 질병에 대한 체질별 치유법을 달리 배우게 될 것입니다. 이제껏 모두에게 동일하게 적용해온 획일적인 설명만 듣다가 체질치유법을 알게 되면 좀 놀랄지도 모릅니다. 그러나 이제 드디어 시행착오 없이 백발 명중하는 자신에 꼭 맞는 팔체질 식이요법을 실행할 행복한 기회를 갖게 되었습니다. 본 치유법은 최초로 팔체질의학의 깊은 바닷속의 체계화되지 못한 내용들을 정리 체계화한 것으로, 수면위로 떠올라 세상에 빛을 발하게 된 것입니다. 확신을 가지고 실천하여 병을 개선하여 활기찬 삶을 즐기시기 바랍니다.

병이란 본질에 대해 얘기 하겠습니다. 당뇨와 같은 고질적인 성인병은 하루 이틀 아니, 일이 년 사이에 오지 않습니다. 사람은 태어날 때 특이한 경우를 제외하고는 소위 성인병을 지니고 태어나지 않습니다. 나면서 당뇨와 비만, 고혈압, 심장병, 관절염, 간경화, 암을 가지고 세상에 오는 것은 아닙니다. 물론 살다보면 체질적으로 특정 질병에 걸릴 가능성은 언제나 존재합니다. 하지만 대부분의 질병은 체질에 맞지 않는 식품을 다 자랄 때까지 주로 먹게 되어, 성인이 되어서는 이미 몸 안에 발병 원인이 형성되어 있습니다. 성장기가 지나 신체성장 곡선이 끝나고 쇠퇴기로 내리닫기 시작하면서 장부는 쇠약해져갑니다. 40대 이후로 이른바 성인병이란 주제를 달고 나타나는 것입니다. 이러니 병이 잉태되어 밖으로 나오기까지는 장구한 세월이 흐릅니다. 그러나 사람들은 흔히 하기 쉬운 말로 이렇게 말합니다. "어느 날 갑자기 이렇게 되어 버렸어요."

병을 고치려면 오장육부가 바로 서야 가능합니다. 터진 댐을 원천봉쇄는 하지 않고, 수해복구 당연하지만, 단지 그 일만 한다면 진정 무슨 소용이 있겠습니까? 다시 소나기가 쏟아지면 도로 마찬가지입니다. 모든 병은 장부에서 시작되니 환부 치료는 말할 것도 없고 병이 생긴 장부를 고쳐야 제대로 치유가 되는 것입니다. 그래서 시간이, 아니 세월이 오래 걸립니다. 그러나 환자들은 그런 사정 봐주지 않습니다. 오래 걸려야 낫는다는 말은 구미가 당기지 않습니다. 매력이 없습니다. 그러나 매력이 없어도 할 수 없습니다. 이치가 그러니까. 살을 제대로 빼려면 일 년이 넘게 걸린다고 하면 누가 좋아 하겠습니까? "2~3개월이면 충분해요." 이런 말은 댕깁니다. 허나 현실은 그리 안 됩니다. 도로 살이 찝니다. 요요현상입니다. 살이 찌게끔 한 장부의 기능항진을 바로 잡아주지 않으면, 평생 조절할 수 없는 이치입니다.

이처럼 모든 병은 이치에 따라 시간도 걸리고 노력도 있어야 하는 법입니다. 그런고로 부디 독자들은 참을성 있게 본 요법을 꾸준히 실천하시기 바랍니다. 두 부분으로 나누어 설명하겠습니다. 먼저 당뇨로 얼마나 많은 사람들이 이 병으로 고생하고 있는지, 당뇨병이란 무엇인지, 당뇨의 일반적인 관리법, 합병증과 대처법, 약 복용의 안전성 문제, 환자의 성실한 마음가짐 등에 관해 이야기합니다.- 이어서 각 체질별 당뇨의 원인과 팔체질 당뇨 식이요법을 전개합니다.

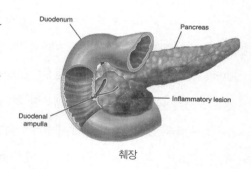

췌장

아마 독자는 체질에 따라 체계적으로 설명한 당뇨 식이요법을 처음으로 접하게 되었을 것입니다. 독자는 자기의 건강과 관련하여 하늘의 섭리를 터득하게 될 것입니다. 반드시 건강을 되찾을 수 있을 것입니다. 지금까지는 당뇨 정보가 당뇨 식사법에 관해 백과사전식으로 설명되어 있어, 대개 어떤 식품이든 일반적으로 모두에게 이롭게 작용한다고 설명하는 자료는 많았으나 실용적인 도움은 되지 못한 경우가 많았습니다. 시행착오도 많이 겪었을 것입니다. 하지만 이제는 그런 걱정할 것 없습니다. 자신의 체질 따라 실천만 하면 반드시 효과를 봅니다. 만일 팔체질에 관한 이해가 모자라면 처음으로 돌아가서 팔체질 건강법을 먼저 읽어 보실 것을 권합니다.

■ 당뇨의 충격에서 겪게 되는 좌절감

"혈액 검사 결과가 나왔는데, 심각한 이상이 있습니다. 즉시 치료를 받아야 합니다." 의사의 이러한 말을 듣자, 박미희씨(가명)는 큰 쇠망치로 뒤통수를 세게 얻어맞은 것 같았습니다.

"그날 밤, 나는 검사실에서 착오가 있었던 게 틀림없다고 계속 생각했습니다. 내가 병에 걸렸을 리가 없다고 되뇌었지요." 박미희씨의 말입니다.

많은 사람들이 그러하듯이 박미희씨도 자신이 상당히 건강하다고 생각했으며, 그래서 끈질기게 그녀를 괴롭히던 증상들을 무시해버렸습니다. 끊임없이 갈증을 느꼈지만, 열이 많아서 그렇겠지 하고 대수롭지 않게 넘겨 버렸습니다. 소변을 자주 보면서도 물을 많이 마시니까 소변을 자주 보는 것은 당연하다고 생각했습니다. 그리고 피로를 많이 느꼈지만, 직장에 다니면서 집안일까지 하는데 녹초가 되지 않을 사람이 어디 있겠느냐고 치부해 버렸습니다.

하지만 혈액 검사를 해 보았더니 당뇨병이 원인이라는 것이 확실해졌습니다. 그녀로서는 그러한 진단 결과를 받아들이기가 힘들었습니다. 그는 이렇게 말합니다. "내가 앓고 있는 병에 대해 아무에게도 말하지 않았어요. 밤에 가족들이 모두 잠들면, 캄캄한 밖을 내다보면서 울곤 했지요." 당뇨병에 걸렸다는 것을 알게 되면, 박미희처럼 우울해지거나 심지어 분노가 치밀어 오르는 등 감정에 휩싸이는 사람들도 있습니다. 이금란(가명)은 이렇게 말합니다. "나는 꽤 오랫동안 눈물을 흘리며 현실을 부정했지요."

불공평한 것 같은 일을 당하여 정신적으로 충격을 받게 되면 당연히 그러한 반응을 나타내게 됩니다. 하지만 당뇨병 환자들도 도움을 받으면 적응할 수 있습니다. 이금란은 이렇게 말합니다. "내가 처한 상황을 받아들이도록 담당 간호사가 도와주었습니다. 그 간호사는 이런 상황에서 우는 것은 정상적인 일이라고 나를 안심시켜 주었어요. 그처럼 감정을 발산하고 나니 상황에 적응하는 데 도움이 되더군요."

아마 독자도 그와 같은 감정변화를 겪었을 것입니다.

■ 소리 없이 수많은 사람에게 덮쳐오는 죽음의 그림자

그러나 전 세계 당뇨환자는 독자를 포함하여 약 1억7천만 명 정도가 고투하고 있다고 추산됩니다. 그런데 놀라운 것은 얼마 안 있으면 두 배로 늘어날 전망입니다. 일본과 인도네시아의 인구를 합친 수치와 비슷합니다. 한국도 당뇨인구가 500만 명으로, 10명당 1명이 당뇨인 셈입니다. 2030년에는 722만 명에 이를 것으로 예상되며, 이것은 7명당 1명이 당뇨병으로 고생을 하게 된다는 뜻입니다.

2005년 6월 64세의 나이로 탤런트 김진해 씨는 당뇨 합병증으로 생을 마감하였습니다. 2001년 KBS 드라마 "태조 왕건" 촬영 당시 앓고 있던 당뇨가 심해져 연기 생활을 접고 요양하다가, 합병증으로 다리를 절단해야 할 정도로 악화되어, 끝내는 안타깝게 세상을 뜨고 말았습니다. 그는 인터뷰에서 "태조 왕건을 촬영할 때 처음으로 통증을 느꼈는데 곧 발가락이 썩어 들어가더라."고 밝혔습니다. 처음에는 대수롭지 않게 시작되었던 당뇨가 끝내는 비참한 결과를 가져왔습니다.

탤런트 홍성민 씨는 30년 동안 당뇨를 앓아 오던 중, 5년 전쯤 시력에 이상을 느끼기 시작하다가 2005년에 안타깝게도 실명을 하고 말았습니다. 연세대 세브란스병원 안과 김성수 교수는 이렇게 말합니다. "환자의 80%가 초기 진단 시 발견될 정도로 망막증이 일찍 시작됩니다. 시력에 이상이 있어 병원을 찾을 때는 증상이 악화된 상태입니다."

83세로 타계한 원로배우 황해 씨는 최근 몇 년 동안 주 2~3회 혈액투석을 받아온 것으로 알려졌습니다.

이렇게 소리 없이 숨을 죄어오는 당뇨병이란 도대체 어떤 병입니까? 간단하게 살펴보겠습니다.

4. 당뇨병의 정체

먼저, 당뇨병이 어떠한 병인지 이해할 필요가 있다. 몸은 우리가 먹는 음식을 우리가 사용할 수 있는 에너지로 변환시킨다. 그러한 기능은 호흡 기능만큼이나 중요한 것이다. 음식은 위와 장에서 좀 더 기본적인 성분들로 분해되는데, 그중에는 당의 한 형태인 글루코오스 즉 포도당도 있다. 당이 생기면 췌장의 베타세포에서는 그에 대한 반응으로 인슐린을 생산하는데, 인슐린은 당이 신체 세포로 흡수되는 데 도움을 준다. 그래야 당이 연소되어 에너지가 될 수 있다. 이 병의 주요인은 췌장에서 만들어지는 호르몬인 인슐린의 체내 생산과 관련이 있다. 인슐린은 인체가 혈류에서 당분을 흡수하여 세포 내로 운반하게 해주는 성분인데, 세포에서 당분은 에너지로 사용되거나 저장된다.

어떤 사람이 당뇨병에 걸리게 되면, 그 사람의 췌장이 충분한 양의 인슐린을 생산하지 못하게 되거나 아니면 그의 몸이 인슐린을 제대로 이용하지 못하게 된다. 그 결과, 혈류에 섞여 있는 당을 신체 세포로 흡수하여 이용할 수 없게 된다. '인슐린 의존형 당뇨병의 이해'라는 책에서는 이렇게 설명한다. "그렇게 되면 수치가 높아진 혈당은 남아돌

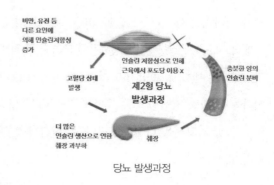

당뇨 발생과정

게 되어 신장을 통과하여 소변으로 배출된다." 치료를 받지 않은 당뇨병 환자에게는 자주 소변을 보는 것과 같은 여러 가지 증상이 나타날 수 있다.

하지만, 만약 인체가 인슐린을 충분히 생산해내지 못한다면, 당분이 에너지를 생산하거나 저장되기 위해 거의 세포에 도달하지 못할 것이다. 그 대신, 당분은 혈액 내에 고농도로 축적되어 문제들을 야기하기 시작한다. 간단히 말해서, 바로 그 현상이 당뇨병인 것이다. 먼저 췌장의 역할을 이해한다면 당뇨병을 더 잘 이해하게 될 것이다.

당뇨병의 진단 기준

	공복 혈당	식후 2시간
정상	110mg/dl	140mg/dl
공복 혈당 장애	110–125	140
내당능 장애	126 미만	140–199
당뇨	126이상	200이상

(1) 췌장의 역할

크기가 바나나만 한 췌장은 위장 바로 뒤에 자리 잡고 있다. 「당뇨병을 인내하며 살아가는 방법에 대한 비공식 안내서」라는 책에 의하면, "건강한 췌장은 절묘하게 균형을 잡는 역할을 계속한다. 하루 종일 혈당치가 오르내림에 따라 꼭 알맞은 양의 인슐린을 분비함으로 혈당치를 일정하고 안정되게 유지하려고 애쓴다." 인슐린이라는 호르몬의 근원은 췌장 안에 있는 베타 세포이다.

베타 세포가 인슐린을 충분히 생산하지 못하면, 포도당이 혈액 내에 축적되어 고혈당증이 생긴다. 그와는 반대로 혈당치가 낮은 상태는 저혈당증이라고 불린다. 간은 여분의 포도당을 글리코겐이라는 형태로 저장함으로, 췌장과 협력하여 혈당치를 조절하는 데 일조한다. 간은 췌장의 명령을 받으면, 글리코겐을 다시 포도당으로 전환하여 인체에서 사용할 수 있게 한다. 그러면 포도당은 무엇인가?

(2) 포도당의 역할

포도당은 몸에 있는 수십조 개의 세포의 연료가 된다. 하지만 포도당이 세포 안으로 들어가려면 "열쇠"가 필요한데, 췌장에서 분비하는 화학 물질인 인슐린이 바로 그 역할을 한다. 제1형 당뇨병의 경우에는 인슐린이 아예 생산되지 않거나 생산되더라도 그 양이 극히 적다. 제2형 당뇨병의 경우에는 몸에서 인슐린이 생산되기는 하지만 대개 그 양이 충분하지 않다. 게다가 세포가 인슐린을 잘 받아들이지 못하는데, 이러한 현상을 '인슐린 저항'이라고 부른다. 이 두 가지 당뇨병은 형태는 다르지만 결과는 같다. 즉 세포가 굶주리게 되고 혈당치가 위험 수위에 이르게 된다.

제1형 당뇨병의 경우에는 인체 면역계가 췌장에서 인슐린을 생산하는 베타 세포를 공격한다. 따라서 제1형 당뇨병은 자가 면역 질환이며 때때로 면역 매개성 당뇨병이라고 불린다. 면역 반응을 유발할 수 있는 요인들로는 바이러스, 유독 화학 물질, 특정 약물 등이 있다. 유전자 구성 역시 관련되어 있을 수 있다. 제1형 당뇨병이 집안 내력인 경우가 많고 코카서스 인종에게서 가장 많이 나타나기 때문이다.

제2형 당뇨병의 경우에는 유전적 요인이 훨씬 더 강하지만 비(非)코카서스 인종에게서 더 많이 발생한다. 오스트레일리아 원주민과 아메리칸 인디언이 이 병에 가장 많이 걸리는 인종에 속하는데,

아메리칸 인디언은 제2형 당뇨병 발병률이 세계에서 가장 높다. 연구원들은 유전적 특질과 비만의 관계 및 지방질 과잉이 유전적으로 취약한 사람들에게서 인슐린 저항을 촉진하는 것으로 보이는 과정을 연구하고 있다. 제1형 당뇨병과는 달리, 제2형 당뇨병은 주로 40세가 넘은 사람들에게서 발생한다.

당뇨병 환자의 약 90퍼센트는 제2형 당뇨병에 걸려 있다. 이전에는 제2형 당뇨병을 가리켜 "인슐린 비의존형 당뇨병"이라거나 "성인형 당뇨병"이라고 했다. 하지만 이러한 용어들은 부정확한 것이다. 제2형 당뇨병 환자 가운데서도 인슐린을 필요로 하는 사람이 많게는 40퍼센트나 되기 때문이다. 더욱이, 놀랄 만큼 많은 수의 젊은 사람들이 제2형 당뇨병에 걸렸다는 진단을 받고 있는데, 그중에는 아직 만 열세 살도 안 된 아이들도 있다.

일반적으로 이상적인 체중보다 20퍼센트 이상 더 나가면 비만인 것으로 간주된다.

(3) 당분의 역할

당분을 많이 섭취하면 당뇨병에 걸린다는 것은 사람들이 흔히 가지고 있는 잘못된 생각이다. 하지만 의학적 증거는, 유전적으로 취약한 사람들이 당뇨병에 걸릴 위험성을 증가시키는 것은 비만—당분 섭취와는 무관한 것—임을 보여 준다. 하지만 당분을 지나치게 많이 섭취하는 것은 건강에 좋지 않다. 영양가가 거의 없으며 비만의 원인이 되기 때문이다.

또 다른 잘못된 생각은 당뇨병을 앓고 있는 사람들이 비정상적일 정도로 단것을 갈구한다는 것이다. 하지만 사실, 그들이 단것을 원하는 정도는 대부분의 사람들과 같다. 당뇨병을 조절하지 않으면 허기를 느끼게 될 수 있지만, 그렇다고 해서 반드시 단것을 갈구하게 되는 것은 아니다. 당뇨병을 앓고 있는 사람들도 단것을 먹을 수 있지만, 당분 섭취를 전체적인 식이 요법 계획에 포함시켜야 한다.

최근에 실시된 연구들은 과당—과일과 채소에서 추출한 당분—이 많이 함유된 음식물이 체중과는 상관없이 동물의 인슐린 저항과 심지어 당뇨병의 원인이 될 수도 있음을 보여 준다.

5. 당뇨병의 종류

(1) 제1형 당뇨병(인슐린 의존형 당뇨병)

이 당뇨병은 이전에는 연소성(年少性) 당뇨병으로 알려졌었는데, 주로 어린이나 젊은 성인에게서 발견되는 유형의 당뇨병이기 때문이다. 하지만 모든 연령층의 사람들이 이 당뇨병에 걸릴 수 있다. 이 문제는 췌장이 **인슐린**을 만들어내지 못하는 무능성에 있다. 최근의 증거는, 이런 유형의 당뇨병이 적어도 때때로 **바이러스** 감염에 의해 발생될 수 있음을 지적해 준다. 이런 질환의 환자는 보통 젊은 나이 (30세 미만)에 잘 걸리며, 일반적으로 야윈 편이며, **인슐린** 주사를 맞아야만 살아갈 수 있다. 췌장에서 인슐린을 생산하는 베타세포가 면역계의 공격을 받으면 인슐린

이 생산되지 않는다. 인슐린의 도움이 없으면, 포도당 분자가 세포 안으로 들어가지 못한다. 그 결과 포도당이 혈류에 축적되어 생명유지에 필요한 여러 가지 작용을 방해하고 혈관 벽을 손상시킨다. 당뇨병의 원인은 아직 알려져 있지 않지만, 제1형 당뇨병과 관련이 있다고 일부 사람들이 생각하는 여러 가지 요인들은 다음과 같다.

1) 유전 (유전자로 인해 발생함)

2) 자가 면역 (몸이 자체 조직이나 몇몇 유형의 세포 가운데 하나에 알레르기 반응을 일으키는 것이며, 이 병의 경우는 췌장에서 발생함)

지금까지는 비장이나 림프조직에서 활동을 시작한 T세포가 췌장으로 이동해 베타세포를 손상시킨다고 알려졌다. 그러나 미국 시카고 대학 여성 유학생 이유진은 췌장 안에 특수한 림프선 구조가 생기면 이곳의 T세포도 베타세포를 직접 공격한다는 사실을 새로 발견했다. 이 연구 결과는 '이뮤너티' 2006.8.25일자 온라인 판에 실렸다. 동아일보 2006.9.13

이것은 췌장의 비정상적인 열이 증가함으로 자가면역으로 아세포를 적으로 오인한 면역의 이상입니다. 류마티스 관절염과 같은 면역 이상이다.

3) 환경 (바이러스나 화학 물질로 인해 발생함)

바이러스 감염이나 그 밖의 요인들로 인해 랑게르한스섬 세포(인슐린이 만들어지는 췌장 내의 세포군)가 손상되었을 가능성도 있다. 이 섬 세포가 더 많이 파괴되면 파괴될수록 그만큼 그 사람이 당뇨병에 걸리기도 쉬워진다.

당뇨병에 걸린 사람에게 나타나는 몇 가지 증상은 다음과 같다.

1) 소변을 자주 본다.

2) 갈증을 매우 심하게 느낀다.

3) 허기를 자주 느낀다. 몸이 에너지를 얻지 못하고 있기 때문에 허기를 느끼게 하여 에너지가 필요함을 알린다.

4) 몸무게가 줄어든다. 당이 세포로 흡수되지 못하면 몸은 에너지를 얻기 위해 자체 지방과 단백질을 연소하게 되며, 그로 인해 몸무게가 줄게 된다.

5) 성격이 예민해진다. 당뇨병에 걸린 사람은 소변을 보려고 밤에 자주 일어나다 보니 잠을 깊이 잘 수 없게 된다. 그로 인해 행동이 달라질 수 있다.

제1형 당뇨병에 걸리면 췌장은 인슐린을 거의 혹은 전혀 생산하지 못하게 된다. 그런 경우에는 인슐린을 날마다 섭취해야 하는데, 대개 주사기로 투여한다.(인슐린은 입으로 섭취하면 위에서 파괴되어 버린다) 어린이 '제1형' 당뇨병 환자들에 관한 최근의 경향은, 식사를 그다지 염려하지 않아도 된다는 것이다. 어떤 이들은 그들이 비교적 정상적인 식사를 하며, 따라서 그 식사로써 **인슐린**이 필요로 하는 것은 뭐든지 감당하고 있다고 생각한다. 물론, 그런 어린이들은 여전히 단 것을 많이 먹어선 안 된다. 그들이 비교적 정상적인 삶을 영위하는 실제적 근거는 면밀한 혈당치 감시 및 빈번한 **인슐린** 조정에 있는 것 같다.

(2) 제2형 당뇨병(인슐린 비의존형, 진성 당뇨병)

제1형 당뇨병과 혼동되지 않도록, 몸이 충분한 양의 인슐린을 생산하지 못하거나 인슐린을 효율적으로 사용하지 못하는 상태를 제2형 당뇨병이라고 한다. 이 당뇨병은 40세 이상의 성인들에게 가장 흔히 나타나는 당뇨병으로 병이 좀 더 천천히 진행되는 경향이 있다. 그것은 흔히 성인 초기 당뇨병이라고 일컬어지며, '제1형'과는 다르다. 이 병은, 췌장이 **인슐린**을 전혀 만들어내지 못하는 것이 아니라, 충분히 만들어내지 못하는 데에 문제가 있다. 생산하는 인슐린의 양이 제한되어 있다. 게다가 췌장이 생산해내는 **인슐린**의 상당한 양을 지방 세포가 흡수해버린다. 결국 췌장은 그에 대처할 만한 충분한 **인슐린**을 만들어내지 못하는 것이다. 인체 세포는 포도당이라는 영양분을 공급받아 생명활동을 하고 있다.

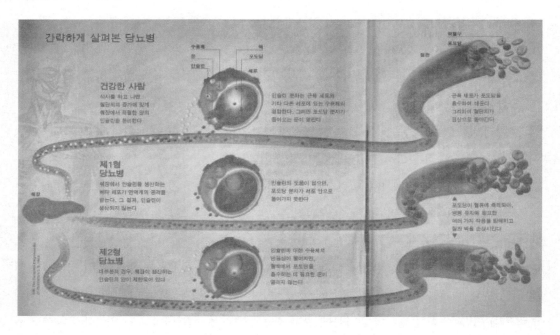

세포에는 포도당 즉 혈당을 받아들이는 문, 즉 수용체라는 것이 있으며 인슐린은 포도당이 수용체라는 문을 통과하도록 하는데 인슐린의 양이 부족하므로 자연히 문이 열리지 않는다. 그러면 포도당이 혈류에 축적되어, 생명유지에 필요한 여러 가지 작용을 방해하고 혈관 벽을 손상시킨다. 따라서 혈당치는 상승하게 된 결과인 것이다. 이러한 유형의 당뇨병 환자들은 보통 30세 이상이며, 체중이 초과되고 때로는 **인슐린** 주사를 맞지 않고서도 잘 지낼 수 있다. 또한 이들은 자신의 당뇨병을 유전시켜 줄 가능성이 더 많은 것 같다. 이 병에는 유전적인 요소도 있으며, 부적당한 음식 섭취나 체중 과다로 인해 악화되는 경우가 있다. 언급한 바처럼, 이 병은 췌장이 **인슐린**을 전혀 생산하지 못하는 데에 문제가 있는 것이 아니다. 그것은 더 필요한 인슐린 양을 생산하지 못하는 췌장의 능력 부족 때문이며, 보통 과잉 체중으로 악화되곤 한다.

6. 당뇨병에서 유의할 점들

■ 합병증

합병증에는 심장 발작, 뇌졸중, 시각 장애, 신장병, 잦은 세균 감염, 장병, 신장 기능 저하, 말초 혈관질환, 신경 손상 등이 있다. 발에 혈액이 제대로 공급되지 않아 궤양이 생길 수 있으며, 심한 경우에는 궤양이 생긴 발을 절단해야 한다. 당뇨병은 또한 성인들이 실명을 하는 가장 흔한 원인이기도 하다. 이러한 합병증은 혈관 손상, 신경 손상, 세균 감염에 대한 저항력 약화 등으로 인해 일어난다. 하지만 당뇨병 환자 모두에게 이러한 장기적인 문제들이 생기는 것은 아니다.

혈당치를 정상 범위에 가깝게 유지하면 이러한 합병증의 유해한 영향이 나타나는 것을 지연시키거나 감소시킬 수 있다. 뿐만 아니라, 몸무게와 혈압을 정상 범위 내로 유지하고 담배를 피우지 않는 것도 위험을 줄이는 매우 효과적인 방법이 될 수 있다. 당뇨병 환자는 운동을 많이 하고 올바른 식사 습관을 유지하며 처방약을 꾸준히 복용해야 한다.

횡격막 부위에 있는 과도한 지방질(사과처럼 생긴 체형)은 엉덩이에 있는 지방질(서양배처럼 생긴 체형)보다 더 위험한 것 같다. 담배를 피우면 위험성이 훨씬 더 증가하는데, 흡연 습관이 심장과 순환계를 손상시키고 혈관을 좁아지게 만들기 때문이다. 한 자료에서는 팔이나 다리를 절단하는 당뇨병 환자의 95퍼센트가 흡연자라고 알려 준다.

그러한 사람들 중에는 경구 투여제의 도움을 받은 사람들도 있다. 그러한 약 중에는 췌장을 자극하여 인슐린을 더 많이 방출하게 하는 약도 있고, 혈당의 증가 속도를 늦춰 주는 약도 있으며, 인슐린 저항을 낮춰 주는 약도 있다. (경구 투여제는 대개 제1형 당뇨병에는 처방하지 않는다.) 현재로서는 인슐린을 경구 투여할 수 없다. 소화 과정에서 이 단백질이 파괴되어 혈류에 도달하지 못하기 때문이다. 인슐린 요법을 실시하거나 경구 투여제를 복용한다고 해서 운동과 좋은 식이 요법의 필요성이 없어지는 것은 결코 아니다.

"당뇨병은 치료를 하지 않을 경우, 혈액 속에 지방 분해 산물인 케톤체가 쌓이는 케톤증이 생긴다. 뒤이어 아시도시스(혈액 속에 산이 많아지는 상태)가 나타나고 구역질과 구토를 하게 된다. 탄수화물과 지방 대사의 이상이 계속되면서 생긴 독성 물질이 몸속에 쌓이면 당뇨병성 혼수에 빠지게 된다." —「브리태니커 백과사전」.

■ 팔이나 다리를 잃는 비극 – 그런 일을 당할 위험을 줄이는 법

대부분의 경우, 팔이나 다리를 잃는 비극은 미연에 방지할 수 있는 것입니다! 말초 혈관질환 (PVD)으로 고통을 겪고 있는 사람들의 경우에도 마찬가지입니다. 앞 기사에서 언급했듯이, 말초 혈관질환의 원인은 흔히 당뇨병입니다. 다행히도, 많은 경우 당뇨병은 조절할 수 있습니다.

"인슐린 처방 여부에 관계없이 당뇨병 치료의 기초는 식이 요법"이라고, 「브리태니커 백과사전」에서는 알려 줍니다. 뉴욕 시에 있는 킹스 카운티 병원의 마셀 베이얼 박사는 이렇게 말하였습니다. "당뇨병 환자들이 자신의 상태를 심각하게 받아들이고 음식에 주의하면서 의사의 감독에 따른다면, 다리를 잃을 수밖에 없는 상황에 처하게 될 위험성은 줄어들 것입니다." 두 번째 유형의 당뇨병 환자가 이러한 조언에 따른다면, 시간이 지남에 따라 증상이 호전되는 것을 보게 될 수도 있다.

당뇨병 환자의 혈당치가 정상 범위 아래로 떨어지는 것(저혈당증) 역시 위험하다. 당뇨병 환자는 그러한 상태에 있음을 알려 주는 불쾌한 증상들을 느낄 수 있다. 이를테면, 으슬으슬한 느낌, 식은 땀, 피로, 허기, 성격이 예민해지는 일, 정신이 혼미해지는 일, 심장 박동이 빨라지는 일, 앞이 침침하게 보이는 일, 두통, 마비, 입과 입술 주위가 얼얼한 느낌 등의 증상이 있을 수 있다. 심지어 발작을 하거나 의식을 잃을 수도 있다. 적당한 음식을 섭취하고 식사 시간을 잘 맞추면 이런 문제는 많은 경우 예방할 수 있다.

위에 열거된 증상이 나타날 경우, 아마 약간의 과일 주스나 포도당 정제와 같은 간단한 형태의 당분을 섭취하면 혈당치가 안전한 수준으로 돌아가 나중에 다른 음식을 먹을 때까지 견딜 수 있을 것이다. 상황이 심각한 경우에는 글루카곤을 주사로 투여해야 한다. 글루카곤은 간에 저장되어 있는 당을 분비하도록 촉진하여 혈당치를 증가시키는 호르몬이다. 당뇨병에 걸린 자녀를 둔 부모는 자녀가 다니는 학교에 그리고 학교 버스 운전사나 자녀를 맡아서 돌봐 주는 사람에게 자녀의 상태에 관해 알려주고자 할 것이다.

■ **권장사항**

의료 당국은 당뇨병 환자들에게 항상 본인의 병력을 알려 주는 신분증을 소지하거나 그러한 장신구를 착용할 것을 권장한다. 응급 상황에서는 이러한 물건들이 생명을 구해줄 수 있다. 예를 들어, 저혈당 반응은 다른 의료 상황이나 심지어 알코올 관련 문제로 잘못 해석될 수 있다.

■ **심각성**

당뇨병은 "생명을 유지시켜 주는 엔진 자체에 생긴 장애"라고 일컬어져 왔는데, 거기에는 그만한 이유가 있다. 인체에서 포도당의 신진대사가 이루어지지 않으면 여러 가지 중요한 메커니즘이 기능을 발휘하지 못하게 될 수 있으며, 그로 인해 때로는 생명을 위협하는 심각한 결과가 초래되기도 한다. 하비 캣세프 박사는 이렇게 말합니다. "당뇨병이 직접적인 원인이 되어 사람이 죽는 것은 아닙니다. 사람이 죽는 것은 합병증 때문입니다. 우리는 합병증을 예방하는 일에서는 좋은 성과를 올리고 있지만, 일단 합병증이 발병한 후에 그것을 치료하는 일에서는 그다지 좋은 성과를 올리지 못하고 있습니다."

■ **젊은 사람도 걸린다**

당뇨병이 젊은이들의 병이 되어 가고 있다고, 저명한 내분비학자이자 뉴욕에 소재한 마운트 사이나이 의대의 학장인 아서 루벤스타인 박사는 말한다. 당뇨병에 걸리는 평균 연령이 대폭 낮아지고 있다. 당뇨병 전문가인 로빈 S. 골런드 박사는 제2형 당뇨병에 관해 이렇게 말한다. "10년 전만 해도 우리는 의대생들에게 40세 미만의 사람들에게서는 이 병이 나타나지 않는다고 가르쳤습니다. 하지만 지금은 열 살도 안 된 아이들에게서도 이 병이 나타나고 있지요."

젊은 사람들 사이에서 당뇨병이 증가하고 있는 이유는 무엇인가? 때로는 유전적 소인이 관련되어 있다. 하지만 체중과 환경 역시 원인이 될 수 있다. 지난 20년 동안 비만 어린이의 수가 두 배로 늘어났다. 그 이유는 무엇인가? 미국 질병 통제 예방 센터의 윌리엄 디츠 박사는 이렇게 말한다. "지난 20년 동안 식사 습관과 활동 유형에 몇 가지 변화가 있었다. 그러한 변화에는 외식 의존도의 증가,

아침 식사를 거르는 빈도수의 증가, 청량음료와 패스트푸드의 섭취 증가, 학교에서의 체육 교육 감소, 학교에서 오전에 한 번 오후에 한 번 있던 운동 시간의 폐지 등이 있다."

당뇨병은 일단 발병하고 나면 되돌릴 수가 없다. 따라서 십대 청소년인 한 당뇨병 환자의 조언을 따르는 것이 현명하다. 그는 간단하게 이렇게 말한다. "칼로리만 높고 영양가 없는 식품을 멀리하고 건강을 유지하세요."

(1) 일반적인 식이 요법

제1형 당뇨병은 예방이 불가능하지만, 과학자들은 유전적인 위험 요인들을 연구하고 있으며 면역계의 공격을 억제하는 방법을 찾기 위해 노력하고 있습니다. 제2형 당뇨병은 전망이 훨씬 밝다. 유전적으로 당뇨병에 걸리기 쉬울 수 있는 사람들 가운데 상당수가 단지 균형 잡힌 식사를 하고 정기적으로 운동을 한 결과 당뇨병 증상이 전혀 나타나지 않고 있으며, 그리하여 건강을 지키고 체중을 정상 범위 내로 유지하고 있다. 지속적인 예방 요법으로서, 인체의 **인슐린 필요량**이 매일 변동하는 것을 극소화시키기 위한 일련의 조처를 취해야 한다. 관건이 되는 것은, 환자가 먹는 식품인데, 이것이 소화기계에서 혈당으로 전환되기 때문이다. '제1형' 당뇨병을 앓고 있는 조심성 있는 환자는 자신이 **잘 조절된 규정식**에 따라 식사를 해야 함을 이내 알게 된다. 이 규정식에는 지방 및 단백질뿐만 아니라, 더 많은 복합 탄수화물이 포함되어야 한다. 이러한 규정식은 일정한 간격을 두고 몸에 공급되어야 한다. 만약 당뇨병 환자가 부주의하게 되어 아무 때나 입맛 당기는 대로 뭐든지 먹는다면 **인슐린** 및 혈당치가 즉각 균형을 잃게 된다. 그렇게 되면, 그 환자는 급작스러운 병을 앓게 되거나, 당뇨병의 장기적 합병증에 걸리게 된다. 물론 이 규정식에는 설탕, 꿀, 과자류, 과당 음료 및 그와 유사한 감미료를 피해야 한다. 필수적으로 혈당치의 조절을 위하여, 당뇨병 환자는 감미류를 피하도록 규율 있는 생활을 해야 한다. 그러한 탄수화물류는 신속히 혈류 속으로 흡수되어 들어가기 때문이다.

(2) 운동과 금연

운동 역시 중요합니다. 미국 의학 협회지에서는 운동의 가치를 강조하는, 여성을 대상으로 하는 한 대규모 연구에 관해 보도하였습니다. 그 연구에서 밝혀진 바에 따르면, "한 차례 신체 활동을 하고 나면 인슐린이 중계하는 인체 세포에 의한 포도당 흡수가 24시간 이상 증가"한다. 따라서 그 보도에서 내린 결론에 따르면, "걷기와 활발한 활동은 모두 여성이 제2형 당뇨병에 걸릴 위험성을 상당히 줄여준다." 연구원들은 주중 매일은 아니더라도 대부분의 날에 적어도 30분 동안 적절한 신체 활동을 하도록 권장한다. 그러한 신체 활동에는 걷기와 같이 간단한 것도 포함될 수 있는데, 「미국 당뇨병 협회 당뇨병 완벽 가이드」에서는 걷기가 "아마도 가장 훌륭하고 안전하면서도 비용이 가장 적게 드는 형태의 운동일 것"이라고 알려 준다.

운동은 인체가 포도당 즉 당분의 양을 정상치로 유지하는 데 도움이 된다. 말초 혈관질환에 걸린 것이 분명한 경우, 운동은 필수적인 체력과 유연성을 유지하고 손상된 부위로 계속 혈액이 흐르게 하는 데 도움이 된다. 운동은 또한 간헐성 파행, 즉 말초 혈관질환으로 고통을 겪고 있는 사람들이 걷거나 운동을 할 때 장딴지 근육에 느낄 수 있는 통증을 최대한 완화하는 데도 도움이 된다. 하지만 그러한 사람들은 다리에 무리가 가거나 순간적으로 다리에 많은 힘을 주는 운동은 피해야 한다. 더 적합한 운동으로는 걷기, 자전거 타기, 노 젓기, 수영, 수중 유산소 운동 등이 있다. 식이 요법을 하기

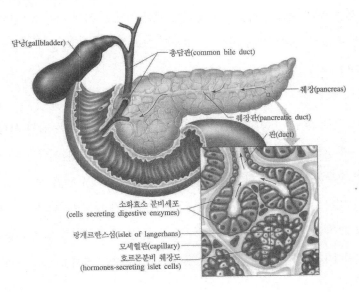

담낭(gallbladder)
총담관(common bile duct)
췌장(pancreas)
췌장관(pancreatic duct)
관(duct)
소화효소 분비세포
(cells secreting digestive enzymes)
랑게르한스섬(islet of langerhans)
모세혈관(capillary)
호르몬분비 췌장도
(hormones-secreting islet cells)

췌장의 구조

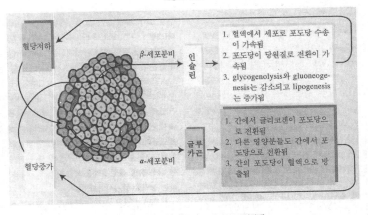

혈당저하
β-세포분비
인슐린

1. 혈액에서 세포로 포도당 수송이 가속됨
2. 포도당이 당원질로 전환이 가속됨
3. glycogenolysis와 gluoneogenesis는 감소되고 lipogenesis는 증가됨

글루카곤
α-세포분비

1. 간에서 글리코젠이 포도당으로 전환됨
2. 다른 영양분들도 간에서 포도당으로 전환됨
3. 간의 포도당이 혈액으로 방출됨

혈당증가

췌장에서 분비되는 인슐린과 글루카곤의 조절관계

전이나 특별한 운동 프로그램을 시작하기 전에 항상 의사와 상의해야 한다.

하지만 당뇨병 환자들은 전문가의 지도를 받으며 운동을 해야 한다. 그렇게 해야 하는 한 가지 이유는, 당뇨병으로 인해 혈관계와 신경이 손상되어 혈액 순환과 감각이 영향을 받을 수 있기 때문이다. 따라서 발에 가벼운 찰과상이 난 것을 미처 알아차리지 못하고 방치하게 될 수 있다. 그렇게 되면 세균에 감염되어 궤양으로 발전할 수 있는데, 이것은 즉시 치료하지 않으면 발을 절단하게 될 수도 있는 심각한 상황이다. 과도한 운동은 당뇨병 쇼크를 초래할 수 있다. 또한 감정의 폭발은 혈당을 위험 수위로 높일 수 있어, 규정식에 대한 자제를 잃게 하는 요인이 될 수도 있다. 감염과 다른 병들은 신속히 치료되어야 하는데, 그것은 그러한 것들이 혈당치의 변동 폭을 극심하게 할 수 있기 때문이다.

물론, 건강을 유지하고 싶은 사람이라면 누구에게나 **흡연은 금기 사항**이다. 말초 혈관질환은, 흡연에 의해 초래되거나 악화되는 의료 문제들의 긴 목록에 들어있는 단지 한 가지 문제에 불과하다. 베이얼 박사는 이렇게 말하였다. "팔이나 다리를 잘라내지 않을 수 없게 될 경우, 그 원인 가운데 흡연이 차지하는 비중은 매우 큽니다. 특히, 흡연자가 당뇨병이나 말초 혈관질환에 걸렸을 경우에는 더더욱 그러합니다." 그 비중은 얼마나 큽니까? 팔이나 다리를 잃은 사람들을 위한 재활 안내서에서는 "팔이나 다리를 잘라내는 일은 비흡연자보다 흡연자에게 10배나 더 많다."고 알려 준다.

(3) 인슐린 요법

많은 당뇨병 환자들은 식이 요법과 운동 프로그램을 실시하면서, 동시에 매일 혈당치를 측정하고 하루에도 몇 번씩 인슐린을 주입해야 한다. 제2형 당뇨병 환자들 중에는 식이 요법과 규칙적인 운동을 통해 건강이 좋아져 적어도 상당 기간 인슐린 요법을 중단할 수 있었던 사람들도 있다. 제1형 당뇨병을 앓고 있는 이금란은 운동을 하면 자신이 주입하는 인슐린의 효율이 증가한다는 사실을 알게 되었다. 그리하여 이금란은 하루 인슐린 필요량을 20퍼센트 줄일 수 있었다.

하지만 인슐린이 필요하다 하더라도, 당뇨병 환자가 낙심할 이유는 전혀 없다. 당뇨병 환자를 많이 돌보고 있는 한 간호사는 이렇게 말한다. "인슐린을 투여해야 한다고 해서 실패한 것은 아니다. 어떤 형태의 당뇨병에 걸렸든, 혈당치를 주의 깊이 조절하면 나중에 겪게 될 수 있는 다른 건강 문제가 최소한으로 줄어들 것이다." 사실, 최근에 실시된 한 연구에서 밝혀진 바에 따르면, 혈당치를 엄격하게 조절한 제1형 당뇨병 환자들은 "당뇨병으로 인해 눈과 신장과 신경에 생기는 질병의 발생이 현저하게 줄어들었다." 예를 들어, 눈에 질병(망막병증)이 발생할 위험성은 76퍼센트나 줄어들었다. 혈당치를 철저하게 조절하는 제2형 당뇨병 환자들도 그와 비슷한 유익을 누리고 있다.

인슐린 요법을 실시하는 일이 더 쉽고 덜 고통스럽게 하기 위해, 가장 일반적으로 사용하는 기구인 주사기와 인슐린 펜의 바늘은 불편을 최소화할 수 있도록 매우 미세하게 만든다. "대개 처음 찌를 때가 가장 아프지요. 그 후로는 거의 느낌이 없다고 대부분의 환자들은 말한다."하고 한 환자는 말한다. 인슐린을 주입하는 다른 방법으로는 고통 없이 바늘을 피부 속으로 찔러 넣는 자동 주입기, 문자 그대로 인슐린을 미세한 줄기로 강하게 쏴서 피부를 뚫고 들어가게 하는 분사형 주사기, 이삼일 동안 몸에 남아있는 카테터를 사용하는 주입기 등이 있다. 최근에 와서는 휴대용 호출기만한 인슐린 펌프가 인기를 얻고 있다. 프로그래밍할 수 있는 이 기구는 몸에서 매일 필요로 하는 양에 따라 일정한 속도로 카테터를 통해 인슐린을 방출하여 좀 더 정확하고 편리하게 인슐린을 주입하게 해 준다.

(4) 아픈 팔이나 다리를 돌보는 일

말초 혈관질환에 걸리면 다리로 흘러들어가는 혈액의 양이 줄어들어, 신경이 죽거나 마비되는 신경병증이라는 질환이 생길 수 있다. 그렇게 되면 단지 침대에서 휴식을 취하고 있는 동안에도 팔이나 다리에 상처를 입기가 쉽다. 예를 들면, 환자는 전혀 통증을 느낄 수 없기 때문에 전기담요나 전기방석이 과열될 경우 심한 화상을 입을 수 있다. 그래서 제조업체들에서는 당뇨병 환자들에게, 그러한 제품을 사용할 때 조심하라고 주의를 준다.

아픈 팔이나 다리는 감염되기도 더 쉽다. 약간 긁히기만 해도 궤양이나 심지어 괴저로 발전할 수도 있다. 그러므로 발을 잘 관리하는 것이 매우 중요한데, 그렇게 하는 데는 편안하고 잘 맞는 신발을 신는 것과 다리와 발을 늘 깨끗하고 건조한 상태로 유지하는 것이 포함된다. 많은 병원에는 환자들에게 발을 관리하는 법을 가르쳐 주는 발 진료실이 있다.

수술을 해야 할 정도로 말초 혈관질환이 진행된 경우에도, 의사들은 대개 팔이나 다리를 잘라내는 일만큼은 피하려고 할 것입니다. 그 대신 사용할 수 있는 한 가지 방법으로 풍선 혈관 확장술이 있다. 이 방법을 사용할 경우, 혈관 전문의는 끝에 풍선이 달린 도관을 삽입한다. 그러면 풍선이 부풀어, 좁아진 동맥을 확장시킵니다. 선택할 수 있는 또 다른 방법은 우회로 수술인데, 질병으로 심하게 손상된 혈관을 인체의 다른 부위에서 떼어 낸 혈관으로 대치하는 방법이다.

54세인 바버라는 네 살 때부터 첫 번째 유형의 당뇨병을 앓아 왔다. 첫아이를 낳은 후에 바버라는 발에 말초 혈관질환이 생겼다. 일부 의사들은 바버라에게 양쪽 발을 잘라내는 것이 좋겠다고 조언하였다. 하지만 바버라는 명성 있는 한 혈관 전문의를 알게 되었는데, 그는 혈관 확장술을 사용하여 바버라의 양쪽 발로 혈액이 더 잘 흐르게 해 주었다. 혈관 확장술이 한동안은 효력을 발휘했지만, 결국 바버라는 우회로 수술을 할 필요가 있게 되었으며 그 수술은 성공적이었다. 이제 바버라는 자신의 두 발을 세심하게 관리하고 있다.

팔이나 다리를 잃게 되는 두 번째 주요 원인은 외상이다. 외상은 신체의 특정 부위만이 아니라 어느 부위든 손상시킬 수 있다. 하지만 생명에 대해 경건한 견해를 가지면, 외상을 입을 위험성을 줄이는 데 많은 도움이 될 수 있다. 일을 하거나 운전을 하거나 오락을 즐길 때, 사람들은 자신의 신체를 하느님께서 주신 선물로 여겨야 한다. 그렇게 여긴다면 모든 안전 수칙을 존중하는 마음으로 지키기를 원할 것이며, 어리석게도 불필요한 위험을 무릅쓰는 행동을 하지 않게 될 것이다.

(5) 백내장과 치료

당뇨병 환자들에게 백내장이 생길 가능성은 당뇨병 환자가 아닌 동성인 동년배의 사람들보다 네 배 내지 여섯 배가 더 높다. 당뇨병 때문에 눈에 있는 수용체의 포도당 함량이 높아진다. 그렇게 되면 당분에서 생기는 "소르비톨"이라는 '알코올'이 수정체 내에 생성된다. 그 결과 수정체 섬유 내에 압력이 증가되어 수양액과 유리체에서 수분을 흡수하게 된다. 결국 수정체의 섬유들이 부풀거나 뒤틀려져서 수정체의 투명도가 저하되는 것이다.

백내장의 원인으로서 특정한 '비타민'이나 다른 영양소의 급격한 부족을 들 수 있다. 또한 눈에 충격을 주거나 어떤 날카로운 물체로 눈이 찔려 수정체의 위치가 달라지고 손상을 입은 결과로 일어날 수도 있다. 「눈의 수술」이라는 서적에 의하면 백내장은 "자외선, X선, 적외선 그리고 실험에 사용되는 가마, '레이다아', 투열 요법에 사용하는 기구에서 나오는 극초단파를 포함한 다른 파동 때문에 생길 수도 있다." 그러므로 그 책은 눈을 해치는 광선 혹은 파동을 발생시키는 태양 혹은 기타 장비를 사용할 때 보호 안경이나 색안경을 끼도록 제안하였다.

백내장이 발생하는 곳은 이 수정체이다. 수정체가 흐려지는데 어떤 경우는 흐려진 부위가 점차 더 커져 결국 수정체 전체가 투명도를 상실할 수도 있다. "캐터랙트"(백내장)라는 말은 "폭포"를 의미하는 '라틴'어에서 유래하였다. 옛날에는 흐린 물이 수정체 위로 막처럼 흘러내려서 백내장이 생긴다고 생각하였기 때문이다.

백내장(白內障)으로 인한 시력 상실을 말하고 있다. 백내장이란 말은 가끔 들어 보았을 것이다. 그러나 실제로 그것이 무엇을 의미하는 것인지 잘 알고 있는가? 백내장이 생겼을 경우 시력을 회복하기 위하여 어떻게 할 수 있는가? 먼저 눈에 대하여 좀 더 자세히 살펴보자.

안구는 총천연색 입체 영화를 촬영하는 복잡한 기계라고 할 수 있다. 안구는 공 모양을 하고 있으며 그 대부분이 '젤리'같은 투명한 유리체라는 물질로 채워져 있다. 세층으로 된 "외피"가 이 반유동체를 싸고 있다. 맨 바깥층을 공막, 중간층을 맥락막, 맨 안쪽에 있는 층을 망막이라고 부른다. 어느 층도 눈 전체를 둘러싸고 있지는 않다. 세층 모두 전면에 공간을 두고 있거나 혹은 특수한 조직을 형성하고 있다.

안구의 전면에서 공막은 볼록하게 나온 투명한 각막이라는 조직을 이루고 있다. 각막은 밑바닥이 바깥쪽을 향하도록 눈앞에 놓아둔 작은 사발과 같은 모습을 하고 있다. 각막 뒤에는 색채를 가진 얇고 둥근 '커튼'과 같은 홍채라는 근육 조직이 있다. 홍채의 중앙에 결손부가 있는데 그것을 동공이라고 부른다. 홍채에 있는 두 종류의 근육은 동공의 크기를 변화시켜 안구내로 들어오는 광선량을 조절한다. 각막과 홍채 사이를 채우고 있는 투명한 액체를 수양액이라고 한다.

사실 눈은 아무것도 '보'지 못한다. 눈은 '보'는 것이 아니라 광선을 굴절시키고 집중시키는 역할을 하며 (안구 뒤에 부착되어 있는) 시신경이 그 자극을 대뇌로 전달하게 된다. 눈에는 그러한 일을 가능하게 하기 위한 또 하나의 주요 기관이 있다.

홍채 바로 뒤에는 '아스피린' 정제만 한 크기의 투명한 수정체가 자리 잡고 있다. 이 수정체는 양쪽이 볼록하다. 각막과 수정체는 협동하여 광선을 굴절시켜서 그것을 안구의 뒤쪽 즉 유리체를 둘러싼 세층 가운데 맨 안쪽의 망막에 집중시킨다. 수정체에 부착된 일근의 근육은 빛이 망막 면에 집중되도록 수정체의 모양을 변화시킨다. 멀리 있는 물체를 볼 때는 수정체가 타원형이 되고 가까이 있는 물체를 볼 때는 더 둥글게 된다.

백내장을 수정체에 생긴 종양이라고 생각하는 사람들도 있다. 그러나 '데이비드 K. 베를러' 박사는 다음과 같이 지적하였다. "백내장은 종양이나 눈에 어떤 조직이 새로 생기는 것이 아니라 정상적인 수정체의 투명도가 변화된 것에 불과하다." 그 원인은 무엇인가?

그 원인은 잘 알려져 있지 않다. 그러나 거의 언제나 관련되어 있는 한 가지 요인은 노령이다. 눈의 수정체는 유리 같은 고형체가 아니라 평생을 두고 계속 자라나는 살아있는 기관이다. 그것은 양파처럼 여러 세포층으로 이루어져 있다. 새로운 세포층이 형성되면 그 밑에 있는 층들은 압력을 받아 수분이 빠져 굳어진다. 시간이 지나면서 수정체의 핵에 들어있는 단백질이 변화되어 수정체의 색깔이 짙은 황색이나 갈색 혹은 어떤 때는 거의 흑색으로 변화될 수 있다. 혹은 핵을 둘러싼 여러 세포층의 섬유들이 부풀거나 찌그러져서 액체와 부스러기들로 채워진 곳이 생겨날 수 있다. 이러한 일들로 인하여 빛이 확산되고 시력이 저하된다.

■ 심한 시력 장애를 피할 수 있는 방법

자기에게는 백내장이 일어날 수 없다고 단언할 사람은 아무도 없지만 백내장이 생겼을 때 시력 감퇴를 최소한도로 줄이도록 지금 당신이 할 수 있는 일이 있다. 어떤 것인가?

많은 경우에 '비타민' A, B(특히 B2 즉 '리보플라빈')와 C가 풍부한 식사는 백내장의 진행을 지연시키는 데 효과적이었다. 그러한 식사가 당신에게도 도움이 될 것인가? 당뇨병 환자라면 그 병을 결코 소홀히 하지 않도록 주의할 필요가 있다. 당뇨병을 적절하게 치료하면 백내장을 유발시키는 심각한 합병증을 방지하는 데 도움이 된다.

(6) 가족의 지원

당뇨병 치료에 있어서 간과해서는 안 되는 것은 가족의 지원이다. 사실, 한 자료에서는 어린이와 젊은 성인의 당뇨병을 관리할 때 "단일 요소로서 가장 중요한 것은 아마 가족이 함께하는 생활의 질"일 것이라고 지적한다.

가족 성원들이 당뇨병에 관해 배우고, 심지어 번갈아가며 환자를 데리고 병원에 가서 진료를 받게 하는 것은 유익합니다. 지식이 있으면 지원해주고 중요한 증상들을 알아보고 어떤 조처를 취해야 하는지를 아는 데 도움이 될 것이다. 전길석(가명)의 아내는 네 살 때부터 제1형 당뇨병을 앓아 왔는데, 전길석은 이렇게 말한다. "나는 아내의 혈당치가 많이 내려가면 바로 알 수 있습니다. 대화를 한참 하다가 조용해지거든요. 땀을 뻘뻘 흘리면서 아무 이유도 없이 화를 내기도 하지요. 그리고 반응을 나타내는 속도가 느려집니다."

그와 마찬가지로 김상훈(가명)의 아내인 전인숙(가명)도 남편이 창백해지고 몸이 끈적끈적해지면서 성격이 달라지는 것이 보이면, 남편에게 간단한 산수 문제를 낸다. 그가 혼란스러워하며 대답을 하지 못하면 전인숙은 결정하는 일을 남편 대신 자신이 하고 재빨리 조처를 취해 상황을 바로잡아야 할 때라는 것을 알아차린다. 이 부부는 모두 그들이 앓고 있는 병에 대해 잘 알고 있는 배우자가 곁에 있어 주는 것에 대해 깊이 감사하고 있으며, 그들의 배우자를 사랑하고 전적으로 신뢰하고 있다.

사랑이 있는 가족이라면 지원해주고 친절과 참을성을 나타내려고 애써야 합니다. 이러한 특성들은 병을 앓고 있는 사람이 삶의 도전에 직면하는 데 도움이 되고 심지어 병세가 호전되게 할 수도 있다. 김상훈씨는 아내에게 자신의 사랑을 확신시켜 주었는데, 이것이 매우 큰 도움이 되었다. 전인숙씨는 이렇게 이야기합니다. "남편은 제게 이렇게 말했어요. '사람이 살기 위해서는 음식과 물을 먹어야 하지. 당신에게 음식과 물이 필요하듯이 말이야. 당신은 거기에다가 약간의 인슐린이 더 필요할 뿐이야.' 나한테 필요했던 것은 바로 이처럼 따뜻하면서도 실용적인 말이었지요."

가족과 친구들은 또한 환자가 당뇨병 때문에 혈당치가 오르내리다 보면 기분도 영향을 받을 수 있다는 사실을 이해할 필요가 있습니다. 한 여성은 이렇게 말합니다. "혈당 때문에 우울해지면, 말수가 매우 적어지고 시무룩해지고 쉽게 짜증을 내고 좌절감을 느끼게 되지요. 그러다 보면 그토록 어린애처럼 구는 내 자신이 몹시 싫어집니다. 하지만 내가 왜 그런 감정을 느끼는지 그리고 내가 그런 감정을 제어하기 위해 노력하고 있다는 것을 다른 사람들이 이해하고 있다는 것을 알게 되면 큰 도움이 되지요."

(7) 약 복용의 안전성 문제

당뇨병 치료에 흔히 사용되는 복용 약품들을 연구한 결과 그런 약품에 기인한 심장병으로 일 년에 10,000명 내지 15,000명이 사망한다는 발표가 나왔다. 1975년 2월 10일자 「미국 의사회지」에 게재된 그 연구 보고서에 의하면 그러한 약을 복용한 당뇨병 환자들이 심장병이나 그와 관련된 질환으로 인한 사망률은 '인슐린' 주사나 식사 조절을 통해 치료한 당뇨병 환자들의 사망률 보다 두 배가 높았다.

그 말은 약을 전적으로 피해야 한다는 의미인가? 아니다. 약은 수천만 명의 고통을 덜어 주었고 아마 수백만 명의 생명을 구출해주었을 것이다. 그러한 사람들은 약에 대하여 참으로 감사를 느낄 것이다! 많은 경우 위험을 무릅쓰고라도 약을 복용할 가치가 있다. '디기탈리스'를 사용하지 않는다면 수주일 내에 사망할 심장병 환자도 많을 것이다. 하지만, 그 약은 엄밀히 규정된 사용량을 변경시키기만 해도 위험을 당할 수 있는 약이다. 그렇다. '디기탈리스'는 "독약"이다. 그러나 전문가의 지시 아래 현명하게 사용되었을 때 그것은 참으로 인명을 구해주는 것이 된다. 당뇨병 환자도 약을 먹지 않으면, 약으로 인한 심장병 때문에 사망할 가능성보다는 당뇨병 자체로 인해 사망할 가능성이 아마도 더 클 것이다. 마찬가지로 두통에서 오는 불쾌감과 불편보다는 '아스피린'의 "위험"을 받아들이고자 할지 모른다. 그러나 약을 복용하는 것은 위험을 각오하는 일임을 기억해야 한다. 그것은 양날선 칼과 같다.

(8) 피해야 할 태도

환자는 극단적인 두 가지 태도를 피할 필요가 있다. 한 가지는, 환자가 그 문제에 부주의하거나, 건전한 치료 상의 지시를 따르지 않거나, 그리고 아마 그 문제가 어떻게 나아지겠지 하는 요행심을 피해야 한다는 것이다. 결코 그런 일은 일어나지 않을 것이다.

피해야 할 또 다른 것은, 감정이 혈당치를 불규칙하게 만듦으로, 그 문제에 대해 지나치게 염려하는 것은 역효과를 가져올 수 있다는 것이다. 늘 두려움에 쌓여있다든지, 정상 활동에 지장이 있을 정도까지 당뇨병에 대한 강박 관념적 근심에 묻혀있는 것은 전혀 도움이 되지 않을 것이다. 당뇨병 환자의 생활은 반드시 규제를 받아야 하지만, 절대다수의 환자들은 훌륭하게 짜인 삶을 영위하고 있다.

이상과 같이 당뇨병 전반에 관한 지식과 일반적인 관리법 즉 운동, 식이요법에 주의점, 인슐린, 백내장, 팔 다리 괴사 대처법, 약 복용, 가족의 지원, 환자 본인의 적극적 태도 등에 관하여 기술하였다. 위 내용은 다른 당뇨 정보에서도 얻을 수 있는 보편적인 내용이다. 체질에 관계없이 모든 환자가 숙지하고 성실하게 따라야 합니다. 제2부에서는 각 체질별로 당뇨의 원인과 식이요법을 구체적으로 설명한다.

당뇨병의 체질적 원인 및 기본관리

1. 당뇨병의 부가적인 원인

당뇨의 일반적인 원인으로는 유전, 비만, 간염, 췌장염, 담낭염, 풍진, 볼거리 등에 의한 바이러스 감염으로 췌장이 파괴되어 생기는 인슐린 분비 감소, 분노, 스트레스, 운동부족, 지나친 다이어트나 설사 등으로 인한 영양 부족(허증), 지나치게 많은 땀을 흘려 기혈을 소모하는 것, 카페인이 들어 있는 음료나 이뇨제 그리고 부신피질, 호르몬제(스테로이드 제제), 해열진통제, 소염진통제, 경구용 피임약 등의 약물 장기복용, 임신, 호르몬 분비의 이상 등으로 알려져 있습니다. 현대의학은 췌장의 랑겔한스 섬의 베타세포가 인슐린을 제대로 필요량을 생산하지 못해서 당뇨병이 발생한다고 후천적인 여러 요인들을 밝혔습니다. 그러나 근본적으로 당뇨 발생에 관한 췌장의 생리적인 원인을 규명하지는 못했습니다. 하지만 팔체질은 명확하게 원인을 밝힙니다.

2. 질병이 발생하는 이유

(1) 인체는 하나의 소우주

보통 당뇨 하면 췌장의 기능에만 문제가 있는 것으로 생각하기 쉬운데 그렇지 않다는 것입니다. 예를 들어 추리해보겠습니다. 사람의 중량에 비하면 부담 없이 잘 달리는 자전거의 바퀴를 생각해 보겠습니다. 그리 강인하지 않은 바퀴의 테를 지탱시키는 것은 수많은 살대입니다. 그런데 그중에 몇 개 아니 한두 개의 살대만 고장이 나도, 바퀴는 하중을 견디지 못하고 틀어져 제 기능을 발휘하지 못합니다. 고장 난 살대 한두 개로 인해 자전거 전체의 기능에 문제가 생긴 것입니다. 결국은 수많은 살대 모두가 함께 협력하여 바퀴의 테의 힘을 유지시킵니다. 한두 개의 살대의 고장은 자전거 자체의 기능 장애가 되는 셈입니다.

이와 마찬가지로 우리의 인체는 하나의 소우주로서 모든 지체와 장부가 함께 협력하여 생명의 활동을 합니다. 어느 한 장부나 한 지체만 문제가 생겨도 전신에 영향을 미칩니다. 서양의학은 인체를 국부적으로 나누어 분석하지만, 5천 년 한방의학은 인체를 하나의 유기체로 보고 오장육부 상호 유기적인 연관성을 살펴 치료합니다. 어느 한군데서 문제가 발생하면 그 영향은 온몸에 파급됩니다. 현대의학은 당뇨의 원인을 췌장에 중점을 두고 치료합니다. 그러나 췌장의 고장이 난 원인을 체질적으로 밝혀 근본적으로 치료해야 합니다. 그러나 현대의학은 그 점을 시원하게 풀어주지 못하고 있습니다. 그러나 팔체질의학은 명확하게 밝혀 줍니다.

(2) 체질에 맞지 않는 식사법은 장부의 기능의 약화 초래

사람은 태어날 때 이미 혈액형이 정해져 평생 불변하는 것처럼, 타고난 체질도 변하지 않습니다. 이미 제 1장에서 설명한 바와 같이 모든 사람은 태어날 때 생명의 추동기관인 오장육부 모두가 완벽한 장기를 가지고 나오는 것이 아닙니다. 반드시 두 개의 강한 장기와 세지도 약하지도 않은 중간 기능의 평(平) 장기 그리고 두 개의 약한 장기를 동시에 가지고 불완전하게 생명의 활동을 시작합니다. 그러므로 설령 완벽한 건강 생활을 한다 하더라도 인체의 장부는 불완전한 건강을 극복할 수 없으며, 끝내는 생로병사(生老病死)를 피할 수 없는 것입니다.

게다가 우리는 거의 체질이라는 것을 모르고 살아오고 있기에, 먹을 수 있는 식품은 모두가 몸에 영양 공급원으로 골고루 먹어야 좋다는 생각으로 가리지 않고 섭취하면서 살아갑니다. 그 결과 어떤 식품은 센 장기를 더 세게 만들고, 다른 음식은 약한 장기를 더 약하게 만듭니다. 몸이 차가운 사람이 몸을 차게 하는 음식을 주로 먹게 되면 몸은 더 차가워지고, 몸이 더운 사람이 더운 음식을 보통 이상으로 먹게 되면 몸에 열이 너무 많아집니다. 이로 인해 몸 안의 장기는, 강한 장기는 너무 강해져 기능이 항진되어 병이 오고, 약한 장기는 더욱 나빠져 기능 장애가 생기며, 끝내는 장부가 병들고, 병든 장부 때문에 지체에도 병이 생깁니다.

이런 식으로 체질마다 특정 장부가 정상에서 벗어나 음양의 실조, 허실, 한열의 비정상 상태가 생깁니다. 때문에 이런 근본적인 원인에다 후천적인 요인들이 겹쳐 당뇨병을 비롯한 질병에 시달리게 된 것입니다.

(3) 장부의 부조화는 질병을 생성

    이처럼 당뇨병을 포함한 모든 질병은 체질에 해로운 맞지 않는 음식을 오랫동안 섭취하는 과정에서 형성된 장부의 **음양(陰陽)의 실조(失調), 허실(虛實), 한열(寒熱)**에서 비롯됩니다. 체질에 따라 흐트러지고 정상에서 벗어난 장기를 원위치로 되돌리면 자연히 치료가 됩니다. 물론 치료에 쓰이는 약재도 음식과 마찬가지로 체질에 꼭 맞는 것만 써야하는 것은 당연합니다. 그래야 장기적으로 써도 해가 없을뿐더러 시간이 흐름과 비례하여 탄력을 받아 효능은 극대화됩니다.

    여기서 음양의 "음"은 음기(陰氣)를 말하며 생명의 원동력인 정기를 저장하며 차갑고 고요하며 장부의 영양 상태를 대체로 가리키며, "양"은 양기(陽氣)로서 장기의 기능 정도를 말하며 따뜻하고 움직이는 성질이 있습니다. 실조라 함은 정상에서 미달하거나 부족하거나 차이가 나서 장애가 내재함을 뜻합니다. 허실의 "허"는 기능과 영양이 모자라고 미치지 못하여 제대로 발휘되지 못하는 상황을 말하며, "실"은 기능과 영양이 지나치게 넘쳐나 도리어 악화된 상황을 말합니다. 한열의 "한"은 몸이나 장부가 적정한 체온을 유지하지 못하고, 온도가 정상에서 떨어져 차갑거나 서늘한 기혈(氣血)의 순환이 더디고 미약한 상태를 가리킵니다. '열"은 몸이나 장부가 적정한 체온을 유지하지 못하고, 지나치게 더워져서 기혈의 순환이 너무 심해 허덕이는 상태를 말합니다.

    그러면 직접적으로 당뇨병을 일으키는 췌장에 대하여 한의학적인 기능과 특징에 관하여 자세히 살펴보겠습니다. 그러면 납득할만한 근본 원인을 알아낼 수 있습니다. 전통 동양의학에서는 췌장(지라)와 비장(이자)를 함께 묶어 하나의 장기로 간주합니다. 비장의 기능에 대한 한의학의 설명은 이러합니다.

3. 비장(췌장)의 생리기능과 당뇨병

    비장(췌장)은 운화(運化) 기능을 주관합니다. 소화 흡수하고 운송한다는 뜻입니다. 비장의 운화 기능은 음식물을 수곡정미(세포가 흡수 가능한 영양물질로 포도당 등을 가리킨다)로 변화시켜 전신의 각개 장부조직으로 수송하는 생리기능을 가리킵니다. 음식물이 위에 들어간 뒤에 소화 흡수는 사실 위장과 소장에서 공동으로 진행되나 반드시 위장에서 혼합 분쇄작용이 있어야 음식물이 정미(혈중안의 포도당)로 변화할 수 있습니다. 소화 흡수된 뒤에도 비장의 수송 분포 작용에 의해 간에 저장되고, 폐에 수송되어 올라가고 폐로부터 혈관으로 들어가 전신에 수송되며 오장육부와 전신의 각 조직기관에 영양을 공급합니다. 췌장의 인슐린 호르몬이 간의 포도당을 혈맥을 따라 전신에 영양을 공급하는 기능과 일치한다고 볼 수 있습니다.

(1) 비장은 축축한 것을 싫어하고 건조한 것을 선호

비장은 건조(乾燥)한 것을 즐기고, 습열(濕熱)을 싫어합니다. 이점을 이해하기 위해 폐를 예로 들어 생각해보겠습니다. 한의학은 폐는 윤택(潤澤)한 것 즉 촉촉한 것을 좋아한다고 합니다. 날씨가 건조해지면 기관지가 마르거나 마른 잔기침이 나거나 피부가 건조해지는 경향이 있습니다. 그것은 숨을 내쉬면서 폐 안에 있는 습기는 공기 중으로 달아나는 데 반해, 숨을 들이쉴 때 공기 중에 습기가 없고 건조하여 폐포(허파 꽈리)에 충분한 수분이 공급되지 않기 때문입니다. 그런 이유로 고층아파트에 살거나 습도가 낮아 건조한 기후에는 가습기를 설치하는 것입니다. 그리하면 폐 기능은 한결 좋아져 코가 마르거나 코막힘 등이 없어져 편합니다. 이런 현상은 직접 생활에서 체험하는 것으로서, 폐는 윤택 즉 촉촉한 것을 좋아한다는 원리를, 피부를 통해 충분히 납득할 수 있는 것입니다.

목욕한 뒤에 몸을 닦지 않았을 경우나 비에 젖어있을 경우 피부 감각이 불편한 느낌을 상기해보면 이해가 되실 것입니다. 비장은 생리적으로 습(隰) 즉 축축한 것을 싫어합니다. 그런데 체질적으로 음식을 잘못 섭취하여 비정상적인 습열이 간에 과도하게 누적되면, 간의 기운은 횡으로 움직임으로 췌장에 습기가 전달됩니다. 또는 식생활의 부조화로 습기가 바로 췌장에 심하게 차오르기도 합니다. 그 결과 양질의 인슐린이 생산이 제대로 되지 않거나 모자라게 되어 당뇨병이 되는 것입니다.

(2) 췌장은 열(熱)을 기피

차가워야 정상 기능을 합니다. 즉 위장의 과도한 열은 췌장의 열을 부추겨 인슐린 생산 분비 기능을 떨어뜨립니다. 췌장은 장기 가운데 가장 뜨거운 열을 내는 위장 뒤편에 바로 붙어 있습니다. 그러니 자동적으로 위장의 뜨거운 열에 췌장은 달궈질 위험성이 있습니다. 그래서 췌장은 제 기능을 상실할 위험성이 존재합니다. 습열이 성하면 췌장의 기능이 떨어진다는 것을 이해하려면, 습기와 열이 가득한 습식 사우나에 오랫동안 있을 때 답답하고 숨쉬기 힘들고 기운이 쭉 빠지는 상황을 상상해 보면 됩니다.

이에 대항하기 위해 췌장은 차가운 기운을 품은 인슐린을 생산 분비하여 음양균형을 맞추려고 합니다. 그러나 위장을 뜨겁게 하는 성질이 있는 음식을 지속적으로 먹게 되면 위장의 열이 올라가고 거기에 비례하여 췌장도 과열되어 인슐린 분비가 정상적으로 되지 않습니다. 열이 많은 음식을 계속 먹게 되면 위장의 온도가 항상 정상체온인 37도보다 높은 37.4도 이상을 유지하게 되며, 위장 바로 뒤편에 붙어 있는 췌장의 온도도 자연히 비정상적으로 올라가 췌장은 더운 열에 시달리게 됩니다. 너무 더운 날씨에는 신체의 컨디션이 떨어지고 몸의 기능이 약해지는 이치와 같습니다. 우리 몸은 대체로, 춥지도 덥지도 않은 상쾌하고 습도도 너무 건조하지도 너무 습하지도 않은 기후일 때에, 쾌적한 건강 상태를 유지할 수 있는 이치와 같습니다. 우리 몸 안에 있는 장부도 적당한 온도를 유지해야 제 기능을 유지하는데 그렇지를 못하면 병이 생깁니다.

간에 저장하는 피는 열이 있으며, 포도당 역시 더운 열을 품고 있습니다. 그래서 상대적으로 차가운 기운을 띤 인슐린이어야만 음양 균형이 이루어져 효율적으로 당 대사가 이루어집니다. 생산된 인슐린도 원래는 차가워야 하는데, 열이 많은 인슐린이다 보니 질이 떨어져 포도당을 세포 속으로 넣어 연소시키는 것이 효율성이 떨어집니다. 그러면 췌장은 제 기능을 발휘하지 못하므로 인슐린 생산 능력이 감소할 뿐 아니라 인슐린의 질도 떨어져 당뇨병이 유발되는 것입니다.

그래서 당뇨병은 주로 간의 습기가 많은 목음체질과 위열이 심한 토양, 토음, 금양체질에서 빈번하게 발병합니다.

(3) 위장의 식욕 항진은 당뇨의 원인

이해를 돕기 위하여 당뇨의 원인 가운데 하나인 위장의 기능 항진을 예를 들어 좀 더 깊이 생각해보겠습니다. 비만은 주로 간장의 저장능력의 항진이나 위장의 소화 기능 항진 때문에 일어납니다. 여기서는 위장의 항진이 당뇨를 유발하는 기전에 대해서 생각해보겠습니다. 위장은 정상체온과 같은 온도를 유지해야 하는데, 만일 위장에 열이 많은 토양체질의 사람이 위장의 열을 가중시키는 성질이 따뜻한 음식들 즉 감자, 옥수수, 현미, 부추, 사과, 닭고기, 개고기, 독한 술 등을 주로 많이 섭취한다면, 소화는 더 잘되고 그래서 돌아서면 또 먹고 싶어집니다. 위장에 열이 많아 식욕을 억제할 수 없어 먹을 수밖에 없습니다. 이렇게 되면 한 가지 문제가 생깁니다. 즉 근육은 적은데, 살은 찌고 복부에는 지방이 쌓이는 것입니다. 그 결과 인슐린을 체내의 과도한 지방이 흡수해 버려 필요한 인슐린이 부족해지게 되며, 자연히 포도당이 세포의 수용체 속으로 들어갈 수 없습니다. 혈관 내에 포도당의 농도가 올라갑니다. 당뇨에 걸린 것입니다.

이처럼 당뇨병은 위장의 기능 항진으로 소화가 과도하게 잘 되기 때문에 생기는 합병증입니다. 소화가 잘 된다는 것은 그만큼 위장에 열이 많이 쌓여있다는 뜻이며 그렇기에 불필요한 남아도는 세포를 처리하지 못하거나 자가면역 이상으로 췌장 베타세포를 죽이기 때문입니다. 물론 그것은 체질과 조화되는 음식을 섭취하지 않은 데 그 원인을 두고 있습니다. 원래 정상의 위장 기능을 가지고 있다면 더 이상 절제할 필요도 없이 생명활동에 필요한 적당한 양의 음식만 취하게 됩니다. 필요한 양을 채우면 더 이상 먹고 싶지 않게 됩니다. 이런 원리를 모르고 사람들은 절제와 참을성 없는 성격 탓으로 돌립니다.

(4) 냉증과 허약으로 발생하는 당뇨

그러나 수양, 수음, 목양체질의 경우, 비위장이 너무 차가워지면 허증(虛症)으로 췌장의 기능이 미약해져 인슐린 분비가 잘 안 되는 경우도 있습니다. 당뇨가 생기는 일은 드뭅니다. 그러나 이런 상태가 지속되면 고질적인 당뇨병이 되어 고치기가 어렵게 됩니다. 때문에 이 체질들의 당뇨는 열성 당뇨와는 달리 추운 겨울에 당뇨관리가 더 어려워집니다. 췌장의 온도를 정상으로 덥혀야 당뇨를 극복할 수 있습니다. 다른 방법으로는 아무리 노력해도 극복이 불가합니다.

(5) 췌장의 습열 제거, 당뇨 치유의 포인트

결론적으로, 후천적인 원인이나 환경 특히 체질적으로 잘못된 식생활로 인해 간장과 췌장에 습(濕)과 열(熱)이 너무 쌓이면 췌장의 기능 장애가 발생하여 당뇨병이 발생합니다. 따라서 근본적으로 당뇨를 치료하려면 각 체질마다 당뇨를 유발한 장기(臟器)의 잘못된 기능을 바로 잡아야 합니다.

원인을 제거하면 반드시 치료가 됩니다. 물론 체질을 알고 그것에 맞추어 식생활을 어려서부터 해온다면, 유전이나 체질적으로 당뇨 발병 소질이 있다고 하더라도 능히 예방할 수 있을 것입니다.

(6) 팔체질 당뇨 식이요법은 최고의 건강법

당뇨관련 서적을 보면, 유익한 정보도 많아 도움이 되면서도 한편으로는 체질에 관계없이 식품처방이 되므로 독자들은 시행착오와 고난을 겪는 경우가 없을 수 없습니다. 당뇨의 원인은 각 체질마다 다 다르며 치료법 또한 당연히 다릅니다. 대부분의 건강 서적을 보면 **체질과 관계없이 식이요법이나 한방처방을 소개하고 있으므로 안전한 처방이 되기는 어렵습니다.** 또한 사상의학에 의한 식단표나 한방처방도 도움이 되지만, 장부의 기능 강약을 모두 밝히지 못한 한계점 때문에 음식과 한방처방에서 체질에 꼭 맞는 것을 선택할 수 없다는 문제점을 피할 수 없습니다.

그러나 팔체질은 각 체질의 장부의 기능 허실에 맞추어, **체질마다 달리 식품과 한방을 꼭 맞는 것만을 처방함으로써 확실한 효과를 볼 수 있습니다.** 그리하면 결코 실패하거나 악화되는 일이 없으며 노력한 만큼 틀림없이 효과를 거둡니다. 일시적으로 혈당의 수치만 정상으로 돌아오게 하는 것이 아닙니다. 완성된 팔체질은 원인이 된 장부의 부조화를 정상 상태로 환원시킴으로 당뇨의 근본 원인을 제거합니다. 독자를 만족시키는 팔체질 당뇨 치료법을 알려드리겠습니다. 이제 체질별로 구체적으로 설명하겠습니다.

4. 팔체질 당뇨관리 기본 섭생법

각 체질별로 소개되는 식이요법은 해당 체질에만 적용되기에 독자들은 참고로 읽어볼 수는 있지만, 자신의 체질에 해당되는 요법만 실행해야 합니다. 다른 체질에 설명되어 있는 방법이나 식품에 마음이 끌린다고 따라하면 안 됩니다. 어디까지나 해당 체질에만 그런 효과가 나는 것이지 다른 체질에는 관계도 없고 오히려 치유효과를 떨어뜨립니다. 실은 좋은 것 같다가 얼마간 시간이 지나면 자신도 모르게 더 나빠집니다. 아무리 탁월한 영양성분이 함유되어 치유작용이 뛰어나도, 단지 그 체질에만 유익할 뿐입니다.

먼저 기본적으로 지켜야 할 식생활 요령

1) 체질에 적합한 것을 먹는다.

2) 비만인 경우에는 좀 부족한 듯한 식사를 한다. 허약하고 야윈 경우는 적절히 양을 늘려나간다.

3) 정해진 시간에 규칙적으로 먹는다.

4) 밥과 당분이 많은 과일의 양을 줄인다. 대신 단백질과 좋은 지질의 양을 늘린다.

5) 20분 이상 천천히 먹는다. 공복감을 줄이고 과식을 피할 수 있다.

6) 그래도 과식을 피하기 힘들면 식사 10~20분 전에 물을 한두 컵 마신다. 그러면 포만감으로 적게 먹을 수 있다.

7) 설탕이 없는 음식을 먹는다.

8) 섬유질 통곡식 식사를 한다. 도정이 덜 된 곡류나 껍질 있는 음식을 먹는다. 췌장이 좋아지고 고혈당을 피할 수 있다.

9) 금주, 금연한다.

운동요령

1) 걷는다. 빠른 걸음으로 좀 땀이 날 정도로 한다.

2) 2일 간격으로 운동하되 식후에 한다. 운동의 효과는 48시간 지속된다.

3) 운동 시 저혈당을 조심한다. 사탕이나 단 것을 휴대한다.

4) 추울 때는 실내에서 한다. 심장에 무리가 될 수 있다.

5) 즐겁게 한다. 간이 소통되고 피가 잘 돈다.

6) 운동 후 음료수나 음식을 먹지 않는다. 먹으면 도로 살이 찐다.

7) 처음에는 가볍게 산책부터 시작하여 점차 늘려 나간다. 과로하면 더 해롭다.

8) 편한 신발을 신는다. 그렇지 않으면 발가락에 병이 생긴다.

9) 혼자보다는 여럿이 함께 한다.

금양체질의 당뇨병

1. 금양체질의 당뇨병의 체질적 원인

앞서 살펴본 바와 같이, 이 체질은 따뜻한 기운을 품고 있는 폐, 대장이 최강 장기이며, 더운 기운으로 쌓여있는 비장과 위장이 두 번째로 센 장기입니다. 때문에 체온이 매우 높은 편입니다. 때문에 위장에 열이 과도하기 때문에 체질에 맞지 않는 폐와 위장에 열을 내는 음식을 주로 섭취하면 췌장에 자연히 열이 성해집니다. 그러면 이미 당뇨병의 원인에서 살펴본 바와 같이 췌장의 랑겔한스 섬의 베타세포에서는 양질의 인슐린을 생산하지 못하거나 인슐린이 모자라게 만들어집니다. 게다가 위장의 소화 기능이 왕성하여 무엇이든지 소화가 잘돼 비만에 시달리게 됩니다. 그 결과 그렇지 않아도 모자라는 인슐린을 체내 지방이 흡수해버려 세포의 수용체 안으로 포도당을 넣어 영양공급하기가 어렵습니다. 그리하여 혈중에 사용되지 못한 포도당 함량이 과잉되어 당뇨병이 발생합니다. 또한 과잉의 포도당이 혈관 벽에 침착되면 합병증으로 혈관질환을 일으킵니다. 체질에 해로운 음식도 즉 무슨 음식이든지 소화가 잘 되기에 체내에 더운 기운이 쌓여 오장육부의 기능이 부실한 경우가 많습니다. 한마디로 말하면, 소화 기능이 지나치게 강하고 열이 많은 위장으로 인한 췌장의 과도한 열 때문에 당뇨병이 생깁니다. 그러므로 췌장에 쌓인 열을 서늘하게 식히는 것이 치료의 관건입니다.

2. 치유법

(1) 췌장을 서늘하게 하는 음식 섭취

· 곡류는 검정쌀, 보리가 가장 좋으며, 쌀, 검정콩, 메밀, 녹두, 조, 메밀국수, 냉면 등으로 성질이 서늘하거나 차가운 것을 섭취합니다.(쌀은 평(平) 식품으로 모든 체질에 적합함) 체질에 어울리

는 곡류 중에서 가능하면 도정이 덜 된 것이나 원시 형태의 잡곡밥을 먹도록 합니다. 껍질에 들어있는 섬유질이 소화를 더디게 하므로 혈당이 급격하게 오르는 것을 막을 수 있습니다. 금양체질은 뚱뚱한 사람이 많으며 이런 경우에는 상황에 따라 곡류를 포함한 탄수화물을 한 끼 또는 두 끼를 제한하면 회복이 신속합니다. 이 점에 관하여는 다음에 자세히 논할 것입니다.

·채소와 과일도 약한 간을 강하게 하면서 서늘하게 해주는 것을 섭취합니다. 배추, 모든 상추, 미나리, 시금치, 케일, 돗나물, 질경이, 파슬리, 신선초가 있습니다. 과일은 알다시피 당분을 함유함으로 아예 먹지 않거나 상태에 따라 약간 섭취할 수 있습니다. 그중에는 포도, 키위, 참외, 딸기, 오렌지, 귤, 레몬, 모과, 바나나, 파인애플, 앵두, 토마토가 있으며, 비교적 당분이 적게 들어있는 토마토는 무난하며 탄수화물 대신 바나나를 식사대용으로 할 수 있습니다. 참고로 토마토는 좋은 식품입니다. 토마토에는 라이코펜이라는 혈압을 내려주고 지질을 분해하는 성분이 들어있습니다.

·단백질 식품으로는 육식을 절대 삼가고, 살이 붉고 등푸른 생선과 체질에 맞는 바다 생선이 좋으며, 민물고기로는 가물치, 잉어, 붕어가 좋습니다. 그중에서도 등 푸르거나 붉은 살 생선이 이상적입니다. 이런 생선은 매우 차가운 기운을 품고 있어 위장과 췌장의 지나친 열을 내려주면서 췌장에 휴식을 주기에 매우 적합합니다.

■ 기타

초콩(식초 검정콩) 요법

식초에 쥐눈이콩이나 검정콩을 4~7일 담갔다가 그대로 또는 콩즙으로 먹습니다. 식초는 피로 회복 효과가 좋으며 크렙스 사이클(영양소가 소화되어 세포 안으로 포도당이 공급되는 일련의 과정)을 원활하게 해주고, 피로 물질인 젖산을 분해시키고, 간 기능을 활성화합니다.

녹차 요법

녹차는 성질이 차가워 더운 기운을 아래로 식혀 내리는 작용을 합니다. 그래서 열과 양 기운이 센 금체질이나 토체질이 마시면 혈당과 혈압을 내려줍니다. 녹차에는 당이 결합된 다당체라는 성분에 혈당강하 작용이 있습니다.

솔잎 요법

솔잎은 솟구치는 열기를 꺾어 하강시키는 힘이 강합니다. 엽록소, 단백질, 조지방, 정유, 인, 철분, 비타민 C 등을 함유하고 있습니다. 석회질 용해성분이 들어있어 동맥경화에 좋고 혈당강하 성분은 당뇨에 좋습니다. 솔씨, 솔잎차나 가루, 솔잎목욕을 활용할 수 있습니다. 금체질만 좋습니다.

녹즙 요법

신선초, 케일, 미나리, 돗나물, 질경이 등 냉성 야채를 이용하여 녹즙을 1일 200cc 분량으로 3~5잔 정도 마시면 플라보노이드, 미네랄, 비타민, 엽록소 등의 영양분을 공급하여 췌장의 열을 내릴 수 있고 간과 신장 그리고 탁한 피를 맑게 하여 당뇨의 합병증을 최소화할 수 있습니다. 식물섬유가 많아 위 속에 장시간 머물러 있어 소장에 내려가는 속도가 느려 그만큼 소화흡수가 늦춰지므로 고혈당을 피할 수 있고 높은 인슐린 혈증을 동시에 피할 수 있습니다. 영양분은 거의 소장에서 빨아들인 후에야 간에 저장됩니다. 금체질은 야채를 가능한 생으로 먹는 것이 음양조절에도 좋을 뿐만 아니라 신장의 결석 예방에도 필요합니다. 다른 음식보다 생야채를 많이 먹는 것이 길고 열이 많은 대장에 숙변이 정체되는 것을 예방하는 것은 물론이고 쾌변에도 좋습니다. 포도당, 미역, 톳, 조개류, 전복, 비타민 C, 냉수마찰, 수영, 등산 등은 좋습니다. 좋은 소금과 식초를 충분히 드시면 신장과 간의 기능을 향상시킵니다. 보통 맵고 짠 것을 건강의 적으로 보지만, 체질에 따라 상대적입니다.

(2) 도정과 가공을 하지 않은 곡류 섭취

당뇨병이란 알다시피 먹은 음식이 소화되어 만들어진 혈중 포도당을 인슐린 부족으로 세포에 포도당을 넣어주지 못하여 과잉 혈당이 축적되는 것을 말합니다. 따라서 음식물이 천천히 시간을 두고 소화되는 것이 필요합니다. 그러기 위해서는 될 수 있는 대로 곡류는 껍질을 벗기지 않은 채로, 식품을 가공하지 않은 원시 상태 그대로 조리하여 먹는다면, 소화되는 시간이 길어져 그만큼 고혈당을 피할 수 있습니다. 곡류 껍질에 들어있는 섬유소는 혈중 지질을 떨어뜨릴 수 있습니다. 더욱이 자연 그대로 먹게 되면 유용한 각종 영양분은 거의 대부분 껍질에 있으므로 고스란히 모두 취할 수 있습니다. 그러면 장부의 기능은 왕성해져서 한층 더 당뇨극복이 쉬워집니다. 또한 먹기 쉽게 가공한 식품들에는 여러 가지 식품첨가물이 들어있습니다. 그중에는 밝혀지지 않았을지라도 혈액을 탁하게 하고 신장의 정화기능을 약화시키는 첨가물들이 있습니다. 순수단식을 해본 사람이라면 경험했다시피 사서 손쉽게 먹는 식품들이 인체에 해로운가를 경험했을 것입니다. 될 수 있는 대로 집에서 조리해서 드시는 것이 일생의 먹거리로 볼 때 안전합니다.

(3) 당질(탄수화물)을 제한하는 식사

일반 당뇨식은 고혈당을 개선하기 어렵습니다. 기존의 당뇨식은 탄수화물 55~60%, 지질 20~25%, 단백질 15~20%로 구성되고 1600 칼로리를 섭취 권장량으로 합니다. 대부분 이런 표준을 따라도 혈당 강하제를 복용해야 합니다. 혈당수치가 200이상 올라가면 혈관 내피에 손상이 증가하기 시작합니다. 이런 상태가 길어지면 혈관성 합병증의 위험이 높아져 심근경색이나 협심증이 일어나기 쉽습니다. 고혈당이 지속되면 그 자체가 인슐린 분비를 억제하고 인슐린 저항성을 증대시키므로 고혈당의 악순환이 더욱더 심해집니다. 인슐린 저항성은 인슐린이 충분히 있어도 포도당을 세포로 나르는 기능을 제대로 못하는 현상을 말합니다.

탄수화물을 제한하는 식사를 하면 획기적으로 고혈당을 내릴 수 있습니다. 탄수화물 제한식은 당질 35%, 지질 40%, 단백질 25%로 아침과 저녁 식사에서 주식 즉 밥을 뺐을 경우입니다. 밥을 먹지 않는다는 것은 상당히 편중된 식사법으로 수긍하기 어려울 것입니다. 소개하는 당질 제한식은 일본 다케오 병원의 임상에서 검증된 자료입니다. 그러나 당뇨병의 본질을 생각해보고 각 영양소가 혈당으로 바뀌는 비율과 속도를 고려해보면 이해가 될 것입니다. 단적으로 말해서, 고혈당을 만드는 것은 탄수화물뿐이라고 말해도 틀림이 없습니다. 즉 탄수화물은 먹은 것 모두 100%가 혈당으로 바뀝니다. 단백질은 섭취량의 50%가 혈당으로, 지방은 섭취량의 10%가 혈당으로 바뀝니다. 그다음으로 탄수화물은 먹은 지 20분에서 혈당으로 바뀌기 시작해서 2시간 정도에서 100% 모두 혈중의 포도당으로 바뀝니다. 그러나 단백질은 식후 1시간부터 혈당으로 변하기 시작하여 식후 3시간대에 가장 혈당이 많아지고 6시간이 지나면 그칩니다. 그런데 지방은 10% 미만에서 약 12~24시간 지속됩니다. 지방은 해롭다는 생각에 무서워하지만 체질에 적합한 지방을 포함한 당질 제한식을 섭취하면 위에서 말한 고혈당의 문제를 신속히 극복할 수 있습니다. 일반적으로 지방과 단백질은 담낭에서 나오는 쓸개즙에 의해 소화가 쉽게 이루어집니다.

한편 탄수화물, 전분 등의 소화는 쓸개가 아닌 췌장에서 분비하는 아밀라제와 같은 소화효소에 의해 주로 소화가 이루어집니다. 그래서 이러한 탄수화물의 식사량을 줄이면 망가진 췌장은 휴식을 취할 수 있습니다. 그러나 탄수화물의 소화시켜야 할 양이 많으면 그만큼 췌장은 효소를 분비하는 일을 많이 하게 돼 지치게 되고 췌장은 과열되어 양질의 인슐린 생산 분비가 갈수록 힘듭니다. 그러나 탄수화물을 적게 섭취하면 지친 췌장은 회복할 수 있는 여유가 생겨 근본적으로 당뇨병을 고칠 수 있는 것입니다. 물론 단백질 지방질 섭취가 늘면 케톤체 수치가 높아질 수 있으나, 고혈당이 아닌 상태에서는 그다지 문제가 되지 않습니다. (케톤체는 지방이 혈당으로 변하는 과정에서 형성되는 인체에 나쁜 영향을 주는 부산물입니다) 둘째로 고혈당 상태를 빨리 개선하면 혈당이 혈관 내피에 손상을 입히는 것을 막을 수 있으므로 심장병이나 뇌졸중, 고혈압 등을 피할 수 있습니다. 고혈당이 오래 지속되면 혈액 중의 포도당에 의해 혈관이 손상되어 혈관의 동맥경화가 급속히 진행되기 때문입니다. 특히 체질에 맞게 단백과 지방질을 섭취하면 여러 가지 합병증도 함께 고칠 수 있습니다.

(4) 금양체질은 장기의 열기(熱氣)를 체질 한방으로 다스려주는 것이 최적

금양체질과 관련된 당뇨 원인을 다시 언급합니다. 췌장은 더운 것 즉 열(熱)을 싫어합니다. 차가워야 정상 기능을 합니다. 즉 위장의 과도한 열은 췌장의 열을 부추겨 인슐린 생산 분비 기능을 떨어뜨립니다. 췌장은 장기 가운데 가장 뜨거운 열을 내는 위장 뒤편에 바로 붙어 있습니다. 그러니 자동적으로 위장의 뜨거운 열에 췌장은 달궈질 위험성이 있습니다. 그래서 췌장은 제 기능을 상실할 위험성이 존재합니다. 열이 성하면 췌장의 기능이 떨어진다는 것을 이해하려면, 습기와 열이 가득한 습식 사우나에 오랫동안 있을 때 답답하고 숨쉬기 힘들고 기운이 쭉 빠지는 상황을 상상해보면 됩니다. 이에 대항하기 위해 췌장은 차가운 기운을 품은 인슐린을 생산 분비하여 음양균형을 맞추려고 합니다. 그러나 위장을 뜨겁게 하는 성질이 있는 음식을 지속적으로 먹게 되면 위장의 열이 올라가고 거기에 비례하여 췌장도 과열되어 인슐린 분비가 정상적으로 되지 않습니다. 열이 많은 음식을 계속 먹게 되면 위장의 온도가 항상 정상체온인 37도보다 높은 37.4도 이상을 유지하게 되며, 위장 바로 뒤편에 붙어 있는 췌장의 온도도 자연히 비정상적으로 올라가 췌장은 더운 열에 시달리게 됩니다. 너무 더운 날씨에는 신체의 컨디션이 떨어지고 몸의 기능이 약해지는 이치와 같습니다.

우리 몸은 대체로, 춥지도 덥지도 않은 상쾌하고 너무 건조하지도 너무 습하지도 않은 기후일 때에, 쾌적한 건강 상태를 유지할 수 있는 이치와 같습니다. 우리 몸 안에 있는 장부도 적당한 온도를 유지해야 제 기능을 유지하는데 그렇지 못하면 병이 생깁니다. 무엇보다도 과도한 열의 진원지인 위장의 열을 식혀주어야 하고 다음으로 병증이 된 췌장의 열을 풀어내야 합니다. 그리함으로 근본적인 치료가 시작되는 것입니다.

그런 목적으로 반드시 기본적으로 음식물을 체질에 어울리게 먹어야 합니다. 그러나 음식은 약리작용이 약합니다. 그런 연유로 빠른 효과를 기대하기 어렵습니다. 게다가 너무 오랜 세월 병고로 고생하면 췌장의 회복력은 현저하게 떨어져 아무리 철저하게 식이요법을 해도 췌장의 기능을 회복시키는 일이 힘에 부칩니다. 따라서 역가(力價)가 뛰어난 기능성 식품이나 약재를 이용하여 치유를 도와야 합니다. 식품 의약품 안정청의 식품공전에 등재된 동식물 가운데서 체질에 맞고 약리작용이 뛰어난 약용식물들을 골라 상태에 맞게 추출물형식으로 섭취하면 빠른 회복에 도움이 됩니다.

근본적으로 금양체질은 폐와 위장 췌장이 너무 강하고 과열되어 있으므로 열을 내려 조절해주고, 약한 간을 보강하는 체질 한방제를 쓰면 고장 난 췌장의 기능을 회복하는데 도움이 됩니다. 부실하고 병약해진 몸의 기운을 보충하고 원기를 회복하고 힘을 얻는데 필요합니다. 이렇게 보조적으로 약용식물 추출물을 섭취하면 식이요법의 효과에도 탄력이 붙기 마련입니다.

(5) 췌장 열을 부채질하는 것들 피하기

·폐를 강하게 하고 열을 내는 육류와 유제품을 피해야 합니다. 육식은 최강 장기인 폐를 과도하게 강하게 하면서 열을 가중시킵니다. 또한 대장의 기능의 이상항진을 일으킵니다. 그러면 온몸이 더워지고 특히 폐열이 아래로 내리면서 위장과 췌장이 더워집니다. 자연히 췌장의 인슐린 생

산 분비 기능이 떨어집니다. 따라서 모든 육류를 섭취해서는 안 됩니다. 체력에 따라서 전격적으로 끊든지 점차적으로 끊든지 해야 합니다. 여기에는 가금류 즉 닭고기, 오리고기, 새고기 등 모두가 포함됩니다. 사실 가금류는 열이 많은 식품입니다.

게다가 육류를 섭취하면 금양체질의 간과 쓸개는 육류의 단백질과 지방을 효과적으로 대사 분해하기에는 기능적 장애가 있습니다. 그리하여 약한 간과 담낭은 갈수록 더 약해집니다. 그러면 해독 기능과 면역기능은 더 떨어져서, 인슐린 의존형 당뇨에 경우에는 자가 면역 증상이 심해져 악화됩니다. 노폐물 배설이 더 어려워져 혈액이 탁해지고 말초혈관의 순환장애가 나타납니다. 이런 경우 육고기를 먹으면 일시적으로 힘이야 나겠지만, 끝내는 악화됩니다. 또한 육식을 하면 금체질의 경우에는 십중팔구 심장의 관상동맥질환이 생깁니다.

보통 우유나 치즈, 버터 등의 유제품은 일상적으로 섭취하고 있으며, 거의 모든 영양분이 골고루 함유되어 있는 완전식품으로 인기가 있습니다. 칼슘, 단백질 등을 포함하여 성장에 필요한 모든 것을 거의 갖추고 있는 셈입니다. 그러나 유제품은 금체질에게는 폐 기능을 과도하게 항진시켜 열을 발생시키는 성질이 있습니다. 때문에 유제품이 맞지 않는 금체질의 유아가 수유기에 우유를 먹고 자라게 되면 폐의 기능 항진으로 알레르기, 아토피, 기관지, 천식 등으로 고생하는 사례가 많은 것입니다. 체질 감별을 해보면 십중팔구는 이 체질에 해당합니다. 그러므로 당뇨병을 고치기 위해서는 남들 따라 좋다는 것을 덩달아 먹는 일이 있어서는 안 됩니다. 그보다는 차가운 기운을 머금고 있는 검정콩 두유가 좋고 검은 깨가 첨가되어 있다면 금상첨화입니다. 하지만 흰콩으로 만든 두유는 성질이 따뜻하므로 먹게 되면 역효과가 납니다.

·장어, 미꾸라지, 메기, 바다장어, 아나고, 논 지렁이 등의 생선은 폐를 이상 항진시키므로 금합니다. 바람직한 단백질원이 아닙니다.

·폐 대장을 과강(過强)하게 하는 과일과 식품을 삼가야 합니다. 배, 수박, 복숭아, 밤, 은행, 호도, 아몬드, 호박, 박, 녹용, 모든 버섯, 생강, 고추, 커피, 마, 도라지, 콩나물, 겨자채, 열무 등은 폐를 이롭게 하는 식품으로 폐에 열을 과도하게 발생시킵니다. 유제품(우유, 요쿠르트, 치즈, 버

터)은 폐를 보강하고 요쿠르트와 청국장 역시 대장을 강하게 하므로 대장이 센 금양체질은 먹게 되면 결국 동반해서 췌장도 열을 받게 됩니다. 요쿠르트나 청국장은 누구에게나 좋은 참살이 식품으로 모두 잘못 인식하고 있으므로 흔들려서 경솔하게 먹는 일이 있어서는 안 됩니다.

· 위장을 덥게 하는 곡류를 금해야 합니다. 현미, 흰콩, 찹쌀, 옥수수, 감자, 율무, 수수 등은 주로 위장을 따뜻하게 하는 식품으로 멀리해야 합니다. 특히 현미에는 휘친산이라는 해독성분과 비타민이 많이 들어있어 인기가 있습니다. 요즘에는 시중에 발아현미까지 나와 있어 현미 천국입니다. 그러나 현미 껍질은 극히 열이 많아 장기간 섭취하면 당연히 폐열로 고혈압이 오거나 췌장 열로 당뇨가 생길 수밖에 없습니다. 사실이 이러하므로 금양체질은 먹으면 안 되겠지요.

■ 기타

홍삼, 인삼, 청국장, 보신탕, 녹용, 당분, 꿀, 매운 것. 행여 좋다고 비타민 A, B, D 등을 먹는 일이 있어서는 안 됩니다. 요즘 비타민제는 종합비타민 형식으로 나오므로 해로운 비타민이 섞이지 않은 것을 잘 보고 선택해야 합니다. 땀을 많이 흘리는 운동이나 목욕은 오래하면, 몸 안의 진액이 소모되어 기운이 달립니다. 매운 음식과 매운 고추를 조심하여야 합니다. 이 체질은 매운 것을 과도하게 먹으면 횡격막이 열로 인해 경련이 일어나고 폐열이 상승하여 천식기가 생길 수 있습니다.

금음체질의 당뇨병

1. 금음체질의 당뇨병의 체질적 원인

앞서 살펴본 바와 같이, 이 체질은 따뜻한 기운을 품고 있는 폐 대장이 최강 장기이며, 더운 기운으로 쌓여 있는 비장과 위장은 중간 세기의 평균 장기입니다. 때문에 체온이 보통 따뜻한 편입니다. 때문에 위장에는 양의 기운이 지배하고 있기 때문에 체질에 맞지 않는 폐와 위장에 열을 내는 음식을 주로 섭취하면 췌장에 자연히 열이 성해집니다. 그러면 이미 당뇨병의 원인에서 살펴본 바와 같이 췌장의 랑겔한스 섬의 **베타세포**에서는 양질의 인슐린을 생산하지 못하거나 인슐린이 모자라게 만들어집니다. 게다가 위장의 소화 기능이 좋아서 식욕을 절제하지 않고 욕심을 부리거나 간열이 심하면, 조금만 먹어도 무엇이든지 소화가 잘돼 비만에 시달리게 됩니다. 그 결과 그렇지 않아도 모자라는 인슐린을 체지방이 흡수해버려 세포의 수용체 안으로 포도당을 넣어 영양공급하기가 어렵습니다. 그리하여 혈중에 사용되지 못한 포도당 함량이 과잉되어 당뇨병이 발생합니다. 또한 과잉의 포도당이 혈관 벽에 침착되면 합병증으로 혈관질환을 일으킵니다. 체질에 해로운 음식도 즉 무슨 음식이든지 소화가 잘 되기에 체내에 나쁜 기운이 쌓여 오장육부의 기능이 부실한 경우가 많습니다. 그러나 금음체질은 대체로 비만인 경우는 적고 적당한 체중을 유지합니다. 그래서 당뇨환자는 그리 많지 않지만 폐를 가열시키는 음식을 주로 먹게 되면 간에 열(熱)이 쌓여 항진되어 자꾸 살이 찝니다. 당뇨가 오는 것입니다.

2. 치유법

(1) 췌장을 서늘하게 하는 음식 섭취

·곡류는 보리가 가장 좋고, 쌀, 검정콩, 메밀, 녹두, 조, 메밀국수, 냉면 등으로 성질이 서늘하거나 차가운 것을 섭취합니다.(쌀은 평(平) 식품으로 모든 체질에 적합함) 체질에 어울리는 곡류 중에서 가능하면 도정이 덜 된 것이나 원시 형태의 잡곡밥을 먹도록 합니다. 껍질에 들어있는 섬유질이 소화를 더디게 하므로 혈당이 급격하게 오르는 것을 막을 수 있습니다. 상황에 따라 곡류를 포함한 탄수화물을 한 끼 또는 두 끼를 제한하면 회복이 신속합니다. 이 점에 관하여는 다음에 자세히 논할 것입니다.

·채소와 과일도 약한 간을 강하게 하면서 서늘하게 해주는 것을 섭취합니다. 배추, 모든 상추, 미나리, 시금치, 케일, 돗나물, 질경이, 파슬리, 신선초가 있습니다. 과일은 알다시피 당분을 함유함으로 아예 먹지 않거나 상태에 따라 약간 섭취할 수 있습니다. 그중에는 포도, 키위, 참외, 딸기, 오렌지, 귤, 레몬, 모과, 바나나, 파인애플, 앵두, 토마토(평식품)가 있으며, 비교적 당분이 적게 들어있는 토마토는 무난하며 탄수화물 대신 바나나를 식사대용으로 할 수 있습니다. 참고로 토마토는 조금 서늘하여 좋은 식품입니다. 토마토에는 라이코펜이라는 혈압을 내려주고 지질을 분해하는 성분이 들어있습니다.

·단백질 식품으로는 육식을 절대 삼가하고, 체질에 맞는 흰 살 바다 생선이 좋으며, 민물고기로는 붕어가 좋습니다. 그중에서도 등 푸르거나 붉은 살 생선은 금합니다. 이런 생선은 너무 차가운 기운을 품고 있어 몸의 열을 지나치게 빼앗기 때문에 해롭습니다. 잉어, 가물치, 등푸른, 생선, 붉은 살 생선 등은 신장을 북돋는 식품으로 금음체질은 신장이 센 장기이므로 해롭습니다. 자세한 내용은 식단표를 참고하시기 바랍니다.

■ 기타

식초 검정콩 요법

식초에 쥐눈이 콩이나 검정콩을 4~7일 담갔다가 그대로 또는 콩즙으로 먹습니다. 식초는 피로 회복 효과가 좋으며 크렙스 사이클(영양소가 소화되어 세포 안으로 포도당이 공급되는 일련의 과정)을 원활하게 해주고, 피로 물질인 젖산을 분해시키고, 간 기능을 활성화합니다.

녹차 요법

녹차는 성질이 차가워 더운 기운을 아래로 식혀 내리는 작용을 합니다. 그래서 열과 양 기운이 센 금체질이나 토체질이 마시면 혈당과 혈압을 내려줍니다. 녹차에는 당이 결합된 다당체라는 성분에 혈당강하 작용이 있습니다.

솔잎 요법

솔잎은 솟구치는 열기를 꺾어 하강시키는 힘이 강합니다. 엽록소, 단백질, 조지방, 정유, 인, 철분, 비타민 C 등을 함유하고 있습니다. 석회질 용해성분이 들어있어 동맥경화에 좋고 혈당강하 성분은 당뇨에 좋습니다. 솔씨 솔잎차나 가루 솔잎목욕을 활용할 수 있습니다.

녹즙 요법

신선초, 케일, 미나리, 돗나물, 질경이 등 냉성 야채를 이용하여 녹즙을 1일 200cc 분량으로 3~5잔 정도 마시면 플라보노이드, 미네랄, 비타민, 엽록소 등의 영양분을 공급하여 췌장의 열을 내릴 수 있고 간과 신장 그리고 탁한 피를 맑게 하여 당뇨의 합병증을 최소화할 수 있습니다. 식물섬유가 많아 위 속에 장시간 머물러 있어 소장에 내려가는 속도가 느려 그만큼 소화흡수가 늦춰지므로 고혈당을 피할 수 있고 높은 인슐린 혈증을 동시에 피할 수 있습니다. 영양분은 거의 소장에서 빨아들인 후에야 간에 저장됩니다. 금체질은 야채를 가능한 생으로 먹는 것이 음양조절에도 좋을 뿐만 아니라 신장의 결석 예방에도 필요합니다. 다른 음식보다 생야채를 많이 먹는 것이 길고 열이 많은 대장에 숙변이 정체되는 것을 예방하는 것은 물론이고 쾌변에도 좋습니다. 포도당, 미역, 톳, 조개류, 전복, 비타민 C, 냉수마찰, 수영, 등산 등은 좋습니다. 식초를 충분히 드시면 간의 기능을 향상시킵니다. 매운 것은 해롭습니다.

(2) 가공하지 않은 곡류 섭취

당뇨병이란 알다시피 먹은 음식이 소화되어 만들어진 혈중 포도당을 인슐린 부족으로 세포에 포도당을 넣어주지 못하여 과잉 혈당이 축적되는 것을 말합니다. 따라서 음식물이 천천히 시간을 두고 소화되는 것이 필요합니다. 그러기 위해서는 될 수 있는 대로 곡류는 껍질을 벗기지 않은 채로, 식품을 가공하지 않은 원시 상태 그대로 조리하여 먹는다면, 소화되는 시간이 길어져 그만큼 고혈당을 피할 수 있습니다. 게다가 자연 그대로 먹게 되면 유용한 각종 영양분은 거의 대부분 껍질에 있으므로 고스란히 모두 취할 수 있습니다. 그러면 장부의 기능은 왕성해져서 한층 더 당뇨극복이 쉬워집니다.

(3) 당질(탄수화물)을 제한하는 식사

·일반 당뇨식은 고혈당을 개선하기 어렵습니다. 기존의 당뇨식은 탄수화물 55~60%, 지질 20~25%, 단백질 15~20%로 구성되고 1600 칼로리를 섭취 권장량으로 합니다. 대부분 이런 표준을 따라도 혈당 강하제를 복용해야 합니다. 혈당수치가 200이상 올라가면 혈관 내피에 손상이 증가하기 시작합니다. 이런 상태가 길어지면 혈관성 합병증의 위험이 높아져 심근경색이나 협심증이 일어나기 쉽습니다. 고혈당이 지속되면 그 자체가 인슐린 분비를 억제하고 인슐린 저항성을 증대시키므로 고혈당의 악순환이 더욱더 심해집니다. 인슐린 저항성은 인슐린이 충분히 있어도 포도당을 세포로 나르는 기능을 제대로 못하는 현상을 말합니다.

·탄수화물을 제한하는 식사를 하면 획기적으로 고혈당을 내릴 수 있습니다. 탄수화물 제한식은 당질 35%, 지질 40%, 단백질 25%로 아침과 저녁식사에서 주식 즉 밥을 뺐을 경우입니다. 밥을 먹지 않는다는 것은 상당히 편중된 식사법으로 수긍하기 어려울 것입니다. 소개하는 당질 제한식은 일본 다케오 병원의 임상에서 검증된 자료입니다. 그러나 당뇨병의 본질을 생각해보고 각 영양소가 혈당으로 바뀌는 비율과 속도를 고려해보면 이해가 될 것입니다.

·단적으로 말해서, 고혈당을 만드는 것은 탄수화물뿐이라고 말해도 틀림이 없습니다. 즉 탄수화물은 먹은 것 모두 100%가 혈당으로 바뀝니다. 단백질은 섭취량의 50%가 혈당으로, 지방은 섭취량의 10%가 혈당으로 바뀝니다. 그다음으로 탄수화물은 먹은 지 20분에서 혈당으로 바뀌기 시작해서 2시간 정도에서 100% 모두 혈중의 포도당으로 바뀝니다. 그러나 단백질은 식후 1시간부터 혈당으로 변하기 시작하여 식후 3시간대에 가장 혈당이 많아지고 6시간이 지나면 그칩니다. 그런데 지방은 10% 미만에서 약 12~24시간 지속됩니다. 지방은 해롭다는 생각에 무서워하지만 체질에 적합한 지방을 포함한 당질 제한식을 섭취하면 위에서 말한 고혈당의 문제를 신속히 극복할 수 있습니다. 일반적으로 지방과 단백질은 담낭에서 나오는 쓸개즙에 의해 소화가 쉽게 이루어집니다.

·한편 탄수화물 전분 등의 소화는 쓸개가 아닌 췌장에서 분비하는 아밀라제와 같은 소화효소에 의해 주로 소화가 이루어집니다. 그래서 이러한 탄수화물의 식사량을 줄이면 망가진 췌장은 휴식을 취할 수 있습니다. 그러나 탄수화물의 소화시켜야 할 양이 많으면 그만큼 췌장은 효소를 분비하는 일을 많이 하게 돼 지치게 되고 췌장은 과열되어 양질의 인슐린 생산 분비가 갈수록 힘듭니다. 그러나 탄수화물을 적게 섭취하면 지친 췌장은 회복할 수 있는 여유가 생겨 근본적으로 당뇨병을 고칠 수 있는 것입니다. 물론 단백질 지방질 섭취가 늘면 케톤체 수치가 높아질 수 있으나, 고혈당이 아닌 상태에서는 그다지 문제가 되지 않습니다. (케톤체는 지방이 혈당으로 변하는 과정에서 형성되는 인체에 나쁜 영향을 주는 부산물입니다) 둘째로 고혈당 상태를 빨리 개선하면 혈당이 혈관 내피에 손상을 입히는 것을 막을 수 있으므로 심장병이나 뇌졸중 고혈압 등을 피할 수 있습니다. 고혈당이 오래 지속되면 혈액 중의 포도당에 의해 혈관이 손상되어 혈관의 동맥경화가 급속히 진행되기 때문입니다. 특히 체질에 맞게 단백과 지방질을 섭취하면 여러 가지 합병증도 함께 고칠 수 있습니다.

(4) 금음체질은 폐의 열기(熱氣)를 체질 한방으로 다스려주는 것이 효과적

금음체질과 관련된 당뇨 원인을 다시 언급합니다. 췌장은 더운 것 즉 열(熱)을 싫어합니다. 차가워야 정상 기능을 합니다. 즉 위장의 과도한 열은 췌장의 열을 부추겨 인슐린 생산 분비 기능을 떨어뜨립니다. 췌장은 장기 가운데 가장 뜨거운 열을 내는 위장 뒤편에 바로 붙어 있습니다. 그러니 자동적으로 위장의 뜨거운 열에 췌장은 달궈질 위험성이 있습니다. 그래서 췌장은 제 기능을 상실할 위험성이 존재합니다. 그런데 금음체질의 경우 이 췌장의 열은 실은 폐열에서 비롯됩니다. 폐를 덥게 하는 음식을 주로 섭취하면 그 열은 위장에 전달될 수밖에 없고 간에 열이 찰 수밖에 없습니다. 그런 까닭에 위열을 식히기 위해 찬 물을 즐기며 간열 때문에 두통과 눈에 충혈이 잦습니다. 이런 위장과 간의 열 때문에 당연하게도 췌장에 열이 차게 되면 제대로 췌장이 일을 할 수 없습니다. 고장이 납니다. 이에 대항하기 위해 췌장은 차가운 기운을 품은 인슐린을 생산 분비하여 음양균형을 맞추려고 합니다. 그러나 위장을 뜨겁게 하는 성질이 있는 음식을 지속적으로 먹게 되면 위장의 열이 올라가고 거기에 비례하여 췌장도 과열되어 인슐린 분비가 정상적으로 되지 않습니다. 열이 많은 음식을 계속 먹게 되면 위장의 온도가 항상 정상체온인 37도보다 높은 37.4도 이상을 유지하게 되며, 위장 바로 뒤편에 붙어 있는 췌장의 온도도 자연히 비정상적으로 올라가 췌장은 더운 열에 시달리게 됩니다. 너무 더운 날씨에는 신체의 컨디션이 떨어지고 몸의 기능이 약해지는 이치와 같습니다. 열이 성하면 췌장의 기능이 떨어진다는 것을 이해하려면, 습기와 열이 가득한 습식 사우나에 오랫동안 있을 때 답답하고 숨쉬기 힘들고 기운이 쭉 빠지는 상황을 상상해보면 됩니다. 우리 몸은 대체로, 춥지도 덥지도 않은 상쾌하고 너무 건조하지도 너무 습하지도 않은 기후일 때에, 쾌적한 건강 상태를 유지할 수 있는 이치와 같습니다. 우리 몸 안에 있는 장부도 적당한 온도를 유지해야 제 기능을 유지하는데 그렇지 못하면 병이 생깁니다. 금음체질은 무엇보다도 과도한 열의 진원지인 폐의 열을 식혀주어야 하고 다음으로 간장의 열을 풀어내야 합니다. 그리함으로 근본적인 치료가 시작되는 것입니다.

　그런 목적으로 반드시 기본적으로 음식물을 체질에 어울리게 먹어야 합니다. 그러나 음식은 약리작용이 없거나 약합니다. 그런 연유로 빠른 효과를 기대하기 어렵습니다. 게다가 너무 오랜 세월 병고로 고생하면 췌장의 회복력은 현저하게 떨어져 아무리 철저하게 식이요법을 해도 췌장의 기능을 회복시키는 일이 힘에 부칩니다. 따라서 역가(力價)가 뛰어난 기능성 식품이나 약재를 이용하여 치유를 도와야 합니다. 또는 식품 의약품 안정청의 식품공전에 등재된 동식물 가운데서 체질에 맞고 약리작용이 뛰어난 약용식물들을 골라 상태에 맞게 추출물형식으로 섭취하면 빠른 회복에 도움이 됩니다. 음식이나 식품과는 달리 약용식물은 글자 그대로 약리 작용이 뛰어나 체질대로 약재를 이용하면 오히려 간을 해독하는 것은 물론 췌장의 기능 회복도 잘 됩니다.

근본적으로 금음체질은 폐와 간 췌장이 과열되어 있으므로 열을 내려 조절해주고, 약한 간을 보강하고 서늘하게 하는 체질 한방제를 쓰면, 고장 난 췌장의 기능을 회복하는데 도움이 됩니다. 부실하고 병약해진 몸의 기운을 보충하고 원기를 회복하고 힘을 얻는데 필요합니다. 이렇게 보조적으로 약용식물 추출물을 섭취하면 식이요법의 효과에도 탄력이 붙기 마련입니다.

(5) 췌장에 열을 가하는 것들 피하기

·폐를 강하게 하고 열을 내는 육류와 유제품을 피해야 합니다. 육식은 최강 장기인 폐를 과도하게 강하게 하면서 열을 가중시킵니다. 또한 대장의 기능의 이상항진을 일으킵니다. 그러면 온몸이 더워지고 특히 폐열이 아래로 내리면서 위장과 췌장이 더워집니다. 자연히 췌장의 인슐린 생산 분비 기능이 떨어집니다. 따라서 모든 육류를 섭취해서는 안 됩니다. 체력에 따라서 전격적으로 끊든지 점차적으로 끊든지 해야 합니다. 여기에는 가금류 즉 닭고기 오리고기 새고기 등 모두가 포함됩니다. 사실 가금류는 열이 많은 식품입니다. 게다가 육류를 섭취하면 금음체질의 간과 쓸개는 육류의 단백과 지방을 효과적으로 대사하기에 기능적 장애가 있습니다. 그리하여 약한 간과 담낭은 갈수록 더 약해집니다. 그러면 해독기능과 면역기능은 더 떨어져서, 인슐린 의존형 당뇨에 경우에는 자가 면역 증상이 심해져 악화됩니다. 노폐물 배설이 더 어려워져 혈액이 탁해지고 말초혈관의 순환장애가 나타납니다. 이런 경우 육고기를 먹으면 일시적으로 힘이야 나겠지만, 끝내는 악화됩니다. 또한 육식을 하면 금체질의 경우에는 십중팔구 심장의 관상동맥질환이 생깁니다. 보통 우유나 치즈, 버터 등의 유제품은 일상적으로 섭취하고 있으며, 거의 모든 영양분이 골고루 함유되어 있는 완전식품으로 인기가 있습니다. 칼슘, 단백질 등을 포함하여 성장에 필요한 모든 것을 거의 갖추고 있는 셈입니다. 그러나 유제품은 금체질에게는 폐 기능을 과도하게 항진시켜 열을 발생시키는 성질이 있습니다. 때문에 유제품이 맞지 않는 금체질의 유아가 수유기에 우유를 먹고 자라게 되면 폐의 기능 항진으로 알레르기, 아토피, 기관지, 천식 등으로 고생하는 사례가 많은 것입니다. 체질 감별을 해보면 십중팔구는 이 체질에 해당합니다. 그러므로 당뇨병을 고치기 위해서는 남들 모두가 좋다고 해서 덩달아 먹는 일이 있어서는 안 됩니

다. 그보다는 차가운 기운을 머금고 있는 검정콩 두유가 좋고 검은 깨가 첨가되어 있다면 금상첨화입니다. 하지만 흰콩으로 만든 두유는 성질이 따뜻하므로 먹게 되면 역효과가 납니다.

· 장어, 미꾸라지, 메기, 잉어, 가물치, 바다장어, 아나고, 논 지렁이 등의 생선은 폐를 이상 항진시키므로 금합니다. 바람직한 단백질원이 아닙니다.

· 폐와 대장을 과강(過强)하게 하는 과일과 식품을 삼가야 합니다. 배, 수박, 복숭아, 밤, 은행, 호도, 아몬드, 호박, 박, 녹용, 모든 버섯, 생강, 고추, 커피, 마, 도라지, 콩나물, 겨자채, 열무 등은 폐를 이롭게 하는 식품으로 폐에 열을 과도하게 발생시킵니다. 유제품(우유, 요쿠르트, 치즈, 버터)은 폐를 보강하고 요쿠르트와 청국장 역시 대장을 강하게 하므로 대장이 센 금음체질은 먹게 되면 결국 동반해서 췌장도 열을 받게 됩니다. 요쿠르트나 청국장은 누구에게나 좋은 참살이 식품으로 모두 잘못 인식하고 있으므로 흔들려서 경솔하게 먹는 일이 있어서는 안 됩니다.

· 위장을 덥게 하는 곡류를 금해야 합니다. 현미, 흰콩, 찹쌀, 옥수수, 감자, 율무, 수수 등은 주로 위장을 따뜻하게 하는 식품으로 멀리해야 합니다. 특히 현미에는 휘친산이라는 해독성분과 비타민이 많이 들어있어 인기가 있습니다. 요즘에는 발아현미까지 나와 있어 현미 천국입니다. 그러나 현미 껍질은 극히 열이 많아 장기간 섭취하면 당연히 폐열로 고혈압이 오거나 췌장 열로 당뇨가 생길 수밖에 없습니다.

■ **기타**

홍삼, 인삼, 청국장, 보신탕, 녹용, 당분, 설탕, 꿀, 매운 것, 지나치게 짠 것. 행여 좋다고 비타민 A, B, D 등을 먹는 일이 있어서는 안 됩니다. 요즘 비타민제는 종합비타민 형식으로 나오므로 해로운 비타민이 섞이지 않은 것을 잘 보고 선택해야 합니다. 땀을 많이 흘리는 운동이나 목욕은 오래하면, 몸 안의 진액이 소모되어 기운이 달립니다. 매운 음식과 매운 고추를 조심하여야 합니다. 이 체질은 매운 것을 과도하게 먹으면 횡격막이 열로 인해 경련이 일어나고 폐열이 상승하여 천식기가 생길 수 있습니다.

목양체질의 당뇨병

1. 목양체질의 당뇨병의 체질적 원인

목체질은 토체질 다음으로 당뇨에 잘 걸리는 체질입니다. 그러나 목양체질은 목음체질에 비해 당뇨 발생률이 낮습니다. 그것은 위장 기능이 약해 음식 섭취량이 적고 체질적으로 생야채를 대체로 즐기지 않는 편인데, 생야채는 소화가 안 되어 그대로 변으로 배설되거나 속이 불편하기 때문입니다. 토체질은 위장의 열이 너무 심해 췌장에 그 열이 전달되어 생기지만, 목체질은 간 기능이 지나치게 강해 당뇨가 발생합니다. 간은 소화된 영양물질을 피 속에 포도당의 형태로 공급하거나 간에 글리코겐의 형태로 저장하였다가 필요시 글루코스 즉 포도당으로 피를 통해 세포에 공급합니다. 그러나 목체질의 간은 몹시 저장 능력이 강해 당 대사를 잘 하지 않습니다. 그리하여 목체질은 살이 가장 잘 쪄 비만이 가장 심하고 간에 습기가 많습니다. 게다가 한국인의 오랜 채식문화 때문에 목체질은 대체로 간에 습열이 더욱 심합니다.

목체질은 생야채를 주로 섭취하면 간에 습열이 발생하며, 증상으로는 눈의 충혈 눈 주위의 염증 등이 나타납니다. 더욱이 폐는 호흡과 피부를 통해 몸 안의 습기와 수분을 소모도 하고 조절도 합니다. 그러나 목체질은 폐 기능이 몹시 약해서 폐를 통해서 습한 기운을 배출 제거하는 기능이 매우 약합니다. 때문에 길항 관계에 있는 간의 습기는 제거가 잘 안 되어 습열에 시달립니다. 목욕한 뒤에 몸을 닦지 않았을 경우나 비에 젖어 있을 경우 컨디션이 떨어져 불편한 느낌을 상기해 보면 이해가 되실 것입니다. 그런데 체질적으로 음식을 잘못 섭취하여 비정상적인 습열이 간에 과도하게 누적되면, 간의 기운은 횡으로 움직이므로 췌장에 습기가 전달됩니다. 췌장은 생리적으로 습(濕) 즉 축축한 것을 싫어합니다. 알다시피 췌장은 습열(濕熱)을 싫어하고 건조(乾燥)한 것을 즐긴다는 한의학의 이론과 같이 췌장의 기능은 떨어져 당뇨가 발병합니다. 그 결과 양질의 인슐린이 생산이 제대로 되지 않거나 모자라게 되어 당뇨병이 되는 것입니다.

그러므로 비만과 습열로 췌장은 당뇨에 노출될 수밖에 없는 것입니다. 그러나 목체질의 습열은 본질상 그 기운은 차갑습니다. 설명했다시피 냉성 야채와 성질이 찬 음식을 많이 먹어온 결과 간장에 비정상적인 허열(虛熱)이 췌장에 전변된 것이기 때문입니다. 물론 체감(體感) 즉 몸으로 느끼기는 덥지만, 그 열 근원은 실상은 냉(冷)입니다. 속아서는 안 됩니다. 그러므로 치료도 본질적으로는 허열을 제거해주는 것입니다. 폐를 따뜻하게 하고 간의 습을 제거하는 체질 한방제를 씁니다.

2. 치유법

(1) 폐와 위를 따뜻하게 하고 간열(肝熱)을 식혀주는 음식 섭취

■ 곡류

율무, 쌀, 보리, 찹쌀, 현미, 차조, 감자, 옥수수, 흰콩 등으로 성질이 따뜻하여 폐와 위를 북돋는 것을 섭취합니다.(쌀은 평(平) 식품으로 모든 체질에 적합함) 보리는 간열을 내리는 데는 좋지만, 추위를 많이 타면 먹지 않는 것이 좋습니다. 체질에 어울리는 곡류 중에서 가능하면 도정이 덜 된 것이나 원시 형태의 잡곡밥을 먹도록 합니다. 껍질에 들어있는 섬유질이 소화를 더디게 하므로 혈당이 급격하게 오르는 것을 막을 수 있습니다. **밥으로는 껍질을 벗기지 않은 원래의 율무가 가장 좋고 다음으로 현미가 좋습니다.** 목양체질은 뚱뚱한 사람이 많으며 이런 경우에는 상황에 따라 곡류를 포함한 탄수화물을 한 끼 또는 두 끼를 제한하면 회복이 신속합니다. 이 점에 관하여는 다음에 자세히 논할 것입니다. 한편 당뇨가 오래되어 야위고 너무 허약할 때는 신중하게 지도받는 것이 좋습니다.

■ 채소와 과일

간의 기운을 가라앉히면서 따뜻하게 해주는 것을 섭취합니다. 양배추, 피망, 파, 고추, 오이, 마늘, 취나물, 호박잎, 쑥, 쑥갓, 겨자채, 들깻잎, 콩나물 등이 있습니다. 과일은 알다시피 당분을 함유함으로 아예 먹지 않거나 상태에 따라 약간 섭취할 수 있습니다. 그중에는 사과, 멜론, 복숭아, 유자, 배(익혀서), 토마토가 있으며, 비교적 당분이 적게 들어있는 토마토는 무난합니다. 목양은 토마토를 익혀먹어야 합니다. 토마토에는 라이코펜이라는 혈압을 내려주고 지질을 분해하는 성분이 들어있습니다. 목체질은 생것을 삼가는 것이 간 기능을 정상화하는데 도움이 됩니다. 폐를 좋게 하는 식품이 간의 습기를 제거하는 것으로 결국은 췌장의 습열을 없애주는 것입니다.

■ 단백질 식품

육류

쇠고기, 닭고기, 오리고기, 염소고기, 돼지고기, 사슴고기, 노루고기 등 모든 육류와 조류는 다 좋습니다. 이 중에서 쇠고기가 가장 좋습니다. 그러나 **한우만 맞고 수입쇠고기는 해롭습니다.**(수입산 소는 털이 검정색으로 고기는 신장으로 귀경하기에 수음 목양체질은 신장 기능이 태과되어 나빠진다.) 닭고기는 열이 많아 몸을 따뜻하고, 사슴고기는 상승하는 기운이 아주 강해 두면(頭面)부의 혈액순환에 좋습니다. 목체질은 육류가 가장 폐 기능을 활성화하기에 좋고 체력도 증강되며, 될 수 있으면 밥 대신 고기를 충분히 섭취해야 췌장이 휴식을 취하여 효과적인 인슐린 분비가 잘 됩니다. 건강증진도 확실합니다. 정리하면 다음과 같습니다.

- **쇠고기**: 평(平)식품으로 목체질에 가장 이상적인 육류로 주로 폐를 보강합니다.
- **닭고기**: 열이 많은 육류로 비위장으로 들어갑니다.
- **돼지고기**: 차가운 기운을 지닌 고기로 신장으로 들어가 힘을 줍니다.
- **사슴고기**: 사슴은 위로 솟구치는 힘이 무척 강합니다. 뿔이 화려하게 뻗어 솟은 것을 보면 알 수 있지요. 그래서 인체상부의 폐에 크게 힘을 줍니다. 그런 이유로 녹용은 목체질과 수음체질에게는 기를 올려주는 귀한 약재입니다.
- **흰 염소고기**: 소처럼 뿔이 있습니다. 기운이 하체가 아니라 상체로 뻗어 올라갑니다. 그래서 쇠고기처럼 폐를 이상적으로 도와줍니다. 몸을 따뜻하게 해줍니다.

* 같은 단백질이라도 기운이 이같이 다르니 자신에 적합한 고기를 골라 먹는 게 좋다.

민물고기

장어, 미꾸라지, 메기, 바다장어, 아나고, 논 지렁이 등의 생선은 폐를 활성화시키므로 권장합니다. 바람직한 단백질원입니다. 가물치 잉어는 해롭습니다.

생선

명태, 조기, 대구, 가자미, 문어, 가오리, 홍어 등이 있습니다.

■ 기타

생으로 먹는 것은 설령 몸에 맞다 해도, 차가운 간을 더욱 차갑게 해서 간의 습기를 심화시킵니다. 신체는 서늘한 간의 지배를 받고 있어 몸은 차갑습니다. 가능하면 익혀 먹는 것이 몸을 훈훈하게 하여 피가 잘 돕니다. 금양, 금음, 토체질은 생으로 먹는 것이 더운 몸의 열기를 식히고 결석 예방에도 좋지만 목체질은 정반대입니다.

양파 요법

양파를 식사 시에 날 것이든 익히든 드시기만 하면 효과는 다 좋습니다. 또는 양파를 달여 엑기스로 드실 수 있습니다. 토체질은 대부분 위염이 있으므로 익혀 먹는 것이 속 편합니다.

·항혈전 작용 즉 혈관을 막히게 하는 나쁜 핏덩어리를 없애는 기능이 있습니다. 함유하고 있는 이소알린, 사이크로알린, 다이설파이드 등의 성분에는 혈액을 정상화시키는 작용을 합니다. 그래서 피 찌꺼기를 없애줍니다.
·지질을 없애는 작용과 혈압을 내리는 작용이 있습니다. 혈액 중에 나쁜 콜레스테롤과 중성지방을 없애줍니다.
·혈당을 내리는 작용을 합니다. 양파에 있는 시스테인 유도체에는 인슐린에 가까운 작용과 인슐린의 기능을 돕는 작용이 있는 것으로 보입니다.

마늘 요법

마늘은 인류가 발견한 "천년의 식품"으로 폐가 약한 목체질의 당뇨에 이상적인 식품입니다. 마늘의 알리신 성분은 비타민 B1과 결합하여 알리티아민으로 변합니다. 이 성분은 당질대사를 강력하게 촉진시키고 비타민 B6과 결합해 췌장의 기능을 활성화시켜 인슐린 분비를 촉진시킵니다. 더욱이 마늘은 높은 혈당치는 내리고 낮은 혈당치는 올려주는 양 기능이 있습니다. 구운 마늘형태로, 마늘김치로, 첨가물로 먹을 수 있습니다. 마늘은 으깬 후 10~20분 뒤에 먹으면 효소가 가장 활성화되어 효과가 좋습니다. 보통 음식은 산화되기 전에 먹는 것이 좋다는 생각에 그냥 바로 먹고 있지만, 마늘을 다져 두면 공기와 접촉하면서 신속한 숙성과정을 거치게 되므로 좋습니다.

감자 요법

감자에는 식물섬유가 풍부할 뿐 아니라 칼륨도 많습니다. 칼륨은 인슐린을 만드는데 필수성분입니다. 그러므로 밥보다 이런 감자를 먹는 것이 훨씬 혈당조절이 잘 됩니다. 식품 교환표에서 1 단위(80칼로리)는 밥 반공기(55g)인데 감자는 100g 즉 2배를 먹어도 문제도 없고, 공복감을 이기기에도 좋습니다. 그러나 목음체질은 위열을 가중시키므로 해당되지 않습니다.

흰콩 요법 및 기타

흰콩을 완숙 또는 반숙하여 콩즙으로 먹습니다. 식물성 단백질과 섬유소, 칼슘, 인지질, 레시틴 등이 풍부하여 약한 폐를 보강하여 간의 습기를 없애주므로 당뇨에 좋습니다. 보통 우유나 치즈, 버터 등의 유제품은 일상적으로 섭취하고 있으며, 거의 모든 영양분이 골고루 함유되어 있는 완전식품으로 인기가 있습니다. 칼슘, 단백질 등을 포함하여 성장에 필요한 모든 것을 거의 갖추고 있는 셈입니다. 김, 다시마, 미역, 비타민 A, D, 등산 등은 좋습니다. 복숭아, 밤, 은행, 호도, 호박, 박, 모든 버섯, 고추, 커피, 마, 도라지, 콩나물, 유제품(우유, 요쿠르트, 치즈, 버터)은 폐를 보강하고 요쿠르트와 청국장 역시 대장을 강하게 하므로 대장이 약한 목체질에게는 먹게 되면 좋습니다.

기능성 건강식품

효모, 버섯균사체, 로얄제리, 인삼류, 초유.

(2) 가능한 도정과 가공을 하지 않은 곡류 섭취

당뇨병이란 알다시피 먹은 음식이 소화되어 만들어진 혈중 포도당을 인슐린 부족으로 세포에 포도당을 넣어주지 못하여 과잉 혈당이 축적되는 것을 말합니다. 따라서 음식물이 천천히 시간을 두고 소화되는 것이 필요합니다. 그러기 위해서는 될 수 있는 대로 곡류는 껍질을 벗기지 않은 채로, 식품을 가공하지 않은 원시 상태 그대로 조리하여 먹는다면, 소화되는 시간이 길어져 그만큼 고혈당을 피할 수 있습니다. 곡류 껍질에 들어있는 섬유소는 혈중 지질을 떨어뜨릴 수 있습니다. 더욱이 자연 그대로 먹게 되면 유용한 각종 영양분은 거의 대부분 껍질에 있으므로 고스란히 모두 취할 수 있습니다. 그러면 장부의 기능은 왕성해져서 한층 더 당뇨극복이 쉬워집니다. 먹기 쉽게 가공한 식품들은 여러 가지 식품첨가물이 들어있습니다. 그중에는 밝혀지지 않았을지라도 혈액을 탁하게 하고 신장의 정화기능을 약화시키는 물질들이 있습니다. 순수단식을 해본 사람이라면 경험했다시피 사서 손쉽게 먹는 식품들이 인체에 해로운가를 경험했을 것입니다. 될 수 있는 대로 집에서 조리해서 드시는 것이 일생의 먹을거리로 볼 때 안전합니다.

(3) 당질(탄수화물)을 제한하는 식사

·일반 당뇨식은 고혈당을 개선하기 어렵습니다. 기존의 당뇨식은 탄수화물 55~60%, 지질 20~25%, 단백질 15~20%로 구성되고 1600 칼로리를 섭취 권장량으로 합니다. 대부분 이런 표준을 따라도 혈당 강하제를 복용해야 합니다. 혈당수치가 200이상 올라가면 혈관 내피에 손상이 증가하기 시작합니다. 이런 상태가 길어지면 혈관성 합병증의 위험이 높아져 심근경색이나 협심증이 일어나기 쉽습니다. 고혈당이 지속되면 그 자체가 인슐린 분비를 억제하고 인슐린 저항성을 증대시키므로 고혈당의 악순환이 더욱더 심해집니다. 인슐린 저항성은 인슐린이 충분히 있어도 포도당을 세포로 나르는 기능을 제대로 못하는 현상을 말합니다.

·탄수화물을 제한하는 식사를 하면 획기적으로 고혈당을 내릴 수 있습니다. 탄수화물 제한식은 당질 35%, 지질 40%, 단백질 25%로 아침과 저녁식사에서 주식 즉 밥을 뺐을 경우입니다. 밥을 먹지 않는다는 것은 상당히 편중된 식사법으로 수긍하기 어려울 것입니다. 소개하는 당질 제한

식은 일본 다케오 병원의 임상에서 검증된 자료입니다. 그러나 당뇨병의 본질을 생각해보고 각 영양소가 혈당으로 바뀌는 비율과 속도를 고려해보면 이해가 될 것입니다. 단적으로 말해서, 고혈당을 만드는 것은 탄수화물뿐이라고 말해도 틀림이 없습니다. 즉 탄수화물은 먹은 것 모두 100%가 혈당으로 바뀝니다. 단백질은 섭취량의 50%가 혈당으로, 지방은 섭취량의 10%가 혈당으로 바뀝니다. 그다음으로 탄수화물은 먹은 지 20분에서 혈당으로 바뀌기 시작해서 2시간 정도에서 100% 모두 혈중의 포도당으로 바뀝니다. 그러나 단백질은 식후 1시간부터 혈당으로 변하기 시작하여 식후 3시간대에 가장 혈당이 많아지고 6시간이 지나면 그칩니다. 그런데 지방은 10% 미만에서 약 12~24 시간 지속됩니다. 지방은 해롭다는 생각에 무서워하지만 체질에 적합한 지방을 포함한 당질 제한식을 섭취하면 위에서 말한 고혈당의 문제를 신속히 극복할 수 있습니다.

일반적으로 지방과 단백질은 담낭에서 나오는 쓸개즙에 의해 소화가 쉽게 이루어집니다. 한편 쌀, 밀가루와 같은 탄수화물 전분 등의 소화는 쓸개가 아닌 췌장에서 분비하는 아밀라제와 같은 소화 효소에 의해 주로 소화가 이루어집니다. 때문에 이런 탄수화물을 섭취한 만큼 췌장은 회복의 여유가 없습니다. 지치게 됩니다. 그러나 이러한 탄수화물의 식사량을 줄이면 망가진 췌장은 휴식을 취할 수 있습니다. 그러나 탄수화물의 소화시켜야 할 양이 많으면 그만큼 췌장은 효소를 분비하는 일을 많이 하게 돼 지치게 되고 췌장은 과열되어 양질의 인슐린 생산 분비가 갈수록 힘듭니다. 그러나 탄수화물을 적게 섭취하면 지친 췌장은 회복할 수 있는 여유가 생겨 근본적으로 당뇨병을 고칠 수 있는 것입니다. 물론 단백질, 지방질 섭취가 늘면 케톤체 수치가 높아질 수 있으나, 고혈당이 아닌 상태에서는 그다지 문제가 되지 않습니다. (케톤체는 지방이 혈당으로 변하는 과정에서 형성되는 인체에 나쁜 영향을 주는 부산물입니다) 둘째로 고혈당 상태를 빨리 개선하면 혈당이 혈관 내피에 손상을 입히는 것을 막을 수 있으므로 심장병이나 뇌졸중, 고혈압 등을 피할 수 있습니다. 고혈당이 오래 지속되면 혈액 중의 포도당에 의해 혈관이 손상되어 혈관의 동맥경화가 급속히 진행되기 때문입니다. 특히 체질에 맞게 단백과 지방질을 섭취하면 여러 가지 합병증도 함께 고칠 수 있습니다.

(4) 목양체질은 간의 습열(濕熱)을 한방으로 다스려주는 것이 효과적

앞서 언급한 바와 같이, 목체질은 간 기능이 지나치게 강해 당뇨가 발생합니다. 간은 소화된 영양물질을 피 속에 포도당의 형태로 공급하거나 간에 글리코겐의 형태로 저장하였다가 필요시 글루코스 즉 포도당으로 피를 통해 세포에 공급합니다. 그러나 목체질의 간은 몹시 저장 능력이 강해 당대사가 잘 이루어지지 않습니다. 그리하여 목체질은 살이 가장 잘 쪄 비만이 가장 심하고 간에 습기가 많습니다. 게다가 한국인의 오랜 채식문화 때문에 목체질은 대체로 간에 습열이 더욱 심합니다. 목체질은 생야채를 주로 섭취하면 간에 습열이 발생하며, 증상으로는 눈의 충혈, 눈 주위의 염증 등이 나타납니다. 더욱이 폐는 호흡과 피부를 통해 몸 안의 습기와 수분을 소모도 하고 조절도 합니다. 그러나 목체질은 폐 기능이 몹시 약해서 폐를 통해서 습한 기운을 배출 제거하는 기능이 몹시 약합니다. 때문에 길항 관계에 있는 간의 습기는 제거가 잘 안 되어 습열에 시달립니다.

목욕한 뒤에 몸을 닦지 않았을 경우나 비에 젖어 있을 경우 컨디션이 떨어져 불편한 느낌을 상기해 보면 이해가 되실 것입니다. 무엇보다도 목체질은 과도한 습열의 진원지인 간장의 열을 식혀주어야 합니다. 그런 목적으로 반드시 기본적으로 음식물을 체질에 어울리게 먹어야 합니다. 그러나 음식은 약리작용이 약합니다. 그런 연유로 빠른 효과를 기대하기 어렵습니다. 게다가 너무 오랜 세월 병고로 고생하면 췌장의 회복력은 현저하게 떨어져 아무리 철저하게 식이요법을 해도 췌장의 기능을 회복시키는 일이 힘에 부칩니다. 따라서 역가(力價)가 뛰어난 기능성 식품이나 약재를 이용하여 치유를 도와야 합니다. 식품 의약품 안정청의 식품공전에 등재된 동식물 가운데서 체질에 맞고 약리작용이 뛰어난 약용식물을 써서 간의 습기(濕氣)와 열(熱)을 제거하면 근본치유에 효과적입니다.

(5) 신장과 간을 차갑게 하는 것들 피하기

■ 야채

간에 영양을 공급해주는 야채는 목체질에게는 간의 기능 이상 항진을 유발합니다. 좀 재미있는 얘기를 합니다. 조선 최고의 한의서 동의보감의 간(肝)편의 간 그림을 유심히 보면, 간이 수많은 나뭇잎으로 덮여 있습니다. 간은 오행(五行)중에서 목(木) 즉 나무에 배속시키고 있으며, 나무는 성장하면서 나뭇잎이 무성해집니다. 그래서 한의학에서는 간을 묘사할 때 이치상으로 갑옷의 미늘처럼 간을 나무 이파리로 장식합니다. 흥미롭게도 현대 해부학에서도 좌우의 간을 하나는 우엽(右葉) 즉 오른쪽 잎, 좌엽(左葉) 즉 왼쪽 잎이라고 부릅니다. 즉 간을 나무의 잎에 빗대어 부릅니다. 그런데 나무는 바람이 심하게 불면 나뭇잎은 흔들리다가 결국은 떨어지지요. 간도 기능이상이 생겨 간 내부에서 바람 즉 풍(風)이 생기면 중풍이 옵니다. 간에 저장된 피가 소통되지 않고 뻑뻑해져 울혈되거나 간 안의 기운이 몹시 드세어져서 뻗어나가는 기세가 감당하기가 어려운 상황입니다. 요즘 말로 하면 간 기능 이상항진이 생기는 것입니다. 그와 같이 간 기능이 항진되어 핏줄이 막히면 뇌경색, 터지면 뇌출혈과 같은 뇌졸중이 발생합니다. 뇌졸중 환자가 손발을 떨고 있는 것과 부는 바람에 흔들리는 나뭇잎은 너무도 비슷합니다. 대개 순환기 질병의 원인을 심장과 혈관에서 찾고 있는데, 실은 원인은 주로 간에서 시작되는 경우가 많습니다. 이런 발병기전에 의해 당뇨도 맞지 않는 야채를 지나치게 섭취할 때 발생합니다. **목체질의 경우에는 간의 기를 지나치게 돋우는 푸른 야채류를 반드시 끊어야 합니다. 신선초, 배추, 케일, 돗나물, 미나리, 샐러리, 시금치 등 대부분의 냉성 야채는 금합니다.**

■ 차가운 기운을 품은 곡류를 금해야 합니다

검정콩, 조, 메밀, 녹두, 고구마, 잣.

■ 건강식품

스피루리나, 크로렐라, 야채녹즙, 식초, 오가피식품, 키토산, 영지, 포도당, 솔잎가루.

■ 기타

간과 신장을 강하게 하는 차가운 식품은 몸을 서늘하게 하고 피가 식어 순환이 안 돼 추위를 타고 발이 시립니다. 목체질은 한국인의 전통적인 채식문화로 인해 냉성 야채를 삼가는 것이 도전이 될 수 있습니다. 특히 배추로 만든 각종 김치류는 말할 수 없이 힘든 시험이 됩니다. 고등어, 꽁치, 차가운 바다생선, 바닷게, 조개 등으로 성질이 차가워 몸을 차게 하는 해물을 삼가야 합니다. 그러나 역설적이게도 이 체질은 해물을 좋아하는 사람이 많습니다.

＊ 목양체질! 폐와 위장을 따뜻하게 하는 육류와 뿌리를 먹고, 밥을 적게 먹으면 힘이 나고 삶이 즐거워진다.

목음체질의 당뇨병

　목음체질은 토체질 다음으로 당뇨병에 걸리기 쉽습니다. 목음체질은 위장기능이 원만해 무엇이든지 소화가 잘 됩니다. 게다가 심한 심장열 때문에 과일과 야채를 좋아합니다. 그러나 이런 냉성 과일과 야채는 결국 센 간을 더욱더 세게 만들어 간이 항진되고 습이 심해집니다. 그러면서 폐는 갈수록 차가워져 몸은 서늘해집니다. 이러한 습기는 췌장에 옮겨져 췌장은 옳게 일을 할 수 없습니다. 당뇨가 오는 것입니다.

1. 목음체질의 당뇨병의 체질적 원인

　목체질은 토체질 다음으로 당뇨에 잘 걸리는 체질입니다. 그러나 목양체질은 목음체질에 비해 당뇨 발생률이 낮습니다. 그것은 위장 기능이 약해 음식 섭취량이 적고 체질적으로 생야채를 대체로 즐기지 않는 편인데, 생야채는 소화가 안 되어 그대로 변으로 배설되거나 속이 불편하기 때문입니다. 그러나 목음체질은 위장기능이 원만해 무엇이든지 소화가 잘 되어 가리지 않고 먹습니다. 게다가 심한 심장열 때문에 과일과 야채를 좋아합니다.

　그러나 이런 냉성 과일과 야채는 결국 센 간을 더욱더 세게 만들어 간에 습(濕)이 심해집니다. 때문에 목양체질보다 목음체질이 당뇨나 고혈압 무릎 관절염의 유병률이 높습니다. 목체질은 생야채를 주로 섭취하면 간에 습열이 발생하는데, 증상으로는 눈의 충혈, 눈 주위의 염증 등이 나타나는 것만 봐도 틀림없습니다. 목음체질은 간 기능이 지나치게 강해 당뇨가 발생합니다. 간은 소화된 영양물질을 피 속에 포도당의 형태로 공급하거나 간에 글리코겐의 형태로 저장하였다가 필요시 글루코스 즉 포도당으로 피를 통해 세포에 공급합니다. 그러나 목체질의 간은 몹시 저장 능력이 강해 당대사를 잘 하지 않습니다. 그리하여 목음체질은 먹는 것이 다 살이 됩니다. 비만해진 것입니다.

더욱이 폐는 호흡과 피부를 통해 몸 안의 습기와 수분을 소모도 하고 조절도 합니다. 그러나 목체질은 폐 기능이 몹시 약해서 폐를 통해서 습한 기운을 배출, 제거하는 기능이 매우 약합니다. 때문에 길항 관계에 있는 간의 습기는 제거가 잘 안 되어 습열에 시달립니다. 목욕한 뒤에 몸을 닦지 않고 있거나 비에 젖어 있을 경우, 컨디션이 떨어져 불편한 느낌을 상기해 보면 이해가 되실 것입니다. 이렇게 비정상적인 습열이 간에 과도하게 누적되면, 췌장에 습기가 전달됩니다. 췌장은 생리적으로 습(濕) 즉 축축한 것을 싫어합니다. 췌장의 기능은 떨어져 양질의 인슐린이 생산 및 분비가 제대로 되지 않아 당뇨병이 되는 것입니다. 비만과 간의 습열 때문입니다.

췌장은 습열(濕熱)을 싫어하고 건조(乾燥)한 것을 즐깁니다. 그러나 목체질의 습열은 본질상 그 기운은 차갑습니다. 설명했다시피 냉성 야채와 성질이 찬 음식을 많이 먹어온 결과 간장에 비정상적인 허열(虛熱)이 췌장에 전변된 것이기 때문입니다. 물론 체감(體感) 즉 몸으로 느끼기는 덥지만, 그 열 근원은 실상은 허열이며 냉(冷)입니다. 속아서는 안 됩니다. 그러므로 치료도 본질적으로는 허열을 제거해주는 것입니다. 폐를 따뜻하게 하고 간의 습을 제거하는 체질 한방제를 씁니다.

2. 치유법

(1) 폐를 따뜻하게 하고 간열(肝熱)을 식혀주는 음식 섭취

■ 곡류

율무, 쌀, 보리, 흰콩 등으로 성질이 따뜻하여 폐를 북돋는 것을 섭취합니다.(쌀은 평(平) 식품으로 모든 체질에 적합함) 보리는 간열을 내리는 데는 좋지만, 추위를 많이 타면 먹지 않는 것이 좋습니다. 체질에 어울리는 곡류 중에서 가능하면 도정이 덜 된 것이나 원시 형태의 잡곡밥을 먹도록 합니다. **가장 좋은 곡류는 통율무입니다.** 껍질에 들어있는 섬유질이 소화를 더디게 하므로 혈당이 급격하게 오르는 것을 막을 수 있습니다. 목음체질은 뚱뚱한 사람이 많으며 고생합니다. 이런 경우에는 상황에 따라 곡류를 포함한 탄수화물을 한 끼 또는 두 끼를 제한하면 회복이 신속합니다. 이 점에 관하여는 다음에 자세히 논할 것입니다. 한편 당뇨가 오래되어 야위고 너무 허약할 때는 신중하게 지도받는 것이 좋습니다.

■ 채소와 과일

간의 기운을 가라앉히면서 따뜻하게 해주는 것을 섭취합니다. 양배추, 피망, 파, 고추, 오이, 마늘, 취나물, 호박잎, 겨자채, 들깻잎, 콩나물 등이 있습니다. 과일은 알다시피 당분을 함유함으로 아예 먹지 않거나 상태에 따라 약간 섭취할 수 있습니다. 그중에는 멜론, 복숭아, 유자, 배(익혀서), 토마토(평식품)가 있으며, 비교적 당분이 적게 들어있는 토마토는 무난합니다. 참고로 토마토는 좋은 식품입니다. 토마토에는 라이코펜이라는 혈압을 내려주고 지질을 분해하는 성분이 들어있습니다. 목체질은 생것을 삼가는 것이 간 기능을 정상화하는데 도움이 됩니다. 폐를 좋게 하는 식품이 간의 습기를 제거하는 것으로 결국은 췌장의 습열을 없애주는 것입니다.

* 호박잎은 대장의 수렴작용이 약한 목음, 목양체질에는 변을 무르게 하는 성질이 있다.

■ 단백질 식품

육류
쇠고기, 닭고기, 오리고기, 염소고기, 돼지고기, 사슴고기, 노루고기 등 모든 육류와 조류는 다 좋습니다. 목음은 이 중에서 쇠고기가 특히 수입쇠고기가 가장 좋습니다. 닭고기는 열이 많아 몸을 따뜻하고, 사슴고기는 상승하는 기운이 아주 강해 두면(頭面)부의 혈액순환에 좋습니다. 목체질은 육류가 가장 폐 기능을 활성화하기에 좋고 체력도 증강되며, 될 수 있으면 밥 대신 고기를 충분히 섭취해야 췌장이 휴식을 취하여 효과적인 인슐린 분비가 잘 됩니다. 건강증진도 확실합니다.

· **쇠고기**: 평(平)식품으로 목체질에 가장 이상적인 육류로 주로 폐를 보강합니다. 특히 수입쇠고기는 신장을 동시에 좋게 하니 더 좋습니다.

· **닭고기**: 열이 많은 육류로 비위장으로 들어갑니다.

· **돼지고기**: 차가운 기운을 지닌 고기로 신장으로 들어가 힘을 줍니다. 따라서 체온이 낮거나 대

장이 차가울 때는 해로울 수 있습니다.

- ·개고기: 열이 많아서 위장을 따뜻하게 해줍니다.
- ·사슴고기: 사슴은 위로 솟구치는 힘이 무척 강합니다. 뿔이 화려하게 뻗어 솟은 것을 보면 알 수 있지요. 그래서 인체상부의 폐에 크게 힘을 줍니다. 그런 이유로 녹용은 목체질과 수음체질에게는 기를 올려주는 귀한 약재입니다.
- ·염소고기: 소처럼 뿔이 있습니다. 기운이 하체가 아니라 상체로 뻗어 올라갑니다. 그래서 쇠고기 처럼 폐를 이상적으로 도와줍니다. 몸을 따뜻하게 해줍니다.

민물고기

장어, 미꾸라지, 메기, 바다장어, 붕장어, 지렁이 등은 폐를 활성화시키므로 권장합니다. 바람직한 단백질원입니다. 가물치 잉어는 취약한 신장을 강화하므로 좋습니다.

생선

명태, 조기, 대구, 가자미, 문어, 가오리, 홍어 등이 있습니다.

■ 기타

생으로 먹는 것은 설령 몸에 맞다 해도, 차가운 간을 더욱 차갑게 해서 간의 습기를 심화시킵니 다. 신체는 서늘한 간의 지배를 받고 있어 몸은 차갑습니다. 가능하면 익혀 먹는 것이 몸을 훈훈하 게 하여 피가 잘 돕니다. 금양, 금음, 토체질은 생으로 먹는 것이 더운 몸의 열기를 식히고 결석 예 방에도 좋지만, 목체질은 정반대입니다. 익혀 먹으면 몸이 따뜻해집니다.

양파 요법

양파를 식사 시에 날 것이든 익히든 드시기만 하면 효과는 다 좋습니다. 또는 양파를 달여 엑기 스로 드실 수 있습니다. 토체질은 대부분 위염이 있으므로 익혀 먹는 것이 속 편합니다.

·항혈전 작용 즉 혈관을 막히게 하는 나쁜 핏덩어리를 없애는 기능이 있습니다. 함유하고 있는

이소알린, 사이크로알린, 다이설파이드 등의 성분에는 혈액을 정상화시키는 작용을 합니다. 그래서 피 찌꺼기를 없애줍니다.

· 지질을 없애는 작용과 혈압을 내리는 작용이 있습니다. 혈액 중에 나쁜 콜레스테롤과 중성지방을 없애줍니다.

· 혈당을 내리는 작용을 합니다. 양파에 있는 시스테인 유도체에는 인슐린에 가까운 작용과 인슐린의 기능을 돕는 작용이 있는 것으로 보입니다.

마늘 요법

마늘은 인류가 발견한 "천년의 식품"으로 폐가 약한 목체질의 당뇨에 이상적인 식품입니다. 마늘의 알리신 성분은 비타민 B1과 결합하여 알리티아민으로 변합니다. 이 성분은 당질대사를 강력하게 촉진시키고 비타민 B6과 결합해 췌장의 기능을 활성화시켜 인슐린 분비를 촉진시킵니다. 더욱이 마늘은 높은 혈당치는 내리고 낮은 혈당치는 올려주는 양 기능이 있습니다. 구운 마늘형태로, 마늘김치로, 첨가물로 먹을 수 있습니다. 마늘은 으깬 후 10~20분 뒤에 먹으면 효소가 가장 활성화되어 효과가 좋습니다. 보통 음식은 산화되기 전에 먹는 것이 좋다는 생각에 그냥 바로 먹고 있지만, 마늘을 다져 두면 공기와 접촉하면서 신속한 숙성과정을 거치게 되므로 좋습니다.

흰콩(메주콩) 요법

흰콩을 완숙 또는 반숙하여 콩즙으로 먹습니다. 식물성 단백과 섬유소, 칼슘, 인지질, 레시틴 등이 풍부하여 약한 폐를 보강하여 간의 습기를 없애주므로 당뇨에 좋습니다.

보통 우유나 치즈, 버터 등의 유제품은 일상적으로 섭취하고 있으며, 거의 모든 영양분이 골고루 함유되어 있는 완전식품으로 인기가 있습니다. 칼슘, 단백질 등을 포함하여 성장에 필요한 모든 것을 거의 갖추고 있는 셈입니다. 김, 다시마, 미역, 비타민 A, D, E, 등산 등은 좋습니다. 배, 복숭아, 밤, 은행, 호도, 아몬드, 호박, 박, 영지를 제외한 모든 버섯, 고추, 카페인 없는 커피, 마, 도라지, 콩나물, 유제품(우유, 요쿠르트, 치즈, 버터)은 폐를 보강하고 요쿠르트와 청국장 역시 대장을 강하게 하므로 대장이 약한 목체질에게는 먹게 되면 좋습니다.

기능성 건강식품

효모, 버섯균사체, 로얄제리, 초유.

(2) 도정과 가공을 하지 않은 식물 섭취

당뇨병이란 알다시피 먹은 음식이 소화되어 만들어진 혈중 포도당을 인슐린 부족으로 세포에 포도당을 넣어주지 못하여 과잉 혈당이 축적되는 것을 말합니다. 따라서 음식물이 천천히 시간을 두고 소화되는 것이 필요합니다. 그러기 위해서는 될 수 있는 대로 **곡류는 껍질을 벗기지 않은 채로,** 식품을 가공하지 않은 원시 상태 그대로 조리하여 먹는다면, 소화되는 시간이 길어져 그만큼 고혈당을 피할 수 있습니다. 곡류 껍질에 들어있는 섬유소는 혈중 지질을 떨어뜨릴 수 있습니다. 더욱이 자연 그대로 먹게 되면 유용한 각종 영양분은 거의 대부분 껍질에 있으므로 고스란히 모두 취할 수 있습니다. 그러면 장부의 기능은 왕성해져서 한층 더 당뇨극복이 쉬워집니다. 먹기 쉽게 가공한 식품들은 여러 가지 식품첨가물이 들어있습니다. 그중에는 밝혀지지 않았을지라도 혈액을 탁하게 하고 신장의 정화기능을 약화시키는 물질들이 있습니다. 순수단식을 해본 사람이라면 경험했다시피 사서 손쉽게 먹는 식품들이 인체에 해로운가를 경험했을 것입니다. 될 수 있는 대로 집에서 조리해서 드시는 것이 일생의 건강을 두고 볼 때 그만한 가치가 있습니다.

(3) 당질(탄수화물)을 제한하는 식사

·일반 당뇨식은 고혈당을 개선하기 어렵습니다. 기존의 당뇨식은 탄수화물 55~60%, 지질 20~25%, 단백질 15~20%로 구성되고 1600 칼로리를 섭취 권장량으로 합니다. 대부분 이런 표준을 따라도 혈당 강하제를 복용해야 합니다. 혈당수치가 200이상 올라가면 혈관 내피에 손상이 증가하기 시작합니다. 이런 상태가 길어지면 혈관성 합병증의 위험이 높아져 심근경색이나 협심증이 일어나기 쉽습니다. 고혈당이 지속되면 그 자체가 인슐린 분비를 억제하고 인슐린 저항성을 증대시키므로 고혈당의 악순환이 더욱더 심해집니다. 인슐린 저항성은 인슐린이 충분히 있어도 포도당을 세포로 나르는 기능을 제대로 못하는 현상을 말합니다.

·탄수화물을 제한하는 식사를 하면 획기적으로 고혈당을 내릴 수 있습니다. 탄수화물 제한식은 당질 35%, 지질 40%, 단백질 25%로 아침과 저녁식사에서 주식 즉 밥을 뺐을 경우입니다. 밥을 먹지 않는다는 것은 상당히 편중된 식사법으로 수긍하기 어려울 것입니다. 소개하는 당질 제한식은 일본 다케오 병원의 임상에서 검증된 자료입니다. 그러나 당뇨병의 본질을 생각해보고 각 영양소가 혈당으로 바뀌는 비율과 속도를 고려해보면 이해가 될 것입니다. 단적으로 말해서, 고혈당을 만드는 것은 탄수화물뿐이라고 말해도 틀림이 없습니다. 즉 탄수화물은 먹은 것 모두 100%가 혈당으로 바뀝니다. 단백질은 섭취량의 50%가 혈당으로, 지방은 섭취량의 10%가 혈당으로 바뀝니다. 그다음으로 탄수화물은 먹은 지 20분에서 혈당으로 바뀌기 시작해서 2시간 정도에서 100% 모두 혈중의 포도당으로 바뀝니다. 그러나 단백질은 식후 1시간부터 혈당으로 변하기 시작하여 식후 3시간대에 가장 혈당이 많아지고 6시간이 지나면 그칩니다. 그런데 지방은 10% 미만에서 약 12~24 시간 지속됩니다. 지방은 해롭다는 생각에 무서워하지만 체질에 적합한 지방을 포함한 당질 제한식을 섭취하면 위에서 말한 고혈당의 문제를 신속히 극복할 수 있습니다. 일반적으로 지방과 단백질은 담낭에서 나오는 쓸개즙에 의해 소화가 쉽게 이루어집니다.

한편 쌀, 밀가루와 같은 탄수화물, 전분 등의 소화는 쓸개가 아닌 췌장에서 분비하는 아밀라제와 같은 소화효소에 의해 주로 소화가 이루어집니다. 때문에 이런 탄수화물을 섭취한 만큼 췌장은 회복의 여유가 없습니다. 지치게 됩니다. 그러나 이러한 탄수화물의 식사량을 줄이면 망가진 췌장은 휴식을 취할 수 있습니다. 그러나 탄수화물의 소화시켜야 할 양이 많으면 그만큼 췌장은 효소를 분비하는 일을 많이 하게 돼 지치게 되고 췌장은 과열되어 양질의 인슐린 생산 분비가 갈수록 힘듭니다. 그러나 탄수화물을 적게 섭취하면 지친 췌장은 회복할 수 있는 여유가 생겨 근본적으로 당뇨병을 고칠 수 있는 것입니다. 물론 단백질 지방질 섭취가 늘면 케톤체 수치가 높아질 수 있으나, 고혈당이 아닌 상태에서는 그다지 문제가 되지 않습니다. (케톤체는 지방이 혈당으로 변하는 과정에서 형성되는 인체에 나쁜 영향을 주는 부산물입니다) 둘째로 고혈당 상태를 빨리 개선하면 혈당이 혈관 내피에 손상을 입히는 것을 막을 수 있으므로 심장병이나 뇌졸중, 고혈압 등을 피할 수 있습니다. 고혈당이 오래 지속되면 혈액 중의 포도당에 의해 혈관이 손상되어 혈관의 동맥경화가 급속히 진행되기 때문입니다. 특히 체질에 맞게 단백과 지방질을 섭취하면 여러 가지 합병증도 함께 고칠 수 있습니다.

(4) 목음체질은 간의 습열(濕熱)을 체질 한방으로 다스려주는 것이 효과적

앞서 언급한 바와 같이, 목체질은 간 기능이 지나치게 강해 당뇨가 발생합니다. 간은 소화된 영양물질을 피 속에 포도당의 형태로 공급하거나 간에 글리코겐의 형태로 저장하였다가 필요시 글루코스 즉 포도당으로 피를 통해 세포에 공급합니다. 그러나 목체질의 간은 몹시 저장 능력이 강해 당 대사가 잘 이루어지지 않습니다. 그리하여 목체질은 체질 중에서 살이 가장 잘 쪄 비만이 가장 심하고 간에 습기가 많습니다. 게다가 한국인의 오랜 채식문화 때문에 목체질은 대체로 간에 습열이 더욱 심합니다. 목체질은 생야채를 주로 섭취하면 간에 습열이 발생하며, 증상으로는 눈의 충혈, 눈 주위의 염증 등이 나타납니다. 더욱이 폐는 호흡과 피부를 통해 몸 안의 습기와 수분을 소모도 하고 조절도 합니다. 그러나 목체질은 폐 기능이 몹시 약해서 폐를 통해서 습한 기운을 배출 제거하는 기능이 몹시 약합니다. 때문에 길항 관계에 있는 간의 습기는 제거가 잘 안 되어 습열에 시달립니다.

목욕한 뒤에 몸을 닦지 않았을 경우나 비에 젖어 있을 경우 컨디션이 떨어져 불편한 느낌을 상기해 보면 이해가 되실 것입니다. 무엇보다도 목체질은 과도한 습열의 진원지인 간장의 열을 식혀주어야 합니다. 그런 목적으로 반드시 기본적으로 음식물을 체질에 어울리게 먹어야 합니다. 그러나 음식은 약리작용이 약합니다. 그런 연유로 빠른 효과를 기대하기 어렵습니다. 게다가 너무 오랜 세월 병고로 고생하면 췌장의 회복력은 현저하게 떨어져 아무리 철저하게 식이요법을 해도 췌장의 기능을 회복시키는 일이 힘에 부칩니다. 따라서 역가(力價)가 뛰어난 기능성 식품이나 약재를 이용하여 치유를 도와야 합니다. 식품 의약품 안정청의 식품공전에 등재된 동식물 가운데서 체질에 맞고 약리작용이 뛰어난 약용식물 추출물을 사용하여 간의 습기(濕氣)와 열(熱)을 제거하면 근본치유에 효과적입니다.

(5) 신장과 간을 차갑게 하는 것들 피하기

■ 야채

간에 영양을 공급해주는 야채는 목체질에게는 간의 기능 이상 항진을 유발합니다. 좀 재미있는 얘기를 합니다. 조선 최고의 한의서 동의보감의 간(肝)편의 간 그림을 유심히 보면, 간이 수많은 나뭇잎으로 덮여 있습니다. 간은 오행(五行)중에서 목(木) 즉 나무에 배속시키고 있으며, 나무는 성장하면서 나뭇잎이 무성해집니다. 그래서 한의학에서는 간을 묘사할 때 이치상으로 갑옷의 미늘처럼 간을 나무 이파리로 장식합니다. 흥미롭게도 현대 해부학에서도 좌우의 간을 하나는 우엽(右葉) 즉 오른쪽 잎, 좌엽(左葉) 즉 왼쪽 잎이라고 부릅니다. 즉 간을 나무의 잎에 빗대어 부릅니다. 그런데 나무는 바람이 심하게 불면 나뭇잎은 흔들리다가 결국은 떨어지지요. 간도 기능이상이 생겨 간 내부에서 바람 즉 풍(風)이 생기면 중풍이 옵니다. 간에 저장된 피가 소통되지 않고 뻑뻑해져 울혈되거나 간 안의 기운이 몹시 드세어져서 뻗어나가는 기세가 감당하기가 어려운 상황입니다. 요즘 말로 하면 간 기능 이상항진이 생기는 것입니다. 그와 같이 간 기능이 항진되어 핏줄이 막히면 뇌경색, 터지면 뇌출혈과 같은 뇌졸중이 발생합니다. 뇌졸중환자가 손발을 떨고 있는 것과 부는 바람에 흔들리는 나뭇잎은 너무도 비슷합니다. 대개 순환기 질병의 원인을 심장과 혈관에서 찾고 있는데, 실은 원인은 주로 간에서 시작되는 경우가 많습니다. 이런 발병 기전에 의해, 당뇨도 맞지 않는 야채를 지나치게 섭취할 때 발생합니다. 목체질의 경우에는 **간의 항진을 부추기는 푸른 냉성 야채류를 반드시 끊어야 합니다.** 신선초, 배추, 케일, 돗나물, 미나리, 갓, 샐러리, 시금치 등 대부분의 냉성 야채와, 부추, 쑥, 쑥갓 등 위장과 심장을 덥게 하는 야채는 금합니다.

■ 차가운 기운을 품은 곡류 제한

검정콩, 조, 메밀, 녹두, 고구마, 잣.

■ 건강기능식품

스피루리나, 크로렐라, 생녹즙, 모든 식초, 오가피, 키토산, 영지, 포도당, 솔잎가루.

■ 기타

간과 신장을 강하게 하는 차가운 식품은 몸을 서늘하게 하고 피가 식어 순환이 안돼 추위를 타고 발이 시립니다. 목체질은 한국인의 전통적인 채식문화로 인해 냉성 야채를 삼가는 것이 도전이 될 수 있습니다. 특히 배추를 재료로 만든 각종 김치류는 말할 수 없이 힘든 시험이 됩니다. 고등어, 꽁치, 차가운 바다생선, 바닷게, 조개 등으로 성질이 차가워 몸을 차게 하는 해물을 삼가야 합니다. 그러나 역설적이게도 이 체질은 해물을 좋아하는 사람이 많습니다.

* 목음체질은 차가운 야채와 해물을 피하고 뿌리채소와 고기를 넉넉히 먹어야 한다. 그러면 헛된 망상 없이 마음 편히 살 수 있다.

토양체질의 당뇨병

토양 체질이야말로 당뇨에 가장 잘 걸립니다. 한마디로 체질 가운데 위장과 췌장에 열이 최고로 높습니다. 당뇨 합병증으로 위암, 신장병, 각종 질환에 시달리다 천수를 누리지 못하고 생을 마감하는 일이 상당합니다. 위장의 소화력이 극도로 강하다보니 너무 많은 음식을 먹게 되고 그중에는 열성을 품은 음식도 많아 그 열독이 췌장에 쌓이면 당뇨병을 앓게 되고 위장에 열기가 차면 위장의 위쪽 식도 아래에 위암이 자리를 잡습니다.

1. 토양체질의 당뇨병의 체질적 원인

앞서 살펴본 바와 같이, 이 체질은 더운 기운으로 쌓여 있는 췌장 비장과 위장이 첫 번째로 센 장기입니다. 때문에 모든 체질 중에서 위장과 췌장에 열이 가장 극심하고 체온이 가장 높습니다. 때문에 위장에 열이 과도하기 때문에 체질에 맞지 않는 위장에 열을 내는 음식을 주로 섭취하면 다른 어떤 체질보다도 췌장에 열이 극열해집니다. 그러면 이미 당뇨병의 원인에서 살펴본 바와 같이 췌장은 더위에 못 이겨 췌장의 랑겔한스 섬의 베타세포에서는 양질의 인슐린을 생산하지 못하거나 인슐린이 모자라게 만들어집니다. 게다가 위장의 소화 기능이 왕성하여 무엇이든지 소화가 잘돼 비만에 시달리게 됩니다. 그 결과 그렇지 않아도 모자라는 인슐린을 체내 지방이 흡수해버려 세포의 수용체 안으로 포도당을 넣어 영양공급하기가 어렵습니다. 그리하여 혈중에 사용되지 못한 포도당 함량이 과잉되어 당뇨병이 발생합니다. 또한 과잉의 포도당이 혈관 벽에 침착되면 합병증으로 혈관질환을 일으킵니다. 체질에 해로운 음식도 즉 무슨 음식이든지 소화가 잘 되기에 체내에 나쁜 기운이 쌓여 오장육부의 기능이 부실한 경우가 많습니다. 한마디로 말하면, 소화 기능이 지나치게 강하고 열이 많은 위장으로 인한 췌장의 과도한 열 때문에 당뇨병이 생깁니다. 그러므로 췌장에 쌓인 열을 서늘하게 식히는 것이 치료의 관건입니다.

2. 치유법

(1) 췌장을 서늘하게 하는 음식 섭취

■ 곡류

검정쌀, 보리, 검정콩, 우리밀, 메밀, 녹두, 조, 메밀국수, 냉면 등으로 성질이 서늘하거나 차가운 것을 섭취합니다.(쌀은 평(平) 식품으로 모든 체질에 적합하지만 토체질에 권장 곡류는 아님) 체질에 어울리는 곡류 중에서 가능하면 도정이 덜 된 것이나 원시 형태의 잡곡밥을 먹도록 합니다. 껍질에 들어있는 섬유질이 소화를 더디게 하므로 혈당이 급격하게 오르는 것을 막을 수 있습니다. **검정쌀과 보리가 가장 좋습니다.** (검정쌀은 서늘하여 췌장열을 내려주고 동시에 신장을 보강한다) 토양체질은 윗배가 나오고 뚱뚱한 사람이 많으며 이런 경우에는 상황에 따라 곡류를 포함한 탄수화물을 한 끼 또는 두 끼를 제한하면 회복이 신속합니다. 이 점에 관하여는 다음에 자세히 논할 것입니다.

■ 채소와 과일

약한 신장을 강하게 하면서 서늘하게 해주는 것을 섭취합니다. 배추, 모든 상추, 미나리, 시금치, 케일, 돗나물, 질경이, 파슬리, 신선초가 있습니다. 과일은 알다시피 당분을 함유함으로 아예 먹지 않거나 상태에 따라 약간 섭취할 수 있습니다. 그중에는 포도, 키위, 참외, 딸기, 오렌지, 귤, 레몬, 바나나, 파인애플, 토마토(평식품)가 있으며, 비교적 당분이 적게 들어있는 토마토는 무난하며 탄수화물 대신 바나나를 식사대용으로 할 수 있습니다. 토마토에는 라이코펜이라는 혈압을 내려주고 지질을 분해하는 성분이 들어있습니다. 과일 중에서도 토마토는 항암은 물론 고혈압에도 아주 좋은 식품입니다. 라이코펜은 붉은 색소 성분으로 항암작용을 하고 혈액 내 혈당수치를 떨어뜨리고, 지방의 흡착을 막아 고지혈증과 심혈관질환에 좋습니다. 라이코펜은 기름에 조리하면 흡수율이 높아지므로 살짝 볶아 먹습니다.

■ **단백질 식품**

생선

살이 붉고 등푸른생선과 체질에 맞는 바다 생선이 좋으며, 그중에서도 등 푸르거나 붉은 살 생선이 이상적입니다. 이런 생선은 매우 차가운 기운을 품고 있어 위장과 췌장의 지나친 열을 내려주면서 췌장에 휴식을 주기에 매우 적합합니다.

육류

성질이 차가운 돼지고기가 가장 좋습니다. 실은 토체질은 신장과 방광의 기운이 너무 덥고 약해 늘 하체가 문제가 되는데 돼지고기는 그야말로 콩팥의 보약이라 할 수 있습니다. 돼지의 엉덩이가 큰 이유는 신장의 기운이 차갑고 강하기 때문입니다. 여담으로 돼지는 신장 기능이 강해 다른 어떤 동물보다도 교접 시 긴 시간 동안 최고의 황홀경을 즐깁니다. 마치 열반에 드는 부처처럼 세상의 모든 것을 끌어안고 만족해하는 눈의 오르가즘을 보여줍니다. 그만큼 돼지는 신장의 기가 발달돼 있습니다. 다음으로 쇠고기가 좋습니다. 닭고기는 열이 많아 해롭고, 사슴고기는 상승하는 기운이 너무 강해 머리와 얼굴에 기와 열이 차오릅니다. 해롭습니다.

민물고기

가물치 잉어가 좋습니다. 신장을 강화하여 췌장의 열을 식혀줍니다. 장어, 미꾸라지, 메기, 바다장어, 붕장어, 논지렁이 등의 생선은 폐를 활성화시키므로 권장합니다. 바람직한 단백질원입니다.

■ **기타**

검정콩 요법

쥐눈이콩이나 검정콩을 반숙하여 콩즙으로 먹습니다. 식초는 사용하면 간이 항진되어 상합니다.

녹차 요법

녹차는 성질이 차가워 더운 기운을 아래로 식혀 내리는 작용을 합니다. 그래서 열과 양 기운이 센 금체질이나 토체질이 마시면 혈당과 혈압을 내려줍니다. 녹차에는 당이 결합된 다당체라는 성분에 혈당강하 작용이 있습니다.

녹즙 요법

신선초, 케일, 미나리, 돗나물, 질경이 등 냉성 야채를 이용하여 녹즙을 1일 200cc 분량으로 3~5잔 정도 마시면 플라보노이드 미네랄 비타민 엽록소 등의 영양분을 공급하여 췌장의 열을 내릴 수 있고 간과 신장 그리고 탁한 피를 맑게 하여 당뇨의 합병증을 최소화할 수 있습니다. 식물섬유가 많아 위 속에 장시간 머물러 있어 소장에 내려가는 속도가 느려 그만큼 소화흡수가 늦춰지므로 고혈당을 피할 수 있고 높은 인슐린 혈증을 동시에 피할 수 있습니다. 영양분은 거의 소장에서 빨아들인 후 간에 저장됩니다. 토체질은 야채를 가능한 한 생으로 먹는 것이 음양조절에도 좋을 뿐만 아니라 신장의 결석 예방에도 필요합니다.

양파 요법

양파를 식사 시에 날 것이든 익히든 드시기만 하면 효과는 다 좋습니다. 또는 양파를 달여 엑기스로 드실 수 있습니다.

·항혈전 작용 즉 혈관을 막히게 하는 나쁜 핏덩어리를 없애는 기능이 있습니다. 함유하고 있는 이소알린, 사이크로알린, 다이설파이드 등의 성분에는 혈액을 정상화시키는 작용을 합니다. 그래서 피 찌꺼기를 없애줍니다.

·지질을 없애는 작용과 혈압을 내리는 작용이 있습니다. 혈액 중에 나쁜 콜레스테롤과 중성지방을 없애줍니다.

·혈당을 내리는 작용을 합니다. 양파에 있는 시스테인 유도체에는 인슐린에 가까운 작용과 인슐린의 기능을 돕는 작용이 있는 것으로 보입니다.

보통 우유나 치즈, 버터 등의 유제품은 일상적으로 섭취하고 있으며 거의 모든 영양분이 골고루 함유되어 있는 완전식품으로 인기가 있습니다. 칼슘, 단백질 등을 포함하여 성장에 필요한 모든 것을 거의 갖추고 있는 셈입니다. 조개류 전복, 비타민 A, D, E, 등산 등은 좋습니다. 배, 수박, 복숭아, 은행, 호두, 아몬드, 호박, 박, 모든 버섯, 고추(위염에는 조심), 카페인이 없는 커피, 마, 도라지, 콩나물, 유제품(우유, 요쿠르트, 치즈, 버터)은 폐를 보강하고 요쿠르트와 청국장 역시 대장을 강하게 하므로 대장이 약한 토양체질에게는 먹게 되면 좋습니다. 좋은 소금을 충분히 드시면 신장과 간의 기능을 향상시킵니다. 보통 맵고 짠 것을 건강의 적으로 보지만, 체질에 따라 상대적입니다. 본래는 짠 것과 더불어 매운 것도 토체질에 좋은 것이지만, 위장에 열이 심해서 위염과 위궤양 증상이 있으므로 매운 것을 먹으면 불편한 경우가 종종 있습니다. 이때에는 적절히 조절해서 섭취해야 합니다.

(2) 도정과 가공을 하지 않은 식물 섭취

당뇨병이란 알다시피 먹은 음식이 소화되어 만들어진 혈중 포도당을 인슐린 부족으로 세포에 포도당을 넣어주지 못하여 과잉 혈당이 축적되는 것을 말합니다. 따라서 음식물이 천천히 시간을 두고 소화되는 것이 필요합니다. 그러기 위해서는 될 수 있는 대로 곡류는 껍질을 벗기지 않은 채로, 식품을 가공하지 않은 원시 상태 그대로 조리하여 먹는다면, 소화되는 시간이 길어져 그만큼 고혈당을 피할 수 있습니다. 곡류 껍질에 들어있는 섬유소는 혈중 지질을 떨어뜨릴 수 있습니다. 더욱이 자연 그대로 먹게 되면 유용한 각종 영양분은 거의 대부분 껍질에 있으므로 고스란히 모두 취할 수 있습니다. 그러면 장부의 기능은 왕성해져서 한층 더 당뇨극복이 쉬워집니다. 먹기 쉽게 가공한 식품들은 여러 가지 식품첨가물이 들어있습니다. 그중에는 밝혀지지 않았을지라도 혈액을 탁하게 하고 신장의 정화기능을 약화시키는 첨가물질들이 있습니다. 순수단식을 해본 사람이라면 경험했다시피 사서 손쉽게 먹는 식품들이 인체에 해로운가를 경험했을 것입니다. 될 수 있는 대로 집에서 조리해서 드시는 것이 일생의 먹거리로 볼 때 안전합니다.

(3) 당질(탄수화물)을 제한하는 식사

·일반 당뇨식은 고혈당을 개선하기 어렵습니다. 기존의 당뇨식은 탄수화물 55~60%, 지질 20~25%, 단백질 15~20%로 구성되고 1600 칼로리를 섭취 권장량으로 합니다. 대부분 이런 표준을 따라도 혈당 강하제를 복용해야 합니다. 혈당수치가 200이상 올라가면 혈관 내피에 손상이 증가하기 시작합니다. 이런 상태가 길어지면 혈관성 합병증의 위험이 높아져 심근경색이나 협심증이 일어나기 쉽습니다. 고혈당이 지속되면 그 자체가 인슐린 분비를 억제하고 인슐린 저

항성을 증대시키므로 고혈당의 악순환이 더욱더 심해집니다. 인슐린 저항성은 인슐린이 충분히 있어도 포도당을 세포로 나르는 기능을 제대로 못하는 현상을 말합니다.

·탄수화물을 제한하는 식사를 하면 획기적으로 고혈당을 내릴 수 있습니다. 탄수화물 제한식은 당질 35%, 지질 40%, 단백질 25%로 아침과 저녁식사에서 주식 즉 밥을 뺐을 경우입니다. 밥을 먹지 않는다는 것은 상당히 편중된 식사법으로 수긍하기 어려울 것입니다. 소개하는 당질 제한식은 일본 다케오 병원의 임상에서 검증된 자료입니다. 그러나 당뇨병의 본질을 생각해보고 각 영양소가 혈당으로 바뀌는 비율과 속도를 고려해보면 이해가 될 것입니다. 단적으로 말해서, 고혈당을 만드는 것은 탄수화물뿐이라고 말해도 틀림이 없습니다. 즉 탄수화물은 먹은 것 모두 100%가 혈당으로 바뀝니다. 단백질은 섭취량의 50%가 혈당으로, 지방은 섭취량의 10%가 혈당으로 바뀝니다. 그다음으로 탄수화물은 먹은 지 20분에서 혈당으로 바뀌기 시작해서 2시간 정도에서 100% 모두 혈중의 포도당으로 바뀝니다. 그러나 단백질은 식후 1시간부터 혈당으로 변하기 시작하여 식후 3시간대에 가장 혈당이 많아지고 6시간이 지나면 그칩니다. 그런데 지방은 10% 미만에서 약 12~24 시간 지속됩니다. 지방은 해롭다는 생각에 무서워하지만 체질에 적합한 지방을 포함한 당질 제한식을 섭취하면, 위에서 말한 고혈당의 문제를 신속히 극복할 수 있습니다. 일반적으로 지방과 단백질은 담낭에서 나오는 쓸개즙에 의해 소화가 쉽게 이루어집니다.

한편 탄수화물 전분 등의 소화는 쓸개가 아닌 췌장에서 분비하는 아밀라제와 같은 소화효소에 의해 주로 소화가 이루어집니다. 그래서 이러한 탄수화물의 식사량을 줄이면 망가진 췌장은 휴식을 취할 수 있습니다. 그러나 탄수화물의 소화시켜야 할 양이 많으면 그만큼 췌장은 효소를 분비하는 일을 많이 하게 돼 지치게 되고, 췌장은 과열되어 양질의 인슐린 생산 분비가 갈수록 힘듭니다. 그러나 탄수화물을 적게 섭취하면 지친 췌장은 회복할 수 있는 여유가 생겨 근본적으로 당뇨병을 고칠 수 있는 것입니다. 물론 단백질 지방질 섭취가 늘면 케톤체 수치가 높아질 수 있으나, 고혈당이 아닌 상태에서는 그다지 문제가 되지 않습니다. (케톤체는 지방이 혈당으로 변하는 과정에서 형성되는 인체에 나쁜 영향을 주는 부산물입니다) 둘째로 고혈당 상태를 빨리 개선하면 혈당이 혈관 내피에 손상을 입히는 것을 막을 수 있으므로 심장병이나 뇌졸중, 고혈압 등을 피할 수 있습니다. 고혈당이 오래 지속되면 혈액 중의 포도당에 의해 혈관이 손상되어 혈관의 동맥경화가 급속히 진행되기 때문입니다.

특히 체질에 맞게 단백과 지방질을 섭취하면 여러 가지 합병증도 함께 고칠 수 있습니다.

(4) 토양체질은 장부의 열기(熱氣)를 체질 한방으로 다스림이 효과적

토양, 토음체질과 관련된 당뇨 원인을 다시 언급합니다. 췌장은 더운 것 즉 열(熱)을 싫어합니다. 차가워야 정상 기능을 합니다. 즉 위장의 과도한 열은 췌장의 열을 부추겨 인슐린 생산 분비 기능을 떨어뜨립니다. 췌장은 장기 가운데 가장 뜨거운 열을 내는 위장 뒤편에 바로 붙어 있습니다. 그러니 자동적으로 위장의 뜨거운 열에 췌장은 달궈질 위험성이 있습니다. 그래서 췌장은 제 기능을 상실할 위험성이 존재합니다. 열이 성하면 췌장의 기능이 떨어진다는 것을 이해하려면, 습기와 열이 가득한 습식 사우나에 오랫동안 있을 때 답답하고 숨쉬기 힘들고 기운이 쭉 빠지는 상황을 상상해보면 됩니다.

이에 대항하기 위해 췌장은 차가운 기운을 품은 인슐린을 생산 분비하여 음양균형을 맞추려고 합니다. 그러나 위장을 뜨겁게 하는 성질이 있는 음식을 지속적으로 먹게 되면 위장의 열이 올라가고 거기에 비례하여 췌장도 과열되어 인슐린 분비가 정상적으로 되지 않습니다. 열이 많은 음식을 계속 먹게 되면 위장의 온도가 항상 정상체온인 37도보다 높은 38도에 육박하게 되며, 위장 바로 뒤편에 붙어 있는 췌장의 온도도 자연히 비정상적으로 올라가 췌장은 더운 열에 시달리게 됩니다. 너무 더운 날씨에는 신체의 컨디션이 떨어지고 몸의 기능이 약해지는 이치와 같습니다. 우리 몸은 대체로, 춥지도 덥지도 않은 상쾌하고 습도도 너무 건조하지도 너무 습하지도 않은 기후일 때에, 쾌적한 건강 상태를 유지할 수 있는 이치와 같습니다. 우리 몸 안에 있는 장부도 적당한 온도를 유지해야 제 기능을 유지하는데 그렇지 못하면 병이 생깁니다. 무엇보다도 과도한 열의 진원지인 위장의 열을 식혀주어야 하고 다음으로 병증이 된 췌장의 열을 풀어내야 합니다. 그리함으로 근본적인 치료가 시작되는 것입니다. 그런 목적으로 반드시 기본적으로 음식물을 체질에 어울리게 먹어야 합니다. 그러나 음식은 약리작용이 약합니다. 그런 연유로 빠른 효과를 기대하기 어렵습니다. 게다가 너무 오랜 세월 병고로 고생하면 췌장의 회복력은 현저하게 떨어져 아무리 철저하게 식이요법을 해도 췌장의 기능을 회복시키는 일이 힘에 부칩니다.

따라서 역가(力價)가 뛰어난 기능성 식품이나 약재를 이용하여 치유를 도와야 합니다. 식품 의약품 안정청의 식품공전에 등재된 동식물 가운데서 체질에 맞고 약리작용이 뛰어난 약용식물들을 골라 상태에 맞게 추출물형식으로 섭취하면 빠른 회복에 도움이 됩니다. 근본적으로 토양, 토음체질은 위장 췌장이 너무 강하고 과열되어 있으므로 열을 내려 조절해주고, 약한 간을 보강하는 체질한방제를 쓰면 고장 난 췌장의 기능을 회복하는데 도움이 됩니다. 부실하고 병약해진 몸의 기운을 보충하고 원기를 회복하고 힘을 얻는데 필요합니다. 이 체질은 일상식사로는 위장과 췌장의 타오르는 불을 끌 수 없습니다. 반드시 체질에 맞는 차가운 약용식물을 써서 불을 꺼주어야 합니다. 이렇게 보조적으로 약용식물 추출물을 섭취하면 근본적 치유도 가능합니다. 그리하면 식이요법의 효과에도 탄력이 붙습니다.

(5) 췌장에 열을 가하는 것들을 피하기

특히 위열을 증폭하는 육류를 피해야 합니다. 한마디로 몸을 덥게 하는 음식은 결국은 위열을 가중시킵니다. 그 열기는 췌장으로 휘몰려집니다. 위장과 췌장이 더워집니다. 자연히 췌장의 인슐린 생산 분비 기능이 떨어집니다. 따라서 더운 기운을 품은 육류를 섭취해서는 안 됩니다. 여기에는 가금류 즉 닭고기, 오리고기, 새고기 등 모두가 포함됩니다. 사실 가금류는 열이 많은 식품입니다. 이렇게 더운 성질을 지닌 육류를 섭취하면 토양체질의 간과 쓸개는 육류의 단백과 지방을 효과적으로 대사하기에 기능적 장애가 있습니다. 그리하여 약한 간과 담낭은 갈수록 더 뜨거워집니다. 토양체질은 몸이 서늘해야 해독기능과 면역기능이 강해지는데, 반대로 더 떨어져서 인슐린 의존형 당뇨에 경우에는 자가 면역 증상이 심해져 악화됩니다. 노폐물 배설이 더 어려워져 혈액이 탁해지고 말초혈관의 순환장애가 나타납니다. 이런 경우 더운 육고기를 먹으면 일시적으로 힘이야 나겠지만, 끝내는 악화됩니다. 또한 열이 많은 육식을 하면 토체질의 경우에는 십중팔구 심장의 관상동맥질환이 생깁니다. 당뇨병을 고치기 위해서는 남들 모두가 좋다고 덩달아 먹는 일이 있어서는 안 됩니다. 그보다는 차가운 기운을 머금고 있는 검정콩 두유가 좋고 검은 깨가 첨가되어 있다면 금상첨화입니다. 하지만 흰콩으로 만든 두유는 성질이 따뜻하므로 먹게 되면 나중에 역효과가 납니다.

· 위장을 덥게 하는 곡류를 금해야 합니다. 현미 흰콩 찹쌀 옥수수 감자 율무 수수 등은 주로 위장을 따뜻하게 하는 식품으로 멀리해야 합니다. 특히 현미에는 휘친산이라는 해독성분과 비타

민이 많이 들어있어 인기가 있습니다. 요즘에는 발아현미까지 나와 있어 현미 천국입니다. 그러나 현미 껍질은 극히 열이 많아 장기간 섭취하면 당연히 위열로 고혈압이 오거나 췌장열로 당뇨가 생길 수밖에 없습니다.

■ 기타

홍삼, 인삼, 보신탕, 녹용, 비타민 B 등을 먹는 일이 있어서는 안 됩니다. 요즘 비타민제는 종합비타민 형식으로 나오므로 해로운 비타민이 섞이지 않은 것을 잘 보고 선택해야 합니다. 땀을 많이 흘리는 운동이나 목욕은 오래하면, 몸 안의 진액이 소모되어 기운이 달립니다. 매운 음식과 매운 고추를 조심하여야 합니다. 이 체질은 매운 것을 과도하게 먹으면 횡격막이 열로 인해 경련이 일어나고 폐열이 상승하여 천식기가 생길 수 있습니다.

· 위장을 따뜻하게 하는 식품은 섭취하면 결코 당뇨를 고칠 수 없습니다. 설사 오랜 당뇨로 허약하고 추위를 탄다고 하더라도 그렇습니다. 체질에 맞는 것을 지속적으로 섭취하면 피가 돌면서 몸은 자연 따뜻해지기 마련입니다. 꿀이나 인삼을 먹으면 몸이 따뜻해지는 일도 있거나 그런 반응도 없고, 그보다는 속에 비정상적인 열이 생겨 고생하고 그로 인해 고혈압과 두통 당뇨와 같은 다른 병이 생기거나 몸이 상합니다. 이 토양, 토음체질이야말로 당뇨에 가장 잘 걸립니다. 한마디로 모든 체질 가운데 위장과 췌장에 열이 최고로 높습니다. 당뇨 합병증으로 위암 신장병 각종 질환에 시달리다 천수를 누리지 못하고 생을 마감하는 일이 상당합니다. 위장의 소화력이 극도로 강하다 보니 너무 많은 음식을 먹게 되고 그중에는 열성을 품은 음식도 많아 그 열독이 췌장에 쌓이면 당뇨병을 앓게 되고, 위장에 열기가 차면 위장의 위쪽 식도 아래에 위암이 자리를 차지하기 시작합니다. 모든 병은 음양(陰陽)조화가 깨지면서 발생하는 것입니다. 그러므로 늘 서늘하고 차가운 기운을 품은 식품들을 가까이하시기 바랍니다. 욱하는 성격을 잘 눌러 화를 폭발하지 말고 포용하고, 마음을 낮은데 두시면 기혈(氣血)이 막히지 않고 잘 순환합니다. 그러면 장수합니다.

토체질들이여! 제발 너무 먹지 말고 더운 음식은 가까이 말고 위열을 식혀주는 것만 드십시오. 그래야 큰 병을 피하고 다행히 천수(天壽)를 누릴 수 있습니다.

수양체질의 당뇨병

1. 수양체질의 당뇨병의 체질적 원인

가슴이 차갑기에 모든 체질 중에서 차가운 기운을 품은 인슐린을 생산 분비하기에 가장 좋은 체질입니다. 또한 위가 차갑고 허약하므로 췌장 역시 서늘합니다. 때문에 극히 허약해지지 않는 한 당뇨환자는 거의 없습니다. 이런 체질들은 설령 문제가 생겨도 위장의 온도를 올려주면 회복 또한 빠릅니다. 당뇨보다는 위장의 무력증, 사지 냉증, 장부의 한기(寒氣)로 비롯된 병이 더 문제가 됩니다. 한편 수양체질은 대개 위장의 소화력이 강해 의외로 살이 찌는 사람이 다소 있습니다. 특히 아랫배에 지방질이 많습니다. 그런가 하면 당뇨가 오래되면 혈액이 부족해져 몸이 마른 경우도 있습니다.

찬 음식을 많이 먹어왔기에 속은 실은 매우 찹니다. 몸이 너무 허약해지는 허증(虛症) 및 위장과 췌장이 너무 오랫동안 한기를 받음으로, 췌장의 기능이 미약해져 일시적으로 인슐린 분비가 잘 안 되는 경우는 있습니다. 따라서 위장, 비장, 췌장에 꽉 찬 한기(寒氣)를 없애주어야 합니다. 다음으로 항시 위장을 덥게 하는 식품을 취합니다. 그러나 이 체질은 한번 오장육부 장기에 냉증(冷症)이 생기면 그 한기를 몰아내고 온기(溫氣)를 회복시키는 일이 쉽지 않습니다. 그러므로 당뇨를 극복하기 위해서는 온리제(溫裏劑), 즉 몸 안을 덥히는 약리작용이 뛰어난 한방처방을 이용하면 좋습니다.

2. 치유법

(1) 위를 따뜻하게 하는 음식 섭취

■ 곡류

쌀, 찹쌀, 현미, 차조, 감자, 옥수수, 흰콩 등으로 성질이 따뜻하여 위를 북돋는 것을 섭취합니다.(쌀은 평(平) 식품으로 모든 체질에 적합함) 체질에 어울리는 곡류 중에서 가능하면 도정이 덜 된 것이나 원시 형태의 잡곡밥을 먹도록 합니다. 껍질에 들어있는 섬유질이 소화를 더디게 하므로 혈당이 급격하게 오르는 것을 막을 수 있습니다. **현미가 가장 좋고, 소화에 어려움이 있다면 찹쌀현미가 최고입니다.** 상황에 따라 곡류를 포함한 탄수화물을 한 끼 또는 두 끼를 제한하면 회복이 신속합니다. 이 점에 관하여는 다음에 자세히 논할 것입니다. 한편 당뇨가 오래되어 야위고 너무 허약할 때는 신중하게 지도받는 것이 좋습니다.

■ 채소와 과일

간의 찬 기운을 내려주면서 위를 따뜻하게 해주는 것을 섭취합니다. 열무, 쑥, 쑥갓 등이 있습니다. 과일은 알다시피 당분을 함유함으로 아예 먹지 않거나 상태에 따라 약간 섭취할 수 있습니다. 그중에는 사과, 노랑대추방울토마토가 있으며, 비교적 당분이 적게 들어있는 토마토는 무난합니다. **완숙된 것만 익혀먹어야 합니다.** 토마토에는 라이코펜이라는 혈압을 내려주고 지질을 분해하는 성분이 들어있습니다. 수양체질은 위장을 따뜻하게 하는 음식을 먹고, 생것을 많이 먹지 않는 것이 몸을 따뜻하게 하여, 너무 차가워진 췌장의 온도를 올릴 수 있게 합니다.

■ 단백질 식품

육류
닭고기, 오리고기 등의 육류와 조류는 다 좋습니다. 이 중에서 오리고기, 닭고기는 열이 많아 몸을 따뜻하게 해 주기에 가장 좋습니다. 수양체질은 따뜻한 성질을 품은 육류가 위의 소화 기능을 활성화하기에 좋고 체력도 증강되며, 될 수 있으면 밥 대신 고기를 충분히 섭취해야 위장이 더워져 췌장에서 인슐린 분비가 잘 됩니다. 밥을 적게 먹으면 위와 췌장이 쉬게 되어 건강증진도 확실합니다. 정리하면 다음과 같습니다.

- **쇠고기, 염소고기 등 초식동물:** 폐를 보강하니 수양에 해롭습니다.
- **닭고기:** 열이 많은 육류로 비위장으로 들어갑니다. 수체질에 가장 이상적입니다.
- **개고기:** 열이 많아서 위장을 따뜻하게 해줍니다. 수체질에 가장 이상적입니다.
- **오리고기:** 따뜻합니다. 혹자는 차가워서 유황을 먹여 음양을 조화시킨다고 하나, 실은 오리의 비길 데 없는 해독력을 이용하는 것입니다. 날개 있는 동물은 대개가 따뜻합니다. 하늘에 오르기 위해서는 더운 몸이어야 합니다. 더운 공기는 올라가고 찬 공기는 아래로 내려가는 이치를 생각해보면 알 것입니다. 때문에 수체질에 더없이 좋은 단백질입니다.

* 같은 단백질이라도 기운이 이같이 다르니 자신에 적합한 고기를 골라 먹는 게 좋다.

생선

민물고기는 수양체질만 맞는 것이 거의 없다고 할 수 있습니다. 문어, 아귀, 가오리는 좋습니다. 또한 수양체질 자신도 민물고기의 비린내를 유독 싫어하고 좋아하지도 않습니다.

■ 기타

생으로 먹는 것은 설령 몸에 맞다 해도, 차가운 간과 위장을 더욱 차갑게 해서 췌장이 차가워집니다. 신체는 차디찬 신장의 지배를 받고 있어 몸은 차갑습니다. 가능하면 익혀 먹는 것이 몸을 훈훈하게 하여 피가 잘 돕니다. 금양, 금음, 토체질은 생으로 먹는 것이 더운 몸의 열기를 식히고 결석 예방에도 좋지만 수음, 수양, 목양, 목음체질은 정반대입니다.

감자 요법

감자에는 식물섬유가 풍부할 뿐 아니라 칼륨도 많습니다. 칼륨은 인슐린을 만드는데 필수성분입니다. 그러므로 밥보다 이런 감자를 먹는 것이 훨씬 혈당조절이 잘 됩니다. 식품 교환표에서 1 단위(80칼로리)는 밥 반공기(55g)인데 감자는 100g 즉 2배를 먹어도 문제가 없고, 공복감을 이기기에도 좋습니다. 위를 덥게 해줍니다. 그러나 행여 생즙으로 감자를 먹으면 처음에는 괜찮으나 나중에는 췌장이 더 차가워져서 악화되니 결코 섭취해서는 안 됩니다.

흰콩 요법

흰콩을 완숙 또는 반숙하여 콩즙으로 먹습니다. 식물성 단백질과 섬유소, 칼슘, 인지질, 레시틴 등이 풍부하여 약한 위를 보강하여 간의 습기를 없애주므로 당뇨에 좋습니다. 미역, 김, 다시마, 비타민 B, 등산 등은 좋습니다.

기능성 건강식품

로얄제리, 인삼류, 꿀, 생강차, 홍삼.

(2) 도정과 가공을 하지 않은 통곡식을 섭취

당뇨병이란 알다시피 먹은 음식이 소화되어 만들어진 혈중 포도당을 인슐린 부족으로 세포에 포도당을 넣어주지 못하여 과잉 혈당이 축적되는 것을 말합니다. 따라서 음식물이 천천히 시간을 두고 소화되는 것이 필요합니다. 그러기 위해서는 될 수 있는 대로 곡류는 껍질을 벗기지 않은 채로, 식품을 가공하지 않은 원시 상태 그대로 조리하여 먹는다면, 소화되는 시간이 길어져 그만큼 고혈당을 피할 수 있습니다. 곡류 껍질에 들어있는 섬유소는 혈중 지질을 떨어뜨릴 수 있습니다. 더욱이 자연 그대로 먹게 되면 유용한 각종 영양분은 거의 대부분 껍질에 있으므로 고스란히 모두 취할 수 있습니다. 그러면 장부의 기능은 왕성해져서 한층 더 당뇨극복이 쉬워집니다. 먹기 쉽게 가공한 식품들은 여러 가지 식품첨가물이 들어있습니다. 그중에는 밝혀지지 않았을지라도 혈액을 탁하게 하고 신장의 정화기능을 약화시키는 물질들이 있습니다. 순수단식을 해본 사람이라면 경험했다시피 사서 손쉽게 먹는 식품들이 인체에 해로운가를 경험했을 것입니다. 될 수 있는 대로 집에서 조리해서 드시는 것이 안전합니다.

(3) 당질(탄수화물)을 제한하는 식사

위가 약하고 평장기로서 간이 강한 편이니 밥보다 맞는 육류를 먹는 것이 췌장에 활력을 더해주어 회복이 빠릅니다.

·일반 당뇨식은 고혈당을 개선하기 어렵습니다. 기존의 당뇨식은 탄수화물 55~60%, 지질 20~25%, 단백질 15~20%로 구성되고 1600 칼로리를 섭취 권장량으로 합니다. 대부분 이런 표준을 따라도 혈당 강하제를 복용해야 합니다. 혈당수치가 200이상 올라가면 혈관 내피에 손상이 증가하기 시작합니다. 이런 상태가 길어지면 혈관성 합병증의 위험이 높아져 심근경색이나 협심증이 일어나기 쉽습니다. 고혈당이 지속되면 그 자체가 인슐린 분비를 억제하고 인슐린 저항성을 증대시키므로 고혈당의 악순환이 더욱더 심해집니다. 인슐린 저항성은 인슐린이 충분히 있어도 포도당을 세포로 나르는 기능을 제대로 못하는 현상을 말합니다.

·탄수화물을 제한하는 식사를 하면 획기적으로 고혈당을 내릴 수 있습니다. 탄수화물 제한식은 당질 35%, 지질 40%, 단백질 25%로 아침과 저녁식사에서 주식 즉 밥을 뺐을 경우입니다. 밥을 먹지 않는다는 것은 상당히 편중된 식사법으로 수긍하기 어려울 것입니다. 소개하는 당질 제한식은 일본 다케오 병원의 임상에서 검증된 자료입니다. 그러나 당뇨병의 본질을 생각해보고 각 영양소가 혈당으로 바뀌는 비율과 속도를 고려해보면 이해가 될 것입니다. 단적으로 말해서, 고혈당을 만드는 것은 탄수화물뿐이라고 말해도 틀림이 없습니다. 즉 탄수화물은 먹은 것 모두 100%가 혈당으로 바뀝니다. 단백질은 섭취량의 50%가 혈당으로, 지방은 섭취량의 10%가 혈당으로 바뀝니다. 그다음으로 탄수화물은 먹은 지 20분에서 혈당으로 바뀌기 시작해서 2시간 정도에서 100% 모두 혈중의 포도당으로 바뀝니다. 그러나 단백질은 식후 1시간부터 혈당으로 변하기 시작하여 식후 3시간대에 가장 혈당이 많아지고 6시간이 지나면 그칩니다. 그런데 지방은 10% 미만에서 약 12~24 시간 지속됩니다. 지방은 해롭다는 생각에 무서워하지만 체질에 적합한 지방을 포함한 당질 제한식을 섭취하면 위에서 말한 고혈당의 문제를 신속히 극복할 수 있습

니다. 일반적으로 지방과 단백질은 담낭에서 나오는 쓸개즙에 의해 소화가 쉽게 이루어집니다.

한편 쌀, 밀가루와 같은 탄수화물, 전분 등의 소화는 쓸개가 아닌 췌장에서 분비하는 아밀라제와 같은 소화효소에 의해 주로 소화가 이루어집니다. 때문에 이런 탄수화물을 섭취한 만큼 췌장은 회복의 여유가 없습니다. 지치게 됩니다. 그러나 이러한 탄수화물의 식사량을 줄이면 망가진 췌장은 휴식을 취할 수 있습니다. 그러나 탄수화물의 소화시켜야 할 양이 많으면 그만큼 췌장은 효소를 분비하는 일을 많이 하게 돼 지치게 되고 췌장은 과열되어 양질의 인슐린 생산 분비가 갈수록 힘듭니다. 그러나 탄수화물을 적게 섭취하면 지친 췌장은 회복할 수 있는 여유가 생겨 근본적으로 당뇨병을 고칠 수 있는 것입니다. 물론 단백질, 지방질 섭취가 늘면 케톤체 수치가 높아질 수 있으나, 고혈당이 아닌 상태에서는 그다지 문제가 되지 않습니다. (케톤체는 지방이 혈당으로 변하는 과정에서 형성되는 인체에 나쁜 영향을 주는 부산물입니다) 둘째로 고혈당 상태를 빨리 개선하면 혈당이 혈관 내피에 손상을 입히는 것을 막을 수 있으므로 심장병이나 뇌졸중, 고혈압 등을 피할 수 있습니다. 고혈당이 오래 지속되면 혈액 중의 포도당에 의해 혈관이 손상되어 혈관의 동맥경화가 급속히 진행되기 때문입니다. 특히 체질에 맞게 단백과 지방질을 섭취하면 여러 가지 합병증도 함께 고칠 수 있습니다.

(4) 수양체질은 한방으로 췌장의 냉기(冷氣)를 제거하고 따뜻하게 하는 것이 효과적

앞서 언급한 바와 같이, 몸이 너무 허약해지는 허증(虛症) 및 위장과 췌장이 너무 오랫동안 한기(寒氣)를 받음으로, 췌장의 기능이 미약해져 일시적으로 인슐린 분비가 잘 안 되는 경우는 있습니다. 이런 체질들은 설령 문제가 생겨도 위장의 온도를 올려주면 회복 또한 빠릅니다. 따라서 위장, 비장, 췌장에 꽉 찬 한기(寒氣)를 없애주어야 합니다. 다음으로 항시 위장을 덥게 하는 식품을 취합니다. 그러나 일상 식사법으로는 냉기를 없애기가 너무 힘듭니다. 이 체질은 한번 오장육부 장기에 냉증(冷症)이 생기면 그 한기를 몰아내고 온기(溫氣)를 회복시키는 일이 쉽지 않습니다. 게다가 너무 오랜 세월 병고로 고생하면 췌장의 회복력은 현저하게 떨어져 아무리 철저하게 식이요법을 해도, 식은 몸이 다시 따뜻해지기는 어렵습니다. 따라서 역가(力價)가 뛰어난 기능성 식품이나 약재를 이용하여 치유를 도와야 합니다. 식품 의약품 안정청의 식품공전에 등재된 동식물 가운데서 체질에 맞고 약리작용이 뛰어난 약용식물을 이용하면 속을 덥히는데 효과적입니다. 온리제(溫裏劑) 즉 몸 안을 덥히는 약리작용이 뛰어난 약재를 이용한 한방처방으로 위장에 차가운 기운을 걷어내고 더운 기운으로 가득 채워야 신속한 회복을 할 수 있는 것입니다.

(5) 신장과 간을 차갑게 하는 식품 피하기

차가운 야채는 수체질에게는 위장을 약하게 하고, 센 간의 기능을 항진시킵니다. 조선 최고의 한의서 동의보감의 간(肝)편의 간 그림을 유심히 보면, 간이 수많은 나뭇잎으로 덮여 있습니다. 한의학은 간을 오행(五行)중에서 목(木) 즉 나무에 배속시키고 있으며, 나무는 성장하면서 나뭇잎이 무성해집니다. 그래서 한의학에서는 간을 묘사할 때 이치상으로 갑옷의 미늘처럼 간을 나무 이파리로 장식합니다. 흥미롭게도 현대 해부학에서도 좌우의 간을 하나는 우엽(右葉) 즉 오른쪽 잎, 좌엽(左葉) 즉 왼쪽 잎이라고 부릅니다. 즉 간을 나무의 잎에 빗대어 부릅니다. 그런데 나무는 바람이 심하게 불면 나뭇잎은 흔들리다가 결국은 떨어지지요. 간도 기능이상이 생겨 간 내부에서 바람 즉 풍(風)이 생기면 중풍이 옵니다. 간에 저장된 피가 소통되지 않고 뻑뻑해져 울혈되거나 간 안의 기운이 몹시 드세어져서 뻗어나가는 기세가 감당하기가 어려운 상황입니다. 요즘 말로 하면 간 기능 이상항진이 생기는 것입니다.

그와 같이 간 기능이 항진되어 핏줄이 막히면 뇌경색, 터지면 뇌출혈과 같은 뇌졸중이 발생합니다. 뇌졸중 환자가 손발을 떨고 있는 것과 부는 바람에 흔들리는 나뭇잎은 너무도 비슷합니다. 대개 순환기 질병의 원인을 심장과 혈관에서 찾고 있는데, 실은 원인은 주로 간에서 비롯되는 경우가 많습니다. 수체질의 경우에는 위장을 차갑게 하고 간의 기를 돋우는 푸른 냉성(冷性) 야채류를 반드시 끊어야 합니다. 그렇지 않으면, 차가운 기운이 간 안에 가득 차면 견디다 못해 그 냉기는 혈관으로 뻗쳐 나옵니다. 그 결과 동맥은 찬 기운 때문에 긴장 수축되어 막히게 되어 중풍이 오게 되는 것입니다. 그러므로 차가운 냉성 야채를 삼가야만 중풍도 예방할 수 있고 당뇨도 나을 수 있습니다. 이와 비슷하게 당뇨도 맞지 않는 야채를 지나치게 섭취할 때 발생합니다. 신선초, 배추, 케일, 돗나물, 미나리, 샐러리, 시금치 등 대부분의 냉성 야채는 금합니다.

■ 수양체질은 아래 식품을 피해야 한다

피망, 파의 흰색줄기, 고추, 오이, 우엉, 마늘, 우엉잎, 취나물, 호박잎, 겨자채, 콩나물, 들깻잎 등이 있습니다. 과일로 멜론, 복숭아, 유자, 오렌지, 배 등이 있습니다.

■ 해로운 단백질

·돼지고기: 차가운 기운을 지닌 고기로 신장으로 들어가 힘을 줍니다. 수체질에는 아주 해롭습니다.
·사슴고기: 사슴은 위로 솟구치는 힘이 무척 강합니다. 뿔이 화려하게 뻗어 솟은 것을 보면 알 수 있지요. 그래서 인체상부의 폐에 크게 힘을 줍니다. 그런 이유로 녹용은 목체질과 수음체질에게는 폐로 기를 올려주는 귀한 약재입니다. 그러나 수양체질에는 아주 해롭습니다. 장어, 미꾸라지, 메기, 바다장어, 아나고, 논 지렁이, 가물치, 잉어 등은 폐와 신장으로 귀경(歸經)하므로 해롭습니다. 고등어, 꽁치, 차가운 바다생선, 바닷게 조개 등으로 성질이 차가워 몸을 차게 하는 해물을 삼가야 합니다.

■ 차가운 기운을 품은 곡류를 금해야 한다

검정콩, 조, 메밀, 녹두, 고구마, 잣, 율무, 동부.

■ 그 밖에 해로운 것들

·냉성 야채

수체질은 한국인의 전통적인 채식문화로 인해 냉성 야채를 삼가는 것이 도전이 될 수 있습니다. 특히 배추로 만든 각종 김치류는 말할 수 없이 힘든 시험이 됩니다. 간과 신장을 강하게 하는 차가운 식품은 몸을 서늘하게 하고 피가 식어 순환이 안 돼 추위를 타고 발이 시립니다. 돌산갓 김치를 드세요.

· 마늘과 양파

폐가 약한 체질의 경우에 항산화물질인 퀘시틴이 들어있어 혈관벽에 달라붙는 콜레스테롤을 분해하여 혈관을 깨끗하게 하는 작용을 하지만, 수양체질의 경우에는 양파의 기운은 폐로 들어가서 폐를 따뜻하게 보강하는 작용을 하기 때문에 폐에 열이 너무 심해집니다. 그러면 폐동맥이 열을 받아 혈압이 오릅니다. 양파는 수양체질의 경우 지질이나 콜레스테롤을 제거하지도 않습니다. 양파를 생으로 먹으면 코가 맵고 코에 땀방울이 생기는 것을 보면 폐에 열을 내는 것을 알 수 있습니다. 코는 폐에 배속되는 기관입니다. 그러니 비록 항암식품 서열 1위로 올라온, 인류가 발견한 최고의 천년의 식품이기는 하지만, 수양체질에는 독약입니다. 폐가 양파류를 섭취하므로 지나치게 강해지면 길항장기인 간이 동반해서 약해지고 결국 췌장도 상하게 됩니다. 현혹되어 먹게 되면 결코 당뇨병을 고칠 수 없습니다. 목체질과 수음, 토양체질에 유용하게 소개되어 있는 양파 요법과 마늘 요법은 수양체질에는 해로우니 각별히 유념하기 바랍니다.

· 청국장

참살이(웰빙)식품으로 각광받아온 청국장은 조상들의 지혜가 담긴 발효식품으로 각종 영양소와 소화가 잘되는 단백 식품입니다. 그런데 이 청국장은 더운 성질을 띤 볏짚에 있는 고초균에 의해 발효됩니다. 때문에 청국장은 따뜻한 흰콩에 더운 고초균에 의해 발효되는 식품이기에 몹시 더운 식품입니다. 따라서 그 기운은 대장에 들어가서 대장을 따뜻하게 하며 장의 기능을 활성화시킵니다. 물론 수양체질은 근본은 대장은 차가운 것은 사실이나, 먹게 되면 체질적으로 그렇지 않아도 기가 강한 대장에 과도하게 기가 쌓여 대장암 변비 등의 원인이 될 뿐만 아니라 그 열은 폐로 옮겨져서, 폐동맥에 지나치게 열이 누적됩니다. 그 결과 자칫하면 열이 과도하게 발생하는 심장의 특성상 심장이 너무 열을 받게 되어 심방세동, 부정맥, 협심증 등 각종 심장병에 시달릴 수밖에 없는 것입니다.

■ 식품

스쿠알렌, 알로에, 스피루리나, 크로렐라, 생녹즙, 모든 식초, 오가피, 키토산, 영지, 솔잎가루, 요쿠르트, 청국장 등은 간과 신장을 상합니다.

* 수양체질은 소화가 잘 된다고 닥치는 대로 먹지 말고 위를 따뜻하게 하는 음식만 먹으면, 심장과 허리의 병 없이 경쾌해진다. 오래도록 밤낮으로 삶의 즐거움을 누리게 된다.

수음체질의 당뇨병

1. 수음체질의 당뇨병의 체질적 원인

수음체질은 대개 위장의 소화력이 약해 살이 찌는 사람이 별로 없습니다. 실은 가슴이 차갑기에 모든 체질 중에서 차가운 기운을 품은 인슐린을 생산 분비하기에 가장 좋은 체질입니다. 또한 위가 차갑고 허약하므로 췌장 역시 서늘합니다. 때문에 당뇨환자는 거의 없습니다. 몸이 너무 허약해지는 허증(虛症) 및 위장과 췌장이 너무 오랫동안 한기를 받음으로, 췌장의 기능이 미약해져 일시적으로 인슐린 분비가 잘 안 되는 경우는 있습니다. 그러나 당뇨가 생기는 일은 거의 없는 편입니다. 이런 체질들은 설령 문제가 생겨도 위장의 온도를 올려주면 회복 또한 빠릅니다. 따라서 위장 비장 췌장에 꽉 찬 한기(寒氣)를 없애주어야 합니다. 다음으로 항시 위장을 덥게 하는 식품을 취합니다. 그러나 이 체질은 한번 오장육부 장기에 냉증(冷症)이 생기면 그 한기를 몰아내고 온기(溫氣)를 회복시키는 일이 쉽지 않습니다. 그러므로 온리제(溫裏劑) 즉 몸 안을 덥히는 약리작용이 뛰어난 약재를 이용한 한방처방이 꼭 따라야만 신속한 회복을 할 수 있습니다.

2. 치유법

(1) 폐와 위를 따뜻하게 하는 음식 섭취

■ 곡류

쌀, 찹쌀, 현미, 차조, 감자, 옥수수, 흰콩 등으로 성질이 따뜻하여 폐와 위를 북돋는 것을 섭취합니다(쌀은 평(平) 식품으로 모든 체질에 적합함). 체질에 어울리는 곡류 중에서 가능하면 도정이 덜

된 것이나 원시 형태의 잡곡밥을 먹도록 합니다. 이 체질은 애초부터 **소화력에 문제가 있으니 찹쌀현미밥을 먹으면 만사형통입니다.** 껍질에 들어있는 섬유질이 소화를 더디게 하므로 혈당이 급격하게 오르는 것을 막을 수 있습니다. 상황에 따라 곡류를 포함한 탄수화물을 한 끼 또는 두 끼를 제한하면 회복이 신속합니다. 이 점에 관하여는 다음에 자세히 논할 것입니다. 한편 당뇨가 오래되어 야위고 너무 허약할 때는 신중하게 지도받는 것이 좋습니다.

■ 채소와 과일

간의 차가운 기운을 몰아내고, 폐를 따뜻하게 해주는 것을 섭취합니다. 돌산갓, 양배추, 피망, 파, 고추, 마늘, 호박잎, 쑥, 쑥갓, 겨자채, 콩나물 등이 있습니다. 과일은 알다시피 당분을 함유함으로 아예 먹지 않거나 상태에 따라 약간 섭취할 수 있습니다. 그중에는 사과, 복숭아, 유자 등이 있습니다. 수음체질은 위장과 폐를 따뜻하게 하는 음식을 먹고, 생것을 많이 먹지 않는 것이-너무 차가워진 췌장의 온도를 올릴 수 있게 합니다.

■ 단백질 식품

육류

쇠고기, 닭고기, 오리고기, 염소고기, 사슴고기, 노루고기 등 모든 육류와 조류는 다 좋습니다. 이 중에서 오리고기 닭고기는 열이 많아 몸을 따뜻하게 하여 가장 좋습니다. 사슴고기는 상승하는 기운이 아주 강해 두면(頭面)부의 혈액순환에 좋습니다. 수음체질은 육류가 가장 폐 기능을 활성화하기에 좋고 체력도 증강되며, 될 수 있으면 밥 대신 고기를 충분히 섭취해야 폐와 위장이 더워져 췌장에서 인슐린 분비가 잘 됩니다. 건강증진도 확실합니다. 정리하면 다음과 같습니다.

- **쇠고기:** 이상적인 육류로 주로 폐를 보강합니다. 수입산 쇠고기는 해롭습니다.
- **닭고기:** 열이 많은 육류로 비위장으로 들어갑니다. 수체질에 이상적입니다.
- **개고기:** 열이 많아서 위장을 따뜻하게 해줍니다. 원기회복에 아주 좋습니다.
- **사슴고기:** 사슴은 위로 솟구치는 힘이 무척 강합니다. 뿔이 화려하게 뻗어 솟은 것을 보면 알 수 있지요. 그래서 인체상부의 폐에 크게 힘을 줍니다. 그런 이유로 녹용은 목체질과

수음체질에게는 기를 올려주는 귀한 약재입니다.

· **흰 염소고기:** 소처럼 뿔이 있습니다. 기운이 하체가 아니라 상체로 뻗어 올라갑니다. 그래서 쇠고기처럼 폐를 도와줍니다. 몸을 따뜻하게 해줍니다.

· **오리고기:** 따뜻합니다. 혹자는 차가워서 유황을 먹여 음양을 조화시킨다고 하나, 실은 오리의 비길 데 없는 해독력을 이용하는 것입니다. 날개 있는 동물은 대개가 따뜻합니다. 하늘에 오르기 위해서는 더운 몸이어야 합니다. 더운 공기는 올라가고 찬 공기는 아래로 내려가는 이치를 생각해보면 될 것입니다. 때문에 수음체질에 더없이 좋은 단백질입니다.

민물고기

장어, 미꾸라지, 메기, 바다장어, 아나고, 논 지렁이 등의 생선은 폐를 활성화시키므로 권장합니다. 바람직한 단백질원입니다. 가물치 잉어는 해롭습니다.

생선

가오리, 홍어, 아귀, 문어 등이 있습니다. 나머지 대부분 해롭습니다.

■ 기타

생으로 먹는 것은 설령 몸에 맞다 해도, 차가운 간과 위장을 더욱 차갑게 해서 췌장이 차가워집니다. 신체는 차디찬 신장의 지배를 받고 있어 몸은 차갑습니다. 가능하면 익혀 먹는 것이 몸을 훈훈하게 하여 피가 잘 돕니다. 심지어 사과도 익혀 먹거나 썰어서 끓여 먹는 것이 특히 겨울에는 냉증 예방에 좋습니다. 금양, 금음, 토체질은 생으로 먹는 것이 더운 몸의 열기를 식히고 결석 예방에도 좋지만 수음, 목양, 목음체질은 정반대입니다.

양파 요법

양파를 식사 시에 날 것이든 익히든 드시기만 하면 효과는 다 좋습니다. 또는 양파를 달여 엑기스로 드실 수 있습니다.

·항혈전 작용 즉 혈관을 막히게 하는 나쁜 핏덩어리를 없애는 기능이 있습니다. 함유하고 있는 이소알린, 사이크로알린, 다이설파이드 등의 성분에는 혈액을 정상화시키는 작용을 합니다. 그래서 피 찌꺼기를 없애줍니다. 콜레스테롤과 고지혈증에 좋습니다.

·지질을 없애는 작용과 혈압을 내리는 작용이 있습니다. 혈액 중에 나쁜 콜레스테롤과 중성지방을 없애줍니다.

·혈당을 내리는 작용을 합니다. 양파에 있는 시스테인 유도체에는 인슐린에 가까운 작용과 인슐린의 기능을 돕는 작용이 있는 것으로 보입니다.

마늘 요법

마늘은 인류가 발견한 천년의 식품으로 폐가 약한 수음체질의 당뇨에 이상적인 식품입니다. 마늘의 알리신 성분은 비타민 B1과 결합하여 알리티아민으로 변합니다. 이 성분은 당질대사를 강력하게 촉진시키고 비타민 B6과 결합해 췌장의 기능을 활성화시켜 인슐린 분비를 촉진시킵니다. 더욱이 마늘은 높은 혈당치는 내리고 낮은 혈당치는 올려주는 양 기능이 있습니다. 구운 마늘형태로, 마늘김치로, 첨가물로 먹을 수 있습니다. 마늘은 으깬 후 10~20분 뒤에 먹으면 효소가 가장 활성화되어 효과가 좋습니다. 보통 음식은 산화되기 전에 먹는 것이 좋다는 생각에 그냥 바로 먹고 있지만, 마늘을 다져 두면 공기와 접촉하면서 신속한 숙성과정을 거치게 되므로 좋습니다.

감자 요법

감자에는 식물섬유가 풍부할 뿐 아니라 칼륨도 많습니다. 칼륨은 인슐린을 만드는데 필수성분입니다. 그러므로 밥보다 이런 감자를 먹는 것이 훨씬 혈당조절이 잘 됩니다.식품 교환표에서 1 단위(80칼로리)는 밥 반공기(55g)인데 감자는 100g 즉 2배를 먹어도 문제도 없고, 공복감을 이기기에도 좋습니다. 위를 덥게 해줍니다.

흰콩(메주콩) 요법

흰콩을 완숙 또는 반숙하여 콩즙으로 먹습니다. 식물성 단백과 섬유소 칼슘 인지질 레시틴 등이 풍부하여 약한 폐를 보강하여 간의 습기를 없애주므로 당뇨에 좋습니다. 보통 우유나 치즈, 버터 등의 유제품은 일상적으로 섭취하고 있으며, 거의 모든 영양분이 골고루 함유되어 있는 완전식품으로 인기가 있습니다. 칼슘 단백질 등을 포함하여 성장에 필요한 모든 것을 거의 갖추고 있는 셈입니다. 미역, 김, 다시마, 비타민 A, B, D, 등산 등은 좋습니다. 복숭아, 밤, 은행, 호도, 호박, 박, 영지를 제외한 모든 버섯, 고추, 커피, 마, 콩나물, 유제품(우유, 요쿠르트, 치즈, 버터)은 폐를 보강하고 요쿠르트와 청국장 역시 대장을 강하게 하므로 대장이 약한 수음체질에게는 좋습니다. 청국장은 소화가 잘 안 되니 적절히 양을 조절해야 합니다.

기능성 건강식품

효모, 버섯균사체, 로얄제리, 인삼류, 초유, 꿀.

(2) 도정과 가공을 하지 않은 곡류 섭취

당뇨병이란 알다시피 먹은 음식이 소화되어 만들어진 혈중 포도당을 인슐린 부족으로 세포에 포도당을 넣어주지 못하여 과잉 혈당이 축적되는 것을 말합니다. 따라서 음식물이 천천히 시간을 두고 소화되는 것이 필요합니다. 그러기 위해서는 될 수 있는 대로 곡류는 껍질을 벗기지 않은 채로, 식품을 가공하지 않은 원시 상태 그대로 조리하여 먹는다면, 소화되는 시간이 길어져 그만큼 고혈당을 피할 수 있습니다. 곡류 껍질에 들어있는 섬유소는 혈중 지질을 떨어뜨릴 수 있습니다. 더욱이 자연 그대로 먹게 되면 유용한 각종 영양분은 거의 대부분 껍질에 있으므로 고스란히 모두 취할 수 있습니다. 그러면 장부의 기능은 왕성해져서 한층 더 당뇨극복이 쉬워집니다. 먹기 쉽게 가공한 식품들은 여러 가지 식품첨가물이 들어있습니다. 그중에는 밝혀지지 않았을지라도 혈액을 탁하게 하고 신장의 정화기능을 약화시키는 물질들이 있습니다. 순수단식을 해본 사람이라면 경험했다시피 사서 손쉽게 먹는 식품들이 인체에 해로운가를 경험했을 것입니다. 될 수 있는 대로 집에서 조리해서 드시는 것이 일생의 먹을거리로 볼 때 안전합니다.

(3) 당질(탄수화물)을 제한하는 식사

이 내용은 허약해서 오는 수음체질의 일시적 당뇨에는 크게 필요치 않습니다. 더운 고기와 폐를 강하게 하는 따뜻한 음식을 소화되는 대로 넉넉히 먹는 것이 필요합니다. 위가 약하고 간이 강하니 밥보다는 고기를 더 먹는 것이 췌장에 활력을 더해주므로 회복이 빠릅니다. 그러나 기술하니 참고하기 바랍니다.

· 일반 당뇨식은 고혈당을 개선하기 어렵습니다. 기존의 당뇨식은 탄수화물 55~60%, 지질 20~25%, 단백질 15~20%로 구성되고 1600 칼로리를 섭취 권장량으로 합니다. 대부분 이런 표준을 따라도 혈당 강하제를 복용해야 합니다. 혈당수치가 200이상 올라가면 혈관 내피에 손상이 증가하기 시작합니다. 이런 상태가 길어지면 혈관성 합병증의 위험이 높아져 심근경색이나 협심증이 일어나기 쉽습니다. 고혈당이 지속되면 그 자체가 인슐린 분비를 억제하고 인슐린 저항성을 증대시키므로 고혈당의 악순환이 더욱더 심해집니다. 인슐린 저항성은 인슐린이 충분히 있어도 포도당을 세포로 나르는 기능을 제대로 못하는 현상을 말합니다.

· 탄수화물을 제한하는 식사를 하면 획기적으로 고혈당을 내릴 수 있습니다. 탄수화물 제한식은 당질 35%, 지질 40%, 단백질 25%로 아침과 저녁식사에서 주식 즉 밥을 뺐을 경우입니다. 밥을 먹지 않는다는 것은 상당히 편중된 식사법으로 수긍하기 어려울 것입니다. 소개하는 당질 제한식은 일본 다케오 병원의 임상에서 검증된 자료입니다. 그러나 당뇨병의 본질을 생각해보고 각 영양소가 혈당으로 바뀌는 비율과 속도를 고려해보면 이해가 될 것입니다. 단적으로 말해서, 고혈당을 만드는 것은 탄수화물뿐이라고 말해도 틀림이 없습니다. 즉 탄수화물은 먹은 것 모두 100%가 혈당으로 바뀝니다. 단백질은 섭취량의 50%가 혈당으로, 지방은 섭취량의 10%가 혈당으로 바뀝니다. 그다음으로 탄수화물은 먹은 지 20분에서 혈당으로 바뀌기 시작해서 2시간 정도에서 100% 모두 혈중의 포도당으로 바뀝니다. 그러나 단백질은 식후 1시간부터 혈당으로 변하기 시작하여 식후 3시간대에 가장 혈당이 많아지고 6시간이 지나면 그칩니다. 그런데 지방은 10% 미만에서 약 12~24 시간 지속됩니다. 지방은 해롭다는 생각에 무서워하지만 체질에 적합한 지방을 포함한 당질 제한식을 섭취하면 위에서 말한 고혈당의 문제를 신속히 극복할 수 있습

니다.일반적으로 지방과 단백질은 담낭에서 나오는 쓸개즙에 의해 소화가 쉽게 이루어집니다.

한편 쌀, 밀가루와 같은 탄수화물, 전분 등의 소화는 쓸개가 아닌 췌장에서 분비하는 아밀라제와 같은 소화효소에 의해 주로 소화가 이루어집니다. 때문에 이런 탄수화물을 섭취한 만큼 췌장은 회복의 여유가 없습니다. 지치게 됩니다. 그러나 이러한 탄수화물의 식사량을 줄이면 망가진 췌장은 휴식을 취할 수 있습니다. 그러나 탄수화물의 소화시켜야 할 양이 많으면 그만큼 췌장은 효소를 분비하는 일을 많이 하게 돼 지치게 되고 췌장은 과열되어 양질의 인슐린 생산 분비가 갈수록 힘듭니다. 그러나 탄수화물을 적게 섭취하면 지친 췌장은 회복할 수 있는 여유가 생겨 근본적으로 당뇨병을 고칠 수 있는 것입니다. 물론 단백질 지방질 섭취가 늘면 케톤체 수치가 높아질 수 있으나, 고혈당이 아닌 상태에서는 그다지 문제가 되지 않습니다. (케톤체는 지방이 혈당으로 변하는 과정에서 형성되는 인체에 나쁜 영향을 주는 부산물입니다) 둘째로 고혈당 상태를 빨리 개선하면 혈당이 혈관 내피에 손상을 입히는 것을 막을 수 있으므로 심장병이나 뇌졸중, 고혈압 등을 피할 수 있습니다. 고혈당이 오래 지속되면 혈액 중의 포도당에 의해 혈관이 손상되어 혈관의 동맥경화가 급속히 진행되기 때문입니다. 특히 체질에 맞게 단백과 지방질을 섭취하면 여러 가지 합병증도 함께 고칠 수 있습니다.

(4) 수음체질 한방으로 위장을 따뜻하게 하는 것이 효과적

앞서 언급한 바와 같이, 몸이 너무 허약해지는 허증(虛症) 및 위장과 췌장이 너무 오랫동안 한기를 받음으로, 췌장의 기능이 미약해져 일시적으로 인슐린 분비가 잘 안 되는 경우는 있습니다. 이런 체질들은 설령 문제가 생겨도 위장의 온도를 올려주면 회복 또한 빠릅니다. 따라서 위장, 비장, 췌장에 꽉 찬 한기(寒氣)를 없애주어야 합니다. 다음으로 항시 위장을 덥게 하는 식품을 취합니다. 그러나 일상 식사법으로는 냉기를 없애기가 너무 힘듭니다. 이 체질은 한번 오장육부 장기에 냉증(冷症)이 생기면 그 한기를 몰아내고 온기(溫氣)를 회복시키는 일이 쉽지 않습니다. 게다가 너무 오랜 세월 병고로 고생하면 췌장의 회복력은 현저하게 떨어져 아무리 철저하게 식이요법을 해도, 식은 몸이 다시 따뜻해지기는 어렵습니다. 따라서 역가(力價)가 뛰어난 기능성 식품이나 약재를 이용하여 치유를 도와야 합니다. 식품 의약품 안정청의 식품공전에 등재된 동식물 가운데서 체질에 맞고 약리작용이 뛰어난 약용식물을 이용하면 속을 덥히는데 효과적입니다. 온리제(溫裏劑) 즉 몸 안을 덥히는 약리작용이 뛰어난 약재를 이용한 한방처방으로 위장에 차가운 기운을 걷어내고 더운 기운으로 가득 채워야 신속한 회복을 할 수 있는 것입니다.

(5) 신장과 간을 차갑게 하는 것들 피하기

■ 야채

차가운 야채는 수체질에게는 위장을 약하게 하고, 센 간의 기능을 항진시킵니다. 조선 최고의 한의서 동의보감의 간(肝)편의 간 그림을 유심히 보면, 간이 수많은 나뭇잎으로 덮여 있습니다. 간은 오행(五行)중에서 목(木) 즉 나무에 배속시키고 있으며, 나무는 성장하면서 나뭇잎이 무성해집니다. 그래서 한의학에서는 간을 묘사할 때 이치상으로 갑옷의 미늘처럼 간을 나무 이파리로 장식합니다. 흥미롭게도 현대 해부학에서도 좌우의 간을 하나는 우엽(右葉) 즉 오른쪽 잎, 좌엽(左葉) 즉 왼쪽 잎이라고 부릅니다. 즉 간을 나무의 잎에 빗대어 부릅니다. 그런데 나무는 바람이 심하게 불면 나뭇잎은 흔들리다가 결국은 떨어지지요. 간도 기능이상이 생겨 간 내부에서 바람 즉 풍(風)이 생기면 중풍이 옵니다. 간에 저장된 피가 소통되지 않고 뻑뻑해져 울혈되거나 간 안의 기운이 몹시 드세어져서 뻗어나가는 기세가 감당하기가 어려운 상황입니다. 요즘 말로 하면 간 기능 이상항진이 생기는 것입니다. 그와 같이 간 기능이 항진되어 핏줄이 막히면 뇌경색, 터지면 뇌출혈과 같은 뇌졸중이 발생합니다. 뇌졸중환자가 손발을 떨고 있는 것과 부는 바람에 흔들리는 나뭇잎은 너무도 비슷합니다. 대개 순환기 질병의 원인을 심장과 혈관에서 찾고 있는데, 실은 원인은 주로 간에서 시작되는 경우가 많습니다. 이와 비슷하게 당뇨도 맞지 않는 야채를 지나치게 섭취할 때 발생합니다. 수체질의 경우에는 위장을 차갑게 하고 간의 기를 돋우는 푸른 냉성(冷性) 야채류를 반드시 끊어야 합니다. 그래야 중풍도 예방할 수 있고 당뇨도 나을 수 있습니다. 신선초, 배추, 케일, 돗나물, 미나리, 샐러리, 시금치, 깻잎, 취나물 등 대부분의 냉성 야채는 금합니다.

■ 차가운 기운을 품은 곡류를 금지

검정콩, 조, 메밀, 녹두, 고구마, 잣, 율무, 동부, 검정색 강낭콩, 검정 쌀.

■ 해로운 건강기능식품

알로에, 스피루리나, 크로렐라, 생녹즙, 식초, 오가피식품, 키토산, 영지, 포도당, 솔잎가루.

■ 기타

간과 신장을 강하게 하는 차가운 식품은 몸을 서늘하게 하고 피가 식어 순환이 안 돼 추위를 타고 발이 시립니다. 수체질은 한국인의 전통적인 채식문화로 인해 냉성 야채를 삼가는 것이 도전이 될 수 있습니다. 특히 배추를 재료로 만든 각종 김치류는 말할 수 없이 힘든 시험이 됩니다. 고등어, 꽁치, 바다생선, 바닷게, 조개 등으로 성질이 차가워 몸을 차게 하는 해물을 삼가야 합니다. 돼지고기는 차가운 기운을 지닌 고기로 신장으로 들어가 힘을 줍니다. 수체질에는 아주 해롭습니다.

* 수음체질은 위와 폐를 따뜻하게 하는 육류와 뿌리채소를 먹고 차가운 것을 멀리하되 밥을 소식하면, 낮과 밤이 오래도록 즐겁다.

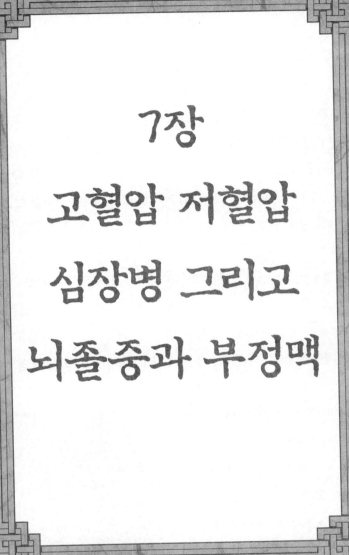

7장
고혈압 저혈압
심장병 그리고
뇌졸중과 부정맥

고혈압 저혈압 심장병 그리고 뇌졸중과 부정맥

■ 고혈압, 저혈압, 심장병, 그리고 뇌졸중과 부정맥

젊은 대통령으로 건강미가 넘쳤던 클린턴 전 미국 대통령이 가슴 통증과 호흡곤란으로 심장 수술을 받게 되었습니다. 중요한 심장 혈관이 90%까지나 막혔던 것입니다. 그는 재직시절에도 백악관을 빠져나와 패스트 푸드점을 찾을 만큼 햄버그를 즐겼습니다. 그의 식생활 습관이 결국은 심장질환의 원인이 되었던 것입니다. 지난 2001년, 전남대학교 병원 조사에 의하면 심근경색을 사인(死因)으로 돌연사(突然死)한 나이는 절반이 40~50대입니다. 그러나 이들 중 60%는 평소 특별한 증상을 느끼지 못했다고 합니다.

인체 세포에서 생긴 이산화탄소를 실은 피가 하대정맥과 상대정맥에서 모여 대정맥을 타고 우심방과 우심실로 세차게 들어옵니다. 그다음 우심실에 들어간 피는 폐동맥을 통해 폐에 들어갑니다. 여기서 공기 중에서 들여 마신 산소를 공급받아 다시 폐정맥을 따라서 좌심방으로 들어옵니다. 좌심방에서 좌심실로 이동한 혈액은 대동맥을 통해 온몸으로 산소와 포도당을 공급합니다.

심장은 매일 10만 번 뛰면서 무려 7,000톤 이상 피를 뿜어냅니다. 심장은 이러한 활동을 하기 위해서는 심장근육에 영양과 산소를 관상(冠狀)동맥(심장의 주요동맥으로 모양이 관(冠) 즉 서양 수도사 모자처럼 생겨서 부쳐진 이름)을 통해 공급받아야 합니다. 그러나 이 혈관에 지방이나 콜레스테롤 등의 이물질이 끼어 있으면, 피가 잘 흐르지 못해 통증이 생깁니다. 쥐어짜는 듯한 아픔

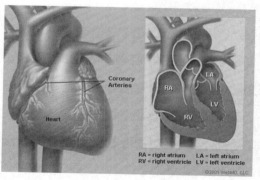

심장

을 협심증이라고 합니다. 70% 정도로 관상동맥이 막히면 자각증상을 느낍니다. 그다음 관상동맥이

막히면 산소와 영양공급이 끊겨 심장의 일부 근육이 썩어 괴사 즉 심장세포가 죽는 현상이 일어납니다. 이것을 심근경색이라고 합니다. 심하면 심장마비가 오며, 불과 몇 분 후에 죽을 수 있습니다.

고혈압에 대해서 얘기해 보겠습니다. 혈압이란 혈액이 혈관 벽에 가하는 힘입니다. 혈압은 소맷부리처럼 생긴 부풀릴 수 있는 고무 띠를 이용하여 측정할 수 있는데, 이 고무 띠는 위팔에 감게 되어 있고 혈압을 기록해 주는 장치에 연결되어 있습니다. 수치는 두 가지로 나타납니다. 이를테면, 120/80식으로 나타나는 것입니다. 첫 번째 수치는 심장이 뛸 때(수축기)의 혈압을 가리키기 때문에 수축기 혈압이라고 하며, 두 번째 수치는 심장이 이완되었을 때(이완기)의 혈압을 가리키기 때문에 이완기 혈압이라고 합니다. 혈압은 수은주의 높이를 밀리미터 단위로 측정하는데, 의사들은 혈압이 140/90을 넘는 사람을 고혈압 환자로 분류합니다.

심장병과 고혈압이 증가하게 하는 원인은 무엇입니까? 당신이 정원에 물을 주고 있다고 상상해 보십시오. 수도꼭지를 틀거나 물을 분사하는 노즐의 구경 즉 입구 구멍을 줄이면 물의 압력은 증가합니다. 그와 똑같은 현상이 혈압에도 나타납니다. 피가 흐르는 속도를 증가시키거나 혈관의 구경이 좁아지게 하면 혈압은 높아지게 됩니다. 고혈압은 어떻게 해서 생기는 것입니까?

1. 고혈압 저혈압 심장병 그리고 뇌졸중의 원인

■ 체질적인 원인

여기서는 간단하게 각 체질에 어떤 음식이 혈관질환을 일으키는지를 설명하고, 각 체질별로 치유법을 소개할 때 상세히 설명하겠습니다.

금양 금음체질

여기에는 여러 가지 요인이 관련되어 있습니다. 주요하게 체질학적인 요인으로는 유제품과 육류가 해로운 음식으로 작용하는 금양, 금음체질이 주로 생선과 야채보다는 체질에 해로운 육식을 하는 데 있습니다.

토양 토음체질

위장의 열이 몹시 강한 토양, 토음체질이 위장(胃臟)의 열(熱)을 식혀주는 서늘하고 차가운 식품을 섭취하지 않고 열기(熱氣)가 강한 음식을 섭취하는 것이 고혈압과 심장병의 원인이 됩니다.

목양 목음체질

목체질은 지나치게 강한 간을 지니고 있기에 간의 기능을 항진시키는 야채류와 생선 등을 금해야 하고 폐를 돕는 육류와 뿌리채소를 주로 섭취해야 하는데, 채소류와 차가운 음식을 먹는 데서 비롯됩니다.

수양 수음체질

수체질은 위장이 차갑고 신장이 냉하여 늘 따뜻한 기운을 지닌 식품을 먹어야 건강합니다. 그러나 차가운 성질의 음식을 주로 먹으면 신장과 심장의 동맥이 차가운 기운으로 인해 혈관이 탄력성이 없어져 긴장 수축 즉 오그라들어 피의 흐름이 원활하지 않습니다. 그 결과 심장의 이첨판, 승모판 등에 염증이 생기는 등 이상이 옵니다. 또는 저혈압이나 고혈압이 생깁니다. 체질별로 나누어 원인과 요법을 설명합니다.

2. 고혈압의 일반적인 원인

(1) 체질적 유전

연구가들이 알아낸 바에 의하면, 친척 중에 고혈압인 사람이 있으면 고혈압이 생길 가능성이 더 높습니다. 통계 자료에서는 이란성 쌍둥이들보다는 일란성 쌍둥이들이 고혈압에 걸릴 가능성이 더 높다는 점을 알려 줍니다. 또한 한 연구에서는 "고혈압의 원인이 되는 유전자 배열 상태"가 있다고 말합니다. 이 모든 점들은 고혈압을 일으키는 유전적 요소가 존재한다는 점을 확증하는 증거라고 봅니다. 그러나 고혈압 자체는 엄밀히 말해서 유전되지 않습니다. 단 고혈압이 발생할 가능성이 많은 체질이 있으며, 체질마다 발생하는 원인도 다릅니다. 물론 체질마다 체질적으로 고혈압의 원인이 될 수 있는 식품을 피하고, 예방하는 식품을 주로 섭취하면, 가족 중에 그런 병력(病歷)이 있다 하더라도 미리 막을 수 있습니다. 순위로 본다면 금양체질이 가장 가능성이 많고, 이어서 목음체질이 두 번째이고, 토양체질 수양체질 순으로 발생 가능성이 높습니다. 금음체질은 저혈압이 더 많고, 수양체질들은 저혈압과 고혈압이 다양하게 나타납니다. 목양, 수음체질은 고혈압은 거의 없는 편이고, 비교적 저혈압에 가깝거나 문제가 없습니다. 그러나 장부의 기능이 항진 또는 저하되면 어떤 체질이든지 고혈압은 발생할 수 있습니다. 즉 혈압이 높아질 위험성은 나이가 들면서 증가합니다.

(2) 염분과 혈액 내 지방과 콜레스테롤 및 비만

식생활에 주의를 기울이십시오! 소금을 섭취하면 특정 체질의 사람들은 혈압이 상승할 수 있는데, 특히 당뇨병 환자, 심한 고혈압이 있는 사람, 연로한 사람들의 경우에 그러할 수 있습니다. 혈류에 지방이 너무 많은 경우에도 혈관 내벽에 콜레스테롤 침착물이 생기는 현상(아테로마성 동맥 경화증 즉 죽상 경화증)이 일어나 혈관 구경이 좁아지고 혈압이 증가할 수 있습니다. 체중이 이상적인 정도보다 30퍼센트 이상 더 나가는 사람은 고혈압이 생기기가 쉽습니다. 연구 결과들은 칼륨과 칼슘 섭취량을 증가시키는 것이 혈압을 낮추는 데 도움이 될 수 있음을 시사합니다. 그러나 체질에 맞지 않는 칼륨이나 칼슘은 도리어 해가 되므로 그 성분을 어느 식품에서 추출 또는 만들었는지 주의해서 골라야 합니다. 과도한 염분섭취로 혈압이 높아지는 체질은 금음, 목양, 수양, 수음체질입니다.

(3) 흡연 카페인 스트레스 및 음주

흡연은 죽상 경화증, 당뇨병, 심장 마비, 뇌졸중 등이 생길 가능성을 높이는 요인입니다. 따라서 흡연과 고혈압의 결합은 심장 혈관질환을 유발할 수 있는 위험천만한 일입니다. 증거들이 서로 상충하는 면이 있기는 하지만, 커피와 차와 콜라에 함유된 카페인이나 감정적, 신체적 스트레스 역시 고혈압을 악화시킬 수 있습니다. 그에 더해, 과학자들은 한꺼번에 과다하게 혹은 만성적으로 알코올 음료를 마시는 일이나 신체 활동의 부족 역시 혈압을 상승시킬 수 있음을 알게 되었습니다. 카페인이 함유된 커피는 금체질, 수양체질에서 고혈압을 일으킬 수 있습니다. 녹차는 혈중지질을 분해하는 좋은 효과가 있어 금토체질의 혈압관리에는 좋으나, 목수체질에는 혈압의 원인이 됩니다.

■ 모든 체질의 고혈압 치유에 도움이 되는 기본 생활 방식

고혈압이 생길 때까지 기다렸다가 적극적인 조처를 취하려고 하는 것은 잘못일 것입니다. 건강에 좋은 생활 방식을 영위하는 일에 일찍부터 관심을 기울여야 합니다. 지금 주의를 기울인다면, 장래에 더 나은 질의 삶을 즐기게 될 것입니다. '고혈압에 대한 브라질 의료계의 제3차 합의 사항'에서는 동맥 혈압을 낮추는 데 도움이 되는 생활 방식 조정 방법에 대해 설명하였습니다. 그 내용은 고혈압이 있는 사람에게만 아니라 혈압이 정상인 사람에게도 유익한 지침이 됩니다.

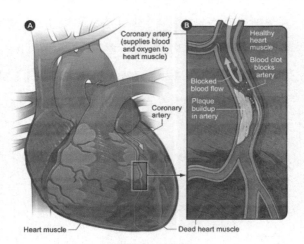

심장관상동맥 폐색증
우측의 혈관 내부의 하얀부분이 혈전임.

■ 소금 섭취량 조절

또한 소금은 하루에 6그램 즉 한 티스푼 이상 섭취하지 않도록 제안하였습니다. 실질적으로, 이것은 음식 준비를 할 때 소금 사용량을 최소한으로 줄이고 아울러 통조림 식품, 인스턴트, 냉동 육류(햄, 소시지 등), 훈제 식품을 가능한 한 적게 먹는 것을 의미합니다. 또한 식사할 때 개인적으로 소금을 쳐서 먹는 일을 삼가고 또 가공 식품은 라벨을 확인하여 소금 함유량이 얼마나 되는지 파악한다면 소금 섭취량을 줄일 수 있습니다. 체질별 소금섭취량 조절에 대해서는 뒤에서 자세히 논합니다. 여기서는 혈관질환에 대한 소금섭취에 관해 보편적인 의료 상식만 소개합니다.

■ 칼륨 섭취를 증가시킨다.

'고혈압에 대한 브라질 의료계의 제3차 합의 사항'에서는 또한 칼륨 섭취량을 늘리도록 제안하였습니다. 칼륨에는 "고혈압 방지 효과"가 있을 수 있기 때문입니다. 따라서 건강에 좋은 식사에는 "나트륨이 적고 칼륨이 풍부한 식품들"이 포함되어야 하는데, 그러한 식품으로는 콩, 진녹색 채소, 바나나, 참외류, 당근, 비트, 토마토, 오렌지 등이 있습니다. 그러나 칼륨 역시 체질 따라 맞는 것을 섭취해야지 무조건 칼륨 함유량이 많은 식품을 섭취하면 오히려 혈압이 오릅니다.

■ 알코올 제한

알코올 섭취량을 적절한 수준으로 유지하는 것 역시 중요합니다. 일부 연구가들의 지적에 의하면, 고혈압이 있는 남성은 하루에 알코올을 30밀리리터 이상 마셔서는 안 되며, 여성이나 체중이 적은 사람이라면 15밀리리터 이상을 마셔서는 안 됩니다. 알코올 30밀리리터는 증류주(위스키, 보드카 등) 60밀리리터, 포도주 240밀리리터, 맥주 720밀리리터에 해당합니다.

■ 운동량 증가

연구가들은 비만인 사람이라면 단기간에 "기적적인 효과를 내는" 다이어트를 피하면서 균형 잡힌 저칼로리 식사를 하는 동시에, 계획을 세워서 지속적으로 가벼운 운동을 하도록 권장하였습니다. '고혈압에 대한 브라질 의료계의 제3차 합의 사항'에서는, 정기적으로 운동을 하면 혈압이 낮아져 고혈압이 생길 위험성이 줄어들게 된다고 결론지었습니다. 일주일에 세 차례에서 다섯 차례 걷기나 자전거 타기나 수영과 같은 가벼운 유산소 운동을 30분 내지 45분씩 하는 것은 유익합니다. (운동에 대해서는 체질별로 적합한 것을 따로 설명하겠습니다)

■ 금연 및 기타

좀 더 나은 건강을 누리게 해 주는 생활 방식과 관련이 있는 요인들로는 담배를 끊는 일, 혈중 지방(콜레스테롤 및 트리글리세리드)과 당뇨병을 잘 관리하는 일, 칼슘과 마그네슘을 적절하게 섭취하는 일, 신체적·감정적 스트레스를 조절하는 일 등이 있습니다. 약물 중에는 혈압을 상승시킬 수 있는 것들도 있는데, 그러한 약물로는 코 충혈 완화제, 나트륨이 많이 함유된 제산제, 식욕 완화제, 카페인이 함유되어 있는 편두통약 등이 있습니다. 고혈압으로 고생하고 있거나 심장, 간, 신장 등에 병이 있어서 약물치료를 받고 있는 사람이라면, 나트륨 및 칼륨 1일 섭취 요구량에 관하여 의사와 상의해야 합니다. 예를 들면, 신장 기능 부전증으로 불필요한 칼륨이 배설되지 않고 체내에 저류하여 고칼륨 현상이 나타나는 경우라면 의사의 지시를 엄격히 따라야 합니다. 결코 함부로 칼륨을 섭취해서는 안 됩니다.

■ 소금 섭취는 체질에 맞게 양을 조절하여 섭취합니다.

소금 섭취가 많은 식생활은 심장 마비의 한 가지 원인인 고혈압을 일으킨다는 비난을 받아 왔습니다. 이러한 이유로 건강 전문가들은 대체로 하루에 소금을 6그램 이상 섭취하지 말 것을 권장합니다.

하지만 최근에 행해진 연구들은, 고혈압이 있는 사람들이 염분을 적게 섭취한다고 해서 혈압이 현저히 떨어지지는 않으며, 혈압이 정상인 사람들에게는 염분이 미치는 영향이 훨씬 더 적다는 점을 시사하는 것 같습니다. 1998년 3월 14일자 「랜싯」지에 발표된 한 연구는 염분을 적게 섭취하는 식생활을 하는 사람들이 나트륨을 정상적으로 섭취하는 사람들보다 심장 마비를 더 많이 겪는다는 점을 지적하였으며, "나트륨을 적게 섭

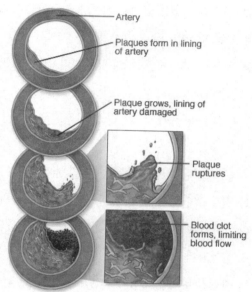

심장혈관에 혈전이 증가 침착하는 모식도

취하는 식생활에는 유익보다 해가 더 많을 수 있다."고 결론 내렸습니다. 1999년 5월 4일자 캐나다 의학 협회지에 실린 한 기사에서는 이렇게 단언하였습니다. "혈압이 정상인 사람의 염분 섭취를 제한하는 것은 현재 권장하지 않고 있는데, 염분 섭취를 줄이는 것이 고혈압의 발생을 감소시킨다는 점을 증명해 주는 증거가 불충분하기 때문이다."

이것은 당신이 염분을 얼마나 섭취하는지에 대해 관심을 기울일 필요가 없다는 뜻입니까? 식생활과 관련된 모든 질문이 다 그렇듯이, 요점은 절도 있게 섭취하는 것입니다. 앞서 언급한 「캐나다 의

학 협회지」의 기사는, 소금을 너무 많이 먹지 말고 요리할 때 사용하는 소금의 양을 제한하고 식사 중에 소금을 더 넣는 일을 삼가기 위해 노력할 것을 권합니다.

'뉴욕' '업톤'에 있는 '부룩하벤' 국립 연구소의 '레이스 케이. 다알' 박사에 의하면, 사람이나 쥐에 있어서, 생명 초기에는 개체들이 고혈압 증세가 유전학적으로 있을 수 있는 경향을 확인할 수 있는 확실한 방법은 없습니다. 하지만 '다알' 박사는 "고혈압 증세를 촉진시키는 한 가지 확실한 방법은 유전학적인 경향을 지닌 개체에게 대단히 짠 일상 음식물을 먹이는 것이다."라고 말하였습니다. 반대로 "고혈압을 피하는 한 가지 방법은 대단히 짠 소금이 함유된 음식물을 피하는 것이다." '다알' 박사는 쥐 실험에서 얻은 발견을 보도하였습니다. 그는 유전학적인 경향을 가진 쥐들을 시중에서 팔고 있는 아기의 특별한 음식물로 사육하였습니다. 모든 쥐에게, 8개월 안에 고혈압 증세가 나타났으며, 12마리는 죽었습니다. 한편, 동일한 종족에 속하는 15마리의 쥐는 덜 짠 일상 음식물로 사육한 결과 고혈압 증상이 일어나지 않았습니다.

결론적으로 소금이 모두에게 해로운 것도 아니며, 그렇다고 모두에게 다 좋은 것도 아닙니다. 학자들마다 임상결과가 다르게 나오는 이유는 소금이 해로운 체질도 있으며, 동시에 유익한 체질도 있기 때문입니다. 물론 염분은 세포의 전해질 대사 등을 포함하여 필수적인 영양 성분이므로 필요량을 섭취해야 합니다. 면역과 노폐물 배설을 하여 최종적으로 정화작용을 마무리하는 신장과 방광에 바로 이 소금이 중대한 작용을 합니다. 그래서 신장과 소금은 가장 밀접한 관계를 맺고 있는 것입니다. 결론적으로 신장이 강한 금음, 목양, 수체질은 가능하면 염분섭취를 권장량 이하로 섭취하면 소화도 잘 되고 면역도 증강되며 혈압을 낮추는 데도 좋습니다. 그러나 신장이 체질적으로 약한 금양, 토체질 목음체질은 권장량보다 더 섭취해야 합니다. 한방학적으로 말하자면 염분은 신장으로 귀경하며, 신장을 강하게 하는 기능이 있습니다. 때문에 체질 보사법의 원리에 따라서 신장이 강하게 태어난 체질은 필요한 양만 섭취하여 신장의 기능항진을 미리 막아야 합니다.

그렇지 않고 정상섭취량을 초과하여 섭취하면 신장의 항진으로 고혈압뿐만 아니라 다른 질병도 유발하게 됩니다. 바로 이렇게 강한 신장을 지닌 고혈압 환자가 소금을 조금 과하게 먹으면 위에서 설명된 바와 같이 민감하게 불편한 증상을 경험하게 됩니다. 그러나 체질적으로 약한 신장을 가지고 태어난 고혈압 환자는 소금을 필요량보다 적게 섭취하면 혈압치료가 되지 않습니다. 오히려 악화됩니다. 따라서 체질적으로 신장이 약한 환자는 양질의 소금을 넉넉하게 먹어줘야 합니다. 9회 약죽염을 충분히 섭취하면 고혈압이 개선됩니다. 소금은 고혈압의 주범으로 인식되어 있는 잘못된 건강 상식에 흔들리지 말고 확신을 가지고 체질섭생법을 준수해야 합니다. 오로지 팔체질만이 고혈압과 소금과의 관계를 분명하게 밝힐 수 있습니다. 소금을 적군 또는 아군으로 만들 것인지는 환자가 체질에 맞게 소금을 조절하여 섭취하는 것에 달려 있습니다. 그러나 반드시 다음과 같은 조건아래에서 섭취할 것을 권장합니다.

첫째, 정제염이 아니라 죽염을 섭취하는 것이 필요합니다. 정제염은 비록 맛은 좋을지 모르지만 흰 설탕과 같이 미네랄(광물질)이나 영양성분은 모조리 제거된 것이기에 장부의 건강에 도움이 되지 못합니다. 죽염은 육지에서 흘러들어 오염된 소금을 황토와 대나무 등을 합하여 고열 처리함으로써 오염물질을 중화시킬 뿐만 아니라 황토와 대나무의 유황성분과 해독물질 및 유익한 광물질이 풍부하게 함유되어 있어 신체기능을 향상시킵니다. 미국 하버드 의과 대학에서 한국의 인산죽염을 임상 실험한 결과 암을 유발하지 않음을 증명하였습니다.

둘째, 식용으로는 보통 3 회 정도 구운 죽염을 쓰면 좋습니다. 정제염이 아닌 미네랄이 함유된 소금과 3~9회 죽염을 빼고는 신장 방광의 기운이 강한 체질은 과다하게 섭취하지 말고 적정량 섭취하는 것입니다. 소금의 미네랄을 제거한 정제염만 과도하게 먹는다면 그 소금은 체내에 들어가서 일부는 아질산염으로 바뀌면서 위벽에 상처를 냅니다. 이때 음식 중의 단백질과 섞이면서 발암물질인 "니트로소아민"이 되어 암을 유발합니다. 이렇게 품질이 떨어지는 소금은 암을 유발하는 원인요소가 됩니다.

셋째, 신장방광의 기운이 약한 체질은 넉넉하게 먹는 것이 좋습니다. 다음 표는 체질별로 염분을 충분히 섭취하는 것의 유익성 여부를 알려 줍니다. 아울러 다른 맛에 대해서 함께 표를 만들었으므로 식사법에 응용하시기 바랍니다.

	금양	금음	목양	목음	토양	토음	수양	수음	귀경
소금(짠맛)	O	X	X	O	O	O	X	X	신장
신맛(식초)	O	O	X	X	X	X	X	X	간
매운맛(고추)	X	X	O	O	O	X	X	O	폐
쓴맛	X	X	X	O	O	X	X	X	심장
단맛	X	X	O	X	X	X	O	O	위장

* O표는 유익한 체질을, X는 해로운 체질을 뜻한다. 우측의 "귀경장부"는 특정 식품 혹은 영양성분이 영향을 끼쳐 작용되는 특정장부를 말한다.

예를 들면, 간으로 귀경하는 신맛은 간의 기능이 약한 금체질에게만 유익합니다. 그래서 금양, 금음체질은 식초 등을 늘 음식에 충분히 가미해 먹도록 노력하면 부족한 간의 기능을 보강할 수 있습니다. 그러나 다른 체질은 섭취하면 위장과 간의 이상기능항진으로 비만, 식욕, 거식증, 냉증 등이 생길 수 있습니다. 때문에 조금 적정량을 섭취하여야 합니다. 체액을 알칼리로 만들어 주고 노폐물 해독에 좋다고 자꾸 많이 섭취하다 보면 처음에는 다소 득이 되는 경우도 있지만, 생체 저항 한계점에 이르면 그때부터는 장부기능이 약해져갑니다. 그러나 체질에 해로운 사람도 처음에 좋았던 그 느낌 때문에 계속 먹게 되고 몸이 왠지 모르게 나빠져도 모르고 지나쳐, 심지어는 몇 년을 먹는 일도 있습니다. 또한 좋아한다고 체질에 맞지 않는 맵고 얼큰한 맛이나 단맛 등을 계속 섭취하지 않도록 조심해야 합니다. 단맛은 수체질에게는 필요한 것은 분명하나 건강식품 기호식품 등에 첨가된 덱스트린, 아스파탐, 삭가리와 일반 조청과 설탕은 해롭습니다. 둘 다 차가운 성질이 있어 수체질에는 맞지 않습니다. 수체질은 꿀과 이소말토올리고당(옥수수당), 쌀올리고당 외에는 섭취를 금합니다.

■ 비만에 대한 체중조절이 혈압을 떨어뜨립니다

일부 나라에서는 체중 증가로 몸이 비대해지는 것을 부와 건강의 증거로, 가난과 영양실조보다는 훨씬 바람직한 상태로 간주합니다. 그러나 식품을 흔히 쉽게 구할 수 있는 서양의 나라들에서는 체중 증가를 대개 바람직한 일로 여기지 않습니다. 오히려 일반적으로 심각한 염려의 원인이 됩니다. 이유가 무엇입니까?

"대부분의 사람들은 비만을 외모와 관련된 문제로밖에 생각하지 않지만, 사실은 심각한 병이다." 이전에 미국의 공중 위생국장이었던 C. 에버릿 쿠프 박사의 말입니다. 뉴욕의 내분비학자인 F. 이그제이비어 피서니어는 다음과 같이 설명합니다. "미국 사람들이 뚱뚱해짐으로 말미암아 점점 더 많은 사람들이 당뇨병, 고혈압, 뇌졸중, 심장병, 심지어 일부 암에 걸릴 위험이 있다."

11만 5,000명의 미국 여성 간호사를 대상으로 16년간 실시한 어느 연구 결과를 고려해 보십시오. 그 연구에 의해 밝혀진 바에 따르면, 성인의 체중이 약 5킬로그램에서 8킬로그램만 증가해도 심장병에 걸릴 위험성이 훨씬 높아집니다. 「뉴잉글랜드 의학지」(1995년 9월 14일자)에 발표된 이 연구 결과가 알려 주는 바에 의하면, 암으로 인한 사망 건수의 3분의 1과 심장 혈관질환으로 인한 사망 건수의 2분의 1은 체중 과다가 그 원인이었습니다. 「미국 의학 협회지」 1996년 5월 22/29일자에 실린 한 보고에 의하면, "남성 고혈압의 78%, 여성 고혈압의 65%는 비만이 직접적인 원인일 수 있"습니다. 미국 암 협회에서는 "체중 과다가 심한" (몸무게가 정상 체중보다 40퍼센트 이상 더 나가는) 사람들은 "암에 걸릴 위험이 훨씬 높다."고 말합니다.

그러나 위험한 것은 단지 체중이 늘어나는 것뿐만이 아닙니다. 체지방이 쌓이는 위치 역시 병에 걸릴 위험성에 영향을 줍니다. 엉덩이나 허벅지에 지방이 쌓여 체중이 늘어나는 사람들보다 복부에 지방이 과도하게 쌓이는 사람들이 사실 더 위험합니다. 복부의 지방은 당뇨병, 심장병, 유방암, 자궁암에 걸릴 위험의 증가와 관련이 있습니다.

체중 과다 청소년들도 그와 마찬가지로 고혈압, 콜레스테롤 수치 증가, 당뇨병 전구 증상 등으로 어려움을 겪습니다. 또한 그러한 청소년들은 성인이 되어서도 비만합니다. 「뉴욕 타임스」지는 영국의 의학 잡지인 「란셋」에 발표된 자료를 사용하여 이렇게 보도하였습니다. "어릴 때 뚱뚱했던 사람들은 일반 사람들보다 수명이 짧았고, 훨씬 더 젊은 나이에 훨씬 더 많은 질병을 앓았다."

1990년에 발표한 지표에서는, 흔히 중년기 비만이라 불리는 것, 즉 중년기에 허리와 배가 나와 뚱뚱해지는 것을 참작해 주었습니다. 새로운 지표에서는 이 점을 참작해 주지 않습니다. 증거에 의하면, 성인들이 나이를 먹는다고 해서 체중이 늘어도 되는 것은 아니기 때문입니다. 따라서 이전에는 정상 체중으로 여겨졌던 사람이 이제는 체중 과다 범위에 들어가게 될지도 모릅니다. 예를 들면, 35세에서 65세 사이에 속한 사람이 168센티미터의 키에 체중이 75킬로그램이라면, 1990년에 발표된 지표에서는 건강 체중 그룹에 속하였을 것입니다. 그러나 새로운 지표에서는 남녀 공히 5킬로그램이나 체중 과다일 것입니다!

■ 우리의 몸이 비대해지는 과정

유전적 특성이 비만해지도록 영향을 줄 수는 있지만, 그것만 가지고는 서양 사람들의 체중 증가가 설명이 되지 않습니다. 그 문제의 원인으로 작용하는 요인은 또 있습니다.

보건 전문가들은 지방을 섭취하면 우리 몸이 뚱뚱해질 수 있다는 데 의견이 일치합니다. 많은 육류, 여러 가지 유제품, 구워 만든 식품, 패스트푸드, 스낵 식품, 튀겨 만든 식품, 소스, 그레이비 소스, 기름 등에는 지방이 많이 함유되어 있으므로, 이러한 것들을 먹으면 비만해질 수 있습니다. 어떻게 그렇게 될 수 있습니까?

우리가 먹는 식품에서 몸이 소비하는 것보다 더 많은 칼로리를 섭취하면 체중이 불어나게 됩니다. 단백질이나 탄수화물은 1그램당 4칼로리의 열량을 가지고 있는 데 비해, 지방은 1그램당 9칼로리의 열량을 가지고 있습니다. 따라서 지방을 먹으면 더 많은 칼로리를 섭취하게 되는 것입니다. 그런데 한 가지 더 중요한 요인이 있습니다. 인체가 탄수화물, 단백질, 지방이 공급하는 에너지를 사용하는 방식입니다. 인체는 탄수화물과 단백질을 먼저 연소시키고 그 다음에 지방을 연소시킵니다. 결국 사용하지 않은 지방 칼로리는 체내 지방으로 전환됩니다. 비만을 부르는 것입니다. 따라서 체중을 줄이는 중요한 방법은 지방이 많이 함유된 식품의 섭취를 줄이는 것입니다.

하지만 어떤 사람들은 본인 생각으로는 지방 섭취를 줄였는데도 여전히 몸이 비대해집니다. 이유가 무엇입니까? 한 가지 이유는 많은 양의 음식을 먹기 때문입니다. 미국의 어느 영양학자는 이렇게 말합니다. "음식을 너무 많이 차리기 때문에 과식하게 된다. 우리는 먹을 것이 앞에 있으면 먹게 된다." 또한 사람들은 저지방 혹은 무지방 식품을 너무 많이 먹는 경향이 있습니다. 그러나 미국의 어느 식품업 상담 회사에서 일하는 한 전문가는 다음과 같이 설명합니다. "지방을 줄인 식품에는 흔히 맛을 보강하기 위해 칼로리가 높은 당분이 첨가된다." 따라서 「뉴욕 타임스」지에서는 이렇게 보도하였습니다. "90년대의 두 가지 경향 즉 본전을 뽑자 주의와 저지방 혹은 무지방 식품을 먹자는 주의가 탐식을 하도록 부추기는 요인이 되었다." 즉 체중 증가의 원인이 되었다는 것입니다.

소파에 앉아 TV를 보며 많은 시간을 보내는 생활 방식도 체중 증가를 촉진하는 요인입니다. 영국에서 실시된 한 연구에 의해 밝혀진 바에 따르면, 그 나라의 성인 중에는 매주 적절한 운동을 20분도 채 하지 않는 사람이 3분의 1도 넘습니다. 몸을 활발하게 움직이는 스포츠에 참여하는 사람은 절반도 안 됩니다. 서양의 여러 나라에서는 자동차 여행이 걷는 것을 대신해 버렸고, 텔레비전 시청의 증가가 게으름과 탐식을 조장하고 있습니다. 미국에서는 어린이들이 비디오 게임을 하며 보내는 시간을 제외하고도, 앉아서 텔레비전을 보는 시간이 매주 26시간가량 되는 것으로 추산됩니다. 한편, 여전히 체육 교육을 실시하고 있는 학교는 약 36퍼센트밖에 안 됩니다.

또한 간과해서는 안 될 체중 과다의 원인으로 심리적 요인이 있습니다. "우리는 감정적 필요 때문에 먹는다. 우리는 기쁠 때도 먹고 슬플 때도 먹는다. 우리는 음식이 여러 가지 것들을 대신해 주는 것처럼 생각하며 성장해 왔다." 존스 홉킨스 체중 관리 센터의 로렌스 체스킨 박사의 말입니다.

■ 체중감량은 성공할 수 있습니다

체중 과다 문제는 복잡한 문제입니다. 매년 8,000만 명의 미국인이 다이어트를 하는 것으로 추산됩니다. 그러나 거의 모든 사람이 어느 정도 체중 감량을 한 다음에는 곧바로 이전 식사 습관으로 되돌아갑니다. 다이어트를 했던 사람 중 95퍼센트는 5년 내에, 줄었던 체중이 다시 늘어납니다.

체중을 줄이고 그 상태를 유지하기 위해 필요한 것은 생활 방식의 변화입니다. 그러한 변화를 하려면 가족 및 친구들의 도움과 더불어 개인의 노력과 집념이 요구됩니다. 어떤 경우에는 전문가의 도움이 필요할지도 모릅니다. 그러나 우리의 노력이 성공을 거두려면, 반드시 적극적인 동기가 있어야 합니다. 이렇게 자문해 보는 것이 좋을 것입니다. '내가 체중을 줄이고 싶어 하는 이유는 무엇인가?' 건강상의 위험을 피하고 싶은 욕망과 함께 컨디션도 더 좋게 유지하고 몸매도 더 멋있게 가꾸고 생활의 질도 개선하고 싶은 욕망이 있다면, 체중을 줄이려는 노력이 성공을 거둘 가능성도 훨씬 높아집니다.

■ 콜레스테롤의 역할

콜레스테롤은 생명을 유지하는 데 없어서는 안 될 흰색의 밀랍 같은 물질입니다. 콜레스테롤은 모든 인간과 동물의 세포에서 발견됩니다. 우리의 간에서 콜레스테롤이 생성되는데, 우리가 먹는 음식에서도 음식마다 양은 다르지만 콜레스테롤이 발견됩니다. 혈액은 콜레스테롤을 지(脂)단백질이라고 하는 분자를 통해 세포로 운반해 주는데, 그 지단백질 분자는 콜레스테롤, 지방, 단백질로 이루어져 있습니다. 혈중 콜레스테롤의 대부분을 운반하는 지단백질에는 두 종류가 있는데, 저밀도 지단백질(LDL)과 고밀도 지단백질(HDL)이 있습니다.

LDL에는 콜레스테롤이 많이 들어있습니다. LDL은 혈류를 따라 순환하다가 세포벽에 있는 LDL 수용체를 통해 세포에 들어간 다음, 세포에서 사용할 수 있도록 분해됩니다. 인체에 있는 대부분의 세포는 그러한 수용체를 가지고 있어서 LDL을 어느 정도 흡수합니다. 그러나 LDL 수용체를 통해 혈류에서 LDL을 받아들이는 일의 70퍼센트는 간에서 일어나게 되어 있습니다.

한편, HDL은 콜레스테롤에 굶주린 분자입니다. 혈류를 따라 돌아다니다가 잉여 콜레스테롤을 흡수하여 그것을 간으로 운반합니다. 간은 콜레스테롤을 분해하여 인체에서 제거해 버립니다. 이처럼 인체는 필요한 만큼 콜레스테롤을 이용하고 그 나머지는 없애버리도록 놀랍게 설계되어 있습니다.

문제가 발생하는 것은 LDL이 혈액 속에 과다하게 들어있을 때입니다. 그렇게 되면 동맥 내벽에 플라그 즉 지방 침착물이 쌓일 가능성이 높아집니다. 플라그가 쌓이게 되면 동맥이 좁아지고 동맥을 통해 흐를 수 있는 산소 운반 혈액의 양이 줄어들게 됩니다. 이러한 상태를 죽상 동맥 경화증이라고 합니다. 이러한 과정은 서서히 뚜렷한 증세 없이 진행되기 때문에, 수십 년이 지난 다음에야 눈에 띄는 증상이 나타납니다. 한 가지 증상은 조가 경험한 것과 같은 협심증 즉 가슴의 통증입니다.

흔히 협심증에 의해서 관상 동맥이 완전히 막혀 버리게 되면, 심장에서 그 동맥을 통해 혈액을 받아들이는 부분이 죽습니다. 그 결과 갑자기, 종종 치사적인 심근 경색이 일어나는데, 심장 발작으로 더 잘 알려져 있습니다. 관상 동맥이 일부만 막혀도 심장 조직이 죽을 수 있는데, 그렇다고 해서 신체적으로 뚜렷이 불편한 데가 반드시 나타나는 것은 아닙니다. 인체의 다른 부분에 있는 동맥이 막히면 뇌졸중, 다리의 괴저(壞疽), 심지어 신장 기능의 상실을 초래할 수도 있습니다.

LDL을 나쁜 콜레스테롤이라고 부르고 HDL을 좋은 콜레스테롤이라고 부르는 것도 당연합니다. 검사 결과 LDL 수치가 높거나 HDL 수치가 낮으면 심장병에 걸릴 위험성이 높습니다. 간단한 혈액 검사만 받으면 협심증과 같은 두드러진 증상이 나타나기 오래전에 위험이 임박해 있는지를 알 수 있는 경우가 많습니다. 그러므로 의심이 들면 간 기능 검사(LFT)와 중성지방(TG)와 총콜레스테롤

(T-cholesterol)검사를 해서 적절한 식품과 식이요법을 지도받아야 합니다. 그런 방법으로 혈중 콜레스테롤 수치가 높아지지 않도록 억제하는 것이 중요합니다.

■ 지방과 콜레스테롤 섭취를 줄여야 하는 이유

지방과 콜레스테롤이 많이 들어있는 식사를 하면 언제나 혈중 콜레스테롤 수치가 높아집니까? 반드시 그런 것은 아닙니다. 첫 기사에 언급된 토머스는 혈액 검사를 받아 보기로 하였습니다. 검사 결과 밝혀진 사실은, 그의 콜레스테롤 수치가 정상치를 벗어나지 않았다는 것입니다. 그의 간이 콜레스테롤 수치를 조절할 수 있었음이 분명합니다.

하지만 그렇다고 해서 토머스가 위험에서 벗어나 있다는 말은 아닙니다. 최근 연구 결과들이 알려 주는 바에 의하면, 식사에 포함되어 있는 콜레스테롤은 혈중 콜레스테롤에 미치는 영향과 상관없이 관상 동맥 심장질환에 걸릴 위험을 초래할 수 있습니다. 노스웨스턴 대학교의 제러마이어 스탬러 박사는 이와 같이 말합니다. "콜레스테롤이 많이 들어있는 음식은 혈중 콜레스테롤 수치가 낮은 사람들에게도 심장병을 촉진시킨다. 바로 그러한 이유 때문에 모든 사람이 혈중 콜레스테롤 수치와 상관없이 콜레스테롤 섭취를 줄이는 일에 관심을 가져야 한다."

또한 식사 중에 섭취하는 지방 문제도 있습니다. 음식에 들어있는 포화 지방 때문이든 혹은 불포화 지방 때문이든, 혈액에 지방이 너무 많게 되면 적혈구들이 한데 엉기게 됩니다. 그렇게 해서 걸쭉해진 혈액은 좁은 모세 혈관을 통과하지 못해, 조직들은 필요한 영양분을 공급받지 못하게 됩니다. 또한 동맥을 따라 이동하는 엉긴 세포들은 동맥 내벽에 산소가 공급되는 것을 방해하여 내벽 표면을 손상시키는데, 그런 곳에는 플라크가 쉽게 형성되기 시작할 수 있습니다. 그러나 지방을 지나치게 많이 섭취할 때 오는 위험은 또 있습니다.

■ 암과 식사

"모든 지방은-포화 지방이든 불포화 지방이든-특정 종류의 암세포의 성장과 관련이 있다." 존 A. 맥두걸 박사의 말입니다. 결장직장암과 유방암의 국제적 발생률에 대한 한 조사에 의하면, 지방 함유량이 높은 식사를 하는 서양 나라들과 개발 도상국 사이에는 놀라운 차이가 있었습니다. 예를 들면, 미국에서는 결장직장암이 남성과 여성 모두에게 두 번째로 많이 발생하는 암인 반면, 여성에게는 유방암이 가장 많이 발생하는 암입니다.

미국 암 협회에 의하면, 암 발생률이 높은 나라로 이주하는 사람들은 결국 그 나라의 암 발생률을 따라가게 되는데, 새로운 생활 방식과 식사 습관으로 전환한 시기가 언제이냐에 따라 차이가 있을 뿐입니다. 암 협회에서 발행한 요리책에서는 이렇게 기술합니다. "하와이로 이민 간 일본 사람들이 암에 걸리는 유형이 서구식으로 변하고 있는데, 결장암과 유방암에 걸리는 비율은 높고 위암에 걸리는 비율은 낮다. 이것은 일본식 암 발생 유형과 정반대이다." 암이 식사 습관과 관련이 있음이 분명합니다.

당신이 식사를 통해 섭취하는 총 지방, 포화 지방, 콜레스테롤, 칼로리의 양이 많은 편이라면 몇 가지 변화를 할 필요가 있습니다. 훌륭한 식사는 좋은 건강을 낳을 수 있을 뿐만 아니라, 좋지 않은 식사로 초래된 여러 가지 나쁜 영향을 원상 복구시키기까지 할 수 있습니다. 종종 수술비가 4만 달러 이상 드는 고통스러운 우회로 수술과 같은 수술을 받아야 한다는 점을 생각해 볼 때, 훌륭한 식사는 확실히 바람직한 것입니다. 우리는 먹는 식품을 현명하게 선택함으로, 체중을 줄이고, 건강을 향상시키고, 일부 질병에 걸리지 않거나 병세를 역전시키는 일을 스스로 할 수 있습니다.

* 참고사항: 콜레스테롤의 측정 단위는 데시리터당 밀리그램이다. 바람직한 총 콜레스테롤 수치-LDL, HDL, 혈중 다른 지단백질에 들어있는 콜레스테롤을 전부 합한 수치-는 데시리터당 200밀리그램 미만이다. HDL 수치가 데시리터당 45밀리그램 이상이면 양호한 것으로 여겨진다.

미국인들을 위한 1995년 식생활 지침서에서는 매일 섭취하는 칼로리 중 지방이 차지하는 비율이 30퍼센트를 넘게 하지 말라고 권장한다. 그리고 포화 지방의 양은 총 칼로리의 10퍼센트 미만으로 줄이라고 권장한다. 포화 지방을 통한 칼로리 섭취량을 1퍼센트 줄이면 일반적으로 혈중 콜레스테롤 수치가 데시리터당 3밀리그램이 떨어진다.

* 동맥혈전(찌꺼기). 혈관 내벽에 끼어있는 부분이 혈전이며, 카테타를 그사이에 끼어 확장관통시킨다.

금양체질의 고혈압 심장병

1) 생리적 특징
2) 체질에 따른 일반적인 건강관리
3) 식단표는 이 책의 앞부분에 설명된 금양체질 참조
4) 금양체질의 혈관질환의 체질적 원인

앞서 살펴본 바와 같이, 이 체질은 따뜻한 기운을 품고 있는 폐 대장이 최강 장기입니다. 때문에 체온이 매우 높은 편입니다. 그러므로 폐에 열을 발생시키고 폐 기능을 강하게 하는 음식을 먹어서는 안 됩니다.

그중에서도 육류가 금체질에게는 가장 폐를 과강하게 하고 열을 내게 합니다. 그 증거로는 어깨와 목이 만나는 견정(肩井)이라는 혈(穴)을 눌러 보면, 금체질은 모두가 한결같이 압통을 느낍니다. 이처럼 폐에 열이 지나치게 많아지면 심장에서 나오는 폐동맥이 가열됩니다. 그 결과 폐동맥의 혈관 내피가 팽창됨에 따라 혈관이 좁아져 혈행(血行)이 순조롭지 못하고 압력이 높아지는 것입니다. 이렇게 금체질은 고혈압이 폐동맥에서 시작하여 전신의 혈행을 방해하는 것입니다.

한편 폐는 위로 솟구치는 성질이 강합니다. 그리하여 혈액을 머리 쪽으로 올려 보내려하는 경향이 보다 더 강합니다. 또한 폐열로 인해 두면부에는 다른 체질보다도 열이 많이 쌓입니다. 그러면 역시 뇌의 미세한 혈관은 열로 내벽이 팽창의 압력을 받아 혈압은 높아지는데, 거기에 폐의 솟구쳐 올리는 송출력이 가세하여 뇌혈관이 파열됩니다. 이것이 금체질의 중풍의 발병 기전입니다. 더구나 이미 설명한 바와 같이 금체질은 간과 쓸개가 가장 취약한 장부입니다. 그러므로 체질에 해로운 육류를 섭취하면, 육류의 지방과 단백질을 완전 분해 처리를 못 하므로 간에는 지방이, 심장과 혈중에는 지방과 콜레스테롤이 부산물로 체질적으로 더 잘 쌓입니다. 동시에 폐도 악화되므로 천식 폐조(肺燥) 등의 증상이 나타나면서 길항장기인 간을 더 나쁘게 합니다. 폐조는 폐가 건조해져 코마름이나 기도가 건조해지거나 입이 말라 갈증을 느끼는 상태를 말합니다. 그 결과 심장질환이 유발됩니다.

결론적으로 말하면, 폐열이 강해 고혈압이 생기기 쉬운 조건에서 육류나 열성 식품을 지속적으로 섭취한 결과, 폐동맥에서는 고혈압이 발생하고, 심장의 관상동맥에 콜레스테롤이 침착하여 협심증 심근경색이 생기고, 혈액의 솟구치는 기운이 미세한 뇌혈관으로 뻗치면 뇌출혈로 중풍이 옵니다. 이 체질의 뇌졸중은 혈관이 막혀 오기보다는 주로 혈관이 터져서 발생합니다. 그것은 폐의 치솟는 기운이 너무 세기 때문입니다.

1. 금양체질의 식이요법의 실제

(1) 모든 육류와 유제품 금기

금(金)체질은 가장 약한 장부가 간과 쓸개입니다. 체질적으로 육류나 유제품 전부는 오로지 금체질에게만 해로운 식품입니다. 다른 체질과 달리 유독 금체질만 모든 육류가 해롭게 작용합니다. 참고로 육류나 유제품이 고혈압에 전혀 위협이 되지 않고 치료를 돕는 목양, 목음체질도 있습니다. 오히려 이 목(木)체질에게는 역설적으로 고혈압치료에 탁월한 도움이 됩니다. 물론 고기의 지방은 제외하고 말입니다. 그러나 육류와 유제품을 먹고 순환기질환에 걸리는 체질은 금양, 금음체질인데 고혈압의 발병률이 가장 높은 체질이다 보니, 육류나 유제품은 마치 모든 고혈압의 주범인 양 생각들을 하고 있습니다. 아무튼 금양체질은 자신의 가장 취약한 간을 보강하는 야채류와 바다생선을 집중적으로 섭취해야 합니다. 그럼에도 금지하는 위에 언급된 식품을 주로 섭취하면

· 간과 담낭에 무리를 주어 콜레스테롤과 지방 분해 능력이 떨어집니다. 게다가 육류나 유제품은 콜레스테롤과 포화지방산이 많습니다. 이러한 종류의 식품을 과도하게 섭취하면, 간에서 미처 처리 못한 지방이나 콜레스테롤이 혈관 안으로 들어와 마침내 동맥내벽에 침착하여 플라그(혈전(血栓), 혈액찌꺼기)가 형성됩니다. 그 결과 동맥 혈관이 좁아져 피가 흐를 때 압력이 높아지므로 고혈압이 됩니다. 금체질은 모든 유제품과 육류를 섭취하지 않아야 합니다.

· 육류는 한의학적으로 볼 때 주로 폐나 위를 보강하는 식품입니다. (단 돼지고기는 신장을 보강

합니다.) 금양체질은 폐와 대장이 모든 체질 중에서 가장 강한 장부입니다. 따라서 육식을 하게 되면 폐와 대장이 너무 강하게 됩니다. 원래 금양체질은 오장육부 중에서 폐 대장의 기운이 가장 세고 열이 많습니다. 이런 체질적 특징이 있는데, 폐에 열이 과열되어 폐로 연결된 동맥이 동시에 과열되며 이로 인해서 폐동맥 내벽이 팽창하여 혈관이 좁아집니다. 이렇게 해서 폐로 진입하는 혈액이 흐르면서 압력이 증가하면 고혈압이 되는 것입니다. 따라서 고혈압의 진원지는 폐 동맥이며, 여기서 생긴 고혈압이 몸 전체에 악영향을 끼치는 것입니다. 또한 간과 담낭이 약해 육류의 단백질과 지방을 분해할 수 있는 담즙이 충분히 나오지 않습니다. 그러면 자연히 처리되지 않은 지방은 간과 체내에 쌓여 지방간과 고지혈증과 복부 비만을 야기합니다. 이것이 바로 혈압을 불러일으킵니다.

(2) 과열된 폐, 대장의 열 식히기

·체질식사법에 따라야 하며
·간을 보강하는 식품을 섭취하면서
·폐열을 해소하는, 체질에 맞는 약재를 사용한 한방제 및 약용식물을 섭취해서 폐 동맥의 열을 내려야 합니다.

(3) 동물성 지방이 많은 패스트푸드 금지

이어서 설명되는 내용은 육류와 유제품이 금체질의 고혈압과 심장질환에 어떻게 심각한 문제를 일으키는지 잘 설명합니다. 다음에 소개되는 내용은 32세로 심장질환에 걸린 금체질인 조라는 젊은이가 경험한 것입니다. 다른 체질에 해로운 육류는 체질별로 따로 설명합니다.

"당신은 관상 동맥이 심하게 막혀 있습니다. 막혀 있는 비율이 95%쯤 됩니다. 현재 심장 발작을 일으킬 위험성이 대단히 높습니다."

조라 이름하는 젊은이는, 가슴 통증의 원인을 밝혀내기 위해 심장병 전문의가 그를 검사한 뒤 위와 같이 말하자, 도저히 믿을 수가 없었습니다. 심장병으로 죽게 될 사람들 중 절반가량은 자기들에게 심장병이 있는지조차 모르고 있습니다. 그러면 조가 그런 지경에까지 이르게 된 원인은 무엇입니까? '32년 동안, 미국인이라면 으레 그렇듯이 "육류와 유제품"이 주종을 이루는 식사를 했습니다. 어쨌든 미국식 식사 습관이 내 건강에 해롭다는 사실을 간과해 온 것입니다.' 조가 한탄하는 말입니다.

조의 식사에 무슨 문제가 있었던 것입니까? 기본적으로, 콜레스테롤과 지방, 특히 포화 지방이 너무 많이 들어있었던 것입니다. 조는 청소년기부터 음식을 한 입 먹을 때마다 거의 매번 관상 동맥 심장질환에 걸릴 위험성을 증가시켜 온 것이나 마찬가지였습니다. 고지방 식사는 사실상 미국 국민의 10대 주요 사망 원인 가운데 5개의 원인과 관련이 있습니다. 그중 1위를 차지하고 있는 것은 관상 동맥질환입니다.

식사와 심장병이 관련이 있다는 사실은, 7개국에서 40세에서 49세 사이의 남자 약 1만 2000명을 대상으로 실시한 연구 결과를 통해 알 수 있습니다. 극단적인 예들을 살펴보면 특히 시사해 주는 바가 많습니다. 연구 결과가 알려 주는 바에 의하면, 전체 칼로리의 20퍼센트를 포화 지방을 통해 얻는 핀란드 사람은 혈중 콜레스테롤 수치가 높은 데 비해, 포화 지방을 통해 얻는 칼로리가 전체 칼로리의 5퍼센트밖에 안 되는 일본 사람은 혈중 콜레스테롤 수치가 낮았습니다. 따라서 핀란드 사람은 심장 발작을 일으킬 위험성이 일본 사람보다 6배나 더 높았습니다!

그러나 관상 동맥 심장질환은 이제 일본에서도 더는 드문 병이 아닙니다. 과거 여러 해 동안 서양식 패스트푸드가 일본에서도 대중화되어, 동물성 지방의 소비가 800퍼센트 급증하였습니다. 현재 일본 소년들은 동년배 미국 소년들보다 혈중 콜레스테롤 수치가 훨씬 더 높습니다! 확실히, 식사에 포함되어 있는 지방과 콜레스테롤은 생명을 위협하는 상태, 특히 심장병과 관련이 있습니다.

(4) 식초 자주 다량 섭취

요리에 식초를 쓰면 신맛이 나서 미각을 자극하고 침의 분비를 늘려줄 뿐만 아니라 혈압을 내려 주는 성분이 있어 금상첨화입니다. 따라서 나물을 무칠 때나 요리할 때 식초를 많이 넣으면, 싱겁게 먹어야 할 금음체질의 경우 짜게 먹는 습관이 있는 사람은 소금을 적게 넣어도 맛있게 먹을 수 있고 짜게 먹는 습관도 고칠 수 있습니다. 식초는 오로지 금체질에만 유익합니다.

(5) 좋은 죽염 충분히 섭취하기

금양체질은 금음체질과는 달리 양질의 소금을 부족하게 섭취하면 신장기능이 약해져 실제로 혈관질환에 장애가 생깁니다. 항간에 소금은 고혈압에 해롭다는 상식 아닌 상식은 금양체질에 해당되지 않습니다. 신장이 체질적으로 약해서 허증을 보강하기 위해 염분필요량이 많은데, 섭취량이 적으면 체액의 염분 농도 0.9 이하로 떨어져 바이러스나 세균에 대한 저항력도 면역도 둘 다 동반해서 약해집니다.

(6) 생선의 섭취량 늘리기

바다생선에는 오메가지방산 및 불포화지방산(혈관벽에 붙지 않고 혈액의 흐름을 촉진하는 지방)이 많이 함유되어 있어 동맥이 굳어지는 것과 혈압이 높아지는 것을 예방 치유합니다. 특히 금양체질은 등푸른생선이 효과가 좋습니다. 또한 EPA DHA 오메가-3 등의 기능성 식품을 섭취합니다. 그러나 바다장어는 금합니다.

(7) 칼륨이 풍부한 야채와 녹즙 및 과일 섭취

금체질에 적합한 신선초, 케일, 돗나물, 미나리 등을 녹즙으로 짜서 1일 600~1000cc정도 마시거나 동결건조 녹즙 식품을 섭취합니다. 녹즙은 차가운 성질을 띠고 있어 폐열을 내려주기에 고혈압 개선에 좋습니다. 야채는 섬유소도 풍부하고 광물질과 비타민이 많아 혈중지질 감소에 도움이 됩니다. 혈압이 높은 사람은 매일 배변을 통해 혈압의 상승을 막아야 하는데, 변비가 있으면 배변 시 힘을 주게 되면 혈압이 올라 뇌출혈을 일으키거나 심장질환을 앓고 있는 사람이 돌연사할 수 있습니다. 때문에 섬유소가 풍부한 야채와 과일을 넉넉하게 먹어두면 도움이 됩니다. 또한 칼륨과 사포닌이 많아서 순환기질환에 효과적입니다. 과일 중에서도 토마토는 항암은 물론 고혈압에도 아주 좋은 식품입니다. 라이코펜이라는 붉은 색소 성분이 항암작용을 하고 혈액 내 혈당수치를 떨어뜨리고 지방의 흡착을 막아 고지혈증과 심혈관질환에 좋습니다. 라이코펜은 기름에 조리하면 흡수율이 높아지므로 기름을 약간 치고 살짝 볶아 먹습니다.

(8) 알긴산과 요오드가 풍부한 미역과 톳 섭취

미역과 톳에 함유된 요오드는 신진대사를 촉진하고 세포를 활성화시켜 저항력을 높여줍니다. 알긴산(끈적끈적한 점액성 성분)은 식이섬유로서 혈중 콜레스테롤 수치를 내리는 효능이 탁월합니다. 그 외 칼슘 칼륨 등 영양소가 많아 고지혈증 고혈압 동맥경화에 좋습니다. 미역은 간을 따뜻하게 보강하는 기능이 있습니다. 함초는 신장을 단단하게 하기 때문에 금양체질에만 적합합니다. 그러나 금음, 금양체질은 김, 다시마 등은 금합니다. 이것은 폐와 대장을 과열시켜 변비와 고혈압과 심장질환을 가중시킵니다. 일시적으로는 함유된 섬유질성분 때문에 변비가 해소되는 듯하지만 결과적으로는 악화됩니다. 미역과 유사한 점도 있으나 차이가 있으니 주의합니다.

(9) 레시틴이 들어있는 체질에 적합한 콩 및 레시틴 추출물을 상용

콩에는 인지질의 일종이며 뇌세포구성물질인 레시틴이 많습니다. 이 레시틴은 혈관벽에 들러붙어 혈액흐름에 장애가 되어 고혈압을 일으키는 나쁜 콜레스테롤(LDL)과 중성지방(간에 쌓이는 기름과 혈관벽에 침착하는 기름성분) 등을 미세한 분자로 바꾸고 분해하여 제거하는 기능이 우수합니다. 레시틴은 모든 인체세포에 절실히 필요합니다. 혈당이 출입하는 것을 조절하는 세포막은 주로 레시틴으로 구성되어 있습니다. 뇌세포주위에 구성된 보호막은 레시틴으로 구성되어 있습니다. 레시틴은 비타민 B, 콜린, 리놀레산, 이노시톨로 구성돼 있습니다. 레시틴은 동맥경화증과 심장관상동맥질환을 예방하고 비타민 B와 비타민 A의 흡수를 도와주므로 활력을 증강시키고 알코올로 인한 간손상을 회복하는 데도 필요합니다. 지방이 쌓이는 것을 막습니다. 레시틴은 콩과 알의 노른자에서 추출합니다. 효모, 콩, 곡류, 생선에 있습니다. 검정콩과 서리태, 쥐눈이콩, 완두콩이 좋습니다. 그러나 현재 대두에서 추출한 레시틴100% 제품이 나오고 있으므로 집중적으로 그것을 섭취하면 신속히 효과를 볼 수 있습니다. 열성을 띤 대두의 콩껍질 성분은 없으니 안심하고 드셔도 됩니다.

(10) 콜린

콜린은 세포 인지질의 구성요소로서 콜린의 부족은 지방간의 원인이 되는데 콜린은 항 지방비타민으로 지방분해대사에 관여하기 때문입니다. 콜린이 부족한 음식을 먹인 쥐는 계속적으로 간세포의 효소계에 변화를 일으켜 간암 형성을 유도했습니다. 골, 간, 효모, 레시틴에 함유되며, 부족 시 지방과다 신장손상 고혈압 위궤양이 됩니다.

(11) 금양체질은 더운 위장과 폐의 열기(熱氣)를 체질 한방으로 식히기

금체질은 폐에 열이 대체로 가득 차 있습니다. 그 증거로는 어깨와 목이 만나는 견정(肩井)이라는 혈(穴)을 눌러 보면, 금체질은 모두가 한결같이 압통을 느낍니다. 이처럼 폐에 열이 지나치게 많아지면 심장에서 나오는 폐동맥이 가열됩니다. 그 결과 폐동맥의 혈관 내피가 팽창됨에 따라 혈관이 좁아져 혈행(血行)이 순조롭지 못하고 압력이 높아집니다. 이렇게 금체질은 고혈압이 폐동맥에서 시작하여 전신의 혈행을 방해하는 것입니다.

더구나 이미 설명한 바와 같이 금체질은 간과 쓸개가 가장 취약한 장부입니다. 그러므로 체질에 해로운 육류를 섭취하면, 육류의 지방과 단백질을 완전 분해 처리를 못하므로 간에는 지방이, 심장과 혈중에는 지방과 콜레스테롤이 노폐물로서 체질적으로 더 잘 쌓입니다. 동시에 폐도 악화되므로 천식 폐조(肺燥) 등의 증상이 나타나면서 길항장기인 간을 더 나쁘게 합니다. 폐조는 폐가 건조해져 코마름이나 기도가 건조해지거나 입이 말라 갈증을 느끼는 상태를 말합니다. 그 결과 심장질환이 유발됩니다.

결과적으로 폐열이 강해 고혈압이 생기기 쉬운 조건에서 육류나 열성 식품을 지속적으로 섭취한 결과, 폐동맥에서는 고혈압이 발생하고, 심장의 관상동맥에 콜레스테롤이 침착하여 협심증, 심근경색이 생기고 혈액의 솟구치는 기운이 미세한 뇌혈관으로 뻗치면 뇌출혈로 중풍이 옵니다. 이 체질의 뇌졸중은 혈관이 막혀 오는 것이 아니라, 주로 혈관이 터져서 발생합니다. 그것은 폐의 치솟는 기운이 너무 세기 때문입니다.

따라서 금체질의 혈관질환이 음식으로 조절이 안 되거나 심각하다면, 금체질은 폐가 너무 강하고 과열되어 있으므로 열을 내려 조절해주고, 뇌에 뭉쳐 있는 열을 풀어내는 한방이 필요합니다. 일반 음식과 달리 한약재는 천연물질로서 특정 장기나 신체부위에 대한 약리 작용이 강하고 신체기능 복원력과 면역기능 또한 탁월합니다. 체질에 맞는 약용식물 추출물을 섭취하면 회복이 빠릅니다.

결론적으로 금양체질은 첫째 고혈압, 둘째 육식과다가 원인이 된 협심증이나 심근경색, 셋째 당뇨

순으로 많이 발생합니다. 체질치유를 하시는 분들은 팔체질에 확신을 굳건히 두고, 부화뇌동하지 말고, 체질 한방으로 선택적으로 열을 쏟아내야 할 장부는 열을 내려주고, 약한 장부는 강화하여 치료효과를 높일 수 있습니다.

■ 체질한방 이해하기

또한 병의 깊이에 따라 치유기간도 다릅니다. 어떤 사람은 체력이 강하기에 먹으면서 바로 효과가 나는 사람도 있는가 하면, 어떤 사람은 2~3개월 지나서 느낌이 오는 경우도 있고, 때로는 반년을 먹어야 비로소 반응이 나타나기도 합니다. 물론 체질한방은 먹는 사람의 몸 안에서는 부단히 작용은 하고 있지만, 몸 밖에서는 반응을 느끼지 못 할 뿐입니다. 그러므로 참을성을 가지고 꾸준히 섭취해 가면 어느 시점에 가서 효력이 발생합니다. 어쨌든 사람은 건강의 정도에 따라 개선되는 시점과 정도가 다르기 마련입니다.

한편 한약은 간에 해로우니 먹으면 안 된다고 말하는 사람들도 있습니다. 사실 한약을 먹고 몸을 상한 사례가 적지는 않습니다. 하지만 한약 모두가 해롭다면 오늘날까지 어떻게 한방의료가 국민건강에 기여하여 대중화가 될 수 있었겠습니까? 사람은 건강 정도에 따라 체력과 간의 해독 기능에 차이가 있습니다. 특별하게 암, 간장병, 간염 등이 없는 한, 한의사의 진단에 따라 처방된 한방약은 약리작용이 잘 나타납니다. 한편 간의 해독기능이 몹시 취약한 환자의 경우에는 체질에 맞지 않는 약재의 분량과 약재의 수량에 비례하여 부작용의 정도가 다르게 나타납니다. 때때로 한약을 먹어본 사람들 중에는 처음에는 좋았는데, 그 다음에 똑같은 약을 그대로 지어 먹었을 때는 약이 안 좋았다고 경험을 말하는 사람이 있습니다. 이것은 약속에 필시 체질에 안 맞는 약재가 들어있는 것은 사실이었으나, 그 사람의 간의 해독력과 체력이 뒷받침되어 고유의 약리작용의 치유효과를 보았습니다. 그러나 그 약에 대한 그 사람의 간의 해독력의 한계점 끝에 왔기에 이제는 더 이상 약리작용은 나타나지 않고, 생체기능을 약화시키기 시작했기 때문입니다. 그런가 하면, 식품도 처음에는 좋다가 나중에는 안 좋거나 잘 모르겠다고 말하는 사람들이 있습니다. 이 경우도 그 식품의 전부 또는 일부가 그 사람에게 맞지 않기 때문입니다. 사실 식품의 이름을 보면 그 이름의 성분이 다 들어가 있는 것으로 알고 확인 없이 무심코 먹습니다. 그러나 자세히 성분표시를 읽어보면 자신의 체질에 맞지 않는 원료가 상당히 여러 종류가 들어있는 식품들이 많습니다. 그럴 수밖에 없는 것이 생산자들은 요즘 인기 있는 식품원료를 체질과 관계없이 배합하기 때문입니다. 한 가지 예를 들면, 장뇌삼이라는 제품인데 성분을 보니 오가피가 함께 들어있습니다. 인삼은 수체질과 목양체질에는 좋지만 나머지 체질에는 안 좋습니다. 오가피는 금체질에만 적합하고 나머지 체질에는 다 나쁩니다. 한편 수체질에 오가피는 해롭고, 금체질에 인삼은 나쁩니다. 체질의학적 관점에서 볼 때, 어느 누구도 진정 약이 되는 식품이 아닙니다. 이런 연유로 식품선택 시 신중하게 잘 골라야 합니다.

때문에 몸에 효과가 없거나 부작용이 생기는 것은 식품이나 약재 자체에 문제가 있기 때문이 아닙니다. 문제는 체질에 맞지 않는 식품과 약재를 쓴다는 데 있습니다. 사실 무슨 약재든지 적량을 체질에 적합한 사람에게 증상에 맞게 쓰면 사람을 살리는 약이 됩니다. 약재는 식품과 같이 유용합니다. 그러나 모든 체질에 다 좋게 작용하는 것은 아닙니다. 특정 식품이 체질에 따라 이롭거나 해롭게 작용하는 것처럼, 한약재도 체질에 따라 약(藥)도 되고 독(毒)도 됩니다. 예컨대 수음, 수양, 목양체질의 사람에게는 100년 산삼이 살리는 약이지만, 금양, 금음, 토양체질에는 죽이는 약입니다. 약재라는 말 그대로 약리작용이 음식에 비해 아주 강합니다. 그래서 음식은 소화만 된다면 많이 먹어도 상관없지만, 한약재는 1일 투여량 등 규정사항이 있는 것입니다.

하지만 체질과 관계없이 조성된 한약은 간 환자들에게는 건강이 더 나빠질 가능성도 있고 또한 발생합니다. 때문에 소화기 내과 의사들은 거의 한결같이 간질환 환자들에게 한약은 물론이고 녹즙 건강식품 등을 먹지 않도록 제한합니다. 의사가 나빠진 환자들에게 나빠진 내력을 물어보면, 위와 같은 것들을 먹었다고 밝히기 때문입니다. 그러니 의사들 입장에서는 진실하게 당연히 환자의 몸을 망친다고 생각하는 것들을 금지시킬 수밖에 없는 일입니다. 다른 한편 간 환자라도 어떤 방법으로든 제 몸에 잘 맞는 한약이나 식품을 먹고 좋아졌다면 환자의 몸은 호전되기에 추궁당하지도 않을뿐더러, 그 공로는 의사의 몫이 됩니다. 환자들은 자기들이 먹고 좋아져도 밝히지 않습니다. 그러니 의사로서는 한약이나 식품의 효과는 알 턱이 없고 오로지 그것들의 해롭게 작용하는 쪽만 알 수밖에 없는 것입니다. 사실이 이러하므로 중환자들 사이에서는 간에는 한약이 해롭다는 생각이 지배적일 수밖에 없습니다. 그래서 환자들은 겁을 먹고 무조건 한약을 꺼려합니다.

(12) 기타

녹두, 메밀, 상엽, 시엽(감잎차), 녹차, 상백피, 포도근, 미후도, 솔잎, 송화, 감, 바나나, 시금치, 오디, 효모, 키토산, 레시틴, 비타민 C, 붕어, 복령, 비타민 E, 가물치, 잉어.

(13) 금양체질의 고혈압과 심장질환 뇌졸중에 해로운 것들

■ 마늘과 양파

항산화물질인 퀘시틴이 폐가 약한 체질의 경우에는 혈관 벽에 들러붙는 콜레스테롤을 분해하여 혈관을 깨끗하게 하는 작용을 하지만 금양, 금음체질의 경우에는 마늘 양파의 기운은 폐로 들어가서 폐를 과강하게 하는 작용을 하기 때문에 폐에 열이 너무 심해집니다. 그러면 폐 동맥이 열을 받아 혈압이 오릅니다. 양파는 금체질의 경우 지질이나 콜레스테롤을 제거하지도 않습니다. 양파를 생으로 먹으면 코가 맵고 코에 땀방울이 생기는 것을 보면 폐에 열을 내는 것을 알 수 있습니다. 코는 폐에 배속되는 기관입니다. 그러니 비록 항암식품 서열 1위로 올라온 인류가 발견한 최고의 천년의 식품이기는 하지만, 금체질에는 해롭습니다.

또한 모든 매운맛은 폐의 피부호흡을 지나치게 강하게 하므로 금체질의 피부질환의 원인으로 작용합니다. 게다가 폐가 지나치게 항진되면 그렇지 않아도 약한 금체질의 간은 길항장기인 폐로부터 압박을 심하게 받게 되고 결과 간 기능이 자연 약해집니다. 그러면 해독기능과 소화력 약화로 모든 장부가 약해지거나 질병에 노출되는 것입니다.

■ 감자와 옥수수

이 식품은 위장을 따뜻하게 보익합니다. 따라서 금체질은 위기능이 강하고 열이 많기 때문에 섭취하게 되면 위열이 비정상적으로 발생하여 위염 또는 간에 낭종(물집)이생기면서 동반하여 혈압도 상승합니다. 이들의 주산지가 고냉지(高冷地)인 강원도인 점을 생각해보면 알 수 있습니다. 즉 감자와 옥수수는 열이 많은 식물로 밤에는 차가운 고랭지에서 열을 식히고 낮에는 햇볕을 받아 결실하여야 제맛이 나기 때문입니다.

■ 고구마

고구마는 몹시 습하고 차가운 식품입니다. 재배할 때 고랑을 깊이 파고 이랑을 높게 만들어 고구마를 심습니다. 만약 보리나 밀처럼 평평한 데 심으면 땅의 습기 때문에 썩을 우려가 있기 때문입니다. 동시에 이랑을 높게 만들어서 햇볕이 뿌리에 더 많이 더운 기운을 받게 할 수 있기 때문입니다. 고구마는 뿌리식품으로 폐로 귀경합니다. 이렇게 극히 냉한 고구마는 금체질에게는 해로운 식품입니다.

■ 청국장

참살이 식품으로 각광받아온 청국장은 조상들의 지혜가 담긴 발효식품으로 각종 영양소와 소화가 잘되는 단백 식품입니다. 그런데 이 청국장은 더운 성질을 띤 볏짚에 있는 고초균에 의해 발효됩니다. 때문에 청국장은 따뜻한 흰콩에 더운 고초균에 의해 발효되는 식품이기에 몹시 더운 식품입니다. 또한 청국장 균주의 대부분은 바실러스 균으로 대장을 활성화하는 역할을 하므로 대장의 기가 강한 금체질에는 금물입니다. 따라서 그 기운은 대장에 들어가서 대장을 따뜻하게 하며 장의 기능을 활성화시킵니다. 그래서 금음, 금양체질이 먹게 되면 체질적으로 그렇지 않아도 열이 많은 대장에 과도하게 열이 쌓여 대장암 변비 등의 원인이 될 뿐만 아니라 그 열은 폐로 옮겨져서, 폐동맥에 지나치게 열이 누적되어 고혈압을 일으킵니다.

■ 기타

엉겅퀴, 사과, 현미, 인삼, 홍삼, 산삼, 배, 결명자, 국화, 버섯, 냉이, 수박, 복숭아, 양파, 청국장, 장어, 메기, 미꾸라지, 바닷장어, 붕장어 등으로 폐를 강하게 하거나 몸의 열을 가중시키는 식품들.

금음체질의 고혈압 심장병

이 체질은 금양체질과 비슷합니다. 폐, 대장이 강하고 간과 쓸개가 약합니다. 가장 차이 나는 점으로, 금양체질은 신장과 방광의 기능이 매우 약해 허리와 하체가 약하고 무릎이 약하고 근육 무력증이 많이 나타납니다. 반면 금음체질은 신장과 방광이 세기에 대체로 허리와 무릎에 문제가 잘 발생하지 않습니다. 특별히 건강이 나빠지지 않는 한, 하체에 문제가 생기지 않습니다. 그러나 간이 약하기에 간 관리를 소홀히 하면, 하체에 근육 무력증이 생겨 갑자기 다리근육이 풀리거나 힘이 없어지는 경우가 종종 있습니다. 금음체질은 고혈압보다는 저혈압 환자가 더 많습니다. 금양체질과의 차이점은 순환기질환 면에서 볼 때, 금음체질은 심장이 약하나 금양체질은 기능상 심장이 정상적인 평장기입니다. 그래서 금양체질은 폐열에 의해 심장 박동력이 더 강하게 작동하지만, 금음체질은 그 반대로 약하게 작동합니다. 금음체질은 심장이 허약한 장기로 심장 박동과 혈액순환이 미약하며, 육식의 잔여 물질인 콜레스테롤과 포화지방이 심장의 관상동맥에 끼게 되면 심장근육에 영양공급이 안 되어 더욱더 박출력이 약해집니다. 저혈압이 생깁니다. 허혈성 심장질환이 생깁니다.

1. 금음체질의 순환기질환의 체질적 원인

혈관질환적인 각도에서 보면, 금양체질은 위장이 센 반면 금음체질은 위장과 췌장이 중간에 위치한 평균(平均)세기의 장기입니다. 때문에 금양체질은 고혈압이 발생할 가능성이 많은데 비해, 금음체질은 위장을 덥게 하는 음식을 보통으로 섭취하는 한, 고혈압 유병률은 낮은 편입니다. 그러나 폐열이 심한 양(陽)의 기운이 강한 체질이므로 몸을 덥게 하는 음식을 섭취하면 폐열이 상승하여 고혈압이 올 가능성이 있으므로 폐를 가열시키는 것을 삼가야 고혈압 뇌졸중을 피해 갈 수 있습니다.

그러나 실은 금음체질은 고혈압보다는 저혈압 환자가 더 많습니다. 금양체질과의 차이점은 순환기질환 면에서 볼 때, 금음체질은 심장이 약하고, 금양체질은 정상적인 평균 기능의 장기입니다. 그래서 금양체질은 폐열에 의해 심장 박출력이 더 강하게 작동하지만, 금음체질은 그 반대로 작동합니다. 금음체질은 심장이 허약한 장기로 심장 박동과 혈액순환이 미약하며, 육식의 잔여 물질인 콜레스테롤과 포화지방이 심장의 관상동맥에 끼게 되면 심장근육에 영양공급이 안 되어 더욱더 박동력이 약해집니다. 저혈압이 생깁니다.

하지만 금음체질에 가장 문제가 되는 것은 무엇보다도 심장병입니다. 다 그런 것은 아니지만 협심증이나 심근경색의 위험에 노출이 가장 빈번하고 위험합니다. 그 이유는 설명했다시피 육식으로 인해 심장의 관상동맥에 콜레스테롤과 지방이 들러붙어 혈관의 구멍이 좁아지기 때문입니다. 그것은 다른 체질보다 육류의 지방과 콜레스테롤을 분해하고 대사시키는 기능이 현저하게 떨어지는 데 원인이 있습니다. 게다가 심장의 박동력이 수준 이하라는 점은 이미 설명했습니다.

2. 금음체질의 식이요법

방법은 금양체질과 거의 똑같습니다. 단 이 체질과 금양체질과의 결정적인 차이점은 신장과 방광의 기능에서 금양체질은 약하고, 금음체질은 강하다는 것입니다. 그러므로 식이요법을 실행함에 있어서 금양체질은 신장 방광을 보강하는 식품과 한방과 약재 비타민을 써야 합니다. 그러나 금음체질은 신장 방광이 세기에 그것을 보강하는 것들을 사용하지 않습니다. 금음체질이 신장을 돕는 약재나 음식을 섭취하면, 그 기운이 비정상적으로 넘쳐나고 소실되어 더 나빠집니다. 식단표도 알고 보면, 콩팥과 오줌보를 도와주는 식품의 가부(可否)에 따라 구분되어 있습니다. 즉 신장을 돕는 식품은 금양체질 용도이고, 그렇지 않은 것은 금음체질용입니다. 하나하나 다른 점은 설명했으므로 금음체질에 맞게 설명합니다.

(1) 모든 육류와 유제품 전체 금기

금(金)체질은 가장 약한 장부가 간과 쓸개입니다. 체질적으로 육류나 유제품은 오로지 금체질에게만 해로운 식품입니다. 다른 체질과 달리 유독 금체질만 모든 육류가 해롭게 작용합니다. 육류나 유제품이 고혈압에 전혀 위협이 되지 않는 목양, 목음체질도 있습니다. 오히려 이 목(木)체질에게는 역설적으로 고혈압치료에 탁월한 도움이 됩니다. 물론 고기의 지방은 제외하고 말입니다. 그러나 육류와 유제품을 먹고 순환기질환에 걸리는 체질은 금체질인데 고혈압의 발병률이 가장 높은 체질이다 보니, 육류나 유제품은 모든 고혈압 환자의 주범으로 몰리고 있습니다. 아무튼 금체질은 자신의 가장 취약한 간을 보강하는 야채류와 바닷생선을 집중적으로 섭취해야 합니다. 그런데 금지된 위의 식품을 주로 섭취하면,

1) 간에 무리를 주어 콜레스테롤과 지방 분해 능력이 떨어집니다. 게다가 육류나 유제품은 콜레스테롤과 포화지방산이 많습니다. 이러한 종류의 식품을 과도하게 섭취하면, 간에서 미처 처리 못한 지방이나 콜레스테롤이 혈관 안으로 들어와 마침내 동맥내벽에 침착하여 플라그(혈전(血栓), 혈액찌꺼기)가 형성됩니다. 그 결과 동맥 혈관이 좁아져 피가 흐를 때 압력이 높아지므로 고혈압이 됩니다. 금체질은 모든 유제품과 육류를 섭취하지 않아야 합니다.

2) 육류는 한의학적으로 볼 때 주로 폐를 보강하는 식품입니다.(돼지고기는 신장을 보강한다.) 금체질은 폐와 대장이 가장 강한 장부입니다. 따라서 육식을 하게 되면 폐와 대장이 너무 강하게 됩니다. 원래 금체질은 오장육부 중에서 폐 대장의 기운이 가장 세고 열이 많습니다. 이런 체질적 특징이 있는데, 폐에 열이 과열되어 폐로 연결된 동맥이 동시에 과열되며 이로 인해서 폐동맥 내벽이 팽창하여 혈관이 좁아집니다. 이렇게 해서 폐로 진입하는 혈액이 흐르면서 압력이 증가하면 고혈압이 되는 것입니다. 따라서 고혈압의 진원지는 폐동맥이며, 여기서 생긴 고혈압이 몸 전체에 악영향을 끼치는 것입니다.

(2) 이상 과열된 폐와 대장의 열 식히기

1) 체질식사법에 따라야 하며 2)간을 보강하는 식품을 섭취하면서 3)폐열을 해소하는, 체질에 맞는 약재를 사용한 한방제 및 약용식물을 체질에 맞게 배합된 약용식물 추출액을 섭취해서 폐의 열을 내려야 합니다. 이것이 중요한 이유는 실질적으로 금음체질의 고혈압을 유발하는 폐동맥에 열을 발생시키기 때문입니다.

(3) 동물성 지방이 많은 패스트 푸드를 삼가

이어서 설명되는 내용은 육류와 유제품이 금체질의 고혈압과 심장질환에 어떻게 심각한 문제를 일으키는지 잘 설명합니다. 다음에 소개되는 내용은 32세로 심장질환에 걸린 금체질인 조라는 젊은 이가 경험한 것입니다. 다른 체질에 해로운 육류는 체질별로 따로 설명합니다.

"당신은 관상 동맥이 심하게 막혀 있습니다. 막혀 있는 비율이 95%쯤 됩니다. ··· 현재 심장 발작을 일으킬 위험성이 대단히 높습니다."

조는 가슴 통증의 원인을 밝혀내기 위해 심장병 전문의가 그를 검사한 뒤 위와 같이 말하자 도저히 믿을 수가 없었습니다. 심장병으로 죽게 될 사람들 중 절반가량은 자기들에게 심장병이 있는지조차 모르고 있습니다.

그러면 조가 그런 지경에까지 이르게 된 원인은 무엇입니까? '32년 동안, 미국인이라면 으레 그렇듯이 "육류와 유제품"이 주종을 이루는 식사를 했습니다. 어쨌든 미국식 식사 습관이 내 건강에 해롭다는 사실을 간과해 온 것입니다.' 조가 한탄하는 말입니다.

조의 식사에 무슨 문제가 있었던 것입니까? 기본적으로, 콜레스테롤과 지방, 특히 포화 지방이 너무 많이 들어있었던 것입니다. 조는 청소년기부터 음식을 한 입 먹을 때마다 거의 매번 관상 동맥 심장질환에 걸릴 위험성을 증가시켜 온 것이나 마찬가지였습니다. 고지방 식사는 사실상 미국 국민의 10대 주요 사망 원인 가운데 5개의 원인과 관련이 있습니다. 그중 1위를 차지하고 있는 것은 관상 동맥질환입니다.

식사와 심장병이 관련이 있다는 사실은, 7개국에서 40세에서 49세 사이의 남자 약 1만 2,000명을 대상으로 실시한 연구 결과를 통해 알 수 있습니다. 극단적인 예들을 살펴보면 특히 시사해 주는 바가 많습니다. 연구 결과가 알려 주는 바에 의하면, 전체 칼로리의 20퍼센트를 포화 지방을 통해 얻는 핀란드 사람은 혈중 콜레스테롤 수치가 높은 데 비해, 포화 지방을 통해 얻는 칼로리가 전체 칼로리의 5퍼센트밖에 안 되는 일본 사람은 혈중 콜레스테롤 수치가 낮았습니다. 따라서 핀란드 사람은 심장 발작을 일으킬 위험성이 일본 사람보다 6배나 더 높았습니다!

그러나 관상 동맥 심장질환은 이제 일본에서도 더는 드문 병이 아닙니다. 과거 여러 해 동안 서양식 패스트푸드가 일본에서도 대중화되어, 동물성 지방의 소비가 800퍼센트 급증하였습니다. 현재 일본 소년들은 동년배 미국 소년들보다 혈중 콜레스테롤 수치가 훨씬 더 높습니다! 확실히, 식사에 포함되어 있는 지방과 콜레스테롤은 생명을 위협하는 상태, 특히 심장병과 관련이 있습니다.

(4) 식초를 가능한 다량 섭취

요리에 식초를 쓰면 신맛이 나서 미각을 자극하고 침의 분비를 늘려줄 뿐만 아니라 혈압을 내려주는 성분이 있어 금상첨화입니다. 따라서 나물을 무칠 때나 요리할 때 식초를 많이 넣으면 금음체질의 경우 짜게 먹는 습관이 있는 사람은 소금을 적게 넣어도 맛있게 먹을 수 있고 짜게 먹는 습관도 고칠 수 있습니다. 금음체질은 소금을 많이 섭취하면 해롭습니다.

(5) 생선의 섭취량 늘리기

생선에는 오메가지방산 및 불포화지방산(혈관 벽에 붙지 않고 혈액의 흐름을 촉진하는 지방)이 많이 함유되어 있어 동맥이 굳어지는 것과 혈압이 높아지는 것을 예방 치유한다. 특히 금음체질은 등푸른 생선은 금합니다. 이 점 유념해야 합니다. 또한 EPA DHA 오메가-3 등의 기능성 식품을 섭취를 금합니다. 너무 차가운 기운을 띠고 있어 자주 먹게 되면 나중에는 더 해롭게 작용하여 신장이 약화됩니다. 이 식품들은 신장으로 귀경하여 과강하게 하므로 결과적으로 신장 기능이 더 약해집니다.

(6) 칼륨이 풍부한 야채와 녹즙 및 과일 섭취

금체질에 적합한 신선초, 케일, 돗나물, 미나리 등을 녹즙으로 짜서 1일 600~1000cc정도 마시거나 동결건조 녹즙 식품을 섭취합니다. 녹즙은 차가운 성질을 띠고 있어 폐열을 내려주기에 고혈압 개선에 좋습니다. 야채는 섬유소도 풍부하고 광물질과 비타민이 많아 혈중지질 감소에 도움이 됩니다. 혈압이 높은 사람은 매일 배변을 통해 혈압의 상승을 막아야 하는데, 변비가 있으면 배변 시 힘을 주게 되면 혈압이 올라 뇌출혈을 일으키거나 심장질환을 앓고 있는 사람이 돌연사할 수 있습니다. 때문에 섬유소가 풍부한 야채와 과일을 넉넉하게 먹어두면 도움이 됩니다. 또한 칼륨과 사포닌이 많아서 순환기질환에 효과적입니다. 과일 중에서도 토마토는 항암은 물론 고혈압에도 아주 좋은 식품입니다. 라이코펜이라는 붉은 색소 성분이 항암작용을 하고 혈액 내 혈당수치를 떨어뜨리고 지방의 흡착을 막아 고지혈증과 심혈관질환에 좋습니다. 라이코펜은 기름에 조리하면 흡수율이 높아지므로 기름을 약간 치고 살짝 볶아 먹습니다.

(7) 알긴산과 요오드가 풍부한 미역과 톳을 섭취

미역과 톳에 함유된 요오드는 신진대사를 촉진하고 세포를 활성화시켜 저항력을 높여줍니다. 알긴산(끈적끈적한 점액성 성분)은 식이섬유로서 혈중 콜레스테롤 수치를 내리는 효능이 탁월합니다. 그 외 칼슘 칼륨 등 영양소가 많아 고지혈증 고혈압 동맥경화에 좋습니다. 미역은 간을 따뜻하게 보강하는 기능이 있습니다. 함초는 신장을 단단하게 하기 때문에 금양체질에만 적합합니다. 그러나 금음, 금양체질은 김, 다시마 등은 금합니다. 이것은 폐와 대장을 과열시켜 변비와 고혈압과 심장질환을 가중시킵니다. 일시적으로는 함유된 섬유질성분 때문에 변비가 해소되는 듯하지만 결과적으로는 악화됩니다. 미역과 유사한 점도 있으나 차이가 있으니 주의합니다.

(8) 콩 및 레시틴 섭취

콩에는 인지질의 일종이며 뇌세포구성물질인 레시틴이 많습니다. 이 레시틴은 혈관 벽에 들러붙어 혈액흐름에 장애가 되어 고혈압을 일으키는 나쁜 콜레스테롤(LDL)과 중성지방(간에 쌓이는 기름과 혈관 벽에 침착하는 기름성분) 등을 미세한 분자로 바꾸고 분해하여 제거하는 기능이 우수합니다. 레시틴은 모든 인체세포에 절실합니다. 혈당이 출입하는 것을 조절하는 세포막은 주로 레시틴으로 구성되어 있습니다. 뇌세포주위에 구성된 보호막은 레시틴으로 구성되어 있습니다. 레시틴은 비타민 B, 콜린, 리놀레산, 이노시톨로 구성돼 있습니다. 레시틴은 동맥경화증과 심장관상동맥질환을 예방하고 비타민 B와 비타민 A의 흡수를 도와주므로 활력을 증강시키고 알코올로 인한 간 손상을 회복하는 데도 필요합니다. 지방이 쌓이는 것을 막습니다. 레시틴은 콩과 알의 노른자에서 추출합니다. 효모, 콩, 곡류, 생선 배아에 있습니다. 검정콩 완두콩이 금음체질에 좋습니다. 그러나 현재 대두에서 추출한 레시틴100% 제품이 나오고 있으므로 집중적으로 그것을 섭취하면 신속히 효과를 볼 수 있습니다.

(9) 콜린

콜린은 세포 인지질의 구성요소로서 콜린의 부족은 지방간의 원인이 되는데 콜린은 항 지방비타민으로 지방분해대사에 관여하기 때문입니다. 콜린이 부족한 음식을 먹인 쥐는 계속적으로 간세포의 효소 계에 변화를 일으켜 간암 형성을 유도했습니다. 골, 간, 효모, 레시틴에 함유되며, 부족 시 지방과다 신장손상 고혈압 위궤양이 됩니다.

(10) 폐의 열기(熱氣)를 체질 한방으로 식히기

금체질은 폐에 열이 대체로 가득 차 있습니다. 그 증거로는 어깨와 목이 만나는 견정(肩井)이라는 혈(穴)을 눌러 보면, 금체질은 모두가 한결같이 압통을 느낍니다. 이처럼 폐에 열이 지나치게 많아지면 심장에서 나오는 폐동맥이 가열됩니다. 그 결과 폐동맥의 혈관 내피가 팽창됨에 따라 혈관이 좁아져 혈행(血行)이 순조롭지 못하고 압력이 높아집니다. 이렇게 금체질은 고혈압이 폐동맥에서 시작하여 전신의 혈행을 방해하는 것입니다.

한편 폐는 위로 솟구치는 성질이 강합니다. 그리하여 혈액을 머리 쪽으로 올려보내려 하는 경향이 보다 더 강합니다. 또한 폐열로 인해 두면부에는 다른 체질보다도 열이 많이 쌓입니다. 그러면 역시 뇌의 미세한 혈관은 열로 내피가 팽창하여 혈압은 높아지는데, 거기에 폐의 위로 솟구쳐 올리는 송출력이 가세하여 뇌혈관이 파열됩니다. 이것이 금체질의 중풍의 발병 기전입니다. 더구나 이미 설명한 바와 같이 금체질은 간과 쓸개가 가장 취약한 장부입니다. 그러므로 체질에 해로운 육류를 섭취하면, 육류의 지방과 단백질을 완전 분해 처리를 못하므로 간에는 지방이, 심장과 혈중에는 지방과 콜레스테롤이 노폐물로서 체질적으로 더 잘 쌓입니다. 동시에 폐도 악화되므로 천식 폐조(肺燥) 등의 증상이 나타나면서 길항장기인 간을 더 나쁘게 합니다. 폐조는 폐가 건조해져 코마름이나 기도가 건조해지거나 입이 말라 갈증을 느끼는 상태를 말합니다. 그 결과 심장질환이 유발됩니다.

결과적으로 폐열이 강해 고혈압이 생기기 쉬운 조건에서 육류나 열성 식품을 지속적으로 섭취한 결과, 폐동맥에서는 고혈압이 발생하고, 심장의 관상동맥에 콜레스테롤이 침착하여 협심증 심근경색이 생기고, 혈액의 솟구치는 기운이 미세한 뇌혈관으로 뻗치면 뇌출혈로 중풍이 옵니다. 이 체질의 뇌졸중은 혈관이 막혀 오는 것이 아니라, 주로 혈관이 터져서 발생합니다. 그것은 폐의 치솟는 기운이 너무 세기 때문입니다. 너무 오랜 세월 병고로 인해 아무리 철저하게 식이요법을 해도, 폐열을 식혀주고 심장의 혈전 어혈 뇌혈관의 뭉친 열을 해소하는 일이 쉽지 않습니다.

따라서 금체질의 혈관질환을 근본적으로 치유하기 위해서는, 금체질은 폐동맥과 폐가 너무 강하고 과열되어 있으므로 열을 내려 조절해주고, 뇌에 뭉쳐 있는 열을 풀어내고, 혈관의 어혈을 제거하는 약리 작용이 탁월한 체질 한방제를 꼭 쓰는 것이 좋습니다. 일반 음식과 달리 한약재는 천연물질로서 특정 장기나 신체부위에 대한 약리 작용이 강하고 신체기능 복원력과 면역기능 또한 탁월합니다. 체질에 맞고 약리작용이 뛰어난 약용식물들을 골라 증상에 맞는 추출물을 섭취하면 회복이 빠릅니다. 이러지 않고는 수십 년 쌓이고 쌓인 병증을 개선한다는 것은 실로 어려운 일입니다.

또한, 병의 깊이에 따라 치유기간도 다릅니다. 어떤 사람은 체력이 강하기에 먹으면서 바로 효과가 나는 사람도 있는가 하면, 어떤 사람은 2~3개월 지나서 느낌이 오는 경우도 있고, 때로는 반년을 먹어야 비로소 반응이 나타나기도 합니다. 물론 체질한방은 먹는 사람의 몸 안에서는 부단히 작용은 하고 있지만, 몸 밖에서는 반응을 느끼지 못 할 뿐입니다. 그러므로 참을성을 가지고 꾸준히 섭취해 가면 어느 시점에 가서 효력이 발생합니다. 어쨌든 사람은 건강의 정도에 따라 개선되는 시점과 정도가 다르기 마련입니다.

한편 한약은 간에 해로우니 먹으면 안 된다고 말하는 사람들도 있습니다. 사실 한약을 먹고 몸을 상한 사례가 적지는 않습니다. 하지만 한약 모두가 해롭다면 오늘날까지 어떻게 한방 의료가 국민 건강에 기여하여 대중화가 될 수 있었겠습니까? 사람은 건강 정도에 따라 체력과 간의 해독 기능에 차이가 있습니다. 특별하게 암, 간장병, 간염 등이 없는 한, 한의사의 진단에 따라 처방된 한방약은 약리작용이 잘 나타납니다.

그러나 간의 해독기능이 몹시 취약한 환자의 경우에는 체질에 맞지 않는 약재의 분량과 약재의 수량에 비례하여 부작용의 정도가 다르게 나타납니다. 때때로 한약을 먹어본 사람들 중에는 처음에는 좋았는데, 그다음에 똑같은 약을 그대로 지어 먹었을 때는 약이 안 좋았다고 경험을 말하는 사람이 있습니다. 이것은 약속에 필시 체질에 안 맞는 약재가 들어있는 것은 사실이었으나, 그 사람의 간의 해독력과 체력이 뒷받침되어 고유의 약리작용의 치유효과를 보았습니다. 그러나 그 약에 대한 그 사람의 간의 해독력의 한계점 끝에 왔기에 이제는 더 이상 약리작용은 나타나지 않고, 생체기능을 약화시키기 시작했기 때문입니다.

그런가 하면, 식품도 처음에는 좋다가 나중에는 안 좋거나 잘 모르겠다고 말하는 사람들이 있습니다. 이 경우도 그 식품의 전부 또는 일부가 그 사람에게 맞지 않기 때문입니다. 사실 식품의 이름을 보면 그 이름의 성분이 다 들어가 있는 것으로 알고 확인 없이 무심코 먹습니다. 그러나 자세히 성분표시를 읽어보면 자신의 체질에 맞지 않는 원료가 상당히 여러 종류가 들어있는 식품들이 많습니다. 그럴 수밖에 없는 것이 생산자들은 요즘 인기 있는 식품원료를 체질과 관계없이 배합하기 때문입니다. 한 가지 예를 들면, 장뇌삼이라는 제품인데 성분을 보니 오가피가 함께 들어있습니다. 인삼은 수체질과 목양체질에는 좋지만 나머지 체질에는 안 좋습니다. 오가피는 금체질에만 적합하고 나머지 체질에는 다 나쁩니다. 한편 수체질에 오가피는 해롭고, 금체질에 인삼은 나쁩니다. 체질의학적 관점에서 볼 때, 어느 누구도 진정 약이 되는 식품이 아닙니다. 이런 연유로 식품선택 시 신중하게 잘 골라야 합니다.

때문에 몸에 효과가 없거나 부작용이 생기는 것은 식품이나 약재에 문제가 있기 때문이 아닙니다. 문제는 체질에 맞지 않는 식품과 약재를 쓴다는 데 있습니다. 사실 무슨 약재든지 적량을 체질에 적합한 사람에게 증상에 맞게 쓰면 사람을 살리는 약이 됩니다. 약재는 식품과 같이 유용합니다. 그러나 모든 체질에 다 좋게 작용하는 것은 아닙니다. 특정 식품이 체질에 따라 이롭거나 해롭게 작용하는 것처럼, 한약재도 체질에 따라 약(藥)도 되고 독(毒)도 됩니다. 예컨대 수음, 수양, 목양체질의 사람에게는 100년 산삼이 살리는 약이지만, 금양, 금음, 토양체질에는 죽이는 약입니다. 약재라는 말 그대로 약리작용이 음식에 비해 아주 강합니다. 그래서 음식은 소화만 된다면 많이 먹어도 상관없지만, 한약재는 1일 투여량 등 규정사항이 있는 것입니다.

한편 체질에 맞게 조성된 한방은 환자의 영양분 흡수력에 문제가 없는 한, 부작용은 거의 없습니다. 심지어 간의 기능이 손상된 간경화, 간암, 간염, 암 환자의 경우에도 그렇습니다. 대체로 한약은 식후 30분 후에 복용합니다. 식후에 먹으면 아직 위장에 음식물이 머물러 있기에 그 때 먹으면 함께 섞게 되어 위장의 벽을 자극하지 않습니다. 이런 식으로 혹 있을 수 있는 한약의 위장 장애를 예방합니다. 그러나 체질에 맞게 조성된 한방제는 간의 해독기능이 손상된 환자라 하더라도 식전 식후 가릴 것 없이 아무 때나 심지어 빈속에 먹어도 문제가 없습니다. 속이 편안합니다. 오랫동안 먹어도 부작용이 생기지 않습니다. 오히려 건강은 나날이 증진됩니다.

하지만 체질과 관계없이 조성된 한약은 간 환자들에게는 건강이 더 나빠질 가능성도 있고 또한 발생합니다. 때문에 소화기 내과 의사들은 거의 한결같이 간질환 환자들에게 한약은 물론이고 녹즙 건강식품 등을 먹지 않도록 제한합니다. 의사가 나빠진 환자들에게 나빠진 내력을 물어보면, 위와 같은 것들을 먹었다고 밝히기 때문입니다. 그러니 의사들 입장에서는 진실하게 당연히 환자의 몸을 망친다고 생각하는 것들을 금지시킬 수밖에 없는 일입니다.

다른 한편 간 환자라도 어떤 방법으로든 제 몸에 잘 맞는 한약이나 식품을 먹고 좋아졌다면 환자의 몸은 호전되기에 추궁당하지도 않을뿐더러, 그 공로는 의사의 몫이 됩니다. 환자들은 자기들이 먹고 좋아져도 밝히지 않습니다. 그러니 의사로서는 한약이나 식품의 효과는 알 턱이 없고 오로지 그것들의 해롭게 작용하는 쪽만 알 수밖에 없는 것입니다. 사실이 이러하므로 중환자들 사이에서는 간에는 한약이 해롭다는 생각이 지배적일 수밖에 없습니다. 그래서 환자들은 겁을 먹고 무조건 한약을 꺼려합니다.

결론적으로 금음체질은 고혈압보다는 저혈압이 많고 , 육식 과다가 원인이 된 협심증이나 심근경색이 더 많이 발생합니다. 체질치유를 하시는 분들은 팔체질에 확신을 굳건히 두고, 부화뇌동하지 말고, 체질 한방으로 선택적으로 열을 쏟아내야 할 장부는 열을 내려주고, 약한 장부는 강화하여 순환기질환의 치료효과를 높일 수 있습니다.

(10) 기타

녹두, 메밀, 상엽, 시엽(감잎차), 녹차, 상백피, 포도근, 미후도, 솔잎, 송화, 감, 바나나, 시금치, 오디, 효모, 키토산, 레시틴, 비타민 C, 붕어.

(11) 금음체질의 고혈압과 심장질환 뇌졸중에 해로운 것들

■ 마늘과 양파

폐가 약한 체질의 경우에 항산화물질인 퀘시틴이 들어있어 혈관 벽에 들러붙는 콜레스테롤을 분해하여 혈관을 깨끗하게 하는 작용을 하지만 금양, 금음체질의 경우에는 양파의 기운은 폐로 들어가서 폐를 따뜻하게 보강하는 작용을 하기 때문에 폐에 열이 너무 심해집니다. 그러면 폐동맥이 열을 받아 혈압이 오릅니다. 양파는 금체질의 경우 지질이나 콜레스테롤을 제거하지도 않습니다. 양파를 생으로 먹으면 코가 맵고 코에 땀방울이 생기는 것을 보면 폐에 열을 내는 것을 알 수 있습니다. 코는 폐에 배속되는 기관입니다. 그러니 비록 항암식품 서열 1위로 올라온, 인류가 발견한 최고 천년의 식품이기는 하지만, 금체질에는 해롭습니다. 먹게 되면 결코 심장병을 고칠 수 없습니다.

■ 감자와 옥수수

이 식품은 위장을 따뜻하게 보익한다. 따라서 금체질은 위기능이 가하고 열이 많기 때문에 섭취하게 되면 위열이 비정상적으로 발생하여 위염 또는 간에 낭종(물집)이생기면서 동반하여 혈압도 상승합니다. 이들의 주산지가 고랭지(高冷地)인 강원도인 점을 생각해보면 알 수 있습니다. 즉 감자와 옥수수는 열이 많은 식물로 밤에는 차가운 고랭지에서 열을 식히고 낮에는 햇볕을 받아 결실하여야 제맛이 나기 때문입니다.

■ 고구마

고구마는 몹시 습하고 차가운 식품이다. 재배할 때 고랑을 깊이 파고 이랑을 높게 만들어 고구마를 심습니다. 만약 보리나 밀처럼 평평한 데 심으면 땅의 습기 때문에 썩을 우려가 있기 때문입니다. 동시에 이랑을 높게 만들어서 햇볕이 뿌리에 더 많이 따뜻한 기운을 받게 할 수 있기 때문입니다.

이렇게 극히 냉한 고구마는 금체질에게는 해로운 식품입니다.

■ 청국장

참살이 식품으로 각광받아온 청국장은 조상들의 지혜가 담긴 발효식품으로 각종 영양소와 소화가 잘되는 단백 식품입니다. 그런데 이 청국장은 더운 성질을 띤 볏짚에 있는 고초균에 의해 발효됩니다. 때문에 청국장은 따뜻한 흰콩에 더운 고초균에 의해 발효되는 식품이기에 몹시 더운 식품입니다. 따라서 그 기운은 대장에 들어가서 대장을 덥게 하며 장의 기능을 활성화시킨다. 그래서 금음, 금양체질이 먹게 되면 체질적으로 그렇지 않아도 열이 많은 대장에 과도하게 열이 쌓여 대장암 변비 등의 원인이 될 뿐만 아니라 그 열은 폐로 옮겨져서, 폐동맥에 지나치게 열이 누적되어 고혈압을 일으킵니다. 주의하여야 합니다.

■ 기타

복령, 택사, 비타민 E, 가물치, 잉어, 엉겅퀴, 사과, 현미, 인삼, 홍삼, 산삼, 배, 결명자, 국화, 버섯, 냉이, 수박, 복숭아, 양파, 청국장, 장어, 메기, 미꾸라지, 바닷장어, 붕장어 등으로 폐를 덥게 하거나 몸의 열을 가중시키는 식품들.

목양체질의 고혈압 심장병

1. 목양체질 순환기질환의 체질적 원인

목양체질은 목음체질과 비슷합니다. 그러나 목음체질은 신장과 방광이 약하고 심장이 강하고 위장은 평균장기인 반면, 목양체질은 신장 방광은 강하고 대신 위장과 비장이 약합니다. 그래서 당연히 식사법에 얼마간 차이가 생깁니다. 그래서 목음은 신장을 보강하는 쪽에 치우치고 목양은 위장을 북돋는 편에 중점을 둡니다. 목양체질이 냉성 과일과 야채를 즐기면 결국 센 간을 더욱더 세게 만들어 간에 습열(濕熱)이 심해집니다. 그러면 폐 역시 갈수록 차가워져 몸은 서늘해집니다. 증상으로는 기관지도 차가워지기에 목이 차갑고 어깨에 피가 순환되지 않기에 뒷목과 어깨가 뻐근합니다.

간에 습열이 많아지면 간 동맥에 열이 전달되어 혈관 내피가 팽창되고 좁아져 혈행에 압박을 받게 됩니다. 그래서 인체상부 뇌 쪽으로 흐르는 피의 힘이 약화됩니다. 목양체질은 간이 지나치게 과강하므로, 간에 피를 저장하려는 힘은 강하고, 탄수화물을 소화하여 저장된 글리코겐(간에 저장된 포도당의 전단계 영양물질)을 글루코스(포도당)로 바꿔 혈중에 포도당을 공급하는 기능은 약합니다. 한국인의 음식문화로 인해 어려서부터 수십 년을 채식을 위주로 한 목체질은 간이 너무 항진되어 저장된 영양분과 피를 정상적으로 내보내지 않습니다. 그러면 간과 간 동맥에 울혈이 생기고, 간의 동맥 내피는 팽창되어 협착해집니다. 혈압이 오르게 됩니다. 이것이 목양체질의 고혈압입니다.

한편 심근경색과 협심증은 유병률이 거의 없습니다. 증상으로는 이 체질은 양 젖꼭지사이 가운데 부위를 눌러보면 몹시 심한 압통을 느낍니다. 또 하나, 폐가 약해 두면(頭面)부로 솟구쳐 오르는 기운이 약해 혈액을 위로 올려주지 못합니다. 따라서 목양체질의 뇌졸중은 뇌혈관이 파열되어 오는 경우는 드물고, 대부분이 혈행이 미약하거나 혈관이 막힌 결과 뇌세포가 산소와 포도당을 공급받지 못하여 발생합니다. 특이한 경우로, 이 체질이 드물게 고혈압, 심장병, 뇌졸중이 발생하는 원인은 몸의 냉증과 허약에서 비롯됩니다. 그러므로 고혈압 치유에 관하여 일반 건강상식으로 접근하면 결코 고칠 수 없습니다. 야채와 과일을 많이 먹고 육류를 적게 먹어야 성인병에 걸리지 않는다는 소위 건강 상식을 고집하면 안 됩니다. 그러나 굳건한 확신을 가지고 체질대로 실천하면 반드시 성공합니다. 한편 체질상 이러한 질환은 다른 체질에 비해 발생비율이 적습니다.

2. 목양체질의 식이요법

⑴ 육류와 뿌리채소를 섭취하고 간의 기능을 항진시키는 야채 먹지 않기

뇌졸중, 심장병, 고혈압 진단을 받으면 상식적으로 가장 기피하는 식품은 육류입니다. 육류에는 지방이 붙어 있기 때문에 더욱이나 꺼립니다. 물론 금양, 금음체질 식이요법 칸을 읽어보면 알 수 있듯 그 체질에는 육식 그 자체가 순환기질환의 원인입니다. 그러나 목양, 목음체질의 경우에는 반대로 육식 위주로 섭생해야 고칠 수 있습니다.

물론 기름기 없이 섭취해야 합니다. 그렇지 않을 경우 이들 포화 지방은 혈관 벽에 붙어 순환기질환을 유발합니다. 포화지방이란 엉키는 성질이 있어 혈관을 막히게 하고 혈액 찌꺼기를 만드는 기름을 말합니다. 그러니 당연히 삼가야 하겠지요. 반면 식물의 씨앗이나 생선에 들어있는 불포화 지방은 혈관 벽에 침착하지 않고 핏줄을 타고 다니면서 미끄러운 성질이 있어 피를 잘 돌게 합니다. 그렇다고 불포화 지방이면 무엇이든지 섭취해서는 안 됩니다. 체질 따라 맞는 것을 가려 먹어야 유익합니다. 참기름, 들기름, 현미유, 달맞이유, 호도기름 등이 좋습니다.

야채 중에서도 폐를 북돋는 취나물, 호박잎, 고춧잎, 들깻잎 등을 제외한 대부분의 푸른 채소들은 오히려 병을 악화시킵니다. 육류와 뿌리채소를 위주로 먹어야만 고칠 수 있습니다. 일반적으로 과일과 야채가 성인병 예방에 좋다고 알려져 있고 그렇게 믿고 있기 때문에 필자의 이런 말이 수긍이 잘 되지 않을 수 있습니다. 때문에 확신을 갖도록 부연 설명을 하겠습니다.

먼저 육류 섭취가 고혈압에 미치는 영향에 관한 일본 교토대학에 의한 실험을 살펴보면 하나의 대답을 찾을 수 있습니다. 유전자 조작을 통해 고혈압을 유발시킨 쥐를 대상으로 실시되었습니다.

이 쥐들은 모두 혈압이 250으로 , 뇌졸중이 100% 유발될 수 있는 상태인데, 한편에는 고단백음식을, 다른 편에는 저단백 음식을 한 달 동안 먹이면서 관찰했습니다. 결과는 어떠했을까요? 예상 밖의 결과가 나왔습니다. 저단백 음식을 섭취한 쥐는 뇌졸중 증상을 보이면서 시름시름 힘을 잃어가고 있었습니다. 반면 육류 등 고단백을 섭취한 쥐들은 원기 왕성하였습니다.

실험을 주도한 야모리 유키오 교수는 결론적으로 고혈압 환자에게도 육류섭취가 필요하다고 이렇게 주장합니다.

"뇌졸중은 뇌혈관이 터지거나 막혀서 생기는 질병이므로 이를 예방하려면, 동물성 단백질이 필요합니다. 동물성 단백질은 뇌혈관을 튼튼하게 유지시켜주기 때문입니다. 고혈압 환자도 육류를 규칙적으로 섭취하는 것이 좋습니다."

동물성 지방을 지나치지 않게 그리고 동물성 지방의 폐해가 덜하는 방법으로 섭취하도록 권장하였습니다. 이상의 내용은 KBS 과학 프로젝트팀에 의한 "생로병사의 비밀2"에서 뽑아낸 것입니다.

앞서 금체질의 고혈압 식이요법에서는 이른바 서구형식사법이라고 해서 육류와 유제품이 순환기 질병의 주범(?)이라고 확정 선고하여 그런 식품을 멀리하라고 권한 내용을 기억할 것입니다. 그것은 단지 금양, 금음체질에만 해당됩니다.

목양, 목음체질은 육류섭취가 고혈압에 미치는 실험결과에서 알려주듯 주로 육식이 꼭 있어야 합니다. 폐는 숙강(肅降) 작용이라고 해서 인체상부에 위치하여 폐의 기운을 아래로 내려보내 하체까지 힘 있게 하는 기능이 있습니다. 그런데 폐가 체질적으로 약한 목(木)체질은 그것이 잘 안 됩니다.

그것을 보완하여 폐를 튼튼하게 하는 식품이 바로 육류와 같은 고단백질 식품입니다. 그래서 육식을 하면 폐가 강해져 숙강 기능이 잘되어 기운을 아래로 밀어 내리니 자연이 뇌 쪽으로 흐르는 피가 압력을 덜 받게 됩니다. 해서 뇌졸중과 같은 문제가 생기지 않게 됩니다. 또한 목체질은 간과 쓸개가 강합니다. 다시 말해 육류의 단백질과 지방을 소화하고 분해하는데 최고의 기능을 자랑하는 쓸개를 지니고 있는 것입니다. 그 결과 육식을 해도 장기에 아무 손상도 주지 않고 혈관질환이 틀림없이 개선됩니다. 게다가 육식을 하면 간의 기능을 보호하는 효과가 있어 심장병 등을 예방할 수 있습니다.

육식 위주가 아닌 채식 위주로 할 경우, 센 간이 더욱더 세져서 간열이 넘치고, 그 열기가 뇌로 가면 뇌졸중이, 심장에 영향을 미치면 심장병이, 극심한 열이 간 동맥에 미치면 고혈압이 결국은 생기고야 맙니다. 간에 영양을 공급해주는 야채는 목체질에게는 간의 기능 이상 항진을 유발하기 때문입니다.

좀 흥미로운 얘기를 하겠습니다. 조선 최고의 한의서 중의 하나인 동의보감의 간(肝)편의 간 그림을 유심히 살펴보면, 간이 수많은 나뭇잎으로 덮여 있습니다. 간은 오행(五行)중에서 목(木) 즉 나무에 배속시키고 있으며, 나무는 성장하면서 나뭇잎이 무성해집니다. 그래서 한의학에서는 간을 묘사할 때 이치상으로 갑옷의 미늘처럼 간을 나무 이파리로 장식합니다. 흥미롭게도 현대 해부학에서도 좌우의 간을 하나는 우엽(右葉) 즉 오른쪽 잎, 좌엽(左葉) 즉 왼쪽 잎이라고 부릅니다. 즉 간을 나무의 잎에 빗대어 부릅니다. 그것은 일면 간은 나무나 나뭇잎과 비슷한 점이 있다는 점을 시사합니다.

그런데 나무는 바람이 심하게 불면 나뭇잎은 흔들리다가 결국은 떨어지지요. 간도 기능이상이 생겨 간 내부에서 바람 즉 풍(風)이 생기면 중풍이 옵니다. 요즘 말로 하면 간 기능 이상항진이 생기는 것입니다. 마치 갑상선 기능항진이 유발되면, 많이 먹어 칼로리를 공급하더라도 인체에너지를 필요 이상으로 연소하게 되므로, 몸이 야위고 피곤해지는 것과 같습니다. 그와 같이 간 기능이 항진되어 핏줄이 막히면 뇌경색, 터지면 뇌출혈과 같은 뇌졸중이 발생합니다. 뇌졸중환자가 손발을 떨고 있는 것과 부는 바람에 흔들리는 나무의 잎은 너무도 비슷합니다. 대개 순환기질병의 원인을 심장과 혈관에서 찾고 있는데, 실은 원인은 주로 간에 있는 경우가 많습니다.

간의 이상항진과 중풍을 막아 뇌졸중 고혈압 심장병을 예방 치료하려면 간의 기운이 극히 강한 목체질의 경우에는 간의 기를 지나치게 돋우어 바람을 일으키는 푸른 야채류를 기본적으로 반드시 끊어야 합니다. 그러면 바람을 잡을 수 있습니다. 목체질에게는 일반 야채가 바람을 일으키는 중풍의 식품입니다. 그다음 간의 바람 즉 간의 과도한 습열을 진정시키는 체질 한방 방제를 써서 잡아야 합니다.

이미 말한 바와 같이 목체질의 경우에 육류는 전체적으로 폐를 강화하는 식품임을 밝혔습니다.

그렇지만 세밀히 밝히면 다음과 같습니다.

- **쇠고기**: 평(平)식품으로 목체질에 가장 이상적인 육류로 주로 폐를 보강합니다.
- **닭고기**: 열이 많은 육류로 비위장으로 들어갑니다.
- **돼지고기**: 차가운 기운을 지닌 고기로 신장으로 들어가 힘을 줍니다. 따라서 체온이 낮거나 대장이 차가울 때는 해로울 수 있습니다.
- **개고기**: 열이 많아서 위장을 따뜻하게 해줍니다. 여름에 개는 더워서 입을 벌려 혀를 내놓고 열을 식히면서 숨을 쉽니다. 그늘에 누워 움직이지 않습니다. 더위를 못 참습니다. 그러나 차가운 겨울이 오고 눈이 내리면, 제 세상을 만난 듯 즐겁기 한량없이 눈밭을 쏘다 닙니다. 몸이 더우니 추운 겨울이 개에게는 시원한 계절인 것입니다. 이것만 봐도 개는 열이 많다는 것을 짐작할 수 있지요. 그러므로 서늘한 간이 최강 장기로 몸 전체를 지배받고 있는 서늘한 목체질에게 개고기는 몸을 따뜻하게 하는 보양식품입니다. 덧붙여 항간에 개고기를 먹을 때, 마늘을 먹는 것이 좋은가 나쁜가에 대한 확실한 대답을 드립니다. 사실 팔체질의학이 아니면 결코 속 시원히 밝힐 수 없는 그런 문제입니다. 마늘은 먹으면 코에 땀이 맺히는 것을 보면 알 수 있듯이, 마늘은 나머지 영양성분상의 설명은 생략하고, 폐를 따뜻하게 하고 체표의 기운이 왕성하게 순환하도록 합니다. 그러므로 개는 수 목체질에 적합하며, 마늘은 폐가 약한 수양체질을 제외한 나머지 폐가 약한 수음, 목양, 목음체질만 유익합니다. 때문에 마늘과 개고기를 같이 먹어 유익한 체질은 수음, 목양, 목음체질입니다. 그러나 수양체질은 마늘과 함께 먹으면 손해를 봅니다. 다른 금 토체질은 개고기 자체가 열이 많은 고기로 해로우므로 금해야 하며, 마늘과 함께 먹으면 금체질은 더욱더 해롭습니다.
- **사슴고기**: 사슴은 위로 솟구치는 힘이 무척 강합니다. 뿔이 화려하게 뻗어 솟은 것을 보면 알 수 있지요. 그래서 인체상부의 폐에 크게 힘을 줍니다.
- **흰 염소고기**: 소처럼 뿔이 있습니다. 기운이 하체가 아니라 상체로 뻗어 올라갑니다. 그래서 쇠고기처럼 폐를 이상적으로 도와줍니다. 몸을 따뜻하게 해줍니다.

* 같은 단백질이라도 기운이 이같이 다르니 자신에 적합한 고기를 골라 먹는 게 좋다.

(2) 불포화 지방 식물씨앗의 기름의 섭취량 늘리기

식물의 씨앗인 호두 참깨 호박씨 은행 들깨 아마씨 아몬드의 씨나 기름을 충분히 섭취하면 좋습니다. 불포화 지방산과 리놀레산 오메가-3 등이 많아 혈행개선에 아주 좋습니다. 동시에 차가운 체온도 올려주므로 금상첨화입니다. 또한 다음과 같은 천연 그대로의 생선을 취할 때에는 목양, 목음 체질 모두에게 유익합니다. 바다생선 중에는 조기, 가오리, 동태, 명태, 바다장어, 아나고 등이 어울리고, 민물고기로는 장어, 미꾸라지, 메기 등이 좋습니다. 목음체질에는 신장을 이롭게 하는 가물치 잉어도 좋습니다. 물론 생선에는 오메가지방산 및 불포화지방산(혈관벽에 붙지 않고 혈액의 흐름을 촉진하는 지방)이 많이 함유되어 있어 동맥이 굳어지는 것과 혈압이 높아지는 것을 예방 치유합니다. 대부분의 바다 생선은 기운이 차가워 좋지 않습니다. 붕어는 간을 항진시키므로 금합니다.

그러나 따로 EPA DHA 오메가-3 등의 기능성 식품을 섭취할 필요는 없습니다. 별도로 정제되어 위에 언급된 성분으로만 구성된 기능성 식품은 신장 기능을 과강하게 하기 때문에 몹시 해롭습니다. 영양학자들이나 유명한 사람들이 극구 권장한다고 하여 흔들려서는 안 됩니다. 이런 식품은 혈액순환을 촉진시킬 뿐만 아니라 나쁜 콜레스테롤(LDL)을 분해해주고 좋은 콜레스테롤(HDL)을 생성시키고 피 찌꺼기를 없애줍니다. 그러나 이런 식품은 신장 기능을 지나치게 강하게 하기에 목양체질은 금합니다.

(3) 목양체질은 인삼, 홍삼, 옥수수, 현미, 감자 등 위장을 따뜻하게 하는 음식을 섭취

목양체질은 이미 설명한 바와 같이 위장이 차가운 체질입니다. 게다가 서늘한 간이 핵심장기이기에 간열이 많아 더위를 타기는 하지만 근본이 습기가 많고 차가운 체질입니다. 그러므로 체질에 어긋나지만 않은 식품이라면 늘 위장과 폐를 따뜻하게 하는 식품을 섭취하는 것이 무병장수의 길입니다. 인삼, 홍삼, 옥수수, 현미, 감자 등은 본래가 위장을 따뜻하게 덥혀주는 식품입니다. 따뜻하고 더운 식품을 먹는 것이 어떻게 고혈압 등을 치유하는지 그 기전이 궁금할 것입니다. 서두에 밝힌 바와 같이 병의 근본원인이 신체의 냉증 즉 장부가 차가워서 혈액이 차갑고 혈관이 응고되는 데 있습니다.

위에 언급한 식품들은 차가운 목양체질의 위를 따뜻하게 덥혀줍니다. 그러면 혈액이 따뜻해지고, 차가워진 혈관이 더워지고 부드러워져 혈액이 잘 돌게 됩니다. 그 결과 고혈압이 해결되며, 뇌혈관이 막혀 오는 뇌경색을 예방할 수 있으며, 심장의 힘은 증가하여 동맥으로 힘들이지 않고 피를 보낼 수 있습니다. 사실 목체질의 심장은, 정맥에서 우심방으로 피를 유입은 잘 시키지만 좌심실에서 동맥으로 피를 내보내는 힘은 약합니다. 그래서 심장이 무리를 받게 됩니다. 게다가 약한 폐와 위장 때문에 동맥을 타고 흐르는 피가 힘이 약합니다. 그런 연유로 위장을 강화하는 음식을 섭취하면 혈행이 원활해집니다.

(4) 칼륨과 비타민 D 뿌리채소 섭취

목체질에는 버섯류(영지제외)와 연근 당근 우엉 도라지 더덕과 같은 식품이 좋고 두부, 순두부, 흰 콩은 섬유소도 풍부하고 광물질과 비타민이 많아 혈중지질 감소에 도움이 됩니다. 혈압이 높은 사람은 매일 배변을 통해 혈압의 상승을 막아야 하는데, 변비가 있으면 배변 시 힘을 주게 되면 혈압이 올라 뇌출혈을 일으키거나 심장질환을 앓고 있는 사람이 돌연사할 수 있습니다. 때문에 섬유소가 풍부한 야채와 과일을 넉넉하게 먹어가면 도움이 됩니다. 그러나 유의할 점은 체질에 맞는 대장을 따뜻하게 하는 그런 섬유질 식품 즉 다시마, 미역과 같은 것을 먹는 일입니다.

또한 칼륨과 사포닌이 많아서 순환기질환에 효과적입니다. 과일 중에서도 토마토는 항암은 물론 고혈압에도 아주 좋은 식품입니다. 라이코펜이라는 붉은 색소 성분이 항암작용을 하고 혈액내 혈당 수치를 떨어뜨리고, 지방의 흡착을 막아 고지혈증과 심혈관질환에 좋습니다. 라이코펜은 기름에 조리하면 흡수율이 높아지므로 살짝 볶아 먹습니다. 채소로는 취나물, 고춧잎, 깻잎, 양배추, 냉이, 달래, 호박잎은 유용합니다. 하지만 기억할 점은 생과일과 생야채를 너무 섭취하면 몸이 차가워지므로 적당히 적게 드시는 편이 좋습니다.

(5) 알긴산과 요드가 풍부한 다시마, 미역, 김을 섭취

김, 미역, 다시마에 함유된 요오드는 신진대사를 촉진하고 세포를 활성화시켜 저항력을 높여준다. 알긴산(끈적끈적한 점액성 성분)은 식이섬유로서 혈중 콜레스테롤과 지방질의 수치를 내리는 효능이 탁월합니다. 그 외 칼슘 칼륨 등 영양소가 많아 고지혈증 고혈압 동맥경화에 좋습니다. 미역과 김 다시마는 간과 위장 그리고 대장을 따뜻하게 보강하는 기능이 있습니다. 대부분의 야채는 차가운 성질을 띠고 있어 자제하는 대신, 해조류를 섭취하면 식생활을 즐길 수 있습니다. 보통 목체질은 먹을 채소가 없다고 불만입니다. 하지만 해조류를 즐기면서 차가운 대장도 좋아지고 광물질도 칼슘도 넉넉히 보충할 수 있습니다.

(6) 콩 및 레시틴 상용

콩에는 인지질의 일종이며 뇌세포 구성물질인 레시틴이 많습니다. 이 레시틴은 혈관벽에 들러붙어 혈액흐름에 장애가 되어 고혈압을 일으키는 나쁜 콜레스테롤(LDL)과 중성지방(간에 쌓이는 기름과 혈관벽에 침착하는 기름성분) 등을 미세한 분자로 바꾸고 분해하여 제거하는 기능이 우수합니다. 레시틴 성분은 모든 인체세포에 절실합니다. 혈당이 출입하는 것을 조절하는 세포막은 주로 레시틴으로 구성되어 있습니다. 뇌세포주위에 구성된 보호막은 레시틴으로 구성되어 있습니다. 레시틴은 비타민 B, 콜린, 리놀레산, 이노시톨로 구성돼 있습니다. 레시틴은 동맥경화증과 심장관상 동맥질환을 예방하고 비타민 B와 비타민 A의 흡수를 도와주므로 활력을 증강시키고 알콜로 인한 간 손상을 회복하는 데도 필요합니다. 지방이 쌓이는 것을 막습니다. 레시틴은 콩과 알의 노른자에서 추출합니다. 효모, 콩, 곡류, 생선 배아에 많이 들어있습니다. 흰콩 강낭콩이 좋고, 희거나 회색 강낭콩이 좋습니다. 그러나 현재 흰콩(대두)에서 추출한 레시틴100% 제품이 나오고 있으므로 집중적으로 그것을 섭취하면 신속히 효과를 볼 수 있습니다.

(7) 콜린

콜린은 세포 인지질의 구성요소로서 콜린의 부족은 지방간의 원인이 되는데 콜린은 항 지방비타민으로 지방분해대사에 관여하기 때문입니다. 콜린이 부족한 음식을 먹인 쥐는 계속적으로 간세포의 효소계에 변화를 일으켜 간암 형성을 유도했습니다. 골, 간, 효모, 레시틴에 함유되어 있으며, 부족 시 지방과다 신장손상 고혈압 위궤양이 유발됩니다.

(8) 간열을 식혀주는 한방제로 순환기질환을 효율적으로 제압

목양체질은 목음체질에 비해 순환기질환 발병률이 낮습니다. 그것은 위장 기능이 약해 음식을 함부로 먹지 않으며 체질적으로 생야채를 대체로 즐기지 않는 편인데, 생야채는 소화가 안 되어 그대로 변으로 배설되거나 속이 불편하기 때문입니다.

그러나 목양체질이 냉성 과일과 야채를 즐기면, 결국 센 간을 더욱더 세게 만들어 간에 습열(濕熱)이 심해집니다. 눈의 충혈 눈 주위의 염증 등이 나타나는 것만 봐도 틀림없습니다. 그러면 폐 역시 갈수록 차가워져 몸은 서늘해집니다. 증상으로는 기관지도 차가워지기에 목이 차갑고 어깨에 피가 순환되지 않기에 뒷목과 어깨가 뻐근합니다. 간에 습열이 많아지면 간 동맥에 열이 전달되어 혈관 내피가 팽창되고 좁아져 혈행에 압박을 받게 됩니다 그래서 인체상부 뇌쪽으로 흐르는 피의 힘이 약화됩니다. 폐가 약해 두면(頭面)부로 솟구쳐 오르는 기운이 약해 혈액을 위로 올려주지 못합니다. 대개가 혈행이 미약하거나, 혈관이 막혀 뇌세포가 산소와 포도당을 공급받지 못하여 뇌졸중이 발생합니다. 목양체질의 뇌졸중은 뇌혈관이 파열되어 오는 경우는 드뭅니다. 심근경색과 협심증은 유병률이 거의 없습니다.

목양체질은 간이 지나치게 과강하므로, 간에 피를 저장하려는 힘은 강하고, 탄수화물을 소화하여 저장된 글리코겐(간에 저장된 포도당의 전단계 영양물질)을 글루코스(포도당)로 바꿔 혈중에 포도당을 공급하는 기능은 약합니다. 한국인의 음식문화로 인해 어려서부터 수십 년을 채식을 위주로 한 목체질은 간이 너무 항진되어 있기에, 저장된 영양분과 피를 정상적으로 내보내지 않습니다. 목체질은 비만인 경우에도 식사해야 할 시간이 지나면 저혈당이 되어 갑자기 힘이 쏙 빠지는 현상이 나타나는 것만 봐도 틀림없습니다. 그러면 간과 간동맥에 울혈이 생기고, 간의 동맥 내피는 팽창되어 협착해집니다. 이것이 목양체질의 고혈압 발병 기전입니다. 그러나 몸이 차가워지고 허약해지면 실상은 고혈압보다는 저혈압이 더 많습니다.

이 체질이 드물게 고혈압, 심장병, 뇌졸중 그리고 빈번하게 발생하는 저혈압의 원인은 1) 간에 과도하게 쌓인 습열로 인한 간의 울혈과 간동맥의 과열, 2) 위장과 간의 냉증입니다. 실상 더위를 타지만 추위도 잘 견디지 못합니다. 장부는 전체적으로는 서늘합니다. 찬 것을 먹으면 속이 편치 않습니다.

사람은 불로 태어나 체내의 생명의 불꽃이 다 타버리면 그 몸은 식어, 더운 기운에 의해 운행되던 기혈(氣血)이 차가워져 더 이상 기능을 발휘하지 못하고 숨이 끊어집니다. 목양체질은 음양 중에 차가운 음(陰)에 속하고 위장과 신장이 차가운 장기로 음장기가 셉니다. 그러므로 다른 체질에 비해 전신은 근본이 차갑고 서늘합니다. (물론 수체질보다는 본질상으로는 덜 차갑다.) 근본적으로 건강을 만들려면 따뜻한 양의 기운을 회복시켜야하고, 다음으로 병증을 치료해야 합니다. 목양체질에 맞는 한방 처방으로 수십 년 동안 쌓인 간의 습열을 제거하고, 서늘한 장부의 냉기를 제거하고, 위장과 폐의 기능을 강화하여 혈액의 흐름을 원활하게 해주는 것이 필요합니다.

(9) 기타 유익한 것들

■ 양파와 마늘

양파는 폐로 그 기운이 들어가서 폐를 따뜻하게 합니다. 따라서 폐가 허약한 토양, 목음, 목양, 수음체질에 유익합니다. 성질이 따뜻하고 달고 맵습니다. 생양파를 먹으면 코가 맵고 코에 땀이 납니다. 코는 폐에 배속된 기관이므로 양파는 폐를 덥게 한다는 것을 알 수 있습니다. 양파는 항산화물질인 퀘시틴이라는 성분이 있어 피 속의 콜레스테롤을 분해하여 혈관을 깨끗하게 하고 심장의 혈류량을 증가시킵니다. 그러니 당연히 심장병, 고혈압 등에 유익합니다. 혈관벽을 튼튼하게 하는 루틴 성분이 있어 혈소판이 부족하거나 비장이 부어 있는 사람에게 좋습니다. 양파는 익혀 먹어도 영양의 파괴가 별로 없습니다. 많이 먹을수록 좋습니다. 게다가 마늘과 더불어 항암작용 서열 1위에 올라와 있는 만큼 아주 좋은 식품입니다. 양파와 마늘 많이 드세요.

■ 감자와 옥수수

이 식품은 위장을 따뜻하게 보익합니다. 이들의 주산지가 고냉지(高冷地)인 강원도인 점을 생각해 보면 알 수 있습니다. 즉 감자와 옥수수는 열이 많은 식물로 밤에는 차가운 고랭지에서 열을 식히고 낮에는 햇볕을 받아 결실하여야 제맛이 나기 때문입니다. 그러므로 약한 위장을 따뜻하게 보익합니다. 한편 소화 기능이 약한 목양체질은 옥수수가 소화가 잘 안 됩니다. 반질반질한 왁스층만 기술적으로 벗기는 옥수수가 나오고 있으니 그것을 이용하면 눈까지 먹을 수 있어 매우 좋습니다.

▪ 기타식품

초유, 버섯균사체, 레시틴, 알로에, 갈근, 국화, 양파, 보리순, 밀순, 밤, 율무, 생강, 엉겅퀴, 냉이, 쑥, 목이버섯, 모든 버섯(영지제외), 복숭아, 사과, 양파, 청국장, 홍시, 홍삼, 산삼, 인삼, 땀을 흘리는 운동, 등산, 배드민턴, 농구, 탁구.

(10) 해로운 것들

▪ 고구마

고구마는 몹시 습하고 차가운 식품이다. 재배할 때 고랑을 깊이 파고 이랑을 높게 만들어 고구마를 심습니다. 만약 보리나 밀처럼 평평한 데 심으면 땅의 습기 때문에 썩을 우려가 있기 때문입니다. 동시에 이랑을 높게 만들어서 햇볕이 뿌리에 더 많이 따뜻한 기운을 받게 할 수 있기 때문입니다. 이런 연유로 고구마는 몸에 습기가 많고 차가운 목체질에게는 고혈압, 심장병, 뇌졸중에 몹시 해로운 식품입니다.

▪ 수영

목체질은 속열이 강하고 겉열은 약해 체표(體表)에 흐르는 기가 약한 체질입니다. 그러나 얼핏 생각하면 차가운 물속에서 수영을 하면 유익할 것처럼 보입니다. 그러나 피부(체표)에는 기의 흐름이 부족하여 체표(體表)가 차갑습니다. 그래서 수영을 해서 체표를 차갑게 하면 기의 순환이 막혀 관절염, 류마티즈, 담결림 등의 풍습비통(風濕痺痛)이 생기면서 건강이 도리어 악화됩니다. 이런 원리로 관절염을 고치려고 수영을 시작했다가 오히려 악화되어 그만두게 됩니다. 걷기와 등산이 좋습니다.

비타민 C, E, 수영, 송화, 영지, 전복, 오디, 시금치, 미나리, 돗나물, 신선초, 케일, 컴프리, 바나나.

(11) 해로운 건강기능 식품

크로렐라, 녹즙분말, 키토산, 스피루리나.

목음체질의 고혈압 심장병

목음체질은 토양체질 다음으로 고혈압에 잘 걸리는 체질입니다. 그러나 목음체질은 위장기능이 원만해 뭣이든지 소화가 잘되어 가리지 않고 먹습니다. 게다가 심한 심장열 때문에 과일과 야채를 좋아합니다. 그러나 이런 냉성 과일과 야채는 결국 센 간을 더욱더 세게 만들어 간에 습(濕)이 심해집니다. 때문에 목양체질보다 목음체질이 고혈압 무릎 관절염의 유병률이 높습니다. 목체질은 생야채를 주로 섭취하면 간에 습열이 발생하는데, 증상으로는 눈의 충혈 눈 주위의 염증 등이 나타나는 것만 봐도 틀림없습니다.

더욱이 폐는 호흡과 피부를 통해 몸 안의 습기와 수분을 소모도 하고 조절도 합니다. 그러나 목체질은 폐 기능이 몹시 약해서 폐를 통해서 습한 기운을 배출 제거하는 기능이 매우 약합니다. 때문에 길항 관계에 있는 간의 습기는 제거가 잘 안 되어 습열에 시달립니다. 목욕한 뒤에 몸을 닦지 않고 있거나 비에 젖어 있을 경우, 컨디션이 떨어져 불편한 느낌을 상기해 보면 이해가 되실 것입니다. 이렇게 비정상적인 습열이 간에 과도하게 누적되면, 심장에도 가일층 열이 성해 고혈압과 뇌졸중의 위험성이 높아갑니다.

1. 목음체질의 순환기질환의 체질적 원인

목음체질은 금양체질 다음으로 혈관질환 중 고혈압에 걸리기 쉽습니다. 그러나 목음체질은 위장기능이 원만해 뭣이든지 소화가 잘 됩니다. 게다가 심한 심장 열을 식히기 위한 본능 때문에 과일과 야채를 좋아합니다. 그러나 이런 냉성 과일과 야채는 결국 센 간을 더욱더 세게 만들어 간에 습열(濕熱)이 심해집니다. 그러면서 폐는 갈수록 차가워져 몸은 서늘해집니다. 증상으로는 기관지도 차가워지기에 목이 차갑고 어깨에 피가 순환되지 않기에 뒷목과 어깨가 뻐근합니다.

간에 습열이 많아지면 간 동맥에 열이 전달되어 혈관 내피가 팽창되고 좁아져 혈행에 압박을 받게 됩니다. 그래서 인체상부 뇌 쪽으로 흐르는 피의 힘이 약화됩니다. 목음체질은 간이 지나치게 과강하므로, 간에 저장된 피를 저장하려는 힘은 강하고 송출하는 힘은 약합니다. 정상적으로 필요한 대로 피를 원활하게 내보내지 않습니다.

그런데다 심장이 강한 장기이기 때문에 간의 성질과 유사하게 피가 정맥으로 흡입하는 기능만 강하고, 동맥으로 송출하는 힘은 미약합니다. 대정맥을 타고 우심방과 우심실로 세차게 들어오는 혈액이 좌심방과 좌심실로 들어간 뒤 그곳에서 폐동맥으로, 다시 좌심실에서 대동맥으로 힘차게 뿜어내지 못합니다. 그러니까 우심방과 우심실의 피를 빨아들이는 힘은 강한 반면에, 좌심방과 좌심실의 혈액을 내 보내는 힘은 약합니다. 이렇게 심장 안의 좌우 심방 심실의 흡입과 송출의 편차로 인해 열이 발생할 수밖에 없습니다. 피는 성질이 덥고, 자연히 피가 몰려 있는 심장은 뜨거워질 수밖에 없는 까닭입니다. 그래서 심장은 늘 열에 시달리며 답답하고 뜨겁습니다. 이렇게 간의 동맥 내피는 팽창되어 협착해지고 심장의 뜨거운 열이 가세하니, 이것이 목음체질의 고혈압입니다. 이런 연유로 목음체질에는 부정맥도 발생률이 높습니다. 한편 심근경색과 협심증은 유병률이 거의 없습니다. 증상으로는 이 체질은 양 젖꼭지사이 가운데 부위를 눌러보면 몹시 심한 압통을 느낍니다. 또 하나, 폐가 약해 두면(頭面)부로 솟구쳐 오르는 기운이 약해 혈액을 위로 올려주지 못합니다.

이런 원인들로 말미암아 목음체질의 뇌졸중은 뇌혈관이 파열되어 오는 경우는 드물고, 대부분이 혈행이 미약하거나 혈관이 막힌 결과 뇌세포가 산소와 포도당을 공급받지 못하여 발생합니다.

2. 목음체질의 식이요법

(1) 육류와 뿌리채소를 섭취하고 간의 기능을 항진시키는 야채 먹지 않기

뇌졸중, 심장병, 고혈압 진단을 받으면 상식적으로 가장 기피하는 식품은 육류입니다. 육류에는 지방이 붙어 있기 때문에 더욱이나 꺼립니다. 물론 금양, 금음체질 식이요법 칸을 읽어보면 알 수 있듯 그 체질에는 육식 그 자체가 순환기질환의 원인입니다. 그러나 목양, 목음체질의 경우에는 반대로 육식 위주로 섭생해야 고칠 수 있습니다. 물론 기름기 없이 섭취해야 합니다. 그렇지 않을 경우 이들 포화 지방은 혈관 벽에 붙어 순환기질환을 유발합니다. 포화지방이란 엉키는 성질이 있어 혈관을 막히게 하고 혈액 찌꺼기를 만드는 기름을 말합니다. 육류에 많습니다. 그러니 당연히 삼가야 하겠지요.

반면 식물의 씨앗이나 생선에 들어있는 불포화 지방은 혈관 벽에 침착하지 않고 핏줄을 타고 다니면서 미끄러운 성질이 있어 피를 잘 돌게 합니다. 그렇다고 불포화 지방이면 무엇이든지 섭취해서는 안 됩니다. 체질 따라가려 먹어야 유익합니다.

야채 중에서도 폐를 북돋는 취나물, 호박잎, 고춧잎, 들깻잎 등을 제외한 대부분의 푸른 채소들은 오히려 병을 악화시킵니다. 육류와 뿌리채소를 위주로 먹어야만 고칠 수 있습니다. 일반적으로 과일과 야채가 성인병 예방에 좋다고 알려져 있고 그렇게 믿고 있기 때문에 필자의 말이 수긍이 되지 않을 수 있습니다. 때문에 확신을 갖도록 부연 설명을 하겠습니다.

먼저 육류 섭취가 고혈압에 미치는 영향에 관한 일본 교토대학에 의한 실험을 살펴보면 하나의 대답을 찾을 수 있습니다. 유전자 조작을 통해 고혈압을 유발시킨 쥐를 대상으로 실시되었습니다. 이 쥐들은 모두 혈압이 250으로 , 뇌졸중이 100% 유발될 수 있는 상태인데, 한편에는 고단백음식을, 다른 편에는 저단백 음식을 한 달 동안 먹이면서 관찰했습니다. 결과는 어떠했을까요?

결과는 예상 밖의 결과가 나왔습니다. 저단백음식을 섭취한 쥐는 뇌졸중 증상을 보이면서 시름시름 힘을 잃어가고 있었습니다. 반면 육류 등 고단백을 섭취한 쥐들은 원기 왕성하였습니다. 실험을 주도한 야모리 유키오 교수는 결론적으로 고혈압 환자에게도 육류섭취가 필요하다고 이렇게 주장합니다. "뇌졸중은 뇌혈관이 터지거나 막혀서 생기는 질병이므로 이를 예방하려면, 동물성 단백질이 필요합니다. 동물성 단백질은 뇌혈관을 튼튼하게 유지시켜주기 때문입니다. 고혈압 환자도 육류를 규칙적으로 섭취하는 것이 좋습니다." 동물성 지방을 지나치지 않게 그리고 동물성 지방의 폐해가 덜하는 방법으로 섭취하도록 권장하였습니다.

앞서 금체질의 고혈압 식이요법에서는 이른바 서구형식사법이라고 해서 육류와 유제품이 순환기질병의 주범(?)이라고 확정 선고하여 그런 식품을 멀리하라고 권한 내용을 기억할 것입니다. 그것은 단지 금양, 금음체질에만 해당됩니다.

목양, 목음체질은 육류섭취가 고혈압에 미치는 실험결과에서 알려주듯 주로 육식이 꼭 있어야 합니다. 폐는 숙강(肅降)이라고 해서 인체상부에 위치하여 폐의 기운을 아래로 내려보내 하체까지 힘있게 하는 기능이 있습니다. 그런데 폐가 체질적으로 약한 목(木)체질은 그것이 잘 안 됩니다. 그것을 보완하여 폐를 튼튼하게 하는 식품이 바로 육류와 같은 고단백질 식품입니다. 그래서 육식을 하면 폐가 강해져 숙강 기능이 잘 되어 기운을 아래로 밀어 내리니 자연이 뇌 쪽으로 흐르는 피가 압력을 덜 받게 됩니다. 해서 뇌졸중과 같은 문제가 생기지 않게 됩니다. 동시에 혈액의 흐름이 원활치 못해 뇌혈관이 막혀 뇌졸중이 유발되는 목음체질에게는 육식으로 인해 폐의 선발 기능이 활발해져 뇌 쪽으로 혈액이 막힘없이 흘러들어가 미세한 뇌혈관을 통해 산소와 포도당이 공급됩니다.

또한 목체질은 간과 쓸개가 강합니다. 다시 말해 육류의 단백질과 지방을 소화하고 분해하는데 최고의 기능을 자랑하는 쓸개를 지니고 있는 것입니다. 그 결과 육식을 해도 장기에 아무 손상도 주지 않고 혈관질환이 틀림없이 개선됩니다. 게다가 육식을 하면 간의 기능을 보호하는 효과가 있어 심장병 등을 예방할 수 있습니다. 육식 위주가 아닌 채식 위주로 할 경우 센 간이 너무 세져서 간열이 넘치고 그 열기가 뇌로 가면 뇌졸중, 심장에 영향을 미치면 심장병, 간 동맥의 극심한 열로 말미암아 고혈압이 자리를 잡고 물러갈 줄 모릅니다. 간에 영양을 공급해주는 야채는 목체질에게는 간의 기능항진을 유발하기 때문입니다. 열쇠는 폐를 강하게 하면 고혈압을 만드는 간의 울혈을 차단할 수 있습니다.

좀 재미있는 얘기를 합니다. 조선 최고의 한의서 동의보감의 간(肝)편의 간 그림을 유심히 보면, 간이 수많은 나뭇잎으로 덮여 있습니다. 간은 오행(五行)중에서 목(木) 즉 나무에 배속시키고 있으며, 나무는 성장하면서 나뭇잎이 무성해집니다. 그래서 한의학에서는 간을 묘사할 때 이치상으로 갑옷의 미늘처럼 간을 나무 이파리로 장식합니다. 흥미롭게도 현대 해부학에서도 좌우의 간을 하나는 우엽(右葉) 즉 오른쪽 잎, 좌엽(左葉) 즉 왼쪽 잎이라고 부릅니다. 즉 간을 나무의 잎에 빗대어 부릅니다.

그런데 나무는 바람이 심하게 불면 나뭇잎은 흔들리다가 결국은 떨어지지요. 간도 기능이상이 생겨 간 내부에서 바람 즉 풍(風)이 생기면 중풍이 옵니다. 요즘 말로 하면 간 기능 이상항진이 생기는 것입니다. 마치 갑상선 기능항진이 유발되면, 많이 먹어 칼로리를 공급하더라도 인체에너지를 필요 이상으로 연소하게 되므로, 몸이 야위고 피곤해지는 것과 같습니다. 그와 같이 간 기능이 항진되어 핏줄이 막히면 뇌경색, 터지면 뇌출혈과 같은 뇌졸중이 발생합니다. 뇌졸중환자가 손발을 떨고 있는 것과 부는 바람에 흔들리는 나뭇잎은 너무도 비슷합니다. 간의 혈액 저장과 방출의 기능장애 및 간의 콜레스테롤 과잉생산 등이 순환기 질병의 근본원인이 됩니다. 대개 순환기질병의 원인을 심장과 혈관에서 찾고 있는데, 실은 원인은 주로 간에 있는 경우가 많습니다.

간의 이상항진과 중풍을 막아 뇌졸중 고혈압 심장병을 예방 치료하려면 간의 기운이 극히 강한 목체질의 경우에는 간의 기를 돋우는 푸른 야채류를 반드시 끊어야 합니다. 목체질에게는 일반 야채가 바람을 일으키는 중풍의 식품입니다.

이미 말한 바와 같이 목체질의 경우에 육류는 전체적으로 폐를 강화하는 식품임을 밝혔습니다. 그렇지만 세밀히 밝히면 다음과 같습니다.
- **쇠고기**: 평(平)식품으로 목체질에 가장 이상적인 육류로 주로 폐와 위를 보강합니다.
- **닭고기**: 열이 많은 육류로 주로 비위장으로 들어갑니다.
- **돼지고기**: 차가운 기운을 지닌 고기로 신장으로 들어가 힘을 줍니다. 따라서 체온이 낮거나 대장이 차가울 때는 해로울 수 있습니다.
- **개고기**: 열이 많아서 위장을 따뜻하게 해줍니다. 여름에 개는 더워서 입을 벌려 혀를 내놓고 열을 식히면서 숨을 쉽니다. 그늘에 누워 움직이지 않습니다. 더위를 못 참습니다. 그러나 차가운 겨울이 오고 눈이 내리면, 제 세상을 만난 듯 즐겁기 한량없이 눈밭을 쏘다닙니다. 몸이 더우니 추운 겨울이 개에게는 시원한 계절입니다. 이것만 봐도 개는 열이 많다는 것을 짐작할 수 있지요. 그러므로 서늘한 간이 최강 장기로 몸 전체를 지배받고 있는 서늘한 목체질에게 개고기는 몸을 따뜻하게 하는 보양식품입니다. 덧붙여 항간에 개고기를 먹을 때, 마늘을 먹는 것이 좋은가 나쁜가에 대한 확실한 대답을 드립니다. 사실 팔체질이 아니면 결코 속 시원히 밝힐 수 없는 그런 문제입니다. 마늘은 먹으면 코에 땀이 맺히는 것을 보면 알 수 있듯이, 마늘은 나머지 영양성분상의 설명은 생략하고, 폐를 따뜻하게 하고 체표의 기운이 왕성하게 순환하도록 합니다. 그러므로 개고기는 수, 목체질에 적합하며, 마늘은 폐가 약한 수양체질을 제외한 나머지 폐가 약한 수음, 토양, 목양, 목음체질만 유익합니다. 때문에 마늘과 개고기를 같이 먹어 유익한 체질

은 수음, 목양, 목음체질입니다. 그러나 수양체질은 마늘과 함께 먹으면 손해를 봅니다. 다른 금 토체질은 개고기 자체가 해로우므로 금해야 하며, 마늘과 함께 먹으면 금체질은 더욱더 해롭습니다. 명쾌한 답이 됩니다. 팔체질의 탁월성입니다.

- **사슴고기**: 사슴은 위로 솟구치는 힘이 무척 강합니다. 뿔이 화려하게 뻗어 솟은 것을 보면 알 수 있지요. 그래서 인체상부의 폐에 크게 힘을 줍니다.
- **염소고기**: 소처럼 뿔이 있습니다. 기운이 하체가 아니라 상체로 뻗어 올라갑니다. 그래서 쇠고기처럼 폐를 이상적으로 보강하여 도와줍니다. 흑염소와 흰염소 모두 맞습니다.

* 같은 단백질이라도 기운이 이같이 다르니 자신에 적합한 고기를 골라 먹는 게 좋다.

(2) 불포화 지방 식물씨앗 기름 섭취

식물의 씨앗인 호두, 흰 참깨, 호박씨, 은행, 들깨, 아마씨, 아몬드의 씨나 기름을 충분히 섭취하면 좋습니다. 불포화 지방산과 리놀레산 오메가-3 등이 많아 혈행 개선에 아주 좋습니다. 동시에 차가운 체온도 올려주므로 금상첨화입니다.

또한 생선에는 오메가 지방산 및 불포화지방산(혈관벽에 붙지 않고 혈액의 흐름을 촉진하는 지방)이 많이 함유되어 있어 동맥이 굳어지는 것과 혈압이 높아지는 것을 예방 치유한다. 또한 EPA DHA 오메가-3 등의 기능성 식품을 섭취합니다. 기억할 점은 위에 언급된 기능성 식품은 신장을 이롭게 하기에 신장이 허약한 목음체질은 매우 좋습니다. 이런 식품은 혈액순환을 촉진시킬 뿐만 아니라 나쁜 콜레스테롤(LDL)을 분해해주고 좋은 콜레스테롤(HDL)을 생성시키고 피 찌꺼기를 없애줍니다.

그러나 신장기능을 지나치게 강하게 하기에 목양체질은 신장기능이 약해지기에 금합니다. 그러나 다음과 같은 천연 그대로의 생선을 취할 때에는 목양, 목음체질 모두에게 유익합니다. 바다생선 중에는 조기, 가오리, 동태, 명태, 바다장어, 아나고 등이 어울리고, 민물고기로는 장어, 미꾸라지, 메기 등이 좋습니다. 목음체질에는 신장을 이롭게 하는 가물치 잉어도 좋습니다. 대부분의 바다 생선은 기운이 차가워 좋지 않습니다. 붕어는 간을 항진시키므로 금합니다.

(3) 목음체질은 인삼, 홍삼, 옥수수, 현미, 감자 등 섭취 금지

위에 열거한 식품은 열이 많아서 섭취하면 비정상적으로 위장이 과열되어 염증이 생기며 위궤양이 발생합니다. 당연히 위장 혈관에 열이 많아질 수밖에 없습니다. 또한 심장에도 열이 가중되어 심장관상동맥이 팽창합니다. 이렇게 위장과 심장의 동맥이 팽창하면 혈관 내벽이 좁아져 순조로운 혈액순환이 되지 않습니다. 때문에 위장과 심장 관상동맥의 압박으로 인해 혈압이 높아져 전신으로 영향이 퍼져나갑니다.

게다가 금지된 위에서 말한 식품을 주로 섭취하면, 그 식품이 지닌 과도한 열로 말미암아 위장 내벽에 염증과 나아가서는 위궤양을 유발합니다. 옥수수 현미 감자 등은 본래가 위장을 따뜻하게 덥혀주는 식품이기 때문입니다. 또한 심장은 늘 열에 시달리고 있는데, 인삼과 같은 발열식품을 먹게 되면 심장에 열로 인해 과부하가 걸려 제 기능이 제대로 나오지 않습니다. 인삼은 해로워도 홍삼은 체질에 관계없이 누구에게나 좋다고 알려져 있습니다. 인삼공사에서도 그렇게 말하고 있으니 안 믿을 사람이 없습니다. 그러나 홍삼도 찌고 말리서 기가 부드러운 것만 다를 뿐 본질은 똑같습니다. 목음체질이 춥다고 먹게 되면 순환기만 악화됩니다. 한 달만 계속 섭취해 보면 심장부위가 답답하고 숨이 차오릅니다. 위염도 겹칩니다. 그렇다고 따뜻해지지도 않습니다.

(4) 칼륨과 비타민 D 및 뿌리채소 또는 식품 섭취

목체질에는 버섯류(영지제외)와 연근 당근 우엉 도라지 더덕과 같은 식품이 좋고 두부, 순두부, 흰콩은 섬유소도 풍부하고 광물질과 비타민이 많아 혈중지질 감소에 도움이 됩니다. 혈압이 높은 사람은 매일 배변을 통해 혈압의 상승을 막아야 하는데, 변비가 있으면 배변 시 힘을 주게 되면 혈압이 올라 뇌출혈을 일으키거나 심장질환을 앓고 있는 사람이 돌연사할 수 있습니다.

과일을 넉넉하게 먹어가면 도움이 됩니다. 또한 칼륨과 사포닌이 많아서 순환기질환에 효과적입니다. 과일 중에서도 토마토는 항암은 물론 고혈압에도 아주 좋은 식품입니다. 라이코펜이라는 붉은 색소 성분이 항암작용을 하고 혈액내 혈당수치를 떨어뜨리고 지방의 흡착을 막아 고지혈증과 심혈관질환에 좋습니다. 라이코펜은 기름에 조리하면 흡수율이 높아지므로 살짝 볶아 먹습니다.

채소로는 취나물, 고춧잎, 깻잎, 양배추, 냉이, 달래, 호박잎은 유용합니다. 목음체질은 위장이 평

장기이기에 해로운 생과일 생야채도 소화가 잘 됩니다. 그리하여 간열이 항진되고 차가운 독이 쌓이면 자연히 순환기 병이 생깁니다. 그러나 실은 이 체질은 차가운 체질로 설사 제 몸에 맞는 생과일 생야채라도 많이 먹지 말고 좀 적게 드시는 편이 좋습니다. 왜냐하면 몸이 차가워서 생과일 야채의 냉성을 넉넉히 식혀 낼 수 없기 때문입니다.

(5) 알긴산과 요드가 풍부한 다시마, 미역, 김과 신장기능을 강화하는 함초 섭취

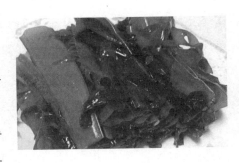

김, 미역, 다시마에 함유된 요오드는 신진대사를 촉진하고 세포를 활성화시켜 저항력을 높여줍니다. 알긴산(끈적 끈적한 점액성 성분)은 식이섬유로서 혈중 콜레스테롤과 지방질의 수치를 내리는 효능이 탁월합니다. 그 외 칼슘, 칼륨 등 영양소가 많아 고지혈증, 고혈압, 동맥경화에 좋습니다. 미역과 김, 다시마 등은 간과 위장 그리고 대장을 따뜻하게 보강하는 기능이 있습니다. 대부분의 야채는 차가운 성질을 띠고 있어 자제하는 대신, 해조류를 섭취하면 식생활을 즐길 수 있습니다.

(6) 콩 및 레시틴 상용

콩에는 인지질의 일종이며 뇌세포구성물질인 레시틴이 많다. 이 레시틴은 혈관 벽에 들러붙어 혈액흐름에 장애가 되어 고혈압을 일으키는 나쁜 콜레스테롤(LDL)과 중성지방(간에 쌓이는 기름과 혈관 벽에 침착하는 기름성분) 등을 미세한 분자로 바꾸고 분해하여 제거하는 기능이 우수합니다. 레시틴 성분은 모든 인체세포에 절실합니다. 혈당이 출입하는 것을 조절하는 세포막은 주로 레시틴으로 구성되어 있습니다. 뇌세포주위에 구성된 보호막은 레시틴으로 구성되어 있습니다. 레시틴은 비타민 B, 콜린, 리놀레산, 이노시톨로 구성돼 있습니다.

레시틴은 동맥경화증과 심장관상동맥질환을 예방하고 비타민 B와 비타민 A의 흡수를 도와주므로 활력을 증강시키고 알콜로 인한 간 손상을 회복하는 데도 필요합니다. 지방이 쌓이는 것을 막습니다. 레시틴은 콩과 알의 노른자에서 추출합니다. 효모, 콩, 곡류, 생선, 배아에 있습니다. 흰콩 강낭콩이 좋고, 희거나 검은 강낭콩이 좋습니다. 그러나 현재 흰콩(대두)에서 추출한 레시틴100% 제품이 나오고 있으므로 집중적으로 그것을 섭취하면 신속히 효과를 볼 수 있습니다.

(7) 콜린

콜린은 세포 인지질의 구성요소로서 콜린의 부족은 지방간의 원인이 되는데 콜린은 항 지방비타민으로 지방분해대사에 관여하기 때문입니다. 콜린이 부족한 음식을 먹인 쥐는 계속적으로 간세포의 효소계에 변화를 일으켜 간암 형성을 유도했습니다. 골, 간, 효모, 레시틴에 함유되어 있으며, 부족 시 지방과다 신장손상 고혈압 위궤양이 유발됩니다.

(8) 목음체질 한방제를 통해 효율적으로 조절

목음체질은 위장기능이 원만해 뭣이든지 소화가 잘 되어 가리지 않고 먹습니다. 게다가 심한 심장열 때문에 과일과 야채를 좋아합니다. 그러나 이런 냉성 과일과 야채는 결국 센 간을 더욱더 세게 만들어 간에 습열(濕熱)이 심해집니다. 때문에 목양체질보다 목음체질이 고혈압, 무릎 관절염의 유병률이 높습니다. 목체질은 생야채를 주로 섭취하면 간에 습열이 발생하는데, 증상으로는 눈의 충혈 눈 주위의 염증 등이 나타나는 것만 봐도 틀림없습니다. 폐는 갈수록 차가워져 몸은 서늘해집니다. 증상으로는 기관지도 차가워지기에 목이 차갑고 어깨에 피가 순환되지 않기에 뒷목과 어깨가 뻐근합니다.

더욱이 폐는 호흡과 피부를 통해 몸 안의 습기와 수분을 소모도 하고 조절도 합니다. 그러나 목체질은 폐 기능이 몹시 약해서 폐를 통해서 습한 기운을 배출 제거하는 기능이 매우 약합니다. 때문에 길항 관계에 있는 간의 습기는 제거가 잘 안 되어 습열에 시달립니다. 목욕한 뒤에 몸을 닦지 않고 있거나 비에 젖어 있을 경우, 컨디션이 떨어져 불편한 느낌을 상기해 보면 이해가 되실 것입니다. 이렇게 비정상적인 습열이 간에 과도하게 누적되면, 심장에도 가일층 열이 성해 고혈압과 뇌졸중의 위험성이 높아만 갑니다.

간에 습열이 많아지면 간 동맥에 열이 전달되어 혈관 내피가 팽창되고 좁아져 혈행에 압박을 받습니다. 그래서 인체상부 뇌 쪽으로 흐르는 피의 힘이 약화됩니다. 목음체질은 간이 지나치게 과강하므로, 간에 저장된 피를 저장하려는 힘은 강하고 송출하는 힘은 약합니다. 정상적으로 필요한 대로 피를 원활하게 내보내지 않습니다. 한편 폐가 약해 두면(頭面)부로 솟구쳐 오르는 기운이 약해 혈액을 위로 올려주지 못합니다. 이런 원인들로 말미암아 목음체질의 뇌졸중은 뇌혈관이 파열되어 오는 경우는 드물고, 대부분이 피의 순환이 미약하거나 혈관이 막힌 결과 뇌세포가 산소와 포도당을 공급받지 못하여 발생합니다.

그런데다 심장이 강한 장기이기 때문에 간의 성질과 유사하게 피가 정맥으로 흡입하는 기능만 강하고, 동맥으로 송출하는 힘은 미약합니다. 이렇게 피가 대동맥으로 빠져나가지 못하고 정체되는 피의 압력으로 인해 심장이 좀 팽창하는 듯한 느낌으로 가슴이 압박을 받아, 심장은 늘 열에 시달리며 답답하고 뜨겁습니다. 이렇게 간의 동맥 내피는 팽창되어 협착해지고 심장의 뜨거운 열이 가세하니, 이것이 목음체질의 고혈압입니다. 이런 연유로 목음체질이 부정맥도 발생률이 제일 높습니다. 증상으로는 이 체질은 양 젖꼭지 사이 가운데 부위를 눌러보면 몹시 심한 압통을 느낍니다.

원인이 이러하므로 목음체질의 순환기질환을 치료함에 있어 특정증상을 정확히 파악하여 옳게 다스려야 합니다. 첫째 간의 습열을 제거하고, 둘째 심장의 열을 내려주고 좌심실과 우심실 사이의 혈액의 유입과 송출의 균형을 조정해야 합니다. 셋째 심장의 열을 식혀주기 위해서는 차가운 신장의 기운을 강화하여 심장의 열을 해소하고 아래로 끌어내려야 하며 동시에 약한 신장을 굳건하게 도와야 합니다.

일반음식으로는 이런 복잡한 병의 기전을 바로잡기가 쉽지 않습니다. 그러나 체질약재만을 사용한 팔체질 한방 처방을 통해 선택적으로 치료하면 반드시 효과를 볼 수 있습니다. 약용식물은 치료 성능과 기미(氣味) 및 귀경(歸經) 등이 경험의학에 의해 입증되어 있으므로 원활하게 운용합니다. 귀경은 약재가 특정장부에 작용하여 그 장부의 특정기능을 강하게 또는 약하게 하거나, 차갑게 또는 덥게 하는 효능(공능,功能)을 뜻합니다.

(9) 기타 유익한 것들

■ 양파와 마늘

양파는 폐로 그 기운이 들어가서 폐를 따뜻하게 합니다. 따라서 폐가 허약한 토양, 목음, 목양, 수음체질에 유익합니다. 성질이 따뜻하고 달고 맵습니다. 생양파를 먹으면 코가 맵고 코에 땀이 납니다. 코는 폐에 배속된 기관이므로 양파는 폐를 덥게 한다는 것을 알 수 있습니다. 양파는 항산화물질인 퀘시틴이라는 성분이 있어 피 속의 콜레스테롤을 분해하여 혈관을 깨끗하게 하고 심장의 혈류량을 증가시킵니다. 그러니 당연히 심장병, 고혈압 등에 유익합니다. 혈관벽을 튼튼하게 하는 루틴 성분이 있어 혈소판이 부족하거나 비장이 부어 있는 사람에게 좋습니다. 양파는 익혀 먹어도 영양의 파괴가 별로 없습니다. 많이 먹을수록 좋습니다. 게다가 마늘과 더불어 항암작용 서열 1위에 올라와 있는 만큼 아주 좋은 식품입니다. 양파는 달여서 드실 수도 있습니다.

* 초유, 버섯균사체, 레시틴, 알로에, 포황, 갈근, 국화, 두충, 엉겅퀴, 냉이, 목이버섯, 버섯(영지제외), 복숭아, 홍시, 양파, 청국장, 오이, 보리순, 밀순, 등산, 땀을 흘리는 운동, 비타민 D, E 그리고 국화, 갈근, 길경 등으로 차를 마실 수 있다.

(10) 해로운 것들

■ 고구마

고구마는 몹시 습하고 차가운 식품입니다. 재배할 때 고랑을 깊이 파고 이랑을 높게 만들어 고구마를 심습니다. 만약 보리나 밀처럼 평평한 데 심으면 땅의 습기 때문에 썩을 우려가 있기 때문입니다. 동시에 이랑을 높게 만들어서 햇볕이 뿌리에 더 많이 따뜻한 기운을 받게 할 수 있기 때문입니다. 이런 연유로 고구마는 몸에 습기가 많고 차가운 목체질에게는 고혈압, 심장병, 뇌졸중에 몹시 해로운 식품입니다.

■ 감자와 옥수수

이 식품은 위장을 따뜻하게 보익합니다. 따라서 목음체질은 위기능이 강하고 심장에 열이 많기 때문에 섭취하게 되면, 위열이 비정상적으로 과도하게 발생하여 위염 또는 간에 낭종(물집)이 생기고 심장이 과열되어 혈압도 상승합니다. 이들의 주산지가 고냉지(高冷地)인 강원도인 점을 생각해보면 알 수 있습니다. 즉 감자와 옥수수는 열이 많은 식물로 밤에는 차가운 고랭지에서 열을 식히고 낮에는 햇볕을 받아 결실하여야 제맛이 나기 때문입니다.

■ 수영

목체질은 속열이 강하고 겉열은 약해 체표(體表)에 흐르는 기가 약한 체질입니다. 그러나 얼핏 생각하면 차가운 물속에서 수영을 하면 유익할 것처럼 보입니다. 그러나 피부(체표)에는 기의 흐름이 부족하여 체표(體表)가 차갑습니다. 그래서 수영을 해서 체표를 차갑게 하면 기의 순환이 막혀 관절염, 류마티즈, 담결림 등의 풍습비통(風濕痺痛)이 생기면서 건강이 도리어 악화됩니다. 이런 원리로 관절염을 고치려고 수영을 시작했다가 오히려 악화되어 그만두게 됩니다. 특히 걷기와 등산이 좋습니다. 목음체질은 신장이 약해 하체로 흐르는 기운이 미약해 약해지기 쉽기 때문입니다.

현미, 인삼, 홍삼, 찹쌀, 현미, 쑥, 비타민 B, C, 수영, 송화, 영지, 전복, 수박, 오디, 시금치, 미나리, 돗나물, 신선초, 케일, 컴프리, 바나나, 녹두, 메밀.

(11) 해로운 건강기능 식품

크로렐라, 녹즙, 키토산, 인삼, 홍삼액, 스피루리나, 패각칼슘.

수양체질의 고혈압 심장병

1. 수양체질의 혈관질환의 체질적인 원인

모든 체질 가운데 수음체질 다음으로 여덟 체질 중 두 번째로 차가운 체질입니다. 첫째 열을 가장 많이 발산해야만 따뜻한 몸을 유지할 수 있는 수양체질의 위장이 가장 차갑고 허약하고, 둘째 심장이 수양체질에는 두 번째로 약한 장기인 것입니다. 그러나 수음체질과는 달리 폐가 강한 장기입니다. 때문에 위장은 차가워도 폐열로 인해 인체 상부가 좀 따뜻하여 소화가 잘되는 편입니다. 그런데 문제는 위장은 여전히 차갑기에 설령 소화가 잘 된다 하더라도 차가운 음식을 삼가야 하는데 대부분의 수양체질은 거의 조심하지 않습니다. 그리하여 실은 위장이 차가운데도 불구하고, 체질에 해로운 차가운 식품을 가리지 않고 마구 먹습니다. 그리하여 몸 안에는 차가운 삭풍이 휘몰아칩니다.

그 결과 냉증이 몸에 축적되어 특히 위암에 잘 걸리며, 허약한 심장은 냉증으로 혈액순환이 안 되어 심장 판막 염증이나 이첨판, 승모판, 삼첨판에 병이 잘생깁니다. 저혈압이나 고혈압 둘 중에 한가지 병에 잘 걸립니다. 신장이 차가워지면 신장동맥도 차가워지고 긴장되면 고혈압이 옵니다. 의외로 고혈압 환자가 많습니다. 심장이 제 기능을 못하면 저혈압이 유발되지요. 그래서 수양체질에는 고혈압 저혈압 등 다양한 증상을 보입니다. 금양, 금음체질은 육식으로 인해 육류의 지방과 콜레스테롤이 혈관과 심장의 관상동맥에 쌓이고 들러붙어, 산소와 포도당이 심장근육에 공급이 안 돼 협심증이나 심근경색이 유발되는 것과는 대조가 됩니다.

수양체질 역시 늘 냉증에 시달리고 손발이 차갑고 추우면 마음이 편치 않으며 정서적으로도 불안정합니다. 심하면 발이 시리고 저리며 무감각해지기까지 합니다. 오장육부가 몹시 차가운 것은 말할 나위가 없습니다. 이 체질의 모든 병은 냉증(冷症)에서 비롯됩니다. 순환기 질병도 모두 여기에 원인을 두고 있습니다. 이 체질은 차가운 음식을 먹은 만큼 비례하여 시간이 흐르면 병이 생깁니다. 당연히 차갑고 해로운 식생활과 차가운 기운과 습기를 많이 받으면 고혈압, 심장병, 뇌졸중이 때로는 저혈압이 필연적으로 따라 옵니다.

그러므로 그러한 병을 극복하려면 반드시 차가운 기운을 제거해야 합니다. 위장 비장 췌장에 꽉 찬 한기(寒氣)를 없애주어야 합니다. 다음으로 항시 위장을 덥게 하는 식품을 취합니다. 가능하면 열이 많은 식품을 집중적으로 계속 섭취해야 합니다. 그렇지만 일반적 상식은 고혈압은 열이 많은 식품을 먹으면 악화된다고 여겨 꺼리는 경향이 있습니다. 고혈압 등에 걸린 사람들은 열이 많은 닭고기나 인삼, 꿀 등이 몹시 해롭다고 생각하고 먹는 것을 두려워합니다. 그것은 주로 위와 폐가 강해 몸에 열이 많은 사람이 고혈압 등에 주로 걸리기 때문입니다. 그러나 이 체질은 체질에 맞는 것 중에서 열이 많은 식품이나 약재를 쓰지 않으면 결단코 회복이 안 됩니다. 때문에 열이 강한 꿀, 인삼, 홍삼, 산삼, 생강 등이 좋습니다.

그러나 이 체질은 한번 오장육부 장기에 냉증(冷症)이 생기면 그 한기를 몰아내고 온기(溫氣)를 회복시키는 일이 쉽지 않습니다. 한약재도 매우 열이 많은 즉 대열(大熱)한 재료를 써야 회복이 잘 됩니다. 그러므로 근본 건강문제를 해결하고 활기찬 삶을 누리기 위해서는 온리제(溫裏劑) 즉 몸 안을 덥히는 약리작용이 뛰어난 약재를 이용한 한방처방이 꼭 따라야만 신속한 회복을 할 수 있습니다.

2. 수양체질의 식이요법

(1) 육류와 간을 따뜻하게 하는 야채만 먹기

뇌졸중, 심장병, 고혈압 진단을 받으면 상식적으로 가장 기피하는 식품은 육류입니다. 육류에는 지방이 붙어 있기 때문에 더욱이나 꺼립니다. 물론 금양, 금음체질 식이요법 칸을 읽어보면 알 수 있듯 그 체질에는 육식 그 자체가 순환기질환의 원인입니다. 그러나 수양체질의 경우에는 반대로 따뜻한 성질을 품고 있는 육식과 위를 따뜻하

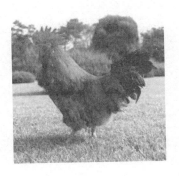

게 하는 채소를 섭취해야 고칠 수 있습니다. 물론 기름기 없이 섭취해야 합니다. 그렇지 않을 경우, 이들 포화 지방은 혈관 벽에 붙어 혈관질환을 유발합니다. 포화지방이란 엉키는 성질이 있어 혈관을 막히게 하고 혈액 찌꺼기를 만드는 기름을 말합니다. 그러니 당연히 삼가야 하겠지요. 반면 식물의 씨앗이나 생선에 들어있는 불포화 지방은 혈관 벽에 침착하지 않고 핏줄을 타고 다니면서 미끄러운 성질이 있어 피를 잘 돌게 합니다. 그렇다고 불포화 지방이면 무엇이든지 섭취해서는 안 됩니다. 체질 따라 가려 먹어야 유익합니다.

열무, 부추, 쑥, 쑥갓, 상추 등 따뜻한 푸른 채소들을 먹는 것이 좋습니다. 야채 중에서 폐를 북돋는 취나물, 호박잎, 고춧잎, 들깻잎(찌거나 익혀서) 등은 폐가 센 수양체질은 해롭습니다. 일반적으로 과일과 야채가 성인병 예방에 좋다고 알려져 있고 그렇게 믿고 있기 때문에 필자의 이런 말이 수긍이 잘 되지 않을 수 있습니다. 때문에 확신을 갖도록 부연 설명을 하겠습니다.

먼저 육류 섭취가 고혈압에 미치는 영향에 관한 일본 교토대학에 의한 실험을 살펴보면 하나의 대답을 찾을 수 있습니다. 유전자 조작을 통해 고혈압을 유발시킨 쥐를 대상으로 실시되었습니다. 이 쥐들은 모두 혈압이 250으로, 뇌졸중이 100% 유발될 수 있는 상태인데, 한편에는 고단백음식을, 다른 편에는 저단백 음식을 한 달 동안 먹이면서 관찰했습니다. 결과는 어떠했을까요? 결과는 예상 밖의 결과가 나왔습니다. 저단백음식을 섭취한 쥐는 뇌졸중 증상을 보이면서 시름시름 힘을 잃어가고 있었습니다. 반면 육류 등의 고단백을 섭취한 쥐들은 원기 왕성하였습니다. 실험을 주도한 야모리 유키오 교수는 결론적으로 고혈압 환자에게도 육류섭취가 필요하다고 이렇게 주장합니다.

"뇌졸중은 뇌혈관이 터지거나 막혀서 생기는 질병이므로 이를 예방하려면, 동물성 단백질이 필요합니다. 동물성 단백질은 뇌혈관을 튼튼하게 유지시켜주기 때문입니다. 고혈압 환자도 육류를 규칙적으로 섭취하는 것이 좋습니다."

동물성 지방을 지나치지 않게 그리고 동물성 지방의 폐해가 덜하는 방법으로 섭취하도록 권장하였습니다. 이상의 내용은 KBS 과학 프로젝트팀에 의한 "생로병사의 비밀2"에서 뽑아낸 것입니다.

앞서 금체질의 고혈압 식이요법에서는 이른바 서구형식사법이라고 해서 육류와 유제품이 순환기 질병의 주범(?)이라고 확정 선고하여 그런 식품을 멀리하라고 권한 내용을 기억할 것입니다. 그것은 단지 금양, 금음체질에만 해당됩니다.

수양체질은 육류섭취가 고혈압에 미치는 실험결과에서 알려주듯 주로 육식이 적절하게 있어야 합니다. 폐는 숙강(肅降)이라고 해서 인체상부에 위치하여 폐의 기운을 아래로 내려보내 하체까지 힘 있게 하는 기능이 있습니다. 위를 따뜻하게 해주는 육식을 하면 원래 폐 기능이 좋기에 고혈압과 허혈성 심장병을 막을 수 있습니다.

　위를 튼튼하게 하는 식품이 바로 육류와 같은 고단백질 식품입니다. 그래서 육식을 하면 폐가 강해져 숙강 기능이 잘되어 기운을 아래로 밀어 내리니 자연이 뇌 쪽으로 흐르는 피가 압력을 덜 받게 됩니다. 해서 뇌졸중과 같은 문제가 생기지 않게 됩니다. 그 결과 육식을 해도 장기에 아무 손상도 주지 않고 혈관질환이 틀림없이 개선됩니다.

　게다가 육식을 하면 간의 기능을 보호하는 효과가 있어 심장병 등을 예방할 수 있습니다. 육식 위주가 아닌 채식 위주로 할 경우 센 간이 너무 세져서 간열이 넘치고 그 열기가 뇌로 가면 뇌졸중, 심장에 영향을 미치면 심장병, 간 동맥의 극심한 허열로 말미암아 고혈압이 발생합니다. 간에 영양을 공급해주는 차가운 야채는 수양체질에게는 간의 기능항진을 유발하기 때문입니다.

　좀 재미있는 얘기를 합니다. 조선 최고의 한의서 동의보감의 간(肝)편의 간 그림을 유심히 보면, 간이 수많은 나뭇잎으로 덮여 있습니다. 간은 오행(五行)중에서 목(木) 즉 나무에 배속시키고 있으며, 나무는 성장하면서 나뭇잎이 무성해집니다. 그래서 한의학에서는 간을 묘사할 때 이치상으로 갑옷의 미늘처럼 간을 나무 이파리로 장식합니다. 흥미롭게도 현대 해부학에서도 좌우의 간을 하나는 우엽(右葉) 즉 오른쪽 잎, 좌엽(左葉) 즉 왼쪽 잎이라고 부릅니다. 즉 간을 나무의 잎에 빗대어 부릅니다. 그런데 나무는 바람이 심하게 불면 나뭇잎은 흔들리다가 결국은 떨어지지요. 간도 기능이상이 생겨 간 내부에서 바람 즉 풍(風)이 생기면 중풍이 옵니다. 요즘 말로 하면 간 기능 이상항진이 생기는 것입니다. 마치 갑상선 기능항진이 유발되면, 많이 먹어 칼로리를 공급하더라도 인체에너지를 필요 이상으로 연소하게 되므로, 몸이 야위고 피곤해지는 것과 같습니다. 그와 같이 간 기능이 항진되어 핏줄이 막히면 뇌경색, 터지면 뇌출혈과 같은 뇌졸중이 발생합니다. 뇌졸중 환자가 손발을 떨고 있는 것과 부는 바람에 흔들리는 나뭇잎은 너무도 비슷합니다. 대개 순환기질병의 원인을 심장과 혈관에서 찾고 있는데, 실은 원인은 주로 간에 있는 경우가 많습니다.

간의 이상항진과 중풍을 막아 뇌졸중 고혈압 심장병을 예방 치료하려면 간의 기를 지나치게 돋우어 바람을 일으키는 푸른 야채류를 기본적으로 반드시 끊어야 합니다. 그러면 바람을 잡을 수 있습니다. 수양체질에게는 차가워 신장으로 귀경하는 야채가 바람을 일으키는 중풍의 식품입니다. 그다음 간의 바람 즉 간의 과도한 습열을 진정시키는 체질 한방 방제를 써서 잡아야 합니다.

이미 말한 바와 같이 수양체질의 경우에 따뜻한 육류는 전체적으로 위를 강화하는 식품임을 밝혔습니다. 그렇지만 세밀히 밝히면 다음과 같습니다.

·**쇠고기**: 폐로 가는 식품으로 수양에 해롭습니다.
·**닭고기**: 열이 많은 육류로 비위장으로 들어가 위장과 비장과 온몸을 따뜻하게 합니다. 때문에 수음, 수양체질에 이상적인 육류입니다.
·**개고기**: 열이 많아서 위장을 따뜻하게 해줍니다. 닭고기와 같이 수체질에 이상적인 고기입니다. 여름에 개는 더워서 입을 벌려 혀를 내놓고 열을 식히면서 숨을 쉽니다. 그늘에 누워 움직이지 않습니다. 더위를 못 참습니다. 그러나 차가운 겨울이 오고 눈이 내리면, 제 세상을 만난 듯 즐겁기 한량없이 눈밭을 쏘다 다닙니다. 몸이 더우니 추운 겨울이 개에게는 시원한 계절인 것입니다. 이것만 봐도 개는 열이 많다는 것을 짐작할 수 있지요. 그러므로 몸과 장부가 조금난 찬 것을 먹어도 냉성 지향성인 수체질은 개고기는 몸을 따뜻하게 하는 보양식품입니다. 덧붙여 항간에 개고기를 먹을 때, 마늘을 먹는 것이 좋은가 나쁜가에 대한 확실한 대답을 드립니다. 사실 팔체질이 아니면 결코 속 시원히 밝힐 수 없는 그런 문제입니다. 마늘은 먹으면 코에 땀이 맺히는 것을 보면 알 수 있듯이, 마늘은 나머지 영양성분상의 설명은 생략하고, 폐를 따뜻하게 하고 체표의 기운이 왕성하게 순환하도록 합니다. 그러므로 개는 수목체질에 적합하며, 마늘은 폐가 약한 수양체질을 제외한 나머지 폐가 약한 수음, 목양, 목음체질만 유익합니다. 때문에 마늘과 개고기를 같이 먹어 유익한 체질은 수음, 목양, 목음체질입니다. 그러나 수양체질은 마늘과 함께 먹으면 손해를 봅니다. 그러므로 마늘을 빼고 개고기를 먹을 때, 대신 부추 청상추 열무 등을 곁들여 먹으면 위와 대장에 아주 좋습니다. 다른 금 토체질은 개고기 자체가 해로우므로 금해야 하며, 마늘과 함께 먹으면 금체질은 더욱더 해롭습니다. 명쾌한 답이 됩니다. 팔체질의 탁월성입니다.

- **사슴고기:** 사슴은 위로 솟구치는 힘이 무척 강합니다. 뿔이 화려하게 뻗어 솟은 것을 보면 알 수 있지요. 그래서 인체상부의 폐에 크게 힘을 줍니다. 수양체질에는 해로우며 같은 원리로 녹용도 해롭습니다.

- **염소고기:** 소처럼 뿔이 있습니다. 기운이 하체가 아니라 상체로 뻗어 올라갑니다. 그래서 쇠고기 처럼 위와 폐를 이상적으로 도와줍니다. 수양에 해롭습니다.

- **돼지고기와 멧돼지:** 차가운 기운을 지닌 고기로 신장으로 들어가 힘을 줍니다. 때문에 수음, 수양체질에는 아주 해로운 중풍을 일으키는 고기입니다. 수 체질은 차가운 식품이 중풍을 만듭니다.

(2) 좋은 콜레스테롤(HDL) 불포화 지방 식물씨앗의 기름 섭취량 늘리기

식물의 씨앗인 참기름을 충분히 섭취하면 좋습니다. 불포화 지방산과 리놀레산 오메가-3 등이 많아 혈행 개선에 아주 좋습니다. 이런 식품은 혈액순환을 촉진시킬 뿐만 아니라 나쁜 콜레스테롤(LDL)을 분해해주고 좋은 콜레스테롤(HDL)을 생성시키고 피 찌꺼기를 없애줍니다. 동시에 차가운 체온도 올려주므로 금상첨화입니다. 별도로 생선의 오메가-3원료로 만든 건강식품은 먹어서는 안 됩니다.그것은 신장을 강화하는 식품으로 수양체질은 신장의 기가 소진됩니다.

한편 수양체질은 민물고기가 거의 해롭고, 생선 중에는 바다장어, 아나고, 장어, 미꾸라지, 메기, 붕어 등은 폐를 항진시켜 기관지 천식의 원인이 되기에 몹시 해롭습니다. 또한 대부분의 바다 생선은 기운이 차가워 좋지 않습니다. 잉어 가물치도 해롭습니다. 신장을 강하게 하기에 수체질은 위장과 신장이 너무 차가워져 몸이 응고됩니다. 따로 EPA DHA 오메가-3 등의 기능성 식품을 섭취할 필요는 없습니다. 별도로 정제되어 위에 언급된 성분으로만 구성된 기능성 식품은 신장 기능을 과 강하게 하기 때문에 몹시 해롭습니다. 영양학자들이나 유명한 사람들이 극구 권장한다고 하여 흔 들려서는 안 됩니다. 그러나 이런 식품은 신장 기능을 지나치게 강하게 하기에 금합니다. 그것보다 는 다음에 설명하게 될 따뜻한 흰콩에서 추출한 레시틴이나 흰콩을 섭취하면 됩니다.

(3) 위장을 따뜻하게 하는 음식 섭취

수양체질은 이미 설명한 바와 같이 위장이 가장 차가운 체질입니다. 폐열이 많아 더위를 타기는 하지만 근본이 차가운 체질입니다. 그러므로 체질에 어긋나지만 않은 식품이라면 늘 위장을 따뜻하게 하는 식품을 섭취하는 것이 무병장수의 길입니다. 인삼, 홍삼, 옥수수, 현미, 감자 등은 본래가 위장을 따뜻하게 덥혀주는 식품입니다. 따뜻하고 더운 식품을 먹는 것이 어떻게 고혈압 등을 치유하는지 그 기전이 궁금할 것입니다. 서두에 밝힌 바와 같이 병의 근본원인이 신체의 냉증 즉 장부가 차가워서 혈액이 차갑고 혈관이 응고되는 데 있습니다.

게다가 약한 위장 때문에 동맥을 타고 흐르는 피가 힘이 약합니다. 게다가 심장 자체가 원래부터 약하게 태어나 몸이 약해지면 위장 다음으로 심장이 먼저 부실해집니다. 위에 언급한 식품들은 차가운 수양체질의 위를 따뜻하게 덥혀줍니다. 그러면 혈액이 따뜻해지고, 차가워진 혈관이 더워지고 부드러워져 혈액이 잘 돌게 됩니다. 그 결과 고혈압이 해결되며, 뇌혈관이 막혀 오는 뇌경색을 예방할 수 있으며, 심장의 힘은 증가하여 동맥으로 힘들이지 않고 피를 보낼 수 있습니다. 그런 연유로 위장을 강화하는 음식을 섭취하면 혈행이 원활해집니다.

(4) 칼륨과 비타민 B가 풍부한 식품을 섭취

두부, 순두부, 흰콩은 섬유소도 풍부하고 광물질과 비타민이 많아 혈중지질 감소에 도움이 됩니다. 혈압이 높은 사람은 매일 배변을 통해 혈압의 상승을 막아야 하는데, 변비가 있으면 배변 시 힘을 주게 되면 혈압이 올라 뇌출혈을 일으키거나 심장질환을 앓고 있는 사람이 돌연사할 수 있습니다. 때문에 섬유소가 풍부한 야채와 과일을 넉넉하게 먹으면 도움이 됩니다. 또한 칼륨과 사포닌이 많아서 순환기질환에 효과적입니다. 과일 중에서도 노랑대추방울토마토는 항암은 물론 고혈압에도 아주 좋은 식품입니다. 라이코펜이라는 붉은 색소 성분이 항암작용을 하고 혈액내 혈당수치를 떨어뜨리고 지방의 흡착을 막아 고지혈증과 심혈관질환에 좋습니다. 라이코펜은 기름에 조리하면 흡수율이 높아지므로 살짝 볶아 먹습니다. 반드시 완숙토마토를 익혀 먹어야 합니다. 채소로는 부추 청상추는 유용합니다. 하지만 주의할 점은 생과일과 생야채를 너무 섭취하면 몸에 맞다고 해도 몸은 차가워지므로 적당히 적게 드시는 편이 좋습니다.

(5) 알긴산과 요드가 풍부한 다시마, 미역, 김을 섭취

김, 미역, 다시마에 함유된 요오드는 신진대사를 촉진하고 세포를 활성화시켜 저항력을 높여줍니다. 알긴산(끈적끈적한 점액성 성분)은 식이섬유로서 혈중 콜레스테롤과 지방질의 수치를 내리는 효능이 탁월합니다. 그 외 칼슘 칼륨 등 영양소가 많아 고지혈증 고혈압 동맥경화에 좋습니다. 미역과 김, 다시마 등은 간과 위장 그리고 대장을 따뜻하게 보강하는 기능이 있습니다. 대부분의 야채는 차가운 성질을 띠고 있어 자제하는 대신, 해조류를 섭취하면 식생활을 즐길 수 있습니다. 보통 수체질은 먹을 채소가 적은 편입니다. 하지만 해조류를 즐기면서 차가운 대장도 좋아지게 하고 광물질도 칼슘도 넉넉히 보충할 수 있습니다.

(6) 콩 및 레시틴 상용

콩에는 인지질의 일종이며 뇌세포구성물질인 레시틴이 많습니다. 이 레시틴은 혈관벽에 눌어붙어 혈액흐름에 장애가 되어 고혈압을 일으키는 나쁜 콜레스테롤(LDL)과 중성지방(간에 쌓이는 기름과 혈관벽에 침착하는 기름성분) 등을 미세한 분자로 바꾸고 분해하여 제거하는 기능이 우수합니다. 레시틴 성분은 모든 인체세포에 절실합니다. 혈당이 출입하는 것을 조절하는 세포막은 주로 레시틴으로 구성되어 있다. 뇌세포주위에 구성된 보호막은 레시틴으로 구성되어 있습니다. 레시틴은 비타민 B, 콜린, 리놀레산, 이노시톨로 구성돼 있습니다. 레시틴은 동맥경화증과 심장관상동맥질환을 예방하고 비타민 B와 비타민 A의 흡수를 도와주므로 활력을 증강시키고 알콜로 인한 간손상을 회복하는 데도 필요합니다. 지방이 쌓이는 것을 막습니다. 레시틴은 콩과 알의 노른자에서 추출합니다. 효모, 콩, 곡류, 생선 배아에 있습니다. 흰콩 강낭콩이 좋고, 희거나 회색 강낭콩이 좋습니다. 그러나 현재 흰콩(대두)에서 추출한 레시틴100% 제품이 나오고 있으므로 집중적으로 그것을 섭취하면 신속히 효과를 볼 수 있습니다.

(7) 콜린

콜린은 세포 인지질의 구성요소로서 콜린의 부족은 지방간의 원인이 되는데 콜린은 항 지방비타민으로 지방분해대사에 관여하기 때문입니다. 콜린이 부족한 음식을 먹인 쥐는 계속적으로 간세포의 효소계에 변화를 일으켜 간암 형성을 유도했습니다. 골, 간, 효모, 레시틴에 함유되어 있으며, 부족 시 지방과다 신장손상 고혈압 위궤양이 유발됩니다.

(8) 체질한방제로 냉증을 없애고 장부를 따뜻하게 하기

수양체질은 늘 냉증에 시달리고 손발이 차갑고 추우면 마음이 편치 않으며 정서적으로도 불안정합니다. 오장육부가 수음체질과 더불어 몹시 차가운 것은 말할 나위가 없습니다. 단지 폐열이 있다 보니 위장이 그렇게 차가운데도 속아 넘어갈 뿐입니다. 그 때문에 차가운 것을 겁 없이 잘 먹습니다. 결과 몸 안에는 차가운 기운을 주체할 수 없어 위험 수위까지 육박합니다. 그래서 종종 수음체질보다도 훨씬 더 냉증으로 인한 위암이나 다른 질병에 잘 걸립니다. 그러므로 이 체질의 모든 병은 냉증(冷症)에서 비롯된다는 말이 진실입니다. 순환기 질병도 모두 여기에 원인을 두고 있습니다. 이 체질은 차가운 음식을 먹은 만큼 비례하여 시간이 흐르면 병이 생깁니다. 당연히 차갑고 해로운 식생활과 차가운 기운과 습기를 많이 받으면 고혈압, 심장병, 뇌졸중이 필연적으로 따라 옵니다.

그러므로 그러한 병을 극복하려면 반드시 차가운 기운을 제거해야 합니다. 위장 비장 췌장에 꽉 찬 한기(寒氣)를 없애주어야 합니다. 다음으로 항시 위장을 덥게 하는 식품을 취합니다. 가능하면 열이 많은 식품을 집중적으로 계속 섭취해야 합니다. 그렇지만 일반적 상식은 고혈압은 열이 많은 식품을 먹으면 악화된다고 여겨 꺼리는 경향이 있습니다. 고혈압 등에 걸린 사람들은 열이 많은 닭고기나 인삼, 꿀 등이 몹시 해롭다고 생각하고 먹는 것을 두려워합니다. 그것은 주로 위와 폐가 강해 몸에 열이 많은 사람이 고혈압 등에 주로 걸리기 때문입니다. 허나 수양체질은 오로지 몸을 따뜻하게 하는 길만이 병을 고칠 수 있습니다. 그러나 이 체질은 한번 오장육부 장기에 냉증(冷症)이 생기면 그 한기를 몰아내고 온기(溫氣)를 회복시키는 일이 쉽지 않습니다. 그래서 이 체질은 체질에 맞는 것 중에서 열이 많은 식품이나 약재를 쓰지 않으면 결단코 회복이 안 됩니다. 때문에 열이 강한 꿀, 인삼, 홍삼, 산삼, 생강 등이 좋습니다.

일상 섭취하는 음식이나 기능 건강식품들은 효과적이기는 하나, 약용식물이나 한약재처럼 뛰어난 효능을 나타내지는 못합니다. 그러나 한방제는 독특한 약리 작용에 의해 오장 육부를 신속 탁월한 공능으로 따뜻하게 할 수 있을 뿐만 아니라 장부의 비정상적 기능도 효율적으로 고치고 원위치로 기능을 정상화시킬 수 있습니다. 한약재는 매우 열이 많은 즉 대열(大熱)한 재료를 써야 회복이 잘 됩니다. 온리제(溫裏劑) 즉 몸 안을 덥히는 약리작용이 뛰어난 약재를 이용한 한방처방이 꼭 따라야만 신속한 회복을 할 수 있습니다. 그 결과 고혈압이나 저혈압 심장병을 원인적으로 치료가 가능하고, 뇌졸중의 후유증을 최소화할 수 있습니다. 근본 건강문제를 해결하고 활기찬 삶을 누리게 됩니다.

(9) 기타 유익한 것들

■ 감자와 옥수수

이 식품은 위장을 따뜻하게 보강합니다. 이들의 주산지가 고랭지(高冷地)인 강원도라는 점을 생각해보면 알 수 있습니다. 감자와 옥수수는 열이 많은 식물로 밤에는 차가운 고랭지에서 열을 식히고 낮에는 햇볕을 받아 결실하여야 제맛이 나기 때문입니다. 한편 소화 기능이 약한 수음, 수양체질은 옥수수가 소화가 잘 안 됩니다. 반질반질한 왁스층만 기술적으로 벗기는 옥수수가 나오고 있으니 그것을 이용하면 눈까지 먹을 수 있어 매우 좋습니다.

* 레시틴, 생강, 엉겅퀴, 사과, 비타민 B, 수영, 옥수수차, 옥수수 수염차, 생강, 홍삼, 산삼, 인삼을 원료로 만든 차.

(10) 폐를 보강하는 식품이나 약재 금기

수양체질은 폐가 강하기 때문에 도라지, 더덕, 콩나물, 버섯, 청국장, 산약, 천마, 길경, 관동화 등과 같은 폐를 보강하는 식품이나 약재를 섭취해서는 안 됩니다.

(11) 해로운 것들

■ 고구마

고구마는 몹시 습하고 차가운 식품이다. 재배할 때 고랑을 깊이 파고 이랑을 높게 만들어 고구마를 심습니다. 만약 보리나 밀처럼 평평한 데 심으면 땅의 습기 때문에 썩을 우려가 있기 때문입니다. 동시에 이랑을 높게 만들어서 햇볕이 뿌리에 더 많이 따뜻한 기운을 받게 할 수 있기 때문입니다. 이런 연유로 고구마는 몸에 습기가 많고 차가운 수양체질에게는 고혈압, 심장병, 뇌졸중에 몹시 해로운 식품입니다.

■ 양파와 마늘

마늘과 양파는 폐로 그 기운이 들어가서 폐를 따뜻하게 보강하는 기능을 가지고 있습니다. 따라서 폐가 허약한 토양, 목음, 목양, 수음체질에만 유익합니다. 수양체질에는 해롭습니다. 성질이 따뜻하고 달고 맵습니다. 생양파를 먹으면 코가 맵고 코에 땀이 납니다. 코는 폐에 배속된 기관이므로 양파는 폐를 덥게 한다는 것을 알 수 있습니다. 양파는 항산화물질인 퀘시틴이라는 성분이 있어 피속의 콜레스테롤을 분해하여 혈관을 깨끗하게 하고 심장의 혈류량을 증가시킵니다. 그러니 당연히 심장병, 고혈압 등에 유익합니다. 혈관벽을 튼튼하게 하는 루틴성분이 있어 혈소판이 부족하거나 비장이 부어 있는 사람에게 좋습니다. 그렇지만 수양체질이 먹을 경우에는 전혀 다른 해로운 결과가 나타납니다. 폐의 이상 항진으로 천식 피부건조 면역저하 폐열로 인한 폐렴 폐결핵이 생깁니다. 물론 면역이 약해지는 것은 말할 것도 없습니다.

■ 청국장

참살이(웰빙)식품으로 각광받아온 청국장은 조상들의 지혜가 담긴 발효식품으로 각종 영양소와 소화가 잘되는 단백 식품입니다. 그런데 이 청국장은 더운 성질을 띤 볏짚에 있는 고초균에 의해 발효됩니다. 때문에 청국장은 따뜻한 흰콩에 더운 고초균에 의해 발효되는 식품이기에 몹시 더운 식품입니다. 따라서 그 기운은 대장에 들어가서 대장을 따뜻하게 하며 장의 기능을 활성화시킵니다. 물론 수양체질은 근본은 대장은 차가운 것은 사실이나, 먹게 되면 체질적으로 그렇지 않아도 기가 강한 대장에 과도하게 기가 쌓여 대장암, 변비 등의 원인이 될 뿐만 아니라 그 열은 폐로 옮겨져서, 폐동맥에 지나치게 열이 누적됩니다. 그 결과 자칫하면 열이 과도하게 발생하는 심장의 특성상 심장이 너무 열을 받게 되어 심방세동, 부정맥, 협심증 등 각종 심장병에 시달릴 수밖에 없는 것입니다.

(12) 해로운 건강기능 식품

크로렐라, 녹즙분말, 키토산, 스피루리나, 알로에, 보리순, 밀순, 비타민 A, C, D, E, 청국장, 버섯, 복숭아, 양파, 송화, 영지, 전복, 오디, 시금치, 미나리, 돗나물, 신선초, 케일, 컴프리, 바나나, 녹두, 메밀, 녹차.

수음체질의 고혈압 심장병

1. 수음체질의 순환기질환의 체질적 원인

모든 체질 가운데 가장 차가운 체질입니다. 수음체질은 대개 차가운 위장의 소화력장애로 살이 찌는 사람이 별로 없습니다. 하지만 한습으로 인한 비만이 생기기도 합니다. 열을 가장 많이 발산해야 할 위장이 가장 차갑고 약하고 둘째로 차갑고 습한 폐가 수음체질에는 두 번째로 약한 장기인 것입니다. 때문에 온 몸이 추위에 시달리고, 몸은 무겁고, 늘 체내에는 냉기가 갈수록 많아지고 손발이 차갑고 추우면 마음이 편치 않으며 정서적으로도 불안정합니다. 오장육부가 몹시 차가운 것은 말할 나위가 없습니다. 이 체질의 모든 병은 냉증(冷症)에서 비롯됩니다.

순환기 질병도 모두 여기에 원인을 두고 있습니다. 목양체질과 여러 면에서 유사합니다. 위장과 폐가 둘 다 약하다는 것이 공통입니다. 그러므로 방법도 엇비슷합니다. 이 체질은 차가운 음식을 먹은 만큼 비례하여 시간이 흐르면 병이 생깁니다. 당연히 차갑고 해로운 식생활과 차가운 기운과 습기를 많이 받으면 고혈압, 심장병, 뇌졸중 또는 저혈압이 필연적으로 따라 옵니다.

그러므로 그러한 병을 극복하려면 반드시 차가운 기운을 제거해야 합니다. 따라서 위장 비장 췌장에 꽉 찬 한기(寒氣)를 없애주어야 합니다. 그러기 위해 가능하면 열이 많은 식품을 집중적으로 계속 섭취해야 합니다. 항시 위장을 덥게 하는 식품을 취합니다.

그렇지만 일반적 상식은 고혈압은 열이 많은 식품을 먹으면 악화된다고 여겨 꺼리는 경향이 있습니다. 그것은 주로 위와 폐가 강해 몸에 열이 많은 체질이 고혈압 등에 주로 걸리기 때문입니다. 고혈압 등에 걸린 사람들은 열이 많은 닭고기나 인삼, 꿀 등이 몹시 해롭다고 생각하고 먹는 것을 두려워합니다.

그러나 이 체질은 체질에 맞는 것 중에서 열이 많은 식품이나 약재가 몸을 따뜻하게 하면서 도리어 고혈압 등을 근본적으로 치유합니다. 고혈압 등은 대개 열증(熱症)으로 오는 경우가 허다하지만 냉증(冷症)이 원인이 되어 발병하는 것도 사실입니다. 그러므로 냉(冷)에는 열(熱)로서 다스리는 것입니다. 때문에 열이 많은 생강, 꿀, 인삼, 홍삼, 산삼이 좋습니다.

그러나 이 체질은 한번 오장육부 장기에 냉증(冷症)이 생기면 그 한기를 몰아내고 온기(溫氣)를 회복시키는 일이 쉽지 않습니다. 한약재도 매우 열이 많은 즉 대열(大熱)한 재료를 써야 회복이 잘 됩니다. 그러므로 온리제(溫裏劑) 즉, 몸 안을 덥히는 한방처방이 좋습니다.

2. 수음체질의 식이요법

(1) 육류와 뿌리채소 열성야채만 섭취

뇌졸중, 심장병, 고혈압 진단을 받으면 상식적으로 가장 기피하는 식품은 육류입니다. 육류에는 지방이 붙어 있기 때문에 더욱이나 꺼립니다. 물론 금양, 금음체질 식이요법 칸을 읽어보면 알 수 있듯 그 체질에는 육식 그 자체가 순환기질환의 원인입니다. 그러나 수음체질의 경우에는 반대로 육식과 폐와 위를 따뜻하게 하는 채소를 섭취해야 고칠 수 있습니다. 물론 기름기 없이 섭취해야 합니다. 그렇지 않을 경우, 이들 포화 지방은 혈관 벽에 붙어 순환기질환을 유발합니다. 포화지방이란 엉키는 성질이 있어 혈관을 막히게 하고 혈액 찌꺼기를 만드는 기름을 말합니다. 그러니 당연히 삼가야 하겠지요. 반면 식물의 씨앗이나 생선에 들어있는 불포화 지방은 혈관 벽에 침착하지 않고 핏줄을 타고 다니면서 미끄러운 성질이 있어 피를 잘 돌게 합니다. 그렇다고 불포화 지방이면 무엇이든지 섭취해서는 안 됩니다. 체질 따라 가려 먹어야 유익합니다.

야채 중에서도 폐를 북돋는 열무, 상추 등 따뜻한 푸른 채소들을 먹는 것이 좋습니다. 육류와 뿌리채소를 위주로 먹어야만 고칠 수 있습니다. 일반적으로 과일과 야채가 성인병 예방에 좋다고 알려져 있고 그렇게 믿고 있기 때문에 필자의 이런 말이 수긍이 잘 되지 않을 수 있습니다. 때문에 확신을 갖도록 부연 설명을 하겠습니다.

먼저 육류 섭취가 고혈압에 미치는 영향에 관한 일본 교토대학에 의한 실험을 살펴보면 하나의 대답을 찾을 수 있습니다. 유전자 조작을 통해 고혈압을 유발시킨 쥐를 대상으로 실시되었습니다. 이 쥐들은 모두 혈압이 250으로, 뇌졸중이 100% 유발될 수 있는 상태인데, 한편에는 고단백음식을, 다른 편에는 저단백 음식을 한 달 동안 먹이면서 관찰했습니다. 결과는 어떠했을까요? 결과는 예상 밖의 결과가 나왔습니다. 저단백음식을 섭취한 쥐는 뇌졸중 증상을 보이면서 시름시름 힘을 잃어가고 있었습니다. 반면 육류 등의 고단백을 섭취한 쥐들은 원기 왕성하였습니다. 실험을 주도한 야모리 유키오 교수는 결론적으로 고혈압 환자에게도 육류섭취가 필요하다고 이렇게 주장합니다.

"뇌졸중은 뇌혈관이 터지거나 막혀서 생기는 질병이므로 이를 예방하려면, 동물성 단백질이 필요합니다. 동물성 단백질은 뇌혈관을 튼튼하게 유지시켜주기 때문입니다. 고혈압 환자도 육류를 규칙적으로 섭취하는 것이 좋습니다."

동물성 지방을 지나치지 않게 그리고 동물성 지방의 폐해가 덜하는 방법으로 섭취하도록 권장하였습니다. 이상의 내용은 KBS 과학 프로젝트팀에 의한 "생로병사의 비밀2"에서 뽑아낸 것입니다. 앞서 금체질의 고혈압 식이요법에서는 이른바 서구형식사법이라고 해서 육류와 유제품이 순환기 질병의 주범(?)이라고 확정 선고하여 그런 식품을 멀리하라고 권한 내용을 기억할 것입니다. 그것은 단지 금양, 금음체질에만 해당됩니다.

수음체질은 육류섭취가 고혈압에 미치는 실험결과에서 알려주듯 주로 육식이 꼭 있어야 합니다. 폐는 숙강(肅降)이라고 해서 인체상부에 위치하여 폐의 기운을 아래로 내려보내 하체까지 힘 있게 하는 기능이 있습니다. 그런데 폐가 체질적으로 약한 수음(水陰)체질은 그것이 잘 안 됩니다. 그것을 보완하여 폐를 튼튼하게 하는 식품이 바로 육류와 같은 고단백질 식품입니다. 그래서 육식을 하면 폐가 강해져 숙강 기능이 잘되어 기운을 아래로 밀어 내리니 자연이 뇌 쪽으로 흐르는 피가 압력을 덜 받게 됩니다. 해서 뇌졸중과 같은 문제가 생기지 않게 됩니다. 또한 수음체질은 간과 쓸개가 강합니다. 다시 말해 육류의 단백질과 지방을 소화하고 분해하는데 필요한 우수한 기능을 자랑하는 쓸개를 지니고 있는 것입니다. 그 결과 육식을 해도 장기에 아무 손상도 주지 않고 혈관질환이 틀림없이 개선됩니다.

게다가 육식을 하면 간의 기능을 보호하는 효과가 있어 심장병 등을 예방할 수 있습니다. 육식 위주가 아닌 채식 위주로 할 경우 센 간이 너무 세져서 간열이 넘치고 그 열기가 뇌로 가면 뇌졸중, 심장에 영향을 미치면 심장병, 간 동맥의 극심한 허열로 말미암아 고혈압이 발생합니다. 간에 영양을 공급해주는 차가운 야채는 수음체질에게는 간의 기능항진을 유발하기 때문입니다.

좀 재미있는 얘기를 합니다. 조선 최고의 한의서 동의보감의 간(肝)편의 간 그림을 유심히 보면, 간이 수많은 나뭇잎으로 덮여 있습니다. 간은 오행(五行)중에서 목(木) 즉 나무에 배속시키고 있으며, 나무는 성장하면서 나뭇잎이 무성해집니다. 그래서 한의학에서는 간을 묘사할 때 이치상으로 갑옷의 미늘처 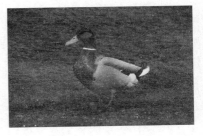 럼 간을 나무 이파리로 장식합니다. 흥미롭게도 현대 해부학에서도 좌우의 간을 하나는 우엽(右葉) 즉 오른쪽 잎, 좌엽(左葉) 즉 왼쪽 잎이라고 부릅니다. 즉 간을 나무의 잎에 빗대어 부릅니다.

그런데 나무는 바람이 심하게 불면 나뭇잎은 흔들리다가 결국은 떨어지지요. 간도 기능이상이 생겨 간 내부에서 바람 즉 풍(風)이 생기면 중풍이 옵니다. 요즘 말로 하면 간 기능 이상항진이 생기는 것입니다. 마치 갑상선 기능항진이 유발되면, 많이 먹어 칼로리를 공급하더라도 인체에너지를 필요 이상으로 연소하게 되므로, 몸이 야위고 피곤해지는 것과 같습니다. 그와 같이 간 기능이 항진되어 핏줄이 막히면 뇌경색, 터지면 뇌출혈과 같은 뇌졸중이 발생합니다. 뇌졸중 환자가 손발을 떨고 있는 것과 부는 바람에 흔들리는 나뭇잎은 너무도 비슷합니다. 대개 순환기질병의 원인을 심장과 혈관에서 찾고 있는데, 실은 원인은 주로 간에 있는 경우가 많습니다. 대개 순환기질병의 원인을 심장과 혈관에서 찾고 있는데, 실은 원인은 주로 간에 있는 경우가 많습니다.

간의 이상항진과 중풍을 막아 뇌졸중 고혈압 심장병을 예방 치료하려면 간의 기운이 강한 수음체질의 경우에는 간의 기를 지나치게 돋우어 바람을 일으키는 푸른 야채류를 기본적으로 반드시 끊어야 합니다. 그러면 바람을 잡을 수 있습니다. 수음체질에게는 차가워 신장으로 귀경하는 야채가 바람을 일으키는 중풍의 식품입니다. 그다음 간의 바람 즉 간의 과도한 습열을 진정시키는 체질 한방 방제를 써서 잡아야 합니다.

이미 말한 바와 같이 수음체질의 경우에 육류는 전체적으로 폐를 강화하는 식품임을 밝혔습니다. 그렇지만 세밀히 밝히면 다음과 같습니다.

·**쇠고기**: 폐로 귀경하니 수음에 좋습니다. 그러나 수입쇠고기는 신장으로 귀경하니 삼가야 합니다.

·**닭고기**: 열이 많은 육류로 비위장으로 들어가 위장과 비장과 온몸을 따뜻하게 합니다. 때문에 수음, 수양체질에 매우 이상적인 육류입니다.

·**개고기**: 열이 많아서 위장을 따뜻하게 해줍니다. 닭고기와 같이 수체질에 이상적인 고기입니다. 여름에 개는 더워서 입을 벌려 혀를 내놓고 열을 식히면서 숨을 쉽니다. 그늘에 누워 움직이지 않습니다. 더위를 못 참습니다. 그러나 차가운 겨울이 오고 눈이 내리면, 제 세상을 만난 듯 즐겁기 한량없이 눈밭을 쏘다 다닙니다. 몸이 더우니 추운 겨울이 개에게는 시원한 계절인 것입니다. 이것만 봐도 개는 열이 많다는 것을 짐작할 수 있지요. 그러므로 몸과 장부가 조금난 찬 것을 먹어도 냉성 지향성인 수체질은 개고기는 몸을 따뜻하게 하는 보양식품입니다. 덧붙여 항간에 개고기를 먹을 때, 마늘을 먹는 것이 좋은가 나쁜가에 대한 확실한 대답을 드립니다. 사실 팔체질이 아니면 결코 속 시원히 밝힐 수 없는 그런 문제입니다.

마늘은 먹으면 코에 땀이 맺히는 것을 보면 알 수 있듯이, 마늘은 나머지 영양성분상의 설명은 생략하고, 폐를 따뜻하게 하고 체표의 기운이 왕성하게 순환하도록 합니다. 그러므로 개는 수 목체질에 적합하며, 마늘은 폐가 약한 수양체질을 제외한 나머지 폐가 약한 수음, 목양, 목음체질만 유익합니다. 때문에 마늘과 개고기를 같이 먹어 유익한 체질은 수음, 목양, 목음체질입니다. 그러나 수양체질은 마늘과 함께 먹으면 손해를 봅니다. 다른 금 토체질은 개고기 자체가 해로우므로 금해야 하며, 마늘과 함께 먹으면 금체질은 더욱더 해롭습니다. 명쾌한 답이 됩니다. 팔체질의 탁월성입니다.

·**사슴고기**: 위로 솟구치는 힘이 무척 강합니다. 뿔이 화려하게 뻗어 솟은 것을 보면 알 수 있지요. 그래서 인체상부의 폐에 크게 힘을 줍니다.

·**흰 염소고기**: 소처럼 뿔이 있습니다. 기운이 하체가 아니라 상체로 뻗어 올라갑니다. 그래서 쇠고기처럼 폐를 이상적으로 도와줍니다.

* 돼지고기와 맷돼지: 차가운 기운을 지닌 고기로 신장으로 들어가 힘을 준다. 때문에 수체질에는 아주 해로운 중풍을 일으키는 고기다.

(2) 좋은 콜레스테롤(HDL) 불포화 지방 식물씨앗의 기름 섭취량 늘리기

식물의 씨앗인 호두, 흰깨, 호박씨, 은행 등 씨나 기름을 충분히 섭취하면 좋습니다. 불포화 지방산과 리놀레산 오메가-3 등이 많아 혈행 개선에 아주 좋습니다. 이런 식품은 혈액순환을 촉진시킬 뿐만 아니라 나쁜 콜레스테롤(LDL)을 분해해주고 좋은 콜레스테롤(HDL)을 생성시키고 피 찌꺼기를 없애줍니다. 동시에 차가운 체온도 올려주므로 금상첨화입니다.

또한 다음과 같은 천연 그대로의 생선을 취할 때에는 유익합니다. 바다생선 중에는 바다장어, 아나고 등이 어울리고, 민물고기로는 장어, 미꾸라지, 메기 등이 좋습니다. 물론 생선에는 오메가지방산 및 불포화지방산(혈관벽에 붙지 않고 혈액의 흐름을 촉진하는 지방)이 많이 함유되어 있어 동맥이 굳어지는 것과 혈압이 높아지는 것을 예방 치유합니다. 대부분의 바다 생선은 기운이 차가워 좋지 않습니다. 붕어는 간을 항진시키므로 금합니다. 잉어 가물치도 해롭습니다. 신장을 강하게 하기에 수체질은 위장과 신장이 너무 차가워져 몸이 응고됩니다.

따로 EPA DHA 오메가-3 등의 기능성 식품을 섭취할 필요는 없습니다. 별도로 정제되어 위에 언급된 성분으로만 구성된 기능성 식품은 신장 기능을 과강하게 하기 때문에 몹시 해롭습니다. 영양학자들이나 유명한 사람들이 극구 권장한다고 하여 흔들려서는 안 됩니다. 그러나 이런 식품은 신장 기능을 지나치게 강하게 하기에 금합니다.

(3) 위장을 따뜻하게 하는 음식 섭취

수음체질은 이미 설명한 바와 같이 위장이 차가운 체질입니다. 게다가 서늘한 간이 핵심장기이기에 간열이 많아 더위를 타기는 하지만 근본이 습기가 많고 차가운 체질입니다. 그러므로 체질에 어긋나지만 않은 식품이라면 늘 위장과 폐를 따뜻하게 하는 식품을 섭취하는 것이 무병장수의 길입니다. 인삼, 홍삼, 옥수수, 현미, 감자 등은 본래가 위장을 따뜻하게 덥혀주는 식품입니다. 따뜻하고 더운 식품을 먹는 것이 어떻게 고혈압 등을 치유하는지 그 기전이 궁금할 것입니다. 서두에 밝힌 바와 같이 병의 근본원인이 신체의 냉증 즉 장부가 차가워서 혈액이 차갑고 혈관이 응고되는 데 있습니다.

게다가 약한 폐와 위장 때문에 동맥을 타고 흐르는 피가 힘이 약합니다. 위에 언급한 식품들은 차가운 수음체질의 위를 따뜻하게 덥혀줍니다. 그러면 혈액이 따뜻해지고, 차가워진 혈관이 더워지고 부드러워져 혈액이 잘 돌게 됩니다. 그 결과 고혈압이 해결되며, 뇌혈관이 막혀 오는 뇌경색을 예방할 수 있으며, 심장의 힘은 증가하여 동맥으로 힘들이지 않고 피를 보낼 수 있습니다. 그런 연유로 위장을 강화하는 음식을 섭취하면 혈행이 원활해집니다.

(4) 칼륨과 비타민 D 뿌리채소 식품을 섭취

수음체질에는 버섯류(영지제외)와 더덕(익혀서)과 같은 식품이 좋고, 두부, 순두부, 흰콩은 섬유소도 풍부하고 광물질과 비타민이 많아 혈중지질 감소에 도움이 됩니다. 혈압이 높은 사람은 매일 배변을 통해 혈압의 상승을 막아야 하는데, 변비가 있으면 배변 시 힘을 주게 되면 혈압이 올라 뇌출혈을 일으키거나 심장질환을 앓고 있는 사람이 돌연사할 수 있습니다. 때문에 섬유소가 풍부한 야채와 과일을 넉넉하게 먹어 가면 도움이 됩니다. 또한 칼륨과 사포닌이 많아서 순환기질환에 효과적입니다. 과일 중에서도 노랑대추방울토마토는 항암은 물론 고혈압에도 아주 좋은 식품입니다. 라이코펜이라는 붉은 색소 성분이 항암작용을 하고 혈액 혈당수치를 떨어뜨리고 지방의 흡착을 막아 고지혈증과 심혈관질환에 좋습니다. 라이코펜은 기름에 조리하면 흡수율이 높아지므로 살짝 볶아 먹습니다. 반드시 완숙토마토를 익혀서 먹어야 합니다. 채소로는 고춧잎, 양배추, 냉이, 달래, 호박잎은 유용합니다. 하지만 주의할 점은 생과일과 생야채를 너무 섭취하면 몸이 차가워지므로 적당히 적게 드시는 편이 좋습니다.

(5) 알긴산과 요드가 풍부한 다시마, 미역, 김 섭취

김, 미역, 다시마에 함유된 요오드는 신진대사를 촉진하고 세포를 활성화시켜 저항력을 높여준다. 알긴산(끈적끈적한 점액성 성분)은 식이섬유로서 혈중 콜레스테롤과 지방질의 수치를 내리는 효능이 탁월합니다. 그 외 칼슘, 칼륨 등 영양소가 많아 고지혈증, 고혈압, 동맥경화에 좋습니다. 미역과 김, 다시마 등은 간과 위장 그리고 대장을 따뜻하게 보강하는 기능이 있습니다. 대부분의 야채는 차가운 성질을 띠고 있어 자제하는 대신, 해조류를 섭취하면 식생활을 즐길 수 있습니다. 보통 수체질은 먹을 채소가 적은 편입니다. 하지만 해조류를 즐기면서 차가운 대장도 좋아지게 하고 광물질도 칼슘도 넉넉히 보충할 수 있습니다. 김은 양식시 염산을 사용해 청정도가 약하니 삼감이 좋고 무염산 김을 섭취해야 합니다.

(6) 레시틴이 들어있는 체질에 적합한 콩 및 레시틴 추출물을 상용

콩에는 인지질의 일종이며 뇌세포구성물질인 레시틴이 많다. 이 레시틴은 혈관벽에 들러붙어 혈액흐름에 장애가 되어 고혈압을 일으키는 나쁜 콜레스테롤(LDL)과 중성지방(간에 쌓이는 기름과 혈관벽에 침착하는 기름성분) 등을 미세한 분자로 바꾸고 분해하여 제거하는 기능이 우수합니다. 레시틴 성분은 모든 인체세포에 절실합니다. 혈당이 출입하는 것을 조절하는 세포막은 주로 레시틴으로 구성되어 있다. 뇌세포주위에 구성된 보호막은 레시틴으로 구성되어 있습니다. 레시틴은 비타민 B, 콜린, 리놀레산, 이노시톨로 구성돼 있습니다. 레시틴은 동맥경화증과 심장관상동맥질환을 예방하고 비타민 B와 비타민 A의 흡수를 도와주므로 활력을 증강시키고 알콜로 인한 간 손상을 회복하는 데도 필요합니다. 지방이 쌓이는 것을 막습니다. 레시틴은 콩과 알의 노른자에서 추출합니다. 효모, 콩, 곡류에 있습니다. 흰콩 강낭콩이 좋고, 희거나 회색 강낭콩이 좋습니다. 그러나 현재 흰콩(대두)에서 추출한 레시틴100% 제품이 나오고 있으므로 집중적으로 그것을 섭취하면 신속히 효과를 볼 수 있습니다.

(7) 콜린

콜린은 세포 인지질의 구성요소로서 콜린의 부족은 지방간의 원인이 되는데 콜린은 항 지방비타민으로 지방분해대사에 관여하기 때문입니다. 콜린이 부족한 음식을 먹인 쥐는 계속적으로 간세포의 효소계에 변화를 일으켜 간암 형성을 유도했습니다. 골, 간, 효모, 레시틴에 함유되어 있으며, 부족 시 지방과다 신장손상 고혈압 위궤양이 유발됩니다.

(8) 몸을 덥히는 한방제로 냉증을 없애고 장부를 따뜻하게 하기

모든 체질 가운데 가장 차가운 체질입니다. 수음체질은 대개 차가운 위장의 소화력장애로 살이 찌는 사람이 별로 없습니다. 열을 가장 많이 발산해야 할 위장이 가장 차갑고 약하고 둘째로 열이 많은 폐가 수음체질에는 두 번째로 약한 장기인 것입니다. 적절한 건강관리가 따르지 않으면 나이가 들어감에 따라서 온몸이 추위에 시달리고, 늘 체내에는 냉기가 갈수록 많아지고 손발이 차갑고 추우면 마음이 편치 않으며 정서적으로도 불안정합니다. 오장육부가 몹시 차가운 것은 말할 나위가 없습니다. 이 체질의 모든 병은 냉증(冷症)에서 비롯됩니다.

순환기 질병도 모두 여기에 원인을 두고 있습니다. 목양체질과 여러 면에서 유사합니다. 위장과 폐가 둘 다 약하다는 것이 공통입니다. 그러므로 방법도 엇비슷합니다. 이 체질은 차가운 음식을 먹은 만큼 비례하여 시간이 흐르면 병이 생깁니다. 당연히 차갑고 해로운 식생활과 차가운 기운과 습기를 많이 받으면 고혈압, 심장병, 뇌졸중 또는 저혈압이 필연적으로 따라 옵니다.

그러므로 그러한 병을 극복하려면 반드시 차가운 기운을 제거해야 합니다. 위장 비장 췌장에 꽉 찬 한기(寒氣)를 없애주어야 합니다. 다음으로 항시 위장을 덥게 하는 식품을 취합니다. 가능하면 열이 많은 식품을 집중적으로 계속 섭취해야 합니다. 그렇지만 일반적 상식은 고혈압은 열이 많은 식품을 먹으면 악화된다고 여겨 꺼리는 경향이 있습니다. 고혈압 등에 걸린 사람들은 열이 많은 닭고기나 인삼, 꿀 등이 몹시 해롭다고 생각하고 먹는 것을 두려워합니다. 그것은 주로 위나 폐가 강해 몸에 열이 많은 사람이 고혈압 등에 주로 걸리기 때문입니다.

허나 수음체질은 원인이 다릅니다. 냉증(冷症)으로 생긴 병은 오로지 몸을 따뜻하게 하는 열(熱)이 있어야만 병을 고칠 수 있습니다. 열이 많은 식품을 집중적으로 계속 섭취해야 합니다. 항시 위장을 덥게 하는 식품을 취합니다. 그래서 이 체질은 체질에 맞는 것 중에서 열이 많은 식품이나 약재를 씁니다. 때문에 열이 강한 꿀, 인삼, 홍삼, 산삼, 생강 등이 좋습니다.

그러나 이 체질은 한번 오장육부 장기에 냉증(冷症)이 생기면 그 한기를 몰아내고 온기(溫氣)를 회복시키는 일이 쉽지 않습니다. 한편 한방제는 독특한 약리 작용에 의해 오장 육부를 신속 탁월한 공능으로 따뜻하게 할 수 있을 뿐만 아니라 장부의 비정상적 기능도 효율적으로 고치고 원위치로 기능을 정상화시킬 수 있습니다. 한약재는 매우 열이 많은 즉 대열(大熱)한 재료를 써야 회복이 잘 됩니다. 온리제(溫裏劑) 즉 몸 안을 덥히는 약리작용이 뛰어난 약재를 이용한 한방처방이 꼭 따라야만 신속한 회복을 할 수 있습니다. 그 결과 고혈압이나 저혈압 심장병을 원인적으로 치료가 가능하고, 뇌졸중의 후유증을 최소화할 수 있습니다. 몸이 따뜻하면 세상이 편합니다.

(9) 기타 유익한 것들

■ 양파와 마늘

양파는 폐로 그 기운이 들어가서 폐를 따뜻하게 합니다. 따라서 폐가 허약한 토양, 목음, 목양, 수음체질에 유익합니다. 성질이 따뜻하고 달고 맵습니다. 생양파를 먹으면 코가 맵고 코에 땀이 납니다. 코는 폐에 배속된 기관이므로 양파는 폐를 덥게 한다는 것을 알 수 있습니다. 양파는 항산화물질인 퀘시틴이라는 성분이 있어 피 속의 콜레스테롤을 분해하여 혈관을 깨끗하게 하고 심장의 혈류량을 증가시킵니다. 그러니 당연히 심장병, 고혈압 등에 유익합니다. 혈관벽을 튼튼하게 하는 루틴 성분이 있어 혈소판이 부족하거나 비장이 부어 있는 사람에게 좋습니다. 양파는 익혀 먹어도 영양의 파괴가 별로 없습니다. 많이 먹을수록 좋습니다. 게다가 마늘과 더불어 항암작용 서열 1위에 올라와 있는 만큼 아주 좋은 식품입니다.

■ 감자와 옥수수

이 식품은 위장을 따뜻하게 보익한다. 이들의 주산지가 고랭지(高冷地)인 강원도라는 점을 생각해보면 알 수 있습니다. 감자와 옥수수는 열이 많은 식물로 밤에는 차가운 고랭지에서 열을 식히고 낮에는 햇볕을 받아 결실하여야 제맛이 나기 때문입니다. 그러므로 약한 위장을 따뜻하게 보익합니다. 한편 소화 기능이 약한 수음, 수양체질은 옥수수가 소화가 잘 안 됩니다. 반질반질한 왁스충만 기술적으로 벗기는 옥수수가 나오고 있으니 그것을 이용하면 눈까지 먹을 수 있어 매우 좋습니다.

＊ 초유, 버섯균사체, 레시틴, 양파, 청국장, 밤, 생강, 엉겅퀴, 냉이, 목이버섯, 버섯,(영지제외) 복숭아, 사과, 홍삼, 산삼, 인삼, 비타민 B, D, 수영, 옥수수차, 옥수수염차.

(10) 해로운 것들

■ 고구마

고구마는 몹시 습하고 차가운 식품이다. 재배할 때 고랑을 깊이 파고 이랑을 높게 만들어 고구마를 심습니다. 만약 보리나 밀처럼 평평한 데 심으면 땅의 습기 때문에 썩을 우려가 있기 때문입니다. 동시에 이랑을 높게 만들어서 햇볕이 뿌리에 더 많이 따뜻한 기운을 받게 할 수 있기 때문입니다. 이런 연유로 고구마는 몸에 습기가 많고 차가운 수음체질에게는 고혈압, 심장병, 뇌졸중에 몹시 해로운 식품입니다.

* 비타민 C, E, 송화, 영지, 전복, 오디, 시금치, 미나리, 돗나물, 신선초, 케일, 컴프리, 바나나, 녹두, 메밀, 녹차.

(11) 해로운 건강기능 식품

크로렐라, 녹즙분말, 키토산, 스피루리나, 알로에, 보리순, 밀순, 수삼(생삼).

토양체질의 고혈압 심장병

1. 토양체질의 순환기질환의 체질적 원인

앞서 살펴본 바와 같이, 이 체질은 더운 기운으로 쌓여 있는 췌장 비장과 위장이 첫 번째로 센 장기입니다. 때문에 모든 체질 중에서 위장과 췌장에 열이 가장 극심하고 체온이 가장 높습니다. 때문에 위장에 열이 과도하기 때문에 체질에 맞지 않는 위장에 열을 내는 음식을 주로 섭취하면 다른 어떤 체질보다도 위장에 열이 극열해집니다. 그러면 식도아래 위장의 상부 분문 아래에 암이 발생할 가능성이 높아집니다. 증상으로는 목에 뭔가 걸린 듯한 느낌이나 식사 시 첫 한두 숟갈이 잘 안 넘어가는 듯합니다.

게다가 위장의 소화 기능이 왕성하여 무엇이든지 소화가 잘돼 비만에 시달리게 됩니다. 그 결과 그렇지 않아도 모자라는 인슐린을 체내 지방이 흡수해버려 세포의 수용체 안으로 포도당을 넣어 영양공급하기가 어렵습니다. 그리하여 혈중에 사용되지 못한 포도당 함량이 과잉되어 당뇨병이 발생합니다. 또한 과잉의 포도당이 혈관 벽에 들러붙고 상처를 내어 합병증으로 혈관질환을 일으킵니다. 첫째로 당뇨, 둘째로 고혈압이 옵니다. 그래서 이 체질은 직접적으로 순환기질환이 생기기도 하지만, 당뇨의 합병증으로 혈관질환이 유발되는 경우가 더 많습니다.

설상가상으로 팔체질 중에서 심장에 열이 가장 심합니다. 원래 심장은 장기의 기능 강약으로 볼 때에, 중간순위에 위치하여 세지도 약하지도 않은 평균 세기의 장부로 기능을 하는 것이 정상입니다. 하지만 다소 불행하게도, 토양체질의 심장은 비위장 다음으로 센 장기로 자리 잡고 있습니다.

심장이 강한 이 체질은 항상 가슴 한가운데가 답답하고 뭔가 뭉쳐있어 좀 옥죄는 듯합니다. 정확히 말하면 양 젖꼭지의 중간의 가슴뼈 사이 전중이라는 경혈을 누르면 압통이 옵니다. 여성은 약간 위쪽입니다. 또한 명치(검상돌기)의 바로 옆 왼쪽을 손가락으로 안쪽으로 올리는 듯 누르면 상당히 아픕니다. 물론 이 체질이 아니라도 속을 많이 태우면 그 부위가 아프기 마련입니다만 이 체질은 유독 그것이 더 심합니다. 그것은 심장이 과열되어 있기 때문입니다.

피가 대정맥을 타고 우심방과 우심실에 미처 들어오기도 전에, 심지어는 들어오기가 무섭게 좌심방과 좌심실에서는 자꾸만 대동맥으로 뿜어내려고만 합니다. 공회전이 되면서 더 열이 발생합니다. 정맥에서 유입되는 피는 원활하게 들어오지 못하는 반면, 심장의 박출력은 너무 강해 심지어는 공회전까지 하면서 동맥으로 혈액을 사정없이 내보내려고만 합니다. 자동차 바퀴가 수렁에 빠져, 액셀러레이터를 밟으면 헛바퀴 돌면서 열이 발생하는 것과 비슷합니다. 대동맥을 통해 심장에 유입되는 혈액의 양과 대동맥으로 송출하는 피의 양에 자꾸 편차가 생기려고만 하는 데서 열이 발생하지요. 위장에 열도 극심한데 심장까지 열로 가득합니다. 고혈압 심장질환 뇌졸중이 생길 수밖에 없습니다.

그런데도 이 체질은 식욕왕성하고 뭐든 소화가 잘되어 가리지 않고 다 먹습니다. 더구나 이 토양 체질 중에는 폭음하는 사람이 좀 있습니다. 이런 이유들로 인해 열성을 품은 음식이 소화되어 체내에 쌓이게 된 열독(熱毒)으로 혈관 내피는 팽창되어 좁아집니다.

물론 이 체질도 병이 깊어지고 장부가 쇠퇴하면, 그렇게 많던 열도 온데간데없고, 하체는 특히 무릎이 부실하고, 걷는 것이 고달픕니다. 그렇다고 몸을 덥게 하는 식품이나 한방약을 써도 몸은 여전히 차갑습니다. 원래 그 체질의 생명의 불꽃은 그 기운이 뜨겁기에 한결같이 위장과 심장 신장의 열을 식히는 약재를 써야 합니다. 그러나 맥이 세미하니 한의사는 대개가 속을 덥히는 약을 쓰기 마련입니다. 처음에는 좋은 것 같다가, 시일이 흘러가니 몸은 더 괴롭습니다. 힘을 얻으려면 체질 한방제를 신중하게 선택해야 합니다. 적게 먹고 몸을 서늘하게 하는 식품을 섭취하면 하늘이 내린 천수를 누릴 수 있습니다.

2. 토양 토음체질의 식이요법

(1) 육류 중에서 닭고기, 개고기, 오리고기 섭취 금지

토체질은 가장 강하고 열이 센 장기가 위장이며, 다음으로 강하면서 센 장기가 심장입니다. 그래서 체질적으로 위에 언급한 육류는 해로운 식품입니다. 닭고기 등은 너무 열이 많아서 섭취하면 비정상적으로 위장이 과열되어 염증이 생기며 위궤양이 발생합니다. 당연히 위장 동맥에 열이 많아질 수밖에 없습니다. 또한 심장에도 열이 가중되어 심장관상동맥이 팽창합니다. 이렇게 위장과 심장의 동맥이 팽창하면 혈관 내벽이 좁아져 순조로운 혈액순환이 되지 않습니다. 때문에 위장과 심장동맥의 압박으로 인해 혈압이 높아져 전신으로 영향이 퍼져나갑니다.

게다가 금지된 위의 식품을 주로 섭취하면, 위열과 동반하여 간열(肝熱)이 너무 심해져 콜레스테롤과 지방 분해 능력이 떨어집니다. 원래 간은 서늘한 장기로서 지나치게 차갑지도 덥지도 않으면서 적당히 따뜻한 상태가 좋습니다. 그런데 닭고기, 개고기, 사슴고기 등을 섭취하면 간에 열이 쌓이면서 기능 장애가 생깁니다. 게다가 이런 육류는 콜레스테롤과 포화지방산이 많습니다. 이러한 종류의 식품을 과도하게 섭취하면, 간에서 미처 처리 못 한 지방이나 콜레스테롤이 혈관 안으로 들어와 마침내 동맥 내벽에 침착 즉 들러붙어 플라그(혈전(血栓),일종의 혈액찌꺼기)가 형성됩니다. 그 결과 동맥 혈관이 좁아져 피가 흐를 때 압력이 높아지므로 고혈압이 됩니다.

참고로 육고기의 기미와 귀경을 설명합니다.

· **쇠고기:** 평(平)식품으로 주로 폐를 보강하니 좋습니다.
· **닭고기:** 열이 많은 육류로 비위장으로 들어갑니다. 아주 해롭습니다.
· **돼지고기:** 차가운 기운을 지닌 고기로 신장으로 들어가 힘을 줍니다. 성질이 차가운 돼지고기가 가장 좋습니다. 실은 토체질은 신장과 방광의 기운이 너무 덥고 약해 늘 하체가 문제가 되는데 돼지고기는 그야말로 콩팥의 보약이라 할 수 있습니다. 돼지의 엉덩이가 큰 이유는 신장의 기운이 차갑고 강하기 때문입니다. 여담으로 돼지는 신장 기능이

강해 다른 어떤 동물보다도 교접 시 긴 시간 최고의 황홀경을 즐깁니다. 마치 열반에 드는 부처처럼 세상의 모든 것을 끌어안고 만족해하는, 최고의 황홀경의 극치를 즐기는 눈빛입니다. 그만큼 돼지는 신장의 기가 발달돼 있습니다. 그러나 삼겹살은 지방이 많으니 조심하세요.

· **개고기**: 열이 많아서 위장을 뜨겁게 해줍니다. 해롭습니다. 여름에 개는 더워서 입을 벌려 혀를 내놓고 열을 식히면서 숨을 쉽니다. 그늘에 누워 움직이지 않습니다. 더위를 못 참습니다. 그러나 차가운 겨울이 오고 눈이 내리면, 제 세상을 만난 듯 즐겁기 한량없이 눈밭을 쏘다 다닙니다. 몸이 더우니 추운 겨울이 개에게는 시원한 계절입니다. 이것만 봐도 개는 열이 많다는 것을 짐작할 수 있지요. 그러니 열 많은 토양체질에는 개고기가 당뇨 혈압의 주범이 되는 것입니다.

· **사슴고기**: 사슴은 위로 솟구치는 힘이 무척 강합니다. 뿔이 화려하게 뻗어 솟은 것을 보면 알 수 있지요. 그래서 인체상부의 폐에 크게 힘을 줍니다. 너무 상승하는 힘이 강해 토체질에는 해롭습니다.

· **염소고기**: 소처럼 뿔이 있습니다. 기운이 하체가 아니라 상체로 뻗어 올라갑니다. 그래서 쇠고기처럼 폐를 도와줍니다. 흰염소고기, 흑염소고기 다 좋습니다.

(2) 과열된 비장, 위장, 심장의 열을 식혀주는 식품 섭취

토체질은 비위 심소장이 강하여 열이 극심하므로 가장 약한 장기인 신장도 열이 자연히 많습니다. 때문에 신장 열로 인한 낭종(물집)이 종종 생기기도 합니다. 그래서 무엇보다도 비위장의 열을 식혀서 위장이 정상 온도를 유지하도록 해야 합니다. 토체질 식단표에 나와 있는 대로 섭취해야 합니다. 돼지고기는 성질이 차갑고 신장으로 귀경하여 더운 기운을 서늘하게 해줍니다. 때문에 위장과 신장의 열을 내려 정상체온을 회복하도록 도와줍니다. 혈압이 내립니다. 신선초, 케일, 배추, 적상추, 검정콩, 돗나물, 샐러리, 어성초, 미나리 등은 서늘한 식품으로 혈압을 내려 줍니다.

(3) 생선 섭취량 늘리기

생선에는 오메가지방산 및 불포화지방산(혈관 벽에 붙지 않고 혈액의 흐름을 촉진하는 지방)이 많이 함유되어 있어 동맥이 굳어지는 것과 혈압이 높아지는 것을 예방 치유합니다. 특히 토양체질은 등 푸른 생선이 효과가 좋다. 또한 EPA DHA 오메가-3 등의 기능성 식품을 섭취합니다. 이런 식품은 혈액순환을 촉진시킬 뿐만 아니라 나쁜 콜레스테롤(LDL)을 분해해주고 좋은 콜레스테롤(HDL)을 생성시키고 피 찌꺼기를 없애줍니다. 민물고기로는 장어, 미꾸라지, 잉어, 메기, 붕어, 가물치 등이 좋습니다. 붕어는 간을 항진시키므로 금합니다.

(4) 칼륨이 풍부한 야채와 녹즙 및 과일 섭취

적합한 신선초, 케일, 돗나물, 미나리 등을 녹즙으로 짜서 1일 600~1000cc 정도 마시거나 동결건조 녹즙 식품을 섭취합니다. 녹즙은 차가운 성질을 띠고 있어 폐열을 내려주기에 고혈압개선에 좋습니다. 야채는 섬유소도 풍부하고 광물질과 비타민이 많아 혈중지질 감소에 도움이 됩니다. 혈압이 높은 사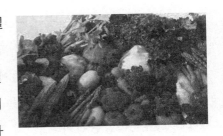람은 매일 배변을 통해 혈압의 상승을 막아야 하는데, 변비가 있으면 배변 시 힘을 주게 되면 혈압이 올라 뇌출혈을 일으키거나 심장질환을 앓고 있는 사람이 돌연사할 수 있습니다. 때문에 섬유소가 풍부한 야채와 과일을 넉넉하게 먹어 가면 도움이 됩니다. 또한 칼륨과 사포닌이 많아서 순환기질환에 효과적이다. 과일 중에서도 토마토는 항암은 물론 고혈압에도 아주 좋은 식품입니다. 라이코펜이라는 붉은 색소 성분이 항암작용을 하고 혈액 내 혈당수치를 떨어뜨리고 지방의 흡착을 막아 고지혈증과 심혈관질환에 좋습니다. 라이코펜은 기름에 조리하면 흡수율이 높아지므로 살짝 볶아 먹습니다.

(5) 알긴산과 요오드가 풍부한 톳과 신장기능을 강화하는 함초를 섭취

톳에 함유된 요오드는 신진대사를 촉진하고 세포를 활성화시켜 저항력을 높여준다. 알긴산(끈적끈적한 점액성 성분)은 식이섬유로서 혈중 콜레스테롤 수치를 내리는 효능이 탁월합니다. 그 외 칼슘, 칼륨 영양소가 많아 고지혈증 고혈압 동맥경화에 좋습니다. 미역과 김, 다시마 등은 간과 위장 그리고 대장을 따뜻하게 보강하는 기능이 있습니다. 때문에 위장과 간의 열을 심화시켜 고혈압과 심장병을 가중시킵니다. 동시에 이것들은 폐와 대장을 과열시켜 변비와 고혈압과 심장질환이 위험해집니다. 그런 이유로 다시마, 김 등은 금합니다. 해조류는 참살이(웰빙)식품으로 널리 알려져 있으므로 이점 주의해야 합니다. 일반적인 상식으로 생각 없이 섭취하다가는 크게 낭패합니다.

(6) 콩 및 레시틴 상용

콩에는 인지질의 일종이며 뇌세포구성물질인 레시틴이 많습니다. 이 레시틴은 혈관 벽에 들러붙어 혈액흐름에 장애가 되어 고혈압을 일으키는 나쁜 콜레스테롤(LDL)과 중성지방(간에 쌓이는 기름과 혈관 벽에 침착하는 기름성분) 등을 미세한 분자로 바꾸고 분해하여 제거하는 기능이 우수합니다. 레시틴은 모든 인체세포에 절실합니다. 혈당이 출입하는 것을 조절하는 세포막은 주로 레시틴으로 구성되어 있습니다. 뇌세포주위에 구성된 보호막은 레시틴으로 구성되어 있습니다. 레시틴은 비타민 B, 콜린, 리놀레산, 이노시톨로 구성돼 있습니다. 레시틴은 동맥경화증과 심장관상동맥질환을 예방하고 비타민 B와 비타민 A의 흡수를 도와주므로 활력을 증강시키고 알코올로 인한 간 손상을 회복하는 데도 필요합니다. 지방이 쌓이는 것을 막는다. 레시틴은 콩과 알의 노른자에서 추출합니다. 효모, 콩, 곡류, 생선 배아에 있다. 검정콩, 완두콩이 좋습니다. 그러나 현재 대두에서 추출한 레시틴100% 제품이 나오고 있으므로 집중적으로 그것을 섭취하면 신속히 효과를 볼 수 있습니다.

(7) 콜린

콜린은 세포 인지질의 구성요소로서 콜린의 부족은 지방간의 원인이 되는데 콜린은 항 지방비타민으로 지방분해대사에 관여하기 때문입니다. 콜린이 부족한 음식을 먹인 쥐는 계속적으로 간세포의 효소계에 변화를 일으켜 간암 형성을 유도했습니다. 골, 간, 효모, 레시틴에 함유되며 부족 시 지방과다 신장손상 고혈압 위궤양이 됩니다.

(8) 토양체질의 위장과 심장의 용광로는 체질 한방으로 조절

앞서 살펴본 바와 같이, 이 체질은 더운 기운으로 쌓여 있는 췌장 비장과 위장이 첫 번째로 센 장기입니다. 때문에 모든 체질 중에서 위장과 췌장에 열이 가장 극심하고 체온이 가장 높습니다. 때문에 위장에 열이 과도하기 때문에 체질에 맞지 않는 위장에 열을 내는 음식을 주로 섭취하면 다른 어떤 체질보다도 위장에 열이 극열해집니다. 그런데도 이 체질은 식욕왕성하고 찬 것 더운 것 가리지 않고 다 잘 먹습니다. 더구나 이 토체질 중에는 폭음하는 사람이 좀 있습니다. 이런 이유들로 인해 열성을 품은 음식이 소화되어 체내에 쌓이게 된 열독(熱毒)으로 혈관 내피는 팽창되어 좁아집니다. 고혈압이 시작됩니다.

설상가상으로 팔체질 중에서 심장에 열이 가장 심합니다. 하지만 다소 불행하게도, 토양체질의 심장은 비위장 다음으로 센 장기로 자리 잡고 있습니다. 심장이 강한 이 체질은 항상 가슴 한가운데가 답답하고 뭔가 뭉쳐있어 좀 옥죄는 듯합니다. 피가 대정맥을 타고 우심방과 우심실에 미처 들어오기도 전에, 심지어는 들어오기가 무섭게 좌심방과 좌심실에서는 자꾸만 대동맥으로 뿜어내려고만 합니다. 공회전이 되면서 더 열이 발생합니다. 정맥에서 유입되는 피는 원활하게 들어오지 못하는 반면, 심장의 박출력은 너무 강해 심지어는 공회전까지 하면서 동맥으로 혈액을 사정없이 내보내려고만 합니다. 자동차 바퀴가 수렁에 빠져, 액셀러레이터를 밟으면 헛바퀴 돌면서 열이 발생하는 것과 비슷합니다. 대동맥을 통해 심장에 유입되는 혈액의 양과 대동맥으로 송출하는 피의 양에 자꾸 편차가 생기려고만 하는 데서 열이 발생하지요. 위장에 열도 극심한데 심장까지 열로 가득합니다. 고혈압 심장질환 뇌졸중이 생길 수밖에 없습니다.

물론 이 체질도 병이 깊어지고 장부가 쇠퇴하면, 그렇게 많던 열도 온데간데없고, 하체는 특히 무릎이 부실하고, 걷는 것이 고달픕니다. 그렇다고 몸을 덥게 하는 식품이나 한방약을 써도 몸은 여전히 차갑습니다. 원래 그 체질의 생명의 불꽃은 그 기운이 뜨겁기에 한결같이 위장과 심장 신장의 열을 식히는 약재를 써야 합니다. 그러나 맥이 세미하니 한의사는 대개가 속을 덥히는 약을 쓰기 마련입니다. 처음에는 좋은 것 같다가, 시일이 흘러가니 몸은 더 괴롭습니다.

이 체질은 몸이 에너지가 충실하고 장부에 기운이 충만한 상태에서 병이 생기면, 위장과 심장의 뜨거운 열을 식혀 흩어버리고, 신장을 서늘하게 보강하여 신장의 차가운 물로서, 가슴에 타고 있는 불을 완전히 꺼 없애야 합니다. 그러나 긴 병으로 장부가 쇠약하고, 춥고 혈액순환이 안 되면, 우선 신장의 약한 기운을 살려 온 몸에 피가 돌게 한 후, 보혈하여 얼마간 몸을 추스른 다음에 위장과 심장에 타버린 불씨와 재를 없애는 것이 순서입니다. 토체질에 맞는 약재 중에서 원인 치료를 할 수 있는 방제를 사용하면 혈관질환을 치유할 수 있습니다.

(9) 식품

■ 고구마

고구마는 몹시 습하고 차가운 식품이다. 재배할 때 고랑을 깊이 파고 이랑을 높게 만들어 고구마를 심습니다. 만약 보리나 밀처럼 평평한 데 심으면 땅의 습기 때문에 썩을 우려가 있기 때문입니다. 동시에 이랑을 높게 만들어서 햇볕이 뿌리에 더 많이 따뜻한 기운을 받게 할 수 있기 때문입니다. 이런 연유로 고구마는 토체질 전용식품으로 고혈압, 심장병, 뇌졸중에 유익한 식품입니다.

■ 양파와 마늘

양파는 폐로 그 기운이 들어가서 폐를 따뜻하게 합니다. 따라서 폐가 허약한 토양, 목음, 목양, 수음체질에 유익합니다. 성질이 따뜻하고 달고 맵습니다. 생양파를 먹으면 코가 맵고 코에 땀이 납니다. 코는 폐에 배속된 기관이므로 양파는 폐를 덥게 한다는 것을 알 수 있습니다. 양파는 항산화물질인 퀘시틴이라는 성분이 있어 피 속의 콜레스테롤을 분해하여 혈관을 깨끗하게 하고 심장의 혈류량을 증가시킵니다. 그러니 당연히 심장병, 고혈압 등에 유익합니다. 혈관 벽을 튼튼하게 하는 루틴 성분이 있어 혈소판이 부족하거나 비장이 부어 있는 사람에게 좋습니다. 양파는 익혀 먹어도 영양의 파괴가 별로 없습니다. 많이 먹을수록 좋습니다. 게다가 마늘과 더불어 항암작용 서열 1위에 올라와 있는 만큼 아주 좋은 식품입니다.

(10) 기타

녹두, 메밀, 상엽, 하엽(연잎)차, 감잎차, 녹차, 상백피, 감, 복숭아, 청국장, 양파, 바나나, 시금치, 오디, 효모, 키토산, 레시틴, 결명자, 수박, 배, 비타민 E, A, D, 걷기, 등산하기.

(11) 토양 토음체질의 고혈압과 심장질환에 해로운 것들

■ 감자와 옥수수

이 식품은 위장을 따뜻하게 보익합니다. 따라서 토체질은 위기능이 강하고 열이 많기 때문에 섭취하게 되면 위열이 비정상적으로 발생하여 위염 또는 간에 낭종(물집)이 생기면서 동반하여 혈압도 상승합니다. 이들의 주산지가 고랭지(高冷地)인 강원도인 점을 생각해보면 알 수 있습니다. 즉 감자와 옥수수는 열이 많은 식물로 밤에는 차가운 고랭지에서 열을 식히고 낮에는 햇볕을 받아 결실하여야 제맛이 나기 때문입니다.

■ 수영

토체질은 가장 속열이 강한 체질이다. 그러기에 얼핏 생각하면 차가운 물속에서 수영을 하면 유익할 것처럼 보입니다. 그러나 피부(체표)에는 기의 흐름이 부족하여 체표(體表)가 차갑습니다. 그래서 수영을 해서 체표를 차갑게 하면 기의 순환이 막혀 관절염, 류마티즈, 담결림 등의 풍습비통(風濕痺痛)이 생기면서 건강이 도리어 악화됩니다. 이런 연유로 관절염을 고치려고 수영을 시작했다가 오히려 악화되어 그만두게 됩니다. 걷기와 등산이 좋습니다. 토체질은 신장이 약해 하체가 몹시 약하기 때문입니다.

＊ 엉겅퀴, 사과, 현미, 인삼, 홍삼, 산삼, 찹쌀, 현미, 참깨, 쑥, 비타민 B, 수영.

＊ 적게 먹고 위장과 심장을 서늘하게 하면, 신장을 보하면 천수를 누릴 수 있다.

8장
궤양성 대장염
및 크론병

궤양성 대장염

　너무도 사람을 지치게 하고 삶의 질을 떨어뜨리는 이 질환을 극복할 수 있는 길을 안내합니다. 팔체질의학에 따라 식이요법을 하시면 틀림없이 더 나은 건강을 되찾아 활기찬 삶을 누릴 수 있습니다. 이제 희망을 갖고 좌절하지 말고 새로운 삶을 시작하시기 바랍니다. 특발성 궤양성 대장염이라고도 합니다. 대장에 일어나는 염증성 장질환의 일종으로 대장점막에 다발적으로 궤양이 생기며 대장점막이 충혈되면서 붓고 출혈을 일으키는 질환입니다.

　궤양성 대장염은 그 이름에서 알 수 있듯이 대장에만 문제를 일으키는 만성 염증성 질환입니다. 궤양성 대장염에서 염증이 있는 부위는 연속되는데 연속된다는 것은 염증이 있는 부위가 몇 군데에 떨어져 있는 경우는 없고 염증 부위의 범위가 크든 작든 모두 이어져 있다는 뜻입니다. 장에 염증이 있는 질환은 모두 염증성 장질환에 해당되지만 특히 만성으로 진행되어 완치가 잘 되지 않는 궤양성 대장염과 크론병을 일컬어 주로 염증성 장질환이라고 부릅니다.

　장의 벽은 점막층, 점막하층, 근육층 및 장막층 등 4개의 층으로 이루어져 있는데 궤양성 대장염은 장의 내부를 감싸고 있는 점막층에 염증이 생긴 상태로 심한 경우에는 대장에 궤양이 유발됩니다. 거의 모든 궤양성 대장염 환자의 직장에 염증이 있으며 약 반수의 환자에서는 직장부터 S상 결장까지, 1/4은 직장부터 S상 결장과 왼쪽 대장까지 나머지 1/4은 직장으로부터 횡행 결장 또는 오른쪽 대장에 이르기까지 병변이 존재합니다. 궤양성 대장염은 장에 생기는 심각한 만성 염증으로서 적어도 6개월 이상 지속되는 장의 만성 염증성 질환입니다. 세균 또는 바이러스에 의하여 유발되는 장염은 대부분이 일시적인 염증이므로 궤양성 대장염의 범주에 포함되지 않습니다.

　미국을 포함한 서구에서는 염증성 장질환이 비교적 흔한 질병으로 인구 1,000명당 한 명의 환자가 있으며(유병률), 이들 질환으로 새로 진단되는 환자는 매년 인구 10,000명당 한 명 정도입니다(발병률). 우리나라에서는 정확한 통계는 없지만 서구에 비하여 드물어서 인구 10,000명당 한 명 정도인 약 5,000명 정도가 이 질환으로 고통 받는 것으로 추정됩니다.

궤양성 대장염은 모든 연령층에서 발생할 수 있지만 주로 젊은 사람에 잘 나타납니다. 20대에 가장 많이 발생하며 나이가 많아질수록 새롭게 발생하는 예는 적어집니다. 그러나 한번 발생하면 잘 낫지 않고 대부분의 경우 증상의 악화와 호전이 반복되므로 병을 앓고 있는 환자의 연령 분포는 다양합니다. 남자와

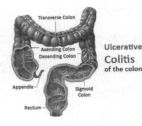

대장염—궤양성

여자 사이의 차이는 없으며 드물지만 소아 환자도 있습니다.

궤양성 대장염에서 침범되는 범위는 직장만 침범 하는 경우, 직장부터 에스결장, 하행결장, 횡행결장으로 진행된 경우, 심해지면 대장전체에 발병하는 경우 등 여러 가지 이지만 소장을 침범하지는 않습니다. 염증성장질환의 하나로 주로 대장에 국한되어 나타나며 발열, 하부복통, 피 섞인 설사 등의 증상을 호소하며 심한 경우 장 천공까지 나타나는 중한 경과를 거치게 되는데 이런 증상을 동반할 수 있는 다른 염증성 장질환, 다시 말해 결핵성 장염이나 국한성 장염 등과의 감별이 필요합니다. 대부분 장내시경검사와 조직검사로 진단하며 다른 염증성 장질환과 구별할 수 있습니다.

하루 수회의 혈액과 점액을 함유한 묽은 변 또는 설사, 심한 복통, 탈수, 빈혈, 열, 체중감소 등이 있습니다. 직장을 침범한 경우 변비가 올 수 있으며 변을 본 후에도 불쾌한 잔변감 등의 증세가 올 수 있습니다. 만성 출혈에 의해 빈혈의 소견이 나타날 수 있습니다. 대장 증상 외에 관절염, 피부변화, 간질환, 열, 체중감소 등이 나타날 수 있습니다. 대부분의 환자가 발병 1년 내에 재발할 정도로 궤양성 대장염은 재발성 경향이 강한 질환입니다.

■ 발생원인과 의학적 소견

궤양성대장염의 원인은 아직 정확히 알려져 있지는 않지만, 여러 가지 중요한 요인들이 관여한다고 생각되고 있습니다. 아직 확실한 것이 없으나 환경적 요인, 유전적 요인이 관여된다고 생각됩니다. 바이러스나 세균에 의한 감염설, 환자 자신의 면역이상설 등이 있지만, 양쪽 모두 결정적인 것이 아니기 때문에 현재에도 원인불명의 난치병으로 여겨지고 있습니다. 일종의 자가면역 질환이 아닌가 추정하고 있으며 장관 외 증상으로 호발 연령은 15~35세이지만 모든 연령에서 발생할 수 있습니다.

일반적으로 경증, 중증 등의 경우에는 내과적 치료(약물요법, 영양요법)에 의해 완해상태(증상이 완화된 상태)로 유도하고 그 상태를 길게 유지하면서 치료하는 방법이 현재까지는 최선의 방법입니다. 재발을 일으키는 인자를 잘 찾아보면 과로, 과식, 몸을 차게 하는 것, 감기, 스트레스로 신경을 많이 썼을 때, 밤을 새우거나 하여 생활 리듬이 깨지는 경우 등 의외로 많습니다.

■ 추정되는 원인을 요약하면

1. 감염 2. 영양결핍 3. 스트레스 4. 자율신경실조 5. 자가면역

결론적으로 크론병의 원인이 명확하게 규명되어 있지 않기 때문에 현대의학적으로는 완치시키는 치료법이 아직 없는 것이 현실입니다. 빈혈, 영양결핍, 근골격계 이상 등 복합적인 증상이 다음과 함께 동반되기도 합니다. 궤양성 대장염을 앓는 환자는 설사, 혈변, 복통 등을 호소하는데 식욕 감퇴, 체중 감소, 피로감 등도 비교적 흔히 나타나는 증상입니다. 때로는 장 이외에 관절, 눈, 피부, 간, 신장 등에 이상을 일으키기도 합니다 (장외 증상). 이러한 증상은 환자에 따라 그 정도가 매우 다양하여 응급수술이 필요할 정도로 심각한 예도 있는가 하면 어떤 경우에는 증상이 거의 나타나지 않기도 합니다.

궤양성 대장염은 서서히 시작하기도 하고 때로는 증상이 갑자기 나타나기도 합니다. 대부분의 경우에 증상이 심하다가 덜하다가를 반복하며 때로는 상당히 오랜 기간 동안 증상이 없는 시기가 있기도 합니다(관해기). 우선 변에 피가 섞여 나오며 다량으로 출혈하는 경우도 있고, 변을 닦았을 때 휴지에 피가 묻는 정도로 나오는 경우도 있습니다. 따라서 흔히 치질 정도로 생각하고 방치하여 오다가 증상이 심해져서 발견되는 경우도 있습니다. 일반적으로는 점액이 섞인 혈변이 나오고, 설사가 하루 수회 내지 십 수회에 걸쳐 나옵니다. 때로는 열이나 복통을 동반하는 경우도 있습니다. 발병 연령은 20대와 30대에서 많고, 특별히 남녀의 차는 없습니다. 발병의 양상은 모르는 사이에 서서히 진행하는 경우와 수일에 걸쳐 급속히 진행하는 경우가 있습니다.

이 병의 특징의 하나로써 병의 진행 경과가 대체로 순조롭게 좋아지다가 갑자기 악화되거나, 심한 상태가 쉽게 좋아지거나 하여 예측이 어려운 점도 있습니다. 치료하면 증상이 대부분 없어져, 설사나 소량의 출혈이 있을 정도이고 일상의 생활에는 지장이 없는 상태로 되어 이것을 완해상태로 부

릅니다만, 조그만 기회로 인해 재발하는 예가 많기 때문에 마음을 놓을 수가 없습니다. 무서운 것은 갑자기 심한 출혈과 심한 설사에 이어서 장에 마비를 일으키거나, 장벽에 구멍이 나기도 하는 경우도 있습니다. 경우에 따라서는 생명에 지장을 주기 때문에 응급 수술이 필요하기도 합니다. 그러나 전체적인 비율로 보면 응급수술을 필요로 하는 경우는 지극히 소수이고, 대부분이 만성으로 경과합니다. 이 병이 오래 지속되면 암으로 되지는 않는가하고 걱정하는 사람이 있습니다만 서양에서는 많이 보고되고 있지만 우리나라에서는 아직 암으로 되는 예는 아주 적습니다. 대장 내시경으로 들여다보면 장벽의 점막이 빨갛게 붓고, 출혈하기 쉬운 상태를 보입니다. 또 여기저기에 염증이나 궤양이 보입니다. 궤양의 주위가 버섯모양으로 불룩 올라오거나(용종), 요철이 생기기도 합니다.

■ 대변양상의 변화

대개의 경우 매우 완만한 병증을 나타내기 시작하여, 배변횟수가 증가하다가 변에 점액, 혈액, 고름이 섞이게 됩니다. 병변(病變)의 넓이와 정도에 따라서 병상이 다르고, 광범위하게 침해된 병변일수록 변에 수분이 많은 설사가 되고 횟수도 많아집니다. 복통, 전신 권태증, 발열, 식욕부진, 오심, 체중감소, 빈혈, 저단백혈증 등을 동반합니다.

■ 대장의 점막

궤양이나 흠이 생기고, 가성폴립의 다발, 부종, 출혈, 농성액의 부착 등의 증상을 나타내면서 한편으로는 퇴행성변화, 재생 점막하부 조직의 섬유화를 수반하면서 병변을 되풀이 해갑니다.

크론병

크론병은 미국의사 크론이 1032년에 처음으로 보고 하였습니다. 그 당시에는 회장에만 국한된 것으로 보고되었는데, 그 후에 장관 전층에 걸쳐서 원인불명의 만성 염증이 생기는 장질환임을 알게 되었습니다. 크론병은 재발성, 심재성, 근위성 육아종성의 특징을 갖은 원인불명의 염증으로서 현대의학으로 완치되기 어려운 병입니다. 또 크론병의 원인으로서 음식항원(음식이 크론병의 염증을 일으키는 원인)이 의심이 되면서 최근 영양요법에 대해 더욱 관심이 모아지고 있습니다.

궤양성 대장염은 대장에만 궤양이 생기는 병이지만, 크론병은 입부터 항문까지 소화관의 어떤 부위에도 침범하는 병입니다. 특히 소장, 대장 또는 양측 모두 침범되는 환자가 대부분입니다. 내시경으로 보면 깊은 종주궤양이 여기저기에 생겨 있습니다. 장점막의 표면은 궤양이 다발하여 쇄석상(자갈을 콘크리트에 응고시킨 것처럼)을 보이는 것, 염증성의 폴립이 보여지는 것도 있습니다. 이와 같이 병변이 연속성이 아니고 여기저기 떨어져 있는 것도 궤양성 대장염과 다른 크론병의 특징입니다.

크론병은 원인이 아직 밝혀지지 않았고, 주로 젊은 사람에서 나타나는 특별한 염증성 질환으로, 소화관의 어느 부분에서도 생길 수 있으며 증상은 침범된 부위나 범위에 따라 복통, 설사, 장 출혈, 발열, 빈혈, 영양장애, 관절염 등의 전신증상을 보입니다. 크론병은 미국, 유럽, 등 서양에 많고 아시아나 아프리카에 적은 병입니다. 남녀 비는 남성이 여성의 약 2배로 남성에 많은 병입니다. 발병연령을 보면

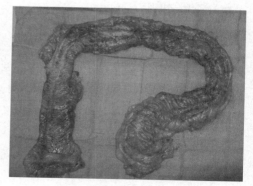

궤양성대장염 병변

20~24세까지가 가장 많고, 다음으로 15~19세, 25~29세의 순이고, 30세를 넘으면 발병율은 감소하게 됩니다. 크론병이 장을 침범하는 병이고, 우리나라에서 1980년 이후에 급속히 증가한 것 등을 미루어 볼 때, 음식물에 그 원인이 있을 것으로 생각되어 집니다. 최근 식사의 서구화 특히 육식, 우

유, 유제품, 사탕 등의 저섬유 고칼로리의 식품이 많아진 것이 크론병의 발병요인으로 깊이 관여하고 있지 않은가 하는 추측도 하게 됩니다. 그리고 생활양식이 서구화나 도시화가 진행된 지역에 이 병이 많은 것을 생각하면, 음식뿐만 아니라 도시화에 의한 스트레스 등도 원인으로 의심이 됩니다.

크론병의 초기 증상은 대개 복통, 설사, 전신의 나른함, 하혈, 발열, 체중 감소, 항문 통증 등이 있습니다. 그 외 증상으로서는 빈혈, 복부팽만감, 구역질, 구토, 복부의 불쾌감, 복부에 혹이 만져짐, 치질의 악화 등이 있습니다. 주로 젊은 사람에서 발병되며 복통, 설사, 발열 등을 호소하여 병원을 찾아도 대개는 "급성장염" 등으로 진단되는 경우가 많습니다. 장염 정도로만 알고 치료하다가, 증상이 진행되어 빈혈이 심하게 되고 영양실조의 상태로까지 된 후 비로소 진단이 되어 치료가 늦어지는 경우도 있습니다.

이와 같이 처음 증상이 나타난 후 진단이 될 때까지 시간이 걸리는 것은 이 병의 진행이 느리다는 점도 있으나, 증상이 초기에는 일상생활에 별로 지장을 주지 않기 때문이 아닌가 생각되어 집니다. 따라서 이와 같은 증상이 계속되고, 치료를 하여도 증상이 좋아지지 않을 때는, 대장내시경 검사나 소장촬영검사 같은 정밀검사를 받아야 합니다. 염증이 진행되면 소장이나 대장에 궤양이 많이 생겨 소화나 흡수가 되지 않아 빈혈을 일으키거나 영양실조의 상태가 됩니다. 궤양이 재발을 반복하고 장의 일부가 좁아지게 되어 내복약이나 주사 등의 내과적 치료로 증상이 좋아지지 않을 때는 수술이 필요하게 됩니다. 그 외에 항문의 상태가 나빠지는 경우가 많으며 특히 치루로 되는 경우가 자주 있습니다. 치질을 치료하기 위해서 병원을 방문하여 크론병이 발견되는 경우도 자주 있습니다. 또 관절염이나 관절통, 구내염이나 피부병 등과 같은 장외 증상도 일으키는 것이 많기 때문에, 이와 같은 증상에도 주의가 필요하게 됩니다.

구강에서 항문까지의 소화관도에 어느 부위에서나 발병하는데 특히 회장 말단부위에서 다발합니다. 다음으로 공장, 십이지장, 위, 식도, 입, 구강 등입니다. 크론병에서는 가끔 항문, 직장 주위 농양을 합병합니다. 복통, 설사, 체중감소, 발열 등의 증상이 나타나며 소화기관의 합병증은 강직성 척추염 결정성홍반, 홍체염 등이 있습니다. 소아에게 이러한 증상이 있을 시 성장발육에 많은 장애를 일으킵니다.

① 삼출성 장질환:장점막의 심한 손상으로 단백질이 장관 내로 유출되어 저단백혈증을 일으킵니다.

② 흡수장애:장벽에 염증침윤으로 흡수장애를 일으켜 비타민 12의 흡수를 방해로 거대적아구성 빈혈을 일으킵니다.

③ 소화장애:답즙산의 흡수 이상으로 3가지가 있습니다.

첫째 지방분의 소화장애로 지방변(脂肪便)증을 일으킵니다.

둘째 지용성 비타민 결핍증이 생깁니다.

셋째 답즙산이 대장점막에 직접 자극하여 물 설사를 일으킵니다.

■ 증상의 요약

복통은 급작스럽게 일어나며, 장이 꼬이는 듯한 통증을 호소하고 아랫배의 통증을 호소하는 경우가 많습니다. 그 밖에 식욕부진, 복부팽만감, 오심, 구토 등의 위장증상을 보일 수 있습니다. 설사가 주요증상이고, 농이 섞인 혈변, 점액성혈변, 이급후중(변을 본 후에도 시원하지 않고 다시 변을 보고 싶은 느낌)의 증상을 보입니다. 복통 이후 변의를 느끼며 배변 후 통증이 완화되는 특징을 보입니다.

전신증상으로는 체중저하, 전신무력, 발열, 빈혈 등의 증상을 보입니다. 만성적으로 진행되던 병의 증세가 갑자기 폭발적으로 돌변하여 매일 20~30차례가 넘게 심한 설사증세가 보이며, 혈변, 농과 섞인 변, 점액변과 더불어 고열, 구토, 탈수, 정신혼미 증상을 보일 수 있으며, 이때 빠른 치료대응을 하지 못하면 생명을 잃을 수도 있습니다.

■ 궤양성 대장염과 크론병의 차이점

원인이 뚜렷하지 않은 장염으로 인해 환자가 아픔을 느낀다면 궤양성대장염이나 크론병 중 하나일 수 있는데 두 병의 특징이 대부분 같기 때문에 병원에서의 정확한 진단이 필요합니다.

크론병은 소화경로의 어떤 부분이든 포함하지만 궤양성 대장염은 대장전체에만 제한됩니다. 크론병은 내장에서의 염증이 직쇄상의 부분에서 생깁니다. 또, 크론병의 염증은 점막을 포함해 가파른 곳, 근육층, 장막에서 생깁니다. 그러나 궤양성 대장염의 염증은 보통 점막에서만 일어납니다. 크론 병의 염증은 가파른 곳에서 일어나기 때문에 상처로 인해 내강이 좁아지는 협착증의 형태와 폐색증을 야기하게 됩니다. 또한, 이러한 가파른 곳의 염증은 기관 사이의 비정상적인 통로를 만들어 협착증을 일으킵니다. 협착증에서는 피부에 종기가 생기거나 방광에 종기가 생기거나 음부에 종기가 생겨 내강의 내용물이 샐 수 있습니다. 궤양성 대장염과 크론병의 중요한 차이는 크론병은 외과수술 후에 재발된다는 것입니다. 그러므로 크론병은 외과수술로는 치료할 수가 없습니다. 또한 대장전체를 제거함으로써 궤양성 대장염을 완치할 수는 있으나 이것은 매우 까다롭고 위험한 선택입니다.

크론병과 궤양성 대장염의 차이점을 요약하면 다음과 같습니다.

궤양성 대장염

대장전체와 직장부근에 제한됩니다.
염증이 직장에 근접해 있습니다.
염증은 오직 점막에만 있습니다.
항문근처에는 염증이 거의 없습니다.
협착증과 누관이 거의 없습니다.
결장 절제술 후 염증이 재발하지 않습니다.

크론병

소화기까지 포함합니다.
염증부위는 직쇄상의 부위입니다.
염증은 가파른 곳에서 생깁니다.
항문근처에 염증이 일반적으로 생깁니다.
협착증과 누관이 일어납니다.
염증이 절제술 뒤 재발합니다.

■ 현대의학 치료법

대부분 염증성 장질환의 경우와 같이 수액요법, 장을 쉬게 하기 위한 금식 수액요법, 약물 투여 요법 등이 있습니다. 항염증제제, sulfasalazine(Azulfidin), 스테로이드, 면역억제제는 일반적으로 궤양성 대장염의 약물치료 시 선택되는 약물입니다.

처음에는 항생제와 항 염증제제로 약물치료를 시도합니다. 대개 오랜 기간의 치료가 필요합니다. 스테로이드제제는 심각한 부작용을 초래할 수 있으므로, 짧은 기간 동안만 사용합니다. 염증이 심해지는 시기에는 약 용량을 늘리거나 새로운 제제로 치료하거나, 장관의 휴식을 위해 입원이 필요할 때도 있습니다.

스테로이드를 끊게 되더라도 궤양성 대장염에 쓰이는 약들은 계속 복용하여야 합니다. 메살라민이라는 약물이 있는데 궤양성 대장염에 쓰이는 약입니다. 아마 짧게는 몇 년 혹은 상태에 따라서 십 년 이상도 드셔야 할 수도 있습니다. 궤양성 대장염에서 심해질 경우에는 수술밖에 방도가 없습니다. 그리고 궤양성 대장염은 만성적인 질환으로서 한번 앓은 사람이 또 앓기 쉬운 병입니다. 완치라는 개념이 없습니다. 단지 호전상태를 유지한다(완해)라고만 말을 할 수 있습니다.

살라조피린이나 메살라진 등과 같은 5-ASA제재를 기본으로 하여 증상에 따라 부신피질호르몬(스테로이드)도 이용되지만, 부작용이 있는 약이기 때문에 반드시 의사의 지시에 따라야 합니다. 또 이러한 약은 전신에 작용하기 때문에, 국소적인 작용만 시키고 싶은 경우는 좌약이나 관장제의 형태로 이용합니다. 좌약이나 관장제는 배변 후나 취침 전에 사용합니다.

결국 약의 사용에 관하여는 의사의 지시를 따라야 하며 마음대로 가감하고, 바꾸는 것은 삼가야 합니다. 그 외에 이들 약제로 효과가 없는 경우에 면역 억제제를 사용할 수 있습니다. 수술적 치료가 필요한 대상은 약 20% 정도이고 최근 발달된 약물요법으로 치료의 향상을 보았으나 크론병과 함께 잦은 재발율을 보이는 것이 치료의 난점이라 할 수 있습니다.

■ 수술

수술은 전 대장 절제술, 대장 부분 절제술 등이 있는데 병변의 범위와 정도에 따라 선택됩니다. 전 적출, 부분적 절제의 경우에 일시적으로 인공항문이 필요합니다. 대장을 절제한 후 인공항문을 만든 다음에 수개월 뒤에 소장을 원래의 자연항문에 연결하므로 인공항문은 일시적으로 만드는 것입니다.

수술을 받는 경우는 크게 두 가지로 나뉩니다. 첫 번째는 응급수술로 증상이 급격히 심해져 대량 출혈이 멈추지 않는 경우, 또는 대장의 천공(장벽에 구멍이 남)으로 복막염을 일으키는 경우에 방치해 놓으면 생명에 지장을 주기 때문에 응급수술을 하게 됩니다. 병이 만성의 경과를 거쳐 약물치료에 반응하지 않을 때도 수술이 필요합니다. 수술을 고려하기 전에 모든 가능한 약물치료를 해보아야 한다는 점이 중요합니다. 병력이 오래되고 암 발병의 징후를 보일 때도 대장을 제거할 수 있는데, 보통은 대장 내시경과 조직 검사를 자주 시행하여, 암의 전 단계에 해당하는 소견이 보일 때 수술을 권유합니다.

두 번째는 생명에는 지장이 없지만 장기간 약물치료에 효과가 없어, 내과적 치료에 한계가 있는 경우도 있습니다. 이 판단은 의사에 의해서만 하기는 어렵고, 환자가 가족과 잘 상의하여 결정해야 합니다. 어떤 경우는 의사의 판단과 다르게 본인의 희망에 의해 수술을 받는 경우도 있습니다. 왜냐하면 평생 약을 복용하면서, 이 병으로 고생하는 것보다 차라리 수술을 하여 완치를 하고 싶은 경우입니다. 따라서 악화를 몇 번씩 되풀이 하는 사람에게는 수술을 하는 것도 한가지의 길입니다. 즉 환자의 일부는 약물치료가 완전히 성공적이지 못하고 합병증이 발생합니다. 이러한 상태에서는 수술이 고려되며 수술은 전 대장과 직장을 다 자르고 회장루(iloeostomy)를 만듭니다. 대장의 모든 부위는 절제하고 직장 부위는 점막 부위만 제거한 후, 직장 기능을 대신할 소장으로 만든 주머니와 항문 부위를 연결하는 회장소–항문 문합술이 궤양성 대장염 치료의 최신 수술법입니다. 수 개월간 임시로 복벽에 인공항문(회장조루술)을 유지하고 나중에 없애기도 합니다. 소장으로 만든 주머니에는 대변 저장소 역할을 하여 배변 횟수를 줄이는 데 도움이 됩니다. 정상적으로 항문을 통한 배변이 가능하며, 하루 5~10회 정도 대변을 보게 됩니다.

이 수술은 대장염의 재발 위험성이 거의 없으며, 항문으로 대변을 볼 수 있습니다. 소장으로 만든 주머니에 염증이 생길 수 있는데 이 경우 항생제 치료가 필요합니다. 소수에서 주머니의 기능이 좋지 않아 제거해야 할 경우도 있습니다. 이때는 영구 회장 조루술이 필요합니다. 궤양성 대장염은 한 번 대장을 제거하면 치료됩니다.(전체 대장 절제술을 하면 재발의 가능성이 없습니다.) 이것은 자신의 인생계획과 관계되는 일이기 때문에 가족이나 주치의와 잘 상담하고 결정해야 하며, 한마디로 좋다 나쁘다를 말씀드릴 수는 없습니다.

■ 일반 식이요법

영양결핍이 일어나기 쉬우므로 영양섭취를 충분히 해야 합니다. 궤양성대장염환자는 섭취 부족, 영양분의 흡수 장애, 염증을 통한 영양분의 소실 등으로 영양결핍이 일어나기 쉽습니다. 다음 사항을 유념하여 지켜야 합니다.

1) 단백질은 하루 체중 1kg당 1.2g의 단백질을 섭취하고, 섬유질도 충분히 섭취해야 합니다.

2) 설사가 심한 경우 수분과 염분, 칼슘, 철분 등의 나트륨이 부족하지 않도록 주의하며 며칠간 저 섬유식, 저자극식으로 속을 편하게 합니다. 평소 섬유질이 풍부한 음식을 먹으면 장 기능을 개 선시킬 수 있습니다. 체질에 따라 수분량을 조절합니다.

3) 자신의 경험으로 증상을 악화시키는 음식은 먹지 않습니다. 자기에게 특별히 안 좋다고 생각되 는 음식(먹고 난 후 토하거나 체하거나 설사를 하는 등)을 삼갑니다. 일반적으로 너무 짜거나 매운 음식은 좋지 않으며 커피 등의 카페인이 들어있는 음료는 장의 운동을 자극하므로 금하 는 것이 좋습니다.

4) 말단 회장부를 절제하거나 염증이 심한 경우에는 지방의 소화가 안 되므로 지방이 많은 음식 을 삼갑니다.

한의학적 치료 소견

1. 외적 원인

1) 상한음식, 자극성음식, 찬 음식 등의 지속적인 섭취로 인하여 소화관에 1차 염증을 일으키게 되고 이를 치료하지 못하고 오랜 기간 방치함으로 인하여 발병된다고 봅니다.
2) 외사침입(外邪侵入) 즉 체질의 허약으로 기후변화에 적응하지 못해 풍사(風邪)나 한사(寒邪)가 인체내에 침입하여 발병된다고 봅니다.

2. 내적 원인

체질의 허약 비위허(脾胃虛), 기허(氣虛)등으로 인한 스트레스로 인해 발병된다고 봅니다.

* 한의학에서는 이상과 같이 분류하여 증상에 따라 변증 시치 하는데 임상에서 많은 치료 효과를 보고 있다.

(1) 간비불화론

한의학적으로 설사와 이질의 범주에 속합니다. 비장의 기운이 쇠약해지고, 습하고 탁한 기운이 생겨나서 오래되면 (쓰레기가 썩듯이) 나쁜 열을 생성합니다. 이런 과정에서 비장과 위장의 기운이 손상되고 동시에 습열의 병적 기운이 대장에 결집되어서, 장의 기혈이 순환되지 못하고, 응집되어 농을 생성하고, 장의 정상적인 운동이 교란되어서 복통과 설사, 점액변, 농혈변 등의 증상이 나타난다고 설명드릴 수 있습니다.(대개 류마티즈 같은 자가면역질환은 한의학적으로 볼 때 습열의 병적 표현과 밀접한 관계가 있습니다.)

참고적으로 한의학적으로 설사의 원인을 설명하면 정서적인 억압, 스트레스 등으로 노기(怒氣)가 간의 기능을 손상시키고, 간의 기운이 원활하게 작동하지 못하면 간의 기운이 오히려 역으로 비장의 기운을 방해시키고 서로 협력해야 할 관계가 서로 대치하고 조화를 이루지 못하고 오히려 서로 대치하는 상태가 되어서 복통과 설사를 야기한다고 설명하고 있습니다. 이것이 한의학에서 말하는 간비불화(肝脾不和)의 병리입니다.

다른 원인으로 너무 영양가가 풍부한 기름지고 단 음식들을 과식하여 비위가 손상되고, 장내에 '습열'(습하고 열한 기운을 뜻합니다. 비유하면 장마철 날씨 같은 기운입니다. 장마철에는 기후적으로 아무래도 곰팡이나 세균번식이 왕성해지는 것을 생각하면 됩니다. 한의학적으로 습열의 기운이 있으면 염증반응이 생긴다고 분석합니다.)이 생성되면 비장의 정상적인 기능인 음식물의 운반, 소화 기운을 돕는 기능이 상실되어. 습기가 더욱 울체되고, 오래되면 열로 변하여 습열이 대장에 축적되고, 기혈도 흐름이 막히게 되어 농이 생기게 됩니다. 여기까지는 신경성대장염, 과민성대장염의 단계이지 그렇게 심각한 단계는 아닙니다. 하지만 이런 상태가 오래도록 방치되면 비장과 위장의 기운이 더욱 허약해지고, 비장의 병이 신장에 까지 그 영향을 미쳐서 비장과 신장의 양기가 손상되는 단계에 까지 이르면 새벽만 되면 설사를 하는 설사 증상 중에서도 병이 깊어진 "오경설사" 증상에 이르게 됩니다.

오장육부 중에서 비장 기능의 저하가 가장 중요한 요인이기 때문에 비장기능을 바로잡아 주는 것이 무엇보다 우선되어야 합니다. 병원의 처방으로는 염증증상의 완화를 위하여 비교적 빠른 치료효과가 있는 스테로이드제제나 면역억제제제등을 사용하는 경우가 많습니다. 하지만 근본적인 원인을 없애지 않으면 그냥 약으로 연명하는 것과 같고, 양약은 장복 할수록 피해가 커집니다. 그렇게 되면 병의 기간이 길어지고, 반복적으로 궤양성대장염 증상이 발병하게 되고 결국 약물의 효과는 점점 떨어지게 되며, 약물에 반응하지 않는 단계에 이르게 됩니다.

(2) 복합성 장부 원인론

■ 습열이 장에 울체된 경우

발열, 복통, 설사 증상. 화장실에 갖다 와도 다시 가고 싶은 증상을 겸합니다. 대변에 농혈이 섞여 나오고, 항문에서 작열감도 생깁니다. 소변이 누렇고 탁합니다. 복부에 창만감이 생기며, 입이 씁니다. 정신적으로 무력하고, 피곤합니다. 이때는 병이 초기이거나 급성적인 발작기에 속합니다.

■ 간의 기운이 흥분되어 있고, 비장의 기운이 허약한 경우

이 경우는 대부분 정신적인 긴장이나 스트레스로 인하여 발병합니다. 장에서 소리가 나고, 복부는 팽팽한 창만감이 있습니다. 대변에서 피가 섞여 나옵니다. 설사하기 전에 배가 아프고 설사 후에 복통은 사라집니다. 가슴이 답답하거나 머리가 아프고, 화를 잘 냅니다. 소화력이 떨어져 배가 더부룩하고, 식사량이 줍니다. 정신적 피곤감이 심합니다. 이때는 병이 만성기에 접어들었고, 자율신경 실조의 경향도 나타납니다.

■ 비장과 신장의 기운이 허약하고 양기가 부족한 경우

배에서 소리가 나면서 설사를 합니다. 소화되지 않은 음식물이 대변에서 나오며, 적백색의 점액이 대변과 섞여 나옵니다. 음식량이 줄어들고, 가슴이 답답하거나, 피곤 무력한 증상이 동반됩니다. 허리나 무릎이 시리고 아프거나 힘이 없습니다. 안색이 창백하고, 냉기를 싫어하여 추위를 잘 타게 되며, 팔, 다리가 냉합니다. 따뜻한 물이나 음식을 즐겨 찾습니다. 소변이 맑고 양이 많아져서 자주 나옵니다. 이때는 병의 기간이 길어져서 장기간 지속된 경우이며, 습열보다는 몸의 기운이 많이 부족한 상태입니다. 빈혈까지 겸한 경우가 많이 나타납니다.

※ 이상과 같이 독자의 이해를 돕기 위해 양방 한방 수술 및 식이요법 등에 대한 일반적인 내용을 요약하였다. 이어서 팔체질의학에 의한 치유법을 전개하니 주의 깊이 읽어주시기 바란다.

3. 팔체질 치유법

* 팔체질의학을 확신하지 못하거나 이해하지 못하는 분들은 홈페이지 초기 메인화면 홈으로 돌아가서 상단 녹색 띠 안에 있는 "팔체질의학"을 클릭하여 먼저 체질의학공부를 해야 한다. 그런 다음 다시 여기로 돌아와서 읽어 보시기 바란다.

■ 팔체질은 완벽하게 대장염을 치유하는 식단을 제공합니다

때문에 일반적으로 제시되는 체질의학과 무관한 식이요법 지침은 도움이 되는 것도 있지만 완벽한 지침과 식단표를 제시할 수 없습니다. 그래서 그것을 지키면 약간의 유익은 있을 수 있으나 불완전하기에 완전치유에는 역부족입니다. 심각한 설사와 혈변 자율신경실조 면역저하 등의 원인을 근본적으로 차단할 수 없는 식사법이기 때문입니다.

그러나 팔체질은 병의 근원이 되는 체질에 맞지 않는 음식과 치유에 도움이 되는 음식을 완벽하게 구별하여 개개인 환자마다 완전한 식단 프로그램을 제공합니다. 환자 개개인마다 개별적으로 꼭 맞게 이 질병을 악화시키는 음식을 체계적으로 분리해내고 100% 치료에 도움을 주는 유익한 식단 프로그램으로 지도합니다. 팔체질에 의한 식이요법은 최상의 치유법입니다. 이런 이유로 팔체질에 의한 식이요법은 궤양성대장염 완전치유도 가능한 것입니다.

그러나 여러 가지 사례에 의하면 불행스럽게도 체질감별을 정확하게 검증받지 못해 치료한 결과 오히려 악화되는 경우가 많았습니다. 더구나 그러한 실패에도 불구하고 재시도하였으나 실망만 안고 말았습니다. 끝내는 절망으로 자포자기한 사람들이 적지 않습니다. 그런 시련 중에서도 포기하지 않고, 마침내 체질감별과 확실한 검증절차를 통해 체질에 맞는 식이요법과 기타요법으로 건강을 되찾은 사람들이 있습니다. 그러므로 독자도 실망하지 말고 반드시 실력 있는 팔체질요법가를 만나 치유하도록 노력하시기 바랍니다.

그 이유는 이렇습니다. 이 환자들은 대장이 염증으로 극도로 예민한 결과 체질에 어긋나는 식품이나 약물이 조금만 들어가도 대장을 자극하기에 설사나 혈변을 경험하게 됩니다. 더 나빠지는 것입니다. 하지만 일반식이요법은 환자 개개인마다 해로운 음식과 이로운 음식이 무엇인지 제대로 구별도 못하고 알지도 못합니다. 그러므로 체질과 무관한 식이요법에서는 해답이 없습니다.

오로지 체질 요법만이 이 난제를 해결할 수 있습니다. 팔체질은 체질마다 그 원인을 정확히 밝혀줍니다. 원인을 알 수 있으니 치유법도 또한 확실합니다. 환자를 악화시키는 식품을 엄밀하게 분리해내고 이로운 음식과 약용식물을 골라낼 수 있습니다. 때문에 근본치유가 가능합니다. 따라서 팔체질을 제대로 활용할 줄 아는 전문가를 반드시 찾아서 치료받기를 권합니다. 제대로 체질감별을 받고 모든 면에서 즉 음식 건강식품 약용식물 기타 모든 것을 정확하게 지도할 수 있는 팔체질의학가를 만나면 반드시 이 궤양성 대장염은 치유됩니다.

■ 궤양성대장염과 크론병의 병기(病機)

이 질환은 1.감염 2.영양결핍 3.스트레스 4.자율신경실조 5.자가면역 등으로 추정되는 원인에 의해 일생동안 고생을 합니다. 그러나 근본 제 몸에 맞지 않는 음식을 주로 섭취하는 과정에서 면역기능이 감소하여 감염되어 장기간에 걸쳐 설사를 하게 됨으로 영양실조에 걸리게 됩니다. 극도의 영양실조는 뇌세포에 산소와 포도당공급에 장애를 초래하여 자율신경실조를 막을 수 없습니다.

대장의 염증에 장기간 한정 없이 항염증작용을 하다보면 면역에 힘이 부쳐 면역저하를 가져옵니다. 면역도 한계점에 이르면 백혈구가 아세포를 잡아먹는 자가면역질환에 이르게 됩니다.

대장의 염증은 간문맥을 타고 간으로 전달되어 간의 해독기능을 떨어뜨려 간 기능이 약해집니다. 그 결과 간의 혈소판 합성능력은 약해져 혈관 특히 대장의 혈관은 더욱 얇아집니다. 그리하여 대장에 분포한 동맥은 더 잘 파열됩니다. 내시경으로 보면 빨갛게 충혈되어 핏발이 서 있습니다. 비록 혈변이 눈에 보이지 않아도 미세출혈은 늘 존재합니다. 게다가 대장출혈로 인해 혈액의 손실과 영양흡수장애 및 소화 장애로 영양실조상태가 연속됩니다. 체중이 급속히 빠집니다. 기동할 수 없습니다. 장기의 기능은 끝내는 기능 부전상태에 이르게 됩니다.

■ 혈소판 강화요법

대장염환자의 경우에도 간경화에서와 같이 혈소판 수치가 저하됩니다. 그러므로 혈소판을 높이는 식이요법을 병행해야 합니다.

혈소판 수치가 10만 이하로 떨어지고 8만이하가 되면 심각해집니다. 비장이 심하게 붓고 식도정맥이 언제 터질지 모릅니다. 이 지경에 이르면 정규적인 검사를 통해서 터질 우려가 있는 정맥류를 발견하여 레이져빔으로 봉합수술을 합니다. 응급처치입니다. 필요한 조처입니다. 그러나 근본 혈소판 수치를 올릴 수 있는 현대의학적 치료가 없습니다. 때문에 한 번 생긴 비장비대와 식도정맥류는 병원에서 대책이 없습니다.

그러므로 체질식이요법으로 혈소판을 올려주지 않으면 끝내는 출혈로 사망을 피할 수 없게 되는 것입니다. 때때로 간이식에는 성공했어도 간 환자가 혈소판이 적어 지혈이 안 돼 죽는 비극이 있습니다. 부드러운 음식을 꼭꼭 씹어 먹고 마음을 늘 편하게 해서 스트레스를 받지 않아야 하고 격렬한 운동을 삼가야 합니다. 격하게 몸을 움직이지 않아야 합니다.

■ 식도정맥류의 직접적인 원인

아래 내용은 혈소판이 저하되는 간경화 합병증을 참고로 설명합니다. 간경화나 지방간이 진행되면 간세포가 압박을 받고 정상기능을 할 수 없게 됩니다. 간 속의 동맥의 혈액순환에 장애가 생겨 압력은 자연 높아지고 그 영향은 비장으로 옮겨져 비장이 붓게 됩니다. 비장이 부으면 비장에서 혈소판을 파괴하는 비정상적인 현상을 나타납니다. 게다가 간에서는 간경변으로 인한 간 기능장애로 혈소판을 합성하지 못합니다. 결과 16~45만 되는 정상혈소판 수치가 떨어지기 시작하여 결국은 10만 이하가 됩니다. 8만 이하가 되면 식도정맥류 출혈가능성은 아주 높아집니다. 6만 이하는 극도의 주의를 요하는 위험상황입니다. 이 시점에서 방심하면 식도출혈로 대개 사망합니다.

정맥류로 인한 출혈의 위험이 커지게 되며 혈소판감소로 인하여 출혈시의 지혈에 지장을 주게 됩니다. 그래서 비장비대는 간질환 시의 출혈과 직접적인 관련이 있습니다. 식도정맥류는 식도의 점막으로만 덮여있기 때문에 쉽게 손상을 받을 수 있어 정맥류 파열이 일어나기 쉽습니다. 특히, 문맥압 항진증에 속발된 식도정맥류는 식도 아래 1/3에 가장 심하게 생기며 거의 모두가 이곳에서 출혈을 일으킵니다.

혈소판을 합성하는 기능은 쉽게 회복되지 않기에 인내심을 가지고 오랫동안 식이요법을 지속해야 합니다. 식도정맥류는 간질환이 회복된 후에도 상당기간이 경과된 후에 정상이 됩니다. 흔히 간질환이 회복되었을 때 모든 것이 완치된 것으로 알고 음식섭취나 생활에서 주의하지 않다가 식도정맥출혈로 사망하는 일이 많습니다.

식도정맥류는 크기 및 식도강 내의 돌출정도에 따라 Grade I에서 IV까지 4등급으로 분류되는데 간경변증 환자의 50%에서 식도정맥류가 나타나고, 식도정맥류를 가진 사람들 중 40%가 2년 안에 사망하여 식도정맥출혈이 일어난 사람은 출혈즉시 30%가 사망하는데 병원에 입원하여 적절한 치료를 받은 사람 중에서도 60%가 1개월 안에, 90%가 1년 안에 사망합니다. 그리고 일단 출혈이 일어났던 정맥류는 대부분(60~70%) 수개월내에 재출혈을 보이며 현재 식도정맥류출혈은 간질환환자 사망률의 60%를 차지합니다. 따라서 식이요법이 절실합니다. 식이요법 시, 혈관벽의 구성물질 성분인 단백질, 비타민 C(금체질만), 비타민P의 섭취량을 늘리고, 혈관벽세포와 세포의 결합을 도와주는 칼슘, 프로트롬빈(응고물질) 생성의 보효소인 비타민 K, P 즉 루틴을 충분히 지속적으로 섭취하는 것이 중요합니다.

* 혈소판을 올리는 방법은 간(肝) 편에서 식도정맥류 항목에 체질별로 설명되어 있다. 면역을 증강하는 방법은 암 면역요법을 보시기 바란다.

팔체질별 식이요법

1. 금양체질

■ 발생기전

최강 장기인 폐 대장의 기능의 이상항진을 일으키는 육식을 삼가야하며 그리하여 동시에 육식으로 인한 간 담낭의 기능저하를 막을 수 있습니다. 유제품과 육식을 많이 하면 몸이 괴롭고 병이 잘 오고 대장질환을 면하기 어렵습니다.

약한 간으로 귀경(歸經)하는 냉성야채 즉 항상 푸른 잎 채소 위주의 채식을 하는 것이 좋습니다. 바다 생선류를 주로 섭취해야 심장병을 예방할 수 있습니다. 달거나 매운 음식은 아주 해롭고 신맛 나는 음식이 좋습니다. 싱겁게 먹으면 체액의 염분농도가 너무 떨어져 면역이 약해져 염증에 대한 저항력이 저하됩니다.

요약하면 폐와 위를 덥히고 강하게 하는 음식을 주로 섭취하면 위장의 기능은 약해지고 대장은 열이 가중되어 열증으로 장에 염증이 유발됩니다. 감염에 약해지고 장이 무력해져 장의 흡수기능은 떨어집니다. 물론 영양실조로 야위면 추위를 타고 최종적으로는 냉증상태가 됩니다. 그렇다고 몸을 덥히는 식품이나 약재를 쓰면 악화됩니다.

■ 금양체질의 대장(큰창자)의 생리

이 체질은 대장이 매우 깁니다. 때문에 아랫배가 나와 있습니다. 그러나 위장도 두 번째로 센 장기이기에 윗배도 나옵니다. 결과 배가 전체적으로 장구통처럼 배꼽을 정점으로 하여 불룩합니다. 대장에 열이 많기 때문에 대장과 폐에 열을 가하는 식품과 고기를 주로 먹으면 필연적으로 대장암이 금음체질과 더불어 가장 많이 발생합니다. 체질에 맞지 않는 육류는 긴 대장에 오래 정체되면서 열과 독소를 배출하여 정상적인 유익균이 감소하며 고약한 방귀가 나옵니다. 김, 다시마, 옥수수, 감자 등의 열성 식품을 섭취하면 대장이 과열되어 변비가 생기며 대장에 게실이 생겨 더러운 숙변이 쌓입니다. 냉성야채를 많이 먹으면 이 모든 질병을 피할 수 있습니다.

■ **식이요법**

1) 이 체질은 매운 음식을 절대적으로 금해야 합니다.
2) 설사로 인한 수분 보충을 위해 충분히 물을 먹어야 합니다.
3) 단백질은 육류는 금하고 콩요리 두부 등을 주식해야 합니다. 바다생선과 민물고기 중에서 붕어 잉어 가물치 등은 출혈소지가 없을 경우에만 먹어야 합니다. 특히 장어, 미꾸라지, 메기 등은 대장의 열을 가중시켜 장염을 가중시키므로 삼갑니다. 검정콩, 완두콩을 먹습니다.
4) 탄수화물은 쌀, 보리, 조, 녹두를 먹도록 하며 밀가루 음식은 금합니다. 밀가루는 대장의 기능 항진과 열을 촉진시켜 악화시킵니다.
5) 비타민과 무기질과 비타민은 배추, 신선초, 케일, 돗나물, 미나리 등 대장의 가열된 열을 해소하는 냉성 야채와 키위, 바나나, 포도, 참외 등을 섭취합니다.
6) 식초를 충분히 섭취하면 간해독과 기능회복으로 대장 염증치유에 도움이 됩니다.
7) 발효유를 포함한 모든 유제품을 금합니다.
8) 제한 사항이 없는 한 양질의 소금을 충분히 섭취해야 면역이 증강되며 염증에 대한 저항력이 강해집니다. 소금은 부패 즉 염증을 방지합니다.
9) 원래 생야채가 맞지만 조심하고, 처음에는 야채를 익혀 먹다가 서서히 적응이 되면 생야채를 점차 늘려 먹도록 합니다.
10) 총콜레스테롤수치가 정상수치보다 높지 않는 한 식물성 및 EPA DHA 등 생선기름섭취를 제한합니다. 일부러 별도로 드시지 말고 식사자체로만 드시면 됩니다. 그 이유는 장의 출혈은 혈소판이 낮아서 일어나는 것으로 위에 언급한 기름은 불포화지방산으로 혈액의 응고를 방해하여 출혈을 가속화합니다.

2. 금음체질

■ 발생기전

이 체질은 폐·대장이 최강 장기이며 간, 담낭이 최약 장기이므로 육식을 절대 삼가는 것이 좋습니다. 금음체질은 육식이 몸에 해롭습니다. 육식은 소뇌를 해롭게 하고, 특히 닭고기는 두통과 뇌질환의 원인이 됩니다. 대장에 매운 것들은 아주 해롭습니다. 육식과 밀가루 음식을 먹으면 대장과 위장이 나빠지기 쉽습니다. 체질에 맞지 않는 한약을 먹으면 부작용이 많습니다. 게다가 요즘은 손쉽게 육류를 섭취할 기회가 많기 때문에 간과 쓸개에 부담이 많아 간 기능이 저하되고 대장이 기능 항진되어 열이 지나치게 쌓입니다.

담낭과 간장이 최약(最弱)장기로 간을 돕는 푸른 야채와 생선을 주로 섭취해야 합니다. 즉 간을 돕고 열을 식혀주는 냉성 야채와 바다 생선류를 섭취해야 합니다. 특히 육식을 위주로 할 경우 대장 질환의 문제를 일으킵니다. 폐와 위를 덥히고 강하게 하는 음식을 주로 섭취하면 위장의 기능은 약해지고 대장은 열이 가중되어 열증으로 장에 염증이 유발됩니다.

이 체질은 대장이 열이 많고 건조하고 매우 깁니다. 때문에 아랫배는 상대적으로 좀 더 나와 있습니다. 대장에 열이 많기 때문에 대장과 폐에 열을 가하는 식품과 고기를 주로 먹으면 필연적으로 대장암이 금양체질과 더불어 가장 많이 발생합니다. 체질에 맞지 않는 육류는 긴 대장에 오래 정체되면서 열과 독소를 배출하여 정상적인 유익균이 감소하며 고약한 방귀가 나옵니다. 김, 다시마, 옥수수, 감자 등의 열성 식품을 섭취하면 대장이 과열되어 변비가 생기며 대장에 게실(憩室)이 생겨 더러운 숙변이 쌓입니다. 대장이 나쁘다고 유산균 음료를 마시면 장이 더 나빠지고 대장성 과민 증후군이 생깁니다. 과도하게 열성음식을 섭취하지 않는 한, 변비로 고생하는 일은 별로 없습니다. 그러나 해로운 음식을 주로 먹으면 장벽이 얇아지고 장 근육이 약해져 변이 무르고 설사기가 생기기도 합니다..

■ 식이요법

1) 이 체질은 매운 음식을 절대적으로 금해야 합니다.

2) 설사로 인한 수분 보충을 위해 적당히 물을 먹어야 합니다.

3) 단백질은 육류는 금하고 체질에 맞는 콩요리와 두부를 주식해야 합니다. 검정콩 완두콩을 먹습니다. 그러나 콩껍질은 왁스층으로 소화가 잘 안 됩니다. 상태에 따라 섭취량을 가감합니다. 두부 등을 섭취하는 것이 좋습니다.

4) 탄수화물은 쌀, 보리, 조, 녹두 등을 먹도록 하며 밀가루 음식은 금합니다. 밀가루는 대장의 열을 촉진시켜 악화시킵니다.

5) 비타민과 무기질과 비타민은 배추, 신선초, 케일, 돗나물, 미나리 등 대장의 가열된 열을 해소하는 냉성 야채와 키위, 바나나, 포도, 참외 등을 섭취합니다.

6) 식초를 충분히 섭취하면 간해독과 기능회복으로 대장 염증치유에 도움이 됩니다.

7) 발효유를 포함한 모든 유제품을 금합니다.

8) 소금을 많이 섭취하지 않도록 합니다.

9) 원래 생야채가 맞지만 조심하고 처음에는 야채를 익혀 먹다가 서서히 적응이 되면 생야채를 먹도록 합니다.

10) 식물성 및 EPA DHA 등 생선기름섭취를 조심 제한합니다. 일부러 별도로 드시지 말고 식사자체로만 드시면 됩니다. 그 이유는 장의 출혈은 혈소판이 낮아서 일어나는 것으로 위에 언급한 기름은 불포화지방산으로 혈액의 응고를 방해하여 출혈을 가속화합니다.

3. 목양체질

■ 발생기전

목양체질은 습기가 많고 서늘한 기를 띤 간장과 차가운 신장이 전체적으로 체질을 지배하고 있습니다. 간열 때문에 더위를 타기도 하지만 몸 안은 근본이 차갑습니다. 그러므로 늘 더운 성질을 띤 음식과 음료를 마셔야 내내 몸을 따뜻하게 보존할 수 있습니다. 즉 간장과 신장으로 귀경하는 기가 찬 음식과 식품을 삼가야 합니다.

그러므로 목양체질은 육식이 체질적으로 잘 맞으므로 육식 위주로 식사를 해야 하며, 뿌리채소를 섭취해야 건강이 증진되고 면역이 증가합니다. 위장과 대장이 별 탈이 없으면 적당히 맵게 먹으면 기 소통이 잘 되고 소화도 잘됩니다.

그러나 잎 야채를 많이 먹으면 몸이 피로해지고 병이 나기 쉽습니다. 육식을 기피하고 채식 위주로 할 때, 환각 환청 과대망상증이 나타날 수도 있습니다. 일반적인 잎 야채를 다식하면 간의 이상 항진으로 몸이 붓고 살이 찌고 몸이 무거워집니다. 변도 무르며 또한 눈이 충혈되거나 눈 주변이 붓거나 염증이 잠재하거나 눈꼬리에 염증이 생기기 쉽습니다. 눈이 건조해져 가려움 증상이 생깁니다. 동시에 면역기능도 떨어집니다. 대장과 폐가 약해 감기에 잘 걸리기 쉽고 잘 낫지 않으며 아랫배가 차가워집니다. 요약하면 원래 차가운 대장에 평소 차가운 성질을 지닌 식사를 주로 하게 되면 습과 냉증으로 대장염이 발생합니다.

■ 목양체질의 폐와 대장의 생리

목양체질은 폐와 대장 기능이 수준이하입니다. 모든 장기 중에서 가장 허약한 장부입니다. 이 체질로 태어난 사람은 폐활량이 아주 약합니다. 수면 중에 호흡은 매우 빠르고 안정이 안 되어 있습니다. 심한 호기성 운동을 하면 아무리 노력해도 다른 사람에 비해 발전성이 없습니다. 때문에 단거리나 장거리나 달리기를 하면 꼴찌를 면할 수 없습니다. 일등을 결코 할 수 없습니다. 수영도 속도를 내거나 안 쉬고 계속 달릴 수 없습니다. 숨이 가쁩니다.

폐가 피부를 통해 호흡이 약하므로 비례해서 수분의 증발도 약합니다. 때문에 피부가 촉촉합니다. 여름에는 살이 무릅니다. 피부가 겹치는 부위에 피부염이 곧잘 생깁니다. 폐의 선발 기능이 약해 어깨가 뻐근하고 견갑통이 잘 생깁니다. 폐가 약하기에 어깨와 목 부위에 기가 순환이 안 되어 생기는 현상입니다. 어깨와 팔 부위의 힘이 당연히 약합니다. 무거운 것을 잘 들지 못합니다. 목과 어깨 팔 등에 장애가 모두 폐의 기능이 약해서 생깁니다.

겨울이 되면, 기린처럼 선이 예쁘고 긴 목을 내놓고 한껏 자랑하고 싶지만, 목과 기관지가 차가워 따뜻하게 싸매어 가릴 수밖에 없는 딱한 처지에 놓이게 됩니다. 감기에 약합니다. 걸리면 잘 낫지도 않습니다. 가을되면 목이 차갑다가 조금만 찬데 있다 보면 목이 아프고, 다음날에는 감기에 걸려 있습니다. 심지어는 가을이 되자마자, 반갑지도 않은 감기가 찾아와 안방(폐)에 자리 잡고 물러갈 생각도 않다가, 이듬해 봄이 되서야 못이긴 듯 겨우 물러가는 것을 그것도 다행으로 여기는 체질이랍니다. 이 체질에게는 감기야말로 당해낼 수 없는 동방불패입니다. 폐를 온보하는 양파즙, 도라지, 더덕, 콩나물, 당근, 호박, 무우 등의 식품을 섭취하여야 합니다.

■ 대장

겨울은 말할 것도 없고 심지어 여름에도 배꼽 아래 아랫배 대장이 차갑습니다. 모든 체질 중에서 목음체질 다음으로 가장 대장이 냉(冷)합니다. 잘 못 관리하면 아랫배가 얼음장입니다. 심하면 겨울에는 복대를 해야 합니다. 찬 음식을 늘 조심하며 살아가야 합니다. 심지어 여름철에도 간열 때문에 더위를 타서 빙과류를 많이 먹게 되는데, 이것은 대장에 해롭습니다. 실상은 몸이 서늘하기에 푸른 야채와 찬 음식을 자주 먹으면 대장의 냉증이 심해지고 결국 복부에 냉적(冷積, 배를 눌러보면 뭉친 덩어리가 잡히고 동통이 있음)이 생기고 냉증으로 대장암이 생길 수 있습니다. 이때에는 쑥뜸과 대장을 덥게 하는 한방제를 겸하여 치료합니다.

■ 식이요법

1) 폐로 귀경하는 야채를 제외하고는 모든 푸른 야채를 금합니다.
2) 당근, 양파, 도라지, 더덕, 콩나물과 같은 뿌리채소를 주로 섭취합니다.
3) 단백질은 기름기 없는 육류를 충분히 섭취하되 쇠고기가 가장 좋은 고기입니다. 소화가 잘되는 연두부와 계란이 좋습니다.
4) 탄수화물은 녹두, 메밀, 조, 검정콩, 검정 강낭콩 등과 같은 냉성식품은 피하고 쌀 흰콩 회색 강낭콩과 대장의 습한 기운을 제거하는 수수 율무가 좋습니다.
5) 발효유를 포함한 모든 유제품이 소화가 되는 한도에서 섭취합니다. 지방이 제거된 우유는 소화가 용이합니다.

6) 매운 것을 적당히 먹으면 대장염 치유가 더 잘 됩니다.

7) 수분 손실을 위해 필요한 물만 보충하되 많이 먹어서는 안 됩니다. 원래 물은 성질이 차서 따뜻하게 먹어도 과량 섭취하면 몸은 차가워지고 대장은 냉증이 심해져 치유가 어렵습니다. 팔체질 식이요법을 하면 설사 등은 손쉽게 잡히므로 물을 먹을 필요가 없어집니다.

8) 치유가 될 때까지는 익히지 않은 날 음식을 금합니다. 대장이 차가워져서 치유가 더딥니다.

9) 소금을 필요 이상 섭취해서는 안 됩니다.

10) 중완 혈과 단전 또는 기해 혈에 온습포나 쑥뜸을 하면 위와 대장이 따뜻해져서 치유에 좋습니다.

11) 총콜레스테롤수치가 정상수치보다 높지 않는 한 식물성 및 EPA, DHA 등 생선기름섭취를 제한합니다. 일부러 별도로 드시지 말고 식사자체로만 드시면 됩니다. 그 이유는 장의 출혈은 혈소판이 낮아서 일어나는 것으로 위에 언급한 기름은 불포화지방산으로 혈액의 응고를 방해하여 출혈을 가속화합니다.

12) 음양식사법을 서서히 따르기 바랍니다. ("체질감별 및 기타"의 대체의학요법 참조)

4. 목음체질

■ 발생 기전

목음체질은 습기가 많고 서늘한 기를 띤 간장과 차가운 신장이 전체적으로 체질을 지배하고 있습니다. 간열 때문에 더위를 타기도하지만 몸 안은 근본은 차갑습니다. 그러므로 늘 더운 성질을 띤 음식과 음료를 마셔야 내내 몸을 따뜻하게 보존할 수 있습니다. 즉 간장과 신장으로 귀경하는 기가 찬 음식과 식품을 삼가야 합니다.

그러므로 목음체질은 육식이 체질적으로 잘 맞으므로 육식 위주로 식사를 해야 하며, 뿌리채소를 섭취해야 건강이 증진되고 면역이 증가합니다. 위장과 대장이 별 탈이 없으면 적당히 맵게 먹으면 기 소통이 잘 되고 소화도 잘됩니다.

야채를 주식(主食)하면 목양체질과 같이 눈에 염증과 충혈이 오기 쉽습니다. 차가운 음료와 차가운 과일인 참외, 포도, 수박 등을 삼가야 합니다. 그러나 몸에는 해로워도 테가 나지 않고 소화는 잘되기에 가리지 않고 먹습니다. 모든 체질 중에서 가장 차가운 대장은 더욱 차가워져 변비와 설사가 교차하면서 고생합니다.

목음체질은 대체적으로 하복부가 냉하며 신경이 예민합니다. 항상 아랫배를 따뜻하게 하고 사소한 일에는 신경 쓰지 않는 것이 좋습니다. 술과 담배를 멀리하고 차가운 음식은 삼갑니다. 채식 위주일 때, 정신과 변통이 고르지 않습니다. 따뜻하게 먹는 것이 좋습니다. 대장이 무력하여 배변이 잦고, 아랫배, 허리, 다리가 불편합니다.

그러나 잎 야채를 많이 먹으면 몸이 피로해지고 병이 나기 쉽습니다. 육식을 기피하고 채식 위주로 할 때, 환각 환청 과대망상증이 나타날 수도 있습니다. 일반적인 잎 야채를 다식하면 간의 이상 항진으로 몸이 붓고 살이 찌고 몸이 무거워집니다. 변도 무르며 또한 눈이 충혈되거나 눈 주변이 붓거나 염증이 잠재하거나 눈꼬리에 염증이 생기기 쉽습니다. 눈이 건조해져 가려움 증상이 생깁니다. 동시에 면역기능도 떨어집니다. 대장과 폐가 약해 감기에 잘 걸리기 쉽고 잘 낫지 않으며 아랫배가 차가워집니다.

요약하면, 원래 차가운 대장에 평소 차가운 성질을 지닌 식사를 주로 하게 되면 습과 냉증으로 궤양성대장염이 발생합니다.

■ 목음체질의 폐와 대장의 생리

·폐(허파)

폐가 허약하기에 어깨 목 팔의 장애가 많다. 상체운동이 필요하다. 목음체질은 폐와 대장 기능이 수준이하입니다. 모든 장기 중에서 가장 허약한 장부입니다. 이 체질로 태어난 사람은 폐활량이 형편없습니다. 수면 중에 호흡은 매우 빠르고 안정이 안 되어 있습니다. 심한 호기성 운동을 하면 아무리 노력해도 다른 사람에 비해 발전성이 없습니다. 때문에 단거리나 장거리나 달리기를 하면 꼴찌를 면할 수 없습니다. 일등을 결코 할 수 없습니다. 수영도 속도를 내거나 안 쉬고 계속 달릴 수 없습니다. 숨이 가쁩니다. 폐가 피부를 통해 호흡이 약하므로 비례해서 수분의 증발도 약합니다. 때문에 피부가 촉촉합니다. 여름에는 살이 무릅니다. 피부가 겹치는 부위에 피부염이 곧잘 생깁니다. 폐의 선발 기능이 약해 어깨가 뻐근하고 견갑통이 잘 생깁니다. 폐가 약하기에 어깨와 목 부위에 기가 순환이 안 되어 생기는 현상입니다. 어깨와 팔 부위의 힘이 당연히 약합니다. 무거운 것을 잘 들지 못합니다. 겨울이 되면, 기린처럼 선이 예쁘고 긴 목을 내놓고 한껏 자랑하고 싶지만, 목과 기관지가 차가워 따뜻하게 싸매어 가릴 수밖에 없는 딱한 처지에 놓이게 됩니다. 감기에 약합니다. 걸리면 잘 낫지도 않습니다. 가을되면 목이 차갑다가 조금만 찬 데 있다 보면 목이 아프고, 다음날에는 감기에 걸려 있습니다. 심지어는 가을이 되자마자, 반갑지도 않은 감기가 찾아와 안방(폐)에 자리 잡고 물러갈 생각도 않다가, 이듬해 봄이 되어서야 못 이긴 듯 겨우 물러가는 것을 그것도 다행으로 여기는 체질이랍니다. 이 체질에게는 감기야말로 당해낼 수 없는 동방불패입니다. 폐를 온보하는 도라지, 더덕, 콩나물, 당근, 호박, 무우 등의 식품을 섭취하여야 합니다. 수영 대신 등산을 하여 폐의 선발을 보강하면 감기에도 강하고 간과 심장의 불안정도 막을 수 있습니다.

·대장

차가운 대장을 위해 복부 온습포 뜸을 해주고 차가운 것을 피합니다. 냉증으로 대장에 염증 및 대장암이 오기 쉽습니다. 겨울은 말할 것도 없고 심지어 여름에도 배꼽 아래 아랫배 대장이 차갑습니다. 모든 체질 중에서 가장 대장이 냉(冷)합니다. 잘 못 관리하면 아랫배가 얼음장입니다. 심하면 겨울에는 복대를 해야 합니다. 찬 음식을 늘 조심하며 살아가야 합니다. 심지어 여름철에도 간열 때문에 더위를 타서 빙과류를 많이 먹게 되는데, 이것은 대장에 해롭습니다. 실상은 몸이 서늘하기에 푸른 야채와 찬 음식을 자주 먹으면 대장의 냉증이 심해지고 결국 복부에 냉적(冷積, 배를 눌러보면 뭉친 덩어리가 잡히고 동통이 있음)이 생기고 냉증으로 대장암이 생길 수 있습니다. 이때에는 온습포와 쑥뜸과 대장을 덥게 하는 한방제를 겸하여 치료합니다. 물론 냉성 야채와 찬 것을 피해야 합니다.

■ 식이요법

1) 폐로 귀경하는 야채를 제외하고는 모든 푸른 야채를 금합니다.

2) 당근, 양파, 도라지, 더덕, 콩나물과 같은 뿌리채소를 주로 섭취합니다.

3) 단백질은 기름기 없는 육류를 충분히 섭취하되 쇠고기가 가장 좋은 고기입니다. 잉어, 가물치, 복어, 장어, 메기, 미꾸라지, 조기 등과 같은 생선 등은 출혈소지가 있으니 금합니다. 소화가 잘 되는 연두부와 계란이 좋습니다. 출혈문제가 제거되면 생선을 조금 먹을 수 있습니다.

4) 탄수화물은 녹두, 메밀, 조, 검정콩, 검정 강낭콩 등과 같은 냉성식품은 피하고 쌀, 흰콩 회색 및 강낭콩과 대장의 습한 기운을 제거하는 수수 율무가 좋습니다.

5) 발효유를 포함한 모든 유제품이 소화가 되는 한도에서 충분히 섭취합니다. 지방이 제거된 우유 는 소화가 용이합니다.

6) 매운 것을 적당히 먹으면 대장염 치유가 더 잘 됩니다.

7) 수분 손실을 위해 필요한 물만 보충하되 많이 먹어서는 안 됩니다. 원래 물은 성질이 차서 따뜻 하게 먹어도 과량 섭취하면 몸은 차가워지고 대장은 냉증이 심해져 치유가 어렵습니다. 팔체질 식이요법을 하면 설사 등은 손쉽게 잡히므로 물을 먹을 필요가 없어집니다.

8) 치유가 될 때까지는 익히지 않은 날 음식을 금합니다. 대장이 차가워져서 치유가 더딥니다.

9) 이 체질은 체액의 염분 농도가 떨어지면 면역력이 저하되니 제한 사항이 없는 한 양질의 소금 을 충분히 섭취합니다.

10) 중완 혈과 단전 또는 기해 혈에 온습포나 쑥뜸을 하면 위와 대장이 따뜻해져서 치유에 좋습 니다.

11) 출혈이 멈출 때까지는 식물성 및 EPA DHA 등 생선기름섭취를 제한합니다. 일부러 별도로 드 시지 말고 식사자체로만 드시면 됩니다. 그 이유는 장의 출혈은 혈소판이 낮아서 일어나는 것 으로 위에 언급한 기름은 불포화지방산으로 혈액의 응고를 방해하여 출혈을 가속화합니다.

12) 음양식사법을 서서히 따르기 바랍니다. ("체질감별 및 기타"의 대체의학요법 참조)

5. 토양, 토음체질

■ 발생기전

토양체질은 최강장기인 위장과 차강장기인 심장의 지배를 받기에 모든 장부가 기질적으로 열이 극심합니다. 때문에 간, 담낭, 폐, 대장, 신장, 방광 등이 모두 열이 많습니다. 이 체질의 모든 병은 여기서 발원합니다. 때문에 치료의 원칙은 토양체질 식사법을 따르면서 장부의 열을 사 즉 쏟아내는 것입니다. 그러면 난치성 질환으로 알려진 당뇨 고혈압 위암 신장병 등의 모든 병을 근본적으로 다스릴 수 있습니다. 만일 몸이 허약하여 장부와 손발이 냉하면 신장을 보강하여 원기를 기르고 혈액순환을 원활히 한 다음 병증에 따라 치유법을 정합니다. 그러나 이 체질은 열증과 냉증이 동시에 나타날 때에는 냉증을 다스린 후에 열증을 순서대로 제거합니다. 냉하다고 하여 몸을 덥히는 음식이나 식품 약재를 쓰면 치료는 고사하고 병이 더 악화됩니다.

토양체질의 위장은 모든 체질 중에서 가장 강합니다. 쇠도 녹일 정도로 위장의 소화력은 위대합니다. 위장에 열이 무척 많습니다. 몸도 덥습니다. 이러한 위장의 기능항진을 막으려면 식사량을 줄여야 하건만 소화되는 대로 먹다 보면 위장은 표준이상으로 항진되고 위장에 열은 누적됩니다. 실은 여기서 병이 시작합니다. 오랫동안 체질에 아주 어긋나는 식사를 하지 않는 한, 강한 위열이 있어 무엇이나 소화를 시킬 수 있어 평생 동안 위장으로 고생하는 일이 없습니다. 대체로 어떤 음식을 먹어도 소화가 잘됩니다. 몸에 해로운 육류는 물론 열성(熱性) 음식도 다 잘됩니다. 이 체질은 많이 먹을수록 소화력도 그만큼 항진되어 자꾸만 저녁에 뭘 먹고자 하고 먹어야만 그제야 편히 잠 잘 수 있습니다.

이 체질은 위장에 열이 많기에 찹쌀, 현미, 옥수수, 감자, 닭고기, 오리고기, 열무, 부추와 같은 열성 식품을 주식하면 위장에 열이 과도하게 몰려 위염이 생기고 길게 가면 궤양이 발생합니다. 과열된 위장의 열로 말미암아 위암이 잘 발생합니다. 열은 위로 상승하는 성질이 있어 위암은 대개 위장의 윗부분에 자리를 잡습니다. 위장과 식도(食道)가 만나는 부위인 분문(噴門) 부위에 잘 생깁니다. 목에 뭔가 걸린 듯한 기분입니다. 사진을 찍어보면 식도염이나 위염만 있고 물론 암은 없는 경우도 있습니다.

그러나 위열과 심장의 열이 대장으로 집결하면 변비가 오기도 하고 때로는 설사가 생기기도 합니다. 설사가 생기는 이유는 대장에 열이 지나치게 가열되면 망음증이 되어 수분을 흡수할 수 없게 됩니다. 이 체질의 경우에 홍삼이나 인삼을 먹으면 설사를 하게 되는 일이 종종 있는데 인삼의 더운 열이 대장을 너무 뜨겁게 한 결과 대장 본연의 수분흡수 기능을 상실하여 그대로 통변하는 결과입니다. 그러나 이런 현상이 계속되면 영양흡수가 안 되기에 결국은 영양실조를 피할 수 없습니다. 영양이 부족하면 몸 안에 피가 부족해지고 몸은 차가워지고 대장벽의 모세혈관에는 피 순환이 잘 되지 않습니다. 설사가 오래되면 자율신경실조는 당연한 결과입니다. 이렇게 되면 대장에 염증이 생기고 면역은 저하되어 상처가 낫지 않습니다. 더웠던 몸도 뜨거웠던 대장도 이제는 옛말이 되고 대장은 얼음장이 됩니다. 그러나 근본은 대장은 허약하고 더운 장기이기에 치료는 그 흐름을 따라서 실제상황은 냉하나 근본은 열증이기에 냉으로서 열을 제압하여 치료합니다.

■ 토양체질의 대장의 생리

대장은 열이 많고 기운은 약합니다. 윗배는 나왔으나 아랫배는 그다지 나오지 않습니다. 대장에 열이 많기에 열성 식품을 주로 먹으면 변비가 흔하게 옵니다. 김, 다시마, 옥수수, 감자 등의 열성 식품을 섭취하면 대장이 과열되어 변비가 생기며 대장에 게실이 생겨 더러운 숙변이 쌓입니다. 체질에 맞지 않는 식품은 대장에 오래 정체되면서 열과 독소를 배출하여 정상적인 유익균이 감소하며 고약한 방귀가 나옵니다. 냉성야채를 많이 먹으면 이 모든 질병을 피할 수 있습니다.

■ 토양체질의 약한 폐(허파)

이 체질로 태어난 사람은 폐활량이 약합니다. 심한 호기성 운동을 하면 아무리 노력해도 다른 사람에 비해 발전성이 없습니다. 때문에 100m 정도의 단거리는 중간 정도는 되지만 장거리나 달리기를 하면 꼴찌를 면할 수 없습니다. 일등을 결코 할 수 없습니다. 수영도 속도를 내거나 안 쉬고 계속 달릴 수 없습니다. 숨이 가쁩니다. 피부가 좀 건성입니다. 그것은 폐는 약하지만 더운 위장의 열로 인해 피부의 수분이 소모되기 때문입니다. 그렇다고 건성피부로 고생하는 일은 거의 없습니다. 어깨가 뻐근하고 견갑통이 잘 생깁니다. 폐가 약하기에 어깨와 목 부위에 기가 순환이 안 되어 생기는 현상입니다.

한편 이 체질의 폐는 위장과 심장의 열이 위로 올라가서 폐에 흡수됨으로 열이 많고 조금 건조합니다. 따라서 폐 기능은 약하나 열이 심하므로 폐열을 내려주는 윤택하게 하는 식품과 약재를 씁니다. 폐를 보강하기 위해 걷기와 등산을 하고 수영은 하지 않아야 합니다. 버섯, 더덕, 도라지, 콩나물, 숙주나물, 고사리, 장어, 미꾸라지, 메기 등을 섭취하면 폐 기능을 살립니다. 약재로는 지골피, 구기자, 오미자 등이 있습니다.

■ 식이요법

1) 설사로 인한 수분 보충을 위해 충분히 물을 먹어야 합니다.
2) 단백질은 육류는 닭고기, 오리고기를 제외한 일반 쇠고기, 돼지고기 살코기 육류를 먹으면 되고 바다생선과 민물고기 중에서 잉어, 가물치, 장어, 미꾸라지, 메기 등 모든 생선은 출혈소지가 있으니 금합니다. 검정콩, 완두콩을 먹습니다. 그러나 콩껍질은 왁스층으로 소화가 잘 안 됩니다. 상태에 따라 섭취량을 가감합니다.
3) 탄수화물은 쌀, 보리, 조, 녹두를 먹도록 하며 우리밀가루 음식은 소화에 지장이 없는 한 섭취합니다.
4) 무기질과 비타민은 배추, 신선초, 케일, 돗나물, 미나리 등 대장의 열을 해소하는 냉성 야채와 키위, 바나나, 포도, 참외 등을 섭취합니다.
5) 발효유를 포함한 모든 유제품도 좋습니다.
6) 제한 사항이 없는 한 양질의 소금을 충분히 섭취해야 면역이 증강되며 염증에 대한 저항력이 강해집니다. 소금은 부패 즉 염증을 방지합니다.
7) 원래 생야채가 맞지만 조심하고, 처음에는 야채를 익혀 먹다가 서서히 적응이 되면 생야채를 점차 늘려 먹도록 합니다.
8) 출혈이 멈출 때까지는 식물성 및 EPA DHA 등 생선기름섭취를 제한합니다. 장의 출혈은 혈소판이 낮아서 발생하는 것으로 위에 언급한 기름은 불포화지방산으로 혈액의 응고를 방해하여 출혈을 가속화합니다.

일반 음식과 달리 한약재는 천연물질로서 특정 장기나 신체부위에 대한 약리 작용이 강하고 신체 기능 복원력과 면역기능 또한 탁월합니다. 체질에 맞고 약리작용이 뛰어난 약용식물들을 골라 증상에 맞는 추출물을 섭취하면 회복이 빠릅니다. 이러지 않고는 수십 년 쌓이고 쌓인 병증을 개선한다는 것은 실로 어려운 일입니다.

6. 수양체질

■ 발생기전

수양체질은 신장과 방광이 최강 장기이며 폐 대장이 차강 장기입니다. 따라서 몸이 실제로는 수음체질 다음으로 몹시 차가운 체질이나, 폐열이 있어 차가운 음식을 좋아하는 사람이 많습니다. 빙과류나 냉성식품을 즐기고 소화도 잘 되나 실은 위장이 매우 차갑게 되어 위염, 궤양, 위암이 발생합니다. 비교적 소화는 잘됩니다. 허리 병이 많습니다. 강한 신장의 차가운 기운으로 혈액순환이 잘 안 돼 근육의 피로가 풀리지 않고 뭉치기 때문입니다.

위장이 약할 시에는 무기력하고 활력이 없습니다. 몸이 따뜻하면 평화가 있고 추우면 불안정합니다. 사지(四肢)가 냉합니다. 심하면 특히 손보다 다리에 혈액순환이 안 되어 발이 시리고 저리기까지 합니다.

찬 것을 오래 즐기면 위장에 냉증이 생기며 그 냉기는 전신으로 퍼져나가고 대장으로 하강합니다. 그 결과 변은 가늘게 나오기도 하고 무르게 나오기도 하면서 변이 시원하게 나오지를 않습니다. 배출이 잘 안 되는 것입니다. 반대로 변이 대장에서 잘 빠져나오지 못하고 오래 정체되면 변비가 생겨 고생을 합니다.

그러나 원래 대장은 강하면서도 아주 차가운 장기이기에 대부분이 설사증상을 보입니다. 수음체질에 비해 차가운 음식을 먹어도 소화가 잘 되는 속성 때문에 가리지 않고 먹으면 만성적으로 설사가 진행되다가 대장과 연결된 신경이 기능장애를 일으키고 끝내는 자율신경실조가 됩니다. 게다가 염증에 대한 면역도 저하되어 장에 상처가 나 있어도 재생이 안 됩니다. 궤양성 대장염이 유발되는 것입니다. 근본 원인은 차가운 음식을 먹은 위장의 냉증이 궤양성 대장염을 만드는 것입니다.

■ 폐 대장의 생리적 특징

·폐(허파)

폐 대장이 신장 다음으로 두 번째로 기능이 센 장부입니다. 그러나 차가운 신장의 지배 아래 있어 차가운 장부입니다. 폐가 강한 수양체질은 실제로 사진을 찍어보면 폐가 큽니다. 어깨가 넓은 사람이 많습니다. 폐활량이 커서, 여름날 저수지나 개울가에서 물방구치고 놀면서, 물속에서 오래도록 숨을 안 쉬고 견디기 시합을 하면 언제나 이 체질이 이깁니다. 특별히 운동신경이 둔하지 않는 한, 달리기를 하면 등수 안에 들고 멀리 달리기를 하면 맨 앞에서 의기양양하게 달려 들어옵니다. 다른 사람보다 허파가 엄청 큽니다. 수영선수나 육상선수로 적합합니다.

피곤해도 노래방에서 노래하면 찌부둥하고 무거웠던 몸이 자기도 모르게 풀려, 언제 그랬냐는 듯, 구름처럼 가벼워집니다. 그것은 폐 속에 갇혀 있던 뭉친 기를 풀어냈기 때문입니다. 그러므로 스트레스를 받으면 노래를 불러보세요. 즐거워집니다. 수양체질이 노래 부르는 것은 그 자체가 즐거운 것이면서 한의학적으로는 강한 폐의 기운을 쏟아내 버리는 즉 사(瀉)하는 것이기에 폐 기운의 평형을 유지하는 것입니다.

폐의 호흡이 매우 강해 폐의 수분과 피부의 수분이 소모됩니다. 결과 폐가 주관하는 피부는 약간 건조합니다. 그러나 차가운 신장의 응축하는 기운의 영향으로 부드럽습니다. 각종 알레르기나 아토피성 피부병이 생길 가능성이 조금 있습니다. 그럴 경우에는 미지근한 물로 목욕하고 자극이 적은 보습비누를 쓰거나 비누 없이 합니다. 부드러운 면수건으로 두드리듯 닦아주고 3분 안에 오일이나 로션을 발라 수분증발을 막아줍니다. 목욕은 자주하지 말고 베이비파우더를 쓰지 않는 것이 좋습니다. 비 내리는 축축한 날이 오히려 감성도 좋고 기분도 만점입니다. 지상의 습기가 잘 도달하지 않는 고층아파트에 사는 수양체질은 가습기를 여름을 빼고는 가동하는 것이 좋습니다. 햇볕에 잘 탑니다. 다른 사람보다 금방 얼굴이 검게 때로는 붉게 탑니다. 때문에 한낮의 직사광선을 가능한 피하는 것이 피부를 거칠게 하지 않습니다.

·대장(큰 창자)

이 체질은 대장이 세고 깁니다. 그러나 신장이 강하기에 대장은 매우 찹니다. 아랫배는 상대적으로 좀 더 나와 있습니다. 위장은 약하고 대장은 세기 때문입니다. 찬 음식을 늘 조심하며 살아가야 합니다. 체질에 맞지 않는 차가운 음식이나 돼지고기 민물고기 바닷생선 청국장 등을 주식하면 변통이 매우 나빠집니다. 대장이 차가워지면 변이 잘 나오지 않고 가늘며 변비기가 생깁니다. 실상은 몸이 차갑기에 냉성 야채와 찬 음식을 자주 먹으면 대장의 냉증이 심해지고 결국 복부에 냉적(冷積, 배를 눌러보면 뭉친 덩어리가 잡히고 동통이 있음)이 생기고 냉증으로 대장암이 생길 수 있습니다. 맥주나 찬 것을 너무 절제 없이 먹어도 냉증이 원인이 된 대장암이 생깁니다.

김, 다시마, 옥수수, 감자 등의 열성 식품을 섭취하여 장을 덥혀야 합니다. 위장을 위해 배꼽과 명치 사이 중간점인 중완과 배꼽아래 약 4.5cm 지점 관원 혈에 쑥뜸을 뜨고 대장을 덥게 하는 육계 보골지 등의 약제를 씁니다. 물론 이때에는 대장의 한기를 없애주고 장을 덥혀주는 한방제를 병용해야 합니다.

■ 식이요법

1) 위를 차갑게 하는 배추, 적상추, 케일, 치커리, 배, 바나나, 그린키위, 파인애플, 귤 등 차가운 성질을 띤 야채와 과일을 금합니다.
2) 청상추, 열무, 돌산갓, 쑥갓, 쑥 등의 따뜻한 야채를 먹어야 합니다. 그러나 대장의 설사가 완전히 멈출 때까지는 생으로 먹어서는 안 됩니다. 익혀 먹어야 합니다.
3) 단백질은 기름기 없는 육류를 섭취하되 꿩고기, 개고기, 닭고기가 가장 좋은 고기입니다. 소화가 잘되는 연두부와 계란이 좋습니다. 장어, 미꾸라지, 잉어, 가물치, 복어 등 생선은 대장의 출혈, 설사 과민반응을 촉발하므로 금합니다.
4) 탄수화물은 녹두, 메밀, 조, 검정콩 등과 같은 냉성식품은 피하고 쌀, 흰콩 및 강낭콩과 대장의 차가운 기운을 제거하는 찹쌀과 현미가 좋습니다. 현미는 소화가 잘 안 되니 조금씩 소화량에

비추어 먹어갑니다.

5) 유산균 비피더스 발효유를 포함한 모든 우유의 발효제품을 금합니다. 또한 청국장을 금합니다. 대장이 과도하게 예민해져 설사를 유발합니다.

6) 매운 것을 완전히 금합니다. 사실 매운 것을 먹으면 대장염 치유는 불가합니다.

7) 수분 손실을 위해 필요한 물만 보충하되 많이 먹어서는 안 됩니다. 원래 물은 성질이 차서 따뜻하게 먹어도 과량 섭취하면 몸은 차가워지고 대장은 냉증이 심해져 치유가 어렵습니다. 팔체질 식이요법을 하면 설사 등은 손쉽게 잡히므로 물을 먹을 필요가 없어집니다.

8) 치유가 될 때까지는 익히지 않은 날 음식을 금합니다. 대장이 차가워져서 치유가 더딥니다.

9) 양질의 소금을 섭취하되 필요량만 조금 섭취합니다.

10) 중완 혈과 단전 또는 기해 혈에 온습포나 쑥뜸을 하면 위와 대장이 따뜻해져서 치유에 좋습니다.

11) 출혈이 멈출 때까지는 식물성 및 EPA DHA 등 생선기름섭취를 제한합니다. 일부러 별도로 드시지 말고 식사자체로만 드시면 됩니다. 그 이유는 장의 출혈은 혈소판이 낮아서 일어나는 것으로 위에 언급한 기름은 불포화지방산으로 혈액의 응고를 방해하여 출혈을 가속화합니다.

12) 음양식사법을 서서히 따르기 바랍니다. ("체질감별 및 기타"의 대체의학요법 참조)

7. 수음체질

■ 발생기전

수음체질은 차가운 방광과 신장이 최강 장기입니다. 서늘한 담낭과 간장은 차약 장기입니다. 몸은 차가운 신장의 지배를 받고 있기 때문에 팔체질 중에서 몸이 가장 냉합니다. 따라서 차가운 신장과 서늘한 간의 기운 때문에 허리와 사지가 가장 시립니다. 허리 병이 잦습니다. 차약 장기는 폐 대장이며 최약 장기는 위장과 비장입니다. 따뜻한 기를 발산하는 폐와 위장이 모두 약하므로 감기에 잘 걸리고 잘 낫지 않습니다. 목이 차갑습니다. 추위를 가장 많이 타는 체질입니다.

이 체질은 체질에 해로운 차가운 식품을 취하면 체내에서 민감하게 부작용이 나타납니다. 그래서 음식에 매우 조심하는 편입니다. 때문에 대체로 기운은 없어도 큰 병은 없습니다. 역시 대장염에 걸리는 일도 적습니다. 하지만 만일 주의하지 않는다면 이 체질은 궤양성 대장염에 노출되기에 가장 쉬운 체질입니다. 왜냐하면 전 체질 중에서 위장이 가장 차가워서 찬 것을 먹으면 금방 설사하는 경향이 있기 때문입니다. 이러한 체질적 상황으로 인해 차가운 것을 주로 섭취하면 대장염이 옵니다.

■ 수음체질의 폐 대장의 생리

·폐

모든 장기 중에서 두 번째로 허약한 장부입니다. 이 체질로 태어난 사람은 폐활량이 약합니다. 심한 호기성 운동을 하면 아무리 노력해도 다른 사람에 비해 발전성이 없습니다. 때문에 단거리든 장거리든 달리기를 하면 꼴찌를 면할 수 없습니다. 일등을 결코 할 수 없습니다. 수영도 속도를 내거나 안 쉬고 계속 달릴 수 없습니다. 숨이 가쁩니다.

폐가 피부를 통해 호흡이 약하므로 비례해서 수분의 증발도 약합니다. 때문에 피부가 촉촉합니다. 폐의 선발 기능이 약해 어깨가 뻐근하고 견갑통이 잘 생깁니다. 폐가 약하기에 어깨와 목 부위에 기가 순환이 안 되어 생기는 현상입니다. 어깨와 팔 부위의 힘이 당연히 약합니다. 무거운 것을 잘 들지 못합니다.

겨울이 되면, 여인들은 기린처럼 선이 예쁘고 긴 목을 내놓고 한껏 자랑하고 싶지만, 목과 기관지가 차가워 따뜻하게 싸매어 가릴 수밖에 없는 딱한 처지에 놓이게 됩니다. 감기에 약합니다. 걸리면 잘 낫지도 않습니다. 가을되면 목이 차갑다가 조금만 찬 데 있다 보면 목이 아프고, 다음날에는 감기에 걸려 있습니다. 심지어는 가을이 되자마자, 반갑지도 않은 감기가 찾아와 안방(폐)에 자리 잡고 물러갈 생각도 않다가, 이듬해 봄이 돼서야 못 이긴 듯 겨우 물러가는 것을 그것도 다행으로 여기는 체질이랍니다. 이 체질에게는 감기야말로 당해낼 수 없는 동방불패입니다.

폐를 온보하는 도라지, 더덕, 콩나물, 호박, 무우 등의 식품을 섭취해야 합니다. 수영과 등산을 하여 폐의 선발을 보강하면 감기에도 강하고 간과 심장의 불안정도 막을 수 있습니다.

·대장

대장이 허약하고 냉(冷)합니다. 잘 못 관리하면 아랫배가 얼음장입니다. 물론 목 체질처럼 차갑지는 않지만 찬 음식을 과하게 먹으면 변이 무르고 체중이 줄어듭니다. 찬 음식을 늘 조심하며 살아가야 합니다. 실상은 몸이 서늘하기에 푸른 야채와 찬 음식을 자주 먹으면 대장의 냉증이 심해지고 결국 복부에 냉적(冷積, 배를 눌러보면 뭉친 덩어리가 잡히고 동통이 있음)이 생기고 냉증으로 대장암이 생길 수 있습니다. 이때에는 위장을 위해 배꼽과 명치 사이 중간점인 중완과 배꼽 아래 약 4.5cm 지점 관원 혈에 쑥뜸을 뜨고 대장을 덥게 하는 보골지, 포공영, 애엽 등의 한약재를 겸하여 치료합니다.

■ 식이요법 기본

1) 위를 차갑게 하는 배추, 적상추, 케일, 치커리, 배, 바나나, 키위, 파인애플, 귤 등 차가운 성질을 띤 야채와 과일을 금합니다.

2) 청상추, 열무, 갓, 돌산갓, 쑥갓, 쑥 등의 따뜻한 야채를 먹어야 합니다. 그러나 대장의 설사가 완전히 멈출 때까지는 생으로 먹어서는 안 됩니다. 익혀 먹어야 합니다.

3) 단백질은 기름기 없는 육류를 섭취하되 꿩고기, 개고기, 닭고기가 가장 좋은 고기입니다. 소화가 잘되는 연두부와 계란이 좋습니다. 장어, 미꾸라지 등은 체질에 맞으나 출혈 문제가 있으니 제한해야 합니다.

4) 탄수화물은 녹두, 메밀, 조, 검정콩, 강낭콩 등과 같은 냉성식품은 피하고 쌀 흰콩 및 강낭콩 완두콩과 대장의 차가운 기운을 제거하는 찹쌀과 현미가 좋습니다. 현미는 소화가 잘 안 되나 현미찹쌀은 소화가 잘 됩니다.

5) 유산균 비피더스 발효유와 청국장은 대장을 덥혀주니 소화되는 한도 내에서 충분히 드시기 바랍니다.

6) 매운 것을 먹으면 폐와 대장을 덥혀주므로 염증치유에 많은 도움이 됩니다. 하지만 너무 맵게 먹으면 설사하는 경향이 있으므로 양을 잘 조절합니다.

7) 수분 손실을 위해 필요한 물만 보충하되 많이 먹어서는 안 됩니다. 원래 물은 성질이 차서 따뜻

하게 먹어도 과량 섭취하면 몸은 차가워지고 대장은 냉증이 심해져 치유가 어렵습니다. 팔체질 식이요법을 하면 설사 등은 손쉽게 잡히므로 물을 먹을 필요가 없어집니다.

8) 치유가 될 때까지는 익히지 않은 날 음식을 금합니다. 대장이 차가워져서 치유가 더딥니다.

9) 양질의 소금을 섭취하되 필요량만 섭취합니다.

10) 중완 혈과 단전 또는 기해 혈에 온습포나 쑥뜸을 하면 위와 대장이 따뜻해져서 치유에 좋습니다.

11) 출혈이 멈출 때까지는 식물성 및 EPA DHA 등 생선기름섭취를 제한합니다. 일부러 별도로 드시지 말고 식사자체로만 드시면 됩니다. 장의 출혈은 혈소판이 낮아서 일어나는 것으로 위에 언급한 기름은 불포화지방산으로 혈액의 응고를 방해하여 출혈을 가속화합니다.

12) 음양식사법을 서서히 따르기 바랍니다. ("체질감별 및 기타"의 대체의학요법 참조)

9장
운동 및
대체요법

모든 요법을 실행하는데 중환자로서 체력에 한계가 있습니다. 따라서 중요한 것부터 차례로 기술해보겠습니다. 우선 음양 감식법, 풍욕, 모관운동은 반드시 실행해야 회복할 수 있습니다. 다음 커피관장도 필수적이며 통증이 있을 때에는 더욱 그러하며 신기하게 암의 통증 제거에 도움이 됩니다. 나머지 서식운동법은 체력이 따르면 실행하면 좋습니다. 마지막으로, 인산 쑥뜸 요법은 말기의 암 환자라 하더라도 실행만 한다면 암을 극복할 수 있는 비장의 무기라 할 만큼 효과는 가히 경탄할만합니다. 다만 고도의 정신력과 인내력을 요합니다.

1) 음양감식법 2) 풍욕법 3) 모관운동 4) 커피관장 5) 된장찜질 6) 겨자찜질 7) 평상침대 8) 붕어운동 9) 경침사용 10) 합장40분행 11) 합장합척법 12) 배복운동(등배운동) 13) 인산쑥뜸요법

1. 음양감식(陰陽減食, 밥 따로 물 따로)

이 요법은 탁월한 건강 혜안을 가지신 이상문 선생께서 산중 수도 30년 만에 도승이 전해준 비결서에 의해 스스로 터득하신 구세 활인요법으로써, 특히 목수체질에 효과가 좋습니다.

■ 음양 감식 조절요법의 원리

사람 사는 세상에서 1년 중 가장 추울 때는 동지(12월 22일)를 지난 정월 초순의 소한과 대한이고, 가장 더운 때는 하지(6월22일)를 막 지난 소서와 대서입니다. 여름 중 하루 동안의 가장 뜨거운 시각은 오후 12시(하지)부터 1시(소서)~2시(대서)사이 입니다. 그리고 우리 인체의 생명 현상의 하나인 12경맥(6장6부를 말함)의 류주시간(氣가 인체의 경맥을 끝없이 순환하는 시간)대로 볼 때 낮 11시~1시~3시까지는 우주의 태양에 해당하는 심장과 소장의 경맥이 2시간 간격으로 '태양의 핵분열'에 의한 Energy를 싣고 자연생태계와 인체의 곳곳을 돌며 활동하는 시간대입니다. 마찬가지로 자연계의 만물들 역시 이 시간대에는 물을 멀리하며, 태양의 핵 Energy를 마음껏 받아들여 축적할 때인 것입니다.

따라서 이런 자연계의 현상에 대해 이해하게 되면 정오부터 오후 2시까지(하지~대서)는 절대 물

을 안 마시는 것이 좋습니다. 만일 이 시간대에 물기 많은 식사를 하거나 덥다고 냉수나 찬 음료수를 들이켜는 것은 '마치 이글이글 타고 있는 장작불 위에서 잘 익어가고 있는 가마솥에다 양동이로 물을 퍼부어 아궁이를 숯덩이로 만드는 것'과 꼭 같은 이치라고 보면 됩니다.

예를 들면 한낮의 찌는 태양 아래서 더위에 지쳐 고개를 숙이고 있는 고추밭에 안타까운 마음에 물을 주게 되면 어떻게 될까요. 아무리 잘 자라고 있는 밭작물이라도 한낮에 거의 매일 물을 주게 되면 자연계의 음. 양의 조화가 깨져 며칠 못 가서 떼로 죽게 되는 것입니다.

밤하늘에 뜬 달빛은 음(陰)의 기운이고, 대낮에 타오르는 태양빛은 양(陽)의 기운입니다. 그렇기 때문에 인간을 비롯한 모든 생명체들은 밤에는 음기운인 달빛을 받아야 하고, 낮에는 양기운인 태양빛을 따로따로 받아야 하는 것이 우주의 법칙이며, 자연계의 섭리인 것입니다. 따라서 우리가 먹는 밥과 반찬은 양의 기운이고 물은 음의 기운인 것이라, 식사 후에 또는 식사 중에 물을 많이 마신다는 것은 스스로 인체 내의 음과 양의 질서를 깨뜨리는 짓이 되는 것입니다. 따라서 이는 건강을 무너뜨리고 질병을 자초하는 무지한 행위가 되는 것임을 깨달아야 하겠습니다. 앞에서도 누차 언급하였듯이 동양의학에서는 질병의 가장 큰 원인을 "음양의 부조화로 인한 기혈 순환의 불균형"으로 보고 있는 것만 봐도 "물을 통한 음.양의 조절"이 얼마나 중요한가를 깊이 인식할 수 있을 것입니다.

결론적으로 요약한다면 식사 후 최소한 2시간이 지나서 물을 마셔야만 음과 양이 상충되지 않고 음 따로 흡수되고 양 따로 흡수되므로 건강이 나날이 좋아지게 되는 것입니다. 하지만 음의 시간대인 해 넘어간 뒤의 시간 즉, 밤에는 물을 양껏 마셔도 상관없으나, 이 음양 감식조절요법에 익숙해지게 되면 밤 시간에도 자연히 물을 안 마시게 됩니다. 참고로 말씀드리면 난치, 고질병에 걸려서 오랫동안 이것저것, 이 병원 저 약국을 다니며 안 해본 것이 없고 안 다녀 본 곳이 없는 막바지에 온 환자라 할지라도 속는 셈 치고 한 번 이 요법을 실행해보면 실로 신비스럽고 엄청난 효과에 스스로 놀라게 될 것입니다. 더군다나 돈 한 푼 안 들이고 난치 고질병에서 벗어날 수가 있으니, 오늘부터 당장 밥 따로 물 따로 요법을 실행에 옮기기 바랍니다.

* 난치, 고질병의 치유목적인 사람은 반드시 밥과 반찬은 물기 없는 마른 밥과 마른반찬으로 할 것을 당부하며, 점심 식사 시간대 오후 12시~2시까지는 가능하면 점심을 거르고 물을 한 방울도(커피, 녹차, 우유 등) 안 마셔야만

이 요법의 효과를 제대로 체험할 수 있음을 말씀 드립니다. 또한 식사 후 2시간 동안 음료를 마시지 않아야 합니다. 중환자의 경우에는 점심을 거를 경우 이상현상이 올 수 있으므로 반드시 전문가의 지도를 받아야 합니다.

2. 풍욕(風浴) - 암의 치유법

이 방법은 다 피부의 모세혈관의 확대와 수축을 목적으로 하며, 동정맥문합(글로뮈)을 활용하고, 피부의 기능을 촉진시킵니다. 또 한편으로는 산·알칼리의 평형을 유지하고, 체액을 중성으로 함과 동시에(온에 의하여 알칼리성, 냉에 의하여 산성이 됩니다. 양자를 번갈아 행함으로써 체액을 중성으로 합니다.)신경을 자극하여 전신적으로 병약체를 건강체로 바꿉니다. 풍욕법은 특히 피부의 호흡작용을 왕성하게 합니다. 피부의 표면에서 요소를 위시한 노폐물을 발산시키고, 혈액이나 임파액을 정화하며, 공중에서 산소와 질소를 보급합니다. 따라서 체내에서 발행한 일산화탄소를 산화시켜 탄산가스로 바꾸기 때문에 건강체가 되는 것은 물론이거니와 더욱이 감기에도 걸리지 않게 됩니다.

특히 암은 체내에 일산화탄소가 증가한 것이 원인이기 때문에 풍욕을 하는 사람은 암에도 걸리지 않지만, 암에 걸린 사람도 1일에 7~11회 행하면 낫는 것입니다. 암에 한하지 않고, 천식, 퓨머티즈, 심장병, 간장병, 위궤양 등에도 뛰어난 효과가 있으며, 피부병이나 기침에도 효과적입니다. 가스 중독 시에는 특히 주력을 기울여야 할 요법입니다.

■ 방법

될 수 있으면 팬츠도 벗고, 전신을 공개에 노출시키는 것이 좋습니다. 옷을 걸칠 때는 계절물보다 약간 두꺼운 것이 좋습니다. 예를 들면 여름이면 누비이불(땀이 안날 정도), 겨울이면 두꺼운 담요를 걸칩니다(어깨로부터 발끝까지의 몸부분을 전부 감싼다). 건강한 이는 걸상이나 의자에 앉아서 행하여도 좋습니다. 병자는 누운 채로 침구를 벗었다가 엎었다가 하면서 행한다. 자기가 할 수 없으면 남에게서 도움을 받습니다.

횟수	예비	1	2	3	4	5	6	7	8	9	10	11
방문을 열어 나체가 되는시간	.	20초	30초	40초	50초	60초	70초	80초	90초	100초	110초	120초
옷을 걸치고 문을 닫고 몸을 덥히는 시간	1분	1분	1분	1분	1분 30초	1분 30초	1분 30초	2분	2분	2분	2분	옷을 걸친 채 조용히 눕는다.

* 방문을 여닫기가 곤란하면, 쭉 열어 둔 채 행하여도 좋습니다.

특히 병자로서 처음으로 행하는 경우에는 다음과 같이 합니다.

· 제1일째: 20초에서 시작하여 70초까지 합니다.

· 제2일째: 20초에서 시작하여 80초까지 합니다.

· 제3일째: 20초에서 시작하여 90초까지 합니다.

· 제4일째: 20초에서 시작하여 100초까지 합니다.

· 제5일째: 20초에서 시작하여 110초까지 합니다.

· 제6일 이후: 20초에서 시작하여 120초까지 계속합니다.

■ 횟수

원칙적으로는 1일 3회이지만, 1일 1회라도 또는 조석 2회라도 좋습니다. 기간은 시작해서 30일간은 쉬지 않고 계속하고, 그리고 2,3일 쉬었다가 다시 계속하여 약 3개월여에 걸칩니다.

■ 시간과의 관계

원칙적으로는 일출 전과 일몰 후가 좋습니다. 병약자는 정오 무렵의 가장 따스한 시각에 시작하여 매일 30분 또는 1시간씩 당겨 차차 오전 5~6시가 되도록 합니다.

■ 식사와의 관계

식사 전이라면 식사하기 1시간 전부터 시작하며, 식사 후면 끝낸 후 30~40분 후에 시작합니다.

■ 목욕과의 관계

입욕 전은 괜찮지만, 입욕 후는 약1시간 이상의 시간을 두고 나서 행합니다. 풍욕법은 뛰어난 효과가 있는 만큼 명현이 강하게 나타나는 사람도 있습니다. 즉 피부가 가려워진다든지, 부스럼이 생긴다든지, 미열이 난다든지, 그 밖에 여러 가지 증상이 나타나는 일이 있습니다. 그러나 이것은 효력이 나타나기 시작한 증거이기 때문에 자신을 가지고 속행하는 것이 좋습니다. 명현이 너무 세면 2~3일 중지했다가 다시 속행하면 됩니다.

새벽에는 자외선이 나온다. 자외선은 냉선으로 수축성을 지니고 있으며, 많은 세균을 살균하는 성질이 있습니다. 그래서 살균에 자외선요법을 쓰는 것입니다. 저녁에는 적외선이 나옵니다. 적외선은 열선으로 사물을 덥히는 성질이 있으므로 냉한 병에 대하여 적외선요법을 씁니다.

3. 모관운동

먼저 앙와(仰臥)의 자세를 하고 경침을 벤 다음, 수족(手足)을 되도록 곧게 펴서 수직(垂直)으로 들고 발바닥을 되도록 수평(水平)으로 합니다. 이 상태에서 수족(手足)을 미동(微動)시키기를 1,2분간, 조석(朝夕)으로 1회씩. 서의학 건강 원리는 모두가 동서고금(東西古今)의 의학이나 과학이나 철학을 기초로 하여 창안된 것인데, 그중의 단 하나 혈액 환론(血液 環論)만은 전의 학설을 감연히 배척하고, 혈액 순환의 원동력은 심방에 있지 않고 동맥과 정맥을 연결하는 모세혈관(毛細血管)에 있다고 제창하는 것입니다. 1억 본의 인체의 모세관 중에서 38억 본이 분포되어 있는 사지(四肢)를 들어서 미동시키는, 이 모세관현상(毛細管現象) 발현(發現)운동, 즉 약해서 간단히 모관 운동이라고 하는 운동은 우선 사지의 정맥(靜脈) 판(瓣)을 바르게 하여 정맥혈의 흐름을 촉진하고, 임파액의 이동을 활발하게 하며, 그 위에 다시 글로뮤우(glomus)의 활동 재생을 도와서 노쇠를 막습니다. 또

이 모관 운동에 의하여, 동맥혈이 신체의 각 기관에 흡수되어 가므로, 전신의 혈액 순환이 생리적으로 행해지게 되고, 이것에 의하여 울혈이 제기되므로 순환 계통의 세 병이 낫게 되고, 또 예방이 되는 것입니다. 모관 운동은 또 기생충이나 세균류가 침입하기 쉬운 손발의 피부 기능을 완전히 활동시켜서, 이들의 침입을 방지합니다. 발은 인체의 역학적(力學的) 기초이고, 따라서 발은 만병(萬病)의 기본(基本)이라고 하는데, 모관 운동은 그 발을 생리적으로 건전하게 하는 운동입니다.

이 운동의 전에 발끝의 부채꼴 운동과 발목의 상하(上下)운동을 하게 되면, 발은 한층 더 완전하게 되는 것입니다. 이 혈액 순환의 원동력이 모세관에 있다는 학설로부터, 서의학에 있어서는 혈압 이론(血壓理論)에 있어서도 또 독자적인 견해를 발표하여, 최대혈압(最大血壓)과 최소혈압(最小血壓) 및 맥압(脈壓)의 비(比)는 3.14와 2와 1.14이어야 한다는 것을 고등 수학으로써 증명하고 있습니다. 하지(下肢)를 곧게 똑바로 들기가 곤란한 사람은 먼저 하지를 좌우로 100도쯤 벌리고, 그대로 위로 들되, 도중 적절한 위치에서 힘을 주어 다리를 곧게 펴고, 그리고 서서히 똑바로 들도록 연습합니다. 두 손, 두 발의 간격은 대체로 어깨폭 정도로 합니다. 모관운동이 끝나면, 그대로 발을 상방(上方)으로 수직으로 한 채, 공중에 마자(馬字)를 상반(相反)되게 써 보는 연습을 하면 더욱 좋습니다. 암 환자는 1일 3~5회 1회 15분~20분간 행합니다. 수직으로 손발을 뻗어 흔들고 숨차면 내려서 쉬고 숨이 고르면 다시 올려서 반복합니다. 이런 식으로 1회15분정도 시간을 정해 놓고 해야 달성됩니다. 그러나 복수가 찬 환자는 금하며 기타 건강이 극심하게 약한 사람은 삼가합니다.

4. 커피 관장

이 요법은 목양, 수음체질에 가장 효과적이며, 목음과 토양체질은 디카페인 커피를 사용하는 것이 좋고, 금양, 금음, 수양체질은 관장 추출재료로 커피를 사용해서는 안 됩니다. 커피 대신 체질에 맞는 원재료 중에서 현재 상황에 필요한 것을 따로 선택해야 합니다.

관장은 몸 안에 독소로 인한 트러블이 생겼을 때 몸으로부터 독소를 몰아내는데 가장 직효성이 있으며 방법도 간단합니다. 또 관장은 어떤 타입의 고통을 없애는 데도 도움이 됩니다. 관장을 하는

데 필요한 것은 자연적인 중력을 이용하여 관장액을 몸에 흘려보내는 관장용 기구인데 이것은 어느 약국에서나 팔리고 있습니다. 또 커피 관장을 위해서는 가루로 만든 커피가 있는데 이것은 원두에서 볶아낸 커피라든가 통조림을 한 것이 아니라야 하며 인스턴트커피는 안 됩니다. 그 외에 준비할 것은 플라스틱 시트라든가 낡은 타월, 몸 크기의 화장지, K.Y젤리형 튜브 또는 자리에 누워 있을 동안에 기분 좋게 누워 있으려면 베개가 있으면 더욱 편리합니다. 관장을 하고 있는 동안에는 될 수 있는 대로 몸도 마음도 편한 상태로 두는 것이 가장 중요합니다. 관장을 제대로 하는 비결은 심신을 모두 편하게 휴식시키는 것이 중요합니다.

■ 커피 관장의 방법

커피 3작은술에 1.2㎖의 물에 타서 3분간 끓인 다음 그 후 15분간을 약한 불로 끓입니다. 그리고 이것을 식혀서 커피 찌꺼기를 걸러냅니다. 만약 한꺼번에 많은 관장약을 만들어 두고 싶을 때는 그만큼의 커피의 양을 늘려서 끓인 다음, 그 끓인 물을 나중에 섞어서 사용하면 됩니다. 그리고 사용할 때에는 체온의 온도로 따뜻하게 하여 사용합니다. 1회의 관장에 필요한 양은 0.6ℓ의 커피 물입니다. 관장을 하는 데 가장 좋은 장소는 역시 욕실입니다. 가족에게는 당신이 욕실을 20분간 관장하기 위해 사용하고 있다는 것을 미리 알려둘 필요가 있습니다. 이렇게 해두면 도중에 방해를 받는 일이 없습니다. 그리고 나서 욕실에 들어가 관장 준비를 세심하게 하도록 합니다. 욕실 바닥에 플라스틱의 시트나 타월을 깔고, 다음에 베개를 놓고 필요하면 관장 시간을 지루하지 않게 보내기 위해 책이나 라디오를 가지고 가는 것도 좋습니다. 타이머가 있으면 더욱 좋습니다. 관장기구를 설치하고 누워 있는 바닥에서 적어도 2피트 정도는 높은 곳에 관장기구를 둡니다. 이것으로 관장을 시작하는 준비는 갖추어지는 것입니다.

1) 0.6ℓ의 체온 온도로 끓인 커피 물을 관장액용기에 붓습니다. 이때 관장튜브는 뚜껑이 완전히 막아져 있는가를 확인합니다.
2) 주전자를 바닥에 놓고 카테텔의 뚜껑을 헐렁하게 하여 주전자에 소량의 커피액을 붓습니다. 관장튜브 속에 있는 공기를 뺀 다음 공기가 없는 상태에서 해야 합니다.
3) 뚜껑을 닫고 주전자에 고인 커피액을 관장액 용기에 붓습니다.

4) 관장액 용기에 커피액을 넣었으면 주전자는 바닥에 놓고 그 속에 카테텔의 끝을 넣어둡니다.

5) 몸의 왼쪽을 밑으로 하여 두 무릎을 굽히고 편한 자세로 바닥에 눕습니다.

6) 소량의 젤리를 카테텔의 주둥이에 바르고 잘 미끄러지도록 합니다.

7) 몸을 의식하여 편하게 합니다.

8) 준비가 다 되었으면 카테텔을 항문에 집어넣습니다. 이때는 항문근을 열도록 합니다.

9) 카테텔이 제대로 들어갔으면 카테텔의 뚜껑을 열고 커피액이 몸속으로 흘러들어 가는 것을 확인합니다. 액은 너무 빨리 들어가지 않도록 합니다. 천천히 하는 것이 중요합니다. 튜브는 들어올려서 커피액이 끝까지 들어가도록 합니다.

10) 관장이 끝났으면 카테텔의 뚜껑을 막고 카테텔를 빼서 주전자 속에 넣습니다.

11) 관장액이 몸 안에 잘 퍼지도록 배를 마사지합니다.

12) 여기서 편하게 쉬며 라디오를 듣거나 책을 읽는 등 하여 약 15분간을 그대로 있습니다.

대장이 비어 있을 때가 관장을 하기가 더 쉽습니다. 관장을 하기 전에 따뜻한 물로 관장을 하여 그것을 흘려 내보낸 다음 커피 관장을 하는 방법도 좋은 방법입니다. 커피 관장은 될 수 있는 대로 계속하는 것이 좋습니다. 처음부터 0.6ℓ의 관장이 너무 많다고 생각되는 사람도 익숙해지면 이 양까지 점차 증가할 수 있습니다. 관장을 하는 데에 익숙해지면 극히 간단하다고 생각하게 됩니다. 커피 관장은 어느 정도 시간이 걸리는데 독자들은 곧 관장을 하는 시간이 기다려집니다. 관장을 하면 시원해지기 때문입니다. 관장한 커피의 성분은 대장의 혈관을 통하여 곧 흡수 되면 다음에 문맥을 통하여 간장으로 가게 됩니다. 그리고 간장에서 담즙이 만들어지는 것을 촉진합니다. 담즙은 통상의 경로를 통하여 노폐물을 몸 밖으로 배출하는 구실을 하고 있습니다.

치료할 때에는 커피 관장을 하도록 합니다. 당신이 식사 요법이나 대사 요법을 제대로 지키고 있으면 당신의 몸은 당신을 병들게 한 유해한 물질을 몸 밖으로 배출하여 몸을 청소해줍니다. 커피관장은 몸을 청소하는 과정을 더 한층 촉진하는 것입니다.

■ 커피관장을 피해야 하는 경우

·기운이 너무 없을 때

·심장기능이 좋지 않을 때

·혈액검사에서 칼륨의 수치가 정상이상으로 높아 있을 때(커피에는 칼륨이 많이 들어있기 때문)

·설사를 하고 있을 때

·장에 염증이 있을 때

·수면이 부족 시 밤에는 하지 않는 것이 좋습니다.

·그러나 통증으로 잠을 못 자는 경우 관장 후 수면을 취하는 것이 바람직합니다.

5. 된장찜질

왜된장 500g짜리 1개~2개를 그림과 같이 5㎜~10㎜ 두께로 펴서 복부에 얹고 약 1시간 정도 찜질을 함으로써 열을 내리게 하며 장(腸)의 혈액을 증진시키고 장내 숙변이 배출될 수 있는 환경을 장내에서 가능하게 하는 방법입니다. 보통 5~7회 정도 이상해야 숙변이 분리될 수 있다고 보며 장내 독소 배출에도 크게 기여 할 수 있는 방법 중의 하나입니다. 된장 찜질을 약 1시간 정도 하는 동안 상당히 된장냄새가 방안에 진동하게 되므로 환기가 잘 될 수 있도록 유의해야 합니다.

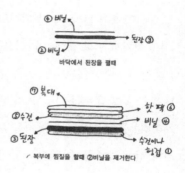

④ 비닐
된장 ③
② 비닐
바닥에서 된장을 펼때

⑦ 복대
수건 ⑤
된장 ③
핫 팩 ⑥
비닐 ④
수건이나 헝겊 ①
복부에 찜질을 할때 ②비닐을 제거한다

배꼽에는 테이프를 붙이고 복대로 감아 움직이지 않도록 고정시키고 잠을 자도 됩니다. 대장이 거의 움직이지 않아 위험한 상황일 때에만 이 요법이 필요합니다.

6. 겨자찜질

이 요법은 토양 목체질 수음체질만 해당됩니다. 혈행을 촉진하고 통증을 완화할 수 있는 찜질 방법으로서 핫팩을 사용하여 보통 35℃~65℃정도의 온도를 유지시켜야 합니다. 감자가루(목양 수체질) 또는 밀가루(목토체질):겨자가루=3:7을 500g 정도를 기준으로 환부 또는 관련부위에 찜질해 줌으로써 큰 효과를 체험할 수 있습니다. 우선 환자가 상쾌한 느낌을 통해 혈류 촉진효과의 증대를 기대할 수 있습니다. 이 방법은 신체의 불편한 곳 어느 부위에도 응용이 가능합니다. 폐렴, 기침, 신경통, 뻐근한 곳, 히스테리, 피로회복, 심장병, 신장병, 암 등에 이용합니다.

그 밖의 핫팩만으로도 자율신경의 안정을 통해 생체 이용률을 높일 수 있고 특히 수족이 냉하거나 기와 혈의 순환을 기하기 위해 요긴하게 쓸 수 있는 방법입니다. 처음에는 따끔따끔하다가 차츰 화끈화끈 뜨거워집니다. 이때는 발적(發赤)된 것이므로 떼어내고 더운 타월로 닦아내고 마른타월로 덮어둡니다.

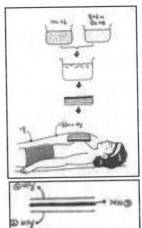

7. 평상침대

바로 서서 걷거나 활동하기 위해서는 등뼈에 만곡(彎曲-굽어짐)이 필요하지만, 잠자리에 누워서 휴양하는 경우에는 등뼈가 일직선으로 똑바른 것이 해부학적으로도 올바른 것입니다. 등뼈를 똑바로 일직선으로 하기 위해서는 단단한 평상에 누워서 척추의 전후의 어긋남을 정정하고, 붕어운동으로 척추골의 좌우의 어긋남을 정정하는 것입니다.

척추카리에스의 환자에 대하여, 현대의학의 치료에서도 만곡을 본뜬 깁스베드를 사용하고 있지만, 이래서는 낫지 않습니다. 인간은 바로 서서 걷기 때문에 등뼈의 만곡이 필요하지만, 누워서 쉴 때는 불필요합니다. 잘 때에는 등뼈가 일직선이 되도록 단단한 평상에 눕는 것이 가장 생리적이며 합리적입니다.

평상은 또한 중력에 대하여 가장 안정된 평면이기 때문에 이 위에서 잘 때는 전신의 근육이 풀리고, 정말로 편안하게 휴양할 수 있습니다. 평상에 자면 척추의 전후의 부탈구가 교정되므로 자세가 매우 좋아집니다. 단단한 평상은 피부나 신경계통을 적당히 자극하여 피부 표면 가까이에 내재하고 있는 정맥을 자극하여 이를 수축케 하여 혈액순환을 완전하게 합니다. 따라서 평상에 자는 것은 피부와 밀접한 관계에 있는 신장의 활동을 활발하게 하여 낮의 활동에 의하여 생긴 노폐물을 밤의 수면 중에 처리하게 하고 또한 간 기능을 좋게 하여 장의 연동을 활발하게 하니, 숙변도 고이지 않게 됩니다.

단단한 평상은 또한 지각신경을 자극하여 장관의 마비를 예방할 수 있습니다. 즉 변통이 좋아지는 것입니다. 평상에 자는 것은 척추 전후의 부탈구를 정정하는 외에 이상과 같은 훌륭한 효과가 있습니다. 최근에는 구미 제국에서도 단단한 평상이 좋다고 하는 결론에 이르게 된 것 같습니다. 두껍고 부드러운 매트리스 위에 자는 것은 척추의 전후의 어긋남을 더하게 하여 내장의 병을 악화시킵니다. 부드러운 매트리스를 사용하는 것은 자살행위입니다.

8. 붕어운동

붕어운동은 등뼈의 특만곡(側彎曲-척추골 좌우의 부탈구)과 선전(旋轉)을 정정합니다. 우리들은 상체를 좌우 어느 한쪽으로만 습관적으로 기울이면, 측만곡과 선전이 동시에 한꺼번에 행하여집니다. 회사 등에서 집무책상의 위치관계로 상관이 왼쪽에 있는 경우는, 왼쪽으로의 측만곡과 선전이 생깁니다. 또한 골프의 애호가에 있어서는 언제나 흉추10번이 우측으로 선회합니다. 요는 상체를 항상 옆으로 기울이는 자세를 취하고 있으면, 그 버릇이 굳어져 정말로 옆으로 굽어지는 몸이 된다는 것입니다.

그리고 측만곡의 유무는 양 어깨의 높이가 틀리는 것에서 알 수 있으며, 양어깨의 높이가 틀리는 사람은 측만곡이 있다고 보아서 틀림이 없습니다. 그리고 높은 쪽의 어깨는 어느 정도 앞쪽으로 튀어나와 있습니다. 붕어운동을 조석으로 실행하면 측만곡이 예방됩니다. 또한 스포츠나 일에 의하여 초래된 그날의 측만곡은 그날 중에 정정되어 척수신경에 대한 압박이나 말초신경의 마비가 제거되고 전신의 신경기능이 정정됩니다.

또한 붕어운동은 장관에 가벼운 진동을 주어서 장관 안의 내용물(대변이나 가스 등)을 균등히 하고 장염전이나 폐색을 예방하고 장관의 유착을 고치고 장의 연동과 장의 본래의 활동을 촉진시킵니다. 또한 골수내의 적혈구 생성기능에 작용하여 이것을 자극 증진시킵니다. 그 밖에 직업이나 스포츠에서 생긴 신체 좌우신경의 평형상의 위화(違和)를 조정하고, 복통 및 맹장염을 예방할 수 있고 또한 이를 치료할 수도 있습니다.

항상 붕어운동을 행하는 사람은 결코 복통으로 괴로워하는 일도 없고, 급성 맹장염에 걸리는 일도 없습니다. 또한 장폐색, 장염전, 복통, 위경련, 맹장염 등의 경우에는 맨 먼저 행해야 할 치료법입니다. 이런 때에는 환자는 스스로 행할 수는 없으므로 남에게 받아야 합니다. 그 방법은 다음과 같습니다. 우선 환자를 반듯이 눕히고 베개를 들어냅니다. 시술자는 환자의 발쪽에 앉고, 양 손의 손바닥에 환자의 양 뒤꿈치를 얹어서 조금 잡아당기는 기본으로 발을 좌우로 가볍게 진동시킵니다. 환자의 양 발꿈치의 높이는 환부의 위치와 밀접한 관계가 있고 또한 진동의 속도 및 진폭은 병의 경중에 중대한 관계가 있으므로, 환자가 기분이 좋다고 느껴지도록 가감 조절하는 것이 중요합니다. 일반적으로 중증일수록 잔잔하게 천천히 행하는 것이 좋습니다. 유아에 대해서는 양 손으로 허리를 잡고 붕어운동을 행합니다.

요는 붕어운동은 척추골 좌우의 부탈구를 고치고 장의 연동을 촉진하고 장관의 내용물을 균등히 하고 장 본래의 기능을 촉진하는 것으로 평소에 이를 실행하는 사람은 장폐색, 장염전, 맹장염에 걸리는 일이 없습니다.

* 붕어운동을 남이 시술할 때는, 같은 복통이라도 위통의 경우에는 환자의 뒤꿈치를 조금 높이 올려서 잡고 흔드는 편이 더욱 효과적이고, 하복부의 통증의 경우에는 환자의 뒤꿈치를 조금 낮게 올려서 잡고 흔드는 편이 더욱 효과적입니다.

9. 경침(硬枕)의 사용

* 금체질은 소나무와 편백나무, 토체질은 편백나무와 상수리나무, 목체질과 수음체질은 삼나무, 오동나무, 단풍나무, 상수리나무, 자작나무, 수양체질은 오동나무, 삼나무, 자작나무를 사용합니다.

척추 중에서도 경부의 만곡은 해부학적으로도 발생학적으로도 선천적인 것이므로 그 만곡부에 알맞은 경침을 베어서 그 만곡을 해부학적으로 바르게 지니도록 하는 것이 필요합니다. 그래서 자기의 약손가락의 길이를 반경으로 한 통나무를 2분한 크기의 베개를 경추 4번의 언저리에 대고 반듯이 눕습니다. 그렇게 하여 경부를 강화하려고 하는 것이 경침 사용의 목적입니다.

네발동물의 경추골은 언제나 장력(張力)을 받고 있지만, 인간의 그것은 똑바로 서있기 때문에 위에 무거운 머리를 얹고 있어서 항상 압박을 받아 불안정하고 고장을 일으키기 쉽습니다. 경추골 7개 중 제1번은 두개(頭蓋)의 직접적인 지탱 중앙부의 제4번은 경추골의 중앙부로 만곡의 중심부, 제7번은 흉부 위에 바로 서는 경추로 가장 큰 힘이 걸립니다. 따라서 이 세 부분에 고장 즉 부탈구가 생기기 쉽습니다. 그런데 잘 때에 이 부탈구를 방지하려면 밤에 취침 중에 이것에 장력을 걸도록 하는 연구가 필요합니다. 그 목적으로 경침을 사용합니다.

단단한 경침 등을 사용하면 혈액순환이 나빠지고, 그 때문에 머리가 저려져 온다고 반대하는 사람이 있습니다. 그러나 경침을 사용하여 경부의 혈관을 압박하면, 도리어 혈액순환은 좋아지는 것입니다. 이것을 수학적으로 생각하면, '홉킨스의 법칙'이 있습니다. 지금 경침의 압박에 의하여 혈관의 횡단면적이 반이 되었다고 하면 흐름의 속도는 배가 됩니다. 지금까지 면적이 1, 속도가 1이었던 것이, 면적이 1/2이 되어 속도가 2배가 된 경우에는 혈류의 힘은 그것의 6승에 정비례하게 됩니다. 속도가 배가 되니 그 2의 6승, 즉 지금까지의 64배의 것이 흐르게 됩니다. 따라서 지금까지 동맥경화에 걸려서 혈관이 경화되어 있던 사람이 경침을 이용하였기 때문에 혈관의 면적이 좁혀집니다. 따라서 속도는 붙게 되고, 그 때문에 지금까지 혈관 안에 고여 있던 불순물 등이 흘러가게 되어, 차차 머리가 가벼워져 오는 것입니다. 이것은 전국에 있는 수십만이나 되는 경침이용자가 전원 체험하고 있는 일입니다. 경침을 사용하기 시작한 무렵에는 일시 머리가 저리는 일이 종종 있지만, 이것은 경추골의 부탈구가 경침에 의하여 정정되어 가는 과정에서 나타나는 일시적 현상으로 소위 명현(반응)의 현상으로서 오히려 기뻐해야 할 일입니다.

(1) 경침에 의하여 낫는 병

경침의 정부(頂部)에는 경추 제4번의 극상돌기가 닿게 됩니다. 만일 경추 제4번에 부탈구가 생겨 있으면, 경침에 의하여 교정됩니다. 경추 제4번에는 인후부 및 편도선의 주신경이 있는 곳으로, 여기에 고장이 있는 사람은 경추 제4번이 부탈구 되어있습니다. 이 부분을 손가락 끝으로 누르면 극상돌기에 닿아 통증을 느끼는 것이 거의 모든 사람의 공통된 현상입니다. 이 밖에 경추 3번, 4번이 부탈구되어 있으면, 어깨가 뻐근하고, 이가 빠지고, 갑상선의 고장이 일어나기 쉬운 등의 병이 일어납니다. 경침의 상용에 의하여 어깨의 뻐근함 등은 잊은 듯이 되고, 얼굴의 여러 기관, 즉 눈, 귀, 입, 인후 등은 특별히 개선됩니다. 또한 소뇌나 연수(延髓)의 기능이 완전히 작용하게 되므로 신체의 각 부, 특히 손발의 신경 마비가 예방됩니다. 독일의 치과의 파르마 박사는 그의 저서 '치과 뢴트겐 진단학'속에서 치통환자는 경추 3,4번에 부탈구를 가지고 있으며, 상하 문치(門齒-앞니)가 상하 소구치(小臼齒-작은 어금니)등의 치통, (섭유-관자놀이) 상하관절의 고장 등은 거의 경추 3,4번의 부탈구 때문이라고 말하고 있습니다.

(2) 목이 굽은 사람은 요절한다

예로부터 목이 굽은 사람은 요절한다고 합니다. 원래 '人'이라는 문자는 '大'라는 문자입니다. 이 人이라는 大에 '一'을 얹으면 '天'이 됩니다. '天'은 사람이 목을 굽히는 형상입니다. 그것을 순간적으로 굽힐 때는 상냥하게 되고 영속적으로 굽힐 때는 요절이 됩니다. 목을 언제나 구부리고 있는 사람은 왜 요절하는가. 항상 목을 구부리고 있는 사람은 척추에 고장을 가지고 있는 사람이며, 그러한 사람은 경부정맥이 부풀어 오른(怒腸) 사람이며 따라서 우심방이 확대된 사람이며 심장병, 폐병에 걸리는 사람이기 때문입니다. 목이 굽어져 있어서는, 첫째로 자세도 나빠집니다. 바른 자세라는 것은, 머리의 중심과 목의 중심과 몸의 중심이 일직선이 되지 않으면 안 됩니다. 따라서 바른 자세를 얻으려면, 우선 평상에 자고, 경침을 사용하여 경부의 만곡을 해부학적으로 바르게 확보하는 것이 첫째 조건입니다. 이것은 또한 건강의 첫째 조건입니다.

경부는 머리와 동체와의 연락소이며, 뇌신경과 척수신경의 중계소입니다. 경침에 의하여 경부를 해부학적으로 바른 위치에 정정한다는 것은 눈, 코, 귀, 인후, 이, 갑상선, 심장, 폐, 위 등의 건강은 물론 두부의 혈액순환을 적절하게 하는 것으로, 우리들의 건강상 불필요 가결한 것입니다. 최근 중년 이상의 사람들에게 많이 보이는 경견완 증후군(頸肩腕 症候群-어깨가 아프고 팔이 저리는 것)도 경추골의 부탈구가 원인이며, 평상과 경침을 병용하고 모관운동을 행함으로써 낫는 것입니다.

10. 합장 40분행

합장을 하는 것은 생물전기의 회로를 만드는 것이며, 생명광선의 방사를 촉진하는 것입니다. 西式

健康法에서는 합장의 위치를 얼굴의 높이로 유지합니다. 이것은 팔꿈치를 심장보다 위로 올리는 것이 됩니다. 팔꿈치를 혈액순환의 조절기관인 심장보다 높이 올린다는 것은 지각신경을 완전하게 작용시키는 것이 됩니다. 우리 인간은 직립보행의 생활로 진화하여 머리를 심장보다 높은 위치에 유지하게 되었기 때문에 소위 인지가 발달하여 만물의 영장이 된 것입니다. 인간이 네발로 기고 따라서 머리를 삼장의 위치보다도 낮게만 하고 있으면, 건강하게는 되지만, 인간이 바보가 됩니다. 합장의 위치를 얼굴의 높이로 올림으로써 거기에 청정한 혈액을 순환시킬 수가 있으며 또한 그것에 의하여 조곽(爪廓-손톱의 둘레)과 손바닥의 모세혈관망의 염전이 교정되어서 혈액순환이 한층 더 완전하게 되며, 손바닥의 지각신경이 한층 더 예민하게 됩니다. 따라서 마이스넬씨 소체(小體)의 진동이나 폭음도 생리적으로 정정소활(整正蘇活)되는 셈이 됩니다.

* 마이스넬씨 소체는 마이스넬 씨가 발견한 것으로, 이것은 손 전체에 분포해 있지만, 특히 손가락 끝부분의 제1관절 내에 108개의 비율로 들어있으며, 또한 그 1개에는 젖꼭지모양의 작은 돌기물이 400개나 들어있습니다. 그리고 이 소돌기물로부터는 진동과 폭음을 일으키면서 효소를 분출시키고 있습니다. 또한 합장은 이 소체의 소돌기물로부터의 효소의 분출을 높여 주는 것이 됩니다.

또한 합장의 시간을 40분으로 한 것은, 우리들의 혈액순환의 시간은 대체로 19초에서 23초의 사이입니다. 그래서 100회의 순환을 목표로 하여 1,900초에서 2,300초로해서 약40분이라는 셈이 됩니다. 합장은 인간만이 할 수 있는 성심의 표현으로 동물은 합장하려고 해도 할 수 없는 일입니다. 또한 인간이라도 부자연한 생활을 하여 뇌일혈이라도 되면, 성심을 신불에 통하게 하려고 해도 손이 자유롭지 않으므로 합장할 수가 없습니다.

합장한다는 것은, 생체역학에서 검토하면, 이것이 건강법에서 가장 중요한 것인데, 척주를 축으로 하여 인체를 좌우 대칭(對稱)의 균형상태로 하는 것입니다. 그리고 또한 합장을 얼굴의 높이로 유지하는 것은, 생체의 각 기관을 좌우 대칭의 균형상태를 유지하도록 강제하는 것이기도 합니다. 자연히 자세도 발라집니다. 그렇게 되면, 교감신경과 부교감신경이 저절로 길항(拮抗-서로 반대방향으로 작용하는 것) 상태가 되고, 체액도 산. 알칼리의 중화상태가 됩니다. 그리고 여기에 심신일여(心身一如),중(中)이며, 무(無)이며, 공(空)인 경지가 저절로 만들어져 오는 셈이 됩니다. 식사 때마다 1분 15초 이상 합장을 실행하면, 체액의 산. 알칼리는 평형상태가 되고 음식물에 의한 중독을 예방할 수가 있습니다.

■ 이완태세(弛緩態勢) 40분행

1) 효능

합장 40분 행은 상반신에 관련되며, 형이상의 일자인데, 이에 대하여 이완태세 40분 행은 전신에 관련되며 형이하의 일자입니다. 이를 되풀이하고 있으면, 신경통, 류머티즈도 낫고, 암도 풀려나갑니다.

2) 방법

긴장을 풀고 완전히 이완된 상태로 들어가는 것인데 무념, 무상, 무아, 무중, 절대부동인 채로 40분간 계속하는 것입니다. 앉아서도 누워서도 어떠한 자세에서도 좋으나 큰 호흡을 해서는 안 됩니다. 콧등에 깃털이 붙어서, 날까 안 날까 하는 정도의 호흡으로 합니다. 조금이라도 움직이면 안 되며, 5분이고 10분이고 될 수 있는 대로 실행해서 40분에 이르도록 연습합니다. 눈을 감고 하는 편이 좋으나 잠들면 안 됩니다.

* 한겨울에 나체로 판자 위에 잘 수 있는 사람이 이 40분 행을 할 수 있습니다. 신경통, 류머티즈, 천식 등에 걸려 있는 사람은 냉온욕이나 풍욕으로 차차 추위를 이겨나가게 되면, 증상도 가셔지고, 40분 행도 할 수 있게 됩니다.

11. 합장합척법(合掌合蹠法)

이 방법은 사지의 근육과 신경을 평등하게 가지런히 하고, 전신적인 조화를 꾀하는 운동법입니다. 특히 합척법은 골반저(骨盤底), 복부, 상퇴(上腿), 하퇴(下腿), 발 등의 근육과 신경기능 및 혈액의 순환을 순조롭게 하는 것으로, 부인병 일반, 예컨대 자궁발육부전, 자궁후굴, 월경이상, 무월경, 불임증, 냉감증, 난소낭종, 자궁근종, 자궁암, 자궁내막염, 질염 등을 예방하고 또한 치유를 빠르게 할 수가 있습니다.

조석으로 합장합척법을 실행하면 매우 효과적이며, 남녀에게 다 함께 강정법이 되고 또한 성병의 예방에도 도움이 됩니다. 본 법은 횡경막 이하의 질병을 예방하고 또한 이를 치유케 합니다. 특히 부인의 경우 합장합척법만 실행하면 순산은 틀림없습니다. 이것만 실행하고 있으면 자궁후굴도 자궁근종도 나아버리며, 자궁외 임신에도 절대로 걸리지 않습니다. 이 운동의 실행에 의하여 역자(逆子)를 생리적 위치로 돌려 순산케 한 실례를 많이 가지고 있습니다. 또한 여자로서 스포츠를 하는 사람, 미용, 이발 등의 선일을 하는 직업부인, 재봉을 업으로 하는 부인, 스포츠를 즐기는 여학생 등은 꼭 실행해야 할 운동법입니다. 양 팔을 좌우로 벌리고, 또한 5개의 손가락도 벌려서, 갑자기 앞에서 양손의 손가락 끝을 맞춰 봅니다. 좌우 5개의 손가락 끝이 서로 맞으면 좋지만, 엇갈린다면 어딘가에 고장이 있다는 증거입니다. 다음에 등 뒤에서 맞춰 봅니다. 앞뒤 어디서 맞춰 봐도 엇갈림이 없는 사람은 우선 건강체입니다. 반신불수의 사람은 맞춰 보려고 해도 맞춰지지 않으며, 신불 앞에서 합장할 수도 없게 되어 있습니다.

* 본 운동법은 산전은 분만 직전까지, 산후는 3~5주간 이후부터 행합니다.

12. 배복운동(背腹運動) - 등배운동

배복운동은 좌우요진(左右搖振)의 등운동과 배를 밀어내고 넣고 하는 복부운동의 두 운동으로 되어 있습니다. 이 중 등운동이 등뼈운동으로 척추골의 부탈구를 고칩니다. 척주 전후의 부탈구는 평상이용으로, 또한 좌우의 부탈구는 붕어운동으로 정정되지만, 그 위에 좌우요진을 행할 때는, 척주의 전후좌우의 부탈구가 함께 정정되는 것입니다.

좌우. 요진이 어째서 척주의 어긋남을 고칠 수 있느냐 하는 데는 다음과 같은 실험이 있습니다. 가느다란 깊은 유리원통 안에 많은 동형의 목편을 아무렇게나 쌓아 올려 둡니다. 그리고 원통 저변의 중심을 고정하여 놓고, 이것을 좌우로 흔들고 있으면, 안의 목편은 차차 정연히 일직선의 막대처럼 정돈되는 것입니다. 물론 단순한 목편과 각 추골과는 성질이 다르지만, 그 정돈되어지는 역학작용을 받는 점에 있어서는 상통하는 점이 있습니다.

물론 각 추골은 중심을 뇌척수신경이 지나가고 각 추간구멍에서는 말초신경이 분기(分岐)하며, 게다가 근육이나 혈관이 얽혀 있으므로 목편처럼 뿔뿔이 흐트러져있지는 않습니다. 그러므로 이 실험처럼 10분이나 30분의 좌우 요진으로는 정정되지 않지만, 매일 조석으로 10분간씩 열심히 실행하면, 차차 정정되는 것입니다.

(1) 척주의 어긋남과 질병

직립보행에 의하여 역학적으로 가장 어긋나기 쉬운 곳은 경추골에 있어서는 1번과 4번, 흉추골에 있어서는 2, 5, 10번, 요추골에 있어서는 2, 5번입니다. 이들 추골이 어긋나면, 다음과 같은 내장기관에 고장을 일으키게 된다는 것은 앞에서도 언급했습니다.

- ·경추 1번이 어긋나면 위가 나빠지거나 간장, 폐, 비장, 췌장 등이 나빠지기 쉽습니다.
- ·경추 4번이 어긋나면 코나 이가 고장을 일으키며, 혹은 인후가 나빠지거나, 또는 위, 간, 췌장, 심장 등에 장애가 일어납니다.
- ·흉추골 3번이 어긋나면 심장이나 폐에 고장이 생깁니다.
- ·흉추골 5번이 어긋나면 위, 눈, 코, 갑상선이 병에 걸립니다.
- ·흉추골 10번이 어긋나면 신장기능에 고장이 일어납니다.
- ·요추골의 2번이 어긋나면 맹장염이라든가 생식기 장애가 일어나며, 5번이 어긋나면 치질(痔疾)에 걸린다든지, 혹은 하지의 병을 일으킨다든지 합니다.

그 밖에도 척주가 어긋나 오면, 누웠을 때의 이상적 자세인 앙와(仰臥)를 할 수 없게 되어 우측이나 좌측을 밑으로 하여 옆으로 누워 자게 됩니다. 그리하여 그 결과는 손발에 마비를 가져오고 류머티즈 등의 원인을 만들게 됩니다. 혈액순환은 반듯이 누운 자세의 경우에 가장 생리적으로 잘 행하여지는 것이며, 옆으로 눕는 것은 심장의 활동을 해하는 것이 됩니다.

(2) 척주를 좌우로 요진하는 이유

척추골의 부탈구는 그것의 경사와 염전(捻轉)이므로 그것을 보전하는 각종 인대나 근육은 이상한 긴장상태에 있습니다. 이와 같은 척주를 예를 들어 우측으로 기울이면 왼쪽의 인대 및 근육이 장력을 받고, 좌측으로 기울이면 우측의 인대 및 근육이 장력을 받습니다.

그렇게 하면 척주의 양쪽에는 척주와 나란히 달리는 교감신경절색(交感神經節索)이 있어서, 이 교감신경절을 자극하여 흥분시키기 때문에 체액은 산성이 됩니다. 또한 좌우로 흔드는 것은 척주

좌우의 근육을 번갈아 긴장시키기 때문에 이들의 이상을 바르게 하고 전체를 균등히 작용하게 하는 것이 되어, 척주의 고장은 전체적으로 교정되어서 생리적으로 똑바른 척주를 확보하며, 복부운동과 더불어 불괴(不壞)의 건강체를 구축하게 됩니다.

만일 우리들이 북부운동을 무시하고, 좌우요진만을 행한다면, 체액은 산 과잉이 되어 머잖아 뇌일혈이나 당뇨병 등 아시도시스(acidosis—산 중독)성 질환에 걸립니다. 또한 감기에 걸리기 쉬운 체질이 됩니다. 척주의 고장만 정정되면 만병이 낫는다는 것은 아닙니다. 보건의 6대 법칙이 서로 조화되어서 차차 건강이 쌓여져 가는 것입니다.

퇴계의 문하생들이 뛰어났었다는 것은 널리 알려진 사실입니다. 퇴계는 제자들에게 이 운동을 시켜서 혈액순환이 잘 되게 했으며, 장내의 숙변을 제거시킬 수가 있었던 것입니다. 그래서 두뇌가 맑아져 공부가 잘되었던 것입니다.

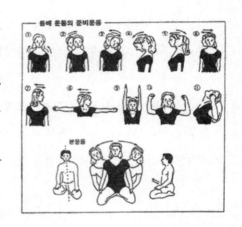

일본인 서승조(西勝造)는 이 운동에다 도리도리 운동을 준비 운동으로 도입하여 등배운동을 정리하였습니다. 앉아서 좌우로 흔드는 것입니다. 좌우로 45도 정도로 기울이는 것입니다. 오른쪽으로 흔드는 것을 먼저 해야 하며 약 10분 동안 500회 정도를 흔듭니다. 이때에 몸이 기울어지는 방향으로 아랫배를 동시에 내밀면 체액이 중성화되어 더욱 좋습니다. 끊어 앉아서 하는 것이 이상적이나 다리를 포갠 자세로 해도 무방합니다. 나무베개와 나무침대의 이용, 등배운동 등으로 수면시간을 하루에 2~3시간 정도는 줄일 수가 있습니다.

13. 인산 쑥뜸 요법

(이하의 내용은 인산 김일훈 선생이 창안하신 뜸법으로 인산가에서 발행한 쑥뜸요법에서 발췌하였습니다. 더 자세한 내용을 원하면 인산 쑥뜸 요법(광제원 발행)책을 읽어 볼 수 있습니다.)

소개되는 인산쑥뜸은 열을 체내에 주입하는 요법이므로 본질적으로는 목수체질에만 매우 유익합니다. 단 금토체질 중 몸이 몹시 차가운 사람이라면 짧은 기간 실행할 수 있을 것입니다. 그러나 장기적으로 한다면 장기의 기능이 떨어질 수도 있습니다.

인산 쑥뜸 요법은 직접 뜸으로 인내력을 가지고 실행한다면 가히 최고의 암 치료법 중의 하나라고 할 수 있고 효과는 경이롭습니다. 이하 내용을 축지하고 결심이 선다면 필요한 실용적 지침과 방법에 대해서는 문의하기 바라며 독자적으로 하지 말고 지도를 받는 것이 바람직합니다.

■ 인산(仁山) 쑥뜸 요법

의사도 처방도 약도 필요 없는 세상을 꿈꾸었던 인산(仁山) 김일훈 선생(1909~1992). 각자가 방법을 깨우쳐 스스로 병을 다스릴 수 있도록 세인들에게 남기고 간 약의방(藥醫方)이 한두 가지가 아닙니다. 이 나라 산천에 흔하디흔한 동식물들을 이용해 난치병도 불치병도 다스리는 신묘한 방법은 일찍이 그 유례를 찾을 수 없거니와 현대과학으로 밝혀내지 못하는 구석이 너무도 많아 그저 신약신방(神藥神方)이라 이를 뿐입니다.

신약신방들 가운데서도 그 학설이나 효력면에서 단연 으뜸으로 치는 인산의학의 최고봉이 바로 인산쑥뜸법, 일명 영구법(靈灸法)입니다. 이 쑥뜸법으로 장님이 시력을 되찾고, 곱추가 등을 펴고, 앉은뱅이가 일어섰는가 하면 제초제 마신 사람이 되살아나고 전신마비 처녀가 10년 쑥뜸 끝에 정상 회복되는 등 수많은 사람들이 난치병과 괴질을 극복하였습니다.

우리 독자들이 늘 흠모해 마지않는 인산 김일훈 선생. 그가 이 세상에 두고 간 의방이 숱하지만, 그 가운데서 오직 하나만 꼽으라고 한다면 아마 이 쑥뜸을 들어야 할 것입니다. 선생이 의술에 눈을 뜬 이래 가장 큰 공을 들여 연구하고 실험을 거듭한 끝에 발견하였고, 또 선생 자신이 집착하고 최고로 치던 의방이기 때문입니다.

일찍이 선생은 독립운동 시절부터 방방곡곡을 돌며 대실험을 거듭하여 쑥뜸을 내놓았고 그동안 숱한 기적의 신화를 만들었습니다. 우리는 익히 알려진 암, 백혈병, AIDS뿐 아니라 병명도 원인도 모를 괴질로 쓰러져 가는 '질병과의 전쟁' 시대에 인류가 대처할 수 있는 '최후의 의방'이 곧 '인산쑥뜸'이라고 확신합니다. 이건 이야기만 들어서는 믿기 어렵고, 그저 실천에 옮겨 본 사람만이 '아!'하고 깨달음을 얻을 수 있는, 널리 알려야 하지만 쉽게 알릴 수 없는, 그러기에 '인연이 있어야…'하며 안타까워하는 그 무엇입니다.

현대의학으로 속수무책인 각종 불치병을 어떻게 쑥뜸으로 다스린다고 하는 것인가. 아직 그 무엇의 작용으로 병을 퇴치하는지 확실히 알 길이 없지만 대강 그 원리를 추리해보면 이렇습니다. 몸 위에 5분 이상 타는 뜸장을 올려놓고 불을 붙입니다. 그러면 섭씨700도가 넘는 쑥불은 위에서 아래쪽으로 타들어 가 마침내 몸속으로 그 불기운이 파고듭니다. 몸속으로 파고든 불기운은 인간 생명의 원동력인 기(氣)가 돌아다니는 통로인 경락(經絡)을 따라 오장육부를 헤집고 돌아다니면서 혈액, 골수, 근육 속에 숨어있는 병균들을 죽이고 마침내 머릿속까지 침투하여 이른바 12뇌에 숨어있는 병균의 뿌리를 들어냅니다. 극강한 불기운과 약쑥의 영력을 만난 병균들은 그만 생명력을 잃고 뜸자리로 돌아와 고름, 진물, 죽은피 따위로 변해 몸 밖으로 빠져나옵니다. 대신 몸 안의 피는 약쑥기운의 작용으로 깨끗하게 걸러집니다. 이것이 바로 인산쑥뜸의 작용입니다.

■ 인산쑥뜸과 일반쑥뜸의 차이

불기운으로 질병을 다스리는 것은 인류 역사 이래 장구한 세월 동안 내려오는 의술입니다. 원시인들은 불을 발견한 뒤부터 아픈 부위에 불을 쬐어 병을 쫓는 방법을 사용해 왔는데, 이것이 뜸 치료법으로 발전된 것으로 생각됩니다. 특히 동양에서는 쑥뜸법이 가장 오래된 치료법으로 한국, 중국을 중심으로 발달해왔습니다.

그러던 것이 인체의 모든 장부와 뇌기관은 경락(經絡)이라는 거미줄 통로로 연결되어 있어 이곳으로 기(氣)가 오가며 생명을 유지시킨다는 12경락학설이 확립된 뒤부터는 경락 곳곳에 있는 기의 거처, 즉 혈(穴)에다 침이나 뜸을 놓아 기의 운행을 방해하는 요인들을 없애고 기소통을 원활하게 하는 기술로 발전되었습니다. 이것이 곧 침구법(針灸法)입니다.

옛 한국과 중국에서는 침과 뜸 중에서도 "첫째가 뜸(灸), 둘째가 침(針), 셋째가 약(藥)"이라고 하여 뜸을 최고의 의술로 쳤습니다. 그 증세가 깊고 오래된 병은 뜸 아니면 고칠 수 없다고까지 하였습니다. 이 뜸법을 한마디로 말하면 뜸불을 몸 위에 올려놓아 온열자극을 가함으로써 생체의 이상과 변조를 바로잡는 치료법이라고 할 수 있습니다. 그것은 뜸의 재료와 시술 방법에 따라 직접구와 간접구의 두 가지로 구분됩니다.

- **직접구**: 피부 위에 바로 쑥불을 올려놓고 태우는 것을 말합니다. 이 경우 피부를 태우며 자극을 주어 그 흔적이 남는다 하여 유흔구(有痕灸)라고도 합니다. 사람에 따라 다르긴 하나 대개 뜸불의 고통이 심합니다. 그러나 간접뜸이 따르지 못하는 높은 병치료 효과가 있습니다. 인산쑥뜸은 직접구의 일종입니다.

- **간접구**: 피부 위에 소금, 생강, 마늘 따위를 올려놓고 그 위에 쑥불을 지피는 것을 말합니다. 이 경우 몸에 흔적이 남지 않는다 하여 무흔구(無痕灸)라고도 합니다. 요즈음은 시중에 간접뜸을 뜨는 기구들이 많이 나와 있습니다. 뜸불의 고통이 덜해 누구나 쉽게 뜰 수 있다는 장점이 있으나, 그 효과는 직접뜸에 미치지 못합니다.

■ 경락

뜸의 효과는 경락과 경혈에 작용합니다. 서양의학에서는 이것의 실체를 인정하지 않아 몸의 어떤 자리든 칼을 대는 수술을 합니다. 그러나 동양에서는 의학의 정수라 할 정도로 가장 중요시하고 있습니다. 경락이란 우리 몸 안의 생명의 원동력인 기(氣)가 돌아다니는 통로를 말합니다. 경혈은 일정 경락선상에 계통적으로 연접되어 있는 기(氣)의 취합처로, 바로 이 자리에 침이나 뜸을 놓습니다. 특정 경혈에 뜸을 뜨면 그 기운이 경락을 타고 온몸을 돌아다니는 것입니다.

■ 주요 뜸자리

쑥뜸은 경락선상에 기가 모여 있는 경혈에다 뜹니다. 인산쑥뜸법의 주요 혈(穴), 즉 가장 중요한 뜸자리는 단전(丹田), 중완(中脘), 족삼리(足三里) 등 세 곳입니다.

- **단전**: 배꼽 가장자리선에서 자신의 손가락 3개를 나란히 포개어 놓은 아래의 지점
- **중완**: 명치와 배꼽사이의 가운데로 배꼽 가장자리선에서 자신의 손가락 4개를 나란히 포개어

올린 지점(새끼손가락 제외하되 중지 중간마디 폭x4의 길이)

·족삼리: 슬개골 밑 3치쯤의 지점으로 똑바로 누워 무릎을 세워 장딴지와 허벅지 사이를 60도
각도로 굽혀 경골(經骨)의 전면을 지압하여 올라가다가 손이 멈추는 곳

10장
부록

팔체질별 식품분류표

　본 팔체질별 식품분류표는 독자적으로 검증하여 분류한 가장 방대한 자료입니다. 본표는 여타 체질관련 인터넷사이트나 건강서적에서 제공하는 분류표와는 필적할 수 없는 상세한 체질식품 정보를 담고 있습니다. 전통적인 분류표를 그대로 옮겨 적지 않고 거의 모든 것을 검증 기법을 활용하여 독자적으로 분류했습니다. 따라서 타 분류표와 왜 다른지 문의하는 것을 삼가시기 바랍니다. 안심하시고 본 분류표를 따르시면 시행착오 없이 건강 증강을 위한 최적의 체질식품을 섭취할 수 있습니다. 가나다순으로 편집하여 찾아보기 쉽게 하였으며, 이해를 돕기 위해 부연설명으로 식품의 성질과 귀경을 알 수 있게 하여 확신을 갖고 체질식을 하도록 하였습니다.

　www.gan.co.kr를 방문하면, 팔체질 건강 정보를 상세하게 얻을 수 있습니다. 약 1200쪽에 달하는 본 사이트는 여타 체질인터넷 사이트와는 비교할 수 없는, 실용적인 방대한 내용을 제공합니다. 본인의 건강과 무관할 수 있는 암 간질환 혈압 당뇨 등의 식이요법 관리 항목도 시간 나는 대로 두고두고 읽어보면 체질 이해력이 높아짐에 따라 건강관리 안목도 높아집니다. 각 개인의 체질에 최적화된 식품섭취를 통해서 건강을 증진시켜주는 보완 대체의학의 역할을 합니다. 내 몸에 꼭 맞는 섭생법과 생활건강법을 실천하면 병원 치료 시에도 유용성을 증가시킵니다.

　본 분류표는 가장 최신의 것으로서, 이미 운영 중인 사이트(gan.co.kr 송산팔체질건강연구소)와 다음카페의 "팔체질 카페"에 올려 있는 기존의 내용이나 분류표를 정정하지 못한 결과, 일치되지 않는 부분이 있습니다. 이 경우 기존의 것은 접어 두고 본 분류표를 최종적인 새로운 원본으로 따르시면 됩니다.

　본 저작권은 송산팔체질연구소에만 있으며, 승낙 없이 복사하여 회원이 아닌 분에게 전달하는 것을 금하며, 어길 시 저작권법에 저촉됨을 알려드립니다. 본 표는 원래 인터넷에서 열람만 가능토록 한 것으로 송산연구소의 전문식이요법 지도를 받는 회원에 한하여 특별히 제공합니다.

♠ 양생법(養生法)

1. 체질식(단백질 보강) 2. 운동(근력강화 및 심폐강화 운동) 3. 체질한방 및 식품(원기보완)

장부는 자동차의 엔진오일과 같다. 엔진에 적합한 오일을 쓰는 것은 체질식과 같고, 엔진오일이 심하게 새면 분해하여 가스켓을 새것으로 교체하고, 심하지 않으면 내부에 코팅막을 만들어 준다. 차를 오래 타서 오일 찌꺼기가 엔진 내부에 많이 끼어 있어 작동이 원활하지 않으면 청소를 해야 하는 것처럼, 인체장부의 기혈이 막혀 있으면 뚫어줘야 한다. 몸이 지나치게 덥거나 차가우면 장기의 기혈순환에 장애가 생긴다. 기계는 마모되듯, 생체는 더운 체질은 더운 쪽으로 진행해 더 나빠지고, 추운체질은 차가운 쪽으로 진행해 더 차가워져 노화된다. 약한 장부는 더 약해지려하고 센 장부는 너무 세져 고장으로 치닫는다. 엔트러피 법칙에 따라 고밀도분자나 세포는 단순분자로 깨져 안정된 상태를 지향 즉 흙으로 돌아가려한다.

담아도 찢어지고 터져서 새나오는 쌀자루처럼, 영양을 잘 섭취해도 건강이 차오르지 않는 허약한 장기(헤어져 찢어진 쌀부대처럼)를 가진 허약체질은 한방 또는 건강식품 등으로 약한 장부의 기를 보강해야 한다. 금이 가거나 구멍 난 항아리에는 아무리 물을 부어 채우려 해도 새나가니 채울 수 없는 이치와 같다. 오르막길의 끌던 수레는 놓으면 도로 내려간다. 오르막정상까지 도달한 다음에야 수레를 놓아도 제자리에 머문다. 건강수레도 회복되지도 않았는데도 도중에 중단하면 다시 미끄러져 내려가 도로 건강이 약해질 수 있다.

'약보불여식보(藥補不如食補), 식보불여동보(食補不如動補)'라고 하여, 약으로 보하는 것은 음식으로 보하는 것만 못하며, 음식으로 보하는 것은 운동보다는 못하다고 했습니다.

1. 섭생(攝生)과 2. 운동과 도인술(스트레칭)이 **노화를 막고 수명을 연장한다**는 것은 자명한 사실입니다. 또한 중국의 당나라 시대에 98세를 산 맹선(孟詵)은 이렇게 말했습니다. '약인능보신양성자(若人能保身養性者), 상수선언막이구(常須善言莫離口), **상수선언막이수(常須良藥莫離手)**', 즉 '사람이 신체를 잘 보존하고 성품을 잘 배양하면 항상 입에서 선량한 언어가 나오고 3. 약재는 손에서 떠나지 않는다'는 말이다. 늘 선한 성품을 배양하여 마음을 평화롭게 하면서 좋은 약을 가까이 할 것

을 권하였다.

체질식, 운동, 한방과 식품, 대체요법 등을 활용하여 정상 건강을 되찾도록 해야 한다. 건강하고 젊을 때 영양섭취와 운동으로 체력을 강화하면 장년 이후가 건강하다.

식품의 종류	목음	목양	금음	금양	수음	수양	토음	토양	
가재	○	○	○	○	×	×	○	○	성질이 서늘하다
가지	○	×	×	○	×	×	○	○	보라색 가지는 신장으로 귀경한다
가오리	○	×	×	○	○	○	×	×	따뜻하다
가자미	○	○	○	○	×	×	○	○	서늘하다
갈치	×	×	○	○	×	×	○	○	매우 차갑다
갈매기조개	×	×	○	○	×	×	○	○	매우 차갑다
감-곶감	○	○	○	○	×	×	○	○	서늘하다
감-단감	×	×	○	○	×	×	○	○	매우 차갑다
감잎차	○	○	○	×	×	○	○	목체질에 맞으나 유익도는 낮음
감자-흰색	×	○	×	×	○	○	×	×	위장에 귀경하고 따뜻함
감자-자주색	○	×	×	×	×	×	○	○	신장에 귀경하고 좀 서늘함
감-단감	×	×	○	○	×	×	○	○	단감은 매우 차다. 수 목에 해롭다
감-말랭이	○	○	○	○	×	×	○	○	서늘하다
감-반건시	○	○	○	○	○	○	○	○	수체질에 맞으나 차가워 다식하면 냉증 무기력을 유발할 수 있으니 적당히 섭취한다
감-홍시	○	○	○	○	○	○	○	○	수체질에 맞으나 차가워 다식하면 냉증 무기력을 유발하니 적게 섭취함이 좋다
감초(약재)	×	×	×	×	○	○	×	×	성질이 매우 덥다
갓-일반갓	○	○	×	×	○	×	×	×	폐를 따뜻하게 한다.
갓, 돌산갓	×	×	×	×	○	○	×	×	*배추 대신 음체질 평생 김치로 적극 권장한다. 수양은 돌산갓만 좋고, 수음은 돌산갓 갓 모두 좋다
갓, 돌산갓 (김치로 숙성하거나 데친 것)	○	○	×	×	○	○	×	×	목체질은 돌산갓의 줄기를 섭취한다. 데쳐서 간을 항진시키는 청색소를 제거하거나 김치로 숙성시키면 된다. 중국명: 설리홍(雪里紅)

식품의 종류	목음	목양	금음	금양	수음	수양	토음	토양	
강낭콩	○	○	×	×	○	○	×	×	따뜻하다
강낭콩-덩굴강낭콩	○	○	×	×	○	×	×	○	덩굴강낭콩은 폐로 귀경하니 수양에 해롭다
강황	○	○	×	×	○	×	×	○	따뜻하고 폐로 귀경한다.
개고기	○	○	×	×	○	○	×	×	따뜻하다
개조개	×	×	○	○	×	×	○	○	차갑다
거봉포도	×	×	○	○	×	×	○	○	차가워 음에 귀경
건포도	×	×	○	○	×	×	○	○	금토의 무른변에 좋다
건자두	×	×	○	○	×	×	○	○	금토의 무른변에 좋다
검정색	○	×	×	○	×	×	○	○	신장에 귀경. 겉옷을 입을 때의 어울림의 여부 및 손발에 착용하는 경우와 바라볼 때의 시각적 운기효과 여부를 말함
검정콩 된장	×	×	○	○	×	×	○	○	
검정콩. 서릿태, 쥐눈이콩	×	×	○	○	×	×	○	○	성질이 차서 음체질에는 약콩이 아니다
게-꽃게	○	○	○	○	×	×	○	○	목음대장에 때로 냉증유발(과식시)
게-대게	○	○	○	○	×	×	○	○	목음대장에 때로 냉증유발(과식시)
게-빵게	×	×	○	○	×	×	○	○	빵게는 성질이 매우 차다
게-킹크랩	○	○	○	○	×	×	○	○	목음대장에 때로 냉증유발(과식시)
게-홍게	○	○	○	○	×	×	○	○	목음, 다식하면 때로 냉증유발(과식시)
겨자	○	○	×	×	○	○	×	○	폐에 귀경
겨자채	○	○	×	×	○	×	×	○	역시 폐로 귀경
결명자	×	×	×	×	×	×	○	○	성질이 매우 차고, 오르지 토체질만 유익함
계란 전체	○	○	×	×	○	○	×	×	계란은 전체는 따뜻하다
계란-흰자	○	○	○	○	○	○	○	○	흰자는 성질이 평하다
계피	○	○	×	×	○	×	×	×	향신성 약재로 따뜻하다. 위염에 주의
고디고둥골뱅이									★다슬기에 상세 분류되어 있음
고로쇠 수액	×	×	○	○	×	×	○	○	성질이 차서 금토에 좋다
고추	○	○	×	×	○	×	×	○	성질은 뜨겁고 폐에 귀경. 위염 궤양에 있는 토양에는 특히 해롭다

식품의 종류	목음	목양	금음	금양	수음	수양	토음	토양	
고구마(자색 모두)	×	×	×	×	×	×	×	○	성질이 몹시 차고 폐로 귀경한다
고등어	×	×	×	○	×	×	○	○	매우 차다
고라니	○	○	×	×	○	×	×	○	폐
고사리	○	○	×	×	×	×	×	○	폐
고추장	○	○	×	×	○	×	×	○	폐
곤드레	○	○	×	×	×	×	×	○	폐로 귀경, 성질은 서늘하다
곤약	×	×	○	○	×	×	○	○	
곶감	○	○	○	○	×△	×△	○	○	변비에는 삼가고 무른 변에 좋다. 수체질에 곶감은 안 좋다. 반건시는 수체질에 맞으나 썩 좋지는 않고 차가우니 조금 섭취함이 좋다
광어(넙치)	○	○	○	○	×	×	○	○	서늘하다
교나	○	○	×	×	○	×	×	○	
구기자	○	×	×	×	×	×	○	○	신장을 보강하고 윤택하게 함
굴	○	○	○	○	×	×	○	○	서늘하다
귀리	○	○	×	×	×	×	×	○	좀 차갑고 폐를 윤택케 함
귤	×	×	○	○	×	×	○	○	과육은 매우 차다. 껍질은 덥다. 껍질이 소음인의 위장과 폐를 따뜻하게 보강하기에 살도 따뜻하다는 오해를 가져옴. 속과 겉의 성질이 다른 식품 중 생강피(생강껍질)는 차고 살은 따뜻하다
그라비올라	○	○	×	×	×	×	×	○	성질은 서늘하고 폐를 윤택케 한다
근대	×	×	×	×	○	×	○	○	차다
금(섭취시)	○	○	×	×	○	○	×	×	금은 따뜻하다
금침(체내주입침)	○	○	×	×	○	○	×	×	반대로 은침은 성질이 차서 금토에 좋다
금니	○	×	×	○	×	×	○	○	이(치아)는 뼈의 연장이며 뼈는 신장이 주관한다. 고로 신장이 약한 체질에 금니는 보하니 유익하고 신장 강한 체질에는 해롭다. 잇몸은 위장이 주관하니 위장염이 없어야 잇몸이 튼튼하다. 금니는 금체질만 해롭다는 분류는 오류임
기장-메기장	×	×	○	○	×	×	○	○	차다
기장-찰기장	×	○	×	×	○	○	×	×	따뜻하다

식품의 종류	목음	목양	금음	금양	수음	수양	토음	토양	
김	○	○	×	×	○	○	×	×	따뜻하다
깨–참깨	○	○	×	×	○	○	×	×	따뜻하다
깨–검정깨	×	×	○	○	×	×	○	○	매우 차다
꼬낙	×	×	○	○	×	×	○	○	차다
꼬들빼기	○	○	○	○	○	○	×	○	폐에 귀경하고 따듯하다
꼬막	○	○	○	○	×	×	○	○	서늘하다
꼴뚜기	○	○	○	○	×	×	○	○	서늘하다
꽁치	×	×	○	○	×	×	×	○	매우 차다, 신장에 귀경
꽃게일(백축면)	○	×	○	○	×	×	○	○	신장에 귀경
꾸지뽕나무열매	×	×	○	○	×	×	×	○	암에 좋고 성질은 차다
꿀	×	○	×	×	○	○	×	×	꿀은 해당체질에 다 좋다. 그러나 극히 허약한 사람은 꽃의 성질에 따라 불편하기도 한다. 밤, 유채, 꿀은 목양 수음에 더 좋고, 옻, 레드클로버, 꿀은 세 체질 다 좋다. 아카시아, 벚, 진달래(참꽃)는 성질이 차가워 위에 언급한 꿀보다는 못하다
꿩고기	○	○	×	×	○	○	×	×	이는 새 중 양기가 가장 강하다. (닭보다 열성이 강해 감기에 꿩탕을 먹는 사연이 여기에 있다) "꿩 대신 닭"은 꿩이 제일임을 시사
나무, 목재									집 지을 때 체질에 맞는 목재 선택. 각자 방의 내부 목재를 각자 체질별로 선택한다
나무–대나무	○	○	○	○	×	×	○	○	서늘하고 저체온 목체질은 추위를 타면 여름 대나무, 돗자리를 삼간다
나무–오동	○	○	×	×	○	○	×	×	따뜻하고 냉체질의 체온보존과 습도조절에 좋아 경침 재료에 적합
나무–편백	×	×	○	○	×	×	○	○	성질이 차가워 금토에 경침과 잠자리 반신욕기 재료로 좋다
나무–소나무	×	×	○	○	×	×	×	×	금체질의 송판자리 반신욕기 주택 목재로 좋다
나무–참나무류	○	○	×	×	○	×	○	×	폐가 약한 체질의 목조주택자재와 기타 용도로 사용한다

식품의 종류	목음	목양	금음	금양	수음	수양	토음	토양	
나무–삼나무	○	○	×	×	○	○	×	×	양으로 귀경한다. 집 내부 건강목재로 수목에 좋다
나무–자작나무	○	○	×	×	○	○	×	×	양으로 위에 귀경한다. 집 내부 건강목재로 수목에 좋다. 자일리톨은 이것에서 추출한다. 수목에 자일리톨은 위장에 아주 좋다
나무–밤나무	○	○	×	×	○	○	×	×	이는 성질은 덥고 폐로 귀경한다
낙지	○	○	○	○	×	×	○	○	이는 서늘하나 문어는 따뜻하다. 문어와 낙지는 성질이 다르다
난초와 난향	×	×	○	○	×	×	○	○	매우 차다. 수목체질은 실내에서 특히 난초꽃 향은 해롭다
냉면	×	×	○	○	×	×	○	○	냉하다
냉이	○	○	×	×	○	○	×	○	폐에 귀경하고 따뜻하다
병어	○	○	○	○	○	○	○	○	목체질에 검증 안 됨
노니	×	×	○	○	×	×	○	○	차갑다
노랑색	×	○	×	×	○	×	×	×	따뜻하고 비위장에 귀경
노루고기	○	○	×	×	○	○	×	×	따뜻하고 폐로 귀경하여 선발(宣發)한다
녹각	○	○	×	×	○	×	×	○	녹각은 승양(昇陽) 기운이 완만해서 토양에도 좋다
녹두	×	×	○	○	×	×	○	○	음으로 귀경한다
녹두나물, 숙주	×	×	×	×	×	×	×	○	매우 차가워서 토체질의 폐에만 좋다
녹용	○	○	×	×	○	○	×	×	이는 폐기를 승양시키며, 토양에는 승양이 과강해 해롭다. 원기보강으로 모두에게 사용하나 해로운 체질에 사용하면 폐와 폐열의 항진으로 뇌출혈, 기억장애, 천식, 폐결핵, 피부알러지 염증이 유발되고, 결국에는 길항 장기인 간 기능 부전증이 된다
녹차	×	×	○	○	×	×	○	○	차가워 수목체질은 매우 해롭다
녹, 청색	×	×	×	○	×	×	○	×	간에 귀경 금체질에 좋다
누룽지	○	○	×	×	○	○	×	×	모쌀밥은 평식품이나 가열하여 누룽지가 되면 더운 식품이 된다
뉴 그린	○	○	×	×	×	×	×	○	폐에 귀경하고 서늘하다
느타리버섯	○	○	×	×	○	×	×	○	폐에 귀경

식품의 종류	목음	목양	금음	금양	수음	수양	토음	토양	
다래	×	×	○	○	×	×	○	○	음에 귀경
다채	○	○	×	×	○	×	×	○	이 식품분류는 검증된 것이 아닌 추정
다슬기-검고 짧고 매근한 것	○	○	○	○	×	×	○	○	냇가에 서식하고 성질은 서늘하다
다슬기-골 또는 주름있는것	×	×	○	○	×	×	○	○	큰 강의 더운 모래에 서식하고 성질은 매우 차다
다슬기-매끈하고 긴 흑청색	○	○	○	○	○	○	○	○	성질이 평하고 차가운 냇가나 계곡 깊은 곳에만 서식한다. 온난화로 거의 없다
다슬기-적황색	×	×	○	○	×	×	○	○	강의 더운 모래에 서식하고 성질은 매우 차다
다시마	○	○	×	×	○	○	×	×	매우 따뜻하다
단감	×	×	○	○	×	×	○	○	매우 차다
단 맛	×	○	×	×	○	○	×	×	수체질은 꿀, 쌀, 옥수수, 올리고당만 맞고, 목양은 설탕도 포함됨. 과도한 당분 섭취는 체질에 맞다고 해도 면역저하, 비만, 당뇨 등의 유발의 원인이 된다
단풍나무 수액	○	○	×	×	○	○	×	×	단풍나무는 성질이 따뜻해서 수액도 성질이 평하다
달맞이유	○	○	×	×	○	○	×	×	일명 월견유(月見油), 서늘한 달빛에 피는 꽃으로 성질이 더움. 함유한 감마리 놀렌산은 혈액순환에 좋다
달팽이	○	○	○	○	×	×	○	○	성질이 차다. 목체질에 검증은 못했으나 적합할 수 있다
닭-오골계	○	×	×	○	×	×	○	○	약한 신장을 보강하여 토양에도 좋다. 목양 수체질은 신장 항진되어 신장 항진증을 유발한다.
닭-일반닭	○	○	×	×	○	○	×	×	이는 순양지품(純陽之品)으로 양기를 기른다
당귀	×	×	×	×	○	○	×	×	위장에 귀경하고 혈행을 도움
당근(생것)	○	○	×	×	○	×	×	×	폐에 귀경, 껍질은 차가우나 벗기면 맞다
당근(데친것)	○	○	×	×	○	×	×	×	서늘하나 데치면 따뜻해서 수음에 맞다
대구	○	○	○	○	×	×	○	○	서늘하다
대마씨	○	○	×	×	×	×	×	○	*햄프씨드

식품의 종류	목음	목양	금음	금양	수음	수양	토음	토양	
대파전초-익힐때	○	○	×	×	○	○	×	○	데치면 매운맛이 없어져 수양에도 좋다
대파흰부분-생것	○	○	×	×	○	×	×	○	
대파파란부분-생것	×	×	×	×	○	○	×	○	
대 추	×	○	×	×	○	○	×	×	체질전통분류에서 해롭다고 하나 목양에 적합 확인됨
대합조개	×	×	○	○	×	×	○	○	차다
더 덕	○	○	×	×	○	×	×	○	서늘하고 폐에 귀경
도다리	×	×	×	×	○	×	○	○	차다
도라지(데칠 때)	○	○	×	×	○	×	×	○	폐에 귀경하고 성질이 좀 서늘해 수음에는 해로우나 데치면 맞다
도라지(생 것)	○	○	×	×	×	×	×	○	
도라지(말린것)	○	○	×	×	×	×	×	○	
도토리묵	○	○	×	×	×	×	×	○	폐에 귀경
돌산갓-데침, 숙성 김치	○	○	×	×	○	○	×	×	데치거나 김치로 숙성시키면 청색소(靑色素)가 제거돼 완전히 좋다
돌산갓-생김치	×	×	×	×	○	○	×	×	목체질은 돌산갓의 줄기와 갓을 섭취한다
돌산갓-줄기	○	○	×	×	○	○	×	×	
돌산갓-녹색잎	×	×	×	×	○	○	×	×	생 것일 때
돔	○	○	○	○	×	×	○	○	서늘하다
돗나물	×	×	○	○	×	×	○	○	차다
동초-유채의 이명									*카놀라유 및 유채 참조 바람
동태 명태 북어	○	○	○	○	×	×	○	○	생태, 황태 등 모두 포함
돼지고기	○	×	×	○	×	×	○	○	돼지와 검정염소고기는 신장에 귀경하기에 목양에 해롭다. 같은 원리로 돼지고기는 신장이 약한 금양에 맞다. 이로써 모든 육류는 금체질에 해롭다는 기존 내용은 오류임을 밝힌다. 2017년 출판된 "팔체질(지은이 임근택)" 책에 검정염소고기, 돼지고기는 목양에 이롭고, 금양에 돼지고기가 해롭다고 저술된 모든 내용은 오류임

식품의 종류	목음	목양	금음	금양	수음	수양	토음	토양	
돼지감자	×	×	○	○	×	×	○	○	성질은 매우 차서 췌장의 열을 내려 당뇨에 좋다
된장-흰콩	○	○	×	×	○	○	×	×	분류는 이러나 금토에 크게 부작용은 없다
된장-검정콩	×	×	○	○	×	×	○	○	금토는 검정콩된장이 매우 좋다
두부	○	○	○	○	○	○	○	○	제조 시 더운 성질이 함유된 흰 껍질이 제거되어 평(平)식품이다. 그러나 양체질은 검정콩 두부가 더 좋다
드릅순	○	○	○	○	×	×	○	○	서늘하다
들깨	○	○	×	×	×	×	×	○	폐로 귀경하며 서늘해서 수음에는 해롭다
들기름	○	○	×	×	×	×	×	○	폐로 귀경
딸기-산딸기	○	×	×	×	×	×	○	○	한방의 복분자이며 신장으로 귀경
딸기-양딸기	×	×	×	×	×	×	○	○	음으로 귀경하고 비티민C가 많아 항암에 좋다
땅콩	○	○	×	×	×	×	○	○	강알칼리성으로 성질은 차고 폐에 귀경
레몬	×	×	○	○	×	×	○	○	차다
렌탈콩-전체	○	○	○	○	×	×	○	○	껍질은 따뜻하고 속살은 차갑다
렌탈콩-껍질	○	○	×	×	○	○	×	×	껍질은 따뜻하다
렌탈콩-속살	○	○	○	○	×	×	○	○	금토체질은 전체보다 속살이 더 좋고 시장에 이것이 따로 나온다
로얄제리	○	○	○	×	○	○	×	×	목음에도 아주 좋다. 수목체질에 효과가 매우 좋다
마	○	○	×	×	○	×	×	○	폐에 귀경
마그네슘마그밀	○	○	○	○	×	×	○	○	수산화마그네슘. 하제용(설사용). 수체질에 해로워 칼슘 등에 식품보충제로 함유된 것은 해롭고, 섭취하면 골밀도가 더 나빠진다
마늘	○	○	×	×	○	×	×	○	폐에 귀경. 위염이 있으면 토체질에는 해롭다
마퀴베리	×	×	○	○	×	×	○	○	차갑다
마테차	○	○	○	○	×	×	○	○	서늘하다

식품의 종류	목음	목양	금음	금양	수음	수양	토음	토양	
막걸리–쌀	○	○	○	○	×	×	○	○	주정의 원료가 외국밀이니 수금체질에 엄밀히는 맞지는 않고, 수체질은 극소량 가미한 인공감미료가 간에 매우 해로워 자주 마시는 것은 나쁘다
만리향(자스민)	×	×	○	○	×	×	○	○	차갑다
망고류	×	×	×	×	○	○	×	×	매우 따뜻하다
망고–애플망고	×	×	×	×	○	○	×	×	매우 따뜻하다. 복숭아망고 역시
맛									마지막 쪽에서 별도로 설명
매실	○	○	×	×	×	×	×	○	폐에 귀경하고 서늘하여 수음에 해롭다. 그러나 법제된 한약재 오매(烏梅)는 지사작용이 있어 무른변에 좋다
매운맛	○	○	×	×	×	×	×	○	폐에 귀경
맥반석	○	○	×	×	×	×	○	○	금토에는 검증 안 됨
맥섬석	○	○	×	×	×	×	○	○	금토에는 검증 안 됨
맥주	×	×	○	○	×	×	○	○	차갑다. 목체질의 대장을 특히 차갑게 한다
머루	×	×	○	○	×	×	○	○	차갑다
머위	○	○	×	×	×	×	×	○	차갑다
멍게	×	×	○	○	×	×	○	○	차갑다
멜론–머스크	○	○	×	×	×	×	×	○	폐에 귀경
멜론–하니원	○	○	×	×	×	×	×	○	폐로 귀경하고 서늘해서 수음은 해롭다
메밀	×	×	○	○	×	×	○	○	매우 차다
메밀묵	×	×	○	○	×	×	○	○	차갑다
메추리	○	○	×	×	○	○	×	×	따뜻하다
메추리알	○	○	×	×	○	○	×	×	따뜻하다
멸치	○	○	○	○	×	×	○	○	서늘하다
멸치젓갈	○	○	○	○	×	×	○	○	서늘하다
명태, 동태	○	○	○	○	×	×	○	○	서늘하다
모과	×	×	○	○	×	×	○	○	차갑고 신맛나는 모과가 전통적으로 금체질에 적합하다고 하나, 검증결과 토체질에도 맞다
모링가	○	○	×	×	○	×	×	×	따뜻하고 폐에 귀경
모시잎	○	○	○	○	×	×	○	○	서늘하다

식품의 종류	목음	목양	금음	금양	수음	수양	토음	토양	
모시조개	×	×	○	○	×	×	○	○	차갑다
무-생것	○	○	×	×	○	×	×	○	폐로 귀경하고 따뜻하다
무-끓이거나 김치로 익힐때	○	○	×	×	○	○	×	○	폐에 귀경하는 매운맛이 없어 수양에 좋다
물, 생수									별도로 분류함
문어	○	○	○	○	○	○	×	×	토체질은 검증 못했음
미역	○	○	○	○	○	○	×	×	특이하게 토체질만 빼고 다 좋다
미꾸라지	○	○	×	×	○	×	×	○	폐에 귀경
미나리	×	×	○	○	×	×	○	○	차갑다
민들레	○	×	○	×	×	○	×	×	
밀-미국밀	○	○	×	×	○	×	×	○	밀은 서늘하고 폐로 귀경, 윤택케 하고 숙강하여 위와 신장을 보함. 토체질은 미국밀이 우리밀보다 더 좋다
밀-중국춘소맥 春小麦, 东北地区	○	○	×	×	○	×	×	○	중국산. 이는 추정이고 검증 못했음
밀-중국동소맥 冬小麦, 华北地区	○	○	×	×	○	×	×	○	중국산. 이는 추정이고 검증 못했음
밀-우리밀	○	○	×	×	○	×	×	○	폐에 귀경. 수음에 우리밀로 된 음식은 좋다. 우리밀은 가을에 파종하여 겨울을 지나니 성질이 따뜻하다
밀막걸리-미국밀	○	○	×	×	○	×	×	○	밀 막걸리는 미국산으로 수음에 해롭다
밀막걸리-우리밀	○	○	×	×	○	×	×	○	우리밀 막걸리는 수음에 좋으나 이것으로 제조는 잘 안 하니 직접 빚어 먹을 수밖에 없을 듯
바질	○	○	×	×	○	×	×	○	폐에 귀경
바나나	×	×	○	○	×	×	○	○	순음식품
바다장어, 붕장어	○	○	×	×	○	×	×	○	아나고 등 모두 폐에 귀경하고 성질은 평하다
바지락	○	○	○	○	×	×	○	○	목체질에 검증못함
반건시	○	○	○	○	○	○	○	○	수체질은 다식하면 위장이 차가워지니 적당히 섭취
밤	○	○	×	×	○	×	×	×	성질은 덥고 녹용처럼 폐에 강하게 귀경

식품의 종류	목음	목양	금음	금양	수음	수양	토음	토양	
방위-동쪽	×	×	○	○	×	×	○	×	간에 귀경. *수면시 발, 가슴과 얼굴이 향해야 할 방향
방위-서쪽	○	○	×	×	○	×	×	○	폐에 귀경
방위-남쪽	×	○	×	×	○	○	×	×	비위장에 귀경
방위-북쪽	○	○	×	×	○	×	○	○	신장에 귀경
배추	×	×	○	○	×	×	○	○	성질은 차고 음기를 보강하니 목수체질은 해롭다
배-날것	×	×	×	×	×	×	×	○	차갑고 폐로 귀경하여 윤택케 함
배-중탕	○	○	×	×	×	×	×	○	폐를 보강하며, 중탕하면 목체질에는 좋으나, 수음에는 여전히 해로움
뱀	○	○	×	×	○	×	×	○	폐에 귀경. *좌우로 움직여 이동하는 동물은 폐에 귀경한다
버섯(모든)	○	○	×	×	○	×	×	○	버섯은 담자균류로 폐로 귀경한다
버섯-영지	×	×	×	×	×	×	×	○	영지는 매우 차가워 토양에만 유익하다
버터	○	○	×	×	○	×	×	○	유제품은 모두 폐가 강한 소에서 유래하여 폐에 귀경
병아리콩	○	○	×	×	○	○	×	×	따뜻하다. 양에 귀경
베리류	×	×	○	○	×	×	○	○	블루베리 블랙베리 아사이베리 마키베리 비타민나무 아로니아 등
보리-보리쌀	○	○	○	○	○	○	○	○	서늘하다
보리-차	○	○	○	○	×	×	○	○	조금 서늘하다
보리-찰보리	×	○	×	×	○	○	×	×	위장으로 귀경하여 소화를 돕는다. 그러나 매우 저체온증일 때는 해롭다. 목음은 위가 평장기이기에 해롭다
보리수	○	○	×	×	○	○	×	×	양에 귀경
보이차	○	○	×	×	○	×	×	○	폐 귀경하고 서늘하여 수음에 해롭다
복어	○	×	×	○	×	×	○	○	신장에 귀경하고 서늘하다
복숭아	○	○	×	×	○	×	×	○	폐에 귀경하고 따뜻하다
복숭아-천도황도	○	○	×	×	×	×	○	○	좀 차가움
봉침(벌침)	○	○	○	○	×	×	○	○	벌은 성질이 차고, 봉침은 서늘하다
부추-생 것	×	×	×	×	○	○	×	×	
부추-데칠 때	○	○	×	×	○	○	×	×	데치면 목체질의 간항진 없음

식품의 종류	목음	목양	금음	금양	수음	수양	토음	토양	
불루베리	×	×	○	○	×	×	○	○	음에 귀경특히 간을 윤택하게 보한다
붉은색(빨간색)	×	×	○	×	×	○	×	×	약한 심장에 귀경 보강한다
붕어	×	×	○	○	×	×	×	×	간에 귀경
브라질너트	○	○	×	×	○	×	×	○	따뜻하고 폐에 귀경
브로클리(녹색)	×	×	×	×	○	○	×	×	
브로클리녹색-데침	○	○	×	×	○	○	×	×	따뜻하고 데치면 간을 항진시키는 청색소가 제거돼 목체질에 유익함
브로클리(흰색)	○	○	×	×	○	○	×	○	따뜻하고 폐에 귀경
비름	×	×	○	○	×	×	○	○	순음지품
비트	×	×	○	○	×	×	○	○	순음지품
비타민 A	○	○	×	×	○	×	×	○	폐에 귀경
비타민 B	×	○	×	×	×	○	×	×	위장에 귀경
비타민 C	×	×	○	○	×	×	○	×	간에 귀경
비타민 D	○	○	×	×	○	×	×	○	폐에 귀경. 검사결과 부족시 맞지 않는 체질은 섭취하면 안 되고, 대신 햇볕을 쬐고 맞는 칼슘만 섭취도 비타민 D가 증가한다
비타민 E	○	×	×	×	×	×	○	○	신장에 귀경. 오메가3도 같다
비타민나무	×	×	○	○	×	×	○	○	음에 귀경
빙과류(유제품)	○	○	×	×	○	×	×	○	목체질은 유제빙과는 맞으나 차가워 절제 섭취하고, 수체질은 맞지 않는 당분 때문에 삼감이 좋음
빙과-비유제품	×	×	○	○	×	×	○	○	목 수체질은 냉성이기에 삼감이 좋고, 체질의 적합 여부는 원료로 결정. 예 커피빙과는 금체질에 해로움
뽕잎(상엽)	×	×	○	○	×	×	○	○	차다
사과-일반	×	○	×	×	○	○	×	×	수 목양체질 중 위장과 대장이 차갑거나 설사기가 있으면 사하작용이 있어 삼가야 하고 변비에는 좋음
사과-아오리, 푸른사과	×	○	×	×	×	○	×	×	좀 차갑다, 수양에 검증 못함
사슴고기	○	○	×	×	○	×	×	○	폐에 귀경

식품의 종류	목음	목양	금음	금양	수음	수양	토음	토양	
사이다	×	○	×	×	○	○	×	×	따뜻하며 소화를 돕는다. 함유된 당분은 해로우니 필요시만 섭취한다. 칠성 사이다 중 무당분 사이다를 마시면 더 좋다. 탄산수를 제조하거나 천연탄산수(초정약수)를 구매 음용하면 가장 좋다. 목음은 콜라가 좋다
산수유	○	×	×	○	×	×	○	○	신장에 귀경
산양-흰색 양	○	×	×	×	○	×	×	○	폐에 귀경 *폐기운의 결과물인 뿔이 있는 포유류는 폐에 귀경한다
산양-검정 양	○	×	×	×	×	×	×	○	신장과 폐에 귀경
산초, 산초유	○	×	×	×	○	×	×	×	폐에 귀경하고 따뜻하다. 토양은 위염 시 삼가
살구	×	×	×	×	×	×	×	○	매우 차고 폐에 귀경
살구씨	○	○	×	×	×	×	×	○	폐에 귀경하고 서늘하여 수음에 해로움
삼-산삼	○	○	×	×	○	○	×	×	산삼과 장뇌삼은 음체질 모두에 좋다
삼-수삼	×	○	×	×	○	○	×	×	수음에 해로워 다리거나 삼계탕으로 섭취한다. 수양은 수삼도 좋다. 일반삼은 목음에 심장과 위장을 항진시켜 두통이 유발되기도한다. 농약을 많이 치기에 오랜시간 다려 삼계탕 등을 요리해야 한다
삼-장뇌삼	○	○	×	×	○	○	×	×	장뇌삼으로 판매되나 실제는 별로 없고, 대부분 인삼씨를 뿌려 키우니 신뢰할 만한 데서 구입함이 좋다
삼-홍삼, 건삼	×	○	×	×	○	○	×	×	위장에 귀경
삼 채	○	○	×	×	○	×	×	×	따뜻하고 폐에 귀경
상 어(돔배기)	○	○	○	○	×	×	○	○	서늘하다
상 엽(뽕잎)	×	×	○	○	×	×	○	○	차갑다
상치-양상치	○	○	×	×	○	×	×	○	폐로 귀경한다
상치-적상치	○	○	×	×	×	×	○	○	성질이 차고 목음에는 심장열을 내린다
청상치, 적상치데침	○	○	○	○	○	○	○	○	데치면 모든 체질에 다 좋다
상치-청상치	×	×	○	○	○	○	×	×	*토체질에는 검증하지 못함
상황버섯	○	○	×	×	○	×	×	○	폐에 귀경
새우	○	○	○	○	×	×	○	○	서늘하다

식품의 종류	목음	목양	금음	금양	수음	수양	토음	토양	
새우젓갈	○	○	○	○	×	×	○	○	
색상-속옷일 때	○	○	○	○	○	○	○	○	각색상이 귀경하는 장부 보강(장부의 강약에 무관함) 예를 들어, 붉은색 내의를 입으면 모든 체질의 심장을 보강. 신장을 보강하고자 하면, 검정색 팬티 착용 *체질적으로 약한 장기를 보강하는 색상의 속옷을 관련장기 부위에 입는 것이 좋다. 예컨대, 간이 약한 토음 금체질은 상의속옷을 청색 계열, 폐가 약한 토목 수음은 흰색의 상의속옷, 심장이 약한 금음과 수양은 붉은색, 핑크색 계열을 권장한다. 신장을 위하여 금양 토양 목음 토음은 하의검정팬티를 권장한다. 그러나 신장이 강한 체질도 상황의 필요에 따라 검정팬티를 입어도 좋다. 목체질이라도 간에 이상이 있어 특별히 더 돌보아야 한다면 청색 상 내의를 입어도 무방하며 좋다
색상-겉옷일 때, 보기-검정색, 진회색	○	×	×	○	×	×	○	○	*여기서는 겉옷을 입을 때의 어울림 및 시각적 체내 기운의 증강 또는 감소를 의미함 검정색: 신장으로 귀경하여 신장 보강
색상-겉옷입기, 보기-적홍색, 핑크색	×	×	○	×	×	○	×	×	심 소장으로 귀경 보강
색상-겉옷입기, 보기-노랑색, 주황색	×	○	×	×	○	○	×	×	비 위장으로 귀경하여 온보
색상-겉옷입기, 보기-청록색	×	×	○	○	×	×	○	×	간과 담낭으로 귀경하여 소간 해열 보간
색상-겉옷입기, 보기-흰색, 연회색	○	○	×	○	×	×	×	○	폐로 귀경 보폐
색상-연록색	○	○	○	○	○	○	○	○	삼초에 귀경, 이 색깔은 유일하게 모든 체질에 좋다
생강	×	○	×	×	○	○	×	×	위에 귀경
생수-백두산화산수	○	○	×	×	○	○	×	×	화산석수(火山石水)로 양으로 귀경
생수-한라산수	○	×	×	○	×	×	○	○	신장에 귀경
생수-탄산수(초정)	△	○	×	×	○	○	×	×	비위장에 귀경하며 소화를 돕는다

식품의 종류	목음	목양	금음	금양	수음	수양	토음	토양	
생수-해양심층수	○	×	×	○	×	×	○	○	염기가 강한 심해수는 신장에 작용한다
생수, 물-음용법	○	○	○	○	○	○	○	○	성질은 평하다. 불과 상극인 물의 본질은 서늘하다. 금토체질은 열증이 심하면 차가운 물, 얼음물을, 허약하면 상온수 내지 미온수를 마신다. 아침에 맹물은 금토는 괜찮다. 수목체질은 서늘하고 차가우니 한여름을 빼고는 맹물 생수를 삼가야 한다. 수목은 더운 맹물도 해롭고 차가운 계절에는 온기를 가미한 곡차나 약차를 뜨겁게 마셔야 좋다. 기혈순환이 약한 자는 기상시 근육이 굳어 더운물을 충분히 마셔 풀어줘야 한다
생채	○	×	×	×	○	○	×	×	야채 이름이며 무를 채로 썬 것을 의미하지 않는다
생태	○	○	○	○	×	×	○	○	서늘하다
서릿태	×	×	○	○	×	×	○	○	차갑다
석류	○	○	×	×	○	○	×	×	따뜻하고 특히 소화에 좋고 여성의 여성유사홀몬이 있어 신장에 좋다
설탕-정백당	○	○	○	○	×	×	○	○	성질은 조금 차고 수체질 외에는 다 맞는 것은 사실이나, 당분만 정제되어 유익이 없음, 단맛은 위장을 항진시켜 과식의 원인이 되며, 결국 과체중과 비만으로 이어져 면역저하, 당뇨, 심혈관질환, 암을 부른다. 당분의 과도 섭취는 위험하니 평소 식사에 당분을 가미하지 말고 조리하여 식품 고유의 맛을 즐기는 식습관이 극히 중요하다. 얘들도 사탕 같은 당분섭취를 어려서부터 먹이지 않고 키우는 것이 질병 예방과 건강에 초석이 된다. "부디 엄마들이여 음식에 당분을 넣지 마세요"
설탕-원당	○	○	○	○	×	×	○	○	서늘하다
셀러리	×	×	○	○	×	×	○	○	차다
소세지	○	×	×	×	×	×	○	○	원재료인 돼지고기는 신장에 귀경
소송채	○	○	×	×	×	×	×	○	*추정이며 검증 못했음

식품의 종류	목음	목양	금음	금양	수음	수양	토음	토양	
소회향	○	○	×	×	○	○	×	×	양에 귀경
솔잎	×	×	○	○	×	×	×	×	간에 귀경
송이 버섯	○	○	×	×	○	○	×	○	폐에 귀경
쇠고기-한우	○	○	×	×	○	×	×	○	따뜻하고 폐에 귀경
쇠고기-호주산, 미국산	○	×	×	×	×	×	×	○	검정색 양과 소의 고기는 폐와 신장으로 귀경 보강하며, 목양 수음에 해로움
수세미	×	×	○	○	×	○	○	○	음에 귀경
수수, 찰수수	○	○	×	×	×	×	×	×	서늘하고 간에 귀경 간의 소설을 도움
수박-속이 노랑색 *일명 망고수박	○	○	×	×	○	○	×	×	속 또는 겉이 노랑색인 수박은 폐, 방광, 신장을 온보(溫補)한다
수박-속이 붉은색	×	×	×	×	×	×	×	○	식품의 붉은색은 대개 성질이 차고, 신심 폐를 해열한다. 붉은색(천, 종이 등)는 금음 수양의 심장을 보한다
순무-껍질, 잎	○	×	×	×	×	×	×	○	신장과 폐로 귀경한다
순무-전체	○	○	×	×	×	×	×	○	그러나 목양과 수음은 신장에 작용하는 자주색 껍질을 벗겨 먹어야 신장 항진을 막는다
숯	×	×	○	○	×	○	○	×	대장 귀경, 대장기운을 진정, 수렴으로 설사를 멈춘다
스쿠알렌	○	○	×	×	×	×	○	○	알칼리성 식품이다
시금치	×	×	○	○	×	×	○	○	양에 귀경
식초	×	×	○	○	×	○	○	×	성질은 차갑고 오로지 간으로 귀경 활성화시키기에 간이 약한 토음 금체질 외에는 간을 항진시키거나 음체질은 냉증유발로 저체온화되어 해롭다
신맛	×	×	○	○	×	×	○	×	대개 간으로 귀경, 체질에 맞아도 금체질 외에는 과도한 신맛 섭취는 좋지 않다. *매실의 신맛은 폐에 귀경
신기추	○	○	○	○	×	×	○	○	서늘하다
신선초	×	×	○	○	×	×	○	○	차갑다
쌀-백미	○	○	○	○	○	○	○	○	평하다
쌀-녹미	×	×	○	○	×	×	○	○	차갑다

식품의 종류	목음	목양	금음	금양	수음	수양	토음	토양	
쌀−막걸리	○	○	○	○	○	○	○	○	사카린 등 인공감미료는 적게 들어간 것이 낫다. 아스판탐 삭가린 등 인공감미료가 수체질에 해로워 엄밀히는 쌀 막걸리가 수체질에만 해롭다
쌀−적미	○	×	○	○	×	×	○	○	차다 심열을 내린다
쌀−찰흑미	○	×	×	○	×	×	○	○	검정찹쌀은 신장으로 귀경
쌀−찹쌀	×	○	×	×	○	○	×	×	성질이 좀 차기에 수체질은 참기름찰밥이나 찹쌀 20−30% 가미한 밥이 좋다. 전체 찹쌀밥만 오래 섭취하면 위장 냉증 유발. 인절미나 쑥인절미도 좋다. 목양 목음은 들기름찰밥이 좋다
쌀−현미	×	○	×	○	○	○	×	×	껍질호분층은 왁스성분으로 소화장애 유발하니, 체질에 맞아도 위가 약하면 적게 섭취함. 소화원만하면 현미밥 먹으면 아주 좋다
쌀−흑미, 검정쌀	○	×	×	○	×	×	○	○	흑미는 신장을 보강한다
쌀−배아미	×	○	×	×	○	○	×	×	위장을 온보(溫補)함. 목음은 조금은 먹어도 되나, 전적으로 섭취하면 위염 유발하니 주의. 나머지 체질은 위염발생
쌀올리고당	○	○	○	○	○	○	○	○	금토체질에 맞으나 프락토(사탕수수) 올리고당이 더 좋다
쌈배추	×	×	○	○	×	×	○	○	차갑다
쑥	×	○	○	○	○	○	×	×	따뜻하고 위에 귀경
쑥갓	○	○	×	×	○	○	×	×	따뜻하다
쓴맛	○							○	쓴맛은 심장으로 귀경하여 심장을 진정시킴
씀바귀	○	○			○			○	검증을 하지 못함. 뿌리가 가늘고 긴 것으로 보면 폐로 귀경 추정. 淸熱(청열) 瀉肺(사폐), 凉血(양혈) 효능
아욱	×	×	○	○	×	×	○	○	음에 귀경
아귀(생선)	○	○	×	×	○	○	×	×	위장에 귀경, 입이 크다
아나고(붕장어)	○	○	×	×	○	×	×	○	폐에 귀경하고 평하다
아마씨	○	○	○	○	×	×	○	○	서늘하다
아몬드	○	○	×	×	×	×	×	○	폐에 귀경하고 서늘하다

식품의 종류	목음	목양	금음	금양	수음	수양	토음	토양	
아보카도	×	×	○	○	×	×	○	○	차갑다
아사이베리	×	×	○	○	×	×	○	○	베리류는 대부분 차갑다
아스파라거스	○	○	×	×	×	×	×	○	폐에 귀경. 토양은 검증 못했으나 맞을 듯
알로에	○	○	○	○	×	×	○	○	
알부민주사	○	○	×	×	○	×	×	○	폐에 귀경
앵두	×	×	○	○	×	×	○	○	차가우며, 토체질에도 좋을 듯(검증 못함)
야자	×	×	○	○	×	×	○	○	차다
야자씨	×	×	○	○	×	×	○	○	차다
야콘	○	○	○	○	×	×	○	○	서늘하다
양고기	○	○	×	○	×	○	×	○	따뜻하고 폐에 귀경
양배추-녹색잎	×	×	×	×	○	○	×	×	간에 귀경하며 목체질에는 항진하여 해롭다
양배추-흰색잎	○	○	×	×	○	×	×	○	폐에 귀경. 비타민 U의 위염치유기능으로 권장되고 있으나 실은 매운맛으로 폐로 가기에 폐가 강한 체질은 위염에 전혀 도움이 안 된다
양배추-데칠때	○	○	×	×	○	○	×	×	데치면 매운맛이 없어져 수양에 맞다고 추정함
양파-파란잎	×	×	×	×	○	×	×	○	
양파-흰색 생것	○	○	×	×	○	×	×	○	폐에 귀경
양파전초데칠때	○	○	×	×	○	○	○	○	검증됨
양파-자주색	○	×	×	×	×	×	×	○	신장 심장 폐에 귀경하여 청열(清熱)하고 보폐(補肺)한다
어묵	○	○	○	○	×	×	○	○	
어성초	×	×	×	×	×	×	○	○	신장에 귀경. 금양에 좋을 듯하나 검증 못함
얼음	×	×	×	×	×	×	○	○	금토체질이라도 저체온은 삼가
얼갈이배추	○	×	○	○	×	×	○	○	서늘하다
여주	×	×	○	○	×	×	×	○	검증 안됨
연근	○	○	○	○	×	×	○	○	연잎차는 심장열을 내려 안정과 여름 더위에 좋다
연어	×	×	×	○	×	×	○	○	차갑고 신장으로 귀경한다

식품의 종류	목음	목양	금음	금양	수음	수양	토음	토양	
열무	×	×	×	×	○	○	×	×	따뜻하다
열무-데칠 때	○	○	×	×	○	○	×	×	데치면 간을 항진시키는 청색소가 없어져 목체질에 유익
염소(검정)-고기	○	×	×	×	×	×	×	○	검정색 산양과 흑염소는 목양의 신장을 항진시키기에 해롭다
염소젖-모든염소	○	○	×	×	×	×	×	○	검정염소는 육류로만 사용하고, 흰염소는 젖만 이용하는 실정
염소-흰염소고기	○	○	×	×	×	×	×	○	흰염소의 젖과 고기 동일함
염소-야생산양	○	○	×	×	×	×	×	○	흰색 황갈색 계통의 산양의 경우
엿	○	○	×	×	×	×	○	○	수체질에 조금은 소화에 좋으나, 상용시 차가운 겉보리로 인해 해로움
영지버섯	×	×	×	×	×	×	×	○	폐 귀경하고 매우 차다
오골계	○	×	×	×	×	×	×	○	토양 금양의 신장에 좋다
오이-가시	○	○	○	○	×	×	○	○	서늘하다
오이-다다기	○	○	○	○	○	○	○	○	성질은 평하고 좀 서늘하다. 수체질에 다식은 해롭다. 토종오이
오가피	×	×	○	○	×	×	×	×	차갑고 약한 간에 귀경
오디(뽕열매)	×	×	○	○	×	×	○	○	차다
오렌지	○	○	○	○	×	×	○	○	서늘하다. 숙성될수록 좋다
오렌지쥬스	×	×	○	○	×	×	○	○	성질이 차갑고 신맛은 간으로 귀경하기에 목체질에는 간을 항진되어 해롭다
오렌지껍질	×	○	×	×	○	○	×	×	껍질은 성질이 건조하고 뜨거움
오리고기	○	○	×	×	○	○	×	×	물에 살기에 차다고 하나, 날짐승은 성질이 따뜻하다. 개방혈관계인 물고기와 달리 닭과 같이 폐쇄혈관계이다. 목체질에 콜라겐성분이 많은 껍질은 좋다.
오리고기-껍질	○	○	×	×	×	×	×	×	*콜라겐성분이 있는 껍질은 서늘해서 수체질은 해롭다. 속과 겉이 성질이 다른 식품. 귤 껍질은 따뜻하고 살은 차갑다. 오렌지는 껍질은 따뜻하고 과육은 서늘하다. 렌탈콩은 껍질은 따뜻하고 속살은 서늘하다. 생강껍질(생강피)는 차갑고, 살은 위(胃)로 귀경하고 뜨겁다

식품의 종류	목음	목양	금음	금양	수음	수양	토음	토양	
오미자	○	○	×	×	×	×	×	○	성질은 서늘하고 신폐(腎肺)에 귀경한다. 다섯 가지 맛이 있어 오장육부에 두루 유익하다고 하나 실은 그렇지 않다
오징어	×	×	○	○	×	×	○	○	차다
옥수수(자색포함)	×	○	×	×	○	○	×	×	위에 귀경. 성질은 따뜻하나 위장이 평장기인 목음에는 항진되어 해롭다
옥수수배아유	×	○	×	×	○	○	×	×	따뜻하고 위장에 귀경하니 목음에 해롭다
올리브유	○	○	○	○	×	×	○	○	서늘하다
옻(나무, 추출액)	×	○	×	×	○	○	×	×	성질은 덥고 어혈을 푼다. 우루시놀 독성이 있으니 과다섭취 삼가고 옻닭이나 삼계탕 등으로 섭취함이 좋다
와사비	○	○	×	×	○	×	×	○	매고 폐에 귀경
완두콩	×	×	○	○	○	○	×	○	간에 귀경하고 따뜻하다. 목체질에는 간을 항진한다
요구르트	○	○	×	×	○	×	×	○	폐에 귀경
요료법(오줌섭취)	○	×	×	○	×	×	○	○	오줌은 성질은 차고, 신방광이 약한 체질에만 보강하여 좋다
용과	×	×	×	×	×	×	○	○	차갑다
우럭(조피볼락)	○	○	○	○	×	×	○	○	서늘하고 목체질에 검증 안 되었으나 맞는 듯하다
우엉	×	×	×	×	×	×	×	○	매우 차서 목체질에도 해롭고 폐에 귀경한다
우유	○	○	×	×	○	×	×	○	폐에 귀경. 폐가 강한 소에서 유래된 모든 식품은 폐에 귀경
우무가시리	×	×	○	○	×	×	○	○	차다
운지버섯	○	○	×	×	×	×	×	○	폐에 귀경
울금	○	○	×	×	×	×	×	○	서늘하고 폐에 귀경
웅담	○	○	×	×	○	○	×	○	완전한 검증은 못함
위스키(양주)	○	○	○	○	○	○	○	○	차가운 체질에 더 좋다. 금토는 꼬냑이 좋다
유산균	○	○	×	×	○	×	×	○	아시도플러스 비피더스 등 유익균을 발효 제품화한 것은 대장이 센 체질은 해롭다

식품의 종류	목음	목양	금음	금양	수음	수양	토음	토양	
유자	○	○	×	×	○	×	×	○	따뜻하고 폐에 귀경
유채(잎,기름)	○	○	×	×	○	×	×	○	동초 카놀라, 폐로 귀경 보한다
유황-광물	○	○	×	×	○	○	×	×	광물 중 가장 뜨거운 물질. 법제해도 독성이 있어 섭취 신중해야 함
유황-MSM	×	×	○	○	×	×	○	○	동남아 일대의 나무 펄프에서 추출 표백한 물질로 광물 유황처럼 몸을 덥혀 준다고 하나 실제는 차가운 물질이니 음체질은 섭취불가하다. 광물 유황과 관련 없고 독성이 없고 소나무 송진과도 무관하며, 관절건강에 좋다
율 무	○	○	×	×	×	×	×	×	서늘하고 간에 귀경하고 간을 소통시킨다
은행	○	○	×	×	○	×	×	○	폐에 귀경
은(섭취시)	×	×	○	○	×	×	○	○	차갑다
이소말토 올리고당	×	○	×	×	○	×	×	×	옥수수가 원료임
인삼-건삼	×	○	×	×	○	×	×	×	덥고 위장에 귀경하니 목체질에 해롭다
인삼-수삼	×	○	×	×	×	×	×	×	수삼은 서늘하니 수음에 해로우니 유의. 홍삼건삼은 수음 수양 모두 좋다
장뇌삼, 산삼	○	○	×	×	○	○	×	×	목음에 매우 좋다. 산에 뿌리는 삼의 대부분은 일반삼씨이고 장뇌삼씨가 아니니 신중 구매해야 한다
자두	×	×	○	○	×	×	○	○	차갑다
자라	×	×	○	○	×	×	○	○	음에 귀경하고 양체질의 음기를 보강하는데 매우 좋다
자몽-연노랑색	○	○	○	○	×	×	○	○	서늘하다
자몽-빨간색	○	×	○	○	×	×	○	○	차갑고 심장열을 해소한다
자스민(만리향)	×	×	○	○	×	×	○	○	차갑다
자일리톨	○	○	×	×	○	○	×	×	자작나무 추출. 수목체질에 열량이 낮아 비만방지에 도움
자작나무 수액	○	○	×	×	○	○	×	×	따뜻하다
작두콩	○	○	×	×	×	○	×	×	콩 중에서 양기가 가장 강해 음체질에 최고 좋은 식물성 단백원이다
작은게(빵게)	×	×	○	○	×	×	○	○	매우 차다

식품의 종류	목음	목양	금음	금양	수음	수양	토음	토양	
잣	✕	✕	○	○	✕	✕	○	✕	간에 귀경
장어(민물)	○	○	✕	✕	○	✕	✕	○	폐에 귀경
적겨자	○	✕	✕	✕	○	✕	✕	○	폐에 귀경
적근대	○	✕	✕	✕	✕	✕	✕	○	*추정수준이고 검증 못했음
적로메인	✕	○	✕	✕	○	○	✕	✕	위장에 귀경
적로메인(붉은것)	✕	○	✕	✕	○	○	✕	✕	
적목이채(보혈채)	○	○	○	○	○	○	✕	✕	
적채	○	✕	✕	✕	✕	✕	✕	○	(보라색 양배추)
적치커리	○	✕	✕	✕	✕	✕	○	○	서늘하고 음과 심장에 귀경
전복	✕	✕	○	○	✕	✕	○	○	차갑다
제첩	✕	✕	○	○	✕	✕	○	○	차갑다
조기	○	○	○	○	✕	✕	○	○	서늘하다
조-메조	✕	✕	○	○	✕	✕	○	○	차갑다
조-차조	✕	✕	✕	✕	○	○	✕	✕	따뜻하다
죽순	○	○	○	○	✕	✕	○	○	서늘하다
쥐눈이콩	✕	✕	○	○	✕	✕	○	○	일명 서목태, 차갑다
진지향	○	○	○	○	✕	✕	○	○	새로 개량된 오렌지 일종
짠맛	○	✕	✕	✕	○	✕	○	○	신장에 귀경
찰보리	✕	○	✕	✕	○	○	✕	✕	위장에 귀경하고 평하다. 극히 저체온 수체질은 해롭다
차전자피	○	○	○	○	✕	✕	○	○	서늘하다
참깨	○	○	✕	✕	○	○	✕	✕	따뜻하다
참외	✕	✕	○	○	✕	✕	○	○	차갑다
참기름	○	○	✕	✕	○	○	✕	✕	따뜻하다
참나물	○	○	✕	✕	✕	✕	✕	○	폐에 귀경. 서늘하다
참치	✕	✕	✕	○	✕	✕	○	○	차갑고 신장에 귀경
찹쌀	✕	○	✕	✕	○	○	✕	✕	수체질의 경우, 찹쌀은 약간 냉성이니 콩과 혼합하거나 밥지을때 참기름을 가미하면 좋음. 쑥인절미 좋으나, 쑥은 건조하니 비만에 좋고 다식하면 살빠짐. 목양은 참기름 또는 들기름을 첨가
천혜향	○	○	○	○	✕	✕	○	○	새로운 품종으로 오렌지 일종

식품의 종류	목음	목양	금음	금양	수음	수양	토음	토양	
철관음-차	○	○	×	×	○	×	×	×	*토양은 검증하지 못함
청어	×	×	×	○	×	×	○	○	차갑고 신장에 귀경
청국장, 홍국, 황국	○	○	×	×	○	×	×	○	황국 홍국도 모두 청국장과 같은 더운 성질로 폐로 귀경하기에 동일하나 맞지 않는 원재료일 때는 해롭다
청경채	○	○	×	×	×	×	×	○	서늘하고 폐에 귀경
청포도	×	×	○	○	×	×	○	○	차갑다
초콜릿	○	○	×	×	○	×	×	○	초콜릿은 수음에 맞으나 제품에 함유된 설탕이 해로움. 당분이 적고 밀도가 높은 다크 초콜릿을 권장한다. 초콜릿의 원료인 코코아는 콩과에 속하며 폐로 귀경, 수양 금체질에 적합하지 않다
취-울릉도취	○	○	×	×	×	×	×	○	이 취나물은 조금 차고 폐를 윤택케 하나, 수음에는 폐를 차갑게 하기에 해로움
취-수리취	○	○	×	×	×	×	×	○	이 취나물은 조금 차고 폐를 윤택케 하나, 수음에는 폐를 차갑게 하기에 해로움
취-곰취	○	○	×	×	○	×	×	○	성질이 따뜻해 곰취는 수음에도 좋다
치즈	○	○	×	×	○	×	×	○	폐에 귀경
치커리	×	×	○	○	×	×	○	○	차다
치커리-적색	○	×	○	○	×	×	○	○	서늘하고 심장열을 내린다
칠면조	○	○	×	×	○	○	×	×	양에 귀경
칡	○	○	×	×	×	×	×	○	폐에 귀경, 조금 차가워 수음에는 해로움
카레	○	○	×	×	×	×	×	×	폐를 보강하는 더운 강황이 원료이다
카놀라유	○	○	×	×	×	×	×	×	유채씨 기름으로 따뜻하고 폐를 보한다
커피-원두	△ ×	○	×	×	○	×	×	△ ×	토양 목음에 심장 항진 유발 가능성. 불면이나 심장두근거림(정충)에 무리가 안 되면 음용해도 좋다. 본질은 해로우니 하루 한두 잔 이하가 원만함
커피-디카페인	○	○	×	×	○	×	×	○	디카페인은 심장항진을 일으키지 않기에 원만함
커피-믹스	×	○	×	×	×	×	×	×	프림이 안 좋다. 목음과 토양은 심장항진이 없다면 마셔도 무방하다

식품의 종류	목음	목양	금음	금양	수음	수양	토음	토양	
케일	×	×	○	○	×	×	○	○	차다
코코넛	×	×	○	○	×	×	○	○	차다
코코아 코코아닙스	○	○	×	×	○	×	×	○	따뜻하고 폐에 귀경
콜라	○	○	×	○	×	×	○	○	서늘하다
콜라비 (순무양배추)	○	○	×	×	○	×	×	○	양배추에서 분화한 식물
콩									콩은 이미 종류대로 분류했으나, 본질을 알고자 하는 이들이 있어 다시 종합하여 설명한다
콩―모든 흰콩	○	○	×	×	○	○	×	×	병아리콩 포함하여 모든 흰색 콩은 양으로 귀경(순양지품, 純陽之品)하여 차가운 수목체질에 더운 기운을 온보하여 좋음. 어떤 이의 말처럼 대부분의 콩은 폐로 귀경하지 않음
콩―모든 검정콩	×	×	○	○	×	×	○	○	모든 검정콩은 음으로 귀경하여(순음지품, 純陰之品) 장부의 열을 내려 조화하며 서릿태의 겉껍질의 속의 녹색은 간으로 귀경하니 금체질에 더욱 좋다. 전통상 8체질에서 검정콩이 폐로 귀경한다는 설은 잘못된 이론이며 먹어보면 안다
콩―완두콩	×	×	○	○	○	○	○	○	청색은 간으로 가니 금체질에 아주 좋고, 목체질을 빼고 나머지 체질에도 원만히 보완한다
콩―강낭콩	○	○	×	×	○	○	×	×	이는 양(陽)의 식품이다
콩―덩쿨강낭콩	○	○	×	×	○	×	×	×	유일하게 폐로 귀경하는 양(陽)의 식품이다
콩―작두콩	○	○	×	×	○	○	×	×	콩 중 가장 양기(陽氣)가 강한 순양지품(純陽之品)이다
콩―제비콩	○	○	×	×	○	○	×	×	양기로 허열과 더위를 해서(解暑)한다
콩―렌즈콩껍질	○	○	×	×	○	○	×	×	따뜻하다
콩―렌즈콩속살	○	○	○	○	×	×	○	○	서늘하다. 양체질은 따로 파는 속살을 사먹는다
콩―동부콩	×	×	○	○	×	×	○	○	음기의 식품이다

식품의 종류	목음	목양	금음	금양	수음	수양	토음	토양	
콩기름	○	○	×	×	○	○	×	×	껍질을 제거하니 실은 모든 체질에 원만하다. 그러나 양체질은 이보다는 포도씨유, 해바라기씨유, 올리브유 등 냉성 기름이 더 좋다
콩나물	○	○	×	×	○	×	×	○	폐로 귀경한다
크레스 싹	○	○	○	○	×	×	○	○	서늘하다
키위-골드	○	○	×	×	○	○	×	×	간에 좋음
키위-그린	×	×	○	○	×	×	○	○	음에 귀경
토란	○	○	○	×	○	○	○	○	서늘하다
토끼고기	○	×	×	○	×	×	○	○	신장에 귀경
토마토-미완숙	○	○	○	×	×	×	○	○	서늘하다
토마토-완숙	○	○	○	○	○	○	○	○	평하다
토마토-노랑 대추방울토마토	○	○	×	×	○	○	×	×	따뜻하다
톳	×	×	○	○	×	×	○	○	차다
토끼고기	○	×	×	○	×	×	○	○	신장에 귀경
파	○	○	×	×	○	○	×	×	흰줄기는 폐에, 녹색잎은 간에 귀경한다. 김치로 숙성하거나 데치면 더 좋다
대파전초(全草)	×	×	×	×	○	×	×	×	흰 줄기는 폐로 귀경하니 수양에 엄밀하게는 맞지 않다. 파란 잎은 간으로 귀경 항진하니 목체질에 맞지 않다
대파전초-데침	○	○	×	×	○	○	×	○	데치면 청색소가 없어지니 목체질에 확실히 유익하다
대파-파란잎	×	×	×	×	○	○	×	○	데치면 간을 항진시키는 청색소가 없어져 목체질에 유익
대파-흰줄기	○	○	○	×	○	×	×	○	귀경: 폐
파-뿌리	○	○	○	×	○	○	○	○	파뿌리는 폐로 귀경 온보한다
파셀리	○	○	○	○	×	×	○	○	서늘하다
파인애플	○	○	○	○	×	×	○	○	서늘하다
파프리카	○	○	○	○	×	×	×	○	폐에 귀경하고 서늘하다
파래	○	○	○	○	×	×	○	○	서늘하다. 파래 김은 수체질에 부적합
파스타치오	○	○	×	×	○	×	×	○	따뜻하고 폐에 귀경
팥	○	×	×	×	○	×	○	○	이뇨하고 신장에 귀경한다

식품의 종류	목음	목양	금음	금양	수음	수양	토음	토양	
포도-흑색, 청색	×	×	○	○	×	×	○	○	음에 귀경
포도당	×	×	○	○	×	○	○	○	포도당은 수음과 목체질의 강한 간을 항진시킨다
표고버섯	○	○	×	×	○	×	×	○	따뜻하고 폐에 귀경
프락토올리고당	○	○	×	×	○	×	×	○	사탕수수가 원료임
피망	○	○	×	×	○	×	×	○	따뜻하고 폐에 귀경
피조개	×	×	○	○	×	×	○	○	음에 귀경
핑거루트	○	○	×	×	○	○	×	×	따뜻하다
하니원멜론	○	○	×	×	○	○	×	×	한국의 최근 개량 멜론. 금토체질은 아직 검증못한 추정 상황
함초	○	×	×	○	×	×	○	○	성질은 짜고 신장에 귀경한다
해삼	○	×	○	○	×	×	○	○	음에 귀경 *목음에 해삼은 검증하지 못함
해바라기	×	×	○	○	×	×	○	○	
햄	○	×	×	○	×	×	○	○	신장에 귀경. 돼지고기류는 신장에 귀경
햄프씨드	○	×	×	×	×	×	×	○	대마씨
향나물	○	○	×	×	×	×	×	○	서늘하고 폐에 귀경
허브-고수	○	○	×	×	×	×	×	○	성질은 서늘하고 폐에 귀경. *허브는 대개 방향성이며 주로 폐에 귀경한다. 이하 9개 허브식물은 금토에는 검증을 못했고 추정임을 밝힌다
허브-딜	○	○	×	×	○	×	×	×	따뜻하고 폐에 귀경
허브-루꼴라	×	×	○	○	×	×	○	○	차갑고 금토체질에 적합한 듯
허브-바질	○	○	×	×	○	×	×	×	따뜻하다. 수양에 맞는지 확인못함
허브=셀러리	○	○	×	×	×	×	×	○	서늘하다
허브-아스파라거스	○	○	×	×	×	×	×	○	서늘하고 폐에 귀경
허브-애플민트	○	○	×	×	○	×	×	×	따뜻하다. 수양에 맞는지 확인못함
허브-파슬리	○	○	×	×	×	×	×	○	차갑고 폐에 귀경
허브-페퍼민트	○	○	×	×	○	×	×	×	따뜻하다. 수양에 맞는지 확인못함
현미	×	○	×	×	○	○	×	×	위장에 귀경하고 따뜻하다
현미배아유	×	○	×	×	○	○	×	×	위장에 귀경하고 따뜻하다
호두	○	○	×	×	○	×	×	○	따뜻하고 폐에 귀경

식품의 종류	목음	목양	금음	금양	수음	수양	토음	토양	
호박, 애호박	○	○	×	×	○	×	×	○	따뜻하고 폐에 귀경
호두기름	○	○	×	×	○	×	×	○	따뜻하고 폐에 귀경
호박잎	○	○	×	×	○	×	×	○	따뜻하고 폐에 귀경
홍삼	×	○	×	×	○	○	×	×	인삼과 같이 목음에 해롭다
홍시	○	○	○	○	○	○	○	○	수체질은 다식하면 냉증이 유발된다
홍어	○	○	×	×	○	○	×	×	따뜻하다
홍합, 녹색홍합	○	○	○	○	×	×	○	○	서늘하다
홍화씨	×	×	○	○	×	×	○	○	음에 귀경
회색팥	○	○	○	○	×	×	○	○	서늘하다
효모–균주	○	○	○	○	○	○	○	○	누룩균주와 효모균주는 모두에게 맞다. 유산균주는 대장에 귀경하니 폐 강한 체질은 해롭다
효모–맥주효모	○	○	○	○	×	×	○	○	보리가 원료로 수체질에는 해롭다
후추	○	○	×	×	○	×	×	○	따뜻하고 폐에 귀경
화분	×	×	○	○	×	×	○	○	화분은 더운 성질의 꿀과 달리 성질이 일반적으로 좀 차갑다. 화분은 꽃의 성질을 따르며 대체로 차갑고 각 체질에 적합한 것은 드물다. 때문에 양체질에 좋은 편이고 음체질에는 해롭다. 목음체질이 변비가 있어 섭취하면 해소되지만 장복은 삼가야 한다. 화분은 세포를 파쇄하지 않으면 흡수가 안 되니 필요시 원재료보다 세포파쇄분말을 따로 구입해야 한다
황칠	×	○	×	×	○	○	×	×	따뜻하고 위로 귀경한다
흰색	○	○	×	×	○	×	×	○	폐에 귀경
흰콩	○	○	×	×	○	○	×	×	따뜻하다
EM	○	○	×	×	○	×	×	○	유산균도 포함되어 폐가 강한 체질은 좀 해롭다

한약재, 허브식물	한약재 약용 허브식물도 체질별로 분류되니, 이를 근거로 한방을 각 개인의 체질과 건강상태에 맞추어 배합조성하여 만든 환제나 한방추출물은 약리작용이 매우 좋다.

| 맛 | ◆일반적으로 신맛은 간으로, 쓴맛은 심장으로 귀경하여 심열을 내려주고, 단맛은 위장으로 귀경하여 위를 돕고, 매운맛은 폐로, 짠맛은 신장으로 귀경 보강한다. 그러나 신맛과 단맛, 쓴맛은 절대적으로 그런 것은 아니며 식품의 본래 성질에 의해 체질적 적합성이 결정된다. 예를 들어 매실의 신맛은 폐로 귀경하여 목 토양에만 맞고, 목과의 신맛은 금체질의 간으로 귀경 보강하며, 산사의 신맛은 위장으로 귀경하여 수 목양의 위장의 소화력을 강화한다. 고구마의 단맛은 토체질에는 좋으나 위가 차고 약한 목양 수체질은 물론 금체질과 목음에도 해롭다. 때문에 맛의 귀경 이론은 현대 팔체질학적 관점에서 보면 절대적인 기준은 되지 못한다. 본연의 맛에 의해 각 체질에 유익 여부가 결정되는 것이 아니라 본래 식품 고유의 성질과 귀경에 의해 적합 여부가 결정되는 것이다. 그래서 식품분류표에 구분해 놓은 맛은 오행에 따른 배속 원칙이 그렇다고 참고만 하면 될 것이다.
◆**단맛** 관련 식품의 체질별 분류는 위에 있어 적당량 섭취는 무방하겠으나 비만, 면역저하, 당뇨, 과식 등의 문제가 있다면 섭취를 제한하는 것이 필요하다. 당분섭취는 위장항진의 문제를 유발하므로 평생을 두고 절제하는 것이 좋다. 목양 수음 수양은 위가 약하니 건강 문제가 없다면 꿀, 옥수수올리고당, 쌀올리고당 등을 적절히 섭취하여 위 기능을 도와 기력을 증강하는 것이 좋다.
◆**신맛** 음식의 자연 발효된 신맛은 위산과다가 없다면 섭취해도 되지만, 식초 신맛은 오로지 간을 활성화하니 금체질 토음체질만 섭취 가능하다. 나머지 간이 중간 평장부 이상인 체질은 섭취하면 간의 항진을 초래하니 삼간다.
◆**짠맛**은 전해질대사에 필요하나 금음 목양 수음 수양은 권장량 이하로 섭취함이 신장에 이로워 고혈압 순환기 등에 좋다. 반대로 금양 토양 토음 목음은 권장량 이하로 섭취하면 체액의 염분농도가 떨어져 면역이 약해지며 신장기능이 저하되니 품질이 좋은 소금을 충분히 섭취해야 한다.
◆**매운맛**은 금양 금음 토음 수양체질은 폐가 항진되어 손상되고 길항장기인 간이 동반하여 약해지니 맵게 섭취하지 않는 것이 좋다. 그러나 목체질 토양 수음은 소화기관에 염증이 없다면, 맵게 섭취해야 소화도 잘 되고 기혈순환에도 좋다. 토체질은 위염이 대개 있어 해롭다. 짠맛과 매운맛은 체질에 절대적으로 적용된다. |

허브식물 체질분류표

	금양	금음	목양	목음	토양	토음	수양	수음	참고점
로즈마리	×	×	○	○	×	×	○	○	활력, 발모, 두뇌활성, 두통
레몬밤	×	×	○	×	×	×	×	×	
세이지	○	○	○	○	○	○	×	×	
카모마일	○	○	○	○	×	×	○	○	호르몬균형, 안정, 소염, 우울
레몬버베나	○	○	×	○	○	○	○	○	
스테비아	○	○	○	×	○	○	○	○	설탕 2-300배의 당도
애플민트	○	○	○	○	×	×	○	○	사과향
커리민트	×	×	×	×	○	○	○	○	
오데코롱민트	×	×	×	×	○	○	×	×	
페퍼민트	×	×	×	×	○	○	×	×	살균, 집중력, 소화, 감기
타임민트	×	×	×	×	○	○	○	○	
바질(베질)	○	×	×	×	×	○	×	○	위장활동 촉진
보이차	×	×	○	○	○	×	×	×	

- **식품설명**

·**로즈마리:** 뇌신경 자극, 혈행 촉진, 치매방지, 천식, 발모, 소화, 류마티즈, 근육통, 두통, 천식

·**레몬밤:** 진통, 히스테리 진정, 불안증 해소, 강장, 감기, 두통, 소화불량

·**스테비아:** 설탕 2-300배의 당도

·**바질:** 졸림 방지, 신경 강장, 위 신장의 활동촉진, 살균

·**레몬버베나:** 구취 제거, 습진, 소화, 식욕 증진, 피부 관리

·**세이지:** 류마티즈, 관절통, 근육통, 갱년기 장애, 소화, 강장, 살균, 노화방지, 항산화

·**타임:** 살균, 방부, 방충, 인후통, 기관지염, 식욕증진, 위장강화, 두통, 우울증

·**카모마일:** 진정, 발한, 습진, 여드름, 지친 피부, 찰상, 소화, 감기 초기, 불면

대한암예방학회가 추천한 항암음식 54가지

출처: http://blog.naver.com/wndhrkd/70067363636, 2009/08/19 11:13

01. 현미콩밥: 목양·수체질

02. 코코아닙스: 토·목·수음체질

03. 유방암 세포 증식을 억제하는 미강: 목양·수체질

04. 결장암에 탁월한 항암효과, 율무: 목양·목음

05. 하루 반 개로 대장암과 폐암을 예방하는 고구마: 토양

06. 유방암과 전립선암에 좋은 콩, 검정콩: 금토체질 / 흰콩: 수목체질

07. 성인 남자 간암에 효과가 큰 작두콩: 수목체질

08. 암을 이기는 탁월한 효과, 청국장: 수음·목·토양

09. 콩의 발효과정에서 더욱 높아지는 항암효과: 된장

10. DHA로 암을 예방하고 장수한다, 등푸른 생선: 토양

11. 면역력을 증강시켜 암을 예방한다, 새우젓: 토·금·목체질

12. 활성산소를 제거하는 베리류(블루베리 블랙베리 아사이베리): 금토체질

13. 녹즙으로 즐겨 먹는 항암식품, 케일: 금·토체질

14. 유방암, 대장암에 효과 큰 설포라판이 풍부한 녹색 브로콜리: 수목체질 / 흰색: 수음·목·토양

15. 효능 좋은 새싹채소, 무싹: 목토수음 / 밀싹: 목토 / 보리싹: 금토

16. 식이섬유 풍부한 십자화과 채소, 배추: 금토체질 / 콜리플라워: 수음·목·토양

17. 위, 대장, 직장암 등에 좋은 양배추: 수음·목·토양

19. 흡연자의 항산화 효과 높이는 신선초: 금토

20. 손상된 DNA 복구할 암 예방성분 풍부한 시금치: 금토

21. 끓는 소금물에 데치면 효과가 2배인 미나리: 금토체질

22. 저공해 산나물의 힘, 곰취: 토양·목체질

23. 일본에서 먼저 주목한 가지: 목음·토양·금양

24. 암세포의 소멸을 돕는다, 도라지: 목·토양

25. 폐암과 유방암을 억제하는 당근: 목체질

26. 위암을 억제하는 고추: 수음·목·토양

27. 미 국립암연구소가 선정한 으뜸 항암식품, 마늘: 수음·목·토양

28. 매운맛이 항암효과의 핵심, 생강: 수·목양

29. 껍질 부분에 항암물질이 풍부한 양파: 수음·목·토양

30. 주황색 식물의 대표 주자 호박: 수음·목·토양

31. 부추가 들어가면 항암효과가 두 배, 부추: 목·수체질

32. 양지바른 언덕에 항암효과 가득한 쑥: 목양·수체질

33. 경제적인 암예방 식습관, 버섯: 수음·목·토양

34. 초기 위암, 폐암, 후두암에 효과 높은 차가버섯: 수음·목·토양

35. 가공식품에 항암효과가 풍부한 토마토: 목음·토양·금체질

36. 암세포의 성장과 전이를 막는 알로에: 목체질

37. 바다에서 나는 최고의 야채, 다시마: 수목체질

38. 풍부한 섬유질이 발암물질 배출, 미역: 수목체질

39. 해조류 중에 암예방 효과 최고, 김: 수목체질(오염된 식품으로 금지)

40. 포도껍질과 씨에 풍부한 레스베라트롤, 포도: 금토체질

41. 발암물질의 배출을 돕는다, 배: 목·토양

42. 구강암, 식도암 등을 예방하는 딸기류: 금토체질

43. 일반 포도보다 10배 뛰어난 항암효과, 머루: 금토체질

44. 암 없는 장수 비결 요구르트: 수음·목·토양

45. 대장암 예방에 확실한 효과, 유산균: 수음·목·토양

46. 한국인이 많이 먹는 항암식품 들깨: 목·토양

47. 생산량이 적어 더욱 귀하다, 아마씨: 금토체질

48. 지중해에서 온 기적, 올리브오일: 목금토체질

49. 세계적으로 발돋움한 항암식품, 인삼: 수·목양

50. 가까이 있으면서 몰랐던 항암효과, 홍삼: 수·목양

51. 전립선암과 유방암에 예방 효과, 감초: 수체질

52. 하루 2잔만으로 암예방 효과 보는 녹차: 금토체질

53. 카레의 색소 성분으로 암을 예방하자, 커큐민: 수음·목·토양

54. 최근 가장 주목받는 항암 물질, 셀레늄: 모든 체질

■ **항암식품 상세설명**

1. 가지

· **항암효과:** 가지에 함유돼 있는 식이 섬유소는 대장암·유방암 등의 원인이 될 수 있는 동물성 지방, 콜레스테롤을 제거하는 효과가 있다. 일본 식품종합연구소 연구팀의 연구 결과에 의하면, 가지는 발암물질인 벤조피렌·아플라톡신, 탄 음식에서 나오는 물질 등에 의한 돌연변이 유발 억제효과가 브로콜리와 시금치보다 2배 정도 높게 나타났다. 또 암세포를 이용한 실험에서도 항암 활성이 높게 나타났다.

· **특이점:** 가지에는 알칼로이드, 페놀화합물, 클로로필, 식이섬유소 등 다양한 암 예방물질이 들어있는데, 그중에서도 청색의 안토시아닌은 항산화 활성과 암 예방 활성에 있어 매우 중요한 역할을 담당한다.

2. 감초

· **항암효과:** 감초 특유의 노란색을 나타내는 '플라보노이드' 성분이 전립선암과 유방암 예방에 효과적이다. 이 성분은 일부 과일이나 야채에도 함유되어 있으나 유독 감초에 함유된 것만이 효과를 발휘한다. 우리나라에서 사용하는 감초는 유럽 감초와는 달리 물을 끓여 우려낼 때 나오는 추출물보다 유기용매인 에탄올·헥산·클로로포름·메탄올과 에틸아세테이트를 이용해 우려낸 추출물에 유방암에 항암작용을 하는 물질이 다량 함유되어 있다.

· **특이점:** 감초는 날것으로 먹는 것보다 추출하여 가공식품으로 섭취하는 것이 유방암을 예방하는 데 더 효과적이다. 또 감초를 날것으로 먹는 것보다 열을 가하여 섭취하는 것이 대장암 및 각종 암 예방에도 효과적이다.

3. 녹차

· **항암효과:** 녹차는 폐암, 유방암, 전립선암, 위암, 피부암 등 다양한 암 예방효과가 있다. 녹차의 성분 중 떫은맛을 내는 성분이며, 녹차 카테킨의 대표 성분인 'EGCG (epigallocatecin gallate)'가 암세포 표면의 단백질에 붙어서 증식을 억제하는 원리를 통해 암의 진행을 막는다. 소량의 EGCG라도 폐암, 유방암 등 악성 암세포의 증식능력을 절반까지 떨어뜨릴 수 있는데, 단지 녹차 2~3잔을 마시는 것으로도 효과를 볼 수 있다.

· **특이점:** 녹차는 다이어트를 하는 여성에서부터 고혈압, 당뇨병 등 성인병을 염려하는 사람들까지 두루 마실 수 있는 유용한 차이다. 또 중금속 해독 및 배출에도 중요한 역할을 한다.

4. 당근

· **항암효과:** 베타카로틴 섭취가 높거나 혈중농도가 높은 경우 폐암과 유방암 발병률이 현저히 낮아진다. 유의할 점은 베타카로틴 섭취는 암 발병률을 낮추는 데 매우 중요한 역할을 하지만 식품을 통하지 않은 섭취는 실험 결과 흡연자들에게 오히려 암을 촉진하는 결과를 낳았다는 것이다. 식품 중에서 베타카로틴 함량이 가장 높은 것이 당근이다.

· **특이점:** 당근을 기름과 함께 조리하면 베타카로틴 흡수율이 60~70%로 높기 때문에, 볶음이나 튀김 요리에 곁들여 먹는 것이 좋다. 또 베타카로틴은 당근의 껍질 부분에 많이 들어 있기 때문에 껍질을 두껍게 깎아내고 섭취하는 것보다 깨끗이 씻어 그대로 먹거나 가볍게 긁어내고 먹는 것이 가장 효과적인 섭취방법이다.

5. 들깨

· **항암효과:** 들깨는 유방암과 대장암의 발생을 억제하는 효과가 크다. 최근 한국인에게 가장 많이 나타나는 암의 종류가 유방암과 대장암이기 때문에 들깨의 항암효과에 더욱 많은 관심을 기울일 필요가 있다. 리놀렌산은 들깨가 항암효과를 지니는 데 중요한 역할을 하는 성분으로 항돌연변이 효과 및 암세포 증식억제 등의 효과를 지닌다. 쥐를 통한 동물실험을 통해 리놀렌산이 암의 자연발생과 암세포의 혈관신생 등을 억제하는 효과가 있음이 밝혀졌다.

- **특이점:** 들깻잎은 우리가 즐겨 먹는 30여 종의 채소 중 암 예방효과가 매우 높은 채소류에 속한다. 들깨 가루는 불용성 식이섬유소를 많이 지니고 있어 발암물질을 만나면 그것과 결합하여 이를 제거해버린다.

6. 미나리

- **항암효과:** 미나리의 성분 중 항암작용을 하는 중요한 물질이 퀘르세틴과 캠프페롤이다. 퀘르세틴은 항산화물질로 유방암, 대장암, 난소암, 위암, 방광암 등을 예방하고, 체내세포가 산화되는 것을 예방하며 염증 억제효과를 갖는다. 캠프페롤은 대장암 세포의 증식을 억제한다. 이는 캠프페롤이 단백질의 인산화를 감소시키는 과정에서 암세포의 진행을 막고 세포증식을 억제하기 때문이다.
- **특이점:** 미나리를 그냥 먹는 것보다 끓인 소금물에 데친 후 섭취하면 암 예방에 훨씬 탁월한 효과를 갖는다. 실제로 미나리를 끓인 물에 퀘르세틴과 캠프페롤의 양을 조사한 결과 그 양이 60%나 증가했다.

7. 배

- **항암효과:** 배는 수분 함량이 85~88%로 높아 다이어트식품으로도 좋고, 식이섬유가 많아 육류 섭취 증가 등 서양식 식생활로 인한 대장암, 유방암 등의 암 발생률을 줄이는 데도 도움이 된다. 또 배는 탄 음식, 흡연 등 다환족 방향성 탄화수소류 노출에 대한 암 예방 효과를 가지고 있다. 발암물질인 다환족 방향성 탄화수소류는 석쇠구이나 고온의 튀김 과정을 통해 생성되는 것으로 곰팡이나 독소 오염에 의한 발암물질보다 더 심각한 발암의 원인이 된다.
- **특이점:** 다환족 방향성 탄화수소류는 탄소, 수소 원자를 포함한 물질의 불완전연소 때 생성되는데 이것은 음식뿐만 아니라 흡연, 매연, 소각 등을 통해 체내에 흡수된다.

8. 부추

- **항암효과:** 부추는 발암원에 의한 돌연변이 유발을 억제해 위암, 유방암, 간암 세포의 성장을 억제하는 효능을 지닌다. 그 자체만으로도 좋을 뿐더러 다른 음식과 함께 어우러져 음

식의 항암효과를 높여주는 역할도 한다. 특히 부추김치의 항발암 및 항암효과가 배추김치보다 월등히 높게 나타났는데, 이는 부추 속에 함유된 알릴화합물과 엽록소 및 여러 영양성분에 기인한 것이다.

- **특이점:** 부추는 우리나라 전통 발효식품인 된장과도 찰떡궁합을 이루는 채소인데, 음식을 먹다 체하여 설사를 할 경우 부추를 된장국에 넣어 끓여 먹으면 효과가 좋다. 또 된장국에 부추를 넣으면 된장의 짠맛이 감소되고, 된장에 부족한 비타민 A와 C가 보충된다.

9. 생강

- **항암효과:** 미국 미네소타대학 연구소는 생강의 대표적 매운 성분인 '6-진저롤'이 대장암을 예방하고 치료하는 효과가 있음을 밝혀냈다. 이 성분은 강한 항산화 및 항염증 작용을 하는 성분으로, 대장암 세포에 직접 작용하거나 종양 촉진물에 작용하여 암을 예방하고 치료한다. 게다가 난소암과 유방암에도 항암효과를 발휘하는데, 난소암의 경우 최근 미국 미시간대학 종합암센터는 생강이 난소암 세포의 자연사를 유도하는 '세포 자살'과 자기 세포를 먹어치우는 '자가 소화작용'의 두 가지 역할을 한다고 보고했다.

- **특이점:** 생강은 플라보노이드를 함유한 흰색 채소에 속하여 유방암을 예방하고 폐경을 앞둔 갱년기 여성에게 도움이 된다.

10. 아마씨

- **항암효과:** 아마씨에는 2가지 항암성분이 포함되어 있다. '리그난'과 '오메가3'가 그 성분들인데, 리그난은 호르몬에 민감함 유방암, 자궁암, 대장암 그리고 전립선 비대증을 예방하는 효과가 있다. 아마씨에는 리그난이 다른 식품보다 많이 포함되어 있는데, 항암 및 항독성 작용이 뛰어나 이미 형성된 종양을 강하게 억제하며 예방하는 기능이 있다.

- **특이점:** 아마씨는 암을 치료하고 예방하는 데에도 탁월할 뿐 아니라 관절염에 좋기로도 유명하다. 또 혈액순환을 개선하고 뇌졸중을 예방해 노년기 어른들에게는 더없이 좋은 건강식품이라 할 만하다. 또한 최근 들어 늘어난 아토피성 피부염 등 피부질환에도 아마씨 가루로 세안을 하고 아마씨를 복용하면 효과가 있다.

11. 콩

- **항암효과:** 콩은 유방암과 전립선암을 예방하는 데 탁월한 효능을 발휘하는 식품이다. 콩에 들어 있는 이소플라본 때문이다. 이소플라본은 제니스틴, 다이드제인, 글리이세틴 등이 있는데 그 중에서 제니스틴은 암세포 성장 억제 능력이 가장 뛰어난 것이다. 여성 호르몬인 에스트로겐과 화학구조가 매우 비슷하다. 따라서 제니스틴은 에스트로겐에 의해 일어나는 암 발생을 억제하는데 에스트로겐과 결합하여 암 촉진 작용을 억제할 수 있다.

- **특이점:** 시중에는 이소플라본을 함유한 캡슐, 정제 등이 판매되기도 한다. 그러나 이를 섭취해 항암효과를 기대하는 것보다는 동물성 식품 섭취를 줄이고 대신 콩 위주의 식물성 식품 섭취를 늘리는 식사요법으로 암을 예방하는 것이 더 현명한 방법이다.

12. 포도

- **항암효과:** 포도의 암 예방 효능은 레스베라트롤이 발암원으로 작용하는 유해한 물질들의 독성을 완화시켜 유전자의 변형을 막아주며, 진행단계로 접어든 비정상 세포들의 증식을 강력히 억제할 때 나타난다. 최근의 연구에서 유방암, 전립선암, 대장암, 폐암 등을 포함한 많은 암세포에서 레스베라트롤은 세포 자살을 촉진하는 유전자를 활성화시켜 암세포의 증식을 억제할 수 있음이 밝혀지기도 했다.

- **특이점:** 포도의 껍질과 씨에는 레스베라트롤이라는 항암성분이 함유되어 있는데, 포도 껍질과 씨를 버리고 알맹이만 먹기 때문에 풍부한 항암성분을 모두 버리는 셈이다. 레스베라트롤은 신선한 포도의 껍질에 100g당 5~10mg 정도로 매우 많은 양이 함유되어 있고 포도주스에도 많은 양이 포함되어 있다.

13. 현미콩밥

- **항암효과:** 현미와 같은 통곡식은 소화를 위해 위와 장의 운동을 촉진시켜 지치지 않게 하며 통곡식의 영양은 손상된 위점막 세포를 복구하고 위와 장의 기능을 회복시킨다. 그래서 특히 위암에 좋은 식품이다. 또 콩 속에는 이소플라본이라는 식물성 에스트로겐이 함유되어 있는데 이는 여성의 유방암 예방에 큰 효능을 나타낸다. 특히 검은콩의

과피에 있는 검푸른색의 안토시아닌은 항산화 및 항노화 효과가 있는 것으로 알려져 있다.

- **특이점:** 보통 현미, 콩 등의 잡곡이 소화되기 어려워 위에 더 부담을 준다고 생각하기 쉽지만 통곡식은 부드러운 음식에 비해 위의 활동량을 늘려 위가 스스로 소화작용을 활성화하도록 만들고, 적응시기를 거친 후에는 오히려 위장질환의 치료효과까지 낼 수 있다.

14. 호박

- **항암효과:** 호박에는 체내에서 유용한 역할을 하는 카로티노이드가 풍부하게 들어있는데, 이 물질은 호박이 햇빛의 직사광선으로부터 자신을 보호하는 과정에서 만들어진다. 카로티노이드는 다양한 조직에 농축되어 유해산소로부터 우리 몸을 보호하고 해독효소의 생산을 자극하며 면역반응을 조절한다. 따라서 카로티노이드가 풍부한 음식은 폐암, 결장암, 자궁경부암, 유방암, 피부암 등 각종 암의 위험을 감소시킨다.
- **특이점:** 600가지가 넘는 카로티노이드 중 호박에 풍부한 베타카로틴과 알파카로틴은 면역력을 증강시키며 눈과 피부 건강에 탁월하게 작용하기도 한다.

15. 베리

블루베리, 아사이베리, 블랙베리에 함유된 안토시아닌은 금토체질의 면역과 간 기능에 좋다.

약과 함께 절대 먹어서는 안 되는 음식들

◈ 변비약, 항생제 복용할 때 → NO 유제품

우유나 유제품에 함유된 칼슘은 장용정의 흐름을 막는다. 장용정이란 장까지 도달하기 위해 위에서 흡수되지 않도록 고안한 약물로 돌코락스 등의 변비약이나 아스피린, 소염제 그리고 겔포스와 같은 제산제 등에 장용정 성분이 함유돼 있다.

장용정은 위산에 분해되지 않고 알칼리성 환경인 대장에서만 작용하도록 약을 특수 코팅 처리했다. 그런데 이러한 약과 함께 우유를 마시면 약알칼리성인 우유가 위산을 중화시켜 약의 보호막이 손상될 우려가 있다. 이 경우 약 효과가 절반으로 떨어지거나 대장에 미처 도착하기도 전, 위에서 다 녹아버려 위경련을 일으킬 수 있다. 따라서 만약 우유, 치즈, 요구르트 등의 유제품을 먹었다면 최소 2시간 후에 약을 복용하는 것이 좋다.

◈ 고혈압 치료제 복용할 때 → NO 자몽, 오렌지 주스

고혈압 치료제(펠로디핀), 항우울제(사낙스) 그리고 콧물 감기나 알레르기 증상에 사용되는 항히스타민제(테페나딘)는 특히 자몽, 오렌지 주스와 같은 산성 과일 주스와 함께 복용할 경우 약물의 간 대사를 방해해 혈압을 지나치게 떨어뜨릴 위험이 있다.

바나나, 치즈, 맥주, 청어 등도 피해야 할 음식. 이런 음식물에 들어 있는 타라민 성분이 고혈압 치료제에 있는 파르길린 성분과 섞여 뇌졸중과 같은 치명적인 부작용을 일으킬 수 있다. 특히 이들 음식에 함유된 타라민 성분은 우울증 치료제와도 상호 작용할 우려가 있으므로 주의해야 한다.

◈ **피임약, 호르몬제 복용할 때 → NO 인삼**

피임약을 사용하거나 호르몬 대체 요법을 하는 여성의 경우 인삼 섭취 시 주의를 요한다. 인삼은 여성호르몬(에스트로겐)의 분비를 촉진시키는 작용을 하는데, 필요 이상의 에스트로겐은 유방암을 일으킬 수 있기 때문이다. 다만 인삼의 사포닌 성분이 항암 효과를 갖고 있기 때문에 그다지 많은 양이 아니라면 크게 위험하지는 않다.

◈ **천식 치료제 복용할 때 → NO 등푸른 생선, 카페인**

천식 치료제를 복용할 때는 등푸른 생선을 먹지 않는 것이 좋다. 고등어와 같은 등푸른 생선에는 알레르기를 일으키는 히스타민 물질이 함유돼 있는 경우가 있어 천식이나 알레르기 질환을 악화시킬 우려가 있다. 또한 천식 치료제에 들어 있는 에페드린 성분 등은 카페인과 상극 작용을 일으켜 심장에 부담을 줄 수 있으니, 약제를 복용할 때는 카페인이 들어간 커피, 콜라, 초콜릿 등은 되도록 먹지 말아야 한다.

◈ **항혈액응고제 복용할 때 → NO 녹황색 채소, 간**

몸에 오로지 좋기만 할 것 같은 녹황색 채소도 와파린 같은 항혈액응고제를 복용할 때는 되도록 피하는 것이 좋다. 녹황색 채소에 들어 있는 비타민 K가 약효를 떨어뜨릴 뿐만 아니라, 이 성분이 체내에 축적돼 비타민 과다증으로 인한 부작용이 나타날 수 있기 때문.

양배추, 시금치, 녹차, 브로콜리 등과 같은 녹황색 채소, 그리고 비타민 K가 풍부한 간 역시 항혈액응고제와는 함께 복용하지 않도록 한다.

◈ 수면제, 진통제 복용할 때 → NO 알코올

수면제나 진통제, 기침 감기약 등은 술과 완전히 상극이어서 술과 함께 먹을 경우 증상이 악화될 수 있다. 술을 만성적으로 마시는 사람은 약 분해가 잘 안 돼 효과를 기대하기 어렵다. 기침 감기약에 들어 있는 에페드린 성분 역시 알코올과 만나면 심장에 무리한 부담을 주므로 금주를 해야 한다.

◈ 당뇨병 치료제, 항간질제 복용할 때 → NO 조미료

당뇨병 치료제를 복용할 때는 되도록 조미료를 멀리해야 한다. 그중에서도 흰 설탕은 단당류로 전환이 빠른 식품이라 피해야 할 1순위. 알레르기성 비염 치료제나 항간질제를 복용할 때도 화학조미료는 전신이 나른하고 가슴이 두근거리는 등의 무력감을 유발시킬 수 있으므로 먹지 않도록 한다.

◈ 비타민제 복용할 때 → NO 녹차, 홍차

약초로 만든 차는 비타민제나 빈혈 치료제(헤모페론)와 함께 복용하는 것을 삼가는 것이 좋다. 녹차나 홍차에 함유된 타닌 성분이 약물의 고유 성분을 변화시켜 약효를 떨어뜨리거나 부작용을 일으킬 수 있다.

◈ 약마다 복용시간을 지켜야지 효과가 더 좋다!

·**식전 30분**: 식사 후 복용하면 약의 흡수율이 떨어지거나 식전에 복용할 때 효과가 더 좋은 경우. 결핵치료제, 식욕촉진제, 위장 운동 촉진제, 구토 억제제, 협심증 치료제 등이 있다. 그러나 공복 시 복용으로 속이 쓰리거나 거북함이 나타날 때는 식후에 먹을 수도 있다.

·**식후 30분:** 소화제나 영양제 등 대다수 의약물은 식후 복용을 권장한다. 그중에서도 공복 시 복용을 반드시 피해야 하는 것은 해열진통제나 신경통 치료제 등 위 점막에 자극을 줄 수 있는 약물들. 위장장애를 유발하는 철분제는 식사 직후 복용하는 것이 좋다.

·**식간(식사 전후 2시간):** 소화 후 공복을 느끼는 시간으로 음식물과의 상호 작용을 최소화 할 수 있다. 소화성 궤양 치료제같이 위 점막을 보호해주는 약물이나 단시간 내 약효를 봐야 하는 진통제와 강심제, 공복시 위장의 자극을 줄이기 위한 제산제 등을 복용한다.

·**특정한 시간:** 고혈압약은 맥박수와 혈압이 더 많이 올라가는 아침에, 고지혈증약은 동맥경화를 일으키는 지질이 저녁에 많이 만들어지므로 초저녁에 먹는다. 그리고 천식약, 위 궤양약, 변비약은 취침 전에 복용해야 효과가 좋다.

체질과 방위

방위는 사람의 기운에 이롭게 또는 해롭게 영향을 미칩니다. 동방은 간 담낭의 기운이며, 서쪽은 폐 대장의 기를 보하며, 남방은 비위를 강하게 하며(북반구에서), 북방은 신장, 방광을 이롭게 합니다. 방위와 인체 장부와의 상관관계를 다시 설명하면, 남쪽의 더운 땅의 기운이 북으로 흐르면서 비위장으로 귀경하여 열기를 더하며, 북쪽의 차가운 기운은 남방으로 흐르면서 신장, 방광을 서늘하게 식히면서 신장의 기를 굳건하게 합니다. 동쪽의 기(氣)는 서쪽으로 힘차게 뻗어가면서 간의 잎(우엽과 좌엽)을 무성케 합니다. 서쪽의 기운은 동방으로 솟구쳐 가면서 자신이 좋아하는 폐에 기를 증폭하며 머무릅니다.

한편 사람의 인체를 음양으로 구분하면, 전면(가슴)은 음으로 기운을 흡수하며, 후면(등)은 양으로 기를 방출합니다. 따라서 대기의 기운을 흡수하는 부위는 인체의 전면(가슴)과 손바닥과 발바닥입니다. 손발의 바닥은 음으로 기를 흡수하며, 등은 양입니다. 두상의 전면 얼굴은 음이며, 후면은 양입니다.

그러므로 인체의 전면이 향하는 방향과 누울 때의 발바닥이 향하는 방향은 대기 기운을 흡수합니다. 인체의 전면이 어느 방위를 향하는가에 따라 장부도 유익하게 또는 해롭게 영향을 받게 됩니다. 예를 들면, 비위장이 약한 수체질이 남방을 향하여 있거나 누워있으면, 남방의 더운 기운을 받아 비위장의 기를 증강할 수 있습니다. 그러나 토체질이 남방을 향해 있으면, 반대로 비위장의 기가 과도하게 항진되어 해롭습니다. 여기서 방위라 함은 누워있을 때 발바닥이 향해 있는 방향과 앉아 있을 경우에 얼굴이 향해 있는 방향을 가리킵니다. 사무실이나 방에서 앉아있거나 일 할 때 이용할 수 있습니다.

방위가 미치는 영향은 음식 섭취처럼 영향력이 강하지는 않고, 크게 드러나지 않습니다. 하지만 할 수 있다면 장시간일 경우에는 이롭게 또는 해롭게 미치는 영향은 커집니다. 그러므로 할 수 있다면 적용해 볼 수 있습니다.

서서 운동하거나 휴식을 취하거나, 집무실에서 의자에 앉아 바라보는 방향, 방에 앉아 있을 때 바라보는 방향, 잠을 자거나 누워서 쉴 때에 발바닥의 유익한 방향은 다음 체질방위표를 보십시오.

(1) 북반구지역 체질방위표

적도 위의 북반구 지역에 관하여 체질별로 분류를 합니다.

	최적의 방위	최적의 구간	최악의 구간
금양	동동북(60도)	북서(315도)~동남(135도)	남동(135도)~북서(315도)
금음	정동(90도)	북동(45도)~남동(135도)	남동(45도)~북동(45도)
목양	서서남(240도)	남동(135도)~서북(315도)	북서(315도)~남동(135도)
목음	서서북(300도)	남서(225도)~북동(45도)	북동(45도)~남서(225도)
토양	북북서(330도)	남서(225도)~북동(45도)	남서(225도)~동북(45도)
토음	북북동(30도)	북서(315도)~동남(135도)	남동(135도)~서북(315도)
수양	정남(180도)	남동(135도)~남서(225도)	남서(225)~북동(45도)
수음	남남서(210도)	남동(135도)~서북(315도)	북서(315도)~남동(135도)

(2) 남반구지역 체질방위표

적도 아래의 남반구 지역에 관하여 체질별로 분류를 합니다.

	최적의 방위	최적의 구간	최악의 구간
금양	동동남(120도)	동북(45도)~남서(225도)	남서(225도)~북동(45도)
금음	정동(90도)	북동(45도)~남동(135도)	남동(135도)~북동(45도)
목양	서서북(300도)	남동(225도)~북동(45도)	북동(45도)~남서(225도)
목음	서서남(240도)	남동(135도)~북서(135도)	북서(315도)~남동(135도)
토양	남남서(210도)	남동(135도)~북서(315도)	북서(315도)~남동(135도)
토음	동동남(120도)	북동(45도)~남서(225도)	남서(225도)~북동(45도)
수양	정북(0도)	북서(315도)~남동(45도)	북동(45)~북서(315도)
수음	북북서(330도)	남서(225도)~북동(45도)	남동(135도)~남서(225도)

목걸이

먼저 각 장부가 관장하는 영역에 대하여 설명합니다. 뒷목은 폐의 영역이며, 앞목은 비위장의 영역입니다. 앞목 아래 쇄골과 가슴의 중앙을 가르는 가슴뼈로 내려와 양 옆의 맨 아래 갈비뼈(늑골)까지로 구분합니다. 우측 쇄골 아래에서 우측 맨 아래 늑골까지는 간의 영역입니다. 좌측 쇄골부터 좌측 맨 아래 좌측 늑골가지는 심장의 영역입니다. 양 젖가슴과 가슴의 중앙선이 교차하는 지점은 전중(단중)혈로 심장의 요혈 중 하나입니다.

이를 근거로 목걸이 착용에 관해 이러한 답을 얻을 수 있습니다.

금양체질은 은 목걸이를 하되, 쇄골 경계선 안으로 걸치도록 해야 합니다. 만일 쇄골 경계를 벗어나 우측의 간 영역과 좌측의 심장 영역에 목걸이가 접촉하게 되면 간의 기를 손상시키며, 금양의 심장은 중간 평장기이나 실제 본질은 센 쪽에 치우쳐 있기에 심장의 항진을 유발합니다.

금음은 뒷목만 은 목걸이를 할 수 있고, 앞목은 금과 은 어느 금속도 착용이 불가하니 실제적으로는 쇄골 안쪽에 목걸이 착용이 불가합니다. 그러나 약한 심장을 보강하는 금 펜던트(히란야, 히라미드, 다윗의 별 등)를 가슴의 전중혈에 맞추어 금속이 아닌 청색 혹은 홍색 실로 하면 됩니다.

토양과 목음은 목걸이를 할 수 없고, 굳이 한다면 토양만 뒷목은 금, 앞목은 은으로 된 체인입니다. 심장의 항진을 꺾어주는 은, 진주, 청옥 펜던트를 전중혈에 오도록 흰색 가죽 줄이나 흰색 끈을 사용합니다.

목양과 수음만 유일하게 쇄골 안쪽에 금(순금, 18k, 14k) 목걸이를 하면 좋습니다.

수양은 금음처럼 목걸이 하기에는 불편합니다. 정 원하면, 뒷목은 은, 앞은 금으로 할 수 있습니다.

금양체질은 은 펜던트가 중완에 걸치도록 청색 끈을, 토양은 흰색 끈으로 매달면 위장의 항진을 막는 데 좋습니다.

수음, 목양체질은 금 펜던트가 중완에 걸치도록 흰색 끈을, 수양은 홍색 끈으로 매달면 위장의 기능 약화 지연에 도움이 됩니다.

　※ 예전의 목걸이 착용 안내는 잘못된 정보임

반지

(1) 금반지와 백금반지

	엄지(拇指)	검지(食指)	중지(中指)	약지(藥指)	소지(小指)
	엄지손가락	집게손가락	가운뎃손가락	약손가락	새끼손가락
금양	○	×	×	×	○
금음	○	○	×	×	×
토양	×	×	×	○	○
토음	○	×	×	×	○
목양	×	×	○	○	×
목음	×	×	×	○	×
수양	×	○	○	×	×
수음	×	×	○	×	×

* 금 구리 백금은 약한 장기를 보강하는 성질이 있어 유익하고, 강한 장기에는 항진시켜 해로움

(2) 은반지

	엄지(拇指)	검지(食指)	중지(中指)	약지(藥指)	소지(小指)
	엄지손가락	집게손가락	가운뎃손가락	약손가락	새끼손가락
금양	×	×	○	○	×
금음	×	×	×	○	○
토양	×	○	○	×	×
토음	×	×	○	○	×
목양	○	×	×	×	○
목음	○	○	×	×	×
수양	×	×	×	○	○
수음	○	×	×	×	○

* 은은 사(瀉)하는 성질이 있어 강장기에 유익하고, 약장기에는 해로움

* 반지에 장식용으로 끼워 넣는 진주, 다이아몬드, 옥, 수정 등의 보석은 피부에 접촉하지 않는다면 어느 것을 사용해도 상관없고, 주 영향을 미치는 것은 피부에 접촉하는 반지 자체이므로 반지의 재료는 체질에 맞는 것을 각각의 손가락에 끼워야 함

귀걸이

	금 귀걸이	은 귀걸이
금양	○	×
금음	×	○
토양	○	×
토음	○	×
목양	×	○
목음	○	×
수양	×	○
수음	×	○

* 귀는 신장의 배속기관으로 체질에 맞는 귀걸이를 하면 신장의 기운이 강해져 수기(水氣)가 위로 상승하여 화기
　(火氣)를 공제하여 머리의 온도를 내려주므로 숙면에 도움이 되며 신장기능을 정상화하는데 도움이 됨

* 한편 목걸이나 귀걸이를 할 때는 피부에 접촉하기에 체질원리에 따라야 함. 귀걸이 끝에 연결되는 장식품은 어
　느 것을 사용해도 무방

가습걸이

가습걸이라 하는 것은 이미 설명한 바와 같이, 목걸이는 조건에 부합해야 하기에 관련 장기에 해
가 없도록 금속이 아닌 가죽이나 실 종류로 된 끈을 사용하여 양 젖가슴 중앙 전중(단중) 혈에 광
물이나 금속 물질을 위치시키는 것을 말한다.

	금	은	옥	진주	자수정
금양	×	×	○	○	○
금음	○	×	○	○	○
토양	×	○	○	○	○
토음	×	×	○	○	○
목양	×	×	×	×	○
목음	×	○	○	×	○
수양	○	×	×	×	○
수음	×	×	×	×	○

팔찌

	금양	금음	목양	목음	토양	토음	수양	수음
금	×	×	○	○	○	×	×	○
은	○	○	×	×	×	○	○	×

* 오장육부 중 폐는 인체의 최상부에 위치하여 위로 양기를 올려주는 승양(升揚) 기능을 함. 때문에 어깨와 팔은 폐 장기의 기운이 주로 작용하기에 폐의 보사(補瀉)법을 따름

발찌

	금양	금음	목양	목음	토양	토음	수양	수음
금	○	×	×	○	○	○	×	×
은	×	○	○	×	×	×	○	○

* 오장육부 중 신장은 인체의 최하부에 위치하여 위로 음기를 내려주는 하강(下降) 기능을 함. 때문에 허리와 다리는 신장의 기운이 주로 작용하기에 신장의 보사(補瀉)법을 따름

집 내부 장식 체질별 원목재

금체질은 잣나무, 소나무와 편백나무, 토체질은 오크나무, 편백나무와 상수리나무, 목체질과 수음체질은 삼나무, 오크나무, 오동나무, 단풍나무, 상수리나무, 수양체질은 오동나무, 삼나무를 사용한다.

中國語-八體質食單表

至上的八体质医学之序言

对健康好的食物有哪些？对癌症、肝癌、肝硬化、高血压、糖尿病好的食物又有哪些？我们相信对所有人来讲都有适合自己的食物，但不是所有好的食物都适合每个人。带着这些问题我们来了解一下。

莲花生长在水中，仙人掌则生长在沙漠。如果将莲花种植在沙漠上，它会因过度失水而枯萎。如果把富有强劲生命力的仙人掌种植在水里，它会因过度吸水而腐烂。所以每个植物有着各自的生存环境，只有在适合自己的环境里它们才能生长。属于食肉动物的老虎和狮子是无法食草来生存，同样属于食草动物的马和牛也不法食肉来生存，肉可以让食肉动物健康成长，但牛要是吃了肉，将会患上疯牛病而死亡。因此动物们都会选择最适合自己的食物来生存。

有些人生来体热，与夏季相比更喜欢冬季，他们可以随心所欲的饮用冰箱里冰镇的凉水。有些人生来肠胃功能好，无论摄取什么样的食物都能够消化。相反有些人生来胃肠不好，摄取的食物过多或太凉，就会出现腹泻和消化不良的现象。有人一生因体热苦不堪言，相反有些人一生因体寒而痛苦不堪。所以每个人的胃肠消化功能都各不相同，体质也截然不同。

众所周知维生素C具有极强的免疫功能，荣获两次诺贝尔奖的莱纳斯·鲍林博士与妻子常年服用维生素，遗憾的是在1994年因癌症而去世，其妻子也是因癌症死亡。朝鲜英祖皇帝每日服用人参活到80岁，成为朝鲜最长寿的皇帝。相反怀有皇室血脉的明城皇后，在服用大院君奉上的山参后，不幸流产，受其影响随后的两次怀孕，一次是死胎，一次是早产，最终命丧黄泉。由此看出同样的东西服用的人不同结果也不同。原因在于每个人的身体有阴阳之分，五脏六腑有强弱之别，这正是我们所讲的体质。因此每个人的食疗方法，也就各不相同。体热之人益用寒食，来降低内热。体寒之人益用暖食，来暖肚温胃。具有温性的食物和中药能够有效地改善胃肠，但是若因胃热严重导致的胃炎和胃溃疡，则需要能降胃火的食物和中药进行调理。虽然病症相同，但病因却各不相同，其选用的药材和食物也不同。根据内脏的性质和原因，对症下药方能治愈，并且不会留下后遗症。大自然赐予了我们的人参和鹿茸，但它们的功效可以让某些人起死回生，也可让某些人病入膏肓。

体质医学能够帮助我们解答这些问题，人类是动物中唯一存在体质的动物，每个人五脏六腑的阴阳不同，功能也分强弱，所以好的食物不见得对每个人都有益。根据个人体质的不同，适合自身的食物也不同。就体质而言我们可分为2种，第一种适应寒食的体热体质（阳性体质），第二种食用暖食的体寒体质（阴性体质）。阴阳性体质按五脏六腑功能的强弱，可细分为8种体质，所以按照不同的体质来讲，没有哪种食物绝对有利于我们的身体。通过食疗和中药调配，帮助内脏虚弱的人提升其功能。通过食物和汤药，帮助内火过旺的人降低内火，是我们体质医学的核心要素。

金阳体质

金阳体质的人群脏腑大热，肺和胃脏功能强，肝与肾脏功能弱。肉类食品不益于肝、大肠、心脏和皮肤（过敏性皮肤），多食凉性水果、蔬菜和海鲜益于肝心，并能够预防肌肉萎缩和肌肉无力病症。避免食用甜辣食物，会加大胃脏和肺脏负担。日常生活中要充分摄取盐和食醋，补养肾肝。金阳体制的人对阿托品注射液的抵抗力较低，手术时尽可能避免注射，并且会对毒霉素和抗生素产生副作用。经常登山、跑步，通过运动加强肾脏机能，强化下肢，预防肌肉萎缩。适合居住在海边、岛屿、湖泊或江边。

有害食物
肉类：鸡肉、牛肉、狗肉、羊肉、山羊肉、鹿肉、鸭肉、火腿 香肠
蛋类：鸡蛋、鸭蛋、鹌鹑蛋。 水果：梨、西瓜、苹果、芒果
油类：香油、野芝麻油、核桃油、玉米油、油炸食品、油炒食品
乳制品：牛奶、酸奶、奶酪、黄油、乳酸菌。 面类：方便面、面包、面条、炸酱面、小麦
坚果：桃子、栗子、银杏、核桃、花生、杏仁。 鱼类：鳗鱼、泥鳅、海鳗
根茎类：萝卜、胡萝卜、桔梗、沙参、豆芽、牛蒡、芥菜、蕨菜、南瓜叶、卷心菜
其他：南瓜、土豆、咖啡、白糖、辣椒、高粱、薏米、山药、白豆、红薯、杏、大枣、生姜、糯米、玉米、黄米、鹿茸、红参、蘑菇、豆瓣酱、人参、洋葱、紫菜、海带、维他命A、蛇汤、深海鱼油胶丸B.D、多汗运动、阿托品注射、日光浴、半身浴、汗蒸、白色、银泥

*热水浴：如有下肢麻木感，可适当进行热水浴，尽量少出汗

有益食物

蔬菜：白菜、生菜、芹菜、菠菜、甘蓝、神仙草、欧芹、松针、松花、桔梗、刺老芽

水产品：鲍鱼、虾、牡蛎、海参、螃蟹、小龙虾、明太鱼、黄花鱼、河豚、鲭鱼、秋刀
　　　　鱼、鲱鱼、箭鱼

水果：葡萄、香蕉、猕猴桃、菠萝、樱桃、草莓、甜瓜、番茄、柠檬、木瓜、橙子、桔子

其他：白米、大米、小麦、荞麦、贝类、红豆、木瓜、大刺瓜、鸡蛋、蛋清、绿豆、黑
　　　豆、黑鱼、鲤鱼、鲫鱼、松子、海带、松树、扁柏树、蓝莓、维生素C.E、食醋、
　　　葡萄糖

运动：以少出汗的运动为主，如游泳、冷水摩擦、冥想。呼吸：经常进行呼长吸长的丹
　　　田呼吸法

金阳体质脏腑功能强弱对比

最强脏腑	次强脏腑	平脏腑	次弱脏腑	最弱脏腑
肺脏	脾脏	心脏	肾脏	肝脏
大肠	胃脏	小肠	膀胱	胆

金阴体质

　　金阴体质的人群脏腑功能偏湿偏干燥，肺脏、大肠、肾脏功能强，肝脏、心脏功能弱。食用肉类食品会引发肝病、脑疾患、大肠病、皮肤病等疾病，多摄入凉性水果、蔬菜和海鲜能够提升肝、肺、心脏的功能，并能够防止肌肉萎缩与肌肉无力病症的发生，多吃酸味食物对肝脏有益，咸、辣食物会刺激到肺与肾脏，尽可能避免摄入咸辣食物。日常少做多汗运动，尽可能不要洗桑拿浴，远离金泥其对身体不宜。由于金阴体质的人肝脏功能弱，对中药会产生很严重的副作用，服用中药时一定要用与体质相符的药材，同时不宜注射阿托品，如果进行手术一定要避免阿托品注射，对青霉素和抗生素也会产生副作用。海边和岛屿是最佳的疗

养之地，游泳和冷水摩擦有益于身体。

有害食物

肉类：鸡肉、牛肉、狗肉、猪肉、鸭肉、羊肉、山羊肉、泡子肉、火腿、香肠

蛋类：鹌鹑蛋、蛋黄 油类：核桃油、芝麻油、苏子油、玉米油、菜籽油、玄米油

谷类：糙米、胚芽米、大米、糯米、黑米、高粱、薏米、大豆、方便面、黄米、粘性谷
　　　物、面类

水果：梨、苹果、西瓜、芒果、猕猴桃、甜瓜。　　干果：银杏、栗子、核桃、花生、杏仁

根茎与蔬菜：蘑菇、韭菜、辣椒、大蒜、大葱、洋葱、葱、芥菜、萝卜、胡萝卜、桔梗、
　　　　　　沙参、牛蒡、豆芽、南瓜、洋白菜、萝卜叶。乳制品：牛奶、酸奶、奶酪、
　　　　　　黄油

鱼类：鳗鱼、泥鳅、海鳗、黑鱼、鲤鱼、鲭鱼、秋刀鱼、鲱鱼、梭子鱼、箭鱼

其他：咖啡、白糖、辣椒、杏仁、葛根、鹿茸、酱、豆瓣酱、海带、紫菜、人参、蛇汤、
　　　蜗牛、维生素A.D、深海鱼油胶丸、多做运动和日光浴

有益食物

蔬菜：白菜、生菜、菠菜、神仙草、甘蓝、黄瓜、刺老芽、芹菜、松针、

水产品：鱼、比目鱼、甲鱼、明太鱼、刀鱼、冻明太鱼、海带

水果：葡萄、香蕉、猕猴桃、橙子、橘子果、橘子、草莓、西红柿、樱桃、菠萝、柠檬、
　　　木瓜、蓝莓、无花果 贝类：河蚬、毛蚶、蛤蜊、鲍鱼等

其他：米、大麦、荞麦、木瓜茶、黄瓜、葡萄糖、黑豆、绿豆、豌豆、鸡蛋清、松籽、
　　　维生素C、醋（多食）、松树、扁柏树。　　运动：冷水浴、游泳、体操、徒步、散
　　　步、丹田呼吸

着装颜色：绿色、青色、藏蓝色

金阴体质脏腑强弱对比

最强脏腑	次强脏腑	平脏腑	次弱脏腑	最弱脏腑
肺脏	肾脏	脾脏	心脏	肝脏
大肠	膀胱	胃脏	小肠	胆

木阳体质

木阳体质的人群脏腑功能偏冷偏湿，肝脏、胆、肾脏和膀胱功能强，肺脏、大肠、脾脏和胃脏功能偏弱。禁用增强肝、肾功能的食品和药材，多摄取提升肺、胃功能的食物，多食肉类有益于肺功能的提升，禁用凉性水果和蔬菜，可防止肥胖、眼睛充血、胃炎、胃无力症、食滞、大肠寒症、体虚及肝热等病症。多吃辣的食物对肺脏有益，少吃盐对肾脏有益。辣椒叶、苏子叶、豆叶和南瓜叶（不宜过量，会导致便稀）都益于肺脏功能的提升。要注意肉类和蔬菜的均衡摄取，以蔬菜为主会导致幻觉、幻听、妄想症等病症。有时感到身体不适时，可通过排汗来调解身体，使身体轻盈舒适，经常洗热水浴有益于身体健康，但时间不要过长，会伤及元气。血压保持微高对木阳体质的人较好，慎用葡萄糖对身体有害。农村或山村是绝佳的疗养之地。

有害食物

绿叶蔬菜：白菜、甘蓝、神仙草、芹菜、茄子、菠菜

水产品：鲭鱼、秋刀鱼、鲱鱼、带鱼、鲻鱼 、气泡鱼、螃蟹、鱿鱼、海参

贝莱：文蛤、毛蚶、贝壳、紫房蛤、巴非蛤、鲍鱼、蚬类 *松子

水果：青葡萄、黑葡萄、猕猴桃、甜瓜、樱桃、香蕉、芒果、西红柿、橙子

其他：牛蒡、茄子、荞麦、绿茶、五加皮、木瓜茶、灵芝、醋、黑豆、维生素c、松针、金泥

有益食物

肉类：鸡肉、牛肉、猪肉猪肉（出现寒症时不宜食用）、羊肉、狗肉、狍子肉、火腿肉、

鸭肉（肉可补充元气）

蛋类：鸡蛋、鸭蛋、鹌鹑蛋。谷类：糙米、糯米、大米、小麦、大麦、高粱、薏米、玉米。

植物油：香油、橄榄油、核桃油、苏子油、菜籽油、玉米油。乳制品：牛奶、酸奶、奶酪、黄油

根茎类：土豆、萝卜、胡萝卜、山药、藕、桔梗、沙参、豆芽、大蒜、洋葱、辣椒、黄瓜

水果：梨、甜瓜、苹果、桃子、柚子、菠萝　坚果：花生、核桃、栗子、银杏、杏仁

水产品：螃蟹、红蟹、大蟹、海带、紫菜、章鱼、墨鱼籽、鳗鱼、鱿鱼、泥鳅、鲶鱼、明太鱼、黄花鱼。　*常食生鱼片会生寒　*青皮水果慎食。

其他：所有蘑菇类（除灵芝）、豆腐、橡子冻、南瓜、葛根、糖、生姜、深海鱼油胶丸、蜂王浆、鹿茸、维生素A.B.E。运动：登上、跑步、健美操等益于发汗的运动。着装颜色：白色、灰色、黄色

洗浴：建议经常进行桑拿浴和汗蒸益于发汗。呼吸：遵循呼短吸长的丹田呼吸规律

木阳体质脏腑功能强弱对比

最强脏腑	次强脏腑	平脏腑	次弱脏腑	最弱脏腑
肝脏	肾脏	心脏	脾脏	肺脏
胆	膀胱	小肠	胃脏	大肠

木阴体质

木阴体质的人群脏腑功能偏冷偏湿，肝脏与心脏功能强，肺脏与肾脏功能弱。建议多摄取肉类和根茎类蔬菜，注意下腹保暖，不要过多食用对肝脏和肾脏有害的凉性蔬菜及水果，它会导致身体肥胖，大肠变寒。经常做登山运动，提升下肢力量，增强膝关节功能可改善肾脏和膀胱虚弱症状。多洗热水浴，最好以半身浴为主，通过汗液排出体内湿气，切忌冲凉水澡，不益注射葡萄糖。常使用暖腹带有助于改善大肠无力，大肠无力会引起的排便困难及下腹、腰、腿部寒症。多吃咸辣食物，农村或山村是绝佳的疗养之地。

有害食物

绿叶类：白菜、甘蓝、芥菜、石山、芹菜、神仙草、水芹菜、韭菜、萝卜、茼蒿、车前、桔梗

鱼类：秋刀鱼、鲱鱼、鲭鱼、刀鱼、鲻鱼

水产品：所有贝壳、鲍鱼、鱿鱼，比目鱼和木叶鲽鱼生鱼片可少食

水果类：苹果、葡萄、黑葡萄、猕猴桃、香瓜、绿色樱桃、香蕉、芒果、橙子、桔子

运动：避免冷水浴，使身体降温的一切运动

其他：荞麦、牛蒡、绿茶、木瓜茶、五加皮、松子、黑豆、糯米、糙米、灵芝、鲫鱼、醋、决明子、葡萄汁、维生素C、酸性饮料、葡萄籽油、葡萄糖

有益食物

肉类：牛肉、猪肉（出现寒症时不宜食用）、鸡肉、狗肉、火腿肠、鸭肉、羊肉、山羊肉、狍子肉

蔬菜类：葱（白色部分）、紫苏叶、南瓜叶、辣椒叶、胡椒、甜椒、黄瓜、洋白菜、西红柿、油菜

乳制品：牛奶饮料、乳酸菌饮料、山羊奶、黄油

坚果类：花生、栗子、核桃、杏仁。根茎类：胡萝卜、青菜、莲藕、沙参、豆芽、大蒜、洋葱

植物油：核桃油、香油、橄榄油、苏子油、菜油。水果类：梨、甜瓜、桃子、柚子、菠萝、橘子

水产品：鳗鱼、鳝鱼、泥鳅、鲶鱼、冻明太鱼、干明太鱼、明太鱼、鲤鱼、虾、海参、黑鱼、牡蛎、海带、紫菜、大口鱼、章鱼

其他：大米、小麦、豆腐、山药、白豆、南瓜、薏米、银杏、深海鱼油胶丸、蘑菇（除灵芝外）、糖、蜂王浆、鹿茸、熊胆、橡子粉、芥末、维生素A.D.E。着装颜色：白色、灰色、黑色

运动：慢跑、登山、健美操、足球、排球、篮球等益于出汗的运动。

洗浴：适当进行桑拿浴、蒸气浴及半身浴，时间不宜过长会伤及元气

呼吸：丹田呼吸时，遵循呼短吸长的规律。*所有蔬菜白灼食用更加有益于健康

木阴体质脏腑功能强弱对比

最强脏腑	次强脏腑	平脏腑	次弱脏腑	最弱脏腑
肝脏	心脏	脾脏	肾脏	肺脏
胆	小肠	胃脏	膀胱	大肠

水阳体质

　　水阳体质的人群五脏六腑偏寒偏干燥，肾脏和肺脏功能强，胃脏和心脏功能弱，应多摄取可使胃和心脏温热的食物。避免摄入凉性食物和蔬菜，可有效预防寒症。慎用补肾肺的食物，会导致肾肺功能恶化。便可分软便和硬便，大肠出现寒症会导致便秘，排出兔子状粪便。大肠出现寒症时，人体摄取的食物会容易消化，这时会误认为自身胃功能较强，若摄取与体质不符的食物，将会加剧寒症频繁生病。肉类食物会使肝脏机能变弱，也会引起皮肤病，在这一点会被人们误认为是金体质。水阳体质的人优点诚实、沉稳、慎重，具有较强的忍耐性，喜欢收集，具有很强的家庭意识，缺点是过分谨慎，对自身病情态度消极，这种心态不益于病症的治疗。日常生活中多用冷温水洗澡，如果寒症严重，可泡热水浴，时间不要超过10分钟，起到暖身效果即可。湖畔，江边和海边是最佳的疗养地。

　　有害食物

凉性食物：冷饮、冰果类、冷面、大麦茶、绿茶、生食（与体质相符的生食也会对健康有害）

蔬菜：白菜、萝卜、甘蓝、芹菜、神仙草、水芹菜、聚合草、苋菜、青椒、南瓜叶、洋白菜、牛蒡、紫苏叶、芥菜、芥末

谷类：小麦、大麦、红豆、绿豆、黑豆、高粱、谷子、大米、薏米、黑米、大桶饭

水产品：海鲜、贝壳、生鱼片、虾、牡蛎、海参、螃蟹、鱿鱼、章鱼、鲤鱼、鳗鱼、黑鱼、泥鳅、鲶鱼

水果：桃、葡萄、甜瓜、草莓、香蕉、菠萝、香瓜、番茄、猕猴桃、甜柿子

其他：猪肉、牛肉、乳制品、鹿肉、泡子肉、牛奶、辣椒、洋葱、大葱（生吃白色部分）、大蒜、青椒、橄榄油、芝麻、枸杞、啤酒、河豚、栗子、蘑菇、洋葱、芦荟、灵芝、鲍鱼、维生素E、金泥

有益食物

肉类：狗肉、鸡肉、鸭肉、野鸡肉、蛋。水产品：章鱼、鳊鱼、红鱼、海藻、紫菜、海带（软便）

谷类：糯米、黄米、大米、糙米、玉米、大豆。蔬菜：悲菜、大葱、小萝卜叶、石山、茼蒿、蓬蒿

其他：大酱、芝麻、锅巴、芝麻油、玉米油、大枣、桂皮、人参、蜂王浆、蜂蜜（软便者不宜）、生姜、维生素B、梧桐树、杉树、枫树、禅食 着装颜色：黄色、红色 冷水摩擦、冷温水洗浴、游泳

水阳体质脏腑功能强弱对比

最强脏腑	次强脏腑	平脏腑	次弱脏腑	最弱脏腑
肾脏	肺脏	肝脏	心脏	脾脏
膀胱	大肠	胆	小肠	胃脏

水阴体质

水阴体制的人群脏腑功能偏寒偏湿，肾脏和肝脏功能强，胃脏和肺脏功能弱，腑寒消化机能弱。要避免摄取寒性食物和饮料，多食温性食物，少食多餐。猪肉、面食和生蔬菜会导致肝胃虚弱。日常生活中保持正常体温，尽量少运动，血液循环增加会提升体温。为人处事不要太计较，开朗豁达的心态有助于健康。通风空气清新的山林是绝佳的疗养地，患有胃下垂和胃无力症的人，建议饭后静躺，蜂蜜和饴糖有益于健康。慎食辛辣咸的食物。

有害食物

冷饮：冰块、冰淇淋、冷面、大麦茶、绿茶。肉类：猪肉、野猪肉

蔬菜：大白菜、黄瓜、甘蓝、神仙草、水芹菜、芹菜、菠菜、苏子叶、刺老芽

*生蔬菜会导致肠胃和体温下降。鱼类：生鱼片

水产品：海鲜、贝类、虾、海参、牡蛎、螃蟹、鱿鱼、乌贼、鲤鱼、

水果：香蕉、梨、香瓜、草莓、菠萝、甜瓜、柿子等凉性水果

其他：金泥、牛蒡、苏子油、啤酒、河豚、枸杞子茶、灵芝、鲍鱼、维生素C.E、芦荟、鹿尾草

*生食、寒性食物、多汗运动不宜与身体健康。着装颜色：黑色

有益食物

肉类：狗肉、羊肉、鸡肉、山羊肉、袍子肉、牛肉（澳洲牛肉慎食）

蛋类：鸡蛋、鸭蛋、鹌鹑蛋。水产品：鳠鱼、章鱼、海带、裙带菜、紫菜、鱼鳐

谷类：糙米、糯米、大米、玉米、黄米、大豆

蔬菜：土豆、藕、韭菜、萝卜、小萝卜叶、葱、洋葱、大葱、小葱、茼蒿、石山、辣椒、青椒、南瓜叶、桔梗、沙参、黄豆芽、大蒜、南瓜、芥菜、油菜叶

蘑菇类：香菇、平菇、松茸、云芝、桑黄等（除灵芝外）

水果：苹果、桃子、芒果、银杏、西瓜、核桃、黄西瓜、金猕猴桃、柚子

其他：生姜、王浆、鲶鱼、泥鳅、胡椒、咖喱、芥末、锅巴、芝麻、芝麻油、玉米油、菜籽油、大枣、 桂皮、鳗鱼、海鳗、人参、鹿茸、蜂蜜、维生素B、甘草、核桃、栗子、螺母、南瓜籽、梧桐、枫树、杉木、银泥。运动：游泳、体操、徒步、散步、冥想、瑜伽、冷水摩擦

着装颜色：白色、黄色、颜色。*生食不宜与身体健康，常吃温性食物利于改善体质

水阴体质脏腑功能强弱对比

脏腑性质	最强脏腑	次强脏腑	平脏腑	次弱脏腑	最弱脏腑
寒和湿	肾脏	肝脏	心脏	肺脏	脾脏
	膀胱	胆	小肠	大肠	胃脏

土阳体质

土阳体质的人群脏腑偏猛热，胃脏和心脏功能强，肾脏和肺脏功能弱，不宜摄取鸡、鸭、狗肉等热性食物，应多食生蔬菜和水果等凉性食物。牛肉、鳗鱼、泥鳅等可滋补肺脏和大肠，猪肉及海鲜对肾脏和膀胱有益，辣咸食物也对身体有益。糖分不要摄入过多会导致糖尿病和肥胖症。因为土阳体质的人体表凉，所以洗浴时应泡在热水中充分发汗，提倡多做半身浴，注意不宜洗冷水浴。土阳体质的人应保持低血压，不要过度饮酒，会导致高血压和胃炎病症的发生。登山、徒步、跑步等运动能够有效提升下肢力量，增强体质，改善健康。山林、海边和岛屿是最佳的疗养地。

有害食物

肉类：鸡肉、狗肉、羊肉、狍子肉。谷类：糯米、糙米、玉米、玄米、黄米、大豆

水产品：紫菜、海带、一叶草、鳙鱼、水果：苹果、芒果、金猕猴桃

蔬菜：小萝卜叶、茼蒿、盖菜、石山、韭菜、蒿菜

其他：芝麻、香油、锅巴、玉米油、桂皮、花椒油、玄米油、大枣、鲫鱼、王浆、大豆、松子、栗子、鸡蛋、维生素B、银泥、人参、蜂蜜、红参、山椒油

运动：游泳、冷水摩擦等能够使皮肤变凉的运动。 着装颜色：红色、黄色

有益食物

肉类：猪肉、鸡蛋、牛肉、羊肉、蛋清、鹿肉

谷类：大麦、荞麦、芸豆、豌豆、小豆、黑大豆、豆瓣酱、大麦、荞麦

蔬菜：白菜、甘蓝、神仙草、水芹菜、大头菜、生菜、芹菜、菠菜、黄瓜、芥菜、秋葵、

洋葱、大葱（胃炎患者注意）、欧芹、鱼腥草、苦菜苋

根茎：萝卜、藕、桔梗、沙参、大蒜、洋葱、豆芽、牛蒡、山药

坚果：银杏、花生、核桃、杏仁。 乳制品：牛奶、酸奶、奶酪、黄油

水产品：海参、牡蛎、虾、螃蟹、贝壳、鱿鱼、鳗鱼、泥鳅、鲤鱼、鲶鱼、黑鱼、河豚、
　　　　黄花鱼、黑斗鱼、明太鱼、鳕鱼、琵琶鱼、大口鱼、铜盆鱼

水果：香瓜、梨、猕猴桃、草莓、西瓜、香蕉、菠萝、甜瓜、柿子、葡萄、番茄、梅子、
　　　桃、西红柿

其他：鹿尾草、野芝麻、豆腐、南瓜、蘑菇、维生素A. E、绿豆、竹盐、咖喱、胡椒、芥
　　　末、咖啡、金泥。 运动：有益于出汗的运动都可。 洗浴：半身浴。 着装颜色：
　　　黑色、灰色

土阳体质脏腑功能强弱对比

最强脏腑	次强脏腑	平脏腑	次弱脏腑	最弱脏腑
脾脏	心脏	肝脏	肺脏	肾脏
胃脏	小肠	胆	大肠	膀胱

한약은 간, 암, 면역에 해로운가?

결론부터 말하자면, 모든 한약재와 한약이 무조건 간에 해로운 것이 아니라, 각 개인의 체질과 무관하게 맞지 않는 약재들로 조성된 한약이기 때문에 간에 해롭게 작용하는 것입니다. 체질을 정확히 판별 받고 꼭 맞는 한방처방을 받는 사람이 얼마나 될까요? 내 몸에 맞는 음식을 먹으면 속이 편한 것처럼, 내 체질에 맞는 한방은 간에 부담을 주지 않을 뿐 아니라 오히려 간을 살립니다. 문제는 천연 약재 자체에 있는 것이 아니라 각기 개인의 체질에 맞지 않는 한약 약재 처방에 있는 것입니다.

사실 한국의 혈액종양내과나 소화기내과 의사들의 주장은 간질환 환자들이 한약을 먹지 말라는 것입니다. 의사가 진심으로 환자의 건강을 생각해서 하는 말입니다. 왜냐하면 한약이나 건강원에서 다린 약물들을 먹고서 간수치가 올라가는 등 여러 부작용이 진료 중에 확인되기 때문입니다. 물론 의사들은 홍삼 녹즙도 동일하게 경고를 하고 있습니다. 실로 수많은 사람들이 한약이나 건강원 중탕을 포함하여 건강식품 녹즙 등을 먹고 악화되었습니다. 물론 그 중에서 다행히 자기도 모르게 제 몸에 맞는 것을 먹은 사람은 회복되는 행운을 경험하는 사람도 있습니다. 그러나 절대다수는 유익보다는 해로움이 많았던 것입니다.

그러면 왜 이와 같은 문제들이 발생합니까? 그것은 체질과 무관하게 섭취하기 때문입니다. 한약 종류는 물론이고 녹즙이나 기능식품도 체질에 맞지 않으면 장기 복용 시에 부작용을 피할 수 없는 것입니다. 따라서 부작용의 범주는 단지 한약 한방 종류에만 국한된 것이 아니라 모든 식품에 적용됩니다. 유난히 한약에 초점이 맞추어진 것은 한약성분이 약리작용이 강해 잘 맞으면 효능도 극대화되는 되지만, 체질에 맞지 않아 해롭게 작용할 경우에는 부작용이 다른 어떤 것보다 심하기 때문입니다.

특히 간장병과 암은 공통적으로 간의 해독기능이 약한 데에 원인을 두고 있습니다. 몸에 독소가 많습니다. 이런 상황에서 체질에 맞지 않는 한약이나 녹즙 등을 먹어 흡수되면, 간에서는 독으로 작용하여 간질환에서 나타나는 간의 염증 수치 즉 GOT, GPT 등이 올라갑니다. 간에 독성물질로 작용하여 간에 염증이 생긴 것입니다. 이런 혈청검사에서 나타나는 수치를 보고 진료의사는 단박에 환자가 무엇인가 잘못 먹었다는 것을 금방 알아챕니다. 추궁하면 진범이 나타나는데, 한약이 첫째이며, 둘째가 녹즙이며, 셋째가 건강원 한방액이며, 넷째가 건강식품입니다. 그러니 의사입장에서 소위 민간요법이라고 알려진 것들을 순순히 먹도록 어떻게 방치할 수 있겠습니까? 당연히 진실한 마음으로 금기시킬 수밖에 없는 것입니다.

사실 산삼이나 녹용처럼 보약으로 알려진 것들도 잘 못 먹으면 즉 체질에 맞지 않는 사람이 먹으면 독약으로 작용합니다. 몸이 더운 사람이 산삼을 먹으면 고열로 위험해집니다. 산삼은 더운 식품이기 때문입니다. 폐가 강하게 태어난 사람은 녹용을 먹으면 보약으로 작용하지 않고 뇌와 장기가 나빠집니다. 녹용은 폐로 귀경하여 크게 기운을 보강합니다. 그러나 반면 폐가 세게 태어난 체질은 폐가 항진 태과(太過)되어 폐가 상하고 길항장기인 간도 동반하여 나빠집니다. 그러면 해독 기능이 떨어지고 이어서 신장 기능도 약화됩니다. 이처럼 대표적인 산삼과 녹용은 장부를 대보원기(大補元氣) 즉 크게 원기를 증강하는 것이지만 맞지 않은 경우에는 부작용 또한 심각합니다.

임신한 명성황후는 대원군이 준 산삼을 먹고 낙태했으며 그 뒤 두 번 임신했으나 한 번은 사산하고, 또 한 번은 미숙아를 낳았습니다. 고종이 어의에게 원인을 묻자, 더운 체질이라서 맞지 않았기 때문이라고 답했습니다. 그래서 예로부터 5세 미만의 어린이에게는 산삼녹용을 먹이지 않았습니다. 잘못되어 치명적인 지적 장애가 종종 생겼기 때문입니다. 만약에 산삼 녹용이 모두에게 다 좋았다면, 왕후장상이면 누구든지 다 무병장수했어야 했을 것입니다. 누구나 함부로 무턱대고 먹을 수 없었던 것입니다.

부작용의 문제는 산삼 녹용 약초는 물론, 건강식품도 예외가 없습니다. 특히 건강식품 중 비타민 C가 좋다고 해서 많은 분들이 섭취합니다. 체질에 맞는 분들에게는 정말 좋은 영약소로 건강증진에 아주 좋습니다. 하지만 어두운 면이 또 있습니다. 그것이 매우 유용하다고 메가 비타민 요법을 세상에 알린 노벨상을 두 번이나 수상한 생화학자 라이너스 파울링 박사에 관한 얘기입니다. 이분과 부인은 평생을 비타민 C를 열심히 드신 탓에 두 분 모두 암으로 세상을 떠났습니다. 비타민 C는 매우 유용한 식품이지만 개별적으로 맞지 않으면 결국은 건강을 악화시킵니다. 문제의 본질은 한약재를 포함한 모든 물질 그 자체가 해로운 것이 아니고 내 몸의 간에 조화가 되지 않을 때 해롭게 작용하는 것입니다.

그렇지만 한약이라고 해서 그것이 소화되는 과정에서 간에 무조건 부담을 주는 것은 아닙니다. 간이 혹사되는지 여부는 한약이 당사자의 체질에 맞는지의 여부에 달려 있는 것입니다. 때문에 아주 진하게 다려진 한약이나 추출물이라도 체질에 맞으면 간에 부담과 부작용이 전혀 없고, 가볍게 기분 좋은 정도로 차처럼 연하게 다려진 한약이라도 체질에 맞지 않으면 반드시 간에 독으로 작용하여 간수치가 올라갑니다.

체질감별을 정확히 받은 후, 체질한의원에서 체질에 맞는 약재만을 사용하여 제조한 한약을 드셨을 경우에는 어떤 부작용도 거의 나타나지 않습니다. 하지만 대부분의 경우 한의원 한약이나 건강원 중탕은 체질과는 무관하게 제조되기에 체질에 맞지 않는 약재가 상당부분 포함되기 마련입니다. 간의 해독기능이 좋은 일반인이 섭취했을 경우에는 별문제가 없을지라도, 간질환자나 암환자와 같이 간 기능이 극도로 약해 해독 기능이 수준 이하인 사람들이 먹을 경우에는 사정이 다릅니다. 한약재는 약리작용이 강한 만큼, 맞지 않는 약재는 그만큼 간에 무리가 됩니다. 지속적으로 섭취할 시 간에 염증이 즉시 일어납니다. 때문에 당연히 GOT, GPT 수치가 오릅니다.

그러나 우리의 간은 적정량의 약재를 체질적으로 조합된 것을 섭취한다고 할 때에는 전혀 부작용이 없습니다. 오히려 간은 해독과 활성화되고 면역은 상승합니다. 증명을 하겠습니다.

저희 송산건강연구소는 한의원이 아닙니다. 팔체질 원리에 의한 식사법을 연구하고 정보를 공유합니다. 그러므로 한약을 제조하지 않습니다. 그러나 해당관청(대구시 중구청 위생과)에 즉석제조판매 추출물 제조 신고를 필하여 법적요건을 갖추어 약용식물 원재료를 열수 추출하여 제조하고, 한약이 아니라 추출가공식품으로 공급하고 있습니다. 원재료는 대한민국 식품의약품안정처가 법적으로 규정한 식품공전 법령집에서 안전성이 인정돼 사용이 허용된 약용식물입니다. 고객의 몸에 맞는 약용식물 중에서 현재 가장 필요로 하는 건강 상황에 맞는 것을 골라서 적절히 배합 열수 추출합니다.

이것을 드신 분들은 체질적으로 당사자의 간에 해롭게 작용하는 재료는 전혀 사용을 하지 않기에 간수치가 올라가는 사람이 없습니다. 오히려 300~400 이상의 간의 염증 수치를 나타내는 사람들도 장복함에 따라 점차 내려갑니다. 다른 간 환자들도 수치가 높아 애를 먹는 경우에도 추출액을 섭취해가면 수치가 매우 빠르게 내려가면서 간의 염증은 가라앉고 편안해집니다. 이런 사실들은 혈청검사로 확인되며 자료가 있습니다. 사실 저의 웹사이트를 보시면 짐작이 가겠지만 대부분의 고객이 간염이나 간경화 복수 식도정맥류환자로서 간이 극도로 손상된 분들입니다. 이런 분들이 체질추출액을 섭취하고 수치가 안정되고 치유기능을 되찾는다는 것은 간을 상하는 것이 아니라 간의 해독기능을 돕는다고 볼 수 있는 것입니다.

때문에 간질환 환자들에게 저희 연구소에서는 경제적으로 허락하는 한 모두가 추출액을 제공받아 섭취하며, 처음에는 한약이 해롭다는 또는 지금까지 먹어봤으나 무반응 내지 부작용만 있었다는 분들도 섭취이후에는 잘 따르고 유용성을 인정합니다. 심지어 간 기능 저하로 과일 한쪽도 맘대로 삼키지 못하고 구토하는 간경화환자도 제가 제조한 추출물을 섭취하고 나서는 아무런 불편 없이 토하지 않고 잘 넘길 뿐만 아니라, 오히려 다른 음식까지도 토하지 않고 소화를 시킵니다. 또한 일반 한약은 식후 30분 후에 먹도록 합니다. 저희 연구소의 체질 추출액은 특수한 경우를 제외하고는 99%가 빈속에 먹어도 아니 심지어는 저녁을 지나고 잠을 자고 아침 공복에 먹어도 속이 편합니다.

한결같이 추출액을 드시는 분들은 지도를 받은 이후로 체질추출액을 섭취하면서 속이 편하다는 말을 합니다. 저희 연구소는 주로 간염 간경화 환자들의 식사법을 지도하고 있습니다. 이미 언급한 바, 간염과 간경화의 합병증인 복수와 식도정맥류 환자들이 대부분입니다. 사실 저의 연구는 간에서부터 시작했으며 체질로 완성했습니다. 그래서 웹사이트의 주소도 역시 간을 음역한 영어 철자 gan.co.kr입니다.

저의 경우에는 이렇게 추출액을 매일 3회 섭취하고 있는데, 간수치 즉 GOT, GPT가 간세포 파괴율이 가장 낮고, 가장 안정된 상태인 10을 늘 유지하고 있습니다. 자연 파괴되는 간세포 비율이 최소량임을 의미합니다. 이것은 추출액이 개개인별로 몸에 맞는 원료를 배합하기에 간에 전혀 해롭게 작용하지 않을 뿐만 아니라 간 해독력도 우수함을 알려주는 것입니다. 저와 아내는 아침 공복에 추출액을 비타민과 칼슘을 함께 먹는 것으로 하루를 시작합니다. 먹을 때야 쓴맛 때문에 다소 재미는 없지만 뱃속은 아주 편합니다. 이 모든 것은 체질대로 원재료로 조성하기에 가능한 것입니다.

　사실 한약 약리학 연구에 의하면 다음 표와 같이 면역세포와 그 기능 활성화에 다른 어떤 천연물질보다 우수합니다. 미국과 유럽의 선진화된 대체의학연구에서는 한방물질을 활용하고 있습니다. 아래 표를 보면 인삼 오가피 황기 당삼 백출 감초 녹용 음양곽 토사자 두충 당귀 숙지황 하수오 백자격 용안육 맥문동 사삼 구기자 여정자 산수유 등의 한방약재의 약리작용 연구결과가 나와 있습니다. 이 약재들의 백혈구수 증가, 적혈구수 증가, 말초백혈구 기능증가, 망상내피계 포식기능증가, 세포면역증가, 체액면역증가, 관상동맥혈관확장, 심장박동조절, 항혈전, 혈압강하 등의 효과가 입증되어 있습니다. 이렇게 한약재는 우수한 효과를 발휘합니다. 한약재에 문제가 있는 것이 아닙니다. 단지 개인 각자의 몸과 장기와 체질에 맞는 약재를 사용하지 않을 때 부작용이 발생하는 것입니다. 체질 한의사가 체질에 맞게 각 개인에게 처방하면 부작용 없이 만족한 치료효과를 거둡니다. 그러니 체질한의원에서 제공하는 체질 한방에 걱정을 내려놓아도 됩니다.

　결론적으로 체질에 맞게 제조하는 체질한의원들의 한약은 다른 식품과는 달리 약리작용이 탁월하여 생리활성능력도 역시 뛰어납니다. 그러므로 지금까지 무탈하게 체질한의원에서 한약을 드시고 건강에 도움이 되었다면 꺼리지 말고 계속해서 드시기 바랍니다. 암이나 간장병에 걸렸다 하더라도 흔들리지 말고 꾸준히 드십시오. 체질대로 제조해서 드시는 한, 어떤 해로움도 없기 때문입니다. 체질감별을 받고 체질식을 해보니, 속도 편하고 몸이 좋아지고 있다면, 똑같은 원리로 만들어진 체질 추출물 역시 치유에 도움을 주는 것임에 틀림없으니, 마음 놓고 드시기 바랍니다. 행여 잘 못되지는 않을까 하고 걱정하지 말고 신념을 가지고 드시기 바랍니다.

약물명	면역기능에 대한 영향				인체적응력증가	건뇌익신	내분비계에 대한 영향		물질대사에 대한 경향			강장작용	항산화 자유기제거	심혈관계에 대한 영향								조혈계에 대한 영향			기 타
	망상내피계의 포식기능증가	말초의 백혈구기능증가	세포면역증가	체액면역증가			뇌하수체부신피질계	성선	혈당강하	단백질대사	혈중지질강하			강심 / 관상동맥혈관확장	심근허혈보호	항혈전	심장박동조절	뇌혈관확장	말초혈관확장	혈압강하		적혈구	헤모글로빈	백혈구	
補氣藥																									
當歸	+	+	+		+									+		+		+	+	+	+				항균, 자궁작용, 진통, 해열, 평천, 간기능보호, 이담, 항방사능, 자궁기능조절
熟地	+	+			+																	+			이뇨 항진균, 항갑상선기능항진
何首烏	+		+																			+			항균, MAO억제, 간기능보호
白芍	+	+	+		+											+									진정, 진통, 항경련, 해열, 항균, 항궤양, 소염, 혈소판응집억제,
阿膠	+	+	+													+				+	+				간기능보호, 항방사능, 항피로
龍眼肉	+			−																					MAO억제
補陰藥																									
麥冬	+	+	+		+			+						+	+	+			+					+	항균, 소염, 항피로
沙參	+				+																				
枸杞子	+				+				+	+	+								+	+					간기능보호
女貞子	+				+					+	+		+		+									+	이뇨, 진해, 항균, 간기능보호, 사하
龜板	+		+		+						+				+										자궁흥분
鱉甲	+				+						+														
山茱萸	+	+	+							+														+	항균, 이뇨

한방추출물(보완자료)

♠ 송산한방추출물의 조성 원칙

1. 고객의 체질에 꼭 맞는 식물만 사용합니다.

2. 약한 장부로 귀경하는 원료를 배합합니다.

3. 강한 장부에는 더 강하게 하는 재료를 넣지 않습니다.

4. 센 장부에는 그 센 기운을 덜어내는 원료를 넣습니다.

5. 더운 체질에는 서늘한 원료를 주로 사용합니다.

6. 차가운 체질에는 덥히는 원료를 주로 씁니다.

7. 차가운 위장에는 더운 식물을 배합합니다.

8. 더운 위장에는 위장의 열을 식히는 서늘한 식물을 넣습니다.

9. 폐에 열이 심한 금체질에는 폐열을 내려주는 식물을 첨가합니다.

10. 폐가 차갑고 약한 체질에는 폐를 덥혀 보하는 식물을 배합합니다.

11. 간이 약한 체질에는 간에 영양분이 되는 재료를 꼭 배합합니다.

12. 간열이 강한 목양 목음체질에는 간열을 식히는 재료가 들어갑니다.

13. 신장이 약한 체질에는 신장 기운을 돕는 원료를 넣습니다.

14. 신장이 차갑고 강한 체질에는 명문을 덥히는 재료를 씁니다.

15. 심장이 센 토양 목음체질에는 심열(心熱)을 푸는 원료를 배합합니다.

16. 영양이 부족한 경우에는 보혈(補血)하는 재료를 넣습니다.

17. 장부의 기능이 모자라면 보기(補氣)하는 재료를 배합합니다.

18. 영양보급 위주의 보혈재료만 배합하면 허약자라도 피곤하지 않습니다.

   (이 경우에는 몸은 편한 반면, 건강증진은 더딥니다.)

19. 장부를 보기하는 재료를 위주로 하면 건강인도 피곤이 옵니다.

   (이 경우에는 건강증진이 빠른 반면, 힘의 소모가 심해 무기력을 피할 수 없습니다.)

20. 보음(補陰) 보혈(補血)하는 재료를 위주로 하면 살이 오릅니다.

21. 보기(補氣) 보양(補陽)하는 재료를 위주로 하면 살이 빠집니다.

♣ 섭취시 유의할 점들

평소 건강이 비교적 양호하여 기운(氣運) 즉 기의 순환이 막힘없이 잘 되는 사람은 보기 재료를 충분히 넣으면 가속도가 붙어 체력이 바로 강해집니다. 그러나 대부분의 경우, 기(氣)의 운행(運行)이 약한 사람은 보기(補氣)하는 재료가 들어가면 기가 순환하면서 혈(血) 즉 영양분의 소모가 심하기에 피곤합니다. 걷기보다 멀리 달리기는 에너지의 소모가 많기에 체력소모로 피곤해지는 것과 같은 이치입니다. 배합원리에서 설명한 바와 같이 영양보급 위주로 보혈 재료를 주로 쓰고 기능을 보충하는 보기 재료를 적게 쓰거나 쓰지 않으면 전혀 피곤과 무기력을 느끼지 않게 추출액이 제조됩니다. 이 경우에는 반대로 제조한 추출물 식품에 비하여 몸은 편한 반면 건강이 좋아지는 기간은 2-3 배 늘어집니다. 또는 적당히 견딜만하게 제조할 수도 있습니다. 반면에 보기작용이 강한 체질 추출액을 만들어, 섭취하는 사람은 힘은 들지만, 좀 더 신속하게 전자에 비하여 2-3 배 빠르게 건강증진을 할 수 있습니다. 이것은 걸어서 목적지까지 한 시간 걸리는 거리를 달리면 10-20 분에 도착할 수 있는 상황과 비슷합니다. 하지만 달려가면 빨리 도착할 수 있는 이점이 있으나 체력소모 즉 기혈소모가 많아져 피곤해지는 현상과 같습니다. 이것은 체질에 맞는 재료 중에서 보기하는 재료와 보혈하는 재료의 배합비율을 조절하기에 달려 있습니다.

한편 송산 연구소에서는 암이나 간경화 말기의 환자처럼 중환자가 아닌 이상은 가능하면 보기 식물을 충분히 넣어서 최단 시일 안에 건강을 증진시키고자 합니다. 문제는 섭취하는 당사자가 얼마나 인내심과 믿음을 가지고 성실하게 따를 것인가 하는 점입니다. 보통 저희 연구소에서는 일반적으로 2 개월 단위로 제조합니다. 다양한 재료를 고루 배합하기가 편리하며 고객은 단기간 먹어서 쉽게 회복되지 않기에 그 기간 이상을 섭취해야 힘도 나고 좀 살만해지기 때문입니다. 그러나 중환자들만은 1 개월 단위로만 제조합니다.

요즈음 젊은 20대를 제외한 40-50대 이상은 당사자들도 모르는 사이에 과로와 신체에 쌓인 독소로 기의 운행은 거의 끊겨 있습니다. 이 중에서 극도로 당장에 건강이 나빠진 사람들 주로 체질 추출액을 섭취합니다. 추출액을 먹어 가면 기운(氣運)의 정도에 따라 피곤은 없어지는 기간은 다 다릅니다. 보통 처음 먹을 때에는 7-10일 정도는 괜찮은 것 같다가 그 후부터는 기가 맹렬히 운행을 하기에 오히려 피곤하고 힘이 듭니다. 기를 보충하는 재료를 넣으면 기의 순환이 이루어지면서 체력 소모가 뒤따르게 되므로 피곤이 필시 겹치는 것입니다. 즉 대부분의 사람들은 건강의 막바지에 와서 건강증진을 시도하기에 10~20년 동안 엉킨 건강 부조화를 조절 보완 마무리하려면 대개 6개월에서 1년은 걸립니다. 그래서 한 2개월 정도 먹으면 온통 장부를 파헤쳐 공사판을 벌려놓은 것과 같은 상태가 됩니다. 기(氣)는 자꾸 순환하여 몸에서 반응은 일어나고 있는데 두 달 먹고 중단하면 몸은 한동안 녹초가 됩니다.

고속으로 달리는 자동차를 정지시키려면 제동시간이 좀 더 걸립니다. 바로 멈출 수 없습니다. 저속으로 달리는 차는 단번에 정지시킬 수 있습니다. 이와 비슷하게 추출액을 섭취한 결과, 강하게 기의 운행이 진행되었기에, 섭취를 중단한다고 해도 기의 순환이 멈추기까지는 시간이 걸립니다. 멈출 때까지는 몸이 무기력합니다. 한편 태극권이나 기공수련 또는 단전호흡을 해온 사람들은 기혈이 막히거나 끊긴 일반인들과는 달리 체내 기혈순환이 대단히 원활합니다. 때문에 나이가 들어 추출액을 섭취해도 기 순환으로 인한 무기력은 생기지 않으며 연속적으로 기력이 넘칩니다. 단 이런 사람들의 경우에는 기는 강하나 혈과 음기가 부족하여 힘이 쇠잔한 경우가 있습니다. 이때에는 보음 보혈에 치중하는 추출액을 먹으면 힘이 바로 넘칩니다.

기의 순환이 멈추고 기운이 장부로 수렴되어 저장되면 몸이 편해집니다. 기의 운행이 멈추면 그동안 장부의 기가 소진되기에 입맛도 없고 밥도 먹기 싫고 무기력하고 피곤하고 전신이 불편하고 정서적으로 심리적으로 불안정했던 상태들이 점점 없어집니다. 물론 몸이 너무 내부적으로 허약한 분들은 수렴 내지는 마무리가 안 되면 계속적으로 꽤 오랫동안 무기력할 수 있습니다. 그러나 시일이 흐르면 체표로 표출된 기운이 다시 장부로 수렴되어 저장되면 기운을 차리게 됩니다. 그 뒤 기의 운행이 순통(純通)하면 몸이 자기도 모르게 편안해집니다.

일반기능성 식품은 먹으면 대개 반응 없이 바로 좋아지는 것과는 대조가 되는 부분입니다. 일반 식품은 대체로 영양보급에 중점을 두어 제조됩니다. 팔체질 추출액은 장부의 기를 소통시키는 기능이 강합니다. 그러므로 좋아지려고 먹었는데 오히려 더 피곤해지며, 이로 인해 실망과 갈등 번뇌가 왕래합니다. 체질추출액은 근본 장부의 기를 보충하고 조절하면서 기가 발산되므로 피곤을 막을 수 없습니다. 따라서 피곤이 몹시 심하다는 것은 기혈순환이 강하게 진행되고 있다는 것입니다. 하지만 개인각자가 기의 운행으로 인한 피로가 회복되고 힘이 솟기 시작하는 기간은 개인의 편차에 따라 2-6개월 또는 그 이상 걸리기도 합니다. 평소 기 소통이 원만한 사람은 회복기간이 짧고, 기 소통이 잘 안 되었던 사람은 좀 오래갑니다. 드디어 무력감이 사라지고, 가슴에서 어깨에서 단전에서 그리고 허리와 다리에서 힘이 느껴지기 시작하면 바로 건강증진이 제대로 이루어지고 있음을 의미합니다.

 체질식을 성실히 해가면, 나중에는 맞지 않는 것을 섭취할 경우 소화가 되지 않거나 변통이 나빠지거나 설사기가 생깁니다. 피곤하고 무기력해집니다. 잠도 많이 옵니다. 전에는 오후나 저녁이 되도 피곤하지 않았으나 저녁밥 먹기가 무섭게 드러눕고 싶습니다. 잠을 많이 자서 밀린 피곤을 해소해야 합니다. 전에는 맞지 않는 해롭게 작용하는 음식에 대해 생체가 저항 없이 수용하여 생로병사를 가속화하는 원인이 되도록 방치하였습니다. 그러나 이제는 맞는 것과 맞지 않는 것을 생리적으로 선별하여 즉시 해독하고 맞지 않는 것은 바로 배설하여 더 이상 생리약화 물질이 쌓이지 않도록 하며, 이런 작용 중에 피곤과 무기력이 생기며 설사기가 있을 수 있습니다. 물론 이런 체험은 실제적으로 유쾌한 것은 아니지만 결과적으로는 성인병을 예방하는 면에서 유익한 것입니다. 또한 그런 방법으로 맞지 않는 음식을 조심하도록 주의를 줍니다. 그러므로 이런 현상에 대해 불만을 갖지 말고 겸손하게 순응하는 마음을 가져야 합니다.

 체질식과 더불어 체질추출액을 병행하면 이 현상은 더욱 뚜렷해집니다. 추출액은 해독기능이 좋아서 생체가 청정해지기에 오염되거나 환경호르몬에 노출되거나 화학물질이 함유된 식품을 먹으면 몹시 피곤해집니다. 전에는 유기농 또는 청정식품과 관계없이 어떤 것을 먹어도 이상이 없었을지 모르지만 추출액을 섭취한 이후에는 다릅니다. 대부분의 김은 양식할 때에 염산을 사용합니다. 평소에는 어떤 김을 먹어도 별 일이 없었는데 추출액 섭취 이후 몸이 청정해진 뒤로는 동일한 그 김을 먹으면 그렇게 몸이 피곤합니다. 그것은 오염물질을 그대로 체내에 축적되도록 허용하지 않고 즉각 해독을 시작하기 때문입니다. 육류 중에서 닭고기에 가장 많은 항생제가 투여됩니다. 예전에는 먹어도 좋았는데 이제는 먹으면 입안에 냄새가 나고 혀에 설태가 끼고 몸이 나른합니다. 물론 이런 현상은 생리적으로 즉시 해독해가는 하나의 과정입니다. 물론 천연적으로 키운 청정 닭고기를 먹었을 경우에는 해독하느라 고생하는 생리현상이 전혀 일어나지 않습니다. 요즘 계란은 산란촉진제와 항생제를 씁니다. 이것을 쓰지 않은 청정계란은 그 사실을 표기합니다. 표기되지 않은 계란은 모두 산란촉진제와 항생제가 있다고 보면 틀림없습니다. 우리는 이런 유사환경호르몬과 항생제 등을 먹고 삽니다. 때문에 옛날에는 흔했던 부스럼도 종기도 발찌도 안 납니다. 그러니 면역계가 양성되고 훈련받을 기회도 없고 더구나 그런 것을 먹으니, 면역은 제로상태입니다. 예전에는 이런 계란을 먹어도 아무 탈이 없었습니다. 하지만 추출액을 섭취한 뒤로는 청정하지 못한 계란을 먹으면 입안에서 냄새가 나기도 하고 혀에 설태가 끼고 노곤합니다. 이런 방법으로 생체는 노폐물을 배출합니다. 심지어 1등급 한우쇠고기를 먹으면 힘이 생기지만, 3등급 한우고기를 먹어도 몸은 피곤하고 간은 답답하고 설태가 낍니다. 즉시 해독작용을 하기 때문입니다. 이런 현상은 결코 몸이 약해졌다는 것은 아니며 오히려 생체의 해독기능이 강해져 더 이상 쌓이지 않게 한다는 것입니다. 때문에 현재 중대질병이 없는 한 즉시 해독해주는 간의 탁월한 성능 덕으로 이후로는 더 이상 큰 병은 생기지 않을 것입니다. 이 모두는 체질식과 추출액 섭취로 향상된 생체의 청정기능 현상입니다. 세월이 흐름에 따라 생체의 간의 청정기능은 향상되기에 식품 속에 함유된 오염물질에 대한 반응은 더 민감해집니다. 또한 이렇게 몸에서 즉시 나타나므로 식품이 얼마나 청정한지도 알 수 있습니다.

♠ 섭취를 마무리해도 좋은 시점은 언제인가?

그러나 피곤이 가시지 않고 기운이 온 몸을 돌면서 장부와 사지와 지체와 기관을 반응을 일으켜 불편하기 그지없는데 추출액 섭취를 중단하면 어떻게 됩니까? 장부에서 발원하여 체표와 경락을 운행하던 기(氣)가 멈추고, 장부로 도로 돌아가서 수렴하는 데에는 한 동안 아마 15-30일 정도는 걸릴 것입니다. 그러나 이것은 건강이 상승하다가 도중에 중단되는 것을 의미합니다. 하지만 그 이후에는 먹을 때 힘이 빠지고 무기력하던 현상은 조금씩 사라지고 조금씩 힘이 나기 시작합니다. 즉 먹고 난 연후에 몸 상태가 좋아집니다.

무기력하고 불편한 자각증상을 여전히 느끼고 있다면 추출액 섭취를 끝낼 적절한 시기가 아닙니다. 불편한 자각증상은 기능개선이 이루어지고 있음을 뜻하기 때문입니다. 생리 활성을 위한 추출액 섭취를 계속하여야 합니다. 때가 되면 장부와 체표(體表)와 경락(經絡)과 이목구비(耳目口鼻) 등의 기관에 기 소통이 원활하게 이루어져, 무력감과 피곤이 걷히고 가슴에서 힘이 솟아나면, 바로 이때가 섭취를 마무리해도 좋을 때입니다. 이러한 기간은 20대는 꼭 그런 것은 아니지만 대체로 두 달간만 먹어도 체력이 솟는 것을 체험하는 사람이 많은 편입니다. 그러나 40-50대는 두 달간 섭취로는 힘이 생기는 것을 느끼기는 힘듭니다. 더 오래 걸립니다. 건강이 나쁠수록 기간은 더 길어집니다. 그때까지는 인내심과 믿음을 가지고 섭취를 게을리 해서는 안 됩니다. 마치 단식을 하면 반응이 쉴 새 없이 나타나는데, 거기서 중단하면 고칠 수 없는 것과 같은 이치입니다. 예를 들어 위장병을 고치려고 단식을 시작했다면 위장의 불편한 자각 증상이 없을 때까지 해야 합니다.(단식을 해가면 몸 안에 있는 병적 증상이 신기하리만큼 그대로 나타납니다.) 도중에 멈추면 위병을 다 고칠 수 없습니다. 만족할 만큼 장기단식을 하면 나타났던 불편한 병증은 사라지고, 몸은 드디어 청순무구해지고 병근(病根)은 자취를 감춥니다. 그 동안의 고행(苦行)은 건강회복으로 보답을 받습니다. 이 사실은 단식 체험자들에게 확인해보면 확실합니다. 이와 같이 추출액을 섭취하는 동안은 고행이지만 인내하면 활기(活氣)찬 몸을 보상으로 받습니다. 그러므로 현재 추출액 섭취로 무기력에 빠져 있다면 실망치 말고 힘이 샘솟는 시점에 이를 때까지 섭취하시기를 간절히 바랍니다.

약초꾼들과 도라지 더덕 인삼 등을 재배하는 사람들은 뿌리약초의 영양과 진액이 계절에 따라 어떻게 변화하고 이동하는지 잘 압니다. 진액과 수액 기운이 꽉 차있는 뿌리는 봄이 오면 드디어 태양의 양기(陽氣, 더운 기운)를 받아 싹을 내고 잎을 피어내면서 자라납니다. 뿌리에서 발원한 기를 따라 진액은 위로 솟구치면서 햇볕이라는 양기를 받아 광합성 작용을 통해 성장을 거듭합니다. 여름내내 생장을 부단하게 하지만, 뿌리에 있던 기와 진액은 모두 줄기와 잎으로 이동해 있습니다. 때문에 여름에 뿌리를 캐보면 섬유질만 있고 영양분은 없습니다. 이제 한여름이 지나고 가을로 접어들면 줄기와 가지와 잎에 몰려 있던 기와 진액을 모두 거두어 생명의 저장고인 뿌리로 다시 모아 수렴 저장합니다. 때문에 여름의 약초는 빈 껍질이고 늦가을이 되어 기와 진액이 수렴 저장된 약초뿌리가 진정 약초입니다. 때문에 인삼이나 도라지 더덕 등은 11월경 이후에 캔 것이 가장 약효가 좋습니다. 겨울에는 기운을 조금씩 사용하면서 응축하고 있으면서 또다시 생명을 피어내는 봄을 기다립니다.

이 실례를 든 이유를 말하겠습니다. 추출액을 섭취하면 기운이 생성되며, 그 기운은 장부를 기점으로 하여 체표와 경락과 기관을 두루 돕습니다. 마치 약초의 뿌리에서 발원한 수분과 영양의 기운이 줄기와 가지와 잎으로 수액(진액)과 함께 퍼져나가는 이치와 같습니다. 가을이 되어 도로 뿌리로 진액과 기운이 수렴 저장되는 것처럼 추출액의 기운은 온 몸을 돌아 소통시키고 배가된 기운을 가지고 원래의 장부로 귀경합니다. 그러면 드디어 몸 안에 충만한 힘을 느끼고 발산합니다. 이처럼 식물이 봄 여름 가을 겨울을 지나면서 기운과 진액이 생성되어 뿌리는 굵어져 성장을 거듭하는 것처럼 추출액에서 기를 보충하고 영양을 충족하고 운동을 적절히 하면서 시일이 흐르면 장부에 기혈이 충만하여 건강은 증진됩니다. 이때가 그만 먹어도 무방한 때입니다.

혀는 심장에 배속되는 장기로 심장과 피의 청정도와 기능을 측정하는 기관입니다. 대부분의 사람들은 추출액을 섭취해가면 혀의 색깔이 검붉은 색으로 변합니다. 그러다 다시 선홍색으로 변하다가 또 검붉은 색으로, 이렇게 되풀이 하여, 혈액이 청정해져가는 과정에서 피가 깨끗해지면 마침내 선홍색을 띱니다. 더불어 잇몸도 선홍빛이 감돌아야 혈액이 진정 깨끗해졌다고 볼 수 있습니다. 이 시점이 되면 추출액을 그만 먹어도 됩니다.

♠ 지속적으로 섭취해야 유용성이 증가한다.

한방제품을 개발하여 보급하면서 나타난 반응을 보면 여러 다양한 양상이 나타납니다. 똑같은 제조식품을 섭취할 경우라 하더라도, 질병의 유무와 급만성의 차이, 연령, 타고난 건강의 허실관계, 정신적 성향, 직업과 주거환경, 체질식사와 영양보급의 충실도, 기혈순환을 위한 운동, 생리활성기능에 따라서 유용성은 달리 나타납니다. 건강이 약하지만 나이가 20-30대는 유용성이 잘 나타나는 반면, 건강이 양호해도 나이가 들어가는 60-70대는 잘 나타나지 않는 경향이 있습니다. 이는 생명의 활력이 젊은이는 아직 몸이 약해도 타오르고 있지만, 노인은 생명의 불꽃이 점차 꺼져가기 때문입니다. 따라서 유용성이 단기간에 대부분이 잘 나타나는 젊은이와는 달리, 연세가 드신 분들은 한방추출물이 아닌 한방식품의 경우에는 장기간 섭취해야 유용한 결과를 볼 수 있습니다. 타고난 건강체는 심하게 몸이 나빠져도 식품 등을 섭취하면 회복이 빠릅니다. 그러나 천성적으로 약체로 태어나 무기력하거나 장기간 만성병을 앓아온 사람은 반응도 잘 나타나지 않으며 회복도 긴 기간이 필요합니다. 식품을 섭취하면서 충분한 영양공급과 적절한 운동의 여부에 따라 건강증진에 지대한 영향을 미칩니다. 한국인은 오랜 밥과 채식문화로 단백질이 대체로 부족한 편인데, 장기와 근육의 강화를 위해 체질에 적합한 단백질을 끼니마다 적량을 잘 섭취하는 것이 한방식품의 섭취의 유용성에 깊은 영향을 미칩니다.

또 한 가지 기억할 점은 생체리듬(바이오리듬)은 직선이 아닙니다. 파도처럼 높낮이가 있는 파동 곡선의 양상을 나타냅니다. 예를 들어, 암 환자가 어떤 때는 좋다가도, 시간이 지나 이유 없이 좀 나빠지고, 그러다가 좀 숨 좀 쉴만하고, 그러다 상태가 좀 더 악화되는 순환과정을 겪으면서 임종을 맞이하게 됩니다. 항상 수직으로 내리막길을 치닫는 것이 아닙니다. 암 환자라고 해서 언제나 몸이 나쁜 것만은 아닙니다. 건강의 회복도 이와 비슷합니다. 처음 섭취할 때는 반응이 잘 나타나다가, 그 뒤로는 예전처럼 즉 체질식품을 섭취하지 않았을 때나 비슷하게 아무 효과도 나지 않는 것처럼 느껴집니다.(체질한방식품은 일반식품과는 달리 100% 체질에 맞는 약용식물만 사용하기에 체질에 맞지 않으면, 대체로 15-30일 정도 지나면 부작용이 나타납니다. 그러나 체질에 맞는 경우에 속이 편하고, 아무런 호전현상이 나타나지 않아도 장부 내면에서는 유용하게 작용 중. 예외는 간이 극히 약하거나 간질환 혹은 암 환자의 경우에 체질에 맞아도 불편한 현상 또는 부작용이 생길 수 있다. 지금까지의 경험으로 볼 때 추출물은 그런 사례는 극히 적고, 한방식품은 환제이기에 위에서 흡수가 부드럽지 못해 불편할 수 있다.몸이 허약한 분은 환제 섭취 시 정량은 50-60알이지만, 처음에는 10알부터 시작해보면서 조절함이 지혜롭다.) 그러나 시간이 지나면 몸에서 반응이 나타납니다. 회복과정도 좋았다가 이유 없이 좀 나빠지는 듯하고, 지나다보면 좀 더 나아지고 이렇게 기분의 고저를 왕래하면서 조금씩 개선되어 갑니다. 그러나 마음이 급하면 그것을 참지 못하고 섭취를 중단합니다. 반대로 처음에는 아무반응도 상당기간 나타나지 않다가 시간이 흘러야 반응이 나타나기도 합니다. 건강의 회복이나 악화는 파도처럼 오르락내리락하면서 진행하는 파동현상입니다. 즉 회복도 늘 좋은 상태만 나타나는 것이 아님을 상기할 필요가 있습니다.

체질과 무관하게 제조되는 건강식품은 당사자에게 맞느냐의 여부가 중요한 요인이 되겠으나, 체질식품은 해당체질만이 섭취하므로 부작용의 문제는 없습니다. 단지 섭취자의 건강정도에 따라 유용성이 나타나는 시기의 차이가 있을 뿐입니다. 느끼지 못하거나 표가 나지 않는다고 해서 무요한 것은 아닙니다. 섭취해서 부작용이 나지 않고 속이 편하면, 내면에서는 작용중입니다. 따라서 체질이 확실하고 내 몸에 맞는 식품이 분명하다면, 흔들리지 말고 굳건하게 밀고 나가야 합니다. 건강을 잃고 살아온 세월을 감안하면 단숨에 금방 고치려하는 것은 너무도 성급한 생각입니다. 몇 달도 지나지 않아 효과 없다고 포기하면 원점으로 돌아갈 뿐입니다. 결국에는 다시 체질요법으로 돌아오기 마련입니다. 인간의 적혈구는 평균 수명이 120일(4개월)이므로 신진대사가 이루어지고 생체기능이 활성화되려면 최소 30-40대는 최소 6개월, 만성 질환에 고질적으로 시달려온 경우나 60-70대는 최소 1년 이상을 장기 섭취해야 생리활성에 도움이 되리라고 봅니다.

한방식품의 유용성을 증강시키기 위해서는 단백질이 충분히 포함된 체질식사, 적절한 운동, 늘 감사하고 평화로운 마음자세가 필요하며 더불어 한방식품을 매끼 충분한 정량을 섭취할 때 건강은 더 잘 증진됩니다. 섭취 시 생리적 반응이 나타날 수 있으며, 자세한 내용은 사이트의 주 메뉴 중 팔체질을 클릭하여 "추출물반응"에 있습니다.

♠ 체질 따라 건강을 끝까지 돌보며 기다리는 마음과 정성

사람마다 건강의 정도가 달라 식품의 유용성을 느낄 수 있는 기간은 각각 다릅니다. 어떤 사람은 즉시 느낌이 오는가 하면, 여러 달이 걸리는 사람도 있습니다. 빈 항아리에 얼마나 부어야 물이 차오르는가는 그 항아리에 물이 얼마큼 남아 있는가에 달려있습니다. 어떤 분은 먹을 때는 좋으나 중단하면 도로 마찬가지다고 합니다. 그러나 오르막길의 수레를 계속 끌지 않으면 도로 밀려 내려가는 이치와 같습니다. 산이 높은 만큼 계곡도 깊기 마련입니다. 병이 중하고 길면, 병도 깊은 것입니다. 건강의 산 봉오리에 올라설 때까지는 멈추어서면 안 됩니다. 빨리 쉽게만 건강을 얻으려 하지 말고 순리에 맞게 인내심을 가지고 구준히 돌보면, 마침내 열매를 맺게 됩니다.

첫째, 특별한 병은 없으나 허약체질로 마치 텅 빈 항아리에 물을 채우려면 시간이 걸리는 것처럼 한 동안 먹어도 몸에 기운이 보충될 때까지 아무 반응이 나타나지 않는 분들이 있습니다. 오랜 후에 반응이 나타납니다. 인내심을 가져야 합니다. 사실 건강한 몸을 만드는 데는 많은 세월이 걸립니다. 허약하게 지낸 날이 얼마인지를 생각해보면 강건한 몸을 만드는 데 얼마나 걸릴 것인지 짐작할 수 있습니다. 특히 어려서부터 허약한 사람은 긴 세월이 필요합니다. 그리하여 몸에 기운이 보충되고 나면 그때부터 다양한 반응들이 나옵니다. 그러니 오래참고 드시면 나중에 갈망하던 건강을 조금씩 얻다가 만족한 건강을 얻게 됩니다.

둘째, 잠재적 혹은 실제적 병증을 지니고 있을 때, 반응이 다양하게 나타나는 경우입니다. 주로 다음에 설명되는 반응은 이런 분들에게 해당됩니다.

마지막으로 건강하거나 젊은 사람은 바로 힘이 생기기 시작하는 것입니다.

♠ 현상과 반응

처음 2-5일간은 적응과정에서 오심 구토 매스꺼움 등의 증상을 느낄 수 있습니다. 시간이 지나면 괜찮아집니다. 그러나 계속해서 10일 이상이 지나고 증상이 더 심해지면 추출액은 잘못된 것입니다. 체질식을 하시면 즉시 몸도 경쾌해지면서 좋아지는 것을 바로 느끼는 분들이 계십니다. 반면 어떤 분들은 속은 편해도 생체리듬이 이완되는 과정에서 일시적으로 나른해지고 무기력해지기도 합니다. 체질식하기 전보다 몸이 더 피곤하기도 합니다. 그러나 시간이 지나면 괜찮아집니다. 추출물

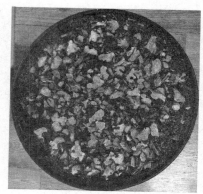

증숙 시작 전 약초색상

을 드시면 생체기능 회복과정에서 예전에 불편했던 증상들이 재현되기도 합니다. 이런 현상은 2-6개월 가기도 합니다. 몸이 무기력한 것은 기혈이 순환하면서 체력의 소모가 따르기 때문입니다. 피곤한 현상은 체내 장부가 조정되는 과도기이기 때문입니다. 이 시점에서 추출액을 중단하면 제대로 몸을 추스르는 것이 아니기에 피곤이 자연히 사라질 때까지는 섭취를 계속해야 합니다. 무기력이 사라지고 몸이 편안해지는 시점부터 체력과 건강은 증진되기 시작합니다. 힘이 솟기 시작하면 드디어 장부는 원래의 기능으로 복원되기 시작합니다. 추출물섭취 후 나타나는 현상은 장기단식 시 경험하는 현상과 비슷합니다. 오래 섭취해감에 따라 10년, 아니 20-30년 이전의 불편했었던 증상이 다시 나타나기도 합니다.

• 대체로 **차가운 체질(수양 수음 목양 목음)**에서 보이는 증상으로 발목 무릎아래 또는 손발이 더 시리거나 또 얼굴은 화끈거리기도 합니다. 뭔가 잘못된 것 같은 생각까지 듭니다. 이 경우의 화끈거림은 열은 위로 상승하는 성질이 있는 것처럼 심장의 허열이 위로 올라가서 해소되는 과정입니다. 몸 안의 냉기는 아래로 발끝으로 빠져 나가면서 더 시립니다. 이 경우에는 양말을 따뜻하게 신으세요. 몸의 냉증이 그다지 심하지 않은 경우에는 섭취해감에 따라 점점 따뜻해져 갑니다. 하지만 냉증

이 본인이 생각했던 것보다 더 심한 경우 특히 목음 목양 수음 수양체질(이 체질들은 몸은 차가워도 소화는 잘 되기에 냉한 음식을 많이 먹어 장부가 생각보다 훨씬 더 차갑다)의 경우에는 반대로 더 차가워지는 경향이 있습니다. 이것은 속이 덥혀지면서 냉기를 아래로 밀어내기 때문입니다. 마치 더운 공기는 위로 올라가고, 차가운 공기는 아래로 내려가는 대류현상과 같이, 인체의 냉기는 발 아래로 내려가거나 빠져나갑니다. 에어컨을 켜면 날개를 위로 올리는 이유는 찬 공기는 아래로 내려가는 현상 때문입니다. 인체는 그래서 소우주라고도 합니다. 그 결과 위장과 아랫배가 더 차갑기도 하고 무릎 아래 다리와 발이 더 시립니다. 너무 힘들 때에는 양을 줄여 먹으면 그러한 차가운 반응은 좀 누그러집니다. 재차 말씀드리지만, 잘 때 양발을 신으세요. 특히 무릎과 발이 심하게 시릴 수 있습니다. 차가운 공기는 하강하는 성질이 있는 것처럼 몸의 냉기는 하체로 빠져나가 소멸된다는 것을 잊지 마세요. 그러나 생각만큼 체내 냉기는 쉽게 잘 없어지지 않습니다. 세월이 필요합니다. 흔들리지 말고 굳게 마음을 다짐하고 먹어가야 합니다. 그 과정이 지나면 이내 따뜻해지기 시작합니다. 한편 차가운 체질은 몸이 따뜻해지면 살이 오릅니다.

• **더운 체질(금양 금음 토양 토음)**에서 나타나는 반응입니다. 이 체질들은 열성 음식을 오랫동안 섭취해온 결과, 장기에 과도한 열이 태과되어 있습니다. 그래서 체질한방을 섭취하면 더운 공기는 위로 상승하듯이 장부의 열이 위로 오르면서 해소되는 과정에서 얼굴과 얼굴기관에 열이 발생하기도 합니다.

• **오장육부**가 원인일 때 섭취하면 다음 현상이 나올 수 있습니다.

간에 허열 또는 실열이 있을 경우에는 눈이 더 뻐근하거나 충혈 되거나 피로할 수 있으며, 폐가 찬 체질은 코에서 찬바람이 나는 듯도 하고 폐가 더운 체질은 코끝에 열감을 느낄 수 있습니다. 금양 금음 수양의 아토피나 건조증은 폐가 주관하는 피부가 피부호흡이 심해서 극히 건조하고 간의 해독 기능이 안 되어 생기며, 투발이 되면서 한시적으로 더 심해지기도 합니다. 수음 목양 목음체질은 냉성 음식섭취가 원인이 되어 폐가 극도로 습하고 차가울 때 특히 추운 계절에 피부가 나빠지며, 역시 일시적으로 해소되는 과정에서 좀 나빠지는 듯한 느낌이 있습니다. **위장**에 염증성이 있을 경우에는 구내염이 생기거나 입술이 건조하거나 트는 현상이 더 심해질 수 있습니다. **심장**에 열이 잠복해 있을 때에는 혀가 아프거나 혓바늘 또는 염증이 생기기도 하고 얼굴에 열이 오르기도 합니다. **신장**이 안 좋을 경우에는 허리 또는 양쪽 옆구리가 뻐근할 수 있으며, 신장에 나쁜 열이 내재된 경우에는 귀에 열감이 생기거나 가려울 수 있습니다.

　추출물을 처음 먹은 후 직후 바로 위장이 아프거나 소화기 계통이 불편하면 잘못된 것일 수 있습니다. 이런 경우에는 상담하여 확인하고 잘못되었을 때는 새로 만들어 드셔야 합니다. 그러나 먹은 뒤 여러 시간이 지나서, 배가 더부룩하거나 답답하면, 그것은 이상 현상이 아닙니다.

　처음에는 아무 때나 빈속에 먹어도 좋았으나 얼마간 시간이 지난 후, 먹을 때는 그 순간은 괜찮은데 얼마 후 시간이 지난 후 견딜만하게 배가 더부룩하거나 답답한 증상이 나타나는 경우가 있습니다. 이것은 부작용이 아니라 위장의 조정과정에 해당합니다. 이렇게 위장이 나쁜 분은 먹는 도중에 위가 불편한 증상을 일시적으로 느낄 수 있습니다. 여러 날 또는 시일이 지나면 배가 더부룩한 느낌이 오거나 답답한 증상은 사라지며, 개선되는 과정에서 과도기적 현상인 경우가 많습니다. 속은 편하고 소화도 잘 되는데 변이 좀 나쁘게 나오는 경우도 있습니다. 하루에 여러 번 설사를 하는 경우도 있고 변비기가 있을 경우에 그러합니다. 이것은 대장이 평소 염증이나 숙변이 있거나 냉증이 있고 변비나 설사기가 있을 경우 그럴 수 있습니다. 역시 시간이 지나면 원래로 돌아옵니다. 힘이 들 때에는 먹는 것을 줄이거나 잠시 중단하면 얼마 안 있어 회복됩니다. 그러나 견딜만하면 하루 세 봉지를 먹도록 힘써야 합니다.

　추출액을 처음 먹었을 때 설사를 하는 경우가 있는데, 대장에 열에 적체되어 있을 때 설사의 형태로 열이 해소되면서 배설됩니다. 대개 한두 차례 설사하면서 복통이 수반되기도 합니다. 진정된 뒤에 계속 드시면 대부분 그런 현상은 다시 나타나지 않습니다. 그러나 당분간은 변이 무르게 나오다가 나중에는 정상이 됩니다. 열증(熱症)의 정도에 따라 두세 달 가는 경우도 있습니다. 장에 열이 가장 많은 금양체질에 이런 현상이 가장 많이 나타나고 금음 토양체질 순으로 이런 현상이 있습니다.

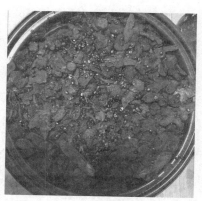

증숙3~4일째

장이 안 좋거나 냉증이 있는 경우에는 개선될 때까지는 변이 무르게 나오다가 점차 개선됩니다. 때로는 하루에도 대여섯 번 이상 화장실을 들락거립니다. 기간은 보통 7-15일이 걸릴 수도 있습니다. 대장의 냉증이 해소되기까지는 변통이 나쁩니다. 방귀가 평소보다 잦아지기도 합니다. 차가운 목음 목양 수양 수음체질 순으로 섭취 시 아랫배가 빵빵해지고 팽창하여 답답한 현상이 생깁니다. 냉증과 습기가 정체되어 있다가 해소되는 과도기에서 나타나는 현상으로 시일이 지나면 해소됩니다. 때로는 숙변이 정체되어 일어나기도 하는데 배변량이 많아지면서 가라앉기도 합니다.

추출액을 먹으면 힘이 쭉 빠지거나 나른하다가 나중에는 한동안 잠이 많이 오거나 졸리는 현상이 있습니다. 예전에는 오후나 저녁이 되도 피곤하지 않았으나 저녁밥 먹기가 무섭게 드러눕고 싶습니다. 그러면 잠을 많이 자서 밀린 피곤을 해소해야 합니다. 체질식을 하면 그 동안 긴장되었던 생체리듬이 이완되면서 나른하고 무기력한 현상이 한 동안 나타날 수 있고 추출물을 섭취하면 가중될 수 있습니다. 물론 그 전에는 깊은 잠을 자지 못했거나 과로가 누적된 분들의 경우에 이런 현상이 나타나기도 합니다. 충분히 휴식을 취하면 좋습니다. 이 경우에도 여러 달이 걸릴 수 있습니다.

먹어도 불편한 증상은 없고 속은 편한데, 테가 안 나는 경우가 있습니다. 이런 분들은 생체 내부에서는 기능은 상승되고 있으나 아직은 기력이 없고 몸은 허약한 편이어서 밖으로 느끼기까지는 시간이 걸립니다. 믿음과 인내심을 가지고 장기간 먹는 것이 필요할 수 있습니다.

체질식을 하면서 추출물을 먹어 가면 바로 불편한 반응이 없이 좋아지는 사람도 있습니다. 이런 분들은 대개 태어날 때 건강을 타고 난 사람으로 일시적으로 건강이 상한 사람으로 내부적으로 그리 심한 장기의 기능의 손상을 입지 않은 분들입니다.

검사 상으로는 아무런 이상이 없으나 섭취하면 혈압이 오르거나 혈당이 갑자기 오르는 경우입니다. 심장이 더 두근거리기도 하고 두통이 유발되기도 하고 눈이 충혈 되기도 하며 열이 오르기도 합니다. 열기는 상승하는 성질이 있는 것처럼 열에 속하는 질병은 위로 오르며 빠져 나가 소멸됩니다. 이것은 주로 금양 토양 금음체질에 나타나는 현상으로 열에 속하는 병의 기운이 잠재해 있을 때입니다. 그러나 계속 먹어 가면 나타났던 증상은 사라집니다. 단지 잠재적 요인의 경중에 따라 사라지는 시기는 다릅니다. 그러므로 놀랄 것은 없습니다. 대체로 더운 체질에서 나타나는 편입니다. 한편 더운 체질의 경우, 몸의 열기를 식히면 몸무게가 내려가거나 표준에 가까워집니다.

대체로 차가운 체질에서 보이는 증상으로 발목 무릎아래 또는 손발이 시리거나 명치 아래 위장이나 아랫배 대장이 차가운 분들이 따뜻해지려고 먹었는데, 더 차가워지는 현상이 있습니다. 뭔가 잘못된 것 같은 생각까지 듭니다. 몸의 냉증이 그다지 심하지 않은 경우에는 섭취해감에 따라 점점 따뜻해져 갑니다. 하지만 냉증이 본인이 생각했던 것보다 더 심한 경우 특히 목음 수양체질(이 체질들은 몸은 차가워도 소화는 잘 되기에 냉한 음식을 많이 먹어 장부가 생각보다 훨씬 더 차갑다.)의 경우에는 반대로 더 차가워지는 경향이 있습니다. 이것은 속이 덥혀지면서 냉기를 외부로 밀어내기 때문입니다. 그 결과 위장과 아랫배가 더 차갑기도 하고 무릎아래 다리와 발이 더 시립니다. 너무 힘들 때에는 양을 줄여 먹으면 그러한 차가운 반응은 좀 누그러집니다. 특히 무릎과 발이 심하게 시릴 수 있습니다. 차가운 공기는 하강하는 성질이 있는 것처럼 몸의 냉기는 하체로 빠져나가 소멸됩니다. 흔들리지 말고 굳게 마음을 먹고 먹어가야 합니다. 그 과정이 지나면 이내 따뜻해지기 시작합니다. 한편 차가운 체질은 몸이 따뜻해지면 살이 오릅니다.

먹을 때는 모르나 그 뒤에 몸이 좋아지는 사람도 있습니다. 먹을 때에 불편하게 느꼈던 증상도 먹은 뒤, 시간이 좀 지나면 회복됩니다.

그 외에도 이전에 불편했던 지체나 기관의 자각증산을 재차 경험하는 일이 잦을 수도 있습니다. 심지어 몇 십 년 전에 있었다가 사라진 병적 증상이 되살아나다가 없어지기도 합니다. 돌아가면서 온몸에서 나타날 수 있습니다.

이렇게 파도처럼 기운의 고저가 되풀이 되면서 건강은 조금씩 나아집니다. 물론 기분에 따라 치유에 대한 자신감도 갈등을 동반하여 겪습니다. 그래도 먹는 것을 멈추지 말아야 합니다. 힘들면 양을 조절해서 드시면 됩니다.

처음부터 힘이 나서 끝까지 체력증진을 체험하는 경우도 있지만, 대부분의 사람들은 처음에는 힘이 나는 듯 하다가 기혈순환이 되면서부터는 무기력해짐과 동시에 온 몸이 돌아가면서 아픕니다. 이런 현상이 멈추고 몸이 편해지면서 힘이 나기 시작하는 시점은 내적 건강의 정도에 따라 모두 다릅니다. 대개 2-6 개월은 걸립니다. 도중에 섭취를 중단하면 추스르는 데에도 15-30 일은 걸립니다. 기의 운행이 강하여 멈추는 데에도 시간이 필요합니다.

좋으라고 먹었는데 힘이 빠지니 오히려 피곤해지니 믿음을 가지고 끝까지 견디고 따르는 일은 보통 마음으로는 할 수 없습니다. 그러나 아팠던 과거가 다 되살아났다가 사라지고 또다시 그 일이 되풀이 되니 지치기 쉽습니다. 하지만 이것은 기혈이 순환하고 있음을 반증합니다. 그러면서 세월을 두고 개선이 이루어집니다.

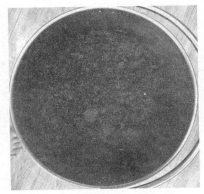

7~9일 증숙 시 색상

혀는 심장에 배속되는 장기로 심장과 피의 청정도와 기능을 측정하는 기관입니다. 대부분의 사람들은 추출액을 섭취해가면 혀의 색깔이 검붉은 색으로 변합니다. 그러다 다시 선홍색으로 변하다가 또 검붉은 색으로 이렇게 되풀이 하여, 혈액이 청정해져가는 과정에서 피가 깨끗해지면 마침내 선홍색을 띱니다. 더불어 잇몸도 선홍빛이 감돌아야 혈액이 진정 깨끗해졌다고 볼 수 있습니다. 이런 현상은 토양체질에서 가장 심하고 그 다음은 목음체질이며 금체질이 육식을 많이 한 결과 심장의 관상동맥경화증으로 허혈성 심장질환이 있을 때 나타나는 현상입니다.

정 힘이 들면 다음 추출액 식품을 드실 때에는 몸이 편한 추출액으로 제조하여 드시면 무난합니다. 하지만 기가 강한 것을 드시면 건강을 빠르게 증진할 수 있음을 기억하시기 바랍니다.

♠ 추출액 섭취 시 나타나는 현상에 대해 각 질병 또는 신체부위 별로 설명합니다.

1. 간이 나쁘거나 간장병(간염, 간경화, 간암)일 때
– GOT, GPT, HBV–DNA의 전반적인 변화과정

GOT, GPT, HBV–DNA, 감마–GTP 수치가 높은 간염일 때에는 대부분이 바로 내려가기 시작합니다. 그러나 일부는 일시적으로 더 상승하다가 항체가 생성되고 항원이 없어지고 DNA가 없어진 뒤에야 내려가기도 합니다.

– HBV–DNA

대개는 간의 HBV–DNA는 수치가 하강하면서 음성으로 치유됩니다. 그러나 기능조절이 진행되는 과도기에서 B형간염 만성활동성 항원(HBeAg)과 B형간염바이러스유전자(HBV–DNA)수치는 한시적으로 대략 2–6개월 동안은 상승하다가 간의 기능이 정비되면 하강하는 경우도 있습니다. 또는 GOT, GPT는 내려가는 반면 HBV–DNA는 오르거나, 이와 반대의 현상이 일어나기도 합니다. 그러므로 지나치게 걱정하지 말고 현재 몸 상태가 좋아지고 있다면 안심해도 됩니다. 변화는 다양한 것입니다.

혈청검사에서 DNA가 음성이 되어도 GOT, GPT가 정상치 이상인 경우에는 아직 간에 바이러스가 남아 있기 때문입니다. 싸우고 있는 중입니다. 간에서 바이러스가 다 죽으면 수치는 자연 내려가게 되어 있습니다.

– 없어진 HBV–DNA가 식이요법 도중 다시 양성이 될 때

영양부족, 과로, 스트레스, 수면부족, 체질식이요법의 불성실, 추출물과 건강기능식품의 영양조달 부족 등은 간의 기능을 약화시킬 수 있습니다. 아직은 몸에 있는 모든 간염바이러스가 완벽하게 제거된 상태는 아니기에 간이 약해지면 면역도 동시에 떨어져 도로 바이러스가 출현할 수 있습니다. 처음에는 열심히 섭취하다가 괜찮아지면 세 번 챙겨먹던 성실한 마음이 사라지고 좀 느슨해져서 하루에 먹지 않고 거르는 일이 한두 번씩 종종 일어납니다. 간에 보급되는 영양지속시간이 끊깁니다. 결국 면역은 제자리로 후퇴합니다. 그러면 바이러스는 다시 일어섭니다. 열심히 해야죠. 또 하나 계절적인 요인도 있습니다. 더운 여름에는 미생물과 바이러스는 감기 바이러스와 같이 찬 공기를 좋아하는 것들을 빼고는 대부분의 바이러스는 활동이 왕성해집니다. 성실히 노력해도 바이러스가 피 검사에서 양성으로 나오기도 합니다. 그러나 실망하지 않고 초심으로 힘쓰면 가을 겨울에 음성이 됩니다. 전쟁이란 무적함대처럼 백전백승할 수도 있고 치고받는 싸움 끝에 결국 승자가 되기도 합니다. 미생물과의 싸움도 비슷해서 내리 승리로 장식하

는 경우도 있고 힘든 싸움 끝에 거두는 신승도 있는 법입니다. 또는 여름철에는 위에 언급한 요인들과 겹쳐 입맛이 떨어지니 자연히 면역도 약해질 수밖에 없는 경우도 존재합니다. 한편 이런 것은 인정치 않고 효과 없다고 체질요법을 중단하는 경우도 간혹 있습니다. 큰 산처럼 요동하지 말아야 최종 승자의 영광을 얻게 됩니다.

– GOT, GPT의 변화

간염바이러스 DNA는 500만~1억(copy/ml) 또는 2000이상(pg)으로 높은 수치를 유지하고 있는데 간수치는 30이하일 때 병원에서는 간염증이 없다고 진단합니다. 당사자들도 안심합니다. 물론 항바이러스 제를 먹도록 권유받습니다. 이 상황은 면역이 약해서 증가하는 바이러스를 공격할 힘이 없어 무력하게 잠자는 상태입니다. 좋은 현상이 아닙니다. 이러다가 식이요법을 하여 처음에는 그렇지 않다가 일정 시점에 오면, 간수치가 정상치를 넘어 50–100, 또는 100 이상이 나오면 몹시 혼란스러워 합니다. 그러나 DNA 수치가 이전보다 내려가고 GPT(면역반응을 반영하는 수치)가 GOT(간의 염증과 독성을 반영하는 수치)보다 더 높게 나오거나 비슷하면 면역이 활발하게 전개되고 있는 것으로 전혀 걱정할 것이 못됩니다. 실은 좋은 현상입니다. DNA가 음성이 되어도 여전히 정상수치 이상이 나오는 경우는 혈중에는 바이러스가 없어졌지만(혈청검사는 간 생검 즉 간 조직 검사가 아니라 정맥에서 채혈하여 검사하기에 피 속의 상황을 알아내는 것이지 반드시 100% 간의 상황을 반영하는 것은 아님) 아직도 간에서는 남아있는 바이러스와 계속 전투 중임을 의미합니다. 간에서 바이러스가 사라지면 간수치는 내려갑니다.

특히 제픽스와 같은 "항바이러스제" 또는 "간염치료제"를 장기간 복용하다 중단하면, 식이요법을 집중적으로 해도 GOT, GPT와 간염내성검사(HBV-Ⅱ) 수치는 상상할 수 없을 정도의 큰 폭으로 상승하기도 합니다. 내성이 생긴 환자들은 때로는 적어도 1년 동안은 힘든 싸움이 계속될 수 있습니다. 한편 제픽스 4년 복용 후 내성이 생긴 간염환자가 수치의 급격한 변화 없이 식이요법 9–10개월 지나 항체가 생기고 바이러스가 음성으로 전환되는 사례도 있습니다. 따라서 획일적으로 단정적인 치유기간을 정하기는 어렵습니다.

– 혈소판 수치의 변화

식이요법을 하면 약한 면역계가 증강되므로 자연 간세포 안에 도사리고 있는 간염바이러스를 공격하여 파괴합니다. 비장에서는 간염바이러스와 백혈구가 치열하게 전투가 벌어져 간염바이러스의 개체수가 감소합니다. 동시에 아군인 백혈구도 사상자가 발생하여 백혈구도 줄어듭니다. 게다가 치열한 전투가 전개되고 있는 비장은 붓게 되고 이로 인해 백혈구와 혈소판을 용혈(溶血) 즉 녹여 없애는 현상이 일어납니다. 이로 인해 혈소판이 필연적으로 감소합니다.

그러나 혈소판수치에 민감한 환자는 이 사실을 모르고 있을 경우에는 몹시 당황하고 혼란스러워합니다. 특히 혈소판이 8만 이하인 경우에는 더욱 그러합니다. 그렇더라도 이 상황은 피할 수 없습니다. 혈소판이 증가하려면 비장비대가 가라앉아 안정이 되어야만 가능하나, 간염바이러스에 의해 비장이 부어 있는 한, 혈소판 수치는 결코 눈에 띄게 늘어나지를 않습니다. 사실은 경험했다시피 혈소판 수치가 정상치 15만에 비해 간경화환자는 대부분이 12만이하입니다. 그 원인은 간경화증상으로 인해 비장이 부어 있고, 부은 비장에서 혈소판이 녹아 없어지기 때문입니다. 영양부족에 원인이 있는 것이 아닙니다.

이런 악 조건에서 면역반응이 활발하게 일어나면 설상가상으로 혈소판은 더 떨어지게 되는 것입니다. 이 상황에서는 GOT, GPT 수치도 대개 정상치 이하였던 경우에도 정상치 이상으로 올라가고, GPT 수치가 GOT 수치보다 높게 나타납니다. 그러므로 면역반응이 격렬하게 일어나는 상황으로 인식하고 불안해하거나 근심할 필요가 없는 것입니다. 결국은 간염바이러스가 소멸되어야만 비장은 정상으로 크기가 돌아오고 이때부터는 자연적으로 루틴(비타민 K,P)을 보충해 주지 않아도 혈소판은 올라가게 되는 것입니다. 물론 그전에는 체질에 맞는 루틴(비타민 K,P)과 칼슘 등을 현상유지를 위해서라도 계속 먹어야 합니다.

혈액순환이 추출물섭취로 왕성해지면, 일부 환자에게서는 간의 어혈이 풀어지면서 혈소판 수치가 떨어집니다. 혈액순환은 혈관 내벽의 구성물질인 혈소판 감소를 초래합니다. 이는 마치 비가 많이 내려 시냇물의 흐름이 빨라지면 시냇가의 토사가 상당량 유실되어 떠내려가는 것과 같습니다. 그러나 식이요법을 6 개월 정도 지속하면 간기능검사상 안정이 되 가는 것을 볼 수 있습니다. 이때는 체질에 맞는 루틴이 함유된 식품을 집중적으로 섭취하거나 연근을 먹어 보완합니다.

너무 간 검사 수치에 예민하게 반응하지 않는 것이 좋습니다. 그 동안 혈청검사를 위주로 관리해 온 경우라면 몸 컨디션보다 검사결과를 더 중요시하는 경향이 형성됩니다. 지나치게 수치에만 과도하게 민감하게 반응하면 체질의학에 대한 믿음을 잃게 되고 우왕좌왕하다 끝내는 항체

생성을 포기하게 될 수도 있습니다. 검사표의 당사자는 흔들리지 않고 꾸준히 밀고 나감으로 좋은 결과를 얻을 수 있었습니다. 현대의학의 임상병리검사만을 지나치게 의존하면 면역증강 중에 나타나는 과도기적 현상을 오해할 수 있습니다. 그보다는 명현현상을 제외하고는 자신의 몸이 좋아지고 있다면, 이것이 가장 중요한 지표가 되는 것입니다. 그러므로 검사 표보다는 자신의 몸의 건강 증진 상황을 보시기 바랍니다. 한 구루의 나무를 보지 말고 산과 숲을 보아야만 자신의 서 있는 위치와 행선지를 정확하게 알 수 있을 것입니다.

– 하복부 통증을 수반하는 설사나 검은 변통이 있을 수 있습니다. 그것은 장벽에 오랫동안 정체된 숙변이 떨어져 나오기 때문입니다. 냄새를 맡아보면 고약한 악취를 풍깁니다. 그러나 검붉은 변이 나오고 냄새가 별로 없는 경우에는 식도나 위장 정맥류출혈일 수 있습니다. 이때에는 병원의 검사를 받아 필요하다면 지혈치료를 받아야 합니다. 지혈을 돕는 연근분말을 필수적으로 섭취하여 혈소판을 강화해야 합니다. 혈소판 수치가 약한 간 환자는 늘 변의 상태를 점검해야 합니다.

– 우측 갈비 안쪽에 무거운 동통 즉 우리한 느낌이 올 수 있습니다. 또한 양어깨 특히 우측어깨에 통증이 한 동안 지속되기도 합니다.

– 간에 허열이 존재할 때에는 눈이 시큰거리고 밝은 햇빛에 시력이 약해지기도 하고, 눈에 열감을 느끼기도 하고, 눈이 뻐근하고 아픈듯합니다. 간의 허열이 없어지면 그런 현상도 없어집니다. 이것이 해소되지 않는 이상 간의 염증 도를 표시하는 GOT, GPT가 잘 내려가지 않습니다.

2. 신장에 이상이 있을 때
– 일시적으로 전신 또는 하체부종이 생기다 사라지며, 골반이나 허리가 아프다가 없어집니다. 넓적다리 무릎 종아리와 발 등의 근육이 굳어지면서 동통이 생기며 하체가 무거워지는 현상이 있기도 합니다.
– 소변을 보는 횟수가 일시적으로 많아지기도 합니다.

3. 당뇨병일 때

– 당뇨가 오래될수록 개선되는 데는 비교적 시간이 많이 걸립니다. 혈당강하제를 오랜 기간 많이 복용한 경우에는 특히 더 걸립니다. 약을 처음에는 혈당수치가 내려가다가 다시 반등하여 평소보다 수치가 20~30 더 올라갈 수 있습니다. 심지어 혈당강하제나 인슐린 펌프를 사용하여 정상혈당수치를 유지해온 경우에 수치가 170~180까지 오르다가 점차 정상으로 돌아오는 경우가 있습니다. 유념할 점은 평소 당뇨수치가 정상으로 전혀 당뇨 기색이 없던 경우에 당 수치가 오르는 경우가 있습니다. 이것은 부작용이 아니라 잠복해 있던 당뇨 증상이 드러나는 경우로 조정 기간이 지나면 개선되니 놀라지 말고 꾸준히 섭취하면 됩니다. 추출물 섭취로 혈당상승 시에는 강하제를 먹어도 그다지 제어가 되지 않는 경향이 있습니다. 이러한 상승과 하강은 되풀이됩니다. 그러나 허기지고 배고픔과 갈증현상은 시간이 흐르면서 감소하다가 없어집니다. 당뇨로 인한 망막장애가 더 심해지는 현상이 더 빠르게 진행되기도 합니다.

4. 고혈압일 때

– 역시 처음에는 혈압이 진정이 잘 되기도 합니다. 그러나 어느 시점에 가면 다시 혈압은 다시 올라가고, 고혈압 상태는 한 동안 평소보다 20~30 이상 높게 조정국면이 지속됩니다. 병원 약을 먹어도 잘 진정되지 않습니다. 때로는 저혈압이 되기도 하며 그러다가 정상이 되기도 합니다. 특이한 점은 측정 혈압은 높이 나와도 실제 생활이나 컨디션에는 지장이 없습니다. 그러니 오른 혈압에 걱정하지 말고 드십시오.

5. 무기력감 열감 냉증 등의 한시적 증가

– 몸 안에서는 기의 순환이 이루어지고 있기에 몸은 한 동안 아마 몇 달 동안 무기력할 수 있습니다. 기의 순환은 피를 소모합니다. 힘이 달립니다. 나른한 감을 이겨내려면 상당한 믿음이 필요합니다. 필자의 경우에는 먹는 동안에는 여러 달 더 발이 시리고 심지어 봄이 왔는데도 겨울보다 더 차가워 힘이 들었습니다. 그것은 자연의 대류현상에서 더운 공기는 오르고 찬 공기는 내리는 이치와 같습니다. 인체도 똑같아 장부의 불필요한 열은 위로 상승하면서 해소되고 신장의 냉기는 다리 아래로 발끝으로 내려가 없어집니다. 이런 연유로 차가운 냉한 체질이 추출물을 섭취하면 수면 양말에 두컬레를 신어야 견딥니다. 그러나 나중에 냉기가 제거되면 예전보다 더 손발이

더 따뜻해집니다.

그러나 정 힘이 들어 약을 중단하고 10일 정도 지나보면, 대개 무력감은 없어지면서 혈색도 더 좋아집니다. 부작용이 아님을 확인할 수 있는 것입니다. 너무 힘이 들면 1일 두 봉으로 줄여먹으면 덜 힘이 듭니다.

아무튼 먹어서 속이 아프거나 불편한 증상이 없는 한 부작용은 아닙니다. 계속해서 성실하게 인내해주시기 바랍니다."

먹어서 속이 편하고 부담이 없으면 좋게 작용합니다. 본 추출물은 적응시기가 지나면 빈속이나 아무 때나 먹어도 좋습니다. 그러나 간혹 추출물재료가 유용성을 증가시키기 위해 좀 강한 재료를 쓸 경우에 위염이 있거나 체력에 비추어 좀 더 들어갈 경우에는 위장에 계속적으로 부담이 오고 소화에 부담을 느낄 수 있습니다. 이런 경우에는 즉시 연락을 주시면 원인을 즉시 분석하여 속이 편안한 것으로 새로 준비하여 드립니다.

6. 배변

– 대장의 염증 냉증이 있을 때 한동안 무른 변이나 설사기 또는 변비기가 있을 수 있습니다. 때로는 하복부가 좀 아프기도 하다가 없어집니다. 섭취량에 비해 배변량이 많아지기도 합니다.

다음 내용은 추출물 섭취 후 변이 검게 나오는 것 등에 대한 답변입니다. 실제로 장 내시경을 하면 장 내부에 숙변이나 검은 변은 보이지 않습니다. 장 내벽만 선명하게 보일 뿐입니다. 그러나 장 내벽 세포 안에는 해로운 이물질이 존재합니다.

"대변이 검게 나오는 것은 대부분이 대장에 숙변이 정체되어 있기 때문입니다. 대장의 혈액이 돌면서 장의 연동과 운동이 원활해지면서 일부가 박리되어 나옵니다.

필자는 장기단식을 해서 대장에서 콜탈과 같은 검붉은 악취 나는 숙변을 여러 번 배출한 경험이 있습니다. 장기간 단식 외에는 완전하게 다 배출시킬 수는 없습니다. 추출액 자체에는 아무리 먹어도 변이 검게 나오게 하는 색소나 물질은 없습니다.

그러나 추출액은 대장을 따뜻하게 하여 장의 혈액이 순환되게 하므로 숙변을 배제 배출하는 기능을 발휘하게 돕습니다. 그리하여 먹는 양보다 변이 일시적으로 더 많이 나오기도 하고 뱃살도 줄어듭니다. 중단하면 하루 이틀 지나면 다시 변은 예전처럼 나옵니다. 아마 당분간은 그런 상황은 지속될 것으로 보입니다. 언젠가는 노랗게 나올 때가옵니다.

대장염증이 있을 때에는 아랫배가 좀 아프기도 하고 변이 무르거나 설사기가 일시적으로 나타나기도 합니다.

평소 매우 건강하다고 생각했던 분들도 단식을 해 보면 자신의 몸이 얼마나 부실한지 절감합니다. 온 몸이 돌아가면서 나빴던 현상들이 도로 나타납니다. 물론 전혀 이상이 없는 데에서는 나타나지 않습니다. 하지만 견딜 만합니다. 극도의 절제를 통해 몸 안에 내재된 건강에 저해되는 요인들을 없애고 힘을 불어 넣습니다. 추출액을 먹어보면 단식했을 때와 같은 현상들을 경험할 수 있습니다. 단식은 장기간 하기가 힘듭니다. 그러나 단식을 하지 않고도 추출물 섭취를 통해 장기간 몸을 되살려 나갈 수 있습니다.

장부음양 실조증 및 자율신경 실조증, 망음증, 망양증, 심화(心火)

*소양인(토양체질)과 소음인(수체질)은 끝까지 망양증과 망음증을 꼭 읽어보시기 바랍니다. 이 제목은 좀 생소하나 읽어두시면 좀 더 신중하게 건강관리 하는데 도움이 될 것입니다.

더운 양기(陽氣)와 차가운 음기(陰氣)가 조화되어 추위도 더위도 타지 않는 이상적인 건강을 누리는 사람을 황제내경에서는 음양화평지인(陰陽和平之人)이라고 칭합니다. 그러나 사람은 음양이 조화된 상태로 태어나는 것이 아니라, 일생을 두고 양성음쇠(陽盛陰衰) 편향성(偏向性) 또는 음성양쇠(陰盛陽衰) 편향성 생리의 지배를 받아 평생을 살아갑니다. 다시 말해서 장부가 성질이 서늘하고 차갑게 태어난 사람은 일생을 두고 더운 음식을 섭생해도 평생 차가워지는 성향이 있습니다. 그런가 하면 더운 장부를 가지고 태어나는 사람은 평생을 성질이 서늘한 음식을 섭취함에도 불구하고, 일생을 두고 체열이 증가하는 성향이 있습니다. 저체온으로 너무 추위를 타거나 또는 체온고열로 몸이 지나치게 더워집니다. 결국 타고난 체질에 따른 음양을 제어할 수 없어 음이나 양으로 치닫는 음양 편향성이 나이가 들어갈수록 심화되어 노화노쇠병사(老化老衰病死)를 피할 수가 없는 것입니다. 더구나 설상가상으로 어긋난 섭생을 하면 갈수록 오장장부와 함께 육체는 지나치게 더워지거나 차가워지는 것을 부채질합니다.

그러나 대부분의 사람들은 음양을 제어하고 조절하는 최적화된 선택적인 체질 식사법을 알고 실천하는 경우는 매우 드뭅니다. 또는 선천적으로 몹시 허약하여 체질식사를 하더라도 충분히 원기보충이 되지 않으면 원기가 고갈됩니다.

그 결과 음양실조증(陰陽失調症)과 자율신경실조증이 발생하고 망음증(亡陰症) 망양증(亡陽症) 장부실조(臟腑失調)이 유발되어 병약해집니다. 하늘이 본래 내려준 천수(天壽)를 누리지 못하는 것입니다.

♠ 음양실조(陰陽失調)

음이나 양의 어느 한쪽이 왕성해지거나 많아진 것을 이르는 한의학적 용어. 양이 왕성해지거나 많아지면 상대적으로 음은 약해지거나 부족해지며 음이 왕성해지거나 많아지면 상대적으로 양은 약해지거나 부족해진다는 것. 즉 음과 양의 편승(便乘)·편쇠(偏衰) 관계가 이루어진다는 말이다. 옛 의학서에는 음이 편승하면 양기가 소모 약화되기 때문에 한증(寒症) 증세가 나타나고 양이 편승하면 음기가 소모 약화되기 때문에 열증(熱症) 증상이 나타난다고 하였다.

음양의 상대적 균형과 협조 관계가 장애된 것. 음양설(陰陽說)에서는 음과 양은 서로 의존하고 협조하면서 통일되어 있을 뿐 아니라 서로 균형을 유지하여 정상적인 생리 활동을 보장하는 데 어떤 원인으로 음양 실조되면 병이 생긴다고 본다. 상대적 측면에서 볼 때는 음양의 어느 한쪽이 치우쳐 성하거나 약해진 것을 음양실조라고 할 수 있다.

이처럼 음양실조가 생기면, 신경전달 체계에 기능 이상이 생기고 이로 인해 양의 학에서 말하는 자율신경실조증이 대개 동시에 일어난다. 건강관리를 위해 이 내용을 숙지하면 좋다.

♠ 자율신경계

자신의 의지로 제어할 수 없는 말초신경계를 자율신경계라고 한다. 자율신경계는 소화, 호흡, 땀 같은 신진대사처럼 의식적으로 제어할 수 없는 기능에 관여하고 있다. 자율신경계는 교감신경계(sympathetic nervous system)와 부교감신경계(parasympathetic nervous system)라는 두 개의 신경계로 다시 나누어지고, 이 둘은 하나가 활발해지면 다른 하나는 억눌려지는 방식인 길항작용을 통해 제어된다.

♠ 교감신경계와 부교감신경계

교감신경계는 몸을 많이 움직이거나, 공포와 같은 상황에 처해 스트레스가 많아지면 활발해진다. 교감신경계의 활성화로 인해 이러한 스트레스에 대처하는 데 필요한 반응과 에너지공급이 나타나게 되며 그에 따라 혈압과 심장박동수가 높아지고 동공이 확대되고 소름이 돋는다. 이러한 교감신경계의 준비동작을 '투쟁-도피(fight or flight)' 반응이라고 부르기도 한다. 이러한 교감신경계의 작용에 반해서, 편안한 상태가 되면 부교감신경계가 활성화된다.

부교감신경계가 활성화되면 심장박동수와 혈압이 낮아지고 소화기관에 혈액이 많이 돌아가서 소화효소분비가 활발해져서, 에너지를 확보하는 방향으로 온몸이 작동하게 된다. 하지만 이 둘이 언제나 반대 방향으로 작동하는 것은 아니며 어떤 기관에 따라서는 서로 협력해서 작동하기도 한다. 예를 들어 침샘에서는 부교감신경의 활성화에 의해 많은 양의 묽은 침이 나고 교감신경의 활성화에 의해 진한 침이 조금 나오는 식이다.

♠ 자율신경계의 작동

자율신경계는 일반적으로 중추신경계에서 뻗어 나온 한 개의 뉴런이 직접 반응기까지 맞닿아 있는 체성신경계와는 달리 중추신경계와 이어져 있는 신경절(ganglion)이라는 뉴런의 집합체에서 출발한다. 신경절은 척수의 중추신경계와 많은 시냅스(synapse)를 가지고 연결되어 있기 때문에 이 부분에서는 시냅스 간의 신경전달물질인 아세틸콜린(acetylcholine)이 대단히 많이 오고간다. 그리고 아세틸콜린을 받은 부교감신경은 다시 아세틸콜린을 담당하고 있는 내장기관에 방출하며 교감신경은 이와는 달리 노르아드레날린(noradrenaline: 노르에피네프린: norepinephrine)을 방출한다. 긴장상태가 되었을 때 아드레날린이 나온다는 개념은 여기에 근거한 것이다. 자율신경계가 처음 연구되었을 때는 단순히 상황에 대한 반응만을 전달하는 출력 기능만을 가진다고 정의했으나, 현재 연구가 진행됨에 따라 내장기관의 자극을 중추신경계에 전달하는 입력기능도 있다는 가능성이 제기되었다.

♠ 자율신경실조증(自律神經失調症) 증상

자율신경계 이상 시 내분비계와 더불어 자율신경계의 역할인 심혈관, 호흡, 소화, 비뇨기 및 생식기관의 기능이 모두 영향을 받을 수 있으며, 땀이 나오지 않는 무한증(無汗症), 누웠다 일어날 때 혈압이 과도하게 떨어지면서 어지러운 증상을 동반하게 되는 기립성 저혈압, 발기부전, 배변 기능의 이상, 모발 운동과 혈관 운동 반응의 소실, 실신 동공반사의 소실, 눈물과 침이 나오지 않는 증상, 발기부전, 배변 기능 이상 등의 증상이 발생하게 된다. 안구건조, 구강건조, 장운동기능 이상을 보이나, 동공은 보통 정상이다.

기립성 저혈압은 누웠다 일어섰을 때 500~700CC의 혈액이 다리와 내장 부위에 모이고, 심박출량이 10% 감소해 발생하게 되는 것으로 정상적으로 기립 시 발생하는 교감신경의 혈관운동반응이 소실되어 혈관수축 등으로 혈압을 유지시켜주는 기능이 없어져 일어나면서 혈압이 급격하게 저하되어 발생하게 된다. 이에 앉았다 일어설 때 어지러움을 호소하거나 실신을 하는 등의 증상이 있을 수 있다.

> *음양 및 자율신경실조증이 심해지면 한의학에서 말하는 망음증(亡陰證)과 망양증(망양병)과 장부실조가 초래되어 건강이 매우 약화됩니다.

일반적으로 소양인(토체질)은 체열이 과열되기 쉽기에 몸이 차가워지면 소음인(수체질)이라고 단정하기 쉽다. 그러나 극히 소수에서 망음증이 발생하니 신중해야 한다. 다음 내용은 어떻게 더운 체질이 냉증이 생기는지 기전을 설명하니 주의깊이 정독하기 바란다.

차가운 체질인 소음인 태음인(수목체질)이 망양증이 극심해지면서 어떻게 하체는 차가워지는 반면 인체 상부 즉 심장(가슴)과 두면(頭面)이 비장상적으로 더워지면서 장부의 실조현상이 발생하는지 기전을 설명한다.

♠ 망음병(亡陰病) 또는 망음증(亡陰證)

허약한 더운 체질이 장기간 주로 열성 음식과 한방을 잘못 섭생할 때 발생한다. 음액(陰液)이 몹시 소모된 상태를 말하고, 열이 몹시 나거나 땀을 지나치게 흘리거나 토하거나 설사하거나 만성소모성 질병을 앓을 때 생기며, 일반적으로 망음되면 몸이 여위고 피부에 주름이 생기고 눈구멍이 오목하게 꺼져 들어가며 정신이 흐려지고 때로 헛소리를 하며 번조하고 불안해하며 땀은 나지만 피부가 마르고 갈증이 나서 찬물을 마시려고 하고 숨결이 거친 증상이다.

망음증은 소양인의 병증으로, 신열(身熱)·두통(頭痛)·설사(泄瀉)를 주증으로 하는 신열두통망음(身熱頭痛亡陰)과 신한(身寒)·복통(腹痛)·설사를 주증으로 하는 신한복통망음(身寒腹痛亡陰)으로 구분된다.

음액(陰液)이 몹시 소모된 상태인 망음(亡陰)을 이제마(李濟馬)가 동의수세보원(東醫壽世保元)에서 소양인의 병리 상태를 표현하면서 사용하기 시작했다. 소음인의 망양병과 대비가 되는 병증이다.

망음병은 설사 때문에 생기는 급성 탈수로 전해질 장애가 생기는 병이다. 병의 기전은 소양인은 원래 뜨거운 것이 우세하여 그 복통 역시 열로 인한 통증이며 두통 또한 열로 인한 두통이다. 소양인이 비록 양(陽)이 성한 체질이나 양사(陽邪)가 성하여 음액(陰液)을 공격하게 되면 패음(敗陰)이 안으로 숨게 되어 설사를 많이 하게 된다.

소양인 중에서 손발이 차고 설사를 자주 하는 사람은 망음병이 잘 생기게 된다. 망음의 설사는 보통 설사와 다르다. 소양인의 병이 나으려는 설사는 손과 발바닥에 땀이 먼저 나면서 한차례 묽은 설사를 하면 표기(表氣)가 편안하게 다스려지고 정신이 상쾌하면서 맑아진다. 망음의 설사는 손과 발바닥에 땀이 나지 않으면서 여러 차례 설사를 하여도 표기가 더욱 한기(寒氣)에 떨게 되고 정신이 답답하고 흐려진다.

이제마는 소양인의 망음병 설사가 열(熱)로 인해서 음액이 핍박을 받아 생기는 설사라는 점을 밝혀 주었다. 따라서 설사를 무조건 한사(寒 邪)로 인한 것으로 보아 온성의 약물로 설사를 치료하는 폐해에서 벗어나게 하였다. 또한 열을 식히고 음액을 보충하는 약물을 사용하여 설사를 치료하는 방법을 제시하여 치료의 범위를 넓혔다는데 의의가 있다.

유의할 부분은 소양인이 열이 많은 것은 사실이나 양기에 눌린 음기가 정상적으로 양기와 길항작용을 못하여 음양조화가 깨지고 음기의 기능저하가 초래되면(한의서에서는 패음(敗陰)이라는 용어를 사용함), 역으로 몸이 차가워질 수 있다는 것이다. 진열가한(眞熱假寒, 본질은 더움이나 겉으로 느끼기에 차가운 거짓 현상)상태가 된다. 이것은 소음인의 망양증에서 흔히 발생하는 진한가열(眞寒假熱, 본질은 차가우나 겉으로 느끼기에 더운 거짓 현상)과 대비되는 부분이다. 한편 위의 내용처럼 극단적인 설사나 냉증으로 경우는 드물고, 대개 전신이 추위를 타거나 무른 변을 보는 경우가 더 많다. 열을 식히고 음액을 보충하는 약물을 사용해야 정상체열로 회복된다.

♠ 망양증(亡陽症)

허약한 차가운 체질이 장기간 더운 음식보다는 주로 냉성 음식과 찬물을 섭생하거나 진한가열(眞寒假熱)을 오해하여 잘못된 약을 섭생할 때 발생한다.

땀이 많이 나서 그치지 않는 것이 망양증이며, 또 땀이 나지 않는 무한증(無汗症)도 망양증이다. 심하면 사지가 궐랭(厥冷 ; 사지가 차가워지는 것을 지각하지 못하는 것) 구급(拘急 ; 근육의 이상 긴장)하고 신체가 차면서 저리다. [이때] 가슴이 막힌 듯하며 [열이 몰려서] 답답하고 얼굴이 푸르고 피부가 떨리는 것은 치료하기 어렵다. 얼굴색이 누렇고 손발이 따뜻하면 치료할 수 있다.『의학입문』

땀이 줄줄 흐르는 것이 그치지 않으면 진양(眞陽)이 모두 없어지게[亡] 되므로 망양이라고 부른다. 이때는 몸이 반드시 찬데, 흔히 한비증(寒痺證)이 된다.『의학입문』

발한과다(發汗過多)와 땀이 좀처럼 나지 않는 무한증(無汗症) 두 가지 경우가 있는데, 양허(陽虛)하여 위기(衛氣: 신체 내의 정기의 활동)가 불고(不固)하기 때문이다. 발한과다로 진액(津液)이 고갈하여 소변배설이 어렵고, 피부가 차갑고 사지가 궐랭(厥冷: 사지가 차가워지는 것을 자각하지 못하는 것) 또는 구급(拘急: 근육의 이상긴장)하고 신체가 차가우면서 저리다.

지나치게 땀을 내면 양이 허해져 [피모가] 굳지 못하며 땀을 많이 흘리면 진액을 잃어 오줌 누기가 어렵다. "팔다리는 모든 양의 근본이다"라고 하였고, "진액이 빠져나가면 뼈나 관절을 구부렸다 폈다 하는 것이 매끄럽지 않다"고 하였다. 그러므로 [망양증이 되면] 팔다리가 오그라들게 된다.

♠ 소음인(수양 수음체질)과 태음인(목음 목양체질)의 장부기능 실조

특히 음체질 중 심장이 약하게 태어난 수양체질과 과강하게 태어난 목음체질이 심장에 허열이 심해 문제가 더 많은 편이다. 소음인 즉 수양 수음체질이 과음이 심하거나 양기(陽氣, 더운 기운)가 심히 모자라거나 또는 원기(元氣, 본디 타고난 기운)부족 상태에서 지나치게 냉성 음식을 섭생할 때 그리고 극히 허약한데 충분히 양기가 보충되지 못할 때에 유발된다.

차가운 체질은 음기 편향성 생리에 따라 몸과 모든 장부의 냉증은 심해진다. 그러나 특히 수양체질은 심장이 약한 장기로 태어난 탓에 건강이 나빠지면 위장과 함께 심장이 나빠져서 심허(心虛)와 동시에 허열(虛熱)이 과도하게 발생한다. 위장이 약해지면 위염, 위궤양, 소화 장애, 위장 점막과 근육의 약화, 위장근육 약화로 인한 위하수와 체중 등의 병증이 생기는 것과 같다.

그런데 심장이 약해지면 나타나는 병증으로, 심장은 오행 중 화(火)에 배속되어 있기에, 허열(虛熱) 허화(虛火) 즉 진한가열(眞寒假熱)이 비정상적으로 증폭된다. 불면증, 전중 혈의 압통, 가슴 부위가 답답하거나 압박감, 두면(頭面)의 상열감(上熱感)이 생긴다.

한편 위장은 매우 차갑거나 대부분 무형(無形)의 위담(胃痰) 냉적(冷積, 배 속에 찬 기운이 뭉쳐 아픔을 느끼는 냉병(冷病)이 자리 잡고 있어 명치 아래를 누르면 뭉친 담이 그득하게 느껴진다. 그러나 내시경으로 보이지 않는다. 이와 같이 망양증이 극에 달하면 위장에는 냉적이 자리 잡아 한증

(寒症)이 극심하고, 심장에는 허열 허화가 극심하다.

　원래 음체질은 체질에 맞는 더운 음식을 섭취하면 위장이 따뜻해져 원만하게 소화되어 몸이 따뜻해져야 정상이나, 장부가 차가워지면 심장만 허화가 증폭되어 심각한 특이한 비정상적인 현상이 생긴다. 이 경우에 냉성 음식을 먹으면 소화는 더 잘 되거나 위장 아래는 더 차가워진다. 심장의 허열을 건드리지 않기 때문이다. 반면 맞는 인삼 꿀 닭고기 등과 같은 더운 음식을 섭취하면, 원래는 소화흡수가 잘 되어 몸이 훈훈해져야 하건만, 반대로 오히려 소화가 안 되고 상열감이나 두통이 나타나고 기분(氣分)* 무거워진다. 섭취한 음식의 더운 기운이 심장에 들어가서 열기(熱氣)로 전변(轉變)되어 심장의 허화(虛火)를 폭발시킨다. 결과 가슴과 두면은 열감이 심해지고 기분은 악화된다. 결과 소화가 잘 안 되거나 위에 언급한 불편한 현상이 나타난다. 명치 밑 위장 아래와 하체는 차가워지면서 동시에 가슴은 답답하고 두면 등의 상부는 상열열에 시달린다. 몸 전체는 무기력해지고 혈행이 나빠지고 차가워지며 체중이 떨어진다. 목체질은 체질에 맞는 음식을 조절해가야 한다.

*기분(氣分)은 감정 상태를 가리키는 말이 아니며, 한방용어로서 기(氣)의 범위에 속하는 기능 활동 및 그 병변을 가리킨다. 혈분(血分, 피의 영양적 분량)과 대조되는 용어이다.

　실례를 살펴보면 인삼이나 생강차 심지어 닭고기조차 심화를 일으켜 섭취하지 못하는 경우도 많다. 심허를 보하는 부드럽고 온화한 산양산삼과 허열을 해소하는 백편두차(재비콩)나 더운 물을 먹어도 열이 오르는 사람도 있다.

　특히 심장이 허하게 태어난 수양체질이 첫째이고 수음체질이 두 번째로 발생한다. 하지만 차가운 음식이 소화가 잘 되고 더운 음식이 소화가 힘드니 체질이 잘못 감별됐다고 단정한다. 다른 데서 열체질로 판정을 받아 식사법을 바꾸지만 결국 세월이 흘러 상황은 개선되지 않고 악화된다. 아무리 한방을 부드럽고 순하게 만들어줘도 섭취 자체가 불가해서 고치기 어렵다. 최근 들어 이런 사례가 늘어나고 있다. 안타까운 현실은 체질식을 꾸준히 하지만 경제 사정이 여유롭지 못해 마음은 있어도 충분히 보강을 못해서 생기기도 한다.

♠ 치유 방법

1. 체질에 맞아도 인삼 꿀 양주 닭고기와 같은 더운 식품을 삼가고, 계란 두부 콩 요리 등 덜 더운 식품을 섭취한다. 또는 맞는 부추, 다다기 오이, 열무 청상치 등 생야채를 데치지 말고 생체의 체온을 조절하면서 섭취하되, 수양체질은 매운 음식을 절제한다. 원래 뜨거운 음료가 좋으나 삼가고, 마셔서 열감이 오르는 느낌이 오면 중단하고 따뜻한 음료를 뜨겁지 않게 마신다.

2. (가) 날마다 5분 정도 몸 근육을 푼 다음, 격한 운동을 1~3분 동안 하여 숨을 심하게 헐떡이는 유산소 운동을 하면 심허열이 해소된다. 5분 정도 숨 고르고 다시 반복한다. 1~3셋트를 체력에 맞추어 실행한다. 계단타기, 집에서 자전거 타기나 런닝 머신을 이용할 수 있고, 그냥 제자리 뛰기를 격렬하게 실행한다. 등산 중에 이런 방법을 이용할 수 있다. 끝나면 몸 근육을 이완하는 마무리 운동을 한다.

   (나) 팔굽혀펴기(푸쉬업)를 하면 가슴근육을 강화하게 되어 심장에 좋다.

3. 심장 열이 가중되면 양 젖가슴 사이에 있는 전중 혈 및 전중 혈과 쇄골 사이의 갈비뼈 사이사이 가슴을 눌러보면 압통이 대개 있다. 여기를 한 30분 정도 엄지손가락이나 다른 손가락들을 사용하여 시계 바늘 반대 방향으로 돌리면서 아프게 안마(마사지)를 한다. 5~7일 간격으로 계속 해준다. 나중에는 덜 아프고 안정이 된다. 이 방법은 불면증에도 좋다.

4. 매일 주로 밤에 15~20분 정도 종아리와 발바닥을 주물러주거나 진동마사기로 마사지를 하면 하체가 따뜻해져 수승화강(水昇火降)이 원활해져 심열을 소산(消散, 흩어져 사라짐)시킬 수 있다.

*수승화강(水昇火降): 신장의 서늘한 물의 기운을 심장과 가슴과 머리로 올라가 인체상부의 화(火)를 풀어 서늘하게 하고, 한편 심장의 더운 불의 기운은 하강하여 신장과 명문을 덥히는 기의 순환 기능
*명문(命門): 생명의 문을 의미하며, 양쪽 신장 사이의 기운

5. 두한족열(頭寒足熱, 머리는 차게, 발은 따뜻하게 함)의 원리에 따라 족탕(足湯)을 20~25분 체질에 맞게 하면 심장의 허열을 내리는데 도움이 된다. 수체질은 마친 뒤 1분 정도 조금 찬물로 헹궈 열린 모공을 닫아주고, 30분 이상 양말을 한두 벌 신어 따뜻하게 하여 한기가 피부로 침투하지 않게 해야 한다.

*2, 3, 4, 5 항목은 심화로 발생되는 불면증 개선과 숙면에도 효과가 좋다.

6. 위장의 위담 냉적을 없애기 위해 체질에 맞는 더운찜질 팩, 화산석돌로 된 팩, 구은 기와장과 납작한 돌, 원적외선 전열기 등을 사용하여 위와 대장을 30~60분 정도 덥혀준다. 전기 팩 사용 시는 물에 적신 수건을 배 위에 깔고 그 위에 팩을 얹어 전자파가 발생하지 않도록 주의하고 신경치료의 효과를 높인다. 위장과 대장을 마사지해준다.

7. 심허와 심화를 완화하기 위해 6항의 방법을 실행한다. 음체질의 심화의 본성은 차차가워 좋으나 양체질(금토체질)은 하면 안 된다. 금토체질의 심열(心熱)은 실화(實火)이기 때문에 악화된다.

8. 심화를 사하고 심허를 보하는 한방 극소량을 섭취하고 점점 늘린다. 그래도 허열이 오르면 중단했다가 시일이 지난 뒤에 다시 시도해본다. 점차 적응이 되어 심허가 개선되고 심장의 허열이 해소되는 대로 조금씩 용량을 늘린다. 그러나 조금만 먹어도 허열이 오르면, 위 항목을 실행하면서 간간히 아주 조금씩 한방을 섭취해본다. 이렇게 힘써도 극소량의 더운 기운을 몸에서 거부하면 고치기 힘들다.

♠ 특정장부의 기능저하와 문제점 그리고 대처법

어긋난 체질식을 오랫동안 실행한 결과, 일부 장기가 기능이 저하되어 발생하는 문제점이다. 정상 체질식을 하면 잠복한 병증들이 나타난다. 모든 체질에서 그러나 특히 경험으로 볼 때 수체질이 특히 수양체질이 금체질식을 장기간 잘못해왔을 경우에 수체질식을 하면, 간 담낭이 너무 차가워지고 기능이 약해져 맞는 육류의 지방을 분해하는 담즙이 약하고 모자라서 고지혈증과 지방간이 증가하는 것이다. 이런 경우는 두부나 맞는 어류 콩 지방 없는 닭 가슴살 등을 섭취해가야 한다. 또 하나는 췌장기능이 약해져 꿀 등 당분을 섭취하면 비기가 약한 상태라서 당뇨증상이 나타나기도 한다.(수체질의 근본 당뇨의 원인은 췌장의 냉증으로 인슐린분비부족에서 발생한다. 문제는 당사자가 체질이 잘못됐다고 생각하고 다시 잘못 감별된 체질로 돌아가기도 하는 문제가 있다. 하지만 예전으로 돌아가면 소화는 괜찮겠지만 기운은 약해지고 몸은 식어 차가워가고 수족 냉증이 된다.

– 인용문 출처

음양편승[陰陽偏勝](한의학대사전, 2001. 6. 15)

음양실조[陰陽失調](한의학대사전, 2001. 6. 15)

망양증[亡陽症](두산백과 두피디아, 두산백과)

망양증[亡陽證](동의보감 제1권 : 내경편, 2002. 8. 19., 허준, 동의과학연구소)

망음증[亡陰證](한국전통지식포탈, 한국전통지식포탈)

자율신경계[autonomic nervous system, 自律神經系](두산백과 두피디아)

자율신경 실조증[autonomic dysfunction](서울대학교병원 의학정보)

자율신경계[autonomic nervous system, 自律神經系](두산백과 두피디아)

육류와 체질

지금까지 모든 육류는 목 체질에 이롭고, 반면 금양금음 체질에는 모두 해롭다고 체질적으로 분류되어 왔습니다. 그러나 그간 궁리하고 검증하니 다른 결과가 달라서 명확히 밝힙니다. 따라서 예전의 내용은 잘못된 분류임을 밝힙니다.

목양체질과 **수음체질**에는 오골계 흑염소와 돼지고기는 강한 신장으로 귀경하기에 항진시키기에 해롭습니다. 나머지 육류 흰 염소 사슴 소고기 닭고기 오리고기 등 대부분의 육류가 좋습니다. 이 두 체질에 호주산 미국산 쇠고기는 해롭습니다. 이 식품은 신장으로도 귀경하기 때문입니다.

목음체질이 모든 육류를 섭취할 수 있는 유일한 체질인 이유입니다. 개고기 닭고기 오리고기는 양으로 귀경하여 부족한 양기를 보충하고 흑염소와 돼지고기는 약한 신장을 보강하여 좋고, 흰 염소 사슴 소고기는 폐 대장을 보하니 유익합니다. 이는 모든 육류가 목음 장부에 조화되기 때문이지, 간 담낭이 강해 담즙분비가 잘 되어 그런 것은 전혀 아닙니다.

금양체질에는 모든 육류 중 오골계 흑염소와 돼지고기는 약한 신장으로 귀경하여 보강하므로 유익합니다. 간 담낭이 약해서 담즙분비가 잘 안 되어 육류가 해로운 것이 아니라 체질장부에 어긋나기 때문에 그런 것입니다.

금음체질에는 맞는 육류가 전혀 없습니다. 개고기 닭고기 오리고기는 양으로 귀경하여 음기를 손상시키기에 해롭고 흰 염소 사슴 소고기는 폐를 항진시키고 돼지고기는 신장을 과강하게 하니 해롭습니다.

수양체질에는 흰 염소 사슴 소고기 말고기 등이 따뜻하기는 하나 폐로 귀경하기에 폐 대장을 해롭게 합니다.

토양체질에는 오골계 흑염소와 돼지고기는 약한 신장으로 귀경하여 보완하기에 이롭습니다.

결국 육류가 특정체질에 다 맞거나 다 해로운 것이 아니라 식품의 성질과 장부의 귀경 원리에 따라 결정되는 것입니다.

근력강화운동

♠ 원칙 1. 근육 빨리 키우는 원심성 수축법

덤벨을 들고 팔을 아래로 내리는 동작이 덤벨을 위로 드는 동작보다 근육 키우는 데 도움이 된다는 연구 결과가 나왔다.

팔을 펴며 덤벨을 아래로 내리는 동작은 팔을 굽힌 채 덤벨을 가슴 위로 드는 동작보다 근육을 더 잘 키운다는 연구 결과가 나왔다.

호주 에디스코완대, 일본 니가타대·니시큐슈대, 브라질 론드리나 주립대 공동 연구팀은 운동 종류가 근육 형성에 미치는 영향을 알아보기 위해 연구를 진행했다. 대학생 53명을 대상으로 진행된 연구였다. 연구팀은 실험 참가자들을 네 그룹으로 나눠 각 세 그룹에게 ▲팔을 굽혀 덤벨을 가슴 위로 들어 올리는 운동 ▲팔을 아래로 펴 덤벨을 엉덩이 옆으로 내리는 운동 ▲덤벨을 위로 올렸다가 가슴까지 내린 뒤 멈추는 운동을 하게 했다. 나머지 한 그룹은 어떠한 운동도 하지 않게 했다. 연구팀은 각 그룹을 5주간 매일 두 번씩 운동하게 했고, 이후 참가자의 팔 근육(상완이두근) 두께를 측정했다.

측정 결과, 팔을 펴 덤벨을 엉덩이 옆으로 내리는 운동을 한 집단은 근육 두께 7.2%가 증가했다. 팔을 굽혀 덤벨을 가슴 위로 들어 올리는 운동을 한 집단은 근육 두께가 4.8%, 덤벨을 위로 올렸다가 가슴까지 내린 뒤 멈추는 운동을 한 집단은 근육 두께가 5.4% 증가한 것과 비교해 높은 수치다. 운동하지 않은 집단은 근육 두께 변화가 없었다.

근육 수축은 크게 ▲구심성 수축 ▲원심성 수축 ▲등척성 수축으로 나뉜다. 구심성 수축은 근육이 짧아지는 것이고, 원심성 수축은 근육이 길어지는 것이며, 등척성 수축은 근육 길이에 변화가 없는 것을 말한다. 팔을 굽혀 위로 드는 것이 대표적인 구심성수축 운동이고 팔을 편 채 아래로 내리는 것은 원심성수축 운동이다. 원심성수축 운동 효과가 더 좋은 이유는 아직 정확히 밝혀지지 않았으나, 이 동작이 다른 동작보다 관절 주변부의 더 많은 근섬유조직을 자극하기 때문이라 연구진은 추측했다.

원심성수축 운동을 하면 운동 시간을 절반으로 줄여도 같은 효과가 나타난다고 연구팀은 덧붙였다. 연구에 참여한 카즈노리 노사카 교수는 "많은 사람이 덤벨을 들고 팔을 위로 구부리는 것이 근육 키우는 데 좋다고 생각하지만 그렇지 않다"며 "하루에 3초씩 주 5회만 원심성 수축 운동을 해도 근육이 커질 수 있다"고 말했다.

이 연구는 '유럽 응용생리학 저널(European Journal of Applied Physiology)'에 최근 게재됐다.

2022년 11월 9일 헬스조선에 입력됨

(출처: 헬스조선)

♠ 원칙 2. 근육강화 호흡법

호흡은 이산화탄소를 내보내고 에너지를 만드는 중요한 역할을 한다. 특히 운동할 때 호흡은 근육 재생과 지방분해를 돕는다. 때문에 몸 구석구석 효율적으로 산소를 공급할 수 있는 호흡법이 병행돼야 운동의 효과를 최대로 끌어올릴 수 있다. 운동 상황별로 효과를 극대화 할 수 있는 호흡법을 살펴봤다.

◇ 근력 운동, 근육에 힘 줄 때 숨 뱉어야

보통 힘 줄 때 힘을 쓴다. 그러나 반대로 호흡해야 한다. 팔굽혀펴기나 아령 들기와 같은 근력 운동을 한다면, 근육에 힘을 줄 때는 숨을 내뱉어야 하고 근육에 힘을 뺄 때는 숨을 들이마셔야 한다. 예를 들어 아령 운동 중에는 들어 올릴 때 근육에 힘이 들어가기 때문에 숨을 내뱉고, 제자리로 돌아올 때 들이마셔야 한다. 이와 같은 호흡법은 원활한 혈액순환을 도와 몸 곳곳에 효율적으로 영양분과 산소를 전달한다. 때문에 운동 중 손상된 근육세포 회복이 빨라져 근육단련에 도움이 된다.

근력 운동 중에는 일반적으로 근육에 힘을 줄 때(수축) 숨을 내뱉고, 근육에 힘을 뺄 때(이완) 숨을 들이마셔야 한다. 근육의 수축·이완 동작을 할 때마다 숨도 내쉬고 들이마시기를 1회 실시하는 식이다. 근육에 힘을 줄 땐 혈압이 올라가는데 이때 숨을 내쉬면 혈압이 떨어진다. 호흡은 될 수 있으면 크게 천천히 해야 하고, 중간에 멈추거나 딱딱 끊지 않는 것이 좋다.

역기를 들 때는 들어 올리는 순간부터 숨을 계속 참았다가 끝까지 들어올린 뒤 천천히 숨을 내쉬며, 역기를 내리는 동작에서 다시 숨을 들이마시는 방식도 추천한다. 건강한 사람의 경우 이 호흡법이 근력 운동 효과를 높인다. 다만, 당뇨병·고혈압·암 같은 만성질환을 앓는 사람은 위험하므로 이 호흡법을 쓰면 안 된다.

◇ 스트레칭할 땐 숨 계속 깊게 쉬기

스트레칭 같은 유연성 운동을 할 때, 동작이 멈추면 호흡도 중단하는 사람이 적지 않다. 하지만 숨을 멈추면 근육이 굳기 때문에 오히려 스트레칭이 잘 안 된다. 따라서 유연성 운동을 할 때는 숨을 멈추지 말고 심호흡을 유지하는 것이 좋다. 산소가 근육에 충분히 공급되면 몸의 긴장이 풀리기 때문에 스트레칭 효과가 크다.

요가나 필라테스 같은 유연성 운동을 한다면 끊어지지 않는 호흡을 유지하는 것이 중요하다. 호흡을 잠시 멈추게 되면 근육이 굳으면서 스트레칭의 효과가 떨어진다. 따라서 지속적인 심호흡을 하면서 산소가 근육에 충분히 공급되도록 해야 한다.

운동할 때 호흡은 평소와 달라야 한다. 호흡을 잘 하면 운동효과가 올라가고, 부상 위험도 줄일 수 있다. 호흡은 운동의 종류·강도에 따라 다르다.

◇ 유산소 운동, 숨 내쉴 때마다 딛는 발 다르게

걷기·조깅 같은 유산소 운동을 할 때는 숨을 들이마시면서 세 발을 딛고, 내쉬면서 두 발을 딛는 호흡법이 좋다. 심호흡 효과가 있고 관절염·피로골절을 예방한다. 숨을 들이마실 때는 몸이 수축하고 숨을 내쉴 때는 몸이 이완하는데, 몸이 수축할 때마다 같은 다리로 땅을 딛으면 관절염·피로골절이 잘 온다. 빠르게 달릴 때는 숨을 들이마시면서 두 발을 딛고, 내쉬면서 한 발을 디디면 된다. 자전거를 탈 때는 숨을 들이마시면서 페달의 발을 다섯번 딛고, 내쉬면서 페달의 발을 두 번 딛는다.

(출처: 헬스조선)

♠ 원칙 3. 근력강화운동

*근력운동은 한의학적으로 분석하자면 인체에 기를 가장 많이 기르고 저장하는 방법 중의 하나로 장수의 한 축을 담당한다. 가장 중요한 근력운동은 스쿼트와 런지이며, 다음은 플랭크와 크런치이며, 상체를 강화하는 가장 효과적인 운동은 풋샵이다. 실은 서열을 가리는 것은 우매한 것으로 이 다섯 가지 운동을 꾸준히 실행해야 한다. 가장 하기 힘들고 싫은 운동이 몸에 가장 좋은 운동이다. 그만큼 힘이 든다는 것은 가장 많이 운동이 된다는 것이기 때문이다.

*자세한 운동법과 효과의 자세한 내용은 네이버 구글 크롬 유투브동영상에서 볼 수 있다.

◇ 하체근력운동–스쿼트 런지

1. 스쿼트[Squat]

굴슬운동(屈膝運動)이란 뜻이며, 일반적으로는 바벨을 어깨에 짊어지고 서서 깊이 웅크린 다음 일어서는 운동을 말한다. 이것은 디프 니 벤드 라고도 불리며, 파워 리프트 콘테스트의 거상 종목(擧上種目)의 하나로 되어 있다. 무릎을 절반쯤 굽혀서 일어나면 하프 스쿼트, 또는 하프 니 벤드, 바벨을 가슴 위에 양 손으로 지탱한 모양으로 하면 프런트 스쿼트라 한다. 스쿼트는 덤벨을 양 손에 가진 형으로 할 수가 있다.

– 바벨·스쿼트

스쿼트(squat)는 웨이트 트레이닝의 가장 대표적인 운동 중 하나이다. 데드리프트, 벤치 프레스와 함께 웨이트 트레이닝의 'Big 3'로도 불리며, 중량을 겨루는 스포츠인 파워리프팅 중 하나이다. 바벨 또는 덤벨을 들고 무릎 관절을 굽혔다 펴는 행동을 반복함으로써, 하반신의 대퇴사두근과 하퇴삼두근, 대둔근, 중전근 등의 근육을 성장시키는 운동으로, 하체의 근육량 증가에 커다란 효과가 있다.

잘못된 자세 또는 무리한 중량으로 행할 경우 무릎 부상의 위험이 큰 운동이기도 하다. 무릎을 구부릴 때는 무릎이 앞으로 돌출되어 무게중심이 앞으로 쏠리지 않도록 주의해야 하며, 허리를 구부리지 말고 엉덩이를 뒤로 뺀 자세로 시행해야 한다.

"하반신 운동의 왕도"라고도 불리는 기본 중에 기본 운동이다. 다양한 변형 종류가 존재할 정도로 인기도 많으나 일단은 가장 표준적이고 어떤 기구도 사용하지 않는 훈련 방법인 하프 에어 스쿼트(Half air squat)을 설명하겠다.

① 릴렉스한 채로 선다. 어깨 넓이로 발을 벌리고 양 팔은 몸에 가볍게 붙인다.

② 밸런스를 취하며 숨도 들이쉬면서 그대로 무릎을 굽혀 허리 위 상반신을 내린다. 이 때에 발뒤꿈치를 절대 올리지 않는다. 상체를 가능한 똑바로 세워 허리의 등뼈가 아치형태를 유지하도록 한다. 허리가 굽어지면 부상의 원인이 된다.

③ 허벅지와 바닥이 평행을 이룰 때까지 허리를 낮춘다. 그리고 가능하면 평행 상태에서 1초 정도 머문다. 숨을 뱉으면서 무릎과 등을 세우면서 허리를 올린다.

④ 1~3을 반복한다.

동작을 함에 있어서 속도는 개인의 자유이지만, 급격하게 수행하면 무릎 인대 등이 부상을 입게 되니 빠르게 하지 않도록 주의한다. 또한 하프(Half) 외의 스쿼트를 실시할 때에는 발목이 유연하지 않은 사람은 어쩔 수 없이 발뒤꿈치를 들기 쉬운데, 이 때 아킬레스건 등에 무리하게 부하가 걸리게 된다. 그렇기 때문에 발 뒤꿈치는 들지 않도록 한다.

내려가는 깊이는 운동의 목적과 운동을 실시하는 사람의 유연성에 따라 달라진다. 하프 스쿼트는 대퇴사두근에 자극을 집중할 수 있으며 요구하는 유연성이 적다. 엉덩이가 무릎 아래로 내려가는 스쿼트는 하체 전반의 근육이 관여하며 몸의 협응력과 밸런스를 키울 수 있으며 고관절과 발목의 유연성이 부족할 경우 수행하기 어렵다.

발의 각도를 설정할 때에는 무릎과 발끝을 바깥쪽으로 벌릴 수록 내전근의 개입이 커지고 양 발이 평행할수록 대퇴사두근에 자극이 집중된다. 양 발을 평행하게 하고 스쿼트를 할 때에는 고관절의 구조상 하프 스쿼트 이하의 깊이로 내려가기는 힘들다. 일반적으로 대퇴사두근을 집중적으로 자극하려는 목적에서 하프 스쿼트를 할 경우 양 발을 평행하게 하며, 그외에는 30~45도 정도로 무릎과 발끝을 바깥쪽으로 벌려서 스쿼트를 수행한다.

– 운동 근육 부위

대퇴직근(rectus femoris) 대퇴사두근(허벅지 앞쪽)을 강화하는 운동

둔근(gluteus), 내측광근(vastus medialis oblique)

– 운동 개요

다리, 엉덩이, 허벅지 안쪽을 다양하게 자극하는 스쿼트이다. 이 동작은 특히 여성들에게 추천하는 운동으로 허벅지 안쪽과 엉덩이 옆 라인을 탄력적으로 다듬는 데 효과적이다.

– 운동 순서

와이드 스쿼트_1: 다리를 어깨너비보다 넓게 벌리고 서서 양손은 허리에 위치시킨다. 이때 양발은 각각 45도 정도 밖을 향하게 열어준다.

와이드 스쿼트_2: 호흡을 들이마시면서 천천히 무릎을 굽힌다. 이때 무릎이 엄지발가락을 향하도록 한다.

와이드 스쿼트_3: 호흡을 내쉬면서 무릎을 편다. 이때 안쪽 허벅지와 엉덩이에 긴장감을 느끼며 올라온다. 동작을 반복한다.

– 운동팁

반드시 아랫배에 힘을 준다.

허리가 앞으로 숙여지거나 뒤로 젖혀지지 않도록 한다.

무릎을 구부릴 때는 발끝이 바깥쪽을 향하게 한다.

무릎을 구부려 아래로 내려갈 때 다리 안쪽 근육이 늘어나는 것을 충분히 느끼고, 올라올 때는 엉덩이 옆쪽이 자극되는 것을 느끼면서 천천히 실시하면 효과를 더 크게 볼 수 있다.

2. 런지[Lunge]

– 운동 근육 부위

대퇴사두근 (quadriceps) 대둔근 (gluteus maximus), 슬굴곡근 (hamstrings)

허벅지 뒷쪽의 햄스트링 근육

– 운동 개요

대표적인 다리 운동 중 하나로 허벅지와 엉덩이에 탄력을 주며 하체 근력을 강화하는 운동이다. 자신의 체중을 이용해 실시하더라도 충분한 자극을 느낄 수 있지만, 더 강한 운동 효과를 원한다면 덤벨이나 바벨을 이용하여 천천히 운동하는 것이 좋다.

– 운동 순서

런지_1: 두 발을 골반너비로 벌리고 허리에 손을 대고 바로 선다.

런지_2: 오른발을 앞으로 70~100cm 정도 벌려 내밀고, 왼발의 뒤꿈치를 세운다. 이때 시선은 정면을 향한다.

런지_3: 등과 허리를 똑바로 편 상태에서 오른쪽 무릎을 90도로 구부리고 왼쪽 무릎은 바닥에 닿는 느낌으로 몸을 내린다.

런지_4: 하체의 힘을 이용하여 천천히 처음 자세로 돌아온다. 동작을 반복한다.

런지_5: 반대쪽도 같은 방법으로 반복 실시한다.

– 운동팁

앞으로 내민 무릎이 발끝을 벗어나지 않도록 한다.

허리가 앞으로 숙여지지 않도록 한다.

뒤에 있는 발의 엄지발가락에 힘을 주고 일어난다.

(출처: 위키백과)

3. 플랭크 운동

– 운동자세

팔꿈치를 바닥에 대고 머리에서 발뒤꿈치를 일직선이 되게 하는 자세

– 효과

코어(CORE)근육강화, 인체의 복근 허리근육 엉덩이 대퇴근 팔 등의 중심근육을 강화함

많은 플랭크를 하시는 분들은 시간을 어떻게 자신의 수준에 맞게 해야 하는지 모릅니다. 그냥 무턱대고 버틸 수 있는만큼 끝까지 버티고 그다음 셋트도 이렇게 하고 이건 맨몸운동을 잘 못 이해하고 있는겁니다. 맨몸운동은 배우거나 공부하지 않는 이상 난이도조절이 어렵습니다. 또한 플랭크가 무슨 운동에 분류되는지 어떤 동작인지 인지도 안된 상태에서 따라하니 올바른 부위의 강화는 안되고 엉뚱한 부위만 써서 통증을 호소하거나 시간낭비를 하는 경우가 많습니다.

① 맨몸운동은 자세에서 시작해서 자세로 끝납니다. 모든 장점은 자세에서 나오기 때문입니다. 플랭크의 주요 포인트는 견갑대와 골반입니다. 일반적으로 하시는 엘보우 플랭크는 견갑대 즉 팔을 너무 밀지도 그렇다고 너무 안밀지도 않는 중립위치에 있습니다. 골반은 허리가 푹 들어가있고 엉덩이가 하늘로 올라가는 아치형태가 아닌 허리를 일자로 만드는 골반 후방경사로 중력에 저항해야합니다. 이 과정을 계속 유지하면서 자세가 무너지지 않게 수축이 풀리지않게 유지하면 됩니다.
② 시간은 본인의 최대기록이 40초라면 거기의 절반으로 5세트정도를 권장하며 이 주기는 매주 올리는 게 아닌 4~6주가량 지속되어 6주가 끝나면 또다시 기록을 재어 50초가 되었다면 25초×5세트로 ss주기에 맞춰서 실시해야합니다.

(출처: 네이버 지식 in)

4. 크런치[Crunch] 운동—복직근 상부운동

복직근 중 상부를 강화하는 운동이다. 허리 부분이 바닥에서 떨어지지 않는다는 것이 싯업과 다른 점이다. 근육을 수축시킬 때뿐만 아니라 이완될 때도 복부에 긴장을 유지하는 것이 중요하다.

– 운동 순서

크런치_1: 바닥에 누워 무릎을 구부리고 발이 바닥과 떨어지지 않도록 한다.

크런치_2: 양손을 귀에 대고 복부에 힘을 주면서 고개를 살짝 든다.

크런치_3: 어깨가 바닥에서 약 10cm 떨어지도록 등을 둥글게 구부리면서 상복부를 수축한다.

크런치_4: 상복부의 긴장을 느끼면서 천천히 몸통을 바닥으로 눕힌다. 이때 머리가 완전히 바닥에 닿지 않도록 한다.

– 운동팁

동작 간 복부의 긴장이 풀어지지 않도록 한다.

상체를 올리는 동작에서 호흡을 내쉬며 근육을 짜는 듯한 느낌을 느껴야 한다

(출처: [네이버 지식백과] 크런치[Crunch](동영상으로 배우는 근력운동, 아시아월드짐))

5. 엎드려팔굽혀펴기(push-up, 푸시 업, 풋샵) 운동

– 운동 개요

가장 널리 알려진 대흉근 운동이다. 대흉근뿐만 아니라 상완삼두근과 전면 삼각근 발달에도 도움이 되며 초보자들에게는 안전하고 효과적으로 상체를 단련할 수 있는 최고의 운동이다. 의자나 상자 위에 다리를 올려놓고 실시하면 조금 더 큰 힘을 발휘해야 하므로 대흉근 발달에는 더욱 효과적이다.

– 운동 순서

푸시업_1: 엎드린 자세에서 어깨너비 두 배 정도로 두 손을 바닥에 짚고, 발뒤꿈치를 든 상태에서 팔과 무릎을 곧게 편다.

푸시업_2: 가슴을 바닥 쪽으로 내미는 느낌으로 팔꿈치를 구부려 바닥에 닿기 전까지 몸을 내린다.

푸시업_3: 겨드랑이에 힘을 주면서 가슴을 모아주는 느낌으로 팔을 편다.

– 운동팁

손목이 많이 꺾이지 않도록 한다.

여성의 경우 푹신한 쿠션에 무릎을 꿇어 실시하도록 한다.

어깨너비보다 약간 좁게 실시하면, 상완삼두근의 발달에 효과적일 뿐 아니라 가슴 근육에 다른 자극을 줄 수 있다.

다리를 벤치 위에 올려놓고 실시하면 부하가 증대되어 가슴 상부의 발달에 더 큰 효과가 있다.

– 글 더보기

푸쉬업은 가슴운동 중 가장 기본적이면서도 가장 어려운 운동입니다. 대흉근뿐만 아니라 상완삼

두근을 강화할 수 있으며 초보자들에겐 안전하고 효과적으로 상체를 단련할 수 있는 최고의 운동입니다. 의자 등을 이용하면 가슴을 세분화해서 발달시킬 수 있습니다. 엎드린 자세에서 어깨너비 두 배 정도로 팔을 벌리고 두손을 바닥에 짚습니다. 발뒤꿈치를 든 상태에서 두 팔과 무릎을 곧게 펴고 머리부터 발끝까지 일직선이 되게 합니다. 가슴을 바닥 쪽으로 내미는 느낌으로 팔꿈치를 구부려 바닥에 닿기 전까지 내려갑니다. 겨드랑이에 힘을 주면서 가슴을 모아주는 느낌으로 팔꿈치를 밀어줍니다. 동작을 반복합니다.

(출처: [네이버 지식백과] 푸시업[Push-up](동영상으로 배우는 근력운동, 아시아월드짐))

6. 암환자와 허약자의 코어근육 운동

암환자는 심각한 피로를 호소하며 침대에 누워 지내는 경우가 많다. 침대에 오래 누워 있게 되면 코어근육의 약화와 불균형으로 인해서 허리통증이 발생하고 바른 자세를 갖지 못하게 된다. 그러므로 암환자에게 있어서 코어운동의 목적은 약해진 중심부위 근육들을 강화하여 허리통증을 방지하고 올바른 자세로 잘 사용할 수 있도록 하는 것이다.

'코어(Core)'는 본래 중심이라는 의미로, 여기서는 '몸의 중심'이라는 뜻으로 사용됐다. 몸의 중심이란 우리 몸의 무게중심이 위치하는 곳이며 이곳에서 모든 움직임이 시작한다. 일반적으로 코어근육은 등, 복부, 엉덩이, 골반근육을 말한다.

특히, 직장암, 부인암, 전립선암 환자의 경우 코어운동의 필요성이 절실하다. 이런 종류의 암은 골반과 복부 주위로 수술을 받거나 방사선 치료를 받기 때문에 다른 암 종류에 비해 코어 근육이 더 약해질 수 있다.

복근과 척추 근육이 약한 사람들은 처음에는 코어 운동을 하기 어려울 수 있다. 그러나 정확한 방법을 알고 천천히 시행하면 큰 무리가 되지는 않는다. 각각의 운동을 빠르게 하기보다는 정확하게 익힌 후 다음 운동으로 진행하며, 운동 중 통증이 생기면 바로 동작을 멈추고 안정을 취해야 한다.

– 운동을 시작하기 전에

운동횟수는 10회를 1세트로 해서 2~3세트부터 시작하며 차츰 늘려간다.

운동은 일주일에 적어도 2~3회 시행한다. 요통이 심한 경우 매일 하는 것을 추천한다.

반드시 정확한 동작으로 수행하며, 변형된 동작은 운동 효과가 없다.

운동을 하고 나서 지속적인 통증이 하루 이상 지속된다면 의료진과 상담을 하도록 한다.

– 아랫배 힘주기 운동

운동 효과 : 코어 운동 중 가장 기초적이며 중요한 운동으로 복근들 중 몸 깊숙한 곳에 위치한 횡복근을 강화시키기 위한 운동이다.

① 무릎을 세운 자세에서 바로 눕는다.

② 약간의 헛기침을 하면서 양 손으로 복부에 힘이 들어 간 상태를 느낀다.

*Tip. 윗배가 나와선 안되며 배꼽 주위 복부가 오목하게 들어가야 한다.

③ 배꼽부위를 등쪽 방향으로 집어 넣고 숨을 참지 말고 10초를 센다. 이와 같이 10회 반복한다.

– 팔다리 서로 밀면서 버티기

운동 효과 : 몸통 가까이 붙어 있는 큰 근육을 강화시켜 효과적으로 허리를 안정시킬 수 있는 운동이다.

① 아랫배 힘주기 자세에서 무릎을 굽힌 채 오른쪽 다리를 들어 올린다.

② 왼쪽 팔을 엇갈리도록 오른쪽 무릎까지 뻗는다. 오른 무릎에 힘을 주고 왼손으로 오른 무릎을 밀어 준다.

*Tip. 아랫배 힘주기를 통해 복부에 힘이 들어간 걸 느낀다.

③ 이 상태를 유지하며 입을 벌려 소리 내어 5초간 유지를 좌,우 각각 10회 반복한다.

– 발뒷꿈치 닿기

운동 효과 : 척추정렬상태를 바르게 잡고 엉덩이와 다리 근육의 힘을 기르는 운동이다.

① 엎드려 누운 자세에서 양측 다리를 바닥에서 10cm 정도 띄우고 발목을 바깥쪽으로 20도 정도 회전시킨다.

② 무릎을 곧게 펴주고 발목을 몸 쪽으로 당겨준 상태에서 양쪽 발뒤꿈치를 5번 부딪힌 후 매트에 내려놓는다.

③ 같은 동작을 5회 반복한다.

– 골반 삼단계 안정화 운동

운동 효과 : 골반주위의 근육을 강화하는 운동으로 다리를 움직여야 하는 모든 동작을 좀더 쉽게 해준다.

① 옆으로 누워서 한쪽 다리를 발목과 골반이 같은 높이에 위치 할 수 있도록 들어 올린다.

*Tip. 이때 무릎은 반드시 펴고 발목을 몸 쪽으로 당긴다.

② 골반이 앞뒤로 기울여 지지 않게 양팔로 바닥을 지지한 후 곧게 편 다리를 앞으로 찬다. 5회 반복한다.

③ 같은 자세에서 다리를 뒤로 찬다.

*Tip. 이때 몸이 앞으로 기울어지거나 뒤로 넘어져서는 안된다.

④ 같은 자세에서 한쪽발의 발목을 20도 바깥쪽으로 회전 시킨 후 20-30cm 정도 다리를 수직으로 올리기를 5회 반복한다.

– 네발자세에서 팔다리 엇갈려 뻗기

① 네발기기 자세에서 턱은 내 몸 쪽으로 끌어 당긴 후 아랫배에 힘을 준다. 이때 허리부분이 수평이 되어야 한다.

② 이 자세를 유지하며 한 손과 반대편 다리를 쭉 뻗는다. 이 자세를 5초간 유지한다.

*Tip. 이 상태에서 허리부위가 바닥 아래로 떨어지거나 위로 들려서는 안된다.

③ 같은 방법으로 엇갈리며 10회 반복한다.

*주의사항 : 팔다리 엇갈려 뻗기 운동이 불편함이 없었다면 이 운동을 시행한다.

– 측면교각자세

① 무릎을 90도로 구부린 후 옆으로 누운 자세에서 왼쪽 팔꿈치를 구부려 바닥에 댄다.

② 몸통이 바닥방향으로 늘어지지 않게 엉덩이를 든다. 이 자세에서 5초간 유지한다.

*Tip. 턱은 집어 넣어야 하며 어깨도 마찬가지로 위쪽으로 최대한 올린다.

③ 방향을 바꾸어 오른쪽도 실시한다.

*주의사항 : 앞서 운동들이 불편함이 없었다면 이 운동을 시행한다. 도중에 통증이 발생하면 반드시 멈춘다.

− 복식호흡

운동 효과: 깊은 호흡을 하여 아랫배 근육을 촉진시킨다. 또한 운동중간에 시행하여 몸의 부담을 덜어준다.

① 운동의 마무리로 복식호흡을 하여 우리 몸을 이완시켜준다.

② 편안하게 누운 자세에서 손바닥은 하늘을 향하고 턱은 살짝 집어 넣고 코로 숨을 크게 들이 마신다.

③ 코로 숨을 크게 들이마신 후 아랫배가 볼록하게 나오게 한다. 그리고 7초간 멈춘다. 마음속으로 7초를 센 다음 입으로 내뱉는다. 이와 같은 동작을 여러 번 반복한다.

*동영상 등은 인터넷에서 검색하여 보세요.

(출처: 책, 암 알아야 이긴다. 분당서울대학교병원)

간헐적 단식하면 건강 장수한다

일주일에 이틀을 굶는 5:2 다이어트 혹은 하루에 16시간을 굶고 8시간 안에 식사를 하는 16/8 같은 간헐적 단식(intermittent fasting)에 대해, 연예인 등의 일부 유명 인사들은 살을 빼는 훌륭한 방법이라고 주장한다.

지금은 유행이 되다시피 한 이런 단식은 실제 과학적으로도 효과가 있는 것으로 뒷받침되고 있다. 과학자들은 이에 더해 간헐적 단식이 체중과 관계없이 건강상의 이점이 훨씬 많다는 사실을 발견했다. 즉, 생쥐를 비롯한 다른 동물 실험을 통한 연구 결과, 간헐적 단식이 수명도 연장하는 효과가 있다는 것이다. 그러나 노화 과정을 늦추기 위해 간헐적 단식을 채택하는 데는 어려움이 있다. 현대인들은 하루 세끼 식사에 익숙해 이런 단식을 실행하기가 쉽지 않기 때문이다. 인간과 유사한 생체시계를 가지고 있는 초파리를 대상으로 간헐적 시간제한 단식을 실험한 결과, 건강과 수명이 모두 늘어난 것으로 나타났다.

♠ 굶지 않고 단식의 이점 얻으려면

그러면 이런 간헐적 단식의 이점을 알약으로 만들어 적용할 수 있는 방법은 없을까? 미국 컬럼비아대 연구팀은 최근 초파리를 대상으로 한 단식 실험 연구를 통해 이 방법이 가능할 것이라고 밝혔다. 과학 저널 '네이처'(Nature) 9월 29일 자에 발표한 새로운 연구에서 이들은 간헐적 단식이 세포 내부에서 어떻게 노화 과정을 늦추는지를 보여주고, 단식하느라 굶어서 허기가 지지 않고도 단식의 건강상 이점을 얻을 수 있는 잠재적인 방법을 제시했다. 일반적으로 간헐적 단식과 시간제한 식사는 하루 중 특정 시간으로 음식 섭취를 제한하지만, 전체 칼로리 섭취는 제한하지 않는다. 이와 반대로 수명을 증가시키는 것으로 알려진 식이 제한은 칼로리 섭취를 줄인다.

이번 연구를 이끈 컬럼비아대 의대 유전학 및 발달학 조교수이자 생체리듬 전문가인 미니 시라수-히자(Mimi Shirasu-Hiza) 박사는 "간헐적 단식은 끼니 타이밍을 제한하기 때문에 자연 생체시계가 역할을 할 것이라는 가설이 제기됐었다"고 말했다. 시라수-히자 교수와 매트 얼게레이트(Matt

Ulgherait) 연구원은 조사를 위해 초파리에 주목했다. 초파리는 인간과 유사한 생물학적 시계를 갖고 있어, 낮에는 활동하고 밤에는 잠을 자며, 또한 인체 질병 관련 유전자의 약 70%를 공유하고 있다. 시라수-히자 박사는 초파리가 인간과 유사한 방식으로 늙어가기 때문에 노화 연구를 위한 탁월한 모델이라고 말했다. 초파리는 또한 수명이 두 달밖에 안 돼 노화 실험에서도 기술적으로 한층 적합하다는 것.

♠ 간헐적 시간 제한 단식으로 수명 13~18% 늘어

연구팀은 다음과 같은 네 가지 다른 스케줄을 통해 초파리를 실험했다. △24시간 무제한 먹이 섭취 △낮시간 12시간 동안만 먹이 섭취 △24시간 단식 뒤 24시간 동안 무제한 먹이 섭취 △연구팀이 간헐적 시간제한 단식(intermittent time-restricted fasting; iTRF)이라고 이름 붙인, 20시간 단식 뒤 회복일에 무제한 급식. 실험 결과, 위 네 가지 급식 일정 가운데 간헐적 시간제한 단식(iTRF)만이 암컷 18%, 수컷 13%의 수명을 연장한 것으로 나타났다. 20시간 금식에서는 타이밍이 중요했다. 수명은 밤에 금식하고 점심시간 때 단식을 깬 초파리들에게서만 증가한 반면, 온종일 금식하고 밤에만 먹이를 먹은 초파리들은 수명에 변화가 없었다.

연구팀은 시간의 역할에서 단식이 어떻게 수명과 연결되는지에 대한 중요한 단서를 찾았다. 이들은 세포 청소(cell-cleaning) 과정이 단식 후에 시작되지만, 밤 동안 단식을 할 때만 그 과정이 일어난다는 사실을 발견했다. 과학자들은 세포 청소 과정을 자가 포식(autophagy)이라고 부른다. 이 과정은 손상된 세포 구성요소들을 청소하고 재활용함으로써 노화를 늦추는 것으로 알려진다. 시라수-히자 교수는 "간헐적 시간제한 단식의 수명 연장 효과는 기능적인 생체 일주기 리듬과 자가 포식 요소가 필요하다는 사실을 발견했다"고 말하고, "이 과정에서 어느 하나가 중단되면 수명 연장에 효과가 없었다"고 밝혔다.

♠ 건강 수명도 연장돼

iTRF는 초파리의 수명을 연장시켰을 뿐만 아니라 건강 수명(healthspan)도 늘린 것으로 나타났다. 근육과 신경세포의 기능이 향상하고, 노화 관련 단백질 응집이 줄어들었으며, 근육과 내장 조직에서 노화 표지가 나타나는 것을 지연시켰다. 인간 세포는 초파리와 동일한 세포 청소 과정을 활용한다. 따라서 이번 연구는 이 세척 과정을 자극하는 행동 변화나 약물이 사람들에게 유사한 건강상의 이점을 제공함으로써 노화 관련 질병을 늦추고 수명을 연장할 가능성을 열어줄 것으로 보고 있다. 그는 "시간제한 단식에 대한 대부분의 연구는 피험자가 견딜 수 있도록 도중에 음식을 마음껏 먹을 수 있는 치팅데이(cheat day) 만들어 놓는다"고 전하고, "특히 밤에 약물을 이용해 자가 포식을 강화할 수 있다면 훨씬 쉽게 건강상의 이점을 얻을 수 있을 것"이라고 전망했다.

'네이처'(Nature) 21년 9월 29일 자에 실린 논문 Springer Nature

(출처: ScienceTimes 2021.10.06)

원기증강 양생법(식사법 식품 한방 섭취법)

　몸의 원기(元氣)를 기르는 식사법 및 자급(自給)식품 한방추출물(韓方抽出物) 환제(丸劑) 선식 등을 음양(陰陽)의 이치에 따른 섭취법을 궁리하고 실험하여 얻은 생체리듬 즉 일주(日周)리듬에 맞춘 양생법(養生法)은 이러합니다. 필히 실행하면 유용성이 매우 좋아서 황제내경에서 가장 이상적인 건강체를 일컫는 음양화평지인(陰陽和平之人)의 경지에 이르러 최고의 건강을 다지는 초석이 됩니다.

　*음양화평지인(陰陽和平之人)은 장부(臟腑)가 음이나 양으로 치우치지 않고 장부의 음양이 화평(和平)하여 추위도 더위도 타지 않는 질병 없는 이상적인 건강상태로 중국 최고의 한의학 고전 황제내경에 나오는 말이다.

♠ 양생식사법

　먼저 과일을 먼저 섭취합니다. 바로 이어서 단백질(육류 생선 두부류 등)을 먹고 밥과 부식을 섭취합니다. 국물은 가급적 먹지 않거나 적게 마십니다. 보통 식후 다과라 하여 과일은 식후에 섭취합니다. 이런 식사순서는 좋지 않습니다. 모든 음식은 먹은 순서대로 소화됩니다. 위장에 들어온 음식은 섞이지 않습니다. 그런데 식사 맨 끝에 소화가 잘 되는 과일을 섭취하면 금세 소화되어 소장으로 내려가야 하는데 위장 상부에 오랫동안 정체되어, 위장에 부담을 주거나 이상 발효되어 영양 상태와 위장 기능 측면에서 모두 해롭습니다. 국물을 밥과 함께 먹기보다는 먼저 국물을 마시고(밥과 함께 국물을 마시면 소화가 더디다), 그 다음 과일을 먹습니다. 국물을 먹지 않는다면, 맨 먼저 과일을 적정량을 섭취하는데, 음 체질은 차갑지 않게 많이 먹지 말아야 합니다. 설령 소화에 자신이 있다 해도 위장의 기운은 차갑기에 해로운 자각 증상 여부와 관계없이 삼가야 합니다. 상온에 두었다가 또는 전자레인지에 데워 냉기를 없애고 섭취합니다. 이어서 단백질을 섭취합니다. 육류는 소화에 보통 2시간 걸립니다. 육류를 바로 섭취하는 까닭은 소화가 오래 걸리기 때문에 먼저 먹어 위산을 충분히 분비하여 소화를 너끈히 시키기 위한 것입니다. 그리고 밥(대략 소화에 한 시간 소요)과 반찬을 먹습니다. 이렇게 해서 전체 2시간 정도가 걸립니다. 이처럼 과일을 먼저 섭취하면 식후 섭취하는 것보다 당뇨가 있어도 당이 별로 오르지 않습니다. 따로 과일 음료를 섭취코자 하면 2시간정도 시간이 지나 소화된 다음 먹는 것이 좋습니다.

*음식섭취 순서 요약: 국물 〉 과일 〉 단백질(소화가 더디 되는 음식) 〉 밥과 반찬

음체질은 음식은 가능하면 뜨겁게 먹는 것이 위장의 온도를 높여 소화를 돕습니다. 그러면 위산 역류나 역류성 식도염을 예방하거나 빨리 고칠 수 있습니다. 그러나 음체질도 너무 찬 음식을 섭취 하면 위염 위산역류 역류성 식도염 무형(無形)의 냉기(冷氣)가 뭉쳐 인후에 매핵기가 생겨 목에 뭔가 걸린 듯한 이물감이 생깁니다. 특히 음체질은 가능하면 1. 충분히 씹고 2.특히 소화 장애가 있을 시 에는 매우 충분히 씹고(40회 안팎) "밥 따로 물 따로" 즉 물기 없이 먹는 이상문 선생의 탁월한 음양 식사법이 좋습니다.

*컴퓨터 경로: www.gan.co.kr 〉 기타 〉 대체보완요법 〉 음양감식법

양체질은 뜨겁게 먹으면 음체질과 달리 위장의 열기가 상승하여 위산과다나 인후염 식도염이 생기 기 쉽습니다. 좀 따뜻하게 섭취합니다. 한국인의 경우 뜨거운 국물을 즐기는데, 음체질은 아주 좋으 나 양체질의 경우, 매핵기(梅核氣, 식도 입구나 인후에 있는 무형(無形)의 냉기(冷氣)나 열기(熱氣)로 음식 섭취 시 목에 걸리는 느낌) 위암 식도염 위염의 원인이 됩니다. 양체질은 심각한 위장장애가 없 다면 보통으로 씹어 드시고 물기를 섭취해도 좋습니다. 토양 금양체질 중 위염이 심한 경우 아침을 빼고 차게 충분히 먹어도 됩니다.

♠ 한방과 선식 장생(壯生)음료 섭취법

아침을 실행하면 명중(命中)이고 저녁이면 적중(的中)이고 점심에 하면 성공(成功)입니다. 넘칠 듯 한 잔을 흘리지 않도록 두 손으로 공손히 받는 겸허한 마음으로 하루 세 번 이상 충분히 음용하면 천명(天命)을 받드는 것이니 천수(天壽)를 누립니다.

1. 수목(水木)체질
– 한방추출물일 때
아침에 일어나서 즉시 목수 체질이 추출물을 섭취할 때: 추출액(대략 120cc)을 냄비에 중탕하

거나 컵에 담아 렌지에 뜨겁게 덥힌 다음, 거기에 선식을 한 찻숟갈~한 밥숟갈 정도 타서 풀어주고, 또 생수 40~100cc를 합치고 다시 렌지에 따끈하게 덥혀 합 200~250cc(표준량을 제시한 것뿐임)의 뜨거운 한방 음료를 천천히 마십니다. 가능하면 무리하지 않은 한도 내에서 충분한 양의 물(200cc 이상)을 많이 마실수록 좋습니다. 가능하면 뜨겁게 마시는 것이 몸의 원기를 기르는 양생법(養生法)이 됩니다. 각자의 소화역량에 맞추어 선식 량을 증감합니다. 식사는 30분 이후에 드시면 됩니다. 저녁 식사 전에 같은 방법으로 하시면 좋습니다. 하루 세 번 섭취 시 모두 이렇게 하면 좋지만 환경이 안 되면 가능하면 덥혀서라도 섭취하면 좋습니다.

*한방 음용 시에는 정수물 사용 금지합니다.

– 한방환(韓方丸)일 때

저녁에 미리 100알(어린이나 소화 장애자는 40~60알)을 뜨겁게 끓인 물에 넣고 녹여 냉장보관한 후 아침에 으깨서 녹인 후 생수를 타서 200~300cc(표준량을 제시한 것뿐임)의 음료를 렌지에 덥히고, 여기에 선식을 타서 천천히 마십니다. 가능하면 무리하지 않은 한도 내에서 충분한 양의 물(200cc 이상)을 마셔야 합니다. 저녁 식사 전에 같은 방법으로 하시면 됩니다. 점심은 식후 그냥 삼켜도 무방합니다.

오후 늦게 또는 저녁에도 미리 아침에 같은 방법으로 환을 녹였다가 위와 같은 방법으로 섭취하면 위담(胃痰) 냉적(冷積), 대장의 냉담(冷痰) 제거는 물론 장부의 양기와 원기를 기르는데 도움이 됩니다. 이와 같이 두 번은 꼭 그리하고 점심에는 환경이 여의치 않으면 그냥 드실 수 있습니다. 이 체질은 결코 아침에 찬물이나 맹물을 먹으면 타오르는 양기의 장작불에 찬물을 쏟아 불씨를 끄는 결과가 되어 위로 솟구치는 양기 즉 체내의 더운 기운이 고갈되고, 기운을 아래로 하강시키는 음기가 과잉되어 몸이 늘 무겁고 무력해집니다.

– 선식일 때

아침에 일어나서 바로 선식을 뜨거운 물에 타고, 생수를 넣고 다시 덥혀서 합 200cc 정도 또는 이상 마십니다. 목수체질은 변이 무르지 않고 체중이 보통이면 꿀, 쌀올리고당, 옥수수올리고

당을 타서 마십니다. 금토 체질은 조청, 프락토올리고당을 타서 마십니다.

*선식이 없으면 체질에 맞는 콩가루나 곡물가루를 꼭 만들어 드시기를 간곡히 권장합니다. 평소 음 체질은 속성이 불에 대립되는 냉성인 맹물을 마시기보다는 약차를 드시는 것이 좋습니다.

제품을 더 알고자 할 때: 웹사이트 〉 제품소개 〉 제품목록

– 추출물과 선식이 아닌 자급(自給) 식품일 때

　　모든 체질은 아침에는 절대 맹물은 금하며 아무리 뜨겁게 끓인다 하더라도 사용을 삼가야 하며 반드시 몸에 맞는 약차에 곡물 또는 콩가루를 함께 사용합니다. 200~300 정도 또는 그 이상(300cc 이상)을 충분히 마셔야 합니다. 밥은 30분 경과 후 먹습니다. 컵은 좋은 도자기를 사용하세요. 물은 금양, 토양, 목음은 해저심층수, 삼다수가 순으로 좋고, 수양, 수음, 목양은 천연탄산수, 백산수, 백두산수도 좋습니다. 물의 상세내용은 "팔체질" 책 132쪽에 나와 있습니다.

*끓이면 물에 천연적으로 녹아있는 자연의 생기(生氣)인 광물질(미네랄)과 산소가 없어집니다. 그러나 제시한 대로 음용하면 양기를 손실하지 않으면서도 완벽한 음양수(陰陽水)가 되어 뇌와 장부의 세포에 산소 공급이 잘 되어 뇌 건강과 기혈 순환에 좋습니다. 만일 여의치 않다면 자급(自給) 식품을 마련해서라도 날마다 꼭 실행해야 합니다. 미래의 장생(壯生, 씩씩하고 활기찬 삶)에 도움이 됩니다.

2. 금토(金土)체질

　　음용 방법은 음체질과 같고(수목체질 음용법 참조), 다른 점은 음료의 온도만 다릅니다.

　　아침에 일어나서 즉시 금토 체질은 미지근한 물과 따뜻한 물의 중간 정도 즉 조금 따스한 물로서 38~40도(인체 표준체온보다 조금 더 더운 물)의 물에 추출물 또는 환제를 선식과 함께 타서 드시면 몸의 원기를 기르는 양생법이 됩니다. 환제는 저녁에 미리 더운물에 불려 냉장고에 보관했다가 사용합니다. 저녁에 먹을 것은 아침에 준비하여 냉장보관하거나 아님 단번에 하루 먹을 것을 저녁에 준비하여 나누어 먹을 수 있습니다. 물은 금양 토양 토음은 해저심층수, 삼다수가 좋고 금음은 삼다수도 백두산수도 아닌 일반 생수가 좋습니다. 이 체질은 양기(陽氣)는 넘치고 음기(陰氣)는 늘 부족합니다. 그래서 아침에 뜨거운 물을 마시면 음기가 고갈되어 음양의 균형이 깨집니다. 그렇다고 해서 아침에 생체리듬에서 양기가 발동하는 시점에 찬물을 먹어서는 안 됩니다. 생체의 타오르는 양기의

장작불에 찬물을 끼얹는 것과 다름없습니다. 위장 온도보다 조금 높은 따스한 물이 좋습니다. 어떤 이는 무조건 아침 공복에 찬 물이나 더운 물을 충분히 먹어야 한다지만 체질의 생체 음양의 흐름을 역행하는 것입니다. 음양화평지인(陰陽和平之人)의 경지에 이르기 위해서는 체질에 조화시켜야 합니다. 이상은 양 체질의 음양과 원기를 최적화하는 체질에 맞춘 최상의 양생법입니다.

♠ 한방환이나 홍삼(紅蔘) 흑삼(黑蔘)을 침으로 녹여 먹는 법

침은 도가에서 옥수(玉水)라 하여 단전호흡(丹田呼吸) 시에 혀를 입천장으로 올려말려 침을 생성하고 삼키는 장수비법으로 전래되어 왔습니다. 환제를 평소 수시로 10알 정도를 입에 물고 오랫동안 침을 충분히 내어 삼키면 소화 면역 내분비선 등의 건강 등에 도움이 됩니다.

♠ 운동에 적합한 시간

우리 인간의 성체리듬 혹은 생체 시계는 지구의 자전에 맞춘 24시간이 주기율이며 일주성에 맞추어져 있고 다음으로 태양이 떠오르기 시작하는 평균시점인 오전 6시까지 음기가 갈무리되고 동시에 양기가 생체 내에서 발동하기 시작합니다. 그래서 체질과 무관하게 야외 추운 데서 자고나면 장작불을 피워 몸을 덥히는 것처럼 모든 체질이 아침에 운동을 시작하는 것은 기혈순환과 체온을 올리는데 유용하다 봅니다.

그러나 특히 음체질은 양기가 부족하니 차가운 계절 중 새벽에 찬바람을 쐬면서 운동하면 양기가 부족할 경우에 한기가 장부에 침투할 수 있으니 주의해야 합니다. 체온을 올리기 위해 가능하면 해가 떠오르는 시점 즉 아침이나 오전이 최적기라 생각합니다. 그러나 오후에도 무방하다 봅니다. 정오 이후에는 양기가 갈무리되기 시작하여 오후 6시쯤 끝나는데 이 시점에 양체질은 생체적응이 더 편할 수 있습니다. 전체적으로는 누구에게나 다 오전 오후 시간대는 좋다고 봅니다.

양 기운이 넘치는 새들도 밤이 되면 이른 밤에 둥지에 깃들어 잠들고 날이 새면 일찍이 청아한 목소리로 아침을 깨웁니다. 자연 이치가 이러하니 저녁 늦은 시간은 수면 전단계로 부교감신경 작용이 원활하여 느긋하게 생체를 이완시켜야 할 시점이며, 격렬한 운동은 교감신경을 항진시키고 장부의 양 기운을 일으켜 활동으로 생체를 부자연스럽게 적응시키려하니 음혈(陰血)이 부족해져 잠을 편히 이룰 수 없습니다. 결과 생체리듬에 역행하게 되어 좋지 않습니다. 결과 다음 날 음양이 순행이 안 되고 역행하여 장부가 피로해지는 것입니다. 늦어도 저녁 9시 이후 무렵에는 힘든 신체활동을 멈추고 편히 쉬어 음기를 수렴함이 좋습니다.

♠ 인체의 생체 리듬과 활용법

지구상에 존재하는 대부분의 생명체의 생체리듬은 지구의 자전 시간 24시에 맞추어 영위하고 있습니다. 일주(日周)리듬(서캐디안 리듬, circadian rhythm)이라고 하여 환경의 주기적 변화를 베제한 항상 상태 아래에서 1일을 주기로 활동하는 생명현상을 말합니다. 개일주기(概日周期)이라고도 합니다. 지구자전 또는 공전에 의해 생기는 명암주기, 계절변동주기, 이에 수반하여 발생하는 여러 가지 사람의 생태계와 그것을 둘러싼 환경의 주기적 변화에 적응한 생체리듬 중 거의 24시간주기로 반복되는 리듬을 말합니다.

생물(인체)은 각성, 수면, 체온, 혈압, 맥박 등의 변동, 섭식, 호르몬분비 등을 약 24시간 주기로 반복합니다. 단 이러한 주기적 활동은 환경의 영향을 받은 단순한 수동적인 것은 아니고, 생체는 독자의 체내시계인 내인성 리듬을 갖추고, 시간의 교대로 삼는 동조인자(entraining agent)가 첨가하여 서캐디안 리듬, 동식물의 운동 또는 생리현상에 나타나는 약 24시간을 주기로 하는 내인성 리듬이라고 볼 수 있습니다.

태양이 떠오르기 시작하는 아침 6시를 기점으로 대기는 따듯해져서 양기(陽氣)가 충만해집니다. 주행성(晝行性)인 우리의 신체도 조화롭게도 이 시점에서 양의 더운 기운이 체내에서 일기 시작합니다. 그래서 사람들이 대장의 더운 양기운이 발동함에 따라 배변 배출로 시작하여 생명의 활동이 시작되는 것입니다. 둥지에 깃들여 잠들었던 새도 주행성이어서 일찍 일어나 힘차게 아침을 깨웁니다. 아름다운 부채를 연상시키는 미모사 나무도 주행성으로 해가 뜨면 잎을 벌려 활동을 시작하고 해가 지면 잎을 오므리고 아래로 처져 활동을 쉽니다. 올빼미나 부엉이 박쥐는 생체리듬이 야행성(夜行性)으로 낮에는 움직이지 않고 있다가 밤이 되면 먹이 사냥 활동을 시작합니다. 태양은 남중이 되고 양기운이 충만해져 대기의 더운 양기는 정오~2시까지 정점에 이르렀다가 이후 점차 약해지면서 오후 6시까지는 대지와 생명체에 양기운을 쏟아 생명의 활동을 북돋아줍니다. 태양이 대지에서 사라지는 오후 6시를 안팎으로 양기운은 사라지고 이어 음기(陰氣)가 왕성해지면서 자정(밤 12시)~새벽 2시에 절정에 이르고 아침 6시쯤에 음기는 갈무리됩니다. 이 음기가 왕성한 시간대에 생명은 잠들고 새는 보금자리에 귀소(歸巢)하여 깃들고 잠듭니다. 이렇게 생명체의 활동은 휴식하고 원기는 수렴 저장되어 새 날을 활기차게 맞이합니다.

그래서 밤늦게 신체활동(운동과 식사 음주)을 과하게 하면 매우 해롭습니다. 음기가 가장 왕성한 자정(절정은 밤 12시~밤2시) 전 즉 밤 10시~11시에는 깊은 숙면으로 들어가고 해가 뜰 때(오전 6시)까지 생체의 음기를 갈무리하여 생명의 새 날을 준비하는 것입니다. 이런 생체주기에 맞추어 누구나 일어나자마자 체질에 맞는 탄수화물 단백질 미네랄 등이 풍부히 함유된 선식을 환 또는 한방추출물에 타서 체질에 맞는 온도로 200~300ml를 마시면 오래오래 생명의 양기를 보존할 수 있습니다. 체질에 맞는 환제나 한방추출물을 드시고 있다면 이는 보기(補氣)제에 속하고, 선식, 곡물가루, 콩가루 등은 보혈(補血)제에 속하니 합방하여 음용하면, 음양(陰陽)이 조화되어 체내에 흡수되면 건강 상승에 훨씬 도움이 됩니다.

제품소개

1. 송산팔체질연구소에서 체질에 적합한 원료로 직접 제조한 한방과 식품: 체질별 한방추출물, 한방환, 선식

2. 식품보충제 제품 성분을 낱낱이 분석하여 각각의 체질에 맞지 않는 원료가 섞인 것은 배제하고 순수하게 체질에 최적화된 제품만 공급하는 것을 원칙으로 함.

3. 식품에 적용되는 체질 정보 제공하며 일부품목은 다음과 같음.
   로얄제리, 장뇌삼(배양산삼), 스피루리나(적합체질: 토양 금양 금음체질), 칼슘(체질별), 오메가3(적합체질: 토양 금양 목음체질), 연골재생식품: ① 상어연골과 콘드로이친(적합체질: 토양 금양 금음, 목음 목양), ② 글루코사민(적합체질: 토양 금양 금음), 비타민 A, B, C, D, E, K, 꿀 그 외 다수 제공

4. 침구매트(셀루스), 원적외선온열기 등 건강보조기

5. 소개순서: ① 한방추출물 ② 셀루스침구매트 ③ 활기원(수양 수음용) ④ 자청원(금양 금음용) ⑤ 보폐환(목양 목음용) ⑥ 선식(체질별) ⑦ 로얄제리(왕유, 王乳) ⑧ 칼슘 ⑨ 양조효모 ⑩ 레시틴 ⑪ 스피루리나 ⑫ 활성탄 ⑬ 장뇌삼, 산양산삼

송산한방추출물

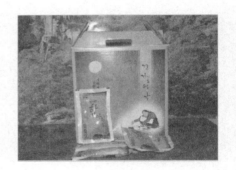

- 약용식물추출 즉석제조가공식품
- 성상: 액체(파우치 포장)
- 120㎖×180봉지(파우치) 약 3개월분

　송산팔체질연구소는 개개인에게 가장 적절한 식사법을 연구 지도하는 식이요법연구소입니다. 본 추출물은 약용식물을 원료로 중탕 열수 추출하여 파우치 형태로 만들어진 즉석제조가공식품으로 질병을 치료하는 한약이 아니며, 건강증진과 자연치유력을 보조하는 한방추출가공식품입니다.

　저희 송산에서 제조하는 추출식품이 특히 유익한 것은 개인 고객에게 이롭게 작용하는 원료로만 배합되기에 허약한 고객일지라도 소화흡수가 잘 되며, 혹 체질에 맞지 않는 식품을 섭취하는 데서 올 수 있는 불편한 점이 없습니다. 그래서 무리 없이 원만하게 건강증진이 이루어지는 장점이 있습니다. 오래 먹을수록 더욱 건강은 증진됩니다. 또한 본 추출물은 개개인의 개인적 건강 필요에 따라 체질에 맞는 재료만을 사용하여 제조되기에, 대중적인 필요에 의해 제조되는 일반 건강식품보다도 개인적인 건강증진에 더욱 유용합니다. 본 추출물은 누구든지 먹어서 다 유익한 것은 아니고, 특정 체질에만 유익한 개별 맞춤 한방식품입니다.

♠ 추출물의 본질과 제조법

1. 본 추출물은 인체 스스로 자연치유력을 증강하여 건강을 증진시키도록 건강보조식품처럼 영양보급에 목적을 두고 있습니다. 그러므로 이것을 의약품이나 질병치료 목적으로 섭취해서는 안 됩니다. 흡수되기 쉬운 액상형태로 제조되어 건강 증진과 회복 및 인체 본연의 치유기능을 스스로 발휘하도록 개개인의 체질과 건강상태에 맞게 종합적인 영양보급식품입니다.

2. 송산에서 추출하는 방법은 보통 다리는 방법과는 차이가 있습니다. 대개 보통 3-5 시간정도 섭씨 100도에서 다려 파우치 형태로 포장합니다. 이 정도의 시간을 다리면 뿌리원료는 충분히 추출되지 않는 단점이 있습니다. 그러나 그 이상을 다리면 잎이나 향신성(香辛性) 원료는 그 영

양성분이 휘발되어 없어집니다.

3. 그러나 본 연구소 추출물은

1) 먼저 7~10일 정도 원재료를 마치 홍삼이나 숙지황 흑마늘을 증숙하듯이 증숙(蒸熟) 숙성한 다음,

2) 서무수 건강명가의 황토 항아리 저온 중탕법(특허 226052호)으로 이틀 동안 섭씨 97도에서 다려 제조합니다.

이중으로 만들어진 황토항아리에서 97도 저온 이중 중탕법(100도 이상의 고온추출이 아님)으로 44~48시간 오래 다려 제대로 추출합니다. 이렇게 하면 기존의 부족한 점들을 모두 보완할 수 있는 장점이 있습니다. 뿐만 아니라 고압 고열로 인한 영양소 파괴를 최소화할 수 있습니다. 맛을 좋게 하고 위장의 흡수율을 부드럽게 높여줍니다. 장시간 다려도 97도에서 다리기에 영양소가 증발되어 새나가지 않습니다. 혹 잔류할지도 모르는 오염물질을 배독하는 효과도 좋습니다. 오래 다리면 영양소가 충분히 추출되고 새로운 유용한 성분이 생기기도 합니다.

♠ 추출물 제조의 법적 근거

송산 건강연구소에서는 관할 관청인 대구광역시 중구청 위생과에 즉석제조 가공식품판매 신고를 필하고, 별도로 고객의 주문에 의한 기타추출물로 즉석 제조 판매하고 있습니다. 법적 허용기준에 따라 주문에 의해서만 식품의약안정처에서 허용한 약용식물 동식물 원료를 즉석 제조하여 건강에 도움이 되는 한방추출식품입니다. 본품은 질병을 치료하는 한약이 아닙니다. 자연치유력을 보조하고 건강을 증진하는 목적으로 섭취를 권장합니다.

♠ 약용식물 배합조성 윤리

곡류 어류 육류 채소 과일 비타민 무기질 등 모든 영양소가 그러하듯 미국과 한국 FDA에서 건강증진을 위해 승인된 유용한 약초들로 체질에 따라 이롭게 또는 해롭게 작용합니다. 따라서 체질에 따라 발굴된 약용식물을 건강상황에 맞게 배합하면 장부 기능에 매우 유용한 한방추출물이 만들어지는 것입니다.

♠ 추출물 재료

송산팔체질건강연구소에서는 식품의약품안전청에서 식품공전에 허용한 동식물 원료를 사용합니다. 본 연구소는 팔체질의학 원리를 바탕으로 하여 일상에서 섭취하는 음식 즉 곡류 채소 과일 육류 생선 약용식물 건강기능식품 등에 초점을 맞추어 체질분류에 따라 개인 각자에게 최적의 식단 프로그램을 연구 안내합니다. 보건복지부 산하 식약청에서는 국민건강을 위해 식품공전(食品公典, 식품의약품안정처에서 발행한, 국민건강을 위해 사용이 허용된 약용식물 목록이 규정된 책자, 한의원의 한약재와 본질상 같음)에 사용가능하도록 승인된 식품원료 목록을 수재하여 식품의 제조 가공 시에 아무런 제한이 없게 하였습니다. 그 중에 안전성이 확보되어 승인된 약용으로도 사용되는 식물 약 70~80여종 이상을 포함하여 수백여 종이 있습니다. 세계적으로 인체에 유용한 천연물질로 인정된 동식물로 유럽 아시아 아메리카 등에 산재한 것들까지 추출원료로 허용하였습니다. 식약청에서 허용한 안전성이 확보된 식물 재료(한약재와 관계없이 건강기능식품이나 추출가공식품의 재료로 허용되는 식물) 중 일부는 다음과 같습니다. 결명자 구기자 인삼 당귀 두충 오가피 오미자 길경 황정 복분자(산딸기) 사삼 갈근(칡) 백모근(띠 뿌리) 동충하초 인진 송화 박하 연근 저령 속단 상엽 오디(상심자) 자초(지치) 진피 천마 하수오 황기 지골피 녹용 맥문동 산수유 산조인 삼백초 사상자 백출 창출 단삼 금은화 작약 숙지황 유근피 등이 있습니다. 위에 언급된 재료들은 오랫동안 민간 전통요법에서 약용식물로 애용되어 온 까닭에 어떤 사람들은 한약재로 인식하기도 하지만, 식약청에서는 이들을 한약재가 아닌 약용식물의 명칭으로 한방추출가공식품 원료로 허용하여 건강을 증진하게 하였습니다. 이것이 화장품의 원료로 사용되면 한방화장품이라 부르고, 건강식품의 원료로 쓰여 추출되면 한방추출가공식품이 되고 환제나 가루로 제조되면 한방식품으로 부릅니다. 송산에서는 선택한 식물과 동물(단백보급) 과채류 등 다양한 재료를 체질에 맞게 배합하여 파우치 형태로 공급합니다. 환자의 특정 질병과 증상을 직접 치료하는 한약이 아니며, 한방성 영양보급으로 인체의 자연치유력을 증강하고 건강을 증진시키는 것입니다.

♠ 유용성

1. 일반 건강식품은 일반인의 건강 증진을 목표로 예상하여 미리 대량 생산되는 반면, 즉석 제조

판매식품(추출물 등)은 각 개인의 특정한 부면의 건강 증진 필요성 때문에 주문에 의해 개별적으로 제조됩니다. 그래서 즉석 제조식품은 특정인만의 건강 증진을 위한 개별 맞춤 식품으로 개인적 건강 보완에 근접하는 유용성이 있습니다.

2. 안전성이 확보된 식약청의 허용한 식물이라 해도 체질에 맞지 않으면 유익이 없거나 생리기능을 불리하게 할 수 있습니다. 그러나 체질에 맞는 식물들로 배합하면 속이 편합니다. 소화기관에 부담이 없습니다.

3. 특정질병을 엄두에 두고 고치려는 것이 아니라, 약한 장부에 영양을 공급하는 방식으로 배합한 결과 오장육부가 튼튼해져 건강증진이 됩니다.

4. 영양을 공급받은 장부는 반응하여 다양한 현상이 나타나기도 합니다. 그 결과 몸이 더 한시적으로 피곤해지기도 하고 예전에 불편했던 느낌이 다시 나오기도 합니다. 시간이 지나면 풀립니다. 이점에 관하여는 뒤에 따로 설명되는 "추출액 섭취와 반응" 편을 읽어보시기 바랍니다.)

♠ 섭취방법

1. 봉지를 더운 물에 넣고 중탕하여 식후 또는 공복에 드시는 것이 가장 좋습니다. 하루 2봉지를 보통 드시고, 3봉지로 늘려도 좋습니다. 그러나 내용물이 좀 진해서 연세가 많고 허약한 경우는 단번에 한 봉을 다 드시면 부담이 될 수 있습니다. 그러면 하루 한 봉지 또는 두 봉지를 두 번~네 번에 나누어 물을 타서 빈속에 수목체질은 마십니다. 금토체질은 조금 따뜻하게 마십니다. 수목체질 중 심장에 허열 허화(虛熱 虛火)가 과도해서 상열감이 심화되거나 소화장애가 생기면 중단하고 상세한 상담을 해야 합니다.

2. 분청사기그릇 컵 옹기 사기그릇에 따라서 레인지에 데워 드시면 됩니다. 가능하면 옹기나 도자기 황토사발 사기그릇도 좋습니다. 그릇은 고급 재질로 된 분청사기를 사용하면 맛도 부드럽고 효과도 증가합니다. 피곤할 때에는 별도로 한 봉씩 더 드시면 힘이 생깁니다. 중병 회복을 목적으로 드시는 경우에는 좀 더 늘려 드시는 것이 필요하니 이 점 유념하여 실천해주시기 바랍니다. 식전 식후 아무 때나 또는 빈속에 드셔도 됩니다. 체질추출물은 특별한 건강상의 문제가 없는 한 여느 때나 먹어도 반봉씩 먹다가 나중에는 늘려 정상적으로 드시면 됩니다. 소화가 되는 대로 충분한 양을 섭취합니다. 하루에 두 봉지는 기본으로 반드시 먹어야 합니다.

한방추출액 또는 한약이나 양약과 동시에 함께 드시지 마세요. 30분 이상 간격을 두고 드셔야 약성이 충돌하지 않습니다. 양약을 드셔야 할 경우 식사 전에 드시는 방법도 있습니다. 소화 장애 시 차게 마시지 마세요. 1일 2회, 1회 한 봉지를 아무 때나 드셔도 됩니다. 식후 바로 드시면 빼먹지 않고 두 번 다 먹기가 쉽습니다. 식전 혹은 식후 아무 때나 기상 즉시 섭취하시면 더 좋습니다. 위염이 있는 분은 처음에는 식후에 섭취하여 적응이 된 후부터는 아무 때나 섭취하고. 허약자는 처음에 한 봉지가 아닌 반 봉지로 시작하여 적응하면 한 봉지씩 섭취합니다. 극도의 병약자는 처음 한 봉지를 하루 세 번 나누어 먹다 점차 늘립니다. 꼭 하루에 두 번 섭취해야 합니다.

3. 금양 금음 토양체질은 날씨가 따뜻한 봄이나 더운 여름에는 데우지 않아도 무방할 수 있습니다. 차가운 날씨에는 따뜻하게 드시기 바랍니다. 이 체질들은 일반 음식도 그렇듯 결코 뜨겁게 먹어서는 안 됩니다. 그러면 구강과 식도에 비정상적인 열이 쌓이게 해 암 발생 원인을 제공하는 것입니다. 물론 뜨겁게 먹으면 소화야 잘 되겠지만 결과는 해롭습니다.

4. 수양 수음 목양 목음체질과 추위에 약한 분들은 연중 늘 덥혀 드시는 것이 속도 편하고 소화도 잘 됩니다. 가능하면 뜨겁게 데워 홀홀 불어가면서 마시면 더욱 좋습니다. 이 체질들은 추출액을 먹는 동안은 특히 체질에 해로운 성질이 차가운 음식과 실제 차가운 빙과류를 삼가도록 노력해야 합니다.

5. 반드시 체질에 맞는 음식을 섭취해야 합니다. 예전에는 가리지 않고 먹어도 이상이 없었을지 모르나, 체질식을 하거나 체질추출액을 먹어 가면 맞지 않는 음식에 대한 내성이 없어집니다. 그 결과 맞지 않는 식품을 섭취하면 설사기가 일어나고 기운이 떨어집니다. 그 이유는 몸에 맞지 않는 해로운 음식을 그냥 배출하고 즉시 해독하여 체내에 쌓이지 않도록 하기 때문입니다. 그러므로 추출액을 섭취하는 동안은 특히 체질에 맞지 않는 음식을 먹지 않도록 주의해야 합니다. 한약의 경우에는 돼지고기 닭고기 혹은 비린내 나는 생선 때로는 녹두 등을 금하기도 합니다. 그러나 추출액의 경우에는 일반 한약의 금기 식품과는 달리 체질에 해롭게 작용하는 것만 금합니다. 더 나아가 체질에 유익하게 작용하는 것은 충분히 영양(특히 단백질)을 섭취해야 합니다.

6. 충분한 단백질을 섭취합니다. 이렇게 매끼 늘 섭취하면 추출물의 유용성이 크게 증가합니다. 그 중에서도 날마다 체질에 맞는 충분한 단백질 섭취는 아무리 강조해도 지나치지 않습니다.

왜냐면 추출액 섭취로 기의 순환이 강해지면 장부와 체력의 소모가 너무 심해지기 때문입니다. 금체질은 생선류를, 토체질은 돼지고기와 생선류를, 목체질은 육류 특히 쇠고기를, 수체질은 닭고기 등의 가금류를 섭취하되, 모든 체질은 콩 두부 등도 잊지 말고 넉넉하게 매끼 꼭 드시기 바랍니다.(소화가 약한 경우 소화역량에 맞추어) 그러면 추출액을 먹고 무기력한 상태가 끝나고 힘이 나기 시작하는 시점이 단축됩니다.

♠ 현상과 반응

또는 웹사이트 www.gan.co.kr 주메뉴 중 〉 "팔체질" 〉 팔체질한방 〉 "추출물섭취방법과 반응" 또는 책 〉 4장 팔체질한방 〉 한방추출물 꼭 읽어 보세요.

♠ 보관

불을 때지 않는 방이나 햇볕이 들지 않는 그늘에 보관하며 냉장고에 보관하지 않아도 1~2년 이상이 없습니다. 그러나 보존료는 넣지 않았습니다. 7일정도 증숙 숙성하고, 이틀 동안 저온 중탕한 결과 보존기간이 길어진 것입니다.

*더 상세한 체질한방 내용은 3장 팔체질한방 〉 4 한방추출물 및 부록 한방추출물(자료보완)과 한약은 간에 해로운가? 참조

셀루스 침구매트

• 셀루스 침구매트 소개하기 전에 매트의 건강조건을 설명합니다.

♠ 건강장수를 위한 매트리스의 필수 조건

하루 중 6~8시간 긴 시간 우리는 침대에서 숙면을 취해 휴식하고 새로운 날을 준비합니다. 그러니 체질에 최적화된 잠자리 환경은 건강에 매우 중요합니다. 그런데 잠자리 온열매트리스는 몸을 따뜻하게 덥혀주는 역할만 하면 된다고 생각하기 때문에 특별히 매트의 원재료가 내 체질에 맞는지 생각하지 않습니다. 온열만 잘 되면 어느 매트리스를 사용해도 된다고 상관없다고 생각하는 것입니다.

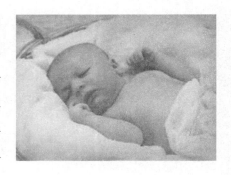

그러나 곡류 과일 채소 등 모든 식품이 체질 따라 이롭게도 작용하고 해롭게도 작용하는 것처럼, 발열 전도체의 광물질 원재료와 가공법에 따라서 성질이 다릅니다. 비록 발열 전도체의 발열 온도는 높아서 체온을 실제로 올려줄지라도 발열 전도체 광물의 원래 성질(차가움과 더움)과 발열물질이 작용 귀경하는 장부에 따라 이롭게도 작용하고 해롭게도 작용합니다.

발열전도체가 차가우면 그 기운은 수목체질의 오장육부의 양기를 차갑게 합니다. 결국은 장부와 몸은 냉기가 쌓입니다. 반면 성질이 차가운 전도체는 금토 체질의 태과된 더운 기운을 덜어내기에 유익합니다. 발열 전도체가 더운 성질이라면 반대로 작용합니다.

예를 들어, 성질이 매우 차가운 옥 매트를 사용하면 차가운 수목 체질은 모자라는 양기가 고갈되고 과잉된 음기는 너무 과잉되어 추위를 더 타게 되고 혈행이 나빠져서 수족냉증에 설상가상으로 온몸이 얼음장이 되는 것입니다.(심장이 강한 목음에는 유익함) 그러나 장부의 본성이 더운 금토 체질이 사용하면 모자라는 음의 기운을 보충하여 열감으로 시달리지 않아 음양이 적절하게 조화됩니다.

반면 광물의 성질이 더우면 따뜻한 기운이 나옵니다. 예를 들어 황토의 성질은 따뜻하여 장부의 성질이 차가운 목음 목양 수음 수양체질에는 장부의 차가운 기운을 없애고 장부의 양기를 덥혀줍니다. 그러나 금음 금양 토체질은 혹 몸이 허약하여 추위를 탈지라도 더운 기운을 가진 황토 매트를 사용하면 처음에는 좋은 것 같다가, 나중에는 결국 장부의 양기를 항진 태과시키고 음기는 고갈되어 건강이 약화됩니다.

더욱 중요한 것으로 차가운 수목체질은 체온을 올려야 면역이 증강되고 각종 성인병 발병률에 노출이 덜 됩니다. 반대로 더운 금토 체질은 체온을 내려야 신장의 온도도 내려가서 면역이 강화되고 당뇨나 혈압 예방과 치유에 도움이 됩니다. 체온을 올려야 면역이 강화되는 체질이 따로 있고 체온을 내려야 면역이 증강되는 체질이 따로 있습니다.

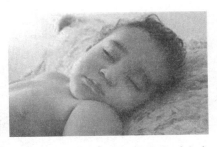

또한 장부의 강약허실에 맞는 원재료를 선택하는 것도 필수입니다. 예를 들어 공기를 정화하는 숯을 생각해보겠습니다. 숯은 폐 대장의 기를 사하는 즉 덜어내어 대장의 평형을 성질이 있으며, 대장의 독소를 해독하고 공기를 정화하는 등 매우 유익한 원료입니다. 이것으로 만든 건강매트도 인기가 있습니다. 그런데 이 매트는 폐가 강한 금음 금양 수양체질에는 센 폐 대장의 항진 기운을 덜어내어 주기에 매우 좋습니다. 그러나 폐 대장이 약한 수음 목양 목음 토양체질에는 폐 대장의 기운을 꺾어 내려 약화시키는 성질이 있어 폐 대장의 기능이 약해집니다.

*참고로 아래의 글은 매트와는 관계는 없으나 공기정화기 필터의 종류에 관한 건강정보입니다.
숯은 폐 대장의 기를 사하는 즉 덜어내는 성질이 있으므로 공기정화기의 기능이 숯 필터일 경우, 폐 대장이 약한 토양 목음 목양 수음은 사용을 삼가야 합니다. 이 공기 자체는 신선하고 좋겠지만, 정화된 그 공기는 이 체질들의 폐 기운을 약화시킵니다. 그러나 폐 대장의 기가 강한 금체질 수양체질에는 매우 좋습니다. 이점 꼭 유념하시기 바랍니다.

문제는 이런 매트를 사용해서 건강이 나빠져도, 침구 재료가 설마 이런 건강을 약화시킨다는 것은 생각할 수 없거니와 표가 날 정도로 건강이 나빠지지 않고, 긴 세월 자기도 모르게 몸이 나빠진다는 것입니다.

　이와 같이 모든 물질(광물 포함)의 성질 즉 음양(陰陽, 차가움과 더움)이 다르고 귀경하는 장부의 강약허실(強弱虛失)에 따라 보사(補瀉)가 개개인에게 달리 작용하기에 각자의 장부(臟腑)에 맞지 않으면 결국은 관계된 장기(臟器)가 약해집니다. 잠자리 매트리스의 원재료를 자신의 체질과 장부에 꼭 맞게 선택해야 합니다. 이것은 체질 즉 자신의 장부의 더움과 차가움 그리고 장부허실에 맞는 음식을 섭취하는 것과 같은 이치입니다.

　이와 같이 모든 광물이 식품처럼 음양의 성질이 다르니, 체질에 맞게 잠자리 매트를 선택 사용해야만 음이나 양으로 치우치지 않는 최적의 체온을 유지하는데 도움을 받아 최고의 건강을 유지하는데 도움이 됩니다.

　건강한 잠자리 조건을 요약하면 다음과 같습니다.

1. 원재료 발열 전도체가 체질에 맞아야 합니다. 예를 들면, 옥은 차가 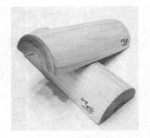 우며 심장의 열을 내립니다. 그래서 토 금 목음체질에 유익합니다. 목 양 수양 수음체질은 해롭습니다. 황토는 따뜻합니다. 때문에 목수 체질에 해롭습니다. 자수정은 성질이 평하여 모든 체질에 유익합니다.

2. 인체에 해로운 전자파가 발생하지 않는 열선을 사용해야 합니다. 현재까지는 무자계 열선과 탄소섬유, 이 두 가지만 전자파가 발생하지 않습니다.

3. 또한 인체에 해로운 기체를 발생시키는 물질 즉 천연광물질이라도 인체에 해로울 정도로 라듐 기체를 발산하는 매트리스를 피해야 합니다.(라돈은 천연광물질에 있는 방사성 핵종으로 기체를 발생하며 성질이 무거워 가라앉습니다.) 최근에 폐암 발병률이 위암을 제치고 1위로 올라섰습니다. 원인은 흡연 라돈 미세먼지입니다. 마사토 (라듐미량발생) 화분을 실내에 두고 있다면

자주 환기시키면 문제가 안 됩니다. 벽이나 메모리폼 라텍스 그 외 매트리스에 천연석재나 대리석 토양이 사용된다면 라돈은 존재하고 라듐기체를 발생시킵니다. 그러므로 매트가 라돈이 방출되지 않는다는 기관의 검사증이 제시되어야 안심합니다. 라돈 무방출 검사증이 없다면 믿을 근거는 없는 것입니다. 시공업체들의 간이 측정기에 의한 측정은 신빙성이 없습니다. 정확하게 하려면 1000만 원 이상 가는 장비를 사용한 공정시험법에 의거하여 측정되어야 신뢰할 수 있습니다.

4. 가능하면 체질에 맞는 방위에 따라 잠을 자야 합니다.(웹사이트 gan.co.kr 〉 기타 〉 방위와 체질, 또는 책 [팔체질로 … 다스린다] 부록 "체질과 방위" 참조, 좋은땅 출판사, 임근택 지음)

5. 매트 바닥이 푹신하면 우선은 편하겠지만, 등의 근육과 경혈 경락을 지압하는 압력이 없어, 결국에는 혈액 순환이 잘 안되며 낮에 활동하면서 뒤틀린 근육이 이완과 복원이 되지 않습니다. 그러면 척추측만증, 디스크, 협착증의 원인 중 하나가 됩니다. 참고로 딱딱한 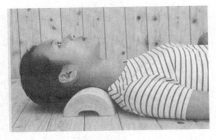 정도는 배니어판자에 군용 담요 두께 정도가 가장 좋습니다. 처음에는 베기면 좀 두꺼운 시트를 사용하다가 점차 얇은 것을 사용하면 적응이 됩니다. 때문에 어느 정도 딱딱해야 합니다. 요즘 푹신한 메모리폼 등 현란한 광고가 많아 혼동을 주고 있으니 참고바랍니다.

6. 베게는 반 원통형 경침 또는 원통형으로 제조된 것으로 목이 긴 사람은 폭이 좀 넓은 것이 좋으나 현재 시판되는 제품은 예전과 달리 폭이 일정하며 높이는 6cm이므로 수건으로 감아서 높이를 조절합니다. 그러면 목의 동통 목 디스크와 거북목 또는 목의 잘못된 체형 교정에 도움이 됩니다.

7. 머리가 아니라 목에 베고 자야 합니다. 그러면 목의 동통 목 디스크와 거북목 또는 경추의 잘못된 교정에 도움이 됩니다.

셀루스 잠자리 매트

- 1인용: 100×200cm
- 2인용: 140×200cm
- 퀸: 154×200cm

송산연구소에서 보급하고 있는 셀루스 매트리스에 관심이 있다면 다음 링크를 열어보시기 바랍니다. 웹사이트 www.gan.co.kr 〉제품소개 〉잠자리 〉셀루스매트

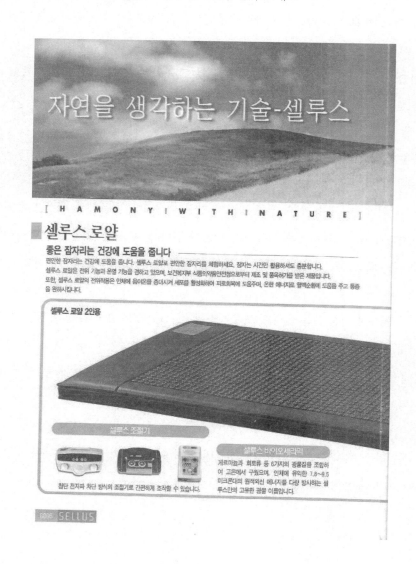

셀루스의 뛰어난 조합기술이 탄생시킨 파동매트입니다. 6가지 원료로 조화롭게 혼합하고, 고열 (1200~1250도)로 12시간 이상 가열했습니다. 기분 좋은 원적외선이 장부를 깊숙이 따뜻하게 해줍니다. 물론 무자계열선사용으로 전자파는 발생하지 않습니다. 바닥은 타원형 작은 납작돌 형태로 부착되어 있어 나무 마루처럼 쿠션이 없으나, 누워 보면 몸에 괴이지 않고 등을 떠받쳐 올려주는 기분이 들며 편안합니다. 푹신한 침대나 메모리폼 등에서 자면, 결코 척추가 바르게 교정되지 않고 만곡 또는 측만을 유발하며, 결국 디스크 협착증 척추측만증 등 척추질환이 발생합니다. 이 매트는 등 근육과 등 경락의 지압 효과로 인한 혈액순환에도 좋아서, 낮 동안 활동하면서 뒤틀린 등 근육의 복원 효과가 좋습니다. 척추가 좋지 않은 분들의 교정에 도움을 줍니다. 생체 바이오리듬을 교란시키고 장부의 기의 순환을 방해하는 수맥(水脈)을 차단합니다.

셀루스석은 분쇄 혼합된 원료에 물을 섞지 않고, 약 400톤의 압력을 가해 형을 만들어 가마에서 1200~1250도의 고온에 구운 뒤, 약 10~12시간 식힌 후 400도의 온도에서 꺼냅니다. 이 과정을 거쳐 새로운 셀루스라는 돌이 탄생합니다. 유약을 바르지 않아도 윤기가 나는 따뜻한 에너지를 몸속까지 방사하는 신비한 에너지 방사체입니다. 독일제 무자계 열선을 사용하여 전자파가 발생하지 않으며, 오히려 주변에서 생성되는 전자파를 소멸합니다.

지금까지의 세라믹이 자연 생성광물을 단순 가공하는 데 그쳤지만, 셀루스는 인체에 유익하게 작용하는 여러 가지의 자연 생성광물[운모석, 게르마늄, 맥반석] 등을 합당하게 혼합하고 성형, 소성 (1,200℃)하여 에너지 방사를 극대화시킨 인체에 유익한 파장대역(8~14㎛)의 원적외선 방사체입니다.

회원님들께서는 체질별 설명 "잠자리매트" 편에서 읽어서 아시겠지만 자신의 체질에 맞는 매트를 사용하는 것이 얼마나 중요한지 잘 아십니다. 수목체질과 같은 차가운 음 체질에게 이 매트는 몸을 훈훈하게 합니다. 금토체질 중 건강하고 혈기왕성한 경우에는 서늘하게 하는 기운을 가진 매트를 사용하면 좋지요. 그런데 건강이 나빠지고 몸이 추위를 타고 손발이 저리고 심지어 시리고 차가워지면 이 매트를 사용하면 몸이 따뜻해지고 수족의 혈액 순환 장애 개선에 도움이 됩니다. 물론 옥매트와 같은 서늘한 매트를 사용해도 무방하나, 옥의 차가운 기운 때문에 몸의 기본 온기를 덥히는 기능은 없습니다. 하지만 이 셀루스 매트는 기가 따뜻하지만, 부드럽고 온화하여 금토 체질의 양을 과도하게 항진시키거나 양기를 항진 태과하는 일 없이 적정온기를 보완합니다. 그러므로 나이 들고 허약한 금토 체질 분들에게도 좋습니다.

이 매트의 원적외선 방사율은 아주 좋아서, 겨울철에도 추위에 약한 수음체질인 저의 침실에 보일러 난방을 하지 않아도 공기가 훈훈합니다. 예전에 따뜻하기만 하면 열전도체의 재질이 체질과 무관하게 그저 좋은 줄만 알고, 옥매트를 장기간 썼는데 갈수록 손발이 시리고 추위를 더 탔습니다. 원인이 여기에 있는 줄도 모르고 고생했습니다. 추울 때 셀루스 매트의 온도를 좀 높여 찜질(?)을 20분 정도하면 몸속까지 따뜻해집니다.

♠ 셀루스

지금까지의 세라믹이 자연생성광물을 단순가공하는데 그쳤지만 셀루스는 인체에 유익하게 작용하는 여러가지의 자연생성광물[운모석, 게르마늄, 맥반석] 등을 적당하게 혼합하고 성형, 소성하여 생산된 제품입니다

■ 주요 광석의 특징

1. 게르마늄

게르마늄은 화학원소 기호 e, 원자번호 32로 이 물질이 접하면 바깥쪽 4개 전자 중 1개가 튀어나와 이 물질의 전자와 결합하여 빈자리로 이 물질을 끌어당겨 다른 전자로 바꾸는 작용을 합니다. 액화규소과 산화알루미늄이 주성분이며 인체 및 살아 있는 세포에 꼭 필요한 산화제철(Fe_2O_3)이 함유된 것이 특징입니다. 셀루스석에 혼합된 게르마늄 함유석은 천연 상태의 게르마늄을 다량 함유한 광석입니다.

2. 운모석

속칭 돌비늘이라고도 합니다. 단 사정계이며 굳기는 2~3이고, 비중은 2.4~3.2입니다. 운모의 일

반적 특징은 한 방향으로 완전 쪼개짐이 있으며, 얇게 벗겨지기 쉽습니다. 유리광택이 있고 무색·흑색·녹색·갈색·홍색·황색이 있습니다. 쪼개진 조각은 휠 수 있고 탄성이 있어서 견고합니다. 또 전기나 열의 고전압에 견디는 힘이 있습니다.(두산백과사전)

3. 맥반석

허준의 동의보감과 중국의 본초 강목에 보면, 맥반석은 그 성질이 달고 따뜻하며 독성이 없어 등창, 종기 등 각종 피부 질환에 소염제로 사용했다는 기록이 있으며, 신비의 돌 약석(藥石)이라고 설명되어 있습니다.

화성암류 중 석영반암에 속하는 암석으로써 다공질로 되어 있어 강력한 흡착 작용, 미네랄용출, 이온효과 작용, 원적외선을 방사하며 생물의 각종 질병 예방과 치료, 체내 해독, 생육 촉진, 수확량 증가에 효과가 있으며, 유해물질 및 중금속을 흡착 분해하며 부패 원인 제거 신선도 유지 기능을 합니다.

외관은 황백색 연한 황갈색 또는 담채색의 돌 속에 붉은 반점 및 하얀 반점이 총총히 박혀 있어 그 모양이 마치 "보리밥 알" 같이 보인다 하여 맥반석으로 불리어지고 있습니다.

♠ 인체에 유해한 라돈 함유 문제에 대한 답변

셀루스는 모자나이트 등의 라돈 함유석을 원료로 사용하고 있지 않으며, 셀루스석의 주원료에 대한 한국원적외선협회 방사선측정검사 자료로는 0.08마이크로시버트입니다. 이 수치를 원자력 안전위원회 생활방사선과 전화 02-397-7300번(내선번호 7276번)으로 인체 유해 유무를 질의하였습니다. 답변은 0.5마이크로시버트까지 허용치인데 0.08마이크로시버트라면 자연방사선 수치 안에 포함되므로 인체 해가 없을 것이라는 답변이었습니다.

♠ 모든 체질에 맞도록 자연 광물들을 혼합 고열 처리하여 원적외선 방사를 극대화시켜 만든 수면용 매트

• 마사지샵용

- 1인용 100×200×6cm

- 2인용 140×200×6cm

- 퀸 사이즈 154*×200×6cm

- 2인용과 퀸 사이즈는 각 개인별 투(two) 난방으로 각자 자기에게 맞는 온도 설정 가능

- 매트의 원재료와 내부구조의 상세를 알려면, 왼쪽 목차메뉴로 돌아가서 이미지 1,2,3을 살펴보세요. 또는 아래 링크를 열어보세요.

*웹사이트에서 제품소개 〉 셀루스매트 항목을 보면 생생한 화면으로 볼 수 있습니다.

활기원(活氣元)

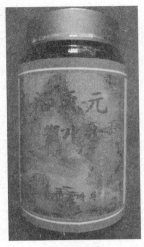

활기원 한방환

- 수체질(소음인) 전용 한방환
- 성상: 환(녹두 크기의 알)
- 내용량: 360g
- 성분: 순수한방 농축환
- 원재료 및 함량: 당귀 5.6%, 생강 7%, 익지인 7%, 사인 7%, 산사 5.6%, 백하수오 5.6%, 백작약 5.6%, 감초 5.6%, 천궁 5.6%, 대추 4.9%, 육계 4.2%, 창출 3.5%, 인진 3.5%, 익모초 3.5%, 약쑥 3.5%, 민들레 3.5%, 인삼 2.8%, 계지 1.7%, 청피 1.7%, 진피 5.6%

♠ 섭취법

1일 3회, 식후 즉시 4g(100알)를 더운 물로 삼키세요. 또는 생강 다린 물로 하면 몸이 따뜻해지는데 유용하고, 감초 다린 물로 하면 기분이 편해질 수 있습니다. 환을 더운 물에 담갔다가 꿀이나 이소말토 올리고당과 함께 오래 씹어 침으로 녹여 드시면 더욱 좋습니다. 환을 녹인 물을 뜨겁게 덥히고 선식 한 티 숟갈에 생수 40~50cc를 타서 따뜻하게 마시면 더 좋습니다. 위가 약한 경우, 딱딱한 환제이기에 빈속에 섭취 시 풀어지는 동안 부담을 느끼면, 식전 즉시 드시고 식사하거나 식후 즉시 드시면 음식이 소화되면서 자연스럽게 흡수되므로 좀 더 편안합니다. 딱딱한 환제이기에 빈속에 먹으면 풀어지는 동안 위가 약한 분은 부담이 될 수 있으니 식후 즉시 드십시오. 그러나 불편하지 않다면 아무 때나 섭취해도 좋습니다.

*예전에 아팠던 데가 다시 드러나거나 한시적 졸림 무기력감이 나타날 수 있음. www.gan.co.kr 〉 팔체질한방 〉 섭취반응 참조. 또는 문의

♠ 활기원 한방환 원재료 선택과 배합 조성의 원칙

보통 건강식품은 체질과 무관하게 불특정 다수를 대상으로 대중에게 좋다고 인정되는 원료들을 선택 제조되기 때문에 엄밀한 의미에서 100% 개인에게 꼭 맞는 한방 또는 건강식품은 거의 없습니다. 때문에 단기 섭취는 건강한 자에게는 한시적으로는 건강에 문제가 생기지 않고 좋은 느낌이 있을 수 있지만 장기 섭취 시에는 정상 체온의 이상변화(냉증이나 열증이 체내에 과도하게 심화되어 건강장애가 생기는 상황) 및 장기의 기능항진 또는 저하를 초래합니다. 결국 건강이 더 나빠질 수도 있습니다.

때문에 식품선택에 있어 원재료의 성분이 내 몸에 꼭 맞는지 살펴봐야 합니다. 내 몸에 맞는 한방을 섭취하면 건강을 더 효율적으로 다스릴 수 있습니다. 첫째 본 한방은 수천 년 동안 대대로 약용으로 사용되어온 약용식물 중 독성이 없어 안전성이 확보되어 식품의학품안정처에서 허용한 약용식물을 골라 조성하였습니다. 때문에 장기간 섭취해도 간에 조금도 무리가 되지 않습니다. 둘째로 꼭 맞는 원재료들로 조성되기에 아무리 오래 섭취할수록 유용성이 증가합니다. 셋째 본 한방은 유용성 있는 여러 종류의 약용식물을 전통적인 한방처방원칙에 따라 조성되었기에 단방보다 더 종합적으로 장부의 영양을 보충하여 오래오래 먹어갈수록 유용성은 그만큼 증가합니다. 본 한방 건강식품은 각 체질에 꼭 맞는 원재료들의 배합 비율을 맞추어 50% 추출 농축한 원료에 50% 한방분말을 섞어 부형제를 쓰지 않고 환으로 만들었습니다. 따라서 일절 어떤 식품첨가물도 들어가지 않은 순순한 100% 천연한방식품입니다.

♠ 수체질 생리의 본질

수체질은 원래 신장 방광이 최강 장부이며, 이는 모든 체질 중에서 오장육부가 가장 차갑게 태어났다는 의미입니다. 그럼에도 불구하고 차가운 것을 더 즐기는 경향이 생깁니다. 내력을 설명하자면 이렇습니다. 수양체질이 대부분인 수체질은 비정상적으로 심장이 약장기로 태어났기에 압박이나 건강이 성질이 차가운 음식을 많이 먹고 약해지면 심장이 유별나게 허열(虛熱)이 발생하고 심장 열은 가슴과 얼굴과 머리로 상승합니다. 그러면 자기도 모르게 체질과 어긋나는 차가운 음료와 식품을 주로 섭취하게 됩니다. 결국 몸이 허약해집니다.

때문에 평생을 두고 몸을 덥혀주는 양생법을 따라야만 천수를 누릴 수 있건만, 현실의 식생활 문화는 그렇지가 않습니다. 먹고 마시는 음식이 냉장의 차가운 상태인데다가 밀가루 돼지고기 냉성 과일과 야채를 주로 섭취하게 되니 위장에 냉적(冷積)이 자리를 잡고서부터 모든 병은 비롯되어 최강 장기인 신장에 이르기까지 모든 장부가 동반하여 약해져 질병이 시작됩니다. 몸이 차갑고 손발이 시리며, 과식하거나 가리지 않고 성질이 차가운 음식을 먹으면 소화 장애로 무기력해집니다. 이렇게 오랫동안 어긋난 냉성 음식을 섭취해가면, 결국은 자기도 모르게 내장은 냉증에 시달리고 손발 다리 아랫배 허리 등이 차가워집니다. 수체질의 모든 건강 문제 즉 위장장애 사지냉증 허리디스크 신장질환 대장질환 시력장애 간질환 당뇨 혈압 면역질환 등 모두가 위장의 냉증(冷症)에서 비롯됩니다. 게다가 심장 허열이 심해 얼굴로 상승하여 열감을 느끼기도 합니다. 이 체질은 위장과 명문(命門, 생명의 문, 좌우신장의 사이, 흉추 10~11번에 위치)을 뜨겁게 하는 것이 장수비결입니다.

본 환제는 차가운 장부와 허약한 위장 무기력증 등 취약한 생리 기능을 따뜻하고 혈행에 도움이 되는 약용식물 중 체질에 맞는 것만 선택하여 배합 조성한 한방환제입니다. 비타민제처럼 꾸준히 드시면 건강증진에 도움이 됩니다. 체질에 최적화된 원료만 사용했기에 개인의 건강편차에 유용성이 나타나는 시간은 다르나 건강은 증진됩니다.

♠ 수체질 섭생법

이 체질은 몸이 차갑고 기력이 약해 활력이 비교적 약합니다. 늘 성질이 따뜻한 음식을 즐기고 차가운 음료를 삼가야 합니다. 위장이 약한 자는 식사 시 국물을 적게 섭취하되 소화되기 전 즉 식후 두 시간 이전에는 음료를 마시지 마세요. 저녁시간은 체내에 음기가 증가하여 위장이 식어 소화가 덜 됩니다. 저녁을 더 과식하지 않도록 주의하셔야 합니다. 그러면 위장과 장부가 휴식을 취하면, 아침에 양기가 체내에서 증가하고 소화력이 증가하니 아침을 충분히 섭취하게 됩니다.

자청원(滋靑元)

- 순수농축한방환
- 금양 금음체질(태양인) 전용 한방환
- 내용량 : 360g
- 원재료 및 함량: 다래 9, 블루베리, 오가피 8, 모과, 상백피, 토복령, 대청 6.1%, 지각 마치현 지실, 초룡담 4.1%, 마치현 4.1%, 비타민 C 3.4%, 송화 3%, 자초 3%, 상심자 3%, 상엽 3%, 하엽 3%, 홍화 3%, 비파엽 2%, 백질려 2%, 압척초 1%

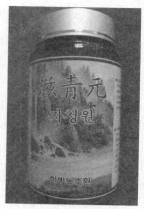

자청원 한방환

♠ 자청원(금양 금음체질 한방환) 섭취법

하루 세 번, 한 번에 4g씩(100알) 식후 섭취합니다. 보통 물로 함께 섭취하며, 모과차 뽕잎차 볶은 메밀차 오가피차로 마시면 더 좋습니다. 차가운 계절에는 좀 따듯하게 섭취하고, 따뜻한 계절에는 적당히 시원한 음료로 섭취해도 됩니다. 허약한 분은 사계절 내내 찬물과 뜨거운 물은 삼가고, 조금 따뜻하게 드시는 편이 좋습니다. 위가 약한 경우, 딱딱한 환제이기에 빈속에 먹으면 풀어지는 동안 부담을 느끼면, 식전 즉시 드시고 식사하거나 식후 즉시 드시면, 음식이 소화되면서 자연스럽게 흡수되므로 좀 더 편안합니다. 그러나 불편하지 않다면 아무 때나 섭취해도 좋습니다. 딱딱한 환제이기에 빈속에 먹으면 풀어지는 동안, 위가 약한 분은 부담이 될 수 있으니 식후 즉시 드시면, 음식이 소화되면서 자연스럽게 흡수되므로 좀 더 편안합니다. 그러나 불편하지 않다면 아무 때나 섭취해도 좋습니다. 식후 씹어 드시면 더 유용성이 좋고, 조청 프락토올리고당 설탕 등과 함께 씹어 드시면 좀 편합니다. 어린이들도 먹기 편합니다. 아주 작은 환 형태라서 삼키기 쉬우며, 삼키기 어려운 유아들도 처음에는 조금 힘들어도 나중에는 삼키거나 씹어서 잘 먹습니다. 체질에 잘 어울리기 때문에 먹어갈수록 애들이 즐겨먹습니다. 나중에는 더 달라고 조르기까지 합니다. 발효되어 흡수도 잘 됩니다. 2g씩 1일 3회 식후 먹입니다.

*더 효과적인 섭취방법은 gan.co.kr 〉 팔체질 〉 식이 〉 식사법과 장생섭취법 참조
*예전에 아팠던 데가 다시 드러나거나 한시적 무기력증이 나타날 수 있음.
　사이트 〉 팔체질한방 〉 섭취반응 참조 또는 문의

♠ 제품의 특징 및 금체질 생리

　일반건강식품은 체질과 무관하게 원료의 선택과 배합비율이 결정되어 제조되기 때문에 엄밀한 의미에서 100% 개인에게 완벽하게 꼭 맞는 식품은 매우 희귀합니다. 때문에 단기 섭취는 건강한 자에게는 일정기간은 무방할 수 있지만 장기 섭취 시 에는 표준체온(음양)의 이상변화현상(열증(熱症)이 체내에 쌓여 적취(積聚)가 생성되어 체내에서 이동함, 반면 차가운 수목체질의 경우 냉독이 냉적이 되어 주로 위장과 대장의 한 부위에 자리 잡음) 및 장기의 기능항진 또는 저하를 초래합니다. 결국 질병을 유발할 수도 있습니다. 때문에 식품선택에 있어 간을 보강하는 서늘한 식품과 음료를 선택적으로 섭취해야 합니다. 한편 체질에 맞게 한방 원료로 제조한 한방건강식품을 섭취하는 것도 건강을 효율적으로 다스리는 방법 중 하나일 것입니다. 이것은 두 가지 면에서 장점이 있습니다.

　첫째는 수천 년 동안 대대로 약용으로 사용되어온 약용식물 중 독성이 없어 안전성이 확인되어 식품의학품안정처에서 허용한 원료를 선택했습니다. 때문에 간에 독성을 전혀 유발하지 않으면서도 약용식물로서의 유용성이 있다는 점입니다. 둘째로 체질에 맞는 원재료만 선택하여 제조되기에 아무리 오래 섭취해도 부작용이 조금도 없다는 것입니다. 사실 수많은 식용식물을 체질별로 분류 정리하는 일이 쉬운 것은 아닙니다.(송산팔체질건강연구소 gan.co.kr 〉 기타 〉 체질별 총분류표를 보면 팔체질별로 분류된 수많은 식품 정보를 접할 수 있다.) 저는 식용 및 약용식물에 이르기까지 수백의 식물들에 대한 체질별 분류를 깊이 해왔고 계속해서 진행시켜 오고 있는 중입니다. 이런 본초지식을 바탕으로 하여 다양한 약용식물군을 이용한 체질 한방 건강식품을 개발할 수 있었습니다.

　금체질은 대개 몸이 건조하고 열감이 있습니다. 간과 신장이 약해 간 기능과 약물해독이 약하고 신장과 하체가 부실하고 뼈와 근육이 체질적으로 부실한 금양체질이 있습니다. 또 간과 심장이 약해 하체보다는 심장 열이 얼굴로 상승하여 얼굴 열증과 불면증 및 아토피 피부트러블이 유발되기도 합니다. 본 제품은 이런 건강부조화 해소에 도움이 되는, 성질이 서늘하고 간을 돕는 약용식물로 조성되어 있습니다. 이런 배경에서 체질에 맞는 다양한 약용식물들만 선택하여 제조된 본 한방식품은

종합적으로 장부의 부조화를 조절하여 유용성은 섭취할수록 증가합니다.

♠ 건강관리와 식사법

태양인 또는 금양 금음체질은 간이 약하고 폐에 열이 심하고 건조해서 신약이나 맞지 않는 건강식품과 생약에 과민반응이 비교적 심한 편이며, 때문에 두드러기나 건성피부로 인한 각질과 피부알러지로 고생할 수 있습니다. 금음 금양은 육식으로 인한 심장병에 노출이 비교적 잘 나타납니다.

- 금양체질: 고혈압과 당뇨를 예방해야 합니다. 냉성야채와 바다 생선을 즐기며 매운맛을 삼가고 좀 짜게 먹어 신장을 보강하고 체액의 염분농도를 높여 면역과 원기를 강화합니다. 근육단련을 위한 운동을 부지런히 해야 하며, 하체 근력을 강화하는 운동(등산 등)을 하면 좋습니다.
- 금음체질: 심장 질환을 예방하기 위해 면과 육식을 금해야 하며 스트레스를 잘 대처해야 합니다.

♠ 건강 조건 : 체질식과 운동 그리고 한방

첫째 체질 식사법을 철저히 지키는 것을 기본으로 해야 한다는 것은 아무리 강조해도 지나치지 않습니다. 그러나 건강기능을 상승시키거나 허약한 몸을 일으켜 세우고자 할 때에는 운동과 더불어 원기보강제 이 두 가지가 절실히 필요합니다. 퇴계 이황 선생께서는 평소 도인술(체조 또는 스트레칭 등 운동법)에 조예가 깊었고 또한 실천하여 장수하였습니다. 101세를 산 고대 중국의 의성(醫聖) 손사막에 의하면, "40세 이상이면 사약(瀉藥, 장부의 항진된 기운을 덜어내는 약)을 복용하지 말고 보약(補藥, 장부의 모자라는 기혈을 채워주는 약)을 마셔야 하며, 50세 이상이면 사계절에 모두 보약을 거르지 말라"고 했습니다. 중국의 본초 강목의 저자이며 한의학의 대가이신 이시진 선생께서는 나이 사십이 지나면 쇠퇴하는 장기의 보완을 위한 보약을 늘 가까이 해야 한다고 했습니다. 내 몸의 장부의 모자람을 채워주는 한방을 오래도록 섭취하여 건강을 증진하는 것이 슬기로운 삶이 됩니다. 가능하면 본 제품은 의약품이 아니기에 장기 섭취하면 훨씬 더 좋습니다.

♠ 본 제품의 제조공정

본 체질한방 자청원은 금체 질에 꼭 맞는 간을 보하고 체열을 식혀주는 서늘한 약용식물을 선별하여 추출 농축한 것에 한방분말과 배합하여 환으로 만들었습니다. 해로운 어떤 식품첨가물(예를 들어 부형제로 밀가루도 사용하지 않음)도 들어가지 않은 순순한 100% 천연한방식품입니다. 각 체질의 가장 취약한 생리 기능을 영양적 측면에서 보완하는 전형적인 한방식품으로 보면 될 것입니다.

보폐환(補肺丸)

- 제품명: 보폐환
- 제형: 환(丸, 녹두크기의 알)
- 성분: 약용식물 농축환
- 용량: 360g(약 한달 분)
- 적용체질: 목양 목음체질
- 원재료 및 함량: 보리(국산) 6.9%, 겨자 6.2%, 도라지 6.2%, 사삼 6.2%, 만삼 6.2%, 생산약 5.2%, 나복자 4.2%, 용안육 4.2%, 울금 4.2%, 오미자 4.2%, 꿀풀 4.2%, 오매 3.6%, 엉겅퀴 3.5%, 율무 3.5%, 황금 3.1%, 국화 3.1%, 원지 3.1%, 산조인 3.1%, 고본 3.1%, 위령선 3.1%, 천문동 3.1%, 음나무 2.1%, 녹각교 1.7%, 천마 1.0%, 연자육 1.0%, 가죽나무 1.0%, 맥문동 1.0%, 백강잠 1.0%, 측백나무 1.0%

♠ 섭취법

1일 3회, 1회 4g 식후 물로 섭취.

더운 물로 섭취하는 것이 좋으며, 위가 약한 경우 딱딱한 환제이기에 빈속에 먹으면 풀어지는 동안 부담을 느끼면, 식전 즉시 드시고 식사하거나 식후 즉시 드시면, 음식이 소화되면서 자연스럽게 흡수되므로 좀 더 편안합니다. 그러나 불편하지 않다면 아무 때나 섭취해도 좋습니다. 위가 약한 경우 딱딱한 환제이기에 빈속에 먹으면 풀어지는 동안 부담을 느끼면, 식전 즉시 드시고 식사하거나 식후 즉시 드시면, 음식이 소화되면서 자연스럽게 흡수되므로 좀 더 편안합니다. 그러나 불편하지 않다면 아무 때나 섭취해도 좋습니다. 가장 효과적인 섭취법은 조청이나 쌀올리고당 프락토올리고당 조청 등과 함께 식후 씹어서 드시는 것이며 흡수를 최고도로 높여 줍니다. 이가 약하면 불려서 역시 위의 당분과 함께 드시면 됩니다. 당뇨가 있다면 그냥 씹어서 드십시오.

어린이와 유아: 아주 작은 환 형태라서 삼키기 쉬우며, 삼키기 어려운 유아들도 처음에는 조금 힘들어도 나중에는 삼키거나 씹어서 잘 먹습니다. 체질에 잘 어울리기 때문에 먹어갈수록 애들이 즐

겨먹습니다. 나중에는 더 달라고 조르기까지 합니다. 발효되어 흡수도 잘 됩니다. 20알씩 1일 3회 먹입니다.

♠ 섭생법

폐가 약하고 차갑고, 몸이 차가우니 늘 따뜻하게 보존해야 합니다. 매끼 자신에게 어울리는 단백질 섭취를 결코 게을리 해서는 안 되며, 뿌리채소와 매운 맛 나는 야채를 즐겨야 합니다. 등산과 반신욕을 체력에 맞게 하면 좋습니다. 음습한 환경을 피하고 등산과 같은 맞는 운동을 하여 심폐기능을 강화하여 인체상하 혈액순환이 잘 되도록 하는 것이 절실합니다.

♠ 제품 특징

보통 건강식품은 체질과 무관하게 불특정 다수를 대상으로 대중에게 좋다고 인정되는 원료들을 선택 제조되기 때문에 엄밀한 의미에서 100% 개인에게 꼭 맞는 한방 또는 건강식품은 거의 전무합니다. 때문에 단기 섭취는 건강한 자에게는 일정기간은 무방할 수 있지만 장기 섭취 시에는 표준체온(음양)의 이상변화현상(냉독이나 열독이 체내에 적체되는 적취의 심화) 및 장기의 기능항진 또는 저하를 초래합니다. 결국 건강이 더 나빠질 수도 있습니다. 때문에 식품선택에 있어 원재료의 성분과 함량을 꼼꼼히 살펴봐야 합니다. 내 몸에 맞는 한방원료로 제조한 한방건강식품을 섭취하면 건강을 더 효율적으로 다스릴 수 있습니다. 본 제품은 수천 년 동안 대대로 약용으로 사용되어온 약용식물 중 독성이 없어 안전성이 확보되어 식품의약품안정처에서 허용한 원료를 선택했기 때문입니다. 때문에 간에 독성을 전혀 유발하지 않으면서도 약용식물로서의 유용성이 있습니다. 둘째로 체질에 맞는 원재료만 선택하여 제조되기에 아무리 오래 섭취해도 부작용이 조금도 없다는 것입니다. 이런 배경에서 체질에 맞는 다양한 약용식물들만 선택하여 제조된 본 한방식품은 단방식품보다 더 종합적으로 장부의 영양을 보충하기 때문에 오히려 오래오래 먹어갈수록 유용성은 그만큼 늘어 갑니다.

본 한방 건강식품은 각 체질에 꼭 맞는 원재료들의 배합 비율을 맞추어 추출 농축하고, 추출한 다음 부형제를 쓰지 않고 한방분말과 섞어 환으로 만들었습니다. 따라서 일절 어떤 식품첨가물도 들어가지 않은 순순한 100% 천연한방식품입니다.

　이 체질은 대체로 서늘한 간의 기운이 강해 몸이 차고 습기가 많으며, 간이 영양을 소통시키기보다는 영양분을 간에 저장하는 기능(肝主藏血)이 과도해 비만과 과체중 유발률이 높습니다. 비교적 젊은 나이에 충혈과 노안이 많습니다. 폐가 차갑고 폐 관련 질환 즉 비염 충농증이 많습니다. 복부 냉증과 손발 냉증도 많습니다. 더욱이 한국인의 생채식 위주의 음식문화는 목체질의 이러한 체질생리 부조화를 부채질합니다. 본 보폐환은 목체질의 건강을 보완하는 한방 원료를 사용하였습니다.

송산 팔체질 선식

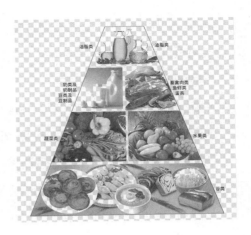

- 각각의 체질별 선식 분말
- 원재료: 각 체질에 맞는 곡류와 콩류
- 적용체질: 금양 금음 목양 목음 토양 수양 수음체질
- 1일 1회 40g 기준 3개월분 3600g 24만원
  *행사기간 중 5개월분 6000g를 같은 가격에!

    송산팔체질선식은 각 체질에 맞는 통곡식과 콩류로 조성하였습니다. 인체에 필요한 미네랄 단백질 등이 충분히 공급됩니다. 규격화된 제품상자가 아닌 원시적인 형태 즉 식품포장용 비닐 팩에 담아서 보내드립니다. 밥과 면류에는 활동에너지로 사용되는 95%의 탄수화물과 5%의 미네랄 영양소가 들어있어, 통곡식을 섭취하지 않으면, 정작 오장육부와 인체 세포와 생명유지에 필요한 미량 영양소는 절대 부족합니다. 곡류의 영양성분을 비교하세요. 기운 즉 인체의 활동에너지 기(氣)는 기운 기(气)변에 쌀 미(米)의 합성어로 보리 쌀 밀 등의 곡식의 영양성분 즉 곡기(穀氣)가 가장 크게 일상 활력을 좌우합니다. 식품 피라미드를 보면 기초적 제일 식품이 맨 아래 곡류가 원료인 밥과 면류이며, 두 번째가 과채류, 세 번째가 콩류와 생선과 육류, 마지막이 식물성기름입니다.

    – 쌀: 현미 쌀눈에 66%, 쌀겨에 29%, 쌀알에 5%의 영양소가 있다. 쌀눈에는 코린, 이느린, 베타민 등이 들어있다. 이는 고혈압치료제의 주요 성분 중의 하나다. 베타시스테롤은 항암제이며, 비타민 E(일

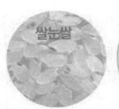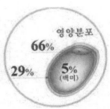

명 토코페롤)는 회춘, 강장의 효능을 지니고 있어 '정력 비타민'으로도 일컬어진다. 특히 비타민 E는 쌀눈인 배아에 52.9%가 들어 있으며, 이 중 homeostasis는 생명유지력을 증강시키는 성분으로 부신피질 호르몬 분비를 촉진하는 효능도 있다. 항산화, 혈액순환, 혈전생성 방지, 세포분열 촉진 등의 효능도 있다.

    휘친산은 대표적인 해독물질로 거의 대부분의 독성성분을 해독하는 성질이 있어 가뜩이나 공

해에 시달리는 현대인들에게 환영받는 물질 중의 하나다. 끝없는 바다를 쉬지 않고 날아가는 철새들의 힘의 근원인 옥타코사놀도 현미에는 풍부하게 들어있어, 현미를 섭취하면 지구력이 강해지고, 유연성이 좋아진다.

배아현미의 호분 층은 그 자체로 섬유질을 갖고 있어 변비, 당뇨, 체지방 감소 등에 효능이 있다. 호분 층에는 비타민 A(신체발육, 면역력 증강), 비타민 B1, B2, B6, B12(대사 비타민, 노동 비타민), 비타민 C(항암제, 전구체), 비타민 D(칼슘섭취 도움), 비타민 F(식물성 불포화 지방), 비타민 K(혈관강화와 피를 맑게 하는 성분), 비타민 L(최유, 입덧감소, 안산 유도) 등 풍부한 비타민이 들어있다. 미네랄, 칼슘, 인, 철, 아연, 마그네슘, 칼륨 등도 풍부해 배아현미만으로도 일상생활에서 필요한 영양성분은 모두 섭취할 수 있다.

- 밀: 배아와 밀기울은 배유(흰 밀가루)80~85%, 배아(눈)2~3%, 밀기울(밀겨)12~18%로 이루어져 있다. 밀 배아는 비타민과 지방질이 풍부하며 싹이 나는 부분으로 밀배아 렉틴(밀배아 응집소)가 있어 암세포를 특이적으로 응집시키는 물질이 있다. 리놀산과 토코페롤이 풍부하다. 밀기울의 성분 조성은 단백질15, 지방4, 당질25, 섬유10, 펜토산24%를 포함하고 있다. 이외에 비타민 B군을 다량(B1, 0.9, B2 0.3 mg %) 함유하고 있다.

♠ **섭취 방법**

- 선식이 소화가 잘 되는 섭취법

① 오래 오래 씹어서 침으로 녹이고 침을 입안에 가득 채워 삼킵니다.

② 약불로 죽으로 끓여 먹습니다.

③ 날씨가 추워지면 따뜻한 음료로 데워 함께 섭취할 수 있습니다. 체질별 방법을 곁들이면, 금토체질은 오렌지쥬스나 포도쥬스 타거나 함께 섭취합니다. 토체질은 우유를 같이 섭취할 수 있고, 목양체질은 따뜻하게 커피나 우유를 데워 타서 섭취합니다. 목음체질은 디카페인커피나 우유를 타서 드시면 됩니다. 수체질은 생강 당귀 백작약 계피 등의 약차에 타서 드시면 됩니다. 수음체질은 우유가 그리 소화가 잘 되는 편은 아니니 주의하시기 바랍니다. 꼭 드시고 싶으면 탈지우유를 권합니다. 그 밖에 자신의 체질에 맞는 차를 만드는 방법은 웹사이트의 주 메뉴 중 팔체질 〉 팔체질의학 〉 체질별 설명 〉 해당체질 〉 생활건강법으로 들어가서 맨 아랫부

분에 감기관리법이 있는데, 여기에 각 체질별로 좋은 차가 설명되어 있습니다.

아침에 일어나서 즉시 금토체질은 조금 따뜻한 물에(40~50도), 목수체질은 뜨거운 물에 (65~75도) 선식을 타서 드시면 몸의 원기를 기르는 양생법이 됩니다. 20~30분 후 식사하면 됩니다. 지구상에 존재하는 대부분의 생명체의 생체리듬(바이오리듬)은 지구의 자전에 맞추어 영위하고 있습니다. 태양이 떠오르기 시작하는 아침 6시를 전후로 대기는 따뜻해지고 우리의 신체도 조화롭게도 이 시점에서 양 기운이 체내에서 일기 시작합니다. 그래서 대부분의 사람들이 대장의 더운 양 기운이 발동함에 따라 배변 배출로 시작하여 생명의 활동이 시작되는 것입니다. 태양은 떠오르기 시작하여 남중이 되고 양 기운이 충만해져 대기는 정오부터 오후 6시까지 대지와 생명체에 양 기운을 쏟아 생명의 활동을 북돋아줍니다. 태양이 대지에서 사라지는 오후 6시를 안팎으로 인체의 양 기운도 수렴되고 생명은 보금자리에 안착하여 음 기운이 왕성해지면서, 생명의 활동이 휴식으로 바뀌면서 수렴하여 간과 신장에 음기(陰氣)를 저장합니다. 그래서 밤늦게 신체활동(운동과 식사 음주)을 과하게 하면 매우 생체리듬에 해롭습니다. 음기가 가장 왕성한 자정 전(밤 10~11시)에 깊은 숙면으로 들어가 해가 뜰 때(오전 6시)까지 생체의 음기를 간장과 신장에 갈무리하여 원기를 축기합니다. 양 장기인 비 위장은 양기를 수족과 전신으로 발산(發散)하고, 폐 대장은 선발(宣發) 숙강(宿降)하여 양기(陽氣)를 상하(上下)로 운기(運氣)하여 생명의 새 날과 함께 장부가 약동(躍動)되는 것입니다. 누구나 일어나자마자 체질에 맞는 탄수화물 단백질 미네랄 등이 풍부히 함유된 선식을 타서 200~300ml를 마시면 오래오래 생명의 양기를 기를 수 있습니다.

*요즘 아침 미온수4잔 음용을 권장하는데, 수목체질은 해롭습니다. 물의 본성은 차갑습니다.

금토 체질은 기상 직후 조식 전에는 차가운 물을 삼가야 합니다. 더운 기운을 지피는 이른 아침에 찬 음료를 마시는 것은 오장장부의 타오르기 시작하는 장작불에 물을 끼얹어 불을 끄는 격입니다. 아침식사 2시간 뒤로는 시원한 음료를 마셔도 좋습니다.

수목 체질은 체질에 맞아도 차가운 온도의 음료나 덥힌 맹물일지라도 결코 마셔서는 안 됩니다. 기상직후 조식 전에는 절대 생수나 맹물을 마셔서는 안 되며, 찬바람이 피부에 스며드는 계절에는 더욱이 더운 기가 가미된 차를 마셔야 합니다. 단 무더운 여름철 조식 이후에는 상온의 생수를 마실 수도 있습니다.

④ 부침요리: 프라이 팬에 체질에 맞는 기름과 곡류에 선식과 야채 등을 혼합하여 부침(전)을 해서 드시면 맛있습니다.(예: 수체질의 경우 선식에 감자전분 옥수수가루 찹쌀가루, 우리통밀가루(수음만) 등과 함께 계란 부추 청양고추 대파 양파 호박 버섯 등을 잘게 썰어 소금으로 간을 맞추고 현미유 참기름 옥수수배아유 달맞이유로 팬을 두르고 부침을 합니다.)

⑤ 갈증 날 때 음료로 마시고 싶다면, 선식을 한두 숟갈 정도에 더운 계절에는 생수에, 추운 계절에는 더운 물에, 맞는 당분을 타서 마십니다.

⑥ 허기를 달래고자 할 때에는 선식 서너 숟갈을 타서 취향에 맞게 드십니다.

⑦ 체중 감량을 하고 싶을 때는 저녁에 대용식으로 진하게 죽처럼 먹으면 영양보급을 동시에

♠ 선식 활용법

① 아침 일찍 학교에 가거나 출근하는데 입맛이 없거나, 바빠서 제대로 끼니를 챙겨 먹지 못하는 분들의 아침 대용식사

② 위장의 소화 기능이 약하거나 대장의 변통이 원활하지 않은 분

③ 간식으로 뭔가를 먹고 싶은데 마땅한 것을 찾기 어려운 분

④ 구할 수 없어 체질에 맞지 않는 생식이나 선식을 하시는 분

⑤ 체중감량에 실패했으나 기필코 적정체중을 만들고 싶은 분

⑥ 먹기는 잘 하나 흡수가 안 돼 살이 안 찌는 분

⑦ 식이요법을 하고 있는데 소화흡수에 힘이 드는 분

⑧ 학생이나 직장인들이 마땅한 점심식사를 할 수 없거나 간단하게 위장을 편하게 죽 등을 먹고 싶은데 마땅한 것이 없어 체질 대용식을 원하는 분

⑨ 한 끼라도 몸에 좋은 식사를 해서 장기를 편하게 해주고 싶은 분

⑩ 유치원이나 유아원에 보내면 체질에 어긋난 식사를 하게 돼 자녀의 건강에 문제가 있는 경우

⑪ 자녀의 이유식으로 사용하면 좀 더 발육이 양호하고 성품이 원만할 수 있습니다

⑫ 피로가 누적되어 지친 위장의 휴식을 위해 절식을 한 끼를 가끔씩 하고 싶은 분

⑬ 집에서는 일체의 조미료를 첨가하지 않고 식사를 하시는 분으로 조미료를 첨가한 외식을 하면 속이 안 좋아 어찌해야 좋을지 고민하는 분

⑭ 해독을 하는 간장과 피로물질을 최종 배출하여 정화작용을 하는 신장 즉 간과 신장의 기능에 무리를 주고 싶지 않은 분

♠ 숙고할 점

① 소화 흡수가 잘 되기 때문에 체중을 줄이기를 원하는 분은 저녁에 드시고 자면 , 밤에 자는 동안 생리적으로 정리가 되기에 아침에는 달리 과식하지 않을 수 있습니다 . 그러나 점심에 선식을 하면 저녁에 배가 고파 과식하게 됩니다. 절제할 수 있어 과식을 피할 수 있다면 상관없습니다.

② 자신의 체질 생리에 비추어 효율적으로 언제 어느 때에 먹는 것이 좋은지 생각해서 드시면 되겠습니다.

♠ 본 선식의 불편한 점

1회용으로 낱개 포장이 되어 있지 않아 휴대하기가 불편합니다. 따라서 밖에서 드시려면 따로 담아 휴대하거나 또는 본인 취향에 맞는 병(보온 보냉병)에 타서 다니면서 먹어야 합니다. 직장에 나가는 분은 한 봉지는 사무실에 따로 두고 먹는 방법도 있습니다. 단 것을 좋아하는 분은 본인 체질에 맞는 당분 즉 꿀이나 조청 설탕 올리고당 또는 입맛을 돋우는 음료를 따로 준비해야 하는 불편함이 있습니다. 꿀이나 조청은 별 문제 없이 유익하게 작용하나 나머지 한국에 시판되는 설탕은 백설탕 황설탕 흑설탕 모두가 실은 즉 사탕수수의 영양성분은 모두 제거된 100% 정백 당이기 때문에 체액을 산성화시킵니다. 순수 꿀을 섭취해야 합니다. 한여름(6~8월)에는 밖에 보관하면 변질될 수 있으니 냉장하세요. 그러나 한여름만 빼고는 서늘한 곳에 보관해도 무방합니다.

♠ 좋은 점

① 말할 것도 없이 팔체질별로 맞는 것 중에서 배합하고 체질에 맞게 배합가공하기에 소화도 잘 되고 몸도 편안합니다.

② 체질적으로 몸에 해로운 재료는 물론 어떤 화학첨가물도 쓰지 않고, 주문 즉시 제조하기에 매우 신선하고 구수합니다.

*유투브 "송산팔체질나르샤" 채널, 선식 동영상에서 상세설명을 보실 수 있습니다.

로얄젤리

- 내용량: 1kg
- 성상: 액상
- 보관: 냉동
- 원산지: 호주
- 적용체질: 목양 목음 수양 수음체질
- 여왕벌의 음식물, 만능의 자연 식품
- 노약자 건강 유지, 신경증에 효과, 동맥경화 예방

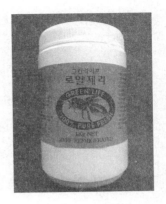

꿀은 꽃에서 나오는 '화밀'을 벌이 삼킨 후 벌통으로 돌아와서 토해 내는 과정에서 뱃속의 전화효소와 어금니에서 분비하는 파로틴을 가미시켜 포도당과 과당으로 전환, 숙성시킨 것이다. 꿀은 칼슘, 아연, 구리 등 무기질과 각종 비타민을 많이 함유한 알칼리성 식품이며 효소 성분을 활성화시키는 역할을 한다.

그리스신화에 '아리스타이오스'는 양봉(養 蜂)의 신이고 제우스도 꿀을 먹고 자랐다고 기술되어 있다. 이에 그리스인들은 꿀을 '신(神)들의 식량'이라 불렀다. 성서는 가나안을 "젖과 꿀이 흐르는 땅"이라고 表現했으며, 솔로몬은 "내 아들아 꿀을 먹으라. 이것이 네 입에 달고 건강에 좋다"라고 말했다. 이처럼 예로부터 인류는 꿀을 귀하게 여겼다.

꿀벌(bee)이 인간에게 준 가장 큰 선물은 꿀이라고 할 수 있다. 꿀벌 한 마리는 하루에 7~14번 꿀을 모아 오는데, 1kg의 꿀을 저장하기 위해 꽃과 벌집을 오가는 횟수는 4만 번 정도이며 이때 필요한 꽃은 총 560만 송이에 이른다.

로열젤리(royal jelly)는 1954년 로마 교황 비오 12세가 고령으로 매우 위독하였을 때 교황의 주치의인 리칼토 리시 박사가 교황에게 로열젤리를 처방하여 쾌차시켰다는 보고 이후 세계적으로 더욱 유명해졌다. 또한 1958년 제12회 국제양봉대회에서 교황은 로열젤리와 벌꿀을 예찬하는 강론을 하였으며 이를 계기로 로열젤리 '붐'이 일어났다.

로열젤리는 여왕벌(queen bee)의 음식물로써 일벌의 입으로부터 제공된다. 여왕벌은 오로지 산란(産 卵)만이 임무이므로 1,000마리가량의 수벌을 상대로 교미를 하여 하루에 2,000~3,000개의 알을 낳는다. 꿀벌의 집단은 한 마리의 여왕벌[여왕봉(女王蜂)]과 수만 마리의 일벌[직봉(職 蜂)], 그리고 번식기에 합류하는 1,000마리 정도의 숫벌[웅봉(雄 蜂)]로 구성된다.

꿀벌의 사회는 일벌에 의해 관리, 운영되고 있으며, 로열젤리도 일벌에 의해 생산된다. 즉 일벌은 꽃가루와 꿀을 주식으로 하고 있는데, 소화·흡수된 영양소가 혈관을 통해 머리에 있는 인두선(咽 頭 腺)에 운반되어 로열젤리로 저장된 후 여왕벌에게 공급된다.

꿀벌의 알은 부화된 후 처음 3일간은 모두 로열젤리를 먹으나, 그 다음 3일간을 로열젤리를 계속해서 먹으면 여왕벌이 되고, 꿀과 꽃가루를 먹으면 일벌이 된다. 즉 3일간의 먹이에 따라 불과 40~60일밖에 살지 못하는 일벌이 되기도 하고, 일벌에 비해 몸집이 2배 이상 크며 일생 약 300만 개의 알을 낳는 능력을 갖고 3~5년까지 장수하는 여왕벌이 되기도 한다. 이로 인해 로열젤리가 불로장생, 강정의 영약, 영원한 젊음을 제공하는 신(神)의 음식, 만능의 자연 식품 등으로 불리는 것이다.

구소련 시절, 보건당국은 100세 이상 장수자의 대부분이 양봉을 하여 벌꿀과 로열젤리를 먹고 있다고 발표하여 로열젤리의 명성이 다시 알려졌으며, 중국에서는 로열젤리를 왕유(王 乳)라고 부르며 불로장수에 좋은 것으로 여겨 왔다.

로열젤리는 수분이 약 66% 함유되어 있는 젤라틴성 물질로, 농도는 시간이 경과함에 따라 짙어진다. 색깔은 보통 흰색이나 연노랑색일 때도 있으며 공기와 접촉하면 그 색깔이 조금씩 변한다.

♠ 효용성

고대 그리스인들과 로마인들은 로열젤리를 장수 및 회춘 비약으로 사용했다. 프랑스 과학자 쇼반 박사가 1945년 로열젤리에 관한 연구논문을 발표하여 세계 의학계의 주목을 끌었으며, 독일의 프레난 박사와 립트만 박사가 1953년 로열젤리 연구로 노벨의학상을 수상하여 세계는 로열젤리에 관한 인식을 새롭게 갖게 되었다.

로열젤리는 영양 보급, 건강 증진 및 유지에 도움이 되는 고단백 식품이다. 또한 로열젤리에는 양질의 단백질과 지방산, 각종 비타민, 무기질 등 40여 종의 생리활성 물질이 들어 있다.

고대 이집트인들에게 꿀(honey)은 현대인의 아스피린과 같은 가장 대중적인 약이었다. 기원전 2500년 무렵에 쓰여진 이집트의 의학서 『스미스 파피루스(Smith Papyrus)』에는 꿀의 900가지 요법이 언급되어 있다.

히포크라테스는 열을 다스리는 데에는 꿀에 물을 섞어서 사용하라고 권장했다. 제1차 세계대전에서 독일 병사들은 전투에서 입은 상처에 패혈증이 생기지 않도록 꿀을 발랐으며, 개발도상국의 의사들은 꿀을 살균소독용으로 상처나 궤양에 바른다. 또한 꿀은 목의 통증을 완화시키며, 사람의 기분을 진정시켜 안락한 수면에 도움이 된다.

조선시대 명의(名醫) 허준(許浚)의 『동의보감』에도 벌에 대한 이야기가 있다. 벌을 소금에 볶아 먹으면 대소변을 잘 보고 냉(冷)과 대하(帶下)로 고생하는 여성에게 좋다는 구절이 나온다. 『신농본초경(神農本草經)』에는 "꿀은 기운을 북돋고 통증을 그치도록 하며 해독하는 작용이 있으므로 여러 질환에 두루 쓰인다. 만일 꿀을 장복하면 몸이 가벼워지고 속이 든든해지므로 장수할 수 있다"고 기술되어 있다.

일본에서 실시한 로열젤리의 혈류량 증가에 관한 연구(1978)에 의하면 로열젤리는 꿀에 비해 100~200배 정도 강력한 것으로 나타났다. 즉 강력한 혈류량 증가 작용에 의해 신진대사를 촉진하여 신속하게 피로를 회복하게 하고 활력을 제공한다.

로열젤리는 생체 저항력 강화 및 성장촉진 작용, 항암 작용, 항균 작용, 내분비·순환계통·조혈기관 등에 영향을 준다. 또한 로열젤리는 노약자의 건강 유지, 고령자의 식욕 부진, 신경증 환자에 효과가 있으며, 혈중 콜레스테롤 수치를 낮추기 때문에 동맥경화 예방에도 좋다. 신경장애 특히 우울증 환자에게 도움이 되고, 수술 후 회복기 환자에게도 좋다. 로열젤리에는 타액선 호르몬인 파로틴(parotin)과 유사물질이 다량 함유되어 있어 노화 방지에 효과가 있는 것으로 알려지고 있다.

로열젤리에는 양질의 단백질과 지방산, 각종 비타민, 무기질 등 40여 종의 생리활성 물질이 들어 있고, 항암 물질이 함유되어 있으며 그 외에도 아직 밝혀지지 않은 R물질(R-factor)이라고 부르는 것도 포함되어 있다.

♠ 효능

피로회복 (신진대사를 원활하게 해주는 역할을 하여 피로회복에 좋다.)

♠ 보관법

상온에서는 로열젤리의 성분이 변할 수 있으므로 밀폐용기에 담아 냉동 보관한다.

*상세 내용을 보려면 웹사이트 〉 제품소개 〉 산삼 장뇌산삼 항목 참조

칼슘

- 제품: 산호 칼슘
- 원재료: 산호 100%
- 내용량: 100g
- 소성 이온 수용성분말
- 적용체질: 수양 수음 목양 목음체질

- 제품: 탄산칼슘
- 원재료: 패각소성탄산 타정
- 적용체질: 토양 금양 금음체질

내 체질에 맞는 칼슘을 먹으면, 비타민 D나 마그네슘을 따로 섭취 안 해도 흡수는 잘 된다. 반면 특히 체질에 맞지 않는 칼슘섭취는 뼈의 칼슘이 혈관으로 빠져나와 골다공증이 더 악화된다. 폐경 이후는 평생을 두고 섭취하고 근육 강화 운동을 하여 골밀도를 높여야 한다.

- 칼슘이 모자라면 뼈가 녹아나와 골다공증이 된다.
- 고혈압은 칼슘부족으로도 온다.
- 인슐린은 칼슘 신호에 의해 분비된다.
- 임신합병증은 칼슘부족도 원인이 된다.
- 칼슘이 부족하면 암에 걸리기 쉽다.
- 원활한 심장박동과 정서 안정에는 칼슘이 필수
- 뇌신경의 활동은 칼슘이 충분해야
- 고혈압 관리에는 칼슘이 필요하다.
- 칼슘부족은 치매의 원인 중 하나
- 칼슘은 세포를 젊게, 장수에 필요하다.
- 간장병관리에 칼슘이 필요하다.

- 동맥경화는 칼슘부족으로도 일어난다.
- 칼슘은 성장호르몬 등 호르몬대사를 활성화한다.
- 칼슘이 부족하면 암에 노출되기 쉽다.

♠ 산내들 산호칼슘의 특징

- 이온 처리되어 흡수가 잘 되며
- 수용성으로 물에 녹을 만큼 인체와 친화력이 있고
- 차가운 체질을 따뜻하게 하는 가장 적합한 칼슘이다.(차가운 수목체질만 본 제품은 유용하고 금토체질은 해로움)
- 금토체질에 적합한 칼슘 별도 제공

*체질에 맞는 칼슘 보충제와 체질에 맞는 칼슘이 함유된 식품 섭취를 더 알고자 하면 유투브 검색창에서 "송산팔체질나르샤"를 치고 채널로 들어와 칼슘 동영상을 찾아 시청하세요. 유익한 정보가 많습니다.
송산 유투브채널 이름: 송산팔체질나르샤 https://www.youtube.com/watch?v=FW0YQ_ilQA4&t=750s

특히 여성의 폐경 이후에는 이전에 비해 칼슘의 흡수가 50% 미만으로 대부분의 여성이 골밀도가 약하며, 혈액 중에 부족한 칼슘을 보충하기 위해 뼈에서 칼슘이 빠져나와 골다공증이 유발된다. 노인 여성이 낙상(落傷) 골절(骨折)로 병상에 오래 누워있으면 접골이 잘 안 되며, 혈행 장애와 골밀도가 더 떨어져 사망에 이르기도 한다.

실제로 65세 이상의 3분의 1은 매년 1번 이상 낙상을 겪고, 그중 4분의 1은 입원한다. 낙상으로 고관절이 골절되면 1년 이내 사망할 확률은 약 17%이며, 뼈가 부러진 환자 60%는 정상적인 보행이 불가능하다. 고관절 골절이 발생하면 수술에서 회복까지 최소 6개월이 걸린다. 다치기 이전으로 회복하기도 쉽지 않다. 6개월간 활발하게 움직이지 못해 장시간 누워 있다 보면 욕창은 물론 심장마비, 뇌졸중, 폐렴, 색전증 등 다양한 합병증이 유발된다. 낙상 예방에는 하체 근육을 강화하는 게 도움이 된다. 유투브에 하체근력강화 운동법 많이 소개되어 있다.

양조효모(BREAW YEAST)

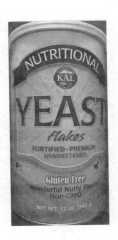

- 성상: 분말
- 내용량: 650g 대용량
- 사탕수수에 효모 균주를 배양하여 만든 제품
- 적용체질: 수체질을 제외한 모든 체질
- 일체 다른 성분은 가미되지 않았다. 당분과 글루텐(불용성 단백질) 그리고 유
  전자변형물질(GMO)이 전혀 없다. 정량650g

효모에는 맥주효모와 양조효모 두 종류가 있다. 시중에 가장 보편적으로 많이 팔리는 맥주효모는 맥주를 만들고 난 찌꺼기를 다시 이스트를 넣어 재발효하여 효모를 만든 것으로 약 15%의 단백을 함유한다. 효모 중 가장 품질이 우수한 양조효모는 사탕수수를 원료로 하여 기능식품으로 섭취하기 위해 배양한 것으로 약 65% 이상의 최상위 양질의 단백을 함유하고 있다. 셀레늄이 많은 미국 유타주에서 재배한 사탕수수를 원료에 효모균을 배양하여 성분 대부분을 식물성으로 단백질화시킨 것으로 유기셀레늄 함유량이 높아 간 해독에 매우 유용하다. 암 환자의 단백질 영양공급에 흡수력이 좋고, 면역증강에도 도움이 된다. 즉 양조효모에 들어있는 자이모산이라는 성분은 보체(면역체계의 일부)를 활성화하여 면역기능을 증강시키는 유용성이 있는 것이다. 특히 복수가 찼을 때 부족한 단백질을 보충하는데 가장 소화가 잘 되어 영양보급에 좋다. 또한 현대인의 영양부족에서 오는 무기력 피로 등에 효모에 함유된 비타민B군과 기타 다양한 무기질은 유용성이 크다.

효모는 당 대사를 돕고 습진, 심장병, 통풍, 신경병, 피로 회복에 좋으며 면역반응을 향상시켜 암 치료에도 중요한 역할을 한다. 효모엔 비타민 B(B12는 제외), 크롬(Cr), 아미노산, 14종 이상의 미네랄, 17종류의 비타민(A,C,E는 제외) 및 효모 무게의 52%에 달하는 아미노산을 함유하고 있으므로 그 자체만으로도 훌륭한 영양식이 될 뿐만 아니라 효모에 포함된 자이모산(zymosan)은 보체를 활성화하여 직접 암세포에 구멍을 뚫어 사멸시키기도 한다.

효모는 간세포를 보호하며 동시에 활성화하도록 작용할 뿐 아니라 면역력을 높여서 간염 바이러스를 퇴치하는 작용도 강화한다. 효모가 간을 위한 훌륭한 식품인 이유는 이것이 전부가 아니다. 음식물 중에 아무런 독성이 없어도 어떤 종류의 영양성분이 결여되면 중증의 간장 장해가 일어날 정도로 간은 균형 있는 영양을 필요로 한다. 이러한 간의 재생엔 가장 중요한 영양소가 단백질과 핵산이다.

양조효모 무게의 약 65%가 식물성 단백질이고 8%가 핵산인데, 핵산이 풍부하기로 유명한 꽁치의 핵산 함량이 0.8%인 것을 비교하면 건조효모의 핵산함유량은 가히 짐작이 갈 것이다. 또한 간장에서는 산화, 환원, 메칠화, 아세칠화 등의 다양한 화학반응이 일어나는데, 이들 화학반응은 특히 비타민 B군이 개입되지 않으면 진행이 되지 않는다. 이런 점에서 대부분의 비타민 B군이 건조효모에서 발견되었을 정도로 단일식품으론 최고의 비타민 공급원이다.

건조효모 무게의 약 50%가 식물성 단백질이고 8%가 핵산인데, 핵산이 풍부하기로 유명한 꽁치의 핵산 함량이 0.8%인 것을 비교하면 건조효모의 핵산함유량은 가히 짐작이 갈 것이다. 또한 간장에서는 산화, 환원, 메칠화, 아세칠화 등의 다양한 화학반응이 일어나는데, 이들 화학반응은 특히 비타민 B군이 개입되지 않으면 진행이 되지 않는다. 이런 점에서 대부분의 비타민 B군이 건조효모에서 발견되었을 정도로 단일식품으로는 최고의 비타민 공급원이다.

레시틴

- 성상: 인지질이 충진된 연질 캅셀
- 원료: 대두에서 추출한 레시틴
- 내용량: 1000mg×100캅셀
- 적용체질: 모든체질

건강에 대한 관심이 높아지면서 건강의 척도를 알리는 다양한 표현들이 생겨났다. 그 가운데서도 중요하게 생각되는 것은 혈액의 농도. '맑은 혈액' 혹은 '끈적끈적한 혈액'이라는 표현이 주는 뉘앙스는 상당히 직접적이다. 좋은 콜레스테롤이 혈액 속에 얼마나 있는지, 콜레스테롤 수치는 정상인지를 바로 연상시키기 때문. 이런 끈적끈적한 혈액을 예방하는 데에 가장 적합한 것이 콩의 레시틴(Lecithin)이다.

1. 중성지방 등 혈관에 엉겨 붙은 노폐물이나 기름덩어리, 즉 혈액 속의 나쁜 콜레스테롤을 녹여 몸 밖으로 배출시켜 준다. 또 좋은 콜레스테롤을 증가시켜 콜레스테롤 수치를 정상적으로 유지해 준다. 레시틴을 구성하고 있는 지방산인 리놀레산, 리놀레인산 등은 불포화지방산을 함유하고 있어 콜레스테롤 수치를 저하시키는 데에도 큰 몫을 한다. 인지질의 일종이라 산화되기 쉽다는 아킬레스건도 있지만, 견과류, 소맥배아유, 다랑어 등의 비타민 E와 함께 먹는다면 걱정 없다.(체질에 맞는 지방과 함께 섭취하면 흡수율이 높아진다.)

2. 레시틴의 또 한 가지 기능은 무수히 연결되어 있는 뇌세포를 활성화한다. 세포와 세포 사이를 정보전달물질이 오고감으로써 기억이나 판단이 행해지는데, 이 정보 전달물질의 하나인 아세틸콜린(Acetylcholine)을 만드는 게 콩의 레시틴이기 때문. 미국에서는 치매 환자에게 이것을 공급해 아세틸콜린이 증가했다는 데이터도 있다. 나이가 들면서 뇌세포는 언제나 일정량씩 파괴되고 그 수가 감소하면서 나머지 세포의 역할도 저하되어 치매가 되는 경우도 있다. 그러나 뇌세포의 파괴 속도를 늦추거나 남아 있는 세포를 활성화할 수만 있다면 치매를 예방하거나 치매가 나타나는 시기를 지연시킬 수 있다. 여기에 도움을 주는 물질이 바로 레시틴이다. 콩의 레시틴 성분은 세포막의 활동을 활발하게 함으로써 세포 파괴를 늦추고, 조직 활동을 자극해

뇌 활동의 저하도 막아준다.

3. 콩에는 인지질(燐脂質)의 한 종류인 레시틴(lecithin)이 풍부하게 들어 있다. 레시틴은 세포 속의 수분을 조절하는 물질로 이 성분이 풍부할 경우 피부에 윤기와 광택이 난다. 레시틴은 비타민 E를 비롯한 지용성 비타민(A, D, K)의 흡수를 도와 체내 효율성을 높여 피부 노화를 막고 혈액순환을 원활히 해주어 중년의 피부 침착을 예방한다.

머리가 회전이 느리신 연세 드신 분이나 공부하는 학생들도 먹으면 좋다고 하네요.

저도 나이가 조금씩 들어가니 머리가 잘 안 돌아가는지 이 제품 먹고 좀 좋아진 것 같아요^^

레시틴은 인체의 모든 살아있는 세포가 필요로 하는 지질의 한 종류입니다. 영양소의 통로를 조절하는 세포막과 근육과 신경세포 등이 레시틴으로 구성되어 있으며, 뇌를 둘러싸고 있는 보호막 또한 레시틴으로 구성되어 있습니다.

동맥경화를 예방하고 심장혈관 질환 및 혈관내벽의 고지혈 중성지방 나쁜 콜레스테롤의 침착을 분해하고 예방 보호하며, 뇌의 혈액순환과 기능을 개선하고, 간의 티아민의 흡수와 장의 비타민 A의 흡수를 돕습니다. 레시틴은 또한 에너지생산을 촉진하고 알코올 중독에 의해서 손상된 간의 재생을 도우며 콜레스테롤과 같은 지방축척으로부터 동맥을 보호하는 효능을 가지고 있습니다.

(출처: [네이버 지식백과]피부에 윤기를 더해주는 레시틴 – 콩에는 뭐가 들어 있나(콩, 2004. 9. 17 김영사))

스피루리나

- 원료: 100% 스피루리나
- 성상: 타정
- 내용량: 240~300g

*아래 내용은 스피루리나의 유용성에 대한 이해를 돕기 위해 인터넷에서 발췌한 내용이며, 질병을 치료하는 의약품이 아니며 건강기능식품입니다.

스피루리나 효능에 대해서 알아보려 합니다. 스피루리나는 엽록소가 풍부한 대표적 이끼류 식품으로 일명 '푸른 혈액'이라 불리는 엽록소는 동물의 혈액과 놀랍도록 비슷한 기능을 수행하는 것으로 알려져 있답니다. 스피루리나는 천연식품 중에 가장 많은 60% 이상의 단백질을 함유해 '단백질 식품의 제왕'으로 통한다고 합니다. 대략 콩의 2배, 쇠고기의 3배, 달걀의 4배에 해당하는 단백질을 함유하고 있기 때문이랍니다. 또한 8종의 필수아미노산과 10종의 비필수아미노산으로 이뤄져 인체가 원하는 거의 모든 아미노산을 충족하고 있어 성장기 어린이와 질환으로 기력이 소진된 환자에게 훌륭한 단백질 보급원으로서 뛰어난 스피루리나 효능을 보인답니다.

스피루리나 효능을 알아보면, 스피루리나는 항암, 항염 작용을 하며 손상된 세포를 재생시키고 해독, 항콜레스테롤 작용에 이르기까지 다양한 효능이 있음이 입증되었다고 합니다. 또한 엽록소가 생명유지 물질인 각종 비타민과 미네랄은 물론 아직 인간이 생화학적으로 발견하지 못한 유익물질까지 함유해 효소를 만들고 활성화시키는 역할을 한다고 합니다.

또한 스피루리나는 단백질 외에 베타카로틴을 비롯한 비타민, 칼슘, 철분, 칼륨, 마그네슘, 아연, 셀레늄, 망간 등 13종의 무기질과 항산화제, 식이섬유 같은 기능성 영양소 등 모두 49종의 영양소를 함유하여 체질개선, 생활습관병 예방, 숙취해소에 탁월한 효과가 있는 스피루리나 효능을 가지고 있답니다. 뿐만 아니라 스피루리나의 알칼리도는 40~45도로 일반채소가 10~15인 것과 비교해 월등한 수치를 나타내어 육류 및 탄수화물의 지나친 섭취와 스트레스로 산성화된 현대인의 체질을 개선하는 데 효과적인 효능을 발휘한답니다.

핵산 엽록소 단백질이 미세한 입자로 되 있어 흡수가 잘 됩니다. 핵산 섭취량이 부족할 때 간에서 다른 영양소로 핵산을 만들어 쓰며 그 과정에서 노폐물이 발생하여 약한 간일 때 피로물질이 쌓이게 됩니다. 핵산이 다량 함유된 이 식품은 이 경우에 도움이 많이 됩니다.

한국에서는 본 제품보다는 크로렐라를 더 많이 들어봤을 것입니다. 그러나 스피루리나는 크로렐라에 비해 단백질함량이 더 많고 입자가 미세하여 흡수가 더 잘 됩니다. 우리 연구소의 경험으로 보면 고객들이 두 가지를 동시에 먹고 나서는 나중에 찾는 것이 스피루리나가 압도적으로 많았고, 크로렐라를 찾는 사람은 없었습니다. 특히 간이 약한 분들은 재구매하여 꾸준히 섭취하는 사람들이 많습니다.

핵산 섭취량이 부족할 때 간에서 다른 영양소로 핵산을 만들어 쓰며 그 과정에서 노폐물이 발생하여 약한 간일 때 피로물질이 쌓이게 됩니다. 핵산이 다량 함유된 이 식품을 섭취하면 간에서 우리 몸에 필요한 핵산을 제조할 필요가 없어 간이 무리를 하지 않고 쉴 수 있습니다. 그런 이유인지는 확인되지 않았으나, 섭취 후 몸이 경쾌하다고 말합니다. 결과 피곤이 감소하고 힘이 생깁니다.

다음은 스피루리나의 영양성분과 기능을 설명합니다. 그러나 기억할 것은 이 제품은 어디까지나 영양보급하는 기능식품이지 병을 치료하는 의약품은 아니라는 것입니다.

스피루리나에는 인체의 생명유지에 필요한 49종의 영양소가 함유되어 있어, 지구상에 존재하는 모든 영양소가 모두 들어있다고 해도 과언이 아닌 것으로 밝혀졌습니다. 18종의 단백질, 13종의 비타민, 14종의 미네랄 엽록소, 감마리놀레닉산 GLA, 항상화제 SOD, 다당류, 섬유질 등의 영양원소가 균형있게 함유되어 있고, 이러한 영양소가 체내의 비율과 유사하게 구성되어 있어 무려 95%에 이르는 소화흡수율을 가능하게 하고 있습니다.

스피루리나의 영양소 중에서 카로틴과 핵산은 활성산소를 무해화시켜 노화를 지연시키고 젊음을 지속시켜주는데 도움이 되고, 고함량의 비타민12와 철분은 혈액속의 적혈구를 증가시켜 노약자나 유아의 영양식품으로 아주 적합합니다. 또한 스피루리나에 함유된 엽록소는 강력한 살균작용, 심장 기능 강화, 변비 해소작용, 빈혈의 예방과 치료에 유용한 것으로 확인되고 있습니다. 또한 스피루리나는 우주인의 식량으로 활용되고 있으며, 미래 인류를 위한 고효율 식량의 대체안으로 급부상하고 있는 식품이기도 합니다.

– Energy Boosting(에너지배양)

무력해지고 에너지가 결핍되는 경우 충분한 영양소를 공급하며, 또한 운동선수에게 필요한 에너지와 스태미너, 근육생성을 도와 줍니다. 다이어트를 하는 경우 보조식품으로도 아주 탁월합니다.

– Advanced Nutrition Enhancing(영양제고)

확실한 영양분의 공급을 통하여 체내의 전반적인 영양증진과 소화기능을 원활하게 하여 줍니다. 특히 임산부나 수유중인 산모, 유아나 성장기의 어린이들에게 필요한 영양분을 충분히 공급하여 줍니다.

– Immune Enhancing(면역증강)

골수, 흉선, 비장의 생성기능을 강화시켜 체내의 면역력을 향상시켜 줍니다. 이로써 체내의 세균의 배양과 비정상적인 세포의 성장을 방지합니다.

– Cleansing(신체장기의 정화)

소화기관과 신장 그리고 간의 기능을 보호하고 깨끗하게 하여 체내에 독소가 쌓이는 것을 방지하고 항염, 항산화기능을 향상시키며 장기의 면역기능을 활성화 시켜 줍니다.

– 기타 효능

심한 스트레스, 위장이나 대장의 장애, 피부건강, 시력 건강, 모발의 성장과 윤기, 콜레스테롤의 저하, 혈압을 정상화해 주는데도 유용한 것으로 보고되고 있습니다.

♠ 속속 효과 입증하는 세계의 임상연구 현황

스피루리나의 효능에 대한 연구는 세계적으로 활발하다. WHO(세계보건기구), FAO(국제연합식량농업기구), UNIDO(유엔농업개발기구), UNICEF(유엔아동기금) 등 국제 단체를 비롯해독일, 일본, 미국, 미얀마, 중국, 멕시코 등과 같은 나라들이다. 스피루리나 생산지이거나 일찍이 관심을 가져온 기관 및 지역들이다. 더불어 스피루리나와 관련해 발표된 논문만 해도 국제적으로 이미 1,000여 편을 넘어섰으며, 관련 특허는 수백 개에 이른다. 그에 비하면 우리나라에서는 연구가 늦은 편이다. 대학의 생물학과, 식품영양학과, 의과, 약학과, 미생물학회 등의 교수들이 참가한 '스피루리나 연구회'와 서울대, 연세대,이화여대, 경희대 등의 대학에서 스피루리나를 연구하고 있다. 그러나 뒤늦게라도 연구자들이 늘고 있다는 것은 스피루리나의 우수성을 많은 사람들에게 전파한다는 면에 긍정적이라 하겠다. 얼마 전에는 '스피루리나와 건강'이란 주제로 국제심포지엄이 열려(2회) 더 큰 연구의 가능성을 높이기도 했다.

이 책에서의 스피루리나 이야기 역시 그런 면에 탄력을 받았다. 내용도 국내외 연구 성과와 언론 등에 언급된 보도를 토대로 한 것이다. 그런만큼 내용에 부풀림이 없으며, 효과는 있으되 검증이 부족한 부문에 대해서는 '알려지고 있다' '~일 수 있다' 등의 표현을 썼다.

참고로, 아래는 세계 여러 나라의 연구기관에서 진행된 스피루리나의 효과에 대한 임상 사례들이다.

– 일본

1978년 도쿄대학교 의학연구원은 빈혈 증상이 있는 8명의 여성들에게 식사 후에 스피루리나 4g씩을 섭취하게 하는 실험을 하였다. 30일 후 환자들의 헤모글로빈 수치가 10.9에서 13.2(권고 레벨)까지 21%증가되는 결과를 보였다. 1988년 토카이대학교에서는 고콜레스테롤, 경증 고혈압 그리고 지방 과잉 혈증에 걸린 30명의 성인에게 8주 동안 매일 4.2g의 스피루리나를 먹게 하는 연구를 하였다. 그 결과 콜레스테롤, 트리글리세리드 그리고 LDL(혈관벽에 쌓이는 지방) 레벨들의 수치가 낮아지는것이 확인되었다.

이 임상에서 환자들은 스피루리나 섭취와 함께 평소의 식습관은 그대로 유지하였는데, 4주만에 이미 각각의 콜레스테롤 수치가 244에서 233까지 4.5% 감소하였다. 이를 통해 연구원들은 스피루리나가 전반적으로 콜레스테롤 수치를 낮추고 심장병을 완화하는 데 효과적인 영향을 준다는 결론을 내렸다.

– 루마니아

1984년 루마니아의 국제의료클리닉에서는 자양 식품으로서 스피루리나의 효용성에 대한연구를 했다. 효과에 대한 심사는 21명의 영양결핍 환자 스스로 느껴보게 했다. 그들은위 절제술, 불건전한 나쁜 식습관, 만성 췌장염과 위염, 류머티즘, 빈혈증 등을 앓거나 그로 인해 체중이 떨어진 사람들이었다. 실험팀은 스피루리나를 복용한 환자들의 의견을 통해 그들의 체중이 회복되고 생활에도 활력을 얻었다는 것을 보고하였다.

– 독일

1989년 독일에서는 비만 치료에 스피루리나를 이용한 객관적이고 생화학적인 평가를 위한 다양한 실험을 진행하였는데, 매우 긍정적인 결과를 도출하였다.

– 인도

1991년 인도의 하이데리바드에 있는 국립영양학연구소에서는 아이들을 통해 스피루리나에 들어 있는 카로틴들의 생물학적 이용률을 확인하는 실험을 실시하였다. 이 실험에서 특히 베타카로틴이 비교 대상으로 동원된 그 어떤 식품보다 인체에 훨씬 많이 공급되는 것을 확인하였다. 또한 1995년에는 스피루리나가 암에 어떤 영향을 끼치는지를 알아보는 연구를 진행하였다. 그 결과 스피루리나는 단백질의 값진 천연자원으로서 카로티노이드 성분, 그리고 암을 억제하는 영양소들을 함유하고 있다는 것을 확인하였다.

또, 식사 중에 스피루리나를 하루에 1g씩 1년 동안 꾸준히 복용하면 장내 유산균의 활동이 증가한다는 사실도 알아냈다. 동물 모델에 대한 실험 연구도 있었는데, 이를 통해 구강암에 대한 스피루리나의 억제 효과를 증명하였다.

– 미얀마

1988년 트윈탕 호수에서 자연산 스피루리나의 생산을 시작한 미얀마는 독일의 도움을 받아 스피루리나에 대한 연구를 했다. 미얀마 의학계는 그 결과로 아이들의 지성 발달, 부부의 생식능력 증대, 질병의 빠른 치유, 정신의식의 증진, 노인에 대한 활력제공, 면역 기능의 향상 등에 효과가 있다는 것을 보고 했다.

미얀마는 불교국가답게 고승들에게 스피루리나를 보내 효과를 체크하는 특이한 임상 실험도 하였다. 스피루리나를 복용한 200여 고승들은 '심신을 한층 더 안정시키는 등 수행에도움이 된다'며 스피루리나 공급처에 감사장을 보내왔다.

- 중국

1987년 9월 중국에서 열린 농업과학 아카데미에서 프랑스 조류학자인 릴리(Lille)는 난징어린이병원에서 27명의 아이들(2~6살)을 대상으로 스피루리나 1.5g이 포함된 음식을 먹였더니 설사와 변비 증상이 사라지고 면역력이 높아지는 효과가 있었음을 확인하였다.

1994년 6월 베이징대학의 웬 용황(Wem Yonghuang) 교수는 스피루리나에 함유된 양질의 아연 성분이 아이들의 아연 결핍을 치료하는 데 매우 효과적임을 발표하였다. 아울러 스피루리나의 아연은 일반적인 아연보다 훨씬 적은 시간에 많은 아이들에게 높은 치료 효과를 가져다준다는 사실을 확인했다.

3개월 동안 50명의 아이들을 각각 두 그룹으로 나누어 한 그룹에는 황산아연을, 다른 그룹에는 그 절반에 해당하는 양의 스피루리나를 복용시켰는데, 스피루리나의 결과가 황산아연보다 훨씬 더 좋았던 것이다. 이런 결과에 대해 의사들은 스피루리나가 아연을 포함한 다양한 광물을 흡수하고 변형시키며 체내 면역 계통을 향상시키는 영양 성분을 가지고 있기 때문이라고 하였다.

- 러시아

1994년 러시아의 그로덴스키(Groenski) 국립의학연구소에서는 방사능 오염 지역에 사는아이들의 면역 글로블린(혈청 속에 녹아 있는 단백질 성분의 하나로 면역체가 풍부하다)수치에 대한 연구를 진행했다. 270명의 아이들을 두 그룹으로 나누어 한 그룹에는 보통의영양제를 복용시키고, 다른 한 그룹에는 스피루리나를 하루 5g씩 6주 동안 섭취하게 하였다.그 결과 스피루리나를 먹지 않는 아이들은 면역 수치를 비롯해 어떤 부차적 변화도 관찰되지 않았으나, 스피루리나를 먹은 아이들은 상당한 수치의 면역력 증강과 함께 알레르기가 개선되는 효과를 확인할 수 있었다.

활성탄

- 성상: 가루로 충진된 캡셀
- 내용물: 100캡셀
- 식용 활성탄 100%
- 적용 체질: 금양 금음 수양체질. 나머지 체질에도 약간의 유익은 있으나 장기섭취는 금하고 적정량 간헐적 섭취하고 맞는 체질이라도 변비가 유발되면 중지한다.

♠ 체내 대사과정 중 교반 용해 융화 분해 흡착해독 기능

금양 금음 수양체질의 대장의 설사와 무른 변을 개선시키며, 변비에는 금함. 모든 사람의 대장에는 대장 세포 죽은 것, 숙변, 게실의 배설되지 않아 정체된 변 등의 유해물질이 누구나 있으며, 숯가루의 빈 공간에서 유해물질을 흡수시켜 대장 정화에 유익하며 결과 간문맥으로 이동되는 영양물질의 오염을 줄여준다.

본 제품은 챠콜을 1300도 고온으로 부활시키는 과정에서 특수물질을 혼합하여 숯에 들어있는 불순물을 제거하고 순수물질로 승화하며, 화학반응을 일으켜 탄소화합이 300만 여종에 이르러 부활의 극치를 이루면서 순수물질이 된다.

인체 잔류 가능성을 제거하고, 이로운 균과 이로운 물질을 흡착하지 않음이 실험을 통해 증명되었으며, 체내 대사 과정 중 교반 용해 융화 분해 흡착 해독의 극대화를 이루게 했습니다. 미국식품의약품안정청(FDA)의 안전검사 합격물질이다.

♠ 가정에서 숯을 사용하는 7가지 매력적인 방법

숯이 치아 미백이나 악취 제거에 매우 유용할 수 있다는 것을 알고 있는가? 단지 뒷마당 바비큐에만 유용한 것이 아니다.

활성탄은 식물성 물질로 화학 물질, 금속 및 독소를 흡수할 수 있는 능력이 있다. 활성탄의 표면은 미세한 구멍으로 덮여 있어서 정화 과정에서 불필요한 물질을 포획한다.

고대부터 오늘날까지 활성탄은 약재로 쓰였는데 모든 유형의 독소에 가장 효과적인 해독제이기 때문이다.

또한 인체에 흡수되면 항염증, 소화 및 항산화 작용을 하는데 이러한 특성은 여러 유형의 질병을 예방하며 치료하는 데 도움이 된다.

많은 사람이 활성탄 활용법에 관해 모르고 있다. 이번 글에서는 활성탄의 8가지 놀라운 용도를 함께 공유하겠다. 어떠한 것들이 있는지 알아보자!

♠ 활성탄의 용도

① 치아 미백 효과

활성탄의 미세 구멍은 치아를 위한 훌륭한 해결책이 될 수 있다. 치아에 얼룩을 지게 하는 치석 및 남은 음식물을 흡수한다. 구강의 pH 수치를 조절하며 와인, 커피, 차 또는 기타 물질로 인한 얼룩을 미백하는 데 도움이 된다. 심지어는 보호 및 항균 효과까지 포함되어 있는데 다음 질환을 피하고 싶다면 활성탄을 사용하자.

② 복부팽만 및 가스 문제 해결

활성탄은 복부 팽만과 가스로 인한 복통을 완화하는 훌륭한 해결책이다. 활성탄의 유기 화합물과 불순물이 결합하여 쉽게 제거할 수 있기 때문이다. 활성탄을 사용하면 창자에 가스가 형성되는 것을 막고 가스 형성에 영향을 미치는 식품을 분해하는 데 도움이 된다.

③ 숙취 예방 및 치유

활성탄이 혈중 알코올을 흡수하지는 않지만 과음했을 때 축적되는 독소를 제거하는 데 효과적이다. 이러한 숯을 사용하면 알코올에서 발견되는 독성 화합물의 대사 작용을 촉진하며 독소 배출을 가속한다.

*더 읽어보기: 코코넛 워터를 마시는 것의 놀라운 이점

④ 피부 상태 개선

활성탄은 피부 상태를 개선하는 데 큰 도움이 된다. 특히, 알로에 베라, 달걀 또는 에센셜 오일과 같은 성분과 결합할 때 더욱더 도움이 된다. 독소와 먼지를 흡수하는 활성탄의 기능은 모공을 더 쉽게 정화한다. 피부에 존재하는 블랙헤드 및 기타 결점을 제거할 수 있다. 게다가 결점을 가볍게 가릴 수 있는 효과도 있어서 반점 및 흉터를 옅어지게 한다.

⑤ 조기 노화 예방

세포의 조기 노화는 매우 성가신 문제이며 조기 노화로 인한 환자들이 점점 더 증가하고 있다.

노화는 자연적인 과정이지만 어린 나이부터 노화의 징후가 나타나는 것은 정상이 아니다. 환경 오염, 영양분 부족, 직사광선 등이 조기 노화의 주범들이다.

활성탄은 장기에 큰 도움이 된다. 독소, 화학 물질 및 기타 해로운 물질을 제거하는 신체 과정에 도움이 된다.

*더 읽어보기: 여성의 조기 노화를 유발하는 5가지 요인

⑥ 콜레스테롤 수치 조절

활성탄에 포함된 화합물은 동맥에 나쁜 콜레스테롤을 제거하고 플라크의 형성을 방지하는 데 도움이 된다. 또한 지방질과 결합하여, 동맥벽에 달라붙지 못하도록 막아준다. 유사하게 활성탄은 동맥의 탄력을 증가에 도움이 되며 동맥 경화를 감소하고 부드러운 혈류를 조장한다. 이 덕분에 혈압 조절에도 유용하며 만성 심장 질환으로 인한 위험을 감소한다.

⑦ 바이러스와 박테리아 퇴치

활성탄은 면역체계를 향상해서 질병의 원인인 박테리아와 바이러스를 퇴치하는 능력을 높여준다. 이러한 특성은 외부 요소에 대항하는 방어 체계를 강화한다. 또한, 감염으로 고통받을 위험 역시 감소한다.

⑧ 벌레 물림 치유

활성탄은 항염증, 해독, 진정 효과가 있어서 벌레 물림에 대한 좋은 해결책이다. 활성탄 사용은 피

부의 알레르기 반응을 감소한다. 특정 곤충이 주입한 독소를 추출하며 통증을 감소하는 데 도움이 된다. 활성탄의 놀라운 특성을 알았으니 활성탄 캡슐 및 보충제를 먹어서 활성탄의 이점을 누려보자!

장뇌삼, 산양산삼

- 원산지: 중국 백두산(장백산), 15~20년근

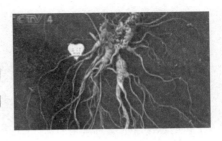

한방추출물은 원기축적에는 좋은 반면, 장뇌산삼은 기력 회복에 속도가 빠르다. 너무 허약하거나 기가 소진되어 몹시 무기력할 경우 빠른 회복에 더 도움이 된다.

산삼은 산에 자연적으로 나는 인삼(人蔘)으로, 적응증이나 효용은 인삼과 비슷하나 약 효과가 월등하다. 맛은 달고 약간 쓰며 성질은 약간 따뜻하고 비·폐경에 들어가며 원기를 많이 보하여 주고 보비익폐(補脾益肺), 생진지갈(生津止渴), 안신증지(安神增智)한다. 기허욕탈(氣虛欲脫)이나 피를 많이 흘린 후나 토하고 설사를 많이 하고 혹은 비기부족으로 권태감이나 무력감, 식욕부진, 상복부 팽만감, 더부룩하고 토하고 설사하거나 혹은 폐기가 약하여 숨쉬기가 가쁘고 행동에 힘이 없고 동측기천(動則氣喘)을 치료하거나 진액이 상하여 입에 갈증이 있을 때 사용한다. 산에 저절로 나는 인삼(人參)이다. 적응증은 인삼과 같으나 그 약효가 더 좋다.

인삼 제품의 기능성은 원기 회복, 면역력 증진, 자양 강장(滋養强壯)에 도움을 주는 것 등이다. 인삼에 관한 문헌 기록을 살펴보면 『본경(本經)』에는 "인삼은 오장을 보하고 정신을 안정시키며, 놀라는 병을 그치고 사기(邪氣)를 제거하며, 눈을 밝게 하고 심장을 열어주며, 비위를 좋게 하고 오래 먹으면 몸이 가벼워지며 따라서 장수한다."라고 기록되어 있다. 그리고 『별록(別錄)』에는 "인삼은 대장 및 위장의 냉(冷)과 심복통·흉협연만, 곽란토사 등을 다스린다. 속을 편하게 하고 소갈(消渴)을 그치게 하며 혈맥을 통하게 한다."라고 기록되어 있다.

『동의보감』에는 "인삼은 정신을 안정시키고 신경을 가라앉히며, 놀라 가슴이 뛰는 것을 멈추고 두뇌 활동을 활발하게 하며, 건망증을 없앤다."고 기록되어 있다. 인삼은 무기력한 체질이나 선천적 허약 체질, 몸이 항상 차고 추위를 많이 타는 사람, 땀을 많이 흘리는 사람, 소화기능이 약한 사람에게 효과가 있다. 또한 인삼은 위장 쇠약에 의한 신진대사 기능 저하를 완화시키고, 병약자의 위장부분 정체감, 소화 불량, 구토, 이완성 설사, 식욕 부진 등에 사용한다.

인삼은 중국삼, 미국인삼 등이 있으나, 우리나라 고려인삼(高麗人蔘)의 약효가 최고이다. 약효는 인삼의 약리 작용을 나타내는 주요 활성 물질인 사포닌이 지닌다. 천하 명약인 인삼에는 사포닌이 5.22%가 들어 있다. 인삼 사포닌인 진세노사이드(ginsenoside)는 인삼(ginseng)과 배당체(glycoside)가 합쳐진 인삼 배당체란 의미이며 일반 생약의 사포닌과는 약효가 매우 다르다. 우리나라 고려인삼에는 진세노사이드가 20여 가지 이상이 함유되어 있으나 다른 나라 인삼에는 반 정도밖에 없다.

인삼은 식전에 먹는 것이 원칙이다. 그러나 빈속으로 먹으면 소화가 잘 안 되는 사람은 식후에 먹어도 상관없다. 인삼은 운동 능력 개선에도 도움을 준다. 하루 2g 이상씩 8주 이상 인삼을 섭취하면 운동 기능이 향상된다는 연구결과도 있다. 인삼은 피를 만드는 조혈 작용으로 빈혈을 개선시킨다. 특히 적혈구와 혈색소를 증가시키고 골수의 대사 촉진 작용에 의한 백혈구의 증가에도 효과가 있다.

인삼의 항암 효과는 암 환자의 면역 기능, 망상내피 계통을 부활시켜 암의 재발을 막고 암세포의 증식을 억제한다고 알려져 있다. 즉 인삼에 들어있는 사포닌과 항산화 물질인 폴리페놀이 암세포의 증식을 막고 유해산소를 없애며, 질병에 대한 면역력을 높여준다. 암 환자가 인삼을 복용하면 방사선, 항암제의 부작용을 줄일 수 있다. 암 치료에 좋은 민간요법 중 인삼차(人蔘茶)가 있다. 즉 하루에 인삼 6~12g를 물 300~500cc에 넣고 끓여 반으로 줄어들면 끓인 인삼 물을 받아 수시로 마신다.

산삼은 여러 지방의 비교적 깊은 산 속에서 자란다. 옛 의학서에는 그늘진 쪽 박달나무나 옻나무의 아래 습기가 많은 땅에서 자란다고 하였는데 흔히 절반 정도 그늘진 외진 곳에서 자란다. 지상부가 마를 때 뿌리를 캐 생것대로 쓰거나 말린다. 인삼은 맛이 달고 약간 쓰며 성질은 따뜻하다. 비경(脾經)·폐경(肺經)에 작용한다. 기를 보하는 데 주로 비기(脾氣)와 폐기(肺氣)를 북돋우며 진액을 생기게 하고 갈증을 가시게 하며 정신을 안정시키고 눈을 밝게 한다.

옛 의학서에는 또한 기억력을 좋게 하고 오래 먹으면 몸이 거뜬해지며 오래 살게 한다고 하였다. 인삼에 대한 연구 사업이 널리 진행되어 적지 않은 문제들이 밝혀졌다. 인삼에는 배당체(여러 가지 인삼 지드와 다우코스테린), 향기름(파나첸), 아미노산(글루타민산·발린·프롤린·알라닌·아르기닌 등), 비타민(B1·B2·B12·C·니코틴산·판토텐산 등), 유기산(팔미틴산·스테아린산·올레인산·리놀산 등), 탄수화물(포도당·과당·사탕·맥아당·녹말·펙틴), 여러 가지 광물질들이 들어 있다. 그리고 인삼탕약과 알코올 추출물, 인삼 지드는 동물 실험에서 강장(强 壯) 작용을 나타내었는데 흰 생쥐의 잡아당기는 힘을 세게 하고 헤엄치는 시간을 길게 한다.

사람이 인삼을 먹으면 정신적 및 육체적 활동력이 강화되고 피로가 빨리 회복된다. 강장 작용은 인삼의 잎·줄기·꽃·열매도 나타낸다. 또한 인삼은 면역 글로불린의 양과 림프세포 수를 늘리고 림프세포의 유약화를 촉진하며 망상 내피 계통의 기능을 강화할 뿐 아니라 몸에 나쁜 영향을 주는 물리적 및 화학적 요인에 대한 저항성을 높인다. 중추 신경과 심근에 대해서 적은 양에서는 흥분적으로, 많은 양에서는 억제적으로 작용한다. 특히 호흡 중추, 심혈관 운동 중추, 성선에 대한 작용이 예민하다. 인삼은 중추 신경 계통에 대한 흥분 작용이 있으나 잠을 방해하지는 않는다. 또한 혈압을 적은 양에서는 약간 높이고 많은 양에서는 내리는 경향을 볼 수 있다. 알코올 엑스는 혈압을 높이고 물 엑스는 혈압을 내린다.

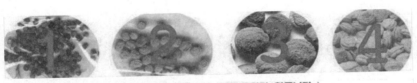

1번사진 : 천종산삼씨 (개당 10만원 이상을 호가하며 아주 구하기 힘듭니다.)

2번사진 : 순수 장뇌삼씨 (저희가 산에 뿌리는 순수 장뇌삼 씨앗 입니다.)

3번사진 : 개량 인삼씨 (한국에서 몇년간 장뇌삼을 재배하신 분들이 사용하는 장뇌삼씨앗으로 인삼씨를 산에 뿌려 몇대에 걸쳐 다시 만든것이나 결론은 인삼씨 입니다.)

4번사진 : 순수 인삼씨 (대부분의 국산 장뇌삼 재배용으로 사용하는 씨앗 입니다. 최소한 3번 씨앗 정도는 뿌려 주어야 하는데 비용을 아끼려고 거의 이 씨앗을 비양심적으로 사용합니다.)

한국 산야의 삼은 대부분 가격이 싼 인삼 씨이고 장뇌삼 씨는 드물기에 구입 시 신중해야 한다. 사람은 왕후장상의 씨가 따로 없으나 삼 씨만은 그대로이다. 해서 인삼 씨는 아무리 긴 세월 산에 자라도 여전히 인삼이어서 약효는 인삼의 한계를 넘지 못한다.

인삼은 콜레스테롤에 의한 실험적 동맥경화증 발생을 뚜렷하게 억제하고 조혈 기능을 강화하여 적혈구·혈색소·백혈구 양을 늘린다. 인삼은 물질 대사에도 좋은 영향을 주는데 단백질 특히 DNA·RNA의 생합성을 빠르게 하고 혈당량을 낮추는 데 이 작용은 혈당량이 높아졌을 때 더 뚜렷하게 나타난다. 또한 지방산의 생합성을 빠르게 하고 지방 조직의 총지질량을 훨씬 늘린다. 인삼 엑스를 먹으면 담즙이 잘 나오고 담즙 속의 빌리루빈과 담즙 산의 농도가 높아진다. 또 입맛을 돋우고 음식물의 소화 및 흡수 기능을 강화하고 눈의 빛 감수성도 높인다. 인삼 액체성 엑스는 토끼의 실험적 염증을 예방하며 상처를 빨리 아물게 한다.

몸이 허약하고 여위며 맥이 없어 눕기를 좋아하는 데, 비기허증(脾氣虛證), 폐기허증(肺氣虛證)에 주로 쓴다. 만성 위염, 심한 구토, 설사, 출혈, 땀을 몹시 흘려 생긴 허탈증, 소갈증(消渴症), 잘 놀라는 데, 가슴이 두근거리는 데, 건망증, 잠을 이루지 못하는 데 등에 쓴다. 그 밖에 여러 가지 만성 질병으로 몸이 약해졌을 때 다른 치료약을 섞어 쓰는 경우가 많다. 신경쇠약, 심장 기능 장애, 저혈압, 성기능 쇠약, 빈혈, 정신 및 육체적 피로, 쇼크, 시력이 약해진 데 등에도 쓰며 방사선병의 예방 치료에도 효과가 있다.

현재상황은 산삼은 거의 없고, 대용으로 산양산삼 장뇌삼을 사용한다.

(출처: 네이버 지식백과, 인삼[人參](한의학대사전, 2001. 6. 15., 한의학대사전 편찬위원회))

내용과 이미지를 인용하거나 참고한 책들

서의학 건강원리 실천보전, 일본 서승조 저, 한국자연건강회

현대병에의 도전, 일본 도변정 저, 김기준 역, 홍익재

8체질 건강법, 8체질 의학회 지음, 고려원 미디어

하늘 건강법 상 하권, 황민 윤주영 공저, 넥세스

잘못 알려진 한방건강상식, 황민 윤주영 공저, 넥세스

체질로 병 빨리 낫는 법, 연상원 저, 글도깨비

동의보감, 허준 저, 도서출판 계명사

암 영양요법 브렌트 카드만 저, 건강다이제스트

암을 고친 25인의 증언, 건강다이제스트

암을 고친 사람들, 도서출판 건강한 삶 건강한 이웃

간장병을 고친 사람들 1,2,3권, 도서출판 장생

간질환 원인부터 치료까지, 국제건강가족동호회 연구실

당뇨병을 고친 사람들, 도서출판 장생

암과 싸우지 말라, 곤도 마코도 저, 도서출판 한송

중의 기초학, 중의 연구원

인체 생리학, 이인모 이상목 저, 형설출판사

해부 생리학, 이정수 외 10인, 현문사

고혈압을 다스리는 법, 도서출판 장생 편집부

B형 간염-치료에 경이적인 방법, 안국문화

당뇨병 스스로 고칠 수 있다, 임교환

고혈압을 다스리는 법, 도서출판 장생

안현필 건강교실1,2,3권, 건강다이제스트

풍수지리와 건축, 박시익, 경향신문사

당뇨병에는 밥 먹지 마라, 일본 다카오 병원

간 청소해야 한다, 도서출판 제3의 눈

간질환 및 암의 면역요법, 도서출판 장생

동아세계대백과사전, 동아출판사

서울대학교병원 자료

식품의약품안정처 자료

국가암정보센타 자료

인산의학, 인산가

깨어라! 워치타워성서책자협회